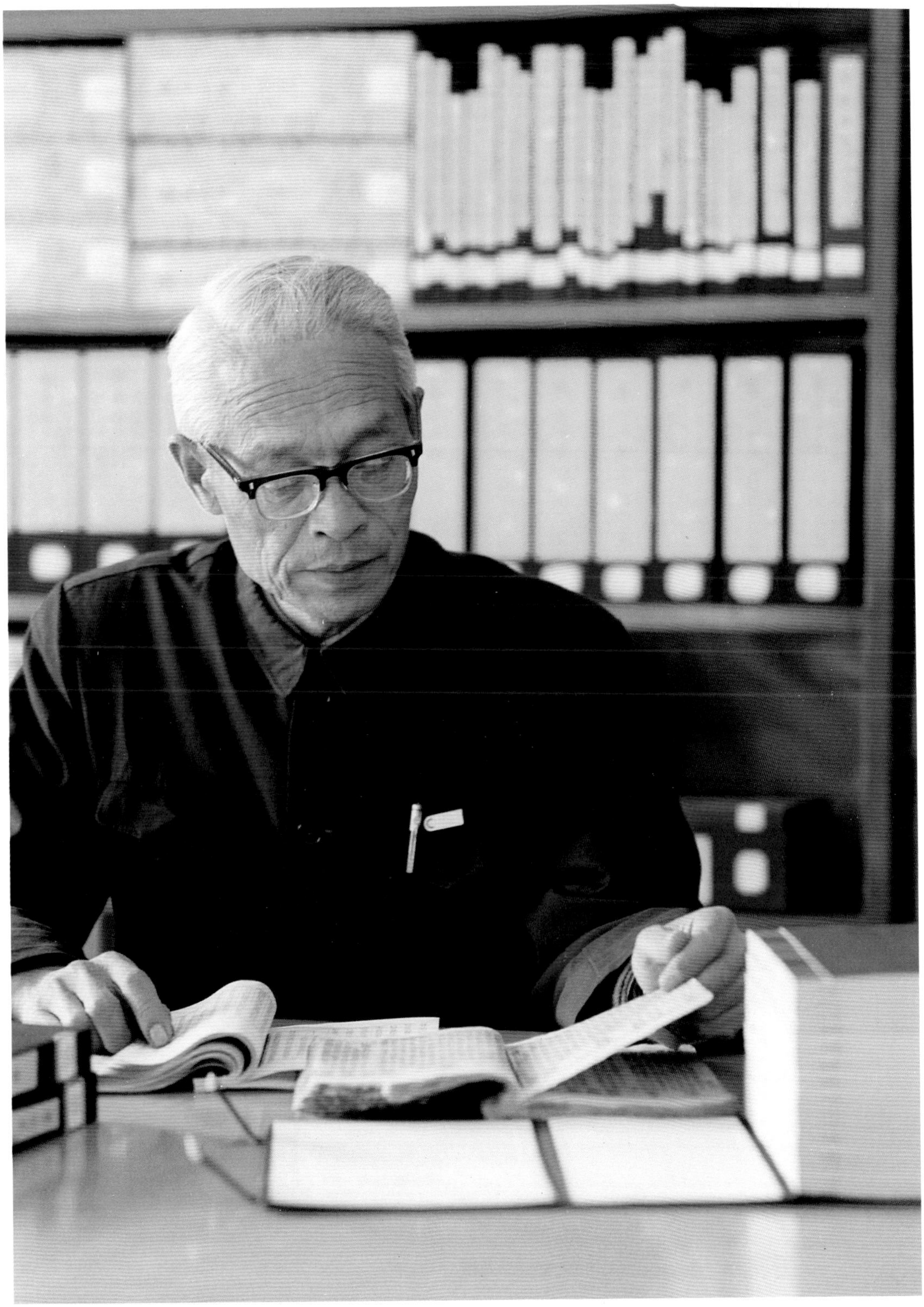

王玉川（1923—2016），首届国医大师，第一批全国老中医药专家学术经验继承工作指导老师，第一届首都国医名师，北京中医药大学教授，《内经》重点学科的创建者和主要学科带头人之一。

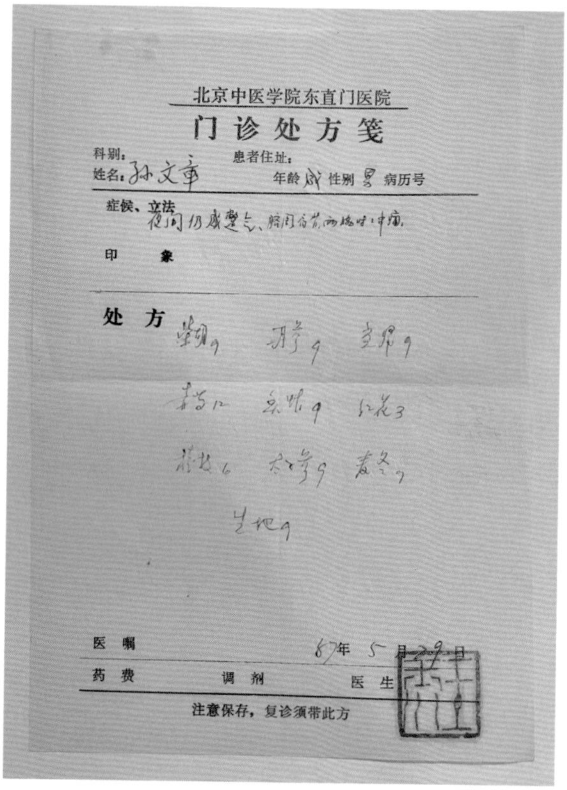
北京中医学院东直门医院

门诊处方笺

科别： 患者住址：

姓名：孙文章 年龄 性别 男 病历号

症候、立法

印 象

处 方

医 嘱 87年5月29日

药 费 调 剂 医 生

注意保存，复诊须带此方

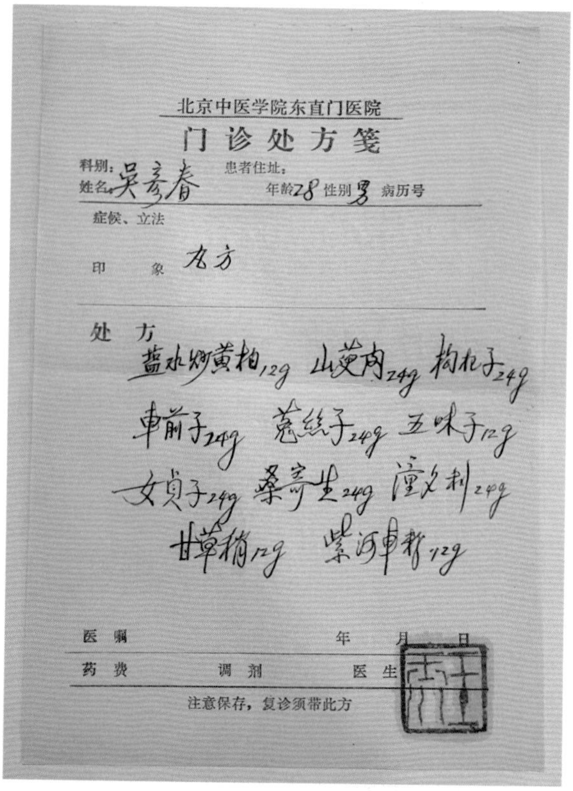
北京中医学院东直门医院

门诊处方笺

科别： 患者住址：

姓名：吴秀春 年龄28 性别 男 病历号

症候、立法

印 象 丸方

处 方

盐水炒黄柏12g 山萸肉24g 枸杞子24g

车前子24g 菟丝子24g 五味子12g

女贞子24g 桑寄生24g 潼蒺藜24g

甘草梢12g 紫河车粉12g

医 嘱 年 月 日

药 费 调 剂 医 生

注意保存，复诊须带此方

王玉川教授处方笺

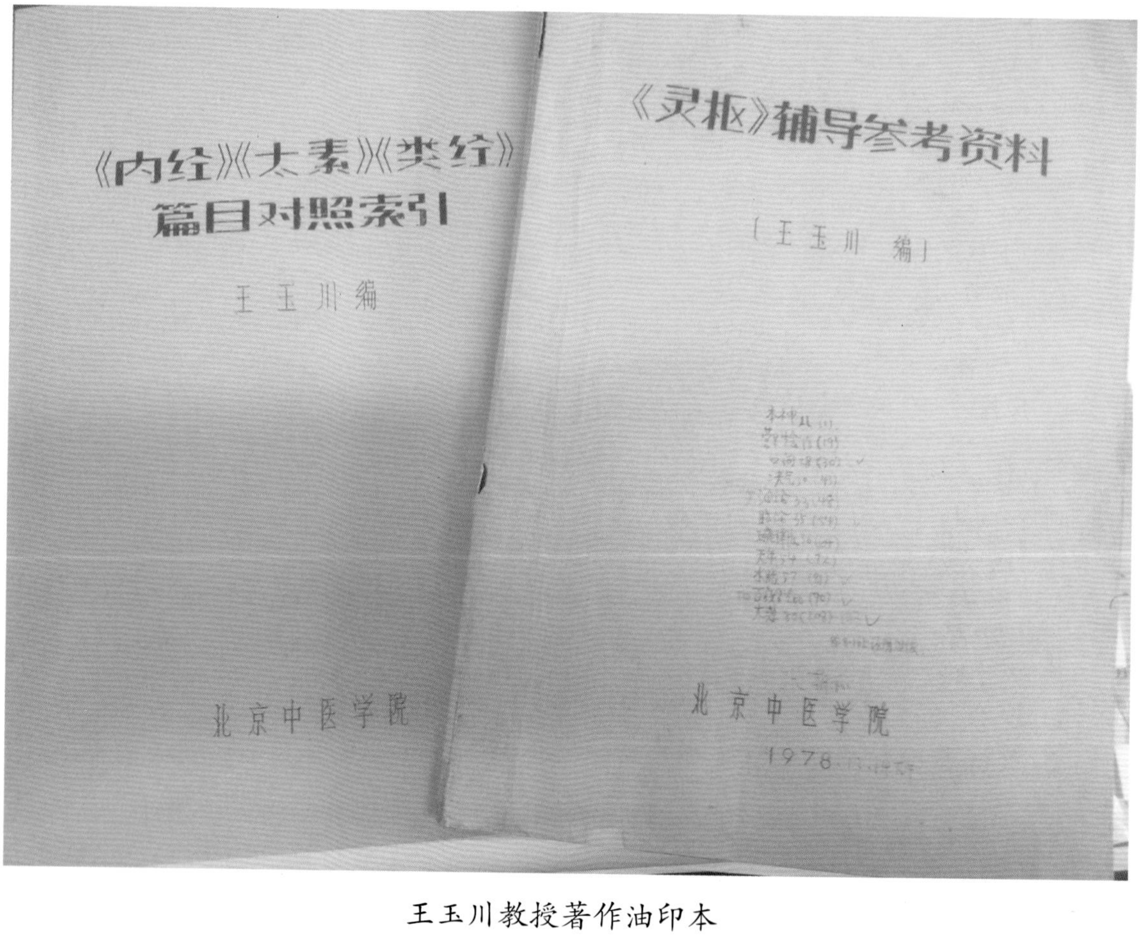

王玉川教授著作油印本

一、三阴三阳说的历史

三阴三阳说，象其它许多理论一样，有它自己的发生发展演变的历史，是研究学术发展史，在中医史里十分可贵。然而它对本门科学的进步和创新，无疑都是十分重要的。

它是经历了一个非常复杂的演变过程的。因文献不多，许多细節无法说明，祇能讲个大概。

这个演变过程，可能经历过如下四个阶段：（一）阴阳说、（二）太少阴阳说、（三）三阳三阴说、（四）三阴三阳说。

（一）早期阴阳说：

即是，天为阳，地为阴；日为阳，月为阴；晝为阳，夜为阴……之类的，单用阴阳对立的关系来说明自然现象的阶段。这在《周易》里叫做："太极生两仪"，"太极动而生阳，静而生阴"。事物不停地运动，就不断地產生变化。

（二）太少阴阳说：

这种理论較为简单，对于说明复杂的事物和现象，是很不够的。所以，後来就产生了太少阴阳说，即阴阳之中又分出阴阳来，这在《周易》里即是"两仪生四象"：

太极
- 阳
  - 老阳
  - 少阴
- 阴
  - 少阳
  - 老阴

南 1	東 2	西 3	北 4
老阳	少阴	少阳	老阴
阳		阴	
太极			

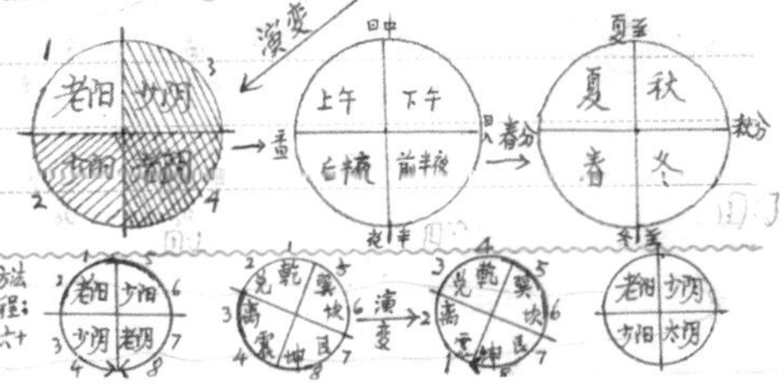

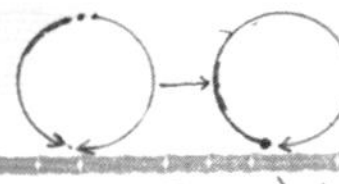

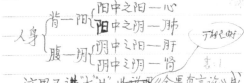

《周易》"太极生两仪，两仪生四象"的分析方法，应用於医学，在当時是个什么情况，不得而知，仅在《素问·金匮真言论》里，还多少可见看到它的影子：

"故曰：阴中有阴，阳中有阳。平旦至日中，天之阳，阳中之阳也；日中至黄昏，天之阳，阳中之阴也；合夜至鸡鸣，天之阴，阴中之阴也；鸡鸣至平旦，天之阴，阴中之阳也。（以上是原先已有的理論，所以冠以"故曰"二字。）故人亦应之。夫言人之阴阳，则外为阳，内为阴。言人身之阴阳，则背为阳，腹为阴。言人身藏府中阴阳，则藏者为阴，府者为阳。肝心脾肺肾五藏皆为阴，胆胃大腸小腸膀胱三焦六府皆为阳。所以欲知阴中之阴、阳中之阳者何也？为冬病在阴，夏病在阳，春病在阴，秋病在阳，皆视其所在为施鍼石也。故背为阳，阳中之阳，心也；背为阳，阳中之阴，肺也；腹为阴，阴中之阴，肾也；腹为阴，阴中之阳，肝也；腹为阴，阴中之至阴，脾也。此皆阴阳表里内外雌雄相輸应也，故以应天之阴阳也。"

在这里，已經有"脾为阴中之至阴"之说，显然不是早先的太少阴阳说。所以，我们说"两仪生四象"的方法，应用到医学上来，在当時是个什么情况，已經不得而知。《金匮真言论》的上述记载，只有以腹背为阴阳，可能还是早先太少阴阳说的遗迹。如把脾除外，则为：

人身
- 背—阳
  - 阳中之阳—心
  - 阳中之阴—肺
- 腹—阴
  - 阴中之阳—肝
  - 阴中之阴—肾

这里不讲"太""少"，《金匮真言论》成篇的時候，有的"藏"与"背为阳，腹为阴"的说

王玉川教授手稿（一）

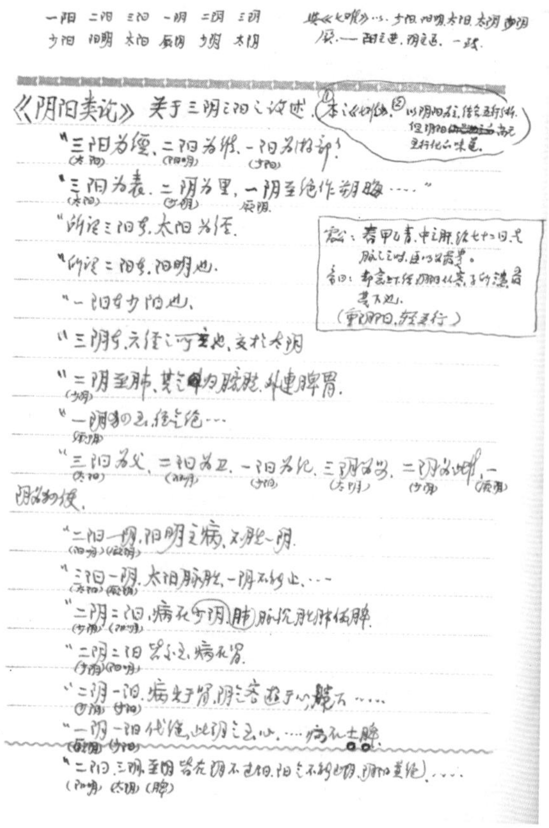
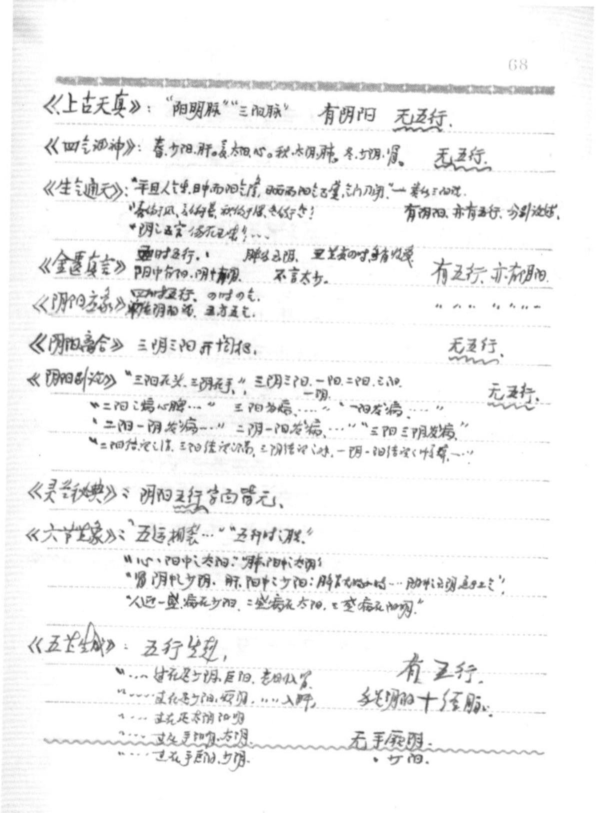
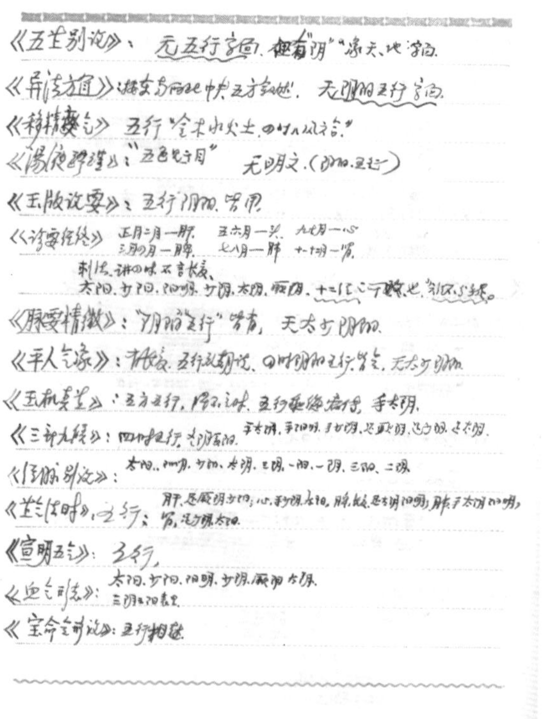
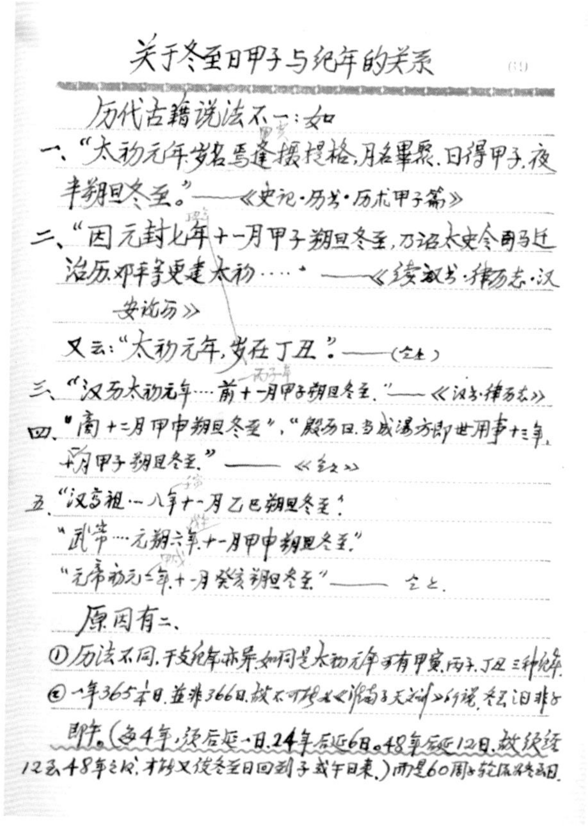

王玉川教授手稿（二）

国家科学技术学术著作出版基金资助出版

基于“道术结合”思路与多元融合方法的名老中医经验传承创新研究（项目编号：2018YFC1704100）
东北部地区名老中医学术观点、特色诊疗方法和重大疾病防治经验研究（项目编号：2018YFC1704105）

王玉川医学全集 上

翟双庆　禄　颖　陈子杰◎主编

北京科学技术出版社

图书在版编目（CIP）数据

王玉川医学全集 / 翟双庆，禄颖，陈子杰主编. —北京：北京科学技术出版社，2022. 10

ISBN 978-7-5714-1647-8

Ⅰ. ①王… Ⅱ. ①翟… ②禄… ③陈… Ⅲ. ①《内经》-研究 Ⅳ. ①R221

中国版本图书馆 CIP 数据核字(2021)第123716号

策划编辑：侍 伟
责任编辑：杨朝晖 董桂红
责任校对：贾 荣
图文制作：北京艺海正印广告有限公司
责任印制：李 茗
出 版 人：曾庆宇
出版发行：北京科学技术出版社
社 址：北京西直门南大街16号
邮政编码：100035
电 话：0086－10－66135495（总编室） 0086－10－66113227（发行部）
网 址：www. bkydw. cn
印 刷：北京捷迅佳彩印刷有限公司
开 本：889 mm×1194 mm 1/16
字 数：3201 千字
印 张：132. 5
插 页：4
版 次：2022 年 10 月第 1 版
印 次：2022 年 10 月第 1 次印刷
ISBN 978-7-5714-1647-8

定 价：**980. 00 元（全 2 册）**

编委会名单

高山仰止，致敬王玉川先生

（代序）

当代中医学家中，既具深厚的传统学术根柢，又富时代精神而能探微索隐者，为数并不多，而王玉川先生是其代表之一。我在改革开放之初考入北京中医学院（北京中医药大学前身）首届中医研究生班，受教于先生。先生指导我们研学《内经》，对我后来的《黄帝内经》（以下简称《内经》）专题探索帮助甚多。令我印象深刻的是，先生为学习《内经》课程的研究生开列了一张23家34种必读书目，以为专业固本厚基，并云天道酬勤，砍柴不可省磨刀之功。对研究生教学，先生亲编辅导教材，并操着浓重的江南口音讲授，博古以为证，引今以启思，培养后学可谓炽热殷切。本书汇集了先生在北京中医学院初始主编的《内经》讲义数种，正是先生用心于中医事业传承的精神结晶，其于中医新教育之功不可没。

先生对《内经》学术研究倾注了毕生精力，其研究方向主要是文献考辨和理论探索，从刊发的论著名录看，其研究内容主要集中在阴阳五行、经脉气血、运气学说、河洛文化等方面。他援引古代典籍广博而确当，探究学理内涵精深而义切，尊古而不泥古，理乱而求至真。由此，阴阳五行学理的源流演变得以厘清，医学应用条分缕析；经脉气血论说的古义得到阐释，其于生命科学的价值又得以发扬。对于颇具争议的五运六气学说，先生考据史料文献、辨析天文历算，并以严密的学术逻辑与实事求是的精神，论证运气体系及流行病预测模式，评价其功过是非及现实意义，具有很高的权威。

先生作为中医教育家，以传承传统医学为己任，淡泊名利，无私奉献，高风亮节；作为中医学者，无论是学风、方法，还是学术成就，堪称后学楷模。

学术研究是中医事业发展的基础，其中始终贯穿着“守正创新”。在中医学术领域，“守正”就是正确解读中医理论体系，揭示其科学内涵并将其传承下去。这就需要在比较东西方认知体系基础上，全面、准确、系统地阐发《内经》原创的中医生命观及其理论和医学方法。目前，中医学与现代医学具有不同理论体系的认识基本已被接受，但二者差异的本质仍不被理解。中医理论的科学内涵究竟是什么？它构成了怎样的异于现代生物医学的理论系统？这些都要通过研究《内经》原典搞清楚。做《内经》学术研究，需要一批既有志向、甘于奉献，又兼具一定国学基础和现代科学知识的学者，以先生为表率，坚持不懈努力，如此才有希望完成这个历史使命。

先生已离我们远去，但他的精神永留于我们心中。谨以此文致敬先生，并代为序。

烟建华

前　言

王玉川（1923—2016），男，汉族，上海市奉贤县人。著名中医学家和中医教育家，北京中医药大学终身教授、顾问，享受国务院政府特殊津贴专家。历任北京中医学院（北京中医药大学前身）《内经》教研室主任、中医系主任、副院长，学术委员会主任、学位委员会主任、高级职称评定委员会主任等。曾任中华医学会理事，中华中医药学会第一届常务理事，中国科学技术协会第二届委员，中国教育国际交流协会第一届理事，国务院学位委员会学科评议组成员，全国政协第五、六、七、八届全国委员会委员，北京市高等教育自学考试委员会委员，北京市高等学校教师职称评审委员会委员，中国中西医结合学会名誉理事等。全国政协七届四次会议期间，先生提出的“关于公费医疗费用不宜包干到医院管理”的意见案被评为优秀提案。

先生是中医界最早研究《内经》理论体系、学术内涵的中医学家，是《内经》重点学科的创建者和主要学科带头人之一。他对阴阳学说、气血循环理论、五行学说、运气学说、河图洛书等的研究，均做出了重要的贡献。先生于20世纪50年代奉卫生部调令来北京中医学院工作后，一直潜心于《内经》的教学和研究，先后主编了中医学院试用教材第1、2版《〈内经〉讲义》，发表了大量《内经》研究学术论文，为《内经》专业的发展奠定了基础，并使之成为国家中医药管理局第一批重点学科之一，使《内经》理论体系研究一直位于全国前列。

先生为人谦和儒雅，平时言语不多，然其对中医理论研究之深，对中医学术评析之严谨，展示了一代国医大师的风范。

一、学术思想

（一）承古而不泥于古，立足于创新

先生于1941年开始师从当时的中医名家戴云龙先生，并得到著名医家陆渊雷先生的指教，学成后在当地行医。20世纪50年代先生奉卫生部调令来北京中医学院工作，一生潜心于《内经》的教学和研究。1959—1963年，先生主持编写了中医学院试用教材第1、2版《〈内经〉讲义》。先生在中医基础理论研究方面有很深的造诣，治学严谨，做了大量的笔记，发表了几十篇文章，这些文章字里行间都反映出其“承古而不泥于古，立足于创新”的学术思想。

1999年，在对疾病防治的研究中，先生提出：“创新是硬道理，是科学技术的生命线。”先生认为，任何一门科学，如果满足不了社会发展的需要，就只能走上日趋消亡的道路。正如王永炎院士所说：“囿于原有的医学模式，恪守固有的理论体系和具体的治疗措施，顺其自然地进行，这已不能适应时代的发展和人类卫生保健的需要，必须站在原有体系之上，洞察医学发展的趋势……把继承、发展、创新统一起来，只有这样，才能使中医学永远立于不败之地。”

以先生对“三阴三阳”的研究为例进行说明。20世纪80年代，先生对《内经》三阴三阳理论做了深入的研究，确立了三阴三阳学术思想。先生认为，中医古籍中的阴阳学说，不但在应用方面存在着对象和方法上的差异，而且由于古代医家的学术流派不同，在具体表述上也呈现出极为复杂的状况，尤其是在阴阳与五行学说相互结合之后，这种情况更为明显。比如关于五脏的阴阳属性，《内经》各个篇章的说法就不尽相同。先生指出，从《周易》的一分为二、二分为四，到中医学中的三阴三阳，是古代医家为了适应医疗的需要，对《周易》时代阴阳分类太少的专业标准的一种改进。用三阴三阳能更精确地区分阴阳能量的盛衰，以利于分析自然界的气象变化、人体的生理和病理变化，以及人与自然界的关系。三阴三阳学术思想的确立，在中医学发展史上，是一次了不起的重大改革，对中医理论的建设和医疗技术的进步有着巨大的促进作用和深远的影响。为了论

证此观点，先生洋洋洒洒写下3万多字，引用大量的文献资料，并且指出，三阴三阳的问题也在随着研究的推进、医学的发展而发展，因此，那种把三阴三阳的性质和次序认为是不能变动的“死板的规定”的说法是不符合实际的，那种以为研究和发扬中医必须倒退到《周易》那里去的认识是站不住脚的。因此，先生提出，我们应该把故步自封、墨守成规的思想抛掉，把古代医家那种勇于改革、善于创新、富有开拓精神的老传统继承下来，发扬光大。

先生指出，辨证论治不是中医的专利。传统中医与现代医学的理论和技术之间有着很大的差别，这是公认的事实；但是，两者也有不少相似或相同的东西。比如，现代医学在急救时常用的心肺复苏术中的口对口人工呼吸和心脏胸外按压，与东汉时期张仲景《金匮要略》收载的缢死急救术有着惊人的一致性。又，古希腊学者希波克拉底的学说，在辨证上强调地区、气候、生活方式、职业、年龄、言谈举止、沉默、思想、睡眠、做梦特点和时间、胆汁量、瘙痕、涂画、哭泣、大便、小便、吐痰、呕吐、出汗、寒战、畏寒、咳嗽、喷嚏、呃逆、呼吸、腹胀、安静或喧闹、出血及痔疮等多方面的信息，在论治上采取“寒则热之，热则寒之，以偏救偏”等治法，这亦与中医学辨证论治十分相似。此外，现代医学中的鉴别诊断及对同一个病人必须视情况不同而选用不同的治疗措施，在给药方面要考虑服药的时期（时效关系）、剂量的大小（量效关系）等原则，亦是辨证论治的体现。因此，把辨证论治当作中医学独有的特色是不对的。

（二）创新而不废古，继承中求发展

先生常说，作为一个学者，能著书立说成一家之言，就不可能没有一点可取之处，但有价值的材料并不妨碍他做出荒唐的结论。反之，一篇文章做出了荒唐的结论，也不等于其中没有一点有价值的材料。因此，对于古代的文化遗产，我们应该采取审慎的态度，既要批判其唯心主义的虚构，又要吸取其合理的内核。这体现了先生“创新而不废古”的学术境界。

比如，在对五行学说的研究中，先生甄别经学五行与医学五行，认为

今文五脏五行说来源于中医学的五脏五行说。先生对中医学的五脏五行说给以高度的评价，认为五脏五行说被引入中医学后，无论是从内容上还是从形式上都发生了巨大的变化，理论不再艰涩难懂，实用价值亦较高。由于历史条件的局限，此学说难免存在着不足，但它却毫无疑问地蕴含着丰富的医疗经验，我们应当运用现代科学知识和方法加以研究、发掘和提高。

在对体质学说的研究中，先生高度评价《内经》阴阳二十五人的体质学说。先生认为，虽然由于历史的局限，阴阳二十五人体质类型学说的某些内容，还有不够确当、不够完备的地方，需要进一步改进；但是，迄今为止，在中外医学史上的一切体质类型学说，从古希腊希波克拉底的气质学说，到生理学家巴甫洛夫的神经类型学说，都没有达到像阴阳二十五人体质学说那样细致全面的水平。同时，先生指出，作为阴阳二十五人体质学说理论基础的五行互藏理论，在科学研究和临床实践上有着十分重要的意义。

在对五行数的研究中，先生指出，五行数是用来描述标记万物元素论中五色、五味、五畜、五谷等与五脏的五行配属关系的，未必跟实际相符；但是，这种力图运用五行数的方法来揭示包括人在内的世界万物的统一性和规律性的思想，是难能可贵的，对中医学理论建设来说，具有重大的意义和深远的影响。

二、临床经验

（一）以史为鉴，巧用古方

先生具有扎实的文献功底，在临床传承教学中，常常从古典医籍中总结大量临床用药知识以示后人。比如，先生从同方异证的学术角度研究仲景《伤寒论》五苓散的应用，通过分析对比五苓散在《医宗金鉴》《医方集解》《备急千金要方》和张仲景《伤寒论》中的治证，指出“有是证用是方”思想的局限性。他说，五苓散在《医宗金鉴》中的治证有二，“一治水逆，水入则吐；一治消渴，水入则消”；《医方集解》言五苓散“通治诸湿腹满，水饮水肿，呕吐泄泻，水寒射肺，或喘或咳，中暑烦渴，身热头痛，膀胱积热，便秘而渴，霍乱吐泻，痰饮湿疟，身痛身重”，此是取其利水渗湿之功；而张仲景却在五苓散方后说“多饮暖水，汗出愈”，《备急千金要方》亦言五苓散“主时行热病，但狂言烦躁不安，精采（目光）语言不与人主相当者……水服方寸匕，日三，多饮水，汗出即愈”，其取效之由是发汗。北宋开宝年间高继冲进献的《伤寒论》中“伤寒叙论”一章里说：“若得伤寒病无热，但狂言烦躁不安，精气言语与人不相主当，勿以火迫，但以五苓散三二钱服之，可与新汲水一升或一升半可至二升，强饮之，指刺喉中吐之，随手便愈。”此处取效则由于涌吐。同一个五苓散，既可用来利水渗湿，又可用来发汗，还可用作涌吐剂。《外台秘要方》收载的“深师茯苓术散”所用药物与五苓散全同，而其主治证为“发白及秃落”，更是与仲景《伤寒论》五苓散的主治证全不相干。这绝不是“有是证用是方”的方证相对说可以讲清楚的。

再如肾气丸，《金匮要略》既以之利小便，又以之治疗小便反多。如云：“虚劳腰痛，少腹拘急，小便不利者，八味肾气丸主之。”“妇人病……转胞不得溺……但利小便则愈，宜肾气丸主之。”又云：“男子消渴，小便反多，以饮一斗，小便一斗，肾气丸主之。”在这里，“虚劳腰痛”“转胞”与“男子消渴”，病种不同；“小便不利”“不得溺”与“小便反多”，证候表现恰好相反。关于肾气丸的现代研究报告表明，现代有用之治高血压的，有用之治前列腺肥大的，有用之治慢性肾炎的，有用之治白内障的，有用之治神经衰弱的，有用之治脑出血后遗症的，有用之治糖尿病的。动物实验有说肾气丸可以降血糖的，也有说它可使血糖升高的。这些都说明“有是证用是方”的思想是不恰当的。

（二）强调实践，不离理论

先生强调临床实践，尝言：“学习中医必须早临床、多临床，在临床实践中不断提高和发展这些能力。除此之外，直到现在还没有发现别的手段。”同时，先生亦不忽视理论，强调理论与实践相结合。先生常总结临床经验，将之提高，上升为理论，或将其反馈于理论，而后再应用于临床，每每取得良效。

先生总结临床经验，认为“有是证用是方”的思维是不合适的，而辨证论治亦非中医诊疗的全貌。他举例说，《备急千金要方》卷九治伤寒太阳病发热无汗而喘的麻黄汤，与同书卷二十五的还魂汤，都是由麻黄、桂心、杏仁、甘草四味药物组成的，二者方名虽异而用药则同，实际上是同一个方剂。然而，还魂汤的主治证为“卒感忤、鬼击、飞尸、诸奄忽气色、无复觉或已死绞、口噤不开”，与伤寒无汗的表实证毫无共同之处。二者病因病机亦截然不同。如此何以能用药物组成完全相同的方剂来治疗？《肘后备急方》中的治疗少年气盛、面生皯疱方，与《太平惠民和剂局方》中的主治“感冒风邪，鼻塞声重，语音不出，或伤风伤冷，头痛目眩，四肢拘倦，咳嗽多痰，胸满气短”的三拗汤，都是由麻黄、杏仁、甘草三味药物组成的，二者何以主治证如此迥别？对于脾约麻仁丸，现代方剂学均依《伤寒论》所说，把它视作润下剂，说其功效为润肠通便，临床习用于虚人及老人肠燥便秘以及习惯性便秘。然而，宋代以治学严谨著称的严用和，把它列在“水肿门”中，并说“脾约麻仁丸，虽不言治肿，然水肿人，肾囊水光，不可行走者，三服神验”，又说“此是古法今治，肾囊水光，只一二服，以退为度，不必利也”。这些方剂组成、药物用量皆相同，而作用迥异，试之临床，又皆有良效，但其取效之机制，绝非方证相对所能解释的。

先生认为，临床不应为方证相对所束缚，而应该勇于尝试，探索能治多病的方剂。这并非不可能，为此，他举“耆婆丸”和“芫花散”两方加以说明。耆婆丸方后所列主治病证有20余条，并说“服药不过三剂，万病悉除，说无穷尽”；芫花散的主治病证多达30余种。药王孙思邈在芫花散方后注云，此方“始吾得之于静智道人，将三纪于兹矣。时俗名医未之许也……其用药殊不伦次”。孙氏对该方赞赏有加：“然比行之，极有神验……至于救急，其验特异。方知神物效灵，不拘常制，至理关感，智不能知……此其不知所然而然，虽圣人莫之辨也。故述之篇末，以贻后嗣好学君子详之。”孙氏按照传统理论研究了36年，仍无法解释其组方原理，在临床上却多次用之取得神奇的效果，因而感慨不已，并产生了将解开该方取效之谜的希望寄于后人的深切心情。可见突破方证相对的束缚，勇于找寻一方多治的方剂，对于中医学的进步益处多多。先生还指出，那些沉湎于辨证论治的医家，对古代方书中许许多多同方治异病的例子往往视而不见或不屑一顾，尤其将单味方治多种病，视作江湖医生的伎俩、骗人的把戏而一笑置之。然而，单味方的疗效又往往出人意料，故民间有“单方一味，气死名医”之说。与其投入大量人力、物力研究辨证论治的规律，最后搞出许多令人眼花缭乱、莫衷一是的辨证分型，倒不如研究同方治异证的机制，这样更能做出真正称得上创造性的成果，对实现中医现代化更有意义。这是因为辨证论治并不是中医学的全部，而且经过千百年众多医家的分析研究之后，它的发展余地已十分有限，而同方治异证却是一块有待开垦的“处女地”。

三、国医风范

（一）教育至上，治学严谨

先生自调入北京中医学院，一直担任中医学的基础教学工作，在他的带领和主持下，当时的北京中医学院《内经》教研组编写了第一套《〈内经〉讲义》教材。在教材的编写中，先生亲自撰写书稿，目前还保留着当年的手稿和油印稿。他时时要求年轻教师要做到言之有理，强调“文以载道”。

在研究中，先生向来学风严谨。比如，他在研究有关张子和三阴三阳六气学说的学术观点时指出，张子和企图把《难经》阴阳六气说与《素问》运气主时六气说合而为一，把两个不同学派在不同观点、不同方法支配下所做出的貌似相同而实际并不一致的六气的命名，如“厥阴风木”之与“少阳”、“少阴君火”之与“阳明”、“少阳相火”之与“太阳”、“太阳寒水”之与“厥阴”、“阳明燥金”之与“少阴”等，按它们的时间“座位”一一等同起来，并提出了一套“对号入座”的理由。粗看起来，此研究方法似乎达到了融会贯通、统一理论的理想境界。可是，二者的融合，并不是什么理论上的统一，而是把原来还比较清楚的概念搞得面目全非、混乱不堪，使人读之如堕五里雾中，辨不清东西南北。中医的许多理论都有这样的怪现象，即灵活性越来越大，原则性越来越小，对同一个问题既可以这样解释，又可以那样解释，这两种解释尽管有矛盾，却都能言之成理。此类理论，学习时不易理解，临床上又不好使用，对实践的指导作用大大降低。“读书十年，天下无不治之症；治病十年，天下无可读之书”的感叹，虽不免失之偏颇，却也是对中医理论的紊乱状况的真实反映。因此，在我们看来，中医学的整理工作，应该从澄清这些被搞乱了的理论入手，仅仅以校勘、训诂、注释等传统的老方法来整理是远远不够的，应该把二者很好地结合起来。同时，我们应认真汲取这个历史教训，不论是整理中医各种不同学说，还是开展中西医结合工作，都不能采用“对号入座”的办法，而必须要在弄清理论实质的基础上进行，否则非徒无益，反而有害。古今中外科学发展的历史表明，不同学派的理论，往往是对事物不同方面的不同客观规律的反映，不能人为地强行调和。况且，现代科学实验证明，太阳物理、地球物理的物质运动是多种多样的，即以生物体内的生理活动节律而论，也是错综复杂的，它们的盛衰周期也不尽相同。因此，对于上述两种不同的三阴三阳六气学说，既然找不到足够的支持合而为一或否定其中之一的客观依据，怎么就不能设想它们本来就是名同实异、同时并存的两种生理活动节律呢？先生这种实事求是的作风深深地影响着后学之辈。

（二）甘为人梯，大爱无私

在学术上，先生治学十分严谨，从他研究中汇集的资料手稿可见一斑。可对后辈学人，他又是那样宽容豁达，常常传授他的经验和分享他的体会。北京中医学院第一届中医专业毕业生、中医基础理论领域元老刘燕池教授，谈起自己初为人师时讲，1962 年他毕业后被分配到内蒙古医学院（内蒙古医科大学前身）中医系时要讲《内经》课，为了讲好此课，他返回母校寻求帮助。当时先生就把在自己主持下历经 1 年写成，且刚刚誊写完稿，尚未出版的《〈内经〉讲义》交给他，让他做参考。刘燕池教授在拿到这份原稿时心潮澎湃，现在回想起来还常说“师恩难忘”。为了中医事业的发展，先生不仅自己呕心沥血，还甘为人梯。事隔 30 年后，先生又把自己出版的专著《运气探秘》签好名，包装整齐，寄送给普通的《内经》教员郭霞珍老师。郭霞珍老师说，当时收到先生亲笔签名的专著《运气探秘》时，眼睛都湿润了，现在想想当时自己仅仅是一名普通老师，居然得到自己敬重的德高望重的老前辈王玉川教授的专著，内心感慨万端。虽然先生名下的学生不多，但是先生将自己的知识、自己的研究积累毫无保留地交给年轻的中医工作者，无私地传授给下一代的做法，足以彰显先生甘为人梯、大爱无私的一代国医大师风范！

先生多年来一直承担《内经》《中医基础理论》的一线教学工作，他高雅的学者风度、深邃的逻辑思维、独到的学术见解，令学子们如沐春风，受益终生。岁月匆匆，桃李满天，先生与程士德教授一起培养了4名硕士研究生（陶广正、雷顺群、王祖谟、杨嘉进），与印会河教授共同培养了1名硕士研究生（辛瑛），为中医药事业的薪火相传做出了重要贡献。

先生一直强调理论和临床结合的重要性，并身体力行。他早年即从师于当时的中医名家戴云龙先生，并得到著名医家陆渊雷先生的指教，学成后在当地行医。多年来在完成繁忙的教学研究工作之余，他坚持坐诊，擅长治疗中医内科各种疑难杂症，如心血管疾病、风湿病、血液病等。他在临床上辨证仔细，处方用药精准，疗效卓著，深受病人欢迎。

先生为人谦和儒雅、不图名利，博览群书、严谨治学，阐微解惑、释疑传道，甘为人梯、提携后学，是老一辈中医学家的杰出代表，为中医药事业的发展做出了重要贡献。

翟双庆　郭霞珍

总 目 录

上 册

《内经》讲义（油印本）/ 1
《内经》讲义（第 1 版）/ 265
《内经》讲义（第 2 版）/ 431
《内经》课堂笔记 / 707
《素问》汇校 / 819
《内经》《类经》《太素》篇目对照索引 / 951
《灵枢》辅导参考资料 / 977

下 册

中医阴阳学说发展史浅说 / 1063
运气探秘 / 1083
王玉川手记 / 1213
王玉川论文集萃 / 1277
王玉川肘后方 / 1523
王玉川古方求学笔记 / 1601
中医养生学 / 1819
王玉川教授有关资料一览 / 2095
后记/ 2099

《内经》讲义（油印本）

王玉川医学全集

目　录

第一章　绪论 / 5
第二章　阴阳五行 / 19
第一节　概说 / 19
第二节　阴阳的基本法则 / 28
第三节　五行的基本法则 / 34
第三章　脏象 / 39
第一节　脏象的概念 / 39
第二节　五脏 / 42
第三节　六腑 / 70
第四节　脏腑间的关系 / 80
第五节　五脏与五官 / 82
第六节　五志与五脏 / 83
第七节　奇恒之腑 / 84
第八节　营卫 / 90
第九节　精气津液血脉的相互关系 / 95
第四章　经络 / 101
第一节　经脉的概念 / 101
第二节　十二经脉的循行部位与证候 / 103
第三节　奇经八脉的循行部位与证候 / 117
第四节　十五别络的循行部位与证候 / 124
第五章　人与自然 / 127
第一节　自然界的变化 / 128
第二节　自然环境对人体的影响 / 130
第三节　人体对于自然环境的适应能力 / 131
第四节　人与自然界是一个统一的整体 / 132
第六章　养生 / 133
第一节　防病与长寿 / 133
第二节　形神合一与防病长寿的方法 / 133
第三节　防病长寿与社会的关系 / 136
第七章　病能总论 / 137
第一节　病能的意义 / 137
第二节　疾病与症状的概念 / 138
第三节　疾病的原因 / 138
第四节　邪气 / 142
第五节　正气 / 143
第六节　邪正虚实 / 144
第七节　阴阳偏胜 / 145
第八节　气血失调 / 148
第九节　营卫失常 / 150
第十节　病理传变 / 152
第十一节　四时昼夜对疾病的影响 / 155
第八章　病能各论 / 156
第一节　风病 / 156
第二节　伤寒 / 162
第三节　五脏热病 / 164

第四节　疟疾 / 167
第五节　咳嗽 / 172
第六节　痹证 / 174
第七节　痿证 / 178
第八节　厥证 / 181
第九节　疼痛 / 184
第十节　积聚 / 187
第十一节　水肿 / 191
第十二节　胀病 / 195
第十三节　痈疽 / 197
第十四节　经气终绝 / 199
第九章　运气 / 204
第一节　运气的概念 / 204
第二节　运气与天干地支 / 205
第三节　运气学说的几个基本法则 / 216
第四节　五运的病变 / 226
第五节　六气的病变 / 229
第六节　五运六气病变的诊断——病机 / 231
第十章　治则 / 242
第一节　治则的意义 / 242
第二节　治未病——早期治疗的优越性 / 242
第三节　治病必求于本 / 244
第四节　标本 / 245
第五节　补虚泻实 / 247
第六节　逆治与从治 / 250
第七节　壮水制阳与益火消阴 / 253
第八节　因时因地因人施治 / 254
第九节　因证施治 / 256
第十节　因势利导 / 259
第十一节　掌握适当剂量 / 261
第十二节　药食并重与食物禁忌 / 262

第一章　绪　　论

《黄帝内经》（以下简称《内经》），包括《素问》和《灵枢》两个部分，凡一百六十二篇。

《素问》的《病能论》《方盛衰论》《逆调论》《痿论》《疏五过论》《阴阳类论》诸篇引用了《奇恒五中》《阴阳从容》《揆度》《明堂》《上经》《下经》《终始》等《内经》以前的医学著作的理论。《素问·异法方宜论》云："医者之治病也，一病而治各不同，皆愈，何也？曰：地势使然也。……故砭石者，亦从东方来。……故毒药者，亦从西方来。……故灸焫者，亦从北方来。……故九针者，亦从南方来。……故导引按跷者，亦从中央出也，故圣人杂合以治，各得其所宜。故治其所以异而病皆愈者，得病之情，知治之大体也。"由此可以看出，《内经》是在继承了古代先民的医学成就，并吸取和总结了当时各地区医学家实际经验的基础上编纂而成的。

关于《内经》的成书年代，历代史家和医家多有考证，但结论颇不一致，有的认为是先秦战国时期，有的认为是汉代，有的考证一番仍然下不了肯定的结论。这是由他们所掌握的资料考证方法以及观点等各有不同所致。事实上《内经》自编纂成书以后，"代有亡佚"，并被不断地改编和补充。所以，章太炎先生说："自有《素问》以至汉末……因革损益亦多矣。"因此，虽然各家对《内经》的成书年代的考证没有得到统一的结论，但是他们都承认一点，即现存的《内经》不是一时一人的手笔，而是总集了若干时代的多数学者的经验而成的，换言之，现在的《内经》已不是最初的《内经》的本来面貌了。

据班固《汉书·艺文志》的介绍，《内经》在西汉时期是属于当时四大医学流派（即医经家、经方家、房中家、神仙家）中的医经家一派的书籍。所谓医经家，是研究人体生理病理及诊断和治疗等理论的医学家。（《汉书·艺文志》："医经者，原人血脉经络骨髓阴阳表里，以起百病之本，死生之分，而用度箴石汤火所施，调百药齐和之所宜。"）当时不仅有黄帝的医经，还有扁鹊和白氏的医经，不仅有《内经》，还有《外经》，即《内经》十八卷、《黄帝外经》（以下简称《外经》）三十七卷、《扁鹊内经》九卷、《扁鹊外经》十二卷、《白氏内经》三十八卷、《白氏外经》三十六卷、《白氏旁卷》二十五卷，凡七家之多。

《外经》不传，想亡佚已久，今所见者唯《内经》一书。《内经》是和当时的《外经》相对而说的。医籍考认为《内经》和《外经》的内、外之分"犹《易》内外卦及《春秋》内外传、《燕子》内外篇、《韩非》内外储说……不必有深意"。但是也有人认为《内经》是讲述医学基本知识的，《外经》是讲述临床医疗技术的（1958 年第一版《中医学概论》第 1 页）。余嘉锡先生则认为《内经》《外经》是以其理论之纯驳来区别的，纯者为《内经》，驳者为《外经》（见《四库提要辨证》）。《外经》既已失传，那么这些不同见解的是非也就无法判断了（其实也无甚必要）。总之，《内经》是古医经之一，是研究人体生理、病理和疾病的诊断、治法等医学基本理论的书籍。

《汉书·艺文志》仅有《内经》十八卷之目，尚无《素问》之名。《素问》之名始见于张仲景

《伤寒论序》。自来注家对何以名为《素问》的见解颇有分歧。马莳、吴崐、张介宾、王九逵等人认为《素问》之意即“平素问答之书”。俞理初认为“《素问》名义，如素王之素”，含有“为而不用”的意义。胡澍认为“素者法也……黄帝问治病之法于岐伯，故其书曰《素问》”。全元起说：“素者本也，问者黄帝问岐伯也，方陈性情之原，五行之本，故曰《素问》。”林亿等《重广补注黄帝内经素问》（以下简称“新校正”）说：“按，《乾凿度》云：夫有形者，生于无形，故有太易、有太初、有太始、有太素。太易者，未见气也；太初者，气之始也；太始者，形之始也；太素者，质之始也。气形质具而痾瘵由是萌生，故黄帝问此太素质之始也。《素问》之名义或由此。”以上诸家之说，似乎新校正的解释比较合理（杨上善虽未对《素问》名义进行解释，但从其书名为《太素》来看，其观念想必与新校正的观点是相同的）。因为《素问》的理论基本上是以阴阳五行的道理来论证人体的生理、病理和疾病的诊断、治疗等法则的，而阴阳五行就是解释气形质变化——气化的一种学说（详见本讲义第二章）。

《灵枢》在很长一个时期内被称为《九卷》。张仲景《伤寒论序》：“撰用《素问》《九卷》《八十一难》《阴阳大论》《胎胪药录》。”晋王叔和《脉经》亦称《灵枢》为《九卷》。皇甫谧在《针灸甲乙经》（以下简称《甲乙经》）序文里虽然把它称为《针经》，但在正文中引《灵枢》之文时仍多称《九卷》。甚至唐代还有称它为《九卷》的，如王焘的《外台秘要》。《灵枢》何以在最初没有书名而被称为《九卷》呢？对此，有若干不同的说法。《中国医籍考》说：“《灵枢》单称《九卷》者，对《素问》八卷而言之，盖东汉以降，《素问》即亡‘第七一卷’，不然《素问》亦当称《九卷》尔”。黄以周说：“《汉·艺文志》：《黄帝内经》十八卷。医家取其九卷，别为一书，名曰《素问》，其余九卷，无专名也，汉张仲景叙《伤寒》，历论古医经，于《素问》外，称曰《九卷》，不标异名，存其实也。晋王叔和《脉经》亦同，皇甫谧叙《甲乙经》，遵仲景之意，以《黄帝内经》十八卷，即此《九卷》及《素问》，而又以《素问》亦九卷也，无以别此经，因取其首篇之文，谓之《针经》九卷，而‘针经’究非其名也，故其书内仍称《九卷》。”（《黄帝内经九卷集注叙》）。余嘉锡说：“愚谓秦汉古书，亡者多矣。仅存于今者，不过千百中之十一，而又书缺简脱，鲜有完篇……不知向、歆校书，合中外之本以相补，除复、重定著为若干篇……其篇卷之多寡、次序之先后，皆出重定，已与通行之本不同，故不可以原书之名名之。……刘向于《素问》之外，复得黄帝医经若干篇，于是别其纯驳，以其纯者合《素问》，编之为《内经》十八卷，其余则为《外经》三十七卷，以存一家之言（不问其为黄帝所作否）。盖必尝著其说于别录，而今不可见矣。”（《四库提要辨证》）果如余嘉锡所说，则《灵枢》在最初单称《九卷》之原因可能是：在刘向校书以前，已有《素问》之名；刘向在选辑所谓“黄帝医经若干篇”时，将其中较“纯”的内容编成九卷，并在将其与《素问》（九卷）合编成一书的时候，仍保持了原有《素问》部分的原名，使之与选辑补充的九卷有所区别。选辑的九卷无专名，而后之学者不得已以“九卷”称之。这是一个比较合理的说法，可是从“盖必尝著其说于别录，而今不可见矣”这句话看来，余嘉锡所言的可靠根据还不足，因此，上述似乎较合理的关于《灵枢》何以称为《九卷》的说法也不一定符合实际。

《灵枢》之名始见于王冰注《内经素问》序：“《黄帝内经》十八卷。《素问》即其经之九卷。

兼《灵枢》九卷，乃其数焉。”王冰称“九卷”为《灵枢》，有不少学者认为这可能是他根据《隋书·经籍志》“九灵”之目，结合当时道家的《玉枢》《神枢》诸经之名，变其名而成的。至于“灵枢”二字的意义，后世注家亦有解释，要之不外乎神枢、枢机之义，谓《灵枢》的内容，犹如神灵变化之枢机，掌握了它就能运用自如、得心应手，其实为医家之要籍。

后世有不少学者，对《灵枢》抱有成见，认为《灵枢》本非《内经》的组成部分，乃后人伪托之作。因而有所谓“《灵枢》晚出”之论。例如，杭世骏《道古堂集》说：“《灵枢》为王冰所伪托。”晁公武《郡斋读书志》认为，《灵枢》是“好事者于皇甫谧所集《内经·仓公论》中抄出”的。《四库全书简明目录》则认为《灵枢》是“论针灸之道”的，至南宋史崧才开始流传，因此它在中医各经典医籍中“最为晚出”（见卷十医家类）。以上三说，虽说法不同，但有一共同点，即《灵枢》晚出。事实上《灵枢》并非晚出，只是由于在王冰以前不像《素问》有个专名，而王冰又只注《素问》未注《灵枢》，所以，不易被一般人看懂，因此，亦不被人们所重视。此外，其已与《素问》分开，有了单行本，在一个很长的时期内被认为亡佚不传，至宋哲宗元祐八年高丽进献《黄帝针经》九卷，才又在国内流传。因此，《灵枢》晚出之论是不完全符合历史情况的。说它是后人的伪托，不承认它是《内经》的重要组成部分的论调，更是毫无根据的。陆心渊与黄以周二人论之甚审。因文繁不备引。欲知其详可参看《仪顾堂题跋·灵枢经跋》和《四译馆丛书·黄帝内经九卷集注叙》。

历代的医家在《内经》的研究方面都做过不少工作，给后人留下许多有价值的资料。这对中医学的发展有很大贡献。可惜其中有不少研究成果未及刊行，终于供传；曾经刊行者亦多有亡佚。现就现存的资料扼要介绍如下，以供参考。

（1）《难经》。《难经》是研究《内经》的第一种作品，旧题秦越人撰，但不一定是《史记》所说的扁鹊所作，大约是汉代人托名而作。所以，《难经汇考》说：“难由经发，不特立言，且古人不求托名于书，故传之者，唯专门名家而已。”

《难经》的内容共八十一难，即讨论了八十一个问题。其主要内容可分为六大类：“一至二十二论脉，二十三至二十九论经络，三十至四十七论脏腑，四十八至六十一论病，六十二至六十八论穴道，六十九至八十一论针法”（《中国医籍考》引吴澄《赠医士章伯明序》），这可能是用分类方法研究《内经》的滥觞。后世多有重视《难经》之成就，专门为《难经》做注释者，但亦有认为其无甚价值者。徐灵胎《医学源流论》评《难经》之得失言：“是书之旨，盖欲推本经旨，发挥至道，剖晰疑义，垂示后学，真读《内经》之津梁也。但其中亦有未尽善者，其问答之词，有即引经文以释之者，经文本自明显，引之或反遗其要，以至经语反晦，或则无所发明，或则与两经相背，或则以此误彼，此其所短也。其中有自出机杼，发挥妙道，未尝见于《内经》，而实能显《内经》之奥义，补《内经》之所未发。此盖别有师承，足与《内经》并垂千古。”这个评价是公允的。

（2）《伤寒杂病论》。即今之《伤寒论》与《金匮要略》，为东汉时期张仲景所作。张仲景写出这部不朽的著作，与他重视、精研《内经》是分不开的。他在研究《内经》的时候，一方面参考《八十一难》《阴阳大论》《胎胪药录》等书，吸取前人的经验；另一方面定出了一项“思求经旨，以演其所知”的工作原则，以临床实践为指归。因此，张仲景的主要成就是辨证论治。他在《内经》基础医学之上创造性地发展了临床医疗技术。

（3）《甲乙经》。《甲乙经》是《黄帝三部针灸甲乙经》的简称，是晋代皇甫谧的著作。它在《内经》的基础上，选增了《明堂孔穴针灸治要》的内容，因此，后人称它是现存第一部研究针灸学的专书，在针灸发展史上占有重要的地位。皇甫谧在自序中说明了编写《甲乙经》的原因是：《内经》之“论遐远，称事多而切事少”必须“删其浮辞，论其精要”，以达到“事类相从”，秩然有序，条理井然（故名其经曰“甲乙”）。同时他还说明了，他从张仲景研究《内经》以“《论》广伊尹《汤液》”而“用之多验”，王叔和根据张仲景的成就（“撰次仲景”）著《脉经》而亦能切合实际（“指事施用”），仓公为一代名医而“其学皆出于素问”等事实中得到了很大启示。

（4）全元起《素问》注。六朝齐梁时期全元起注。全元起《素问》注（以下简称全本）是一部最早的《素问》注释本。今已失传。但是从宋代林亿等新校正中还可看到一些值得注意的问题。

第一，全本与王冰注《素问》（简称王冰本）的编次大不相同，篇名亦多有出入。例如，《上古天真论》，王冰本在第一卷卷首，而全本则在第九卷；《平人气象论》，王冰本在第五卷，而全本则在第一卷卷首。又如，王冰本《三部九候论》在全本名为《决死生》，王冰本《疏五过论》在全本名为《论过失》。

第二，全本共六十八篇，凡八卷（缺第七卷），较王冰本少十三篇。

第三，全本原文与王冰本亦有出入。例如，王冰本《六节脏象论》“肺……为阳中之太阴，肾……为阴中之少阴”在全本则为“肺……为阳中之少阴，肾……为阴中之太阴”。又如王冰本《五脏生成》“此五味之所合也，五脏之气”在全本则为“此五味之合五脏之气也”。

第四，全本注文颇多精当之处。例如，《热论》“未入于脏者，故可汗而已”，全元起注说：“‘脏’作‘腑’，伤寒之病，始入于皮肤之腠理，渐胜于诸阳，而未入腑，故须汗发其寒热而散之。”诸如此类的问题，新校正引用甚多，对于后之学者，有一定的帮助。

（5）《黄帝内经太素》。简称《太素》，是隋唐间杨上善研究《内经》而作，共三十卷。杨上善仿《甲乙经》“以类相从”之法，将《素问》《灵枢》原文，详其意趣，分为摄生、阴阳、人合、脏腑、经脉、输穴、营卫气、身度、诊疾、证候、设方、九针、补泻、伤寒、寒热、邪论、风论、气论、杂病十九类，并将每类又分为若干子目，且在原文之下系以注释。其较之《甲乙经》的方法要细致周密得多。定海黄以周以《太素》与《甲乙经》相较，并将之与王冰注本相较，给《太素》之成就做出了系统的评价（详见《旧钞太素经校本叙》），约之有如下几点。

第一，归类方法，取自《甲乙经》，“而无其破碎大义之失”。

第二，编次原文，并《素问》《灵枢》为一书，虽有迁移而“不使原文糅杂”，“不以别论羼入其中”。

第三，所编原文，“为唐以前之旧”；“《素问》《灵枢》多韵语，今本之不谐于韵者，读《太素》无不叶”；《太素》之文较王冰注本为古，“可以校正今之《素问》《灵枢》者，难覼缕述”。

第四，杨上善“深于训古”，于“通借已久之字”，以及“字之罕见者”，“据《说文》本义，以明此经之通借”。

第五，其所阐发之经意，可以补正王冰次注者甚多，新校正所引者仅是其中一部分。

第六，皇甫谧《甲乙经》“并《素问》《灵枢》《针经》为一书”；王冰“好言五运六气”，而“并《阴阳大论》于《素问》中”；杨上善“好言《明堂针经》而别注之，不并人于《太素》。此亦其体例之善，识见之高者”。

这说明杨上善不但有很渊博的学问，且有实事求是的科学态度，而其《太素》也有着严格的写作体例。

（6）王冰注《素问》（以下简称王冰注本）。王冰次注的《素问》，是现存《素问》注的最古者，宋以后的注家多以此为蓝本。王冰在次注《素问》时，不但将全本的八卷，厘订为二十四卷，而且还在篇目次第和内容方面多有增删。全本原文六十八篇而王冰注本则为八十一篇。全本缺第七卷，而王冰以其“旧藏之卷”（即黄以周所说的《阴阳大论》）填补其缺。因此，后之学者对王冰多所非议。其实，王冰次注《素问》，是有很大贡献的。他的自序，可以说明以下几个问题。

第一，《素问》在王冰次注以前，由于师弟相传之际“惧其非人，而时有所隐”。因此，当时通行之本已缺第七卷，而且由于辗转传抄，书中内容错误百出，到了“篇目重叠，前后不伦，文义悬隔，施行不易，披会亦难”的地步。平心而论，若非王冰“历十二年”之“精勤博访”根据“先师张公”之“秘本”撰注，“用传不朽”的话，《素问》很可能有“散于末学，绝彼师资”之危险。《素问》之得以流传，王冰次注之功，不可抹杀。

第二，王冰次注《素问》的方法是：“其中简脱文断，义不相接者，搜求经论所有，迁移以补其处；篇目坠缺，指事不明者，量其意趣，加字以昭其义；篇论吞并，义不相涉，阙漏名目者，区分事类，别目以冠篇首；君臣请问，礼仪乖失者，考校尊卑，增益以光其意；错简碎文，前后重叠者，详其指趣，削去繁杂，以存其要；辞理秘密，难粗论述者，别撰《玄珠》，以陈其道；凡所加字，皆朱书其文，使今古必分，字不杂糅。”这种研究的方法，在当时说来，原是无可厚非的，但是后人抄录王冰注本时，没有遵照他“凡所加字，皆朱书其文，使今古必分，字不杂糅”的原则，一律以墨书其文，所以在宋林亿等校书时，已无法分别何者为“古”、何者为“今”了。由此可见，朱墨不分，古今杂糅，不能怪王冰。全本在宋代犹存，可见《素问》原本之失传更非王冰之责，实由历史条件所致。后世注家有不明此理者，妄生非议，说王冰把古医经弄得面目全非，今人见不到《素问》的庐山真面目，王冰要负主要责任。这似乎太不公平了。

第三，王冰的治学态度对后人亦有教益。他指出科学是没有捷径可走的（“且将升岱岳，非径奚为？欲诣扶桑，无舟莫适”），任凭你天生聪明，也得刻苦钻研，才有收获（“葳谋虽属乎生知，标格亦资于诂训”）。所以，他在研究《素问》的过程中，一方面精读《素问》原文，另一方面博览群书，寻师访贤，不耻下问，经历了12年的辛勤劳动、刻苦钻研（“乃精勤博访，而并有其人，历十二年”）终于达到了“深遂夙心”的目的。

第四，王冰注本是否有美中不足之处呢？就序文中关于次注《素问》的七项方法而论，第一项是不妥当的。所谓“迁移以补其处”非“加字”之例，虽以原文补缺，但所补之文实与“今”字同一性质。这是它的主要缺点。此外，在注义方面亦有不少欠妥之处，所以黄以周说："《素问》虽出于黄帝，而文辞古奥，义蕴精深，王氏次注违失滋多。"

以上是唐代以前的学者研究《内经》的情况。其中全元起与王冰的研究方法是注释，杨上善的是分类注释，秦越人的是以问难的方式来阐发经义，张仲景的是以发展汤药治疗技术为目的，皇甫谧的是以发展针灸治疗技术为目的。

下面再介绍宋代以下的学者研究《内经》的成就与方法。

（7）《重广补注黄帝内经素问》。这是在王冰注本的基础上经过宋代林亿等详细校正并增补注释的一部较完善的本子，简称"新校正"。《重广补注黄帝内经素问序》说：

> 搜访中外，裒集众本。寖寻其义，正其讹舛，十得其三四，余不能具……而又采汉唐书录、古医经之存于世者，得数十家，叙而考正焉，贯穿错综，磅礴会通，或端本以寻支，或泝流而讨源，定其可知，次以旧目。正缪误者，六千余字，增注义者二千余条，一言去取，必有稽考。

可见他们的校正是相当精细的，他们的工作态度也是认真的，其"贯穿错综，磅礴会通""端本以寻支，或泝流而讨源"的研究方法也是可取的。廖平说：

> 宋新校正古医书多矣，校语惟此书最详，其余《伤寒》《金匮》《脉经》《甲乙》《太素》《千金》《外台》，寥寥数十条，《灵枢》则更无一字，是宋校惟此书将其原式，余皆审刻删削，无复当日式样。然注《素问》，首推全元起本，《太素》略在其后，宋校所引二本多同，真希世之宝也。（四川存古书局版《四译馆丛书·黄帝内经素问重校正叙》）

全本久佚，赖新校正校语而存其梗概，故廖平称它为"希世之宝"。这说明新校正的价值是很高的。但黄以周《黄帝内经素问重校正》（此书未见有传本）的序文说：

> 素问之传于今者，以唐王冰次注为最古，然非汉魏六朝之原书也。王注之传于今者，以宋林亿新校正本为最善，然亦非朱墨之原文也。去古愈远，沿误愈多……其误在新校正之前者，林亿等已据皇甫谧《甲乙经》，全元起注本，杨上善《太素》校之矣，然全本今不可得见，检吴刻《甲乙经》、旧钞《太素》复校之，知新校正之所校犹疏也。《素问》……文辞古奥，义蕴精深。王氏次注违失滋多……林亿等已据全元起、杨上善诸注正之矣，然全注今不可得见，检杨注核之，知新校正之所正犹疏也。

由此可知，新校正虽然是目前所有校正本中最完善的一个本子，但还有不少遗漏之处。

（8）《素问校义》。清代胡澍著，仅一卷，只校释了《素问》卷一的31条，但多有卓见。如训"足生大丁"的"足"为"饶"，"传精神"的"传"为"专"，"愚者佩之"的"佩"为"倍"等，对学者理解经义有很大启发。

（9）《灵枢·音释》。宋代史崧著，对《灵枢》中较少见和难解的171个字和词做了音读和训释。史崧在《黄帝素问灵枢经叙》中说：

> 昔黄帝作《内经》十八卷，《灵枢》九卷，《素问》九卷，乃其数焉。世所奉行者，唯素

问耳。越人得其一二而述《难经》，皇甫谧次而为《甲乙》，诸家之说，悉自此始。……夫为医者，在读医书耳，读而不能为医者有矣。未有不读而能为医者也。不读医书，又非世业，杀人尤毒于梃刃，是故……参对诸书，再行校正家藏旧本《灵枢》九卷，共八十一篇，增修音释，附于卷末，勒为二十四卷。

由此可见，史崧不仅做了增加音释的工作，还做过一番校正，改九卷为二十四卷。今所见的《灵枢》（白文）卷末之音释，即史崧所作。

（10）《内经难字语义》。是书对《灵枢》《素问》中的难字难句做了音释。与史崧之音释相较，其不论在量的方面，还是在质的方面，都要好得多。因此，后人把它看作学习《内经》的小学书。此书载于《世补斋医书》中，为清代陆九芝所著。

（11）《素问遗篇》。《素问》第七卷《刺法论》《本病论》二篇，早已亡佚，明史称赵简王得全本补之。后人认为其是元明间人伪托之作，或有认为是宋人刘温舒所补者。总之，其非《素问》固有之文。但它也有一定的价值。正如马莳《黄帝内经素问注证发微》所说：

按，此（即《刺法论》）与后《本病》二篇，正本所遗，别有《素问遗篇》共此。其《本病论》正所以发明此篇之义，内中有“折其郁气”“资其化源”等语，大义见《六元正纪大论》中，但彼则引而不发，至此二篇始得有下手处。

《素问遗篇》主要讨论天地阴阳迁复的道理，对运气略有发挥。此外，疫疠之病的各种症状亦可见于此。其对清代的《温疫论》不无启示。

（12）《内经诠释》。清代徐大椿著，凡一卷。此书所论仅限于《素问》，并未涉及《灵枢》，且《素问》中也只对其认为重要的六十三篇中的主要部分，才给予分句诠释。该书虽不够全面，但颇有参考价值。其诠释一般尚属平允，对初学《素问》者甚有帮助。

（13）《读素问钞》。凡三卷。元代滑寿（字伯仁）著。《仪真县志》说：

京口名医王居中客仪，寿数往叩，居中曰：医祖黄帝岐伯，其言佚不传，世传者惟《素问》《难经》，子其习之。寿受读终卷，乃请于王。分脏象、经度、脉候、病能、摄生、论治、色脉、针刺、阴阳、标本、运气、汇萃凡十二类，抄而读之，自是寿学日益进，所向莫不奇中。（《中国医籍考》引）

可见此书不仅是滑寿心得所辑，也是滑寿医学成就之所由阶。其选辑甚为精要，于元明间颇受学者欢迎，流传甚广。但滑寿之注甚为简略，仅于经文之最难解释处，略有注释，而绝大部分都是白文。明代汪机取王冰注文为之补注，并附个人见解，名之曰《续素问钞》。

徐春圃则以滑寿《读素问钞》为基础，略加增辑，并加注文，改名为《内经要旨》。《读素问钞》由于广泛流行，不断地被辗转翻雕，颇多鲁鱼亥豕之讹。清代丁瓒乃重为补正，所抄经文一仍滑寿之旧，除了改正错讹字句外，还增补了“五运六气主客图”和“诊家枢要”两个部分，并其书曰《素问钞补正》。

（14）《内经知要》。明代李念莪著。上、下两卷，分道生、阴阳、色诊、脉诊、脏象、经络、治则、病能八篇。该书所选经文甚为简要，所注亦多，浅近易懂，颇为初学者所欢迎，流传甚广。

（15）《素问灵枢类纂约注》。清汪昂著。分上、中、下三卷，计有脏象、经络、病机、脉要、诊候、运气、审治、生死、杂论九篇。本书所选录的经文，以《素问》原文为多，《灵枢》原文次之。其主要特点有二：《素问》《灵枢》经文虽经删节，但大多仍保持了完整的原文段落；所录经文各注明其原书篇名，所集注文亦各注明出处，以便读者稽考。

（16）《医经原旨》。清代薛生白著，凡六卷。全书共分摄生、阴阳、脏象、脉色、经络、标本、气味、论治、疾病九类。每类或分上、中、下等篇，合计十七篇。该书所录经文和注释大多从张景岳之《类经》删节而来，又不注明出处，所以不如《内经知要》流传广。

（17）《灵素集注节要》。清代陈修园著。凡十二卷，分道生、脏象、经络、运气、望色、闻声、问察、审治、生死、脉诊、病机十一篇。其中经络、运气、脉诊、病机诸篇所选经文犹多。该书注解平易而详细，亦为一般学者所喜读。

（18）《医经读》。清代沈又彭著，凡一卷，分平、病、诊、治四集。“平”指生理，“病”指病理，“诊”指诊断，“治”指治疗。该书选辑《素问》《灵枢》中最精要之文，分别将之归纳于上述四集之中。该书选辑甚为精简，但无注解。

（19）《类经》。明代张景岳著。是书将《素问》《灵枢》统一分类，共分作摄生、阴阳、脏象、脉色、经络、标本、气味、论治、疾病、针刺、运气、会通十二类，凡三十二卷。张景岳自序说：

> 自唐以来，虽赖有启玄子之注，其发明玄秘尽多，而遗漏亦复不少，盖有遇难而默者，有于义未始合者，有互见深藏而不便检阅者，凡其阐扬未尽，《灵枢》未注，皆不能无遗憾焉。及乎近代诸家，尤不过顺文敷演，而难者仍未能明，精处仍不能发，其何裨之与有？初，余究心是书，尝为摘要，将以自资，继而绎之久，久则言言金石，字字珠玑，竟不知孰可摘而孰可遗。因奋然鼓念，冀有以发隐就明，转难为易，尽启其秘而公之于人，务俾后学了然，见便得趣，由堂入室，具悉本原，斯不致误己误人，咸臻至善。于是乎详求其法，则惟有尽易旧制，颠倒一番，从类分门，然后附意阐发，庶晰其韫，然惧擅动圣经，犹未敢也。粤稽往古则周有扁鹊之摘难，晋有玄晏先生之类分，唐有王太仆之补削，元有滑撄宁之撮钞，鉴此四君子而后意决。且此非十三经之比，盖彼无须类，而此欲醒瞶指迷，则不容不类以求便也。由是遍索两经，先求难易，反复更秋，稍得其绪，然后合两为一，命曰《类经》。类之者，以《灵枢》启《素问》之微，《素问》发《灵枢》之秘，相为表里，通其义也。两经既合，乃分为十二类。

由此可得出如下观点。

第一，张景岳瞧不起“顺文敷演”的注解，认为这样的注解不能使人“通”；他主张“发隐就明”而“尽启其秘”，且认为欲达此目的，“唯有尽易旧制”，把原文“颠倒一番”才有可能。

第二，张景岳编《类经》是经过了一番思想斗争的。他虽然找到了“尽易旧制，颠倒一番”的先进方法，但为厚古薄今的尊经风气所束缚，“惧擅动圣经”招来非议而“犹未敢也”，乃遍稽古书，看有无前例可援。终于，他从扁鹊、皇甫谧、王冰、滑寿等的治学方法中找到了根据，“而后意决”，终于写出了这部有名的著作。

第三，《类经》命名之义，不仅是类分，而且有合两为一、相为表里、互通其义之意。

张景岳《类经》在现存的关于《内经》的著述中，是唯一的一部分类善本。经文虽因“类分”而“颠倒”，但其一一注明了出处篇名，且有详尽的注释。凡重要问题，除了注解之外，其还附有所谓“附意阐发”的按语，的确有“见便得趣”“悉具本原”之妙。难怪叶秉敬要“一读一踊跃，再读再踊跃”，而以“太阳”喻《类经》，“爝火”喻诸家注释了（见《类经·叶序》）。

(20)《类经图翼》。明代张景岳著。该书分运气、经络、针灸要览三部分，凡十一卷。书末尚有《附翼》四卷，合计一十五卷。《附翼》包括《医易》和有关《内经》的论文若干篇。《类经图翼》共有图109幅，并翼以说明《类经》。以图解方法讲述，可以加深记忆，并帮助理解。张景岳在数百年前能运用这方法，说明他的思想方法的确是比较先进的。

(21)《黄帝内经素问注证发微》。明代马莳著。马莳曾批评《难经》“误难三焦营卫关格”，《甲乙经》于“义未阐明”，王冰注“随句解释，逢疑则默，章节不分，前后混淆”，《读素问钞》“类有未尽，所因皆王注”，新校正虽“深有裨于王氏，但仍分二十四卷，甚失神圣之义”。由此可知，马莳之《黄帝内经素问注证发微》应当力求避免上述他所批评的问题。今观其书的确有其特点。全书改订为九卷，每卷九篇，以合九九八十一篇之数，此其一。通注全书而不是选释，此其二。每篇分成若干章节，然后分章分节予以注证，而不是随句解释，此其三。对经脉腧穴证治之注证，尤为详审，为他注所不及，此其四。由此足见马莳对《素问》甚有研究。其虽未能尽发奥旨，却有一定的见解。但是清代学者多有认为马莳所注既有错误又无所发明者，例如，汪昂说：“马玄台《素问》注，舛谬颇多，又有随文敷衍，有注犹之无注者。”（《素灵类纂约注序》）此隐其瑜而暴其瑕，未免言之过甚了。

(22)《黄帝内经素问吴注》。明代吴崐著，凡二十四卷，简称《内经吴注》或《素问吴注》。吴崐此书除了在某些问题上能发前之所未发，有胜他注之外，尚有一个特点，即凡他认为原文有错简讹误之处，则干脆改易经文而在注解中加以说明，与其他注本不敢改经文而仅在注解中指出其错简或讹误者大不相同。所以汪昂评价此书说：“《素问吴注》，间有阐发，补前注所未备，然多改经文，亦较嫌于轻擅。”（《素问类纂约注序》）

(23)《黄帝内经素问集注》。清代张志聪著，凡九卷。张志聪在自序中说明了该书内容之特点，以及名为“集注”的缘故：

> 自甲辰五载，注释《内经素问》九卷，以昼夜之悟思，印黄岐之精义，前人咳唾，概所勿袭，古论糟粕，悉所勿存。惟与同学高良共深参究之秘，及门诸弟时任校正之严，剞劂告成，颜曰“集注”。盖以集共事参校者什之二三，先辈议论相符者什之一二，非有弃置也，亦曰前所已言者，何烦余言，惟未言者，亟言之以俟后学耳。

可见此书基本上是集体的创作，其特点是发挥群众智慧以集思广益，而不因循沿旧、拾人唾余，既不迷信权威，又有创造精神，值得后人学习。

(24)《黄帝内经素问直解》。清代高士宗著，凡九卷。该书特点是：注释清楚晓畅，要言不烦；每篇之中，分为数节，眉目较清；对所谓衍文错简讹字的处理方法与吴崐相同。

(25)《素问释义》。清代张琦著，凡十卷。此书的特点是：采用了王冰注本的篇次而不采录王冰的注文；收录了新校正绝大部分的校语；释义甚为精练；处理有疑问或意见的原文字句的方法是在原文上加括号，并在原文下予以说明，较之吴崐、高士宗要高明得多。

(26)《黄帝内经灵枢注证发微》。明代马莳著，凡九卷。《灵枢》一书在马莳之前很少被人重视的原因有三：一者，该书名词甚多，文辞古奥，较之《素问》尤为难读难记；二者，在一段较长的时间内被认为已亡佚，一般人多误认它是晚出之伪书；三者，书中大半论述经脉腧穴和针刺。马莳此书实为专门研究《灵枢》之先导，马莳自序说：

> 愚注释此书，并以本经（指《素问》）为照应，而《素问》有相同者，则援引之。至于后世医籍有讹者，则以经旨正之于分注之下。然后之学者，当明病在何经，用针合行补泻，则引而伸之，用药亦犹是矣，切勿泥为用针之书，而与彼《素问》有所轩轾于其中也。

他不仅介绍了本书的编写原则，使后学者读之即能得其要领，而且指出轻视《灵枢》是错误的，虽然针、药治疗的手段不同，但其基本理论是相同的。马莳的这个认识是正确的，其注释亦颇详明。汪昂批评马莳《黄帝内经素问注证发微》“舛谬颇多”，而对其《黄帝内经灵枢注证发微》则有很高的评价：

> 《灵枢》以前无注。其文字古奥，名数繁多，观者蹙额颦眉，医家率废而不读。至明始有马玄台之注，其疏经络穴道，颇为详明，可谓有功后学；虽其中间有出入……以视《素问》注，则过之远矣。

由此可见，此书基本上是成功的，是一部好书。

(27)《黄帝内经灵枢集注》。清代张志聪等注，凡九卷。张志聪注释《灵枢》，与注释《素问》一样，发挥了集体的力量。当时参加这一工作的，除了他的长子张兆璜之外，还有他的同门以及已学成的学生高士宗、任谷庵、张开之、尚御公、沈亮辰、吴懋先、姚士因、莫仲超、杨元如、朱永年、倪冲之、余伯荣、仇汝霖、徐振公、赵庭霞、闵士先、朱卫公、卢良侯、王子律，及在学门人金西铭、莫云从、王芳候、朱济公、王子方、倪仲宣等。张志聪对上述二十六人的意见，不论是已学成的学生的，还是“及门弟子”的，凡言之成理、持之有故的，都能够虚心地接受，并将之融于注释之中，或标其姓氏附录于注释之后。张志聪在他的自序中说：

> 《素问》注疏告竣，复集同学诸公，举《灵枢》而诠释之。因知经意深微，旨趣层折，一字一理，确有指归，以理会针，因针悟证，殚心研虑，鸡鸣风雨，未敢少休，庶几藉是可告无罪乎。俾后之人，读《素问》而严病之所以起，读《灵枢》而识病之所以瘳，则脏腑可以贯通，经脉可以出入，三才可以合道，九针可以同法，察形气可以知生死寿夭之源，观容色可以辨邪正美恶之类。

由此可见，他们对待这一工作的态度是非常认真负责的。

(28)《素问悬解》。清代黄元御著，凡十三卷，八十一篇。黄元御之见解与众不同。他认为由于原文错简，《素问·本病论》误入《素问·玉机真脏论》中，《素问·刺法论》误入《素问·通评虚实论》中，而后人不明真相，认为其亡佚已久，其实未尝遗亡。又谓《素问·经络论》乃《素问·皮部论》之后半篇，《素问·皮部论》乃十二正经经络论之正文。总之，该书是专以纠正错简为目的的。该书把王冰注本的篇章全部加以调整，甚至更换篇目使“错简”者悉还其“归”。

（29）《灵枢悬解》。清代黄元御著，凡九卷，八十一篇。此书与《素问悬解》采取同一办法。黄元御好言错简，在他看来，古书之亡乃亡于“次第紊乱”，而古书难解，亦难于“次第紊乱”。“使次第不乱”，虽无人指点，初学读之也“不过二三年，无不解矣”。因此，他认为研究古书首先要“于破裂纷乱之中，条分缕晰，复其次第之日”，否则著作愈多，经旨愈亡。

（30）《素灵微蕴》。清代黄元御著，凡四卷，分胎化解、脏象解、经脉解、营卫解、脏候解、五色解、五声解、问法解、诊法解、医方解、齁喘解、吐血解、惊悸解、悲恐解、飧泄解、肠澼解、脾胃解、火逆解、消渴解、气鼓解、噎膈解、反胃解、中风解、带下解、耳聋解、目病解二十六篇。该书以用自己的语言叙述研究心得为主，而引《素问》《灵枢》原文以为证。其中关于疾病的诸解，实保存了不少黄元御的临床经验，甚有参考价值。

（31）《医经理解》。清代程扶生著，凡十卷，分脏腑解、经络解、穴名解、骨部解、脉象解、脉理解、望色解、病名解、药名解九篇。该书亦是根据《素问》《灵枢》的理论（药名解根据《神农本草经》)，用通俗的语言来叙述的。初学者读之易入门。

（32）《素问人式运气论奥》。宋代刘温舒著，凡三十一篇，二十九图。该书为研究运气之专门书籍，亦是利用图解方法的肇始者。

（33）《玄珠密语》。启玄子著。该书亦是研究运气之专门书籍，其序文说：“余……专心问道，执志求贤，得遇玄珠，乃师事之尔……授余曰：百年间可授一人也，不得其志求者，勿妄泄矣。余即遇玄珠子与我启萌，故自号启玄子也，谓启问于玄珠子也。今则直书五本，每本一十卷也。”可见，虽然该书题名启玄子，但其实非王冰在《素问》注自序中所说的“别撰《玄珠》以陈其道”的“《玄珠》”，不知是何人所托。

（34）《运气易览》。明代汪机著，凡三卷。其书有图有论，并附歌括。他在自序中指出，“论”的目的是“以明其理”，“图”的目的是“以揭其要”，“歌括”则“便于记诵”。这是一部比较通俗的著作。

（35）《内经运气病释》。清代陆九芝著，凡九卷。该书选录《素问》中有关运气的原文，分条予以注释，其中《六节脏象论》六条，《天元纪大论》五条，《五运行大论》一条，《六微旨大论》两条，《气交变大论》五十八条，《五常政大论》四十一条，《六元正纪大论》一百一十条，《至真要大论》一百九十八条，合四百二十一条。此外，他还“以宋人陈无择《三因》十六方”及“江阴缪问芳远氏十六方解附焉”。书后附有《内经遗篇病释》一卷，凡十九条。陆九芝自序说：

> 人身一小天地，天地之生长收藏备于人身，人身之盛衰虚实同于天地。论司天固足以明天道，即不论司天而人在气交之中，即因气交而为病，于古如是，于今如是，即仲景论伤寒所以撰用《素问》者，亦无不如是……故莫若揭此七篇病因治法，以求六经病所由来，而六经之何由而病，病之何由而治，即可以《内经》之言明仲景之法，并可以知今人之病无一不出于《内

经》之言。此《天元纪》以下七篇，所以不可废也，岂必拘泥乎运气哉。

由此可见，该书之目的主要在于以运气学说解释六经病变的病因治法。

(36)《内经运气表》。清代陆九芝著，一卷。陆九芝于该书篇首说："惟图说愈夥，卒业愈难，且有不能图而宜于表者，余故易图为表，但期……便于检查而止，故不取多焉。作十三表。"这说明他认为图不及表，表胜于图。表之优点即在于能表达图之所不能表达者，较之图更便于检查。所谓十三表，即五气经天表、五行化为六气表、五运合五音太少相生表、司天在泉左右间气表、阴阳五行中运年表、六政六纪上中下年表、客气加临主气年表、五运齐化兼化表、天符岁会年表、运气中上顺逆年表、六元本标中气治法表、五行胜复表、司天在泉胜复补泻合表。各表并有解说，颇为切要。

(37)《十四经发挥》。元代滑寿著，凡三卷。其上卷为《手足阴阳流注篇》，中卷为《十四经脉气所发篇》，下卷为《奇经八脉篇》。该书裒集《灵枢·本输》《素问·骨空论》等篇中有关经脉方面的理论，并予以训释发挥而成，为研究《内经》经络学说的重要参考文献之一。

(38)《奇经八脉考》。明代李时珍著。该书根据《内经》中有关奇经之文，参考《甲乙经》《难经》《伤寒论》《金匮要略》《中藏经》《脉经》《高阳生脉诀》诸家注，以及《备急千金要方》(以下简称《千金》)、《外台秘要》(以下简称《外台》)等数十家著述，订正了各经脉之功用、循行径路和输穴所注等重要问题，并详述了各经脉之病变及其诊疗之法，为研究奇经八脉的仅有的专门书籍。

(39)《营卫运行杨注补证》。又名《营卫运行考》，廖平著，一卷。该书辑《灵枢》中的《脉度》《卫气行》《邪客》《营气》《营卫生会》《根结》《五十营》《卫气》《口问》，及《太素·阴阳跷脉》，并在《太素》杨注的基础上加以补正而成。书末有黄镕所绘的营卫运行图说五幅，并附有《医门法律驳议》一篇，以驳正喻昌有关营卫的论述。

(40)《素问病机气宜保命集》。金代刘完素著，凡三卷，三十二论。上卷分原道、原脉、摄生、阴阳、察色、伤寒、病机、气宜、本草九篇，中、下二卷分载中风、癫痫、疠风等二十三证，末附药略针法论。其本《素问》阴阳五行之理以立论。刘完素自序说：

> 今将余三十年间，信如心手，亲用若神……直明真理，治法方论，裁成三卷三十二论，目之曰《素问病机气宜保命集》。此集非崖略之说，盖得轩岐要妙之旨。故用之可以济人命，舍之无以活人生。

由此可见，此书乃刘完素得意之作。

(41)《素问玄机原病式》。金代刘完素著，一卷。该书将《素问·至真要大论》病机十九条分属于五运六气，演而绎之，凡两万余言。其于发挥十九条之奥义，颇多心得。以后各家凡言病机者多据其说，但刘完素仅取十九条正文，对《素问》原文中有关十九条之应用原则并不理会。因此，后人有讥此书之论病机如"有舟而无操舟之人"者。

(42)《太素人迎脉口诊杨注补证》。廖平著，上、下二卷。廖平于该书目录下说：

此册原名《人寸比类篇》，去年国学杂志曾用铅字排印。因得元刻东洋残本《黄帝内经太素》杨注，有《人迎脉口诊篇》……因将旧名改为今名。杨注《太素》，犹存此门目，足征是为古说，非予一人之创论。故先列杨本所有，补录者附于其后。

这说明了该书以"太素""杨注"为名之故。该书备辑《内经》中有关人迎寸口比类诊法的经文，凡是经文之无杨注者，则选辑仲景文、《脉经》《甲乙》《千金》《外台》以补之。书后附有人迎脉图、脉口脉图、人迎脉口比类砰码图、人迎比类诊法表、人寸比较分病表、人寸比较并病表、颈脉考、《内经》人寸比较表、仲景人寸比较表、《甲乙》人寸比较表、《脉经》人寸比较表、《千金》《外台》人寸比较表、左为人迎右为寸口驳义等。这些附录，或为帮助读者理解和记忆经文而设，或为证明《难经》"独取寸口"之说乃出于王叔和"《脉经》之后"这一论点而设。该书是研究人寸诊法较完备的文献。

(43)《杨氏太素三部九候诊法补证》。简称《三部九候篇补证》，廖平著，一卷。该书分两部分，前部为《三部篇》（附有《诊任冲篇》），后部为《九候篇》（附有十二经动脉表），选辑《素问》《类经》中有关三部九候诊法的经文，并据《太素》予以发挥，颇多创见。

(44)《内经平脉考》。廖平著，一卷。该书选辑《灵枢》之《本藏》《师传》《通天》《阴阳二十五人》《论勇》《卫气失常》，及《素问·血气形志》中有关平人诊法的经文，详论平人之形态体征，颇为详备。

(45)《分方治宜篇》。廖平著。该书虽以"治宜"名篇，实际上以详论四时五方脉象为主，分四时总论、顺四时、逆四时、四时分方脉象等目。其选辑《素问》的《宣明五气》《脉要精微论》《阴阳类论》《金匮真言论》《四时刺逆从论》《异法方宜论》《四气调神大论》《方盛衰论》《玉机真脏论》等篇，及《灵枢》的《寒热病》《论疾诊尺》《师传》《顺气一日分为四时》等篇的部分经文，论证了《内经》脉分四时五方之义："人脉各不同，故经常以五行分之，譬如京沪诊家，东西南北海外全球之人皆来诊视，其脉当以地别。多诊常人，定为公式，方为定法。经不过言其不同而已。"（见该书"弦脉"项下）

(46)《诊骨篇补证》。廖平著，一卷。该书由《灵枢·骨度》原文与杨注、《古今图书集成·骨髓门》、日本《经穴纂要·周身名位骨》三个部分组成。

(47)《黄帝内经太素诊皮篇补证》。廖平著。该书由诊皮篇、古医诊皮名词解、释尺篇、仲景诊皮法四部分组成，首先指出"论疾诊尺"的"尺"是"皮"之讹，继则详论《内经》诊皮法的精义，颇多发挥。

(48)《太素诊络篇补证》。廖平著。该书分上、中、下三卷，"略以脉络病证治法为次"。该书选辑之经文以长篇居前，短篇次之，碎文又次之。其后附有《〈史记·仓公传〉诊络法》《仲景诊络汇钞》《诊络篇病表》，最后是《诊络篇》中的如"动""结""缓急""五色""贲起""陷下""长""短""满""喘"等若干重要名词的疏证。该书论说多有精义，为研究《内经》诊法的很好的参考文献。

(49)《内经方集释》。张骥撰。该书分卷上、卷下，卷上注释汤液醪醴以及生铁落饮、左角发酒、泽泻饮、鸡矢醴、治口甘方、乌鲗骨丸、豕膏、半夏汤、蔆翘饮、马膏膏法、棉布熨法、小金丹十二方的有关经文；下卷选辑《内经》原文，并分方剂、方宜、方禁三篇详论《内经》方制之精义。张骥说：

其于方之大小奇偶、药之君臣佐使、病之调适宜忌，言之綦详，后之方剂学者，如徐之才、王好古辈，乌能出乎规矩准绳之外哉。(见张骥自序)

(50)《内经药瀹》。张骥著，凡十卷。该书选辑《内经》中有关经文及各家注释，分阴阳色气味、气运、五岁、六化、五方、水谷、五宜、五过、药制九篇详论药理。张骥在自序中向读者做了如下的介绍。

第一，关于药瀹之意义，其云：

《子华子医道篇》：药者，瀹也，瀹者，养也。以其所有余也，而养其所乏；以其所益多也，而养其所损。反其所养，则益者弥损；反其所养，则有余者弥乏。察于二反而加疏瀹焉，夫是之谓药，故曰药者瀹也，瀹者养也。……养命、养性，瀹也；治病，亦瀹也。……吾取子华子……

第二，关于《内经》与《本经》的关系，其云：

《本经》著录三百六十，而气味足以统之。《内经》不言药物名品，但言寒热温凉之气则气无非药，言甘辛酸咸苦淡之味则味无非药，是言言气味，则言言皆药……特《内经》挈其纲，《本经》详其目，《内经》发其凡而起其例，《本经》核其实而而举其名也。安往而非药哉！

第三，关于《内经药瀹》与《内经方集释》及《本经》三者之关系，其云：

吾辑《内经药瀹》，亦犹辑《内经方》志也，读《内经方》，然后读《内经药瀹》，读《内经药瀹》，然后读《本经》……合而读之，则制方之大本立矣，虽谓之专门之学可也。

(51)《黄帝素问宣明论方》。金代刘完素著，凡十五卷。卷一及卷二列《素问》煎厥、薄厥、飧泄、䐜胀、风消、心掣、风厥、结阳、厥疝、结阴、解㑊、胃疸、蛊病、瘈病、劳风、痹气、骨痹、肉苛、肺消、涌水、膈消、口糜、虚瘕等五十二证，引经文以详论其病理，系以方药主治，称为诸证门，使《内经》所载各证，均有临床病例可证，均有方药可治。卷三以下，分风、热、伤寒、积聚、水湿、痰饮、劳、燥、泄痢、诸痛、痔瘘、疟疾、眼目、小儿、疮痈诸门，首列总论，次列方药主治，悉本《素问》之旨以立论，有融会古今之妙，对学者研究《内经》有很大的启发作用。

上述各家研究《内经》的方法各有异同，约之不外乎校正、释音诂训、注释、选辑、类分、图解表式、专题研究，且其中有的总结前人研究成果，注重文献整理，有的结合个人医疗经验进行研究，注重临床实践，虽方法不同，而目的只有一个，即古为今用。

第二章　阴阳五行

第一节　概　　说

阴阳五行本是我国古代的哲学，后来被应用到医学中，作为医学的理论工具。

这里我们主要讲古代哲学中的阴阳五行。学习《内经》为什么要了解古代哲学呢？《内经》采用了古代哲学中的阴阳五行学说来论证人类的生理现象、病理现象以及预防和治疗等问题，因此，我们要学习《内经》，就要对古代哲学中的阴阳五行学说有个大概的了解。只有这样，才能更好地领会《内经》的理论。

下面分别对阴阳五行的起源、阴阳五行学说的宇宙观、阴阳五行在古代自然科学发展史上的重要地位、阴阳五行与医学的关系四个问题进行讨论。

一、阴阳五行的起源

据说阴阳五行在最初是两派不同的学说，阴阳是“周”的学说，五行是“夏”与“殷”的学说，现分别叙述于下。

阴阳的起源，《周易·系辞》说：“一阴一阳之谓道。”

“道”，原意是道路，亦即过程之意。

《周易·系辞》又说：“易之为书也，广大悉备，有天道焉，有人道焉，有地道焉。”

可见“易”所讲的内容是天、地、人整个自然界之道，这个道就是以阴阳来解释的。

《周易·系辞》又说：“易有太极，是生两仪，两仪生四象，四象生八卦。”

“易”就是宇宙变化的大历程，这个大历程之根本就是太极。太极就是至极无以复加之谓，亦即至离无上之根本。太极生两仪，两仪即阴阳；两仪生四象，四象即太阳、少阴、少阳、太阴；四象生八卦，八卦是☰乾卦、☷坤卦、☳震卦、☴巽卦、☵坎卦、☲离卦、☶艮卦、☱兑卦，也就是天、地、雷、风、水、火、山、泽，这是自然界中八项最显著的事物，古人认为此八者是一切现象之基本，以几何方式推之就有无穷变化，但八卦之中以乾坤为根，乾坤以太极为根，所以《周易·象传》说：“大哉乾元，万物资始，乃统天，云行雨施，品物流形。”“大哉坤元，万物资生，乃顺承天，坤厚载物，德合无疆，含弘光大，品物咸亨。”

乾为阳，坤为阴，阴阳是一切变化的根本，所以称为乾元、坤元。乾元是万物所赖以始，坤元是万物所赖以生。乾元是万物之本始，然仅有乾元不能生物，必有坤元相承相合，方能生成万物。乾之象天，为天之本性，故统于天；坤之象地，为地之本性，天象地载，故地顺承天。乾坤合德，于是化生一切品物。

《周易·系辞》也说：“乾知大始，坤作成物。”

“知”作“为”或“主”来讲，“大”即“太”，“太始”就是本始、元始之意，乾主物之始，坤主物之成。

《周易·系辞》说：“乾坤其易之门邪？乾阳物也，坤阴物也。”

“易”是变化之别名，乾坤是易之本，变化始之乾坤，故乾坤即易之门。

《周易·系辞》又说：“乾坤其易之缊邪？乾坤成列而易立乎其中矣，乾坤毁则无以见易，易不可见则乾坤或几乎息矣。”

乾坤之中蕴含易，易即蕴藏于乾坤之中，乾坤分立而易道立乎其中，乾为阳，坤为阴，阴阳对应，而后有变化，无阴阳则无变化，故“乾坤毁则无以见易”，既无变化则阴阳离决而不能生生不息，故易不可见而“乾坤或几乎息矣”。

《周易》认为万物化生均由于乾坤八卦阴阳之相摩相荡，所以又说：“刚柔相摩，八卦相荡，鼓之以雷霆，润之以风雨，日月运行，一寒一暑（乾道成男，坤道成女）。”刚是乾之性，柔是坤之性，乾坤对立矛盾而能生物，故曰相摩；八卦交错，相互影响而起变化，故曰相荡。刚柔相摩，八卦相荡，于是生成一切人物，所以《周易·系辞》又说：“天地絪缊，万物化醇，男女构精，万物化生。”天地指宇宙之阴阳，天地相交，周密无间，而万物生化无穷；男女指人物之阴阳，男女合精，而后万物化生。

上所述说明《周易》之主要理论核心即阴阳，八卦是其推演之法则，所以有“阴阳起于《周易》”之论。至于这个理论、这个法则的起源，《周易·系辞》亦有记述：

> 古者包牺氏之王天下也，仰则观象于天，俯则观法于地，观鸟兽之文与地之宜，近取诸身，远取诸物，于是始作八卦，以通神明之德，以类万物之情。

从这一传说中可以看出，阴阳学说是古代劳动人民在日常生活实践中体验出来的，对于自然界各式各样事物变化的概括。所以“阴阳起于《周易》”仅指记载阴阳学说的最早文献而言，至于阴阳这一概念的发生年代，较之《周易》成书之年代远要早得多，这是不难理解的。

关于五行的起源，今文《尚书·洪范》记载了“洪范九畴”，据说武王伐纣，天下归周之时，有个名叫箕子的商朝遗老，把夏、殷两个氏族的五行学说，贡献于周朝，而“洪范九畴”就是箕子为武王讲述五行的记录。

《尚书·洪范》说：

> 鲧陻洪水，汩陈其五行……一曰水，二曰火，三曰木，四曰金，五曰土。水曰润下，火曰炎上，木曰曲直，金曰从革；土爰稼穑。

水性就下而润，故曰润下；火性上炎而热，故曰炎上；木性能曲亦能直，故曰曲直；金性可以任从改革而无伤，故曰从革；土可播种和收成，为万物所从出，故曰稼穑。《尚书·洪范》的五行说，认为一切事物都具有这五种不同的属性，由此可见五行是人们在生活实践中对物质的体认，所以《尚书大传》说：

> 水火者，百姓之所饮食也；金木者，百姓之所兴作也；土者，万物之所资生，是为人用。

因为五行的具体内容，最早见于《尚书·洪范》，所以有“五行始出于《洪范》”的说法，其实《尚书·洪范》明明指出了“鲧陻洪水，汩陈其五行”。鲧是夏禹之父，则五行之说始于夏之时，可能最初是夏的学说。此外，《尚书·甘誓》亦有关于五行的记载。《尚书·甘誓》是夏禹之子启讨伐有扈氏的时候所作的誓师词，言明启讨伐有扈氏的理由是“有扈氏威侮五行，怠弃三正”，可见，所谓“五行始出《洪范》”也不过是指记载五行的具体内容的文献而言，并非指五行的起源年代，五行的起源年代当在舜夏之时。

虽然阴阳与五行在最初是两个氏族的不同的宇宙观，但自周接受了夏、殷相传而系的五行学说之后，阴阳与五行也就逐步向合流的方向发展了，后来就形成了一套完整的朴素的唯物主义哲学体系。

二、阴阳五行学说的宇宙观

阴阳五行学说的宇宙观就是阴阳五行学说对物质世界的认识。

阴阳五行学说认为世界的本性是物质的，但是它认为物质的最终根源并不是阴阳，更不是木火土金水五行，物质的最终根源是气，阴阳五行就是由气衍生出来的。

什么是气？气是未成形质之有，而为形成形质之根本。用荀子的话来说，叫作“本始材朴”；以现代语言来说，气是一切有形物质的原始材料。但是气是微细到肉眼看不见的东西，所以气是一种无形的存在。气的观念，可能是由一般所说的气体之气而衍生出来的。气体无一定之形象，可大可小，若有若无，一切固体、液体均能化为气体，气体又可结为液体、固体，所以战国时代的哲学家，有认为万物是一气之变化者，如《庄子·外篇·知北游》说：

> 人之生也，气之聚也，聚则为生，散则为死……故曰通天下一气耳。

人物之生灭，都是气之聚散，整个宇宙界的一切变化也不过是一气的变化而已，《庄子·外篇·至乐》说：

> 而本无形，非徒无形也，而本无气，杂乎芒芴之间，变而有气，气变而有形，形变而有生。

“无气”并不是没有气，所以，张载《正蒙》说：“气聚则离明得施（“离明”指目，“得施”即接受物象）而有形，气不聚则离明不得施而无形。”因此，气是一种无形的存在，并不是空无所有，而是有；气又不是形，乃无形之有而能变成形者。

古代哲学又有精气之说，如《管子·内业》说：“精也者，气之精者也。”精是气之最精致者，是气的精华，是气之最纯净者。管子认为它是构成人类生命，产生智慧和认识作用的最终根源：“精存自生，其外安荣，内脏以为泉源”；“精之所舍而知之所生”。

《吕氏春秋·尽数》也说：

> 精气之集也，必有入也。集于羽鸟，与为飞扬；集于走兽，与为流行；集于珠玉，与为精明；集于树木，与为茂长；集于圣人，与为敻明。

这可说明以下两点。

（1）动、植、矿物以及人体，都是由气构成的。

（2）动物之飞翔行走，植物之生长繁茂，矿物之光明润泽，以至人类的圣明智慧，无一不是精气的作用。

古代的哲学家不仅认为有形的物体是由无形之气变化而生成的，还认为有形之物体能变化成无形之气。物质世界之所以能生生不已，就是因为物质是永远不会被消灭的，它是永恒地运动着的，要么形变为气，要么气变为形，如《汉书·贾谊传》说：

> 万物变化，固亡休息……形气转续，变化而嬗，沕穆亡间，胡可胜言。……千变万化，未始有极。

无形之气可变为有形之体，有形之体亦可变为无形之气，物质就是如此交互转化、永无停息地运动变化着的。这个永恒运动着的变化过程称为气化。

气化过程何以会保持它的永恒不息的运动？古代唯物主义哲学的学说，还没有明确地对其做过解释，《内经》则认为气的本身具有升降、动静、互相感应之性，而这个性就决定了气化过程的永恒不息，例如《素问·六微旨大论》说：

> 气之升降，天地之更用也……升已而降，降者谓天；降已而升，升者谓地。天气下降，气流于地，地气上升，气腾于天，故高下相召，升降相因，而变作矣。

这节经文主要说明了气含有升降之性，在上之气则降，在下之气则升，升与降是一个相互为用、相互感应、相互为因的运动过程，变化的产生缘于气的不断升降运动。

《内经》认为生物之新生与败坏，由气的不断运动所致。

《素问·六微旨大论》说：

> 夫物之生从于化，物之极由乎变，变化之相薄，成败之所由也。……成败倚伏生乎动，动而不已，则变作矣。

“动”就是气的升降出入运动，升降出入运动停息则生命也就结束了。

《素问·六微旨大论》又说：

> 出入废则神机化灭，升降息则气立孤危，故非出入则无以生长壮老已，非升降则无以生长化收藏，是以升降出入，无器不有，故器者生化之宇，器散则分之，生化息矣。

气的运动不外乎升降出入，事物之变化成败就是气化的反映或结果。生物之生由于气之动，动就是升降出入；生物之死由于气之静，静就是升降息、出入废。

《素问·六微旨大论》不仅认为生物之生死成败由乎气的运动，而且认为自然界的气候变化也由气的运动所致：“故气有往复，用有迟速，四者之有，而化而变，风之来也。”

总之，气是构成物质世界万有之材料，物质世界的任何变化无一不是气化的结果。气化之所以会永恒不息，是因为气之本身具有升降动静之性。气之性何以既有升又有降，既有动又有静？阴阳五行学说对此问题的解释是：气之升降动静之不断运动，是由于气的内部存在着两相对待的矛盾面。矛盾面对立而统一、统一而对立地不断反复，气之升降动静也就永恒不息。这个相互对待的矛盾面，以《周易·系辞上》的说法就是“两仪”，也就是阴阳：

> 易有太极，是生两仪。

郑康成释太极说：“极中之道，淳和未分之气也。”太极即未分之气，太极在《吕氏春秋·大乐》中称为“太一”：

> 太一出两仪，两仪出阴阳。

《周易·系辞》以两仪为阴阳，《吕氏春秋》则以两仪为太一所生，阴阳为两仪所生。但是阴阳和两仪都由太极所生，在未生之前均蕴含于太极（或太一）之内，此即郑康成所谓“淳和未分之气”。这个未分之气，北宋张载《正蒙》则称之为“太和”：

> 太和所谓道，中涵浮沉升降、动静相感之性，是生絪缊相荡、胜负屈伸之始。其来也，几微易简；其究也，广大坚固。

“太和”是阴阳未分而含有阴阳之气，以其含有阴阳所以“中涵浮沉升降、动静相感之性”，是“浮沉升降、动静相感”即阴阳之性。气有此性始能“絪缊相荡、胜负屈伸”，才能发生无穷无尽之变化，开始的时候虽“几微易简”，结果却能生成一切有形物体。总之，气之所以能运动变化是因为气含阴阳，所以张载《正蒙》又说：

> 太虚者气之体，气有阴阳，屈伸相感之无穷。

“气有阴阳”指出气的内部存在着两相对待之矛盾（阴阳），有矛盾就会有屈伸，屈伸相感而后有无穷之变化，没有矛盾就没有变化，所以张载《正蒙》又说：

> 两不立，则一不可见；一不可见，则两之用息。……感而后有通，不有两则无一，故圣人以刚柔立本，乾坤毁则无以见易。……一物两体，气也，一故神，两故化。

气有两相对待之两体，有两体就有矛盾，有矛盾就有统一，既矛盾而又统一，既统一而又矛盾，故有不测之变化（神）而能生成万有的物质世界（化）。若无矛盾，就没有统一，也不会有变化。总之，事物内部有矛盾，是事物能变化发展之原因，而外在条件的影响并不是真正的动力。所以张载《正蒙》又说：

> 若阴阳之气，则循环迭至，聚散相荡，升降相求，絪缊相揉，盖相兼相制，欲一之而不能，此其所以屈伸无方，运行不息，莫或使之。

所谓“欲一之而不能”，即由于矛盾统一之后又会产生新的矛盾，矛盾之中含有统一，统一之中含有矛盾，所以欲求其永久的统一是不可能的。所谓“莫或使之”就是气的运动发展不是什么外力所发动的，外力也不可能使之停止运动。这说明阴阳二气之矛盾统一是自然的法则。北宋张载的这一哲学观点可说是集战国周秦以来的大成，如早在《吕氏春秋》中就有如下的叙述，不过不及张载说得详细：

阴阳变化，一上一下，合而成章，浑浑沌沌，离则复合，合则复离，是谓天常。

这就是说，阴阳的变化，离之则为一上一下的两个对应面，合之则成一体。离就是气散，就是旧事物之终；合就是气聚，就是新事物之始。离合之不断反复，就是自然的根本法则。

以上所说气的变化是：两相对待之合一，合一中之两相对待，及对待合一之反复。这个变化过程，古人是用阴阳来解释的。阴阳是论述气之变化的学说，而气之变化也就是阴阳之变化，但阴阳之变化还不足以解释万有物质世界的复杂变化，这就需要结合五行学说来解决。汉代班固《白虎通》说：

五行者何谓也？谓金木水火土也。言行者，欲言为天行气之义也。

由此说明，五行学说与阴阳学说一样，都是解释气之变化之学说，换言之，阴阳与五行研究的对象都是气。因此，虽然在起源的时候它们是两个不同的学说，但是两者一经接触就有可能合流成为一个较完整的体系——阴阳五行学说。虽然阴阳与五行早在周初就开始有了接触，但春秋战国时期的哲学家还没有把阴阳与五行合并论述，首先糅阴阳五行为一体的似乎是汉代董仲舒，如《春秋繁露·五行相生》说：

天地之气，合而为一，分为阴阳，判为四时，列为五行。

宋代周敦颐《太极图说》说得更为明显：

太极动而生阳，动极而静，静而生阴，静极复动。一动一静，互为其根，分阴分阳，两仪立焉。阳变阴合，而生水、火、木、金、土，五气顺布，四时行焉。五行，一阴阳也；阴阳，一太极也；太极，本无极也。五行之生也，各一其性。无极之真，二五之精，妙合而凝，乾道成男，坤道成女，二气交感，化生万物，万物生生而变化无穷焉。

太极是个无外之体，不能由此到彼地移动。太极之动，实即气的内在运动，太极动则有阳分出，动极而静则有阴分出，静极则复动，动极则复静，一动一静至根，一阴一阳相继，有阴阳动静，即有化分化合之变化，于是生水、火、木、金、土五行。五行分布有其顺序，即有四时，然而五行并非在阴阳之外，阴阳并非在太极之外。太极本无形体，是无形而能生成形者，太极既生阴阳，并非阴阳各具其体而与太极相对立，太极实在于阴阳之内。阴阳生五行，太极阴阳又皆在五行之中，五行即生，各具其一定之性。无极之实体即阴阳五行之精气，其凝聚化合成形，而生出一切物类，阳而刚健者成男，阴而柔顺者成女，男女媾精则万物生生，无有穷尽。

周敦颐《通书·动静》又说：

五行阴阳，阴阳太极，四时运行，万物终始，混兮辟兮，其无穷兮。

五行原出于阴阳，阴阳原出于太极，太极生阴阳，阴阳生五行，于是四时得以运行无已，万物由以成始而成终，化合为混，化分为辟，一混一辟，无有止息，所以周敦颐《通书·理性命》又说：

二气五行，化生万物。五殊二实，二本则一，是万为一，一实万分。

“一”即太极，“二”即阴阳，“五”即五行，五行不同其性，实际上只是二气，二气有动静而实际只是一太极。万物混合为一个太极，太极分化则为万物。

周敦颐的太极阴阳五行论，实际上是《周易》的太极阴阳论与《尚书·洪范》的五行论的综合，也就是阴阳与五行合流之后的阴阳五行学说。

三、阴阳五行在古代自然科学发展史上的重要地位

前面讲过，阴阳五行是人们在生活实践中，对自然界进行观察研究所得的结果，是自然界一切事物或现象的科学概括。因此，阴阳五行学说的产生，对我国自然科学的发展有着极为巨大的影响。

虽然阴阳五行早在殷代以前就已经产生了，但是当时的统治阶级为了巩固他们的统治地位，总是要宣扬由来已久的对于天帝鬼神的迷信观念的，例如《尚书·伊训》说：

惟上帝不常，作善降之百祥，作不善降之百殃。

后来武王伐纣，也是以不敬天帝鬼神来指责纣王而作为伐纣的理由的。《尚书·泰誓》说：

弗事上帝神祇，遗厥先宗庙弗祀。

武王伐纣成功之后，继承了殷代宣扬天帝鬼神来迷惑人们的传统，如《尚书·武成》说：

天休震动，用附我大邑周。惟尔有神，尚克相予，以济兆民，无作神羞。

这就是武王伐纣成功之后所宣告的一段话，意谓：上天有甚大的旨意，以天下之大权归附我国朝；因为有天的帮助，我才能取得战争的胜利；千百万人民顺天帝之命来拥护我，我亦无愧乎天神了。

由于商、周统治者宣扬天帝天神的迷信观念，被奴役的奴隶又缺乏文化，神权迷信思想在广大人民的思想中就占据了统治地位。因此，阴阳五行虽然早已产生了，但是还没有在民间普及，仅为少数官府中的知识分子所掌握。直到西周末年，奴隶社会开始解体，社会上发生了根本性的变化——族有土地制变为私有土地制，奴隶主与奴隶的生产关系变为地主与佃农的生产关系，贵族没落，工商业开始发展的时候，在过去“学在官府”的状况，一变而为学术下移及于庶民的状况下，阴阳五行学说才能深入民间，得到广泛的流传，如《史记·历书》说：

幽、厉之后，周室微，陪臣执政，史不记时，君不告朔，故畴人子弟分散，或在诸夏，或在夷狄……

这里所谓“故畴人”是指原来周室官府中的天文历算家。“故畴人子弟分散”说明了当时学术下移的情况。

当时的天文历算家，及其他一些官府中的学者，由于自身的处境和职务，对现实的客观世界与天帝鬼神的比较观往往具有较清醒的自觉。他们掌握着自然科学的知识。这一批天文历算家分散到

各地，把自然科学知识散播开来之后，便形成了后来的诸子百家争鸣的情况，这大大推动了科学的发展。这时候的学者，已经不再用天帝鬼神而用阴阳五行来解释万物的构成、变化等一切自然现象，以及人类的生理现象和病理现象了。例如，《管子·乘马》说：

春秋冬夏，阴阳之推移也；时之短长，阴阳之利用也；日夜之易，阴阳之化也。

此以阴阳来解释四时昼夜的变化。又如，《荀子·天论》说：

列星随旋，日月递炤，四时代御，阴阳大化，风雨博施，万物各得其和以生，各得其养以成，不见其事而见其功，夫是之谓神。

此以阴阳来解释列星、日、月、四时的运动变化以及万物的生成，并指出“神”实际上是四时阴阳的变化。《荀子·天论》又说：

星队木鸣，国人皆恐，曰：是何也？曰：无何也。是天地之变，阴阳之化，物之罕至者也。……夫日月之有蚀，风雨之不时，怪星之党见，是无世而不常有之。上明而政平，则是虽并世起，无伤也；上暗而政险，则是虽无一至者，无益也。夫星之队，木之鸣，是天地之变，阴阳之化，物之罕至者也。怪之可也，而畏之非也。

这是以阴阳来解释陨星和木自发声等自然现象的。又如，《左传·僖公十六年》也说：

春，陨石于宋五，陨星也；六鹢退飞，过宋都，风也。周内史叔兴聘于宋，宋襄公问焉，曰：是何祥也？吉凶焉在？……退而告人，曰：君失问，是阴阳之事，非吉凶所在也。

这是以阴阳来解释陨石与风的自然现象的。

正由于当时的学者以唯物主义观点来认识世界，用阴阳五行的道理来解释世界，否定了上帝鬼神的所谓“作善降之百祥，作不善降之百殃”的神权迷信观念，所以他们就看到了人的主观能动性，看到了一切天灾人祸均可克服的真理，所以《荀子·天论》又说：

天行有常，不为尧存，不为桀亡，应之以治则吉，应之以乱则凶。强本而节用，则天不能贫；养备而动时，则天不能病；循道而不忒，则天不能祸。故水旱不能使之饥，寒暑不能使之疾，袄怪不能使之凶。本荒而用侈，则天不能使之富；养略而动罕，则天不能使之全；倍道而妄行，则天不能使之吉。故水旱未至而饥，寒暑未薄而疾，袄怪未至而凶，受时与治世同，而殃祸与治世异，不可以怨天，其道然也。

“养备而动时，则天不能病”“养略而动罕，则天不能使之全”的意思是：只要调养完善，按照时令活动，天是不能使人生病的；反之，调养不完善，逆时令而动，就不免要生病了。

这些唯物主义的观点，与阴阳五行学说的发展是分不开的。阴阳五行是古代唯物主义哲学的原则，也是古代自然科学的原则。自然科学采用了唯物主义的阴阳五行学说，就有可能进一步发展。唯物主义的阴阳五行学说，从自然科学的成就中得到了有力的证明，这巩固了它的阵地。因为古代唯物主义的阴阳五行学说的要点在于论证宇宙万有的生成与发展，解释世界的多样性及其内在的联系性。其否定了天帝鬼神的神权迷信思想，从思想上第一次解放了人类，因而给古代的自然科学的发展创造了条件。事实上中国古代的天文、历法、化学（炼金、制药等）、算学、音乐和医学等自然科学，都是采用了阴阳五行学说而逐步发展起来的。同时，这些自然科学的成就，对唯物主义的阴阳五行学说也都做出了不同程度的贡献。如果企图理解中国任何一门科学史，不注意阴阳五行是不可能的。如果要讲阴阳五行学说的发展史，而不涉及各门自然科学，也是不可能的。因此，我们说阴阳五行学说在中国自然科学的发展史上占有非常重要的地位，并不是过分的夸张。

四、阴阳五行与医学的关系

阴阳五行学说在初产生的时候是一种朴素的唯物主义哲学，在反对神权迷信的斗争中有着莫大的贡献，为各种自然科学的发展创造了有利的条件。但是后来那些唯心主义的哲学家利用它来解释历史、解释社会，给朴素的阴阳五行学说蒙上了神秘的阴影。例如，邹衍的“五德终始论”、董仲舒的《春秋繁露》，都是利用阴阳五行的间架，并给它填充上神秘的内容，以宣扬他们的迷信的、历史的、社会的以及所谓理论的观点，即唯心主义思想的。因此，有人对阴阳五行抱有成见，一提到阴阳五行就认为它是迷信、不科学的；把《内经》讲的阴阳五行与唯心主义哲学家所说的阴阳五行完全等同起来，认为《内经》也是迷信的、不科学的东西。这种看法是错误的。这种看法的错误，在于他不了解历史上阴阳五行学派的唯心观点主要表现在它的社会观和历史观方面，而并不在于它的自然观方面（因此，即使是主张唯心主义观点的哲学家，如董仲舒等，对自然的解释也不完全是唯心的）。《内经》所讲的阴阳五行是医学上的问题，属于自然科学的范畴，因此，它的内容仍然保持着古代质朴的唯物主义的观点（具体内容将在下面讨论，这里不做详细说明）。

《内经》采用了唯物主义的阴阳五行学说，对人类的生理、病理以及疾病的预防和治疗做出了系统的唯物主义的论证，彻底改变了疾病是上帝鬼神给予人们的惩罚的迷信思想，摆脱了古代医巫混一的局面，形成了一套比较完善的医学理论体系，给中医学的发展奠定了基础。同时，唯物主义的哲学思想，通过医学的道路，也取得了发展和提高，所以任继愈先生《中国古代医学与哲学的关系》说：

> 医学和当时的阴阳五行学说密切结合，向宗教迷信的唯心主义思想展开了进攻。中国古代医学通过科学实践（医疗实践）唯物主义地说明人类的生理现象、心理现象、疾病现象，扩大了科学的领域，也扩大了唯物主义哲学的阵地。

又说：

> 中国古代医学的理论不但捍卫了它自己的科学阵地，同时也给中国古代哲学史上的无神论思想提供了强有力的科学论据，如果没有秦汉之际的阴阳五行的唯物主义学说，没有《内经》这部光辉的经典医学著作，后来汉代的伟大无神论者王充思想的出现那是很难设想的。如何吸取中国古代医学的珍贵遗产，这是当前极为迫切的任务。《内经》一书在中医的经典著作中有着特殊重要的地位，但是目前似乎还没有引起学者们足够的注意。希望全国医学家对这一方面

能做进一步深入的研究。这不但对中国文化有益，我们相信这一研究工作会对世界文化有所贡献。

任继愈先生的这一看法，是有充分的根据的。我们说，没有古代唯物主义的阴阳五行学说，就不会有现在我们看到的这部有系统理论的医学巨著《内经》。《内经》的医学理论与阴阳五行是血肉相连的。不懂阴阳五行，就无法研究《内经》。换言之，要研究中医学就必须要学习阴阳五行。

第二节　阴阳的基本法则

既然阴阳是古人从整个自然界的各种变化过程中概括出来的，那么，它的含义就必然非常广泛，它既可指具体事物，又可指抽象概念。

阴阳的基本意义是一个统一体的两个对立面。如《素问·阴阳离合论》说：

余闻天为阳，地为阴，日为阳，月为阴……阴阳者，数之可十，推之可百，数之可千，推之可万，万之大不可胜数，然其要一也。

《素问·阴阳应象大论》说：

水为阴，火为阳。阳为气，阴为味。……天地者，万物之上下也；阴阳者，血气之男女也；左右者，阴阳之道路也；水火者，阴阳之征兆也；阴阳者，万物之能始也。

《素问·太阴阳明论》说：

阳者天气也，主外；阴者地气也，主内。故阳道实，阴道虚。

《素问·阴阳别论》说：

所谓阴阳者，去者为阴，至者为阳；静者为阴，动者为阳；迟者为阴，数者为阳。

《素问·五运行大论》说：

天地之动静，神明为之纪，阴阳之升降，寒暑彰其兆。……天地阴阳者，不以数推，以象之谓也。

这些经文中的天地、上下、日月、水火、气味、内外、虚实、血气、男女、左右、去至、动静、迟数、升降、寒暑等，都是一事物中相互对立的两个方面，古人认为自然界中根本没有孤立存在的东西，任何事物一定有其相互对立的两方面，而矛盾着的对立双方又常见于一个统一体中。《素问·阴阳离合论》"万之大不可胜数，然其要一也"，指出了矛盾的必然性与普遍性。矛盾的必然性与普通性是阴阳的基本法则之一。

虽然矛盾的必然性与普遍性是阴阳的基本法则之一，但阴阳不同于矛盾。矛盾无属性可言，而阴阳有属性，以上述所引经文为例，则天、上、日、火、气、外、实、男、左、至、动、数、升、暑等均属阳。地、下、月、水、味、血、内、虚、女、右、去、静、迟、降、寒等均属阴。

矛盾可以泛指任何对立着的两个方面，而阴阳则有一定的属性，不可随便应用，这是阴阳的基本法则之二。

虽然阴阳有一定的属性，但是阴阳之矛盾可以相互交参，这说明了客观事物的复杂性，如《素问·金匮真言论》说：

> 阴中有阴，阳中有阳，平旦至日中，天之阳，阳中之阳也；日中至黄昏，天之阳，阳中之阴也；合夜至鸡鸣，天之阴，阴中之阴也；鸡鸣至平旦，天之阴，阴中之阳也。故人亦应之。

阴阳两者，既是对立矛盾着的，又是此含彼、彼含此，相互含储着的。因此，阴中有阴阳，阳中亦有阴阳。以昼为例，日出至日没，为昼，为阳；日没至日出，为夜，为阴。这是阴阳对立或矛盾。白昼之中，上半天为阳，下半天为阴。这是阳中含阴。黑夜之中，上半夜为阴，下半夜为阳。这是阴中含阳。阴阳中复有阴阳，是为矛盾之相互交参，或阴阳之交互含储。若以此为例而推之于四时，则如李念莪《内经知要》所说：

> 平旦至日中，自卯至午也；日中至黄昏；自午至酉也；合夜至鸡鸣，自酉至子也；鸡鸣至平旦，自子至卯也。以一日分四时，则子午当二至，卯酉当二分，日出为春，日中为夏，日入为秋，夜半为冬也。

若推之于人身，则如《素问·金匮真言论》所说：

> 夫言人之阴阳，则外为阳，内为阴。言人身之阴阳，则背为阳，腹为阴。言人身脏腑中阴阳，则脏者为阴，腑者为阳。肝、心、脾、肺、肾五脏皆为阴；胆、胃、大肠、小肠、膀胱、三焦六腑皆为阳。所以欲知阴中之阴、阳中之阳者，何也？为冬病在阴，夏病在阳，春病在阴，秋病在阳，皆视其所在，为施针石也。故背为阳，阳中之阳，心也；背为阳，阳中之阴，肺也；腹为阴，阴中之阴，肾也；腹为阴，阴中之阳，肝也；腹为阴，阴中之至阴，脾也。此皆阴阳、表里、内外、雌雄相输应也，故以应天之阴阳也。

以人身体表与内脏来说，体表为阳，内脏为阴。以腹背来说，背为阳，腹为阴。以内脏来说，五脏主藏精气，故属阴；六腑主传化水谷，故属阳。以五脏来说，心、肺位于上，故为阳。但心与夏季相应（五脏与四时相应的关系，见本书第三章），肺与秋季相应，故心为阳中之阳，肺为阳中之阴。肾、肝、脾位于腹中，故为阴。但肾与冬季相应，肝与春季相应，脾与长夏相应，故肾为阴中之阴，肝为阴中之阳，脾为阴中之至阴。

《内经》所谓的“至阴”的意义主要有二，或指脾与长夏，或指肾与冬季。如《素问·水热火论》说：“肾者至阴也。”王冰注：“阴者，谓寒也。冬月至寒，肾气合应，故曰肾者至阴也。”

本节则以脾与长夏为至阴，即《素问·六节脏象论》所谓：“脾胃……者，仓廪之本，营之居也，名曰器，能化糟粕，转味而入出者也……此至阴之类，通于土气。”王冰注：“脾藏土气，土合至阴，故曰此至阴之类，通于土气也。”

其实至阴之义本来就有两个。至，作极字讲。至阴之第一意义即阴之极，阴极则反而生阳，是为冬至。至阴之第二意义即阳之极而生阴，是为夏至。如《周易·复卦》：“先王以至日闭关。”注：“冬至，阴之复也；夏至，阳之复也。”疏：“先王以至日闭关者，先王象此复卦，以二至之日闭塞其关。”由此可见，脾被称为至阴的理由有两个：一是其与长夏相应，长夏为阴阳之中，亦即阳之极而阴之始；二是脾之属性为阴而其功用则能转味入出，脾居中焦通上下阴阳之气，入出亦复之义。

人体阴阳互储之理，不仅内脏中有之，体腔躯壳中亦有之，如《灵枢·寿夭刚柔》说：

> 是故内有阴阳，外亦有阴阳，在内者，五脏为阴，六腑为阳；在外者，筋骨为阴，皮肤为阳。

以整个人身来说，筋骨、皮肤在外而脏腑在内，在内者为阴，在外者为阳。但在外之筋骨为阳中之阴，皮肤乃为阳中之阳。若再以药食气味论之，则如《素问·阴阳应象大论》所说：

> 阳为气，阴为味。……味厚者为阴，薄为阴之阳；气厚者为阳，薄为阳之阴。

味本为阴，但味薄则为阴中含阳；气本属阳，但气薄则为阳中含阴。药物之阴阳不仅取决于气味之厚薄，还取决于气味之性。如《素问·阴阳应象大论》曰：“气味辛甘发散为阳，酸苦涌泄为阴。”因此，药食气味之阴阳，亦是交互含储而非常复杂的。

通过上述三方面（自然、人身、气味）的讨论，可以看出阴阳之相互交参或相互含储的法则亦甚为重要，用这个法则可以说明很多问题。这个法则是阴阳的基本法则之三。

《素问·阴阳应象大论》说：“阳化气，阴成形。……故清阳为天，浊阴为地。地气上为云，天气下为雨；雨出地气，云出天气。”张志聪解释道：“地虽在下，而地气上升为云；天虽在上，而天气下降为雨。夫由云而后有雨，是雨虽天降，而实本地气所升之云，故雨出地气。由雨之降而后有云之升，是云虽地升，而实本天气所降之雨，故云出天气。此阴阳交互之道也，而人亦应之。”

地气上为云，天气下为雨，与《素问·六微旨大论》所谓“气之升降，天地之更用也……升已而降，降者谓天；降已而升，升者谓地。天气下降，气流于地；地气上升，气腾于天”的道理是一致的。《素问·六微旨大论》把这种情况称为“天地之更用”。张志聪则说：“此阴阳交互之道也。”所谓“交互”，所谓“更用”，就是有此而后有彼，有彼而后有此，无彼亦无此，无此亦无彼，若用现代语言来说就是相互依存。中医习惯称之为阴阳互根，如徐灵胎《医贯砭》说：

> 阴阳各互为根。阳根于阴，阴根于阳。无阳则阴无以生，无阴则阳无以化。

又如石寿堂《医源》说：

> 阳不能自立，必得阴而后立，故阳以阴为基，而阴以阳为母。阴不能自见，必得阳而后见，故阴以阳为统，而阳为阴之父。根阴根阳，天人一理。

“根阴根阳”就是阴阳互根，就是阴阳相互依存。自然变化依此法则，人身生理亦依此法则，是谓天人一理。

《素问·阴阳应象大论》又说：

故清阳出上窍，浊阴出下窍；清阳发腠理，浊阴走五脏；清阳实四肢，浊阴归六腑。

《周礼·疾医》：“两之以九窍之变。”注：“谓阳窍七，阴窍二。”疏：“谓阳窍七者，在头上露见，故为阳。阴窍二者，在下不见，故为阴。”上窍即头面七窍；下窍即下部前后二阴。马莳说：

夫阴阳升降惟一气，以为合一之妙者如此。曷即人身观之？凡人身之物，有属清阳者焉如涕唾气液之类，则出于上窍，耳目口鼻之为七窍者，皆清阳之所出也。有属浊阴者焉如污秽溺之类，则出于下窍，前阴后阴之为二窍者，皆浊阴之所出也。凡人身所用之物，亦有属清阳者焉如饮食药物之性有属阳之类，据曰发曰走曰实曰归，知其为在外之物，惟阳者主升，故发于腠理，以腠理主表为阳也指物类之阳气言，若物之有形质者，则入于六腑矣。亦有属浊阴者焉如饮食药物有属阴之类，惟阴者主降，故走于五脏，以五脏主里为阴也指物类阴气，若物之形质入于六腑。凡清阳之物，实于四肢，以四肢为诸阳之本也如上，指物之气。凡浊阴之物，归于六腑，以六腑受化物而不藏也指物有形质者言。人身之有阴阳，其清浊升降之妙，何以异于天地哉。

人身之气，除了由上窍、下窍和肌表腠理耗散一部分外（由饮食呼吸不断给予补充），其余均周流于全身。其周流于全身内外者，升散外出至体表四肢，就成为阳气；下降凝集而内入于脏腑，就成为阴气。

《素问·阴阳应象大论》又说：

阴在内，阳之守也；阳在外，阴之使也。

《素问·生气通天论》说：

阴者，藏精而起亟也；阳者，卫外而为固也。

“守”是镇守于内，“使”是行动于外。内守为阴，而是阳之根；外使为阳，而是阴之根。阳护在外有保卫之功，阴藏于内有应变之职。卫外虽是阳气之功，必得阴精之支援乃能持久；藏精虽为阴气之职，必赖阳气之保卫乃能有成。总之，阴阳二气，各有职责，阳有外卫保护之责，阴有安内攘外之功，二者既分工又合作，相互为用、相互依存，犹如工农负责生产，军队负责保卫国防，生产支援国防，国防保卫生产，若有外寇侵犯，则不惜停止生产，全力抵御外侮。

饮食物进入人体变化成营养脏腑组织（形体）的精血、精血供脏腑组织利用、废料的排泄等整个生化过程，亦是一个复杂的阴阳变化过程。这一过程也体现了阴阳互根的法则，所以《素问·阴阳应象大论》说：

阳为气，阴为味。味归形，形归气；气归精，精归化。精食气，形食味；化生精，气生形。味伤形，气伤精；精化为气，气伤于味。

“阳为气，阴为味”是本条经文的总纲，指出气与味的阴阳属性。气无形而味有形，所以阳为气而阴为味。由此以推，则下文之形与精均有形，均当属阴；气与化均无形，均属阳。

“味归形”至“精归化”，讲的是生理上的气化过程。

“精食气”至“气生形”，是上述问题的补充说明。

“味伤形”至“气伤于味”，则讲的是病理上的问题。

以上这些问题，细分之则为味与形之关系、形与气之关系、精与气之关系、精与化之关系。

味与形之关系共三句，即“味归形”“形食味”“味伤形”。“味归形”，是说饮食物之味能滋养形体（一切有形组织器官）。换言之，人体的一切脏腑筋肉等有形之体，必须依赖于饮食之滋养，是谓“形食味”。但饮食失宜，则形体反受其害，是谓“味伤形”。恽铁樵说：

> 须知万物皆在主客。味与形二者，形为主也。味之所以可贵者，为其能养形也。以养形为目的而取资于味，得味而形盛，所谓味归形也。若以口腹为目的，大嚼取快，则厚味化热，为消渴，为疮疡，味伤形矣。

形与气之关系是“形归气”“气生形”（附“气伤于味”）。气指人体的真气，是一切功能活动的根本。饮食物必须依靠脏腑组织之种种活动，才能化生气以供脏腑组织利用。气盛则形壮，气散则形死，是谓“形归气”或“气生形”。至于“气伤于味”乃味伤形之深一层者，“味直接能伤形，间接能伤气也”（恽铁樵语）。

精与气的关系是“气归精”“精食气”“气伤精，精化为气”。精是气之精致者，精与气均来源于饮食物。饮食物之精，经过消化吸收成为充养人体之气（精化为气），气凝聚则为精（“气归精”），精由气而成（“精食气”），人体贮藏之精又可还原为气（精化为气）。正由于精能化气，故耗气太多则必伤其精（“气伤精”）。

精与化之关系是“精归化”“化生精”。化之意义为化分、化合。李念莪说：

> 化，生化也，自无而有，自有而无，总名曰化。

恽铁樵说：

> 化为本书（指《内经》）所言之峰极，所谓道之大源，精气形三者均资之。

这说明饮食物入体之后的化气、充形、成精等复杂变化，均须经过化的过程。精通过化才能生气、充形。气通过化才能成精。所以说“精归化”，“化生精”。

由上所述可知，味、形、气、精、化的关系是非常复杂的。其间存在着很多阴阳关系，这体现了阴阳互根之法则，尤其明显地体现了形气之间及精气之间的相互依存、相互为用的关系，所以张景岳说：

> 夫阳化气即云之类，阴成形即雨之类。雨乃不生于地而降于天之云，气归精也；云乃不出于天而升于地之气，精化为气也。人身精气，全是如此。故气聚则精盈，精盈则气盛，精气充而形自强矣。

阴阳相互依存、互根的法则，是阴阳的基本法则之四。

阴阳不仅具有相互依存的关系，而且有互为消长盈亏的关系。例如《素问·脉要精微论》说：

> 冬至四十五日，阳气微上，阴气微下；夏至四十五日，阴气微上，阳气微下。

冬至后四十五天是立春，夏至后四十五天是立秋。冬至一阳生，至立春而阳气积渐而微上，阳气微上则阴气微下。夏至一阴生，至立秋而阴气积渐而微上，阴气微上则阳气微下。

《素问·生气通天论》说：

> 故阳气者，一日而主外，平旦人气生，日中而阳气隆，日西而阳气已虚，气门乃闭。是故暮而收拒，无扰筋骨，无见雾露，反此三时，形乃困薄。

平旦阳气渐生而阴气渐消，至日中则阳气隆盛。阳主卫外，阴主藏精，故阳虚阴盛之时不宜扰筋骨、见雾露。这种阳衰则阴盛，阴衰则阳盛，阳盛则阴衰，阴盛则阳衰的阴阳互为消长盈亏的现象，是自然变化之规律，为阴阳的基本法则之五。

《内经》认为阴阳消长达到一定程度，即会转化成另一种与之相反的状况，正如《素问·阴阳应象大论》所说："寒极生热，热极生寒。"张景岳解释道："阴寒阳热，乃阴阳之正气。寒极生热，阴变为阳也；热极生寒，阳变为阴也。邵子曰：动之始则阳生，动之极则阴生；静之始则柔生，静之极则刚生。此《周易》老变而少不变之义。如人伤于寒则病为热，本寒而变热也；内热已极而反寒栗，本热而变寒也。故阴阳之理，极则必变。"所谓"极则必变"，即事情发展到无可再进的时候，必一变而为与之相反的一面。

《素问·阴阳应象大论》又说：

> 阴胜则阳病，阳胜则阴病，阳胜则热，阴胜则寒，重寒则热，重热则寒。

阴阳互为消长，故阴胜则阳衰，阳胜则阴衰，阴阳各有属性，阳为热而阴为寒，故"阳胜则热，阴胜则寒"。物极必反，寒极生热，热极生寒，故"重寒则热，重热则寒"。极为量变，反为质变。不至于极则不反，"胜"就是量变，"重"就是量变之极。《素问·至真要大论》认为，量变必然会引起质变，若无量变则不可能有质变："有胜之气，其必来复也"；"有胜则复，无胜则否"。同时，其还认为，在量变中含有质变："胜至已病，病已愠愠，而复已萌也。""愠"者心之积，"愠愠"是积渐将发之谓。胜气之病，病刚初起，而复气已具萌芽，在量变之同时，已有质变之萌芽，故胜气达到某种程度（极）之时，就会一变而为其反面之复气。这种阴阳两极交互转化之法则是阴阳的基本法则之六。

《内经》所说的阴阳变化，大抵不出上述六项基本法则。这些法则总的来说，只是一个矛盾统一的法则，也就是古代哲学中所谓的"两一"与"反复"的法则。

此外，《内经》认为阴阳之间必须保持相对的均势——阴阳平衡与阴阳协调。《内经》把阴阳之间的平衡协调当成生理上的最高原则，以及预防保健和治疗所必须达到的标准。

《素问·生气通天论》说：

> 凡阴阳之要，阳密乃固。两者不和，若春无秋，若冬无夏。因而和之，是谓圣度。故阳强不能密，阴气乃绝；阴平阳秘，精神乃治；阴阳离决，精气乃绝。

"两者不和"就是阴阳失去协调与平衡，也就是阴阳偏胜。阳胜则阴病而热，阴胜则阳病而寒。"和之"就是协调阴阳使之复归于平衡。阳盛则阴消，故"阴气乃绝"。若阴阳离散而不统，则精气绝而死亡。只有阴阳之间保持着相反相成的正常关系，才能保证阴阳之间的平衡和协调，才能生活得有精神。因此，正常的生理状态，谓之阴阳调和；病变的发生，谓之阴阳失调；病理的机转，谓之阴阳胜复；治疗的目的，谓之协调阴阳；预防的方法，谓之把握阴阳。

第三节　五行的基本法则

《内经》把人体的脏腑组织、生理现象、病理现象，以及其他一切与医学有关的周围事物罗列起来，根据它们的性能、形态等的异同，将其分为五个大类，并将之归属于木、火、土、金、水五行之中。这一方面把五花八门、千差万别的非常复杂的事物，理出了头绪，起到科学分类的作用；另一方面系统地论证了人体脏腑组织之间，以及体内与体外环境之间的密切不可分割的完整统一性，如《素问·阴阳应象大论》说：

帝曰：余闻上古圣人，论理人形，列别脏腑……四时阴阳，尽有经纪；外内之应，皆有表里。其信然乎？岐伯对曰：东方生风，风生木，木生酸，酸生肝，肝生筋……肝主目……在天为风，在地为木，在体为筋，在脏为肝，在色为苍，在音为角，在声为呼，在变动为握，在窍为目，在味为酸，在志为怒。……南方生热，热生火，火生苦，苦生心，心生血，血生脾，心主舌。其在天为热，在地为火，在体为脉，在脏为心，在色为赤，在音为徵，在声为笑，在变动为忧，在窍为舌，在味为苦，在志为喜。……中央生湿，湿生土，土生甘，甘生脾，脾生肉，肉生肺，脾主口。其在天为湿，在地为土，在体为肉，在脏为脾，在色为黄，在音为宫，在声为歌，在变动为哕，在窍为口，在味为甘，在志为思。……西方生燥，燥生金，金生辛，辛生肺，肺生皮毛，皮毛生肾，肺主鼻。其在天为燥，在地为金，在体为皮毛，在脏为肺，在色为白，在音为商，在声为哭，在变动为咳，在窍为鼻，在味为辛，在志为忧。……北方生寒，寒生水，水生咸，咸生肾，肾生骨髓，髓生肝，肾主耳。其在天为寒，在地为水，在体为骨，在脏为肾，在色为黑，在音为羽，在声为呻，在变动为栗，在窍为耳，在味为咸，在志为恐。

根据以上所引经文做五行归类表（表1）如下。

表1　五行归类表

五行	木	火	土	金	水
五方	东	南	中	西	北
五气	风	热	温	燥	寒
五时	春	夏	长夏	秋	冬
五脏	肝	心	脾	肺	肾
五体	筋	脉	肉	皮	骨
五窍	目	舌	口	鼻	耳

续表

五志	怒	喜	思	忧	恐
五味	酸	苦	甘	辛	咸
五音	角	徵	宫	商	羽
五声	呼	笑	歌	哭	呻
五变动	握	忧	哕	咳	栗

表中横向的各类之间有相生相克的关系，纵向的同类属之间亦有密切关系。

《内经》作者认为五方与春、夏、长夏、秋、冬五时有密切关系。东为春，南为夏，中为长夏，西为秋，北为冬。周朝人所作的《鹖冠子》一书中说：

斗柄指东，天下皆春；斗柄指南，天下皆夏；斗柄指西；天下皆秋；斗柄指北，天下皆冬。

由此可见，五方与五时相应是有极其充分的理由的。它是古人从天象观察中得来的，不是凭空臆测或者随便凑合出来的。五方与五时相应的观念由来已久，并非《内经》所独创。

五气即五时在天之气（风气善动而性温，热气炎热，湿气潮润，燥气收敛而凉，寒气凛冽而冷）。此所谓五行（木、火、土、金、水）指在地之气，五气生五行就是在地之气与在天之气相互影响而显其五行之德。所以《素问·天元纪大论》说：

故物生谓之化，物极谓之变，阴阳不测谓之神……神在天为风，在地为木；在天为热，在地为火；在天为湿，在地为土；在天为燥，在地为金；在天为寒，在地为水。故在天为气，在地成形，形气相感而化生万物矣。

在天为气，气为阳；在地为形，形属阴。形气阴阳相感而万物由是化生。在不同性质的天气影响下其所显之德不同，万物之生化现象也各异，如《素问·气交变大论》说：

东方生风，风生木，其德敷和，其化生荣……南方生热，热生火，其德彰显，其化蕃茂……中央生湿，湿生土，其德溽蒸，其化丰备……西方生燥，燥生金，其德清洁，其化紧敛……北方生寒，寒生水，其德凄沧，其化清谧。

所谓"德"就是本性，也就是五行应有的本能或作用。"敷和"是木之德，"敷"是遍布疏散之意，"和"是阴阳二气化合而生万物之谓。"生荣"即木德之表现。"彰显"是火之德，"彰"即昭著，"显"即明显。火以昭著明显为佳，故《素问·五常政大论》说："火曰升明……其政明曜。"火得其正则生物蕃茂，故"蕃茂"即火德之表现。"溽蒸"是土之德，"溽"即湿，"蒸"是气上腾之谓，"溽蒸"即湿气上腾，故《素问·五运行大论》说："中央生湿，湿生土……其德为濡。"王冰注："津湿润泽，土之德也。"湿气上腾而万物得以润泽，则生及丰备，"丰备"即土德之表现。"清洁"是金之德，"清"是清凉，王冰说："金以清凉为德化。""洁"是明净之意，谓金气一至，溽蒸之气被一扫而清。"紧敛"即收缩敛束之意，为金德之表现。风寒曰"凄"，水寒曰

“沧”，“凄沧”即寒冷之意。“谧”即静，“清谧”即清静，谓寒冷则生化之机入于静止状态。“凄沧”是水之德，“清谧”为水德之表现。由此可见，不同时令有不同之气，不同之气有不同之生化现象。这就是五方、五气配属五行之理由。

五味与五行相配之理由如下。

“木生酸”，《尚书·洪范》曰：“木曰曲直……曲直作酸。”郑玄注：“木实之性。”孔颖达《尚书正义》：“木生子实，其味多酸，五果之味虽殊，其为酸一也。”后来“木生酸”就成为解释一切酸味产生之理论。所以王冰说：“凡物之味酸者，皆木气之所化也。”

“火生苦”，《尚书·洪范》曰：“火曰炎上……炎上作苦。”凡物经火焚，味皆苦，故曰“炎上作苦”。王冰说：“凡物之味苦者，皆火气之所生也。”

“土生甘”，《尚书·洪范》曰：“土爰稼穑……稼穑作甘。”孔颖达《尚书正义》：“甘味生于百谷，谷是土之所生，故甘为土之味也。”王冰说：“凡物之味甘者，皆土气之所生也。”

“金生辛”，《尚书·洪范》曰：“金曰从革……从革作辛。”孔颖达《尚书正义》：“金之在火，别有腥气，非苦非酸，其味近辛，故辛为金之气。”王冰说：“凡物之味辛者，皆金气之所生也。”

“水生咸”，《尚书·洪范》曰：“水曰润下……润下作咸。”孔颖达《尚书正义》：“水性本甘，久浸其地，变而为卤，卤味乃咸。”王冰说：“凡物之味咸者，皆水气之所生也。”

以上五味与五行之配属关系，仅是原则性的说明。在《内经》的理论中，木、火、土、金、水五行可以代表五时、五脏、五体、五气等许多事物。因此，五味与五行之配属关系实际上并不像上面所说的那么简单，它涉及脏象和病能等多方面的理论，这里不做详细的叙述。至于五气、五脏、五体、五志、五音之间的相互关系，也涉及脏象、病能等多方面的内容，所以这里也不做详细讨论。要之，五行归类表中，凡同一类属的事物之间大多有着相互影响的关系。

五行的基本法则，在习惯上是指五行不同类属的事物之间的相互关系，一般常用的有五行相生、五行相克、五行承制、五行乘侮等。

一、五行相生

相生有相互资生、促进、助长之意。相生之次即木生火，火生土，土生金，金生水，水生木。以时令来说，即春生夏，夏生长夏，长夏生秋，秋生冬，冬又生春。两者合起来叫作“四时五行相生”或简称“四时五行”，有时也称“五行时”。若以五脏来说，即肝生心，心生脾，脾生肺，肺生肾，肾生肝。《素问·阴阳应象大论》所谓“筋生心”“血生脾”“肉生肺”“皮毛生肾”“髓生肝”，也是五行相生。

《素问·阴阳应象大论》说：

> 天有四时五行，以生长收藏，以生寒暑燥湿风。

春风、夏热、长夏湿、秋燥、冬寒，是五气按五行相生之次在时令方面的反映。生长化收藏是生化现象按五行相生之次在时令方面的反映。

“肝生筋，筋生心”“心生血，血生脾”“脾生肉，肉生肺”“肺生皮毛，皮毛生肾”“肾生骨髓，髓生肝”（《阴阳应象大论》），就是五行本性在人体生理活动中以相生之次反映出来的现象。

五行相生之中有生我、我生的关系。以木为例，生木者水，水是木之生我者；木生者火，火是木之我生者。我生者名之曰“子”，生我者名之曰“母”。五行母子相生的关系主要应用于病理和治疗方面（母子之说是后世的说法，在《内经》中尚无母子之说），在病理上有所谓“子虚盗母气”“母病及子”“子病及母”等理论，在治疗上有“虚则补其母，实则泻其子”“虚则补其子，实则泻其母”等方法。由母虚而致子虚的，其原在母，可用“虚则补其母”的方法；由子实而致母病的，其原在子，可以用“实则泻其子”的方法；由母实而致子病的，其原在母，可用“实则泻其母”的方法。

以上所说的五行相生，有四时的五行相生、五气的五行相生、五脏的五行相生，以及后世由五行相生之理而发展起来的母子补泻等，这些都是五行相生法则的主要内容。

二、五行相克

五行基本法则之中，与五行相生有着最为密切关系的一个法则就是五行相克。

相克有相互制约、抑制、克服之意，相克的次序是金克木，木克土，土克水，水克火，火克金。

《素问·宝命全形论》说：

> 木得金而伐，火得水而灭，土得木而达，金得火而缺，水得土而绝，万物尽然，不可胜竭。

“万物尽然，不可胜竭”说明五行相克是自然界物质变化的一个普遍法则。

五行相克之中，任何一行都有我克和克我的双重关系。这个双重关系，就是相互制约的关系。它保证了五行之间的平衡协调。在五行处于平衡协调的情况下，这种相克的关系并不明显，而当五行之间有了不平衡、不协调时，相克关系就非常突出。

春风、夏热、长夏湿、秋燥、冬寒是五行相生之次，是正常的状况，也是五行之间平衡协调的表现。因此，在正常情况下相克的迹象并不十分明显。但是一旦五行失去平衡协调，风、热、湿、燥、寒的次序就会失常，就有可能出现明显的相克现象，所以《素问·六节脏象论》说：

> 苍天之气，不得无常也。气之不袭，是谓非常，非常则变矣……变至则病，所胜则微，所不胜则甚。

“不袭”就是不相承袭，就是五行相生的次序失常，四时五行之气的次序失常，就会引起天气之反常变化，引起生物和人体内部的不正常变化，而当这种反常的变化达到一定程度时就会引发疾病。反常的天气，如果是当时时令之所胜者，则其病较轻；如果是当时时令之所不胜者（即《素问·六节脏象论》所谓“得五行时之胜”），则其病重。

《素问·六节脏象论》说：

春胜长夏，长夏胜冬，冬胜夏，夏胜秋，秋胜春，所谓得五行时之胜，各以气命其脏。

春行秋令，夏行冬令，长夏行春令，秋行夏令，冬行长夏之令，是谓五行时之胜，其发病就在与被克之气相应的那个脏，如金克水病在肝，水克火病在心，木克土病在脾，火克金病在肺，土克水病在肾，这叫作“各以气命其脏”。（但是疾病的发生并不完全受天气变化所支配，详见本节“五行乘侮”项下。）

三、五行承制

五行相克的现象只有在反常的状况下才出现。因此，有人把五行相生看作生理，把五行相克看作病理。其实这种看法是不完全正确的，是片面的，甚至可以说是错误的，《内经》认为不论天地五行之气，还是人体五脏之气，都是同时存在相生与相克关系的。事物总是在矛盾中发展变化的，没有矛盾就没有发展。生与克就是矛盾。只有生与克同时存在，才能维持五行之间的平衡协调，才能维持运动的正常发展。在正常情况下，与相生同时存在的相克称为“承制”。

《素问·六微旨大论》说：“亢则害，承乃制，制则生化，外列盛衰，害则败乱，生化大病。”王安道解释说：“亢则害、承乃制二句，言抑其过也。制则生化至生化大病四句，言有制之常与无制之变也。承，犹随也……虽谓之承，而有防之之义存焉。亢者，过极也。害者，害物也。制者，克胜之也。然所承也，其不亢则随之而已。故虽承而不见，既亢则克胜以平之，承斯见矣。”张景岳注：“盖造化之机，不可无生，亦不可无制，无生则发育无由，无制则亢而为害。”必须生中有制，制中有生，才能运行不息，相反相成。

相生与相克是相反相成的。若没有克制则亢极而危害生化之机。必须有承制，才能维持生化之功能正常。因而，当盛者盛，当衰者衰，盛衰出乎自然。若亢极无制，正气不生，邪气充斥，则生化功能紊乱，而不能正常生化。这说明相克是维持正常生理活动的重要条件；相生与相克同时存在，才有可能保证五脏之气的协调平衡。

四、五行乘侮

前面讲过，五行之气的平衡协调，是通过相生和相克的交互关系获得的，但是五行之间的协调平衡的维持尚有一个关键问题，此问题即五行的能量问题。《内经》把五行的能量（数），分为太过、不及和平气三种情况，称之为“三气之纪”，并给以不同之名。

《素问·五常政大论》说：

黄帝问曰：……愿闻平气何如而名？……岐伯对曰：……木曰敷和，火曰升明，土曰备化，金曰审平，水曰静顺。帝曰：其不及奈何？岐伯曰：木曰委和，火曰伏明，土曰卑监，金曰从革，水曰涸流。帝曰：太过何谓？岐伯曰：木曰发生，火曰赫曦，土曰敦阜，金曰坚成，水曰流衍。

平气即无太过，亦无不及，是正常状态。太过为有余，为亢盛；不及为不足，为衰减。

五行的相生相克指五行的性能而言，五行的盛衰指五行的能量而言，病理变化的机转不取决于五行之性能，而取决于五行的能量，能量大则性能强，反之则性能弱。因此，五脏之病的变化转归，并不一定由五行相生相克的法则所支配。这个以五行能量而不以相生相克法则所支配的变化法则，叫作“五行相乘相侮”，简称“五行乘侮”。

《素问·五运行大论》说：

> 气有余，则制己所胜而侮所不胜；其不及，则己所不胜侮而乘之，己所胜轻而侮之。

“不及”指五行之气的能量不足。能量太过则乘侮其相克关系上的克我者和我克者两个方面，不及则受克我者和我克者两个方面的乘侮，受乘侮则其原有的五行之性（德）不显而衰。

太过和不及都可影响到克我、我克两个方面，这就是病理变化的机转取决于五行之气的能量对比的原因。因此，乘侮的法则是以量胜为标准的。这说明将五行学说应用于医学时，必须结合具体症状加以分析，如此才能起到指导临床治疗的作用。脱离了具体症状、具体病情而谈五行生克，把五行生克说成是不变的循环或机械的公式，是不妥当的。

第三章　脏　　象

第一节　脏象的概念

“脏象”两字本出《素问》。如“六节脏象论”是《素问》中的篇名。又如《素问·经脉别论》有“太阳脏何象……少阳脏何象……阳明脏何象”等记载。

一、脏象的意义

脏象，古籍作“藏象”，“藏”与“脏”通，本是隐藏之意，人身体内一切脏器组织均可名之曰“藏”，如《素问·灵兰秘典论》说：“愿闻十二脏之相使贵贱何如。”王冰注：“脏，藏也，言腹中之所藏者。”“象”通“像”，事物之动态反映到人们的感官而使人觉知的就称为“像”，所以王冰在《素问·六节脏象论》中注：“象，谓所见于外，可阅者也。”

由此可见，所谓“脏象”，“脏”指内脏，“象”指内脏的各种活动反映在体表的现象。从生活着的人的体表现象研究内脏活动规律的科学，叫作脏象学说。

二、脏象的内容

既然脏象学说是根据体表现象研究内脏活动规律的学说，那么它的内容就不仅包括“十二脏”（即心、膻中或心包络、肝、脾、肺、肾、胆、胃、大肠、小肠、膀胱、三焦）的相关内容，而且必然要涉及体内外的各种组织器官的相关内容。因此，脏象的内容，除了包括十二脏的相关内容之外，尚有脑、髓、骨、脉、女子胞、经络、气、血、营、卫、精、津、皮、毛、筋、肉、爪、发、耳、目、口、鼻、舌，以及前后二阴等的相关内容。

上述这些脏器组织的相关内容，除了“经络”的相关内容将另立专章讨论外，其余三十多种脏器组织的相关内容都是本章所讨论的内容。

三、脏象学说与古代解剖学

我国的解剖学起源很早，《内经》记载了很多解剖知识，如《灵枢·经水》说：

> 若夫八尺之士，皮肉在此，外可度量切循而得之，其死可解剖而视之，其脏之坚脆，腑之大小，谷之多少，脉之长短，血之清浊，气之多少，十二经之多血少气，与其少血多气，与其皆多血气，与其皆少血气，皆有大数。

生活着的人可以用“量度切循”的方法确定他的内脏的部位、大小等。人死了以后，可以用解剖的方法观察内脏的形态，如质的“坚脆”、体积的“大小”、容重的“多少”，以及“清浊”“长短”和气血之多少等，都可以通过观察得知。又如《灵枢·骨度》说：

> 缺盆以下至髑骬长九寸，过则肺大，不满则肺小。髑骬以下至天枢长八寸，过则胃大，不及则胃小。天枢以下至横骨长六寸半，过则回肠广长，不满则狭短。

可见早在《灵枢》成书以前，解剖学已经有相当的发展，并取得了一定的成绩。当时不仅对内脏的形态、性质、体积、容重、长度等的正常之“数”有了确定的结论，而且对内脏在体表的投影位置也有了相当的研究。如《灵枢·肠胃》《灵枢·平人绝谷》等对肠胃的大小、长度、重量、容量等均有详细记载。《难经·四十二难》中有关于五脏六腑的形态、大小、重量、容量等的记载。《难经·四十四难》把消化道的“门”分为七种，即“唇为飞门，齿为户门，会厌为吸门，胃为贲门，太仓下口为幽门，大肠、小肠会为阑门，下极为魄门”（称为七冲门）。

以上内容均可说明，我国的解剖学早在数千年前就已经开始发展了，并且取得了一定的成就。古代解剖学的成就对古代生理学的发展有着一定的帮助，如胃肠道与饮食营养、肺与呼吸、心与血脉循环等知识的获得，与古代解剖学的成就是分不开的。

但是，《内经》对脏腑生理功能的认识，并不完全依赖解剖学的成就，它不注重局部脏器的生理现象的研究，而重视对生活着的人体的整个生理现象的研究。因此，《内经》的生理知识——脏象学说有自己的特点。

四、脏象学说的特点

《内经》的脏象学说与现代解剖学、生理学相似，但是脏象学说是在“人与天地相参”（即人与外在环境是一个相互影响、不可分割的整体）的观点的指导下，通过长期对生活着的人体进行观察研究，运用阴阳五行来加以论述而自成体系的学说。因此，它具有下列特点。

（1）每一个脏器，都不仅包括解剖刀下的实质脏器，而且还包括该脏器的生理活动功能的有机联系。

（2）脏器组织的系统是按照各脏器在生理活动中的相互联系，用阴阳五行的道理来划分的。

（3）脏象学说充分地反映了人体各脏器组织之间，内在脏器与体表组织之间，以及内在脏器与外在环境之间的密切的、多方面的联系。

因此，虽然脏象学说与现代解剖学、生理学非常相似，但不宜用现代生理学或解剖学知识去衡量脏象学说的理论是否正确。朝鲜平安道人民委员会保健部部长金孝善1957年在《中医学的发展展望》中讲的一段话是值得我们注意的，他说：

人体的五脏六腑，不单是形态学上的一个单位，而且是机转单位，中医所以如此认为的脏腑和经络理论，它提示要重新讨论我们现在对人体生理机转所认识的见解。

五、脏与腑的区别

《内经》把内脏分为五脏、六腑、奇恒之腑三类，“脏”有隐藏、库藏之意，亦有聚的意义。

（一）五脏与六腑

《素问·金匮真言论》说：

言人身之脏腑中阴阳，则脏者为阴，腑者为阳。肝、心、脾、肺、肾五脏皆为阴；胆、胃、大肠、小肠、膀胱、三焦六腑皆为阳。

阴主内，阳主外；阴主里，阳主表。五脏主里，主内；六腑主表，主外。表里内外是相互联系的，区分脏腑就是为了更好地说明它们之间的相互关系。

《素问·宣明五气》说：

五脏所藏，心藏神，肺藏魄，肝藏魂，脾藏意，肾藏志。是谓五脏所藏。

上句指出五脏所藏的是神、魄、魂、意、志。神、魄、魂、意、志是人体精神意识的活动，五脏所以能藏此，是由于五脏是藏精的器官，而精是这些神、魄、魂、意、志的物质基础。（《吕氏春秋》：“精气……集于圣人，与为敻明。”）所以《灵枢·本神》说：

血脉营气精神，此五脏之所藏也。

又说：

是故五脏主藏精者也……肝藏血，血舍魂……脾藏营，营舍意……心藏脉，脉舍神……肺藏气，气舍魄……肾藏精，精舍志……

《灵枢·卫气》说：

五脏者，所以藏精神魂魄者也；六腑者，所以受水谷而行化物者也。

又《灵枢·本脏》也说：

五脏者，所以藏精神血气魂魄者也；六腑者，所以化水谷而行津液者也。

五脏的共同功用是藏精气；六腑的共同功用是受纳水谷，消化水谷，摄取和输布津液，排出废料与残渣。《素问·五脏别论》说：

所谓五脏者，藏精气而不泻也，故满而不能实；六腑者，传化物而不藏，故实而不能满也。所以然者，水谷入口，则胃实而肠虚；食下，则肠实而胃虚。故曰实而不满，满而不实也。

精气是生命活动之本根，所以五脏藏精气而不泻，因其所藏的是精气，故虽充分储藏也不会使五脏成为坚实之体，是谓五脏“满而不能实”。六腑的功用是“受水谷”“化水谷”“行津液”“传糟粕”。当水谷入胃则胃实，入肠则胃虚而肠实。在生理状态下胃与肠总是一实一虚、一虚一实交互变换着的。若胃肠俱实则成满，满则病。所以，六腑必须泻而不藏，才能保持“实而不满”。所以，六腑又有“传化之腑”之称。

（二）传化之腑与奇恒之腑

《素问·五脏别论》说：

脑、髓、骨、脉、胆、女子胞，此六者，地气之所生也，皆藏于阴而象于地，故藏而不泻，名曰奇恒之腑。夫胃、大肠、小肠、三焦、膀胱，此五者，天气之所生也，其气象天，故泻而不藏，此受五脏浊气，名曰传化之腑，此不能久留，输泻者也。

奇恒之腑有藏蓄阴精的功用，而又赖阴精而充实。传化之腑有消化水谷、传泻糟粕与废物的功用，而又赖阳气以健运。

奇恒之腑藏蓄阴精，五脏藏精气。二者都是藏而不泻的，但亦有区别。奇恒之腑所藏为有形之阴精，五脏所藏为无形之精气。

由此可见，奇恒之腑既不同于六腑，又不同于五脏。奇就是异，恒就是常，奇恒之腑就是不同于一般的脏腑。

一般认为奇恒之腑中的胆与六腑中的胆是一个脏器。它既有六腑的功用，又有与五脏相似的功能，即既参加了精神方面的工作（胆主决断），又参加了化谷的工作。因此，它也是一个异乎寻常的脏器，而被列入奇恒之腑。

第二节　五　　脏

一、心

（一）心为君主之官而主神明

《内经》认为人体的生命活动、精神意识等都为心所主宰，《素问·六节脏象论》说：

心者，生之本，神之变也。

心既是生命的根本，又是精神意识、思维活动等变化之所由起，则心在脏腑之中实居首要地位。一切脏器组织的活动，都得受心的管制。所以《内经》把它比作君主，如《素问·灵兰秘典论》说：

心者，君主之官，神明出焉。

这种以心为君主、为神明所由起的观念，并非《内经》所独有，如《荀子·解蔽》说：

心者，形之君也，而神明之主也，出令而无所受令。自禁也，自使也，自夺也，自取也，自行也，自止也，故口可劫而使墨云（“墨”同“默”，“墨云”即不说话），形可劫而使诎申（“诎申”同“屈伸”），心不可劫而使易意，是之则受，非之则辞，故曰心容其择也。

心出令以使形，而不为形使，故为形之君；心能辨别是非，自择取舍，故为神明之主。换言之，心是全身各脏器组织活动的总宰，故称君主；又是精神意识的主宰，故称神明之主。

心如此重要，所以心一旦为邪气侵害而病，势必影响神明而致神志失常，甚至危及生命。《灵枢·邪客》说：

心者，五脏六腑之大主也，精神之所舍也。其脏坚固，邪弗能容也，容之则心伤，心伤则神去，神去则死矣。故诸邪之在于心者，皆在于心之包络。

因为心受邪，则五脏六腑无主，神明无所舍，故心受邪即死。一般说的心病，是病邪但在心之包络，而非真心病，真心病都不可治，如《灵枢·厥病》说：

真心痛，手足清至节，心痛甚，旦发夕死，夕发旦死。

（二）心主血脉，其荣色

《素问·五脏生成》说：

心之合脉也，其荣色也……是故多食咸则脉凝泣而变色……诸血者，皆属于心。

又《素问·痿论》说：

心主身之血脉……心热者，色赤而络脉溢。

心主血，血行脉中（《素问·脉要精微论》“脉者血之府”），脉之细小者称为络。心气旺盛则络脉中血液充盈，于是面色红润。若心有热则血行速，络脉受其影响而满溢，于是面色红赤。“咸走血”，“血与咸相得则凝”（《灵枢·五味论》），血凝则面色变黑。《灵枢·经脉》说：

手少阴气绝则脉不通，脉不通则血不流……故其面黑如漆柴者，血先死。

手少阴为心之经脉，手少阴气绝即心气衰竭，心气衰竭则血行障碍而络脉中血凝滞不流。血本赤色，凝则色黑；血本营养全身各组织，血凝不流则失其营养作用。故心气衰竭者不仅面黑如漆而且枯槁如柴。见如此面色，可知其血行障碍而血失营养作用，故称“血先死”。

（三）神明与血脉之关系

《素问·八正神明论》说：

血气者，人之神，不可不谨养。

神赖血气而明，血气不和则神明失常，所以必须谨养血气。养血气必先注意饮食，因血气之来源是饮食，《灵枢·平人绝谷》说：

胃满则肠虚，肠满则胃虚，更虚更满，故气得上下，五脏安定，血脉和利，精神乃居。故神者，水谷之精气也。

血脉能影响神明，故必血脉和利，精神乃居。若血脉不和不利，则精神不能居。《灵枢·本神》说：

心藏脉，脉舍神，心气虚则悲，实则笑不休。

血脉乃所以舍（即居）神明者，而心藏血脉之气（见《素问·平人气象论》），故心气虚则神虚而悲，实则神实而笑不休。悲、笑均为神明之失常。

不仅血脉能影响神明，神明之活动也能影响血脉，神明与血脉常互为因果，《素问遗篇·本病论》说：

人忧愁思虑即伤心。

《素问·举痛论》说：

悲则心系急……荣卫不散，热气在中，故气消矣。

凡诸脉之通于心者，总名为心系，如脾脉注心中、心脉从心系上肺、肾脉从肺络心等，详见本书第四章。脉是通行营卫、运行气血的道路，悲哀则心系拘急而气血营卫不能外布，郁于心中，故曰热气在中。此乃神明之活动影响血脉者。

以上说明：①神舍于血脉，血脉藏于心，故心既主神明，又主血脉；②神明赖气血，气血赖水谷；③神明与血脉常相互影响。此三点实为不可分割之整体，所以明代李梴《医学入门》说：

心者，一身之主，君主之官。有血肉之心，形如未开莲花，居肺下肝上是也；有神明之心，神者气血所化，生之本也……主宰万事万物，虚灵不昧者是也，然形神亦恒相同。……凡心之病皆因忧愁思虑，而后邪得以入之。

（四）心在五行属火，与夏气相应

《素问·阴阳应象大论》说：

南方生热，热生火，火生苦，苦生心，心生血……其在天为热，在地为火，在体为脉，在脏为心，在色为赤。

这说明心、血脉均属火，与炎热之天气相通应。夏气影响心，心适应性调节则血量增加，络脉通畅，气血趋于肌表，故肤色红赤，所以《素问·四时刺逆从论》说：

夏气在孙络……夏者经满气溢，入孙络受血，皮肤充实。

又《素问·玉机真脏论》说："夏脉者心也，南方火也，万物之所以盛长也，故其气来盛去衰，故曰钩……其气来盛去亦盛，此谓太过……太过则令人身热而肤痛，为浸淫。"《难经》解释说："万物之所盛，垂枝布叶皆下曲如钩。"

脉起为来，脉落为去。夏脉之所以来盛，是因为心气旺盛，血量增加；夏脉之所以去衰，是因为络脉舒畅，血流无碍。如此者乃正常。若心气过旺，血量增加过多，则络脉虽尽量舒松，仍不能与增加之血量相适应，于是乎有"来盛去亦盛"之脉象。血量超过了络脉之适应能力，于是有皮肤疼痛、浸淫疮疡等症。这就是夏季多患疮疡皮肤病的道理。

《素问·金匮真言论》也说：

南风生于夏，病在心……夏病在阳……阳中之阳，心也……此皆阴阳、表里、内外、雌雄相输应也，故以应天之阴阳也……五脏应四时，各有收受……南方赤色，入通于心……藏精于心……是以知病之在脉也。

心在五行属火，在四时与夏气相通应，在人体与血脉相合，在色主赤，故夏季热气为病，多病在心脉。

以上所讲四个问题，归纳起来就是："心者，生之本，神之变也，其华在面，其充在血脉，为阳中之太阳，通于夏气"（《素问·六节脏象论》）。

附：心包络与膻中

1. 心包络和膻中的区别

在《素问》或《灵枢》里，凡提到心胞络的就不提膻中，反之，凡提到膻中的就没有提心包络，总之，膻中与心包络在《内经》里是不会被同时讨论的。因此，有后人误认为二者是异名同实的，其实二者是有区别的。《灵枢·胀论》说：

膻中者，心主之宫城也。

薛生白说：

十二经表里，有心包络而无膻中，正为心包络，包为膜，心君之宫室；络为膜外之巷街，心君之城府也。一为密勿之地，一是畿甸之间，臣使之义著焉。膻中者，宫室外之城府也。

心包络之包是一层膜，络是膜外气血通行的道路。心包络为心之外卫。膻中在心包络之外，为心包络之外卫。总之，心包络处在膻中之中，心又处在心包络之中，膻中可以包括心包络，心包络不能包括膻中。

2. 心包络之功用

《灵枢·邪客》说：

故诸邪之在于心者，皆在于心之包络。包络者，心主之脉也。

心包络是心之外卫，而邪气一般都是由表入里的，故邪气侵心必先侵犯心包络。邪犯心包络已足以影响心的功用，故邪在心包络时即会出现心病的症状，若邪入心则死，故曰“诸邪之在于心者，皆在于心之包络”。

《灵枢·经脉》说：

心主手厥阴心包络之脉……是动则病手心热……心中憺憺大动，面赤目黄，喜笑不休，是主脉所生病者，烦心、心痛、掌中热。

手心即掌中。烦心、心痛、掌中热是心与心包两经病共有之症。面赤目黄是由于血脉有热；喜笑不休是由于神有余（《内经》凡言某脏有余者，多数指邪气盛；凡言不足者，多指正气虚）；心中憺憺大动，是因为神气虚。这些均与心病之症状相同。

3. 膻中之功用

《灵枢·海论》说：

膻中者为气之海……气海有余者，气满胸中，悗息面赤；气海不足，则气少不足以言。

王冰注《素问·灵兰秘典论》“膻中者，臣使之官，喜乐出焉”云：

膻中者，在胸中两乳间，为气之海，然心主为君，以敷宣教令，膻中主气，以分布阴阳，气和志适，则喜乐由生，分布阴阳，故官为臣使也。

膻中为气之海，气血赖膻中以布全身，气血和调，志意畅快，身无不适，所以喜乐由生。反之，膻中因某种原因而不能布散气血，气血不和，志意不快，就会悲愁不乐。所以，吴崐说：

膻中气化，则阳气舒而令人喜乐；气不化，则阳气不舒，而令人悲愁。是为喜乐之所从出也。

主气是膻中的主要功用，其“令人喜乐”的功能则包括心包络之功能。

二、肝

（一）肝藏血

“肝藏血”与“诸血者皆属于心”或“心主血脉”不同，前者指调节血量，后者指调节血液运行，所以王冰说：

肝藏血，心行之，人动则血运于诸经，人静则血归于肝脏，何者？肝主血海故也。

血液在脉内的流通量，是随着人体的活动状况而有所增减的。活动剧烈则需要更多的血液供给营养，故血液流通量增加。反之，休息则不需要大量的血液，故血液流通量就减少。活动即王冰所谓“人动”，休息即所谓“静”。睡卧是最静的休息，此时全身各部分的血液需要量都降到最低的水平，大量的血液贮藏于肝中，所以《素问·五脏生成》说：

诸血者皆属于心，诸气者皆属于肺，此四肢八溪之朝夕也。故人卧血归于肝，肝受血而能视，足受血而能步，掌受血而能握，指受血而能摄。

血是属于心的，气是属于肺的，但气血之运动于四肢八溪（腕、肘、踝、膝）常因早夜动静而有多寡，所以人卧则血归于肝，肝开窍于目，故目得血而能视。肢体和脏器在活动（如目视、足步、掌握、指摄）时均需要较多的血液供给，否则就不能完成动作。故运动和工作时，肝疏散一部分血液以增加血液之流通量。睡卧时，肢体和脏器多处在休息状态，不需要大量的血液，多余的血液必须被暂时贮藏起来，否则就不能入睡。所以张志聪解释《素问·刺热》“肝热病者……胁满痛，手足躁，不得安卧”时说：

肝脉布胁肋，故胁满痛；风木之热甚，故淫于四末也；人卧则血归于肝，肝气伤而不能纳血，故不得卧也。

（二）肝藏魂

神、魂、魄、意、志以及思虑等统属于神明的范畴，这是古人对精神意识、思维作用的主宰，以及形体活动的主宰的一种分析（详见本节“肺藏魄”的解释）。

《灵枢·本神》说：

随神往来者谓之魂……肝藏血，血舍魂。

“肝藏血，血舍魂”，说明魂是以血为舍的，所以魂藏于肝，且与血液同藏同出。血液运行之道是脉，故魂随血液出入于肝与脉道之中，但魂之出入是受心神控制的，所以说“随神往来者谓之魂”。张景岳说：

魂之为言，如梦寐恍惚、变幻游行之境，皆是也。神藏于心，故心静则神清；魂随乎神，故神昏则魂荡。

由此可见，魂是思维意识活动的本能。魂受神的控制，神魂协调，才能保证魂的工作——思维意识正常，否则就会有神魂颠倒、悲怒惊恐、夜卧多梦、举动失常等症。但肝的藏魂功用与藏血功用，又是相互影响的。例如《灵枢·本神》说：“肝藏血，血舍魂，肝气虚则恐，实则怒。”

《素问·痹论》说：

肝痹者，夜卧则惊。

痹者，闭塞不通之病。肝痹则失其藏血、藏魂之职，故夜卧善惊骇。

又《素问·刺热》说：

肝热病者……热争则狂言及惊，胁满痛，手足躁，不得安卧。

此亦肝病而失其藏血之功，以致魂不守舍而魂荡。肝藏血，心行血，肝热则血热，血热甚则神昏魂荡，故有狂言惊骇之症。

《灵枢·本神》说：

肝悲哀动中则伤魂，魂伤则狂妄不精，不精则不正当人。

魂伤则神乱，所以狂妄不精。不精，即神志不清明之谓。不正当人，即对人之言动失常也。

由此可见，“肝藏血，血舍魂”与“心藏脉，脉舍神”之间，有着相互影响的密切关系。

（三）肝主筋，其华在爪

筋与肉不同，筋为肝所主，肉为脾所主，《素问·宣明五气》说：“肝主筋，脾主肉。”王冰说：筋，“束络机关，随神而运也”；肉，“复藏筋骨，通行卫气也”。《说文解字》（简称《说文》）：“筋，肉之力也，从肉、从力、从竹。竹，物之多筋者。”总之，筋在肉内，肉内藏筋。筋主运动，肉通行卫气。肉为脾所主，筋为肝所主。

筋附于骨节（“诸筋者皆属于节”，见《素问·宣明五气》)，筋有收缩弛张则肢节运动，运动过剧、过久则筋力衰减而疲劳，甚或筋伤而不能运动，所以《素问·宣明五气》有“久行伤筋”的记载。运动虽筋力之所为，但筋之营养实藏于肝（“肝藏筋膜之气”，见《素问·平人气象论》)，肝散其精以养筋，筋得其养乃能运动有力。《素问·经脉别论》说“食气入胃，散精于肝，淫气于筋”，“淫气于筋”说明筋之营养由肝供给。

又《素问·上古天真论》“丈夫……七八，肝气衰，筋不能动”说明老年人筋的运动因肝之精气衰减而减退。

虽然运动由于筋的“曲直”作用而发生，但必须有肝供给足够的血液，筋才能收缩弛张而引起运动。四肢筋骨运动时需要更多的血液，肝起配合作用，把贮藏的血液放出，以满足四肢筋骨运动之需要，此即所谓“木德敷和”。若肝德不及，肝失去调节血量之功用，则筋虽无病变，能照常收缩弛张，但由于得不到更多血液的滋养，就不能持续收缩弛张而引起持久的运动，稍稍劳动即感疲乏不堪、筋肉酸痛，所以《素问·六节脏象论》说：“肝者，罢极之本，魂之居也，其华在爪，其充在筋，以生血气。”“罢”即“疲”字，“极”亦有劳乏之意。张景岳说：“运动过劳，筋必罢极。”“肝者，罢极之本”，即疲劳之根本在肝，肝之健全与否关系到运动之能否持久以及疲劳之能否恢复等问题。老年人“肝气衰，筋不能动”，一方面固然由于肝的精气衰减，筋得不到营养而筋力衰退；另一方面却与肝调节血量之功能衰退有关。

筋在运动时所需之血液由肝敷布，筋之营养亦由肝之精气供给，所以肝精气枯竭，或肝脉竭绝，就会出现筋的病变，《灵枢·经脉》说：

足厥阴气绝，则筋绝。厥阴者，肝脉也；肝者，筋之合也；筋者，聚于阴器，而脉络于舌本也。故脉弗荣则筋急，筋急则引舌与卵，故唇青舌卷卵缩，则筋先死。

肝气衰竭不养于筋，筋失其养则拘挛，筋拘挛则舌卷唇青（青为肝之色）、睾丸上缩。此由筋失其养而失其柔和曲直之功所致，所以说筋先死。

又如《素问·痿论》说：

> 肝主身之筋膜……肝气热则胆泄口苦、筋膜干，筋膜干则筋急而挛，发为筋痿。

此亦由筋失其养所致，不过《灵枢》所言乃肝脏气绝之险候，而此乃肝热而筋膜干，病较轻。肝与胆相合，肝热故胆泄而口苦。

爪与筋之关系，犹面色与脉之关系，面色反映脉之虚实，爪反映筋膜之虚实。巢元方《诸病源候论》说："爪为筋之余。"《素问·痿论》说："肝热者色苍而爪枯。"爪之形态色泽与肝、筋膜确有很大关系。凡筋力壮健者，爪甲多坚而厚；筋力不壮者，爪甲多薄而软。肝胆有病者，爪甲常皲裂，或枯无光泽，或爪甲平扁。

（四）肝为将军之官而主谋虑

《素问·灵兰秘典论》云：

> 肝者，将军之官，谋虑出焉。

肝所以称为将军之官而为谋虑之所出，约有下列三说。

1. 肝主怒，怒则不复有思虑

恽铁樵说：

> 肝主怒，拟其似者，故曰将军。怒则不复有谋虑，是肝之病也。从病之失职，以测不病时之本能，故谋虑归诸肝。

2. 肝有防御外侮、考虑对策之功

肝主筋，筋主运动，抵御外敌必须依靠筋之运动；肝主目，目可观察敌情。此即《灵枢·师传》所谓"肝者主为将，使之候外"。肝又藏魂，魂壮即能正确考虑对付之策略。

3. 肝之性情高亢易怒而主升发之气

《古今图书集成·医部·脏腑门注》说：

> 肝气急而志怒，故为将军之官，主春生之气，潜发未萌，故谋虑出焉。

总之，肝为将军之官而主谋虑，是肝之功用的概括。

（五）肝在五行属木，与春气通应

《素问·阴阳应象大论》说：

> 东方生风，风生木……在天为风，在地为木，在体为筋，在脏为肝。

这说明肝、筋膜均属木，与生发之春气相通应。肝受春生之气影响，而敷布阳和之气，于是气

血之流通量逐渐增多，这就是木生火，就是《素问·六节脏象论》所谓“以生血气”。但春季孙络尚在闭藏状态中，不能适应较多之血量，因此脉中气血的循环运行就显得略紧张，所以《素问·四时刺逆从论》说：

是故春气在经脉，夏气在孙络……春者，天气始开，地气始泄，冻解冰释，水行经通，故人气在脉。夏者，经满气溢，入孙络受血，皮肤充实。

血气在经脉而孙络未通畅，血行紧张，于是乎就会出现弦脉。《素问·玉机真脏论》说：

黄帝问曰：春脉如弦，何如而弦？岐伯对曰：春脉者，肝也，东方木也，万物之所以始生也，故其气来，耎弱轻虚而滑，端直以长，故曰弦。

《难经》说：

春脉弦者，肝，东方木也，万物始生，未有枝叶，故其脉之来濡弱而长。

“端直以长”是血行较紧张之象。“耎弱轻虚而滑”，即其状虽弦而仍不甚紧张，血液运行无困难，因为肝之敷布作用是逐渐缓慢增加的。络脉之适应能力，随着血量的逐渐增加而变化，若肝之敷布作用太过，血量骤然增加，络脉来不及舒松以适应突然增加的大量血液，就会出现病理的弦脉，同时易怒、眩晕、头痛等症也会随之而来，所以《素问·玉机真脏论》又说：

春脉……太过，则令人善忘，忽忽眩冒而巅疾。

“眩”即头晕目花，“冒”是气血上冲而昏冒，“巅疾”即头部之病。举凡头痛、眩冒卒倒、癫痫，以及目赤、衄血之类皆是也。春气与肝有此密切关系，所以《素问·金匮真言论》说：

东风生于春，病在肝……故春气者，病在头……故春善病鼽衄……春病在阴……阴中之阳，肝也……此皆阴阳、表里、内外、雌雄相输应也，故以应天之阴阳也。帝曰：五脏应四时，各有收受乎？……东方青色，入通于肝，开窍于目，藏精于肝，其病发惊骇……是以春气在头也。

春天之所以多见头痛、眩晕、目赤、衄血等病，就是因为“春气在头”。这些病并非仅见于春天，四时均会有之，但其机转多与肝之精气或肝之功用有关。

以上五个问题，归纳起来就是：“肝者，罢极之本，魂之居也，其华在爪，其充在筋，以生血气……此为阳（当作阴）中之少阳，通于春气”（《素问·六节脏象论》）。

三、脾

（一）脾主运化

《内经》认为消化饮食物、吸收和输转津液，是脾与胃合作完成的。

《素问·灵兰秘典论》说：“脾胃者，仓廪之官，五味出焉。”五味即饮食物或水谷之味。王冰说：“包容五谷，是为仓廪之官；营养四旁，故云五味出焉。”

脾胃何以必须合作才能完成消化、吸收、输津的整个运化过程？其原因大致不出以下二端。

（1）脾为阴土，胃为阳土，阴阳相合才能消化食物。

《王叔和脉诀·脾脏歌注》说：

胃为戊，其化火，象于天，其气热。脾为己，其化湿，象于地……脾湿胃热，湿与热相为熏蒸，故能消磨谷食也。

《素问·生气通天论》说：

味过于苦，脾气不濡，胃气乃厚。

苦味太过则化火，火气之热与胃之热气相合，两阳合明则化为燥，燥则不湿；濡即以水润之之谓，脾气不濡，胃中干涩则不能消化食物。

（2）脾有吸收、输津的作用，若脾不输津，则消化之食物仍不能被人体利用。

《素问·厥论》说：

脾主为胃行其津液者也。

又《素问·太阴阳明论》说：

帝曰：脾与胃，以膜相连耳，而能为之行其津液，何也？岐伯曰：足太阴者三阴也，其脉贯胃属脾络嗌，故太阴为之行气于三阴；阳明者表也，五脏六腑之海也，亦为之行气于三阳。脏腑各因其经而受气于阳明，故为胃行其津液。

太阴是阴之至极，有反复之义，脾有“转味入出”（《素问·六节脏象论》）之功，故脾之经脉亦称太阴。其脉贯胃属脾而络于食道之口，所以它能够为胃行散津液至三阴经。阳明是五脏六腑的营养仓库，其经为脾脉之表，故津液经脾吸收后亦通过阳明经而至三阳经。因此，五脏六腑均通过脾经而取得营养，这就是脾能为胃行津液的原因。

脾的这一功用甚为重要，内而五脏六腑，外而四肢百骸、筋肉皮毛，无不依赖之。所以脾又有孤脏之称，《素问·玉机真脏论》说：

脾脉者土也，孤脏以灌四旁者也。

土位于中央，孤脏即言其在脏腑之中居于首要地位，如帝王之治于中央而权力及于四方也。灌就是输散津液之谓。

由上所述，可见脾之功用，一为消化饮食物，二为吸收并输散津液，而两者实为饮食物入胃以后的消化过程的两大步骤。因此，脾的功用主要是摄取营养，脾之所以重要也是因为这个道理。后世学者有“脾胃为后天之本”之说，其源即在于此。

消化饮食、吸取营养、输布津液虽然是脾胃的功能，但要有许多脏腑的帮助才能完成，特别是小肠、大肠、三焦和膀胱。胃与大肠、小肠是消化道的三个主要组成部分，《灵枢·平人绝谷》说：

肠胃之长，凡五丈八尺四寸，受水谷九斗二升一合合之大半。此肠胃所受水谷之数也。平人则不然，胃满则肠虚，肠满则胃虚，更虚更满，故气得上下。

若肠中之糟粕不泄，则水谷之气不得上下，消化吸收等功用也就受其影响。由于大肠、小肠与胃常相互影响，所以往往不予严格的区别而将之混称为肠胃，甚至统称肠胃为“胃”（如《伤寒论》“胃中有燥矢”的“胃中”即肠中）。此外，三焦和膀胱与消化、输津和水液的代谢亦均有很大关系（详见本章第三节）。总之，在消化、吸收、输津、排泄等一系列过程中，脾、胃、大肠、小肠、三焦、膀胱各有它们的职责，任何一个脏腑失职都会影响消化吸收以至排泄的整个过程。因此，《素问·六节脏象论》说：

脾、胃、大肠、小肠、三焦、膀胱者，仓廪之本，营之居也，名曰器，能化糟粕，转味而入出者也。……此至阴之类，通于土气。

“营之居”即营养之所从出，受有形之物以转化入出故称为“器”。王冰说：

水谷滋味入于脾胃，脾胃糟粕转化其味出于三焦、膀胱，故曰转味而入出者也。

此句意谓摄取食物吸收营养是“入”，食物入胃以后以及被吸收以后的气化过程是“转”，汗液、大小便的排泄为“出”。大肠、小肠、三焦、膀胱在功用上与脾胃有相同之处——分工合作完成后天给养任务。所以说“此至阴之类，通于土气”。

（二）脾主肌肉，其荣在唇

《素问·五脏生成》说：

脾之合肉也，其荣唇也。

又《素问·六节脏象论》说：

脾、胃、大肠、小肠、三焦、膀胱者……其华在唇四白，其充在肌。

又《素问·痿论》说：

脾主身之肌肉。

又《素问·宣明五气》说：

五脏所主……脾主肉。

肌肉何以为脾所主？

《素问·五运行大论》说：“甘生脾，脾生肉。”王冰注：“甘味入脾，自脾脏布化，长生脂肉。”甘乃谷之味，甘味入脾以生长脂肉。肌肉所得之营养有余，则肌肉生脂而丰满。脂即肌肉中贮存之营养。若脾病而消化吸收发生障碍，则肌肉失养而消瘦。

《素问·痿论》说：“脾气热，则胃干而渴，肌肉不仁，发为肉痿。”张志聪注：“阳明燥金主气，从中见太阴之湿化，是以脾气热则胃干而渴矣。脾胃之气并主肌肉，阳明津液不生，太阴之气不至，故肌肉不仁而发为肉痿也。”

胃属阳明，其气主燥，故曰“阳明燥金主气”；脾为太阴，其气主湿，胃之消化饮食必得脾湿乃能化，故曰“从中见太阴之湿化”。胃燥从脾湿而化是正常的。若脾病有热而胃之燥气不得脾之湿气则胃液干涸，胃干则食物不能化生津液，脾亦无可吸收，所以说“阳明津液不生，太阴之气不至”。“不仁”即不知痛痒，“痿”即萎缩。肌肉失养则萎缩而不知痛痒，称为肉痿。

若肌肉失去营养，则常常有肌肉微微蠕动的感觉。《素问·痿论》说：

脾热病者，色黄而肉蠕动。

“色黄”是脾病之症状。“肉蠕动”即肌肉失养所致。《千金》有所谓“肉极”之证，其病初起“体痒淫淫，如鼠走其人身上”，是亦肌肉失养所致。张仲景《伤寒论》论及筋惕肉瞤者甚多，其亦多为汗下太过，伤失大量津液所致。

唇可以反映脾胃肌肉的情况。营养不良者、脾虚久病者的口唇之色多萎黄不华。所以说“脾之合肉也，其荣唇也”，“其华在唇四白，其充在肌”。脾胃肌肉之病常影响于唇。《灵枢·经脉》说：

胃足阳明之脉，起于鼻之交頞中……下循鼻外，入上齿中，还出挟口环唇，下交承浆……是主血所生病者……口喎、唇胗……

“口喎”即口角歪斜。“唇胗”俗称唇疮，“胗”即疱疹之类。“口喎”“唇胗”因阳明经“环唇”，病气由内出诸外所致，《灵枢·口问》说：

阳明气至则啮唇矣。

“啮唇”即阳明经气厥逆以致神志不清而自咬其唇，癫痫病时或见之。此亦因阳明经脉“环唇”所致。以上是胃病及唇的例子。

《灵枢·经脉》说：

足太阴气绝者，则脉不荣肌肉。唇舌者（脾脉连舌本），肌肉之本也。脉不荣则肌肉软，肌肉软则舌萎、人中满，人中满则唇反，唇反者肉先死。

“肌肉软”即肌肉失去紧束而萎软松弛，故“舌萎、人中满”。“舌萎”之“萎”非萎缩之谓，而是痿废之意。《灵枢·五阅五使》说：

口唇者，脾之官也……脾病者，唇黄。

又《灵枢·寒热病》说：

肌寒热者，肌痛……而唇槁腊。

“肌寒热”即病在肌肉，故肌痛。唇为肌肉之本，故肌病寒热而唇槁腊。“槁”即枯槁，“腊”乃状其枯槁。以上是脾与肌肉之病及唇之例。

脾胃肌肉之病常反映于口唇。医者可通过察病人之唇色状态，测知脾胃、肌肉之病情。所以《灵枢·师传》说：

脾者主为卫，使之迎粮，视唇舌好恶，以知吉凶。

“卫”乃侍从之意，“迎粮”犹言摄取营养，“吉凶”指预后的好坏。

（三）脾主四肢

《素问·阴阳应象大论》说：

清阳实四肢。

可见四肢所赖以活动者主要是来自饮食物所化之阳气。

《灵枢·经脉》说：

胃足阳明之脉……是动则病……甚则欲上高而歌……

《素问·阳明脉解》说：

四肢者诸阳之本也，阳盛则四肢实，实则能登高也。

四肢既为“诸阳之本”，何以又有脾主四肢之说？

《素问·太阴阳明论》说：

帝曰：脾病而四肢不用何也？岐伯曰：四肢皆禀气于胃，而不得至经，必因于脾，乃得禀也。

手足清阳之气来源于胃中饮食所化之精气，手足三阳经脉赖足阳明胃经之转输而得气，但足阳明胃经虽属胃而不能直接从胃中取得营养，必赖足太阴脾经之转输乃得，因此四肢虽为诸阳之本而实为太阴脾土所主，所以《素问·太阴阳明论》说：

今脾病不能为胃行其津液，四肢不得禀水谷气，气日以衰，脉道不利，筋骨肌肉皆无气以生，故不用焉。

这说明四肢不用是四肢之筋骨肌肉缺乏营养所致，而四肢的营养必须经脾之输送，因此脾病则四肢缺养而失其活动能力。

四肢不能运动之症状，不但可以因“脾病不能为胃行其津液”而出现，也可以因脾湿太过，津液停潴而出现。前者属虚，后者属实。

四肢不用之虚证，如《灵枢·本神》说：

脾气虚则四肢不用。

《素问·示从容论》也说：

四肢解墯，此脾精之不行也。

四肢不用之实证，如《素问·玉机真脏论》说：

脾为孤脏，中央土以灌四旁……太过则令人四肢不举。

由上所述可知，四肢为脾所主，在生理、病理方面都有一定的道理。

（四）脾统血

血之来源，实为水谷之精气，而禀受于中焦脾胃。《灵枢·决气》说：

> 中焦受气取汁，变化而赤，是谓血。

又《灵枢·营卫生会》说：

> 中焦亦并胃中……此所受气者，泌糟粕，蒸津液，化其精微，上注于肺脉，乃化而为血，以奉生身，莫贵于此，故独得行于经隧，命曰营气。

营和血基本上无多大区别。以其形如水而流动（《释名》：“血，濊也，出于肉流而濊濊也。”“濊濊”即水流之形容词），故名之曰血。以其有营养作用，便谓之营。营就是血中的营养物质，即所谓水谷之精微或精气。所以《灵枢·营卫生会》说：

> 清者为营，浊者为卫……营卫者精气也，血者神气也，故血之与气异名同类焉。

由此可见，血中之清者为气，清中之清者为营气，清中之浊者为卫气（详见本章第八节“营卫”）。

营和血都来源于水谷之精气，在根本上是同类异名之物。因此，“脾统血”在《内经》称为“脾藏营”，在《难经》则称为“脾裹血”，在《千金》则既有“裹血”之名又有“藏营”之称。

《素问·六节脏象论》说：

> 脾胃……仓廪之本，营之居也。

《灵枢·本神》说：

> 脾藏营。

《难经·四十二难》说：

> 脾……主裹血，温五脏。

《千金·脾脏脉论》说：

> 脾……主裹血，温五脏，神名俾，俾主藏营。（俾者，门待人之谓，见《说文》。与《灵枢·师传》所谓“脾者主为卫”的“卫”字同一意义。）

“藏营”也好，“裹血”也好，实际上都是指脾的统摄血液的功能，所以后世称之为“脾统血”。《内经》《难经》中关于脾统血作用的记载，虽寥寥数语，但在临床上的用处甚大。便血、衄血、皮下出血（肌衄）、牙龈出血以及妇女月经过多、崩漏不止等血证中，确属脾虚不能统血所致者，必须针对脾虚采用补脾摄血或补血归脾之法。所谓补血归脾实际上是补血又补脾。因为血出过多，血虚则不能生脾（《素问·阴阳应象大论》“血生脾”），脾虚则不能统血，故需双补之。

（五）脾藏意

《素问·宣明五气》说：

脾藏意。

《灵枢·本神》说：

心有所忆，谓之意。

“意”就是回忆、思索之谓。

《千金·脾脏脉论》说：

脾主意。脾脏者，意之舍。意者，存忆之志也。为谏议大夫。

“意”即忆。忆者，回忆过去，亦思索之谓。“谏议”者，以过去之得失，规劝君主重新考虑问题。所以《素问遗篇·刺法论》说：

脾为谏议之官，知周出焉。

“知周”，即全面考虑、反复思索的意思。据以上所述可知，意的含义是回忆、思虑，若思虑过度则食欲不振、消化不良。所以《素问·阴阳应象大论》说：

在志为思，思伤脾。

《灵枢·本神》说：

脾愁忧而不解则伤意，意伤则悗乱，四肢不举，毛悴色夭，死于春。

忧愁而思虑之，思之而不解，则意之功能受伤，意伤则不能正确地、有系统地、有步骤地考虑问题，思想紊乱而胸中感到烦闷，所以说“意伤则悗乱”。“悗”即烦闷，“乱”即紊乱。“四肢不举”是长期忧思伤及脾胃功能，营养缺乏所致。“毛悴色夭”是五脏精气衰竭之候。脾属土，春属木，“死于春”为土不胜木之故。

意这一功能，属于精神活动的范畴，似乎宜属心所主。意会影响脾的功能，脾也会影响意的功能，意影响脾的功能已如上述，脾影响意的活动如脾虚营养不良的人的思考能力必然会衰减。所以《灵枢·本神》说：

脾藏营，营舍意。

营舍意，故营强则意强；脾藏营，故脾健则意健。

（六）脾在五行属土，与长夏相应（附脾不主时）

《素问·阴阳应象大论》说：

中央生湿，湿生土……其在天为湿，在地为土，在体为肉，在脏为脾。

脾、肌肉均属土，与湿润之长夏之气相通应。

《素问·四时刺逆从论》说：

长夏气在肌肉……长夏者经络皆盛，内溢肌中。

气血由络脉溢入肌中，故长夏肌肉多湿病。

《灵枢·顺气一日分为四时》说：

> 脾为牝脏，其色黄，其时长夏。

这也是以脾与长夏相通应者。长夏为六月，气候潮湿，是所谓“土德溽蒸”而万物生长的季节。人身脾之吸收、输津的作用亦是“土德溽蒸”之象，肌肉丰满是“其化丰备”之象。所以脾与肌肉在五行均属土，而脾为湿土之脏。

虽然脾属湿土，但它的特性却是喜燥而恶湿（《素问·宣明五气》说“脾恶湿”），所以长夏尤多脾病，《素问·金匮真言论》说：

> 东风生于春，病在肝……中央为土，病在脾……故春善病鼽衄……长夏善病洞泄寒中……阴中之至阴，脾也。此皆阴阳、表里、内外、雌雄相输应也，故以应天之阴阳也。帝曰：五脏应四时，各有收受乎？……中央黄色入通于脾，开窍于口，藏精于脾……是以知病之在肉也。

又《素问·痿论》说：

> 有渐于湿……居处相湿，肌肉濡渍，痹而不仁，发为肉痿，故《下经》曰：肉痿者，得之湿地也。

气候之潮湿、工作或居处环境之潮湿，皆可以影响脾、肌肉而为病，或为洞泄寒中，或为肌肉萎软，由此看来，《内经》以脾属土与长夏相通应的理论是有一定价值的，但《内经》除有脾与四时相配之说，还有脾不主时之说。如《素问·太阴阳明论》说：

> 帝曰：脾不主时何也？岐伯曰：脾者土也，治中央，常以四时长四脏，各十八日寄治。不得独主于时也。

又《素问·玉机真脏论》说：

> 脾脉独何主？岐伯曰：脾脉者土也，孤脏以灌四傍者也。

由此可见，脾不主时的理由是：肝、心、肺、肾在四时的影响下可以有衰旺，而脾为输送营养之脏，在任何季节都必须维持一定的营养供应，不能有忽旺忽衰忽多忽少的情况。主四时之四脏均赖脾供给营养，所以脾虽不独主于时，但实际上旺于四时，主于四时。于是有土无正位，寄旺于四季之末各十八日的说法。

从以上讨论中可以看出，脾主长夏是以气候对脾的影响为立论根据的，脾不主时是以脾的输布津液的功能为立论根据的。因此，两说各有理由，而脾主长夏之说在临床上的用处较大。

以上所讲六个问题的主要内容，概括一下，就是“脾、胃、大肠、小肠、三焦、膀胱者，仓廪之本，营之居也，名曰器，能化糟粕，转味而入出者也，其华在唇四白，其充在肌，其味甘，其色黄。此至阴之类，通于土气”（《素问·六节脏象论》）。

四、肺

（一）肺主气

《素问·六节脏象论》说“肺者气之本”，《素问·调经论》说“肺藏气”，《素问·五脏生成》说“诸气者，皆属于肺”，《素问·通评虚实论》说“气虚者，肺虚也”，这些说法虽语气不同但以肺主一身之气而言则一。

肺为呼吸器官，呼吸就是肺之功能。所以肺之病主要表现在呼吸。

《灵枢·本神》说：

> 肺藏气，气舍魄，肺气虚则鼻塞不利，少气。实则喘喝，胸盈仰息。

“不利”即呼吸不舒畅，“少气”即呼吸浅短，“喘喝”即呼吸急促且张口呼吸而喝喝有声。“胸盈”指胸廓鼓大，“仰息”为呼吸困难之征。因为“肺藏气”，所以肺虚则呼吸少气，实则喘喝。“少气”“喘喝”等无一不是呼吸疾病的症状。

又《素问·玉机真脏论》说：

> 秋脉者，肺也……其不及则令人喘，呼吸少气而咳，上气见血，下闻病音。

王冰注：

> 下闻病音，谓喘息则肺中有声也。

呼吸之功用是使体内外气体交换，而吸指摄取外界自然之气以养人身，《素问·六节脏象论》说：

> 天食人以五气，地食人以五味。五气入鼻，藏于心肺，上使五色修明，音声能彰。五味入口，藏于肠胃，味有所藏，以养五气，气和而生，津液相成，神乃自生。

天之五气即外界自然之气，地之五味即水谷之气。两者均为生命所依赖，所以《灵枢·刺节真邪论》说：

> 真气者，所受于天，与谷气并而充身也。

这说明吸取自然界的精气是呼吸的重要作用之一。

呼吸的另一作用，是呼出谷化之气。《灵枢·五味》说：

> 谷始入于胃，其精微者，先出于胃之两焦，以溉五脏，别出两行营卫之道。其大气之抟而不行者，积于胸中，命曰气海，出于肺，循喉咽，故呼则出，吸则入。

“两焦”指上、中两焦，上焦出卫气，中焦出营气（一说两焦指中、下两焦，中焦出营，下焦出卫）。营卫之功用是内养脏腑，外温肌肤。“大气”即气海中之气，此气乃由天之五气与地之五味所化之气组成。天之五气由吸而入，地之五味所化之气由呼而出。吸入外界之气，呼出五味之气，是体内外气体交换过程的两个步骤，是“肺主气”的根本内容。

《灵枢·邪客》说：

宗气积于胸中，出于喉咙，以贯心脉，而行呼吸焉。

宗气出喉咙以行呼吸，贯心脉以布散全身。宗气即气海中之大气，因是一身之气的根本而得名。由此可见，肺所主之气，不仅包括呼吸之气，而且还包括整个人体中的气化运动之气。因此，医书里所说的气虚证，不但表现出呼吸少气的现象，还必然会因为气化障碍，生活力衰减而表现出体疲乏力等衰弱的征象。

（二）肺藏魄

魄属于神的范畴，而为肺所藏，《素问·宣明五气》说：

五脏所藏：心藏神，肺藏魄，肝藏魂，脾藏意，肾藏志。是谓五脏所藏。

《灵枢·本神》说：

并精而出入者谓之魄。

精为有形之体，是构成人体的基本物质。魄是主管运动和痛痒觉的。形体之活动和痛痒的感觉，本为神所主司，而魄是形体与神两者之间的桥梁。形体的痒痛由魄传及神而后有所感觉；神欲制使形体的活动，亦由魄传及形体而有所动作。所以张景岳说：

何谓魄并精而出入？盖精之为物，重浊有质，形体因之而成也。魄之为用，能动能作，痛痒由之而觉也。

“魄之为用”，犹言魄之功能。“能动能作，痛痒由之而觉”是魄的功能。魄与主管思维意识活动的魂，是神明的分体，所以张景岳又说：

神者，阴阳合德之灵也。……分言之，则阳神曰魂，阴神曰魄，以及意、志、思、虑之类皆神也。合言之，则神藏于心，而凡情志之属，惟心所统，是为吾身之全神也。

神、魂、魄、意、志、思、虑等的相互关系，据《灵枢》所载，是有其系统的。《灵枢·本神》说：

随神往来者谓之魂，并精而出入者谓之魄。所以任物者谓之心，心有所忆谓之意，意之所存谓之志，因志而存变谓之思，因思而远慕谓之虑，因虑而处物谓之智。

由此可见，魂、魄、意、志、思、虑等根据其相互关系基本上可以分为两类，而均属于神明所管（图1）。

神{魂——意、志、思、虑——思维意识}智
神{魄————————————运动感觉}智

图1　魂、魄、意、志、思、虑等的分类

处理事物是心神的职责。心神处理事物必须与神魂相互合作，进行意、志、思、虑等一系列的活动，并在考虑周到之后，再通过神魂之间的合作而付之行动。

魄主运动感觉，而运动感觉必须通过形体的肌肉、皮肤、筋骨、四肢等组织器官完成，所以说它并精而出入。

魄既并精而出入，为什么又说魄藏于肺？肺主一身之气，肺气壮则气化的功能正常。若肺气不足则气化衰。气化功能正常则精生，衰微则不能生精。所以张景岳说：

精生于气，故气聚则精盈；魄并于精，故形强则魄壮。

所以《灵枢》《素问》常将肺藏魄的功用，与肺藏气或肺主气相提并论，如《素问·六节脏象论》说“肺者，气之本，魄之处也”，《灵枢·本神》说“肺藏气，气舍魄”。气与魄的不可分割的关系，犹肝的血与魂的不可分割的关系。

虽然魄的功用是主管运动知觉，依肺气的盛衰而盛衰，但是魄必须要在神的控制下完成其作用。神、魂、魄三者协调，才能保证运动知觉与意识思维的一致，若一有失调，就会出现狂妄自大，甚至神志不清、不省人事等症，所以《灵枢·本神》又说：

喜乐者，神惮散而不藏……肺喜乐无极则伤魄，魄伤则狂，狂者意不存人。

（三）肺佐心而主治节

心的主要功能有主神明与主血脉两个方面。肺佐心而主治节的功能也在于这两个方面。佐就是辅助，治节就是管理得有条不紊的意思。神明的活动必须条理井然，血脉的运行也必须秩然不乱。欲其条理井然，秩然不乱，则必须要有肺的协助。所以《素问·灵兰秘典论》说：

肺者，相傅之官，治节出焉。

“相”为百官之长，助君主以行政令；“傅”即辅助。

肺的相傅之功，表现在神明方面，即表现在上面所说的神魂之间的协调方面。《灵枢·邪客》说：

宗气积于胸中，出于喉咙，以贯心脉，而行呼吸焉。

宗气贯心脉，便是脉之宗气。也就是说血脉赖肺气而运行于全身。

《素问·经脉别论》说：

食气入胃，浊气归心，淫精于脉，脉气流经，经气归于肺，肺朝百脉，输精于皮毛，毛脉合精，行气于府。

王冰注：

言脉气流运，乃为大经，经气归宗，上朝于肺。肺为华盖，位复居高，治节由之，故受百脉之朝会也。……府谓气之所聚处也，是谓气海，在两乳间，名曰膻中也。

以上所引经文说明，肺的相傅作用表现在血脉方面，主要是表现在气血之间的协调关系上，后世的“气为血帅，血为血母，气行则血行，气滞则血滞”以及“治血必先行气”等理论，都是由此发展而来的。

（四）肺主皮毛

《内经》认为肺与皮毛在生理上有着密不可分的关系，皮毛之营养依靠肺供给。《素问·六节脏象论》说：

肺者，气之本，魄之处也，其华在毛，其充在皮。

“充”是供给营养，“华”是脏气的外表。察其外表即可知其内在脏气的虚实。《素问·五脏生成》说：

肺之合皮也，其荣毛也……多食苦，则皮槁而毛拔。

“荣”与“华”义相通。“合”则不同于“充”，“合”有相互关系之义。肺与皮肤相互为用的明显表现如高热无汗则气喘，汗出则喘平；皮肤受凉会咳嗽、打喷嚏等。这是由于肺司呼吸为气之本源，皮肤上的汗孔有散气之作用（汗孔或称玄府，或名气门，王冰说“发泄经脉营卫之气，故谓之气门也”，《四气调神大论》说“无泄皮肤，使气亟夺”）。对肺有不良影响的食物，必同时伤及皮毛。多食苦味则化火，肺属金，最怕火热，皮毛为肺之合，故多食苦则既伤肺又伤皮毛，所以《灵枢·五味》说“肺病禁苦”。

《素问·痿论》说：

肺主身之皮毛……故肺热叶焦，则皮毛虚弱，急薄……肺热者色白而毛败。

肺热而皮肤虚弱急薄、肤色变白，在临床上常可见到。肺热则津液不足，不能润养皮肤，所以肺热病人往往有皮肤薄而虚弱之症状；若津液枯涸则皮肤焦槁而毛亦因失养而折落。所以《灵枢·经脉》说：

手太阴气绝，则皮毛焦。太阴者，行气温于皮毛者也。故气不荣则皮毛焦，皮毛焦则津液去皮节，津液去皮节者则爪枯毛折，毛折者则毛先死，丙笃丁死，火胜金也。

此乃肺病会伤及皮毛的原理，也是肺主皮毛的主要理由。

（五）肺在五行属金，与收敛之秋气相通应

《素问·阴阳应象大论》说：

西方生燥，燥生金……其在天为燥，在地为金，在体为皮毛，在脏为肺。

肺、皮毛都属金，与收敛之秋气相通应。《素问·四时刺逆从论》说：

秋者，天气始收，腠理闭塞，皮肤引急。

肺受秋气之影响，而有收敛肃杀之作用，于是肌腠中的湿气减少，皮肤逐渐敛束。肺受秋气之影响，金克木，则肝收藏血液，流通之血量就逐渐减少，脉中的血流就显得宽畅。所以《素问·玉机真脏论》说：

秋脉者，肺也，西方金也，万物之所以收成也。故其气来，轻虚以浮，来急去散，故曰浮，反此者病。

《难经》“浮”作“毛”，云：“草木华叶皆秋而落，其枝独在，若毫毛也，故其脉之来轻虚以浮，故曰毛。”“轻虚以浮”状其血流宽畅。“来急去散”是由于“秋时阳气尚在皮毛”（张景岳语），络脉肌腠尚未全敛。心阳尚未全衰，故“来急”；血量已减而络脉仍松弛，故血流宽畅而“去散”。

若肺气收敛太过，肌腠络脉紧敛，血流之阻力增加，则血流在宽畅之中仍有紧张之势。所以《素问·玉机真脏论》又说：

其气来，毛而中央坚，两旁虚，此谓太过，病在外。

“病在外”之“外”即指肌腠络脉之收敛太过。“中央坚”是血流阻力较大之故。“中央坚，两旁虚”即浮中有坚象，亦即宽畅之中有紧张之势。见如此脉象者，为收气太过，可以出现肺气壅逆而胸背之间有郁闷不舒之感。所以《素问·玉机真脏论》又说：

秋脉……太过则令人逆气而背痛愠愠然。

“愠愠然”即郁闷不舒之形容词。凡由收气太过所致而不是肺脏本质上的逆气导致的郁闷，可用苦味之药以矫正其太过之收气，所以《素问·脏气法时论》说：

肺主秋……肺苦气上逆，急食苦以泄之。

“泄”指发散，是收敛之反。“气上逆”是收敛太过，故苦泄能治之。若收敛太甚而津液不达肌表，则肌表枯燥无泽，如此者可用辛散之品以润之。

肺与秋气有密切关系。故《素问·金匮真言论》说：

西风生于秋，病在肺……秋气者，病在肩背……秋善病风疟……背为阳……阳中之阴，肺也；……此皆阴阳、表里、内外、雌雄相输应也，故以应天之阴阳也。……西方白色，入通于肺，开窍于鼻，藏精于肺，故病在背，其味辛，其类金……是以知病之在皮毛也。

“病在肩背”“病在背”，是因为“肺在胸中，背为胸中之府”（王冰语）。风疟是疟疾的一种。此病由“夏暑汗不出”至秋季复感风邪而发，故名为风疟，而为秋季常见之病。（详见第八章）

秋季之所以多见咳嗽、气喘、风疟，及皮肤枯燥、鼻孔干痛等症状，就是由于肺与秋气相通应。当然这些症状在其他季节也能发生，但是其在秋天更为多见。

上述关于肺的五个问题，实际上就是《素问·六节脏象论》所说的“肺者，气之本，魄之处也，其华在毛，其充在皮，为阳中之太阴，通于秋气”。

五、肾

（一）肾主藏精

精是人身之根本，为生命力之所在。《素问·金匮真言论》说：

夫精者，身之本也，故藏于精者，春不病温。

“温”，是外感热病之一。（详见第八章）精足则能抗御病邪，说明精为生命力之所在。

精是与生俱来的，《灵枢·本神》说：

故生之来，谓之精。

“生之来”，谓有此生即有此精，精是与生俱来的。生命一开始即有此精，精为生命力之所在。又《灵枢·决气》说：

两神相搏，合而成形，常先身生，是谓精。

“两神”即父母，“两神相搏，合而成形”，故人身之精禀于先天，精是先身而有的，人身即由此精而生成，《灵枢·经脉》说：

人始生，先成精，精成而脑髓生，骨为干，脉为营，筋为刚，肉为墙，皮肤坚而毛脉长。

精是人生命之开始，脑、髓、骨、脉、筋、皮、毛等一切脏器组织，都由此精生成。所以精为人身之根本，为生命力之所在。

人体既生之后，此精赖饮食之营养而不断新生以补消亡之精，新生之精的贮藏乃肾之功能，《素问·六节脏象论》说：

肾者，主蛰，封藏之本，精之处也。

“蛰”者，隐藏，亦即封藏、闭藏之意。“主”即主司此事。“肾者，主蛰，封藏之本”，即封藏是肾之功能。“精之处”即藏精之处。

（二）肾主生长发育，并主生殖

精是人体生命力之所在，是人体构成和发生的原始材料，肾主藏精，故肾又主生长发育。《素问·上古天真论》说：

帝曰：人年老而无子者，材力尽邪？将天数然也？岐伯曰：女子七岁，肾气盛，齿更发长；二七而天癸至，任脉通，太冲脉盛，月事以时下，故有子；三七，肾气平均，故真牙生而长极；四七，筋骨坚，发长极，身体盛壮；五七，阳明脉衰，面始焦，发始堕；六七，三阳脉衰于上，面皆焦，发始白；七七，任脉虚，太冲脉衰少，天癸竭，地道不通，故形坏而无子也。丈夫八岁，肾气实，发长齿更；二八，肾气盛，天癸至，精气溢泻，阴阳和，故能有子；三八，肾气平均，筋骨劲强，故真牙生而长极；四八，筋骨隆盛，肌肉满壮；五八，肾气衰，发堕齿槁；六八，阳气衰竭于上，面焦，发鬓颁白；七八，肝气衰，筋不能动，天癸竭，精少，肾脏衰，形体皆极；八八，则齿发去。肾者，主水，受五脏六腑之精而藏之，故五脏盛乃能泻。今五脏皆衰，筋骨解堕，天癸尽矣，故发鬓白，身体重，行步不正，而无子耳。

这段经文说明了以下两个问题。

（1）自生之后，由少而壮而老的整个生命过程，即肾气由盛而壮而衰的过程。

（2）生殖之精是由“肾受五脏六腑之精”，并加以综合转化而生成的。

因此，肾主生长发育，并主生殖。

（三）肾生髓而主骨，其华在发

肾有生髓之功。《素问·阴阳应象大论》说：

> 肾生骨髓，髓生肝。

髓藏于骨中。《素问·解精微论》说：

> 髓者，骨之充也。

肾生髓，髓充于骨，骨之营养赖于髓，故肾主骨。《素问·逆调论》说：

> 肾者，水也，而生于骨。肾不生，则髓不能满，故寒甚至骨也。

肾主藏精，其脏属水，精亦水之类，肾之精藏于骨则为髓乃生养骨。肾不生髓，则髓不满于骨，骨失其养，故骨寒。此为肾之生髓功能衰退而病及骨者。

热气留于肾，则髓液被灼而涸。骨无髓养且受热烁，则为骨枯。《素问·痿论》说：

> 肾气热，则腰脊不举，骨枯而髓减，发为骨痿。……渴则阳气内伐，内伐则热舍于肾。肾者，水脏也，今水不胜火，则骨枯而髓虚，故足不任身，发为骨痿。

肾为水脏，热邪舍之则水为热灼，故髓减骨枯。骨失其养，故日久发为萎软无力之骨痿证。

发为肾之外华，发之生长状况可反映出肾的强弱。发之营养源于血，而血乃精髓所化（见张志聪注）。《素问·上古天真论》以“发长”“发长极”“发始堕”“发始白”等作为男女肾气盛衰的标志之理亦在乎此。巢元方《诸病源候论·虚劳失精候》说：

> 肾气虚损，不能藏精，故精漏失，其病……发落。

张仲景《金匮要略》也说：

> 夫失精家……发落，脉极虚芤迟。

“脉极虚芤迟”是血少；“发落”则由于失精。失精则血少，血少则脉极虚芤迟。

发为肾之外华，肾乃藏精之脏，精为人身之本、生命力之所在，因此，久病致肾精衰竭、生命力将亡之时，其人之发常枯萎而无光泽，《灵枢·经脉》说：

> 足少阴气绝则骨枯……故齿长而垢，发无泽。发无泽者，骨先死，戊笃己死，土胜水也。

足少阴肾脉气绝，骨无所养则枯。齿为骨之余（《灵枢·五味》说“齿者，骨之所终也”），骨枯则齿枯，齿枯则牙龈与齿不相依附，龈劫则齿长，齿枯故如垢。发无泽亦枯萎之状。见此者是肾之精气绝而骨已先死。

肾与骨髓和发有不可分割的关系，故《素问·六节脏象论》说：

肾者，主蛰，封藏之本，精之处也，其华在发，其充在骨。

（四）肾藏志

志为意之所存。《灵枢·本神》：

所以任物者谓之心，心有所忆谓之意，意之所存谓之志，因志而存变谓之思，因思而远谋谓之虑，因虑而处物谓之智。

意者，未定之志；志为已定之意而存于肾者；意志已定而复有反复斟酌，叫作思；深思远慕，多方研究，叫作虑；虑而有得，正确处理事物，叫作智。由此可知，志是思维活动过程中的一个环节，这一环节有障碍，就会对思维过程产生影响。《灵枢·本神》说：

志伤则喜忘其前言。

志为存藏之意，既藏而心有所忆，则仍为意，有藏有忆才能秩然不乱地进行思维。若志伤则不能存意，故喜忘其前言。

肾之所以能藏志，实由于藏精，而志舍于精。《灵枢·本神》说：

肾藏精，精舍志。

精藏于肾而志舍于精，故精可称为志，志可代表精，所以《素问·解精微论》说：

夫水之精为志。

（五）肾为作强之官而出伎巧

“作强”，即身体强健之意。身体之强健与否取决于五脏是否健全，《素问·脉要精微论》说：

夫五脏者，身之强也。头者，精明之府，头倾视深，精神将夺矣；背者，胸中之府，背曲肩随，府将坏矣；腰者，肾之府，转摇不能，肾将惫矣；膝者，筋之府，屈伸不能，行则偻附，筋将惫矣；骨者，髓之府，不能久立，行则振掉，骨将惫矣。得强则生，失强则死。

“夺”“坏”“惫”指五脏之衰坏。五脏衰坏则身体失强，故五脏是身体强健之根本。但五脏之盛衰取决于肾之盛衰，故肾又为五脏之根本，因此《素问》又将“得强”之根本归于肾。《素问·灵兰秘典论》说：

肾者，作强之官，伎巧出焉。

“伎巧”即精巧多能。身强而后能生伎巧，恽铁樵说：

病痨瘵多欲者，神气昏馁，不能作强，值事理之稍繁赜者，辄惮烦不耐思索。观肾病与不病异点在此，于是知作强、伎巧为肾之德矣。

“作强”“伎巧”之所以归诸肾，是因为肾藏精而生髓，精髓为人身之本、生命之根，精髓盈则五脏得强，精髓衰涸则五脏失强。故于五脏为“得强”而于肾脏则为“作强”。

（六）肾主水

水由脾土上升，由肺金下降，而终归于肾。《素问·水热穴论》说：

帝曰：诸水皆生于肾乎？岐伯曰：肾者，牝脏也，地气上者属于肾而生水液也，故曰至阴。

“牝”者阴也。水入于胃，由脾土上蒸而输于肺，并由肺气肃降而下归于肾。“清中之浊者，从决渎而下行”（张志聪语），由膀胱排出体外；浊中之清者，则藏于肾，而“为精、为液、为气、为血，生肌肉而充皮肤，濡筋骨而利关节，莫不由此入胃之饮”（张志聪语），肾所藏之津液复化为气而还入脾土，复由脾至肺，由肺化水而复下于肾。以其水从下生，所以说“地气上者”；以其复归于肾，所以说“属于肾而生水液也”。“至阴”即阴之尽而阳又生之意。

若肾病失其主水之生理，则水液潴留而为水病，为胕肿，《素问·气厥论》说：

肺移寒于肾，为涌水。涌水者，按腹不坚，水气客于大肠，疾行则鸣濯濯，如囊裹浆，水之病也。

肺之寒邪下移于肾，则肾气逆而水气上涌于肺，是为涌水。肺与大肠相表里，肺在上，肠在下，水性就下，故上涌至肺则下于肠。水走肠间，故疾行则如囊裹浆而鸣声濯濯。又如《素问·水热穴论》说：

肾何以能聚水而生病？岐伯曰：肾者，胃之关也，关门不利，故聚水而从其类也。上下溢于皮肤，故为胕肿。胕肿者，聚水而生病也。

“关”者，门户启闭之机。饮入于胃而出由于肾，故肾为“胃之关”。若关门不开则清中之浊无由排泄，有入而无出，于是水液积潴于内，泛滥于外，而成为胕肿之病。

（七）肾与冬气相应

《素问·阴阳应象大论》说：

北方生寒，寒生水……其在天为寒，在地为水，在体为骨，在脏为肾。

肾在五行属水，在六气为寒，故与北方寒水之冬气相通应，《素问·四时刺逆从论》说：

是故春气在经脉，夏气在孙络，长夏气在肌肉，秋气在皮肤，冬气在骨髓中。……春者，天气始开，地气始泄，冻解冰释，水行经通，故人气在脉；夏者，经满气溢，入孙络受血，皮肤充实；长夏者，经络皆盛，内溢肌中；秋者，天气始收，腠理闭塞，皮肤引急；冬者盖藏，血气在中，内着骨髓。

北方寒水之气当令，在自然界则天寒地冻，在人体则气血伏藏、内着骨髓，故在天地则为寒为水，在人体则为骨髓。人体五脏之气的活动常受自然影响而起变化，人体气血的循环常随五脏之气的变化而变化，因此，寒水之气对人体的影响主要表现在脉象方面。《素问·玉机真脏论》说：

冬脉者肾也，北方水也，万物之所以合藏也。故其气来，沉以搏，故曰营。

“沉以搏”即脉来沉而有力。“搏”者指下有力之谓。冬季严寒，肾应之，肾主蛰、为封藏之本，故血气沉藏，脉络皆敛束，血气藏于骨髓，出现营脉，营即血气伏藏之征。

若肾气伏藏太过，则脉络之气血不足，而经脉中之血流紧张。所以《素问·玉机真脏论》说：

其气来，如弹石者，此谓太过，病在外。

“弹”甚于“搏”，状其力之强。“石”状其沉而硬。见如此脉象者，肾气封藏太过而在表之气血不足，可以出现四肢怠惰、举动不便、脊背痛、少气懒于言语等症状，所以《素问·玉机真脏论》说：

冬脉……太过，则令人解㑊，脊脉痛，而少气不欲言。

“解㑊”即四肢怠惰，举动不便。脊背为足太阳膀胱经之部位。气血不足，故痛而少气不欲言。凡是封藏太过，阳脉中气血不足所致，而不是肾脏本质上的精少引起的生气不足所致的“解㑊”“脊脉痛”“少气不欲言”诸症，均可用辛味发散之药矫正之，所以《素问·脏气法时论》说：

肾主冬，足少阴太阳主治……肾苦燥，急食辛以润之，开腠理，致津液，通气也。

“燥”即由于封藏太过，气血行于阴经者多而行于阳经者少，肌表阳经之气血不足，津液缺乏而成，故用辛散之药散其封藏之气血，使三阳经有适量之气血以通达肌表，则上述诸症即可痊愈。

肾脏与冬令寒气有此密切关系，所以《素问·金匮真言论》说：

北风生于冬，病在肾……冬气者，病在四肢……冬善病痹厥……冬病在阴……阴中之阴，肾也……五脏应四时，各有收受乎？……北方黑色，入通于肾，开窍于二阴，藏精于肾，故病在溪……其类水……是以知病之在骨也。

“痹”是肌肤骨节麻木疼痛之病。“厥”是气血上逆而四肢逆冷之病（详见第八章）。“溪”是肌肉分理之间，《素问·气穴论》说：“肉之大会为谷，肉之小会为溪。”肾病在溪者，或为水滞于溪而胕肿，或为津液不通于溪而肌肤枯燥。

痹、厥、解㑊、水病、胕肿、骨节疼痛等病，多与肾有关，特别是骨节疼痛、痹厥等病在四肢者，在冬季或寒冷的环境里更易发生。肾的功能病变，主要是封藏之太过或不及，太过者为实，不及者为虚。封藏为冬令之象，所以肾与冬气相通应。

上述关于肾的七个问题的主要精神仍可用《素问·六节脏象论》的话做总结，即“肾者，主蛰，封藏之本，精之处也，其华在发，其充在骨，为阴中之少阴，通于冬气”。

附：命门

“命门”两字始见于《内经》。《灵枢·根结》与《灵枢·卫气》并云“命门者，目也”，《素问·阴阳离合论》说“太阳根起于至阴，结于命门”（足太阳之脉起于目而下至足，以至阴穴为其终点，所以根于至阴而结于目），可见《灵枢》《素问》所谓命门指两目，而并不指内脏。以命门为内脏者，始见于《难经》。

《难经·三十六难》说：

> 脏各有一耳，肾独有两者，何也？然：肾两者，非皆肾也，其左者为肾，右者为命门。命门者，诸神精之所舍，原气之所系也，故男子以藏精，女子以系胞，故知肾有一也。

《难经·三十九难》说：

> 五脏亦有六脏者，谓肾有两脏也，其左为肾，右为命门。命门者，谓精神之所舍也，男子以藏精，女子以系胞，其气与肾通，故言脏有六也。

《难经·八难》说：

> 诸十二经脉者，皆系于生气之原。所谓生气之原者，谓十二经之根本也，谓肾间动气也。此五脏六腑之本，十二经脉之根，呼吸之门，三焦之原。

据此，《难经》所谓命门的内容有如下几点。

（1）肾有左右两枚，左肾称为肾，右肾称为命门。左右两肾之气，相互交通，发为肾间动气。此气为三焦之原，由三焦布内外，而后五脏六腑、十二经脉皆得受其气。所以，此气名为生气，而肾间动气为生气之原。肾间动气出于命门，故命门为原气之所系。

（2）肾间动气又为呼吸之门。此气不足，则呼吸困难。

（3）命门又为生殖之本，故男子藏精，女子系胞。

（4）精神舍于命门。若命门衰败，则精神涣散。

（5）左右两肾相通，故分言之则左肾右命门，合言之肾固为肾而命门亦无非是肾。

《难经》所言命门之功用，实际上与《内经》所说的肾脏的功用并没有什么分歧，不过《内经》概左右两肾而不分，以肾之气为肾气，而《难经》则分言左右两肾，左为肾，右为命门，左右交通，乃生肾气，出于两肾之间者为肾间动气。因此《难经》之命门，实为肾之功能的一部分，这是对《内经》理论的进一步发展。后世学者，在《内经》《难经》之基础上，做了更进一步的研究，于是有肾为真水、命门为真火之论，且这也成为中医学理论的一个重要组成部分，兹节录明代张景岳、清代陈士铎两家论命门之文，以示其大概。

张景岳说：

> 命门为精血之海，脾胃为水谷之海，均为五脏六腑之本，然命门为元气之根，为水火之宅，五脏之阴气非此不能滋，五脏之阳气非此不能发。而脾胃以中州之土，非火不能生，然必

春气始于下，则三阳从地起，而后万物得以化生。岂非命门之阳气在下，正为脾胃之母乎。吾故曰：脾胃为灌注之本，得后天之气也；命门为化生之源，得先天之气也。此其中固有本末之先后。观东垣曰：补肾不若补脾。许知可曰：补脾不若补肾。此二子之说亦各有所谓，固不待辨而可明矣。

此论命门为原气之所系、五脏六腑之根本。

又说：

命门有火候，即元阳之谓也，即生物之火也，然禀赋有强弱，则元阳有盛衰，阴阳有胜负，则病治有微甚，此火候之所以宜辨也。……此以三焦论火候，则各有所司，而何以皆归之命门？不知水中之火乃先天真一之气，藏于坎中，此气自下而上，与后天胃气相接而化，此实生生之本也。……使真阳不发于渊源，则总属无根之火矣。火而无根，即病气也，非元气也。故《易》以雷在地下而为复，可见火之标在上而火之本在下，且火知就燥，性极畏寒，若使命门阴胜，则元阴畏避而龙火无藏身之地，故致游散不归，而为烦热、格阳等病。凡善治此者，惟从其性，但使阳和之气，直入坎中，据其窟宅而招之诱之，则相求同气而虚阳无不归原矣。故曰甘温除大热，正此之谓也。奈何昧者不明此理，多以虚阳依实热，不思温养此火，而但知寒凉可以灭火，安望其尚留生意而不使之速毙耶！……倘三焦有客热邪火，皆凡火耳，固不得不除，而除火何难？是本非正气火候之谓也。学者于此，当深明邪正二字，则得治生之要矣。

此论命门为真火，应将其与邪热之火区别开，邪火可泻，而真火宜补不宜泻。

又说：

命门有阴虚，以邪火之偏胜也。邪火之偏胜，缘真水之不足也。故其为病，则或为烦渴，或为骨蒸，或为咳血吐血，或为淋浊遗泄。此虽明是火证，而本非邪热实热之比。盖实热之火，其来暴而必有感触之故；虚热之火，其来徐而必有积损之因。此虚火实火之大有不同也。凡治火者，实热之火，可以寒胜，可以水折，所谓热者寒之也；虚热之火，不可以寒胜，所谓劳者温之也，何也？盖虚火因其无水，只当补水以配火，则阴阳得平而病自可愈。若欲去火以复水，则既亏之水未必可复，而并火去之，岂不阴阳两败乎！且苦寒之物，绝无升腾之生气，而欲其补虚，无是理也。故予之治此，必以甘平之剂专补真阴，此虽未必即愈，自可无害，然后察其可乘，或暂一清解，或渐加温润，必使生气渐来，庶乎脾可健则热可退，肺渐润则嗽渐宁，方是渐复之佳兆，多有得生者。若但知知、柏为补阴，则愈败其肾而致泄泻食减，必速其殆矣。

此论真水亏竭而真火亢盛之证，宜补水不宜泻火。（以上均见《景岳全书·命门余义》）

陈士铎说：

人非火不能生活，有此火而后十二经始得其生化之机。命门者，先天之火也，此火无形，而居于水之中。天下有形之火，水之所克；无形之火，水之所生。火克于水者，有形之水也；火生于水者，无形之水也。然而无形之火，偏能生无形之水，故火不藏于火而转藏于水也。命门之火，阳火也，一阳陷于二阴之间者也。

此论先天之真水、真火能互藏之原理。

又说：

> 心得命门而神明有主，始可以应物。肝得命门而谋虑，胆得命门而决断，胃得命门而能受纳，脾得命门而能转输，肺得命门而治节，大肠得命门而传导，小肠得命门而布化，肾得命门而作强，三焦得命门而决渎，膀胱得命门而收藏，无不借命门之火以温养之也。

此论命门为五脏六腑之本。

又说：

> 此火宜补而不宜泻，宜于水中以补火，尤宜于火中以补水，使火生于水而还以藏于水也，倘日用寒凉以伐之，则命门之火微，又何能生养十二经？

此论命门火病有二，一为阴盛而真火不藏，宜补火；一为真水不足而真火亢盛，宜补水。二者均宜补而不宜泻。

第三节　六　　腑

一、胆

（一）胆贮精汁

胆中贮有精汁，故胆名中精之腑。

《难经·四十二难》说：

> 胆在肝之短叶间……盛精汁三合。

《灵枢·本输》说：

> 肝合胆，胆者中精之腑。

胆汁之多少，取决于肝脏之盛衰。胆汁灭，则目不明。

《灵枢·天年》说：

> 五十岁，肝气始衰，肝叶始薄，胆汁始减，目始不明。

胆汁之味苦，胆气虚，则胆汁上逆而为口苦；胆汁泄出过多，则呕吐宿汁（宿汁即积陈于胃中之胆汁）。

《素问·奇病论》说：

> 胆虚气上溢，而口为之苦。

《灵枢·四时气》说：

邪在胆，逆在胃，胆液泄则口苦，胃气逆则呕苦，故曰呕胆。

又《灵枢·邪气脏腑病形》说：

胆病者……口苦，呕宿汁。

胆中之精汁，来自肝脏，故肝叶薄则胆汁灭。胆中贮此精汁，故名中精之腑。胆汁味苦，胆与胃相通，故胆液泄则口苦，胃气逆则呕苦。

（二）胆为中正之官，主决断

《素问·灵兰秘典论》说：

胆者，中正之官，决断出焉。

胆属甲木，肝为乙木，甲为阳木，其性刚强，故官为中正；乙为阴木，其性柔顺，故主谋虑。胆刚肝柔，刚柔相济，勇敢乃成，故胆为中正之官而出决断。若胆失其刚强之性，则谋而不决，是为胆病。胆病则多疑而善恐。

《灵枢·四时气》说：

善呕，呕有苦，长太息，心中憺憺，恐人将捕之，邪在胆，逆在胃，胆液泄则口苦，胃气逆则呕苦，故曰呕胆。

“邪在胆”是病之原因，胆有邪故胆汁逆于胃，胆汁大量损失则胆虚，胆虚则多疑，故恐人将捕之而心中动荡不安。

遇不能解决之困难，仍勉强谋虑不止，亦可致胆气虚弱而口苦，如《素问·奇病论》说：

夫肝者中之将也，取决于胆……此人者，数谋虑不决，故胆虚气上溢，而口为之苦。

肝虽为将军之官，但得胆气之相济，然后成为将军，故曰“取决于胆”。

肝在人身主春生之气，为阳中之少阳而通乎春气。但肝为乙木，胆为甲木，故春生之气不始于肝而始于胆。因此，《素问·六节脏象论》说：“凡十一脏取决于胆也。”李东垣解释说：“胆者，少阳春生之气，春气生则万化安，故胆气春升则余脏从之。”

春为一岁之首，肝胆之气与之通应。胆气不升则肝气不应，肝气失其生发之机，则夏长之气所由而生。《素问·四气调神大论》说：“春三月，此谓发陈……逆之则伤肝，夏为寒变，奉长者少。”故“凡十一脏取决于胆”之意，亦是肝胆刚柔相济之意。

由此可见，胆主决断之义有二，一为精神方面的决断，一为气化方面的决断，而二者均不外乎肝胆刚柔相济之理。

二、胃

（一）胃主纳食、消化

胃主纳食，故别名太仓。胃之上口接咽（食道），名为贲门。胃之下口接小肠，名为幽门。

《灵枢·胀论》说：

> 胃者，太仓也。咽喉、小肠者，传送也。

《难经·四十四难》说："胃为贲门，太仓下口为幽门。"杨玄操注："胃者，围也，言围受食物也。"丁德用注："胃为贲门者，胃言若虎贲之士，围达之象，故曰贲门也。况胃者，围也，主仓廪，故别名太仓。其下口者，即肠口也。"

贲门部名上脘，幽门部名下脘，上脘、下脘之间名中脘，三部统名胃脘。此三部若有阻隔，则食饮不下。

《素问·评热病论》说：

> 食不下者，胃脘隔也。

《灵枢·四时气》说：

> 饮食不下，膈塞不通，邪在胃脘，在上脘则刺，抑而下之；在下脘则散而去之。

《灵枢·胀论》说：

> 胃胀者，腹满，胃脘痛，鼻闻焦臭，妨于食，大便难。

胃有消化水谷之功，为人身气血之本。

《灵枢·玉版》说：

> 人之所受气者，谷也；谷之所注者，胃也；胃者，水谷气血之海也。海之所行云气者，天下也；胃之所出气血者，经隧也；经隧者，五脏六腑之大络也。

人身气血源于水谷。胃主纳食消化，五脏六腑之气血皆出于胃，故胃是水谷气血之海。水谷所化之气血由五脏六腑之大络而行散于全身体表，故胃又为五脏六腑之海。

《灵枢·五味》说：

> 胃者，五脏六腑之海也。水谷皆入于胃，五脏六腑皆禀气于胃。五味各走其所喜，谷味酸，先走肝；谷味苦，先走心；谷味甘，先走脾；谷味辛，先走肺；谷味咸，先走肾。谷气津液已行，营卫大通，乃化糟粕，以次传下。

五味虽各走其所喜之脏，但必须经过脾脉之吸收转输。

《素问·太阴阳明论》说：

> 足太阴者，三阴也，其脉贯胃属脾络嗌，故太阴为之行气于三阴。阳明者，表也，五脏六

腑之海也，亦为之行气于三阳。脏腑各因其经而受气于阳明。

胃主消化谷食，故胃病则消化功能失常。

《灵枢·海论》说：

胃者，水谷之海……水谷之海有余，则腹满；水谷之海不足，则饥不受谷食。

又《灵枢·大惑论》说：

人之善饥而不嗜食者……胃热则消谷，谷消故善饥；胃气逆上，则胃脘塞，故不嗜食也。

胃受水谷而又主消化，故为后天水谷气血之本，五脏六腑、四肢百骸都赖胃气以生荣，所以《素问·平人气象论》说：

人以水谷为本，故人绝水谷则死，脉无胃气亦死。

（二）胃主燥热

胃属阳明多气多血之经，其性燥热。外邪入于阳明则高热恶火、妄言发狂。

《素问·阳明脉解》说：

阳明主肉，其脉血气盛，邪客之则热，热甚则恶火。……病甚则弃衣而走，登高而歌……四肢者，诸阳之本也。阳盛则四肢实，实则能登高也。……热盛于身，故弃衣欲走也。……阳盛则使人妄言骂詈，不避亲疏，而不欲食，不欲食故妄走也。

阳明燥热之气内结，则水谷之津液不生而为消渴。

《素问·阴阳别论》说：

二阳结，谓之消。

“二阳”即阳明。此所谓消渴乃指具有善食、口渴、多饮而肌肉瘦削之症状者，俗称为中消。

胃与大肠同属阳明，均主燥热，故燥热之病在一般情况下，多有大便燥结之症，如《伤寒论》阳明病除了有口渴、恶热、恶语等症外，往往还有大便燥结之症。

三、小肠

小肠上端与胃相承接，下端与大肠相接。《灵枢·肠胃》说：

小肠后附脊……其注于回肠者，外附于脐上。

小肠之上端靠近脊，下端靠近脐。“回肠”即大肠。“注”即水谷由小肠转注于大肠。

小肠与大肠相接之处名为阑门。《难经·四十四难》说：

太仓下口为幽门，大肠小肠会为阑门。

水谷经过胃的受纳腐熟后，通过幽门，下注于小肠。小肠受胃中水谷，进行分别清浊的过程。

清者为津液，浊者为糟粕。清者被吸收而终则渗于膀胱，浊者下注大肠。

《素问·灵兰秘典论》说："小肠者，受盛之官，化物出焉。"张景岳注："小肠居胃之下。受盛胃中水谷而分清浊，水液由此而渗于前，糟粕由此而归于后。"

所谓"分清浊"即"化物出焉"之谓，也就是消化与吸收的意思。小肠有此消化吸收之作用，所以丁德用说：

> 大肠小肠合会之处，分阑水谷精血，各有所归，故曰阑门也。

小肠有分别清浊之功，所以小肠又主液。《灵枢·经脉》说：

> 小肠手太阳之脉……是主液所生病者。

"所生病"即小肠所生之病，而非经脉变动所致的病变。小肠主液所生病，说明小肠有吸收液之功用。又《灵枢·经水》也说：

> 手太阳……内属于小肠，而水道出焉。

"水道"指三焦，小肠为水道所由出，说明津液之行于三焦者，实来自小肠。

三焦之津液下渗于膀胱则为小便，而小肠主吸收津液，若小肠病而不能吸收，势必会使小便减少，同时使大便因水液增多而成稀便，所以李时珍说：

> 小肠……本病：大便水谷利，小便短，小便闭……

"大便水谷利"即清浊不分，清浊不分则"小便短"，甚至"小便闭"。小肠与小便有此关系，所以后人又有小肠主小便的说法。

四、大肠

大肠之上端与小肠相会于阑门，下端与广肠相接。《灵枢·肠胃》说：

> 回肠当脐，左环回周叶积而下……广肠傅脊，以受回肠。

"回肠"即大肠，"广肠"一名直肠。直肠除了贮存粪便外，无多大功用，故略而不论，且实际上习惯把它附属于大肠。

大肠主传送糟粕。《素问·灵兰秘典论》说："大肠者，传道之官，变化出焉。"王冰注："传道，谓传不洁之道。变化，谓变化物之形。"

大肠接受小肠传下的糟粕，使之变化成形，而由魄门排出体外。

小肠转注给大肠的糟粕中尚有许多水分，经大肠吸收之后，糟粕乃变化成形。《灵枢·营卫生会》说：

> 故水谷者，常并居于胃中（按，此所谓"胃中"实包括胃与小肠），成糟粕而俱下于大肠，而成下焦。渗而俱下，济泌别汁（按，即吸收水分），循下焦而渗入膀胱焉。

大肠有此吸收水分的功用，所以糟粕传于大肠，就能成形。若大肠虚寒，不能吸收，则有肠鸣切痛、大便溏泄等症。

《灵枢·邪气脏腑病形》说：

> 大肠病者，肠中切痛而鸣濯濯，冬日重感于寒即泄，当脐而痛，不能久立，与胃同候。（《素问·胀论》所载大肠胀的症状，与此略同。）

“肠鸣濯濯”指大肠中水分多而其又蠕动过剧，水液流荡而有声。“濯濯”即水鸣之声。回肠当脐，故“当脐而痛”。“不能久立”是由于腹痛。胃之脉为足阳明经，大肠之脉为手阳明经，阳明为多气多血之经，其气燥，故胃与大肠往往同病，所以说“与胃同候”。

大肠之吸收作用即大肠燥气之功用。有此燥气，大便才能成形，若燥气太过则津液干、肠液枯而见大便闭结，或燥热而见大便出血。所以《中藏经》说：

> 大肠者……手阳明是其经也。寒则泄，热则结，绝则利下不止而死。热极则便血。……实热则胀满，大便不通；虚寒则滑泄不定。

虽然说大肠有热则便闭，但大便闭结者不一定都是热证。虽然说大肠虚寒则便溏，但大便稀薄者也不一定都是寒证。例如《灵枢·师传》说：

> 胃中热则消谷，令人悬心善饥，脐以上皮热。肠中热则出黄如糜（按，此乃肠热而便稀）……胃中寒则腹胀，肠中寒则肠鸣飧泄。胃中寒、肠中热则胀而且泄（按，此为肠热而便泄）；胃中热、肠中寒则疾饥，小腹痛胀（按，此为肠寒病胀）。

这说明，胃肠之病可以相互影响，因而病情亦有各种复杂的情况。以大肠病来说，寒则泄、热则结是其常，寒而闭、热而泄是其变。不论为常还是为变，大肠之病总关系到大便。因此，《内经》说它是“传道之官，变化出焉”。

五、三焦

（一）三焦主气化

胃肠水谷之气，是三焦本气的来源之一。胃肠水谷之气赖三焦而运行于全身内外。全身内外之气转化成的水液由三焦下输膀胱而为尿，或出于肌肤而为汗。《灵枢·五癃津液别》说：

> 水谷入于口，输于肠胃……三焦出气，以温肌肉，充皮肤，为其津；其流而不行者，为液。天暑衣厚，则腠理开，故汗出；寒留于分肉之间，聚沫则为痛。天寒则腠理闭，气湿不行，水下留于膀胱，则为溺与气。

因为三焦有此功用，所以《难经·三十一难》说“三焦者，水谷之道路，气之所终始也”，《素问·灵兰秘典论》说“三焦者，决渎之官，水道出焉”。《难经》与《素问》《灵枢》的这些话指出，三焦之气的来源是水谷之精气，三焦之气的排泄是以汗与尿的形式进行的。

命门之原气，是三焦之气的根本来源。三焦中的水谷之精气，赖命门原气，然后能运行于脏腑经脉、肌肤腠理之内，《难经·八难》说：

诸十二经脉者，皆系于生气之原。所谓生气之原者，谓十二经之根本也，谓肾间动气也。此五脏六腑之本，十二经脉之根，呼吸之门，三焦之原。

肾间动气是三焦之气的本原。三焦引命门原气，以温养五脏六腑，运行于十二经脉。因此，肾间动气是三焦之原。《难经·三十八难》也说：

所以腑有六者，谓三焦也，有原气之别焉。

三焦之气源于命门原气，所以说“有原气之别焉”。五脏六腑及十二经脉营卫之气，皆属二焦所主持，所以说三焦“主持诸气”。

三焦之气的另一来源是肺吸入之气。因为水谷之精气，在气海中与肺吸入之气相交，然后贯心脉而运行于经脉之中以营内养外（已详论于第三章第二节中，此处不再重复引证）。所以三焦之气的来源有三个方面，即胃肠水谷之气、命门之原气、肺吸入之气，三焦融会三方面的气才能完成整个气化过程。三焦除了收受水谷精气之外，必须接受肺和命门两方面的气，才能完成气化过程，所以《灵枢·本输》说：

少阳属肾，肾上连肺，故将两脏。三焦者，中渎之腑也，水道出焉，属膀胱，是孤之腑也。

（二）三焦有上、中、下三部

上部名上焦，中部名中焦，下部名下焦。统名之则为三焦。上、中、下三焦在气化过程中各有特点，兹分述如下。

1. 上焦

《难经·三十一难》说：“上焦者，在心下，下膈，在胃上口，主内而不出。”虞庶注：“上焦主入水谷，内而不出。”虞庶又说：“心肺在上部……主上焦。”

《灵枢·营卫生会》说：

上焦出于胃上口，并咽以上，贯膈而布胸中，走腋，循太阴之分而行，还至阳明，上至舌，下足阳明，常与营俱行于阳二十五度，行于阴亦二十五度，一周也，故五十度而复大会于手太阴矣。

《灵枢·痈疽》说：

肠胃受谷，上焦出气，以温分肉而养骨节，通腠理。

又《灵枢·决气》说：

上焦开发，宣五谷味，熏肤，充身，泽毛，若雾露之溉，是谓气。

《素问·调经论》说：

阳受气于上焦，以温皮肤分肉之间。今寒气在外则上焦不通，上焦不通则寒气独留于外，故寒栗……上焦不通利，则皮肤致密，腠理闭塞，玄府不通，卫气不得泄越，故外热。

从以上所引经文，可以看出以下两个问题。

（1）上焦的功用有二。①纳食而不使出。这实际上是食道与贲门的功用。②接受胃中谷气，并将之敷布至全身肌表，以温养肌肉、关节和皮肤。这实际上是膻中、心、肺之功用。

（2）上焦所出之气即卫气。因此，上焦熏肤、充身、泽毛的功用，实际上就是卫气的功用。

2. 中焦

《难经·三十一难》说："中焦者，在胃中脘，不上不下，主腐熟水谷。"虞庶注："中焦乃脾胃也……《灵枢经》曰中焦如沤，谓腐熟水谷也。"

《灵枢·痈疽》说：

中焦出气如露，上注溪谷，而渗孙脉，津液和调，变化而赤为血，血和则孙脉先满溢，乃注于络脉，皆盈，乃注于经脉。

又《灵枢·决气》说：

中焦受气取汁，变化而赤，是谓血。

又《灵枢·营卫生会》说：

中焦亦并胃中，出上焦之后，此所受气者，泌糟粕，蒸津液，化其精微，上注于肺脉，乃化而为血，以奉生身，莫贵于此，故独得行于经隧，命曰营气。

《千金》说：

中焦如沤……主腐熟五谷，不吐不下。实则生热，热则闭塞不通，上下隔绝；虚则生寒，寒则腹痛洞泄，便痢霍乱，主脾胃之病。

以上所引经文说明以下两个问题。

（1）中焦的功用有二。①腐熟水谷，蒸化津液。②接受水谷之精气，化生营气，传入上焦，化而为血，以奉生身。这两个功用，实际上就是脾胃的功用。因此，中焦之病，病在脾胃。

（2）中焦所出之气即营气。因此，中焦"注溪谷，而渗孙脉""变化而赤为血""以奉生身"的功用，实际上即营气的功用。

3. 下焦

《难经·三十一难》说："下焦者，当膀胱上口，主分别清浊，主出而不内，以传导也。"杨玄操注："自脐以下名曰下焦。……主通利溲便，以时下而传，故曰出而不内也。"

《灵枢·营卫生会》说：

下焦者，别回肠，注于膀胱而渗入焉。故水谷者，常并居于胃中，成糟粕而俱下于大肠，而成下焦，渗而俱下，济泌别汁，循下焦而渗入膀胱焉。

又《灵枢·五癃津液别》说：

三焦不泻，津液不化，水谷并行肠胃之中，别于回肠，留于下焦，不得渗膀胱，则下焦胀，水溢则为水胀。

《金匮要略》说：

下焦竭，即遗溺失便，其气不和，不能自禁制。

又说：

热在下焦者，则尿血，亦令淋秘不通。

《中藏经》说：

下焦实热则小便不通，大便难，若重痛也。

《千金》说：

下焦如渎，其气起胃下脘，别回肠，注于膀胱而渗入焉。……主足太阳，灌渗津液，合膀胱，主出不主入，别于清浊，主肝肾之病候也。若实则大小便不通利，气逆不续，呕吐不禁，故曰走哺。若虚则大小便不止，津液气绝。

此处所引经文说明以下两个问题。

（1）下焦的功用是泌别清浊，排泄废料。其气主下行，若二便不通，其气逆而上行，则为气逆、呕吐。故下焦主出不主入。

（2）肾为胃之关，主二便，肝脉绕阴器，所以下焦又主肝肾之病。

通过以上的讨论可以看出，上、中、下三焦的功用，包括了参与消化、吸收、排泄的全部器官的功用，也包括了脏的功用。换言之，三焦的范围，涵盖了五脏六腑及肌肉经脉，它的功用关系着整个人体的气化功能。所以《中藏经》说：

三焦者，人之三元之气也，号曰中清之腑，总领五脏六腑、荣卫经络、内外左右上下之气也。三焦通则内外左右上下皆通也。其于周身灌体，和内调外，荣左养右，导上宣下，莫大于此者也。

三焦之所以能主气化，是因为三焦为少血多气之腑，在六气为少阳，在五行为火（合称少阳相火）。“天非此火不能生物，人非此火不能有生”（丹溪语）。此火在人身即一阳之元气。其源起于命门，与后天水谷之气相接，经膻中而布散，通行于周身内外。“归于有形之部署，始分而为三”（张志聪语）。上、中、下三部得此一阳之元气，而后各显其功，是三焦之气来自三部，三部所赖之元气又来自三焦，而其根本在于下焦命门之真火。三焦与命门一气相通，为命门原气之别使，所以三焦有相火之称而能主气化以布护全身。

六、膀胱

膀胱与三焦相通，三焦主气化，而气化所剩之水则下入膀胱而为尿，所以膀胱主小便。

《灵枢·经水》说：

足太阳……内属于膀胱而通水道焉。

《素问·脉要精微论》说：

水泉不止者，是膀胱不藏也。

又《素问·宣明五气》说：

膀胱不利为癃，不约为遗溺。

又《素问·气厥论》说：

胞移热于膀胱，则癃、溺血。

又《素问·标本病传论》说：

膀胱病，小便闭。

《灵枢·邪气脏腑病形》说：

膀胱病者，小腹偏肿而痛，以手按之，即欲小便而不得。

“水泉不止”即多尿。“遗溺”是小便失禁。“癃”是小便淋涩不利，甚则闭塞不通。“溺血”即小便中有血。这些都说明膀胱之功是盛藏小便，排泄小便。

膀胱主小便，而小便之来源是津液经过气化作用后所剩余之水。所以，膀胱又主津液。

《素问·灵兰秘典论》说：

膀胱者，州都之官，津液藏焉，气化则能出矣。

巢元方《诸病源候论》说：

津液之余者，入胞则为小便。

小便是气化过程中，由津液中分离出来的水，若因某种原因而亡失大量津液，虽膀胱不病，亦会出现小便不利。所以《伤寒论》说：

大下之后，复发汗，小便不利者，亡津液故也。勿治之，得小便利，必自愈。

津液亡失所致小便不利，本非膀胱之病，不宜治其膀胱，故曰“勿治之”；其人气化功能不病，故曰“得小便利，必自愈”。

若其人气化功能有病，则虽津液并不亡失，也可能有不得小便或小便不利，或小便多等症，因此《素问》说膀胱藏津液，必气化而后能出小便。

第四节　脏腑间的关系

一、五脏之间的关系

关于五脏之间的关系，在第二章第三节里曾经提过，他们之间既有相互助长的作用，又有相互制约的作用。其相互助长的次序是：肝→心→脾→肺→肾→肝。不过其相互助长和相互制约的关系，在五脏之气能量相等、相互协调的生理状况下不易被人觉察，只有在五脏之间失去平衡协调而形成了偏盛偏衰的病理情况下，才表现得比较明显。

《难经·五十六难》说：

肺病传于肝，肝当传脾……肾病传心，心当传肺……肝病传脾，脾当传肾……心病传肺，肺当传肝……脾病传肾，肾当传心。

《素问·玉机真脏论》说：

五脏受气于其所生……肝受气于心……心受气于脾……脾受气于肺……肺受气于肾……肾受气于肝。

这两段经文所记载的疾病传变次序，充分地说明了《内经》认为五脏之间是有着密切联系的。前一段经文说的是循五行相克规律的传变，也就是传其所胜的次序。这种以胜相加的传变，一般称为顺传。后一段经文说的是循五行相生规律的传变，也就是子病及母的次序。这种病气逆行的传变，一般称为逆传。此外，还有按照五行乘侮规律的传变，在第二章第三节里已讲过，这里不再重复。总之，这些传变方式（仅指五脏病的传变，不包括其他），都说明了五脏之间有着休戚相关的密切联系。

此外，五脏病的治疗，也可证明五脏之间的关系问题。例如，当某脏发生不足的病变时，在治疗上除了直接补其不足的本脏外，还可以采用补其母的方法。又如当某脏发生有余的病变时，在治疗上除了直接泻其本脏以外，还可以采取泻其子的方法（参第二章第三节）。运用这些补母泻子方法的疗效，在某种情况下，往往还能超过直接补泻其本脏的疗效。这种方法，古人叫它“虚则补其母，实则泻其子”（《难经·六十九难》）。

二、脏腑之间的关系

脏与腑之间的关系，名为“相合”或“表里”。脏为阴，腑为阳，一脏一腑、一阴一阳相互配合成的一个功能单位就是相合。脏为里，腑为表，一脏一腑、一里一表互相关联称为“相为表里”。

脏与腑之间主要依靠经脉相互联系，说得明白些，就是脏脉络腑，腑脉络脏。例如，心脉络小肠，小肠脉也络心；肺脉络大肠，大肠脉也络肺；脾脉络胃，胃脉也络脾；肾脉络膀胱，膀胱脉也络肾等。（详见第四章）

此外，生理功能与病理机转也可说明脏与腑之间有密切关系。例如，肝与胆在生理功能上，一主谋虑，一主决断，若谋而不决就不能鼓起勇气与干劲，遇事往往踌躇不前；反之，若不谋而决，亦必难以保证在行动中不出错。只有在谋虑和决断相互结合的情况下，对事物的认识才能深刻全面，对事物的处理才能正确无误。正如张景岳所说：

胆附于肝，相为表里，肝气虽强，非胆不断，肝胆互济，勇敢乃成。

脾与胃在生理功能上，一主运化，一主消化，若无胃的消化作用，则水谷无由腐熟，脾亦无从运化精微；若只有胃的消化而没有脾的运输，则水谷之精微亦难四布全身。唯有在脾胃功能相互配合下，才能将水谷之精微输布到全身每一个角落。所以《素问·太阴阳明论》说：

四肢皆禀气于胃，而不得至经，必因于脾，乃得禀也。今脾病不能为胃行其津液，四肢不得禀水谷气，气日以衰，脉道不利，筋骨肌肉，皆无气以生，故不用焉。

肾与膀胱在生理功能上，能共同完成排尿工作。前面说过膀胱要想正常地排出小便，必须依赖三焦气化，而气化作用的进行，又必须依靠肾阳的推动，因此，只有在肾与膀胱相互合作的情况下，才能顺利地完成排尿工作。若肾阳不足以化气则必将无溺或多溺。

心包络与三焦在生理功能上共同负有保卫内脏之责。心包络为心的外卫，三焦是脏腑的外卫，正如张景岳所说：

三焦为脏腑之外卫，心包络为君主之外卫，犹夫帝阙之重城。

至于大肠与肺、小肠与心的联系，虽然在生理功能上表现得不十分明显，但在病理变化中常常可以反应出来。例如，某些心火有余的病变，往往会出现舌红舌绛、舌质糜腐（舌为心苗）、小便黄赤疼痛，甚则尿血等症状，在治疗方面可清心利尿而取效。这种治疗方法叫作导赤下行法，也就是使心火下行从小便而出。心火之所以能从小便而去，是由于火随小肠分别清浊工作而并走于前阴。又如某些肺受邪而痰壅气闭的病人，往往出现咳嗽上气、咳痰不出、喘急不得安卧等症状，在治疗上运用豁痰药品不甚有效时，还可酌情运用泻下的药物，使痰从大肠排出体外。

以上所有例子，都说明了脏与腑间的相互关系是一个客观的存在，并不是古人的勉强凑合。

关于脏与腑的表里关系或相合关系，《内经》记载得很多，举例如下。

《素问·血气形志》说：

足太阳与少阴为表里，少阳与厥阴为表里，阳明与太阴为表里，是为足阴阳也。手太阳与少阴为表里，少阳与心主为表里，阳明与太阴为表里，是为手之阴阳也。

这说的是阴阳表里关系。

《灵枢·本输》说：

肺合大肠，大肠者传道之腑。心合小肠，小肠者受盛之腑。肝合胆，胆者中精之腑。脾合胃，胃者五谷之腑。肾合膀胱，膀胱者津液之腑也。少阳属肾，肾上连肺，故将两脏。三焦者，中渎之腑也，水道出焉，属膀胱，是孤之腑也。是六腑之所与合者。

这说的是相合关系。其中除了三焦为孤腑，附于肾而不合心主包络外，其余腑与脏的相合关系和表里关系都是一致的。

又《灵枢·本脏》也说：

> 肺合大肠，大肠者皮其应。心合小肠，小肠者脉其应。肝合胆，胆者筋其应。脾合胃，胃者肉其应。肾合三焦、膀胱，三焦、膀胱者腠理毫毛其应。……视其外应，以知其内脏，则知所病矣。

这不但指出了脏腑的相合关系，同时还指出可以将脏腑的相合关系以及脏腑与其外应的体表组织的关系应用于诊断，以测知脏腑之病变。

第五节　五脏与五官

五官就是目、舌、口、鼻、耳。五脏与五官之间的关系也很密切，所以五官亦称为五脏之外窍，如《素问·阴阳应象大论》说：

> 肝……在窍为目……心……在窍为舌……脾……在窍为口……肺……在窍为鼻……肾……在窍为耳。

《灵枢·五阅五使》说：

> 鼻者肺之官也，目者肝之官也，口唇者脾之官也，舌者心之官也，耳者肾之官也。

五脏与五官之间的关系，虽然在生理情况下不太显著，但在病理变化中常常可以看到。例如，心火有余，则舌质红绛，甚则舌体碎裂；心火衰微，则舌质淡而无华；若心神错乱，则往往兼见口强、语言謇涩等；肝火有余，则往往会出现目红多眵、目睛痒痛等症；肝阴不足，则目眩目花，甚至夜盲；脾运失常，则口中不和、厌恶饮食；肺受风寒，则往往伴有鼻塞流涕；高热熏灼肺脏，则往往出现鼻煽现象（以小儿尤为多见）；肾虚患者除了有腰酸、腰痛等症状外，常伴有耳鸣、耳聋等。此可以反证，五脏与五官之间，在生理上必然具有一定的联系。

《灵枢·脉度》说：

> 肺气通于鼻，肺和则鼻能知臭香矣；心气通于舌，心和则舌能知五味矣；肝气通于目，肝和则目能辨五色矣；脾气通于口，脾和则口能知五谷矣；肾气通于耳，肾和则耳能闻五音矣。

这就是说五官虽然各有其专擅本能，但必须在五脏之气得以充养的前提下，才能发挥它们的作用。因此，只有在五脏安和的情况下，才能辨别声、色、臭、味和饥饱。若五脏不和，则五官七窍亦将因之闭塞不通。

以上所述是五脏与五官之间的一般关系，但由于每一官不一定专与一脏联系，某一脏也不一定仅与某一官发生联系，如《素问·金匮真言论》说：

> 心开窍于耳……肾开窍于二阴。

这与《素问·阴阳应象大论》所说的心开窍于舌、肾开窍于耳不同。这一不同的论点，也有它的根据，因为“手足少阴（心、肾）之络，皆会于耳中”（《素问·缪刺论》），所以耳既可作为肾窍，也可作为心窍。肾与二便的排泄，有着一定的关系，如《素问·水热穴论》的“肾何以能聚水而生病？岐伯曰：肾者，胃之关也，关门不利，故聚水而从其类也”指的就是肾与小便排泄的关系，肾火衰微者可见五更泄泻，因此，又有肾开窍于二阴的理论。

耳之疾病实际上不仅与心、肾有关，还与少阳或太阳诸经有关（参第四章与第七章），这是由于通过络脉连属于耳者不止一经，而且五脏系统之间均相互关联。

又如虽然目为肝之窍，但实际上与目有关的不止有肝，目与五脏六腑均有关系。例如，以目系的各个部分来说，瞳子属肾，黑眼属肝，白眼属肺，赤络属心，眼睑属脾，所以《灵枢·大惑论》说：

> 五脏六腑之精气皆上注于目而为之精，精之窠为眼，骨之精为瞳子，筋之精为黑眼，血之精为络，其窠气之精为白眼，肌肉之精为约束。

以上举例、讨论足以说明每一脏可以与一种以上的感觉器官或外窍联系，而每一感觉器官或外窍也联系着多个脏，因此，虽有五官分属五脏的一般规律，但也不能把它看成一定不移的绝对规律。

第六节　五志与五脏

五志就是喜、怒、思、忧、恐五种情志，也就是人们对事物所产生的不同的精神反应。

王冰所说“怒，所以禁非也”“喜，所以和乐也”“思，所以知远也”“忧，深虑也”“恐，所以惧恶也”，说明情志的变化必然是由于受到富有刺激性事物的影响而发生的。换句话说，情志变动时，必有足以引起其变动的外在因素存在。

《内经》认为情志的变化与五脏有着密切联系，五脏的活动能引发或影响五志的活动，五志的活动亦能影响五脏的活动。五脏与五志的关系即肝主怒，心主喜，脾主思，肺主忧和悲，肾主恐。

《素问·天元纪大论》所说“人有五脏化五气，以生喜、怒、悲、忧、恐”，说明五志的产生是五脏活动的结果。

又《素问·阴阳应象大论》所说的肝“在志怒”、心“在志为喜”、脾“在志为思”、肺“在志为忧”、肾“在志为恐”，指出五脏对五志各有所主。

由于五脏对五志各有所主，五脏的活动能影响情志，当任何一种情志发生剧烈波动时，都足以导致相关脏腑的损害而引起病变。例如，怒为肝之志，愤怒不止，会使肝气上逆。喜为心之志，大喜不止，会使心神涣散不藏。思为脾之志，深思不解，会使脾气留结不运；忧为肺志，忧愁不止，会使肺气消亡；恐为肾之志，恐惧太过，会使肾气下陷而不能上升，所以《素问·阴阳应象大论》说“怒伤肝”“喜伤心”“思伤脾”“忧伤肺”“恐伤肾”。

对于情志太过所造成的病变，还得用情志治疗，其效果往往能超过用药物治疗的效果。

《素问·阴阳应象大论》所说“悲胜怒”“恐胜喜”“怒胜思”“喜胜忧”“思胜恐”，就是《内经》作者给后人指出的，运用所不胜的情志来制约其所胜情志的几种疗法。悲是肺之志，属金；怒是肝之志，属木。悲则愤怒自消，是金克木的法则。恐是肾之志，属水；喜是心之志，属火。恐则喜乐自失，是水克火的法则。怒是肝之志，属木；思是脾之志，属土。怒则不复思考，是木克土的法则。喜是心之志，属火；忧是肺之志，属金。喜则忧愁俱忘，是火克金的法则。思是脾之志，属土；恐是肾之志，属水。思深虑远，必能探索事物之渊源，见物之渊源则恐惧自消，是土克水之意。这些法则，都是古人临床的经验体会，颇有指导实践的价值。

《内经》虽然把五志分属五脏，但并不认为每一种情志活动，只与某一脏发生联系。恰恰相反，《内经》认为每一脏对任何情志活动均有一定的影响，特别是心脏对任何情志均有影响，也就是说任何一种情志的活动过程都脱离不了神明的领导作用，关于这一点张景岳说得很清楚，他说：

心为五脏六腑之大主，而总统魂魄，兼该意志，故忧动于心则肺应，思动于心则脾应，怒动于心则肝应，恐动于心则肾应，此所以五脏惟心所使也。

《内经》中也有关于此的记载，如《灵枢·口问》说：

悲哀愁忧则心动，心动则五脏六腑皆摇。

《灵枢·本神》说：

心怵惕思虑则伤神，神伤则恐惧自失。

由此可见，五脏情志的活动，无一不与心神有着密切的关系。

第七节　奇恒之腑

一、脑

（一）脑的生成和营养以及其与骨髓之关系

脑由精生成，《灵枢·经脉》说：

人始生，先成精，精成而脑髓生。

脑在头颅骨内，下通脊髓，与脊髓合称脑髓。脑和脊髓均深藏在骨腔之中，赖骨孔而与骨外相交通。骨孔亦名骨空，全身之骨除了扁骨外都有骨空。脑髓之骨空占全身所有骨空的一半以上。《素问·骨空论》说：

髓空在脑后三分、在颅际锐骨之下。一在龂基下。一在项后中复骨下，一在脊骨上空、在风府上。脊骨下空，在尻骨下空。数髓空在面侠鼻，或骨空在口下当两肩。……尻骨空在髀骨之后相去四寸。

“髓空”指脑髓之空。“脑后三分、在颅际锐骨之下”是风府穴。“龈基下”即下颌骨之承浆穴。“项后中复骨下”是第一脊椎下之哑门穴。“风府上”是脑户空。“尻骨下空”是长强穴。“在面侠鼻”之“数髓空”是较小之髓空，如颧髎、承泣等穴。“口下当两肩”是大迎穴，“尻骨空”是八髎穴。这些骨空都是脑髓取得营养之门户。

四肢骨亦有骨空，《素问·骨空论》说：

> 两髆骨空，在髆中之阳。臂骨空在臂阳，去踝四寸两骨空之间。股骨上空在股阳，出上膝四寸。䯒骨空在辅骨之上端。股际骨空在毛中动脉下。

这些骨空，是四肢之骨取得营养之门户。

凡有骨空之骨，都有空腔，腔中所藏者为髓。在头颅骨、脊骨内的称为脑髓；在其他骨中的称骨髓。髓藏于骨，骨靠髓而得营养，所以《素问·脉要精微论》说“骨者髓之府”，《素问·解精微论》说“髓者骨之充”。扁骨则无骨空，其营养乃由骨之纹理获得，血液由骨之纹理渗凑于骨中，所以《素问·骨空论》说：

> 扁骨有渗理凑，无髓孔，易髓无空。

“易髓”即骨腔中之营养与骨外之营养相互交通。

脑、骨髓之营养，必须通过骨空才能与骨外之营养相交通，《灵枢·五癃津液别》说：

> 五谷之津液，和合而为膏者，内渗入于骨空，补益脑髓。

饮食物所化之津液由骨空而供给脑髓以营养。若全身骨外之津液缺乏，则骨中之髓液亦可经过骨空而出于骨外，以相互调济，《灵枢·决气》说：

> 谷入气满，淖泽注于骨，骨属屈伸，泄泽，补益脑髓，皮肤润泽，是谓液。……液脱者，骨属屈伸不利，色夭，脑髓消，胫酸，耳数鸣。

液有余则渗于骨中，液脱则骨中之液倒流而髓枯。脑髓缺乏则耳数鸣，骨髓消减则屈伸不利而胫酸。

由于骨髓与脑髓营养来源相同，又可互通，《灵枢·海论》给脑和髓的关系下了一个简要的结论，叫作“脑为髓海”。《素问·五脏生成》也有相似的结论，称“诸髓者皆属于脑”。

（二）脑不可伤，伤则死

《素问·刺禁论》说：

> 刺头，中脑户，入脑立死。

《灵枢·厥病论》说：

> 真头痛，头痛甚，脑尽痛，手足寒至节，死不治。

脑病何以如此危险？《素问·脉要精微论》说：

头者，精明之府，头倾视深，精神将夺矣。

脑是精神所在，头为脑之所居，故头为精明之府。人之精神不可伤，故脑病多危险。

（三）脑与肾之关系

肾主藏精，骨髓即肾藏精之所。骨髓与脑髓有互通有无之关系，因此，脑与肾就有休戚相关的联系。例如《素问·疟论》说：

温疟者，得之冬中于风，寒气藏于骨髓之中……邪气不能自出，因遇大暑，脑髓烁，肌肉消，腠理发泄……邪气与汗皆出。此病藏于肾。

“冬气在骨髓……冬者盖藏血气在中，内着骨髓”（《素问·四时刺逆从论》语），故“冬中于风”而寒气藏于骨髓之中。暑热则血气出表，“经满气溢，入孙络受血，皮肤充实”（《素问·四时刺逆从论》语），故暑热则汗出。汗为津液所化，汗出则骨髓中之津液亦减少，故“遇大暑”则“脑髓烁”。因此，伏藏于骨髓中之寒邪得以“与汗皆出”。又如《灵枢·五癃津液别》说：

阴阳不和，则使液溢而下流于阴，髓液皆减而下，下过度则虚，虚故腰背痛而胫酸。

骨髓是生殖之精的组成原料。遗精滑泄者，常有头眩耳鸣、四肢无力、腰酸背痛等症。这是由于骨髓大量下泄而髓虚，髓虚则脑与肾皆虚。“脑为髓之海……髓海有余，则轻劲多力，自过其度；髓海不足，则脑转耳鸣，胫酸眩冒，目无所见，懈怠安卧。”（《灵枢·海论》）肾主藏精，精不藏则髓虚而肾亏。腰为肾之府，肾亏故腰背痛。

骨髓为肾所生，脑为髓之海，故脑、髓、骨、肾四者是一线相通的，盛则俱盛，衰则俱衰。

（四）脑和经脉之关系

脑有许多骨空在面部挟鼻两旁。此处之骨空大多属手足阳明经。因此，阳明实热，可以引起剧烈的头痛，甚至导致神昏发狂。

督脉“上额交巅，上入络脑”（《素问·骨空论》）而行于背中，故督脉有“脊强反折”之病。

“膀胱足太阳经脉，起于目内眦，上额交巅……其直者，从巅入络脑”（《灵枢·经脉》），所以足太阳经病有“狂癫疾，头囟项痛”等症。

肝足厥阴之脉“连目系，上出额，与督脉会于巅。其支者，从目系下颊里，环唇内”，故肝经病亦常有惊厥等症。如《素问·脏气法时论》说：

肝病者……气逆则头痛，耳聋不聪。

《素问·刺热论》也说：

肝热病者……热争则狂言及惊……其逆则头痛员员，脉引冲头也。

二、髓

髓生于肾，充于骨，属于脑，已见于前，不再重复。

三、骨

骨属于肾，为髓之府，已见于前，不再重复。

四、脉

（一）脉为心之合

已在第三章第二节中论及。

（二）脉为血之府，而以气为本

《素问·脉要精微论》说：

夫脉者，血之府也，长则气治，短则气病，数则烦心，大则病进，上盛则气高，下盛则气胀，代则气衰，细则气少，涩则心痛，浑浑革至如涌泉，病进而色弊，绵绵其去如弦绝，死。

血行于脉中，故脉为血府。气行则血行，气止则血止。血脉的运动必赖于气。所以气治则“长”，气不足则“短”，心血有热则“数”，热甚则“大”，气逆则“上盛”，气坠则“下盛”，气衰则“代”，气少则“细”，气乱则“浑浑革至如涌泉”，气竭则“绵绵其去如弦绝”。

脉为血之府，赖气以运行，所以《灵枢·逆顺》说：

脉之盛衰者，所以候血气之虚实有余不足。

（三）脉的功用

脉约束血气，使之循着一定的轨道、一定的方向运行。《灵枢·决气》说：

壅遏营气，令无所避，是谓脉。

脉运送饮食物的精华以营养全身。《素问·经脉别论》说：

食气入胃，浊气归心，淫精于脉。脉气流经，经气归于肺，肺朝百脉，输精于皮毛。毛脉合精，行气于府。府精神明，留于四脏。

《素问·痹论》也说：

荣者，水谷之精气也，和调于五脏，洒陈于六腑，乃能入于脉也，故循脉上下，贯五脏，络六腑也。

《灵枢·经脉》也说：

谷入于胃，脉道以通，血气乃行。

以上这些经文，都说明脉有输送饮食物的精华，以营养全身的作用。消化饮食物是六腑的功用，运送饮食物之精华是脉的功用。二者分工合作，完成摄取营养的任务，所以《灵枢·经水》说：

> 六腑者，受谷而行之，受气而扬之；经脉者，受血而营之。合而以治，奈何？

（四）脉与目之关系

目为五脏六腑之精所注之处（《灵枢·大惑论》说“五脏六腑之精气皆上注于目……目者五脏六腑之精也”），五脏六腑之精上注于目亦赖脉之运输作用，所以《素问·五脏生成》说：

> 诸脉者，皆属于目。

目得气血而能视。《素问·五脏生成》说：

> 人卧，血归于肝。肝受血而能视。

目失气血则目不明。《灵枢·决气》说：

> 气脱者，目不明。

由此可见，诸脉者皆属于目。供给目以营养是脉之功用之一，这个功用实际上就是运送气血的功用的一部分。

五、胆

胆既是传化之腑，又是奇恒之腑，已在前面讨论过了，故不再赘述。兹再补充两点，以供参考。

（一）胆主骨

《灵枢·经脉》：“胆足少阳之脉……是主骨所生病者，头痛，颔痛，目锐眦痛……胸、胁、肋、髀、膝外，至胫、绝骨、外踝前及诸节皆痛，小指次指不用。”胆主骨的道理，颇难体会。张景岳说：“胆味苦，苦走骨……又骨为干，其质刚，胆为中正之官，其气亦刚，胆病则失其刚，故病及于骨。凡惊伤胆者，骨必软，即其明证。”杨上善说：“齿为骨余，以杨枝苦物资齿，则齿鲜好，故知苦走骨。”

（二）胆为睾丸之误

虽然主张此说者不多，但此说亦有研究之价值。例如，廖平认为《内经》所论的胆是外肾，所说的肾是胆之误（见《分方治宜篇》廖平注文）。其说虽亦有根据，但只是一家之言，不为人所公认。

六、女子胞

女子胞即子宫。

（一）主月经、孕育胎儿

女子胞与冲、任二脉相通。《灵枢·五音五味》说：

冲脉、任脉皆起于胞中。

“冲为血海，任主胞胎”，故女子胞主月经、孕育胎儿。《素问·上古天真论》说：

任脉通，太冲脉盛，月事以时下，故有子。……任脉虚，太冲脉衰少……地道不通，故形坏而无子也。

（二）胞与心、肾相系

《素问·奇病论》说：

黄帝问曰：人有重身，九月而喑，此为何也？岐伯对曰：胞之络脉绝也。帝曰：何以言之？岐伯曰：胞络者系于肾，少阴之脉贯肾系舌本，故不能言。帝曰：治之奈何？岐伯曰：无治也，当十月复。

女子胞与肾相系之系即女子胞之络脉，亦即《难经》所谓“命门者……女子以系胞”的“系”。

《素问·评热病论》说：

月事不来者，胞脉闭也。胞脉者，属心而络于胞中。……心气不得下通，故月事不来也。

由此可见，胞脉一系于肾，一系于心。这是因为“肾足少阴之脉……其直者，从肾上贯肝膈，入肺中，循喉咙，挟舌本；其支者，从肺出络心，注胸中。……手少阴之别，名曰通里，去腕一寸半，别而上行，循经入于心中，系舌本，属目系。其实则支膈，虚则不能言”。心、肾之脉均上系舌本，下系胞，且心、肾两脉互相联系，因此，“喑”可因肾脉病而发生，也可因心脉病而发生，也可以因病由肾脉转入心脉而发生。例如《灵枢·九针论》所说“邪入于阴，转则为喑”是因邪入于肾，转属于心，而发为喑。《灵枢·邪气脏腑病形》所说“心脉涩甚为喑”，是因心脉虚而为喑。邪入心肾而为喑者，不能自愈。胞脉受胎儿压迫闭塞不通而为喑者，不必治疗，且治之亦无效，分娩之后胞脉复通，自然痊愈，所以说“当十月复”。

（三）月经闭止的原因

月经闭止的原因，生理性的即《素问·上古天真论》所说“女子……七七，任脉虚，太冲脉衰少，天癸竭，地道不通，故形坏而无子也”；病理性的甚多，后世妇科学论述甚详，仅《内经》所载就有下述几种情况。

（1）“月事不来……病名曰风水……月事不来者，胞脉闭也。胞脉者，属心，而络于胞中，今气上迫肺，心气不得下通，故月事不来也。”（《素问·评热病论》）这是因水气上迫，胞脉被迫而闭塞不通导致月事闭止者。

（2）“此得之年少时，有所大脱血，若醉入房中，气竭肝伤，故月事衰少不来也。”（《素问·腹中论》）这是脱血伤肝所致者。

（3）“二阳之病，发心脾，有不得隐曲，女子不月。”（《素问·阴阳别论》）这是心脾受胃肠病之影响而致月经不通者。

（4）“石瘕生于胞中，寒气客于子门，子门闭塞，气不得通，恶血当泻不泻，衃以留止，日以益大，状如怀子，月事不以时下，皆生于女子，可导而下。”（《灵枢·水胀》）这是寒邪侵入子宫所致者。

（5）“任脉为病……女子带下瘕聚。”（《素问·骨空论》）瘕聚生于女子者即因任脉病。恶血不泻，故结为瘕聚而月事不通也。

以上五种经闭，仅第四种是因“胞”本身之病所致，其他四种多不是由胞本身的病变所致。因此，胞虽主月经，而月经病的治疗，却并不以治胞为主。

第八节　营　　卫

一、营卫的概念

营卫均属气。故营称营气，卫称卫气。营卫二气均生于谷气，但二者性质不同，功用亦异。《灵枢·营卫生会》说：

人受气于谷，谷入于胃，以传与肺，五脏六腑，皆以受气，其清者为营，浊者为卫，营在脉中，卫在脉外。

又《灵枢·卫气》说：

六腑者，所以受水谷而行化物者也。其气内于五脏，而外络肢节。其浮气之不循经者为卫气，其精气之行于经者为营气，阴阳相随，内外相贯，如环之无端。

《素问·痹论》说：

荣者，水谷之精气也，和调于五脏，洒陈于六腑，乃能入于脉也。故循脉上下，贯五脏，络六腑也。卫者，水谷之悍气也。其气慓疾滑利，不能入于脉也，故循皮肤之中，分肉之间，熏于肓膜，散于胸腹。

由上述三节经文，可以得出如下几个观点。

（1）营卫二气都来源于水谷之气。

（2）营卫二气具有不同的性能。营是水谷之精气，卫是水谷之浮气。浮者性刚而善于游走窜透，故卫气行于脉外；精者性柔而随顺，故营气行于脉内。

（3）营卫二气虽然一在脉中一在脉外，但是仍然是相随相伴而行的，而不是各不相关的。

（4）营卫二气运行于全身，外而皮肤四肢，内而五脏六腑，无处不到。

二、营卫的功能

（一）营气的功能

《灵枢·营卫生会》说：

中焦亦并胃中，出上焦之后，此所受气者，泌糟粕，蒸津液，化其精微，上注于肺脉，乃化而为血，以奉生身，莫贵于此，故独得行于经隧，命曰营气。

又《灵枢·邪客》说：

营气者，泌其津液，注之于脉，化以为血，以荣四末，内注五脏六腑，以应刻数焉。

此处所引经文说明以下几个问题。

（1）营气出于中焦，为水谷之精微所生，注于肺脉则化而为血，成为血液的组成部分。所以马莳说："非谷气不能生此营气，非营气不能生血也。"张志聪也说："血之气为营气"。

（2）营气有营养作用。血液之所以能营于四末，和调于五脏，洒陈于六腑，以奉生身，全靠此营气。

（3）营在脉中，行有一定的速度，故可以"应刻数"（详见本节"营卫的运行"）。

（二）卫气的功能

《灵枢·本脏》说：

卫气者，所以温分肉，充皮肤，肥腠理，司开阖者也。……卫气和，则分肉解利，皮肤调柔，腠理致密矣。

《素问·调经论》说：

阳受气于上焦，以温皮肤分肉之间，今寒气在外，则上焦不通。上焦不通，则寒气独留于外，故寒栗。……上焦不通利，则皮肤致密，腠理闭塞，玄府不通，卫气不得泄越，故外热。

又《素问·痹论》说：

卫者，水谷之悍气也。其气慓疾滑利，不能入于脉也，故循皮肤之中，分肉之间，熏于肓膜，散于胸腹。

此处所引经文说明以下几个问题。

（1）卫气来自上焦，外达肌腠，温养皮肉；内至肓膜，温养内脏。

（2）卫气有卫外作用。"卫气和，则分肉解利，皮肤调柔，腠理致密。""肉腠闭拒，虽有大风苛毒，弗之能害。""开阖不得，寒气从之，乃生大偻。"可见卫气有温分肉、充皮肤、肥腠理、司开阖之功，即有抵抗外邪的功用。

（3）“卫气不得泄越，故外热”，说明卫气是一种热气。

三、营卫的病变

（一）营的病变

营是血液的组成部分，故其病在血分。如《灵枢·寿夭刚柔》说：

营之生病也，寒热少气，血上下行。

《素问·生气通天论》说：

营气不从，逆于肉理，乃生痈肿。

（二）卫的病变

卫气行于脉外分肉之间，充皮肤，肥腠理，司开阖，所以卫病在肌表气分。如《素问·调经论》说：

卫气不得泄越，故外热。

又《素问·风论》说：

风气与太阳俱入，行诸脉俞，散于分肉之间，与卫气相干，其道不利，故使肌肉愤䐜而有疡，卫气有所凝而不行，故其肉有不仁也。

《灵枢·寿夭刚柔》说：

卫之生病也，气痛时来时去，怫忾贲响。

四、营卫的运行

（一）营气的运行

《灵枢·营气》：

黄帝曰：营气之道，内谷为宝。谷入于胃，乃传之肺，流溢于中，布散于外，精专者行于经隧，常营无已，终而复始，是谓天地之纪。故气从太阴出，注手阳明，上行注足阳明，下行至跗上，注大指间，与太阴合，上行抵髀。从脾注心中，循手少阴，出腋下臂，注小指，合手太阳，上行乘腋，出𩑶内，注目内眦，上巅，下项，合足太阳，循脊下尻，下行注小指之端，循足心，注足少阴，上行注肾，从肾注心，外散于胸中。循心主脉，出腋下臂，出两筋之间，入掌中，出中指之端，还注小指次指之端，合手少阳，上行注膻中，散于三焦，从三焦注胆，出胁，注足少阳，下行至跗上，复从跗注大指间，合足厥阴，上行至肝，从肝上注肺，上循喉咙，入颃颡之窍，究于畜门。其支别者，上额，循巅下项中，循脊入骶，是督脉也，络阴器，上过毛中，入脐中，上循腹里，入缺盆，下注肺中，复出太阴。此营气之所行也，逆顺之常也。

从以上所引经文可看出，营气是循着十四经脉（即手足三阴三阳经脉和督脉、任脉）运行的。此处只述其大概，可在读过第四章以后，再回过头来复习一下。关于营气之循行，现依据原文作一简图如下（图2）。

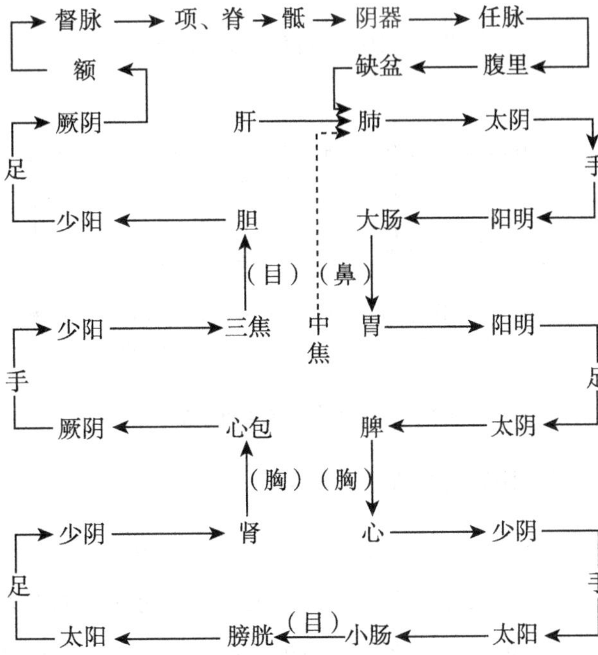

图2 营气循环运行示意图

（二）卫气的运行

卫气不行于经脉而依经脉以运行（图3、4）。其气慓疾滑利，故窜透放散而不能入于脉。《灵枢·卫气行》云：

阳主昼，阴主夜。故卫气之行，一日一夜五十周于身，昼日行于阳二十五周，夜行于阴二十五周，周于五脏。是故平旦阴尽，阳气出于目，目张则气上行于头，循项下足太阳，循背下至小指之端。其散者，别于目锐眦，下手太阳，下至手小指之间外侧。其散者，别于目锐眦，下足少阳，注小指次指之间。以上，循手少阳之分，侧下至小指之间。别者，以上至耳前，合于颔脉，注足阳明，以下行至跗上，入五指之间。其散者，从耳下下手阳明，入大指之间，入掌中。其至于足也，入足心，出内踝下，行阴分，复合于目，故为一周。……阳尽于阴，阴受气矣。其始入于阴，常从足少阴注于肾，肾注于心，心注于肺，肺注于肝，肝注于脾，脾复注于肾，为一周。

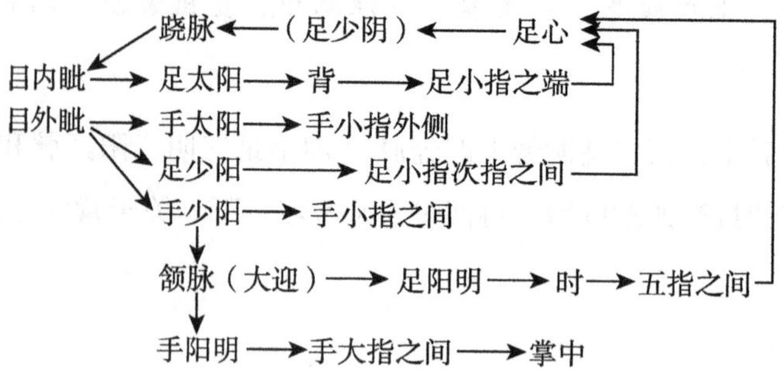

图3　卫行于阳之运行示意图

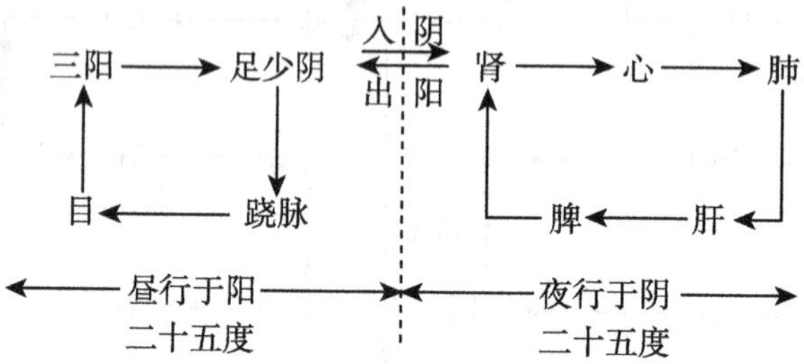

图4　卫气行于阴之运行示意图

卫气之运行，何以必经足少阴肾经？张景岳说：

> 盖人之所本，惟精与气。气为阳也，阳必生于阴。精为阴也，阴必生于阳。故营本属阴，必从肺而下行。卫本属阳，必从肾而上行，此即卫出下焦之义。而肾属水，水为气之本也。故上气海在膻中，下气海在丹田，而人之肺肾两脏，所以为阴阳生息之根本。

由此可知，卫气之生源实有二途，一为由饮食物较直接地产生，一为由肾间命门所产生。前者只在消化食物时产生，后者经常性地产生。前者“出上焦”，后者“出下焦”（“卫出下焦”见《灵枢·营卫生会》。但其仅有“卫出下焦”一语，未有明确解释，故张志聪认为“卫出下焦”之“下”字当是“上”字之误）。所以，进食之后，产生的卫气较多，而感到温暖；饥饿之时，上焦无卫气产生而卫气较少，故感觉冷（饥寒交迫就是这个道理）。因此，“卫出上焦”和“卫出下焦”并不矛盾。

五、营卫之间的关系

关于营卫之间的关系，《内经》中并无明文叙述。后世多有研究者，兹录一二，以见其大概。张景岳说：

> 营中未必无卫，卫中未必无营，但行于内者，便谓之营，行于外者，便谓之卫。此人身阴阳交感之道，分之则二，合之则一也。

张志聪说：

> 卫气……昼行于三阳之分，夜行于五脏之阴，与循经而行者，各走其道。盖卫气之循经而

行者，与脉内之营气，交相循度环转。昼行于阳，夜行于阴者，与脉外之营气相将而行，昼行于皮肤肌腠之间，夜行于五脏募原之内……是以平旦气出于阳而目张，暮则气入于阴而目瞑。

又说：

盖经脉之外，有充肤热肉之血气，皆为营气。当知脉外有营，与卫气相将出入者也。

以上二张之说，有共同之处，皆认为营卫本是阴阳对立的一个统一体。二者可以相互转化，营气可以出脉，出脉便称为卫；卫气可以入脉，入脉便称为营。但张志聪的说法，较张景岳的说法更进一步。他认为卫气之运行有两条道路，一是循经而行（即与营气同行于脉内），一是不循经而行（即与出脉之营气同行，昼行于三阳，夜行于五脏募原）。前者受昼夜动静卧起之影响较小，而经常运行于脉管之中。后者受昼夜动静卧起之影响而或出于三阳或入于阴分。指出这个问题对理解《内经》原文有一定的帮助。

出脉为卫，入脉为营，营中有卫，卫中有营的见解，验之临床，亦甚为符合。例如《伤寒论》说："病常自汗出者，此为荣气和。荣气和者，外不谐，以卫气不共荣气谐和故尔。以荣行脉中，卫行脉外，复发其汗，荣卫和则愈。宜桂枝汤。"营卫不和的病理机制，就是营中之卫气太多，迫使营卫出脉之量增加，而营卫入脉受其障碍，出现自汗出的症状。以桂枝汤治之，一方面减少其营气出脉之量，另一方面发散脉中较多的卫气，则脉内外之营卫出入复归于和谐而自汗出之症状自然痊愈。

第九节　精气津液血脉的相互关系

《灵枢·决气》说：

黄帝曰：余闻人有精气津液血脉，余意以为一气耳，今乃辨为六名，余不知其所以然。……六气者，各有部主也……然五谷与胃为大海也。

精气津液血脉本是一气。六气各有所主之部分，故可分之为六名。六气的生成都要依靠饮食提供原料，所以其又可称为一气。六者是可分而又不可分的一个统一整体。

一、精气津液血脉在生理方面的相互关系

（一）精

前面已经讲过，精有先天之精与后天之精的区别。这里所说的精，是指先天之精，即《灵枢·决气》所谓"两神相搏，合而成形，常先身生，是谓精"的"精"。既是先天之精，何以《灵枢·决气》说它也来源于水谷呢？因为精是构成人体的基本材料，虽受于父母，但必得水谷之气的不断供给，才能由少到多，由小到大，如此人才能逐渐发育成长。若得不到水谷之气的荣养，精就不可能生长壮大，更不能化生生殖下一代之精。因此，《内经》一方面指出精来源于父母，另一方面又

指出精是由水谷之气所化的（精之分先后天，是后世学者，为了便于说明问题而加以区别的。其实在《内经》中并无先后天之说），二者并不矛盾。

精不仅是构成人体的基本材料，而且具有生命力。《素问·评热病论》说：

人所以汗出者，皆生于谷，谷生于精。今邪气交争于骨肉而得汗者，是邪却而精胜也。精胜则当能食而不复热。复热者，邪气也。汗者，精气也。今汗出而辄复热者，是邪胜也。不能食者，精无俾也。

谷之所以能化为汗，是由于精的生命力。精无生命力则谷仍为谷而不能化为汗。所以说，汗生于谷，谷生于精。下文所说“精胜则当能食”，说明食谷以化生汗液是精的作用，所以又说“汗者，津气也”。谷食虽赖精的作用而后能化，但精又需要谷食以供给营养，所以又说“不能食者，精无俾也”。“俾”，益也。“精无俾”，犹言精失其养而有损无益也。

由此可见，“精”在人体中是最宝贵的物质，是气血津液等物质的决定者。精衰则气血津液俱衰，精充则气血津液亦充。所以《素问·金匮真言论》把精看成“身之本”，而《灵枢·决气》把精列为六气之首。

（二）气

《灵枢·决气》说：

上焦开发，宣五谷味，熏肤，充身，泽毛，若雾露之溉，是谓气。

由此可见，气之定义是：微细若“雾露”而有营养全身作用的物质。气可以由先天之精化生，亦可以由水谷之精化生。

先天之精可化生气，如《难经·八难》说：

所谓生气之原者……谓肾间动气也……故气者，人之根本也，根绝则茎叶枯矣。

后天之精可化生气，如《灵枢·营卫生会》说：

人受气于谷，谷入于胃，以传与肺，五脏六腑，皆以受气，其清者为营，浊者为卫……营卫者精气也。

先天之精所化之气，称为元气或生气；后天之精所化之气称为营气、卫气。

五脏六腑是由先天之精构成的，但脏腑之气以肾藏命门之原气为主。因此，脏腑之精所化之气但称心气、肝气、肺气、脾气、胃气等，而不称先天之气或元气。

不论原气还是脏腑之气，都必须在摄取空气或水谷之精之后才能化生。因此，脏腑之气是脏腑的活动能力的表现。水谷之气（营气、卫气）和空中之气是脏腑组织的营养物质。脏腑组织赖营养物质而能化气，营养物质赖脏腑活动力而能运行。因此，虽然气分有许多名称，但合之可称一气，如《灵枢·五味》说：

谷始入于胃，其精微者，先出于胃之两焦，以溉五脏，别出两行营卫之道。其大气之抟而不行者，积于胸中，命曰气海。

又《灵枢·邪客》说：

五谷入于胃也，其糟粕、津液、宗气分为三隧。故宗气积于胸中，出于喉咙，以贯心脉，而行呼吸焉。

又《灵枢·刺节真邪》说：

气积于胃，以通营卫，各行其道。宗气留于海，其下者，注于气街；其上者，走于息道。故厥在于足，宗气不下，脉中之血凝而留止。

以上三段经文所说的宗气实际上就是营气与卫气相合而成者，所不同者，行于脉内便称为营，出于脉外便称为卫，合于胸中以贯心脉便称为宗气。推本穷源，其均由水谷之精气、空中之气与先天之精气（卫出下焦）三者相合而成。

《灵枢·刺节真邪》说：

真气者，所受于天，与谷气并而充身也。……邪气者，虚风之贼伤人也，其中人也深，不能自去。正风者，其中人也浅，合而自去，其气来柔弱，不能胜真气，故自去。

《素问·离合真邪论》说：

真气者，经气也，经气太虚……泻之则真气脱，脱则不复，邪气复至，而病益蓄。……诛罚无过……真不可复；用实为虚，以邪为真，用针无义，反为气贼，夺人正气；以从为逆，荣卫散乱，真气已失，邪独内著，绝人长命，予人夭殃。

以上两段经文所说的真气其实就是宗气，也就是营气与卫气的统称，也就是正气，也就是经气。以其与非人身应有之气——邪气相对而言，则曰真气。正气，行于经脉则曰经气，在脉外则曰卫气，在脉内则曰营气，而归根到底仍不外乎水谷之精气、空中之气与先天之精气化合而成者。所以，张景岳说：

真气即元气也。气在天者，受于鼻，而喉主之；在水谷者，入于口，而咽主之。然钟于未生之初者，曰先天之气；成于已生之后者，曰后天之气。气在阳分，即阳气；在阴，即阴气；在表，曰卫气；在里，曰营气；在脾，曰充气；在胃，曰胃气；在上焦，曰宗气；在中焦，曰中气；在下焦，曰元阴元阳之气。

总之，气本身是微细如雾露的物质。气之运动流行赖脏腑经络之活动而形成。脏腑经络之活动又依赖气的滋养而维持。因此，气既可以作为描述细微物质之名词，如精气、营气、卫气、血气、水气、阳气、阴气等；又可以作为描述脏腑功能活动力，或生命力之名词，如心气、肝气、脾气、肺气、肾气、胃气、三焦之气、命门元气、经脉之气等。同时，也正因为，物质赖脏腑经络之功能活动而运行，脏腑经络赖物质的滋养而维持其运行，所以二者是既可分而又不可分的一个整体。例如，“脾气不濡，胃气乃源”的“脾气”与“胃气”，既是功能的，又是物质的。至于气之来源则不外乎先天精气、水谷之精气和肺吸入之大自然之气。

（三）津液

在习惯上常把津与液相提并论，很少把二者拆分开来。这是因为津与液都是液体。津与液之区别仅仅在于稀稠清浊和在里在表。清而稀者行于表，名为津；浊而稠者留于内，名为液。液出表便是津，津入里便是液。津液源于胃中水谷，由脾脉输布，出于肌表便为汗，入膀胱便为小便，分泌于口腔则为唾、为涎，出于目则为泪，出于鼻则为涕，在于脉便为血液之组成部分，入于骨空即为髓。兹引《内经》原文说明如下。

《素问·厥论》说：

脾主为胃行其津液者也。

此文说明，津液源于水谷，由脾脉而输布全身。

《灵枢·五癃津液别》说：

水谷入于口，输于肠胃，其液别为五。天寒衣薄则为溺与气，天热衣厚则为汗，悲哀气并则为泣，中热胃缓则为唾，邪气内逆则气为之闭塞而不行，不行则为水胀。……故三焦出气，以温肌肉，充皮肤，为其津；其流而不行者，为液。

溺、汗、泣、唾、气、水，都是津液所化。外行于肌肤者为津，流于内而不行于肌肤者为液，而津与液之来源则均为水谷。

又《灵枢·决气》说：

腠理发泄，汗出溱溱，是谓津。……谷入气满，淖泽注于骨，骨属屈伸，泄泽，补益脑髓，皮肤润泽，是谓液。

汗即津之出于肌表以外者，津是汗之原料。液为谷所化之气。谷气入脉而满溢于脉外，便是液。液能润滑关节，补益脑髓，润泽皮肤。

又《灵枢·口问》说：

液者，所以灌精濡空窍者也。

精即津液，津液能灌溉润泽空窍。空窍指耳、目、口、鼻。

又《灵枢·九针论》说：

五液：心主汗，肝主泣，肺主涕，肾主唾，脾主涎。此五液所出也。

汗、泣、涕、唾、涎，皆津液之所化，故称五液，津液本为血液之组成部分，所以张景岳说“汗为血之余”，心主血，故主汗。泣出于目，目为肝所主，故肝主泣。涕出于鼻，鼻为肺所主，故肺主涕。唾出于舌下，少阴脉挟舌本，故肾主唾。涎出于口，进食、思食则涎出，脾主饮食，故脾主涎。

以上所引经文，说明以下几个问题。

（1）津液来源于水谷，由脾脉输布于全身各部。

(2) 津液在脉内为血液之组成部分，出脉外则为气，温肌肉，充皮肤，而转化为津液。津液入于骨内则为髓。

(3) 津之在内者为液，液之在表者为津。津之与液并无不可逾越的界限。汗、溺、涕、泪、唾、涎、精、髓、血等，凡是液体状态之物质，均属津液之类。

（四）血

1. 血之来源与组成

《灵枢·决气》说：

> 何谓血？岐伯曰：中焦受气取汁，变化而赤，是谓血。

此文指出，血源于中焦水谷之气，为水谷之汁所化，汁即津液，这说明血之状态是液体，其色赤。

又《灵枢·营卫生会》说：

> 黄帝曰：愿闻中焦之所出。岐伯曰：中焦亦并胃中，出上焦之后。此所受气者，泌糟粕，蒸津液，化其精微，上注于肺脉，乃化而为血，以奉生身，莫贵于此，故独得行于经隧，命曰营气。……黄帝曰：夫血之与气，异名同类，何谓也？岐伯答曰：营卫者精气也，血者神气也，故血之与气，异名同类焉。

此文指出，血是中焦水谷之津液所化，津液中之精微注于肺脉乃化为血。精微所化之气即营卫，故曰“营卫者精气也”。血由心主，心主神明，故曰“血者神气也”。但其本源均为水谷之津液，分之则为营气、卫气，合之则为血，所以说“血之与气，异名同类”。

又《灵枢·血络论》说：

> 血气俱盛而阴气多者，其血滑，刺之则射。阳气蓄积，久留而不泻者，其血黑以浊，故不能射。新饮而液渗于络，而未合和于血也，故血出而汁别焉。其不新饮者，身中有水，久则为肿。

阴气即营气，阳气即卫气。卫气是浊气，必须要不断地放散，若久蓄而不散，则血液变浊、血色变黑。此说明血中有营卫。新饮之液渗于络而未和于血，说明血中有液。由此可见，营卫津液均是血之组成物质。血液的来源不仅是水谷之精微，血液的组成部分不仅是营卫、津液，第三章第二节“肾”条曾指出血与精髓之关系，即血能化生精髓，精髓亦能化为血液。此外，血之运行轨道是脉络，血之运行动力是膻中、心、肺，血为气母，气为血帅，以及心主血，肝藏血，脾统血等问题，均略见于前，兹不赘述。

2. 血之功用

血由营卫、津液、精髓等组成，故血之功用即营卫、津液、精髓之功用。但营卫、津液等物必须谐和。

《灵枢·本脏》说：

经脉者，所以行血气而营阴阳，濡筋骨，利关节者也。……是故血和则经脉流行，营复阴阳，筋骨劲强，关节清利矣。

《素问·调经论》说：

血气不和，百病乃变化而生。

血有“以奉生身”（见《灵枢·营卫生会》）“周于性命”（见《灵枢·本脏》），营养五脏六腑、四肢百骸之功，但必血气谐和乃成此功。若血气不和，则变生百病，所以《素问·八正神明论》说：“血气者人之神，不可不谨养。”

（五）脉

脉之生理已详见于第三章第七节，此处不再重复。

二、精气津液血脉在病理上的相互影响

精气津液血脉是人体营养之本、生命能力之泉源。六者均为人体正气之组成部分。正气只宜充足不宜亡失。若有亡失，便成疾病，甚至死亡。

《灵枢·决气》说：

精脱者，耳聋。气脱者，目不明。津脱者，腠理开，汗大泄。液脱者，骨属屈伸不利，色夭，脑髓消，胫酸，耳数鸣。血脱者，色白，夭然不泽，其脉空虚。

“脱”者，损耗过多，行将竭尽之谓。

耳为肾窍，肾藏精，精脱则肾虚，肾虚故耳聋。

“五脏六腑之精气皆上注于目”（《灵枢·大惑论》），真气脱则脏腑之气衰，故目不明。

津能充养皮肤，津不亡失则皮肤致密，若津液亡失过多则皮肤失养而松弛，以致汗出不止（例如，剧烈吐泻之后，往往有大汗不止之证）。故津脱者，汗大泄。

液能滑润关节，补益脑髓，润泽皮肤，故液脱则见“骨属屈伸不利，色夭，脑髓消，胫酸，耳数鸣”之症。

血充于脉络，其华在面，其荣在色，所以血脱则见“色白，夭然不泽，其脉空虚”之症。

脉赖血气之流行而见。精气津液均为血之组成部分，凡脱证，均可见“其脉空虚”之症。因此，无脉脱之名。精气津液与血脉相互为根，所以上述五种脱证仅是就其直接的功用而言，事实上这些脱证常常交错互见。如《伤寒论》所说“发汗遂漏不止，其人恶风，小便难，四肢微急，难以屈伸”（太阳篇二十条）之津脱而见液脱之证；“此必两耳聋无闻也，所以然者，以重发汗，虚故如此”（太阳篇二十五条）之津伤而见精脱之证；“假令尺中迟者，不可发汗，何以知然？以荣气不足，血少故也”（太阳篇五十条）之血少而不能发汗（因津伤则血更虚故也）之证等。其所说“衄家不可发汗”（太阳篇八十六条）、“亡血家不可发汗”（太阳篇八十七条）也是因为津液与血本是一体。所以，《灵枢·营卫生会》说：

故血之与气，异名同类焉。故夺血者无汗，夺汗者无血，故人生有两死而无两生。

总之，精或气或津或液或血衰竭的临床症状常交相及见，这种情况反映了人体内部的有机联系，证明了《内经》精气津液血脉为一气的理论的正确性。

第四章　经　　络

第一节　经脉的概念

一、经络的意义

经络是人体血气运行的通路，包括十二经脉、奇经八脉、十五别络等。一般地说，十二经脉与奇经通行之处称经，古人将之比作水道之江河，树木之本干，而络则分布于诸经之间，犹如水道之的沟渎，树木之枝丫。滑伯仁所说“经者，以血气流行，经常不息者而言……络脉者，本经之旁支，而别出以联络于十二经者也”也是这个意思。

由于十二经脉借络脉之传注，构成了整体循环的通路，所以临床上多以十二经脉为中心体系，来指导实践。

二、经脉的作用

人体有五脏六腑、四肢百骸、五官、皮肉、毛发等，它们各具有不同的生理功能，在日常生活中进行着有机的整体活动，使体内外保持着平衡和协调。这主要是依赖经络在其间建立的系统的密切关系而完成的。此外，经络在发病机转和诊断治疗上，均有着重要的意义，兹分别概述如下。

（一）经脉在生理上的作用

《灵枢·海论》所说“夫十二经脉者，内属于脏腑，外络于肢节”及张志聪所说“皮肤与络脉相通而内连脏腑”，都说明经脉将人体内而五脏六腑，外而四肢百骸、皮肤肌肉联系起来，所以十二经脉的命名，都冠以脏、腑、手、足的名称（如手太阴肺经、足阴明胃经）。这说明经脉是内脏与体表四肢的连接通路。

《灵枢·本脏》说：“经脉者，所以行血气而营阴阳，濡筋骨，利关节者也。”这说明血气虽然是奉养人身、周全性命的重要物质，但必须由经脉来运行才得以循环不息，才能使阴阳维持平衡，使筋、骨、皮、肉等获得营养的补给，从而进行新陈代谢等活动。其之所以能够如此，是因为经脉之气——经气的运动功能，而经气则依赖于气血的充养，所以经脉与气血，是在相互为用的基础上结合的。

由于气血出自中焦，所以经脉的循行从中焦开始，先上注于肺，然后依次行于手太阴肺经、手阳明大肠经、足阳明胃经、足太阴脾经、手少阴心经、手太阳小肠经、足太阳膀胱经、足少阴肾经、手厥阴心包经、手少阳三焦经、足少阳胆经、足厥阴肝经，最后复还于肺，从而构成了十二经脉循环体系。

（二）经脉在病理上的作用

当外邪侵犯人体时，如果经气失常，不能发挥其应有的抵御作用，病邪便可以通过经络，由表传里，由下传上。《素问·皮部论》说：

> 凡十二经络脉者，皮之部也。是故百病之始生也，必先于皮毛，邪中之则腠理开，开则入客于络脉，留而不去，传入于经，留而不去，传入于腑，廪于肠胃。

这具体地说明了外邪伤人，一般多引起皮毛病，但由于表里之间有经络，所以邪气可凭借经络逐步深入及于脏腑。例如，下肢受寒往往可以引起头痛鼻塞，也可以引起腹部疼痛、泄泻。这就是寒邪借经络由表传里、自下传上的明证。但是五脏内生之疾病，也会在其所属经络循行的部位上发生症状，且这在临床上是常常可以见到的，如肺病见膺痛、臂痛，心病见胸痛、臂痛，肝病见胁痛等。

因此说，经络为五脏六腑交通运行之道、气血运行之路，如果经络失常，则气血不和，百病由此而生。

（三）经脉在诊断上的作用

《灵枢·卫气》说：

> 能别阴阳十二经者，知病之所生，候虚实之所在，能得病之高下。

这说明掌握经络学说对推求疾病之原因、明确疾病之性质、观察疾病之部位等，有着重要的意义。

在临床运用望、闻、问、切四诊诊断时，如果根据病者自觉症状，或医者施行一般触诊所得的他觉症状，视其部位与某一经或数经有关，便可更加明确地诊断为某一经或数经的病变，这对推求病因及确定病名、掌握病位，是非常有利的。例如，十二经脉的证候，即在经络学说基础上的归纳总结。又如，张仲景《伤寒论》所运用的六经分证法则，亦是在经络学说上发展出来的，如太阳病之所以会有头痛项强等症，就是因为足太阳经分布在头项腰背；少阳病之所以会有胁痛、耳聋等症，就是因为足少阳经循胁而络于耳等。

（四）经脉在治疗上的作用

在治疗上，无论对药饵内治，还是对针灸外治，经络同样起着重要的作用。如针灸手足部腧穴能作用于头面及内脏的疾病，内服药饵能作用于脏腑和体表疾病，莫不由于经络。因此，古人依据药物的主治作用和气味性能，结合经络脏腑，制订出所有药物的归经法则。所以，在临床治疗工作中，要掌握经络学说，才能准确地选药，或依经取穴，进行治疗，从而收到理想的效果。

以药饵内治，如麻黄、柴胡、葛根三药都是治疗头痛的药物，但三药的性能和主治作用不同，归经亦不同，而头痛又因受邪部位不同而有不同的疼痛部位，所以麻黄治太阳经头痛（痛在脑后及顶部），柴胡治少阳经头痛（痛在两侧或一侧的偏头痛），葛根治阳明经头痛（痛在前额及眉棱骨部）。

以针灸外治上述之头痛，除取疼痛部位的腧穴治疗外，还须循经取穴，以加强疗效，如太阳经头痛当取手部后溪穴或足部昆仑穴来治疗，少阳经头痛当取手部液门穴或足部窍阴穴来治疗，阳明经头痛则取手部合谷穴或足部内庭穴来治疗。

综上所述，经络不仅对人体的生理功能和发病机转有着重要意义，而且也是诊断治疗的重要依据。《灵枢·经脉》说：

> 经脉者，所以能决死生，处百病，调虚实，不可不通。

"决死生"，即诊断。"处百病，调虚实"，即处方治疗。由此可见，经络是贯穿在整个理、法、方、药之中的，内、外、针灸各科医生都必须掌握经络的循行，才能在临床上发挥其作用。

三、经脉循行与证候的关系

经脉的内连脏腑、外属肢节，是天然的客观存在，而不是抽象的概念。经脉维系脏腑与体表，故营运的气血、濡养百骸的经髓、外在的病变，可以通过经脉影响其所属的脏腑，而各个脏腑的病变亦必表现于其所主经络的循行部位。按照疾病表现的部位，我们可以了解病在何经何脏，而予以适当治疗。所以，经脉不但是针灸治疗的依据，而且是一切疾病辨证论治的依据。张仲景曾经说：

> 凡欲和汤、合药、灸刺之法，宜应精思，必通十二经脉，知三百六十孔穴，营卫气行，知病所在。

喻嘉言所说"凡治病不明脏腑经脉，开口动手便错"，于此亦宜深省焉。

第二节　十二经脉的循行部位与证候

一、手太阴肺经

（一）循行部位

手太阴肺经起于中焦，向下联络大肠[①]，回绕胃的上口[②]，穿过膈膜[③]，入属肺脏[④]，沿着喉咙[⑤]，横出斜对腋下，下行沿上臂内侧[⑥]，行在手少阴经和手厥阴经的前面，直下至肘内[⑦]，再向下沿着臂侧[⑧]，至掌后高骨的下面，即寸口动脉处[⑨]，通过寸口，到鱼际的边缘[⑩]，出拇指内（桡）侧尖端[⑪]；它的支脉，从手腕后直达食指的尖端，与手阳明大肠经相接。（图5、6）（文中序号，与经脉循行图中序号一致。图 7 ~ 44 同此。）

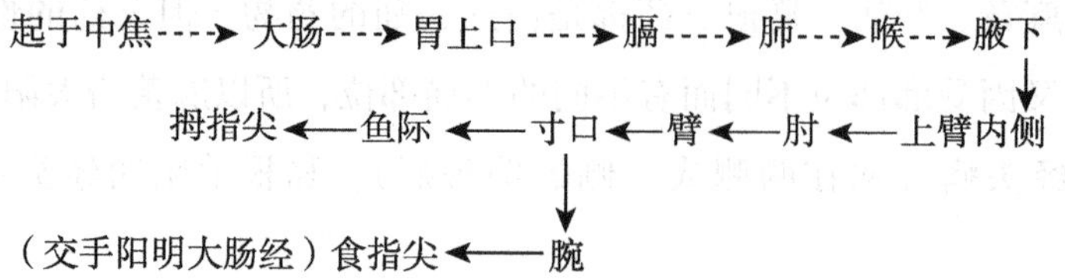

图 5　手太阴肺经循行示意图

（二）证候

本脏经络发病时，会见咳嗽、喘息、胸满、缺盆中痛、肩背及臂内侧前缘痛、怕冷或手心发热等症，伤于风寒则见发热汗出等症。

（三）原文引证

《灵枢 · 经脉》说：

肺手太阴之脉，起于中焦，下络大肠，还循胃口，上膈，属肺，从肺系横出腋下，下循臑内，行少阴心主之前，下肘中，循臂内上骨下廉，入寸口，上鱼，循鱼际，出大指之端；其支者，从腕后直出次指内廉，出其端。

是动则病肺胀满，膨膨而喘咳，缺盆中痛，甚则交两手而瞀，此为臂厥。是主肺所生病者，咳，上气喘喝，烦心胸满，臑臂内前廉痛厥，掌中热。气盛有余，则肩背痛，风寒，汗出中风，小便数而欠；气虚则肩背痛寒，少气不足以息，溺色变。

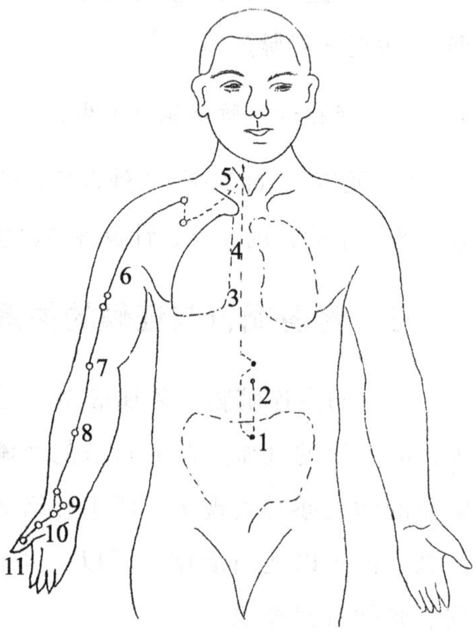

图 6　手太阴肺经循行图

○本经的腧穴　--------本经无穴通路

●他经的腧穴　○——○本经有穴通路

（图 7 ~ 44 同此）

二、手阳明大肠经

（一）循行部位

手阳明大肠经起于食指尖端①，沿食指内侧上缘通过拇指食指后歧骨间的合谷②，上入腕侧两筋凹陷处，沿前臂上行③，至肘外侧④，再沿上臂前侧⑤，上肩⑥，沿肩峰前缘⑦向后与诸阳经相会于大椎⑧，复向前入缺盆⑨，联络肺脏⑩，下膈⑪，入属大肠本腑⑫；它的支脉从缺盆上走颈部⑬，通过颊部⑭，入下齿龈⑮，还出挟口唇⑯，左右两脉交会于人中，且自此，左脉走右，右脉走左，挟于鼻孔两侧⑰，上行与足阳明胃经相接。（图 7、8）

起于食指 ⟶ 合谷 ⟶ 臂 ⟶ 肘 ⟶ 上臂外侧前缘 ↓

（交足阳明胃经）鼻 ⇠ 口 ⇠ 下齿 ⇠ 颊 ⇠ 颈 ⇠ 缺盆 ⇠ 大椎 ⇠ 肩

缺盆 ⇣ 肺 ⇠ 膈 ⇠ 大肠

图 7　手阳明大肠经循行示意图

（二）证候

本腑经络发病时，会见到目黄、口干、齿痛、鼻流清涕，或出血、颈肿、咽喉肿胀、肩臂痛、食指痛不能运动等症，并且有时会见经脉所过之处发热肿起或发冷等。

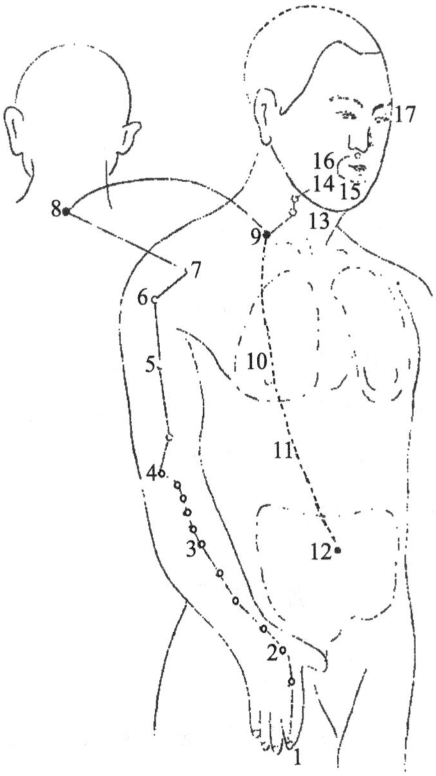

图 8　手阳明大肠经循行图

（三）原文引证

《灵枢·经脉》说：

大肠手阳明之脉，起于大指次指之端，循指上廉，出合谷两骨之间，上入两筋之中，循臂上廉，入肘外廉，上臑外前廉，上肩，出髃骨之前廉，上出于柱骨之会上，下入缺盆，络肺，下膈，属大肠；其支者，从缺盆上颈，贯颊，入下齿中，还出挟口，交人中，左之右，右之左，上挟鼻孔。

是动则病齿痛，颈肿。是主津液所生病者，目黄口干，鼽衄，喉痹，肩前臑痛，大指次指痛不用。气有余则当脉所过者热肿；虚则寒栗不复。

三、足阳明胃经

（一）循行部位

足阳明胃经起于鼻梁凹陷部①，下与手阳明大肠经迎香穴相接②，旁纳足太阳膀胱经③，复沿承泣、四白二穴下行鼻外，入上齿部④，还出环绕口唇⑤，交于任脉的承浆穴⑥，再向后沿腮下后方的大迎穴⑦，经过颊车⑧，上行耳前过足少阳胆经客主人穴⑨，沿发际⑩，至额颅⑪；它的支脉⑫，从大迎前下走人迎穴，沿喉咙，入缺盆⑬，下膈膜⑭，入属胃腑⑮，联络脾脏；直行的脉，从缺盆下行⑯，经乳部，再下挟脐入下腹两侧的气冲穴⑰；另一支脉，从胃下口下走腹里⑱，到气冲穴处和本经直行的脉相合⑲，下至膝上的髀关⑳和伏兔穴㉑，再下到膝盖㉒，沿胫骨前外侧㉓下行至足面，入足次趾外侧㉔，出其端；又一支脉，从膝下三寸㉕，下行入足中趾㉖，出其端；又一支脉从足面走㉗，入足大趾内侧㉘出其端，与足太阴脾经相接。（图 9、10）

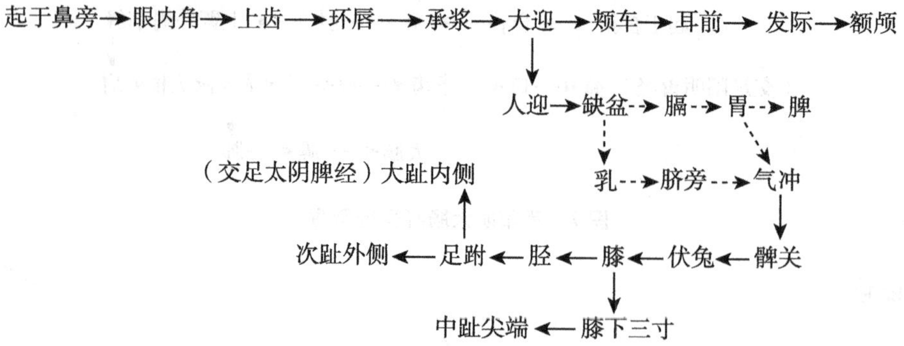

图9　足阳明胃经循行示意图

（二）证候

本腑经络发病时，会见鼻出血、口眼㖞斜、唇生疮、喉头肿胀、腹胀鸣响，或易饥饿、水肿等，或膝盖等胸腹下肢凡本经循行所到之处都痛；其他如恶寒、呵欠、高热、发狂、小便色黄等症。

（三）原文引证

《灵枢·经脉》说：

胃足阳明之脉，起于鼻，交頞中，旁纳太阳之脉，下循鼻外，入上齿中，还出挟口环唇，下交承浆，却循颐后下廉，出大迎，循颊车，上耳前，过客主人，循发际，至额颅；其支者，从大迎前下人迎，循喉咙，入缺盆，下膈，属胃，络脾；其直者，从缺盆下乳内廉，下挟脐，入气街中；其支者，起于胃口，下循腹里，下至气街中而合，以下髀关，抵伏兔，下膝膑中，下循胫外廉，下足跗，入中指内间；其支者，下膝三寸而别，下入中指外间；其支者，别跗上，入大指间，出其端。

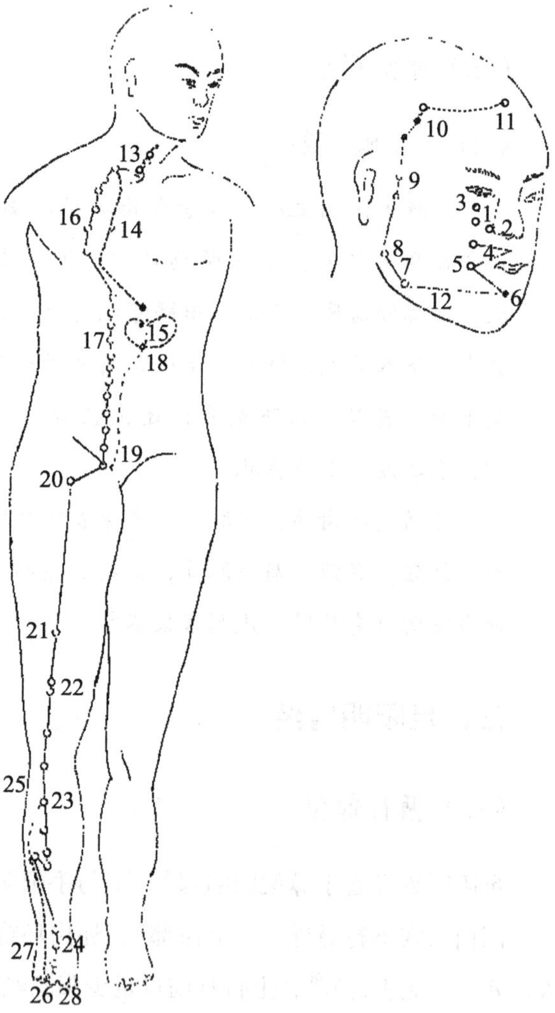

图10　足阳明胃经循行图

是动则病洒洒振寒，善伸数欠，颜黑，病至则恶人与火，闻木声则惕然而惊，心欲动，独闭户塞牖而处，甚则欲上高而歌，弃衣而走，贲响腹胀，是为骭厥。是主血所生病者，狂疟，温淫汗出，鼽衄，口㖞唇胗，颈肿喉痹，大腹水肿，膝膑肿痛，循膺、乳、气街、股、伏兔、骭外廉、足跗上皆痛，中指不用。气盛则身以前皆热，其有余于胃，则消谷善饥，溺色黄；气不足则身以前皆寒栗，胃中寒则胀满。

四、足太阴脾经

（一）循行部位

足太阴脾经起于足大趾尖端[1]，沿大趾内侧赤白肉际，过足大趾本节后[2]，上行至内踝前面[3]，再上腿肚[4]，沿胫骨内侧后方[5]，穿出足厥阴经的前面[6]，上过膝[7]，经股内侧前缘，直抵腹内[8]，入属脾脏[9]，联络胃腑，上过膈[10]，经日月、期门，沿乳外侧至周荣穴[11]，下行至大包穴[12]，再自大包穴外上行，挟咽喉[13]，连舌根，散于舌下；它的支脉[14]，从胃上过膈，至心中[15]，与手少阴心经相接。（图 11、12）

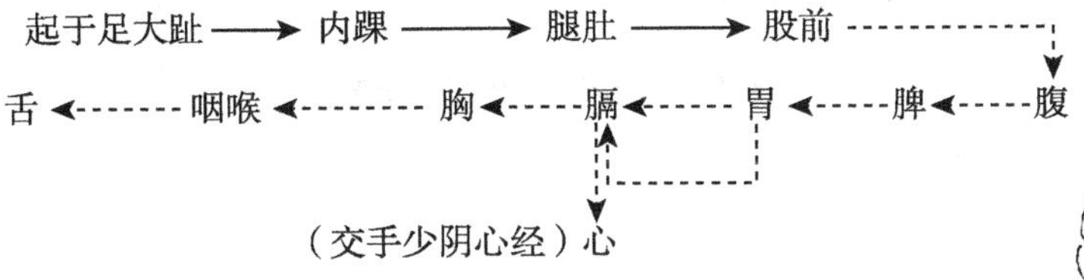

图 11　足太阴脾经循行示意图

（二）证候

本脏经络发病时，可见舌根强硬疼痛、食入呕吐、脘痛腹胀、身体沉重、嗳气频作而得大便和矢气后便感轻快、心中烦、心下急痛、大便溏薄、泄泻、痢疾、黄疸、不能安卧、勉强站立则膝股内肿胀发冷、足大趾不能运动等症。

（三）原文引证

《灵枢·经脉》说：

脾足太阴之脉，起于大指之端，循指内侧白肉际，过核骨后，上内踝前廉，上踹内，循胫骨后，交出厥阴之前，上膝股内前廉，入腹，属脾，络胃，上膈，挟咽，连舌本，散舌下；其支者，复从胃别上膈，注心中。

是动则病舌本强，食则呕，胃脘痛，腹胀，善噫，得后与气则快然如衰，身体皆重。是主脾所生病者，舌本痛，体不能动摇，食不下，烦心，心下急痛，溏瘕泄，水闭，黄疸，不能卧，强立股膝内肿厥，足大指不用。

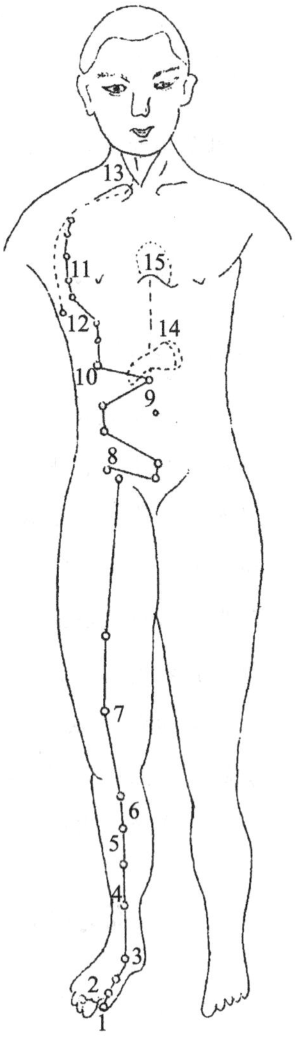

图 12　足太阴脾经循行图

五、手少阴心经

（一）循行部位

手少阴心经起于心中①，出属心所系附之脉（心系），下过膈膜，联络小肠②；它的支脉③，从心系，挟咽喉④，联系于眼睛连胸的络脉（目系）⑤；直行的脉⑥，从心系至肺，横出腋下，沿上臂内侧后缘⑦，行于手太阴和手厥阴两经后面，下肘⑧，沿前臂内侧后缘，至掌后小指侧高骨尖端⑨，走入掌内⑩，沿小指内侧至小指尖端⑪，与手太阳小肠经相接。（图 13、14）

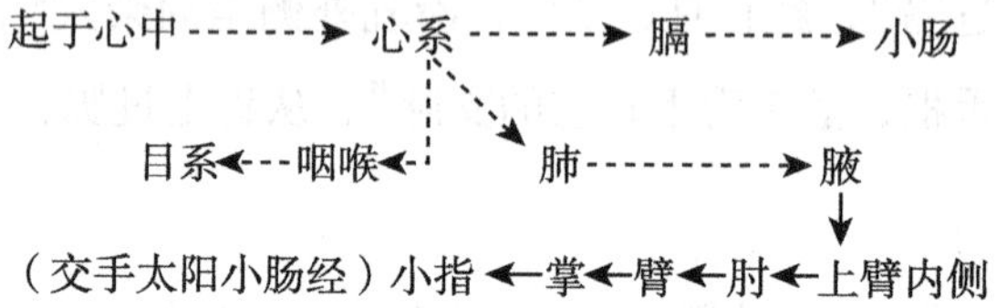

图 13　手少阴心经循行示意图

（二）证候

本脏经络发病时，会见目黄、口渴、咽干、心痛、胁痛、上臂内侧痛而发冷，或掌心发热等症。

（三）原文引证

《灵枢·经脉》说：

> 心手少阴之脉，起于心中，出属心系，下膈，络小肠；其支者，从心系上挟咽，系目系；其直者，复从心系却上肺，下出腋下，下循臑内后廉，行太阴心主之后，下肘内，循臂内后廉，抵掌后锐骨之端，入掌内后廉，循小指之内，出其端。
>
> 是动则病嗌干，心痛，渴而欲饮，是为臂厥。是主心所生病者，目黄，胁痛，臑臂内后廉痛厥，掌中热痛。

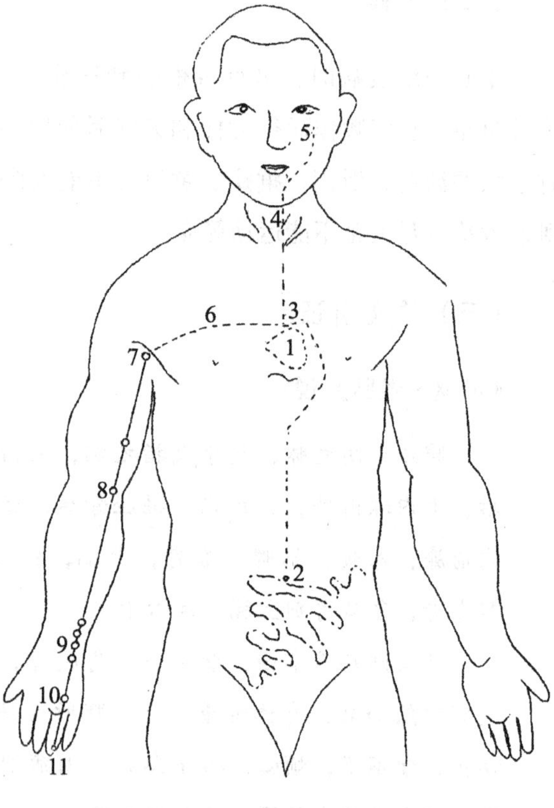

图 14　手少阴心经循行图

六、手太阳小肠经

（一）循行部位

手太阳小肠经起于手小指尖端①，沿手外侧

（尺侧）至腕②，过高骨，直上沿前臂后缘③，出肘内侧两骨之间，再沿上臂外侧后缘④，出肩后骨缝⑤，绕肩胛⑥，交肩上⑦，与诸阳经相会于大椎，再下入缺盆⑧，联络心脏⑨，沿食道⑩，下膈膜⑪，至胃⑫，下行入属小肠本腑⑬；它的支脉⑭，从缺盆，沿颈⑮，上颊⑯，至眼外角⑰，转入耳内⑱；又一支脉，从颊部别走目眶下，抵鼻⑲，到眼内角⑳，斜络于颧骨部㉑，与足太阳膀胱经相接。（图 15、16）

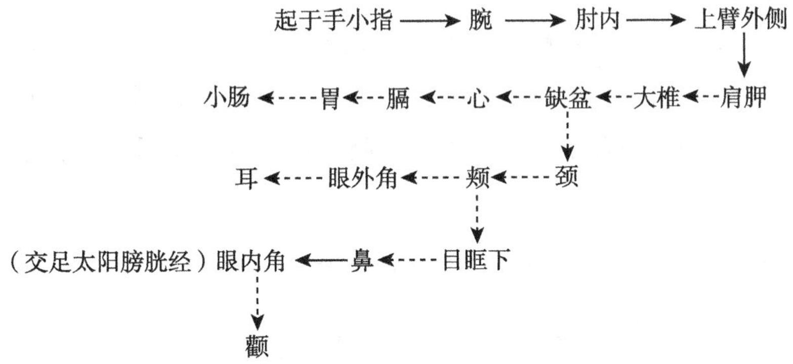

图 15　手太阳小肠经循行示意图

（二）证候

本腑经络发病时，会见到耳聋、目黄、颊肿、咽喉痛、颔肿不利转动、肩至前臂外侧后缘痛等症。

（三）原文引证

《灵枢·经脉》说：

小肠手太阳之脉，起于小指之端，循手外侧上腕，出踝中，直上循臂骨下廉，出肘内侧两筋之间，上循臑外后廉，出肩解，绕肩胛，交肩上，入缺盆，络心，循咽，下膈，抵胃，属小肠；其支者，从缺盆循颈上颊，至目锐眦，却入耳中；其支者，别颊上颇，抵鼻，至目内眦，斜络于颧。

是动则病嗌痛，颔肿，不可以顾，肩似拔，臑似折。是主液所生病者，耳聋目黄，颊肿，颈、颔、肩、臑、肘、臂外后廉痛。

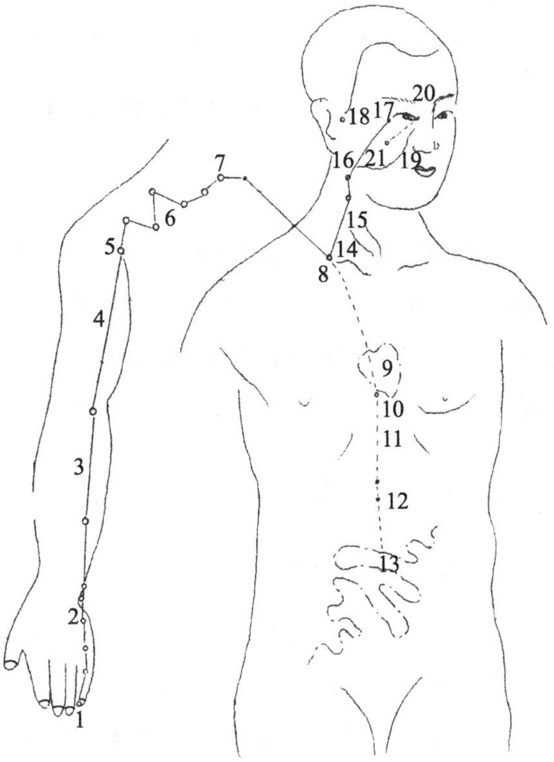

图 16　手太阳小肠经循行图

七、足太阳膀胱经

（一）循行部位

足太阳膀胱经起于眼内角[1]，沿额上走[2]，交会于巅顶[3]；它的支脉[4]，从巅顶至耳上角；直行的脉[5]，从巅顶入里络脑，还出后下项[6]，沿肩膊内挟脊[7]，至腰中[8]，由膂部下行深入内腔[9]，联络肾脏[10]，入属膀胱本腑[11]；又一支脉[12]，从腰挟脊而下，通过臀部，下入腘中[13]；还有一支脉[14]，从肩膊内左右下胛，挟脊[15]，经股外侧后方下行[16]，与前一支脉会合于腘中[17]，再下至腿肚[18]，出足外踝后方[19]，沿足小趾本节后的高骨[20]，至足小趾外侧尖端[21]，与足少阴肾经相接。（图 17、18）

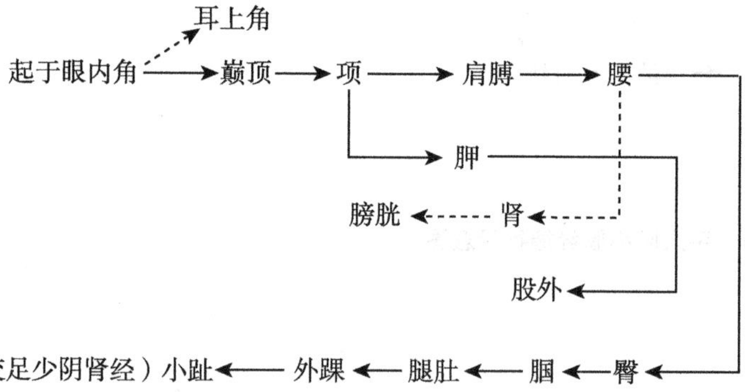

图 17　足太阳膀胱经循行示意图

（二）证候

本腑经络发病时，会见到癫狂、疟疾、目黄、流泪、鼻流清涕，或出血、头时痛、目似脱、项似拔、腰脊痛如折、股关节不能屈、腘与腿肚抽搐疼痛如结如裂、脚痛、小趾不能运动等症。

（三）原文引证

《灵枢·经脉》说：

膀胱足太阳之脉，起于目内眦，上额，交巅；其支者，从巅至耳上角；其直者，从巅入络脑，还出别下项，循肩髆内，挟脊抵腰中，入循膂，络肾，属膀胱；其支者，从腰中下挟脊，贯臀，入腘中；其支者，从髆内左右别下贯胛，挟脊内，过髀枢，循髀外，从后廉下合腘中，以下贯踹内，出外踝之后，循京骨，至小指外侧。

是动则病冲头痛，目似脱，项如拔，脊痛，腰似折，髀不可以曲，腘如结，踹如裂，是为踝厥。是主筋所生病

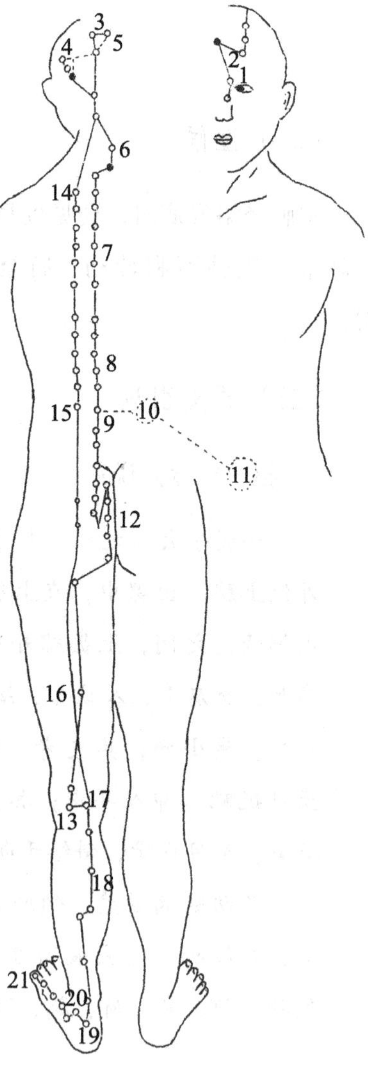

图 18　足太阳膀胱经循行图

者，痔，疟，狂，癫疾，头囟项痛，目黄，泪出，鼽衄，项、背、腰、尻、腘、踹、脚皆痛，小指不用。

八、足少阴肾经

（一）循行部位

足少阴肾经起于足小趾下①，斜走足心，出内踝前大骨下凹陷中②，再沿内踝骨后③，转走足跟④，由此上腿肚内侧⑤，出腘内侧⑥，上股内后侧⑦，通过脊内入属肾脏⑧，下行联络膀胱⑨；直行的脉⑩，从肾上行，至肝⑪，通过膈膜入肺⑫，沿喉咙⑬，挟舌根⑭；它的支脉⑮，从肺出，络心脏⑯，注于胸中，与手厥阴心包经相接。（图 19、20）

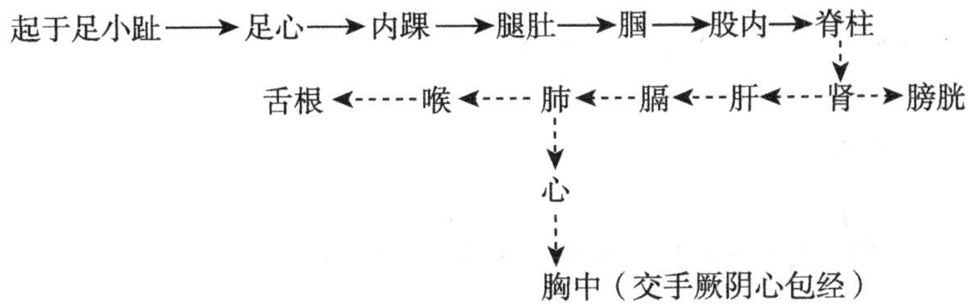

图 19　足少阴肾经循行示意图

（二）证候

本脏经络发病，会见颜黑、目昏眩、饥饿而不欲进食、口热、舌干、咽喉肿痛、喘咳唾血、坐而欲起、心中动荡不宁好像饥饿似的、经常恐惧、心烦、心痛、黄疸、下痢、脊痛及股内后缘疼痛、痿弱清冷、好躺卧、足下热而疼痛等症。

（三）原文引证

《灵枢·经脉》说：

肾足少阴之脉，起于小指之下，邪走足心，出于然谷之下，循内踝之后，别入跟中，以上踹内，出腘内廉，上股内后廉，贯脊，属肾，络膀胱；其直者，从肾上贯肝膈，入肺中，循喉咙，挟舌本；其直者，从肺出络心，注胸中。

是动则病饥不欲食，面如漆柴，咳唾则有血，喝喝而喘，坐而欲起，目晾晾如无所见，心如悬若饥状，气不足则善恐，心惕惕如人将捕之，是为骨厥。是主肾所生病

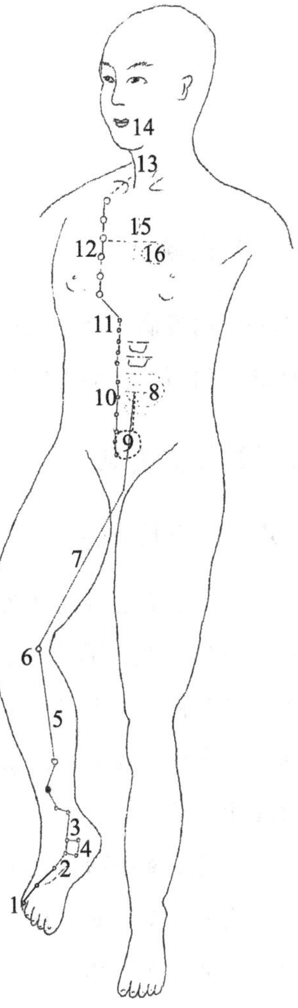

图 20　足少阴肾经循行图

者，口热舌干，咽肿上气，嗌干及痛，烦心心痛，黄疸，肠澼，脊股内后廉痛，痿厥嗜卧，足下热而痛。

九、手厥阴心包经

（一）循行部位

手厥阴心包经起于胸中①，属于心包经，下膈膜②，从胸至腹③，依次联络上、中、下三焦；它的支脉从胸④走胁⑤，当腋下三寸处⑥，上行至腋，沿上臂内侧⑦手太阴肺经和手少阴心经中间，入肘中⑧，下行前臂两筋之间⑨，入掌内⑩，沿中指直达尖端⑪；又一支脉从掌内沿无名指直达尖端⑫，与手少阳三焦经相接。（图 21、22）

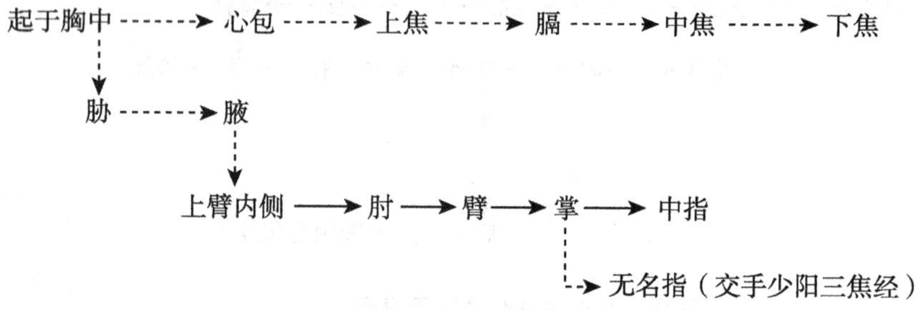

图 21　手厥阴心包经循行示意图

（二）证候

本脏经络发病，会见到心痛、心烦、手心发热、肘臂拘挛、腋下肿，甚则胸胁支满、心动荡不安、面赤、目黄、喜笑不休等症。

（三）原文引证

《灵枢·经脉》说：

心主手厥阴心包络之脉，起于胸中，出属心包络，下膈，历络三焦；其支者，循胸出胁，下腋三寸，上抵腋下，循臑内，行太阴少阴之间，入肘中，下臂，行两筋之间，入掌中，循中指，出其端；其支者，别掌中，循小指次指出其端。

是动则病手心热，臂肘挛急，腋肿，甚则胸胁支满，心中憺憺大动，面赤目黄，喜笑不休。是主脉所生病者，烦心心痛，掌中热。

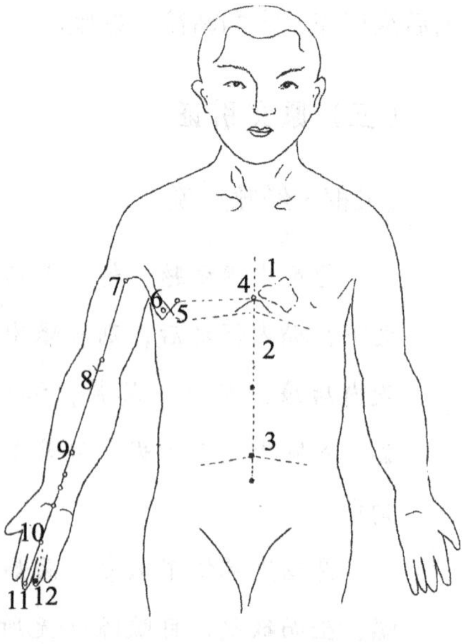

图 22　手厥阴心包经循行图

十、手少阳三焦经

（一）循行部位

手少阳三焦经起于无名指尖端①，上行沿手背②、腕部③，出前臂外侧两骨中间④，上过肘⑤，沿上臂外侧⑥，上肩⑦，至肩井穴处⑧与足少阳胆经相交，下入缺盆⑨，分布于两乳之间的膻中部⑩，与心包相联络，下过膈膜⑪，从胸至腹，属于上、中、下三焦；它的支脉⑫，从膻中，上出缺盆，与诸阳经交会于大椎⑬，上走项⑭；沿耳后⑮直上，出耳上角⑯，屈曲下行⑰，由颊至于眼眶下；它的支脉，从耳后入耳中，出耳前⑱，过客主人，至眼外角⑲与足少阳胆经相接。（图 23、24）

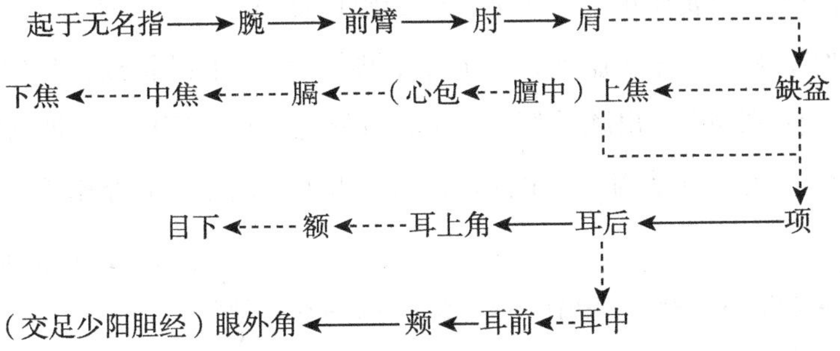

图 23　手少阳三焦经循行示意图

（二）证候

本腑经络发病，会见到耳聋、耳鸣、咽喉肿痛、痛、无名指不能运动等症。

（三）原文引证

《灵枢·经脉》说：

三焦手少阳之脉，起于小指次指之端，上出两指之间，循手表腕，出臂外两骨之间，上贯肘，循臑外上肩，而交出足少阳之后，入缺盆，布膻中，散络心包，下膈，循属三焦；其支者，从膻中上出缺盆，上项，系耳后，直上出耳上角，以屈下颊至䪼；其支者，从耳后入耳中，出走耳前，过客主人前，交颊，至目锐眦。

是动则病耳聋浑浑焞焞，嗌肿喉痹。是主气所生病者，汗出，目锐眦痛，颊痛，耳后、肩、臑、肘、臂外皆痛，小指次指不用。

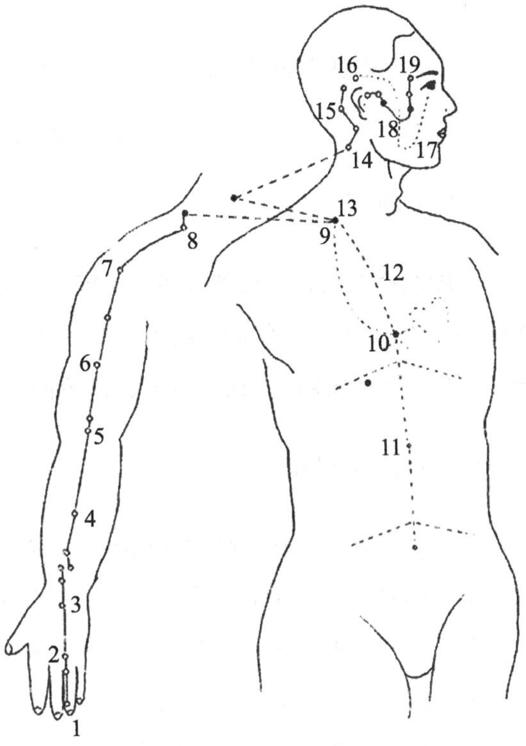

图 24　手少阳三焦经循行图

十一、足少阳胆经

（一）循行部位

足少阳胆经起于眼外角[1]，至耳垂前正会穴，上抵头角（颔厌穴处）[2]，向下至曲鬓穴处沿耳上角，环行至完骨穴[3]，又自完骨穴向上方折回，上过角孙穴，沿本神穴，过曲差穴[4]，至眼内角[5]，复以眼内角折回上行，经过临泣穴到风池穴[6]，向下沿颈，至肩[7]，于肩井穴处与手少阳三焦经相交，向下入缺盆[8]；它的支脉[9]，从耳后入耳内，出走耳前，至眼外角处；又一支脉，从眼外角，下走大迎[10]，与手少阳三焦经会于目眶下[11]，下颊车[12]，至颈与前入缺盆的脉相合，向下走胸中[13]，通过膈膜[14]，联络肝脏[15]，入属胆腑[16]，沿胁里出少腹两侧气冲穴[17]，环绕毛际，横入髀厌（股关节）中[18]；直行的脉[19]，从缺盆下走腋前，沿胸过季胁[20]，向后沿骶骨经长强穴而下[21]，与前入髀厌的脉相会合[22]，再下沿股外侧[23]，出膝外侧[24]，下走辅骨之前[25]，直下至外踝前[26]，沿足背入足第四趾之端[27]；它的支脉，从足背走大趾[28]，出其端，回贯爪甲与足厥阴肝经相接。（图 25、26）

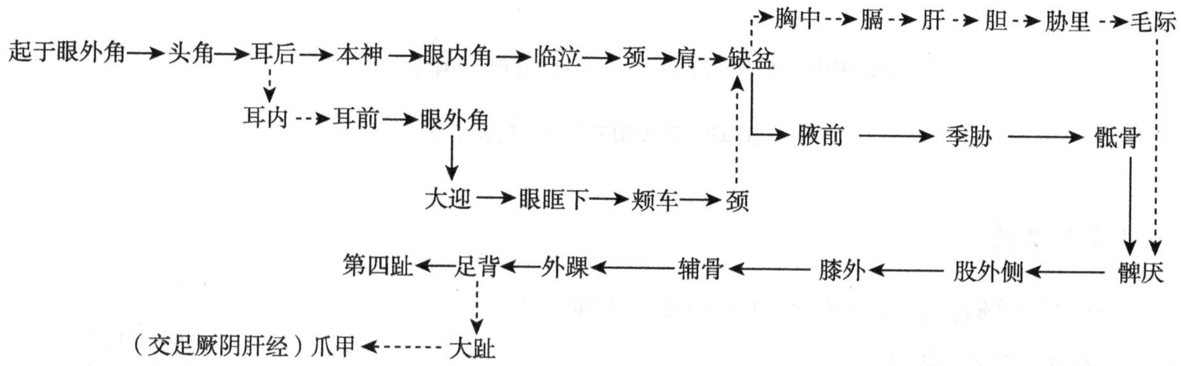

图 25　足少阳胆经循行示意图

（二）证候

本腑经络发病，会见到头痛，颔痛，眼外角痛，缺盆肿痛，腋下肿，口苦、易叹气，心胁痛不能转侧，甚至面色晦滞如蒙灰尘，足外侧发热，瘰疬，汗出，寒战如疟，胸、胁、肋、髀（股外侧）、膝、胫骨外踝前及诸节皆痛，足第四趾不能运动等症。

（三）原文引证

胆足少阳之脉，起于目锐眦，上抵头角，下耳后，循颈，行手少阳之前，至肩上，却交出手少阳之后，入缺盆；其支者，从耳后入耳中，出走耳前，至目锐眦后；其支者，别锐眦，下大迎，合于手少阳，抵于䪼，下加颊车，下颈，合缺盆，以下胸中，贯膈，络肝，属胆，循胁里，出气街，绕毛际，横入髀厌中；其直者，从缺盆下腋，循胸，过季胁，下合髀厌中，以下循髀阳，出膝外廉，下外辅骨之前，直下抵绝骨之端，下出外踝之前，循足跗上，入小指次指之间；其支者，别跗上，入大指之间，循大指歧骨内，出其端，还贯爪甲，出三毛。

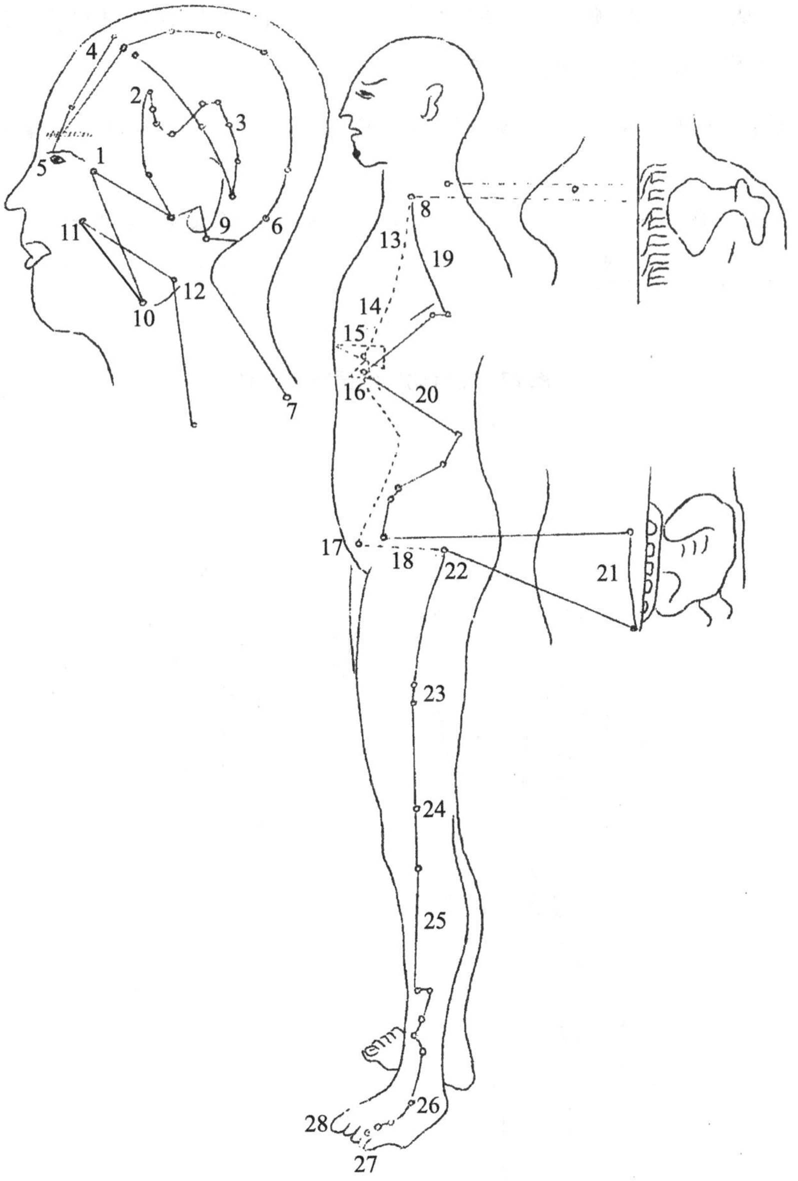

图 26　足少阳胆经循行图

是动则病口苦，善太息，心胁痛不能转侧，甚则面微有尘，体无膏泽，足外反热，是为阳厥。是主骨所生病者，头痛，颔痛，目锐眦痛，缺盆中肿痛，腋下肿，马刀侠瘿，汗出振寒，疟，胸、胁、肋、髀、膝外至胫、绝骨、外髁前及诸节皆痛，小指次指不用。

十二、足厥阴肝经

（一）循行部位

足厥阴肝经起于足大趾端①，沿足背上行②自内踝前一寸③，至内踝上八寸④，穿出足太阴脾经的后方，上走腘内侧⑤，沿股内侧⑥，入阴毛中⑦，过生殖器，至小腹⑧，上挟胃⑨，入属肝脏⑩，联络胆腑⑪，上过膈膜⑫，散布胁肋⑬，再沿喉咙后面⑭，至腭⑮，连目系⑯，出额⑰，与督脉会于巅顶[18]；它的支脉[19]，从目系下走颊里，环绕唇内[20]；又一支脉[21]，从肝穿过膈膜，注于肺中[22]，下行入于中焦[23]，与手太阴肺经相接。(图 27、28)

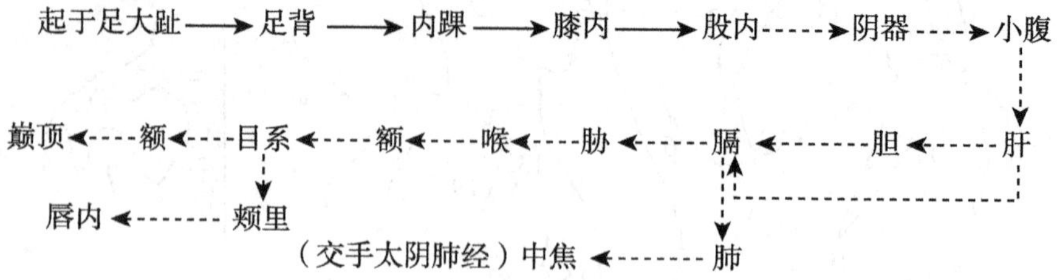

图 27　足厥阴肝经循行示意图

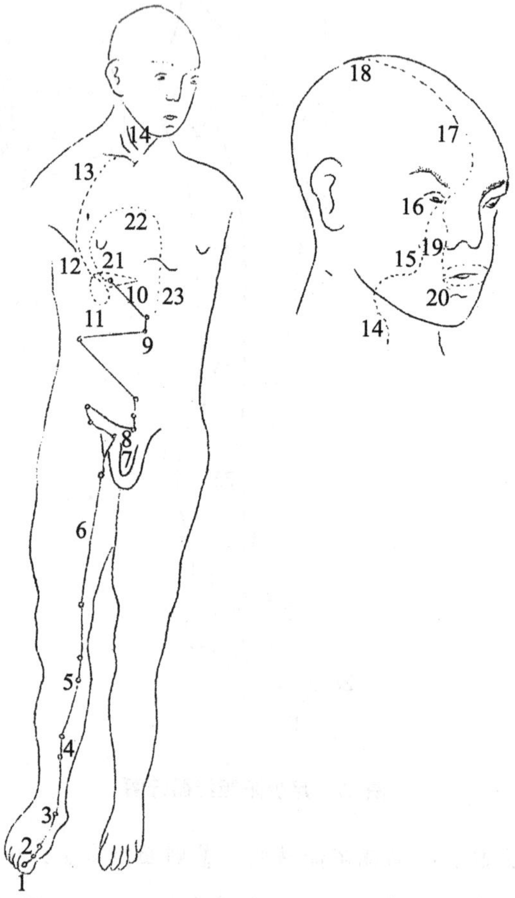

图 28　足厥阴肝经循行图

（二）证候

本脏经络发病，会见到腰痛不能前俯后仰、男子疝气、女子下腹肿等症，病甚者可见喉咙作干、面色如蒙灰尘而脱色、胸中满闷、呕吐、泄泻、遗尿或小便不通等症。

（三）原文引证

《灵枢·经脉》说：

肝足厥阴之脉，起于大指丛毛之际，上循足跗上廉，去内踝一寸，上踝八寸，交出太阴之后，上腘内廉，循股阴，入毛中，环阴器，抵小腹，挟胃，属肝，络胆，上贯膈，布胁肋，循喉咙之后，上入颃颡，连目系，上出额，与督脉会于巅；其支者，从目系下颊里，环唇内；其支者，复从肝别贯膈，上注肺。

是动则病腰痛不可以俯仰，丈夫㿗疝，妇人少腹肿，甚则嗌干，面尘脱色。是主肝所生病者，胸满，呕逆，飧泄，狐疝，遗溺，闭癃。

第三节　奇经八脉的循行部位与证候

一、督脉

（一）循行部位

督脉起于会阴部①，行于脊柱②，上至顶后风府穴处③，深入脑内，上行巅顶④，沿颅⑤，下鼻柱⑥，至龈交。（图29、30）

起于会阴部⟶脊柱⟶顶⟶脑⟶巅⟶鼻

图29　督脉循行示意图

（二）证候

督脉发病，令人脊柱运动不利，甚则角弓反张。

（三）原文引证

《素问·骨空论》说：

督脉者，起于少腹以下骨中央，女子入系廷孔，其孔溺孔之端也。其络循阴器合篡间，绕篡后，别绕臀，至少阴与巨阳中络者，合少阴上股内后廉，贯脊，属肾，与太阳起于目内眦，上额交巅上，入络脑，还出别下项，循肩髆内，侠脊抵腰中，入循膂，络肾；其男子循茎下至篡，与女子等；其少腹直上者贯脐中央，上贯心，入喉，上颐环唇，上系两目之下中央。此生病，从少腹上冲心而痛，不得前后，为冲疝；其女子不孕，癃、痔、遗溺、嗌干。

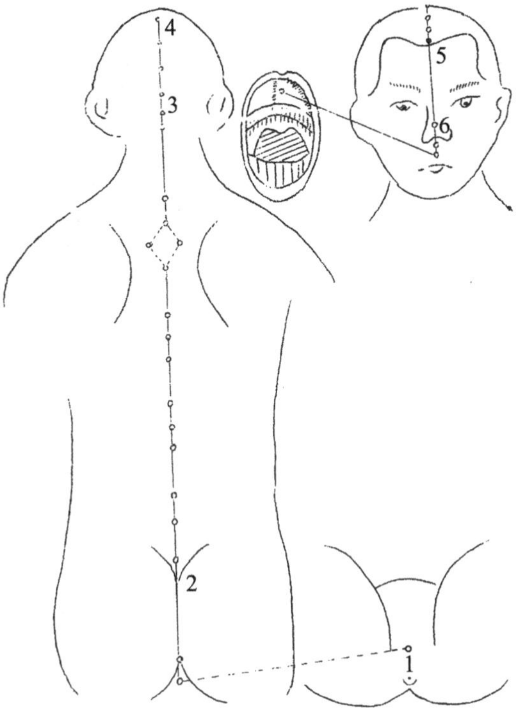

图30　督脉循行图

又说：

督脉为病，脊强反折。

二、任脉

（一）循行部位

任脉起于会阴部①，上毛际②，入腹③，上过关元穴等部，直达咽喉④，再上环唇⑤，循面，至于目下⑥。（图31、32）

起于会阴部 ---➤ 毛际 ---➤ 腹 ---➤ 关元 ---➤ 咽喉 ---➤ 唇 ---➤ 面 ---➤ 目下

图31　任脉循行示意图

（二）证候

任脉发病，男子易患疝气，女子易患白带和腹中结块。

（三）原文引证

《素问·骨空论》说：

任脉者，起于中极之下，以上毛际，循腹里，上关元，至咽喉，上颐，循面入目。……任脉为病，男子内结七疝，女子带下瘕聚。

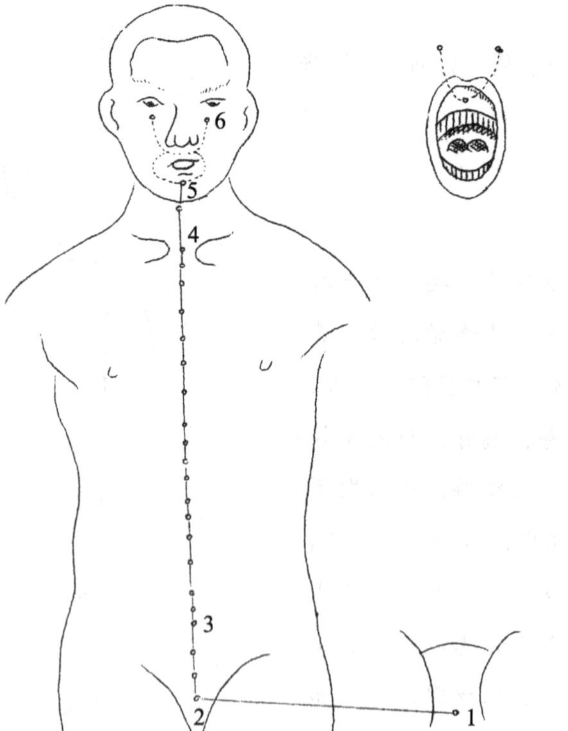

图32　任脉循行图

三、冲脉

（一）循行部位

冲脉起于胞中[①]，出于气街[②]，并阳明少阴之间，挟脐上行[③]，至咽喉[④]，绕唇口[⑤]；其支者从气冲下行股，抵腘中，至内踝之后足跟，又从内踝至跗上，至大趾之间。（图33、34）

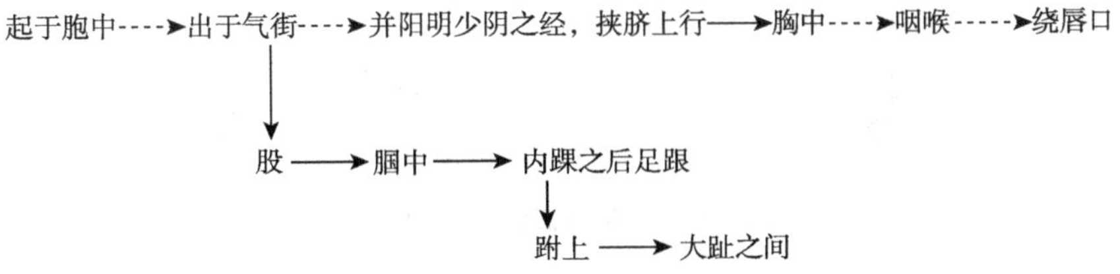

图33　冲脉循行示意图

（二）证候

本经发病，气从小腹上冲心痛，遗溺，小便不利，咽喉作干。

（三）原文引证

《素问·骨空论》说：

冲脉者，起于气街，并少阴之经，侠脐上行，至胸中而散。……冲脉为病，逆气里急。

《灵枢·动输》说：

冲脉者，十二经之海也，与少阴之大络起于肾下，出于气街，循阴股内廉，邪入腘中，循胫骨内廉，并少阴之经，下入内踝之后，入足下；其别者，邪入踝，出属跗上，入大指之间，注诸络，以温足胫。

《灵枢·逆顺肥瘦》说：

夫冲脉者，五脏六腑之海也，五脏六腑皆禀焉。其上者，出于颃颡，渗诸阳，灌诸精；其下者，注少阴之大络，出于气街，循阴股内廉，入腘中，伏行骭骨内，下至内踝之后属而别；其下者，至于少阴之经，渗三阴；其前者，伏行出跗属，下循跗，入大指间，渗诸络而温肌肉。

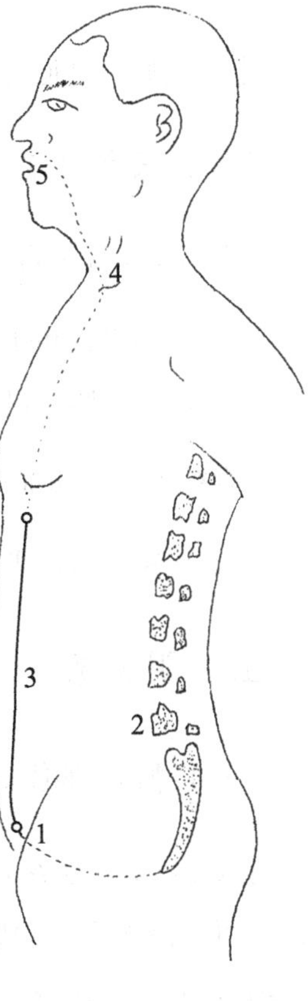

图34　冲脉循行图

四、带脉

（一）循行部位

带脉起于季胁部的下面[①]，斜向下行到带脉穴，横行绕身一周[②]，又斜向前下方与五枢、维道

二穴相连[③]。（图 35、36）

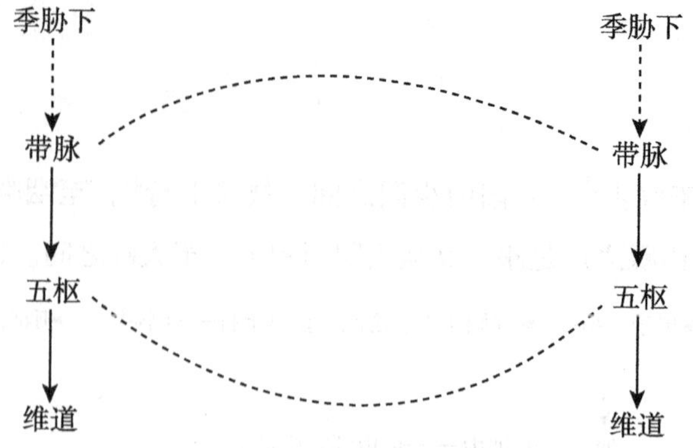

图 35　带脉循行示意图

（二）证候

本经发病，可见腹满，且病人腰部有如坐在水中的感觉。

（三）原文引证

《十四经发挥·奇经八脉》说：

带脉者，起于季胁，回身一周……其脉气所发，在季胁下一寸八分，正名带脉，以其回身一周如带也。

《难经·二十九难》说：

带之为病，腹满，腰溶溶若坐水中。

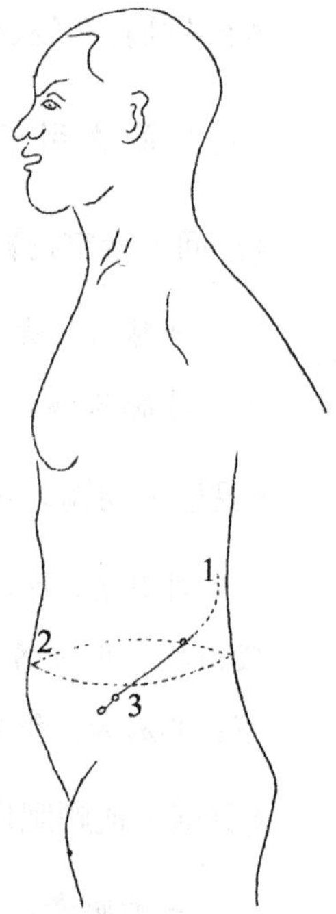

图 36　带脉循行图

五、阴跷脉

（一）循行部位

阴跷脉起于然谷穴的后方[①]，上行内踝上部[②]，直上沿阴股[③]，至前阴[④]，再上沿胸[⑤]，至缺盆[⑥]，上行于喉旁动脉处[⑦]，人迎穴之前，入颧骨[⑧]，上络眼内角[⑨]，与阳跷脉相合。（图 37、38）

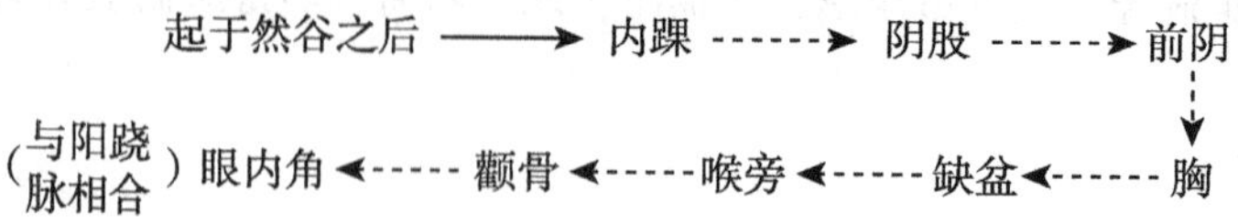

图 37　阴跷脉循行示意图

（二）证候

本经发病，为阳气不足而阴气偏盛，可见多眠，或两足内踝挛急等症。

（三）原文引证

《十四经发挥·奇经八脉》说：

阴跷脉者……少阴之别，别于然谷之后，上内踝之上，直上循阴股入阴，上循胸里，入缺盆，上出人迎之前，入鼻，属目内眦，合于太阳。

《难经·二十九难》说：

阴跷为病，阳缓而阴急。

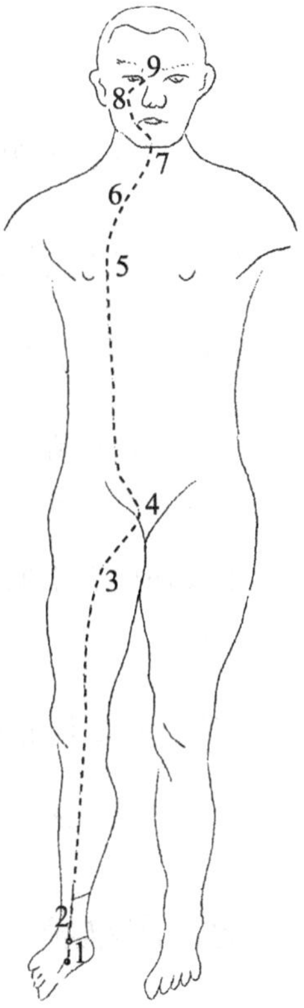

图 38　阴跷脉循行图

六、阳跷脉

（一）循行部位

阳跷脉起于足跟外侧[1]，沿外踝上行[2]，经腓骨后缘，沿大腿外侧[3]，上行至居髎穴部[4]，上脐[5]后，从腋缝[6]，上肩[7]，循颈[8]，上口角[9]，入眼内角[10]，与阴跷脉相合，再沿膀胱经上额[11]，经足阳明胆经入风池穴[12]。（图 39、40）

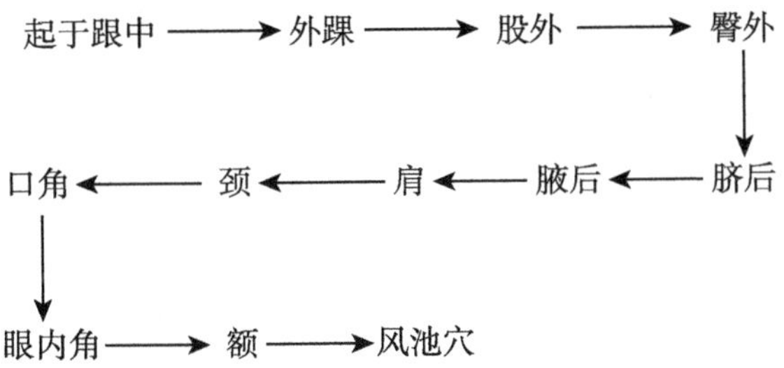

图 39　阳跷脉循行示意图

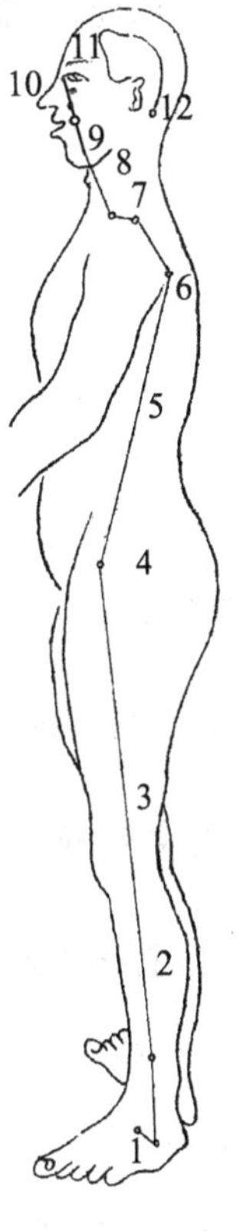

图 40　阳跷脉循行图

（二）证候

本经发病，为阴气不足而阳气偏盛，常见不眠，或两足踝挛急等症。

（三）原文引证

《十四经发挥·奇经八脉》说：

> 阳跷脉者，起于跟中，循外踝上行，入风池。……所发之穴，生于申脉，以辅阳为郄，本于仆参，与足少阴会于居髎，又与手阳明会于肩髃及巨骨，又与手足太阳、阳维会于臑俞，与手足阳明会于地仓，又与手足阳明会于巨髎，又与任脉、足阳明会于承泣，以上为阳跷脉之所发。

《难经·二十九难》说：

> 阳跷为病，阴缓而阳急。

七、阴维脉

（一）循行部位

阴维脉起于小腿内侧的筑宾穴①，沿股内侧的中央线②，上行至小腹③，合足少阴脾经，循胸入乳④，斜向颈部⑤，会于天突⑥、廉泉二穴。（图41、42）

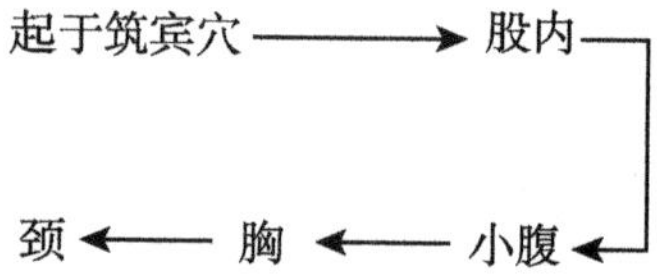

图41　阴维脉循行示意图

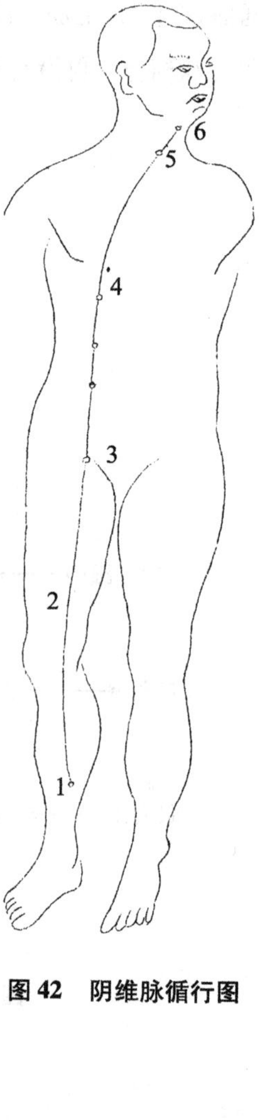

图42　阴维脉循行图

（二）证候

本经发病，则精神不宁，似无所主，或时常心痛。

（三）原文引证

《十四经发挥·奇经八脉》说：

> 阴维，维于阴，其脉起于诸阴之交。……阴维之郄，名曰筑宾，与足太阴会于腹哀、大横，又与足太阴、厥阴会于府舍、期门，与任脉会于天突、廉泉。

《难经·二十九难》说：

阴维为病，苦心痛。

《十四经发挥·奇经八脉》又说：

阴若不能维于阴，则怅然失志。

八、阳维脉

（一）循行部位

阳维脉起于足跟部的金门穴①，上出外踝②，沿足少阳胆经上行，经过环跳部③，沿胁肋后侧④，上行腋缝后缘⑤，至肩⑥，上项⑦，会于哑门、风府二穴，复入风池穴，沿足少阳胆经上头⑧，止于前额部阳白穴⑨。（图43、44）

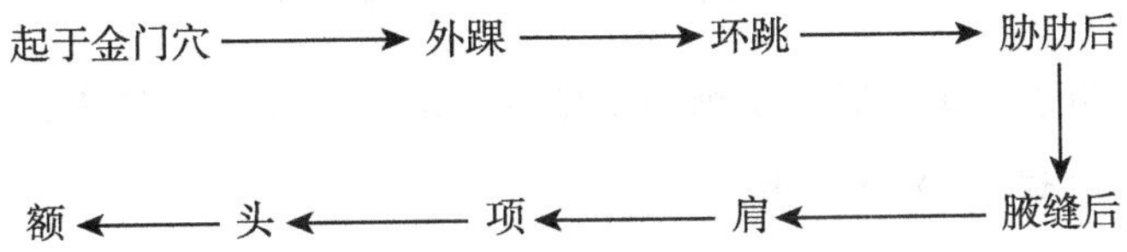

图43　阳维脉循行示意图

（二）证候

本经发病，则肢体无力，常发寒热。

（三）原文引证

《十四经发挥·奇经八脉》说：

阳维，维于阳，其脉起于诸阳之会……其脉气所发，别于金门，以阳交为郄，与手足太阳及跷脉会于臑俞，与手足少阳会于天髎，又会于肩井。其在头也，与足少阳会于阳白，上于本神及临泣，上至正营，循于脑空，下至风池，其与督脉会则在风府及哑门。

《难经·二十九难》说：

阳维为病，苦寒热。

《十四经发挥·奇经八脉》又说：

若阳不能维于阳，溶溶不能自收持。

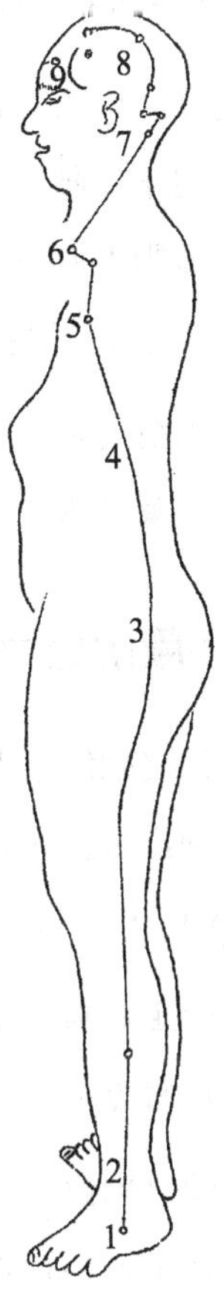

图44　阳维脉循行图

第四节　十五别络的循行部位与证候

别络是经脉分出的一支较大络脉，因其由本经脉分出别行而与他经脉相通，故名为别络。共有十五别络，分述如下。

一、手太阴经之别络

手太阴经之别络，起于列缺穴，故其络名为列缺。别络从列缺穴分出，与手太阴本经并行，直入掌内，散入鱼际之孙络，所以《灵枢·经脉》说：

手太阴之别，名曰列缺，起于腕上分间，并太阴之经，直入掌中，散入于鱼际。

这一别络发病，若为气盛之实证则有手掌热；若为气虚则有呵欠、小便频数、遗尿等症。其络在列缺穴别走阳明，故取列缺穴以治之。所以《灵枢·经脉》又说：

其病（“其”指手太阴经别）实则手锐掌热，虚则欠㰦，小便遗数。取之去腕半寸（“半寸”当是“寸半”之误），别走阳明也。

二、手少阴经之别络

手少阴经之别络，起于通里穴（在小指侧，腕后一寸），故其络名为通里。其络由通里穴别出后，沿手少阴本经脉上行，入于心中，再上行而系于舌根，连属于目系。其病气盛则膈间如有物支撑而不舒；虚则不能言语。治之可取通里穴，因为本络由此别出以通太阳。

《灵枢·经脉》说：

手少阴之别，名曰通里，去腕一寸半（按，当作“一寸”），别而上行，循经入于心中，系舌本，属目系。其实则支膈，虚则不能言。取之掌后一寸。别走太阳也。

三、手厥阴经之别络

手厥阴经之别络，起于内关穴，故其络名为内关。内关穴在腕上二寸，当两筋之间。手厥阴经之别络由此别出后，循本经脉上行，系于心包络。其病心系实则心痛；虚则“头强”。当取内关穴以治之。《灵枢·经脉》说：

手心主之别，名曰内关，去腕二寸，出于两筋之间，循经以上，系于心包，络心系。实则心痛，虚则为头强。取之两筋间也。

十二经脉之别络，皆阳别走阴，阴别走阳。手厥阴经之别络不言别走少阳，当是经文脱简。“头强”不知为何种症状，注家都不做解释，当亦为阙疑之故。

四、手太阳经之别络

手太阳经之别络，起于支正穴，在腕上五寸处内注于手少阴经之别络，故名其络曰支正。其别出而上行者，走肘部上行而络于肩髃。其病实则骨节弛缓，肘关节废而不用；病虚则大者生赘疣，小者如指间痂疥之类。宜取支正穴以治之。《灵枢·经脉》说：

手太阳之别，名曰支正，上腕五寸，内注少阴；其别者，上走肘，络肩髃。实则节弛肘废，虚则生肬，小者如指痂疥。取之所别也。

“肬”即赘生物，与“瘤”字通。

五、手阳明经之别络

手阳明经之别络，名为偏历，在腕上三寸处别出而入注于手太阴经之别络。其别出之络脉，沿臂上行，乘于肩髃之上，上行至曲颊，偏络齿龈。其于曲颊处别出者，入耳，合于宗脉（指脉之聚于耳中者）。其病实则见龋齿，耳聋；病虚则见齿冷而气血痹闭阻塞。治之宜取偏历穴。《灵枢·经脉》说：

手阳明之别，名曰偏历，去腕三寸，别入太阴；其别者，上循臂，乘肩髃，上曲颊，偏齿；其别者，入耳，合于宗脉。实则龋、聋，虚则齿寒痹隔。取之所别也。

六、手少阳经之别络

手少阳经之别络，名为外关，在腕上二寸处外关穴别出，外行绕臂而上注于胸中，与手厥阴经之别络相合。其病实则肘关节拘挛；病虚则肘关节弛缓而不能屈。治之宜取外关穴。《灵枢·经脉》说：

手少阳之别，名曰外关，去腕二寸，外绕臂，注胸中，合心主。病实则肘挛，虚则不收。取之所别也。

七、足太阳经之别络

足太阳经之别络，名为飞扬，在外踝上七寸处别出，与足少阴经之别络相通。其病实则鼻塞流涕，头背疼痛；病虚则鼻流清涕或衄血。治之宜取飞扬穴。《灵枢·经脉》说：

足太阳之别，名曰飞阳，去踝七寸，别走少阴。实则鼽窒，头背痛；虚则鼽衄。取之所别也。

八、足少阳经之别络

足少阳经之别络，名为光明，在外踝上五寸处别出，与足厥阴经之别络相通。其下行者，向下络于足背。其病实则厥逆；病虚则痿弱，但坐而不能起立。治之宜取光明穴。《灵枢·经脉》说：

> 足少阳之别，名曰光明，去踝五寸，别走厥阴，下络足跗。实则厥，虚则痿躄，坐不能起。取之所别也。

九、足阳明经之别络

足阳明经之别络，名为丰隆，在外踝上八寸处别出，与足太阴经之别络相通。其别络之上行者，循胫骨外缘上行，络于头项，与该处其他各经之气相合，下行络于咽喉。若病气逆则为喉痹，暴喑；病实则为狂，为癫；病虚则足缓不收，胫部肌肉枯萎。治之宜取丰隆穴。《灵枢·经脉》说：

> 足阳明之别，名曰丰隆，去踝八寸，别走太阴；其别者，循胫骨外廉，上络头项，合诸经之气，下络喉嗌。其病气逆则喉痹，瘁喑；实则狂巅；虚则足不收，胫枯。取之所别也。

十、足太阴经之别络

足太阴经之别络，名为公孙，在足大趾本节后一寸处别出，走足阳明经络，并入腹而络于肠胃。若气血逆乱于肠胃则为霍乱；病实则肠中痛如刀割；病虚则腹胀如鼓。治之宜取公孙穴。《灵枢·经脉》说：

> 足太阴之别，名曰公孙，去本节之后一寸，别走阳明；其别者，入络肠胃。厥气上逆则霍乱，实则肠中切痛，虚则鼓胀。取之所别也。

十一、足少阴经之别络

足少阴经之别络，名为大钟，在足跟内侧踝后骨上两筋间绕行至踝外侧别出，走足太阳经络。又一支络并本经而上行，至于心包络下，外贯腰背。经络之气上逆则胸中烦闷；实则小便不通；虚则腰痛。治之宜取大钟穴。《灵枢·经脉》说：

> 足少阴之别，名曰大钟，当踝后绕跟，别走太阳；其别者，并经上走于心包下，外贯腰脊。其病气逆则烦闷；实则闭癃；虚则腰痛。取之所别者也。

十二、足厥阴经之别络

足厥阴经之别络，名为蠡沟，在内踝上五寸处别出，走至足少阳经络。又一支络，经胫部上行而至睾丸，结于阴茎。若病经络之气逆上，则见睾丸肿大，急性疝痛；病实则为阴茎挺长；病虚则为阴虫暴痒。治之可取蠡沟穴。《灵枢·经脉》说：

> 足厥阴之别，名曰蠡沟，去内踝五寸，别走少阳；其别者，循胫上睾，结于茎。其病气逆

则睾肿，卒疝；实则挺长；虚则暴痒。取之所别也。

十三、任脉之别络

任脉之别络，名为尾翳，在鸠尾骨尖（剑突）下五分处，散于腹部。其病实则腹皮疼痛；病虚则皮肤瘙痒。治之可取尾翳穴。《灵枢·经脉》说：

> 任脉之别，名曰尾翳，下鸠尾，散于腹。实则腹皮痛，虚则痒搔。取之所别也。

十四、督脉之别络

督脉之别络，名为长强，在脊骶骨端，沿背上行，经项部散于头上，在项下当肩胛处别走太阳经而入贯膂肉。其病实则脊强；病虚则头重，颤摇。此种症状如确系因此别络病而发生，当取长强穴以治之。《灵枢·经脉》说：

> 督脉之别，名曰长强，挟膂上项，散头上，下当肩胛左右，别走太阳，入贯膂。实则脊强，虚则头重，高摇之。挟脊之有过者，取之所别也。

十五、脾之大络

脾之大络，名为大包，在渊腋穴下三寸处，散布于胸胁。其病实则全身尽痛；病虚则周身骨节松弛无力。治疗时，若见胸胁部有罗纹样络脉，就是脾之大络有瘀血停滞，宜尽去其瘀血。《灵枢·经脉》说：

> 脾之大络，名曰大包，出渊腋下三寸，布胸胁。实则身尽痛，虚则百节尽皆纵。此脉若罗络之血者，皆取之脾之大络脉也。

脾主为胃行其津液。脾之大络的虚实关系到全身的络脉。故此络病实则一身皆痛；病虚则百节皆纵。脾有足太阴经之别络，又有脾之大络，是脾实有二别络也。足太阴之别络只行散血气于本经之部分，并以之与足阳明经脉相交通。脾之大络则散血气于胸胁，而与阴阳诸络相交通。

十五别络是全身较大的重要络脉。十五别络之血气，散之则入孙络。十五别络之血气实则外溢于孙络皮肤，故别络实则可见。十五别络虚则孙络空虚，故不可得见。所以《灵枢·经脉》说："凡此十五络者，实则必见，虚则必下，视之不见。"但这里必须指出，孙络并非别络所独有，各本经亦皆有之。例如，《素问·气穴论》说，孙络是经脉之细小分支，孙络分出之处共有三百六十五处，此三百六十五处是经脉与孙络相会之处，即穴之所在。

第五章　人与自然

祖先们在长期的生活斗争里，体认到人类生活在自然界里，和其他生物一样，必须要利用自然，摄取自然界的物质，来营养自己，维持生命活动。《素问·六节脏象论》说：

> 天食人以五气，地食人以五味，五气入鼻，藏于心肺，上使五色修明，音声能彰，五味入口，藏于肠胃，味有所藏，以养五气，气和而生，津液相成，神乃自生。

这段经文的意思是说，人摄取来自空间的五种不同性质的气和来自地面的五味，作为营养以维持生命。五气由鼻进入心肺；五味由口进入胃肠。五气的作用主要表现在面部色泽和声音的洪亮与否方面；五味的作用是营养五脏。五气五味和合之后，才能生成营养整个机体的津液，才能使人生活得有精神。

人体必须要摄取外界物质才能维持生命，这就注定了人类不可能脱离自然而独立存在，如《素问·宝命全形论》的“人以天地之气生”和“天地合气，命之曰人”等也说明了这个问题。

人类既然不能脱离自然而单独生存，那么就必然会随时随地受到大自然变化的影响（因为自然界是一个运动不息多变的世界）。《内经》对这方面的问题，非常重视。此问题已在第二章与第三章里做过讨论，兹再扼要说明。

第一节　自然界的变化

自然界的变化中，表现得最显著，且对生物影响最大的，当为气候的变化。自然界的气候变化的一般规律是春温、夏热、秋凉、冬寒。温热为阳，凉寒为阴，所以四时气候的变化，又可称为四时阴阳的变化。

春温、夏热、秋凉、冬寒和四时阴阳，是比较概括的说法，实际上气候的变化，并不如此简单，仅就现象来说，就有风、雨、晦、明、霜、雪、雾、露、冰雹、雷电等不同情况。这些现象的存在表明气候的变化是非常复杂的。古人通过长期观察研究，认为气候的要素有风、暑（热）、湿、火、燥、寒六种，并称之为“六元”。

风是善于运动的气流。暑或热是温度较高的气流。火是温度最高的气流。寒是温度很低的气流。燥是干燥的气流。湿是潮润的气流。这些气流的产生和运动与天地的运动有关。这些气流的往复升降的错繁交互影响，形成了复杂多变的气候，所以《内经》有“高下相召，升降相因，而变作矣”（《素问·六微旨大论》）的说法。

大自然的气候变化可以分为正常的气候和不正常的气候。

一、正常的气候

正常的气候就是与时令节气相应的气候，其对应情况为：正月、二月对应风，七月、八月对应火，三月、四月对应热，九月、十月对应燥，五月、六月对应湿，十一月、十二月对应寒。（图45）

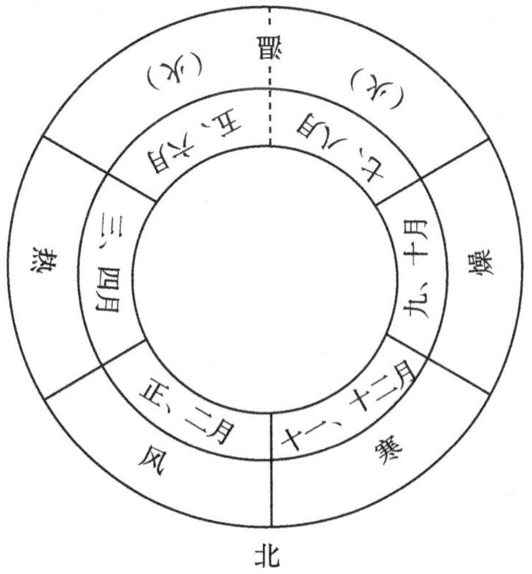

图45　正常气候图

《内经》认为气候循着上述规律而推移，对万物的生长发展有着一定的促进作用，所以《素问·五运行大论》说：

帝曰：地之为下否乎？岐伯曰：地为人之下，太虚之中者也。帝曰：冯乎？岐伯曰：大气举之也。燥以干之，暑以蒸之，风以动之，湿以润之，寒以坚之，火以温之，故风寒在下，燥热在上，湿气在中，火游行其间。寒暑六入，故令虚而生化也。

二、不正常的气候

不正常的气候就是与时令节气不相符合的气候。这种气候往往给人类与其他生物以不良影响，而其影响又有三种不同情况。

（一）至而不至

时令节气已到，而应至之气候仍然不至，如春天已到，而气候仍然严寒，解冻之东风不至。

（二）未至而至

时令节气未到，而未应至之气候先期而至，如冬天未去，而春天的气候先至。

（三）五行相胜的气候变化

如春行秋令，为金克木；夏行冬令，为水克火；长夏行春令，为木克土；秋行夏令，为火克金；冬行长夏之令，为土克水等。

以上三种不正常的气候，对人体的影响很大，往往引发疾病。

正常的气候和不正常的气候以及气候要素，同样是以风、寒、暑、湿、燥、火命名的，但气候要素称为“六元”，正常的气候称为“六气”，不正常的气候称为“六淫”。

第二节　自然环境对人体的影响

一、气候对人体的影响

气候对人体的影响很大（这里只讲正常的气候，至于不正常的气候将在第七章里介绍）。兹举例分述如下。

（一）气候对气血的影响

《素问·八正神明论》说

天温日明，则人血淖液，而卫气浮……天寒日阴，则人血凝泣，而卫气沉。

天气日暖风和，则人体的血行比较流畅，卫气趋向于表；反之，天气阴寒，则人体的血行就比较滞涩。

（二）气候对脉象的影响

《素问·脉要精微论》说：

春日浮，如鱼之游在波；夏日在肤，泛泛乎万物有余；秋日下肤，蛰虫将去；冬日在骨，蛰虫周密。

这段经文描写了随四时气候变化而反映出的四种不同的脉象。自春至夏是阳气由初生而到达隆盛的阶段，人体的气血也随之逐渐增长而趋向于表；自秋至冬是阳气由隆盛走向沉藏消减的阶段，人体的气血也随之逐渐沉减而趋向于里。所以，春浮在波，夏浮在肤，秋沉下肤，冬沉在骨。这是从浮沉上区别四时脉象。

《素问·玉机真脏论》对四时脉象的论述，尚有春弦、夏洪、秋毛、冬石之区别。

弦脉：“耎弱轻虚而滑，端直以长”，如弓弦之状。

洪脉：又名钩脉，其状“来盛去衰”，如钩之形。

毛脉：“轻虚以浮，来急去散”，状如以羽毛中人肤。

石脉：“沉以搏”。

这不仅以浮沉来说明四时气候对脉象的影响，而且从脉之性状上对脉象做了进一步的描写。

四时脉象的这些变化，不仅是气血受气候变化影响的反应，而且是整个机体受气候影响的反应，所以《素问·玉机真脏论》说：

春脉者，肝也，东方木也，万物之所以始生也，故其气来耎弱轻虚而滑，端直以长，故曰弦……夏脉者，心也，南方火也，万物之所以盛长也，故其气来盛去衰，故曰钩……秋脉者，肺也，西方金也，万物之所以收成也，故其气来轻虚以浮，来急去散，故曰浮（按，《难经》作“毛”）……冬脉者，肾也，北方水也，万物之所以合藏也，故其气来沉以搏，故曰营（按，《难经》作“石”）。

这些经文说明，四时气候影响下的脉象变化，主要是不同气候使不同脏腑系统的生理状况发生改变的结果。

（三）气候对经脉的影响

《内经》曾不止一次地提到十二经脉与十二月相应的问题，如《素问·阴阳别论》说“十二月应十二脉”等，而《灵枢·阴阳系日月》和《灵枢·经别》等篇中也有相同的记载。此外，在针灸方面，子午流注学说认为气血在经脉中的运行，随着四时气候、昼夜阴阳的变化而变化。自经络测定仪问世以来，各研究机构在进行经络测定的研究中有不少发现，可以初步证明古人所说的十二经脉应十二月的说法并不是毫无根据的。

以上三点，都说明了人体的生理活动无时无刻不受自然界变化的影响。

二、地土方宜对人体的影响

自然环境对人体的影响，除了包括四时气候、昼夜阴阳对人体的影响外，还包括各地区的方位、地理、环境等对人体产生的影响。甚至发病和治疗，也会因为地土方宜的不同而有所不同。所以，《素问·异法方宜论》说：

东方之域，天地之所始生也，鱼盐之地，海滨傍水，其民食鱼而嗜咸……鱼者使人热中，盐者胜血，故其民皆黑色疏理，其病皆为痈疡，其治宜砭石。……西方者，金玉之域，沙石之处，天地之所收引也，其民陵居而多风，水土刚强……其民华食而脂肥，故邪不能伤其形体，其病生于内，其治宜毒药。……北方者，天地所闭藏之域也，其地高陵居，风寒冰冽，其民乐野处而乳食，脏寒生满病，其治宜灸焫。……南方者，天地所长养，阳之所盛处也，其地下，水土弱，雾露之所聚也，其民嗜酸而食胕，故其民皆致理而赤色，其病挛痹，其治宜微针。……中央者，其地平以湿，天地所以生万物也众，其民食杂而不劳，故其病多痿厥寒热，其治宜导引按跷。

以上经文充分反映了古代不同地区的人的生活习惯、体质，以及多发、好发病。几千年来各地方的气候没有多大改变，但由于历史的发展、社会的进步、自然环境的改变等，上述记载在某些地方不完全与现代的情况相符。它的精神——因地制宜、因事制宜，是不难领会的，且仍影响着现代中医诊疗。

第三节　人体对于自然环境的适应能力

《内经》认为人们生活在多变的自然界里，所以能够经历寒暑而不病。这是因为人体具有随着外界环境变化而进行适应性调节的本能，如《灵枢·五癃津液别》说：

> 天暑衣厚，则腠理开，故汗出……天寒则腠理闭，气湿不行，水下留于膀胱，则为溺与气。

这段经文虽然主要是解释不同外在环境对人体水液代谢方面的影响，但也说明了机体为了适应外在环境的变化，在生理活动方面所进行的某些改变，这些改变就是人体对外在环境变化做出的适应性调节的具体反应。

人体对外在环境的适应本能不仅仅表现在汗、尿量的调节方面，四时气候影响下所产生的气血运行和脉象以及经脉等的一系列变化也是人体为适应外在环境的变化而做出的适应性调节。

人体的这种适应外在环境的本能，被《内经》列为正气功用的一部分，是保证生命活动的首要条件之一。人只有随着外界环境的变化而及时地做出适应性调节，才能保持身体健康而生活下去，所以《素问遗篇·刺法论》说“正气存内，邪不可干”。但是人体的适应能力，毕竟有着一定的限度，假使自然界的变化过于急剧，超过了机体调节功能的最大限度，或者机体的调节功能不够健全，不能做出适应性的调节，那么人就会生病，甚至死亡。所以，《素问·六节脏象论》说：

> 苍天之气，不得无常也。气之不袭是谓非常，非常则变矣……变至则病，所胜则微，所不胜则甚，因而重感于邪则死矣。

第四节　人与自然界是一个统一的整体

人们在日常生活中，体认到人必须要利用自然；在利用自然时，必然会受到自然变化的影响；在受到影响时，又必须及时地做出适应性的调节等。将这一系列的经验综合起来，就得出了人与自然是相互影响的一个整体的观念。对这个观念讲得最清楚的是《素问·宝命全形论》，其说：

> 天覆地载，万物悉备，莫贵于人。人以天地之气生，四时之法成。……人能应四时者，天地为之父母；知万物者，谓之天子。

用现代语言来说，其意义如下。自然界存在着的一切生物中人类是最为高等的。因为人不但能利用自然，而且能适应四时变化而生存。人能够适应四时变化，则自然界犹如人类的父母。只有通晓万物变化的人，才能够更好地利用自然，成为自然的主人。

人与自然密切不可分割的整体观念，是《内经》理论的一个主要论点。中医学的生理、病理、诊断、治疗、预防及护理等理论中自始至终贯穿着这个论点。

第六章 养　　生

养生就是保养生命。《内经》养生的内容包括防病与长寿两个方面。养生的理论就是预防疾病发生和延长寿命的理论。养生的方法就是防病长寿的方法。

第一节 防病与长寿

一、防病与长寿的关系

《内经》认为人的寿命，本来至少有一百岁，如《灵枢·天年》说“人之寿百岁而死”，事实上也有超过百岁的，但是大多数人活不到百岁。同样年龄的人，有的精神奕奕，有的未老先衰，《内经》认为“春秋皆度百岁而动作不衰”（《素问·上古天真论》）是正常的现象，而“年半百而动作皆衰”是一种可以避免的不应有的现象。换句话说，衰老也不过是一种疾病而已。任何疾病都是生命的敌人，轻则削弱健康而使人早衰，重则致命而使人夭亡。因此，《内经》养生理论认为，防病就是为了长寿，长寿就必须要防病，防病的方法也就是长寿的方法，长寿的方法也就是防病的方法，防病与长寿是相互关联、不可分割的。

二、不治已病治未病

这是《内经》提出的医学问题上的最高原则。《素问·四气调神大论》说：

> 是故圣人不治已病治未病，不治已乱治未乱……夫病已成而后药之，乱已成而后治之，譬犹渴而穿井，斗而铸锥，不亦晚乎？

这不但指出了医学的最高原则应该是预防疾病，而且用生动有力的例子说明了治未病的优越性。后世医家把这个原则，应用在临床治床上，获得了很好的效果。

第二节 形神合一与防病长寿的方法

《内经》认为，人体之所以能够保持健康，能够与外界环境的变化相适应，是由于人体内部的协调和统一（称为“形神合一”或“形与神俱”）。假使人体的内在环境（即形与神）之间失去了统一协调，就会发生疾病（包括衰老在内）。《内经》所载足以引起形神不相协调的原因以及针对这些原因所提出的养生方法，大约有如下几点。

一、生活要有规律

生活规律化的主要内容包括如下三个问题。

（一）劳动

劳动是健康和长寿的重要条件。懒散是疾病的朋友、长寿的敌人。有的人虽然丰衣足食，但并不长寿，有的人虽然生活在吃不饱、穿不暖的恶劣环境中，却能长寿，这是因为劳动能增进健康。

虽然劳动是健康和长寿的保证，但是劳动必须要有节奏，大忌忽快忽慢。忙乱最易使人疲劳。劳动必须与体力相称，勿做超过体力的劳动。过度的劳动会使体力在短时期内不易恢复，甚至会导致疾病，《素问·举痛论》所说“劳则气耗”指的就是这种情况，而《素问·上古天真论》亦有“不妄作劳”之戒。此外，《素问·上古天真论》还认为心情愉快可以增加劳动的耐受力和减少疲劳，如“是以志闲而少欲，心安而不惧，形劳而不倦”说的就是思想纯朴而无富贵利禄之图，心情舒畅而无所忧虑，那么即使从事繁重的劳动也不会感到疲倦。

（二）休息

休息应当包括睡眠和正当的娱乐活动。虽然《内经》没有明确提出娱乐可以增进身心健康，但是从《素问·上古天真论》“淫邪不能惑其心”一句看来，不正当的娱乐是违反养生原则的。

睡眠虽然是消除疲劳的主要方法，但过多的睡眠，不但无益，反而有害，会使人精神萎靡不振、昏昏沉沉、食欲减退、脏腑功能衰退，即《内经》所谓“多卧伤气”（《素问·宣明五气》）。因此，休息与劳动应该像《素问·上古天真论》所说的“起居有常，不妄作劳”一样地有规律。

（三）饮食

《内经》在饮食方面主张多样化，以满足身体所需的养料，如《素问·脏气法时论》说：“五谷为养，五果为助，五畜为益，五菜为充，气味令而服之，以补益精气。”但《内经》也反对暴饮暴食，认为饮食不节是疾病的重要原因之一，如《素问·痹论》的“饮食自倍，肠胃乃伤”和《素问·阴阳应象大论》的“水谷之寒热，感则害人六腑”都指出了这一点。此外，如《素问》的《厥论》和《痿论》都认为入房太甚或醉饱入房，是疾病原因之一。

总之，劳动、休息和饮食，都应当有一定的规律。所以，《素问·上古天真论》说：

> 上古之人，其知道（按，养生的道理）者，法于阴阳（按，效法大自然的变化规律），和于术数（按，适应自然变化规律的法则），食饮有节，起居有常，不妄作劳，故能形与神俱，而尽终其天年，度百岁乃去。今时之人不然也，以酒为浆，以妄为常，醉以入房，以欲竭其精，以耗散其真，不知持满，不时御神（按，“持满”指保养精气应当像拿盛满东西的器皿一样小心。“御神”就是动脑筋），务快其心，逆于生乐（按，违反养生的乐趣），起居无节，故半百而衰也。

二、避免虚邪贼风的侵袭

所谓虚邪贼风，就是反常的风，如冬天吹南风、夏天吹北风、春天吹西风、秋天吹东风之类。

所以，《灵枢·九宫八风》说：

> 风从其所居之乡来为实风，主生，长养万物；从其冲后来为虚风，伤人者也，主杀、主害者。谨候虚风而避之，故圣人日避虚邪之道，如避矢石然，邪弗能害。此之谓也。

三、思想要健康

思想不健康，意念不纯洁，会使精神涣散，形神之间的协调受到严重影响，所以，思想意识的纯洁健康，在《内经》作者看来，是养生防病的关键所在，如《素问·上古天真论》说：

> 夫上古圣人之教下也，皆谓之虚邪贼风，避之有时，恬惔虚无，真气从之，精神内守，病安从来。是以志闲而少欲，心安而不惧，形劳而不倦，气从以顺，各从其欲，皆得所愿。故美其食，任其服，乐其俗，高下不相慕，其民故曰朴。是以嗜欲不能劳其目，淫邪不能惑其心，愚智贤不肖不惧于物，故合于道。所以能年皆度百岁而动作不衰者，以其德全不危也。

上古时代明达事理的人，在教导人们的时候，总是说应当随时避开外界不正常的风气，要思想纯洁，不应当有贪心妄想的非分要求。这样，真气自然健旺，精神不致涣散，形神之间就会协调统一，疾病就不会发生。人们思想纯洁而不追求享受，心情舒畅而无所畏惧，积极劳动而不感疲劳，机体功能活动也因之而协调，各人的需要都可以得到满足。他们不追求吃穿的享受，吃粗茶淡饭也感到美味可口，穿粗布衣裳也感到舒适，没有高人一等的思想，乐于生活在团体之中，无论地位高低均不羡慕，所以那个时代的人们的思想和社会风气是很纯朴的。因此，诱人的物质享受对他们没有什么影响，不正当的娱乐也不能使他们动心，不论愚笨的、聪明的人，还是贤能的和普通的人，都心情舒畅、无所畏惧，这符合养生的道理，所以他们都能超过一百岁而动作不见衰老。可见思想的纯洁健康，是保养生命的决定性条件。

四、适应四时阴阳的规律

春生、夏长、秋收、冬藏，春生、夏长为阳，秋收、冬藏为阴，这就是四时阴阳的规律，也就是万物的生长发展规律，同时也是人体与四时相应的规律。

《内经》认为春天是阳气初生、万物发陈致新的季节，人体具有发陈致新作用的脏腑是肝。夏天是万物盛长、繁茂、华丽的季节，人体的心与肌肤面色的关系最密切。秋天是清肃收敛的季节，人体的肺也具有清肃收敛的作用。冬天是万物生机潜藏的季节，人体蕴藏生机的脏腑是肾。因此，若违反了四时阴阳的规律，在春天则肝受影响；在夏天则心受影响；在秋天则肺受影响；在冬天则肾受影响。同时《内经》还认为肝、心、肺、肾，和四时季节一样具有相互承袭的关系。若春天违反了养生的原则，则直接影响肝而间接影响心，心受影响就不能很好地适应夏季的气候，因而就有发生疾病的可能，其他各季可以此类推。

四时阴阳对人体有着很大影响，所以养生不但要确保生活规律、思想乐观愉快，而且还要与四时气候相适应。

《素问·四气调神大论》是专门讨论养生与四时相应问题的文章。其说：

春三月，此谓发陈，天地俱生，万物以荣，夜卧早起，广步于庭，被发缓形，以使志生（按，让身心舒畅），生而勿杀，予而勿夺，赏而勿罚，此春气之应，养生之道也。逆之则伤肝，夏为寒变（按，虚寒性疾病），奉长者少（按，肝木不能生心火，以致与长之气相适应的能力减弱）。

夏三月，此谓蕃秀（按，蕃荣秀丽），天地气交，万物华实，夜卧早起，无厌于日，使志无怒，使华英成秀，使气得泄，若所爱在外，此夏气之应，养长之道也。逆之则伤心，秋为痎疟，奉收者少，冬至重病。

秋三月，此谓容平（按，形态平定，趋向于收藏），天气以急，地气以明（按，湿蒸之气已敛），早卧早起，与鸡俱兴，使志安宁，以缓秋刑（按，秋气肃杀能使草木凋零故称“秋刑”），收敛神气，使秋气平，无外其志，使肺气清，此秋气之应，养收之道也。逆之则伤肺，冬为飧泄（按，消化不良，大便泄泻），奉藏者少。

冬三月，此谓闭藏，水冰地坼，无扰乎阳，早卧晚起，必待日光，使志若伏若匿，若有私意，若已有得，去寒就温，无泄皮肤，使气亟夺，此冬气之应，养藏之道也。逆之则伤肾，春为痿厥（按，“痿”指痿弱无力；“厥”指气血上逆），奉生者少。

以上经文所说的四时养生方法，限于当时的历史条件和物质条件，不一定符合现代的要求。但是经文中所说的“此春气之应，养生之道也。逆之则伤肝，夏为寒变，奉长者少”以至“此冬气之应，养藏之道也。逆之则伤肾，春为痿厥，奉生者少”等有关违反四时养生原则可导致疾病的内容（如伤肝、伤肾），在中医学发病学说上占有相当重要的地位（详见第七章）。

《内经》作者体认到上述（生活起居、饮食作息、思想修养、四时阴阳等）几个方面的不良现象是导致疾病和衰老的主要因素，并提出了针对上述原因的养生方法。

第三节　防病长寿与社会的关系

《内经》的养生理论，反映了一个极为重要的问题，即防病长寿的问题，并不仅仅是一个单纯用什么医疗方法可以解决的医学问题，还是一个社会问题。

从《素问·上古天真论》一开头就提出的“上古之人春秋皆度百岁而动作不衰，今时之人年半百而动作皆衰者，时世异邪？人将失之邪？”的问题来看，《内经》作者已体认到防病长寿问题与“时世”有关。

《素问·上古天真论》说：

余闻上古有真人者，提挈天地，把握阴阳，呼吸精气，独立守神，肌肉若一，故能寿蔽天地，无有终时，此其道生。

中古之时，有至人者，淳德全道，和于阴阳，调于四时，去世离俗，积精全神，游行天地之间，视听八达之外，此盖益其寿命而强者也，亦归于真人。

其次有圣人者，处天地之和，从八风之理，适嗜欲于世俗之间，无恚嗔之心，行不欲离于世，被服章，举不欲观于俗，外不劳形于事，内无思想之患，以恬愉为务，以自得为功。形体不敝，精神不散，亦可以百数。

其次有贤人者，法则天地，象似日月，辨列星辰，逆从阴阳，分别四时，将从上古合同于道，亦可使益寿而有极时。

这几段经文，叙述了四种不同类型的养生方法，真人和至人可能是《内经》作者的大胆设想，也就是理想中的养生典型人物，比较现实的是圣人和贤人两种人。上古与中古可能是指两个不同社会制度的历史时间，上古是没有阶级的原始公社时期，中古的时候已经产生了阶级。《内经》作者体认到防病长寿是一个社会问题，认为在阶级社会里即使能掌握自然规律，能改造自然（“提挈天地，把握阴阳”），要想做到生活规律化，做到思想健康、心情愉快，也是有一定困难的；如果能够超然物外（去世离俗），与那个阶级社会脱离关系，就能够达到上古真人“寿敝天地，无有终时”的境地（亦归于真人）。但是人是脱离不了社会的，人必须生活在社会里，又必然要受到社会环境的影响，所以圣人和贤人虽然极力效法上古真人的养生方法，但也只能活到百岁左右而不可能“寿敝天地，无有终时”。《内经》中有关真人和至人的说法，虽然是《内经》作者的一种理想，实际上不一定能做到，但在这个问题上，可以看到《内经》作者已经指出：防病长寿问题不仅是医学问题，而且还是一个社会问题。

第七章　病能总论

第一节　病能的意义

“病能”两字本是《素问》篇名。后世注家之分类注释者，根据《素问·病能》的精神，把《素问》《灵枢》中有关讨论疾病原因、症状、病理变化机转等方面的文章，加以剪裁摘录，集为一篇，定名为《病能》（如元代滑伯仁的《读素问钞》，明代李念莪的《内经知要》等）。这是从篇名来说病能之意义。至于从字面上说，“病能”两字实际上是“病之形能”的简称。例如，《素问·阴阳应象大论》说：

阳胜则身热，腠理闭，喘粗为之俯仰，汗不出而热，齿干，以烦冤，腹满死，能冬不能夏。阴胜则身寒，汗出，身常清，数栗而寒，寒则厥，厥则腹满死，能夏不能冬。此阴阳更胜之变，病之形能也。

“身热”“身寒”“汗不出”“汗出”“喘粗”“齿干”以至“厥”“腹满”等都是疾病的症状。“阳胜”“阴胜”“阴阳更胜”是病理机转，也是会出现这样或那样症状的原因。“能夏”“能冬”是病人对周围环境的耐受力或周围环境对病理变化的影响。因此，病能的内容就是该病的发生发展的变化过程，包括了疾病的原因、症状及变化等。

我们在临床工作上，要对病人有正确的全面认识，要正确地了解疾病的原因、症状，以及邪正、虚实、表里、阴阳、寒热等一系列的病理机转。如果对这些内容了解不够，就不可能做出正确的诊断和治疗，薛生白说：

人之有病，犹树之有蠹也；病之有能，犹蠹之所在也。不知蠹之所在，遍树而斫之，蠹未必除而树先槁矣；不知病之所在，广络而治之，病未必去而命先尽矣。

由此可见病能与临床治疗的密切关系。

第二节　疾病与症状的概念

一个人在从母体娩出后，由少而壮而老，一直到死亡为止的过程中，难免要接触到一些不良因素，如六淫、七情、饮食劳倦之类（这些都是疾病的原因），因此，也就难免要发生疾病。有人把疾病列入人生过程中，称为生老病死，其道理就在于此。

人体是由五脏六腑、经脉骨肉、营卫气血等组成的，这些脏腑组织各有它们的特殊功能，而它们的功能又是一个协调的统一体。如果它们的功能是正常的、协调的、能够适应不良因素的，那么这个人就是健康的，或者说这个人的生活现状是很规律的。这样的人称为健康的人，用《内经》的话来说就是“平人”。（《素问·平人气象论》说：“平人者不病也。”）如果一个或多个脏腑组织在功能或器质上起了改变而有不健全、不协调的状态，或其人有不舒适的感觉，那就是这个人生病了。

不健全、不协调的状态和不舒适的感觉，就是所谓的症状。换句话说，症状就是脏腑在功能上或器质上起了改变所反映出来的现象或感觉。

第三节　疾病的原因

《内经》认为疾病的发生必然有致病因素的存在。

《灵枢·贼风》说：

黄帝曰：夫子言贼风邪气之伤人也，令人病焉，今有其不离屏蔽，不出空穴（按，“空穴”当是“室穴”）之中，卒然病者，非不离贼风邪气，其故何也？岐伯曰：此皆尝有所伤于湿气，藏于血脉之中，分肉之间，久留而不去；若有所堕坠，恶血在内而不去。卒然喜怒不节，饮食不适，寒温不时，腠理闭而不通。其开而遇风寒，则血气凝结，与故邪相袭，则为寒痹。其有热则汗出，汗出则受风，虽不遇贼风邪气，必有因加而发焉。黄帝曰：今夫子之所言者，皆病人之所自知也，其毋所遇邪气，又毋怵惕之所志，卒然而病者，其故何也？唯有因鬼神之事乎？岐伯曰：此亦有故邪留而未发，因而志有所恶，及有所慕，血气内乱，两气相搏。其所从来者微，视之不见，听而不闻，故似鬼神。

此段经文的大意如下。

黄帝问：先生说过，贼风邪气侵犯了人体，就会使人生病，现在有些人，终日不离开屏风掩蔽，不到房屋外面去，也会突然患病。这种病人，并不是受了贼风邪气的侵袭，他的病因是什么？岐伯说：这种情况，一般都是由于曾经感受湿邪，邪气深藏在血脉之中或分肉之间，日久不除。曾经从高跌坠，瘀血久留在内，偶或喜怒过度，或饮食失调，或寒暖不顺天时，腠理就闭塞不通，若腠理开张而遇到风寒，就会使气血凝滞，与逗留在体内的陈旧之邪气相合，而成为寒痹。腠理闭塞就会产生热，使腠理由闭而开而汗出，汗出之时最易受风，所以，虽然他没有受到贼风邪气的侵袭，但有新的原因加上而使之生病。黄帝又问：以上先生所说的，都是病人自己感觉到的。有些病人，既没有遇到邪气，也没有惊恐、忧思等情志上的刺激，而忽然患病，这是什么原因？难道真有鬼神致病的事吗？岐伯说：这也是由于宿邪逗留而尚未发作，当思想上有所厌恶或者有所羡慕时，血气就会紊乱，与宿邪相激荡而发病。由于它引起发病时很缓慢轻微，看不到，听不见，所以就像由鬼神引发似的。

这段经文说明，《内经》在疾病的发生问题上认为一定有致病因素存在其中。“贼风邪气”“湿”“风寒”等先伤外，“恶血”“喜怒”“饮食”等先伤内。《内经》将一切致病因素，不论它是先伤外还是先伤内都称为“邪”或“邪气”，例如《素问·调经论》说：

> 夫邪之生也，或生于阴，或生于阳。其生于阳者，得之风雨寒暑；其生于阴者，得之饮食居处，阴阳喜怒。

“饮食居处”和“阴阳（指男女房事）喜怒”所致之病，生于脏腑，所以说“生于阴”；“风雨寒暑”所致之病，生于体表经络，所以说“生于阳”。

一、《内经》所载致病因素

（一）六淫

六淫之邪就是风、寒、暑、湿、燥、火，为外感病的致病因素，如《素问·至真要大论》说：

> 夫百病之生也，皆生于风、寒、暑、湿、燥、火。

（二）七情

七情之邪就是喜、怒、忧、思、悲、恐、惊，为内伤病的重要致病因素。七情太过往往使人脏腑受伤，如《灵枢·百病始生》说“喜怒不节则伤脏”；《灵枢·口问》说“悲哀愁忧则心动，心动则五脏六腑皆摇”；《素问·阴阳应象大论》说“怒伤肝”“喜伤心”“思伤脾”“忧伤肺”“恐伤肾”。

（三）疫邪

疫邪又称疫疠，是具有传染性的致病因素，如《素问遗篇·刺法论》说：

五疫之至，皆相染易，无问大小，病状相似。

（四）饮食

饮食不节，或伤于生冷，或伤于酒浆，或伤于饥饿，或失之过饱，都能导致疾病。如《素问·腹中论》说：

此饮食不节，故时有病也。

《素问·痹论》说：

饮食自倍，肠胃乃伤。

《素问·阴阳应象大论》说：

水谷之寒热，感则害于六腑。

《素问·生气通天论》说：

阴之所生，本在五味，阴之五宫（按，即五脏），伤在五味。是故味过于酸，肝气以津，脾气乃绝；味过于咸，大骨气劳，短肌，心气抑；味过于甘，心气喘满，色黑，肾气不衡；味过于苦，脾气不濡，胃气乃厚；味过于辛，筋脉沮弛，精神乃央。

《素问·五脏生成》说：

是故多食咸，则脉凝泣而变色；多食苦，则皮槁而毛拔；多食辛，则筋急而爪枯；多食酸，则肉胝胎而唇揭；多食甘，则骨痛而发落。此五味之所伤也。

这些经文指出不但饮食不节是致病因素之一，而且五味失调，长期多用或过用某种味，也会造成疾病。

（五）中毒

《内经》在病因方面对中毒并没有进行详细的讨论，只有一些简略的记载。如《素问·腹中论》“石药发瘨，芳草发狂”，说的是药物中毒；《素问·征四失论》“诊病不问其始，忧患饮食之失节……或伤于毒，不先言此，卒持寸口，何病能中”，除了说明问诊在临床治疗上的重要性以外，还说明中毒也是疾病原因之一。“伤于毒”，是泛指饮食、药物等一切中毒而说的。

（六）劳倦

劳倦包括持久的某一动作、勉强用力等。如《素问·生气通天论》说：“因而强力，肾气乃伤。”《灵枢·邪气脏腑病形》说：“有所用力举重……汗出浴水则伤肾。”《素问·痿论》说：“有所远行劳倦……发为骨痿。”《素问·宣明五气》说：“久视伤血，久卧伤气，久坐伤肉，久立伤骨，久行伤筋，是谓五劳所伤。”

（七）房事

所谓房事即性交。《内经》认为性交必须要有节制，恣意纵欲则伤肾气，醉酒后性交则损脾胃。如《灵枢·邪气脏腑病形》说："若醉入房……则伤脾。""若入房过度……则伤肾。"

（八）其他

《灵枢·贼风》说："若有所堕坠，恶血在内而不去。"《灵枢·邪气脏腑病形》说："有所堕坠，恶血内留。"

以上八类病因，不一定某因必见某病，往往数种原因相合为病。也有先有一种或一种以上的致病因素存在，而后被另一种致病因素引发而为病的，最后一个致病因素就是发病的动因。正由于疾病的产生，可以有几个致病因素，所以发病的动因在疾病发生后的病理过程中，不一定占有重要地位。

二、外邪侵入人体的途径

《内经》认为皮肤是人身抗御外邪的第一道防线。外邪侵入人体，首先侵犯皮肤，而后入络脉，而后入经脉，而后入腑入脏。

《素问·皮部论》说：

> 凡十二经络脉者，皮之部也。是故百病之始生也，必先于皮毛，邪中之则腠理开，开则入客于络脉，留而不去，传入于经，留而不去，传入于腑。

又说：

> 皮者，脉之部也。邪客于皮则腠理开，开则邪入客于络脉，络脉满则注于经脉，经脉满则入舍于腑脏也。

十二经脉所分出的络脉，分布于体表一定的部位，该部皮肤就属该经所主。所谓"凡十二经络脉者，皮之部也""皮者，脉之部也"都是这个意思。邪气从该部皮肤侵入，先入该部络脉，而后入该络所属的经脉，之后进入脏腑。

人身十二经脉有阴阳之分，阴经属脏，阳经属腑，阳经分布于肢体阳面，阴经分布于肢体阴面，所以外邪入中于身，若从阳面皮肤侵入则入阳络、阳经，若从阴面皮肤侵入则入阴络、阴经。但是由于脏腑经脉间都具有表里相合关系，所以中于阳经者，不但可以传入六腑，而且可以传入阴经而至五脏，中于阴经者不但可以传入五脏，而且还可以传至六腑。例如，《灵枢·邪气脏腑病形》说：

> 中人也方乘虚时，及新用力，若饮食汗出，腠理开，而中于邪。中于面则下阳明，中于项则下太阳，中于颊则下少阳，其中于膺背两胁，亦中其经（一作"下其经"）。

这指的是阳面皮肤受邪，故邪入该部所属的阳经。

又说：

中于阴者，常从臂胻始。夫臂与胻，其阴皮薄，其肉淖泽，故俱受于风，独伤其阴。

这指的是阴面皮肤受邪，故邪入阴经。

又说：

身之中于风也，不必动脏，故邪入于阴经，则其脏气实，邪气入而不能客，故还之于腑。故中阳则溜于经，中阴则溜于腑。

这就是说，脏腑健全则邪气在阳经者不能侵入六腑，而但伤其经脉，邪在阴经者不能入于脏而流入于腑。反之，若脏腑因某种原因而不够健全，则病邪可由经脉进入脏腑。所以《灵枢·邪气脏腑病形》又说：

黄帝曰：邪之中人脏，奈何？岐伯曰：愁忧恐惧则伤心，形寒寒饮则伤肺，以其两寒相感，中外皆伤，故气逆而上行。有所堕坠，恶血留内，若有所大怒，气上而不下，积于胁下，则伤肝。有所击仆，若醉入房，汗出当风，则伤脾。有所用力举重，若入房过度，汗出浴水，则伤肾。

这说明外邪入中五脏，一般常有内伤的原因存在，内外相合邪气才能进入五脏。

第四节 邪　　气

邪气是相对正气说的，凡不利于生理活动的，不论是体外侵入的，还是体内产生的，都属于邪气的范畴。从体外进入人体的既可称为发病动因，又可以称为邪气；体内产生的则多为得病后病理过程中的产物，所以只能叫它邪气，其往往是继发症状的动因。因此，在一般习惯下并不对发病动因与邪气进行严格的区分而统称之邪或邪气。

虽然习惯上并不对发病动因与邪气进行严格的区分而统称之为邪气，但是为了在临床治疗上有所遵循，必须把邪气分为外来与内生两类。

外来的邪气有风、热、湿、火、燥、寒及疫疠之气等。内生的邪气，除了食积、痰、脓、积水、瘀血之外，也有风、热、湿、火、燥、寒。在这里我们主要讲风、热、湿、火、燥、寒。习惯上，人们总认为风、热、湿、火、燥、寒是外感之邪，是从体外侵入人体的，其实风、热、湿、火、燥、寒固然有外来的，但也有内生的。在临床诊断上，内生的邪气的重要性并不低于外来的邪气，且在某些情况下，内生的六气之邪要比外来的六淫之邪的意义更为重要。例如，《素问·六元正纪大论》说：

风胜则动，热胜则肿，燥胜则干，寒胜则浮，湿胜则濡泄，甚则水闭胕肿。

假使我们肯定风、热、燥、湿、寒、火为外邪而不可能是内生的话就不能解释临床上的实际问题，就不能把上述理论与临床实践结合起来。具有“动”的症状的病证，我们称它为风证，但感受外来的风邪，不一定有“动”的症状；痈肿，我们一般都认为是热症，但感受热邪，不一定有痈肿；濡泄、水闭胕肿，我们一般都认为是湿邪所致，但感受湿邪不一定有濡泄、水闭胕肿。我们见到“动”的症状，就用治风的方法来治疗，见到痈肿就用清热的办法来治疗，见到濡泄就用利湿的办法来治疗，且都能收到一定的效果，这就是我们从症状上掌握了病理机转上的变化，确知有风、有湿、有热而给以相应的治疗的结果。因此，我们说，内生的邪气在某些情况下，比外来的邪气的意义更为重要。

内生的邪气，是五脏系统受病后产生的（详见第九章第六节），所以张志聪说：

> 五脏内合五行，五行内生六气，是以五脏之气病于内，而六气之证见于外也。

根据以上讨论，可以看出，邪气可以由体外侵入人体，而人体受邪之后，在病理过程中又产生新的邪气，所以邪气不但有外来的，而且还有内生的。因此，后世论邪气，除了有内风、外风，内寒、外寒等之外，还有其他像燥矢、食积、脓液、痰涎、积水、瘀血等在病理过程中形成的非生理性的产物。

第五节　正　　气

一、正气的概念

《内经》里所说的正气和邪气一样有内外之分，体外的正气指自然界的正常气候。例如《灵枢·刺节真邪》说：

> 正气者，正风也……邪气者，虚风之贼伤人也，其中人也深，不能自去。正风者，其中人也浅，合而自去，其气来柔弱，不能胜真气，故自去。

这段经文里所说的正气，指正常的气候，也就是在外的正气。至于在内的正气，即人体的正气，《内经》或称为精气，或称为真气，以上所引原文所谓“不能胜真气”的“真气”，指的就是人体的正气。又如《素问遗篇·刺法论》“正气存内，邪不可干”的“正气”，也指人体的正气。这里我们只讲人体的正气。

正气是相对邪气而说的，在平时是维持人体内部的各种生命活动的力量，包括为应付外界环境变化而进行适应性调节的本能；在生病时是抵抗那些致病因素的力量。这些力量的产生和维持，依赖于人体内部的各种物质，如精、血、营、卫、津、液等。所以，一般并不把正气当作一种单纯的能力，而是将上述各种物质包括在其内。也就是说整个人体的组成物质和各种生命活动能力，都是正气的组成部分。

二、正气内部的平衡协调在发病机制上的重要意义

正气虽然包括了整个人体的组成物质和各种生命活动能力，但是概括起来，不外乎阴阳五行。所谓正气内部的平衡与协调，就是阴阳之间或五行之间的平衡协调。

正气内部，不论物质上的缺损还是功能上的不健全，都可以引起不平衡或不协调的状况。物质与功能方面的不平衡或不协调，一般都表现为阴阳偏胜或偏衰；五脏系统之间（包括物质与功能以及功能与功能之间）的不平衡或不协调，一般主要表现为五行偏胜或偏衰。

正气内部失去平衡与协调是内伤杂病和外感六淫等一切疾病发生的前提。例如《素问·生气通天论》说：

阴者，藏精而起亟也；阳者，卫外而为固也。阴不胜其阳，则脉流薄疾，并乃狂。阳不胜其阴，则五脏气争，九窍不通。是以圣人陈阴阳，筋脉和同，骨髓坚固，气血皆从。如是则内外调和，邪不能害。

由此可见，正气内部的平衡协调与否，对疾病的发生有着决定性的作用。也就是说外因必须通过内因才能起作用。

第六节　邪正虚实

一、疾病的发生取决于邪正双方势力的对比

疾病的形成，一般都要有两个因素，即抗病因素与致病因素，也就是正气与邪气。如果正气充盛，就不会招邪入侵，也就不会生病，即所谓“正气存内，邪不可干”。只有在正气不足以抗御邪气的情况下，邪气才有侵袭人体而引起疾病的可能。换句话说，疾病的发生与否取决于邪正双方势力的对比。例如，《灵枢·百病始生》说：

风雨寒热，不得虚，邪不能独伤人。卒然逢疾风暴雨而不病者，盖无虚，故邪不能独伤人。此必因虚邪之风，与其身形，两虚相得，乃客其形。

这段经文明确指出，若正气不虚，邪气不能伤人；只有在既有邪气的存在，又有正气之虚的情况下，人才能受邪而发病。如果再概括一点，就是正气胜邪则不病，邪气胜正则病，用《素问》的话来说叫作“邪之所凑，其气必虚”（《素问·调经论》）。

二、虚证和实证

《内经》认为疾病发生发展的过程，就是邪正斗争的过程；疾病的症状就是邪正斗争的现象，也就是生理功能应付病理刺激所出现的反应。由于邪正双方势力的消长不同，所以反映出来的病理现象也不同，如脉象可以有数有迟、有洪有细，呼吸可以有气粗、有少气，饮食可以有能食、有不能食，身体可以有发热、有恶寒，二便可以有泄利、有癃闭等。这些症状可以分为虚实两大类，如《素问·玉机真脏论》所说“脉盛，皮热，腹胀，前后不通，闷瞀，此谓五实；脉细，皮寒，气少，泄利前后，饮食不入，此谓五虚”，就是把症状分为虚实两大类的典型例子。

因为症状是正邪斗争的反映，是生理功能应付病理刺激的一种反映，所以所谓实证，除了瘀血、痰、水等有形积滞之外，实际上就是正气受病邪刺激后所表现出的强烈的亢奋现象；所谓虚

证，实际上就是在正气不足，受病邪刺激后不能表现出强烈的亢奋反应的情况下，而表现出的生理功能衰减的现象，这叫作“实者邪气实，虚者正气虚”，也就是《素问·通评虚实论》所谓“邪气盛则实，正气夺则虚”。

虚证和实证在病理过程中并不是一成不变的。病证可以由实转虚，也可以由虚变实。例如，初起时是邪减之实证，在病理过程中因某种原因，如大发汗、大吐、大泻等伤失大量津液，使正气不足，病证就会由实证转成虚证。反之，正虚邪实的虚证，若治疗得当，使正气振奋，就会转为实证。

虚证和实证不但可以互相转变，而且可以错综互见，所以有一派虚象之中杂有实症或一系列实症之中杂有虚象的情况（在这里证和症有区别，症是某一症状，证是多个症状的综合），所谓“九虚一实”或“九实一虚”指的就是这种情况。

“九实一虚”之病，大多见于宿病旧恙与新感急病同时发作，或急性病由实转虚、虚转实的某一时期。

“九虚一实”之病，大多见于病期较长的患者，或慢性病的后期。病人的正气已经相当衰弱，而体内积滞的水湿、痰浊、瘀血等物仍未排除，所以在一派虚象之中杂有实症。

这种虚实错综互见之病的重点或者在实的一方面，或者在虚的一方面，在临床上必须分辨清楚。特别是“九虚一实”和“九实一虚”之病，往往其病的主要面不在九实而在一虚，不在九虚而在一实，所谓“至虚有盛候”“大实有羸状”，若疏于辨认则死生反掌。

第七节　阴阳偏胜

病变的产生，不论外感还是内伤，大多由于正气内部阴阳之间失去平衡与协调，而其关键在乎阳气（但并不意味着否定阴气的作用）。因为阳气为生命力，为功能活动，具有卫外作用。所以，阳虚则不能固表，不足以抗御外邪而使人易得外感风寒等证；阳亢则消阴，而成阴虚火旺之局面，使易得卒中、瘰疬、吐血等证。病者阴阳不平衡、不协调的状况进一步恶化就是阴阳脱离关系，也就是气化作用停止，会使人死亡，所以《素问·生气通天论》说：

> 凡阴阳之要，阳密乃固。两者不和，若春无秋，若冬无夏；因而和之，是谓圣度。故阳强不能密，阴气乃绝；阳平阳秘，精神乃治；阴阳离决，精气乃绝。

虽然阴阳失去平衡是导致疾病的主要原因，但两者之间的不平衡、不协调的状况，在未病之前并不太明显，而至已病之后，在正邪斗争过程中，才会更加明显地显示出来。

在病理过程中，阴阳失去平衡协调的一般规律就是：“阴胜则阳病，阳胜则阴病，阳胜则热，阴胜则寒”。（已在第二章里讲过）本节就是在这个一般规律的基础上讨论如下两个问题的。

一、阴阳的虚盛和表里寒热的关系

（一）阳虚生外（表）寒

阳虚生外寒有两种不同情况，一见于外感病的初起，一见于虚损内伤。

1. 见于外感风寒初起的

由于风寒之邪客于肌表，阻碍了阳气通达肌表的道路，皮肤肌肉得不到阳气的温养，所以肌表感到寒冷。这就是《素问·调经论》所说的“阳受气于上焦①，以温皮肤分肉之间，令寒气在外则上焦不通，上焦不通则寒气独留于外，故寒栗”。

2. 见于内伤虚损的

由于元阳衰微，卫阳不固，故畏寒肢冷。这一种情况，在《内经》里缺乏明文说明，是后世医家根据《内经》理论在临床实际应用上所做的进一步的发展。

以上两种情况，在肌表缺少阳气的温养这一点来说是共同的，但在本质方面有着根本的不同。

外感寒邪的阳虚生外寒，仅仅是表面的、暂时的阳虚，是外感初起的病理过程中的第一步，很快就会出现外热阳盛的症状，其病多数属实。

元阳衰微的阳虚生外寒，是阳气之根本不足，是本质上的阳虚，如无其他原因，决不会出现阳盛外热的症状。即使由于某种原因而出现外热症状，其本质上的根本性的阳虚也决不会改变。

由于《内经》所说的阳虚外寒，仅仅是外感热病初起时产生恶寒战栗的一个机转，而元阳衰弱所致的外寒是根本性的阳虚，所以后世，特别是元明以后的医学家，在习惯上所说的阳虚生外寒，大多指元阳衰微之证而言。

（二）阳盛生外（表）热

在外感病方面，其是阳虚生外寒的下一步。当寒邪阻碍上焦阳气通达肌表之时，肌表得不到阳气的温养而发寒栗；同时，肌肤收缩，汗孔闭塞，卫外之阳气不能向外发散，于是蓄积而成外热。所以《素问·调经论》对阳盛生外热的解释为“上焦不通利，则皮肤致密，腠理闭塞，玄府不通②，卫气不得泄越，故外热”。

（三）阴虚生内（里）热

关于此证，也有两种不同说法。

1. 由劳倦伤脾所致

《素问·调经论》说：

---

① 《灵枢·决气》说：“上焦开发，宣五谷味，熏肤，充身，泽毛，若雾露之溉，是谓气。”
② 《素问·水热穴论》说：“所谓玄府者，汗空也。”

有所劳倦，形气衰少，谷气不盛，上焦不行（按，即清阳不升），下脘不通（按，即浊阴不降），胃气热，热气熏胸中，故内热。

后世李东垣在《内经》这一理论基础上结合他的临床经验，创造性地发展了劳倦伤脾的理论。他说：

若饮食失节，寒温不适，则脾胃乃伤。喜怒忧恐，损耗元气。既脾胃气衰……使谷气不得升浮，是春生之令不行，则无阳以护其营卫，则不任风寒，乃生寒热。此皆脾胃之气不足所致也。然而与外感风寒所得之证，颇同而实异。

他又说：

喜怒不节，起居不时，有所劳伤，皆损其气，气衰则火旺，火旺则乘其脾土，脾主四肢，故困热无气以动，懒于语言，动作喘乏，表热自汗，心烦不安。

这指出造成脾胃气虚发热的原因不只“劳倦”一种，“饮食失节”和“喜怒忧恐”均足以损伤脾胃之功能而致发热；也指出了脾胃气虚不但能生内热，而且也可以导致与外感病相似的肌表之寒热。

2. 由肾阴亏损所致

《素问·逆调论》说：

阴气虚少，少水不能灭盛火，而阳独治，独治者不能生长也……是人当肉烁也。

痨瘵病的骨蒸潮热，就是阴亏火旺的典型病例。因为发热的原因为真阴亏损，所以称为阴虚发热。

以上两种阴虚生内热，显然有着很大的差别。由劳倦伤脾所致的内热，往往会转变成内寒证，所以李念莪在《内经知要》里说“饮食劳倦损伤脾胃，始受热中（按，即内热），末传寒中（按，即内寒）”。但是阴亏火旺的内热，没有或很少有转变成内寒的可能。这两种不同的“阴虚生内热”，自李东垣的《脾胃论》问世以后，就有了明确的区别。李东垣认为劳倦伤脾所致的，实际上是一种“气虚发热”，不同于真阴亏损的阴虚发热，也不同于外感风寒的发热。这种学说得到了学者们的公认。所以我们习惯上所说的“阴虚生内热”，都是指肾阴亏损所致的发热。劳倦伤脾，中气不足的发热，我们在习惯上都称之为“气虚发热”。

（四）阴盛生内（里）寒

不论外感还是内伤均可见到这种病变。外感方面，或由病邪直中三阴所致，或为病邪由阳经侵入阴经而成，可参看“热病”一节。内伤方面，大抵也有两种情况。第一是饮食生冷所伤者。虽然饮食生冷所伤者在初起时不一定都是内寒证，也有初起为内热而后转变成内寒者，但比较起来为内寒证者要多一些。第二是病理过程中产生的寒水之邪，留滞于体内所致者。气的升降作用失常，应降的不降而反逆行向上，病理上的产物——寒水之邪不能得到排泄而积于胸腹腔内，使温养内脏的阳气相对不足，并影响气血的运行，使循环发生障碍，血行涩滞，温养内脏的阳气不能照常到达内脏，于是便产生内寒之证。这便是《素问·调经论》“厥气上逆，寒气积于胸中而不泻，不泻则温气去，寒独留，则血凝泣，凝则脉不通，其脉盛大以涩，故中寒”所说的阴盛生内寒的病理机制。

二、重阳必阴，重阴必阳或重热则寒，重寒则热的病理机制

《内经》所说的“重热则寒，重寒则热”和“重阳必阴，重阴必阳”，是概括性很强的原则性理论。它概括了下述两种情况。

（一）概括了外感病受邪后寒热症状交替转化的病理现象

如感寒邪，是阴胜，故寒栗；寒栗之极，继而发热，发热是阳证现象。这便是重阴必阳或重寒则热。又如感受热邪，是阳胜，故发热；热高之极，继之则变为厥逆肢冷，厥逆肢冷是阴证现象。这便是重阳必阴或重热必寒。

（二）概括了病理过程中的假象

如阳胜反见寒象，阴胜反见热象，前者称为真热假寒，后者称为真寒假热。它们在病的本质上并没有改变阳胜则热或阴胜则寒的规律，改变的只是现象而已，现分述如下。

1. 真热假寒

患此者，由于高热太过，正气内部的阴阳表里出入受到的影响而陷于停顿或紊乱的状态，所以体内热度愈高，肌表得到的阳气愈少，因而表寒愈甚。后世方书所谓“热深厥深”就是这个道理。这也是《伤寒论》所说的“身大寒反不欲近衣者，寒在皮肤，热在骨髓也”的道理。这种病变，我们习惯上称之为阳盛格阴，简称格阴证。

2. 真寒假热

真寒假热证可分如下两种。

（1）内真寒外假热。此与上述情况正好相反，即肌表大热而体内则寒。其原因是正气衰败，元阳虚竭而浮越于表。所以，此证属虚。若其进一步发展，则阴阳完全脱离关系，而人死亡。这种情况，我们习惯上称之为阴盛格阳，简称格阳证。这也就是《伤寒论》“病人身大热，反欲得近衣者，热在皮肤，寒在骨髓也”所说之证。

（2）下真寒上假热。这也是正气衰竭，元阳浮越不藏的结果。不似前者阳浮于表，此则阳浮于上。其症往往上部见阳盛之热象而面色鲜艳如妆，下部有两足不温或大便溏泄等虚寒之象。这种情况，我们习惯上称之为戴阳证。

第八节　气血失调

在病理过程中，往往由于气血之间的正常关系发生紊乱而影响五脏系统的生理活动或由于五脏

系统先病而后影响气血的正常关系。所以《素问·调经论》说：

五脏之道，皆出于经隧，以行血气，血气不和，百病乃变化而生。

这说明气血失调是病理变化过程中的一个重要问题。

气血失调主要有如下几种情况。

一、血并于阴，气并于阳

《素问·调经论》说：

血并于阴，气并于阳，故为惊狂。

“惊狂”是气血相并的症状反映。气血相并或由于血并于阴，或由于气并于阳。“阳”指阳经，“阴”指阴经。血并于阴则阴经之气被迫而并于阳经。气并于阳则阴经之气被迫而并于阳经。所以血并于阴是原因，则气并于阳是结果；气并于阳是原因，则血并于阴是结果。血并于阴者多惊，气并于阳者多狂，所以张志聪说“如血并居于阴，则阴盛而血实，心主血脉，故阴盛则惊；气并于阳，则阳盛而气实，阳盛则发狂也”。但是由于血并于阴与气并于阳常互为因果、彼此影响，所以在临床上亦多有惊狂俱见之证。

二、血并于阳，气并于阴

《素问·调经论》说：

血并于阳，气并于阴，乃为炅中。

气血不和，形成炅中的机转，可以由血并于阳引起，也可以由气并于阴而成。血并于阳是因，则气并于阴是果；气并于阴是因，则血并于阳是果。所以张志聪说：

血并于阳，则阴虚而生内热矣；气并于阴，则阳气内盛而为热中矣。故阴阳外内相并而总属炅中也。

三、血并于上，气并于下

《素问·调经论》说：

血并于上，气并于下，心烦惋善怒。

这里所谓“上”指身半以上，“下”指身半以下。“血并于上”是心气不能下通，血脉之循环发生障碍，故心胸烦闷；“气并于下”则肝气不舒，故善怒。因为血并于上与气并于下是相互影响、互为因果的，所以心胸烦闷与善怒亦多同时出现。

四、血并于下，气并于上

《素问·调经论》说：

血并于下，气并于上，乱而喜忘。

“乱”是精神恍惚，“喜忘”即健忘。精神恍惚是气血相并，而气逆于上的结果。健忘是气血相并，而血留于下的结果。但是健忘之证不一定都是下部有留血、蓄血所致，除了蓄血所致者外，也有营卫之气运行失常所致者。蓄血在下而健忘者，如《伤寒论》“其人喜忘者必有蓄血，宜抵当汤下之”；营卫之气运行失常而健忘者，如《灵枢·大惑论》“上气不足，下气有余。肠胃实而心肺虚，虚则营卫留于下，久之不以时上故善忘也”。蓄血所致者病重，营卫失常所致者病轻。

五、气血并走于上

上述两种气血与上、下的病理关系，是气并于血则血虚，血并于气则气虚，所以或为气虚血实，或为血虚气实，也就是上部气虚血实则下部血虚气实，上部血虚气实则下部气虚血实。总之，其是气血虚实上下互见之证。这里所说的气血并走于上，只有上下虚实之别而没有气血虚实之分，气血并走于上，为上实下虚，轻则头痛眩晕，重则厥逆不知人事。所以，《素问·调经论》说：“血之与气并走于上，则为大厥，厥则暴死，气复反则生，不反则死。”

第九节　营卫失常

营卫失常包括营卫之间关系失常和营卫运行失常。营卫之间关系失常即营卫不和，此内容已于第三章讨论过了。因此，这里所说的营卫失常主要指营卫运行失常。

营卫运行失常分全身性营卫运行失常和局部性营卫运行失常。

一、全身性营卫运行失常

营卫的运行在正常情况下是：营行脉中，卫行脉外；营气一日夜运行全身五十度；卫气白天行于阳分二十五度，黑夜行于阴分二十五度；营卫在一日夜中大会一次。

《灵枢·营卫生会》说：

人受气于谷，谷入于胃，以传与肺，五脏六腑皆以受气，其清者为营，浊者为卫，营在脉中，卫在脉外，营周不休，五十而复大会，阴阳相贯，如环无端。卫气行于阴二十五度，行于阳二十五度，分为昼夜，故气至阳而起，至阴而止。故日中而阳陇为重阳，夜半而阴陇为重阴。故太阴主内，太阳主外，各行二十五度，分为昼夜。夜半为阴陇，夜半后而为阴衰，平旦阴尽而阳受气矣。日中为阳陇，日西而阳衰，日入阳尽而阴受气矣。夜半而大会，万民皆卧，命曰合阴，平旦阴尽而阳受气，如是无已，与天地同纪。

这段经文指出营卫的运行与睡眠有关，同时也指出营卫的运行与自然界白天为阳、黑夜为阴的自然规律相应（即所谓“与天地同纪”）。但人们的睡眠并不完全受自然规律的支配，当人们劳动时阳气亢盛，所以即使在黑夜也能照常工作。此外，由于种种原因，在白天也会有睡意，在黑夜也不一定能入睡。白天思睡，夜晚失眠，就是由于营卫运行失常所致。

《灵枢·营卫生会》说：

壮者之气血盛，其肌肉滑，气道通，荣卫之行不失其常，故昼精而夜瞑。老者之气血衰，其肌肉枯，气道涩，五脏之气相搏，其营气衰少而卫气内伐，故昼不精，夜不瞑。

这就是说：少壮之人气血旺盛，肌肉滑利，营卫之气运行的道路通畅，营卫的运行不失常度，所以白天精力充沛，黑夜能熟睡；老年人气血衰退，肌肉枯萎，营卫之气运行的道路涩滞，内脏的功能不健康以致营气衰减，在内之营气不足则在外之卫气内侵以致营卫运行失常，所以白天精神不好，黑夜不能入睡。由此可见，营卫的运行与睡眠有着密切关系。

营卫的运行又与气血的盛衰以及肌肉间“气道”的润滑或枯涩有关。气血盛者营卫之气也旺，气血衰者营卫之气也衰；肌肉枯涩者营卫之运行就不畅利，肌肉润滑者营卫之运行就滑利通畅。营卫之气盛而运行通畅是生理状态，所以此类人的睡眠状况合乎人与自然相应的规律。反之，营卫之气衰而运行不畅是病理状态，所以此类人的睡眠状况不能合乎人与自然相应的规律。

影响营卫运行，从而影响睡眠的原因，除了年龄大小外，尚有体质的差异和病邪的扰乱等。

体质上的差异可影响营卫运行，从而影响睡眠，如《灵枢·大惑论》说：

黄帝曰：人之多卧者，何气使然？岐伯曰：此人肠胃大而皮肤涩，而分肉不解焉。肠胃大则卫气留久，皮肤涩则分肉不解，其行迟。夫卫气者，昼日常行于阳，夜行于阴，故阳气尽则卧，阴气尽则寤。故肠胃大，则卫气行留久；皮肤涩，分肉不解，则行迟。留于阴也久，其气不精，则欲瞑，故多卧矣。其肠胃小，皮肤滑以缓，分肉解利，卫气之留于阳也久，故少瞑焉。

病邪扰乱可影响营卫运行，从而影响睡眠，如《灵枢·大惑论》说：

黄帝曰：其非常经也，卒然多卧者，何气使然？岐伯曰：邪气留于上膲（焦），上膲闭而不通，已食若饮汤，卫气留久于阴而不行，故卒然多卧焉。

又说：

黄帝曰：病而不得卧者，何气使然？岐伯曰：卫气不得入于阴，常留于阳，留于阳则阳气满……不得入于阴则阴气虚，故目不瞑矣。

二、局部性营卫运行失常

引起局部性营卫运行失常的原因主要是病邪的阻滞。其症状表现主要是胀满、肿疡、疮脓、肌肉不仁等。如《素问·生气通天论》说：

营气不从，逆于肉理，乃生痈肿。

“不从”就是失去正常运行的规律，不依固有的道路运行。“逆于肉理”是营气侵占卫气运行的道路——肌肉的纹理（也就是分肉之间）。“痈肿”是营卫运行失常的结果。

《灵枢·玉版》说：

营气不行，乃发为痈疽。阴阳不通，两热相搏，乃化为脓。

《灵枢·痈疽》说：

寒邪客于经络之中则血泣，血泣则不通，不通则卫气归之，不得复反，故痈肿。寒气化为热，热胜则腐肉，肉腐则为脓。

又说：

营卫稽留于经脉之中，则血泣而不行，不行则卫气从之而不通，壅遏而不得行，故热。大热不止，热胜则肉腐，肉腐则为脓。

《素问·风论》说：

风气与太阳俱入，行诸脉俞，散于分肉之间，与卫气相干，其道不利，故使肌肉愤䐜而有疡。

以上这些经文都指出，病邪阻滞于经脉或分肉之间，影响营卫之正常运行，足以引起肿疡痈脓之病。

营卫运行局部障碍，而形成胀病者，如《灵枢·胀论》说：

营卫留止，寒气逆上，真邪相攻，两气相搏，乃合为胀也。

《灵枢·卫气失常》说：

卫气之留于腹中，稸积不行，苑蕴不得常所，使人支胁，胃中满……

所谓“留止”“稸积”，都是营卫之气郁滞不行所致的。换句话说，胀病之主要机制是气滞。所以，治胀必用行气之药。

营卫之气运行障碍，局部肌肉得不到营卫的温养则麻木不仁，所以《素问·风论》说：

风气与太阳俱入，行诸脉俞，散于分肉之间，与卫气相干，其道不利……卫气有所凝而不行，故其肉有不仁也。

全身肌肉不仁，不能随意运动，由全身性营卫气虚所致，多属危险之证。所以《素问·逆调论》说：

荣气虚则不仁，卫气虚则不用，荣卫俱虚则不仁且不用，肉如故也，人身与志不相有，曰死。

所谓“人身与志不相有”，就是身体不受意志的支配，也就是不能随意活动。

第十节　病理传变

病理上的传变，一般有五脏病的传变和六经病的传变。五脏病的传变主要用五行相生相克的理论来解释。六经病的传变主要用阴阳的理论来解释，五脏病的传变是一切杂病侵入脏腑后的传变方式，六经病的传变是外感伤寒的传变方式。这里我们只讨论五脏病的传变，至于六经病的传变将在第八章第二节里详细介绍。

五脏系统之间具有相生相克的关系，当病邪侵入五脏时，就有可能依着五脏间的相互关系而传变，而其传变又可分顺传与逆传两种类型。

一、顺传

顺传就是根据五行相生或相克关系传变，据相生关系传变的称为母子相传，亦即母病传子，或称间脏传（但间脏传有间数脏者，所以它不等于母子传）。据相克关系传变的，《内经》称之为“以次相传”，《难经》称之为“七传”。据相生关系传变者较据相克关系传变者病轻而易治，据相克关系传变者较据相生关系传变者病重而难治。引证原文如下。

《素问·标本病传论》说：

夫病传者，心病先心痛，一日而咳（按，病传于肺），三日胁支痛（按，病传于肝），五日闭塞不通，身痛体重（按，病传于脾），三日不已死……肺病喘咳，三日而胁支满痛，一日身重体痛，五日而胀（传于肾），十日不已死……肝病头目眩，胁支满，三日体重身痛，五日而胀，三日腰脊少腹痛，胫酸（按，病传于肾），三日不已死……脾病身痛体重，一日而胀，二日少腹腰脊痛，胫酸，三日背肥筋痛，小便闭（传于膀胱），十日不已死……肾病少腹腰脊痛，骺酸，三日背肥筋痛，小便闭，三日腹胀，三日两胁支痛，三日不已死……胃病胀满，五日少腹腰脊痛，骺酸，三日背肥筋痛，小便闭，五日身体重，六日不已死……膀胱病小便闭，五日少腹胀，腰脊痛，骺酸，一日腹胀，一日身体痛，二日不已死……诸病以次相传，如是者皆有死期，不可刺间一脏止，及至三四脏者乃可刺也。

这里所说的“一日”“二日”“三日”乃至“十日”等不可拘泥，因为疾病的传变，有急传与缓传，急传者数日内可以死亡，缓传者数月甚至数年乃死。所以《素问·玉机真脏论》说：

五脏相通，移皆有次。五脏有病，则各传其所胜。不治，法三月若六月，若三日，若六日，传五脏而当死。

“三日”“六日”而死者，是急传；“三月”“六月”而死者，是缓传。

《难经·五十三难》说：

七传者，传其所胜也。间脏者，传其子也。何以言之？假令心病传肺，肺传肝，肝传脾，脾传肾，肾传心，一脏不再伤，故言七传者死也。间脏者，传其所生也。假令心病传脾，脾传肺，肺传肾，肾传肝，肝传心，是母子相传，竟而复始，如环无端，故曰生也。

上引经文证明，《内经》与《难经》都认为据相生关系传变者病轻易治，据相克关系传变者病重难治。

二、逆传

逆传就是不依照五行相生相克的关系传变，这种传变都是死证。

《素问·玉机真脏论》说：

五脏受气于其所生，传之于其所胜，气舍于其所生，死于其所不胜。病之且死，必先传行至其所不胜，病乃死。此言气之逆行也，故死。

“受气于其所生”就是受病气于子，就是母病由子传来，也就是逆相生关系传变。例如，脾病由肺传来，肺痨病里的“肺损传脾”就是这一类型的传变。“传之于其所胜”，就是传病气于我克的脏腑，以脾病为例，就是脾病传肾，也就是据相克关系传变。“气舍于其所生”就是将病气传于其母。“死于其所不胜”就是传病气至克我之脏而死，以脾病为例，就是传至肝而死。《素问·玉机真脏论》所说五脏论传的关系如下表（表2）。

表2　《素问·玉机真脏论》五脏论传关系表

发病之脏→	受气于其所生→	传之于其所胜→	气舍于其所生→	死于其所不胜
肝	心	脾	肾	肺
心	脾	肺	肝	肾
脾	肺	肾	心	肝
肺	肾	肝	脾	心
肾	肝	心	肺	脾

以上所说的顺传和逆传的各种病理传变过程，并不能包括一切疾病的传变过程（《内经》记载的病理传变，也不止以上几种），病邪的性质、病人的体质，及所处的环境、治疗的当否等条件的不同，均可令病人的病理过程不同。所以，临床上也很少有如此典型的病理传变。关于这个问题，《内经》也有明文指出，如《素问·玉机真脏论》说：

然其卒发者，不必治于传。或其传化有不以次，不以次入者，忧恐悲喜怒，令不得以其次……故病有五，五五二十五变及其传化。传，乘之名也。

这段经文，说明了如下几个问题。

（1）“然其卒发者，不必治于传”说明，以上所说的是慢性疾病的传变方式，其不一定符合急性疾病。

（2）“忧恐悲喜怒，令不得以其次”说明，精神刺激能影响病理传变过程。

（3）“传，乘之名也”说明，五脏病的病理传变就是五脏之间失去平衡协调而相互乘传的结果。因此，凡能影响（改善或破坏）五脏间相互关系的因素，都能影响病理传变的过程。

（4）“故病有五，五五二十五变及其传化”说明，五脏病本身也有很多不同情况，故其病理传变也就多种多样。

第十一节　四时昼夜对疾病的影响

人与天地相应的观念，也就是人与自然是一个统一整体的观念，是《内经》理论中的一个重要观点，所以关于四时昼夜对疾病影响的问题，《内经》里的记载有很多。

一、四时对疾病的影响

四时气候的变化对疾病有一定的影响，其中最突出的是对慢性病的影响。许多慢性病常有季节性发作的情况。

《素问·脏气法时论》说：

> 病在肝，愈于夏，夏不愈，甚于秋，秋不死，持于冬，起于春……病在心，愈在长夏，长夏不愈，甚于冬，冬不死，持于春，起于夏……病在脾，愈在秋，秋不愈，甚于春，春不死，持于夏，起于长夏……病在肺，愈在冬，冬不愈，甚于夏，夏不死，持于长夏，起于秋……病在肾，愈在春，春不愈，甚于长夏，长夏不死，持于秋，起于冬。

“病在肝”“病在心”以至“病在肾”，是泛指多种疾病之病在肝、心以至肾者（例如，风有五脏风，痿有五脏痿，痹有五脏痹等），而不是专指某一种病。

肝病甚于秋是金克木，心病甚于冬是水克火，脾病甚于春是木克土，肺病甚于夏是火克金，肾病甚于长夏是土克水。

肝病“持于冬”是水生木，心病“持于春”是木生火，脾病“持于夏”是火生土。肺病“持于长夏”是土生金，肾病“持于秋”是金生水。所谓“持”就是相持，就是既不好转也不恶化。

肝病“起于春”、心病“起于夏”，以至肾病“起于冬”，是至其初发病的季节而发作。“起”就是复发或发作的意思。

虽然五脏病受四时节气的影响而有“愈”“甚”“持”“起”的变化，但这并不是固定不变的，也不是每一个病人都会有此种现象，所以《素问·脏气法时论》又说：

> 夫邪气之客于身也，以胜相加，至其所生而愈，至其所不胜而甚，至于所生而持，自得其位而起。必先定五脏之脉，乃可言间甚之时、死生之期也。

所谓“必先定五脏之脉”，就是首先要检查病人的脉象。“间”指病情好转。“甚”指病势加剧。由此可知，上述肝、心、脾、肺、肾五脏病在四时节气影响下所出现的“愈”“甚”“持”“起”的变化时间，必须结合具体病情，特别是结合肝弦、心钩、脾代、肺毛、肾石五脏之脉的脉象，加以判断。

二、昼夜对疾病的影响

昼夜对疾病的影响，据《内经》所载，有两种情况。

（一）昼夜变化对正邪消长的影响

《灵枢·顺气一日分为四时》说：

> 夫百病者，多以旦慧、昼安、夕加、夜甚，何也？岐伯曰：四时之气使然。……春生、夏长、秋收、冬藏是气之常也，人亦应之。以一日分为四时，朝则为春，日中为夏，日入为秋，夜半为冬，朝则人气始生，病气衰，故旦慧；日中人气长，长则胜邪，故安；夕则人气始衰，邪气始生，故加；夜半人气入脏，邪气独居于身，故甚也。

由此可见“旦慧、昼安、夕加、夜甚”的情况，是昼夜变化影响正气而间接影响了邪气的结果，也就是昼夜变化影响了邪正斗争中双方势力的对比的结果。

（二）昼夜变化对脏气的影响

《灵枢·顺气一日分为四时》说：

> 黄帝曰：其时有反者（按，指与上述旦慧、昼安、夕加、夜甚的情况相反），何也？岐伯曰：是不应四时之气，脏独主其病者，是必以脏气之所不胜时者甚，以其所胜时者起（按，“起”，在此指好转）也。

所谓“脏独主其病”，就是说昼夜对脏气的影响强于对正气的影响。所谓“以脏气之所不胜时者甚，以其所胜时者起”，是以一日分为五个时期，以木、火、土、金、水配之（即平旦为木，日中为火，日西为土，日入为金，夜半为水），并以五行生克之理推之。例如，《素问·脏气法时论》说：

> 肝病者，平旦慧（王冰注：木王之时故爽慧），下晡甚（王冰注：金王之时故加甚也），夜半静（王冰注：水王之时故静退也）。……心病者，日中（按，火王）慧，夜半（按，水王）甚，平旦（按，木王）静。……脾病者，日昳慧，日出甚，下晡静。……肺病者，下晡慧，日中甚，夜半静。……肾病者，夜半慧，四季甚（按，背土旺之时），下晡静。

以上几种情况，在临床上均可遇到。一般热病多见早轻夜重，患热病者亦多在黎明、荡暮、日中、夜半之时死亡。其他，如伤寒阳明病的日晡潮热、肺痨病的日晡骨蒸，都是确而有征的，究其原因，无非《内经》所说的“人与天地相应者也”。这里面蕴藏着科学真理，我们应当认真地去研究它。

第八章　病能各论

第一节　风　　病

风有外风、内风之分，外风是从体外侵入人体的风邪，内风是在病理过程中产生的风邪。

一、外风

（一）侵入人体的途径

其由皮肤腠理进入经脉，而后进入内脏，例如《素问·生气通天论》说：

清静则肉腠闭拒，虽有大风苛毒，弗之能害。

《素问·金匮真言论》说："天有八风，经有五风……八风发邪，以为经风，触五脏，邪气发病。"王冰注："原其所起，则谓八风发邪，经脉受之，则循经而触于五脏，以邪干正，故发病也。"

（二）风为百病之长

在风、寒、暑、湿、燥、火六淫之中，风邪的致病性最强。它可以与其他邪气合并而伤人，如风寒、风温、风湿、风热等伤人。风性"动"而多变，感受风邪后可能发生的病变也是多种多样的，仅《素问·风论》所载，就有寒热、热中、寒中、疮疡、肌肤不仁、疠风、偏枯、五脏风、六腑风、脑风、目风、漏风、内风（指房事后中风邪）、首风、肠风飧泄、泄风等二十种之多，所以《素问·生气通天论》说：

故风者，百病之始也。

《素问·风论》说：

故风者，百病之长也，至其变化，乃为他病也，无常方，然致有风气也。

（三）风邪所致的各种病变

1. 寒热

寒热是风邪留滞于皮肤肌肉之间所致的病变。当风邪侵入人体肌表后，毛孔和上焦受风邪刺激而闭塞，上焦闭塞则风邪不能内入，毛孔闭塞则风邪不能外泄，于是风邪就留滞在肌肤之间；又风性善动而多变，所以当腠理开放，卫气外泄时，就会感到洒洒然寒冷，于是肌腠又重新闭塞；腠理闭塞则卫气不能外泄，所以感觉热而烦闷；寒冷多则饮食衰减，发热多则消耗津液而肌肉消铄，所以人恶寒发热，饮食不思，如果用《素问·风论》的话来说，就是：

风气藏于皮肤之间，内不得通，外不得泄。风者，善行而数变，腠理开则洒然寒，闭则热而闷。其寒也，则衰食饮；其热也，则消肌肉。故使人怢栗（新校正云"详怢栗"，全元起本作"失味"，《甲乙经》作"解㑊"）而不能食，名曰寒热。

由上所述可见，寒热就是现代一般人所说的伤风。

2. 热中与寒中

热中与寒中是风邪侵入阳明经而入胃所形成的两种病变。若患者是肥胖的体质，则肌肉腠理之间的“气道”比较涩滞（《灵枢·大惑论》说“皮肤湿则分肉不解，其行迟”），风邪与卫气不能向外发泄，留滞于胃而化热，热气循胃脉上蒸于目（胃脉连于目内眦）而目黄，这叫作热中。若患者是消瘦的体质，则肌肉腠理之间的“气道”通利，风邪与卫气易于外泄，胃中阳气不足，胃脉虚寒影响两目而使人流泪，这叫作寒中。所以《素问·风论》说：

风气与阳明入胃，循脉而上至目内眦，其人肥则风气不得外泄，则为热中而目黄；人瘦则外泄而寒，则为寒中而泣出。

这里必须指出，肥人不一定得热中，瘦人不一定得寒中，因为肥人亦有阳虚者，瘦人每多阴虚者。“人肥”“人瘦”仅仅是举例性的说明，不应当胶柱鼓瑟。

3. 疮疡与肌肉不仁

风邪由太阳经侵入，循脉至太阳经脉的腧穴而流散于分肉之间，分肉之间是卫气通行的道路，风邪与卫气干扰而留结于分肉之间，则其道路就不通畅，以致肌肉肿胀而生疮疡。卫气受风邪阻滞而不能到达肌表，则该部肌肉麻痹而不知痛痒，所以《素问·风论》又说：

风气与太阳俱入，行诸脉俞，散于分肉之间，与卫气相干，其道不利，故使肌肉愤䐜而有疡，卫气有所凝而不行，故其肉有不仁也。

太阳主一身之表，所以太阳经被风邪所伤而使卫气不能通畅，则病在肌表。

4. 疠风

风寒侵入血脉，与脉中之营气相合而化热，热甚则营血腐坏而营气不清，血脉中热腐之气上熏于头，就会使人鼻柱坏而颜面毁败；不清的营气运行至肌表，就会使皮肤破烂而溃疡，且其在初起时有寒热症状，这种寒热与风邪留滞于皮腠之间的寒热相似，《素问·风论》说：

疠者，有荣气热胕，其气不清，故使其鼻柱坏而色败，皮肤疡溃，风寒客于脉而不去，名曰疠风，或名曰寒热。

5. 肺风

肺风，因风邪从背部肺俞穴侵入肺而成。所以《素问·风论》说：

风中五脏六腑之俞，亦为脏腑之风。

肺风的症状：多汗，怕风，面皏然白，时时咳嗽短气，白天较轻，入夜则甚。其诊断特征是两眉之上出现白色。《素问·风论》说：

肺风之状，多汗恶风，色皏然白，时咳短气，昼日则差，暮则甚，诊在眉上，其色白。

6. 心风

心风，因风邪从心俞穴侵迫心而成。

心风的症状：多汗恶风，唇舌焦裂，好发怒，面色红赤，舌本强而言语不便。其诊断特征是唇舌色赤。《素问·风论》说：

心风之状，多汗恶风，焦绝，善怒吓（《甲乙经》无“吓”字），赤色，病甚则言不可快，诊在口，其色赤。

7. 肝风

肝风，因风邪从肝俞穴侵迫肝而成。

肝风的症状：多汗恶风，善悲，面色微青，咽嗌干，善怒，讨厌女子。其诊断特征是目下色青。《素问·风论》说：

肝风之状，多汗恶风，善悲，色微苍，嗌干，善怒，时憎女子，诊在目下，其色青。

8. 脾风

脾风，因风邪从脾俞穴侵入脾而成。

脾风的症状：多汗恶风，身体倦怠无力，四肢不喜活动，面色薄黄，食欲不振。其诊断特征是鼻上色黄。《素问·风论》说：

脾风之状，多汗恶风，身体怠墯，四肢不欲动，色薄微黄，不嗜食，诊在鼻上，其色黄。

9. 肾风

肾风，因风邪从肾俞穴侵迫肾而成。

肾风的症状：多汗恶风，面部庞然浮肿，背脊疼痛，不能做正确的直立姿势，做俯仰动作亦感不便，面色黑。其诊断特征是肌肤上有黑色。《素问·风论》说：

肾风之状，多汗恶风，面庬然浮肿，脊痛不能正立，其色炲（按，“炲”即黑色），隐曲不利，诊在肌上，其色黑。

10. 胃风

胃风，因风邪从胃俞穴入胃而成。《千金》则认为“新食竟取风为胃风”。

胃风的症状：颈部多汗，恶风，饮食不下，胸脘痞塞，腹部胀满，受凉则胀满更甚，若饮食生冷则大便泄泻。其诊断特征是形体消瘦而腹部膨大。《素问·风论》说。

胃风之状，颈多汗恶风，食饮不下，鬲塞不通，腹善满，失衣则䐜胀，食寒则泄，诊形瘦而腹大。

11. 首风

首风，大多是洗头后为风邪所中而成。《素问·风论》说：

新沐中风，则为首风。

《千金》也说：

新沐浴，竟取风为首风。

首风的症状：头面多汗恶风，平时头痛时作时休，天气变化前一天头痛加剧，不能见风，至天气变化之日头痛稍减轻。《素问·风论》说：

首风之状，头面多汗恶风，当先风一日则病甚，头痛不可以出内（按，不敢到室外去），至其风日则病少愈。

12. 漏风

漏风，由饮酒后被风邪所中而成。《素问·风论》说：

饮酒中风，则为漏风。

《千金》也说：

因醉取风为漏风。

漏风的症状：时或多汗，但喜欢多穿衣服，每逢饮食则汗出，严重者全身汗出，呼吸喘促而恶风，衣服经常被汗液沾湿，口渴喜饮，不耐劳动。《素问·风论》说：

漏风之状，或多汗，常不可单衣，食则汗出，甚则身汗，喘息恶风，衣常濡，口干善渴，不能劳事。

13. 泄风

泄风的原因是风邪伤于腠理。《素问·风论》说：

外在腠理，则为泄风。

泄风的症状：多汗，上半身尤甚，口中干，不耐劳动，全身疼痛而身寒。《素问·风论》说：

泄风之状，多汗，汗出泄衣上，口中干，上渍（按，谓上半身汗出多如水渍），其风不能劳事，身体尽痛则寒。

14. 脑风

脑风，因风邪从风府穴上入于脑而成，即《素问·风论》所谓“风气循风府而上，则为脑风”。其症状是：脑痛。脑风也就是《灵枢·厥病》所说的“头痛甚，脑尽痛，手足寒至节，死不治”的“真头痛”。

15. 目风

目风，因风邪侵入头中之目系而成。其症状是：目痛，眼寒，晨风羞涩。《素问·风论》说：

风入系头，则为目风，眼寒。

16. 偏枯

偏枯，或名偏风，后世称之为半身不遂。其病因是风邪偏中于背部五脏六腑的左或右侧的俞穴。《素问·风论》说：“各入其门户所中，则为偏风。”王冰注：“随俞左右而偏中之，则为偏风。”其症状就是半身不遂。

17. 肠风飧泄

风邪长期逗留于胃肠之间，从热化则成为大便下血的肠风证，从寒化则成为消化不良、大便泄泻的飧泄病，即《素问·风论》所谓“久风入中，则为肠风飧泄”，亦即《素问·阴阳应象大论》所说“春伤于风，夏生飧泄”。

18. 内风

内风，由于入房（性交）汗出，并为风邪所伤而成，即《素问·风论》所说“入房汗出中风，则为内风”。《素问·风论》并未指出内风的症状，《千金》说“新房室竟取风为内风，其状恶风、汗流沾衣”，则其症与《素问·风论》所说的泄风症状颇为相似，而王冰则认为内风就是劳风。

19. 劳风

过劳（包括房劳在内）汗出而受风，称为劳风。其症状是：恶风寒战，咳嗽气急，不能平卧，两目无力，唾涕样痰，最后吐出青黄色脓样痰块（有时痰从鼻中出）。《素问·评热病论》说：

> 帝曰：劳风为病何如，岐伯曰：劳风法在肺下（按，意谓劳风是肺病的一种），其为病也，使人强上（按，就是既不能俯又不能仰，只能勉强取半卧起姿态），冥视（按，《千金》作“目眩”），唾出若涕，恶风而振寒，此为劳风之病。帝曰：治之奈何？岐伯曰：以救俯仰（按，意谓首先要使病人能平卧，而俯仰自如）。巨阳引精者（指少壮之人）三日（按，谓治疗得当三天可愈），中年者五日，不精者（按，指老年体弱者）七日，咳出青黄涕，其状如脓，大如弹丸，从口中若鼻中出，不出则伤肺，伤肺则死也。

通过以上各种风病的讨论，我们可以得出如下几个结论。

（1）风邪具有“善行而数变”的特性和广泛的致病性，因此，感受风邪后所出现的症状也是多变的。

（2）风邪所致的病变，大多有多汗恶风等症状。

（3）寒热、热中、寒中、疮疡、肌肤不仁、疠风、肺风、心风、肝风、脾风、肾风、胃风、首风、漏风、泄风、脑风、目风、肠风飧泄、内风、劳风等风病的病邪都是风，但由于受邪部位和患者体质以及其他条件的影响，它们所表现的症状各不相同，所以，《素问·风论》有“故风者，百病之长也，至其变化，乃为他病也，无常方，然致有风气也”的结论。

二、内风

此所谓内风是指从体内产生的风邪，也就是在病理过程中产生的风邪，最常见的是热极生风。热性病过程中，邪热入肝，而出现四肢躁动，或握拳、撮空理线等拘急搐搦症状，这种症状即热极生风或肝风内动的表现。《素问·刺热》说：

> 肝热病者……热争则狂言及惊，胁满痛，手足躁，不得安卧。

“手足躁，不得安卧”就是“风胜则动”的症状。

此外，肝阳有余而肝阴不足，营血亏损的患者也往往会有四肢震颤、卒倒昏迷、角弓反张、半身不遂、头痛目眩等风病的症状。但是这些内风病证常常由外风引发，因此，《内经》并不把它们严格分开，如《素问·阴阳应象大论》说：

风胜则动。

《素问·至真要大论》说：

诸风掉眩，皆属于肝……诸暴强直，皆属于风。

这些经文所说的“风”都是包括了内风和外风的，其中明确提出内风名称和病理的是后世发展的理论。

第二节 伤 寒

一、伤寒的概念

《难经·五十八难》说：

伤寒有五，有中风，有伤寒，有湿温，有热病，有温病，其所苦各不同。

《素问·热论》也说：

今夫热病者，皆伤寒之类也，或愈或死，其死皆以六七日之间，其愈皆以十日以上……

所以后人大多认为伤寒有广义和狭义二种，广义伤寒包括了多种外感急性发热性疾病；狭义伤寒是广义伤寒里的一种，也就是外感急性发热性疾病里的一种。

二、伤于寒则为病热，热虽甚不死

《素问·热论》说：

人之伤于寒也，则为病热，热虽甚不死。

“人之伤于寒也，则为病热”二句是解释热病（指外感发热性疾病）“皆伤寒之类”的，意谓发热是一般外感病初起共有的机转，是人体感受外邪后病理上的第一步变化。这就是《素问·调经论》所说的“阳受气于上焦，以温皮肤分肉之间，今寒气在外，则上焦不通，上焦不通，则寒气独留于外，故寒栗……上焦不通利，则皮肤致密，腠理闭塞，玄府不通，卫气不得泄越，故外热”的病理机转。不仅伤于寒邪者的病理机转如此，湿温热病、暑病中风等初起的病理机转也与此大同而小异。

寒栗发热是一般外感急性发热性疾病初起所共有的症状，所以有“热病者，皆伤寒之类也”的说法。

发热是人体正气抵御邪气的表现。《素问·热论》提出“人之伤于寒也，则为病热，热虽甚不死”是有一定意义的。感受寒邪而发热，说明机体抗病能力尚足，其病属实。实证易治，故不死。

若感寒而病人不发热，说明正气衰弱，其病属虚。虚证难治。因此，发热并不是一个坏现象。在治疗上除了某些热势过高、危及生命活动者外，一般不宜单纯地使用寒凉折热的药品，而应当根据病变的趋势，在排除邪气、调整机体功能的原则下，使用不同的药物，以达到退热的目的。

三、伤寒的传变次第和症状

《素问·皮部论》说“邪客于皮则腠理开，开则邪入客于络脉，络脉满则注于经脉，经脉满则入舍于腑脏也”，但是一般习惯下所说的传变次第，将外邪由皮肤腠理传至经络的过程略而不计，仅以经脉的传变来区分。

人身的经脉有三阳经和三阴经，三阳经主表，三阴经主里，一般外邪的传变次第为先阳经而后阴经。阳经之中先太阳而后阳明而后少阳；阴经之中，先太阴而后少阴而后厥阴。此外，有表里阴阳同时受邪，同时发病，同时传经的，称为“两感”。病邪侵入某经，即出现某经症状。《素问·热论》记载的伤寒传变次第与症状如下。

（一）三阳经的传变与症状

伤寒一日，巨阳（按，即太阳）受之，故头项痛，腰脊强（按，《甲乙经》与《太素》作“头项与腰脊皆痛”）。二日阳明受之，阳明主肉，其脉侠鼻络于目，故身热目疼而鼻干，不得卧也。三日少阳受之，少阳主胆，其脉循胁络于耳，故胸胁痛而耳聋。

（二）三阴经的传变与症状

四日太阴受之，太阴脉布胃中络于嗌，故腹满而嗌干。五日少阴受之，少阴脉贯肾络于肺，系舌本，故口燥舌干而渴。六日厥阴受之，厥阴脉循阴器而络于肝，故烦满而囊缩。

（三）两感伤寒的传变次第与症状

两感于寒者，病一日则巨阳与少阴俱病，则头痛口干而烦满；二日则阳明与太阴俱病，则腹满身热，不欲食，谵言；三日则少阳与厥阴俱病，则耳聋囊缩而厥，水浆不入，不知人，六日死。

以上所说的均是典型的传变次第，但在临床上疾病的传变并不都是如此典型的。上述所说的症状也只是病在经脉的症状，若病入脏腑，则症状将更加复杂，病情将更加严重。

四、伤寒患者的痊愈与死亡

热病患者的痊愈与死亡，和其他疾病一样，取决于正邪两个方面。正气盛邪气轻者病邪但在经脉，即使传遍六经，仍能顺利地逐步恢复健康，甚至可不治自愈。反之，正气不足以敌邪，则病邪步步深入，不但可以迅速传遍六经，而且可侵入五脏六腑。两感伤寒患者很快就会死亡，就是正虚邪盛的缘故。

《素问·热论》说“三阳经络皆受其病而未入于脏（《太素》作‘腑’）者，故可汗而已”，而若病邪同时病及脏腑就不能再用汗法来治疗了。

《素问·热论》说：

三阴三阳、五脏六腑皆受病，荣卫不行，五脏不通，则死矣。其不两感于寒者，七日巨阳病衰，头痛少愈；八日阳明病衰，身热少愈；九日少阳病衰，耳聋微闻；十日太阴病衰，腹减如故，则思饮食；十一日少阴病衰，渴止不满，舌干已而嚏；十二日厥阴病衰，囊纵，少腹微下，大气皆去（按，“大气”指病邪之气），病日已矣。

又说：

其两感于寒而病者，必不免于死。

由此可见，病邪但在经脉者，其病轻；邪入脏腑者，其病重；阴阳表里同时俱病者，其病更危险。

五、伤寒病过程中的饮食禁忌

在发热或病势初退时，不要勉强进食，不要吃不容易消化的食物，特别是肉类。若勉强进食则病势不能尽退，或重新发热。《素问·热论》说：

帝曰：热病已愈，时有所遗者何也？岐伯曰：诸遗者，热甚而强食之，故有所遗也。若此者，皆病已衰而热有所藏，因其谷气相薄，两热相合，故有所遗也。……帝曰：病热当何禁之？岐伯曰：病热少愈，食肉则复，多食则遗，此其禁也。

“遗”就是病势不尽退，“复”就是复发。

六、伤寒与温病、暑病的关系

《素问·热论》说：

凡病伤寒而成温者，先夏至日者为病温，后夏至日为病暑。

《素问·生气通天论》说：

冬伤于寒，春必温病。（按，《素问·阴阳应象大论》同）

由此可见，伤寒有即发的与不即发的两种，不即发的后世温病学说称之为伏气；伤寒之病，在冬天名伤寒，春天名温病，夏天名暑病。

第三节　五脏热病

一、五脏热病与伤寒的关系

本章第二节里讲的是外感寒邪引发的发热性疾病，外感寒邪必由肌腠而入经脉，若邪气轻而正气不虚，病邪就不会波及内脏而主要在经脉，所以伤寒以六经分证为主。本节所说的五脏热病，是病起于内脏（或由情志之过度，或由房室之不节，或由饮食劳倦伤脾），而后波及经脉者，所以论五脏热病以五脏为主而不讲六经传变。

虽然伤寒与五脏热病有此不同点，但是五脏热病与伤寒（内伤与外感）也可以同时或先后发生，如此则两者之症状亦往往同时并见。此外，伤寒病邪入脏之后，也会出现五脏热病的证候。这些问题，虽然《内经》没有明文指出，但是后之学者多有论及者。如张景岳说：

> 前篇（按，指《素问·热论》）分伤寒之六经，此篇（按，指《素问·刺热》）详伤寒之五脏，正彼此相为发明耳。

又如张志聪说：

> 病六气者，外因之邪，病在肌形。病五脏者，内因之病，伤五脏之神志。……未形先病而未入脏者，谓外因之邪，未内入而与脏热交争也；脏先病而形乃应者，谓五脏之热，出于形身而与外热相应也。

此不但说明了外感伤寒与内伤五脏之间的关系，而且还说明了临床上实际所遇到的病证是非常复杂的，而《内经》所说的大多是一般的、典型的病证。明确这些问题，对理解《内经》原文的精神有甚大帮助。

二、五脏热病的症状

五脏热病，若无外邪内干，则多为慢性病，所以马莳说：

> 凡五脏成热病者，未遽热也，各有先见之证。

据《素问》所载，五脏热病的先见之证和症状如下。

（一）肝热病

先见之证是小便黄。小便黄是肝病及胆，肝胆之内热由小便外泄的表现。继之而起的症状是腹痛、多卧、身热。“肝脉……抵少腹，故腹痛。肝主筋，筋热则软，故多卧。”（张景岳注）身热是肝脏之热外出于形身。若“外淫之邪内干五脏，与内因之热交争而为重病”（张志聪注），则症见狂言乱语、惊骇、胁满而痛、手足躁扰、不得安卧。肝脉布胸胁，肝热甚，故胁满而痛。热极生风，故狂言惊骇，手足躁扰而不得安卧。所以《素问·刺热》说：

> 肝热病者，小便先黄，腹痛多卧，身热。热争则狂言及惊，胁满痛，手足躁，不得安卧。

（二）心热病

先见之证是心中不乐。心中不乐是膻中、心包和心脏之病共有之症。继之而起的症状是身热。身热是内脏之热外出而病及形体的表现。若外邪入内，与内热交争而病甚，则见卒然心痛、烦闷善呕、头痛、面赤、无汗等症。所以《素问·刺热》说：

心热病者，先不乐，数日乃热。热争则卒心痛，烦闷善呕，头痛面赤，无汗。

（三）脾热病

先见之证是头至颊痛、烦心欲呕，此由脾热外出波及脾胃二经所致。继之则内热及于形身而身热。若外邪入内，与内热相争而病甚，则症见腰腹痛不能俯仰、腹部胀满、大便泄泻、两侧颔部疼痛。所以《素问·刺热》说：

脾热病者，先头重，颊痛，烦心，颜青（《太素》无“颜青”二字），欲呕，身热。热争则腰痛不可用俯仰，腹满泄，两颔痛。

（四）肺热病

先见之证是怕风恶寒，舌有黄苔。怕风恶寒由肺病而皮毛不固所致。肺热入胃，胃热上升，故舌有黄苔。继之则内热外出及于形身而见身热。若外邪入内，与内因之热相争而病甚，则症见喘咳、痛引胸膺与背部、不能做较深长的呼吸、头痛甚剧、汗出而身无大热。所以《素问·刺热》说：

肺热病者，先淅然厥，起毫毛，恶风寒，舌上黄，身热。热争则喘咳，痛走胸膺背，不得太息，头痛不堪，汗出而身寒。

（五）肾热病

先见之证是腰痛、腿酸、口渴多饮。腰为肾之府（见《素问·脉要精微论》），肾病故腰痛。肾主骨，肾热则髓枯，故腿酸。肾为水脏，津液不能上资，故口渴多饮。内在之热外出，故继起之症是身热。若外邪入内，与内热相争，则症见项部强痛、腿冷而酸、足心热、不欲言语。所以《素问·刺热》说：

肾热病者，先腰痛，胻酸，若渴数饮，身热。热争则项痛而强，胻寒且酸，足下热，不欲言。

肾脉“斜趋足心”，故足下热。肾脉“循喉咙，挟舌本”，故不欲言。膀胱脉“下项”，故项强痛。

以上五脏热病的证候均有身热。身热与发热二者，在习惯上有所区别。发热大多指热在表，身热大多指热在里。所以，病在太阳则为发热，病在阳明则多说身热而很少说发热。这也是五脏热病之热是从内而至外的又一根据。

第四节　疟　　疾

疟疾是一种间歇性发热而“蓄作有时”的疾病，不论寒热之多少先后，也不论是每日发作，还是间一日或间二日发作，只要它是间歇性发热而休作有定时的，《内经》均名之曰疟或痎疟。

先寒后热的称为寒疟；先热后寒的称为温疟；但热无寒的称为瘅疟。其中先热后寒的温疟，并不多见；但热无寒的瘅疟也比较少见；最常见的是先寒后热的寒疟。所以一般习惯上所说的疟疾大多指寒疟。

一、寒疟

（一）寒疟的一般成因

《内经》认为寒疟的外因有三，即暑热、水湿阴寒和风邪。这些邪气侵入人体后相互结合，便成为疟气或疟邪。

《素问·疟论》说：

> 此皆得之夏伤于暑，热气盛，藏于皮肤之内，肠胃之外，此荣气之所舍也[①]。此令人汗空疏，腠理开，因得秋气，汗出遇风，及得之以浴，水气舍于皮肤之内，与卫气并居。

又说：

> 夏伤于大暑，其汗大出，腠理开发，因遇夏气凄沧[②]之水寒，藏于腠理皮肤之中，秋伤于风，则病成矣。

疟疾虽然多发于秋季，但最初受邪的时间则远在炎热的夏季。夏天伤于暑邪，暑热之气潜藏于皮肤之内、肠胃之外的荣气传舍的部分，暑热内伏则腠理为之疏松，因此容易感受秋天的邪气。汗出遇风而被风邪所伤，或洗冷水澡而被水湿阴寒之气所伤，风邪或水湿阴寒之气侵入皮肤之后，随卫气行至荣气传舍之处，与潜伏之暑热相合，即成为疟。

（二）寒疟的一般病理机制和症状

《内经》对疟疾有以下三个主要论点。

（1）疟邪一般都潜留在荣气传舍之处（即皮肤之内、肠胃之外的部分）；其在发作时出入活动的范围，一般都在经络之内。《素问·疟论》：“疟气随经络，沉以内薄。”

（2）疟邪具有得阳气则外出，遇阴气则潜藏的特性。（《素问·疟论》：“此气得阳而外出，得

---

① 张志聪说：“以夏气通于心，心主荣血之故也，经云以奉生身者，莫贵于经隧，故不注之经而溜之舍也。舍即经隧所历之界分，每有界分，必有其舍，如行人之有舍也。”

② 风寒曰凄，水寒曰沧。

阴而内薄。”）

（3）疟邪潜藏在“荣气之舍”的时候病人并无症状，必须与卫气相遇合才能发作。（《素问·疟论》：“卫气之所在，与邪气相合则病作。”）

《内经》关于疟疾病理机制的解释，就是建筑在上述三个主要论点之上的。它认为：由于疟邪具有得阳热则外出的特性，所以当卫气行至疟邪潜伏之处时，疟邪就随卫气外出于表；卫气与疟邪至表则腠理开而毫毛凛寒，寒则疟邪潜入经脉而内迫脏腑，于是卫气集而与之相争，因而引起经脉中气血运行的紊乱而使阴阳相互移并；初起卫气与疟邪相争于阴分，故阳分的气血大量移并至阴分，形成阳虚阴盛的局面而出现内外寒冷之证；继而疟邪因卫气集聚而被驱出阳分，阴分的气血亦随之并于阳分，形成阳盛阴虚的局面而出现内外壮热之证；内外壮热，则腠理开放，卫气随汗出而散越，疟邪与卫气相离而复藏于荣气传舍之处，于是疟疾进入休止状态。如《素问·疟论》说：

> 夫疟之始发也，阳气并于阴，当是之时，阳虚而阴盛，外无气，故先寒栗也。阴气逆极，则复出之阳，阳与阴（按，即阳经与阴经的气血）复并于外，则阴虚而阳实，故先热而渴。

又说：

> 黄帝问曰：夫痎疟皆生于风，其蓄作有时者何也？岐伯对曰：疟之始发也，先起于毫毛，伸欠乃作，寒栗鼓颔，腰脊俱痛，寒去则内外皆热，头痛如破，渴欲冷饮。帝曰：何气使然？愿闻其道。岐伯曰：阴阳上下交争，虚实更作，阴阳相移也。阳并于阴，则阴实而阳虚，阳明虚则寒栗鼓颔也；巨阳虚则腰背头项痛；三阳俱虚则阴气胜，阴气胜则骨寒而痛；寒生于内，故中外皆寒；阳盛则外热，阴虚则内热，外内皆热则喘而渴，故欲冷饮也。

（三）疟邪潜伏的部位与发作时间的关系

疟疾有每日发、间日发、间二日发等不同情况。其之不同，主要取决于疟邪潜伏部位的浅深。虽然卫气日行阳分，夜行阴分，每日必至邪气潜留之处，但卫气行速，疟邪行迟，因此，疟邪潜伏在比较浅表的部位，则邪气至肌表的道路近，虽疟邪行迟，尚能每日发作；若潜伏在深层的部位，邪气至肌表的道路远，则间日或间二日才能发作一次。所以《素问·疟论》说：

> 其间日发者，由邪气内薄于五脏，横连募原[①]也。其道远，其气深，其行迟，不能与卫气俱行，不得皆出，故间日乃作也。

疟疾的发作，有日发、间日发、间二日发，而在日发疟之中还有早发与晚发的不同。这不但关系到邪伏部位的浅深，而且关系到卫气与潜留着的邪气相遇合的时间，相遇早则发得早，相遇晚则发得也晚。所以《素问·疟论》又说：

> 故邪中于头项者，气至头项而病；中于背者，气至背而病；中于腰脊者，气至腰脊而病；中于手足者，气至手足而病。

---

① 张志聪说：“募原者，横连脏腑之膏膜。”

若邪伏的部位移动，则发作的时间也就提早或推迟。

（四）疟疾影响及经脉脏腑

疟疾患者，若经脉脏腑本来就不甚健康，或因久疟而经脉脏腑之功能受影响，则往往在一般疟疾症状之中杂有经脉或脏腑病的固有症状。这种疟疾就比较难治。因为疟疾与经脉脏腑的病证往往同时出现而使疟疾的症状带有某经某脏腑之特征，所以《素问·刺疟》有六经疟、五脏疟和胃疟等名称，并详载其症状和针刺治疗的方法，兹摘录其病名症状如下。

足太阳之疟，令人腰痛头重，寒从背起，先寒后热，熇熇暍暍然，热止汗出，难已。

此乃足太阳经之虚证。“熇熇暍暍然”形容热势之盛，是邪盛之征。“热止汗出”就是热退后仍出汗。此由太阳经脉之气虚弱所致，邪盛而正气不足，所以其病难愈。

足少阳之疟，令人身体解㑊，寒不甚，热不甚，恶见人，见人心惕惕然，热多汗出甚。

此乃足少阳胆经之虚证。胆经虚故恶见人；见人则心惕惕然，恐人将捕之。少阳“主初生之气，病则生阳不升，故身体懈惰”（见张志聪注）。少阳为半表半里，故“寒不甚”“热不甚”。“热多”就是发热的时间较恶寒的时间多。“热多汗出甚”是邪气盛的表现。

足阳明之疟，令人先寒，洒淅洒淅，寒甚久乃热，热去汗出，喜见日月光火气乃快然。

这也是虚证。阳明经病，若经气不虚，多为壮热而恶见火光，今喜见日月火光，且见之快然，则定属阳明经气虚。阳明虚，故寒甚而久之乃热，热退后仍汗出。

足太阴之疟，令人不乐，好太息，不嗜食，多寒热（《甲乙经》作“多寒少热”）汗出，病至则善呕，呕已乃衰。

足太阴经之支别，从胃上膈，注心中，太阴经气虚，影响心则不乐而好太息；影响脾胃则不嗜食。疟邪干扰及脾经故呕。脾经虚而肝气乘之，亦能引起呕吐。邪盛而经气不足，则寒热之时间均甚多。若脾经虚而邪不甚，也可以见到《甲乙经》所说的“多寒少热”之症。

足少阴之疟，令人呕吐甚，多寒热，热多寒少（《甲乙经》作“呕吐甚，多寒少热”），欲闭户牖而处。

这也是肾经之虚证。足少阴肾经，贯肝膈，入肺中，循喉咙，经气虚而邪干之，所以呕吐甚。少阴经阳气盛而阴气不足，则热多寒少；反之，若阴气盛而阳气不足，则寒多热少，而如《甲乙经》所载。“欲闭户牖而处”是阳气不足之故。（《素问·脉解》：“阳尽阴盛，故欲独闭户牖而居。”）

足厥阴之疟，令人腰痛，少腹满，小便不利如癃状，非癃也，数便，意恐惧，气不足，腹中悒悒。

此为足厥阴肝经之虚证。足厥阴经，环阴器，抵少腹，故“少腹满，小便不利如癃状”实非癃病，而只是常有欲小便之意而已（癃就是小便不通畅）。恐惧，由肝气之虚所致。“木主春生之气”，肝经虚而受邪，故生气不足。“悒悒”是郁闷不畅的意思。“腹中悒悒”是木气郁而不舒之故。

肺疟者，令人心寒，寒甚热，热间善惊，如有所见者。

此疟兼心气不足、肺邪有余之证。心气不足而肺邪乘之，故心寒而善惊，张志聪说：“心者神之舍也，神精乱而不转，卒然见非常物。”

心疟者，令人烦心甚，欲得清水，反寒多，不甚热。

此乃心虚而内热之证，所以烦心甚，而欲饮冷水，但体表反而寒多而不甚热。

肝疟者，令人色苍苍然，太息，其状若死者。

马莳认为疟邪干肝脏，其气不舒，故太息；邪气入深，故身不能动而状若死者。这是从邪气方面来解释的。张志聪认为肝病必及于胆，胆病故太息；肝胆主春生之气，胆气升则脏腑之气皆升，生阳不升，故其状若死。这是从病理生理方面来解释的。此证临床上并不多见，可能是疟疾而兼发假死之证。

脾疟者，令人寒，腹中痛，热则肠中鸣，鸣已汗出。

此为脾虚之证。脾虚，故寒，腹中痛。热则湿邪下注，故肠中鸣。

肾疟者，令人洒洒然，腰脊痛宛转，大便难，目眴眴然，手足寒。

腰脊痛而难于转身（“宛转”是转动不便之意），是肾气惫之征。（《素问·脉要精微论》：“腰者肾之府，转摇不能，肾将惫矣。”）肾气不足，故大便难。骨之精为瞳子，肾虚水泛，病及瞳子，所以两目不明（“眴眴”是目动而不明之鸟儿）。肾主生气之原，手足为诸阳之本，肾虚而生气不足，所以阳气不达四肢而手足寒。

胃疟者，令人且（按，与“将”字同意）病也，善饥而不能食，食而支满腹大。

胃热故善饥，脾虚故不能食，勉强食之，则腹中支满而腹部膨大。

综观以上，六经疟、五脏疟与胃疟，大多是虚证，所以在临床上所遇到的疟疾患者，除了身体素来衰弱者外，一般在初起时都没有六经疟、五脏疟等的证候，只有久疟不止或身体衰弱的患者，才有六经脏腑之形证可分。

（五）疟疾寒热与风病寒热的异同点

1. 相同点

（1）风病有寒热，疟疾亦有寒热。

（2）风病寒热由风邪所致，疟疾寒热亦由风邪引发。

2. 不同点

（1）风病乃伤于风邪所致，而疟之病因不但有风邪，还有暑湿之伏邪。

（2）风病寒热是寒热往来或恶寒发热同时存在，且无休作定时；疟疾寒热则寒热交替而蓄作有定时。

（3）风邪伤于卫分，故风邪寒热常在肌肤筋骨之间；疟邪舍于荣分，随经络而出入，故其寒热彻于内外。

（4）风病寒热与卫气运行无多大关系，而疟疾寒热发作与卫气运行有关。

疟疾寒热与风病寒热，既颇类同而又不相同。所以《素问·疟论》说：

> 夫风之与疟也，相似同类，而风独常在，疟得有时而休者何也？岐伯曰：风气留其处，故常在；疟气随经络沉以内薄，故卫气应乃作。

二、温疟

（一）温疟的概念

疟疾之先热后寒者，《内经》称为温疟，但实际临床上先热后寒的疟疾并不多见。

（二）温疟的成因

《素问·疟论》说：

> 温疟者，得之冬中于风，寒气藏于骨髓之中，至春则阳气大发，邪气不能自出，因遇大暑，脑髓烁，肌肉消，腠理发泄，或有所用力，邪气与汗皆出，此病藏于肾，其气先从内出之于外也。

肾与冬气相应，骨为肾所主，若冬伤于风寒则邪气伏藏于骨髓之中；邪伏深处，故在春天阳气发泄的时候，仍不能外出；寒邪伏久化热，以致脑髓肌肉为之消减，因而逢大热暑天，腠理为之开泄，或用力伤动肾气时，方得与汗液俱出之表而发病。所以，温疟的病邪内藏于肾，发作时邪气从内部而至体表。

（三）温疟的病理与症状

因为温疟之病邪伏藏于肾，其发病时邪气从内出外，所以其发作初起时的证候是阴虚阳盛。阳盛则外热，继则热从汗泄而衰，病邪返入阴分，于是就有表阳虚而恶寒。所以《素问·疟论》又说：

> 如是者，阴虚而阳盛，阳盛则热矣，衰则气复反入，入则阳虚，阳虚则寒矣。故先热而后寒，名曰温疟。

三、瘅疟

瘅疟是一种但热无寒的疟疾，多发于肺素有蕴热的患者。其症状是周身盛热而无汗，欲呕。热不得外泄而盛于胸中，以致气逆上冲，故欲呕。其病理机制是：用力汗出，风寒侵入肌腠，与内热相合而发病。病邪不入阴分，所以阳盛而不衰，症状也就但热而不寒；热气在内藏于心肺，在外逗留于肌腠分肉之间，则病人日益消瘦。《内经》对于瘅疟的记载如下：

瘅疟者，肺素有热，气盛于身，厥逆上冲，中气实而不外泄，因有所用力，腠理开，风寒舍于皮肤之内、分肉之间而发，发则阳气盛，阳气盛而不衰则病矣。其气不及于阴，故但热而不寒；气内藏于心，而外舍于分肉之间，令人消烁脱肉，故命曰瘅疟。

第五节　咳　　嗽

咳嗽与肺有直接关系，这是毫无疑问的，但是造成咳的原因，却不一定都是肺病。

人体是个完整的统一体，脏与脏、腑与腑之间，以及脏与腑之间，脏腑与经络、骨骼、肌肉、皮毛之间，不论在生理上还是在病理上，都具有不可分割的联系。局部的变化必然会影响全体，任何疾病的任何症状，在病理机转上往往与有关脏器组织发生着或多或少的内在联系。这是《内经》对人体的一个基本的看法，也是《内经》理论中的一个基本论点，有关咳嗽的理论当然也不能例外。

《素问·咳论》说“五脏六腑皆令人咳，非独肺也”，指出咳嗽并非肺一脏所独有的症状，其他脏腑的病变也能影响肺而引起咳嗽。由此可知，在治疗咳嗽时不能只治肺，而应当先治疗造成咳嗽的原因。临床实践证明，这种理论是正确的。

咳嗽本来只是一个症状，而不是一个病名，因此当病邪由引起咳嗽的脏腑，传到另一脏腑之后，咳嗽的性质也随之而改变。因此《内经》之论咳嗽，有五脏咳和六腑咳之分。

五脏咳即肺咳、肝咳、心咳、脾咳和肾咳。六腑咳即胃咳、胆咳、大肠咳、小肠咳、膀胱咳、三焦咳。

一、五脏咳

（一）五脏咳之原因

五脏咳之中最多见的是肺咳。因为一般的咳嗽都是外感寒邪引起的，而皮毛为肺之合，寒邪侵犯必从皮毛开始。但是各脏腑的络脉也都与皮毛有关联（如十二经脉者皮之部也），因此，咳嗽之原因可以为病在肺，也可以为病在肝、心、脾、肾等（也可以为病在六腑，但感邪而病在六腑的多半以腹痛泄泻等为主）。所以《素问·咳论》说：

皮毛者，肺之合也，皮毛先受邪气，邪气以从其合也。其寒饮食入胃，从肺脉上至于肺则肺寒，肺寒则外内合邪因而客之，则为肺咳。

由此可见，咳嗽是由外感之邪引起的。和其他外感病一样，其亦由内因和外因，外内合邪引起。若肺脏健全，则皮毛虽受邪也一定病发于肺脏。如果肝脏不健全就有可能因邪入肝脏而成肝咳，心脏不健全则可能成心咳等，所以《素问·咳论》又说：

人与天地相参，故五脏各以治时感于寒则受病，微则为咳，甚者为泄为痛。乘秋则肺先受邪，乘春则肝先受之，乘夏则心先受之，乘至阴则脾先受之，乘冬则肾先受之。

五脏与季节具有相应的关系，若五脏不健全，不能很好地适应相应季节的气候，则邪气乘其脏气之虚而入客于该脏，这就是“五脏各以治时，感于寒则受病”的道理。

但是实事上，秋天的咳嗽不一定都是肺咳，春天的咳嗽不一定都是肝咳，夏天的咳嗽不一定都是心咳，长夏和冬天的咳嗽也不一定都是脾咳和肾咳。反之，肾咳不一定见于冬天，脾咳不一定见于长夏，肺咳也不一定见于秋天等。总之，五脏咳嗽不一定与季节相应。这是因为五脏咳除了因在相应季节受邪而导致外，还可以由脏腑之间的相互关系互相传受导致，所以《素问·咳论》说：

五脏各以其时受病，非其时，各传以与之。

（二）五脏咳之症状

《素问·咳论》说：

肺咳之状，咳而喘息有音，甚则唾血。心咳之状，咳则心痛，喉中介介如梗状，甚则咽肿喉痹。肝咳之状，咳则两胁下痛，甚则不可以转，转则两胠下满。脾咳之状，咳则右胁下痛，阴阴引肩背，甚则不可以动，动则咳剧。肾咳之状，咳则腰背相引而痛，甚则咳涎。

从以上引文不难看出，五脏咳的症状大多与各脏所属经脉的循行路线有关。例如，手少阴心经“起于心中，出属心系，其支者，从心系上挟咽”，所以心咳的特征为“咳则心痛，喉中介介如梗状，甚则咽肿喉痹”；足厥阴肝经“上贯膈，布胁肋”，所以肝咳的特征为“咳则两胁下痛，甚则不可以转，转则两胠下满”。其他可参看第四章及各家注释，此处不再一一列举。

二、六腑咳

六腑咳都是五脏久咳不已而病邪通过脏腑相合关系而传至腑所致的，所以《素问·咳论》说：

帝曰：六腑之咳奈何？安所受病？岐伯曰：五脏之久咳，乃移于六腑。脾咳不已，则胃受之，胃咳之状，咳而呕，呕甚则长虫出。肝咳不已，则胆受之，胆咳之状，咳呕胆汁。肺咳不已，则大肠受之，大肠咳状，咳而遗失。心咳不已，则小肠受之，小肠咳状，咳而失气，气与咳俱失。肾咳不已，则膀胱受之，膀胱咳状，咳而遗溺。久咳不已，则三焦受之，三焦咳状，咳而腹满，不欲食饮。此皆聚于胃，关于肺，使人多涕唾而面浮肿气逆也。

脾与胃相合，脾邪移于胃便成胃咳。咳本来就有气逆之趋势，所以胃腑受邪后，胃气上逆而呕吐；胃寒则呕吐长虫，长虫即蛔虫。

肝与胆相合，故肝咳传于胆。呕吐本是胃病，但呕吐苦水之原因则是胆腑受邪，胆汁大泄，如《灵枢·四时气》说：

> 善呕，呕有苦，长太息，心中憺憺，恐人将捕之，邪在胆，逆在胃，胆液泄则口苦，胃气逆则呕苦，故曰呕胆。

肺与大肠相合，故肺咳不已则大肠受之。大肠主传道，邪入大肠，大肠失其正常之功能，故咳则遗失。失，《甲乙经》作“矢”。遗失，就是大便失禁。

心与小肠相合，故心咳不已则小肠受之。小肠虚寒，所以小肠咳“则小肠气下奔，故失气也”（王冰注）。失气，指放屁。

肾与膀胱相合，故肾咳不已，则膀胱受邪而为膀胱咳。膀胱为津液府而主小便，故膀胱咳的症状是咳而遗尿。

三焦为孤腑而属膀胱，所以膀胱之久咳可传于三焦而成三焦咳。上焦主纳食，中焦主化谷，下焦主水液之排泄，三焦受邪则不欲食饮而腹满，小便不利而为浮肿。但三焦为脏腑之外廓，所以不仅膀胱咳可传至三焦，任何脏腑之久咳均可传于三焦而成三焦咳。经文不说膀胱咳不已则三焦受之，而说“久咳不已则三焦受之”，就是这个道理。三焦与胃有着密切的关系，如《灵枢·营卫生会》说“上焦出于胃上口，并咽以上，贯膈而布胸中”，又说“中焦亦并胃中，出上焦之后，此所受气者，泌糟粕，蒸津液，化其精微，上注于肺脉”，又说“下焦者，别回肠，注于膀胱而渗入焉。故水谷者，常并居于胃中，成糟粕而俱下于大肠，而成下焦，渗而俱下，济泌别汁，循下焦而渗入膀胱焉”。三焦之功用无一不与胃腑有关，因此，当三焦受邪之后，胃腑就同时受累。三焦气化失常，水饮停滞于胃而不行，则脘腹满而不欲饮食；水饮由胃经肺脉上肺则咳嗽气逆；水饮因气逆而上行故多涕唾而面目浮肿。经文“此皆聚于胃，关于肺，使人多涕唾而面浮肿气逆也”说的就是邪入三焦后所形成的病理表现。

第六节　痹　　证

一、痹证之原因

痹证是风、寒、湿邪乘虚侵入人体所形成的一种表现为筋骨肌肤顽麻疼痛的疾病，所以《素问·痹论》说：

> 黄帝问曰：痹之安生？岐伯对曰：风寒湿三气杂至，合而为痹也。

二、痹证之病理

痹证初起，风、寒、湿三气侵入人体，留舍于体表分肉之间，病人可能有发热等症状，但因痹证大多数是缓慢发展的，所以病人不一定有什么感觉。久之，分肉之间产生一种被《内经》称为

"沫"的病理产物。局部产生并潴留了病理产物之后，若感受风寒邪气，这种病理产物就会凝滞结聚而增多，于是分肉之间就会因受病理产物的压迫而疼痛；因疼痛，气血大量趋赴其处而化热，化热则"沫"之凝聚者得以分散而气血运行得以通畅，于是疼痛缓解。但此时病理产物并没有排除，只要一遇寒邪，仍然会发作。因此，痹病往往反复发作，久久不愈。

《灵枢·周痹》说：

> 风寒湿气，客于外分肉之间，迫切而为沫，沫得寒则聚，聚则排分肉而分裂也，分裂则痛，痛则神（按，指血气）归之，神归之则热，热则痛解。

以上说明，痹证的疼痛，主要由邪气（包括外来的和内生的）阻滞于分肉之间，从而阻碍了气血的运行所致，所谓"不通则痛，通则不痛"，因此张志聪说："痹者闭也（闭塞不通），邪闭而为痛也。"以上还说明，痹病的病理产物在病证发作问题中占有重要地位，这种病理产物有遇冷则凝聚，逢热则分散的特性，所以《素问·痹论》又说："凡痹之类，逢寒则虫（当从《甲乙经》改为'急'字），逢热则纵。"

三、痹证之种类和症状

痹证有体表痹证和内脏痹证。内脏之痹大都是体表痹证的进一步发展。

（一）体表痹证

体表痹证既可根据疼痛的性质而分成行痹、痛痹和著痹三类，又可按照受邪部位而分成筋痹、脉痹、肌痹、皮痹、骨痹五种。《素问·痹论》说：

> 风寒湿三气杂至，合而为痹也。其风气胜者为行痹，寒气胜者为痛痹，湿气胜者为著痹也。

所谓著痹，就是疼痛有钝重感，且固定在一处而无移动性或游走性的病证。痛痹因痛势剧烈如撕如裂而得名。行痹是痛处游走移动而不固定的病证。行痹之中又有两种不同情况，一种是类行痹，一种是真正的行痹，前者《灵枢》称为众痹，后者称为周痹。《灵枢·周痹》论二者之区别说：

> 黄帝曰：愿闻众痹。岐伯对曰：此各在其处（按，意谓不行走移动），更发更止，更居更起，以右应左，以左应右，非能周也，更发更休也。……周痹者，在于血脉之中（按，指风寒湿邪），随脉以上，随脉以下，不能左右，各当其所。

这段经文指出：众痹的疼痛之处，即邪气潴留之处，不止一处，可以上下左右多处患病，而其疼痛的发作是此发彼止、彼发此止的，其痛虽似游走不定但实际上并没有真正地游走，所以，众痹没有一定的规则和程序；周痹的疼痛之处，只有一处，且最多也不超过左右各一处，且其常随着脉管的方向或上行或下行，虽游走不定而循着一定的方向和一定的程序，不像众痹那样杂乱无章地游走。

体表痹证在《素问·痹论》分为骨痹、筋痹、脉痹、肌痹、皮痹五种："以冬遇此者为骨痹，以春遇此者为筋痹，以夏遇此者为脉痹，以至阴遇此者为肌痹，以秋遇此者皮痹"。骨、筋、脉、肌、皮是五脏之外合，人体与天时气候相应，而外邪必自外及内，所以外邪在不同季节会伤及与各该季节相应脏腑之外合，而成为骨痹、筋痹、脉痹、肌痹、皮痹。

由于病邪的轻重不等，五种体表痹证的症状亦有轻症和重症二类。

（1）轻症，如《素问·痹论》所说"痹在于骨则重，在于脉则血凝而不流，在于筋则屈不伸，在于肉则不仁，在于皮则寒"，这些都是较轻的邪气所致的，所以患者并无疼痛的感觉。

（2）重症，如巢元方《诸病源候论》说：

> 痹者，风寒湿三气杂至，合而成痹。其状肌肉顽厚，或疼痛……其以春遇痹者为筋痹，则筋屈……夏遇痹者为脉痹，则血凝不流，令人萎黄……长夏遇痹为肌痹……秋遇痹者为皮痹，则皮肤无所知……冬遇痹者为骨痹，则骨重不可举，不随而痛。

上述"肌肉顽厚，或疼痛"，是肌痹之症状也是五种痹证共有的症状（故巢元方《诸病源候论》不载肌痹的症状）。筋痹、脉痹、皮痹、骨痹除了均有屈伸不能而拘急、血液运行障碍而肌肤萎黄、皮肤失去知觉、骨重不能随意活动而疼痛之外，还都有肌肉顽厚和疼痛的症状。

（二）内脏痹证

体表痹证日久不愈，反复感受邪气，或外邪中其俞穴，而饮食内伤肠胃，以致内外合邪，在体表之痹邪因之逐步深入内脏，就会导致内脏痹证，所以《素问·痹论》说：

> 帝曰：内舍五脏六腑，何气使然？岐伯曰：五脏皆有合，病久而不去者，内舍于其合也。故骨痹不已，复感于邪，内舍于肾；筋痹不已，复感于邪，内舍于肝；脉痹不已，复感于邪，内舍于心；肌痹不已，复感于邪，内舍于脾；皮痹不已，复感于邪，内舍于肺。所谓痹者，各以其时重感于风寒湿之气也。

这指的是反复感受邪气而成痹者。

又说：

> 帝曰：其客于六腑者何也？岐伯曰：此亦其食饮居处，为其病本也。六腑亦各有俞，风寒湿气中其俞，而食饮应之，循俞而入，各舍其腑也。

这指的是饮食内伤，居处寒湿，而风寒湿气中伤其俞，内外合邪而成痹者。

痹邪将侵入内脏时，就会出现内脏病之症状，如《素问·痹论》说：

> 淫气喘息，痹聚在肺；淫气忧思，痹聚在心；淫气遗溺，痹聚在肾；淫气乏竭，痹聚在肝；淫气肌绝，痹聚在脾。诸痹不已，亦益内也。

此所谓"淫气"，指风寒湿邪浸淫内犯。邪气浸淫内犯而致喘息，是痹邪入肺而肺气不藏之征；忧思不已，是痹邪入心而心气不舒之征；遗溺是痹邪入肾而肾气失守之征；劳乏疲极，是痹邪入肝而肝气衰竭之征；肌肉枯萎瘦削，是痹邪入脾而脾气不运之征。以上这些都是痹邪开始侵入或将入脏腑之征象。若日久不愈，痹邪就会逐步深入而聚于内脏；痹邪聚于内脏就会导致内脏痹证。内脏痹证据《素问·痹论》所载有如下几种（图46）。

1. 肺痹

肺痹的主要症状是："烦满喘而呕"。

肺主呼吸，其脉起于中焦，还循胃口，上膈属肺，所以痹邪入肺则肺气不足而烦满喘息，胃气不得下降而呕吐。

2. 心痹

心痹的主要症状是："脉不通，烦则心下鼓，暴上气而喘，嗌干善噫，厥气上则恐"。

心主脉，心痹则血脉不畅，血流受阻，所以心烦不宁而心下感到鼓动。心脉与肺相通，心痹血脉不畅而波及肺，故发生急暴性呼吸促迫。心脉上挟咽喉，所以嗌干。心气上逆，所以善噫。心气上逆，不与肾气相交，所以当气逆上行之时病人感到非常恐慌。

3. 肝痹

肝痹之主要症状是："夜卧则惊，多饮数小便，上为引如怀"。

痹邪在肝，魂不安，故夜卧则惊。肝气痹闭则水火郁热，故多饮，多饮则小便频数。肝气不得疏泄而郁于内，故腹部胀满犹如怀孕之状。

4. 肾痹

主要症状是："善胀，尻以代踵，脊以代头"。

痹邪在肾，肾阳衰微，不能温养脾胃，所以腹胀。肾主骨，肾痹则骨痿，下肢痿废不能起立行走，而以尾骨着地代行；脊骨痿弱，躯干不能仰，而颈骨下倾，脊骨上耸，形成伛偻的形状。

5. 脾痹

主要症状是："四肢解墯，发咳呕汁，上为大塞"。

脾主四肢，脾痹而不运，四肢失养，故四肢懈墯无力。脾脉络胃挟咽，脾津上散于肺，脾气痹闭，肺气不能通调，故发咳而呕汁，胸膈痞闷。大塞就是严重的胸膈痞闷。

6. 肠痹

主要症状是："数饮而出不得，中气喘争，时发飧泄"。

肠痹包括大肠痹和小肠痹，大、小肠痹闭则饮水虽多，而不得大小便。水谷之气郁于肠中，故肠鸣不已，时或大便飧泄。

7. 胞痹

胞在此指膀胱。膀胱痹的主要症状是："少腹膀胱按之内痛，若沃以汤，涩于小便，上为清涕"。

膀胱痹闭，所以小便涩。膀胱气闭而不行则蓄而为热，所以少腹膀胱部按之有热汤烧灼样疼痛。太阳膀胱经气郁于下而不能上行至巅顶，所以头部阳气不足而鼻流清涕。

以上各种内脏痹证中，肝痹、心痹、脾痹、肺痹、肾痹，所谓五脏痹者，大多由其脏外合之痹证传变而来；肠痹和胞痹即六腑之痹，大多因外邪中伤六腑之俞穴，而食饮内伤其腑，内外合邪而成。

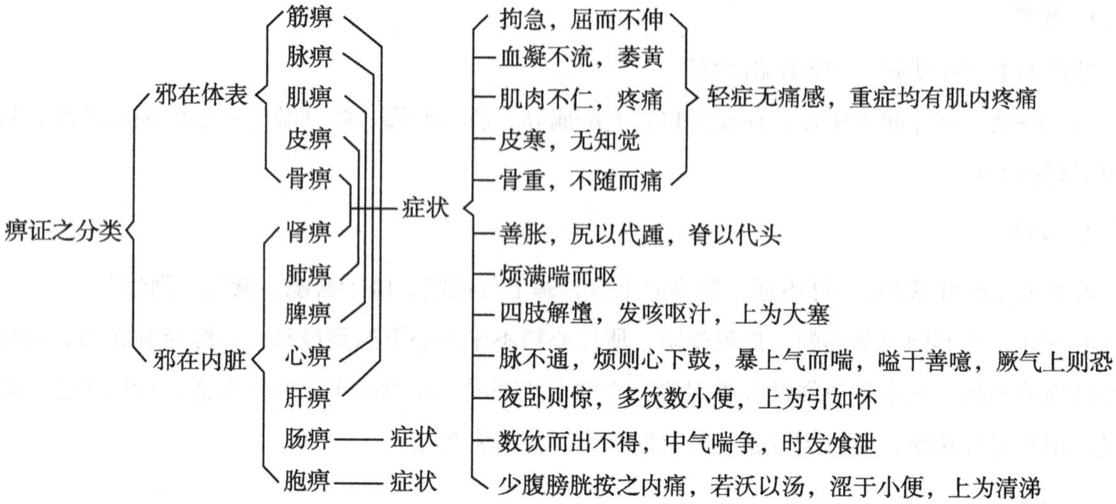

图 46　痹证分类图

四、痹证之预后

痹证在体表者易治，在五脏者多危险，《素问·痹论》说："其入脏者死，其留连筋骨间者疼久，其留皮肤间者易已。"风、寒、湿三气之中，风气胜者，其病易愈，《素问·痹论》说："其风气胜者，其人易已也。"

第七节　痿　　证

一、痿证的概念

痿证是指上肢或下肢痿弱无力，失去运动能力的病证。病在上肢的叫作痿，在下肢的叫作躄，统称痿躄或称痿证。《内经》认为痿证之原因有五脏内热、情志不节、房劳过度、居处潮湿、远行劳倦兼中热邪等，痿证的病理大多为虚热、津液枯竭、营养失常，痿证之种类有痿躄、脉痿、筋痿、肉痿、骨痿等。

二、痿证的分类

（一）痿躄

痿躄是一切痿证的总称。《内经》认为一切痿证与五脏都有密切关系，且其与肺脏的关系尤为突出。因为肺为娇脏，最怕热邪烧灼，并且肺脏为百脉朝会之地，而主一身之气。若因某种原因

（如情志抑郁、心火上炎、肾阴亏损等而产生内热，则首先受影响的大多是肺脏）而致肺叶焦干枯萎，清肃之机失常，则五脏均受影响。浊气郁滞而化热，因而五脏皆热，热甚津枯，而筋脉、皮肉、骨骸缺乏津液，则成肢体痿弱之证。所以《素问》说：

肺主身之皮毛……故肺热叶焦，则皮毛虚弱急薄，著（按，意谓热邪久留而不退）则生痿躄也。

又说：

肺者脏之长也，为心之盖也（按，肺居心上），有所失亡（按，因某种失意之事），所求不得（按，欲望不能达到），则发肺鸣（按，指喘息，因情志抑郁而化火，心火上炎，灼及肺金），鸣则肺热叶焦。故曰：五脏因肺热叶焦，发为痿躄。此之谓也。

正由于肺脏与一切痿证的关系如此突出，所以《内经》认为造成痿躄的原因是肺热叶焦，并将痿躄作为肺脏系统的病证。

（二）脉痿

脉痿是因脉中血液不足，四肢得不到充分的营养而造成的痿证。造成脉痿的原因有二：心气内热和大量失血。其痿大多先从下肢开始。脉痿的病理机制如下。

1. 心气内热

《素问·痿论》说：

心气热，则下脉厥而上，上则下脉虚，虚则生脉痿，枢折挈，胫纵而不任地也。

这就是说，心气因某种原因而内热，下部脉中之血因而上逆，形成下部脉空虚；下部脉中血虚，可致腿膝等下肢关节枢纽失去作用而不相提挈，胫足筋脉弛纵，而两足不能着地行走。

2. 大量失血

《素问·痿论》说：

悲哀太甚，则胞络绝，胞络绝则阳气内动，发则心下崩，数溲血也。故《本病》（指古经篇名）曰：大经空虚，发为脉痹，传为脉痿。

这里指出失血的原因是悲哀太甚，以致心包络脉阻滞不通，荣卫血气郁而不散，热气在中，以致心血下崩而不时尿血。但这只是失血的一种情况，任何原因造成的失血，只要达到“大经空虚”的程度，均能使人产生肌肤麻木之感，最后导致痿证。

（三）筋痿

筋痿亦有两种情况和两种原因。

1. 肝气内热

此证乃筋膜干燥所致，故其症状初起是肢拘挛，最后成为痿纵无力。所以《素问·痿论》说：

肝气热，则胆泄口苦，筋膜干，筋膜干则筋急而挛，发为筋痿。

2. 情志抑郁而又房劳过度

《内经》认为单纯的房劳过度一定会形成痿证，而若在情志不快、肝气郁结之情况下行房过度则更容易发生筋痿之证，所以《素问·痿论》说：

思想无穷，所愿不得，意淫于外，入房太甚，宗筋弛纵，发为筋痿，及为白淫。故《下经》（按，指古医经）曰：筋痿者，生于肝，使内也。

宗筋是诸之聚于前阴者，所以筋痿者多兼有阳痿不举之证。所谓“肝使内”就是在肝气郁结、情怀不舒畅的情况下进行性交。白淫，即遗精、白带之类。

（四）肉痿

肉痿的产生亦有两种情况。

1. 脾脏内热

脾热则胃中液干，肌肉枯槁，所以一方面口渴多饮，另一方面肌肉缺乏津液而不仁，最后成为肌肉痿弱的痿证。所以《素问·痿论》说：

脾气热，则胃干而渴，肌肉不仁，发为肉痿。

2. 居处潮湿或湿邪外伤人

脾主运化水湿，湿邪外侵，或居处潮湿之地，都会使脾脏的运化作用产生障碍，以致湿邪久留肌肉之间。肌肉长期受湿邪浸润，不得卫气温养，因而麻木不仁，最后痿弱而成肉痿。所以《素问·痿论》又说：

有渐于湿，以水为事，若有所留，居处相湿，肌肉濡渍，痹而不仁，发为肉痿。

“渐”音大，浸渍之意。“以水为事”谓从事的职业是经常接触水的。“若有所留”，谓湿邪留舍于体内。“居处相湿”指居住的地方非常潮湿。

（五）骨痿

骨痿之证总由肾气热，骨髓消减，骨失滋养，但造成肾气热的原因亦甚多，据《素问·痿论》之意常见的原因有二。

1. 由其他内脏之热，特别是肺热所造成

这就是所谓“五脏因肺热叶焦，发为痿躄”，“肾气热，则腰脊不举，骨枯而髓减，发为骨痿”所说的病证。由肺热而成的骨痿，最突出而较多见的是肺痨病之末传为骨痨者。

2. 远行劳倦而逢大热

远行劳倦则耗肾气，但稍事休息不难恢复，故不一定是痿证的原因。若在大热暑天而远行劳倦，再加上得不到饮水解渴，则体内水分减少甚多，因而很容易被热邪中伤阴分而致“热舍于肾”，久之肾热烁精，骨髓有减无生，而髓虚骨枯，乃成骨痿。所以《素问·痿论》说：

有所远行劳倦，逢大热而渴，渴则阳气内伐，内伐则热舍于肾，肾者水脏也，今水不胜火，则骨枯而髓虚，故足不任身，发为骨痿。故《下经》曰：骨痿者，生于大热也。

三、痿证的鉴别

从上述五种痿证的原因病理可以看出，痿证都由五脏气热和精液枯竭而不能营养于筋骨皮肉所致。虽然其中有的是由肺热叶焦以致先其他脏气热，而后精液枯竭所致的，有的是因悲哀忧思、恣意声色、劳倦外热等，先精血枯竭而后脏气热所致的，换句话说，就是有因先阳亢而后阴液枯竭所致的，有因先精血枯竭而后阳亢所致的，但是它们绝大多数（除湿邪浸渍成痿者外）都有内热精枯的过程，而且与五脏具有密切联系。因此，痿证的分类鉴别的重点就在于与五脏密切关联的、能够反映五脏之寒热虚实的体表组织，如（肺合）皮毛、（心合）血脉、（肝合）筋爪、（脾合）肌肉、（肾合）骨齿等。所以《素问·痿论》说：

帝曰：何以别之？岐伯曰：肺热者，色白而毛败；心热者，色赤而络脉溢；肝热者，色苍而爪枯；脾热者，色黄而肉蠕动；肾热者，色黑而齿槁。

四、痿证与痹证的鉴别

（1）痿证都由内脏气热，阴精枯竭，筋骨脉肉失去滋养而成，所以其病大多由内及外；痹证由风寒湿邪伤及皮肉、脉筋、骨，而后深入内脏所致，所以痹证是由外及内的。

（2）痿证的表现是四肢无力、骨弱筋弛、手不能动、足不能着地，但患者一般都无疼痛之感觉；痹证则多见肌肤关节疼痛或兼有顽麻不仁、重滞酸楚等症。

（3）痿证则多为持续性，而痹证一般都有发作性。

以上三点是痿证与痹证的主要不同点。痹证亦有转属痿证的，如《素问·痿论》所说的“大经空虚，发为脉痹，传为脉痿”和“有渐于湿……肌肉濡渍，痹而不仁，发为肉痿”就是痹证转属痿证的例子。但是痹证要转属痿证，就必然要具备转属痿证的条件。以脉痹传为脉痿来说，其由于“大经空虚”所致；以“肌肉濡渍，痹而不仁，发为肉痿”来说，其由于湿邪太甚所致，本来就不是一个真正的痹证，只有肌肉麻木不仁之表现而无痹证的疼痛。由此可见，虽然痹证与痿证有时可以在一个病人身上出现，但二者谁为主要谁为次要，仍然不难辨别。

第八节　厥　　证

《内经》所说的“厥”指气血上逆。气血上逆在各种疾病的病理过程中出现的机会甚多，造成气血上逆的原因也甚多，所以厥证除了有程度上的轻重不等外，又有阴阳、虚实、寒热的不同。本节就《内经》所说的厥证择要介绍如下。

一、薄厥

薄厥是气逆迫血上行而成的厥证。薄就是逼迫之意。引起本病的原因中，最常见的是大怒。大怒则肝气上逆，气为血帅，肝气逆则肝所藏之血随气逆上升而郁积于上，形成上实下虚之局面，甚则上部络脉破裂而出血，或气血循环障碍而阻绝不通。所以薄厥的症状，轻者但有头痛眩晕；重者或有吐血呕血，或突然昏倒，不省人事，甚至死亡。

《素问·生气通天论》说：

阳气者，大怒则形气绝而血菀（按，"菀"就是瘀积之意）于上，使人薄厥。

这是薄厥的病因病理。

《素问·方盛衰论》说：

气上不下，头痛巅疾。

"头痛巅疾"是薄厥之轻症。"巅疾"指病在头部，如目眩、耳鸣耳聋之类。

《素问·举痛论》说：

怒则气逆，甚则呕血。

呕血是薄厥之重症。

《素问·大奇论》说：

暴厥者，不知与人言。

"不知与人言"就是不省人事，此亦为薄厥之重症者。

薄厥之证既由气血上逆而成，则其消退必须要使气血下降，所以《素问·调经论》说：

血之与气，并走于上，则为大厥，厥则暴死，气复反则生，不反则死。

二、煎厥

本病多见于处于炎热环境的人，患者多为阴虚阳亢之体，大多因持久而繁重的劳动，又被暑热之邪所伤而患此证。病轻者目花耳鸣，病重者昏不知人。

人身阴阳二气的平衡协调，是保证和维持健康之条件。当阴阳因某种原因而失去平衡的时候，由于阴胜则阳病、阳胜则阴病的关系的存在，盛者愈盛，衰者愈衰，出现一往不返之局面；阴阳不相协调，机体就容易受外界环境的影响而使病势加剧。煎厥患者在厥证未发以前，大多因某种原因，如劳动过度或饮食失调或病后体虚尚未复原等，而形成阴虚阳亢的体质，若再从事持久而繁重的劳动，则阳气亢奋的现象和阴精的消耗量就会日益增加，一旦为暑热之邪所伤，就会使虚火上升、气血逆乱，从而表现为目眩、耳鸣耳聋，甚至昏迷不醒等症。其病由阳亢伤阴所致，犹如以火熬水，故名为煎厥。

《素问·生气通天论》说：

阳气者，烦劳则张，精绝，辟积于夏，使人煎厥，目盲不可以视，耳闭不可以听，溃溃乎若坏都，汩汩乎不可止。

“张”是亢奋。“辟积”为重复、持久之意。“坏都”之“都”是防水之堤，“坏都”即堤防败坏。“汩汩”是水流状。“溃溃乎若坏都，汩汩乎不可止”，意谓本病一旦发生，犹如堤防破溃以后，水势汹涌不可制止一样危急。

三、寒厥

本病之原因是冬不藏精，肾阳衰微。本病之症状是四肢逆冷，或有腹满。

《素问·厥论》说：

阳气衰于下，则为寒厥。

又说：

春夏则阳气多而阴气少，秋冬则阴气盛而阳气衰。此人者质壮，以秋冬夺于所用，下气上争不能复，精气溢下，邪气因从之而上也，气因于中，阳气衰，不能渗营其经络，阳气日损，阴气独在，故手足为之寒也。

以上两段经文指出了寒厥的病因和病理机制。

人身之阳气是春生夏长、秋收冬藏的，所以春夏之时，阳气多而阴气少；秋冬之时，阴气多而阳气少。这是四时阴阳的自然规律，也是生理状况下的应有现象。所以秋冬之时应当维护阳气的潜藏，不使耗散，如果自恃体质强壮，在秋冬收藏的季节，恣意纵欲，就会使阳气闭藏的功能发生障碍，下焦真阳之气不藏而耗散过多。阳气衰竭则阴气上逆，阴气上逆而不降是由于精气下溢过多而上部虚。上部虚，则阴寒之邪气乘机上逆而成厥证。

人身阴阳之气，既赖先天肾气，又赖后天脾胃之功能，而先后天之间又是相互为用、相互资生的，今肾中真阳之气不足，则中焦脾胃不但得不到阳气的温养，反而为上逆之阴寒邪气所伤，故有腹满之症，所以《素问·厥论》又说：“阴气盛于上则下虚，下虚则腹胀满。”中焦脾胃与下焦真阳之气，不能相互资生，阳气就会有减无增而日益衰竭，阳衰则不能敷布于经络，经络中阴气独盛，就会出现手足逆冷之症。因其真阳不足，手足逆冷，所以称之为寒厥。

四、热厥

本病多由真阴亏损所致，所以《素问·厥论》说：

阴气衰于下，则为热厥。

《内经》认为热厥的原因是真阴亏损，而造成真阴亏损的原因是经常性的醉饱行房，如《素问·厥论》说：

帝曰：热厥何如而然也？岐伯曰：酒入于胃，则络脉满而经脉虚，脾主为胃行其津液者也，阴气虚则阳气入，阳气入则胃不和，胃不和则精气竭，精气竭则不营其四肢也。此人必数醉若饱以入房，气聚于脾中不得散，酒气与谷气相薄，热盛于中，故热遍于身，内热而溺赤也。夫酒气盛而慓悍，肾气有衰，阳气独胜，故手足为之热也。

本节经文，首先提出三个论点，然后分析热厥之病理，这三个论点是：①酒入胃之后，由于性热而善走，迅速达于肌表之络脉，形成络脉充盛而经脉空虚之状况；②脾和胃具有相合的关系，脾有助胃布散的作用，只有在脾胃协调的情况下，才能完成生化水谷精气的任务；③当性交阴精下减而阴虚之时，在肌表络脉中的酒热之气就会返入于胃中，以致脾胃不和，从而使精气的产生减少。热厥患者就是由于经常在醉饱以后进行性交，以致谷食酒热之气聚于脾胃之中，不得散泄，而相互传结，内热大盛，而出现遍体身热、小便赤色的。这是酒性悍热，肾阴日衰，以致阳气独胜的缘故。所以热厥之证可见厥而手足发热。

热厥与煎厥虽有相似之处，而实际上有很大区别：煎厥由劳累而致阳亢阴虚所致，热厥由酒色而致阴虚阳亢所致；煎厥多兼暑热之邪外迫，热厥则无热邪外迫。

热厥与寒厥之区别，除了两者原因不同、手足寒热不同之外，热厥有昏不知人的症状，而寒厥但有腹满之症，所以《素问·厥论》又说：

帝曰：厥或令人腹满，或令人暴不知人，或至半日远至一日乃知人者，何也？岐伯曰：阴气盛于上则下虚，下虚则腹胀满；阳气盛于上，则下气重上而邪气逆，逆则阳气乱，阳气乱则不知人也。

阴寒之气向上逆行，是由于下焦阳虚而阴盛。阴寒之气上逆入腹，脾胃受其影响，故寒厥有腹中胀满之症。

热厥由于下焦真阴虚而真阳之气上越，酒热之邪气随之上逆，于是气血混乱而神明失守，因此，患者突然昏迷不知人事。

《素问·厥论》除了有这些厥证之外，尚有三阴三阳六经脉厥证的分别。六经的厥证由于某一经脉之气血逆乱所致，其症状与它的（即经脉的）循行路线和它所联系的脏腑有关。例如，太阳经之厥，可以出现头重、僵仆等；阳明经之厥，可以出现癫狂走呼、腹满、面赤、妄见妄言等；少阳经之厥，可以出现暴聋、颊肿、胁痛等；太阴经之厥，可以出现腹满膜胀、大便不通、不欲食、食则呕吐等；少阴经之厥，可以出现口干、溺赤、心痛等；厥阴经之厥，可以出现少腹肿痛、小便不利、阴囊上缩等，此处不做详细介绍，欲了解者可参看《素问》原文。

第九节　疼　　痛

疼痛只是一个症状，有疼痛症状的疾病是很多的，外感病可以有疼痛，内伤病也可以有疼痛。疼痛可以见于急性病，也可以见于慢性病。有的痛在躯干、头面、四肢，有的痛在胸腹，有的痛在筋骨皮肉，有的痛在经络脏腑。总之，疼痛是一个比较常见的症状。

《内经》认为大多数的疼痛是由于寒气留滞在局部而引起的，如《素问·痹论》说“痛者寒气多也，有寒故痛也”，《素问·举痛论》说“寒气入经而稽迟，泣（同‘涩’，凝滞之意）而不行，客于脉外则血少，客于脉中则气不通，故卒然而痛”，人体的气血周流循环于整个人身，一旦为寒气阻塞，就可产生疼痛。

寒邪侵入或留滞于体内引起疼痛的机制大致有如下几种。①寒气留于分肉之间，正气与寒邪相争而产生一种“沫”，“沫”聚积至相当量时，就会压迫分肉而引起疼痛，如《灵枢·五癃津液别》说：“寒留于分肉之间，聚沫则为痛。”②寒气留于经脉之外，经脉受寒则收缩拘急，牵引小络而生疼痛。《素问·举痛论》说：“卒然而痛，得炅则痛立止。”③寒气入客于经脉之中，以致气血循环障碍，气血被寒气阻碍而逐渐积滞于局部脉络之中，脉络中气血愈聚愈多而肿满，压迫周围脏器组织而引起疼痛（甚至化热成脓）（《素问·举痛论》“痛而不可按”条）。

《内经》认为大多数疼痛由寒气留滞引起，但这并不是说所有的疼痛都是由寒气留滞导致的，如《素问·刺热》“心热病者……热争则卒心痛”“脾热病者……先头重颊痛……热争则腰痛不可用俯仰……两颔痛”所说的就是热气导致的疼痛。此外，燥、湿、风邪也均能引起疼痛。不过比较起来，寒气导致的头痛较多一些。因此，《素问·举痛论》所记载的十几种不同情况的疼痛绝大多数是由寒气稽迟，血脉凝涩，循环障碍，脉络拘急等引起的，现将《素问·举痛论》所记载的各种疼痛的病理机制，择要介绍于下。

一、卒然而痛，得热而止

这样的疼痛，是寒气留滞于脉外，脉受寒气刺激而紧张收缩拘急，牵引到周围的细小络脉所致的。因为寒气但在脉外，并没有阻塞气血的流通，所以给予热熨法，能够立刻消除疼痛。假使反复受寒，反复发作，那么热熨法的作用就会减小，不能立刻止痛了。所以《素问·举痛论》说：

> 寒气客于脉外则脉寒，脉寒则缩蜷，缩蜷则脉绌急，绌急则外引小络，故卒然而痛，得炅（同“热”）则痛立止；因重中于寒，则痛久矣。

二、痛甚不可按

疼痛剧烈而不可切按的，是由于寒气稽留于经脉之中，气血凝聚而积于局部脉络之中，脉中气血过度充盈而化热，以致脉络胀满，压迫周围脏器组织。这种疼痛有变生痈疡之可能（见本章第十三节）。所以《素问·举痛论》说：

> 寒气客于经脉之中，与炅气相薄则脉满，满则痛而不可按也。

三、按之痛止

寒邪客于肠胃之间，或客于与脏腑相连的筋膜之下时，由于寒邪的影响，该处小络脉内的血液流行涩滞而不散，小络拘急牵引而疼痛；以手按之，可使小络内涩滞的血液流散，从而使小络之拘急缓解，所以按之其痛可止。所以《素问·举痛论》说：

寒气客于肠胃之间，膜原之下，血不得散，小络急引故痛，按之则血气散，故按之痛止。

四、按之无益

寒邪客于胸腹腔内靠背脊处的脉，即使重力按之亦不能及其痛处，所以按之毫无作用。所以《素问·举痛论》说：

寒气客于侠脊之脉则深，按之不能及，故按之无益也。

五、背心相引而痛

寒邪客于背部太阳经脉之中，则脉中气血凝涩而作痛；太阳经之心俞内通于心，故背与心相引而痛。所以《素问·举痛论》说：

寒气客于背俞之脉则脉泣，脉泣则血虚，血虚则痛，其俞注于心，故相引而痛。

六、胁肋与少腹相引而痛

此由寒邪客于足厥阴肝经之脉所致。足厥阴肝经之脉循阴股入毛中，环阴器，抵少腹，贯肝布胁肋，寒气客于脉内，则血脉凝涩而拘急，所以胁肋与少腹相引而痛。《素问·举痛论》说：

寒气客于厥阴之脉，厥阴之脉者，络阴器，系于肝，寒气客于脉中，则血泣脉急，故胁肋与少腹相引痛矣。

七、腹痛引阴股

寒邪客于阴股，沿肝脉上逆，以致血液聚于下而寒邪上及少腹，所以腹痛引阴股（阴股指大腿内侧）。《素问·举痛论》说：

厥气（按，逆行之气）客于阴股，寒气上及少腹，血泣在下相引，故腹痛引阴股。

八、卒然痛死不知人

寒气客于五脏，五脏之气血厥逆上行，以致五脏内在之气血虚竭，而外在之气血又未能及时入内，所以突然痛死不知人事；若上逆之气血复返，病人即可苏醒。因此《素问·举痛论》说：

寒气客于五脏，厥逆上泄，阴气竭，阳气未入，故卒然痛死不知人，气复反则生矣。

九、腹痛而呕

寒邪客于肠胃，迫使肠胃之气逆而上行，所以腹痛而呕。因此《素问·举痛论》说：

寒气客于肠胃，厥逆上出，故痛而呕也。

十、腹痛泄泻

小肠为受盛之官，寒邪客于小肠，则食物不能停留于小肠，以致腹痛而泄泻。所以《素问·举痛论》说：

寒气客于小肠，小肠不得成聚，故后泄腹痛矣。

十一、腹痛便闭

热邪留滞于小肠，刺激小肠作痛；热气消烁津液，久热不已则津液干枯，令人口渴而粪便坚硬不能排出，以致腹中痛而便闭。《素问·举痛论》说：

热气留于小肠，肠中痛，瘅热焦渴则坚干不得出，故痛而闭不通矣。

十二、腹痛日久成积聚

寒邪客于小肠膜原之间的络脉，络脉中的血液凝滞而不能流注大经，血气之流行障碍，日久便成积聚。所以《素问·举痛论》说：

寒气客于小肠膜原之间，络血之中，血泣不得注于大经，血气稽留不得行，故宿昔而成积矣。

综观以上十二种疼痛，除了因受邪部位不同而表现出不同情况的疼痛外，亦因寒热虚实之不同而有拒按喜按、口渴、泄泻便闭等不同症状。后世论疼痛的虚实，大致也不外乎如下几端。

（1）痛而胀闭者多实，不胀不闭者多虚。

（2）痛而拒按者多实，喜按者为虚。

（3）痛而喜冷者多实，爱热者多虚。

（4）疼痛，饱而甚者多实，饥而甚者多虚。

以上只言其常，临床上尚多特殊情况，因此在临床运用时还需结合具体症状，不可刻舟求剑。

第十节　积　　聚

积聚是气血凝滞，蓄潴在腹腔内所形成的积块，一般在切按腹部时均可摸到块状之物。

《难经》把积聚分为二病，“积者五脏所生，聚者六腑所成”，并且认为聚，能上下左右移动而无根本，痛亦无定处；积，不能移动，边缘界线分明，痛处固定不移，但《难经》没有记载聚的病理症状。《内经》虽然也提到聚之名，如“大积大聚”“瘕聚”等，但没有明确指出聚的症状、病理以及积聚之分别。因此，我们在这里不谈聚。

一、积之原因和病理过程

据《灵枢·百病始生》的记载，其病因及病理过程约有如下几端。

（1）外感风寒暑湿等邪，留着于脉中，留久不散而成积，如原文说：

是故虚邪之中人也，始于皮肤……留而不去，则传舍于络脉……传舍于经……传舍于输（按，即脏腑之大络脉）……传舍于伏冲之脉……传舍于肠胃……传舍于肠胃之外、募原之间，留著于脉，稽留而不去，息而成积。

（2）下部虚寒之气逆而上行，血脉凝涩而寒气上入于肠胃，肠胃虚寒而䐜胀，以致肠外之“汁沫”积聚不散，蓄积日久便成积块，如原文说：

厥气生足悗（按，指下肢关节疼痛运动不便），悗生胫寒，胫寒则血脉凝涩，血脉凝涩则寒气上入于肠胃，入于肠胃则䐜胀，䐜胀则肠外之汁沫迫聚不得散，日以成积。

（3）暴饮暴食而致肠胃胀满，加以起居不节，用力过度，使肠胃之络脉破损，血液溢于肠外，与肠外之寒汁沫相结合，凝聚不散而成积，如原文说：

卒然多食饮则肠满，起居不节，用力过度，则络脉伤，阳络伤则血外溢，血外溢则衄血；阴络伤则血内溢，血溢则后血（按，即大便下血）。肠胃之络伤，则血溢于肠外，肠外有寒汁沫与血相抟，则并合凝聚不得散而积成矣。

（4）外伤于寒邪，内伤于情志，以致气逆上行，六经转输血气的络脉（即脏腑之大络脉）阻塞不通，阳气不能达于肠胃之络脉，从而使血液凝留于络脉之中而不散，久久不去便成积块，如原文说：

卒然外中于寒，若内伤于忧怒，则气上逆，气上逆则六输（按，即六经转输气血之络脉）不通，温气不行，凝血蕴里不散……著而不去，而积皆成矣。

二、积之种类与症状

积之种类，有以积所在之部位而分的，也有按照脏腑系统来划分的。

（一）以积所在部位而划分

《灵枢·百病始生》说：

其著孙络之脉而成积者，其积往来上下……故往来移行肠胃之间，水凑渗注灌，濯濯有音，有寒则腹䐜满雷引，故时切痛。其著于阳明之经，则挟脐而居，饱食则益大，饥则益小。其著于缓筋也，似阳明之积，饱食则痛，饥则安。其著于肠胃之募原也，痛而外连于缓筋，饱食则安，饥则痛。其著于伏冲之脉者，揣揣应手而动，发手则热气下于两股，如汤沃之状。其著于膂筋在肠后者，饥则积见，饱则积不见，按之不得。其著于输之脉者，闭塞不通，津液不下，孔窍干壅，此邪气之从外入内，从上下也。

上引经文所言之积有七：一是邪“著孙络之脉而成积者”；二是邪“著于阳明之经”而成积者；三是邪“著于缓筋”而成积者；四是邪“著于肠胃之募原”而成积者；五是邪“著于伏冲之脉”而成积者；六是邪“著于膂筋”而成积者；七是邪“著于输之脉”而成积者。这些积证，都是由于外感之邪，“从外入内，从上下”而引起的。由于邪著的部位不同，所以积之症状也就各有不同。

1. 邪“著孙络之脉而成积者”

病邪积著于肠胃之外的肓膜间的小络脉，所以积块具有游走性，往来移动于肠胃之间。若肠外有较多渗出之水液，则当积块上下移动时，可以听到“濯濯”的水声；若肠胃内外有寒气存在，则腹中胀满而雷鸣切痛。

2. 邪“著于阳明之经”而成积者

其积位于脐之两侧。饱食之后其积更明显，饥饿时其积较小。

3. 邪“著于缓筋”而成积者

缓筋指位于前腹壁之筋膜。缓筋之积与阳明经之积相似，位置亦在脐之两侧，且与饮食有关。缓筋之积，饱食之后，因积受压迫而疼痛或加重；饥饿时，因积所受压迫减小而疼痛消失或减轻。

4. 邪“著于肠胃之募原”而成积者

募原与缓筋相连，故募原之积的痛势外连于前腹壁之缓筋，但其痛与缓筋之积相反，得食则痛止或减轻，饥饿则疼痛或加重。

5. 邪“著于伏冲之脉”而成积者

伏冲，伏行于腹内之冲脉。冲脉起于胞中，挟脐上行，其下行者，循阴股而下至两足。邪著伏冲而成之积，以手按其积上，指下有喘息拨动之感，放手时，病人可感到有一股热流下流于两股之内。

6. 邪“著于膂筋”而成积者

此所谓膂筋，乃指后腹壁之筋膜。邪著膂筋而成积，则其积在肠之后，故只有在饥饿时可以摸到，在饱食后，虽重按也不易摸到。

7. 邪“著于输之脉”而成积者

输之脉即脏腑之大络，因其能转输血气，所以称为输之脉。积在其脉，积大则阻塞其络而气血津液不能转输于肌表，于是皮毛之孔窍干壅。

（二）以五脏系统划分

《难经·五十六难》说：

> 肝之积名曰肥气……心之积名曰伏梁……脾之积名曰痞气……肺之积名曰息贲……肾之积

名曰贲豚。

1. 肥气

《灵枢·邪气脏腑病形》说：

肝脉……微急为肥气，在胁下，若覆杯。

《难经·五十六难》说：

肝之积名曰肥气，在左胁下，如覆杯，有头足。久不愈，令人发咳逆，痎疟，连岁不已。

由此可见，肥气的症状是：位于左侧胁下，状如覆杯，不能移动，根缘清楚；久久不愈则咳嗽气逆，连年疟疾寒热不止。

2. 伏梁

《素问·腹中论》说：

帝曰：病有少腹盛，上下左右皆有根，此为何病？可治不？岐伯曰：病名曰伏梁。帝曰：伏梁何因而得之？岐伯曰：裹大脓血，居肠胃之外，不可治，治之每切按之致死。帝曰：何以然？岐伯曰：此下则因阴，必下脓血，上则迫胃脘出膈，侠胃脘内痈，此久病也，难治。居脐上为逆，居脐下为从。

又说：

帝曰：人有身体髀股胻皆肿，环脐而痛，是为何病？岐伯曰：病名伏梁，此风根也（按，犹言病根是风寒之邪久留不去）。其气溢于大肠而著于肓，肓之原在脐下，故环脐而痛也。

《灵枢·邪气脏腑病形》说：

心脉……微缓为伏梁，在心下，上下行，时唾血。

《灵枢·经筋》说：

手少阴之筋……其病内急，心承伏梁（按，犹言伏梁伏于心下而上承于心）……其成伏梁，唾血脓者，死不治。

《难经·五十六难》说：

心之积名曰伏梁，起脐上，大如臂，上至心下。久不愈，令人病烦心。

由此可见，《内经》《难经》所说的伏梁，有几种不甚相同的症状，可能是几个不同的病，也可能是一个病的几种形式。据以上所引经文，伏梁之证，大体上有三种。第一种和第二种是《素问·腹中论》所说的伏梁。第一种伏梁，位于肠胃之外，或在脐上或在脐下，其积上下左右皆有根蒂而不活动，内裹大量脓血，因此不可用手切按，若重按而积破，使脓血下流于前后二阴则下脓血，若脓血上逆于胃脘，积于胃脘与膈下之间，则发为内痈。第二种是由风寒入于大肠而留著于肓膜所致的，其症状为身体肿、腹中痛、痛处在脐周围。第三种是《灵枢·邪气脏腑病形》《灵枢·

经筋》与《难经·五十六难》所说的伏梁，其积在心下，下至脐，形如臂，若久久不愈，则使人烦心或唾血。

3. 痞气

《难经·五十六难》说：

> 脾之积名曰痞气，在胃脘，覆大如盘。久不愈，令人四肢不收，发黄疸，饮食不为肌肤。

痞气之积在脾，所以其积位于胃脘部，呈平扁圆形，如覆盘之状，若日久不愈，则四肢无力，发黄疸，饮食不能消化吸收，营养缺乏，以致日益消瘦。

4. 息贲

《难经·五十六难》说：

> 肺之积名曰息贲，在右胁下，覆大如杯。久不愈，令人洒淅寒热，喘咳，发肺壅。

《灵枢·邪气脏腑病形》也说：

> 肺脉……滑甚为息贲上气。

本病之根源在肺，所以其积位于右胁下，呈覆杯状，若日久不愈，则凛寒发热，喘息而咳嗽，发为肺气壅寒，息贲上气，所以名为息贲。

5. 奔豚

《灵枢·邪气脏腑病形》说：

> 肾脉……微急为沉厥奔豚。

《难经·五十六难》说：

> 肾之积名曰贲豚，发于少腹，上至心下，若豚状，或上或下无时。久不已，令人喘逆，骨痿少气。

贲豚发作时从少腹上至心下，犹如豚之奔走，或上逆或下行，没有固定的时间。其病之根本在肾，所以日久不愈，则肾气日益亏损，以致气逆喘息，少气而骨骼痿弱。

由此可见，五脏之积，病在何脏就有何脏的固有症状，如脾积有“四肢不收，发黄疸，饮食不为肌肤”，心积有烦心、吐血，肺积有“息贲上气”等。

五脏之积，可能就是邪“著于输之脉”而导致的（虽然，经文没有明文指出），因为所谓“输之脉”就是脏腑转输气血的络脉，也就是气血出入脏腑的大络，其脉络受阻就会使气血瘀滞于脏腑，若日久不去就会蕴郁而成积。

第十一节 水　肿

水肿是多量水液停潴在体腔及肌肤内所致的，以胸腹胀满，四肢或全身水肿为主要表现的疾病。

一、水肿的种类和病理

《内经》所载的水肿，主要有如下几种。

（一）脾病所致水肿

脾具有输布津液润养肌肉的功用，同时又能运化肌肉间多余的水分，既保证了肌肉的润泽，又保证了肌肉之间不至有过多的水分停潴。若脾的上述功能发生故障，即输布津液和运化水湿两个相反相成的作用不相协调时就会引发疾病。若脾输布津液的作用大于运化水湿的作用，即输入多于输出，水分就会停潴在肌肉之间。当然这是两方面的问题，或者由于输入过多，或者由于输出减少。不论输入过多，还是输出减少，均可导致津液输入和水分输出之间的不协调，均足以使大量水液停潴在肌肤之间而成为水肿。

例如，《素问·脉要精微论》说：

> 溢饮者，渴暴多饮，而易入肌皮肠胃之外也。

溢饮患者的脾本来已经不健康，输入大而输出小，输入与输出之间已有不协调的趋势，暴饮大量水分，就更增加其不协调的情况，因此，肌肉肠胃之外积有水液而成溢饮。溢饮是水肿病的一种。

又如病后，特别是脾胃久病之后，往往出现足胕浮肿以致全身肿满的症状，这是由脾虚，水湿不运而积滞于体内导致的，所以一般习惯上称这种水肿为“脾虚湿肿”。

以上二者都是由于脾脏输津和运湿之间不协调而形成的水肿，《素问·至真要大论》所说“诸湿肿满皆属于脾”指的就是这种情况。

（二）三焦病所致水肿

三焦位于脏腑之外，躯壳肌肤之内，主气化而通水道。三焦送达肌肤的是气，由肌肤还流三焦的是水，若三焦气化失常，三焦中的津液不能化气，或三焦中剩余的水液不能下渗于膀胱，则三焦中积有大量液体，上焦病则积在胸腔，中、下焦病则积在腹腔。如《素问·脉解》所说“胸痛少气者，水气在脏腑也”即水积在胸腔之中；“上喘而为水者，阴气下而复上，上则邪客于脏腑间，故为水也”即水积在腹腔，而后影响肺的呼吸而见喘。《素问·宣明五气》所说“下焦溢为水”，即水积在腹腔中，积至相当程度而后泛溢全身而为水肿。

当三焦积水达到一定程度时，三焦送达肌肤的不只是气而且有水，这就形成了水液倒流的现象，使得肌肉之中的水分大量增加，引起全身水肿。因此，由三焦病形成的积水，大都先积于体腔内，然后溢于四肢体表而成水肿。《灵枢·五癃津液别》说：

> 故三焦出气，以温肌肉，充皮肤，为其津；其流而不行者，为液。

又说：

阴阳气道不通，四海闭塞，三焦不泻，津液不化，水谷并行肠胃之中，别于回肠，留于下焦，不得渗膀胱，则下焦胀，水溢则为水胀。

以上二节经文，前者讲的是三焦的正常功能。“津”指渗入肌肉皮肤并向体表汗孔排泄的水分；“液”指还流至三焦的水分。所谓“流而不行”，“流”指还流，“不行”指不行于汗孔。后者讲的是三焦的病理状态。“阴阳”指内脏与躯壳，三焦是内脏与躯壳间营养水液出入交换之处，所以称为气道，也就是《难经》所谓“水谷之道路，气之所终始”。“四海”即髓海、水谷之海、血海和气海，三焦病而内外不通，则津液气血间的交流陷于停顿，所以说“四海闭塞”。三焦病而气化失常，则津液不化而水液不得排泄，胃肠中之水气从回肠渗入下焦之后不能化气出表，亦不能下渗于膀胱，于是水积在下焦而生胀满，水积至一定程度就会泛溢于肌肤而成为水肿。

（三）肾病所致水肿

肾病所致水肿有以下两种情况。一种是肾病及于三焦，肾中之真阳助命门之火为三焦原气之动力，所以肾阳衰则上、中、下三焦俱病，三焦病则水道不通而成水肿（如上述）。另一种是肾病而关门紧闭不开，水液积聚，泛溢于肢体而成水肿。《素问·水热穴论》说：

帝曰：肾何以能聚水而生病？岐伯曰：肾者，胃之关也，关门不利，故聚水而从其类也。上下溢于皮肤，故为胕肿。胕肿者，聚水而生病也。

“关”就是门户启闭之关键。饮食入胃，胃为水谷之海，水谷之糟粕由前后二阴排泄，肾主二阴，肾病而关闭失常，则为遗溺闭癃、大小便不利之症。关闭不开则水液糟粕不得排泄，故聚水而成水肿。

（四）五脏阳气衰竭所致水肿

水为阴气，得阳则化，若五脏阳气衰竭，则水气不化，溢于肢体而成为水肿。这种水肿，又可分为以下两种。一种就是《素问·汤液醪醴论》“其有不从毫毛而生（谓并非外感疾病），五脏阳以竭也，津液充郭（水液充满于躯壳体表）……形不可与衣相保”所说的水肿，这种水肿来势较急。另一种就是《素问·生气通天论》“因于气，为肿，四维相代（四肢交替浮肿），阳气乃竭”所说的水肿，这种水肿虽肿势并不一定严重，但危险性很大。

（五）风病水肿

这种水肿，实际上也是肾病所致水肿之一，但是它同时伤于风邪，所以称为风病水肿，《内经》称之为风水。

风水亦有两种，一种是由“肾汗出逢于风”导致的，另一种是由肾风传变而来的。

1.“肾汗出逢于风”所致水肿

强力操作之时汗出，强力伤肾，故此时所出之汗与肾有关，所以称为肾汗出。汗出逢风，风邪乘虚而入，与汗液相凝结而留于汗孔，散于皮肤之内。这种应当排出体外的汗湿之气，与风邪相凝结之后，既不能外泄，又不能内归脏腑，而阻滞在皮内，影响肌表水液的循环和排泄，日久便会引起水肿，所以《素问·水热穴论》说：

勇而劳甚，则肾汗出，肾汗出逢于风，内不得入于脏腑，外不得越于皮肤，客于玄府，行于皮里，传为胕肿，本之于肾，名曰风水。所谓玄府者，汗空也。

2. 肾风传为水肿

肾风是肾虚而受风邪，风邪伤肾所致的疾病，其主要症状是面目浮肿（参看本章第一节"肾风"条）。若肾虚进一步发展，则水气由肌表进入腹腔且逐渐增多，甚至出现水邪上冲而不能平卧。《素问·评热病论》说：

帝曰：有病肾风者，面胕痝然壅，害于言（按，肾脉入肺，循喉咙，上挟舌本，故妨于言语），可刺不？岐伯曰：虚不当刺（按，虚证不应用针刺），不当刺而刺，后五日其气必至（按，"气"指风水之邪气）。……至必少气时热，时热从胸背上至头，汗出手热，口干苦渴，小便黄，目下肿，腹中鸣（按，水气入腹），身重难以行（按，水泛肌肤），月事不来（按，胞脉因被水邪压迫而不通），烦而不能食，不能正偃，正偃则咳甚（按，水邪逆肺），病名曰风水。

二、水肿病的先期症状和特有症状

水肿初起时的症状是目眶周围特别是目眶下边浮肿。因为目眶下面的皮肤薄而松弛，所以若有少量水气在肤表，则目眶下面必先见浮肿。《内经》中关于这个问题的记载甚多，如《素问·评热病论》说：

诸有水气者，微肿先见于目下也。……水者阴也，目下亦阴也，腹者至阴（按，指水湿集聚之处）之所居，故水在腹者，必使目下肿也。

《素问·平人气象论》说：

目裹微肿如卧蚕起之状，曰水。

"卧蚕起之状"形容微肿之光泽。

水肿病，当腹腔中积水过多时，既压迫血脉，又上迫心肺，故颈部之脉搏动明显，并有气逆喘促、咳嗽、不得平卧等症。《素问·平人气象论》说：

颈脉动，喘疾咳，曰水。

《素问·评热病论》说：

不能正偃者，胃中不和也。正偃则咳甚，上迫肺也。……诸水病者，故不得卧，卧则惊，惊则咳甚也。

《素问·水热穴论》说：

故水病，下为胕肿大腹，上为喘呼不得卧者，标（按，指肺）本（按，指肾）俱病，故肺为喘呼，肾为水肿，肺为逆不得卧。

第十二节　胀　　病

一、胀病的概念

胀，一般多指腹胀而言。实际上只一个“胀”字，并不一定确指胀在腹腔中。《内经》在许多疾病中提到“胀”。它只是一种症状或患者的一种压迫、排挤、胀满的感觉，因此它不但可以在腹胸，也可以在头部、四肢。虽然本节所说的胀病是以压迫、排挤、胀满感觉为主要症状的疾病，但是它并不包括所有的有胀满感觉的疾病。这种胀病的病理机制是由于某种原因，气血积滞凝聚在血脉、肌肤以及脏腑等处，以致脏腑之间，或脏腑与胸腹腔壁之间，或肌肉与皮肤之间，发生胀满、排挤、压迫的感觉。所以《灵枢·胀论》说：

黄帝曰：夫气之令人胀也，在于血脉之中耶？脏腑之内乎？岐伯曰：三者皆存焉，然非胀之舍也。黄帝曰：愿闻胀之舍。岐伯曰：夫胀者，皆在于脏腑之外，排脏腑而郭胸胁，胀皮肤，故命曰胀。

所谓“胀之舍”，就是胀满感觉发生的所在。所谓“三者皆存焉”，就是说气血凝滞郁聚的地方，可以是血脉之中，可以是脏腑之内，也可以是血脉脏腑之外。

由此可以看出，胀病是由于血脉脏腑之外，或血脉脏腑之内，有积聚郁滞的邪气——气血之凝而不行者所致，但是胀的感觉一般都在脏腑之外。之所以称其为胀病，是因为病者有脏腑压迫、胸胁扩张、皮肤胀大的感觉。

二、胀病的病因和形成过程

胀病不但有原发的，即初起即为胀病的，而且有续发的，即在其他疾病过程中形成的，因此，胀病的病因甚多，举例如下。

《素问·至真要大论》所说“诸胀腹大，皆属于热”，是因热而成胀病者，这种胀病多是发热病的继发症。

《素问·太阴阳明论》所说“食饮不节，起居不时者，阴受之。……阴受之则入五脏。……入五脏则䐜满闭塞”是邪气由阴经进入五脏而引发的胀病，这种胀病是原发的胀病。

虽然胀病之病因多，但不论是原发的胀病还是续发的胀病，它的形成过程均不外乎如下两种。

（1）“厥气在下，营卫留止，寒气逆上，真邪相攻，两气相搏，乃合为胀也。”（《灵枢·胀论》）

所谓“厥气”是在病理过程中形成的逆乱之气。逆乱之气一般都产生于下部，而由下向上，所以说“厥气在下”。下有逆乱之气则营卫之运行迟缓，因而产生寒气，寒气随逆乱之气上行，与气血相搏结，气血凝滞，于是就产生了胀病。这种胀病都在脏腑，故为脏腑之胀。

（2）“营气循脉，卫气逆为脉胀，卫气并脉循分为肤胀。”（《灵枢·胀论》）

这是由于营卫之间的关系发生故障而发的胀病，这种胀病都在脉中或肌肉与皮肤之间。

营卫的运行问题，在第三章里已经讨论过了。我们知道卫气有行于脉中的，有行于脉外的。脉中的卫气，越出脉管，则行于脉外。脉外之卫气循分肉而行，一部分由肌腠汗孔放散至体外，一部分由脉外还归脉内与营气同行于脉中，所以张志聪等人有“出脉为卫，入脉为营”的说法。出脉为顺，入脉为逆，有顺行有逆行，有出脉有入脉，才是卫气运行的正常状况，所以《灵枢·胀论》说：“卫气之在身也，常然并脉循分肉，行有逆顺，阴阳相随，乃得天和。”假使卫气有出而无入，或有入无出（指局部而言），则营卫不相协调，这就不是阴阳相随的状况而是不相随的状况了，就不是生理的状况而是病理的状况了，所以只有“行有逆顺”才是“阴阳相随”的正常状况，即“天和”的状况。

所谓“营气循脉，卫气逆为脉胀”，就是指局部的营卫关系失常，只有入脉而没有出脉的，脉内卫气过多就会成为脉胀。反之，只有出而无入，出脉的卫气循分肉而积蓄在肌腠之间，就会成为肤胀，所以说“并脉循分为肤胀”。

三、胀病的种类和症状

胀病除了有脉胀、肤胀、五脏胀、六腑胀外，还有鼓胀、水胀等。肤胀入脏腑则为三焦胀；脉胀入脏腑则为脏腑之胀；鼓胀则多为肝胀或脾胀之发展；水胀多为水肿病之水邪积于腹腔者，但也有因脏腑之胀日久不愈而并发者。因此，肿与胀往往相提并论，而实际上胀病只有五脏六腑之胀。

（一）五脏之胀

（1）心胀：“烦心短气，卧不安”。（《灵枢·胀论》）

（2）肺胀：“虚满而喘咳”。（《灵枢·胀论》）

（3）肝胀：“胁下满而痛引小腹”。（《灵枢·胀论》）

（4）脾胀：“善哕，四肢烦悗，体重不能胜衣，卧不安”。（《灵枢·胀论》）

（5）肾胀：“腹满引背央央然，腰髀痛”。（《灵枢·胀论》）

（二）六腑之胀

（1）胃胀：“腹满，胃脘痛，鼻闻焦臭，妨于食，大便难”。（《灵枢·胀论》）

（2）大肠胀：“肠鸣而痛濯濯，冬日重感于寒，则飧泄不化”。（《灵枢·胀论》）

（3）小肠胀：“少腹䐜胀，引腰而痛”。（《灵枢·胀论》）

（4）膀胱胀：“少腹满而气癃”。（《灵枢·胀论》）

（5）三焦胀：“气满于皮肤中，轻轻然而不坚”。（《灵枢·胀论》）

(6）胆胀：“胁下痛胀，口中苦，善太息”。(《灵枢·胀论》）

（三）鼓胀

本病多由肝胀或脾胀进一步发展而成，以症见腹大如鼓而得名。

有病心腹满，旦食则不能暮食……名为鼓胀……治之以鸡矢醴，一剂知，二剂已。(《素问·腹中论》）

四、胀病的鉴别

五脏之胀和六腑之胀，初起之时不一定有腹部满大之症，根据它们的特点，比较容易加以区别。但是肤胀之胀大在皮肤，鼓胀不但腹部膨大，而且全身胀大，亦有并发水肿者，故两者在诊断上往往易发生混淆。此外，如肠蕈、石瘕、水胀等也往往易与胀病相混，因此《灵枢·水胀》详论水胀、肤胀、鼓胀、肠蕈、石瘕等病的鉴别诊断，其云：

水始起也，目窠上微肿，如新卧起之状，其颈脉动，时咳，阴股间寒，足胫瘇，腹乃大，其水已成矣。以手按其腹，随手而起，如裹水之状，此其候也。

……肤胀者，寒气客于皮肤之间，鼟鼟然不坚，腹大，身尽肿，皮厚，按其腹窅而不起，腹色不变，此其候也。

鼓胀……腹胀，身皆大，大与肤胀等也，色苍黄，腹筋起，此其候也。

肠蕈……寒气客于肠外，与卫气相搏，气不得荣，因有所系，癖而内著，恶气乃起，瘜肉乃生。其始生也，大如鸡卵，稍以益大，至其成如怀子之状，久者离岁，按之则坚，推之则移，月事以时下，此其候也。

……石瘕生于胞中，寒气客于子门，子门闭塞，气不得通，恶血当泻不泻，衃以留止，日以益大，状如怀子，月事不以时下。皆生于女子，可导而下。

根据上引经文所述，水肿、鼓胀、肤胀、肠蕈、石瘕五者的主要鉴别点如下。

水肿：先有目窠肿而后足胫肿，最后腹肿胀大。

肾胀：皮厚，腹色不变，肿处不坚。

鼓胀：腹色青黄，腹筋显露。

肠蕈：肠外生瘜肉，按之坚硬，推之则移动，腹胀如怀孕，但月经正常。

石瘕：恶血留于子宫，子宫胀大如怀孕，月经不调。

掌握以上几点，虽有二种并发者，亦可加以区别。

第十三节　痈　　疽

一、痈疽的概念

痈疽是外科病，痈有壅滞之义，疽有阻塞之义，二者总由气血循环障碍，荣卫不通所致，而表现为局部肌肤肿胀化脓，其中“大而浅者为痈，深而恶者为疽”（李念莪），《医宗金鉴·外科心法要诀》说：

人之身体计有五层，皮、脉、肉、筋、骨也。发于筋骨间者名疽，属阴；发于肉脉之间者名痈，属阳；发于皮里肉外者名曰疡毒；只发于皮肤之上者名曰疮疖。

“疡毒”与“疮疖”，病较轻，本节不做介绍，欲了解者可参看外科诸书。

二、痈疽的形成

《内经》认为痈疽的病因甚多，有七情过用、饮食不节、阴虚阳盛以及外感虚邪等。痈疽的形成过程，有急性的，也有慢性的。

（一）急性过程

以急性过程形成的痈疽，多由外感风寒虚邪所致，如《素问·脉要精微论》说：

帝曰：诸痈肿筋挛骨痛，此皆安生？岐伯曰：此寒气之肿，八风之变也。

《灵枢·刺节真邪》说：

虚邪之中人也，洒淅动形，起毫毛而发腠理。其入深，内搏于骨，则为骨痹；搏于筋，则为筋挛；搏于脉中，则为血闭不通，则为痈。

《灵枢·痈疽》说：

寒邪客于经络之中则血泣，血泣则不通，不通则卫气归之，不得复反，故痈肿。寒气化为热，热胜则腐肉，肉腐则为脓，脓不泻则烂筋，筋烂则伤骨，骨伤则髓消……筋骨肌肉不相荣，经脉败漏，熏于五脏，脏伤故死矣。

所谓“八风”“虚邪”“寒气”“寒邪”都指外感病邪。

当外感病邪侵入经络时，气血的运行被阻而血液凝涩，促使卫气聚集于局部，以致局部痈肿而发热，热腐则痈肿的肌肉化为脓液，若脓液不得排泄而步步内攻，使脓毒入内脏，则预后危险。因此，引流排脓是痈疽治疗中必须要注意的一条。

（二）慢性过程

《灵枢·玉版》说：

病之生时，有喜怒不测，饮食不节，阴气不足，阳气有余，营气不行，乃发为痈疽。阴阳不通，两热相搏，乃化为脓……夫痈疽之生，脓血之成也，不从天下，不从地出，积微之所生也。故圣人自治于未有形也，愚者遭其已成也。

这是痈疽形成过程之慢性者，其主要机制是：七情过用、饮食不节等原因持久存在，导致脏腑的功能失调而荣卫虚弱，或阴虚阳盛而荣卫运行涩滞。荣卫虚弱者易被外邪入中经络而成痈疽，阴虚阳盛而荣卫运行涩滞者日久亦可使荣卫积蓄于局部而成痈疽。前者当外邪侵入后亦作急性病变过程，后者则往往经年累月而后成痈疽，甚至有十几年后才发痈疽者。巢元方《诸病源候论·痈疽诸候》说：

少苦消渴（按，现代糖尿病之类），年四十已外，多发痈疽。所以然者，体虚热而荣卫否涩故也。有膈痰而渴者，年盛必作黄疸。此由脾胃虚热故也。年衰亦发痈疽，腑脏虚热，血气否涩故也。

以慢性过程形成的痈疽，除了发生过程比较缓慢外，在痈肿的形成和化脓的过程方面，与急性者没有什么不同。

三、痈疽的区别

痈和疽在成因方面大致相同，但痈都在肌肉与皮肤之间，患处高大红肿，皮薄光泽，疼痛剧烈，成脓迅速，且脓成后容易溃破，溃后易于愈合，所以属阳证；疽都在筋骨之间或肌肉之深层，患处漫肿而边界不清，皮厚而无光泽，初起时不甚痛或但感酸麻，成脓较缓，且脓成后不易向外溃破，容易向深层腐蚀，溃破后不易愈合，所以属阴证。《灵枢·痈疽》说：

黄帝曰：夫子言痈疽，何以别之？岐伯曰：营卫稽留于经脉之中，则血泣而不行，不行则卫气从之而不通，壅遏而不得行，故热。大热不止，热胜则肉腐，肉腐则为脓，然不能陷，骨髓不为燋枯，五脏不为伤，故命曰痈。黄帝曰：何谓疽？岐伯曰：热气淳盛，下陷肌肤，筋髓枯，内连五脏，血气竭，当其痈下，筋骨良肉皆无余，故命曰疽。疽者，上之皮夭以坚，上如牛领之皮。痈者，其皮上薄以泽。此其候也。

据《灵枢·痈疽》所载，以痈为名的有疵痈、厉痈等，以疽为名的有猛疽、夭疽、米疽、井疽、甘疽、股胫疽、锐疽等，这些痈疽，在本节不做介绍，欲了解者可参看《灵枢》原文及外科诸书。

第十四节　经气终绝

人身十二经脉“内属于脏腑，外络于肢节”（见《灵枢·海论》），经脉的功用是“行血气而营阴阳，濡筋骨，利关节”。因此，当脏腑的功能因某种原因而衰弱，或经脉与脏腑之间的通路被阻塞不通时，则与该脏腑经脉有主要关联的脏器组织就会出现败象。医生在临床上见到这些败象，根据经脉与脏腑及其他有关组织器官的关系，可以判断某经某脏气绝，本节所讲的就是这种气绝时出现的各种症状及其与脏腑经脉的关系。

《素问》与《灵枢》中有关上述问题的记载，大部分相同，今合并介绍如下。

一、太阳气绝

（一）主要症状

戴眼，反折，瘛疭，面白，出绝汗。

（二）病理

手太阳脉起于小指之端，循臂上肩；其支者，循颈上额而至目外眦。足太阳脉起于目内眦，上额交巅，入脑，下项，挟脊，抵腰中，下至足小趾。所以太阳经气衰竭则出现戴眼、反折、瘛疭等症。戴眼就是目睛上窜而不转动。反折就是角弓反张。瘛疭就是手足抽搐。若太阳经气竭尽，则肌表无气而面色变白，同时孤阳外越而汗出如油，而死亡。

（三）原文引证

《素问·三部九候论》说：

> 瞳子高者，太阳不足；戴眼者，太阳已绝。

《素问·诊要经终论》说：

> 太阳之脉，其终也，戴眼，反折，瘈疭，其色白，绝汗乃出，出则死矣。

《灵枢·终始》说：

> 太阳之脉，其终也，戴眼，反折，瘈疭，其色白，绝皮乃绝汗，绝汗则终矣。

二、少阳气绝

（一）主要症状

耳聋，百节皆纵，目睘，面色先青后白。

（二）病理

手足少阳之脉，均入耳中，均至目内眦，足少阳胆又与筋相通应，所以手足少阳经气衰竭则出现耳聋、全身筋骨弛纵而无力收引、两目直视如惊（睘）等症状。两目直视如惊是少阳之目系断绝的表现，在此后一天半左右病人就会死亡，且其在将死之时面部先见青色，然后青色退而见白色，之后便立刻死亡。

（三）原文引证

《素问·诊要经终论》说：

少阳终者，耳聋，百节皆纵，目睘绝系，绝系一日半死，其死也，色先青白，乃死矣。

《灵枢·终始》说：

少阳终者，耳聋，百节尽纵，目系绝，目系绝一日半则死矣，其死也，色青白，乃死。

三、阳明气绝

（一）主要症状

口目动作，善惊妄言，面黄，手足阳明之动脉充盛而不行，不知痛痒冷热。

（二）病理

手足阳明之脉，皆挟口入目，故其经气竭则见口目动作（包括嚼物、龂齿、瞬目、转眼等）。阳明经病，闻木音则惕然而惊，骂詈不避亲疏，所以说善惊妄言。阳明属土，土色黄，面黄是真色之外露。手足阳明经之动脉充盛而不行是胃气将竭尽之候，若肌肉不知痛痒冷热，是胃气已竭尽，故死亡。

（三）原文引证

《素问·诊要经终论》说：

阳明终者，口目动作，善惊妄言，色黄，其上下经盛，不仁，则终矣。

《灵枢·终始》说：

阳明终者，口目动作，喜惊妄言，色黄，其上下之经盛而不行，则终矣。

四、六阳经气绝

（一）主要症状

绝汗出。

（二）病理

手足六阳经之经气同时衰竭，则阴阳相互脱离关系，孤阳外越，于是汗出如油而死亡。如此者，死亡甚速，一般不超过十二小时。

（三）原文引证

《灵枢·经脉》说：

六阳气俱绝则阴与阳相离，离则腠理发泄，绝汗乃出，故旦占夕死，夕占旦死。

五、少阴气绝

（一）主要症状

面色黑，齿长而垢，发无光泽，腹胀，二便闭。

（二）病理

手少阴主血脉，足少阴主骨髓，所以少阴气绝，则血流凝滞而面色黑，骨髓枯而齿龈松动、齿长，齿污垢较多。发之生长与肾气有关，发之光润与血有关，故少阴气竭则发枯无泽。手少阴络小肠，足少阴络膀胱，故少阴主二便，所以少阴气竭则二便不通而腹胀。若心肾上下不相交通，则死亡。

（三）原文引证

《灵枢·经脉》说：

手少阴气绝则脉不通。……脉不通则血不流，血不流则色不泽，故其面黑如漆柴者，血先死。壬笃癸死，水胜火也。

又说：

足少阴气绝则骨枯。少阴者，冬脉也，伏行而濡骨髓者也，故骨不濡则肉不能著也，骨肉不相亲则肉软却，肉软却故齿长而垢，发无泽，发无泽者骨先死。戊笃己死，土胜水也。

《素问·诊要经终论》说：

少阴终者，面黑，齿长而垢，腹胀闭，上下不通而终矣。（按，《灵枢·终始》文同。）

六、太阴气绝

（一）主要症状

皮毛枯焦，舌痿而人中满，腹胀便闭，呼吸极度困难，多噫气，善呕逆，面色（红）黑。

（二）病理

手太阴脉属肺络大肠，合皮毛而主呼吸，足太阴脉属脾络胃而主运化，所以太阴气绝则腹部胀满而二便闭塞，气机升降失常而善噫善呕，呼吸极度困难而皮毛憔悴（脾脉无气以荣养肌肉，肌肉的生气灭绝），舌痿人中满。太阴经气将绝未绝之时尚能呕逆。若经气绝尽则不再有呕吐，呕吐则气机上逆，血随气行，气血上逆而面现红色；若呕吐停止，气机升降息灭则血不流通，面现黑色而死。

（三）原文引证

《灵枢·经脉》说：

手太阴气绝则皮毛焦。太阴者，行气温于皮毛者也，故气不荣则皮毛焦，皮毛焦则津液去皮节，津液去皮节者，则爪枯毛折，毛折者则气先死。丙笃丁死，火胜金也。

又说：

足太阴气绝，则脉不荣肌肉。唇舌者，肌肉之本也，脉不荣则肌肉软，肌肉软则舌萎人中满，人中满则唇反，唇反者肉先死。甲笃乙死，木胜土也。

《素问·诊要经终论》说：

太阴终者，腹胀闭不得息，善噫善呕，呕则逆，逆则面赤，不逆则上下不通，不通则面黑皮毛焦而终矣。（按，《灵枢·终始》“善噫”作“气噫”。）

七、厥阴气绝

（一）主要症状

胸中热，嗌干，烦心，善溺，舌卷卵缩，唇青。

（二）病理

手厥阴之脉，起于胸中，出属心包络，下膈，络三焦；足厥阴之脉，循阴股入毛中，过阴器，其上行之脉循喉咙之后，上入颃颡；足厥阴肝与筋相应，筋下聚于前阴。所以厥阴气绝则见胸中热、嗌干、多尿、心烦，甚至舌卷、睾丸上缩、唇青等症。舌卷、睾丸上缩、唇青是经气竭尽之候，是死亡即将到来之征。

（三）原文引证

《灵枢·经脉》说：

足厥阴气绝则筋绝。厥阴者肝脉也，肝者筋之合也，筋者聚于阴器，而脉络于舌本也，故脉弗荣则筋急，筋急则引舌与卵，故唇青舌卷卵缩，则筋先死。庚笃辛死，金胜木也。

《素问·诊要经终论》说：

厥阴终者，中热嗌干，善溺心烦，甚则舌卷卵上缩而终矣。（按，《灵枢·终始》“善溺”作“喜溺”，余同。）

八、五脏阴气俱绝

（一）主要症状

目眩运而无所见。

（二）病理

五脏之精气皆上注于目，五脏阴气绝则目转而运，故目无所见。在临床上病重者，突然出现目运而一无所见，则往往在一二日内就会死亡，这是五脏阴气绝尽之故。

（三）原文引证

《灵枢·经脉》说：

> 五阴气俱绝，则目系转，转则目运，目运者为志先死（按，志属肾，“志先死”即生气之原先灭的意思），志先死则远一日半死矣。

以上六阴六阳经气绝之证，在临床上不难遇到，因此应当熟记，否则往往会忽略之，以致发生医疗事故。

第九章 运　气

第一节 运气的概念

一、什么叫运气

运气是五运六气的简称，五运就是木、火、土、金、水五行之运动，六气就是风、寒、暑、湿、燥、火之气，五运六气就是五行与六气的运动变化。

二、运气学说的基本内容和基本论点

运气学说在内容方面，除了包括了医学的内容以外，还包括不少关于古代天文、历法、气象方面的记载，这可能是由于古代医家在总结当时以前的医学经验的时候，采用了当时的天文、历法、气象等学术中的一部分理论来解释医学上的问题。古人要采用它来解释医学问题，是有一定的道理的。在古代的医家们看来，人体内部的生理或病理变化的道理，与自然界变化的道理是相同的，这就是所谓的“天人一理”或“人身一小天地”的观念。他们还认为人是自然界生物之一，不能脱离自然而存在，人与自然界有着相互影响的关系，这就是所谓“人与天地相应”的观念。他们基于

上述两个观念，企图应用天文、历法、气象等学说来进一步解释或阐明医学上的问题，这是合乎逻辑的，也是很自然的。

正由于《内经》运气学说是古人在总结前人医学经验的时候所采用的运用古代的天文、气象、历法等自然科学知识来进一步阐明或解释医学问题的一种学说，所以它的主要内容就是：天体的运动与气候变化的问题；气候变化对生物，尤其是对人体的影响问题；人体疾病的病理机制问题等。

这些主要内容的基本论点如下。

（1）大至宇宙，小至一切生物的变化，都是物质运动的结果，因此它们的发生发展的过程都是五行六气运动变化的结果。

（2）气候的变化，就是宇宙空间的五行六气的变化，宇宙空间的五行六气的变化根源是日月五星的运动，也就是天体的运动。

（3）人体生理的或病理的变化，是人体内的五行六气的变化，人体内的五行六气的变化根源是五脏六经之活动，也就是机体的运动。

（4）机体内的五行六气的运动，受着宇宙空间的五行六气的影响。

（5）五行的运动是六气的泉源，六气成形便生五行，五行化气便成六气，因此五行与六气是一个相互影响、互为因果的，分之则二、合之则一的一个整体。

以上五个基本论点，可以从下面几段经文中得到证明。

《素问·天元纪大论》“天有五行，御五位，以生寒、暑、燥、湿、风”，说明六气生于五行的运动。

《素问·五运行大论》“东方生风，风生木……南方生热，热生火……中央生湿，湿生土……西方生燥，燥生金……北方生寒，寒生水”，说明五行生六气，六气生五行。

《素问·天元纪大论》“神在天为风，在地为木；在天为热，在地为火；在天为湿，在地为土；在天为燥，在地为金；在天为寒，在地为水。故在天为气，在地成形”，说明五行六气，分之则二，合之则一，化气则为风、寒、暑、湿、燥、火，成形则为金、木、水、火、土。

《素问·五运行大论》“七曜纬虚，五行丽地。地者，所以载生成之形类也；虚者，所以列应天之精气也。形精之动，犹根本之与枝叶也”，说明宇宙空间（即经文所谓“虚”）的五行六气的运动根源是日月五星（即经文所谓“七曜”）——天体的运动，也说明宇宙空间的五行六气的运动与地面生物的五行六气的运动，有着像根与枝叶一样密切的关系。

《素问·气交变大论》“五运更治，上应天期，阴阳往复，寒暑迎随，真邪相薄，内外分离，六经波荡，五气倾移，太过不及，专胜兼并”，说明五行六气，在人体是五脏六经之气；人体受宇宙空间的五行六气变化的影响，五脏六经之气波荡倾移，而有太过或不及的变化，太过则一气专胜，不及则二气兼并。

第二节　运气与天干地支

天干与地支是运气学说里的主要符号，运气学说的若干演绎法则，都脱离不了天干地支。

宋代刘温舒《素问入式运气论奥》说：

> 天气始于甲干，地气始于子支者，乃圣人究乎阴阳重轻之用也，著名以彰其德，立号以表其事，由是子甲相合，然后成其纪，远可步于岁而统六十年，近可推于日而明十二时。岁运之盈虚，气令之早晏，万物生死，将今验古，咸得而知之。……明其用而察病向往之死生，则精微之义可谓大矣哉。

这一段文章，不但说明运气学说的内容包括自然气候的变化问题及其对人类与其他一切生物的影响问题、人体病理机制问题，而且还说明运气学说对上述问题的解释，是以天干地支为演绎的工具而加以阐述的。

因此，我们要讨论运气学说，就必须要了解天干地支，以及它究竟“彰”些什么“德”，“表”些什么“事”。

一、天干地支的原始意义

（一）天干

天干共有十个，即甲、乙、丙、丁、戊、己、庚、辛、壬、癸。十天干各有它们的含义，引证解释如下。

1. 甲

《后汉书·章帝纪》云：“方春生养，万物莩甲。”注云：“叶裹白皮也。”《周易·解卦》云：“雷雨作而百果草木皆甲坼。”刘温舒说：“甲乃阳内而阴尚包之，草木始甲而出也。”可见甲字的意义是万物初生，芽孢初裂。故甲为十干之首。

2. 乙

《史记·滑稽列传》云：“人主从上方读之，止，辄乙其处。”刘温舒说：“乙者，阳过中，然未得正方，尚乙屈也。”又说：“乙，轧也。万物解孚甲，自抽轧而出之。”则乙字的意义有二：一是象形；二是指初生之新芽进一步发展。

3. 丙

刘温舒说：“丙，炳也，万物皆炳然著见而强也。”丙乃乙之进一步发展，形容万物生长，其形已显然可见。

4. 丁

壮大称为丁，《史记·律书》：“丁者，言万物之丁壮也。”

5. 戊

《尔雅》云：“戊，茂也，物皆茂盛也。”按，戊字本来读如茂，梁太祖避其曾祖茂琳讳，改读为武，至今仍读武。

6. 己

《礼记·月令》郑注云："己之言起也……其含秀者抑屈而起也。"己为万物由茂盛至含英吐秀的阶段，是戊之进一步发展。

7. 庚

《尔雅》云："庚，犹更也。"《礼记·月令》郑注云："庚之言更也……万物皆肃然更改。"可见庚乃万物由茂盛转向枝叶生长的阶段。

8. 辛

《尔雅》云："辛，新也。"刘温舒说："万物肃然，更茂实新成。"又说："庚辛皆金，金味辛，物成而后有味。"可见辛乃庚之继续，当万物茂盛之容貌改变之后，其果实也接着成熟之阶段。

9. 壬

《礼记·月令》郑注云："壬之言任也……时万物怀任于下。"刘温舒说："壬而为胎，与子同意。"则壬字的意义是，万物凋谢之后，新生之力蕴藏于内。

10. 癸

刘温舒说："癸者，揆也。天令至此，万物闭藏，怀妊于其下，揆然萌芽。"癸字从癶（读如钵），癶为两足开张拨除之状，因此，癸是新芽又将拨除障碍而新生之意。

以上所引表明，天干，最初是古代劳动人民在农业生产中得到的体认，是用来描述或记叙事物发展状况的符号，后来才被用于纪日。天干有十个，所以《素问》有"天有十日，日六竟而周甲，甲六复而终岁，三百六十日法也"（《素问·六节脏象论》）的记载。

（二）地支

地支共有十二个，即子、丑、寅、卯、辰、巳、午、未、申、酉、戌、亥。十二地支各有它们的含义，引证解释如下。

1. 子

刘温舒说："子者，北方至阴寒水之位，而一阴肇生之始，故阴极则阳生。壬而为胎，子之为子，此十一月之辰也。"子与天干之壬，意义相似。

2. 丑

李梴说："丑者，纽也。阴尚执而纽之，十二月始终之际也。"

3. 寅

李梴说："寅者，演也。正月阳上阴下……可以述事之始也。"

4. 卯

《说文解字》（以下简称《说文》）云："冒也，二月万物冒地而出，象开门之形。"刘温舒说："卯者，日升之时也。"又说："卯，茂也，言二月阳气盛而孳茂。"

5. 辰

《说文》云："辰，震也。三月阳气动，雷电振，民农时也，物皆生。"《释名》云："辰，伸也。物皆伸舒而出也。"刘温舒说："辰者，阳已过半。三月之时，物尽震而长。又谓：辰，言震也。"

6. 巳

刘温舒说："巳者，四月，正阳而无阴也。自子至巳，阳之位，阳于是尽。"《史记·律书》："巳者，言阳气之已尽也。"《尔雅·释名》云："巳也，如出有所为，毕已复还而入也。"《说文》云："巳也，四月阳气已出，阴气已藏，万物见，成文章，故巳为蛇（十二肖之一），象形。"按，古时巳、已通用，如《增韵》云："阳气生于子，终于巳。巳者，终已也，象阳气既极回复之形，故又为终已字。今俗以有钩挑者为终已字，无钩挑者为辰巳字，是盖未知其义也。"但后世为了易于辨别，把它们加以区别。巳字除了在地支上专用外，不作他用。

7. 午

《淮南子·时则训》云："斗五月指午（午指南方，斗指北斗星）。"刘温舒说："午者，阳尚未屈，阴始生而为主。"又说："午，长也，大也。物至五月皆满长大矣。"

8. 未

《说文》云："未，味也。六月，滋味也。"又说："五行木老于未，象木重枝叶也。"《礼记·月令》注云："季夏者……斗建未之辰也（季夏即六月）。"《释名》云："未，昧也。日中则昃，向幽昧也。"

9. 申

《释名》云："申，身也。物皆成其身体，各申束之，使备成也。"《史记·律书》云："申者，言阴用事，申贼万物。"刘温舒说："申者，七月之辰。"

10. 酉

《说文》云："就也。八月黍成，可为酎酒。"就，成熟之意。刘温舒说："酉者，日入之时，乃阴正中，八月也。"又说："酉，緧也。万物皆緧缩收敛。"

11. 戌

《说文》云："灭也。九月阳气微，万物毕成，阳下入地也。"刘温舒说："戌，灭也。万物皆衰灭矣。"

12. 亥

李梃云："亥者，劾也。十月阴气劾杀万物。"按，《易林》说"将戌系亥，阳藏不起"，则亥乃闭藏之义。

由以上所引各家对十二地支的字义解释，可以看出地支的用途为记录事物的生长发展情况和纪月或纪时，同时也可以看出它和天干一样，亦起源于古人在农业生产活动中的体认和创造。

二、天干与季节、方位、五行的配属

十天干的字义说明，它本是古人用来记录生物生长过程的符号。生物在一年中的生长发展过程是：春生、夏长、长夏化、秋收、冬藏。因此，十天干与季节的配属关系是：甲、乙属春，丙、丁属夏，戊、己属长夏，庚、辛属秋，壬、癸属冬。十天干与方位的配属关系是：甲、乙为东方，丙、丁为南方，戊、己为中央，庚、辛为西方，壬、癸为北方。十天干与五行的配属关系是：甲、乙为木，丙、丁为火，戊、己为土，庚、辛为金，壬、癸为水。（表3）

表3 十天干与季节、方位、五行的配属

天　干	甲、乙	丙、丁	戊、己	庚、辛	壬、癸
季　节	春	夏	长夏	秋	冬
方　位	东	南	中央	西	北
五　行	木	火	土	金	水

三、地支与节气、月份、方位、五行的配属

十二地支的字义解释指出，十二地支与月份的配属关系是：正月寅，二月卯，三月辰，四月巳，五月午，六月未，七月申，八月酉，九月戌，十月亥，十一月子，十二月丑。（图47）

一年共有二十四个节气，故每月平均各得两个节气：正月立春、雨水，二月惊蛰、春分，三月清明、谷雨，四月立夏、小满，五月芒种、夏至，六月小暑、大暑，七月立秋、处暑，八月白露、秋分，九月寒露、霜降，十月立冬、小雪，十一月大雪、冬至，十二月小寒、大寒。（图47）

以上节气与月份的分属，是一般的情况，与夏历（阴历）的实际情况时有出入。因为夏历根据朔望现象，把每月规定为29.5日，所以大月是30日，小月是29日，将小月份应过的半日派到大月份上，恰恰能彼此互相补偿。夏历为了要与地球的公转配合，在历法上显示出寒暑节气的变化，又把十二个朔望月的周期定为一年。依照每月29.5日来计称，一年的时间是354日，而回归年（真正的一年）的时间长度是365日5时48分46秒。一年二十四个节气，每个节气平均约得15.2日弱（365日5时48分46秒÷24＝15日5时14分31秒强）。每月相当两个节气，则月份常

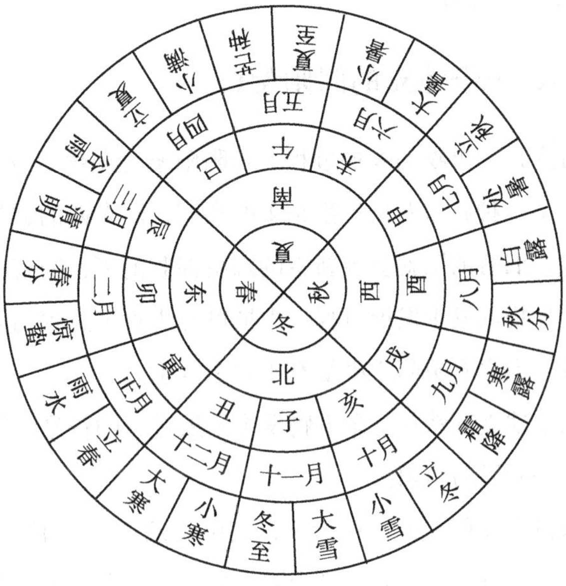

图47 地支与四时五行的配属

不足，节气常有余，每月约余1日弱，一年便相差11日5时48分46秒，三年之后便相差33日17时26分18秒，16年后便要相差半年之久，以致寒暑倒置而历法失去指导生产活动的作用。因此，三年置一闰月，以矫正之。但是3年过后，到第5年又产生了26日5时3分50秒的差数（33日17时26分18秒-30日+11日5时48分46秒×2=26日5时3分50秒）。因此，夏历采取3年一闰，5年再闰，平均19年中设置7个闰月的办法，使节气与月份保持较稳定的关系。

节与气有所区别，在月初的称为节，在月中的称为中气，如立春为正月节，雨水为正月中气，惊蛰为二月节，春分为二月中气，其余可依此类推。由于月份常不足，节气常有余，节气就得月月推迟。历法使中气常在本月，若中气推迟至月底，下一个月往往有节而无气，此月就是闰月。因此，新闰之后，本月份的节常在前一个月的中间，本月份的中气常在月初，而次月之节常在本月中旬。所以上面所说的月份与节气的分属是指一般情况而说的，实际上并不绝对如此。

地支与方位的配属，是根据北斗星在十二个月份里的位置变换而来的（参看第一章第二节）。十二个月份里斗柄所指的方向不同。《汉书·律历志》说："斗建下为十二辰，视其建而知其次（按，古时以斗节时，称斗柄所指之辰为斗建，辰即地支）。"《淮南子》也说："斗指子，则冬至……指癸，则小寒（按，癸是天干，其方位在子丑之间，详见本节'地支配六气'项下）……指丑，是大寒……"又说："帝张四维，

运之以斗，月徙一辰，复反其所，正月指寅，十二月指丑，一岁而匝，终而复始。"这些都说明了根据斗柄所指的方位，可以知道当时的月份和节气。可见地支的方位配属原是古代天文历法里的一项重要规定。

地支与五行的配属，就是根据它的方位时令而定的。东为春属木，南为夏属火，西为秋属金，北为冬属水，故寅、卯属木，巳、午属火，申、酉属金，亥、子属水，辰、戌、丑、未各在四季之末而属土（图47）。

四、天干地支的阴阳配属

古人认为事物的发展过程，是阴阳矛盾变化的过程，所以有"阳生阴长，阳杀阴藏"的说法。其意谓某一种新东西的产生是阳的作用，新东西的成长是阴的作用，然而到了另一种阳的作用产生的时候，旧有的阳就会被新生的阳所抑制消灭，旧有的阴就会被新生的阴收藏利用。因此，用阴阳来说明事物的发生发展过程，大抵可分为整个过程的阴阳和某一阶段的阴阳两类。正因为如此，所以在时间上也有阴阳之中复有阴阳之区别。

天干地支既然是记录事物发生发展过程的符号，就必然有阴阳之分，也必然会有整个过程的阴阳和某一阶段的阴阳。

以整个过程来说，在天干，则甲、乙、丙、丁、戊为阳，己、庚、辛、壬、癸为阴；在地支，则子、丑、寅、卯、辰、巳为阳，午、未、申、酉、戌、亥为阴。

以某一阶段来说，在天干，则甲为阳，乙为阴；丙为阳，丁为阴；戊为阳，己为阴；庚为阳，辛为阴；壬为阳，癸为阴；在地支，则子为阳，丑为阴；寅为阳，卯为阴；辰为阳，巳为阴；午为

阳，未为阴；申为阳，酉为阴；戌为阳，亥为阴（表4、5）。

以上二种分别阴阳的方法，都是阳在前，阴在后，所以后人有“先言者为阳，后言者为阴”的说法。

表4　天干的阴阳配属

天干	甲	乙	丙	丁	戊	己	庚	辛	壬	癸
阴阳	阳	阴	阳	阴	阳	阴	阳	阴	阳	阴
	阳					阴				

表5　地支的阴阳配属

地支	子	丑	寅	卯	辰	巳	午	未	申	酉	戌	亥
阴阳	阳	阴	阳	阴	阳	阴	阳	阴	阳	阴	阳	阴
	阳						阴					

五、天干地支的组合——甲子

天干与地支相互配合起来，就有六十种不同组合，叫作甲子，甲子不但可以用来纪月、纪日、纪时，而且还可以用来纪年，其组合方式如表6。

表6　甲子表

天干	甲	乙	丙	丁	戊	己	庚	辛	壬	癸	甲	乙	丙	丁	戊	己	庚	辛	壬	癸
地支	子	丑	寅	卯	辰	巳	午	未	申	酉	戌	亥	子	丑	寅	卯	辰	巳	午	未
天干	甲	乙	丙	丁	戊	己	庚	辛	壬	癸	甲	乙	丙	丁	戊	己	庚	辛	壬	癸
地支	申	酉	戌	亥	子	丑	寅	卯	辰	巳	午	未	申	酉	戌	亥	子	丑	寅	卯
天干	甲	乙	丙	丁	戊	己	庚	辛	壬	癸	甲	乙	丙	丁	戊	己	庚	辛	壬	癸
地支	辰	巳	午	未	申	酉	戌	亥	子	丑	寅	卯	辰	巳	午	未	申	酉	戌	亥

从上表可以看出，干支的组合，一定是阳干与阳支相配，阴干与阴支相配（因为干支都是偶数，且又依次相配，故秩然不乱），决不会有阳干配阴支或阴干配阳支。

六、天干配五运

《素问·五运行大论》说：

土主甲己，金主乙庚，水主丙辛，木主丁壬，火主戊癸。

《素问·天元纪大论》也说：

甲己之岁，土运统之；乙庚之岁，金运统之；丙辛之岁，水运统之；丁壬之岁，木运统之；戊癸之岁，火运统之。

以上两节经文是说：逢甲年、己年属土运所主，乙年、庚年属金运所主，丙年、辛年属水运所主，丁年、壬年属木运所主，戊年、癸年属火运所主。

木、火、土、金、水，本是五行之名，今不称五行而称五运，是由于一般习惯上，五行是用来阐明某些事物的属性及其相互间关系的，而五运则包括整个自然界的五行之气的运动。所以刘温舒说："运之为言动也。"五行大都用来解释地面上的物质变化，五运则可以用来解释天地间（宇宙界）的物质变化，所以后世有"五行属地，五运属天"之说。地之五行来源于天，天之五运影响着地面之五行，这就是《素问·天元纪大论》"太虚寥廓，肇基化元，万物资始，五运终天，布气真灵，总统坤元"，及《素问·五运行大论》"天垂象，地成形，七曜纬虚，五行丽地。地者，所以载生成之形类也；虚者，所以列应天之精气也"的意思。

一般来说，天干之五行配属是：甲、乙属木，丙、丁属火，戊、己属土，庚、辛属金，壬、癸属水。天干的五运配属与其五行配属，除己配土、庚配金相同外，其他八干绝然不同。根据《素问·五运行大论》的记载，古人在观测天象时，见到有五色之气横亘天空，因而依照其气之颜色和横亘之方位定出天干所主之五运，所以天干的五运配属不同于其五行配属。《素问·五运行大论》的原文是：

> 帝曰：愿闻其所始也。岐伯曰……臣览《太始天元册》（按，古代天文书）文，丹天之气经于牛女戊分，黅天之气经于心尾己分，苍天之气经于危室柳鬼，素天之气经于亢氐昴毕，玄天之气经于张翼娄胃。所谓戊己分者，奎壁角轸，则天地之门户也。夫候之所始，道之所生，不可不通也。

丹天之气即赤色的光气，黅天之气即黄色的光气，苍天之气即青色的光气，素天之气即白色的光气，玄天之气即黑色的光气。牛、女、心、尾、危、室、柳、鬼、亢、氐、昴、毕、张、翼、娄、胃、奎、壁、角、轸等是二十八宿的名称。

二十八宿是恒星，是古代天文学测天的基础。太阳在天球上一年间移行（视行）的大圈叫作黄道，这是地球轨道面与天球相交而成的大圈，也就是把地球轨道面无限地向天空扩大所成的大圈。黄道是太阳移动的轨道，月球和其他行星也都在黄道附近移动。天体广阔，视之又旋转不定，若欲指出日月五星移动的位置，就得要有一固定的标志物，于是古人取比较固定的恒星以标志天体的位置。古人将恒星连缀成各种器物之形加以命名，其中在黄道附近的共有二十八座。二十八宿分布的次序，自东南方起，向北向西，而南而东，复会于东南方原位，所以角、亢、氐、房、心、尾、箕为东方七宿，斗、牛、女、虚、危、室、壁为北方七宿，奎、娄、胃、昴、毕、觜、参为西方七宿，井、鬼、柳、星、张、翼、轸为南方七宿。

既然天体寥廓而空洞，看上去又旋转不定，那么四方的方位，将难以确定。古人乃以春天所见的二十八宿的方位作为标准（《考古质疑》云"四方列宿，随时迭运，姑以春言之，井、鬼、柳、星见于南方，则斗、牛、女、虚为北方之宿尔"），因春天的时候，井、鬼、柳、星、张、翼、轸七宿在南方，于是依次定出东方、北方和西方，这样二十八宿就有了四方的方位。

若以十干之方位与二十八宿及五色光气横亘之方位相合，则如图48所示。

从该图可见，牛、女二宿在北方偏东之癸位，奎、壁二宿当西北方戊位。"丹天之气经于牛女

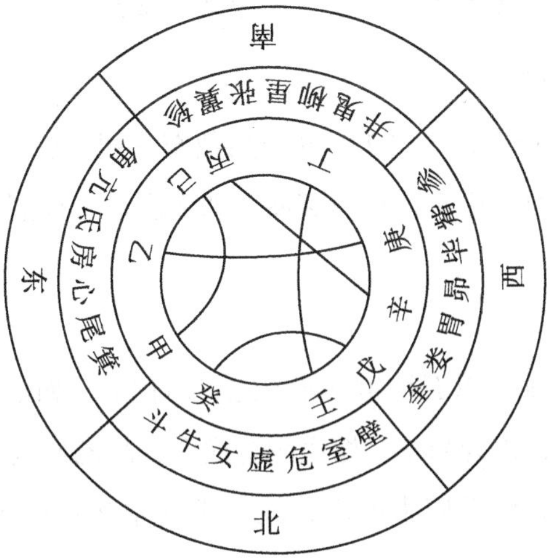

图48　经天五运之图

戊分”，丹色属火，所以戊、癸主火运；心、尾二宿当东方偏北之甲位，角、轸二宿当东南方己位，“黅天之气经于心尾己分”，黄色属土，所以甲、己主土运；危、室二宿当北方偏西之壬位，柳、鬼二宿当南方偏西之丁位，“苍天之气经于危室柳鬼”，苍色属木，所以丁、壬主木运；亢、氐二宿当东方偏南之乙位，昴、毕二宿当西方偏南之庚位，“素天之气经于亢氐昴毕”，素色属金，所以乙、庚主金运；张、翼二宿位于南方偏东之丙位，娄、胃二宿位于西方偏北之辛位，“玄天之气经于张翼娄胃”，玄色属水，所以丙、辛主水运。

由此可见，甲、乙属木，丙、丁属火，戊、己属土，庚、辛属金，壬、癸属水，是根据天干之次序和五行相生之次序而说的；甲、己主土，乙、庚主金，丙、辛主水，丁、壬主木，戊、癸主火，是据五行之气运动于空间之所属方位而说的。所以刘温舒说：“天分五气，地列五行，五气分流，散于其上，经于列宿，下合方隅，则命之以为五运。”这也是《素问·五运行大论》“天地阴阳者不以数推，以象之谓也”所讲的意思。

关于十干主运，后世各家尚有如下三种不同的说法。

(1) 其是由正月建干，五行相生之理而来的。天干与地支的组合是甲子。甲子是纪年、纪月、纪日的工具，因此，纪月也用得着干支相配的方法。上面说过，地支中的第三支寅是正月的代号，地支既然起于第三支，天干也得用第三干丙（指纪月而言，若用来纪年则干、支均起于第一位，即从甲子而乙丑而丙寅，一直到癸亥），于是凡逢甲年、己年的正月为丙寅，乙年、庚年的正月为戊寅，丙年、辛年的正月为庚寅，丁年、壬年的正月为壬寅，戊年、癸年的正月为甲寅，其他月份以此类推。以十干建于地支上来纪月叫作月建。各年正月的月建既有五种不同，十干化五运也就根据月建而化生。汪机《运气易览》说：

> 若以月建法论之，则立运之因又可见矣。盖丙者火之阳，建于甲己岁之首，正月建丙寅，丙火生土，故甲己为土运；戊者土之阳，建于乙庚岁之首，正月建戊寅，戊土生金，故乙庚为金运；庚者金之阳，建于丙辛岁之首，正月建庚寅，庚金生水，故丙辛为水运；甲者木之阳，建于戊癸岁之首，正月建甲寅，甲木生火，故戊癸为火运；壬者水之阳，建于丁壬岁之首，正

月建壬寅，壬水生木，故丁壬主木运。是五运皆生于正月建干。

这是主张月建说的第一种说法。

（2）十二肖中唯龙善变属辰支，每自正月建寅后数至三便遇辰，看与辰支相配的是何干，便从其所配之干而化。如甲己岁正月纪丙寅，自丙寅而丁卯而戊辰，戊属土，便从土化，故甲己化土而主土运，其他以此类推。

这是主张月建说的第二种说法。

（3）根据天干阴阳雌雄相配，以五行相克相成之义而化运。如甲为阳木，木克土，必以阴土为配，己为阴土，故甲己为土运；乙为阴木，嫁庚阴金成金，故乙庚为金运；丙为阳火，克辛阴金成水，故丙辛为水运；丁为阴火，配壬阳水成木，故丁壬为木运；戊阳土克癸阴水成火，故戊癸为火运。

以上三种说法，与《素问》“天地阴阳者不以数推，以象之谓也”的原意不符。

七、地支配六气

六气即风、热、湿、火、燥、寒。《素问·天元纪大论》说：“寒、暑、燥、湿、风、火，天之阴阳也，三阴三阳上奉之。”又说：“阴阳之气，各有多少，故曰三阴三阳也。”三阴三阳即厥阴、少阴、太阴、少阳、阳明、太阳。三阴三阳与六气相合则为厥阴风气、少阴热气、太阴湿气、少阳火气、阳明燥气、太阳寒气。三阴三阳为标，风、热、湿、火、燥、寒为本。所以《素问·天元纪大论》又说：“厥阴之上，风气主之；少阴之上，热气主之；太阴之上，湿气主之；少阳之上，相火主之；阳明之上，燥气主之；太阳之上，寒气主之。所谓本也，是谓六元。”因为三阴三阳仅是气象之区分，风、热、湿、火、燥、寒才是它的本元之气，所以说“寒暑燥湿风火，天之阴阳也，三阴三阳上奉之”。

以上主要说明三阴三阳与风、热、湿、火、燥、寒的关系，说明六气的全称是厥阴风气、少阴热气、太阴湿气、少阳火气、阳明燥气、太阳寒气。六气与地支相配，则每气各占二支。（表7）

表7　六气与地相配

六气	六元	热	湿	火	燥	寒	风
	阴阳	少阴	太阴	少阳	阳明	太阳	厥阴
地支		子、午	丑、未	寅、申	卯、酉	辰、戌	巳、亥

地支与六气为什么要如此相配？

《素问·天元纪大论》说：

帝曰：其于三阴三阳合之奈何？鬼臾区曰：子午之岁，上见（按，“上见”指司天，司天之义详见本章第三节“客气”项）少阴；丑未之岁，上见太阴；寅申之岁，上见少阳；卯酉之岁，上见阳明；辰戌之岁，上见太阳；巳亥之岁，上见厥阴。少阴所谓标也，厥阴所谓终也。

这就是说，地支与三阴三阳六气的配合是为了纪司天之序，使之秩然不乱，有始（标）有终。少阴为君火，故尊之以居南方午位。其他五气依次分配而终于厥阴。

后世学者对地支分属三阴三阳六气的解释，亦有不同争论。

(1) 认为《素问·五运行大论》“五天之气所经星宿”一段记载，不但说明了十干主运的由来，而且还说明了十二地支分系六气的理由是“干与支同属者及连位者齐化”。

主张这一派说法者，如楼英。其在《医学纲目》说：

> 黅天之气经于心尾己分之象，而心尾者甲地，己分者中宫，故甲与丑连位，己与未同属，齐化湿土也。……素天之气经于亢氐昴毕之象，而氐亢者乙地，昴毕者庚地，故乙与卯同属，庚与酉同属，齐化燥金也。……玄天之气经于张翼娄胃之象，而张翼者丙地，娄胃者辛地，故丙与辰连位，辛与戌连位，齐化寒水也。……苍天之气经于危室柳鬼之象，而危室者壬地，柳鬼者丁地，故壬与亥同属，丁与巳同属，齐化风木也。……丹天之气经于牛女戊分之象，而牛女者癸地，戊分者中宫，故癸与子同属，戊与午连位，齐化火热也。

又说：

> 其五天之象所经星宿分野，独当五运之干位，不及六气之支位者，盖干之与支即根本之与枝叶，经言干则支在其中矣。故其化皆干与支之同属者，连位、齐化者即根本枝叶同化者也。

以上楼英所谓“同属者”，指天干与地支在五行上的属性相同，如天干之“己”与地支之“未”在五行均属土，所以楼英说“己与未同属”，其他可以此类推。楼英所谓“连位者”，指天干与地支在方位上的位置相邻，如甲为东方之首，丑为北方之末，所以说“甲与丑连位”；丙为南方之首，辰为东方之末，所以说“丙与辰连位”。辛与戌均为西方之末，所以说“辛与戌连位”（图49）。但是戌位于西北二方之间，午位在南，为什么说“戊与午连位”呢？原来午在五行属火，火在四时为夏，戊在五行属土，土在四时为长夏，长夏在夏之后，所以戊在午之后而亦为连位。

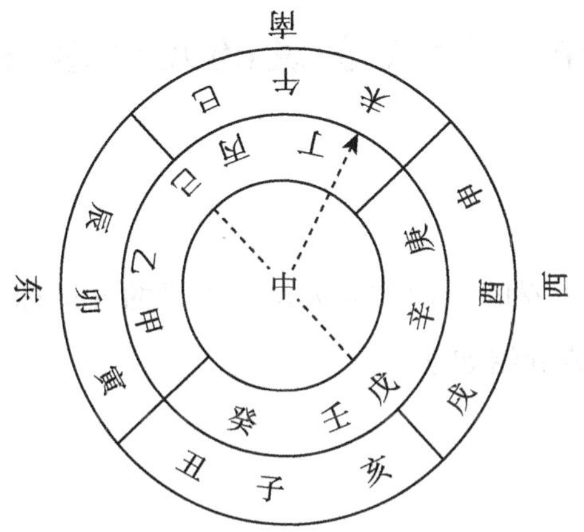

图49　天干与地支方位图

不论同属还是连位，地支均跟着天干化运。如甲为土运，甲与丑连位，所以丑配太阳湿土，这是连位者齐化。又如己为土运，未亦属土，所以未亦配太阴湿土，这是同属者齐化。其他以此类推，不再一一列举。

（2）认为十二支分配六气，是由五行正对化而来的。

主张这一派的人很多，如汪机。其在《运气易览》说：

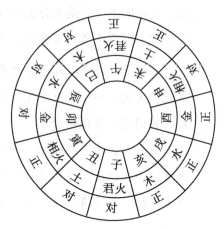

图 50　六气正化、对化图

> 六气司于十二支，有正对之化。厥阴司于巳亥，谓厥阴木也，木生于亥，故正化于亥，对化于巳也。卯虽为正木之分，乃阳明金对化也，所谓从生而顺于巳。少阴司于子午，谓少阴为君火尊位，正得南方离位，故正化于午，对化于子也。太阴司于丑未，谓太阴为土，土属中宫，寄于坤位西南，而居未分，故正化于未，对化于丑也。少阳司于寅申，谓少阳相火，位卑于君火，虽有午位，君火居之，火生于寅，故正化于寅，对化于申也。阳明司于卯酉，谓阳明为金，酉为西方属金，故正化于酉，对化于卯也。太阳司于辰戌，谓太阳为水，虽有子位，以为君火对化，水乃伏土中……故水虽土用，正化于戌，对化于辰也。此天之阴阳合地之十二支，动而不息者也。

正是正位；对是与正位相对的一方。十二支的五行正对关系如图 50 所示。

正对化之说，《内经》无明文记载，其说源于王冰所著《玄珠密语》，林亿等新校正以及刘温舒《素问入式运气论奥》亦从其说，之后明代李梃、清代张介宾等人亦主此说。然而它的根据如“木生于亥”“火生于寅”等说，乃非《内经》范围内之五行说，故读之令人感到茫然，所以楼英《医学纲目》说：“今何为不究经旨……妄撰正化对化异说，上乱圣经，下惑后学，而作轩岐之罪人也。”

第三节　运气学说的几个基本法则

一、五运的法则

五运有主岁与主时之分。主岁的五运称为大运，主时的五运称为主运，后世学者更有客运之说，今将大运、主运、客运分别介绍如下。

（一）大运

大运统主一年。木、火、土、金、水五运，根据纪年的天干，五年一转，每运各主一年，周而复始。

《素问·天元纪大论》所说“甲己之岁，土运统之；乙庚之岁，金运统之；丙辛之岁，水运统之；丁壬之岁，木运统之；戊癸之岁，火运统之”指的就是统主一年之大运。“五运相袭而皆治之，终期之日，周而复始”，指大运每运各主一年。“期”指三百六十五日，即一年之期；“治”即统主之意。

大运有太过不及之分，以年干之阴阳而定，则甲、丙、戊、庚、壬五阳干为太过，乙、丁、己、辛、癸五阴干为不及。年干之排列，阳年之后必为阴年，阴年之后必为阳年，换言之，太过之后必为不及，不及之后必为太过。因此，甲为太过，乙为不及，丙为太过，丁为不及，太过与不及相间呈波浪式。所以《素问·天元纪大论》说：“形有盛衰，谓五行之治（按，‘治’与‘统’字同义），各有太过不及也。故其始也，有余（按，即太过）而往，不足（按，即不及）随之，不足而往，有余从之。”

（二）主运

主运即主时之运。五运分主一年，其法即四时五行之法，始于木，终于水，周而复始：初运木、二运火、三运土、四运金、五运（即终运）水。主运在宇宙界来说是出于大地之动运，所以《医宗金鉴》说：“主运者，主运行四时之常令也。”主运虽然主四时之常令，但受着大运的影响和制约，因此主运也有太过不及。主运的太过不及是以大运的太过不及为转移的，判断其太过不及之法为以主运与大运同属者为起点，依照有余与不足相间的波浪式排列推测。例如，甲年为土运太过（指大运），与大运同属的是第三运，即以此第三运为太过，依波浪式排列上下推之，则该年的主运便是：初运木太过，二运火不及，三运土太过，四运金不及，五（终）运水太过。其他年份以此类推。

因为大运与主运都是以五行相生为序的，所以主运在大运影响下所出现的太过不及的状况也有一定的规律。（表8）

表8　主运太过不及的情况

年干		初运木	二运火	三运土	四运金	终运水
+	甲	+	−	+▲	−	+
−	乙	+	−	+	−▲	+
+	丙	+	−	+	−	+▲
−	丁	−▲	+	−	+	−
+	戊	−	+▲	−	+	−
−	己	−	+	−▲	+	−
+	庚	−	+	−	+▲	−
−	辛	−	+	−	+	−▲
+	壬	+▲	−	+	−	+
−	癸	+	−▲	+	−	+

注：“+”表示太过；“−”表示不及；“▲”表示与大运同属。

从上表可以看出：壬、癸、甲、乙、丙五年的主运相同，都是初运木太过，二运火不及，三运土太过，四运金不及，终运水太过；丁、戊、己、庚、辛五年的主运相同，都是初运木不及，二运火太过，三运土不及，四运金太过，五运水不及。因此，主运虽然与大运一样遵循着太过与不及相间的波浪式规律，而实际上五年一个变化，十年一个周期。

（三）客运

客运之说在《内经》中找不到根据（刘温舒《素问·入式运气论奥》认为，客运之说源于《天元玉册》而非《素问》所有），乃后人所撰。其法以该年之大运起初运（指客运之初运），亦按太过不及相间之法推算，并加于主运之上。例如，甲年土运太过，客运之初运即为土运太过，二运为金不及，三运为水太过，四运木不及，五（终）运为火太过，加于主运之上则：初运是土太过加于木太过，二运是金不及加于火不及，三运是水太过加于土太过，四运是木不及加于金不及，五运是火太过加于水太过。其他以此类推。

以上大运、主运和客运三种法则中，最主要的是大运。《内经》中记载的也大多是大运，而其对客运则绝无记载。其中记载主运的篇章也不多，仅仅《素问·六节脏象论》和《素问·六元正纪大论》《素问·天元纪大论》三篇文章对主运有一点记载。

《素问·六节脏象论》记载“五运相袭而皆治之，终期之日，周而复始，时立气布，如环无端”，而所谓“时立气布”就是主时之五运。所以其又说：“岐伯曰：五气更立，各有所胜……帝曰：何谓所胜？岐伯曰：春胜长夏，长夏胜冬，冬胜夏，夏胜秋，秋胜春，所谓得五行时之胜，各以气命其脏。”

《素问·天元纪大论》所载“帝曰：愿闻五运之主时也何如？鬼臾区曰：五气运行，各终期日，非独主时也”，说明五运有主岁与主时之分。

《素问·六元正纪大论》壬辰、壬戌之纪项下的“太角（初正）、少徵、太宫、少商、太羽（终）”，戊辰、戊戌之纪项下的“太徵、少宫、太商、少羽（终）、少角（初）”等，指的就是主运在大运影响下形成的太少交替的状况。太为太过，少为不及，宫、商、角、徵、羽本是古代的五音名，在此则作为五运之代号，宫代土运，商代金运，角代木运，徵代火运，羽代水运。太角即木运太过，少角即木运不及。其余可以此类推。

二、六气的法则

什么是六气？《素问·五运行大论》说：

> 帝曰：地之为下否乎？岐伯曰：地为人之下，太虚之中者也。帝曰：冯乎？岐伯曰：大气举之也。燥以干之，暑以蒸之，风以动之，湿以润之，寒以坚之，火以温之。

由此可见，大地位于宇宙空间中，其上下四方（六合）都是大气，而六气就是分布在大地周围的大气。

六气有上下之分，在上者属天，在下者属地，天地之气上下互为升降、互相影响，于是气候就发生变化。《素问·六微旨大论》说：

> 气之升降，天地之更用也。……升已而降，降者谓天；降已而升，升者谓地。天气下降，

气流于地；地气上升，气腾于天。故高下相召，升降相因，而变作矣。

在上之天气又称客气，在下之地气又称主气，主气和客气的六气名称本来不同。《素问·天元纪大论》：“寒、暑、燥、湿、风、火，天之阴阳也，三阴三阳上奉之。木、火、土、金、水，地之阴阳也，生长化收藏下应之。”王冰注云：“太阳为寒，少阳为暑，阳明为燥，太阴为湿，厥阴为风，少阴为火，皆其元在天，故曰天之阴阳也。木，初气也。火，二气也。相火，三气也。土，四气也。金，五气也。水，终气也。以其在地应天，故云下应也。气在地，故曰地之阴阳也。”据此，则主气以木、火、土、金、水五行为名，客气以三阴三阳和风、寒、暑、湿、燥、火为名。但是由于主客二气互为升降，天气中有地气，地气中有天气，所以在一般习惯上，主气和客气的六气名称也就混合应用了。不论主气还是客气都用厥阴风木、少阴君火、太阴湿土、少阳相火、阳明燥金、太阳寒水之名。

（一）主气

主气又名主时之气。刘温舒说：

> 地气静而守位，则春温、夏暑、秋凉、冬寒为岁岁之常令，四时为六气之所主也。厥阴木为初气者，方春气之始也。木生火，故少阴君火，少阳相火次之。火生土，故太阴土次之。土生金，故阳明金次之。金生水，故太阳水次之。皆相生而布其令①，莫不咸有绪焉。

这就是说主时的六气是以五行相生的次序为次序的，它的次序就是一年四季气候的常序，也就是一年一个周期变化的气候次序。

一年二十四个节气，即三百六十五日又四分之一日，以六气分之，则每气各得六十日八十七刻半，合四个节气（365 日 25 刻 ÷ 6 = 60 日 87 刻 5 分，古 10 分为一刻，100 刻为一日）。从大寒开始至春分，为六气的第一步，称为初之气；从春分至立夏为第二步，称为二之气。其他可以此类推。（图 51）如此六气分主六步，称为六气主时，或主时之六气，简称为主气。

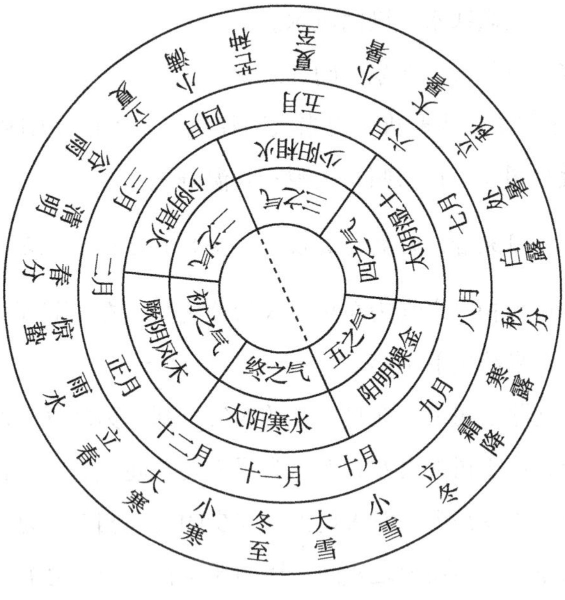

图 51　六气主时图

主气的次序，《素问·六微旨大论》的记载是：

> 帝曰：善。愿闻地理之应六节

① “令”字之本义是命令，生物在什么气候下就应有什么状态，气候对生物的影响犹如出令和受令一样，故称为令。如一般习惯上所说的“时令”的“令”，就是这个意思。

气位（按，即六步之位）何如？岐伯曰：显明（按，即东方日出之所）之右，君火之位也；君火之右，退行（按，西行为退）一步，相火治之；复行一步，土气治之；复行一步，金气治之；复行一步，水气治之；复行一步，木气治之；复行一步，君火治之。

主时的六气之所以能保持春风、夏热、长夏湿、秋燥、冬寒在一定程度上的稳定，《内经》认为是因为下承之气的制约。六气受下承之气的制约，就不致有亢盛现象产生，四时的气候就不致紊乱，生物的生化就不致受到损害，所以《素问·六微旨大论》说："亢则害，承乃制。制则生化，外列盛衰，害则败乱，生化大病。"

从《素问·六微旨大论》"相火之下，水气承之；水位之下，土气承之；土位之下，风气承之；风位之下，金气承之；金位之下，火气承之，君火之下，阴精承之"的记载来看，六气的下承之气的规律与五行相克的规律是一致的。

什么叫"承"呢？张景岳说：

承，犹随也。然不言随而言承者，以下言之，则有上奉之象，故曰承。虽谓之承而有防之之义存焉……然所承者，其不亢则随之而已，故虽承而不见；既亢则克胜以平之，承斯见矣。

可见承和克在基本上并无多大出入，不过一言主气之相互制约，一言五行之相互制约而已。

（二）客气

客气的名目虽然与主气相同，但次序与主气不同。主气由五行所化，故以五行相生为序；客气乃阴阳之变，故以阴阳之气的多少为序。所以客气的次序是：少阴君火、太阴湿土、少阳相火、阳明燥金、太阳寒水、厥阴风木。

客气有司天、在泉、间气之分。

"子午少阴为君火，丑未太阴临湿土，寅申少阳相火王，卯酉阳明燥金所，辰戌太阳寒水边"，说的就是司天。什么叫司天呢？刘温舒说：

司天者，司之为言值也，主行天之令，上之位也。

与司天相对之气为在泉。泉为地之下，在泉就是在地之下（与属地之主气不同）。司天统主上半年，在泉统主下半年。

六气除了司天、在泉以外的四气，都称为间气。间气就是介乎司天、在泉之间的气。间气有左右之分，位于司天之左右者，为司天的左间或右间；位于在泉之左右者，为在泉之左间或右间。

如子午岁是少阴君火司天；与少阴君火相对的是阳明燥金，故阳明燥金为在泉；太阴湿土位于司天之左，故为司天之左间；厥阴风木位于司天之右，故为司天之右间；太阳寒水与少阳相火，位于在泉之左右，故为在泉之左间、右间。（图52）又如丑未岁是太阴湿土司天；与太阴相对的太阳寒水为该岁之在泉；少阴君火、少阳相火、阳明燥金、厥阴风木便是间气。其他可以此类推，不再枚举。

在《素问》里，司天简称"上"，在泉简称"下"，间气简称"左""右"，如《素问·五运行大论》说：

所谓上下者，岁上下见阴阳之所在也。左右者，诸上见厥阴，左少阴，右太阳；见少阴，左太阴，右厥阴；见太阴，左少阳，右少阴；见少阳，左阳明，右太阴；见阳明，左太阳，右少阳；见太阳，左厥阴，右阳明。所谓面北而命其位，言其见也。

又说：

厥阴在上则少阳在下，左阳明，右太阴；少阴在上则阳明在下，左太阳，右少阳；太阴在上则太阳在下，左厥阴，右阳明；少阳在上则厥阴在下，左少阴，右太阳；阳明在上则少阴在下，左太阴，右厥阴；太阳在上则太阴在下，左少阳，右少阴。所谓面南而命其位，言其见也。

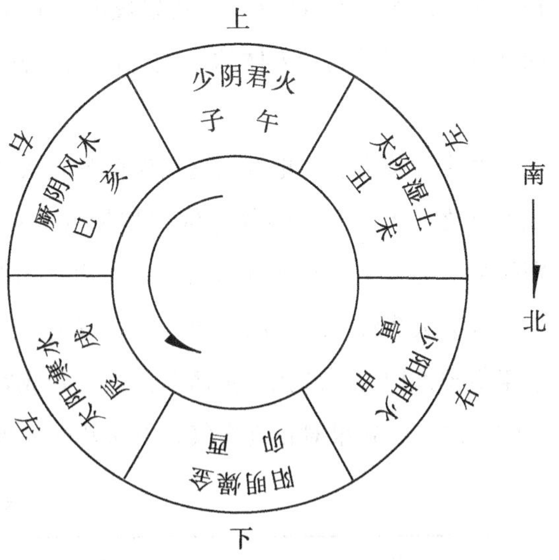

图52　同天、在泉及间气

“面南”“面北”，说明司天与在泉之左右定位之所以相反，是因为所站的方向不同。“南”指司天（上）之位，“北”指在泉（下）之位。

（三）客主加临

客主加临是解释客气影响主气引起气候变化的法则。

主气是地面上年年相同而较有规律的气候变化。客气是位于离大地较高的外层空间的气流，这种外层空间的气流，多变而不稳定，一旦侵入地面近层空间影响地面的主气，就会使四时气候发生较大的变化。

喻嘉言《医门法律》说：

岁运有主气，有客气。常者为主，外至者为客。

汪机《运气易览》说：

天之六气之客，每岁转居于其上，以行天令者也，是故当其时而行变之常也，非其时而行变之灾也。如春行夏、秋、冬之令，冬行春、夏、秋之令，此客加主之变也。故有德化政令之常，有暴风疾雨迅雷飘电之变。冬有烁石之热，夏有凄风之清。此无他，天地之气胜复郁发之致也。

这不但说明了不规律的气候变化是由于客气的侵入，而且还说明了五运六气之间有互相胜复郁发的关系（胜复郁发详见本节“五运与六气的相互影响”）。

每年的气候，在各个地区有着不同的变化，如《素问·六元正纪大论》说“至高之地，冬气常在，至下之地，春气常在”，要想找出一个普遍适用的规律是很难的。但是为了说明气候变化的原因和性质，以及其对人体的影响等问题，就一定要有一种假设的理论，而客主加临就是这种理论之一。

客主加临之法，把客气逐年轮值的司天之气，加于主气的三之气上；把客气的在泉之气加在主气的终之气上，四个间气亦依次相加（表9）。例如，子、午年是少阴君火司天，阳明燥金在泉，则初之气为太阳寒水加厥阴风木，二之气为厥阴风木加少阴君火，三之气为少阴君火加少阳相火，四之气为太阴湿土加太阴湿土，五之气为少阳相火加阳明燥金，终之气为阳明燥金加太阳寒水。其余年份类推即得。试找一张透明白纸，画成客气图，再将此图蒙在主气图上，使该年的司天对正主气的三之气，在泉对正终之气，按次轮转，即可看到六种不同情况的客主加临。

表9　客主加临

纪年	六步	客气	主气
子、午	初	太阳寒水	厥阴风木
	二	厥阴风木	少阴君火
	三	少阴君火	少阳相火
	四	太阴湿土	太阴湿土
	五	少阳相火	阳明燥金
	终	阳明燥金	太阳寒水
丑、未	初	厥阴风木	厥阴风木
	二	少阴君火	少阴君火
	三	太阴湿土	少阳相火
	四	少阳相火	太阴湿土
	五	阳明燥金	阳明燥金
	终	太阳寒水	太阳寒水
寅、申	初	少阴君火	厥阴风木
	二	太阴湿土	少阴君火
	三	少阳相火	少阳相火
	四	阳明燥金	太阴湿土
	五	太阳寒水	阳明燥金
	终	厥阴风木	太阳寒水
卯、酉	初	太阴湿土	厥阴风木
	二	少阳相火	少阴君火
	三	阳明燥金	少阳相火
	四	太阳寒水	太阴湿土
	五	厥阴风木	阳明燥金
	终	少阴君火	太阳寒水

续表

纪年	六步	客气	主气
辰、戌	初	少阳相火	厥阴风木
	二	阳明燥金	少阴君火
	三	太阳寒水	少阳相火
	四	厥阴风木	太阴湿土
	五	少阴君火	阳明燥金
	终	太阴湿土	太阳寒水
巳、亥	初	阳明燥金	厥阴风木
	二	太阳寒水	少阴君火
	三	厥阴风木	少阳相火
	四	少阴君火	太阴湿土
	五	太阴湿土	阳明燥金
	终	少阳相火	太阳寒水

六气分主六步，每步各得六十日八十七刻半，所以《素问·六微旨大论》说："所谓步者，六十度而有奇。"每步之中又分初、中两个时期，初与中各占一半，初为地气（主气）上升的时间，中为天气（客气）下降的时期。所以《六微旨六论》说：

帝曰：六气应五行之变何如？岐伯曰：位有终始，气有初中，上下不同，求之亦异也。……帝曰：何谓初中？岐伯曰：初凡三十度而有奇，中气同法。帝曰：初中何也？岐伯曰：所以分天地也。帝曰：愿卒闻之。岐伯曰：初者地气也，中者天气也。帝曰：其升降何如？岐伯曰：气之升降，天地之更用也。帝曰：愿闻其用何如？岐伯曰：升已而降，降者谓天；降已而升，升者谓地。天气下降，气流于地；地气上升，气腾于天。故高下相召，升降相因，而变作矣。

由此可见，客主加临是解释各种不同情况的气候变化的方法之一。

三、五运与六气的相互影响

五运与六气的相互影响在气方面的表现是气候的变化，在运方面的表现是生物的生化作用及人体的生理病理等问题，所以王冰说"五运居中，司人气之变化"，刘温舒说"岁运者，运之为言动也，主天地之间人物化生之气"。

五运与六气的相互影响，可以分五运太过、五运不及、郁发、天符岁会、同天符、同岁会、平气等几个方面。

（一）五运太过

（1）五运太过，则与运同属之气相应亢盛。《素问·气交变大论》说：

岁木太过，风气流行……化气不政，生气独治……岁火太过，炎暑流行……收气不行，长气独明……岁土太过，雨湿流行……藏气伏，化气独治之……岁金太过，燥气流行……收气峻，生气下……岁水太过，寒气流行……

以上“风气流行”“炎暑流行”“雨湿流行”“燥气流行”“寒气流行”等，是六气受五运太过的影响而形成的反常气候。“化气不政，生气独治”“收气不行，长气独明”“藏气伏，化气独治之”“收气峻，生气下”等，是生物的生化（生、长、化、收、藏）所应有的与时令相应的作用被反常的与时令不相应的生化作用所代替。

（2）五运太过，而遇同属之司天，则其气更甚。《素问·气交变大论》说：

岁火太过，炎暑流行……收气不行，长气独明……上临少阴少阳，火燔焫，水泉涸，物焦槁……

“上临”指司天，少阴为君火，少阳为相火，“火燔焫，水泉涸，物焦槁”是火运太过与火气司天相遇的结果。

其他太过之运遇同属司天者仿此。

（二）五运不及

（1）岁运不及，则胜运之气相应亢盛，若逢胜运司天，则岁运更虚。《素问·气交变大论》说：

岁木不及，燥乃大行……上临阳明，生气失政，草木再荣，化气乃急……

木运不及，故有燥气之胜而“燥气大行”；又逢阳明燥金司天，则胜气更甚而木运更虚。运主一切生物的生长化收藏，木运主生，木运大虚则生气之权全失，故曰“生气失政”。草木失却生气之能，必待胜气消退后，才能生荣，故曰“草木再荣”。“化气乃急”，指开花结果的时间非常短促。

其他各不及之运，以此类推。

（2）岁运不及，不仅有胜气大行，而且必有复气来复。《素问·气交变大论》说：

岁木不及，燥乃大行……复则炎暑流火……

复气是与运同属之气受胜气制抑后产生的反应。复有报复之义，故所起之复气，必然是能制服胜气的气。如上述“燥气大行”，燥金抑木，木能生火，所以它的反应——复气，是“炎暑流火”。“流火”形容火热之气非常旺盛。复气之产生以胜气为关键，所以有胜必有复，如《素问·至真要大论》说：“有胜则复，无胜则否。”复气之强弱与胜气之强弱成正比，即胜气强则复气强，胜气弱则复气亦弱，如《素问·五常政大论》说：“微者复微，甚者复甚，气之常也。”

以上所说五运不及而产生的胜气与复气，都是指主气而言的，也就是五运影响主气的结果。胜复之气只是主气内部之间产生的，而不是主、客气之间产生的，主、客二气之间只能有胜气而不会产生复气，这一点在《素问·至真要大论》中有明文指出，即“帝曰：善。客主之胜复奈何？岐伯曰：客主之气，胜而无复也”。

（三）郁发

郁发是五运受六气胜制后所产生的一种反应，但与复气不同。

（1）复气是六气受胜制后，依五行相生规律而产生的气，而郁发是受胜制的五运产生的与运同属的气。

（2）复气只有不及之运才会产生，而郁发之气则太过和不及之运均可产生。

（3）复气之强弱与胜气成正比，而郁发之气的徐缓和急暴与五运虚（不及）实（太过）成正比。（《素问·六元正纪大论》说：“帝曰：善。五运之气亦复岁乎？岐伯曰：郁极乃发也，待时而作也。……五常之气，太过不及，其发异也。……太过者暴，不及者徐，暴者为病甚，徐者为病持。”）

（四）天符岁会

1. 天符

凡岁运与司天之气在五行方面的属性相同者，称为天符。刘温舒说：“符之为言合也。”天符就是岁运与司天相符会。《素问·六微旨大论》说：

> 帝曰：土运之岁，上见太阴；火运之岁，上见少阳、少阴；金运之岁，上见阳明；木运之岁，上见厥阴；水运之岁，上见太阳。奈何？岐伯曰：天之与会也，故《天元册》曰天符。

天符可分如下两种情况。

（1）太过之运而为天符者，其气更甚，《素问·气交变大论》“岁火太过，炎暑流行……上临少阴少阳，火燔焫，水泉涸，物焦槁”是其例。

（2）不及之运而为天符者，不及之运得司天之助而成平气，平气之义详见本节“平气”项。

2. 岁会

岁会又名岁值，岁值必须具备如下两个条件。

（1）岁运与地支的五行属性相同。如丁卯年，丁为木运，卯在五行属木，故丁卯年为岁会。

（2）年支必须是属于正东、正南、正西、正北与中央，所谓五方之正位者。年支属于五方正位者为卯（东），午（南），酉（西），子（北），辰、戌、丑、未（中央），共八个。

具备上述两种条件之年，就为岁会之年。凡岁会之年均为平气。《素问·六微旨大论》说：

> 岐伯曰：非其位则邪，当其位则正，邪则变甚，正则微。帝曰：何谓当位？岐伯曰：木运临卯，火运临午，土运临四季，金运临酉，水运临子。所谓岁会，气之平也。

3. 天符岁会

既是天符又是岁会，所以叫作天符岁会。天符岁会是岁运、司天、年支三者均属同一属性者，所以又称为三合而治，或名太乙天符。

（五）同天符、同岁会

同天符与同岁会，均是岁运与在泉之属性相同者，岁运太过者为同天符，不及者为同岁会，同岁会亦在平气之列。

（六）平气

平气就是无太过，无不及，适得其平之意。太过者，气至先于时令；不及者，气至后于时令；平气，则不先不后，气应时而至。《素问·六微旨大论》说：

> 至而至者和；至而不至，来气不及也；未至而至，来气有余也。

平气的条件是：不及之运得司天或在泉之助；太过之运，得司天或在泉之制抑。

太过的代号是“太”，如木运太过称为“太角”；不及的代号是“少”，如木运不及称为“少角”；平气的代号是“正”，如木运之平气称为“正角”。如火运太过之年，逢太阳寒水司天，便成火之平气，若用代号来表示便是“太徵逢上羽，与正徵同”，详见《素问·五常政大论》原文。

第四节　五运的病变

《内经》把人体脏器组织、各种生物、自然气候，及其他与医学有关的周围事物，罗列出来，并根据它们各自的性能形态等将其分为五个大类，归属于木、火、土、金、水五行之中，把人体内部脏器之间、体内与体外环境之间密切地联系起来，组成相称相制的连锁性联系网，从而说明人体与自然界密切不可分割的完整统一性，这便是五行学说的主要精神。五运的病变就是这个联系网受体内外的五行之气的影响而形成的病变。

一、五运太过与不及的病变

《素问·六节脏象论》说：

> 未至而至，此谓太过，则薄所不胜，而乘所胜也，命曰气淫……至而不至，此谓不及，则所胜妄行，而所生受病，所不胜薄之也，命曰气迫。

时令未至，而五运之化先见，即生物之生化状况和人体的脉象变化先见，便是五运太过之征。五运太过，则淫薄其所不胜之气，而乘侮其所胜之气，这种情况叫作气淫。时令已至而运化不应，则所胜之气妄行，而所生之气受病，其所不胜之气旺而薄之，这种情况叫作气迫。

（一）五运太过的病变

根据上述“薄所不胜，而乘所胜”的规律，则木运太过，病在肝脾；火运太过，病在心肺；

土运之过，病在脾肾；金运太过，病在肺肝；水运太过，病在肾心。例如，《素问·气交变大论》说：

> 岁木太过，风气流行，脾土受邪。民病飧泄，食减，体重烦冤，肠鸣，腹支满……甚则忽忽善怒，眩冒巅疾。化气不政，生气独治，云物飞动，草木不宁，甚而摇落，反胁痛而吐甚，冲阳（按，指胃脉，在足背上）绝者，死不治。

这段经文中所说的，有气象的变化、有生物的生化状况、有病理变化，《内经》在五运方面的论述之所以要涉及这三个问题，是因为五运在人体是内脏的活动，在生物是生物体内的生化活动，在宇宙界是天体的运动，且由天体产生的五运除了直接影响人体五脏系统的活动外，也能通过影响气候的变化给人体以影响，也能通过影响生物给人体以影响①，以经文为例，列图（图53）如下。

木运太过—风气流行
- 气象
  - 微——云物飞动，草木不宁
  - 甚——摇落
- 生化——化气不政，生气独治

病变
- 微——飧泄，食减，体重烦冤，肠鸣，腹支满——脾病
- 甚——忽忽善怒，眩冒巅疾——肝病

图53　五运太过对人体、生物自然界的影响（以木运为例）

其他太过运的病变，可参见《素问·气交变大论》原文。

（二）五运不及的病变

根据“所胜妄行，而所生受病，所不胜薄之”的规律，可知木运不及，病在肝、脾、心；火运不及，病在心、肾、脾；土运不及，病在脾、肝、肺；金运不及，病在肺、心、肾；水运不及，病在肾、脾、肝。例如，《素问·气交变大论》说：

> 岁木不及，燥乃大行，生气失应，草木晚荣，肃杀而甚（按，春行秋令），则刚木辟著，柔萎苍干……民病中清（按，即中寒），胠胁痛，少腹痛，肠鸣溏泄，凉雨时至……上临阳明（按，燥金司天），生气失政，草木再荣，化气乃急……其主苍早（按，早凋）。复则炎暑流火，湿性（按，变）燥，柔脆草木焦槁，下体再生（按，犹言从根部重新生长），华实齐化，病寒热疮疡、痱胗痈痤。

这节经文与上一节一样，含有三个方面内容，同时由于岁运不及，故有胜复之气，列图（图54）分析如下。

---

① 《内经》认为五运六气的变化，对一切生物的生化具有重要的影响，现代学者也认为气候的变化，能影响植物的生长状况及其化学成分，因此《内经》的这一观点是具有科学根据的。

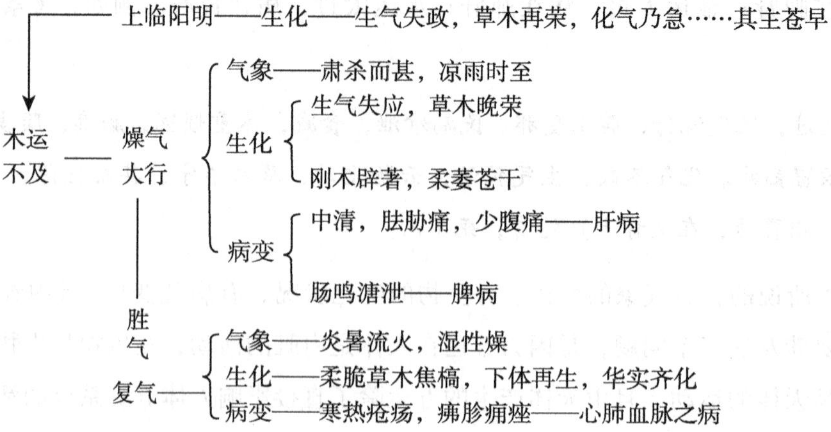

图54　五运不及对人体、生物、自然界的影响（以木运为例）

其他不及运的病变，可参考《素问·气交变大论》原文，不再详引。

二、胜复

胜复本是六气之宿变，但是胜复的根本在于五运之不及而非六气之太过。对中运有制抑作用而相应亢盛者为胜气，对胜气有制抑作用的为复气，所以胜复之气不同于司天、在泉之客气。司天、在泉、客主加临等，还不足以概括气候变化和病理变化的过程，胜复之气虽不同于司天、在泉，但胜气若与司天、在泉之气同属，则更甚，且胜气盛则复气亦盛，胜气微则复气亦微。

复气之为病，其病主要在本脏，及其所克之脏，如风木之气复，病在肝脾；君火、相火之气复，病在心、肺；湿土之气复，病在脾、肾；燥金之气复，病在肺、肝；寒水之气复，病在肾、心。所以《素问·至真要大论》说：

厥阴之复，少腹坚满，里急暴痛……厥心痛，汗发呕吐，饮食不入，入而复出，筋骨繇并，掉眩清厥，甚则入脾，食痹而吐。冲阳绝，死不治。

少阴之复，燠热内作，烦躁鼽嚏，少腹绞痛……嗌燥……咳，皮肤痛，暴喑心痛，郁冒不知人，乃洒淅恶寒，振栗，谵妄，寒已而热，渴而欲饮，少气骨痿，隔肠不便，外为浮肿，哕噫……病疿胗疮疡，痈疽痤痔，甚则入肺，咳而鼻渊。天府绝，死不治。

太阴之复，湿变乃举，体重中满，食饮不化，阴气上厥，胸中不便，饮发于中，咳喘有声……头项痛重，而掉瘛尤甚，呕而密默，唾吐清液，甚则入肾，窍泻无度。太溪绝，死不治。

少阳之复，大热将至，枯燥燔爇……惊瘛咳衄，心热烦躁，便数憎风，厥气上行，面如浮埃，目乃眴瘛，火气内发，上为口糜呕逆，血溢血泄，发而为疟，恶寒鼓栗，寒极反热，嗌络焦槁，渴引水浆，色变黄赤，少气脉萎，化而为水，传为胕肿，甚则入肺，咳而血泄。尺泽绝，死不治。

阳明之复，清气大举……病生胠胁，气归于左，善太息，甚则心痛否满，腹胀而泄，呕苦咳哕，烦心，病在膈中，头痛，甚则入肝，惊骇筋挛。太冲绝，死不治。

太阳之复，厥气上行……心胃生寒，胸膈不利，心痛否满，头痛善悲，时眩仆，食减，腰脽反痛，屈伸不便……少腹控睾，引腰脊，上冲心，唾出清水，及为哕噫，甚则入心，善忘善悲。神门绝，死不治。

复气在病理过程中，实际上就是受邪脏气（即被胜之气）的反应。复之为病，实质上就是受邪后所起的反应对其他脏器的影响。脏气受邪气胜制后，必有反应，若不起反应，则真气衰败，预后危险。所以《素问·至真要大论》说："有胜则复，无胜则否。"又说："不复则害，此伤生也。"王冰注："有胜无复，是复气已衰，衰不能复，是天真之气已伤，败甚而生意尽。"

三、郁发

郁发是五运受六气制抑所产生的病变。其病都在本脏，甚或兼及其所胜之脏。如《素问·六元正纪大论》所说"土郁之发……故民病心腹胀，肠鸣而为数后，甚则心痛胁䐜，呕吐霍乱，饮发注下，胕肿身重"，是病在脾、胃。"金郁之发……故民病咳逆，心胁满引少腹，善暴痛，不可反侧，嗌干，面尘色恶"，是病在肺、肝。"水郁之发……故民病寒客心痛，腰脽痛，大关节不利，屈伸不便，善厥逆，痞坚腹满"，是病在肾、心。"木郁之发……故民病胃脘当心而痛，上支两胁，膈咽不通，食饮不下，甚则耳鸣眩转，目不识人，善暴僵仆"，是病在肝、脾。"火郁之发……故民病少气，疮疡痈肿，胁腹胸背、面首四肢䐜愤胪胀，疡痱呕逆，瘛疭骨痛，节乃有动，注下温疟，腹中暴痛，血溢流注，精液乃少，目赤心热，甚则瞀闷懊憹，善暴死"，是病在心、肺。

五运受六气制抑达到某种程度就有可能形成郁发。在五脏来说，就是脏气受胜制而抑郁不舒，郁甚则形成暴发，故名为郁发。郁发与胜复的不同点，可参看本章第三节"郁发"项下。

第五节　六气的病变

六气有客气，有主气；有自然界的六气，有人体的六气。

在自然界，主气是四时五行所主的常气，客气是外层空间的异气。

在人体，主气是脏腑所主的经脉之气，客气是体外之气（包括自然界的主气和客气）。

人体生活在自然界中，随时随地受着大自然变化的影响，如果人体内部不相协调，不能适应体外的六气变化，或体外的六气变化急剧，人就会受邪而生病。人体内部的六气是否与体外之六气相适应，主要表现在脉象方面，例如《素问·至真要大论》说：

帝曰：其脉至何如？岐伯曰：厥阴之至，其脉弦；少阴之至，其脉钩；太阴之至，其脉沉；少阳之至，大而浮；阳明之至，短而涩；太阳之至，大而长。至而和则平，至而甚则病，至而反者病，至而不至者病，未至而至者病，阴阳易者危。

这就是说，在什么样的气候环境中就应该出现什么样的脉象，否则就是病态。但是出现的脉象变化不但要与气候相适应，而且要保持在生理范围之内，这样才是正常的现象，才能表示体内外尚能取得统一。如果脉象超出生理范围，虽与气候相应（如厥阴之至，弦而甚，少阴之至，钩而甚等），亦是病象，表示体内的六气受体外六气的影响而发生了偏盛现象，失去了平衡协调。

体内六气亢盛，就会有各种症状出现，如《素问·六元正纪大论》说：

厥阴所至为里急；少阴所致为疡胗身热；太阴所至为积饮否隔；少阳所至为嚏呕，为疮疡；阳明所至为浮虚；太阳所至为屈伸不利。病之常也。

厥阴所至为支痛；少阴所至为惊惑，恶寒战栗，谵妄；太阴所至为稸满；少阳所至为惊躁，瞀昧，暴病；阳明所至为鼽，尻阴股膝髀腨䯒足病；太阳所至为腰痛。病之常也。

厥阴所至为緛戾；少阴所至为悲妄衄蔑；太阴所至为中满，霍乱吐下；少阳所至为喉痹，耳鸣，呕涌；阳明所至为皴揭；太阳所至为寝汗，痉。病之常也。

厥阴所至为胁痛呕泄；少阴所至为语笑；太阴所至为重，胕肿；少阳所至为暴注，瞤瘛，暴死；阳明所至为鼽嚏；太阳所至为流泄，禁止。病之常也。

对上引经文加以归纳则如图55所示。

六气偏盛
- 厥阴——里急、肢痛、緛戾、胁痛、呕泄
- 少阴——疡胗身热、惊惑、恶寒战栗、谵妄、悲妄、衄蔑、语笑
- 太阴——积饮否隔、稸满、中满霍乱、重、胕肿
- 少阳——嚏、惊躁、瞀昧、暴病、喉痹、耳鸣、呕涌、暴注、瞤瘛、暴死
- 阳明——浮虚、鼽、尻阴股膝脾腨䯒足病、皴揭、鼽嚏
- 太阳——屈伸不利、腰痛、寝汗、痉、流泄、禁止

图55　六气偏盛的症状

以上这些，只是六气偏盛后产生的病变的第一步。其病多在与其同属之脏的有关部分，若进一步就可能涉及其他脏。六气偏盛而病及其他脏的一般规律是《素问·六元正纪大论》所记载的"夫六气之用，各归不胜而为化。故太阴雨化，施于太阳；太阳寒化，施于少阴；少阴热化，施于阳明；阳明燥化，施于厥阴；厥阴风化，施于太阴"。

这个规律就是"以胜相加"的规律，不仅适用于体内六气偏胜（内生之邪）的病理变化机制，而且也适用于体外六气（外感之邪）侵袭人体后的病理变化机制。但是，两种病理变化机制的规律稍有不同：内生六气偏盛而病者，其病先发于胜气所属的脏腑系统（如上述）；外来六气淫胜而病者，其病先发于被胜之脏腑系统。

因此，外来六气淫胜导致病变的规律是：少阴少阳火热之气淫胜，病发于肺脏系统；太阴湿气淫胜，病发于肾脏系统；阳明燥气淫胜，病发于肝脏系统；太阳寒气淫胜，病发于心脏系统；厥阴风气淫胜，病发于脾脏系统。《素问·至真要大论》说：

厥阴司天，风淫所胜……民病胃脘当心而痛，上支两胁，膈咽不通，饮食不下，舌本强，食则呕，冷泄腹胀，溏泄瘕，水闭……病本于脾。冲阳绝，死不治。

少阴司天，热淫所胜……民病胸中烦热，嗌干，右胠满，皮肤痛，寒热咳喘……唾血血泄，鼽衄嚏呕，溺色变，甚则疮疡胕肿，肩背臂臑及缺盆中痛，心痛肺膜，腹大满，膨膨而喘

咳，病本于肺。尺泽绝，死不治。

太阴司天，湿淫所胜……胕肿，骨痛阴痹，阴痹者按之不得，腰脊头项痛，时眩，大便难，阴气不用，饥不饮食，咳唾则有血，心如悬，病本于肾。太溪绝，死不治。

少阳司天，火淫所胜……民病头痛，发热恶寒而疟，热上皮肤痛，色变黄赤，传而为水，身面胕肿，腹满仰息，泄注赤白，疮疡，咳唾血，烦心胸中热，甚则鼽衄，病本于肺。天府绝，死不治。

阳明司天，燥淫所胜……民病左胠胁痛，寒清于中，感而疟，咳，腹中鸣，注泄鹜溏，心胁暴痛，不可反侧，嗌干面尘，腰痛，大夫㿗疝，妇人少腹痛，目昧眦疡，疮痤痈，蛰虫来见，病本于肝。太冲绝，死不治。

太阳司天，寒淫所胜……血变于中，发为痈疡，民病厥心痛，呕血血泄，鼽衄善悲，时眩仆，胸腹满，手热肘挛掖肿，心澹澹大动，胸胁胃脘不安，面赤目黄，善噫嗌干，甚则色炲，渴而欲饮，病本于心。神门绝，死不治。

综上所述，司天之淫胜，其病都发于被胜之脏腑，其症状也都是被胜之脏腑病变的反映；在泉之淫胜，其病也都发于被胜之脏腑，因文繁不详引，可参看《素问·至真要大论》原文。

这里必须指出，《内经》认为司天、在泉之客气不一定只有侵入人体时才能引起疾病。客气除了侵入人体以致病外，还可以通过引起体内相应之气（即与客气同属之气）的偏胜而引发疾病，例如《素问·至真要大论》说：

厥阴司天，客胜则耳鸣掉眩，甚则咳；主胜则胸胁痛，舌难以言。少阴司天，客胜则鼽嚏，颈项强，肩背瞀热，头痛少气，发热，耳聋目瞑，甚则胕肿，血溢，疮疡，咳喘；主胜则心热烦躁，甚则胁痛支满。太阴司天，客胜则首面胕肿，呼吸气喘；主胜则胸腹满，食已而瞀。少阳司天，客胜则丹胗外发，及为丹熛疮疡，呕逆喉痹，头痛嗌肿，耳聋血溢，内为瘛疭；主胜则胸满咳仰息，甚而有血，手热。……太阳司天，客胜则胸中不利，出清涕，感寒则咳；主胜则喉嗌中鸣。

以上所谓“客胜”指司天之气淫胜及于体内；“主胜”指体内之六气受司天之气的影响而偏胜。如果体内六气和平无病，则虽有司天之气的影响，仍能保持平衡协调的状态；即使因司天之气过于旺盛，体内六气的平衡协调遭到破坏（即客胜），其病比先有体内六气不平衡协调而后被司天之气影响而产生的疾病（即主胜），在预后方面要轻得多，因为前者（客胜）正气不亏，后者正气先衰；前者为正盛邪实，后者为正虚邪盛。所以《素问·至真要大论》说：“主胜逆，客胜从，天之道也。”所谓“天之道”，就是自然之理。

此外，胜复之气为病（亦为六气之病变），已在本章第四节讨论过了，兹不赘述。

第六节　五运六气病变的诊断——病机

虽然《内经》采用天干地支来推演、定出各年的气运变化，但并不是某年必见某气，必发某病。《素问·至真要大论》有“时有常位，而气无必也”之论，而且各地区的气候变化也不可能相同，因此，《内经》在五运六气的病变的诊断方面，并不应用干支推演的方法，而是根据疾病的症状进行判断。这就是所谓病机。

一、病机的意义

这里所说的病机，是指习惯上称为“病机十九条”的病机。它是运气学说中的临床诊断方面的一种方法。它论述和总结了病理过程中，心、肝、脾、肺、肾五脏和风、寒、暑、湿、燥、火六气及症状三者之间的关系，也就是五脏、六气、症状三者之间在病理变化机制上的可能的规律。医者在临床上，运用病理知识结合具体病情，进行分析研究的时候，如果以这个病理机制的可能规律作为参考的话，就有可能更迅速地做出正确的诊断。

《素问·至真要大论》说：

> 帝曰：善。夫百病之生也，皆生于风、寒、暑、湿、燥、火，以之化之变也。经言盛者泻之，虚者补之。余锡以方士，而方士用之尚未能十全，余欲令要道必行，桴鼓相应，犹拔刺雪污，工巧神圣，可得闻乎？岐伯曰：审察病机，无失气宜，此之谓也。

所谓百病“皆生于风、寒、暑、湿、燥、火，以之化之变”，就是说，一切疾病的发生和形成，都是六气变化的结果。六气变化所反映的症状有虚有实，虚证宜补，实证宜泻，这是治疗上的原则。但是医生在临床上应用这个原则治疗疾病，还不能取得十全十美的效果，因此黄帝向岐伯提出了一个问题：是否有一种能够像敲鼓得声一样正确的，像拔刺雪污一样容易掌握的，使一般医生都能达到“工巧神圣”的水平的理论。岐伯说，只要做到“审察病机，无失气宜”，就可以达到十全十美的疗效。

什么是“无失气宜”？在审察病机时，又为什么要“无失气宜”？张志聪曾做过简明的解释：“气宜者，五脏五行之气，各有所宜也。五脏内合五行，五行内生六气，是以五脏之气病于内，而六气之证见于外也。”这就是说，五脏具有五行之性，在生理上五脏的活动产生六气，而六气反过来又可影响五脏，因此在病理上，五脏的活动不相协调，就会使六气不和，六气不和就会使五脏不相协调。五脏与六气间的不相协调的反映就是症状。由此可见，“审察病机，无失气宜”，就是在审察病机的时候，不可忽略五脏与六气的关系。换句话说，病机只是一种可能的规律，而不是一个死板的公式。在实际工作中，必须根据五脏与六气的关系，对具体症状进行具体的分析研究，才能达到审察病机的要求。

因此，我们说病机十九条是病变机制的可能的规律，属于临床诊断方面的一种方法或手段。

二、病机十九条的具体内容

《素问·至真要大论》说：

> 帝曰：愿闻病机何如？岐伯曰：诸风掉眩，皆属于肝。诸寒收引，皆属于肾。诸气膹郁，皆属于肺。诸湿肿满，皆属于脾。诸热瞀瘛，皆属于火。诸痛痒疮，皆属于心。诸厥固泄，皆

属于下。诸痿喘呕，皆属于上。诸禁鼓栗，如丧神守，皆属于火。诸痉项强，皆属于湿。诸逆冲上，皆属于火。诸腹胀大，皆属于热。诸躁狂越，皆属于火。诸暴强直，皆属于风。诸病有声，鼓之如鼓，皆属于热。诸病胕肿，疼酸惊骇，皆属于火。诸转反戾，水液浑浊，皆属于热。诸病水液，澄澈清冷，皆属于寒。诸呕吐酸，暴注下迫，皆属于热。

以上就是病机十九条的具体内容。从条文的字面来看，似乎诸症各有所属，甚为机械，但实际上其相当灵活，并不是固定的公式，兹分述如下。

（一）诸风掉眩，皆属于肝

经文之意谓，大凡各种风病，如掉摇震颤、头目眩晕等症状，都属于肝脏的病变。所谓“皆属于肝”，不过说明这些症状与肝脏有关系，使人从这个脏器去考虑问题。但其是属实还是属虚，还当结合病情具体分析，所以《医学纲目》说：

风木盛则肝太过而病化风，如木太过，发生之纪，病掉眩之类，俗谓之阳痉、急惊等病，治以凉剂是也；燥金盛则肝为邪攻而病亦化风，如阳明司天，燥金下临，病掉振之类，俗谓之阴痉、慢惊等病，治以温剂是也。

张景岳说：

风类不一，故曰诸风。掉，摇也。眩，运也。风主动摇，木之化也，故属于肝，其虚其实，皆能致此。如发生之纪，其动掉眩巅疾；厥阴之复，筋骨掉眩之类者，肝之实也。又如阳明司天，掉振鼓栗，筋痿不能久立者，燥金之盛，肝受邪也；太阴之复，头顶痛重而掉瘛尤甚者，木不制土，湿气反胜，皆肝之虚也。故《卫气篇》曰：下虚则厥，上虚则眩。亦此之谓。凡实者宜凉宜泻，虚则宜补宜温。反而为之，祸不旋踵矣。

由此可见，风气的产生与肝有关，所以说“皆属于肝”。但其在病理机制方面的关键却不一定全在肝。

（二）诸寒收引，皆属于肾

“诸寒收引”的症状是什么？张景岳说：“收，敛也。引，急也。肾属水，其化寒，凡阳气不达则荣卫凝聚，形体拘挛，皆收引之谓。”诸寒收引之症虽皆属于肾，但亦有虚实。经文指出“皆属于肾”，不过说明寒水之气的产生与肾有关，使人从肾脏去考虑问题，探索发病原因与病理机制。如张景岳说：

如太阳之胜，为筋肉拘苛，血脉凝泣。岁水太过为阴厥，为上下中寒，水之实也；岁水不及，为足痿清厥，涸流之纪，其病癃闭，水之虚也。水之虚实，皆本于肾。

又如《医学纲目》也说：

诸寒病皆属于肾也。寒水甚则肾太过而病化寒，如太阳所至，为屈伸不利之类，仲景用乌头汤等剂是也；湿土气胜，肾为邪攻而病亦化寒，如湿气变物，病筋脉不利之类，东垣用复煎散、健步丸等剂是也。

（三）诸气膹郁，皆属于肺

“膹”是呼吸喘急。“郁”是胸部痞闷。“膹郁”是肺气不畅，而其中又有虚实寒热之别。张景岳说：

> 肺属金，其化燥，燥金盛则清邪在肺而肺病有余，如岁金太过，甚则喘咳、逆气之类是也；金气衰则火邪胜之而肺病不足，如从革之纪，其发喘咳之类是也。肺主气，故诸气膹郁者，其虚其实皆属于肺。

《医学纲目》也说：

> 燥金甚则肺太过而病化膹郁，如岁金太过，甚则咳喘之类，东垣谓之寒喘，治以热剂是也；火热胜则肺为邪攻而病亦化膹郁，如岁火太过，病咳喘之类，东垣谓之热喘，治以寒剂是也。

（四）诸湿肿满，皆属于脾

张景岳说：

> 脾属土，其化湿，土气实则湿邪盛行，如岁土太过，则饮发中满、食减、四肢不举之类是也。土气虚则风木乘之，寒水侮之，如岁木太过，脾土受邪，民病肠鸣、腹支满；卑监之纪，其病留满否塞；岁水太过，甚则腹大胫肿之类是也。脾主肌肉，故诸湿肿满等证，虚实皆属于脾。

《医学纲目》说：

> 诸湿病皆属于脾也。湿土甚则脾太过而病化湿，如湿胜则濡泄之类，仲景用五苓等剂去湿是也；风木胜，则脾为邪攻而病亦化湿，故岁木太过，病飧泄之类，钱氏用宣风等剂去风是也。

由上所引可见，“湿肿满”之属脾，也不过指示人们遇到此种病时，应当从脾去考虑问题，研究它的原因和机制。脾一方面有生湿的作用，即输布津液的作用；另一方面有去湿的作用，即促使水湿下流的作用。二者保持平衡，则肌肉脏腑既能润泽又不致有水湿停潴。所谓“脾太过，病化湿”或“土气实，则湿邪盛行”，指的就是因某种原因而致脾的生湿作用太过。所谓“脾气虚不能制水”，指的就是因某种原因而致脾的去湿作用减弱。不论生湿太过，还是去湿不及，均可导致湿病肿满，不过生湿作用太过者属实，去湿作用减弱者属虚而已。

（五）诸热瞀瘛，皆属于火

“瞀”是神志昏蒙，神志昏蒙是心病；“瘛”是搐搦，后世所谓撮空理线等属之，搐搦是“肝筋为火所灼，无血养筋”（唐容川《医经精义》）所致。神志昏蒙与搐搦，常见于热性病过程中，由高热熏灼所致，一般都属实证，但虚证间亦有之。所以《医学纲目》说：

诸火热病，皆属于心也。火热甚则心太过而病化火热，如岁火太过，诸谵妄狂越之类，俗谓之阳躁谵语等病，治以攻剂是也；寒水胜则心为邪攻而病亦化火热，如岁水太过，病躁悸、烦心、谵妄之类，俗谓之阴躁郑声等病，治以补剂是也。

（六）诸痛痒疮，皆属于心

疼痛、痒与疮疡，一般为血脉流行发生故障所致之症（参看第七章），血脉属心，所以说“诸痛痒疮，皆属于心”。其亦有虚实之别，张景岳说：

然赫曦之纪，其病疮疡，心邪盛也。太阳司天，亦发为痈疡，寒水胜也。火盛则心实，水胜则心虚，于此可见。

（七）诸厥固泄，皆属于下

“下”指下焦。“厥”指厥逆。“固”指二便禁止。“泄”指二便失禁。王冰注云：

下，谓下焦肝肾气也。夫守司于下，肾之气也。门户束要，肝之气也。诸厥固泄，皆属下也。厥，谓气逆也。固，谓禁固也。诸有气逆上行，及固不禁，出入无度，燥湿不恒，皆由下焦之主守也。

“诸厥固泄”，虽“皆属于下”，但亦有寒热虚实之分，如张景岳说：

厥，逆也。厥有阴阳二证，阳衰于下则为寒厥；阴衰于下则为热厥。固，前后不通也。阴虚则无气，无气则清浊不化，寒闭也；火盛则水亏，水亏则精液干涸，热结也。泄，二阴不固也。命门火衰，则阳虚失禁，寒泄也；命门水衰，则火迫注遗，热泄也。下言肾气，盖肾居五脏之下，为水火阴阳之宅，开窍于二阴，故诸厥固泄，皆属于下。

（八）诸痿喘呕，皆属于上

“上”指上焦。“痿”指筋痿、肉痿、脉痿、骨痿等，“凡肢体痿弱，多在下部，而曰属于上者，如《痿论》云：五脏使人痿者，因肺热叶焦，发为痿躄也”（张景岳《类经》）。“喘”是呼吸急迫，为病在肺之征。“呕”为气逆，为胃上口病之象。所以“痿喘呕”皆属上焦。

（九）诸禁鼓栗，如丧神守，皆属于火

“禁，俗作噤。如丧神守者，神能御形，而反禁栗，则如丧失保守形体之神也。”（刘河间《素问玄机原病式》）“诸禁鼓栗”，即咬牙寒战之症。其虽属于火，但有虚实之分。所以张景岳说：

凡病寒战而精神不能主持，如丧失神守者，皆火之病也。然火有虚实之辨，若表里热甚而

外生寒栗者，如《阴阳应象大论》所谓热极生寒、重阳必阴也，河间曰心火热甚，亢极而战，反兼水化制之，故为寒栗者，皆言火之实也。若阴盛阳虚而生寒栗者，如《调经论》曰阳虚畏外寒，《刺节真邪论》曰阴胜则为寒，寒则真气去，去则虚，虚则寒抟于皮肤之间者，皆言火之虚也。有伤寒将解而为战汗者，如仲景曰：其人本虚，是以作战。成无己曰：战栗者，皆阴阳之争也。伤寒欲解将汗之时，正气内实，邪不能与之争，则便汗出而不发战；邪气欲出，其人本虚，邪与正争，微者为振，甚者则战。皆言伤寒之战汗，必因于虚也。有痎疟之为寒栗者，如《疟论》曰：疟之始发也，阳气并于阴，当是之时，阳虚而阴盛，外无气，故先寒栗也。夫疟气者，并于阳则阳胜，并于阴则阴胜，阴胜则寒，阳胜则热。又曰：阳并于阴则阴实而阳虚，阳明虚则寒栗鼓颔也。由此观之，可见诸禁鼓栗，虽皆属火，但火实者少，火虚者多耳。

（十）诸痉项强，皆属于湿

“痉”是肢体强直，屈伸不能，甚则角弓反张。“项强”仅是痉的一种表现。一般都认为痉是风病，因此有人怀疑本条“皆属于湿”的“湿”字应当是“风”字。这种看法实际上是不了解病机之精神实质之故。他们企图把复杂的病理机制搞得简单一些，而这就不能与实际相符合了。因为病理机制本来就是很复杂的。邪气侵入人体后，可以因患者体质及某些条件而转化成另一种不同的邪气。因此，某一种原因不一定出现某种症状，某一种症状也不一定由某种原因引起。病理上的反应往往是表面的现象，表面的现象不一定与本质相一致。本条之所以把痉病归属于湿，是因为湿邪化风。因此，马莳说：“盖感风而体强曰痉，今诸痉项强而不和者，乃湿极而反兼风化也。”这就是说，风证的症状是一种现象，为标；湿是病邪之本质，为本。又如张景岳说：“痉，风强病也。项为足之太阳，湿兼风化，而侵寒水之经，湿之极也。”这说明湿侵太阳是土克水，故病在太阳经。因湿兼风化，故为痉病项强。此外，寒水之邪胜，则血脉凝涩，筋肉失养，而可见屈伸不利之症，所以《素问·至真要大论》说“太阳所至，为屈伸不利”，又说“太阳之复……腰脽反痛，屈伸不便”。这些就不属本条，而应当从“诸寒收引，皆属于肾”这条病机去考虑了。

（十一）诸逆冲上，皆属于火

火证亦有虚实之分，既有火实证，又有火虚证。此外，还应当进一步分析其病所属之脏腑经脉。如张景岳说：

> 火性炎上，故诸逆冲上者，皆属于火。然诸脏诸经皆有逆气，则其阴阳虚实有不同矣。

又说：

> 虽诸逆冲上，皆属于火，但阳盛者火之实，阳衰者火之虚，治分补泻，当于此详察之矣。

（十二）诸腹胀大，皆属于热

热证亦有虚实之分。张景岳说：

热气内盛者，在肺则胀于上，在脾胃则胀于中，在肝肾则胀于下，此以火邪所致，乃为烦满。故曰诸胀腹大皆属于热。如岁火太过，民病胁支满，少阴司天，肺䐜腹大满膨膨而喘咳；少阳司天，身面胕肿，腹满仰息之类。皆实热也。然岁水太过，民病腹大胫肿；岁火不及，民病胁支满，胸腹大。流衍之纪，其病胀；水郁之发，善厥逆痞坚、腹胀；太阳之胜，腹满食减；阳明之复，为腹胀而泄。又如《五常政大论》曰：适寒凉者胀。《异法方宜论》曰：脏寒生满病。《经脉篇》曰：胃中寒则胀满。是皆言热不足，寒有余也。仲景曰：腹满不减，减不足言，须当下之，宜与大承气汤。言实胀也。腹胀时减，复如故，此为寒，当与温药，言虚胀也。东垣曰：大抵寒胀多，热胀少。岂虚语哉？故治此者，不可以诸胀腹大悉认为实热而不察其盛衰之义。

（十三）诸躁狂越，皆属于火

“躁”是烦躁不宁。“狂”是妄动乱动。“越”是失去常度。刘河间曰：“躁动烦热，扰乱而不宁，火之体也。热甚于外，则肢体躁扰；热甚于内，则神志躁动……狂者，狂乱而无正定也。越者，乖越礼法而失常也。”张景岳说：“盖火入于肺则烦，火入于肾则躁，烦为热之轻，躁为热之甚耳。”虽然“诸躁狂越，皆属于火”，但并不等于烦躁狂越之证都为实热，其中亦有阴阳虚实之分。如张景岳说：

如少阴之胜，心下热，呕逆躁烦；少阳之复，心热烦躁，便数憎风之类。是皆火盛之躁也。然有所谓阴躁者，如岁水太过，寒气流行，邪害心火，民病心热、烦心躁悸、阴厥谵妄之类，阴之胜也。是为阴盛发躁，名曰阴躁。成无己曰：虽躁欲坐井中，但欲水不得入口是也。东垣曰：阴躁之极，欲坐井中，阳已先亡，医犹不悟，复指为热，重以寒药投之，其死也，何疑焉。况寒凉之剂入腹，周身之火得水则升走矣。且凡内热而躁者，有邪之热也，病多属火；外热而躁者，无根之火也，病多属寒。此所以热躁宜寒，阴躁宜热也。狂，阳病也。《宣明五气篇》曰：邪入于阳则狂。《难经》曰：重阳者狂。如赫曦之纪，血流狂妄之类，阳狂也。然复有虚狂者，如《本神篇》曰：肝悲哀动中则伤魂，魂伤则狂妄不精；肺喜乐无极则伤魄，魄伤则狂，狂者意不存人。《通天篇》曰：阳重脱者，阳狂。《腹中论》曰：石之则阳气虚，虚则狂。是又狂之有虚实，补泻不可误用也。

（十四）诸暴强直，皆属于风

“暴”是猝然发生的意思。“强直”是肢体强硬板直如角弓反张之类。张志聪说：

风者，木火之气皆能生风。

张景岳说：

肝主筋，其化风。风气有余，如木郁之发，善暴僵仆之类，肝邪实也。风气不足，如委和之纪，其动緛戾拘缓之类，肝气虚也。此皆肝木本气之化，故曰属风，非外来虚风八风之谓。

凡诸病风而筋为强急者，正以风位之下，金气乘之，燥逐风生，其燥益甚，治宜补阴以制阳，养营以润燥，故曰治风先治血，血行风自灭。此最善之法也。设误认为外感之邪，而用疏风愈风等剂，则益燥其燥，非惟不能去风，而适所以致风矣。

（十五）诸病有声，鼓之如鼓，皆属于热

张景岳说：

鼓之如鼓，胀而有声也。为阳气所逆，故属于热。然《师传篇》曰：胃中寒则腹胀，肠中寒则肠鸣飧泄。《口问篇》曰：中气不足，肠为之苦鸣。此又皆寒胀之有声者也。

（十六）诸病胕肿，疼酸惊骇，皆属于火

张景岳说：

胕肿，浮肿也。胕肿疼酸者，阳实于外，火在经也。惊骇不宁者，热乘阴分，火在脏也。故如少阴少阳司天，皆为疮疡胕肿之类，是火之实也。然伏明之纪，其发痛，太阳司天，为胕腫、身后痈；太阴所至，为重胕肿；太阳在泉，寒复内余，则腰、尻、股、胫、足、膝中痛之类，皆以寒湿之胜而为肿为痛，是又火之不足也。至于惊骇，虚实亦然。如少阴所至为惊骇，君火盛也。若委和之纪，其发惊骇；阳明之复，亦为惊骇。此又以木衰金胜，肝胆受伤，火无生气，阳虚所致，当知也。

（十七）诸转反戾，水液浑浊，皆属于热

王冰注："反戾，转筋也。水液，小便也。"唐容川说："反，角弓反张也。戾，如犬出户下，其身曲戾。"转筋拘挛之证何以属热？刘河间曰："热气燥烁于筋，则挛瘛而痛。火主燔灼，躁动故也。"小便浑浊何以属热？张景岳说："天气热则水浑浊，寒即清洁。水体清而火体浊故也。又如清水为汤，则自然浊也。"虽然"诸转反戾，皆属于热"，但并非绝对宜寒。其亦各有虚实之不同，如张景岳说：

如伤暑霍乱而为转筋之类，宜用甘凉调和等剂，清其亢烈之火者，热之属也；如感冒非时风寒，或因暴雨之后湿毒中脏而为转筋霍乱，宜用辛温等剂，理中气以逐阴邪者，寒之属也。大抵热胜者，必多烦躁焦渴；寒胜者，必多厥逆畏寒。故太阳之至，为痉；太阳之复，为腰脽反痛，屈伸不便；水郁之发，为大关节不利。是皆阳衰阴胜之病也。

"水液浑浊"虽属于热，但亦多虚证，且在治疗上也不是都宜寒凉。张景岳说：

水液之浊，虽为属火，然思虑伤心，劳倦伤脾，色欲伤肾，三阴亏损者，多有是病，治宜慎起居，节劳欲，阴虚者壮其水，阳虚者益其气，金水既足，便当自清。若用寒凉，病必益甚。故《玉机真脏论》曰：冬脉不及，则令人少腹满，小便变。《口问篇》曰：中气不足，溲

便为之变。阴阳盛衰，义有如此。又岂可尽以前证为实热。

（十八）诸病水液，澄澈清冷，皆属于寒

此所谓水液，王冰等注家均认为是“上下所出及吐出溺出”之水液。张景岳说：“水液者，上下所出皆是也。水体清，其气寒，故凡或吐或利，水谷不化而澄澈清冷者，皆得寒水之化，如秋冬寒冷，水必澄清也。”在十九条病机中，只有本条似乎比较绝对，不像其他各条均有相对的两面。

（十九）诸呕吐酸，暴注下迫，皆属于热

张景岳说：

河间曰：胃膈热甚则为呕，火气炎上之象也。酸者，肝木之味也。由火盛制金，不能平木，则肝木自甚，故为酸也。暴注，卒暴注泄也。肠胃热甚而传化失常，火性疾速，故如是也。下迫，后重里急迫痛也，火性急速而能燥物故也。是皆就热为言耳。不知此云皆属于热者，言热之本也。至于阴阳盛衰则变如冰炭，胡可偏执为论。如《举痛论》曰：寒气客于肠胃，厥逆上出，故痛而呕也。《至真要》等论曰，太阳司天，民病呕血善噫；太阳之复，心胃生寒，胸中不和，唾出清水，及为哕噫；太阳之胜，寒入下焦，传为濡泄之类，是皆寒胜之为病也。又如岁木太过，民病飧泄肠鸣，反胁痛而吐甚；发生之纪，其病吐利之类。是皆木邪乘土，脾虚病也。又如岁土不及，民病飧泄霍乱；土郁之发，为呕吐注下；太阴所至，为霍乱吐下之类。是皆湿胜为邪。脾家本病，有湿多成热者，有寒湿同气者。湿热宜清，寒湿宜温，无失气宜。此之谓也。至于吐酸一证，在本节则明言属热。又如少阳之胜为呕酸，亦相火证也。此外别无因寒之说。惟东垣曰：呕吐酸水者，甚则酸水浸其心，其次则吐出酸水，令上下牙酸涩不能相对，以大辛热剂疗之必减。酸味者，收气也。西方肺金旺也，寒水乃金之子，子能令母实，故用大大咸热之剂泻其子，以辛热为之佐，以泻肺之实。若以河间病机之法作热攻之者，误矣。盖杂病酸心，浊气不降，欲为中满，寒药岂能治之乎？此东垣之说，独得前人之未发也。又丹溪曰：或问，吞酸《素问》明以为热，东垣又以为寒，何也？曰：《素问》言热者，言其本也；东垣言寒者，言其末也。但东垣不言外得风寒而作收气立说，欲泻肺金之实，又谓寒药不可治酸，而用安胃汤、加减二陈汤，俱犯丁香，且无治热湿郁积之法，为未合经意。余尝治吞酸，用黄连、茱萸各制炒，随时令迭为佐使，苍术、茯苓为辅，汤浸蒸饼为小丸吞之，仍教以粝食蔬果自养，则病亦安。此又二公之说有不一也。若以愚见评之，则吞酸虽有寒热，但属寒者多，属热者少，故在东垣则全用温药，在丹溪虽用黄连而亦不免茱萸、苍术之类，其义可知。盖凡留饮中焦，郁久成积，湿多生热，则木从火化，因而作酸者，酸之热也，当用丹溪之法；若客寒犯胃，顷刻成酸，本非郁热之谓，明是寒气，若用清凉，岂其所宜？又若饮食或有失节，及无故而为吞酸嗳腐等证，此以木味为邪，肝乘脾也。脾之不化，火之衰也。得热则行，非寒而何？欲不温中，其可得乎？故余愿为东垣之左袒而特表出之，欲人视此者，不可谓概由乎实热。

三、病机十九条的运用

以上十九条病机均指出了某症属某脏、属某气，但从每条病机下面所引注文中可以看出，除了少数的条文外，大多数条文所讲内容并不是绝对的，说得更具体些，就是每条病机，有属脏的，也有属气的，有属原发的，也有属继发的，有虚证，也有实证。因此病机十九条在临床诊断上的作用是，给医者指出一个研究分析病证的范围和方法，而不是被生搬硬套地应用于诊断中。所以《素问·至真要大论》说：

谨守病机，各司其属，有者求之，无者求之，盛者责之，虚者责之，必先五胜，疏其血气，令其调达，而致和平，此之谓也。

所谓“各司其属”的“属”，就是上文属风、属寒、属肝、属肾之类。上文十九条病机各指出不同症状的所属关系，所以谨守病机，就得“各司其属”。

“有者求之，无者求之，盛者责之，虚者责之”，说明上述十九条病机仅仅指出了它们的所属关系，而病证到底是实还是虚，得进一步分析。所谓“求”、所谓“责”，都是推求论断疾病之症结所在，所以王冰说“有无求之，虚盛责之，言悉（彻底了解）由（根本症结）也”。

“必先五胜”，犹言首先要了解在病理机转过程中，五行之气中何气独胜、何气受抑等，然后就再根据情况给予合适治疗。

本段经文（指“谨守病机”以下一段文字）在病机的整个内容中具有非常重要的意义。如果不了解或忽视了这一点，就不可能彻底了解病机的意义和价值，也就不可能掌握病机而正确地将其运用于临床，甚至在临床工作中犯重大错误。如《医学纲目》引邵弁说：

上病机一十九条，实察病之要旨，而有者求之、无者求之、盛者责之、虚者责之一十六字，乃答篇者盛者泻之、虚者补之之旨，而总结病机一十九条之义，又其要旨中之要旨也。河间《原病式》但用病机一十九条立言，而遗此十六字，犹有舟无操舟之工，有兵无将兵之帅。

张景岳也说：

本篇随《至真要大论》之末，以统言病机，故脏五气六，各有所主，或实或虚，则亦无不随气之变而病有不同也。即如诸风掉眩皆属于肝矣，若木胜则四肢强直而为掉，风动于上而为眩，脾土受邪，肝之实也；木衰则血不养筋而为掉，气虚于上而为眩，金邪乘木，肝之虚也。又如诸痛痒疮，皆属于心矣，若火盛则炽热为痈，心之实也；阳衰则阴盛为疽，心之虚也。五脏六气，虚实皆然，故本篇首言盛者泻之、虚者补之，末言有者求之、无者求之、盛者责之、虚者责之。盖既以气宜言病机矣，又特以盛虚有无四字，贯一篇之首尾，以尽其义。此正先圣心传，精妙所在，最为吃紧纲领。奈何刘完素未之详审，略其颠末，独取其中一十九条，演为《原病式》，皆偏言盛气实邪，且于十九条中，凡归重于火者十之七八，至于不及虚邪则全不相顾。又曰：其为治者，但当泻其过甚之气，以为病本，不可反误治其兼化也。立言若此，虚者何堪？故楼氏（按，指楼英，《医学纲目》的作者）指其治法之偏，诚非过也。

以上邵弁、张景岳之论，均认为病机十九条，实是辨证论治之纲领，在临床运用时必须要用辨证的观点，详审其虚实有无，而不可硬搬条文。

自王冰而下，各家注释，对病机之应用，均提出了许多宝贵的意见，进行了精湛的阐述，兹节录一部分，以供参考。

王冰注：

如大寒而甚，热之不热，是无火也；热来复去，昼见夜伏，夜发昼止，时节而动，是无火也。当助其心。又如大热而甚，寒之不寒，是无水也；热动复止，倏忽往来，时动时止，是无水也。当助其肾。内格呕逆，食不得入，是有火也；病呕而吐，食久反出，是无火也。暴速注下，食不及化，是无水也；溏泄而久，止发无恒，是无火也。故心盛则生热，肾盛则生寒，肾虚则寒动于中，心虚则热收于内。又热不得寒，是无水也；寒不得热，是无火也。夫寒之不寒，责其无水；热之不热，责其无火。热之不久，责心之虚；寒之不久，责肾之少。有者泻之，无者补之。虚者补之，盛者泻之。适其中外（按，即不盛不虚），疏其壅塞，令上下无碍，气血通调，则寒热自和，阴阳调达矣。是以方有治热以寒，寒之而水食不入。攻寒以热，热之而昏躁以生，此则气不疏通，壅而为是也。纪于水火，余气可知。故曰：有者求之，无者求之，盛者责之，虚者责之。令气通调，妙之道也。

马莳注：

此病机者，计十有九。《大要》：谨守病机，各司其属。其在太过所化之病为盛，盛者真气也。其在受邪所化之病为虚，虚者假气也。故有其病化者，恐其气之假，故有者亦必求之。无其病化者，恐其邪隐于中，凡寒胜化火，燥胜化风，及寒伏反躁，热伏反厥之类，故无者亦必求之。其病之化似盛者，恐其盛之未的，故盛者亦必责之。其病之化似虚者，恐其虚之未真，故虚者亦必责之。皆用此一十六字为法，庶几补泻不差也。

张志聪注：

有者，谓五脏之病气有余；无者，谓五脏之精气不足。盛者，责其太甚；虚者，责其虚微。如火热之太过，当责其无水也。

张景岳注：

上文一十九条，即病机也。机者，要也，变也，病变所由出也。凡或有或无，皆谓之机。有者言其实，无者言其虚。求之者，求有无之本也，譬犹寻物一般，必得其所，取之则易，如太阴雨化施于太阳，太阳寒化施于少阴，少阴热化施于阳明，阳明燥化施于厥阴，厥阴风化施于太阴。凡淫胜在我者，我之实也，实者真邪也。反胜在彼者，我之虚也，虚者假邪也。此六气之虚实，即所谓有无也。然天地运气，虽分五六，而阴阳之用，水火而已。故阳胜则阴病，阴胜则阳病。泻其盛气，责其有也。培其衰气，责其无也。求得所本而直探其赜，则排难解纷如拾芥也。设不明逆顺盈虚之道，立言之意，而凿执不移，所谓面东者不见西墙，面南者不睹北方，察一曲者不可与言化，察一时者不可与言大，未免实实虚虚，遗人害矣。

第十章　治　　则

第一节　治则的意义

治则是治疗原则的简称，是古人从无数次临床实践中总结出来的治病的基本规律。正因为它来自长期实践的经验积累和对多数疾病的治疗总结，所以它不但具有一定的正确性，而且有着一定的机动灵活性。

治则的机动灵活性表现在每一条治则的适用对象并不局限于一疾一病，而每一疾病的处理方法也不是一成不变的一法一方。说得更具体一些就是，虽然疾病不同，但只要它们具有共同的病理机转，即可运用同一治疗原则进行处理；与此相反，虽系同一疾病，但因整个病变过程的各个阶段所反应的病理机转不同，同一疾病的不同阶段所适用的治疗原则也就不必尽同。在中医治疗学里，疾病的名称，并不占有重要地位。中医治疗的关键在于彻底了解和正确掌握疾病的病理机转。治疗原则就是针对各种病理机转，做出适当处理的指南。

病理机转主要是以阴阳五行、脏象经络等作为理论基础的，因此治则也就离不了这些理论。

例如，《素问·生气通天论》“凡阴阳之要，阳密乃固。两者不和，若春无秋，若冬无夏，因而和之，是谓圣度”指出了协调阴阳在治疗上的重要意义。

《难经·七十五难》“金、木、水、火、土，当更相平。……木欲实，金当平之；火欲实，水当平之；土欲实，木当平之；金欲实，火当平之；水欲实，土当平之”指出了五行相制的理论在治疗上的运用。

《素问·调经论》“五脏者故得六腑与为表里，经络支节，各生虚实，其病所居，随而调之”，《灵枢·经脉》“经脉者，所以能决死生，处百病，调虚实，不可不通”，《难经·五十四难》“脏病难治，腑病易治”指出了经络脏腑理论与治疗的关系。

上述指出了阴阳五行、脏象经络、病能等理论与治则的关系，说明学习治则必须要掌握阴阳五行、脏象经络、病能等基本理论。只有掌握了阴阳五行、脏象经络、病能等理论，才能更好地体会治则的具体内容，才能正确地运用治则理论于临床。

第二节　治未病——早期治疗的优越性

治未病是《内经》在治疗问题上的最高原则。所谓治未病，有两重意义：一是防病于未然之前，一是防变于既病之后。前者就是预防疾病的发生；后者就是早期治疗，及时控制病理变化。前者已经在第六章里讨论过，不再赘述。这里就防变于既病之后（即及时控制病变）进行讨论。

所谓防变于既病之后，就是说当疾病发生后，在处理上首先应防止病邪深入、病势蔓延和恶化，以免造成更复杂、更严重的新病变。

《素问·玉机真脏论》说：

今风寒客于人，使人毫毛毕直，皮肤闭而为热，当是之时，可汗而发也；或痹不仁肿痛，当是之时，可汤熨及火灸刺而去之。弗治，病入舍于肺……弗治，肺即传而行之肝……弗治，肝传之于脾……弗治，脾传之肾……弗治，肾传之心……法当死。

《素问·阴阳应象大论》也说：

邪风之至，疾如风雨，故善治者治皮毛，其次治肌肤，其次治筋脉，其次治六腑，其次治五脏。治五脏者，半死半生也。

这两节经文，指出外邪侵入人体以后，如果不及时处理，就有可能逐步深入而影响内脏，使病情愈来愈复杂，治疗愈来愈困难，甚至发展到无药可救的严重地步。因此，古人特别强调防止病邪传变的重要意义，并将各种足以防止病邪传变的方法，统称为治未病的方法。

《难经·七十七难》说：

所谓治未病者，见肝之病，则知肝当传之与脾，故先实其脾气，无令得受肝之邪也，故曰治未病焉。

本节指出，治未病实际上就是防止病邪的传变。根据五行相克理论，木能制土，则知肝病，脾当受邪，故在治疗上除了治肝之外，还当先用补脾之法增强脾气，以防肝邪传脾之变。

《素问·八正神明论》说：

上工救其萌芽……下工救其已成，救其已败。

这说明具有高超学术水平的医生，常能预见或推断病情的发展趋势，及早做出预防性治疗措施，以控制病情的发展；技术较差的医生，只能见病治病，等到病情发展到严重阶段时，才进行治疗。

《内经》《难经》中治未病的治疗原则不是教条，医生在临床上只有结合具体病情，才能做出适当的防变措施和治疗，例如《灵枢·逆顺》说：

《兵法》曰：无迎逢逢之气，无击堂堂之陈。《刺法》曰：无刺熇熇之热，无刺漉漉之汗，无刺浑浑之脉，无刺病与脉相逆者……上工刺其未生者也……其次刺其已衰者也。下工刺其方袭者也，与其形之盛者也，与其病之与脉相逆者也。故曰：方其盛也，勿敢毁伤，刺其已衰，事必大昌。故曰：上工治未病，不治已病，此之谓也。

这是《内经》作者对一般间歇性热病，所做出的治疗原则，这个原则尤其适用于各种类型的疟疾，所以《素问·疟论》也说“经言无刺熇熇之热，无刺浑浑之脉，无刺漉漉之汗，故为其病逆，未可治也”。经文所谓“无迎逢逢之气，无击堂堂之陈”，就是说当敌人士气旺盛，阵容庄严的时候，不宜急攻直刺，必须避其锐气，击其惰归，才能取胜。所谓“熇熇之热”“漉漉之汗”“浑浑之脉”及“病之与脉相逆”，指的都是邪气方张，邪正斗争激烈而相持不下的现象。若在此时加以针刺，不但无益于病情，而且会毁伤正气而造成不良后果。所以刺治这类疾病最好是在病势未发作的时候，其次是在病势衰退之时。如果正当病邪方张，邪正斗争剧烈时进行针刺，不仅徒增病人痛苦，甚或促使病情恶化。这是最下之计，所以称为下工。以上所说，虽然主要针对针刺而言，但对药物治疗的服药时间也同样适用。本节经文可以说明，只有将治疗原则与具体病情结合起来，才能发挥它的作用；不了解病情的变化就不能正确地运用治疗原则。

通过以上的讨论，可以看出古人所谓治未病的概念，范围非常广泛。不论采用哪种方法，只要是能针对病情的发展趋势，阻截和控制病邪的传变或恶化的措施，都可称为治未病的方法。疾病发展过程基本上就是一个邪正斗争的消长过程，邪气长则正气消而病进，正气盛则邪气衰而病退。因此，在病邪侵袭人体之初，及时加以治疗，一方面可以控制病邪的蔓延，另一方面可避免正气的过度损耗，而正气伤损不大的病变，容易治疗，也容易痊愈。若失治，则病邪步步深入，进迫为机体活动中心的五脏，而造成正气衰败，使人有生命危险。由此，不难理解古人倡议治未病的主导思想和主要精神，它教导人们对于任何疾病都必须重视早期治疗。

第三节　治病必求于本

“本”是根本、本质的意思。“治病必求于本”，就是治疗疾病必须首先了解疾病的根本原因和病变的本质，然后从根本上解决问题。

《素问·阴阳应象大论》说：

> 阴阳者，天地之道也，万物之纲纪，变化之父母，生杀之本始，神明之府也，治病必求于本。

阴阳是万物生长、发展、衰老、死亡的根本，也是与死生问题具有密切关系的一切疾病的根本。因此，治疗疾病就必须从阴阳关系上去探求疾病的根本，或本于阴，或本于阳。只有求得其根本所在，才可以进行正确的治疗。

疾病之本，本于阴阳。其意义似乎很简单。但是阴阳二字的含义，却有其极大的广泛性和复杂性。例如，病因有内伤、外感之分，内伤属阴，外感属阳；而外感之邪又有风、寒、暑、湿、燥、火之别，寒、湿、燥（凉燥为阴，温燥则为阳）属阴，风、暑、火属阳。又如病情有寒热、表里、虚实的不同，寒、里、虚属阴，热、表、实为阳；发病部位有脏腑、经脉、上下、内外的不同，脏、内、下、三阴经都属阴，腑、外、上、三阳经均属阳等。如张志聪说：

> 本者，本于阴阳也。人之脏腑气血、表里、上下皆本乎阴阳，而外淫之风寒暑湿、四时五行亦总属阴阳之二气，至于治病之气味、用针之左右、诊别脉色、引越高下，皆不出乎阴阳之理。故曰：治病必求其本，谓求其病之本于阳邪、本于阴邪也，求其病之在阳分、阴分、气分、血分也，审其汤药之宜用气之升、味之降、温之补、苦之泄也。此篇论治道当取法乎阴阳，故首提曰治病必求于本。

总之阴阳就是本，本就是阴阳。时令有阴阳，病证有阴阳，发病部位有阴阳，脉证有阴阳，治疗疾病必须寻求其阴阳偏胜的关键所在，给以适当的治疗，这就是治病求本的方法。

阴阳偏胜的关键所在就是疾病的本质。治病必求于本，不仅要了解病因、病变部位、脉证等的属阴属阳，而且还必须进一步追求它的本质，所以张景岳说：

惟是本之一字，合之则惟一，分之则无穷。所谓合之惟一者，即本篇所谓阴阳也。未有不明阴阳而能知事理者，亦未有不明阴阳而能知疾病者，此天地万物之大本，必不可不知也。所谓分之无穷者，有变必有象，有象必有本，凡事有必不可不顾者，即本之所在也。姑举其略曰：死以生为本，欲救其死，勿伤其生；邪以正为本，欲攻其邪，必顾其正；阴以阳为本，阳存则生，阳尽则死；静以动为本，有动则活，无动则止；血以气为本，气来则行，气去则凝；证以脉为本，脉吉则吉，脉凶则凶；先者后之本，从此来者，须从此去；急者缓之本，孰急可忧，孰缓无虑；内者外之本，外实者何伤，中败者堪畏；下者上之本，滋苗者先固其根，伐下者必枯其上；虚者实之本，有余者拔之无难，不足者攻之何忍；真者假之本，浅陋者只知见在，精妙者疑似独明；至若医家之本在学力，学力不到，安能格物致知。……凡此者，虽未足以尽求本之妙，而一隅三反，从可类推。总之，求本之道无他也，求勿伤其生而已。

张景岳的这段文章进一步说明治病不但要从病情上分别属阴属阳，而且要仔细推敲阴阳两方的主次；不能只凭现象，应当透过现象看到本质；不能一味祛邪，应当注意到正气；不能只治其血，应当在治血的同时考虑到气等。总之，其指出，要求本就必须从阴阳、真假、邪正、上下、本标等矛盾之中去推求矛盾的主要面。求本之目的是避免诛伐无辜而毁伤患者的生机，因为医生治病之目的是救人。

第四节　标　　本

一、标本的概念

标，即木之末，也就是草木的枝叶。本，是木之根，《说文》云：“木下曰本。从木，一在其下。”《淮南子》曰：“本标相应。”由此引申，凡事物具有本末头策者均可以标本二字来表示他们之间的关系。标本在中医学治疗原则方面的应用，主要是分析发病的先后缓急，从而确定治疗步骤。

二、标本的灵活性和复杂性

《素问·标本病传论》说：

先病而后逆者，治其本；先逆而后病音，治其本。

这节经文的意思是：先患某种病变而后引起气血逆乱的，应该治疗它的本病；先气血逆乱而导致某种病变的，应该治疗它的本病。前一“本”字指某种病变，后一“本”字指气血逆乱。由此可以看出，标本并不是固定不移的。先病者，病即本；先逆者，逆即本。病是本，则逆是标；逆是本，则病是标。一先一后就决定了何者为本，何者为标，这叫作先病者为本，后病者为标。

疾病是发展变化的，疾病的过程是非常复杂的。因此，标本之辨亦不简单。譬如受寒、发热、头痛、身疼，头痛、身疼因发热而产生，所以头痛身疼是标，发热是本；但发热的原因是寒邪侵袭，所以发热对寒邪来说却是标。这说明了标本的灵活性和复杂性。掌握了它的灵活性就可以从复杂的许多标象中，找出疾病的本源来。所以《素问·标本病传论》说：

小而大，言一而知百病之害。少而多，浅而博，可以言一而知百也。以浅而知深，察近而知远，言标与本，易而勿及。

这里所谓“一”是指“本”而说的，病情之变是由小而大，由少而多，由浅而深的，小、少、浅的病象比较简单，大、多、深的病象复杂，医者治病，只有从复杂的病象中找出病之本，才能做出正确的处理。《景岳全书·标本论》“病有标本者，本为病之源，标为病之变。病本惟一，隐而难明，病变甚多，显而易见。故今之治病者，多有不知本末而惟据目前，则最为斯道之大病”，指出医者必须掌握标本分析的方法，达到“以浅而知深，察近而知远”，不致被目前“显而易见”的标病所迷惑的水平。但是标本的分析方法，说起来很容易，做起来并不简单。只有通晓病理变化的种种机制，才能掌握它和运用它。

三、标本的一般运用

《素问·标本病传论》说：

先寒而后生病者治其本，先病而后生寒者治其本，先热而后生病者治其本，先热而后生中满者治其标，先病而后泄者治其本，先泄而后生他病者治其本，必且调之，乃治其他病。先病而后生中满者治其标，先中满而后烦心者治其本。人有客气，有固气。小大不利治其标，小大利治其本。病发而有余，本而标之，先治其本，后治其标；病发而不足，标而本之，先治其标，后治其本。谨察间甚，以意调之，间者并行，甚者独行。先小大不利而后生病者治其本。

这节经文的意思是：先患寒病而后引起其他病变的，应当治其本病的寒；先患某病而后产生寒病的，应当治其原先的本病；先患热病而后引起其他病变的，应当治其本病的热；先患热病而后引起中满的，应当治其标病中满；先患某病而后产生泄泻的，应当治其原先的本病；先患泄泻而后引起其他病变的，应当治其本病泄泻；必须首先调治它的本源，然后再治疗其他病变；先患某病而后产生中满的，应当先治其标病中满；先病中满而后引起烦心的，应当治其本病中满；病人既有外来的邪气，又有本身体内产生的邪气（前者为客气，后者为固气），外来的邪气是本，体内产生的邪气是标；若大小便不通畅的，应当治其标病；大小便通畅的，应当治其本病；病为有余的实证，可以治本而兼治标，或先治其本而后治其标；病为不足的虚证，可以治标而兼治本，或先治其标病而后治其本病。细心审察病情的轻重，根据上述原则，结合具体情况，进行调治，轻病一般可以治本而兼治标或治标而兼治本，重病则应当单独治其本或治其标而不宜本标兼治，以免药力不专。若先大小便不利而后引起其他病证，应当先治其大小便不利的本病。

由上所述可以看出，标本论治之法，除“中满”“小大不利”和“病发而不足”以外，一般均以治本为原则，这与“治病必求于本”的精神是一致的。但是为什么不论“中满”“小大不利”是本还是标，必须先治其中满或小大不利呢？“病发而不足”的，为什么要以治标为主呢？

张景岳说：

> 盖以中满为病，其邪在胃。胃者脏腑之本也，胃满则药食之气不能行，而脏腑皆失其所禀，故先治此者，亦所以治本也。

又说：

> 盖二便不通，乃危急之候，虽为标病，必先治之。

马莳说：

> 大凡病发而大势有余者，则先治其初病之为本而后治其后病之为标。盖先治其本，则有余之势一泻而后诸病可去矣，正本而标之之谓也。病发而大势不足者，则先治其后病之为标，而后治其先病之为本。盖先治其标，则不足之势一补而后本病自培矣，正标而本之之谓也。

以上张景岳、马莳的注释，指出凡标病特别严重，可影响整个病情，或正气虚弱不能抗拒病邪而出现具有不足征象的标病时，为挽救其危急局势，就必须采取先治其标的应急措施。所以《内经》以后的医家在治病必求其本的原则下又提出了“缓则治其本，急则治其标”。总之，不论治标治本，均必须从保护病人的生命方面去考虑。凡严重危及生命者，必须先治。

第五节　补虚泻实

在第八章里曾经讲过，当邪气侵入人体以后，正气必然会来与之对抗而进入斗争状态，而邪正斗争所表现的症状即邪气盛则实，精气夺则虚。虚证和实证取决于邪正双方的势力，正气虚弱则为虚证，邪气充盛则为实证。本节所谓补虚泻实就是说虚证宜用补法而实证宜用泻法。

为什么实证宜泻，虚证宜补？《素问·玉机真脏论》说：

> 脉盛，皮热，腹胀，前后不通，闷瞀，此谓五实。脉细，皮寒，气少，泄利前后，饮食不入，此谓五虚。……浆粥入胃，泄注止，则虚者活；身汗得后利，则实者活。

脉息洪实，皮肤炽热，心情烦闷昏乱，是正邪斗争激烈而热势有余的具体表现，腹中胀满而大小便不通，又是实邪瘀热郁结腹中而不得排泄的现象。脉息细弱，皮肤清冷，肢体无力而呼吸浅短，是正气虚弱不足以与病邪抗衡的具体表现；饮食不进，大便泄泻，小便清多，说明病者得不到营养，而其正气又有随着二便的泄利而下脱的可能。因此，五实或五虚症状同时出现的病变，都是比较危险的病变。实证，得汗出则在表之邪方有出路，得二便通畅则在里之邪方有出路，邪去则正安，所以说“身汗得后利，则实者活”。虚证，能进饮食则正气获得补养，泄利止则正气不复有下脱之虑，正气有增无损则虚弱才有恢复的可能，所以说“浆粥入胃，泄注止，则虚者活”。由此就不难理解实证当泻、虚证当补的道理了。所谓泻，实际上就是祛除其邪气；所谓补，实际上就是补充其正气。

症状的虚实，在临床上必须进行严格细致的分析，否则就不可能做出适当的处理，甚至会误人生命。例如，同样是发热或恶寒，却有虚实之别，《灵枢·根结》说：

形气不足，病气有余，是邪胜也，急泻之。形气有余，病气不足，急补之。形气不足，病气不足，此阴阳气俱不足也，不可刺之，刺之则重不足，重不足则阴阳俱竭，血气皆尽，五脏空虚，筋骨髓枯，老者绝灭，壮者不复矣。形气有余，病气有余，此谓阴阳俱有余也，急泻其邪……故曰：有余者泻之，不足者补之，此之谓也。

这段经文列举了四种不同情况，并指出每一种情况当补或当泻。第一种情况是形气不足而病气有余；第二种情况是形气有余而病气不足，与第一种情况恰恰相反。第三种情况是形气与病气俱不足；第四种情况是形气与病气俱有余，与第三种情况恰恰相反。第一种与第四种都是实证，所以都用泻法。第二种与第三种都是虚证，所以都用补法。这就是所谓“有余者泻之，不足者补之”。

“形气不足”“形气有余”的症状是什么？“病气有余”“病气不足”的症状又是什么？我们说，形气指体表之气，也就是表阳，形气不足就是体表之阳气不足，故其症状是恶寒；形气有余就是体表之阳气太过，其症状是发热。病气指脉象、面色、二便等除了恶寒或发热以外的各种症状。第一种情况是形气不足而病气有余，亦即体表恶寒而脉色、二便等各种症状是实证，这种情况是邪气有余所致，所以经文说“是邪胜也，急泻之”。第二种情况是形气有余而病气不足，亦即体表虽有热而脉色尚见不足之证，这属于正气不足，所以经文说“急补之”。第三种情况是形气与病气俱不足，也就是体表恶寒而脉色又见虚象，这是表里阴阳俱虚之证，所以经文说“此阴阳气俱不足也，不可刺之”。第四种情况是形气与病气俱有余，也就是体表热而脉色又见实象，这是表里阴阳俱实之证，所以经文说“此谓阴阳俱有余也，急泻其邪”。

由此可见，恶寒不一定是虚证，发热不一定是实证，在诊断时必须综合全面症状加以分析才能确定病证的虚实。果属虚证，就宜补法；的是实证，方可攻泻。

虚补实泻是千古不易的治疗原则，若相反为之，则祸不旋踵。虚证误用泻法，是谓虚虚，虚虚之弊，犹如诛伐无辜；实证误用补法，是谓实实，实实之弊，犹如资助敌寇。所以《灵枢·九针十二原》说“无实无虚，损不足而益有余，是谓甚病，病益甚”，《素问·五常政大论》也说“无盛盛，无虚虚，而遗人夭殃；无致邪，无失正，绝人长命”。

虚补实泻的原则，不仅要求医生在运用上要分别清楚虚实，而且要求医生对整个病情中的邪正双方做出正确的估计，只有这样才能够保证医生恰如其分地做出正确的处理。历代医学家，对此颇多论述，现要介绍如下。

张景岳说：

凡病在阳者，不可攻阴；病左胸者，不可攻脏。若此者，邪必乘虚内陷，所谓引贼入寇也。病在阴者，勿攻其阳；病在里者，勿攻其表。若此者，病必因误而甚，所谓自撤藩蔽也。

本段引文的意思是在运用泻法时要注意病邪之部位。

又说：

治病之则，当知邪正，当权重轻。凡治实者，譬如耘禾，禾中生稗，禾之贼也，有一去一，有二去二，耘之善者也；若有一去二，伤一禾矣，有二去四，伤二禾矣；若识禾不的，俱认为稗，而计图尽之，则无禾矣。此用攻之法，贵乎察得其真，不可过也。凡治虚者，譬之给饷，一人一升，十人一斗，日饷足矣；若百人一斗，千人一斛，而三军之众，又岂担石之粮所能活哉？一饷不继，将并前饷而弃之，而况于从中克减乎？此用补之法，贵乎轻重有度，难从简也。

又说：

补泻难容苟且，毫厘皆有权衡，必不可使药过于病，亦不可使药不及病。是以善用攻者必不致伐人元气，善用补者必不致助人邪气，务使正气无损，而邪气得释，能执中和，斯为高手。

这两段引文论补泻宜恰如其分，不可太过，亦不可不及。

又说：

盖虚者本乎元气，实者由乎邪气。元气若虚，则虽有邪气不可攻，而邪不能解，则又有不得不攻者，此处最难下手。但当察其能胜攻与不能胜攻，或宜以攻为补，或宜以补为攻，而得其补泻于微甚可否之间，斯尽善矣。

此段引文讲的是邪盛正虚的治法。一般来说，虚证宜补，不宜用攻泻，但是邪盛正虚之证，有不出其邪虽予补益而正气不能恢复者，甚至邪得补药而邪气更甚正气更虚者，这种情况就“不得不攻”。但是攻邪会使正气愈伤，所以，此处最难下手。医者于此，就当衡量正气之能否任攻，若任攻，则决定攻泻的剂量。这是一种情况。邪盛正虚而宜用攻泻的另一情况是，病证如第八章所说的“大实有羸状”。如此者，则可以“以攻为补”。所谓“以攻为补”，就是实邪既去而正气自然就会恢复，适用于邪盛大实而致正虚，且正气尚能胜攻之证。此外，有因正虚而致邪实者，即所谓“至虚有盛候”的一种病证，往往不胜攻泻，故应给予补益，使正气恢复则邪盛之证自去，这就是“以补为攻”。

喻嘉言《医门法律》说：

设有人焉，正已夺而邪方盛者，将顾其正而补之乎？抑先其邪而攻之乎？见有不的，则死生系之，此其所以宜慎也。夫正者本也，邪者标也。若正气既虚，则邪气虽盛，亦不可攻。盖恐邪未去而正先脱，呼吸变生，则措手无及。故治虚邪者，当先顾正气，正气存则不致于害，且补中自有攻意。盖补阴即所以攻热，补阳即所以攻寒，世未有正气复而邪不退者，亦未有正气竭而命不倾者。如必不得已，亦当酌量缓急，暂从权宜，从少从多，寓战于守，斯可矣，此治虚之道也。若正气无损者，邪气衰微，自不宜补，盖补之则正无兴而邪反盛，适足以借寇兵而资盗粮，故治实证者，当直去其邪，邪去则身安。但法贵精专，便臻速效，此治实之道也。

俞嘉言此论除了说明虚者宜补，实者宜泻外，重点突出了治疗虚中夹实之证首先考虑正气的理论，并在这个基础上提出了“寓战于守”的治疗方法。所谓“寓战于守”就是攻补兼施，也就是补法中兼用攻泻的一种治法，这种治法早在张仲景《伤寒论》中就已有运用，如用桂枝人参汤治太阳病误下而成协热下利，心下痛硬，表里不解之坏病，就是攻补兼施的一个例子。此外，陶节庵用黄龙汤（大承气汤加人参当归等药）治疗病久体虚热甚所致的大便闭结，也是运用攻补兼施治疗方法的一个例子。

以上所引张景岳和喻嘉言的文章，主要说明在“虚者补之，实者泻之”的总原则下，又有“以攻为补”“以补为攻”和“攻补兼施”等更为细致具体的治疗方法。这些治法，大体上不外乎“扶正祛邪”和“祛邪扶正”两个方面，如以攻为补和攻补兼施属于“祛邪扶正”的范畴，以补为攻属于“扶正祛邪”的范畴。此外，在临床实际应用时，尚有“先补后攻”“先攻后补”及“攻补交替”等方法。总之，临床医生，要善于掌握病情，善于灵活变通，善于将治疗原则与临床实际病情结合起来，不宜胶柱鼓瑟、死板教条。

第六节　逆治与从治

一、逆治与从治的概念

《素问·至真要大论》：

> 寒者热之，热者寒之，微者逆之，甚者从之……逆者正治，从者反治，从少从多，观其事也。

所谓“寒者热之，热者寒之”，即寒病用热药，热病有寒药，如热病用石膏，寒病用附子。这是一般的法则。“微者”是病势之不太剧烈者。“逆之”就是逆其病象之寒热而治，也就是上述以寒治热，以热治寒的一般治法。“甚者”是病势之剧烈者。“从之”就是顺从其病象之寒热而治之，也就是以寒治寒，以热治热，是与逆治法相反的治法。应用以寒治寒，以热治热的方法治疗病证，大抵有如下两种情况。在临床上有些实热病人因热极仅见寒象，有些虚寒病人因寒极反见热象，这便是真热假寒和真寒假热。真寒假热所表现征象是热，其治法就顺其假象之热而给以热药；真热假寒所表现的征象是寒，其治法就顺其假象之寒而给以寒药。这是第一种情况。第二种情况是，临床症状明是热证之象，其实质上也的确是热证（并不是假象），热证照理当用寒药（正治法），但服寒药其病更甚；临床症状明是寒证之象，其实质上也的确是寒证，寒证照理当用热药，但服热药其病更甚。在临床上如果遇到上述两种情况，就当采取反治法，或在原有方剂中增加一些顺其病象的药物，或采取热药冷服、寒药热服的方法。这样就可以收到满意的疗效。（王冰认为这种现象属于物理之范畴，以火做比喻，病之微者，相当火之小者，所以“可以湿伏，可以水灭，故逆其性气以折之、攻之”；病之甚者，相当火之大者、烈者，所以“得湿而焰，遇水而燔，不识其性，以水湿之、折之，适足以光焰诣天，物穷方止矣”。）从治法与一般治法相反，一般治法称正治，所以从治法又称反治。适用从治法的情况有多种，不同情况所用从治法有从多从少的分别：有的应当全用反治的药物；有的只需采用服法上的反治；有的用一部分反治药，即既用正治的药物，又用反治的药物（或称反佐）。对于正治与反治混合使用的治法，正治与反治的比例，应当根据病情，酌量制定。张景岳所说“以寒治热，以热治寒，逆其病者，谓之正治。以寒治寒，以热治热，从其病者，谓之反治。从少谓一同而二异，从多谓二同而一异，必观其事之轻重而为之增损，然则宜于全反者，自当尽同无疑矣”，也是这个意思。

关于逆治与从治的区别，根据本段经文列表（表10）如下。

表10　逆治与从治的区别

	逆（正）治之一		逆（正）治之二		从（反）治之一		从（反）治之二		从（反）治之三		从（反）治之四	
病	表象	本质	表象	本质	表象	本质	表象	本质	表象	本质	表象	本质
	热	热	寒	寒	寒	热	寒	寒	热	寒	热	热
	↖↗		↖↗		↖↗		↖↗		↖↗		↖↗	
药	寒		热		寒		寒热		热		热寒	
	以寒治热		以热治寒		以寒治寒	以寒治热	以寒治寒	以热治寒	以热治热	以热治寒	以热治热	以寒治热

由上表可知，从治与逆治的区别，主要是从病之表象与药物间的关系来说的。至于病之本质与药物间的关系，不论从治还是逆治，都必须遵守以寒治热和以热治寒的原则。但是由于疾病的变化是多种多样的，所以治疗的原则有一般的常法，也有应变的变法。逆治是一般的常法，所以称为正治，可以普遍地适用于多种情况；从治是特殊的变法，只能适用于某种特定情况。

治法的种类很多（详见下文），只本节所说的就有四种。这些治法各有它们的适应范围。上述第一种（指表10反治之一，其余类推）和第三种所治疾病的表象和本质是不一致的，所以采用全部反治；第二种与第四种所治疾病的表象与本质一致的，所以采用部分反治。二者绝对不能互易换用。但是不管它们有多大的差别，在治疗疾病的本质问题上它们必然是相同的。因此，逆治与从治的区别，只是以药物之性与疾病表象之间的关系来划分的，药物之性与病之表象相反的称为逆治，相同的称为从治。所以古人有两句分析从治与逆治的话，叫作“逆正顺也，若顺逆也”。它的含意是：逆治法，初看起来是药与病相反的治法，而实际上是正确唯一的根本治法；从治法，初看起来好像是药与病相和调的治法，而实际上也是一种与病相反的治法。

根据以上讨论，可以得出如下几点概念。

（1）逆治是逆其病象的治法；从治是从其病象的治法。逆治法是一般病证的治疗常法，普遍适用于多种情况；从治法是特殊的变法，只能适用于某种特定情况。从治法，从表面来看与逆治法相反，而实际上并不违背逆治的原则。

（2）适用逆治法的病证，大都比较轻微单纯而没有假象。适用从治法的病证，大都比较严重复杂或有假象。

（3）适用从治法的情况有多种，不同情况所用从治法有从少从多的分别。

二、从治法的种类

逆治法是一般的治法，所以它的种类很多，可以参看本章第九节。从治法则比较少用，其种类也较少，大体上不外乎寒热与补泻两个方面，如《素问·至真要大论》说：

帝曰：反治何谓？岐伯曰：热因寒用，寒因热用，塞因塞用，通因通用。必伏其所主，而先其所因。其始则同，其终则异，可使破积，可使溃坚，可使气和，可使必已。

这段经文，自“必伏其所主”以下，说的是反治法应如何应用，可以收到什么效果。所谓“必伏其所主，而先其所因”，就是说，反治法虽然是顺从病象的治法，但是治疗的目的并不在于改变表面的病象，而仍然是治疗其本质，因此反治法在应用上必须要以制伏疾病发展为主要目的；要达到这个目的，就必须了解其根本原因而不为表面的假象所惑。“其治则同，其终则异”，是说反治法在开始时药性与病情似乎相同，但因为服药后假象便会消失，所以结果与正治相同。“可使破积，可使溃坚，可使气和，可使必已”，说明反治法只要应用得当，就可以收到很好的效果，既能破积滞，也能溃坚决，更能调和气血。

“热因寒用”以下四句，就是反治法的具体内容的举例。“热因寒用，寒因热用”，是寒热方面的反治；“塞因塞用，通因通用”是补泻方面的反治。

（一）热因寒用，寒因热用

根据“塞因塞用，通因通用”的意义，或从反治的角度来看，这两句经文应当改为“寒因寒用，热因热用”。历代注家对这两句经文的解释，除了以热治热，以寒治寒之外，尚有热药冷服，寒药热服和药物反佐两种主张。

认为寒因寒用就是热药冷服，热因热用就是寒药热服者的理论根据是，《素问·五常政大论》所说的“治热以寒，温而行之，治寒以热，凉而行之”。如张景岳说：

热（按，寒）因寒用者，如大寒内结，当治以热（按，正治），然寒甚格热，热不得前（按，谓热药服后即吐，不能发挥作用），则以热药冷服，下嗌之后，冷体既消，热性便发，情且不违，而致大益，此热（按，寒）因寒用之法也。寒（按，热）因热用者，如大热在中，以寒攻治则不入（按，呕吐不受药），以热攻治则病增，乃以寒药热服，入腹之后，热气既消，寒性遂行，情且协和，而病以减，此寒（按，热）因热用之法也。

认为寒因寒用是热药中反佐以寒药，热因热用是寒药中反佐热药者，如马莳，其说：

热以治寒，而佐以寒药，乃热因寒用也；寒以治热，而佐以热，乃寒因热用也。

以上两种说法，均被临床所采用，且行之有效。李东垣所惯用的姜、附寒饮及寒药热服，就是热药冷服与寒药热服的例子。左金丸重用寒性的黄连而反佐以温性的茱萸，通脉四逆加猪胆汁汤既用辛热之姜、附而又佐以苦寒之猪胆汁，均是药物反佐的例子。

（二）塞因塞用，通因通用

塞是壅塞充满的意思。见壅塞充满的病变而不用通壅开塞之法，反治以补益之法，就是塞因塞用。例如，治疗肠胃虚寒，脾不运化，寒湿停潴于里所致的腹胀、腹满、疼痛、呕逆、便闭、食不下等症状，就应用此法。若不察虚实，妄用苦寒攻下，非但不能愈其胀满，反而会因脾胃被苦寒攻下损伤而胀满更甚。只有温补脾胃之阳，才能运化其凝聚之寒湿。张仲景用厚朴生姜半夏甘草人参汤治疗汗后腹满，用四逆、理中等汤治疗下后腹满，都是塞因塞用的具体例子。

塞因塞用的治法，若药量不反病情，在服药后有时可以出现某些相反的效果，此时只要加重药量或继续多服几剂，其胀满自然消退，李念莪说："下气虚乏，中焦气壅，欲散满则更虚其下，欲补下则满甚于中，治不知本而先攻其满，药入或减，药过依然，气必更虚，病必转甚，不知少服则壅滞，多服则宣通，峻补其下则下自实，中满自除矣。"其所谓"少服则壅滞，多服则宣通"，就是这种情况。因此，非老于经验者，不能很好地运用塞因塞用的治疗方法。

通因通用就是用攻下剂治疗下利。这种治法，只有在诊得肠中的积滞燥矢、郁热等邪，欲向下泄而不果的假利现象时，才可使用。例如，《伤寒论》说：

> 少阴病，自利清水，色纯青，心下必痛，口干燥者，可下之，宜大承气汤。

这是因为实热内结，燥矢已成，热温水液则下利清水而成的"热结旁流"之证，故以大承气汤下其燥矢，燥矢去则下利自止。又如张子和用木香槟榔丸治痢疾，旨在荡涤积滞；吴鞠通用承气汤治热报下利，重在泄其郁热。所有这些治法，都是在《内经》通因通用的理论指导下发展起来的。使用此法时，只有切实掌握病情之虚实寒热，才不致犯虚虚之戒。

第七节　壮水制阳与益火消阴

人体的阴阳二气是相互资生、相互制约的，只有资生与制约相互配合，才能保持阴阳之间的平衡；如果一方偏胜，就会损害另一方而使之偏衰。《素问·阴阳应象大论》说："阴胜则阳病，阳胜则阴病，阳胜则热，阴胜则寒"。这种寒热病变就是由阴阳的一方偏胜造成另一方偏衰导致的。在治疗上只要采用"寒者热之，热者寒之"的方法，就能解决问题。因为偏胜的一方得到抑制，便不再损伤偏衰的一方，所以偏衰者便能自动恢复。但是病理上之寒热变化，并不如此单纯，不但阴阳偏胜可以引起寒热，而且阴阳偏衰也能导致寒热。阴阳偏衰导致寒热的病理机制不同于阴阳偏胜引起寒热的病理机制，因此，其不适用"寒者热之，热者寒之"的方法。

《素问·至真要大论》：

> 帝曰：论言治寒以热，治热以寒，而方士不能废绳墨而更其道也。有病热者，寒之而热；有病寒者，热之而寒。二者皆在，新病复起，奈何治？岐伯曰：诸寒之而热者，取之阴；热之而寒者，取之阳。所谓求其属也。

这段经文指出，凡用寒药而反热甚者，不是阳盛而是阴不足，当治其阴；凡用热药而反寒甚者，不是阴有余而是阳不足，当治其阳。

寒之反热甚者，因阴气虚弱不足以制约阳气，以致阳气充盛而发热。病之本是阴虚而不是阳胜，当然不能用寒药治其阳元之标以取效，必须峻补真阴以制阳，待至阴精充足时，其热自可不治而退。若不知病本，专以苦寒攻热，非惟热不尽退，适足以伤阴助火而益增热。张景岳说：

诸寒之而热者，谓以苦寒治热而热反增，非火之有余，乃真阴之不足也。阴不足则阳有余而为热，故当取之于阴，谓不宜治火也。只补阴以配其阳，则阴气复而热自退矣。

热之反寒甚者，因真阳不足，无权温化阴气，以致阴盛，阴盛则寒从内生。病之本不在阴盛而在于阳虚，所以治疗不能用热药攻其阴盛之标以取效，必须以温润之品扶助真阳，适至阳气盛则阴寒自消。若不知病本，不用甘温补阳而徒以辛热攻寒，适足以耗散真阳而益增阴寒。张景岳说：

热之而寒者，谓以辛热治寒而寒反甚，非寒之有余，乃真阳之不足也。阳不足则阴有余而为寒，故当取之于阳，谓不宜攻寒也。但补水中之火，则阳气复而寒自消也。

王冰对本节经文所下的结语，更为简单扼要，他说："寒之不寒，责其无水；热之不热，责其无火。"同时，他把这种补阳制阴、补阴制阳的治法叫作"益火之原，以消阴翳；壮水之主，以制阳光"。

以上的讨论，说明治病不但要分别寒热，还须认清寒热之本质——阴阳虚实，只有这样才能正确地运用温凉补泻，不致犯虚虚实实的错误。

第八节　因时因地因人施治

《内经》认为人体与自然界是息息相关的整体。因此，既不能孤立地看病，也不能孤立地看人，在治疗上必须重视天时、地理、人体的体质及人事的变迁等各个方面。

一、因时用药

《素问·五常政大论》说："必先岁气，无伐天和。"张景岳解释说："五运有纪，六气有序，四时有令，阴阳有节，皆岁气也。人气应之以生长收藏，即天和也。设不知岁气变迁，而妄呼寒热，则邪正盛衰无所辨，未免于犯岁气、伐天和矣。夭枉之由，此其为甚。"王冰注云："太阴所在其脉沉，少阴所在其脉钩，厥阴所在其脉弦，太阳所在其脉大而长，阳明所在其脉短而涩，少阳所在其脉大而浮。如是六脉，则谓天和。不识不知，呼为寒热。攻寒令热，脉不变而热疾已生；制热令寒，脉如故而寒病又起。欲求其适，安可得乎？"张景岳、王冰之论，清楚地阐明了"必先岁气，无伐天和"的意义。为医者必须深切了解人体的生理活动与天时相应的关系，知道其随着天时而改变，若不懂此种原理，误把生理现象错认为病理现象，而欲以药物疗之，则诛伐无辜，将有夭枉之患。这是指诊断论治而言，至于用药亦须注意天时。

《素问·六元正纪大论》说：

用温远温，用热远热，用凉远凉，用寒远寒，食宜同法，有假反常。

经文之意：在一般情况下，药物的寒热温凉不宜与天时相同，天时温则药不宜用温，天时热则不宜用热药，天时凉则不宜用凉药，天时寒则不宜用寒药；不但用药如此，食养也当如此，只有在气候与时令相反，或客邪侵袭使正气紊乱的情况下，才不受上述法则的限制。但非外感性的疾病，在治疗上不管天气如何反常，一般仍宜根据时令之禁忌用药，所以《素问·六元正纪大论》又说：

天气反时，则可依时，及胜其主则可犯，以平为期，而不可过，是谓邪气反胜者。故曰：无失天信，无逆气宜，无翼其胜，无赞其复，是谓至治。

二、因地制宜

《素问·异法方宜论》说：

黄帝问曰：医之治病也，一病而治各不同，皆愈，何也？岐伯对曰：地势使然也。……故治所以异而病皆愈者，得病之情，知治之大体也。

这段经文指出，由于不同地区的人们，所处地势不同，致病条件不一，饮食居处等生活习惯各异，所以同一疾病可以用不同治法取效。因此，王叔和《伤寒序例》说：

土地温凉，高下不同，物性刚柔，餐居亦异，是故黄帝兴四方之问，岐伯举四治之能，以训后贤，开其未悟者。临病之工，亦须两审也。

三、因人施治

《灵枢·论痛》说：

胃厚、色黑、大骨及肥者，皆胜毒；故其瘦而薄胃者，皆不胜毒也。

《素问·五常政大论》说：

能毒者以厚药，不胜毒者以薄药。

朱丹溪《格致余论》说：

凡人之形，长不及短，大不及小，肥不及瘦。人之色，白不及黑，嫩不及苍，薄不及厚。而况肥人湿多，瘦人火多；白者肺气虚，黑者肾气足；形色既殊，脏腑亦异，外证虽同，治法迥别。

此三段引文说明治病用药，必须审察患者之体质，权衡虚实，分别对待。

《素问·血气形志》说：

形乐志苦，病生于脉，治之以灸刺。形乐志乐，病生于肉，治之以针石。形苦志乐，病生于筋，治之以熨引。形苦志苦，病生于咽嗌，治之以百药。

"形"，指体力。"志"，指精神。"形乐志苦"者，身不劳而心多忧思，故其病在经脉；经脉因气血涩滞而病，故治宜灸刺。"形乐志乐"者，饱食终日，五体不勤，无所用心，故多肉病；肉病者，或因卫气留阻，或因脓血结聚而病，如《素问·阴阳应象大论》所谓"高梁之变，足生大丁"，故当用针砭以治之。"形苦志乐"者，多劳而心神舒畅，但因劳多伤筋，故只需用温熨导引之法以治之。"形苦志苦"者，"必多忧思，忧则伤肺，思则伤脾，脾肺气伤，则虚而不行，气必滞矣。脾肺之脉，上循咽嗌，故病生于咽嗌。如人之悲忧过度，则喉咙哽咽，食饮难进；思虑过度则上焦否隔，咽中核塞，即其征也。《通评虚实论》曰：隔则闭绝，上下不通，则暴忧之病也。亦此之谓。病在嗌者，因损于脏，故当以甘药调补之"（张景岳《类经》）。虽然上述形志苦乐与疾病治疗的关系并非绝对之论，但是我们不能抹杀生活环境和精神状态对人体的影响。

《素问·疏五过论》曾强调指出，"圣人之治病"不仅"必知天地阴阳，四时经纪（'经纪'即经常的规律），五脏六腑，雌雄表里（脏腑经脉的相合关系），刺灸、砭石、毒药所主"，而且还必须"从容人事，以明经道，贵贱贫富，各异品理，问年少长，勇怯之理，审于分部，知病本始，八正九候，诊必副矣"。

李时珍《本草纲目·序例·神农本经名例》引《伤寒论序例》说：

且如贵豪之家，形乐志苦者也。衣食足则形乐而外实，思虑多则志苦而内虚。故病生于脉，与贫下异，当因人而治。

又说：

凡人少、长、老，其气血有盛、壮、衰三等，故岐伯曰：少火之气壮，壮火之气衰。盖少火生气，壮火散气，况衰火乎。故治法亦当分三等。其少日服饵之药，于壮、老之时，皆须别处，决不可忽。

综上所述，因人施治，在治疗上实占有非常重要的地位，如张景岳《景岳全书》说：

人者本也，证者标也，证随人见，成败所由，故当以因人为先，因证次之。

因人施治的主要精神是：治疗疾病，不应当孤立地看病而应当看到整个病人。因地、因时施治的主要精神是：不应当孤立地看病人，而应当看到人与大自然的不可分割的关系。

第九节　因证施治

因证施治就是根据不同的病证给以不同的治疗。例如，《素问·至真要大论》说：

坚者削之，客者除之，劳者温之，结者散之，留者攻之，燥者濡之，急者缓之，散者收之，损者温之，逸者行之，惊者平之。

这就是因证施治的基本原则。坚、客、劳、结、留、燥、急、散、损、逸、惊，是不同的病证。削、除、温、散、攻、濡、缓、收、行、平，是治疗的法。

一、坚者削之

“坚”是硬实牢固之意，指癥瘕积聚之类。“削”是剥夺克蚀之法。癥瘕积聚之病的病机为病邪痰浊等与气血抟结，日久坚硬有形而逐渐增大。其病不在肠内，所以不宜用一般的泻下剂攻之，只能用化瘀软坚、活血行气之药逐步加以消削克蚀，使坚块由硬变软，由大变小，而逐渐消失。若误用一般泻下剂，不但不能去坚，反而徒伤正气。

二、客者除之

外来之邪称为客邪，客邪不除，病必不愈。客于肌表者，可发汗；客于肠胃者，可温逐，可泻下。总之，凡有客邪，必先除之。若不除客邪，但头痛治头，脚痛治脚，徒治其标而不去其本，则等于扬汤止沸，无济于事。

三、劳者温之

“劳”即劳倦，指疲劳过度所致的以各种功能活动衰退为特点的病证，其表现如四肢怠惰、精神不振、少气自汗、怕风发热、食少、健忘等。凡因劳成疾而功能衰退者，就得用人参、茯苓、白术、甘草等药温养之。李东垣以补中益气汤治劳倦伤脾引起的气虚发热，就是“劳者温之”这一治疗原则的创造性的具体应用。

四、结者散之

“结”有收敛里结之意，指一切病邪、情志、痰浊、气血之郁结。“散”即收之反，凡解散郁结之法，如温熨、薄贴、发汗、理气、化痰、温中等，都可称为散。凡是散结之方，一般都用辛味之药而忌酸味之药，因辛主散而酸主收。

五、留者攻之

“留”是停滞不流动之谓，指一切有形之物，如痰饮、宿食、水、血等停留于局部所致之病。“攻”指攻逼泻下之药，如皂荚、芫花、大戟、牵牛、芒硝、大黄、巴豆、桃仁等。

六、燥者濡之

津液缺乏谓之“燥”。“濡”即润泽之谓。治燥之法以增液润燥为主，如燥在肺者宜润肺，燥在肠者宜润肠，燥在血脉者宜养血润燥等。

七、急者缓之

“急”即拘急挛引。“缓”即缓解拘急之法。如筋脉拘急疼痛，两足但能屈而不能伸，可用芍药甘草汤以缓解拘挛，即所谓“肝苦急，急食甘以缓之”。但是拘急收引之原因甚多，其病理机制和病势轻重亦各有不同。如“诸寒收引，皆属于肾”“诸暴强直，皆属于湿”“诸风掉眩，皆属于肝”，均有拘急收引之症状，但因其病因不同，治疗方法亦须有所区别。因寒而急的，宜泻里散寒；因湿而急的，宜以祛湿为主；因风而急的，宜平肝熄风。否则唯务其末，不治其本，急必不能缓。因此，“急者缓之”的“缓”，并不专指“甘以缓之”之法，凡是能缓解拘急的，均属于“缓”的范围。

八、散者收之

“散”是不能敛束之病，如精神散而不敛则神志恍惚，肌腠不敛则自汗盗汗，精关不固则梦遗滑泄，膀胱不约则遗溺，肛门不敛则大便失禁等。凡此诸证多因元气衰弱，缺乏固摄敛束作用所致。若不加制止而任其发展，则元气有消亡之虞，因此“散者”必须“收之”。凡治疗此类病，首先考虑收敛固涩之剂，以堵元气消亡之路。

九、损者温之（益之）

“损”即虚损。《难经·十四难》说：“一损损于皮毛，皮聚而毛落；二损损于血脉，血脉虚少，不能荣于五脏六腑也；三损损于肌肉，肌肉消瘦，饮食不能为肌肤；四损损于筋，筋缓不能自收持；五损损于骨，骨痿不能起于床。”上述五损之症状可以说明“损”是五脏之气受伤而耗损所致之病，所以无一不是虚证。虚损者必须补益，这也是治本之道，所以《难经·十四难》又说：“损其肺者，益其气；损其心者，调其营卫；损其脾者，调其饮食，适其寒温；损其肝者，缓其中；损其肾者，益其精。”

十、逸者行之

“逸”指静而不动。荀子说“户枢不蠹，流水不腐”，以其活动故也。人若饱食终日，不事劳动，则气血运行涩滞，消化迟钝。《素问·宣明五气》所说“久卧伤气，久坐伤肉”，就是因逸而致病的例子。李念莪说：“饥饱劳逸，皆能成病。过于逸则气脉凝滞，故须行之。”“行”指活动，包括按摩、推拿、体育疗法、药物治疗等能促使气血运行的一切治疗方法。

十一、惊者平之

“惊”是惊惕不安，如心悸怔忡、失眠多惊等症。“平”指镇静安神之法。

以上这些因证施治之法，仅仅是一种原则，在临床上还须结合具体病情，选用具体的治疗方法。例如，“客者除之”，仅仅指出了“客邪”为病，必须“除”去客邪，至于如何“除”，就有各种具体的方法，或用发表，或用涌吐，或用攻下，或用温中，或用按摩，或用汤浴，或用薄贴，或用针灸，只要适合病情，均能达到除去客邪之目的，所以《素问·至真要大论》又说：

上之下之，摩之浴之，薄之劫之，开之发之，适事为故。

"上之"，指提举上升之法，如涌吐法、升提法之类。"下之"，指降逆法、攻下法之类。"摩之"，即按摩法。"浴之"，即汤液浸渍法。"薄之"，指自逼邪外出之法，包括熨法、熏法、薄贴法等，"劫之"，是阻截之法，包括止痛、止泻、截疟等法。"开之"，指宣肺、开窍、放血等法。"发之"，指发散、逐寒、解表之法。"适事为故"就是选择与病情适合的方法，以达到治疗之目的。

第十节　因势利导

前面说过，因证施治的原则为：必须结合具体病情，选用适合的具体的治疗方法。本节所谓因势利导，就是根据具体的病情选用适当治法的理论。

疾病的产生发展，一般都取决于两个因素，即正气和邪气，邪气盛则为实证，正气夺则为虚证。治疗之目的就是扶助正气，祛除邪气。扶正就是补虚，祛邪就是泻实。治疗方法必须有利于正气而不利于邪气，若不明邪正双方的趋势，虽然虚实之诊断无误，补泻的治则无错，但所用之方法不当，则补法亦能损正，泻法亦能助邪。因此，只有根据邪正双方的趋势，选用补正而不助邪，或祛邪而不损正的适合于病情的方法，才能治好疾病。《素问·阴阳应象大论》说：

> 故因其轻而扬之，因其重而减之，因其衰而彰之。形不足者，温之以气；精不足者，补之以味。其高者，因而越之；其下者，引而竭之；中满者，泻之于内。其有邪者，渍形以为汗。其在皮者，汗而发之。其慓悍者，按而收之。其实者，散而泻之。审其阴阳，以别柔刚，阳病治阴，阴病治阳，定其血气，各守其乡，血实宜决之，气虚宜掣引之。

这段经文的主要精神就是教人在临床上根据不同病情选用不同治法。

一、因其轻而扬之

"轻"是上浮之意，指邪之在上、在表者。"扬"是上升外散的意思。所谓"因其轻而扬之"就是，凡病邪之在上、在表，而正气有驱邪上出、外散的趋势或可能者，可以选用涌吐法或发表法。

二、因其重而减之

"重"是下降之意，指病邪之在里、在下者。"减"是消导、攻下之法。"因其重而减之"就是，凡病邪在里、在下，而正气有驱邪下出之趋势或可能者，可以选用消导法或攻下法。

三、因其衰而彰之

"衰"是正气虚弱。"彰"是彰明昭著。"因其衰而彰之"就是，凡正气衰弱不足之证，当用补益之法以恢复其正气。

四、形不足者，温之以气；精不足者，补之以味

"形不足"是阳衰。"精不足"是阴虚。气为阳，故阳衰者以气分药温养之。味为阴，故阴虚

者以厚味药补益之。

五、其高者，因而越之

“高”指邪在胸膈上部。“越”指涌吐法。“其高者因而越之”就是凡病邪在胸膈上部，而正气有驱邪上越的趋势或可能者，可以用涌吐法。

六、其下者，引而竭之

“下”指病邪之在下部者。“引”是趁势引导之谓。“竭”是排除尽净。“其下者引而竭之”就是病邪在下部，而正气有驱邪下出的趋势或可能者，可以用攻下法或导法（如猪胆汁导法、蜜煎导法等）趁势引导邪气，从而驱除所有的邪气。

七、中满者，泻之于内

“中满”指胸腹胀满。“泻”指消导法和攻下法。中满有虚有实，本条仅指实证，所以可以消导，可以攻下。若系虚证，就当用塞因塞用之法。

八、其有邪者，渍形以为汗

本条承上条而言，意谓里有中满等可攻、可下之证，而在表尚有表邪未解者，可以用汤液浸渍取汗以解在表之邪。

九、其在皮者，汗而发之

此言邪气在肌表者，宜于发散，故以发表药使邪从汗解，即《素问·玉机真脏论》所谓“今风寒客于人，使人毫毛毕直，皮肤闭而为热。当是之时，可汗而发也”之证。

十、其慓悍者，按而收之

“慓悍”指汗出不止、吐泻无度等症。如此者正气有暴脱之险，所以必须“按而收之”。“按”就是制止其慓悍的现象。“收”就是收敛约束之谓。

十一、其实者，散而泻之

“实”指正邪俱盛。“散”指发散表邪。“泻”指攻下。表实者宜散，里实者宜泻。

十二、审其阴阳，以制柔刚，阳病治阴，阴病治阳

“审”，诊察、分析、判断之谓。“柔”是不足、衰弱。“刚”是太过、偏胜。本条意谓：审察病人之阴阳，以明确病之原因是阴胜还是阳衰，是阳胜还是阴衰；因为阳胜则阴病，阴胜则阳病，所以阳病可以治阴，阴病可以治阳。

十三、定其血气，各守其乡

此指气血妄行者，当安定其血气，使之各守其部位而不妄行。

十四、血实宜决之

“血实”即局部血行障碍而有血液充盈瘀滞之象者。“决”是针刺其血液瘀滞之处，以放血泻邪。施用本法放出较多血液之后，不宜再发汗；发汗太多之后，也不宜再予放血。否则有出事故之危险。如《灵枢·营卫生会》说：“营卫者精气也，血者神气也，故血之与气，异名同类焉。故夺血者无汗，夺汗者无血，故人生有两死而无两生。”所谓“有两死而无两生”，就是：造成死亡的原因可以有两个，但是保全生命的道理只有一个——保护正气。

十五、气虚宜掣引之

气虚有全身性气虚，有局部性气虚，亦有全身性气虚兼局部性气虚特别突出。全身性气虚，当用温养之法，即所谓“形不足者，补之以气”；局部性气虚，可以从不虚之处导引其气以补不足之处，这就是本条所谓“气虚宜掣引之”的方法；全身性气虚兼局部性气虚特别突出，可以兼用上述二法。例如，气虚下陷所致的脱肛、女子子宫下脱等证，若只用温养补气之剂，犹不足以消除其下陷之势，必须在温养补气药中加以升提上举之药，才能收到良好的效果。因为气虚下陷是中气虚而下气实，故应以升提之药，导引在下之气以济中气之虚。

通过以上讨论，可以看出，因证施治是治疗的大法，因势利导是治疗的活法，而二者结合起来，就是辨证论治的原则。辨证论治的原则既是综合的，又是针对个别情况的；辨证论治既是大法，又是活法。因此，我们说，《内经》的治疗原则为中医学辨证论治的独特的医疗体系奠定了基础。

后世学者通过实践，在《内经》治疗原则的基础上，创造性地发展了这个辨证论治体系，使它不断地丰富起来。例如，外感病的解表法，在《内经》里，以综合性的大法来说，是属于“客者除之”的范畴的，以个别性的活法说来，有“其在皮者，汗而发之”“其有邪者，渍形以为汗”，及“夺血者无汗”等原则；到了后汉张仲景《伤寒论》，就有麻黄汤、桂枝汤、葛根汤、大青龙汤、小青龙汤等许多不同的解表方剂，且它还详细论述了各方剂的适应证，并提出了衄家、亡血家、汗家、淋家等不可发汗的禁例；到了清代温病学派，又有辛凉解表的各种不同方剂及其应用方法的发明，但是一切方法在既要掌握综合性的大法，又要针对个别情况运用不同的活法的原则方面，与《内经》治疗原则不仅是一致的，而且是不可能脱离的。

第十一节　掌握适当剂量

我们知道，疾病的过程是邪正斗争的过程。正气战胜邪气，病就痊愈；反之，邪气战胜正气，病就恶化以至死亡。治疗的要求应该是扶助正气，排除邪气。但是药物的作用并不能完全符合这个要求，因为药物一般都必须通过人体，才能达到祛邪的目的，直接作用于病邪的药物是不多的。因此，治疗的对象，不是病而是病人。用药祛邪应当掌握适当剂量。若药量太过，则病邪虽去，而人亦有所损伤。

《素问·五常政大论》说：

> 帝曰：有毒无毒，服有约乎？岐伯曰：病有久新，方有大小，有毒无毒，固宜常制矣。大毒治病，十去其六；常毒治病，十去其七；小毒治病，十去其八；无毒治病，十去其九。谷肉果菜食养尽之，无使过之伤其正也。不尽，行复如法。

这段经文大意如下。在治病时，不论是新病还是久病，所采用的方剂的大小、药物的有毒无毒，都应当有一定的法度，毒性大的药物，病去十分之六就应停止使用；一般性的毒药，病去十分之七，就应停止使用；毒性轻微的药物，病去十分之八就应停止使用；无毒的药物，病去十分之九也应停止使用。可以用谷肉叶菜等食物营养正气，正气恢复则未净之邪自然消退。服药或食物，均不宜太过，太过则损伤正气。如果病犹未尽，可以再用上法治疗之。

由此可见，药物并不是万能的东西，只能在不伤正气的原则下使用，超出了这个原则，非但不能达到愈病之目的，而且还会使病情恶化。即使是无毒的药物，也不宜久服、多服。当治疗效果达到一定程度时，就应当适当地减轻剂量，或停止使用。未尽之邪，赖正气的抗病能力，自会被消除。若操之过急，剂量太大，毒性过烈，则邪气虽除而正气亦伤，将大大影响病体的恢复过程，严重的则往往会导致死亡。

毒药攻邪易伤正气，所以大毒之药必须慎用。若不得已而用之，亦当严格地审查病人的正气，掌握适当的剂量。特别是孕妇，在一般情况下（若误用毒药将危及母子的生命）应禁用有毒之药。只有在邪气顽固，非用毒药不能驱除，而邪不去则对母子的生命均有严重威胁的情况下，才可酌情使用。如《素问·六元正纪大论》说：

> 黄帝问曰：妇人重身，毒之何如？岐伯曰：有故无殒，亦无殒也。帝曰：愿闻其故。何谓也？岐伯曰：大积大聚，其可犯也，衰其大半而止，过者死。

经文指出，只有在“大积大聚”，非攻不可的情况下，才能破例地应用有毒药物，且在运用时必须掌握适当的剂量，虽正气壮实者，也只能“衰其大半而止”。一过其度，就有使人死亡的可能。虽说“有故无殒”，到底有很大危险性，非老于经验者，不宜孟浪试用。

第十二节　药食并重与食物禁忌

前面已经讲过，药物有大毒、常毒、小毒、无毒之分，去病有六分、七分、八分、九分之别，药不及病固然无济于事，药过所病则必伤害正气而变生为患。因此，药物并不是万能之物，治病不能完全依赖药物。

《素问·脏气法时论》说：

毒药攻邪，五谷为养，五果为助，五畜为益，五菜为充，气味合而服之，以补精益气。

药物的作用一般为攻邪，而补益精气还当依靠饮食。张景岳说：

药以治病，因毒为能。所谓毒者，以气味之有偏也。盖气味之正者，谷食之属是也，所以养人之正气。气味之偏者，药饵之属是也，所以去人之邪气。其为故也，正以人之为病，病在阴阳偏胜耳。欲救其偏，则惟气味之偏者能之，正者不及也。

这指出了药食对病体所起的作用。二者各有所长，药物气味有偏，能纠正人身阴阳之偏，故长于攻邪而短于补正；食物气味平正，善于滋养精气，故长于补正而短于祛邪。因此，药疗食养，是治疗过程中不可或缺的两个重要环节。

《素问·热论》说：

诸遗者，热甚而强食之，故有所遗也。……病热少愈，食肉则复，多食则遗。

《素问·宣明五气》说：

气病无多食辛……血病无多食咸……骨病无多食苦……肉病无多食甘……筋病无多食酸。

《灵枢·五味》又说：

肝病禁辛，心病禁咸，脾病禁酸，肾病禁甘，肺病禁苦。

以上经文又指出了，食养虽与药疗同样重要，但亦须有节制和禁忌。

疾病过程中，对于饮食的节制和禁忌，必须根据不同病情而定，例如张子和《儒门事亲》说："当禁而不禁者，轻者危，重则死；不当禁而禁者亦然"；"胃为水谷之海，不可虚怯，虚怯则百邪皆入矣，或思荤茹，虽与病相反，亦令少食，图引浆粥，此权变之道也。若专以淡粥责之，则病人不悦而食减，久则病增损命，世俗误人矣"。李东垣《脾胃论》说"虽立食禁法，若可食之物一切禁之，则胃气失所养也，亦当从权而食之，以滋胃也"，指出食物禁忌，虽然非常重要，但是不应当盲目地禁食，应当根据病情做全面考虑。又如吴又可《温疫论》说：

若夫大病之后，盖客邪新去，胃口方开……宜先与粥饮，次糊饮，次糜粥，次软饭，尤当循序渐进，毋先后其时。当设炉火，昼夜勿令断绝，以备不时之用，思谷即与，稍缓则胃饥如刻，再缓则胃气伤，反不思食矣。既不思食，若照前与之，虽食而弗化，弗化则伤之又伤。……若更多与及粘硬之物，胃气壅甚，必胀满难支。

综上所述，食养之法，宜少量多食，宜及时，宜易于消化之物。一般病证均当针对病情严格掌握食禁。若病久胃呆，长期饮食不思者，当以恢复食欲为先，虽犯禁忌，亦可少量与之。

王玉川医学全集

《内经》讲义（第1版）

绪　　言

《黄帝内经》（以下简称《内经》）包括《素问》和《灵枢》两个组成部分，是现存的最早的中医经典著作。它的成书年代，为2000多年以前“诸子蜂起，百家争鸣”的春秋战国时期。它不是一时一人的手笔，而是随着医学的不断发展而续有补充的。它是古代劳动人民长期与疾病做斗争的经验总结，是一部经过多次修订而成的医学巨著。

《内经》的内容非常丰富，它不仅对人类本身的生理活动、疾病现象以及诊断和治疗做出了全面的、符合当时科学要求的说明，而且还具有与宗教迷信做尖锐斗争的、朴素的唯物辩证观点。例如，《素问·五脏别论》曾指出，迷信鬼神的人是不会相信真理的（“拘于鬼神者，不可与言至德”）。又如，《素问·汤液醪醴论》在论述医生与病人的关系时亦明确地提出，病人及其病理变化是主要的、客观存在的，而医生的诊断和治疗是根据客观存在，经过分析研究后所做出的决定和措施（“病为本，工为标”）。诸如此类的例子不胜枚举（详见本讲义“导论”）。因此，《内经》的价值不仅在于它成功地总结了战国以前的医疗经验，而且在于它把医疗、保健的实践提高到了古代朴素唯物论的理论原则的高度，与迷信鬼神主宰的“宿命论”进行斗争，并反过来以朴素的辩证法指导医疗实践，为中医学发展奠定了理论基础。虽然它是原始的、不完备的，但是几千年来，即使中医学在医疗技术和医学理论方面有许多新的发展，其根本性的医学观点基本上还是以《内经》的理论为依据的。换句话说，《内经》的学术思想和理论原则一直对中医学临床实践起着指导性的作用。因此，《内经》是祖国医学遗产的重要组成部分，我们今天用毛泽东思想和现代科学知识来学习、研究、整理中医学时，还应当掌握它，以便不断提高。

在继承和发扬祖国医学遗产方面，党提出了“系统学习，全面掌握，整理提高”的方针。几年来，在党的正确领导下，国家贯彻执行了这一英明方针，使整个中医工作有了蓬勃的发展。以往的教学实践证明，学习《内经》和掌握《内经》的理论，对于学好其他中医课程和指导临床实践有着很大的作用。此外，它对进一步研究、整理和提高祖国医学，使之更好地为广大劳动人民的保健事业服务，以及发展我国独创性的医药学派，都是具有现实意义的。

本讲义分为导论、经络、脏象、病机、病证、诊法、治则七篇，本着“既要全面，又要简明”的要求，对《内经》的主要内容做了比较系统的介绍，并尽量用现代语言加以阐述，以使读者容易理解中医的基本理论知识，为学习其他中医课程打下基础。

本讲义以实用为主，以符合当前教学上的实际需要为目的。但是，由于《内经》的内容非常丰富，而我们的水平有限，故我们不可能全部地撷取《内经》的精华，并加以进一步的阐明。此外，由于科学是在不断地高速发展着的，人们对于某些古代的医学理论和学术问题，亦将不断有新的理解和论证。因此，本讲义也必将在今后科学发展和教学实践过程中，被不断地修正、补充和提高，以更好地继承和发扬祖国医学遗产，为当前社会主义建设事业做出贡献。

目　　录

导论

第一章　人与自然 / 274
第一节　自然变化对人的生理的影响/ 274
第二节　自然变化与疾病的关系 / 275
第三节　自然环境与治疗 / 276
第四节　摄生 / 276
第二章　阴阳 / 277
第一节　阴阳的基本概念 / 277
第二节　阴阳在医学上的应用 / 279
第三章　五行 / 281
第一节　五行的基本概念 / 281
第二节　五行在医学上的应用 / 284
小结 / 285

经络

第一章　十二经脉 / 288
第一节　十二经脉循行部位 / 288
第二节　经脉循行顺逆 / 300
第三节　十二经表里和气血多少 / 301
第四节　三阴三阳开阖枢 / 302
第二章　奇经八脉 / 303
第三章　经别、别络、经筋 / 310
第一节　十二经别 / 310
第二节　十五别络 / 313
第三节　十二经筋 / 315
小结 / 317

脏象

第一章　脏腑 / 320
第一节　五脏 / 320
第二节　六腑 / 327
第三节　奇恒之腑 / 329
第四节　脏腑间的相互关系 / 331
第五节　脏腑与身体五官诸窍 / 332
第二章　精、气、神 / 336
第一节　精 / 336

第二节　气 / 338
第三节　神 / 341
小结 / 341

病机

第一章　发病 / 344
第二章　病因 / 345
第一节　六淫 / 346
第二节　七情 / 349
第三节　饮食劳伤 / 351
第三章　病机十九条 / 352
第四章　辨证 / 354
小结 / 356

病证

第一章　风 / 358
第二章　伤寒 / 361
第三章　五脏热病 / 362
第四章　疟 / 363
第五章　咳 / 363
第六章　痹 / 365
第七章　痿 / 367
第八章　厥 / 369
第九章　积聚 / 370
第十章　水肿 / 371
第十一章　胀 / 373
第十二章　泄泻 / 374
第十三章　肠澼 / 375
第十四章　消 / 375
第十五章　癫狂 / 376
小结 / 377

诊法

第一章　望诊 / 380
第一节　辨五色 / 380
第二节　分部位 / 382
第三节　察目 / 383
第四节　诊血脉 / 383
第五节　望形态 / 384
第六节　望舌 / 384
第二章　闻诊 / 385
第三章　问诊 / 386
第四章　切诊 / 386
第一节　切脉 / 387
第二节　按诊 / 395
小结 / 397

治则

第一章　治未病 / 400
第二章　标本 / 401
第一节　病气标本 / 401
第二节　治序标本 / 402
第三章　分辨逆从 / 402
第四章　立法制方 / 403
第一节　气味性能 / 403
第二节　辨证立法 / 404
第三节　配伍方剂 / 405
第四节　异法方宜 / 406
第五节　制约适宜 / 407
第六节　针刺大法 / 408
第七节　饮食宜忌 / 408
附一：五运六气 / 409
第一节　干支甲子 / 410
第二节　五运 / 411
第三节　六气 / 415
第四节　五运与六气 / 419
小结 / 423
附二：标本中气 / 424
附三：十三方 / 425
小结 / 429

【导论】

第一章　人与自然

古代医学家根据当时对自然科学和哲学（二者当时是不分的）的认识，确立了人与自然界是一个整体的概念，认为人生活在自然中，必然受着自然界运动变化的影响。如《灵枢·邪客》说："人与天地相应也。"这就明确地指出了人与自然是有密切关系的。这种人与外在环境统一的整体观在《内经》里非常突出，具体贯穿在生理、病理、诊断、治疗等各个方面，尤其在摄生防病方面起着主导作用。

第一节　自然变化对人的生理的影响

自然界的一切事物都是运动不息而不断变化着的，其中四时气候的变化就是一例。四时气候的变化对生物（包括人）的影响很大。在四时气候中，春属木，其气风；夏属火，其气热；长夏属土，其气湿；秋属金，其气燥；冬属水，其气寒。春温、夏热、秋凉、冬寒，是一年中气候变化的正常规律。生物在这种气候变化的影响下，有春生、夏长、长夏化、秋收、冬藏等有规律的适应性变化。人体也毫不例外。以气血活动情况的改变为例，春夏阳气发泄，气血容易趋于表，表现为皮肤松弛、疏泄多汗等；自秋至冬，阳气收藏，气血容易趋于里，表现为皮肤致密、少汗多溺等。同样，四时脉象也有相应的变化。例如，《素问·脉要精微论》说："春日浮，如鱼之游在波；夏日在肤，泛泛乎万物有余；秋日下肤，蛰虫将去；冬日在骨，蛰虫周密，君子居室。"这种春浮在波、夏浮在肤、秋沉下肤、冬沉在骨的脉象的浮沉变化，实质上是整个机体受四时气候影响后，在气血方面产生的适应性的调节反应。

不但四时如此，昼夜晨昏的阴阳变化亦如此。如《灵枢·顺气一日分为四时》说："以一日分为四时，朝则为春，日中为夏，日入为秋，夜半为冬。"

一昼夜阴阳的变化虽然在幅度上并没有四时季节变化那样明显，但也有它一定的变化过程。在昼夜阴阳的变化过程中，人体同样也在产生着适应性的变化。如《素问·生气通天论》说："故阳气者，一日而主外，平旦人气生，日中而阳气隆，日西而阳气已虚，气门乃闭。"这说明了人体阳气白天多趋于表，夜晚多趋于里。

此外，地方水土以及饮食习惯等也在一定程度上影响着人体生理的变化。例如，热带的人一般发育较早而寒带的人发育较迟，江南一带气候湿润而北方一带气候干燥，居民习惯生活在这样的环境中，一旦易地而处，环境突然改变，就会感到不太舒适，但居住一定时间后，就会逐渐适应了。

第二节　自然变化与疾病的关系

四时六气的变化是生物生、长、化、收、藏的重要条件之一，但有时也能成为影响生物生长的不利因素。如以人来说，人体的适应能力毕竟有着一定的限度，如果气候变化过于急剧，超过了机体调节功能的一定限度，或者机体的调节功能不够健全，不能对外界变化做出适应性的调节时，就会发生疾病。因此，疾病的形成关系到自然与人两个方面。古人把这种超过人体适应能力的自然界变化和足以致人生病的其他外在因素称为“邪”，把人体的调节功能和抗病能力称为“正”。疾病的发生与否，取决于邪正双方势力的对比。如果正气充沛，能胜过邪气，人就不会生病；反之，邪气过盛，正不胜邪，人就不免要生病。所以《灵枢·百病始生》说：“风雨寒热，不得虚，邪不能独伤人。卒然逢疾风暴雨而不病者，盖无虚，故邪不能独伤人。此必因虚邪之风，与其身形，两虚相得，乃客其形……其中于虚邪也，因于天时，与其身形，参以虚实，大病乃成。”

在四时的气候变化中，每一季节都有各自的特点，因此，除了一般的疾病以外，常常可以发现一些季节性的多发病或时令性的流行病。例如，春季多温病、秋季多疟疾等。故《素问·金匮真言论》说：“故春善病鼽衄，仲夏善病胸胁，长夏善病洞泄寒中，秋善病风疟，冬善病痹厥。”

掌握和了解季节与疾病的关系以及疾病的流行情况，对疾病的诊断和预防是有一定价值的。此外，某些慢性宿疾，或某些症状，往往在气候剧变或节气变换的时候发作或增剧，故可从症状的情况，如身体病痛的增减，预测气候季节的变换等。这充分说明了自然变化对人体疾病的影响。

昼夜变化对疾病的影响也很明显，一般疾病大多在清晨比较轻，下午起逐渐加重，正如《灵枢·顺气一日分为四时》所说：“夫百病者，多以旦慧、昼安、夕加、夜甚……朝则人气始生，病气衰，故旦慧；日中人气长，长则胜邪，故安；夕则人气始衰，邪气始生，故加；夜半人气入脏，邪气独居于身，故甚也。”这就是说，早晨，人的阳气开始生发，病气相对比较衰微，所以病人比较清醒爽朗；中午，人体阳气旺盛的时候，能制胜邪气，所以病人比较安宁；黄昏时，人体的阳气趋于衰微，病气也就相对地开始活跃，所以病情又会加重；到了夜半，人体的阳气潜藏，邪气就横行无阻，于是病情就更严重了。例如，一般热病多是早轻夜重、痨病多见日晡骨蒸等。这说明病情的变化往往符合一昼夜生长收藏的规律。但亦有不依这个规律的，如五更泻每于清晨发病，且见早重暮轻，这又是什么规律呢?《灵枢·顺气一日分为四时》说：“黄帝曰：其时有反者何也？岐伯曰：是不应四时之气，脏独主其病者，是必以脏气之所不胜时者甚，以其所胜时者起也。”一日之中，因阴阳升降变化，又有平旦属木，日中属火，日西属土，日入属金，夜半属水的区分。五脏之病在一日里受着阴阳五行变化的影响，便按五行生克之理显示出来。上述经文中所说的“所不胜”和“所胜”，就是指时间在脏腑的五行生克关系而言的。

以上昼夜变化对疾病产生的两种影响，虽有着不同的规律，却说明人与自然是密切相关的。

此外，地方环境的不同对疾病也有一定的影响，如许多疾病的发生与地域、环境有关，这就充分说明了自然环境与疾病的密切关系。

第三节　自然环境与治疗

人与自然关系密切，故医生除了掌握病情、认识内在原因外，还不能把病人看成是与外在环境毫无关系的存在而只是孤立地去对待疾病，一定要在注意外在环境与人体的统一性、注意外在环境与病理变化的有机联系的基础上对疾病进行治疗。如《素问·五常政大论》说："必先岁气，无伐天和。"又说："地有高下，气有温凉，高者气寒，下者气热，故适寒凉者胀，之温热者疮，下之则胀已，汗之则疮已……西北之气，散而寒之，东南之气，收而温之。所谓同病异治也。"

地势高而寒凉的地带，其气主收敛，所以病者多寒在外而热在内，治疗上宜表散外寒，清其内热；卑下温热的地区，其气主疏泄，所以病者多气泄于外，寒盛于中，治疗时宜收敛其气，温暖其中。由于地区环境气候不同，人的体质和疾病情况也不相同，故治疗时必须根据具体情况，做出不同的处理。如《素问·异法方宜论》所说："黄帝问曰：医之治病也，一病而治各不同，皆愈何也？岐伯对曰：地势使然也。……故圣人杂合以治，各得其所宜，故治所以异而病皆愈者，得病之情，知治之大体也。"

所以只有全面掌握了内在原因，同时注意天时气候、地方环境和生活情况等外在原因，才能做出正确的诊断和有效的处理，也才能灵活地选用多种多样的治疗方法。

第四节　摄　　生

摄生，是古人在人与自然统一的整体观念上提出来的，是在掌握了自然界的规律后，为进一步增进身体健康、预防疾病发生以达到延长寿命的目的而提出来的。

预防疾病的发生对于摄生有重要意义。因此，《内经》特别强调，未病防病较已病治病更为重要。如《素问·四气调神大论》说："是故圣人不治已病，治未病，不治已乱，治未乱……夫病已成而后药之，乱已成而后治之，譬犹渴而穿井，斗而铸锥，不亦晚乎？"

这种防重于治的思想是祖国医学的突出成就之一，不仅对我国民族繁衍有巨大贡献，而且对维护世界人类的健康也有重要贡献。

人是生活在自然界中的，所以摄生也必须从两个方面着手。

第一，在人体内在环境方面，要注意调摄精神形体，培养正气，适当安排饮食起居、劳动休息。如《素问·上古天真论》说："其知道者，法于阴阳，和于术数，食饮有节，起居有常，不妄作劳，故能形与神俱而尽终其天年，度百岁乃去。"这就是说生活要有规律。所说"不妄作劳"，就是要有一定的劳动，但不能过度或做不适当的劳动。这样就能保持身体健康，也就不容易生病了。反之，如果生活没有一定规律，饮食没有节制，嗜酒无度，妄作胡为，肆意斫伤，必然会导致形体衰弱，时常生病。正如《素问·上古天真论》所说："以酒为浆，以妄为常，醉以入房，以欲竭其精，以耗散其真，不知持满，不时御神，务快其心，逆于生乐，起居无节，故半百而衰也。"

调摄精神，要注意保持胸襟开畅、乐观愉快，防止过度的情志变动。值得一提的是《素问·上古天真论》所说的“恬惔虚无，真气从之，精神内守”“把握阴阳，呼吸精气，独立守神，肌肉若一”，这是古代调摄精神的一种特殊的养生方法，属于现在气功的范畴。在练气功的时候，必须调节呼吸，摒除一切杂念，把精神集中起来，意守丹田，内观脏腑，这不但可以却病延年，而且在治疗疾病方面也有显著的效果。练气功比较好的人，多精神焕发，行动矫健，年老不衰。

第二，在外在环境方面，要注意趋避邪气的侵袭，适应四时阴阳的变化。如《素问·上古天真论》说：“虚邪贼风，避之有时。”《素问·四气调神大论》说：“夫四时阴阳者，万物之根本也，所以圣人春夏养阳，秋冬养阴，以从其根，故与万物沉浮于生长之门，逆其根则伐其本，坏其真矣。故阴阳四时者，万物之终始也，死生之本也，逆之则灾害生，从之则苛疾不起，是谓得道。”“得道”，就是指能掌握四时气候变化的规律。四时阴阳是促使万物生成发展和消亡的根本力量，春夏为阳，秋冬为阴，阳根于阴，阴生于阳，所以善摄生的人，必须春夏养阳以为秋冬收藏之基，秋冬养阴以为春夏生长之本。这样才能生生不息。具体地讲，春夏季节，气候由寒转暖，生物界充满着新生繁茂的景象，人们也要朝气蓬勃地生活着，要早些起身，晚些睡眠，多劳动，使阳气充沛于周身，以与外界相适应；秋冬季节，气候逐渐转凉，人们必须注意保暖，适当调整作息时间，使阴精潜藏于内，不致妄泄。这样便能“阴平阳秘”，与外界适应自如而不生病了。

第二章　阴　阳

关于对事物变化的认识，古人除了提出人与自然的关系外，还提出事物变化最主要、最基本的问题是任何事物都具有既对立又统一的两个方面。这两方面的内在联系、相互作用和不断运动，是事物生长、变化和消亡的根源。对于这个根本问题，古人就以阴和阳来说明，这就是阴阳学说的主要内容。因此，阴阳学说是属于认识和掌握事物发展规律的一种思想方法。正如《素问·阴阳应象大论》所说：“阴阳者，天地之道也，万物之纲纪，变化之父母，生杀之本始，神明之府也。治病必求于本。”

《内经》就是运用这种认识事物的方法来分析人体生理、病理的变化现象，并进一步探求其本质及规律，以指导临床实践的。

第一节　阴阳的基本概念

古人在生活实践中对物质世界的认识，是从认识自然现象开始的。通过长期的观察，古人对日月星辰的运行、寒往暑来的变迁逐渐有了认识，发现宇宙是一个运动不息的、变化着的统一整体，且大地在宇宙大气包围之中也循着一定的方向不断地运行。如《素问·五运行大论》说：“帝曰：动静何如？岐伯曰：上者右行，下者左行，左右周天，余而复会也。……夫变化之用，天垂象，地成形，七曜纬虚，五行丽地，地者所以载生成之形类也，虚者所以列应天之精气也，形精之动，犹根本之与枝叶也，仰观其象，虽远可知也。帝曰：地之为下否乎？岐伯曰：地为人之下，太虚之中者也。帝曰：冯乎？岐伯曰：大气举之也。”

这说明了宇宙是可知的，地的静只是相对的。实际上，天在动，地也在动，整个宇宙中的万事万物都在运动中，没有运动，就没有一切，故《素问·六微旨大论》说：“成败倚伏生乎动，动而不已，则变作矣。帝曰：有期乎？岐伯曰：不生不化，静之期也。帝曰：不生化乎？岐伯曰：出入废则神机化灭，升降息则气立孤危。故非出入则无以生长壮老已，非升降则无以生长化收藏。是以升降出入，无器不有，故器者生化之宇，器散则分之，生化息矣。”

古人把物质的运动方式归纳为升降出入，也就是内在活动与内外联系。任何物质都不能没有内在的活动，也不能脱离周围事物而孤立存在。升降出入的运动，是永远不会停止的，而升降出入的运动形式，也只有在物质基础上才能表现出来。故没有一种物质是不具有升降出入的运动的。所以《素问·六微旨大论》又说：“故无不出入，无不升降，化有大小，期有近远，四者之有而贵常守。”

这就是说，升降出入是物质运动的普遍现象，但在普遍的运动现象中，各个物质又有它不同的情况，如运动范围有大小、时间有长短，然而其运动总离不开内在活动与内外联系的基本原则。

由于物质在不断地运动，于是物质的变化便无穷无尽了，诚如《素问·六微旨大论》所说：“故高下相召，升降相因，而变作矣。”

事物的变化循着一定规律，经历着生、长、壮、老、已的必然过程。事物由初生而成长壮大，当发展到极度的时候，就归于消亡而变为另一种新的事物。故《素问·六微旨大论》说：“夫物之生从于化，物之极由乎变，变化之相薄，成败之所由也……成败倚伏生乎动，动而不已则变作矣。”《素问·天元纪大论》也说：“故物生谓之化，物极谓之变。”这种由物生到物极，由物极到另一个物生的由化而变的过程，一方面是旧的事物的败，一方面是新的事物的成。当新事物成熟时即已倚伏着消亡之因，当旧事物败坏时便孕育了新生之机，这样不断地除旧布新，就推动了事物向前发展。

古人树立了运动变化的观点以后，就进一步去探求变化的根源。他们发现自然界一切事物和现象无不包含着相互对立的阴阳两方面，如上与下、左与右、天与地、动与静、出与入、升与降、成与败，乃至昼与夜、明与暗、寒与热、水与火等。所以，阴阳是从无数事物中抽象出来的概念，如《素问·六节脏象论》说：“天为阳，地为阴，日为阳，月为阴。”

又，《素问·阴阳别论》说：“所谓阴阳者，去者为阴，至者为阳；静者为阴，动者为阳；迟者为阴，数者为阳。”这互相对立着的两个方面是互相矛盾、互相牵制的，如上升的力量必然与下降的力量相牵制，左旋的力量一定与右转的力量相制。也就是说，对立着的任何一面，都对另一面起着制约的作用。一方面太过，必然会引起另一方面的不足；一方面的不足，也必然会导致另一方面的太过。故《素问·阴阳应象大论》说：“阴胜则阳病，阳胜则阴病。”

这相互对立着的两个方面不但是相互对立、相互制约的，而且是相互联系、相互依存、相互为用、相互转化的。它们是相反相成、对立而又统一的。兹分述如下。

（1）阴阳中可以再分阴阳。就是说每一事物都有阴阳两方面，而任何一方面之中，又有其相对的两方面。如《素问·金匮真言论》说：“阴中有阴，阳中有阳。平旦至日中，天之阳，阳中之阳也；日中至黄昏，天之阳，阳中之阴也；合夜至鸡鸣，天之阴，阴中之阴也；鸡鸣至平旦，天之阴，阴中之阳也。”

（2）阴阳两方面有着互相依存、不可分割的关系，如没有上就无所谓下、没有左就无所谓右等。古人所说的“孤阳不生，独阴不长”和“无阴则阳无由生，无阳则阴无由长”就是这个意思。

（3）阴阳两方面是相互为用的。如果应用阴和阳来说明物质的体与用或质与能的话，体为阴，用为阳，质为阴，能为阳。也就是说，阴是阳的物质基础，阳是阴的作用和力量的表现。故《素问·阴阳应象大论》说：“阴在内，阳之守也，阳在外，阴之使也。”

（4）阴阳两方面在一定的条件下是可以互相转化的。当阴阳两者向着对方不断发展到了物极的阶段时，阴可以转为阳，阳可以转为阴。所以《素问·阴阳应象大论》说：“故重阴必阳，重阳必阴。”《素问·六元正纪大论》也说：“动复则静，阳极反阴。”

古人常应用这一阴阳转化的原则来解释四时寒暑的迁移、日夜的更迭和云雨的变化等。如《素问·六微旨大论》说：“升已而降，降者谓天；降已而升，升者谓地。天气下降，气流于地，地气上升，气腾于天。”《素问·阴阳应象大论》也说：“阳化气，阴成形……地气上为云，天气下为雨，雨出地气，云出天气。”又说：“寒极生热，热极生寒。”

由此可见，阴阳两方面是对立而又统一的。正由于阴阳互相制约、互相转化、此长彼消、此消彼长，它才成为事物运动变化的根源（当然，古人还不能明确地认识到“运动本身就是矛盾”）。这种对立而又统一的客观规律，可以作为认识万事万物发展变化的一般方法，所以《素问·阴阳离合论》说：“阴阳者，数之可十，推之可百，数之可千，推之可万。万之大，不可胜数，然其要一也。”这说明虽然事物的变化是无穷无尽的，但只要认识到事物的对立统一规律，就不难理解其变化之所由了。

第二节　阴阳在医学上的应用

一、说明机体的构造及生理功能

对于人体的组织结构和生理功能，《内经》都是以阴阳学说来说明的。如《素问·金匮真言论》说：“夫言人之阴阳，则外为阳，内为阴。言人身之阴阳，则背为阳，腹为阴。言人身之脏腑中阴阳，则脏者为阴，腑者为阳。肝、心、脾、肺、肾五脏皆为阴，胆、胃、大肠、小肠、膀胱、三焦六腑皆为阳。……故背为阳，阳中之阳，心也；背为阳，阳中之阴，肺也；腹为阴，阴中之阴，肾也；腹为阴，阴中之阳，肝也；腹为阴，阴中之至阴，脾也。此皆阴阳、表里、内外、雌雄相输应也，故以应天之阴阳也。”

这说明，人体表里、上下、内外各部分之间，以及内脏与外界环境之间的复杂联系，无不包含着阴阳对立统一的道理。

人体脏腑组织必须取得营养物质的资助，才能维持它的各种功能活动，而饮食物又必须依赖于脏腑组织的功能活动，才能变化成为人体所需要的营养物质。因此，营养物质是功能活动的能源，功能活动是制造营养物质的动力。功能属阳，物质属阴，两者间的相互为用、互相促进的机制就是阴阳相互依存的关系在人体生理活动中的具体表现。同时，阴阳两者既是互为消长的，又是互相资生的，故在正常生理活动中，阴阳是保持着对立而又统一的协调状态的。

二、说明病理机制

如前所说，人体内外、表里、上下各部分之间，以及物质与功能之间，必须经常保持其相对的阴阳协调的关系，才能维持正常的生理活动。所以，疾病的发生和发展，无非阴阳对立关系的不协调；阴阳关系破裂，可导致死亡；病理变化产生之后，无论在症状上表现得如何复杂，也总不外乎阴阳的偏盛偏衰。所以《素问·阴阳应象大论》说："阴胜则阳病，阳胜则阴病；阳胜则热，阴胜则寒。"

阳主化气，阴主成形。阴胜则化气的作用受到抑制而表现为阳气不足，故阴胜则阳病而为寒；阳胜则化气的作用过亢而使阴精耗损，故阳胜则阴病而为热。所以《素问·阴阳应象大论》又说："阳胜则身热，腠理闭，喘粗为之俯仰，汗不出而热，齿干以烦冤，腹满死，能冬不能夏。阴胜则身寒，汗出，身常清，数栗而寒，寒则厥，厥则腹满死，能夏不能冬。此阴阳更胜之变，病之形能也。"

但是，阳胜则热、阴胜则寒仅是一般的病变机制，当病理变化发展到一定程度时，则阳盛实热之证可以出现寒象，阴盛实寒之证可以出现热象。所以《灵枢·论疾诊尺》说："重阴必阳，重阳必阴；故阴主寒，阳主热；故寒甚则热，热甚则寒。故曰寒生热，热生寒，此阴阳之变也。"

据上所述，运用阴阳的辨证方法认识疾病、以调和阴阳的辨证方法治疗疾病，是保证健康的基本原则。因为阴阳失调是导致疾病的根本原因，所以《素问·生气通天论》更明白地说："凡阴阳之要，阳密乃固，两者不和，若春无秋，若冬无夏，因而和之，是谓圣度。故阳强不能密，阴气乃绝，阴平阳秘，精神乃治，阴阳离决，精气乃绝。"

三、作为诊断的总纲

如上所述，疾病的发生和发展是阴阳相对平衡失调的结果，所以临床诊断时只有根据阴阳变化的法则去分析研究，才能抓住病变的本质。虽然疾病所表现的症状错综复杂，但从阴阳变化的法则来看，其不外乎阳证和阴证两种。故《素问·阴阳别论》说："知阳者知阴，知阴者知阳。"中医的诊断方法有望、闻、问、切四诊，其辨证纲领不外乎阴阳、表里、寒热、虚实八者，而阴阳又为八者之中的总纲，因此只有掌握了阴阳辨证的法则，才能通过综合分析错综复杂的现象做出正确的诊断，诚如《素问·阴阳应象大论》所说："善诊者，察色按脉，先别阴阳，审清浊而知部分，视喘息，听音声，而知所苦……无过以诊，则不失矣。"

四、确定治疗原则

治疗疾病，需要通过各种诊断方法辨明疾病的性质、病变的所在、功能的强弱、津液的荣枯、邪正的消长，并进行分析归纳，然后针对病变的阴阳盛衰，定出治疗的原则。如因阳热太过而阴液耗损者，治以阴寒药；阴寒太盛而阳气不足者，治以阳热药。这就是《素问·至真要大论》所说的“寒者热之，热者寒之”的治则。反之，若因阳虚不能制阴而形成阴盛者，则须益阳以消阴；因阴虚不能潜阳而形成阳亢者，则须补阴以潜阳。这就是《素问·阴阳应象大论》所说“阳病治阴，阴病治阳”的道理。总之，治疗的基本原则就是有余者泻，不足者补，使偏盛偏衰的阴阳复归于协调。《素问·至真要大论》所说的“谨察阴阳所在而调之，以平为期”就是这个道理。

第三章　五　　行

五行学说和阴阳学说一样，也是古人认识事物的一种方法。五行的“行”字含有运行、运动的意思。五行学说是古人在生活实践中通过对自然界长期的观察与体验而概括出来的。他们认识到事物都是在不断地运动、变化和发展的，也认识到各个事物在变化发展的过程中有阴阳对立统一的规律，而且一切事物之间又是互相影响、互相联系的。为了便于掌握和说明事物的变化规律和内在联系，他们就以当时日常生活中最熟悉的五种物质——木、火、土、金、水为代表，并以五者之间相互资生、相互制约的关系来作为说理工具，于是就形成了五行学说。因此，木、火、土、金、水五行不仅指五种具体物质，而且代表多种事物的属性及其相互关系。

古代医家运用五行学说，结合长期医疗实践中所积累的经验和知识，对人体生理、病理复杂变化的一般规律有了进一步的认识，尤其对人体脏腑的变化活动和脏腑相互间的联系以及人体与外在环境的关系等问题有了深入认识，并对有关人体的认识所构成的统一的整体观念，做了比较系统的解释。于是五行学说又发展了阴阳学说，使阴阳五行学说成为中医辨证、预防、治疗、处方、用药的思想方法。数千年来，中医都以这种朴素的唯物辩证观点指导着医疗实践。

第一节　五行的基本概念

一、事物的五行属性

为了便于了解和掌握人与自然的关系及人体内在的变化规律，以进一步指导医疗实践，《内经》对人体的脏腑组织，生理、病理现象以及其他一切能看到的与人类生活有关的自然界事物，做了广泛的观察和联系。它用比类取象的方法，将相类的性能、作用和形态等，分别归属于木、火、土、金、水五行之下，使比较复杂的事物，能理出头绪，以便于了解各种事物之间的联系和观察事物的变化。它还比较系统地论证了人体脏腑组织之间以及体内与体外环境之间的完整统一性。如《素问·阴阳应象大论》说："天有四时五行，以生长收藏，以生寒、暑、燥、湿、风；人有五脏化五气，以生喜、怒、悲、忧、恐。"

《内经》以五行的方法认识人体内在的联系和人体与外界的联系，即以五脏为基础（肝属木、心属火、脾属土、肺属金、肾属水）说明全身各组织器官内在的密切联系及其进行着的各种生理活动，说明各组织器官的生理活动受外界季节气候和万物生长化收藏等变化的影响而发生相应的变化。这种联系与归纳的方法在《素问·阴阳应象大论》《素问·金匮真言论》等篇中均有具体的记载，兹扼要地列表（表11）如下。

表11　《素问·阴阳应象大论》《素问·金匮真言论》等篇中事物的五行属性

自然界								五行	人体						
五音	时间	方位	五味	五色	气候	发展过程	时令		脏	腑	五官	形体	情志	五声	变动
角	平旦	东	酸	青	风	生	春	木	肝	胆	目	筋	怒	呼	握
徵	日中	南	苦	赤	暑	长	夏	火	心	小肠	舌	脉	喜	笑	忧
宫	日西	中	甘	黄	湿	化	长夏	土	脾	胃	口	肉	思	歌	哕
商	日入	西	辛	白	燥	收	秋	金	肺	大肠	鼻	皮毛	悲	哭	咳
羽	夜半	北	咸	黑	寒	藏	冬	水	肾	膀胱	耳	骨	恐	呻	栗

二、五行的生克规律

五行学说主要是以相生与相克的规律说明事物之间的相互关系的。相生，有相互资生、促进、助长之意。相克，有相互制约、抑制、克服的意思。古人认识到一切事物在其运动与发展过程中，不是孤立的、各不相关的，而是彼此密切联系着的。它们之间既是相互资生、相互促进、相互助长的，又是相互制约、相互抑制、相互克服的。事物就是在这种矛盾关系中变化发展的。没有相生，便没有相克，没有相克，便没有相生，也就没有事物的存在。五行生克的规律根据一般所说，相生方面为木生火、火生土、土生金、金生水、水生木；相克方面为木克土、土克水、水克火、火克金、金克木。故《难经·十八难》说："此皆五行子母更相生养者也。"《灵枢·经脉》说："火胜金……水胜火……木胜土……土胜水……金胜木也。"《难经·七十五难》又说："金、木、水、火、土，当更相平。……木欲实，金当平之；火欲实，水当平之；土欲实，木当平之；金欲实，火当平之；水欲实，土当平之。"

在相生规律中任何一"行"都具有"生我""我生"两方面的关系，《难经》把它比喻为母与子的关系。在相克规律中任何一“行”都具有“我克”“克我”两方面的关系，《内经》称之为“所胜”与“所不胜”的关系。这里必须指出的是，用五行说明人体各个组织都有矛盾统一的相生相克的内在联系，是正确的。但是，仅用五行说明人体相生相克的内在联系的规律，还是不够完备。不过《内经》对这五种关系的解释并不是机械的、刻板的，所以金克木，木亦可以反过来侮金。诚如《素问·六节脏象论》所说：“春胜长夏，长夏胜冬，冬胜夏，夏胜秋，秋胜春，所谓得五行时之胜。……未至而至，此谓太过，则薄所不胜而乘所胜也……至而不至，此谓不及，则所胜妄行，而所生受病，所不胜薄之也。”又如《素问·五运行大论》说：“气有余，则制己所胜而侮所不胜。其不及，则己所不胜，侮而乘之；己所胜，轻而侮之。”

《内经》反复以四时气候的异常变化来说明五行之间的复杂关系。其中任何一行的变化都会影响到其他四行，而其他四行的运动与发展也必然关系到这一行。因此，人们在研究某一事物的时候，必须联系到其他方面，必须从整体出发来考虑问题，因为任何事物绝不能脱离周围的一切而单独存在。

相生与相克是不可分割的两个方面。没有生，就没有事物的发生和成长；没有克，就不能维持正常协调关系下的变化与发展。因此，相生与相克是既相反又相成的，必须生中有克，克中有生。正如张景岳所说：“造化之机，不可无生，亦不可无制。无生则发育无由，无制则亢而为害。”这几句话简明扼要地说出了五行学说的基本概念：生中有制，制中有生，才能运行不息，相反相成。

这种相反相成的生克关系可使五行之间互相协调，五者只有在消长之中维持了相对的平衡，才能运行不息，促进事物的变化和发展。兹举例说明之。

当木有余的时候，它就加强了对土克制的力量，土被制后减弱了对水的抑制，水就能以较大的力量克火而使火衰，火没有力量制金，于是金便旺盛起来把有余的木抑制下去。这里的木有余而克土被称为“胜”，金制木便被称为“复”。木的胜气被抑，代之而起的是金的有余，于是金便由“复”变而为“胜”，再按上述的规律而向前演变。本来有余的变为不足，本来不足的变为有余，“胜”之后来一个“复”，“复”又变成新的“胜”。胜气一出现，复气已经萌生，复气不断地成长到一定量的时候，便一变而为胜气。五者不断地相互资生、相互克制，走马灯式地循环（古人认识不到螺旋形上升的循环）运动着，永远在不平衡之中求得相对的平衡，而平衡又立刻被新的不平衡所代替，不断地推动着事物的运动变化和发展，这就是五行学说的主要精神，也是称之为五行的原因所在。正如《素问·天元纪大论》所说：“谓五行之治，各有太过不及也，故其始也，有余而往，不足随之，不足而往，有余从之。”

《素问·至真要大论》说：“胜至则复……复已而胜，不复则害。”如果有胜而无复，也就是说，某一方面开始有余的时候，没有另一方面相应的克制，那么五者之间的协调关系就会遭到破坏而发生变乱，使事物不能按照正常的规律变化发展，而成为反常的现象。如《素问·六微旨大论》说：“亢则害，承乃制，制则生化。外列盛衰，害则败乱，生化大病。”

第二节　五行在医学上的应用

五行学说在医学上的应用就是根据相生相克、亢害承制的规律，具体地用其来解释人体生理、病理的变化和指导治疗实践。兹分述如下。

一、生理方面

五行学说在生理方面主要用于说明脏腑之间既相互资生又相互制约的变化规律。任何一个脏器或组织的生理活动，都是整个人体生理活动的组成部分。一个脏器组织的变化活动影响着其他脏器组织，而其他脏器组织的变化活动也必然影响着它。不仅如此，它还在一定程度上受着外界环境的影响。有关这些问题，将在以后“脏象”“诊法”等篇有所论述，这里不赘述。

二、病理方面

五行学说在病理方面的应用主要是应用五行相生相克规律来解释疾病的传变关系。一脏有病可以传至他脏，如肝病可以传脾（木乘土），脾病也可以传肝（土侮木），且肝病也可以传心、传肺、传肾。任何脏器的病变，都可以是原发的，也都可以是由他脏传变而来的。但由于生克关系的不同，原发病变与他脏传来的病变在病变的性质、预后的吉凶和治疗的方法上是有差别的。如《素问·玉机真脏论》说：“五脏受气于其所生，传之于其所胜，气舍于其所生，死于其所不胜。……肝受气于心，传之于脾，气舍于肾，至肺而死。”

五行生克规律可用于说明气候变化对疾病的影响。如《素问·脏气法时论》说：“病在肝，愈于夏，夏不愈，甚于秋，秋不死，持于冬，起于春。”

此外，五行生克规律还可用于察知疾病的传变及预后。如《素问·玉机真脏论》说：“今风寒客于人，使人毫毛毕直，皮肤闭而为热。当是之时，可汗而发也……弗治，病入舍于肺……发咳上气。弗治，肺即传而行之肝……胁痛，出食……弗治，肝传之脾……发瘅，腹中热，烦心，出黄……弗治，脾传之肾……少腹冤热而痛，出白，一名曰蛊……弗治，肾传之心，病筋脉相引而急……弗治，满十日法当死。”这是《内经》所举的一个病例，主要描写了疾病从开始侵袭人体到导致人死亡的发展过程。我们可以根据疾病所反映的症状，推断病变所在脏腑，并以五行相克的规律来说明疾病的传变。掌握这些规律不但在推测预后方面有很大帮助，而且在治疗疾病和防止疾病发展方面更有一定指导意义，故《难经·七十七难》说：“所谓治未病者，见肝之病，则知肝当传之于脾，故先实其脾气，无令得受肝之邪，故曰治未病焉。……见肝之病，不晓相传，但一心治肝，故曰治已病也。”此处以肝病为例来说明脏腑间疾病传变关系的一般规律是在实践中已证明了的。但疾病的发展和变化常常是错综复杂的，有的疾病并不依照这样的次序而传变，所以《素问·玉机真脏论》又说：“然其卒发者，不必治于传，或其传化有不以次。”

因此，在临证时，既要掌握五行相生相克规律，又要根据具体症状变化来辨证施治，要做到常中有变，变中有常，不能刻板对待。

三、治疗方面

疾病的生成和发展可由脏腑生克胜复的失常引起，某一脏功能的过亢、过弱都能影响整个人体的功能活动。那么，如何抑制这一脏的过亢、扶助其过衰，使其恢复正常，就将是治疗的关键。这一脏的病变又往往牵涉到其他脏，如肝病既可以通过母子相生关系由肾或心传来，也可以通过相克关系由脾或肺传来，故在治疗时除了对肝本身的病变进行处理以外，还必须考虑到其他有关的脏腑，并调节他们之间的关系。故《难经·六十九难》说："虚则补其母，实则泻其子。"这种根据相生相克规律所确立的治疗原则，充分体现了中医在治疗疾病中的整体观念。后世在治疗过程中不断地充实和发展这一原则，制订出很多比较具体的治疗方法，如培土生金、滋水涵木、抑木扶土、壮水制火、佐金平木、补火生土等。实践证明，这些根据五行生克规律定出的治法往往比单纯的肝病治肝、心病治心的治法的效果要好很多。

五行学说在治疗上的应用是比较广泛的，它不但适用于药物治疗方面，还指导着针灸等其他各种治疗，这里暂不做介绍。兹以情志精神的变化为例来说明。《素问·阴阳应象大论》说："怒伤肝，悲胜怒……喜伤心，恐胜喜……思伤脾，怒胜思……忧伤肺，喜胜忧……恐伤肾，思胜恐。"这不但说明了在生理上人的情志变化有着相互抑制的作用，在病理上情志和脏腑有着密切的关系，而且也启示了利用情志的相互制约关系可以达到治疗的目的。关于五行学说在治疗上的应用，在历代名家的医案和今天的实践中不难找到例子。

小　结

本篇包括人与自然、阴阳、五行三章，其内容主要是古人对自然界事物（包括人在内）运动变化、矛盾统一和相互联系等一系列根本问题的认识论，属于朴素的唯物论和朴素的辩证法的哲学范畴。中医将这种哲学思想运用在医学上，以人与自然说明人与周围环境是统一的整体；以阴阳说明事物对立统一的辩证规律；以五行说明事物内在联系的规律。阴阳与五行两种学说互相印证、互相渗透，进一步说明了认识事物的方法。阴阳学说和五行学说中有很多的唯物辩证的观点。其主要论点如下。

（1）任何事物都是在不断地运动、变化的，且其运动变化有一定的规律。万物都是由物生到物极，再到物生，不断地除旧布新、向前发展的。

（2）任何事物都包含着对立而又统一的两个方面，二者之间互相制约、互相依存、互相消长、互相转化，这是事物变化发展的根源。

（3）任何事物不但有内在的联系，而且与周围环境也有密切的联系，不能孤立地存在。

古代医家从这些观点出发，来研究人的问题，把人体看作一个不断运动、变化的整体，看作一个对立统一的整体，看作一个与自然环境息息相关的整体，并进一步掌握、利用这些客观规律，综合内外的有利因素，做出因人、因时、因地的相应处理，以达到认识疾病、预防疾病、治疗疾病的目的。

【经络】

经络学说是祖国医学的主要内容之一，辨证施治、针灸、药饵或立法处方等都与经络有重要关系。故《灵枢·经别》说："夫十二经脉者，人之所以生，病之所以成，人之所以治，病之所以起，学之所始，工之所止也，粗之所易，上之所难也。"《灵枢·经脉》说："经脉者，所以能决死生，处百病，调虚实，不可不通。"

由此可知，经络学说是贯穿于中医学生理、病理、诊断、治疗等各个方面的。经络与脏腑的关系很密切。脏腑为本，经络为标，标本既明，就可以辨别阴阳、表里、气血、虚实、邪正、逆从等。所以经络学说是辨证的主要依据之一。

五脏六腑、四肢百骸、五官九窍、皮肉毛发等都各具不同的生理功能，其之所以能分工合作，协同调理，使机体保持正常的活动，就在于经络内联脏腑，外络肢节，使气血通利无阻。正如《灵枢·本脏》所说："经脉者，所以行血气而营阴阳，濡筋骨，利关节者也。……是故血和则经脉流行，营复阴阳，筋骨劲强，关节清利矣。"

经，即经脉，含有"径""行"的意义。它在人体内像路径一样，无所不通，而且是经常运行着的。络，即络脉，含有围绕的意义。它比经脉细小，如网络一般纵横。

经脉分为正经和奇经两大类。

正经有十二条，称为十二正经，即手足三阴经和手足三阳经。

奇经之脉有八条，即冲脉、任脉、督脉、带脉、阳维脉、阴维脉、阳跷脉、阴跷脉，合称奇经八脉。

络脉有四种，即浮络、孙络、别络和大络。浮络就是在表的络脉；孙络即细小的络脉分支；别络有十五条，即十二经各有一别络，任脉、督脉各一别络，合脾之大络，是为十五别络，其之所以称为别络，是因为本经由此而别走邻经。

除上述之外，尚有由本经别出正经的十二经别，以及连缀百骸、维络周身的十二经筋。

经络在人体内纵横交错，维系阴阳，使人体构成一个统一整体，所以人体的生理、病理和诊断、治疗都与经络学说有关。

第一章 十二经脉

第一节 十二经脉循行部位

一、手太阴肺经

《灵枢·经脉》说："肺手太阴之脉，起于中焦，下络大肠①，还循胃口②，上膈③，属肺④，从肺系横出腋下⑤，下循臑内，行少阴心主之前⑥，下肘中⑦，循臂内上骨下廉⑧，入寸口⑨，上鱼⑩，循鱼际[11]，出大指之端[12]。其支者，从腕后直出次指内廉，出其端[13]。”（图56）（文中角码与示意图中的序码互为对照。图57～67及图69～76同此。）

起于中焦 ---->大肠--->胃上口--->膈--->肺

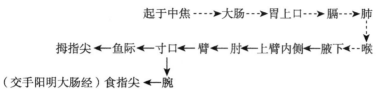

拇指尖←鱼际←寸口←臂←肘←上臂内侧←腋下←--喉

（交手阳明大肠经）食指尖←腕

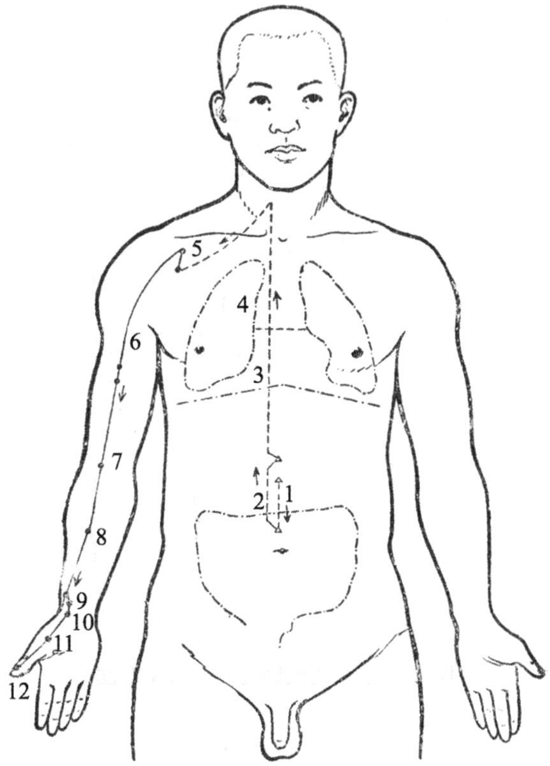

图56　手太阴肺经脉循行示意图

·本经的腧穴　△他经的腧穴　……本经无穴通路　——本经有穴通路（图57～67及图69～76同此）

二、手阳明大肠经

《灵枢·经脉》说：“大肠手阳明之脉，起于大指次指之端[1]，循指上廉，出合谷两骨之间[2]，上入两筋之中，循臂上廉[3]，入肘外廉[4]，上臑外前廉[5]，上肩[6]，出髃骨之前廉[7]，上出于柱骨之会上[8]，下入缺盆[9]，络肺[10]，下膈[11]，属大肠[12]。其支者，从缺盆上颈[13]，贯颊[14]，入下齿中[15]，还出挟口，交人中，左之右，右之左，上挟鼻孔[16]。”（图57）

起于食指→合谷→臂→肘→上臂外侧前缘→肩

鼻←---口←---下齿←---颊←--- 颈←--- 缺盆←---大椎←---肩

大肠←--- 膈←--- 肺←---缺盆

→（交足阳明胃经）

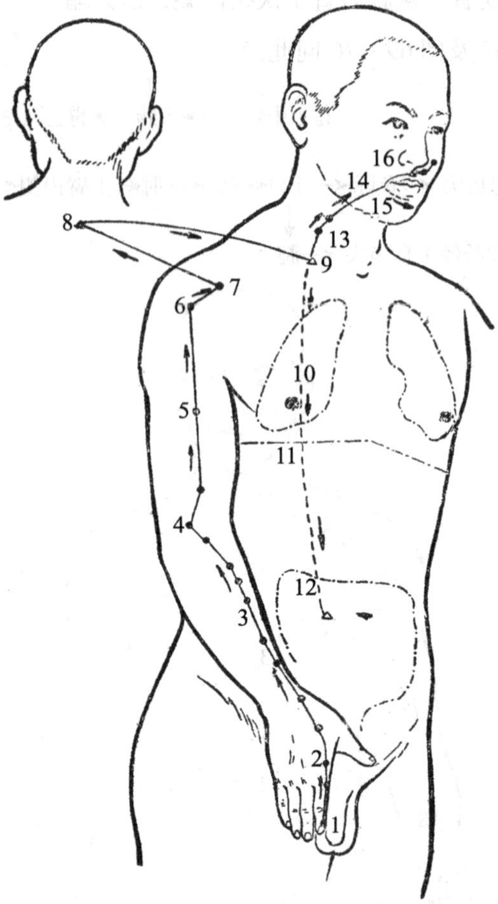

图 57　手阳明大肠经脉循行示意图

三、足阳明胃经

《灵枢·经脉》说："胃足阳明之脉，起于鼻之交頞中①，旁纳太阳之脉②，下循鼻外③，入上齿中④，还出挟口环唇⑤，下交承浆⑥，却循颐后下廉，出大迎⑦，循颊车⑧，上耳前，过客主人⑨，循发际⑩，至额颅⑪。其支者，从大迎前下人迎，循喉咙⑫，入缺盆⑬，下膈⑭，属胃，络脾⑮。其直者，从缺盆下乳内廉⑯，下挟脐，入气街中⑰。其支者，起于胃口，下循腹里，下至气街中而合⑱，以下髀关⑲，抵伏兔⑳，下膝膑中㉑，下循胫外廉㉒，下足跗㉓，入中指内间（应作'次趾外间'）㉔。其支者，下廉三寸而别㉕，下入中指外间㉖。其支者，别跗上，入大指间，出其端㉗。"（图 58）

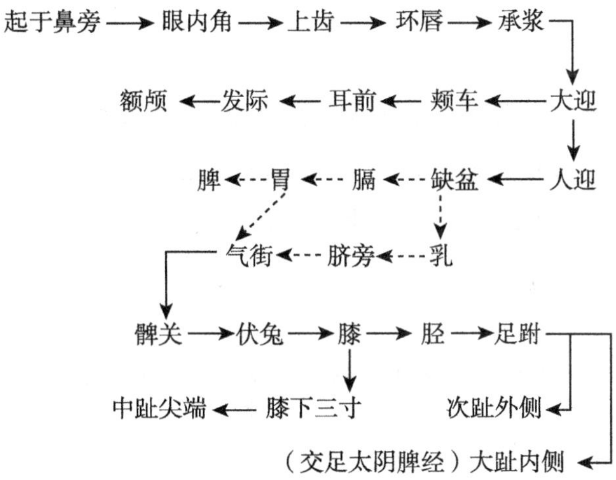

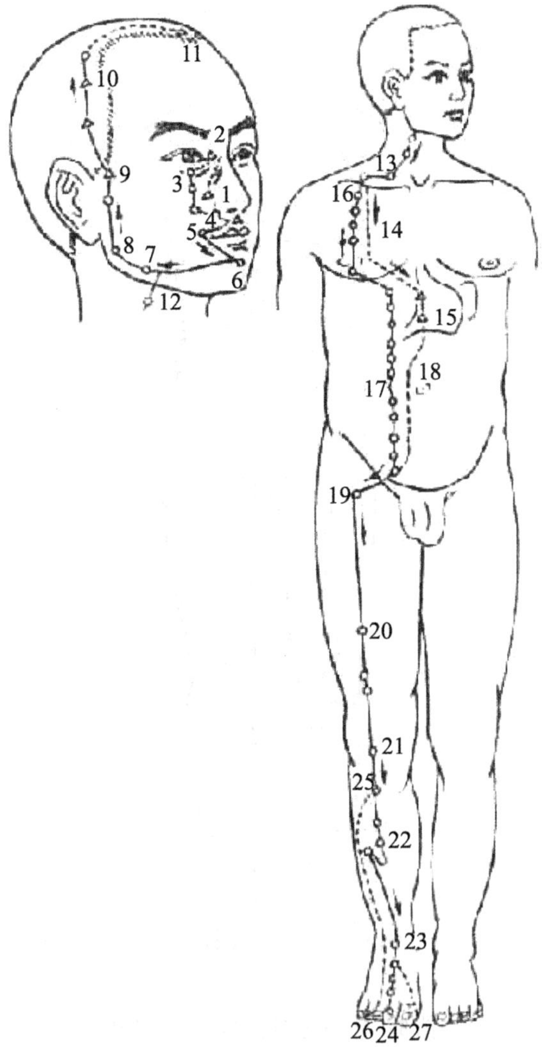

图 58　足阳明胃经脉循行示意图

四、足太阴脾经

《灵枢·经脉》说："脾足太阴之脉，起于大指之端①，循指内侧白肉际，过核骨后②，上内踝前廉③，上踹（应作'腨'）内④，循胫骨后⑤，交出厥阴之前⑥，上膝股内前廉⑦，入腹⑧，属脾，络胃⑨，上膈⑩，挟咽⑪，连舌本，散舌下⑫。其支者，复从胃别上膈⑬，注心中⑭。"（图59）

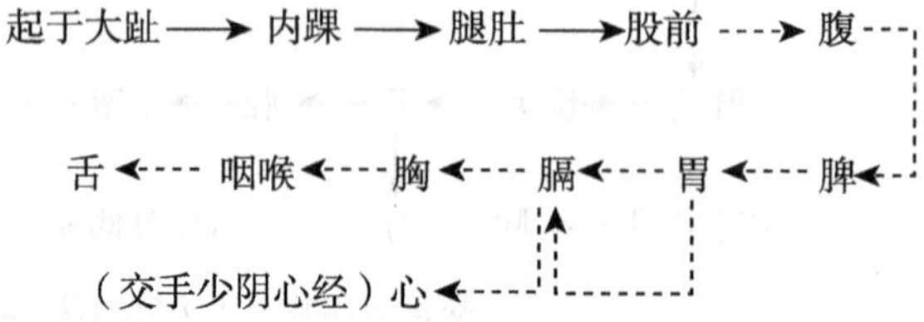

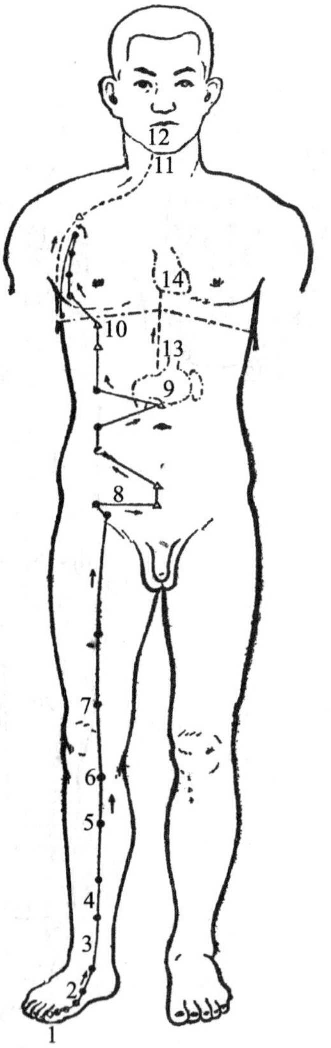

图59　足太阴脾经脉循行示意图

五、手少阴心经

《灵枢·经脉》说："心手少阴之脉，起于心中①，出属心系，下膈②，络小肠。其支者，从心系[3]，上挟咽[4]，系目系[5]。其直者，复从心系却上肺[6]，下出腋下[7]，下循臑内后廉，行太阴心主之后，下肘内，循臂内后廉[8]，抵掌后锐骨之端[9]，入掌内后廉[10]，循小指之内，出其端[11]。”（图 60）

起于心中 ---→ 心系 ---→ 膈 ---→ 小肠

目系 ←--- 咽喉 ←-- --→ 肺 ---→ 腋 ——→ 上臂内侧

（交手太阳小肠经）小指 ←—— 掌 ←—— 臂 ←—— 肘 ←

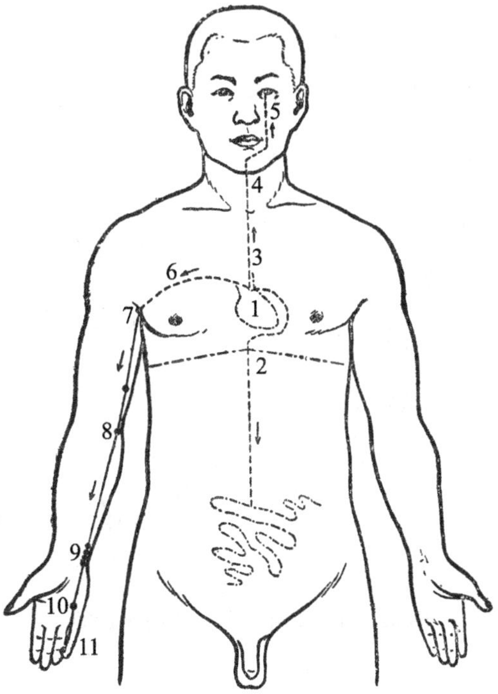

图 60　手少阴心经脉循行示意图

六、手太阳小肠经

《灵枢·经脉》说：“小肠手太阳之脉，起于小指之端[1]，循手外侧上腕，出踝中[2]，直上循臂骨下廉，出肘内侧两筋之间[3]，上循臑外后廉[4]，出肩解[5]，绕肩胛[6]，交肩上[7]，入缺盆[8]，络心[9]，循咽[10]，下膈[11]，抵胃[12]，属小肠[13]。其支者，从缺盆[14]循颈[15]上颊[16]，至目锐眦[17]，却入耳中[18]。其支者，别颊上𩑶抵鼻[19]，至目内眦[20]，斜络于颧[21]。”（图 61）

起于手小指 → 腕 → 肘内 → 上臂外侧

小肠 ←-- 胃 ←-- 膈 ←-- 心 ←-- 缺盆 ←-- 肩胛 ←

耳 ←-- 眼外角 ←-- 颊 ←-- 颈 ←--

（交足太阳膀胱经）眼内角 ← 鼻 ←-- 目眶下

颧

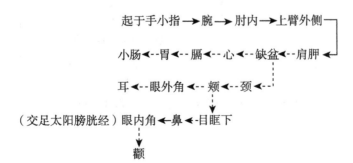

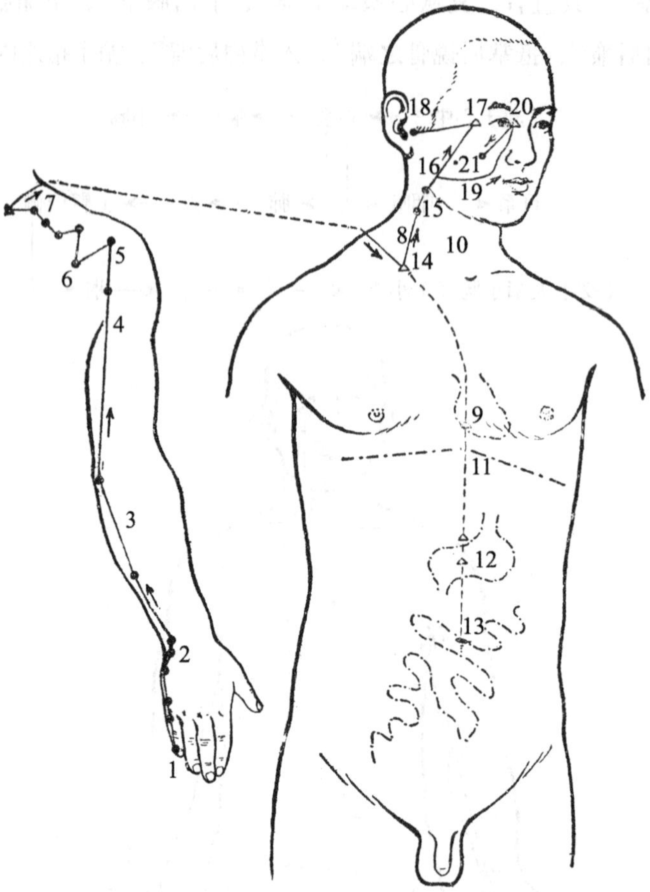

图 61　手太阳小肠经脉循行示意图

七、足太阳膀胱经

《灵枢·经脉》说："膀胱足太阳之脉，起于目内眦[1]，上额[2]交巅[3]。其支者，从巅至耳上角[4]。其直者，从巅入络脑[5]，还出别下项[6]，循肩髆内，挟脊[7]抵腰中[8]，入循膂[9]，络肾[10]，属膀胱[11]。其支者，从腰中下挟脊，贯臀[12]，入腘中[13]。其支者，从髆内左右别下贯胛，挟脊内[14]，过髀枢[15]，循髀外，从后廉[16]下合腘中[17]，以下贯踹内[18]，出外踝之后[19]，循京骨[20]，至小指外侧[21]。"（图 62）

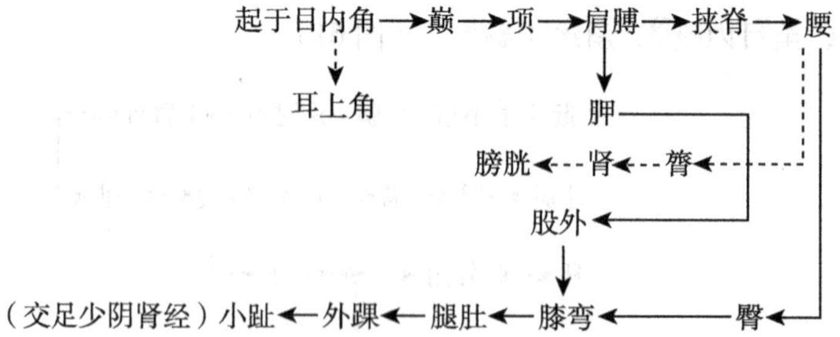

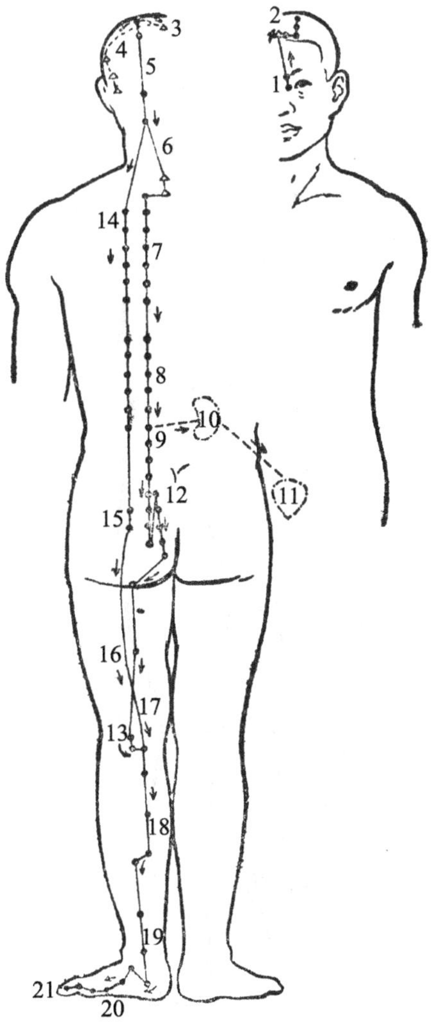

图 62　足太阳膀胱经脉循行示意图

八、足少阴肾经

《灵枢·经脉》说："肾足少阴之脉，起于小指之下①，邪走足心，出于然谷之下②，循内踝之后③，别入跟中④，以上踹（应作'腨'）内⑤，出腘内廉⑥，上股内后廉⑦，贯脊，属肾⑧，络膀胱⑨。其直者，从肾⑩上贯肝膈⑪，入肺中⑫，循喉咙⑬，挟舌本⑭。其支者，从肺出络心，注胸中⑮。"（图 63）

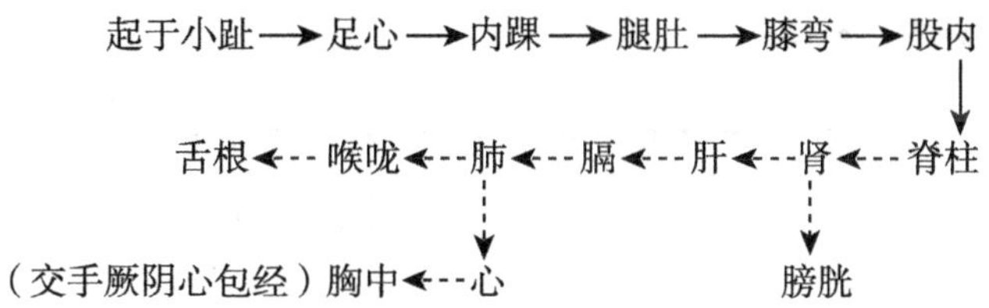

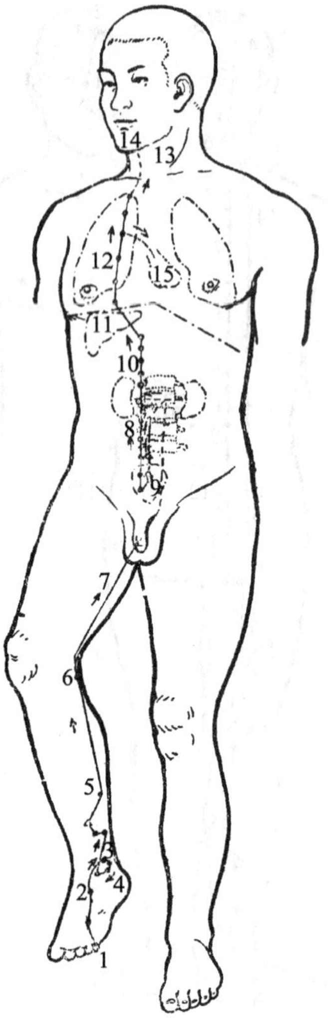

图 63　足少阴肾经脉循行示意图

九、手厥阴心包经

《灵枢·经脉》说："心主手厥阴心包络之脉，起于胸中，出属心包络①，下膈②，历络三焦③。其支者，循胸④出胁，下腋三寸⑤，上抵腋下⑥，循臑内，行太阴少阴之间⑦，入肘中⑧，下臂，行两筋之间⑨，入掌中⑩，循中指出其端⑪。其支者，别掌中，循小指次指出其端⑫。"（图 64）

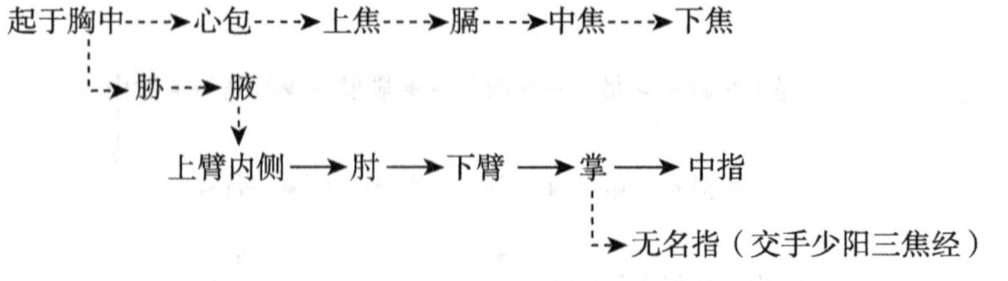

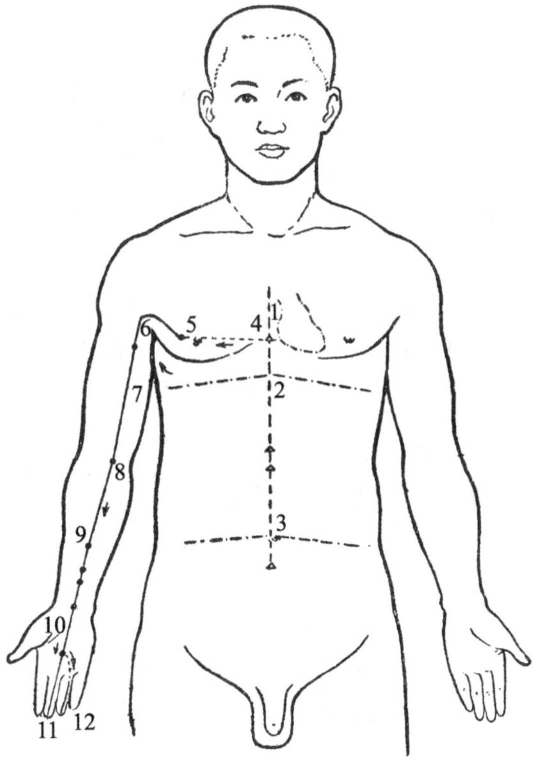

图 64　手厥阴心包经脉循行示意图

十、手少阳三焦经

《灵枢·经脉》说："三焦手少阳之脉，起于小指次指之端①，上出两指之间②，循手表腕③，出臂外两骨之间④，上贯肘⑤，循臑外⑥上肩⑦，而交出足少阳之后⑧，入缺盆⑨，布膻中，散络心包⑩，下膈，循属三焦⑪。其支者，从膻中⑫上出缺盆⑬，上项⑭，系耳后⑮，直上出耳上角⑯，以屈下颊至䪼⑰。其支者，从耳后入耳中，出走耳前，过客主人前，交颊⑱，至目锐眦⑲。"（图 65）

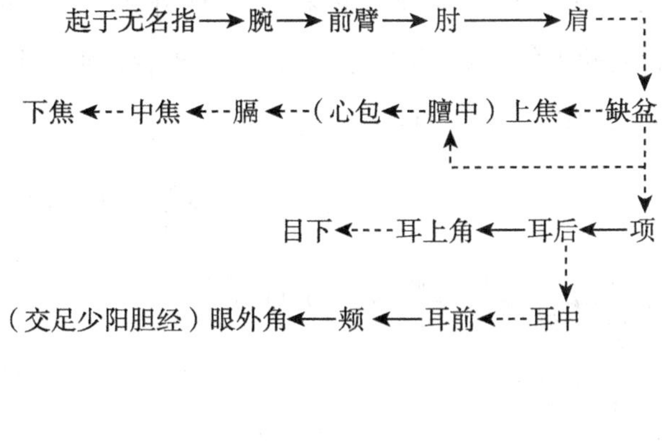

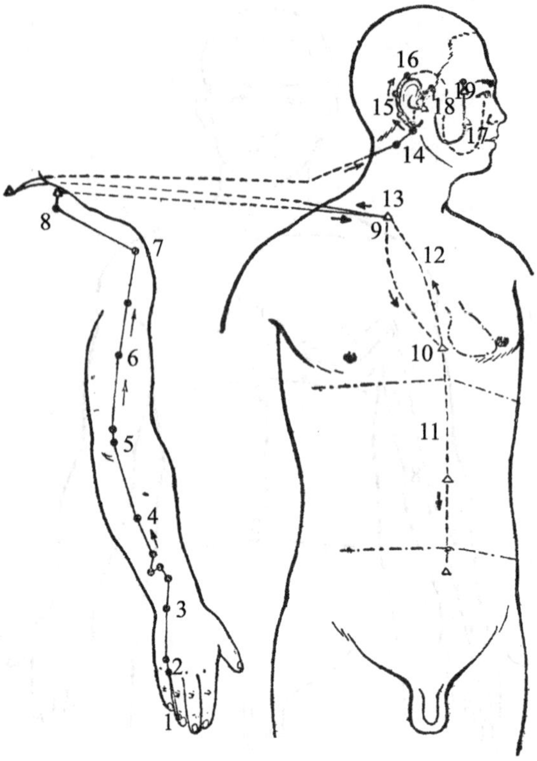

图 65　手少阳三焦经脉循行示意图

十一、足少阳胆经

《灵枢·经脉》说："胆足少阳之脉，起于目锐眦[1]，上抵头角[2]，下耳后[3]，循颈，行手少阳之前，至肩上，却交出手少阳之后[4]，入缺盆[5]。其支者，从耳后入耳中[6]，出走耳前[7]，至目锐眦后[8]。其支者，别锐眦[1]，下大迎[9]，合于手少阳，抵于䪼[10]，下加颊车[11]，下颈，合缺盆[5]，以下胸中[12]，贯膈，络肝[13]，属胆[14]，循胁里[15]，出气街[16]，绕毛际[17]，横入髀厌中[18]。其直者，从缺盆[5]下腋[19]，循胸[20]，过季胁[21]，下合髀厌中[22]，以下循髀阳[23]，出膝外廉[24]，下外辅骨之前[25]，直下抵绝骨之端[26]，下出外踝之前，循足跗上[27]，入小指次指之间[28]。其支者，别跗上，入大指之间，循大指歧骨内出其端，还贯爪甲，出三毛[29]。"（图 66）

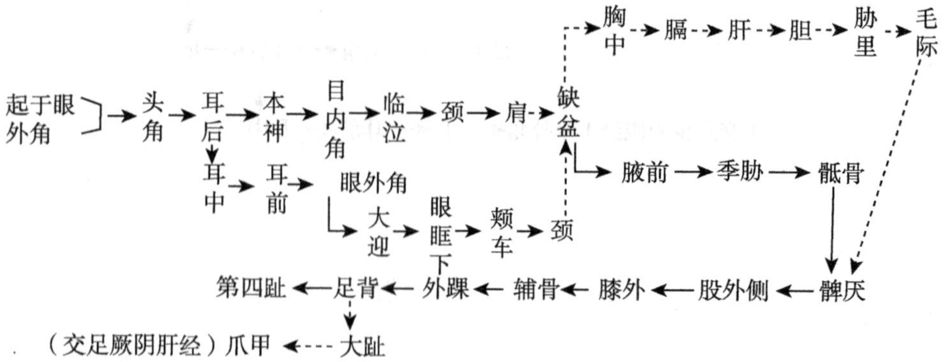

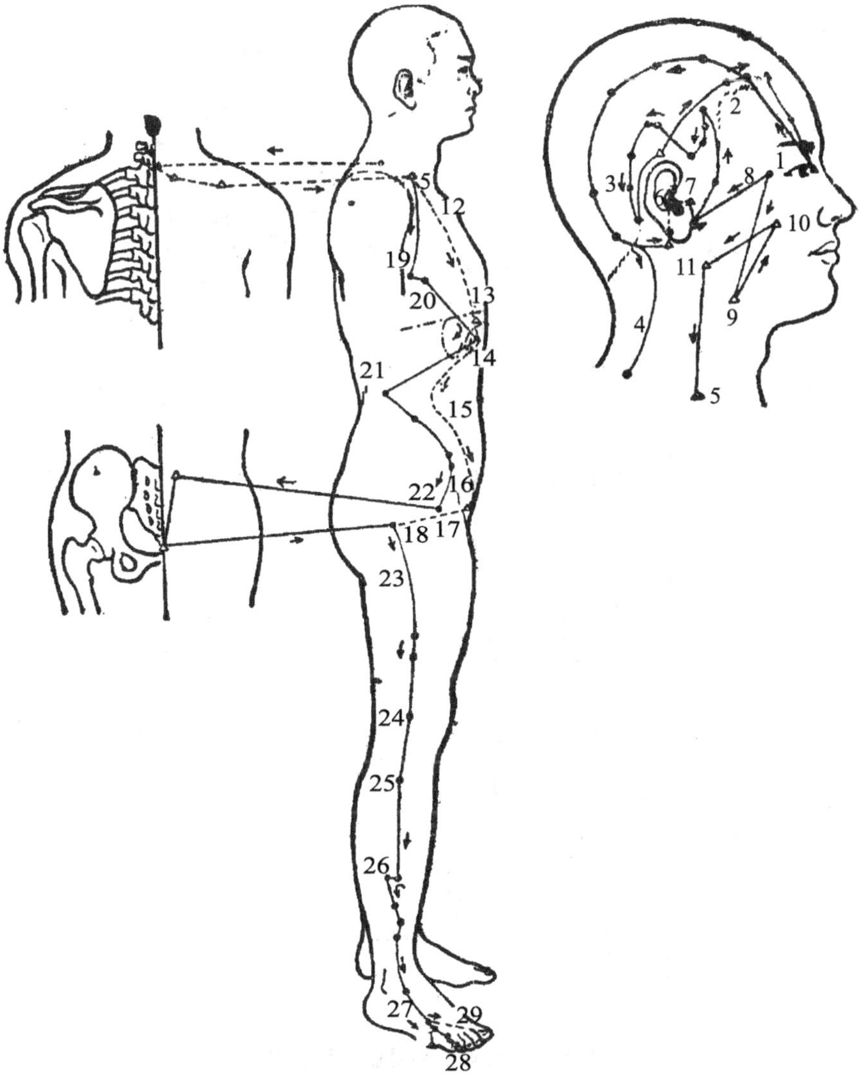

图 66　足少阳胆经脉循行示意图

十二、足厥阴肝经

《灵枢·经脉》说："肝足厥阴之脉，起于大指丛毛之际①，上循足跗上廉②，去内踝一寸③，上踝八寸④，交出太阴之后，上腘内廉⑤，循股阴⑥，入毛中⑦，过阴器⑧，抵小腹⑨，挟胃⑩，属肝⑳，络胆㉑，上贯膈⑪，布胁肋⑫，循喉咙之后⑬，上入颃颡⑭，连目系⑮，上出额⑯，与督脉会于巅⑰。其支者，从目系下颊里⑱，环唇内⑲。其支者，复从肝⑳，别贯膈⑪，上注肺㉒。"（图 67）

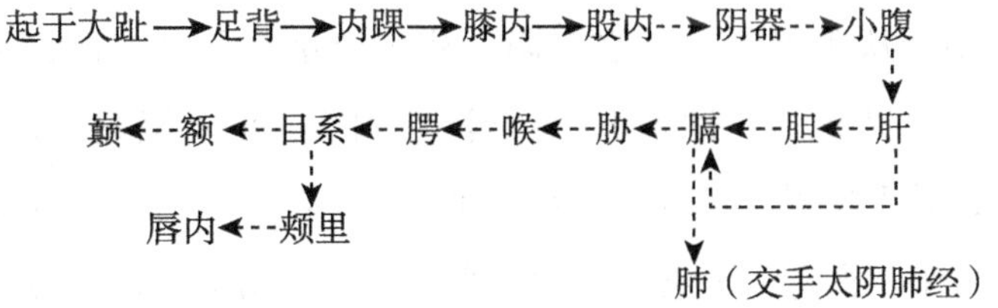

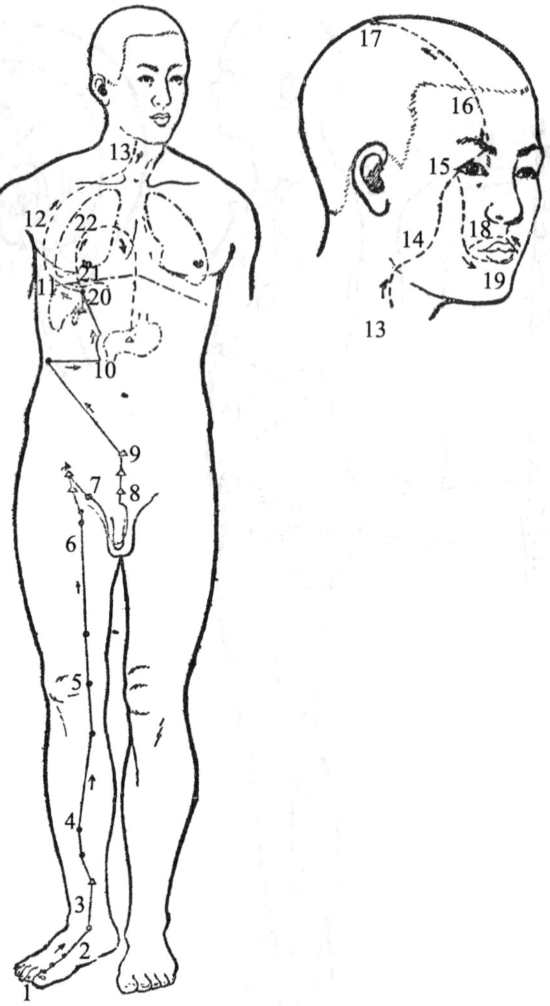

图 67　足厥阴肝经脉循行示意图

第二节　经脉循行顺逆

经脉在体内是循环相贯、互相维系的，所以《灵枢·邪气脏腑病形》说："经络之相贯，如环无端。"

由于经脉循环相贯，流行于经脉中之气血亦循环不已。所以《素问·举痛论》又说："经脉流行不止，环周不休。"

至于经脉的循行道路，在《灵枢》里有较详尽的论述。如《灵枢·逆顺肥瘦》说："手之三阴，从脏走手；手之三阳，从手走头；足之三阳，从头走足；足之三阴，从足走腹。"又如《灵枢·营气》说："故气从太阴出，注手阳明，上行注足阳明，下行至跗上，注大指间，与太阴合，上行抵髀，从脾注心中，循手少阴，出腋，下臂，注小指，合手太阳，上行乘腋，出䪼内，注目内眦，上巅，下项，合足太阳，循脊，下尻，下行注小指之端，循足心，注足少阴，上行注肾，从肾注心，外散于胸中，循心主脉出腋，下臂，出两筋之间，入掌中，出中指之端，还注小指次指之端，合手少阳，上行注膻中，散于三焦，从三焦注胆，出胁，注足少阳，下行至跗上，复从跗注大指间，合足厥阴，上行至肝，从肝上注肺，上循喉咙，入颃颡之窍，究于畜门。其支别者，上额循巅，下项中，循脊入骶，是督脉也；络阴器，上过毛中，入脐中，上循腹里，入缺盆，下注肺中，复出太阴。此营气之所行也，逆顺之常也。”（图 68）

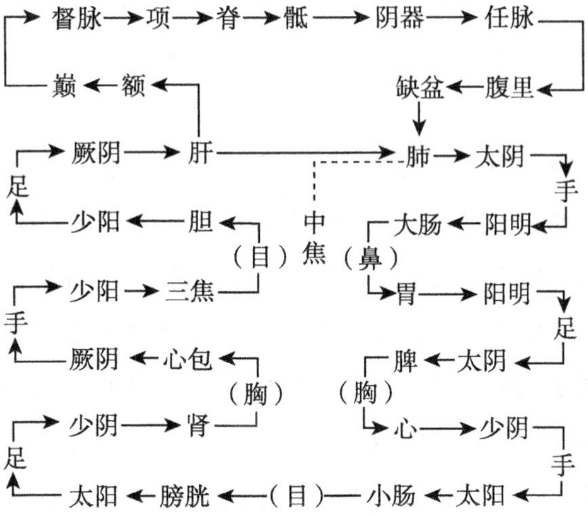

图 68　气的循行示意图

第三节　十二经表里和气血多少

手足三阴、三阳十二经脉与脏腑的表里关系，主要是一阴配一阳，一脏配一腑，如《素问・血气形志》说：“足太阳与少阴为表里，少阳与厥阴为表里，阳明与太阴为表里，是为足阴阳也。手太阳与少阴为表里，少阳与心主为表里，阳明与太阴为表里，是为手之阴阳也。”

有关十二经气血多少的论述，在《内经》里凡三见，一见于《素问・血气形志》，次见于《灵枢・五音五味》，再见于《灵枢・九针论》，而一般均以《素问・血气形志》所述为准则。《素问・血气形志》说：“夫人之常数，太阳常多血少气，少阳常少血多气，阳明常多气多血，少阴常少血多气，厥阴常多血少气，太阴常多气少血，此天之常数。”

人身脏腑经络都是表里相合、雌雄相应的。至于十二经脉气血多少，也不例外，如太阳多血少气而少阴少血多气，少阳少血多气而厥阴多血少气。唯阳明为生化气血之源，故气血皆多。这就是从阴阳表里观气血多寡之不同。

十二经气血之多寡，与临床治疗有密切关系，如《素问・血气形志》说：“刺阳明，出血气；刺太阳，出血恶气；刺少阳，出气恶血；刺太阴，出气恶血；刺少阴，出气恶血；刺厥阴，出血恶气也。”这里所说的“恶血”“恶气”之“恶”字当作“不宜”解，“恶血”即不宜出血，“恶气”即不宜出气。太阳、厥阴皆多血少气，故均宜出血，不宜出气。少阳、少阴、太阴皆多气少血，故均宜出气，不宜出血。总之，凡多血少气者，当泻其血而勿伤气；多气少血者，宜泻其气而勿伤血。

第四节 三阴三阳开阖枢

三阴三阳，分而言之，阴阳各有其经；合而言之，表里同归一气。是故三阴三阳有经脉之殊途，有经气之合一。开、阖、枢，即指三阴三阳气而言。《素问·阴阳离合论》说："是故三阳之离合也，太阳为开，阳明为阖，少阳为枢。……是故三阴之离合也，太阴为开，厥阴为阖，少阴为枢。"

开主外出，阖主内入，枢主内外出入。太阳为盛阳之气，居于三阳之表，能使阳气外达，为人身之藩篱，故太阳为开；阳明合于二阳之间，所谓二阳合明，居于三阳之里，能蓄阳气于内，故阳明为阖；少阳为初生之阳气，居于半表半里，能使表里间之阳气转枢出入，故少阳为枢。太阴为盛阴之气，居于三阴之表，能转输津液，故太阴为开；厥阴为阴分之里，为两阴之交尽，故厥阴为阖；少阴乃阴气之初生，居于三阴之中，故少阴为枢。三阴三阳的开、阖、枢必须各尽其职、相互协调，不能有所差误；假使开、阖、枢三者有失其一，不能相得，疾病乃生。如《灵枢·根结》说："太阳为开，阳明为阖，少阳为枢。故开折则肉节渎而暴病起矣，故暴病者，取之太阳，视有余不足。渎者，皮肉宛膲而弱也。阖折则气无所止息而痿疾起矣，故痿疾者，取之阳明，视有余不足。无所止息者，真气稽留，邪气居之也。枢折则骨繇而不安于地，故骨繇者，取之少阳，视有余不足。骨繇者，节缓而不收也。所谓骨繇者，摇故也，当穷其本也。……太阴为开，厥阴为阖，少阴为枢。故开折则仓廪无所输膈洞。膈洞者，取之太阴，视有余不足。故开折者，气不足而生病也。阖折即气绝而喜悲。悲者，取之厥阴，视有余不足。枢折则脉有所结而不通。不通者，取之少阴，视有余不足。有结者，皆取之不足。"

这就是说太阳为三阳之表，其气外达肌腠，犹如人身之外卫，太阳司开失灵，就会使皮肉腠理干枯瘦弱，从而使外邪容易乘虚入客而致暴病。所以治暴病，当取太阳之经，辨其虚实，以选择用补法或泻法来施治。阳明为阳中之里，其气在内，阳明司阖失灵，就会使胃气不能布散于手足三阳，而失其润宗筋、束骨、利机关的作用，导致痿疾。所以治痿当取阳明之经，辨其虚实，以选择用补法或泻法来施治。少阳居于半表半里，能转输表里之阳气，少阳司枢失灵，可以使骨节纵缓不收，导致不能任地之骨繇病。所以治骨繇病，当取少阳之经，辨其虚实，以选择用补法或泻法来施治。太阴为阴之表，有运化输精的功能，太阴司开失灵，水谷精气就无以化生转输，就会导致噎膈、洞泄等疾病。所以治噎膈、洞泄，当取少阴之经，辨其虚实，以选择用补法或泻法来施治。厥阴为阴之里，而脉络于膻中，所以厥阴司阖失灵，就发为喜悲。治喜悲者，当取厥阴之经，视其虚实，以选择用补法或泻法来施治。少阴居阴分之中，为三阴之枢，少阴司枢失灵，可以导致血流不畅，脉结不通。因此，脉不通者，当取少阴之经，视其虚实，以选择用补法或泻法来施治。虚者，即正气之不足；实者，即邪结之有余。补其不足，使之流通，则邪结自然迎刃而解了。以上说明三阴三阳开阖枢，不得相失，一有相失，即能致病。

第二章　奇经八脉

奇经八脉即任脉、督脉、冲脉、带脉、阴跷脉、阳跷脉、阴维脉、阳维脉，能调节正经气血，流灌身形。诚如《十四经发挥·奇经八脉》所说：“脉有奇常，十二正经者，常脉也；奇经八脉者，则不拘于常，故谓之奇经。盖以人之气血，常行于十二经脉，其诸经满溢，则流入奇经焉。”兹将八脉名称及其循行部位，分述于下。

一、任脉

任，有抱和担任的意义。这条经脉行于胸腹部的正中，如在人的怀抱之中，能担任一身之阴经，故名为任脉。《素问·骨空论》说：“任脉者，起于中极之下①，以上毛际②，循腹里，上关元③，至咽喉④，上颐⑤，循面⑥，入目⑦。”（图69）

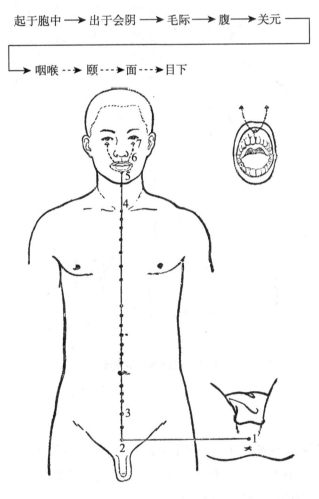

起于胞中 → 出于会阴 → 毛际 → 腹 → 关元 →

→ 咽喉 ⇢ 颐 ⇢ 面 ⇢ 目下

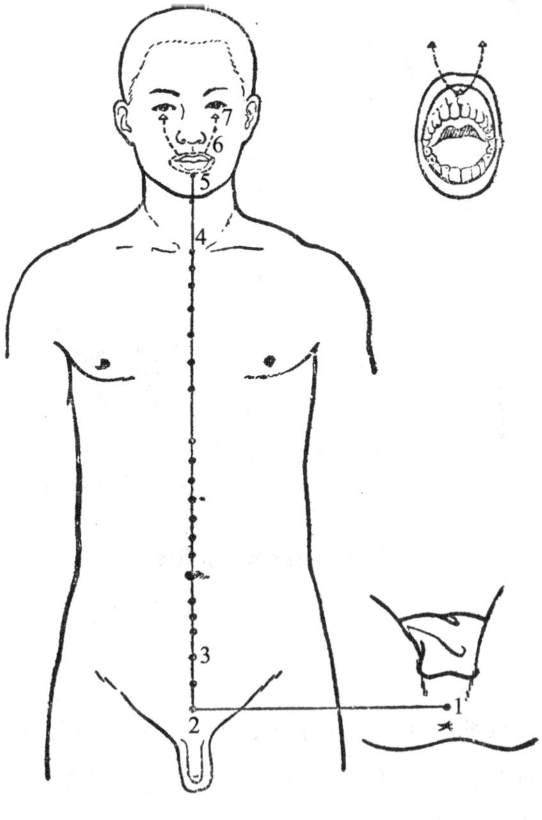

图69　任脉循行示意图

二、督脉

督，有总、都的意义。督脉能总督诸阳经，故又被称为阳脉之海。《针灸甲乙经》引《难经》云："督脉者，起于下极之输①，并于脊里②，上至风府，入属于脑③，上巅④，循额至鼻柱⑤。"《素问·骨空论》说："督脉者，起于少腹以下骨中央。女子入系廷孔，其孔，溺孔之端也。其络循阴器，合纂间，绕纂后，别绕臀，至少阴与巨阳中络者合，少阴上股内后廉，贯脊，属肾。与太阳起于目内眦，上额交巅，上入络脑，还出别下项，循肩髆内，侠脊，抵腰中，入循膂，络肾。其男子循茎下至纂，与女子等；其少腹直上者贯脐中央，上贯心，入喉，上颐环唇，上系两目之下中央。"（图 70）

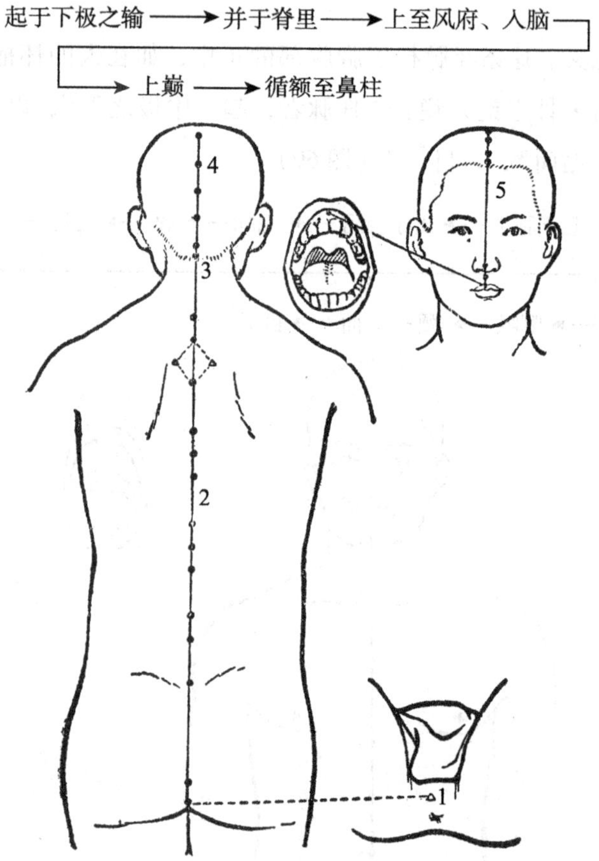

图 70　督脉循行示意图

三、冲脉

冲脉，为总领诸经气血之要冲。此脉上至于头，下至于足，通受十二经之气血，故曰冲脉。冲脉之循行，遍及上下左右、前后内外，无所不至，如《素问·骨空论》说："冲脉者，起于气街，并少阴之经，侠脐上行，至胸中而散。"（图 71）

《灵枢·逆顺肥瘦》说："夫冲脉者，五脏六腑之海也。五脏六腑皆禀焉。其上者，出于颃颡，渗诸阳，灌诸精；其下者，注少阴之大络，出于气街，循阴股内廉入腘中，伏行骭骨内，下至内踝之后属而

别；其下者，并于少阴之经，渗三阴；其前者，伏行出跗属，下循跗，入大指间，渗诸络而温肌肉。”（图71）

《灵枢·五音五味》说：“冲脉、任脉，皆起于胞中①，上循背里，为经络之海②。其浮而外者，循腹右上行③，会于咽喉④，别而络唇口⑤。”（图71）

虽然《素问》与《灵枢》所载冲脉的行止有些出入，但总体来讲，冲脉为十二经之海，上行至头，下行至足，前行于股，后行于背。正如《灵枢·海论》所说：“冲脉者，为十二经之海，其输上在于大杼，下出于巨虚之上下廉。”

总之，冲脉的分布范围不是局限的，而是很广泛的，冲脉不仅并于少阴，亦隶属于阳明，还及于太阳。少阴属肾，肾主藏精；阳明属胃，胃为水谷气血之海。二者一主先天，一主后天，冲脉概及先后二天，而为“五脏六腑之海”。诚如《素问·痿论》所说：“冲脉者，经脉之海也，主渗灌溪谷，与阳明合于宗筋，阴阳总宗筋之会，会于气街，而阳明为之长，皆属于带脉而络于督脉。”

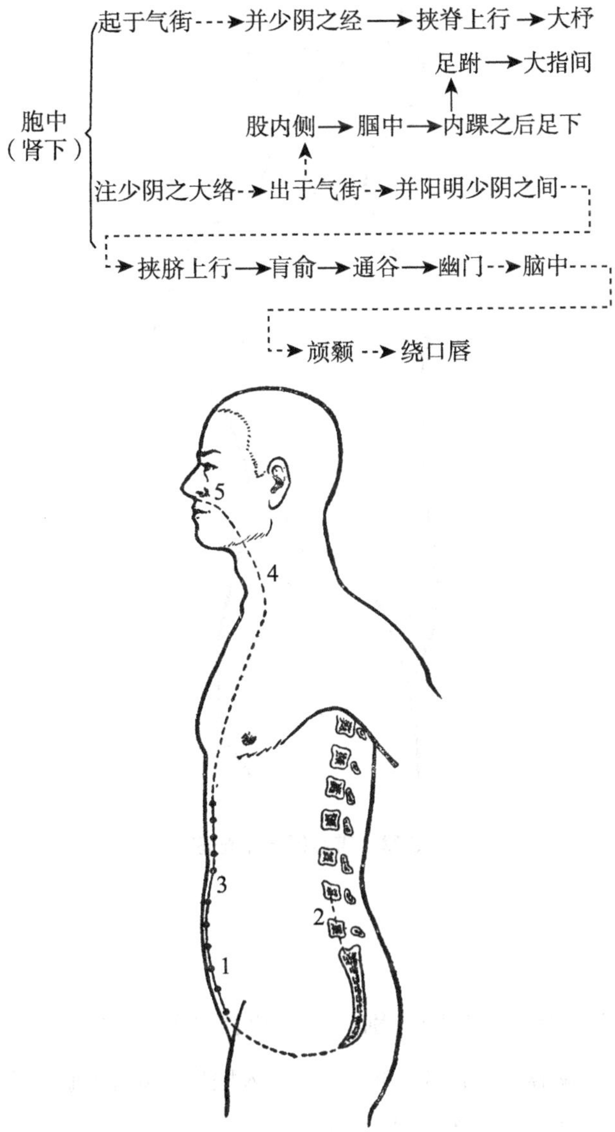

图71　冲脉循行示意图

四、带脉

带脉，总束诸脉，回绕一身，如束带然。其脉起于季胁下缘，斜向下行到带脉穴，横行绕身一周，又斜向前下方与五枢、维道二穴相连，正如《难经·二十八难》所说：“带脉者，起于季胁[1]，回身一周[2]。”（图72）

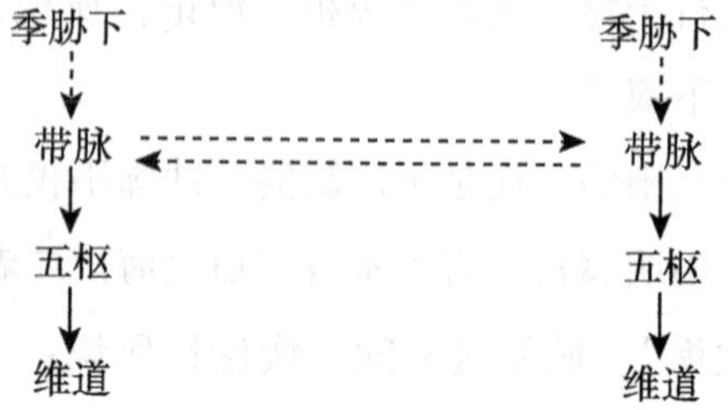

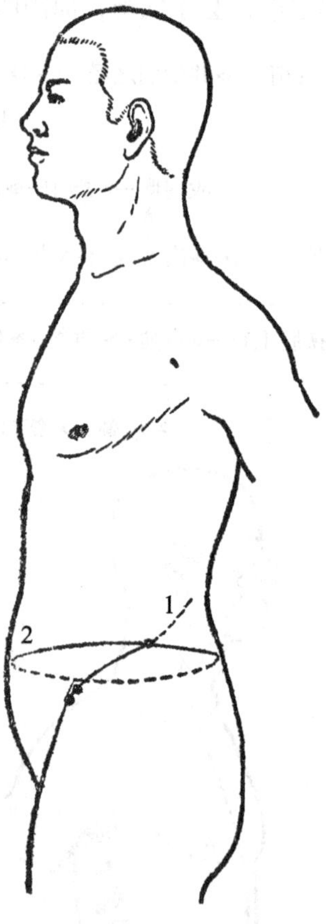

图72　带脉循行示意图

五、阴跷脉

《灵枢·脉度》说：“跷脉者，少阴之别，起于然骨（谷）之后[1]，上内踝之上[2]，直上循阴股[3]入阴[4]，上循胸里[5]，入缺盆[6]，上出人迎之前[7]，入頄[8]，属目内眦，合于太阳、阳跷而上行[9]，气并相还，则为濡目。气不荣，则目不合。”（图73）

阴跷脉禀足少阴肾经之脉气而别出，故云“少阴之别”。其脉下起于足跟然谷，上至目内眦，与手太阳小肠经、足太阳膀胱经、足阳明胃经、阳跷脉交会。

起于然谷之后 ⟶ 内踝 ⇢ 股内侧 ⇢

⇠ 頄 ⇠ 缺盆 ⇠ 胸 ⇠ 入阴 ⇠

⇢ 目内眦（与手太阳小肠经、足太阳膀胱经、足阳明胃经、阳跷脉交会）

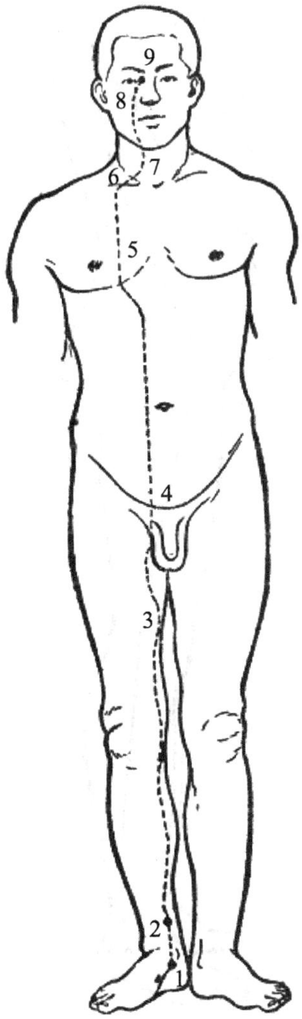

图 73　阴跷脉循行示意图

六、阳跷脉

《难经·二十八难》说：“阳跷脉者，起于跟中①，循外踝上行②入风池③。”（图 74）

阳跷脉禀足太阳膀胱经之脉气而别出，故阳跷脉为太阳之别。

起于跟中 ⟶ 外踝 ⟶ 上行入风池

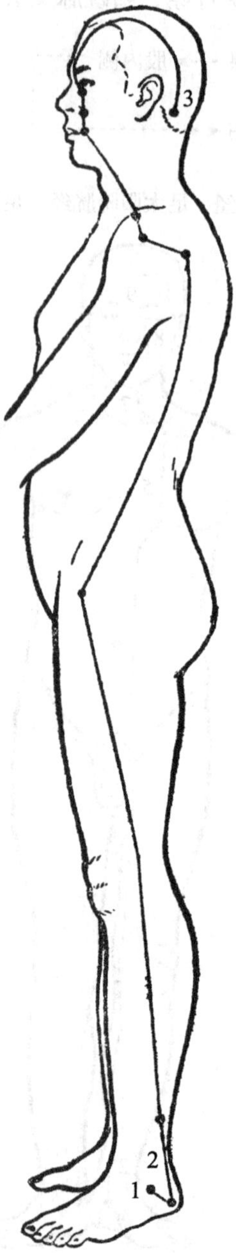

图 74　阳跷脉循行示意图

七、阴维脉

阴维脉起于筑宾，与足少阴肾经、足太阴脾经、足厥阴肝经、任脉交会。所以《难经·二十八难》说："阴维起于诸阴交也。"（图 75）

筑宾⟶腹⟶廉泉

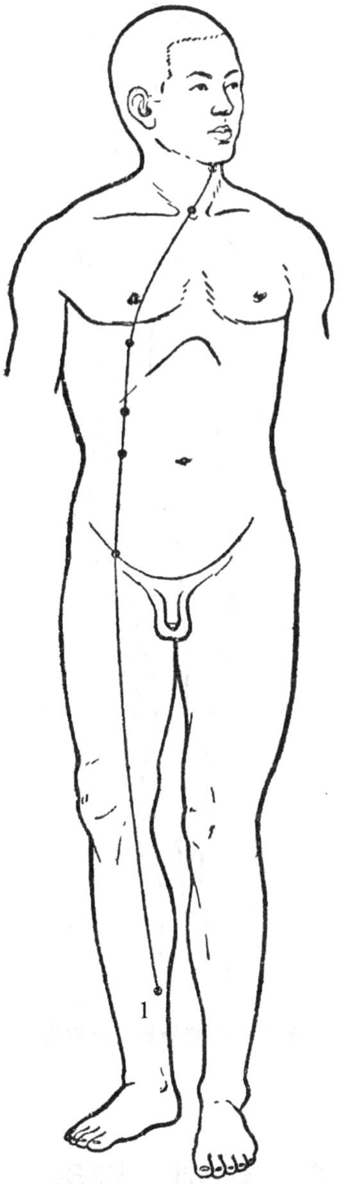

图 75　阴维脉循示意图

八、阳维脉

阳维脉起于金门穴，与足太阳膀胱经及阳跷脉、手少阳三焦经、足少阳胆经、督脉相交会。所以《难经·二十八难》说：“阳维起于诸阳会也。”（图 76）

起于金门穴——→身侧——→风池穴——→头

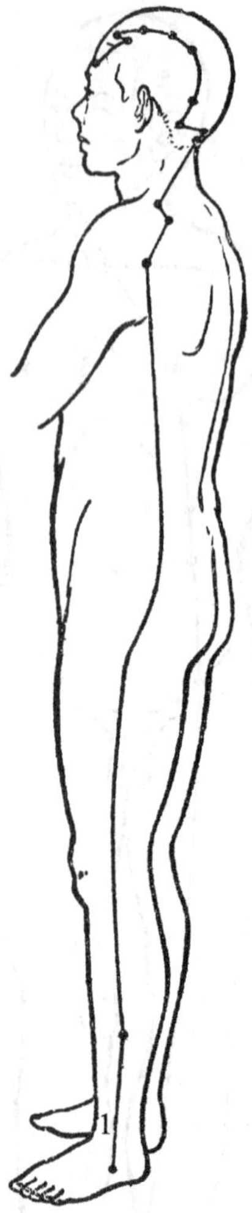

图 76　阳维脉循行示意图

第三章　经别、别络、经筋

第一节　十二经别

十二经脉依次衔接，如环无端，构成一个整体。手足三阴经与手足三阳经除了有互为表里的关系外，还有相合的关系。这种相合的关系是由“别行的正经”（即经别）构成的。经别的离、合、出、入接通了阴经和阳经。例如，六阴经除足厥阴经上至巅顶之外，其他阴经虽都不达头面却能作用于头面，就是因为阴经经别与阳经经别相合而入于阳经。《灵枢·经别》所说的“六合”就是指六阴经与六阳经的相合关系。

一、足太阳与足少阴为一合

“足太阳之正，别入于腘中，其一道下尻五寸，别入于肛，属于膀胱，散之肾，循膂当心入散；直者，从膂上出于项，复属于太阳。此为一经也。”

“足少阴之正，至腘中，别走太阳而合，上至肾，当十四顀（椎），出属带脉；直者，系舌本，复出于项，合于太阳。此为一合。”（图 77）

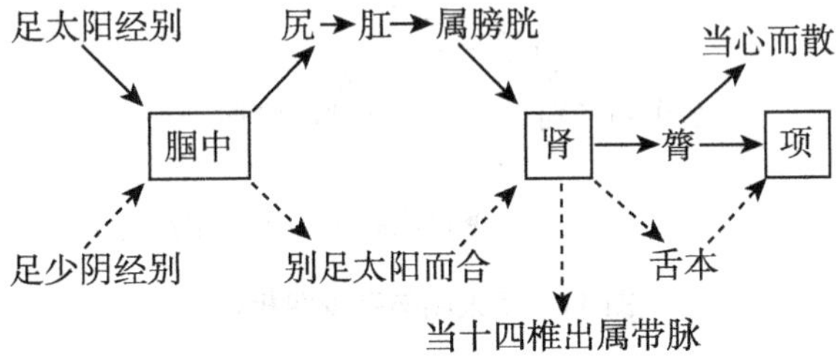

图 77　足太阳与足少阴相合

二、足少阳与足厥阴为二合

“足少阳之正，绕髀，入毛际，合于厥阴；别者，入季胁之间，循胸里，属胆，散之肝，上贯心，以上挟咽，出颐颔中，散于面，系目系，合少阳于外眦也。”

“足厥阴之正，别跗上，上至毛际，合于少阳，与别俱行，此为二合也。”（图 78）

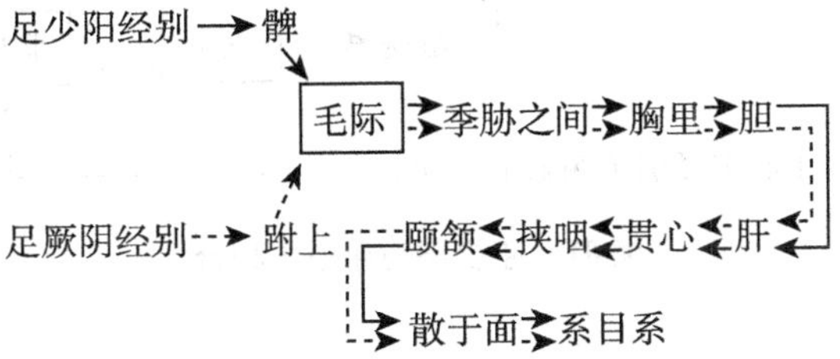

图 78　足少阳与足厥阴相合

三、足阳明与足太阴为三合

“足阳明之正，上至髀，入于腹里，属胃，散之脾，上通于心，上循咽，出于口，上頞顑，还系目系，合于阳明也。”

“足太阴之正，上至髀，合于阳明，与别俱行，上结于咽，贯舌中。此为三合也。”（图 79）

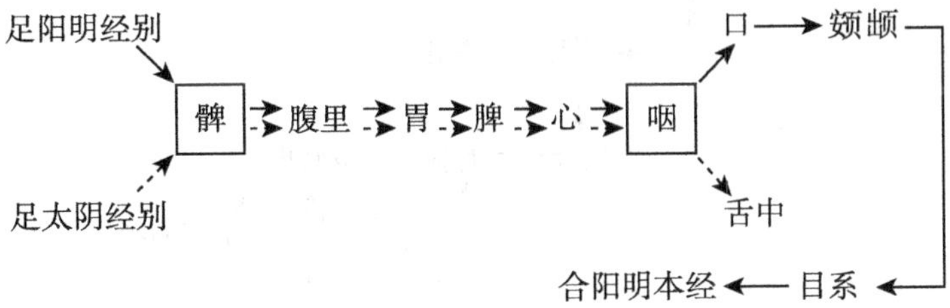

图 79　足阳明与足太阴相合

四、手太阳与手少阴为四合

“手太阳之正，指地，别于肩解，入腋走心，系小肠也。”

“手少阴之正，别入于渊腋两筋之间，属于心，上走喉咙，出于面，合目内眦。此为四合也。”（图80）

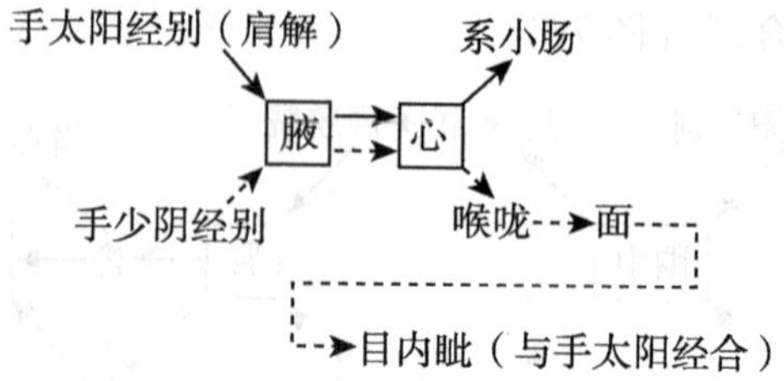

图80　手太阳与手少阴相合

五、手少阳与手心主为五合

“手少阳之正，指天，别于巅，入缺盆，下走三焦，散于胸中也。”

“手心主之正，别下渊腋三寸，入胸中，别属三焦，出循喉咙，出耳后，合少阳完骨之下，此为五合也。”（图81）

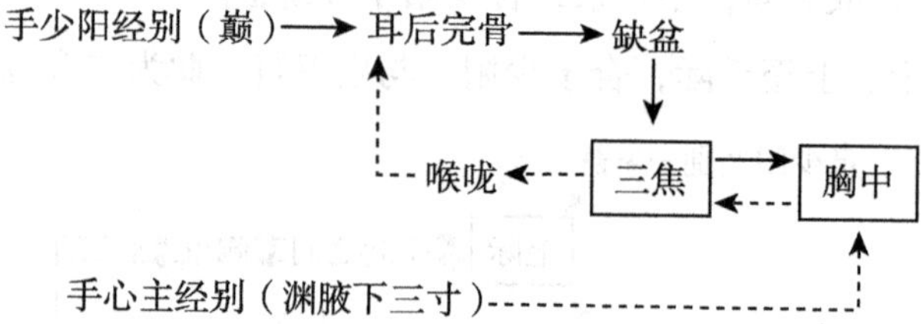

图81　手少阳与手心主相合

六、手阳明与手太阴为六合

“手阳明之正，从手循膺乳，别于肩髃，入柱骨，下走大肠，属于肺，上循喉咙，出缺盆，合于阳明也。”

“手太阴之正，别入渊腋少阴之前，入走肺，散之太阳（当从《太素》作“大肠”），上出缺盆，循喉咙，复合阳明，此六合也。”（图82）

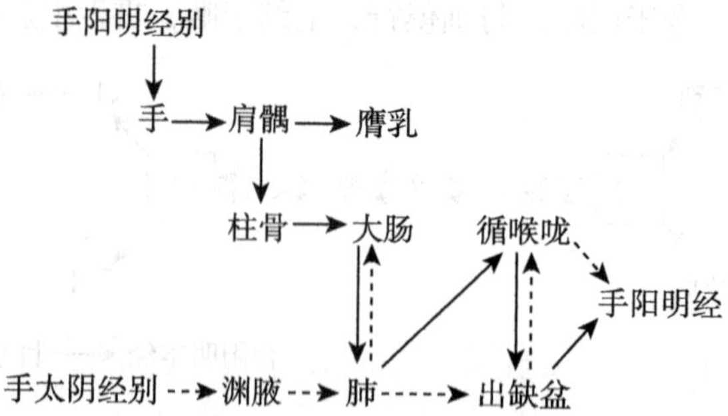

图82　手阳明与手太阴相合

第二节　十五别络

别络是从本经别出而与他经联络沟通的络脉，共有十五条。十二经各一别络，任脉、督脉各一别络，以及脾之大络，合为十五别络。兹据《灵枢·经脉》记载分述如下。

一、手太阴经别络

“手太阴之别，名曰列缺，起于腕上分间，并太阴之经，直入掌中，散入于鱼际……取之去腕半寸，别走阳明也。”

列缺在腕后一寸五分上侧分肉间。手太阴之气从此别走于手阳明经，直入掌内，散入鱼际之孙络。

二、手少阴经别络

“手少阴之别，名曰通里，去腕一寸半（‘半’字疑衍），别而上行，循经入于心中，系舌本，属目系……取之掌后一寸，别走太阳也。”

通里在腕后一寸陷中。手少阴之气从此别走于手太阳经，循经入心、下膈，上系于舌根。

三、手厥阴经别络

“手心主之别，名曰内关，去腕二寸，出于两筋之间，循经以上，系于心包，络心系……取之两筋间也。”

内关在掌后去腕二寸两筋间。手厥阴之气从此别走于手少阳经。

四、手太阳经别络

“手太阳之别，名曰支正，上腕五寸，内注少阴；其别者，上走肘，络肩髃……取之所别也。”

支正在腕上五寸。手太阳之气从此别走于手少阴经。

五、手阳明经别络

“手阳明之别，名曰偏历，去腕三寸，别入太阴；其别者，上循臂，乘肩髃，上曲颊，偏齿；其别者，入耳合于宗脉……取之所别也。”

偏历在腕后三寸上侧间。手阳明之气从此别走于手太阴经。

六、手少阳经别络

“手少阳之别，名曰外关，去腕二寸，外绕臂，注胸中，合心主……取之所别也。”

外关在腕上二寸两筋间。手少阳之气从此别走于手厥阴经。

七、足太阳经别络

“足太阳之别，名曰飞阳，去踝七寸，别走少阴……取之所别。”

飞阳在足外踝上七寸。足太阳之气从此别走于足少阴经。

八、足少阳经别络

“足少阳之别，名曰光明，去踝五寸，别走厥阴，下络足跗……取之所别也。”

光明在足外踝上五寸。足少阳之气从此别走于足厥阴经。

九、足阳明经别络

“足阳明之别，名曰丰隆，去踝八寸，别走太阴；其别者，循胫骨外廉，上络头项，合诸经之气，下络喉嗌……取之所别也。”

丰隆在足外踝上八寸。足阳明之气从此别走于足太阴经。

十、足太阴经别络

“足太阴之别，名曰公孙，去本节之后一寸，别走阳明；其别者，入络肠胃……取之所别也。”

公孙在足大趾本节后一寸。足太阴之气从此别走于足阳明经。

十一、足少阴经别络

“足少阴之别，名曰大钟，当踝后绕跟，别走太阳；其别者，并经上走于心包下，外贯腰脊……取之所别也。”

大钟在足跟后骨上两筋间。足少阴之气从此别走而与足太阳经相通。

十二、足厥阴经别络

“足厥阴之别，名曰蠡沟，去内踝五寸，别走少阳；其别者，循胫上睾，结于茎……取之所别也。”

蠡沟在足内踝上五寸。足厥阴之气从此别走而入于足少阳经。

十三、任脉别络

“任脉之别，名曰尾翳，下鸠尾，散于腹……取之所别也。”

尾翳在鸠尾骨尖下五分处。任脉之气从此别出而散于腹部。

十四、督脉别络

“督脉之别，名曰长强，挟膂上项，散头上，下当肩胛左右，别走太阳，入贯膂……取之所别也。”

长强在尾骶骨端。督脉之气从此别走于太阳经脉。

十五、脾经大络

“脾之大络，名曰大包，出渊腋下三寸，布胸胁……此脉若罗络之血者，皆取之脾之大络脉也。”

大包在渊腋下三寸。脾之精气从此别走而入于阴阳诸经。

十二经脉之气阴阳相通，皆赖此十五别络互为相假，即阳脉络阴、阴脉络阳之谓也。

第三节　十二经筋

手足三阴三阳经所属的筋，叫作经筋。经筋和经脉是不同的：经脉营行表里，出入脏腑，以次相传；经筋则连缀百骸，维络周身。二者各有一定的部位。经筋所行之部，虽然多与经脉相同，但其所盛所结之处，则以四肢溪谷之间为最多。因为“筋会于节”，故凡关节所在的地方，便是筋最发达的地方。筋为肝所主，属木，“其华在爪”，所以十二经筋都起于四肢爪甲之间，而盛于辅骨，结于肘腕，系于膝关，联于肌肉，上于颈项，终于头面。

筋还有刚柔之分，筋之刚者所以束骨，筋之柔者所以相维，好比经与络一般。凡手足项背直行附骨者，多为坚实的刚筋；胸腹头面支别横络者，多为细小的柔筋。手足三阴三阳的十二经筋，随其阴阳所属之不同，各具有不同的特点。如手足三阳经的筋行于外侧，其质多刚；手足三阴经的筋行于内侧，其质多柔。足三阴经和足阳明经之筋皆聚于阴器，所以《素问·厥论》说：“前阴者，宗筋之所聚。”兹录《灵枢·经筋》之原文如下。

一、足太阳经筋

“足太阳之筋，起于足小指，上结于踝，邪上结于膝，其下循足外踝，结于踵，上循跟，结于腘；其别者，结于踹外，上腘中内廉，与腘中并，上结于臀，上挟脊，上项；其支者，别入结于舌本；其直者，结于枕骨，上头下颜，结于鼻；其支者，为目上网，下结于頄；其支者，从腋后外廉，结于肩髃；其支者，入腋下，上出缺盆，上结于完骨；其支者，出缺盆，邪上出于頄。”

二、足少阳经筋

“足少阳之筋，起于小指次指，上结外踝，上循胫外廉，结于膝外廉；其支者，别起外辅骨，上走髀，前者结于伏兔之上，后者结于尻；其直者，上乘䏚季胁，上走腋前廉，系于膺乳，结于缺盆；直者，上出腋，贯缺盆，出太阳之前，循耳后，上额角，交巅上，下走颔，上结于頄；支者，结于目眦，为外维。”

三、足阳明经筋

“足阳明之筋，起于中三指，结于跗上，邪外上加于辅骨，上结于膝外廉，直上结于髀枢，上循胁，属脊；其直者，上循骭，结于膝；其支者，结于外辅骨，合少阳；其直者，上循伏兔，上结于髀，聚于阴器，上腹而布，至缺盆而结，上颈，上挟口，合于頄，下结于鼻，上合于太阳，太阳为目上网，阳明为目下网；其支者，从颊，结于耳前。”

四、足太阴经筋

“足太阴之筋，起于大指之端内侧，上结于内踝；其直者，络于膝内辅骨，上循阴股，结于髀，聚于阴器，上腹，结于脐，循腹里，结于肋，散于胸中；其内者，著于脊。”

五、足少阴经筋

“足少阴之筋，起于小指之下，并足太阴之筋，邪走内踝之下，结于踵，与太阳之筋合，而上结于内辅之下，并太阴之经而上循阴股，结于阴器，循脊内，挟膂，上至项，结于枕骨，与足太阳之筋合。”

六、足厥阴经筋

“足厥阴之筋，起于大指之上，上结于内踝之前，上循胫，上结内辅之下，上循阴股，结于阴器，络诸筋。”

七、手太阳经筋

“手太阳之筋，起于小指之上，结于腕，上循臂内廉，结于肘内锐骨之后，弹之应小指之上，入结于腋下；其支者，后走腋后廉，上绕肩胛，循胫（当作‘颈’），出走太阳之前，结于耳后完骨；其支者，入耳中；直者，出耳上，下结于颔，上属目外眦。”

八、手少阳经筋

“手少阳之筋，起于小指次指之端，结于腕中，循臂，结于肘，上绕臑外廉，上肩，走颈，合手太阳；其支者，当曲颊入系舌本；其支者，上曲牙，循耳前，属目外眦，上乘颔，结于角。”

九、手阳明经筋

“手阳明之筋，起于大指次指之端，结于腕，上循臂，上结于肘外，上臑，结于髃；其支者，绕肩胛，挟脊；直者，从肩髃上颈；其支者，上颊，结于頄；直者，上出手太阳之前，上左角，络头，下右颔。”

十、手太阴经筋

“手太阴之筋，起于大指之上，循指上行，结于鱼后，行寸口外侧，上循臂，结肘中，上臑内廉，入腋下，出缺盆，结肩前髃，上结缺盆，下结胸里，散贯贲，合贲下，抵季胁。”

十一、手心主经筋

“手心主之筋，起于中指，与太阴之筋并行，结于肘内廉，上臂阴，结腋下，下散前后挟胁；其支者，入腋，散胸中，结于臂（《太素》作‘贲’）。”

十二、手少阴经筋

“手少阴之筋，起于小指之内侧，结于锐骨，上结肘内廉，上入腋，交太阴，挟乳里，结于胸中，循臂（《太素》作‘贲’），下系于脐。”

小　结

经脉是通行气血的通道。气血循着经脉的分布而营于一身。行血气、通阴阳、濡筋骨、利关节都须依靠经脉来完成。

络脉有浮络、孙络、大络、别络之分。浮络为浮于表的络脉；孙络为络之别；大络为脾之大络（大包）；别络为十二经于四肢部别出的一络和躯干前的任脉络、躯干后的督脉络，以及脾之大络，共十五条。

经脉复有正、奇之分。

正经，即手足三阴三阳经，其循行规律是手三阴经从脏走手，手三阳经从手走头，足三阴经从足走腹，足三阳经从头走足。手足三阴三阳经如此顺逆循环，使得营卫之气流行无已。十二经脉与脏腑是有密切关系的，一脏一腑，一表一里，一络一属，一正一别，则其阴阳离合的关系配合无间。正因为阴阳配合，各经阴阳有多寡之不同，所以各经之气血亦因之而互有多少。更因阴阳出入，表里相关，所以各经的功能有开阖枢之分。

奇经，凡八，即冲脉、任脉、督脉、带脉、阴维脉、阳维脉、阴跷脉、阳跷脉。其与正经的不同之处是无表里关系，不与脏腑直接联系。其功用是助正经以储蓄气血。八脉之中，任、督二脉，一行背，一行腹，各有自己的循行部位，其余六脉多借正经之路以行。一般所说的十四经即十二经合任、督二脉而言。

经筋是经络以外的筋。其所行之部与经脉基本上是一致的，所禀之气与经脉又无差异，故名为十二经筋。经筋的最大特点是循行于体表，不入于脏腑，起于四肢末端，贯穿于分肉之间，回曲聚会之处都在四肢躯干，如腕、肘、腋、踝、膝、股等关节。

总之，人的生命活动不离气血，而气血之行不离经络。经络在正常状态下，有运行气血的功能，在病理状态下，又可反映各种病变。在诊断时，根据经络循行部位，可以察知体表病变及其与脏腑之关系。因此，经络学说对临床治疗是有指导意义的。

【脏象】

对生活着的人体进行观察而研究出的脏腑的活动规律，叫作脏象。它的研究范围包括人身内外一切器官组织的功能。因此，脏象的内容，除了有心、膻中、肝、脾、肺、肾、胆、胃、小肠、大肠、膀胱、三焦十二脏的生理病理之外，尚有脑、髓、骨、脉、胞、经络、气、血、营、卫、精、神、津、液、皮、毛、筋、肉、爪、发、耳、目、口、舌、鼻，以及前后二阴等的征象。其中除经络已另立专篇讨论外，其他内容均将于本篇内做扼要的讨论。

对人体脏腑活动的研究在一定程度上是基于解剖学的发展的。我国的解剖学起源很早，《内经》就记载了很多解剖学知识；但是，必须指出，《内经》对脏腑生理功能的认识并不完全依赖于解剖学。它是在人与外在环境是一个统一体的观点指导下，通过长时间的医疗实践，对生活着的人体进行观察研究，并运用阴阳五行学说来加以论证的。因此，虽然脏象学说与现代解剖学和生理学有接近之处，但是还不能完全用现代的解剖生理知识来说明它。

第一章　脏　　腑

脏腑包括五脏、六腑与奇恒之腑。

五脏的主要功用是藏精气；六腑的主要功用则为受纳、消化水谷，吸收、输布津液，排出废料与残渣。所以《素问·五脏别论》说："所谓五脏者，藏精气而不泻也，故满而不能实；六腑者，传化物而不藏，故实而不能满也。所以然者，水谷入口，则胃实而肠虚，食下则肠实而胃虚，故曰：实而不满，满而不实也。"

五脏能藏精气而不泻，所以是"满而不实"的。六腑的功用是受水谷、化水谷、行津液、传糟粕，当水谷入胃则胃实，下入于肠则胃虚而肠实。在生理状态下，胃与肠总是一实一虚、一虚一实地交互变换着的。若胃肠俱实则满，满则病。所以六腑必须泻而不藏，才能保持"实而不满"的生理状态。因其泻而不藏，所以其又有"传化之腑"的名称。

奇就是异，恒就是常，奇恒之腑就是不同于五脏六腑的脏腑。《素问·五脏别论》说："脑、髓、骨、脉、胆、女子胞，此六者，地气之所生也，皆藏于阴而象于地，故藏而不泻，名曰奇恒之腑。夫胃、大肠、小肠、三焦、膀胱，此五者，天气之所生也，其气象天，故泻而不藏，此受五脏浊气，名曰传化之腑，此不能久留，输泻者也。"

第一节　五　　脏

一、心在五行属火

（一）心为君主之官

心是人的生命活动的主宰，在脏腑中居于首要的地位。所以《内经》特别强调心功能的重要意义。如《素问·灵兰秘典论》说："心者，君主之官也……故主明则下安……主不明则十二官危。"

五脏六腑在心功能正常的情况下进行统一协调的生理活动，才能使人精神饱满、身体健康。如果心发生了病变，其他脏腑的活动就会发生紊乱，从而使人精神失常，甚或有生命危险，所以《灵枢·邪客》说："心者，五脏六腑之大主也，精神之所舍也，其脏坚固，邪弗能容（客）也，容（客）之则心伤，心伤则神去，神去则死矣。故诸邪之在于心者，皆在于心之包络。"正因心为五脏六腑之大主，若心受邪气侵害而病，五脏六腑的活动就会失去统一协调，所以心受邪即死。至于一般所说的心病，不是真正的心病，其病邪但在心之包络。

（二）心主血脉，其华在面

《素问·痿论》说："心主身之血脉。"《素问·五脏生成》说："诸血者，皆属于心。"这说明心与血脉相连属，而其中起主导作用的是心。血有荣养的作用，但必须依赖心脉的活动，才能运行全身，起到荣养全身的作用。

心、血、脉三者的盛衰虚实常可由面色的改变而测知。心功能健全，则面色多红润光泽而有神；反之，则面色多淡白无华。所以《素问·五脏生成》说："心之合脉也，其荣色也。"又如《灵枢·经脉》说："手少阴气绝，则脉不通，脉不通则血不流……故其面黑如漆柴者，血先死。"手少阴经为心之经脉，手少阴经气绝则心气衰竭，以致血行障碍而血液凝滞。血本赤色，凝则色黑；血本荣养全身，血凝不流则失其荣养作用。故血液凝滞，则面黑如漆，枯槁如柴。见此面色，即知是血液运行障碍而失其营养作用的结果，所以称为"血先死"。

面色的改变是心、血、脉三者情况改变的反映，因此说，心主血脉，其华在面。

附：心包络与膻中

1. 心包络

心包是心的外膜，络是膜外气血通行的道路，二者合称为心包络。心包络为心的外卫，有保护心脏的功用。《灵枢·邪客》说："故诸邪之在于心者，皆在于心之包络。包络者，心主之脉也。"心包络是心的外卫，因邪气一般都是由外至内、由表入里的，故邪气侵心，必先侵犯心包络。心包络受邪必会影响心的功能，而引起心病的症状体征。

2. 膻中

膻中为宗气所积之处。《灵枢·海论》说："膻中者，为气之海……气海有余者，气满胸中，悗息面赤；气海不足，则气少不足以言。"

膻中为宗气的发源地，宗气为呼吸、言语的动力，所以气海不足就会导致少气不足以言；宗气又为血脉之动力，所以气海有余就会导致气满胸中，进而影响心、肺的功能，肺受影响则为"悗息"，心受影响则为"面赤"。

膻中主气化而出宗气，宗气为血脉运行的动力，在生理功能上不仅与肺有着密切关系，而且与心也是相互影响着的。所以《素问·灵兰秘典论》将心比作"君主"，将膻中称为"臣使之官"。

二、肝在五行属木

（一）肝为将军之官

肝气急而易亢，其性似将军之刚强。所以《素问·灵兰秘典论》说：“肝者，将军之官。”

虽然肝之性亢，但在生理状态下，肝气不宜太亢（当然也不宜抑郁）。若肝气太亢，会使人善怒；反之，肝气不足而失其刚强之性，则会使人恐惧胆怯。所以《灵枢·本神》说：“肝气虚则恐，实则怒。”

（二）肝藏血

肝藏血与“诸血者皆属于心”或“心主血脉”不同，前者指调节血量，后者指推动血液运行。

血液在脉内的流通量是随着人体的活动情况（包括四时昼夜阴阳之气的影响）而有所增减的。活动剧烈时全身各部分的血量就增加；睡眠时全身各部分的血量就要减少，而大量的血液归藏于肝。所以《素问·五脏生成》说：“故人卧血归于肝。”若肝病而失其藏血之职，人就会不能安卧。

（三）肝主筋，其华在爪

筋附于骨节，所以《素问·五脏生成》说：“诸筋者，皆属于节。”筋能收缩弛张，使骨节运动自如。运动过剧、过久就会使筋力衰减而疲劳，甚至会使筋伤而不能屈伸，所以《素问·宣明五气论》又有“久行伤筋”之说。

运动虽是筋的功能，但筋之荣养来源于肝，肝散其精以养筋，筋得其养则运动有力，所以《素问·经脉别论》说：“食气入胃，散精于肝，淫气于筋。”又，《素问·阴阳应象大论》说：“肝生筋。”反之，若肝气衰，不能供给筋以充分的荣养，则筋的活动能力也就减退，所以《素问·上古天真论》说：“丈夫……七八，肝气衰，筋不能动。”

筋所需的营养依赖于肝之精气。因此，肝病时常出现筋的病变，如《灵枢·经脉》说：“足厥阴气绝，则筋绝。厥阴者，肝脉也；肝者，筋之合也，筋者，聚于阴器，而脉络于舌本也。故脉弗荣，则筋急，筋急则引舌与卵，故唇青（青为肝之色）舌卷卵缩。”此由筋得不到营养而失其柔和曲直之用所致，故云“筋先死”。

肝与筋的虚实情况常反映于爪甲。凡筋力壮健者，爪甲多坚而厚；筋弱无力者，爪甲多薄而软。肝脏有病，爪甲常脆裂，或枯无光泽，或爪甲变形，所以《素问·五脏生成》说：“肝之合筋也，其荣爪也。”《素问·六节脏象论》也说：“肝者，罢极之本，……其华在爪，其充在筋，以生血气。”

三、脾在五行属土

（一）脾主运化

胃主消化，脾主吸收、输津，两者合作，才能完成消化、吸收和输津的整个过程。所以《素问·太阴阳明论》说："帝曰：脾与胃以膜相连耳，而能为之行其津液何也？岐伯曰：足太阴者，三阴也，其脉贯胃属脾络嗌，故太阴为之行气于三阴……脏腑各因其经而受气于阳明，故为胃行其津液。"足太阴经贯胃属脾而络于食管之上口，所以能为胃行散津液至三阴经。足阳明经是五脏六腑的给养仓库；足阳明经是足太阴经之表，足太阴经是足阳明经之里，表里两经是相互交通、相互联系着的，所以津液由足太阴经吸收后，就通过足阳明经转达于三阳经。总之，五脏六腑必须通过足太阴经取得营养。这就是脾所以能够为胃行散津液的道理。

由于内而五脏六腑，外而四肢百骸、筋肉、皮毛，都依靠脾的输津功用才能获取营养，所以后世称脾为"后天之本"。

综上所述，脾的功用，一是助胃消化饮食，二是为胃行散津液，而两者实为饮食物入胃以后消化过程中的两大步骤。

虽然消化饮食、吸取营养、布散津液是脾胃的功能，但是小肠、大肠、三焦和膀胱与消化饮食、布散津液也有密切的关系（详见后文"六腑"一节）。在消化吸收、输布排泄等一系列过程中，脾、胃、大肠、小肠、三焦、膀胱各有各的职责，其中任何一个脏腑失职，都会影响消化吸收至排泄的整个过程，因此《素问·六节脏象论》说："脾、胃、大肠、小肠、三焦、膀胱者，仓廪之本，营之居也，名曰器，能化糟粕，转味而入出者也。"

（二）脾主肌肉，其荣在唇

饮食入胃，通过脾的运化吸收，以营养肌肉。营养充足，则生脂丰满。若脾病，致消化吸收发生障碍，则肌肉失养，形体消瘦。所以《素问·痿论》说："脾主身之肌肉。"

脾胃、肌肉的情况可以反映于唇。凡营养不良、脾虚久病者，口唇的色泽多萎黄不华。所以《素问·五脏生成》说："脾之合肉也，其荣唇也。"《素问·六节脏象论》也说："其华在唇四白，其充在肌。"

脾与肌肉之病，不但能改变唇色，还能改变唇之形状。《灵枢·经脉》说："足太阴气绝，则脉不荣肌肉。唇舌者，肌肉之本也。脉不荣则肌肉软，肌肉软则舌萎人中满，人中满则唇反，唇反者肉先死。"

肌肉软是肌肉失去正常的功能，表现为舌萎人中满。人中满即唇反，唇反即脾经阻绝，肌肉之营养来源中断之征，所以说"唇反者肉先死"。

由于脾病常反映于口唇，所以医者察病人口唇的色泽状态，可以测知脾的生理病理情况，也可以推断疾病预后，《灵枢·师传》说："脾者主为卫，使之迎粮，视唇舌好恶，以知吉凶。"

（三）脾主四肢

四肢所赖以活动者，乃来自饮食物所化之阳气，所以《素问·阳明脉解》说："四肢者，诸阳之本也。"四肢既为"诸阳之本"，那为什么又说"脾主四肢"呢？《素问·太阴阳明论》说："脾病而四肢不用何也？岐伯曰：四肢皆禀气于胃，而不得至经，必因于脾，乃得禀也。"这就是说，手足赖以活动的清阳之气，虽然由胃中饮食所化，但是，必经脾之转输乃得。所以，四肢既为诸阳之本，又属太阴脾土所主。

《素问·太阴阳明论》说："今脾病不能为胃行其津液，四肢不得禀水谷气，气日以衰，脉道不利，筋骨肌肉皆无气以生，故不用焉。"这进一步说明了四肢之所以不用，是因为四肢的筋骨肌肉缺乏营养；而四肢之所以缺乏营养，是因为脾病不能为胃输布津液。总之，脾主四肢与四肢为诸阳之本的理由可以相互贯通。

（四）脾统血

血来源于水谷之精气，为中焦脾胃所生，所以《灵枢·本神》说："脾藏营。"《难经·四十二难》更明白地指出："脾……主裹血，温五脏。"不论是"藏营"还是"裹血"，实际上都是指脾具有统摄血液的功能而言。

如果脾之统血功能失常，就会造成各种不同的出血病证。在治疗此证时必须采用"引血归脾"或"补脾摄血"一类的方法，才能获得良好的效果。

四、肺在五行属金

（一）肺主气

肺主一身之气，如《素问·六节脏象论》说："肺者，气之本。"《素问·调经论》说："肺藏气。"《素问·五脏生成》说："诸气者，皆属于肺。"

气是人身赖以维持生命活动的重要物质。其来源有二，一是饮食水谷之精气，一是吸入体内的自然之气。所以《素问·六节脏象论》说："天食人以五气，地食人以五味。五气入鼻，藏于心肺，上使五色修明，音声能彰；五味入口，藏于肠胃，味有所藏，以养五气。气和而生，津液相成，神乃自生。"

天之五气，即大自然之气；地之五味，即水谷之味。五气能令面色明净，五味能滋五脏之气而生津液，得五气五味，才能维持人体生理活动而使人精神焕发。

肺主气，就是指人身之气为肺所主，因为体外自然之气必须由肺吸入，体内谷化之气也必须通过肺发挥作用。积于胸中之大气，就是由谷化之气与吸入之气所组成的，因为它是一身之气的根本，所以又被称为宗气。《灵枢·邪客》说："故宗气积于胸中，出于喉咙，以贯心脉，而行呼吸焉。"宗气出喉咙以行呼吸，贯心脉以布散全身。因此，肺主气不是仅指肺主呼吸，而是指整个人体上下表里之气均为肺所主。

（二）肺为相傅之官，主治节

肺有佐心以治节的功用。佐就是辅助，治节就是管理得有条不紊、井然有序的意思。所以《素问·灵兰秘典论》说："肺者，相傅之官，治节出焉。"肺之相傅作用，表现在血脉方面主要是气血之间的相互为用的关系。心主血，肺主气。血脉虽为心所主，但必须在肺气舒畅的情况下，才能正常运行。所以《素问·经脉别论》有"肺朝百脉"之说。

（三）肺主皮毛

肺司呼吸，为体内外气体交换的主要器官，而皮肤之汗孔有散气的作用（所以汗孔又名气门），这是肺主皮毛的一个方面。肺主皮毛的另一个方面是皮毛赖肺气的温煦，才能润泽，否则就会憔悴枯槁。如《灵枢·经脉》说："手太阴气绝，则皮毛焦。太阴者，行气温于皮毛者也，故气不荣则皮毛焦。"不但肺病可以反映于皮毛，皮毛受邪也可影响肺。所以《素问·咳论》说："皮毛者，肺之合也，皮毛先受邪气，邪气以从其合也。"《素问·六节脏象论》说："肺者，气之本……其华在毛，其充在皮。"《素问·五脏生成》也说："肺之合皮也，其荣毛也。"这些都说明肺与皮毛有密切关系。

五、肾在五行属水

（一）肾藏精

精，一指男女媾精之精，是生殖的基本物质；一指水谷所化的精，即五脏六腑的精。两者均藏于肾。

生殖的精（受之于父母的精），从胚生时开始，一直到老死为止，不断地在发挥它的生命力，不断地在生长发育；五脏六腑的精形成于出生后，与肾精关系密切。肾精的形成，特别是在出生后，更有赖于饮食精微所化的五脏六腑之精的转化。因此，生殖的精与五脏六腑的精，实际上是不能分开的。故《素问·上古天真论》说："肾者主水，受五脏六腑之精而藏之，故五脏盛乃能泻。"

藏精是肾的重要功能，人本身的生长发育、老死以及繁衍后代均是肾精的作用。如《素问·上古天真论》说："女子七岁，肾气盛，齿更发长；二七而天癸至，任脉通，太冲脉盛，月事以时下，故有子；三七，肾气平均，故真牙生而长极；四七，筋骨坚，发长极，身体盛壮；五七，阳明脉衰，面始焦，发始堕；六七，三阳脉衰于上，面皆焦，发始白；七七，任脉虚，太冲脉衰少，天癸竭，地道不通，故形坏而无子也。丈夫八岁，肾气实，发长齿更；二八，肾气盛，天癸至，精气溢泻，阴阳和，故能有子；三八，肾气平均，筋骨劲强，故真牙生而长极；四八筋骨隆盛，肌肉满壮；五八，肾气衰，发堕齿槁；六八，阳气衰竭于上，面焦，发鬓颁白；七八，肝气衰，筋不能动，天癸竭，精少，肾脏衰，形体皆极；八八，则齿发去。肾者主水，受五脏六腑之精而藏之，故五脏盛乃能泻。今五脏皆衰，筋骨懈堕，天癸尽矣。故发鬓白，身体重，行步不正，而无子耳。”

以上引文的主要意思是女子七岁、男子八岁，有齿更发长的变化；女子十四岁、男子十六岁，生殖功能成熟，于是在女子有月事以时下，在男子有精气溢泻的变化，阴阳相和，就可生育子女；女子三十五岁、男子四十岁以后，肾气渐衰，生气日减，五脏六腑之精华日损；女子四十九岁、男子六十四岁，天癸竭，精少而无子，同时形体也逐渐衰老了。

（二）肾主骨，其华在发

肾有生髓的作用，髓充于骨，骨赖髓而盛壮。所以《素问·阴阳应象大论》说：“肾生骨髓。”又，《素问·解精微论》说：“髓者，骨之充也。”生髓，就是肾的藏精功用之一。肾生髓的功能衰退就会发生骨病，如《素问·逆调论》说：“肾者，水也，而生于骨，肾不生，则髓不能满，故寒甚至骨也。”

发为肾之外华，发之生长状况可以反映肾的强弱。发之营养来源于血，故有“血余”之称，但血乃精髓所化，所以《素问·五脏生成》说：“肾之合骨也，其荣发也。”

肾生髓主骨，而其华在发。因此，当肾精衰竭之时，则有骨枯、发无光泽之征，所以《灵枢·经脉》说：“足少阴气绝则骨枯，……故齿长而垢，发无泽。发无泽者，骨先死。”

（三）肾为作强之官，出伎巧

《素问·灵兰秘典论》说：“肾者，作强之官，伎巧出焉。”作强是精神健旺的意思。肾藏精，精盛髓足则精神健旺，精神健旺则伎巧也由之而生了。所以纵欲肾亏的患者，往往精神疲惫，不能胜任繁重艰巨的工作。

（四）肾主水

水入于胃，由脾土上蒸而输于肺，肺气肃降则水下流而归于肾。这是水液由身体外摄取以后在体内升降的大概过程。水有清浊，清者上升，浊者下降，但清中有浊，浊中有清。所以上升至肺之水为气为清，清中之清者由肺而输至皮毛，清中之浊者从三焦决渎而下行以达于肾。归肾之水液为浊，浊中之浊者由膀胱而排出体外，浊中之清者则藏于肾。在肾之津液，复化为气而上升至肺，复由肺化水下降至肾。因为水从下生，所以《素问·水热穴论》说：“地气上者，属于肾而生水液也。”

附：命门

《难经·三十六难》说：“命门者，诸神精之所舍，原气之所系也。”又，《难经·三十九难》说：“命门者，……其气与肾通。”由此可见，命门是人体中非常重要的一部分，且与肾有密切关系。肾为水脏而主藏精，精为元阴；命门为元气之所系，元气即元阳。元阳为先天之真火，元阴为先天之真水。肾与命门的相互关系就是水火相济、阴阳互根的关系。精为神的物质基础，而神又为精的能力表现。

命门为先天元气蕴藏之所，为人身生化之源泉，故命门真火的盛衰影响重大。《难经·八难》说："十二经脉者，皆系于生气之原。所谓生气之原者，谓十二经之根本也，谓肾间动气也，此五脏六腑之本，十二经脉之根，呼吸之门，三焦之原。"这明确指出命门与五脏六腑、十二经脉的生理活动密切相关，如果命门衰竭，生命也就结束了。命门的重要性于此可以概见。

第二节　六　腑

一、胆

《难经·四十二难》说："胆在肝之短叶间……盛精汁三合。"因为胆中贮有精汁，所以《灵枢·本输》称它为"中精之腑"。胆性刚直，刚则能断，故《素问·灵兰秘典论》说："胆者，中正之官，决断出焉。"如果胆受邪，人就会出现精神不宁、遇事不能决断的症状。胆汁上溢会有口苦之症，故《灵枢·四时气》说："善呕，呕有苦，长太息，心中憺憺，恐人将捕之。邪在胆，逆在胃。胆液泄则口苦，胃气逆则呕苦，故曰呕胆。"

二、胃

胃受纳谷食，故《灵枢·胀论》说："胃者太仓也。"胃上口为贲门，下口为幽门。贲门部又名上脘，幽门部又名下脘，上脘、下脘之间名中脘，三部统称为胃脘。此三部若有阻隔，则饮食不下，故《素问·评热病论》说："食不下者，胃脘隔也。"

胃有受纳和消化水谷之功，为人身气血之本，故《灵枢·玉版》说："人之所受气者，谷也；谷之所注者，胃也；胃者，水谷气血之海也。"

人身气血来源于水谷，水谷之仓库是胃。水谷在胃中经过消化，便能转变为气血，故胃既是水谷的仓库，又是气血之源泉。因此，胃有水谷气血之海之名。

胃主消化谷食，故胃病则消化机转失常。《灵枢·海论》说："胃者水谷之海，……水谷之海有余则腹满，水谷之海不足则饥不受谷食。"

胃受纳水谷而主消化，为后天之本。五脏六腑、四肢百骸都赖水谷滋养，因此《素问·平人气象论》说："人以水谷为本，故人绝水谷则死，脉无胃气亦死。"

三、小肠

小肠上端与胃相承接，下端与大肠相接。小肠与大肠相接之处名阑门。《难经·四十四难》说："大肠小肠会为阑门。"水谷经过胃的腐熟作用之后，通过幽门，下注于小肠。小肠上受胃中水谷并泌别清浊。清者为津液，津液被吸收，并被转输于各部，终则渗于膀胱；浊者为糟粕，糟粕下注于大肠。所以《素问·灵兰秘典论》说："小肠者，受盛之官，化物出焉。"

四、大肠

大肠的功用为传送糟粕。《素问·灵兰秘典论》说：“大肠者，传道之官，变化出焉。”传道，就是传送糟粕；变化，就是使糟粕变化而成形（粪便）。《灵枢·营卫生会》说：“故水谷者，常并居于胃中（按，这里所说的‘胃中’实际上包括胃与小肠）成糟粕而俱下于大肠。”

大肠有吸收水分的功用，故糟粕传至大肠，水分被吸收，大便就能成形。如果大肠虚寒，不能吸收水分，则引起肠鸣切痛、大便溏泄等症；反之，大肠实热，肠液干枯，则引起大便秘结之症。

虽然说大肠有热则便秘，但大便秘结者不一定都是热证；虽然说大肠虚寒则便溏，但大便稀溏者也不一定都是寒证。《灵枢·师传》说：“胃中热则消谷，令人悬心善饥，脐以上皮热。肠中热，则出黄如糜（形容便稀）。……胃中寒则腹胀，肠中寒则肠鸣飧泄；胃中寒、肠中热，则胀而且泄；胃中热、肠中寒，则疾饥，小腹痛胀。”这说明，胃肠可以同时俱病，可以相互影响，因而病情亦有各种不同的情况。若以大肠之病来说，寒则泄，热则结，固是习常所见；寒而闭，热而泄，亦非病变之所无。不论其为何种情况，大肠之病总是关系到大便，因为大肠为传道之官，而主“变化”出糟粕。

五、膀胱

膀胱之功用为排泄小便和贮存津液。《灵枢·本输》说：“膀胱者，津液之腑也。”《素问·灵兰秘典论》也说：“膀胱者，州都之官，津液藏焉，气化则能出矣。”

“州都”，古代地方行政区域，这里喻作水液聚会之处。小便是在气化过程中，从津液里分离出来的剩余物，因此说“气化则能出矣”。

小便之来源是津液。津液之余，入膀胱则为小便。因此，小便与津液常互相影响。如果津液缺乏则小便不利；反之，小便过多也会丧失津液。所以膀胱有排泄小便和贮存津液的作用。

六、三焦

《素问·灵兰秘典论》说：“三焦者，决渎之官，水道出焉。”这说明三焦具有疏通水道、保持水液畅行的功用。《灵枢·营卫生会》也说：“上焦如雾，中焦如沤，下焦如渎。”雾是形容上焦之气如雾气一般弥漫；沤是形容中焦腐熟水谷的情况；渎是形容下焦水液排出的情况。总之，三焦是人体内水谷出入的道路。《灵枢·本输》说：“三焦者，中渎之腑也，水道出焉。”《难经·三十一难》说：“三焦者，水谷之道路，气之所终始也。”

维持三焦生理功能的主要是位于下焦的命门。三焦接受命门原气，并将其分布于全身，以促进脏腑组织的生理活动，正如《难经·三十八难》所说：“所以腑有六者，谓三焦也。有原气之别焉，主持诸气。”

如上所述，三焦总的功用有二，一为通调水道，二为主持诸气。但三焦有上、中、下之区分，并各有它们的特点，兹分述如下。

（一）上焦

《灵枢·营卫生会》说："上焦出于胃上口，并咽以上，贯膈而布胸中。"《难经·三十一难》说："上焦者，在心下，下膈，在胃上口，主内而不出。"《灵枢·决气》说："上焦开发，宣五谷味，熏肤、充身、泽毛，若雾露之溉，是谓气。"

从上述所引经文中可以看出，上焦的功用是纳食而不使出，以及接受来自胃中的水谷之气，并将之敷布至全身肌表，以温养肌肉、关节和皮肤。

（二）中焦

《灵枢·营卫生会》说："中焦亦并胃中，出上焦之后，此所受气者，泌糟粕，蒸津液，化其精微，上注于肺脉，乃化而为血，以奉生身，莫贵于此，故独得行于经隧，命曰营气。"《难经·三十一难》说："中焦者，在胃中脘，不上不下，主腐熟水谷。"

以上经文说明，中焦的功用是腐熟水谷，蒸化津液，以及接受水谷之精气，化生营气。

（三）下焦

《灵枢·营卫生会》说："下焦者，别回肠，注于膀胱，而渗入焉。故水谷者，常并居于胃中，成糟粕而俱下于大肠，而成下焦，渗而俱下，济泌别汁，循下焦而渗入膀胱焉。"《难经·三十一难》说："下焦者，当膀胱上口，主分别清浊，主出而不内，以传导也。"

由此可见，下焦之功用是泌别清浊，排泄废物，以及主出不主入，其气主下行。

通过以上内容可以看出，上、中、下三焦既包括五脏六腑，也包括十二经脉。它的功用关系着整个人体的气化功能，因此《中藏经》说："三焦者，人之三元之气也。……三焦通则内外、左右、上下皆通也。其于周身灌体，和内调外，荣左养右，导上宣下，莫大于此。"

第三节　奇恒之腑

奇恒之腑既不同于五脏，又不同于六腑，是不同于一般脏腑的一类脏器。

一、胆

胆的功用已述于六腑中，兹不赘述。唯因胆藏精汁，不同于一般六腑的泻而不藏的性质，故胆又为奇恒之腑之一。

二、脑

脑在头颅骨内，上至天灵盖，下至风府。风府以下为脊髓，脊髓经项后复骨下之髓孔而上通于脑，与脑合称脑髓。《灵枢·海论》说："脑为髓之海，其输上在于其盖，下在风府。"脑不但与脊髓由髓孔直接相通，而且与全身之骨髓亦有密切的关系，故《素问·五脏生成》说："诸髓者，皆属于脑。"

脑髓主肢体行动灵活、耳目聪明，以及一切正常的精神活动，因此《灵枢·海论》说："髓海有余，则轻劲多力，自过其度；髓海不足，则脑转耳鸣，胫酸眩冒，目无所见，懈怠安卧。"

髓海有余即脑髓充足，脑足故身轻、多劲、多力，能胜任繁重的工作；髓海不足即脑髓空虚，脑虚故头眩耳鸣、胫酸无力、两目昏花、视力障碍、全身怠废、不能运动，甚者昏冒不知人事。

肾与脑的关系非常密切，这是因为肾主藏精、生髓，主骨，而骨髓与脑髓相通。

三、髓

髓生于肾，《素问·阴阳应象大论》说："肾生骨髓。"髓藏于骨中而为骨之营养，故《素问·解精微论》说："髓者，骨之充也。"

骨中之髓借骨孔而与脑髓相联系，故《灵枢·卫气失常》说："骨之属者，骨空之所以受益，而益脑髓者也。"

如上所述，肾能生髓，髓能养骨，脑能统髓，髓通于脑。

四、骨

人在坐卧行立之时依靠骨的支架作用，因此《灵枢·经脉》说："骨为干。"骨之所以能支持形体，实赖于骨中所藏的骨髓的营养。骨得髓养便能维持其坚刚之性。《素问·脉要精微论》说："骨者，髓之府，不能久立，行则振掉，骨将惫矣。"这说明骨之另一功用就是藏髓。但骨不能生髓，髓之生有赖于肾。《素问·逆调论》说："肾不生，则髓不能满。"《素问·六节脏象论》也说："肾者……封藏之本，……其充在骨。"因此，骨与髓均属肾所主。

五、脉

脉与心有密切的联系，因此《素问·宣明五气》说："心主脉。"因为心是脉之主，脉是心之所属，两者是相互联结、相互为用，既分工又合作着的。

脉为血府，以气为本。脉不但能聚载血液，而且能约束气血，使气血循着一定轨道和一定方向运行，故《灵枢·决气》说："壅遏营气，令无所避，是谓脉。"

脉，分布于全身，能载运气血，输送饮食物的精华，以营养全身，故《素问·经脉别论》说："食气入胃，浊气归心，淫精于脉。脉气流经，经气归于肺，肺朝百脉，输精于皮毛。毛脉合精，行气于府。"由于血聚脉中，所以脉之空虚与否可从血色测知，如《灵枢·决气》说："血脱者，色白，夭然不泽，其脉空虚，此其候也。"

六、女子胞

胞主月经而孕育胎儿。女子胞即胞宫。《灵枢·五音五味》说："冲脉、任脉，皆起于胞中。"

这说明女子胞与冲、任两脉相连。冲、任两脉旺盛，女人就有月经，有月经就能受孕生子，故《素问·上古天真论》说："女子……二七而天癸至，任脉通，太冲脉盛，月事以时下，故有子。"

胞与心、肾相系。胞的络脉与心、肾相联系。《素问·评热病论》说："月事不来者，胞脉闭也。胞脉者，属心而络于胞中，今气上迫肺，心气不得下通，故月事不来也。"又《素问·奇病论》说："人有重身，九月而喑……胞之络脉绝也……胞络者系于肾，少阴之脉贯肾系舌本，故不能言。"这都说明胞的络脉与心、肾是密切联系着的。

第四节　脏腑间的相互关系

一、五脏之间的关系

心、肝、脾、肺、肾五脏在生理功能上有着相互依赖、相互制约的关系。心属火，为阳中之阳脏；肾属水，为阴中之阴脏。心肾相交，水火互济，才能维持正常的生理活动。又如，肺主气，心主血，气血相互为用，才能循环运行不息。再如，肾为先天之本，主藏五脏之精气，脾乃后天之源，输水谷之精微以养五脏，人之生命活动的维持，取决于先天、后天的相互合作。总之，五脏之间必须相互协调，才能确保五脏的正常活动。《素问·五脏生成》说："心之合脉也……其主肾也；肺之合皮也……其主心也；肝之合筋也……其主肺也；脾之合肉也……其主肝也；肾之合骨也……其主脾也。"

在病理情况下，五脏之间也是相互影响着的，如《素问·玉机真脏论》说："五脏相通，移皆有次……五脏受气于其所生，传之于其所胜，气舍于其所生，死于其所不胜。""受气于其所生"，意思是病气由我生之脏传来；"传之于其所胜"，意思是病气传于我克之脏；"气舍于其所生"，意思是病气留舍于生我之脏；"死于其所不胜"，意思是病气传于克我之脏而死。《素问·玉机真脏论》又说："肝受气于心，传之于脾，气舍于肾，至肺而死。心受气于脾，传之于肺，气舍于肝，至肾而死。脾受气于肺，传之于肾，气舍于心，至肝而死。肺受气于肾，传之于肝，气舍于脾，至心而死。肾受气于肝，传之于心，气合于肺，至脾而死。"

虽然病理传变不一定都是如此，可以因病邪之性质、患者脏气的盛衰等而有不同的传变，但上述所引经文足以说明五脏之间的关系非常密切。

二、六腑之间的关系

虽然胆、胃、大肠、小肠、三焦、膀胱六腑的功用不同，但它们都是化水谷而行津液的器官。饮食物的消化吸收、津液的输布、废物的排泄等一系列过程，必须在六腑既分工又合作的活动下方能完成。

六腑之间必须相互协调，才能维持其"实而不满"的生理状态，正如《灵枢·平人绝谷》说："胃满则肠虚，肠满则胃虚，更虚更满，故气得上下。"

六腑在病理过程中也相互影响。《素问·气厥论》说："胞移热于膀胱，则癃溺血；膀胱移热于小肠，鬲肠不便，上为口糜；小肠移热于大肠，为虙瘕，为沉；大肠移热于胃，善食而瘦人，谓之食亦；胃移热于胆，亦曰食亦。"

以上引文说明六腑间的热邪可以相移。胞之热邪移至膀胱，就有小便不利、尿血之症；膀胱之热邪移至小肠，则肠痞塞而大便不通，热气上行而口腔糜腐；小肠之热邪移至大肠，邪气伏留大肠曲折之处则为瘕聚，下行至直肠则为脱肛痔漏；大肠热邪移至胃，胃中燥热，便为多食而肌肉消瘦，病名食亦；胃中热邪移至胆，也为食亦之病。由此可见，腑与腑间不论是在生理方面还是在病理方面，都是相互联系、相互影响着的。

三、脏腑相合

脏主藏精，腑主化物，因此五脏为阴，六腑为阳。阳者主表，阴者主里。一脏一腑，一阴一阳，一表一里，相互配合，构成一个功能单位，这称为脏腑相合。

脏腑的相合关系是通过经脉来实现的，脏脉络于腑，腑脉络于脏。因此，虽然脏与腑在功能上各有各的职责，但两者是相互联结、相互依赖着的，因此《灵枢·本输》说："肺合大肠，大肠者，传道之腑。心合小肠，小肠者，受盛之腑。肝合胆，胆者，中精之腑。脾合胃，胃者，五谷之腑。肾合膀胱，膀胱者，津液之腑也。少阴属肾，肾上连肺，故将两脏。三焦者，中渎之腑也，水道出焉，属膀胱，是孤之腑也。是六腑之所与合者。"

《灵枢·邪气脏腑病形》说："身之中于风也，不必动脏，故邪入于阴经，则其脏气实，邪气入而不能客，故还之于腑。故中阳则溜于经，中阴则溜于府。"

《素问·通评虚实论》说："五脏不平，六腑闭塞之所生也。"

以上内容说明，脏与腑在生理和病理上都是互相关联、互相影响着的。

第五节　脏腑与身体五官诸窍

一、脏腑与体表形态

体表指整个躯壳而言，躯壳由筋骨、肌肉、皮毛等构成，而脏腑在躯壳之内，每一脏、每一腑都与躯壳有着直接或间接的联系，通过观察体表形态可以测知内在脏腑的情况，因此《灵枢·本脏》说："肺合大肠，大肠者，皮其应。心合小肠，小肠者，脉其应。肝合胆，胆者，筋其应。脾合胃，胃者，肉其应。肾合三焦、膀胱，三焦、膀胱者，腠理毫毛其应。"

以上内容说明，皮脉、筋肉、腠理、毫毛与五脏六腑有相互联属、贯通的关系。

二、脏腑与五官九窍

鼻、目、口、舌、耳称为五官。《灵枢·五阅五使》说："鼻者，肺之官也；目者，肝之官也；

口唇者，脾之官也；舌者，心之官也；耳者，肾之官也。”

什么叫作“官”呢?《灵枢·五阅五使》说：“五官者，五脏之阅也。”“阅”就是见于外的意思。五脏与五官有密切关系，五脏虽然藏于体内，但由五官的表象可以察知脏腑的变化。见于头面者为五官，五官又称为七窍，若并前后阴而言，则为九窍。凡此五官九窍，无不与脏腑休戚相关。兹分述如下。

（一）耳

（1）耳与肾。肾主藏精、生髓，髓通于脑，脑有余则耳聪，不足则耳鸣耳聋，故《灵枢·脉度》说：“肾气通于耳，肾和则耳能闻五音矣。”又《灵枢·决气》说：“精脱者，耳聋。”

这说明，耳属肾的理由是耳与脑髓有密切关系，而脑之虚实取决于精的虚实。肾主藏精，肾虚精少则两耳失聪，因此根据听觉的好坏可以测知肾的功能是否正常，正如《灵枢·师传》所说：“肾者主为外，使之远听，视耳好恶，以知其性。”

（2）耳与心。心主血脉。耳之听觉正常有赖于充足的气血供给，若脉中气血空虚，不能上奉，就会导致听觉失常，如《灵枢·邪气脏腑病形》说：“心脉……微涩为……耳鸣。”

（3）耳与其他脏腑。肝、胆主升发，升发之气不足则上部虚，上部虚则耳鸣耳聋；升发之气太过则上部过实，上部过实亦能使人耳鸣，如《素问·六元正纪大论》说：“木郁之发……甚则耳鸣眩转。”这是肝、胆之气被郁之后，突然发为猛烈的气血上升，上部气血太多，以致耳鸣头眩的例证。《素问·厥论》说：“少阳之厥，则暴聋、颊肿而热。”这也是胆腑经脉之气血上逆而发为暴聋的例证。

此外，《灵枢·口问》说：“耳者，宗脉之所聚也。故胃中空则宗脉虚，虚则下溜，脉有所竭者，故耳鸣。”

综上所述，耳在生理上与心、肾关系最为密切，在病理上则与肝、胆、胃等脏腑密切相关。但是，导致耳鸣、耳聋的原因大多仍然在于精、血两方面，因肾主精，心主血，所以治耳病仍当以心、肾为主。

（二）目

1. 目与肝

目为肝之窍。肝主藏血，主升发。肝血不足，则目不能视；肝气升发太过，则目赤眦疡。《素问·五脏生成》说：“肝受血而能视。”《灵枢·脉度》说：“肝气通于目，肝和则目能辨五色矣。”

以上内容说明目病多半是肝病的外征，因此检查目之视力和形态可以测知肝的虚实，正如《灵枢·师传》所说：“肝者主为将，使之候外，欲知坚固，视目大小。”

2. 目与心

心的活动与目有很大关系，因为心主血脉，目必须借助气血的供养才能视物，正如《灵枢·大惑论》所说：“目者，心使也。”《素问·五脏生成》也说：“诸脉者，皆属于目。”所以心之病能影响于目。

3. 目与其他脏腑

目虽为肝之窍、心之使，但又为诸脉之所属，故与其他脏腑的关系亦密切，正如《灵枢·大惑论》所说："五脏六腑之精气，皆上注于目，而为之精，精之窠为眼。"五脏六腑之精气通过血脉的传运上灌于目，而为眼之精。精之窠为眼，眼窠即眼精所居之处。

目是由瞳子、黑眼、白眼、眼络、眼睑、目系等组成的。瞳子是肾与骨髓的精气所注；黑眼是肝与筋膜的精气所注；眼络是心与血脉的精气所注；白眼是肺的精气所注。脾与肌肉之精气除了注于眼睑外，还裹束筋骨血气之精而合成目系。目系上系于脑而后出于项中，因此《灵枢·大惑论》说："骨之精为瞳子，筋之精为黑眼，血之精为络，其窠气之精为白眼，肌肉之精为约束，裹撷筋骨血气之精而与脉并为系，上属于脑，后出于项中。"

综上所述，目与脏腑的关系是：目为五脏六腑之精气所注，其脉系通于脑，为肝之窍、心之使。

（三）鼻

鼻为呼吸出入之门户，肺主呼吸，故鼻为肺之窍。鼻能辨别香臭，但必须肺气和，呼吸利，嗅觉才能正常，正如《灵枢·脉度》所说："故肺气通于鼻，肺和则鼻能知臭香矣。"

肺病不仅会影响嗅觉，而且会导致鼻塞，正如《灵枢·本神》所说："肺气虚则鼻塞不利。"

如果肺气喘急，就会引起鼻煽的症状，故《灵枢·五阅五使》说："鼻者，肺之官也，……故肺病者，喘息鼻张。"

（四）口

《灵枢·脉度》说："脾气通于口，脾和则口能知五谷矣。"脾主消化，《素问·奇病论》说："有病口甘者，……名曰脾瘅。"正因为口与脾有此关系，《素问·阴阳应象大论》才说脾"在窍为口"。

胃经挟口环唇。若胃经之气终绝，则有撮口等症，因此《灵枢·终始》说："阳明终者，口目动作。"

（五）舌

舌主味觉，而味觉又为心气所主。《灵枢·脉度》说："心气通于舌，心和则舌能知五味矣。"

如果心气不和，则往往食而不知其味。心之别络系于舌本，因而心经有热者，往往有舌卷、舌硬等症，正如《素问·脉要精微论》所说："心脉搏坚而长，当病舌卷不能言。"

心与小肠相表里，因此小肠有热，亦会引起舌赤、舌疮等症。此外，肝、脾、肾三经均与舌本相通，因此肝、脾、肾三经之病亦往往连及舌本，正如《素问·诊要经终论》所说："厥阴终者……甚则舌卷、卵上缩而终矣。"这是由于肝经绕阴器，终于舌本。虽然心、肝、脾、肾等均与舌有关系，但唯心与舌的关系更为密切，因此《素问·阴阳应象大论》说心"在窍为舌"。

（六）前阴

1. 前阴与肾

《灵枢·邪气脏腑病形》说："肾脉……大甚为阴痿……滑甚为癃㿉。"

肾脉滑、大是肾热之征；癃即小便淋涩不畅；㿉即睾丸肿痛；阴痿即阴茎不举。

2. 前阴与肝

肝之经脉循阴器，因此足厥阴肝经脉气终绝，便有睾丸上缩之征。前阴又为宗筋所聚之处，故阴痿之证与肝亦有很大的关系。

3. 前阴与其他脏腑

前阴除了与肝、肾有关外，与脾、胃以及任、督二脉亦有关系。《灵枢·邪气脏腑病形》说："脾脉……微大为疝气……滑甚为㿉癃。"

脾脉微大和滑甚，均为脾有湿热之征；湿热下注前阴，故有疝气、㿉癃之证。《素问·痿论》说："故阳明虚，则宗筋纵。"

阳明为胃之经，胃为水谷气血之海，主润宗筋而束骨、利关节，今阳明虚不能润养宗筋，故宗筋痿软。《素问·骨空论》说："任脉为病，男子内结七疝，女子带下瘕聚。""此生病（指督脉生病），从少腹上冲心而痛，不得前后，为冲疝。"

七疝、带下、瘕聚、冲疝均为前阴之病。

综上所述，前阴与肾、肝、脾、膀胱、胃，以及任、督二脉均有关系。但在临床上，肾、肝两脏与前阴病的关系较为密切。

（七）后阴

后阴即肛门，或称魄门。与后阴有关的脏腑，除肠胃之外，主要是肾、肺两脏。《灵枢·邪气脏腑病形》说："肾脉……微涩为不月、沉痔。"

不月为月经闭止；沉为脱肛；痔为痔疮。肾脉微涩为血气不行之征，故有月经闭止、脱肛、痔疮等症。

肺与大肠相表里，肛门即大肠之下端，故肺热病人往往因大肠不通利而有肛门生痔等疾病。

通过以上关于九窍与脏腑关系的讨论可以看出，九窍之病常与五脏六腑、十二经脉有关。以五脏归类，目的是使九窍各有所属的脏器，但这种归属并不是绝对的，在临床应用时必须结合具体症状，分别主次，找出重点。

临床上所见的九窍病不一定只是一窍生病，可能是几窍同病。《素问·玉机真脏论》说："其不及（指脾脉不及）则令人九窍不通，名曰重强。"

此外，九窍病中属于衰老所致者则又当别论。《素问·阴阳应象大论》说："年六十，阴痿，气大衰，九窍不利，下虚上实，涕泣俱出矣。"这种因衰老所致的九窍不利主要是由肾气的衰减所致，不能拘泥于五脏配九窍的方法去理解或治疗。

总之，五脏配七窍或九窍是一般的方法，是为了便于临床分析证候而确立的方法，而不是一成不变的公式。

第二章　精、气、神

精、气、神三者是人的性命之根本，故《素问·上古天真论》有“呼吸精气，独立守神”“积精全神”以延寿却病的论述。在古代，也有精、气、神为人身“三宝”的说法。

精、气、神虽各有不同之处，但实际上却是一个分不开的整体。《灵枢·本神》说：“是故五脏主藏精者也，不可伤，伤则失守而阴虚，阴虚则无气，无气则死矣。”

五脏有精，精为神之宅，有精则有神，故积精可以全神。精伤则神无所舍，是为失守。精又为气之母，精虚故无气，人无气则死。精、气、神三位一体，不可分离，存则俱存，亡则俱亡。因此，精脱者死，气脱者死，失神者亦死，故精、气、神三者是人生命存亡的关键所在。

第一节　精

精是构成身形与营养人体的物质，其内容包括精、血、津、液四方面。兹分述如下。

一、精

（一）精的来源

精是与生俱来的。《灵枢·本神》说：“故生之来，谓之精。”《灵枢·决气》说：“两神相搏，合而成形，常先身生，是谓精。”万物化生，必从精始，男女之精相合，便能构成身形。因此，精是先身而有的，人身即由此精而生成。

精之来源，禀受于先天，人体既生之后，此精赖饮食之营养而不断滋生，人体也就日渐发育长大。对于来自饮食的营养物质，《内经》也称之为精。后人为了便于区分，将饮食营养之精称为后天之精，将与生俱来的精称为先天之精。

先天之精是构成人体一切组织器官的基本物质，脏腑之精来自后天饮食之精。脏腑之精下归于肾，便为生殖之精。《素问·上古天真论》说：“肾者主水，受五脏六腑之精而藏之，故五脏盛乃能泻。”

肾所藏的精包括生殖之精，此精来源于五脏六腑化生之精。因此，五脏六腑功能旺盛，人才能有生殖的能力。

（二）精的功能

精是由血与津液的精华构成的，最富有生命能力，所以古人说：“男女媾精，万物化生。”

(《易经·系辞》)这种具有生殖和发育能力的精，在《内经》里又被称为天癸。如《素问·上古天真论》说："女子……二七而天癸至，任脉通，太冲脉盛，月事以时下，故有子。……七七任脉虚，太冲脉衰少，天癸竭，地道不通，故形坏而无子也。……丈夫……二八肾气盛，天癸至，精气溢泻，阴阳和，故能有子。……七八，肝气衰，筋不能动，天癸竭，精少，肾脏衰，形体皆极。"

这种男女都有的天癸就是精。无论男女，天癸至，便能有子；天癸竭，便形坏而无子。其所以称为天癸，是因为精水实为天一所生的癸水。癸水之精不仅具有生殖和生长发育的功能，还能抵抗不良因素的刺激，而使人免于疾病，如《素问·金匮真言论》说："夫精者，身之本也，故藏于精者，春不病温。"

精为真阴，是人身元气的基本物质，所以又称为元阴。阴精内藏，不虞匮乏，则阳不妄升，春无温病。相反，如果精耗阴虚，则阳邪易犯，而致病温。所以又有"冬不藏精，春必病温"之说。元阴虚损，使元阳的物质基础发生了动摇，就会大大降低人体抵抗疾病的能力，使其他疾病随之而发生，正如《灵枢·本神》所说："精伤，则骨酸痿厥，精时自下。"

又如，《素问·生气通天论》说："阳气者，烦劳则张，精绝，辟积于夏，使人煎厥。"

由此可知，精盈则生命力强，能适应气候的变化，能抵抗邪气的侵袭；精虚则生命力减弱，抵抗外邪的能力减退，而诸病所由生。精在人体的重要性于此可以概见了。

二、血

血是食物的精华通过气化作用而生成的一种赤色物质。《灵枢·营卫生会》说："中焦亦并胃中，出上焦之后，此所受气者，泌糟粕，蒸津液，化其精微，上注于肺脉，乃化而为血，以奉生身，莫贵于此，故独得行于经隧，命曰营气。"血有"以奉生身"的功用，是因为血中含有营养物质。血行于经隧故能循行全身。

《素问·五脏生成》说："肝受血而能视，足受血而能步，掌受血而能握，指受血而能摄。卧出而风吹之，血凝于肤者为痹，凝于脉者为泣，凝于足者为厥。此三者，血行而不得反其空，故为痹厥也。"

目之视、足之步、掌之握、指之摄，以及皮肤的感觉等，无不需要血液以供给营养。如果因某种原因，血液运行发生障碍，皮肤得不到足够的血液，便会顽麻不仁；两足得不到足够的血液，就会足冷不温。内而五脏六腑，外而皮毛筋骨，都必须在血液运行不息的状态下才能得到充分的营养，才能发挥其作用。

三、津

津是人身体液之一，来源于饮食，充润于肌肉皮肤之间。《灵枢·五癃津液别》说："水谷皆入于口……津液各走其道。故三焦出气，以温肌肉、充皮肤，为其津。"

这说明津是从水谷化生的，随三焦出气，以温养肌肉、充润皮肤。津出于腠理，便是汗。故《灵枢·决气》说："津脱者，腠理开，汗大泄。"

腠理闭，则津不能出，转化为水而下降于膀胱，从而使小便增多。总之，汗、尿都是由津化生的。因此，津伤者，汗、尿必少；反之，汗、尿排泄多了，便伤津，这在临床上是常见的。

四、液

（一）液的来源与功用

液也是从水谷化生的。它的功用是滑润关节，补益脑髓，溉濡目、耳、口、鼻。故《灵枢·决气》说："何谓液？岐伯曰：谷入气满，淖泽注于骨，骨属屈伸，泄泽，补益脑髓，皮肤润泽，是谓液。"《灵枢·口问》说："液者，所以灌精濡空窍者也。"（空窍即目、耳、口、鼻。）

（二）液与津的区别

虽然津与液的来源相同，但二者有清浊稀稠的区别。清而稀者为津，浊而稠者为液。津，稀而清，故能随三焦之气出入于分肉腠理之间；液，稠而浊，不能随气往还于肌肤，而流行于筋骨关节之间。

至于两者在功用上的区别，概括地说，一主表，一主里。津在表，故能温润肌肤；液在里，故能利关节、濡空窍、补脑髓。

虽然津与液有此区别，但津液本属一体，同源于水谷，因此在临床上常常津液并称，不予严格区分。

（三）津液的还流

津液分布于肌腠、筋骨、脑髓以及其他内外各个部分，以润养组织。各部分多余的水液以汗、溺形式排泄于体外；津液则渗入孙络而还归经脉之中，仍为血液的组成部分。如《灵枢·痈疽》说："余闻肠胃受谷，上焦出气，以温分肉，而养骨节，通腠理。中焦出气如露，上注溪谷而渗孙脉，津液和调，变化而赤为血，血和则孙脉先满溢，乃注于络脉，皆盈，乃注于经脉。"

津液的还流和多余水分的排泄是维持体内液体平衡的重要保障，假使还流障碍或排泄失常，便会导致水肿、痰饮等病。

第二节　气

气的含义有二，一指流动着的、微小难见的物质，一指人体各器官的活动能力。

《灵枢·决气》说："上焦开发，宣五谷味，熏肤、充身、泽毛，若雾露之溉，是谓气。"这说明微细如雾露的营养物为气。《灵枢·脉度》说："气之不得无行也，如水之流，如日月之行不休。故阴脉荣其脏，阳脉荣其腑，如环之无端，莫知其纪，终而复始。其流溢之气，内溉脏腑，外濡腠理。"这说明气的运行无处不到，无时或息。气至阴脉营运于五脏，气至阳脉营运于六腑。正因为气在经脉之中不断地运行着，它才能内养脏腑，外润肌腠。气是流动着的营养物质。

凡是脏腑经脉的活动能力也叫作气，如五脏之气、六腑之气、经脉之气等，故气又可代表人体各部分的活动能力。

此外，人体的气从来源来说有先天之气和后天之气的分别，先天之气即元阳、元阴之气，后天之气即呼吸、饮食之气。由此可见，气的概念是比较广泛的，但是总的说来，不外乎宗气、营气和卫气。这三种气，相互联系而又有区别，兹分述于下。

一、宗气

饮食水谷所化的营卫之气和吸入的大自然之气相合而积于胸中，便是宗气。《灵枢·五味》说："谷始入于胃，其精微者，先出于胃之两焦，以溉五脏，别出两行营卫之道。其大气之抟而不行者，积于胸中，命曰气海。出于肺，循喉咽，故呼则出，吸则入。"

气海既是气的归宿处，又是一身之气运动流行的出发点。周流于全身之气，发自气海而归于气海。气海中的气，被称为宗气。《灵枢·邪客》说："故宗气积于胸中，出于喉咙，以贯心脉，而行呼吸焉。"

宗气上出于喉咙而行呼吸，下贯心脉以行血气，所以《灵枢·刺节真邪》又说："宗气留于海，其下者注于气街，其上者走于息道。故厥在于足，宗气不下，脉中之血凝而留止。"

宗气贯心脉，下行以注气街，经气街下注于足。若宗气不下，则两足厥冷，且在这种情况下，两足脉中之血，就会凝滞而不行了。宗气出于肺，循喉咙，以司呼吸，所以宗气上行，走于息道。息道即呼吸之道。

综上所述，宗气是饮食之气和吸入的大自然之气相合而成。宗气的功用之一是走息道以司呼吸，凡言语、声音、呼吸的强弱，均与宗气的强弱有关。宗气的功用之二是贯心脉以行血气，凡气血的运行以及肢体的寒温和活动能力，多与宗气有关。

二、营气

（一）营气的来源

营气是饮食物中的精气，《灵枢·卫气》说："六腑者，所以受水谷而行化物者也，其气内于五脏，而外络肢节……其精气之行于经者，为营气。"

饮食物的消化吸收是中焦脾胃之功用。因此，营气生于水谷之精气而源于脾胃，出于中焦。

（二）营气的功用

营气的主要功用是营养，《灵枢·营气》说："营气之道，内谷为宝，谷入于胃，乃传之肺，流溢于中，布散于外。精专者，行于经隧，常营无已，终而复始。"

营气流溢于中可营养五脏六腑，布散于外则润泽筋骨皮毛，所以《灵枢·邪客》说："营气者，泌其津液，注之于脉，化以为血，以荣四末，内注五脏六腑。"

（三）营气的运行

《灵枢·营气》详载营气运行之路径，其运行之道即十四经脉，详见本讲义“经络”篇，这里不再重复。

三、卫气

（一）卫气的来源及性质

卫气生于水谷，其性慓悍，其质较营气浊，所以它不受脉道的约束，行于脉外，散于胸腹之内、肌肉之间。如《灵枢·营卫生会》说：“人受气于谷，谷入于胃，以传与肺，五脏六腑，皆以受气。其清者为营，浊者为卫，营在脉中，卫在脉外。”

人身之气主要得自饮食。饮食入胃，化生为气，上传于肺，经肺布散，于是五脏六腑都得到气的滋养。来自谷食的气可分为卫气和营气两种。营气之质清，卫气之质浊，营气运行于脉道之中而不能在脉外循环运行，卫气则在脉道外循环运行。如《灵枢·卫气》说：“六腑者，所以受水谷而行化物者也。其气内于五脏，而外络肢节。其浮气之不循经者，为卫气；其精气之行于经者，为营气。阴阳相随，外内相贯，如环之无端。”

又如《素问·痹论》说：“荣者，水谷之精气也，和调于五脏，洒陈于六腑，乃能入于脉也，故循脉上下，贯五脏，络六腑也。卫者，水谷之悍气也，其气慓疾滑利，不能入于脉也，故循皮肤之中，分肉之间，熏于肓膜，散于胸腹。”

营气是水谷之精气，精气柔顺，入于脉道之中循环运行。卫气是水谷之悍气，悍气刚强善于游走窜透，所以卫气行于脉外，在内熏于五脏之间的肓膜而散于胸腹，在外则行于皮肤之中、分肉之间。

（二）卫气的作用

卫气属阳，熏于肓膜，散于胸腹，则五脏六腑得以温养；外循皮肤之中、分肉之间，则能温养肌肉皮肤。《灵枢·本脏》说：“卫气者，所以温分肉，充皮肤，肥腠理，司关（开）阖者也。……卫气和，则分肉解利，皮肤调柔，腠理致密矣。”

卫气温养分肉，充实皮肤，滋养腠理，主司汗孔的启闭（卫气出表则汗孔开，卫气入里则汗孔闭）。因此，卫气不但能温养内外一切脏器组织，而且具有保卫肌表、抗拒外邪的功能。

（三）卫气的运行

《灵枢·胀论》说：“卫气之在身也，常然并脉，循分肉，行有逆顺，阴阳相随，乃得天和。”

这就是说，卫气虽行于脉外，但仍然依傍着脉道而运行，不过其运行方向与脉内营气的运行方向并不完全一致，或顺脉道而行，或逆脉道而行。所以杨上善解释道：“卫气并脉循于分肉，有逆有顺，从目循足三阳下为顺，从目循手三阳下为逆，以卫行有逆顺，故阴阳气得和而顺也。”

卫气运行于脉外，与昼夜变化有关，白昼行于阳，黑夜行于阴。行于阳是指行于手、足三阳经脉，行于阴是指行于五脏。昼行于阳是开始于目，上行至头，下行至足。行于手经者，多放散而不再还流；行于足经者，经足心入足少阴经，转入跷脉而复返于目，再由目出发，如此不断循环。夜行于阴，是从足少阴经注于肾而后至心、肺、肝、脾，复返于肾。

第三节　神

神是人的生命活动现象的总称（包括精神意识、知觉、运动等）。它虽是一个抽象的概念，却有一定的物质基础。如《灵枢·本神》说："故生之来谓之精，两精相搏谓之神。"神是由先天之精生成的，当胚胎形成之际，生命之神也就产生了。又如，《素问·六节脏象论》说："五味入口，藏于肠胃，味有所藏，以养五气，气和而生，津液相成，神乃自生。"这说明饮食营养能滋养五脏，而五脏之气和调，血气津液充盈，神的生机也就旺盛了。《灵枢·平人绝谷》说："故神者，水谷之精气也。"《素问·八正神明论》也说："血气者，人之神，不可不谨养。"总之，神是从先天而来的，赖后天之调养以维持。先天之精是神的基础，后天之精是神的给养，两者不能失其一。

《灵枢·天年》说："黄帝曰：何者为神？岐伯曰：气血已和，荣卫已通，五脏已成，神气舍心……乃成为人。"

这里明确地指出了，神在人身，居于首要地位，唯有神在，人才能有一切生命活动现象。所以神存则生，神去则死，神充则身强，神衰则身弱。这就是《灵枢·天年》所说"失神者死，得神者生"的道理。

小　结

脏象学说是讨论关于人体各脏腑生理和病理以及其间相互关系的学说。

《内经》认为，人的生命起源于精，生命的维持赖乎气，生命的现象乃神。

精包括精、血、津、液，是人身中的重要物质。精禀受于先天，而由后天水谷之精气不断补给而成。

气包括宗气、营气和卫气，是一切器官的营养，又是一切器官活动的动力。

神主司精神意识、感觉和运动，是生命活动的根本。精、气、神三者之间又有相互资生的关系，精充、气足、神全是健康的保证，精亏、气虚、神耗是衰老的原因。因此，精、气、神三者是生命存亡的关键。

脏象把人体的脏腑分为脏、腑与奇恒之腑三大类，脏包括心、肝、脾、肺、肾、命门、心包络和膻中，腑包括胆、胃、大肠、小肠、三焦、膀胱，奇恒之腑包括胆、脑、髓、骨、脉、女子胞。它们在功能上的主要区别如图28所示。

- 脏腑功能
  - 脏
    - 共同的功能：藏精气而不泻
    - 各脏的功能
      - 心：藏脉
      - 肝：藏血
      - 心包络：为心之外卫
      - 膻中：为气之海
      - 脾：助胃行津液，藏营
      - 肺：藏气
      - 肾：藏精，生髓，主发育和生殖
  - 腑
    - 共同的功能：传化水谷，泻而不藏
    - 各腑的功能
      - 胃：受纳水谷
      - 小肠：受盛水谷，输出化物
      - 大肠：传导糟粕
      - 三焦：统领元气，通调水道
      - 膀胱：通利水津
      - 胆：盛精汁，主决断
  - 奇恒之腑
    - 共同的功能：藏而不泻
    - 各奇恒之腑的功能
      - 脑：为髓海
      - 髓：濡骨节，养脑
      - 骨：身之干，髓之府
      - 脉：血之府，行气血
      - 胆：盛精汁，主决断
      - 女子胞：主生殖

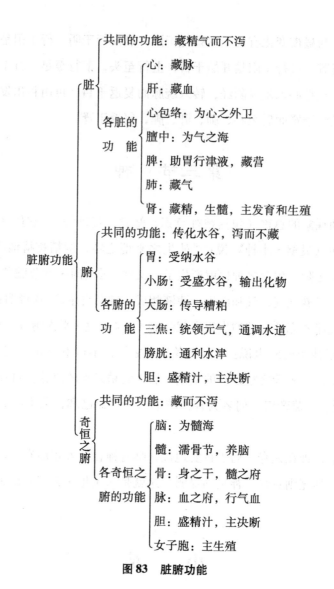

图83　脏腑功能

脏与腑各有各的功用，又有表里相合的关系。奇恒之腑与脏有连属关系，如脑、髓、骨、女子胞属肾，脉属心。一切脏腑相互间都是有机联系的。

脏腑与体表组织也有密切的关系。体表的变化是脏腑变化在外的反映，观察体表的变化，可以测知脏腑的情况。它们之间的一般关系是：心与小肠应脉，肺与大肠应皮，肝与胆应爪，脾与胃应肉，肾与三焦、膀胱应腠理毫毛。

脏腑与五官或九窍之间也有相互联系，它们之间的一般关系是：肝主目，肺主鼻，脾主口唇，心主舌与耳，肾主耳与二阴。

总之，脏象学说不是把人体说成是由各个分离的若干器官组成的，而是把人体说成是由各个器官、各个组织密切联系而组成的，与自然环境有密切联系的一个统一的整体。脏象学说是用阴阳五行的理论来说明这种整体概念的。脏腑各有阴阳，也各有五行的属性。五脏为阴，六腑为阳。五脏之中，肝木、心火为阳，肺金、肾水为阴，脾土为至阴。六腑之中，胃与脾合为土，小肠与心合为火，大肠与肺合为金，膀胱与肾合为水，胆与肝合为木。因此，应用阴阳五行学说便能概括地说明它们相互间的关系，及其与自然界的关系，使脏象学说也和中医其他理论学说一样贯彻整体论的观点。

【病机】

病机就是讨论疾病变化的机制，其中包括发病的机制、导致疾病的原因，以及疾病的外现证候和内在变化等问题。因此，它的范围是比较广泛的。

古人对疾病的认识是从对客观世界物质变化的根本问题的认识出发的，换句话说就是，古人对疾病的认识贯穿了人是一个整体、人与自然环境有密切联系的统一整体观的思想方法。兹分述如下。

第一章 发　病

疾病的发生和变化是错综复杂的，但是总其大要，不外乎人本身的条件和致病的因素两个方面，正如《灵枢·百病始生》所说："风雨寒热不得虚，邪不能独伤人。卒然逢疾风暴雨而不病者，盖无虚，故邪不能独伤人。此必因虚邪之风，与其身形，两虚相得，乃客其形。"《内经》把这两方面概括地称为正和邪，并认为如果人的脏腑功能正常、正气强盛、气血充盈、卫外坚固，邪就无从侵入，疾病也就无从发生；只有在正气虚弱、卫外无力、开阖失常的时候，邪气才有可能乘虚而入。所以正气虚是导致疾病的主要原因，外邪是导致疾病的条件，正如《素问·刺法论》所说："黄帝曰：余闻五疫之至，皆相染易，无问大小，病状相似，不施救疗，如何可得不相移易者？岐伯曰：不相染者，正气存内，邪不可干。"

正气不足，或失于保养，致卫外的作用暂时减弱，如有外邪侵入，就会导致疾病。又因正气的强弱有差异，病邪的性质有不同，受邪的程度有轻重，邪中的部位有浅深，故疾病的情况也不同，有的很快就痊愈了，有的继续发展下去，成为各种各样的病证。如《灵枢·五变》说："余闻百疾之始期也，必生于风雨寒暑。循毫毛而入腠理，或复还，或留止，或为风肿汗出，或为消瘅，或为寒热，或为留痹，或为积聚。奇邪淫溢，不可胜数，愿闻其故。夫同时得病，或病此，或病彼。"

首先，邪的"或复还""或留止"均取决于人体正气的强弱。"同时得病，或病此，或病彼"更说明了病人体质的不同，虽同时得病，但所发的病证可以不同，所以疾病常与病人的体质有关。如《灵枢·五变》说："肉不坚，腠理疏，则善病风……五脏皆柔弱者，善病消瘅……小骨弱肉者，善病寒热……粗理而肉不坚者，善病痹。"

其次，病情的轻重取决于邪的轻重。邪轻则病轻，邪重则病重。故《灵枢·邪气脏腑病形》说："虚邪之中身也，洒淅动形；正邪之中人也微。"

最后，疾病的情况亦取决于邪中的部位。邪有侵于筋骨经脉者，有中于内在脏腑者，如《灵枢·刺节真邪》说："虚邪之中人也……内搏于骨，则为骨痹；搏于筋，则为筋挛；搏于脉中，则为血闭不通，则为痈；搏于肉，与卫气相搏……气往来行，则为痒；留而不去，则痹；卫气不行，则为不仁。"又，《灵枢·五邪》说："邪在肺，则病皮肤痛，寒热，上气喘，汗出，咳动肩背。……邪在肝，则两胁中痛，寒中，恶血在内，行善掣节，时脚肿。……邪在脾胃，则病肌肉痛……则热中善饥……则寒中肠鸣腹痛……邪在肾，则病骨痛阴痹。阴痹者，按之而不得，腹胀腰痛，大便难，肩背颈项痛，时眩。……邪在心，则病心痛，喜悲，时眩仆。”

人体受邪以后，由于体质各有不同，发病亦大有出入，有立刻发病的，也有不立刻发病的，有潜伏体内待机而发的，也有重感新邪引动伏邪而发病的。故《灵枢·贼风》说：“黄帝曰：夫子言贼风邪气之伤人也，令人病焉。今有其不离屏蔽，不出空穴之中，卒然病者，非不离贼风邪气，其故何也？岐伯曰：此皆尝有所伤于湿气，藏于血脉之中，分肉之间，久留而不去……卒然喜怒不节，饮食不适，寒温不时，腠理闭而不通。其开而遇风寒，则血气凝结，与故邪相袭，则为寒痹。其有热则汗出，汗出则受风，虽不遇贼风邪气，必有因加而发焉。黄帝曰：今夫子之所言者，皆病人之所自知也，其毋所遇邪气，又毋怵惕之所志，卒然而病者，其故何也？唯有因鬼神之事乎？岐伯曰：此亦有故邪留而未发，因而志有所恶，及有所慕，血气内乱，两气相搏。其所从来者微，视之不见，听而不闻，故似鬼神。”

古人在观察疾病发生的过程中，看到在某些疾病发生之前，病人并没有感受外邪的侵袭，也没有受什么惊恐，却也发病了，这就使当时的人很容易想到鬼神的问题上去。《内经》的作者为了驳斥这种迷信思想，坚持邪正相搏的发病观点，提出了“故邪”和“因加而发”的说法。他认为人体受邪之后，邪留体内，久而不发，后由某种因素（如饮食起居失调、情志变动等）引起人体气血运行失常时，就乘机而起，与正气相搏。所以只有在气血内乱的条件下，邪才能为害成病，这也进一步说明了内因的重要性。

这些藏伏在人体的“故邪”又常与季节有一定的关系。如《素问·生气通天论》说：“是以春伤于风，邪气留连，乃为洞泄；夏伤于暑，秋为痎疟；秋伤于湿，上逆而咳，发为痿厥；冬伤于寒，春必温病。”

后世医家的伏气论就是根据《内经》这一理论进一步发展而来的。伏气论除了指伏邪发病以外，也可能指由于上一季节感受外邪虽未即发病，但正气已伤，到了下一季节便容易招致新邪而引起疾病。这又说明了外因必须通过内因才能致病的道理。

第二章　病　　因

导致疾病的原因是多种多样的，凡风、寒、暑、湿、燥、火等六淫之气，以及饮食劳伤、七情过度等，在一定条件下都能使人发生疾病。所以《素问·调经论》说：“夫邪之生也，或生于阴，或生于阳。其生于阳者，得之风雨寒暑；其生于阴者，得之饮食居处，阴阳喜怒。”

由于致病原因的性质各有不同，所以疾病在其发展过程中所表现的症状也各有不同。因此，掌握不同病因的一般发病规律，对于临床诊断治疗是有重要意义的。

第一节 六　淫

风、寒、暑、湿、燥、火为天之六气，亦被称为六元，这是指按着一般规律变迁的四时六气，是正常的，于人无害；一旦发生太过、不及，或非其时而有其气，就是反常情况，便常常引起疾病的发生，是为六淫。但是，如不注意摄生，使适应能力减弱，则虽为正常的气候也能致病。六淫在习惯上是泛指外感病的致病因素而说的。

六淫为病，大都与季节有关。如春多风病、夏多暑病、长夏多湿病、秋多燥病、冬多寒病等，都是一般规律。但是气候变化是非常复杂的，人体的感受性也各有不同，所以同一季节可以有不同性质的外感病发生，而一种疾病又可以由多种病邪引发。因此，六淫为病及其所呈现的症状也往往是错综复杂的。此外，在疾病发展过程中，机体本身亦有化风、化寒、化热、化燥、化火等之不同。

一、风

风，终岁常在，四时皆有。凡湿、热、燥、寒诸气，多依附于风，如风温、风热、风寒、风湿之类皆是。风气实为外感疾病的先导。《素问·骨空论》所说“风者百病之始也”就是此意。风的特性是善动不居、变化无定。风邪侵入人体，或逗留于肌肉腠理之间，或游走于经脉募隧之中；在表常稽留于皮毛，入里则损及脏腑，上逆则直犯巅顶，在下则伤及膝胫。所以《素问·风论》说：“风者，善行而数变。……故风者，百病之长也，至其变化，乃为他病也，无常方，然致有风气也。”

风为木之气，木能克土，故感受风邪，可以出现消化不良、腹胀、腹泻等脾病的症状。《素问·至真要大论》亦说：“风气大来，木之胜也，土湿受邪，脾病生焉。”

故风之善动而多变及盛则克土等常为风气致病的一般规律。

此外，下焦阴虚，阴不潜阳，或久病伤阴，津液亏耗，或燥热太甚，木火相煽，或勃怒伤气，痰涌气升均能导致肝阳上亢而引起眩晕、抽搐、筋骨振掉等症。这是风从内生，不属于六淫范围，习惯上称之为肝风内动。

二、寒

寒是冬天的主气，但在其他时令也可出现。它是一种阴邪，最易伤人阳气，所以寒邪外束，阳气不能宣通，会导致恶寒、发热、无汗等症。所以《素问·热论》说：“今夫热病者，皆伤寒之类也……人之伤于寒也，则为病热。”

热病指伤寒、温病、暑病等而言。这些病证都可因感受寒邪而发生。故《素问·热论》又说：“凡病伤寒而成温者，先夏至日者为病温，后夏至日者为病暑。”《素问·生气通天论》说：“冬伤于寒，春必温病。”

由此可见，寒邪实为多种发热疾病的主要病因之一。感受寒邪有不即发病，积久才发者，其中发于夏至前者名为温病，发于夏至以后者名为暑病。后世新感伏邪之说，即从此始。

寒为水之气，水能胜火，因此寒邪侵袭，可以涉及心，导致烦心、心悸、谵妄、心痛、痈疡等心病的症状。故《素问·至真要大论》说："寒气大来，水之胜也，火热受邪，心病生焉。"

寒又为痛的原因之一。痛之一症，至为复杂，可以见于急性病，也可以见于慢性病，有的痛在躯干、四肢，有的痛在胸腹、胁背，有的痛在筋骨、皮肉，有的痛在经络脏腑，然其致痛之由则多为寒气，诚如《素问·痹论》所说："痛者，寒气多也，有寒故痛也。"

寒之所以主痛，是因为寒性收缩。寒邪侵入人体，留滞于经络关节之间，就会使络脉挛缩、气血流行被阻、筋肉拘急收引，而引发疼痛。如《素问·举痛论》说："寒气入经而稽迟，泣而不行；客于脉外则血少，客于脉中则气不通，故卒然而痛。"

一般所说的寒气，除了外感六淫中的寒邪以外，还有机体内部产生的寒气（即内寒）。内寒的产生，是由于阳气衰少。阳气在体内有温养肌肉、濡养脏腑的功能，如果阳气不足，则脏腑虚寒。《素问·逆调论》所说的"寒从中生"，即指内寒而言。

三、暑

暑乃火热之气所化。《素问·五运行大论》说："其在天为热，在地为火……其性为暑。"

暑为夏令的主气。暑为阳热，主升主散，故伤于暑邪，则多汗出，《灵枢·岁露论》说："暑则皮肤缓而腠理开。"腠理开则多汗出；如汗排泄不畅，则暑热之气不能外泄，壅遏于肌腠，而形成寒热、疮疡、痤痱等病。所以《素问·气交变大论》说："炎暑流火……病寒热、疮疡、疿胗、痈痤。"

暑邪既为阳热，故最易伤人元气，诚如《素问·刺志论》所说："气虚身热，得之伤暑。"由于暑邪易伤元气，因而中暑重症，往往有卒然闷倒、昏不知人的症状。如《素问·六元正纪大论》说："凡此少阳司天之政……炎暑至……民病热中，聋瞑……善暴死。"

四、湿

湿为长夏的主气，是一种重浊腻滞的阴邪。湿邪为病，有病在肌肉筋脉与病在脏腑之分。《素问·阴阳应象大论》说："地之湿气，感则害皮肉筋脉。"

人体的皮肤、肌肉、筋脉及四肢百骸，必赖气血以温煦，才能营其生理上应有的功能活动。若湿邪侵入皮肉筋脉，血气运化之机被阻，失去濡养温煦之功，就会使皮肉萎弱，筋脉弛缓或拘急，而引起瘛疭等证。如《素问·气交变大论》说："雨湿流行……甚则肌肉萎，足痿不收，行善瘛，脚下痛，饮发中满，食减，四肢不举。"这就是寒湿邪气侵袭肌肉筋脉所引起的病变。又如，《素问·生气通天论》说："因于湿，首如裹，湿热不攘，大筋緛短，小筋弛长；緛短为拘，弛长为痿。"头为诸阳之会，湿邪困之，清阳失宣，则头重如裹。湿蕴化热，流于筋脉，可导致小筋弛长而痿、大筋软短而拘之患。故寒湿、湿热常为痿痹不遂的病因。

湿为土之气，肾为寒水之脏，土能克水，故湿邪淫胜，可以及于肾，而导致腹满、骨痛、腰椎疼痛、阴痿、厥逆等肾阳衰弱的症状。《素问·至真要大论》说："湿气大来，土之胜也，寒水受邪，肾病生焉。"

土胜克水则肾病，而肾与膀胱相表里，故湿邪不仅能伤肾，亦常侵犯膀胱。如《素问·至真要大论》又说："湿淫所胜……民病……少腹痛肿，不得小便，病冲头痛，目似脱，项似拔，腰似折，髀不可以回，腘如结，腨如别。"

湿邪内侵，三焦气化失司，水湿之邪结于膀胱则为少腹痛肿而不得小便；波及其经，则头、目、项、腰、髀、腘、腨等足太阳经脉所过之处均受其病矣。

此外，湿病亦常由脾阳失运而生。因脾本有行散津液的功能，脾阳失运，津液无从输散，聚而成湿；湿邪壅滞于中则为胀满，渗溢于肠则为泄泻，泛滥于肌表则成胕肿。所谓湿甚为水，水盈则肿，即是此意。《素问·六元正纪大论》亦说："湿胜则濡泄，甚则水闭胕肿。"

濡泄，即脾阳不运，湿阻胃肠之病；水闭，即小便短少，甚至不通。水闭胕肿是由水气溢于肌肤而不下趋膀胱所致。虽然，脾病之湿多由内生，但与六淫之湿常常相互影响，换言之，内湿常由外湿引发。如果脾运化功能健全，则虽受外湿，亦不足为患。此即治疗上健脾以除湿之理论的根据。

五、燥

燥性收敛，为秋季的主气，与肺气相应。肺气通于皮毛。故燥气多发于秋令，其症状多为皮肤干枯皱褶、唇燥、鼻干、咽痛、咳喘等。

燥在五行为金气，金胜则制木，故燥淫为病，常及于肝，而导致两胁痛、少腹痛、目赤、眦痛等症。所以《素问·至真要大论》说："清气大来，燥之胜也，风木受邪，肝病生焉。"

此外，失精亡血、伤津耗液的患者，亦常见诸种燥证，于临证时应当有所鉴别。如《灵枢·经脉》说："手太阴气绝，则皮毛焦。太阴者，行气温于皮毛者也，故气不荣则皮毛焦，皮毛焦则津液去皮节，津液去皮节者，则爪枯毛折。"此即津枯液竭之燥而见于外者。

六、火

火为阳热之气，与心气相应，故火淫为病，多在心与血脉。如《素问·六元正纪大论》说："火郁之发……炎火行……故民病少气，疮疡痈肿，胁腹胸背、面首四肢䐜愤胪胀，疡痱，呕逆，瘛疭，骨痛，节乃有动，注下，温疟，腹中暴痛，血溢，流注，精液乃少，目赤，心热，甚则瞀闷懊侬，善暴死。"

火邪郁而后发，影响及心，热伤心神，心烦不宁，则瞀闷、懊恼。痈疡疮肿、心热、血溢、流注等证，皆因心主血脉，热伤血分所致。余如火热伤骨，则骨痛难支而关节有动；火在肠胃，则注下；火在少阳，则温疟；火实于腹，则腹中暴痛；火烁阴分，则精液减少；火上于空窍，则有目赤等症。火性急烈，故火淫所胜，其病多卒暴而容易致危。

火热之气，最易刑金，亦最易伤气，故火热之邪伤肺为甚。《素问·至真要大论》说："热淫所胜，怫热至，火行其政，民病胸中烦热，嗌干……寒热，咳喘……唾血，血泄，鼽衄……病本于肺。"

火气刑金，则肺喘咳嗽；热灼津液，则嗌干；肺主皮毛，主行卫气，热邪侵表，则寒热头痛等；热伤肺络，则唾血、血泄、鼽衄。

对于火热之病，还要分辨其是发于阳还是发于阴。发于阳者，邪自外来；发于阴者，病从内生。从外来者，如外感风寒诸邪化热生火、伤寒阳明里热、温病中焦实热等。从内生者，如阴虚火旺。前者又被称为外热，后者又被称为内热。内热也即内火，又可分为五志之火、君火、相火、壮火、少火等。五志之火为情志抑郁所引起的火。君火为心火，取义于心为君主之官。肾、肝、胆、三焦之火，统称相火，取义于协助君火。壮火是太过之火，能耗散人体正气。少火是温和的火，能使正气充盛。《素问·阴阳应象大论》说："壮火散气，少火生气。"

第二节　七　　情

七情就是喜、怒、忧、思、悲、恐、惊七种情志。在正常情况下，人随着外界刺激而有不同的情志变化，但这种变化是有节制的。有节制的情志变化属于正常生理范围，不会引起病变，如刺激过度，持续过久，便可引发疾病。

七情之说源于《内经》。《内经》关于七情的论述，主要根据五行配五脏、五脏配五气，如《素问·阴阳应象大论》说："人有五脏化五气，以生喜、怒、悲、忧、恐。"《内经》还提出情志的变动最易使气发生变化，如《素问·举痛论》说："怒则气上，喜则气缓，悲则气消，恐则气下……惊则气乱……思则气结。"《灵枢·本神》说："愁忧者，气闭塞而不行。"在七情之中，《内经》又强调心的主导作用，如《灵枢·口问》说："故悲哀愁忧则心动，心动则五脏六腑皆摇。"兹将《内经》所言七情的主要病变分述于下。

一、喜

《素问·阴阳应象大论》说："在脏为心……在志为喜，喜伤心，恐胜喜。"喜为心之志，在正常情况下不但无害，而且有益，所以《素问·举痛论》说："喜则气和志达，荣卫通利。"如属太过，则会伤其本脏，所以说"喜伤心"。制心火的为肾水，恐属肾，故"恐胜喜"。"喜伤心"的结果是"神惮散而不藏"，故《素问·调经论》说："喜则气下。"

二、怒

《素问·阴阳应象大论》说："在脏为肝……在志为怒，怒伤肝，悲胜怒。"肝为将军之官，性刚善怒。怒则肝气易于上逆，故"怒伤肝"。《素问·宣明五气》说："五精所并……并于肺则悲。"肺属金，金能平木，故"悲胜怒"。"怒伤肝"的结果是气逆而血并于上，甚则呕血昏厥。所以

《素问·生气通天论》说："大怒则形气绝而血菀于上，使人薄厥。"《素问·举痛论》又说："怒则气逆，甚则呕血……"

三、忧

《素问·阴阳应象大论》说："在脏为肺……在志为忧，忧伤肺，喜胜忧。"忧虑过度则情绪不畅快，而肺气不舒，心胸郁闷，所以说"忧伤肺"。心属火，在志为喜，火克金，故"喜胜忧"。"忧伤肺"的结果是"气闭塞而不行"，形成肺气不畅等病证。《灵枢·口问》说："忧思则心系急，心系急则气道约，约则不利，故太息……"

四、思

《素问·阴阳应象大论》说："在脏为脾……在志为思，思伤脾，怒胜思。"《灵枢·本神》说："因志而存变谓之思。"这就是说，思是用心反复考虑问题，如果过分地苦思，便会影响饮食。脾主运化食物，所以说"思伤脾"。肝属木，在志为怒，木克土，所以"怒胜思"。"思伤脾"的结果是脾失运化，形体消瘦，进一步发展则失眠不安，或恐惧不宁。所以《灵枢·本神》说："心怵惕思虑则伤神，神伤则恐惧自失，破䐃脱肉。"

五、悲

《素问·宣明五气》说："五精所并……并于肺则悲。"《素问·举痛论》说："悲则心系急，肺布叶举而上焦不通，荣卫不散，热气在中，故气消矣。"《灵枢·本神》说："心气虚则悲。"由此可见，过分悲伤，则心肺受损，而导致心或肺的病证。

六、恐

《素问·阴阳应象大论》说："在脏为肾……在志为恐，恐伤肾，思胜恐。"恐是恐惧，恐惧则虚怯。恐与喜相对，一为阴，一为阳。肾在志为恐，脾在志为思，土克水，故"思胜恐"。"恐伤肾"的结果是精气内损，《素问·举痛论》所说的"恐则精却"就是这个道理。此外，精血不足，亦易恐惧，所以《灵枢·经脉》说："肾……气不足则善恐。"《素问·调经论》说："血不足则恐。"

七、惊

惊则心神不定，心气紊乱，所以《素问·举痛论》说："惊则心无所倚，神无所归，虑无所定，故气乱矣。"此外，某种内在的原因，如肝有病变或心气亏虚，都使人易受惊。《素问·金匮真言论》说："……肝，开窍于目……其病发惊骇。"《素问·痹论》说："肝痹者，夜卧则惊。"这就是肝病易于受惊之例。

第三节　饮食劳伤

饮食与劳动是人们的正常生活，如六气一样，在正常情况下不是病因，但若不知节制则足以致病。所以《素问·上古天真论》所说的“饮食有节，起居有常”是养生防病的原则之一。

一、饮食

饮食形成疾病的主要原因有二：一是饮食不节，大饥大饱，或饮食过寒过热；一是饮食有所偏嗜，如过食酸、苦、甘、辛、咸等五味。

（一）大饥大饱或饮食过寒过热

《灵枢·五味》说：“故谷不入半日则气衰，一日则气少矣。”饥而不食，则精气之竭势必影响生活。若饮食过饱，增加了肠胃的负担，就会引起消化不良、胸腹胀满。所以《素问·痹论》说：“饮食自倍，肠胃乃伤。”如经常饮食过量，不仅会导致消化不良，而且还会使气血流通失常，筋脉瘀滞，而引起下利、痔疮等症，如《素问·生气通天论》说：“因而饱食，筋脉横解，肠澼为痔。因而大饮则气逆。”多食肥甘厚味则会令人内热，甚至引起痈疽疮毒，如《素问·生气通天论》又说：“高梁之变，足生大丁。”饮食入胃，其气由经脉上肺，所以饮食过寒过热，不但可损伤脾胃，而且亦易伤肺，如《灵枢·邪气脏腑病形》说：“形寒寒饮则伤肺。”《灵枢·师传》所说的“食饮者，热无灼灼，寒无沧沧”就是告诫人们饮食不要过寒过热。

（二）饮食有所偏嗜

《素问·五脏生成》说：“是故多食咸，则脉凝泣（涩）而变色；多食苦，则皮槁而毛拔；多食辛，则筋急而爪枯；多食酸，则肉胝䐢而唇揭；多食甘，则骨痛而发落，此五味之所伤也。”《素问·生气通天论》说：“味过于酸，肝气以津，脾气乃绝；味过于咸，大骨气劳，短肌，心气抑；味过于甘，心气喘满，色黑，肾气不衡；味过于苦，脾气不濡，胃气乃厚；味过于辛，筋脉沮弛，精神乃央。”这都说明五味过偏会引起某种疾病，甚至影响生命。所以《素问·至真要大论》说：“久而增气，物化之常也。气增而久，夭之由也。”

二、劳伤

劳伤是指不适当的活动和超过能力所能负担的过度劳动导致的疾病。《素问·宣明五气》说：“五劳所伤，久视伤血，久卧伤气，久坐伤肉，久立伤骨，久行伤筋。”久视、久卧、久坐、久立、久行所致的所谓五劳说明了劳倦致病的主要内容，不但过劳足（久视、久立、久行）以致病，过逸（久坐、久卧）也是可以致病的。

第三章　病机十九条

病机十九条见于《素问·至真要大论》，它对若干重要证候做了概括性的归纳，把某些有关联的症状组织起来，分别归属于五脏、六气和上下等概念之中，说明了不同病机所致疾病可以表现出类似的症状，而同一病机所致疾病又可以表现出不同的证候，可被当作分析证候、审察病机的范例。兹分述如下。

一、五脏病机

第一条："诸风掉眩，皆属于肝。"

第二条："诸寒收引，皆属于肾。"

第三条："诸气膹郁，皆属于肺。"

第四条："诸湿肿满，皆属于脾。"

第五条："诸痛痒疮，皆属于心。"

第六条："诸厥固泄，皆属于下。"

第七条："诸痿喘呕，皆属于上。"

（"诸"，含有多种的意思。"皆"，是指大多数而言。下同。）

这是以五脏的病机所属来概括疾病的，也可以说是对某些病因所致的症状及与其相关的某些脏腑做出的系统性归纳。风性善动，入通于肝，肝又主筋，开窍于目，所以风邪致病表现为振掉摇摆、头晕目眩等。寒性主收，寒邪致病表现为皮肤收缩、四肢形体拘急，这是由于肾阳不足，阳气不能温煦所致。肺主气，肺有病则气机不利，不能敷布畅达，而表现为胸满闷郁、呼吸不舒，甚至有喘息上气等。四肢水肿或腹部胀满，是由于脾病不能很好地为胃行散津液，水液的输布和排泄失常，停而为水、为湿所致。痛和痒是疮疡常见的症状，疮疡的病机不外乎二端：一是心火旺，血热肉腐；一是心阳不足，血脉凝泣。疮疡虽然有寒热虚实的不同，但主要病机总在心与血脉。又因心主血脉，所以概括起来说，诸疮疡的病机皆在于心。厥为阴阳之气偏盛偏虚而出现的逆证，以下虚而导致上盛的情况为最多，主要表现为四肢寒冷，甚至不省人事。固是指二便不通，泄是指二便不固，二者的病机主要在于下焦。痿是指皮毛、筋肉、骨脉的枯萎软弱等，这是由于上焦功能失常，不能开发、宣五谷味、熏肤、充身、泽毛所引起的，主要责之于肺，如《素问·痿论》说："五脏因肺热叶焦发为痿躄。"肺气上逆为喘，胃气上逆为呕，所以喘及呕皆属于上焦。

二、六淫病机

第八条："诸暴强直，皆属于风。"

风善行而数变，风气通于肝，肝又主筋，所以突然发作的筋肉强直、拘急诸病变多为肝风内动所致。因此,《素问·六元正纪大论》说:“木郁之发……善暴僵仆。”

第九条:“诸胀腹大,皆属于热。”

第十条:“诸病有声,鼓之如鼓,皆属于热。”

第十一条:“诸转反戾,水液浑浊,皆属于热。”

第十二条:“诸呕吐酸,暴注下迫,皆属于热。”

第九、十条说明热郁于内,不能宣发,可以导致腹大胀满等症。如热在肺,可导致喘息胸胀;热在脾胃,可导致消谷善饥、腹部多气、胀大如鼓、叩之有声;热在下焦,可导致大便闭结、小便不利、少腹胀满等症。第十一、十二条说明因热而出现的急性肠胃疾病,一般会有大量水液排泄,且容易出现筋急痉挛等症状。水液浑浊,呈急性泻下而有急迫感,同时呕吐物酸臭的,一般以属热的较多。

第十三条:“诸热瞀瘛,皆属于火。”

第十四条:“诸躁狂越,皆属于火。”

第十五条:“诸禁鼓栗,如丧神守,皆属于火。”

第十六条:“诸逆冲上,皆属于火。”

第十七条:“诸病胕肿,疼酸惊骇,皆属于火。”

在病机中属火与属热基本上是一致的。第十三、十四条都属于热病过程中出现的精神症状,前者表现为神昏抽搐,一般由于热极生风或热伤津液,筋脉失养所致;后者表现为躁扰不宁、狂妄越常。两者都是火亢于内的表现。寒栗振战,兼见口噤而不能自持,多是火气过亢,火扰心神之征。火性炎上,所以火邪为病表现为逆气上冲的征象,如呕血、衄血、气上逆,以及诸呕吐酸等。火邪为病也可引起肢体局部肿起、剧烈酸痛,被人触及时常发骇叫。

第十八条:“诸痉项强,皆属于湿。”

痉是因筋不柔和而出现的项强不能回顾、转侧,可以由风湿、寒湿或湿热引起。其病机虽有风、寒、热的不同,但主要在于湿。

第十九条:“诸病水液,澄彻清冷,皆属于寒。”

上、下窍所出的水液,如涕、痰、呕吐物、便溺等,如果是清澈寒冷的,则多为寒证。此条可与第十一条水液浑浊相对照。

以上病机十九条中属于火与热的共有九条,可见火热之病最为多见。这是因为一切外感风、寒、暑、湿、燥之邪,以及情志抑郁、饮食积滞,都可以转化为火热。但火热证又有虚、实之分。如上述“诸逆冲上,皆属于热”一条,临床所见气上逆的征象,有因实热而出现的面赤气粗甚至衄血、呕血,也有因阴虚内热、孤阳上越而出现的颧红、气喘、吐血等。诸如此类,必须加以辨察分析。《素问·至真要大论》所说的“谨守病机,各司其属,有者求之,无者求之,盛者责之,虚者责之”就是这个意思。

第四章 辨 证

辨证就是综合病人所出现的各种症状，以及一切与疾病有关的因素加以分析，来探求病变的性质、所在和机转，从而了解疾病的本质，以作为施治的准则。对于认识疾病的方法，除了上述以六淫、五脏等为纲领的病机十九条以外，还必须特别提出的是阴阳、表里、寒热、虚实八纲辨证。八纲辨证是中医认识疾病的基本原则。尽管疾病的变化错综复杂，反映出的证候多种多样，但它的机制总不出八纲的范围。医者在八纲的基础上还必须结合六淫、脏腑、经络、营卫气血、三焦等，才能全面地了解病证。

一、阴阳

一切疾病的属性，总的来说可分为阴证和阳证两大类，区别阴阳是确定治疗方针的主要原则，因此在八纲之中，阴阳是总纲。如表为阳，里为阴；热为阳，寒为阴；实为阳，虚为阴。但因病机常是错综复杂的，故表里、寒热、虚实六者之间是互相关联着的，如《素问·调经论》说："经言阳虚则外寒，阴虚则内热，阳盛则外热，阴盛则内寒。"

疾病的阴阳属性，必须在综合所有病象，分析表里、寒热、虚实的基础上，才能分辨出。但疾病是在不断发展着的，表里、寒热、虚实既可交错出现，也可相互转化，因此阳证和阴证不能截然分开，也不是固定不变的。一般地讲，由阳证转阴证是疾病加重的现象，由阴证转为阳证是疾病好转的现象。

二、表里

表里代表病变部位的浅深，并标志着病机的趋势。六淫之邪，由外侵入，首先犯表，多引起恶寒、发热等症状。七情之变、饮食劳伤起于内，所致之病多为里证。如《素问·太阴阳明论》说："故犯贼风虚邪者，阳受之；饮食不节，起居不时者，阴受之。阳受之则入六腑，阴受之则入五脏。"这是说病起于表者常先犯三阳经，病起于里者常先犯三阴经。但也有六淫直中三阴经者，故不可一概而论。

疾病是在不断地变化和发展的，所以表证可以转成里证，里证也可以转为表证。如《素问·皮部论》说："是故百病之始生也，必先于皮毛，邪中之，则腠理开，开则入客于络脉，留而不去，传入于经，留而不去，传入于腑，廪于肠胃。"

因此，三阳经的病也可以传入三阴经，三阴经的病也可以出于三阳经。前者大多是病进之象，后者一般是向愈之兆。

三、寒热

寒与热是两种相对的性质，是阴阳偏胜的征象。如《素问·逆调论》说："阴气少而阳气胜也，故热而烦满也，……阳气少，阴气多，故身寒如从水中出。”

《灵枢·刺节真邪》说：“阳胜者，则为热；阴胜者，则为寒。”

寒与热致病，有病在表者，也有病在里者，有虚寒、虚热，也有实寒、实热。兹分述如下。

（一） 阳虚生外寒

其证有二。一为外感病初起，风寒之邪客于肌表，阻碍了阳气通达肌表的道路，使皮肤肌表得不到阳气的温养而见外寒。一为内伤虚损，元阳衰微，卫阳不足，不能温养体表而见外寒。如《素问·调经论》说：“阳受气于上焦，以温皮肤分肉之间，今寒气在外，则上焦不通，上焦不通，则寒气独留于外，故寒栗。”

（二） 阳盛生外热

寒邪入侵，肌腠闭塞而无汗，使卫外之阳气不得向外发越，热气不能疏散，故外热。如《素问·调经论》说：“上焦不通利，则皮肤致密，腠理闭塞，玄府不通，卫气不得泄越，故外热。”

（三） 阴虚生内热

其证主要有二。一为劳倦伤脾，脾气虚弱，不能为胃行其津液，于是胃气积而不化，郁为内热。如《素问·调经论》说：“有所劳倦，形气衰少，谷气不盛，上焦不行，下脘不通，胃气热，热气熏胸中，故内热。”一为津液不足，水不济火，阴不胜阳，而成内热。如《素问·逆调论》说：“阴气虚少，少水不能灭盛火，而阳独治。独治者不能生长也……是人当肉烁也。”

（四） 阴盛生内寒

阳气不足，不能温养化气，以致阴气太盛，阴盛阳虚而成内寒。如《素问·调经论》说：“厥气上逆，寒气积于胸中而不泻。不泻则温气去，寒独留，则血凝泣，凝则脉不通，其脉盛大以涩，故中寒。”

阴寒阳热是不难理解的，但疾病反映的症状常是比较复杂的，有病机属热反见寒象者，有病机属寒反见热象者，这种本质与现象不相一致的情况，往往出现于比较严重的疾病，一般称之为真热假寒，或假寒真热。内真热外假寒，是由于热邪里盛，阳气内结，寒象外现所致，又称为阳盛格阴；内真寒外假热，是由于阴邪太甚，元阳衰微，孤阳上越所致，又称为阴盛格阳。

四、虚实

虚实是指人体正气与病邪相互对抗的消长情况。《素问·通评虚实论》说：“邪气盛则实，精气夺则虚。”

实证主要是邪气旺盛。所谓邪气，就是致人生病的病邪。虚证主要是正气衰微，可能由素体虚弱引起，也可能由久病、流血、产后、大汗、大吐泻等造成。如《灵枢·五禁》说：“形肉已夺，是一夺也；大夺血之后，是二夺也；大汗出之后，是三夺也；大泄之后，是四夺也；新产及大血之后，是五夺也。”

一般地讲，实证多见于疾病初起或中期，病程较短者；虚证多见于病的后期和一些慢性疾病。但在复杂的病变中，往往有病邪久留，损伤正气，由实证转为虚证者；也有虚人受邪，经过适当治疗，正气渐复，托邪外出，转为实证者；也有虚实交错，虚中有实，实中有虚，虚多实少，实多虚少以及真虚假实、真实假虚者。故在临证时必须细心分辨。凡实证而邪有去路，虚证而正能恢复者，病情可以好转。如《素问·玉机真脏论》说：“浆粥入胃，泄注止，则虚者活。身汗得后利，则实者活。”

以上八纲在临床运用时，必须互相参合，灵活掌握，而且辨证时不能单从症状出发，必须结合诊法，详细观察，然后予以综合分析，反复研究，才能全面地、正确地认识病机。

小　结

本篇主要讨论了发病机制、致病因素和病理变化等有关疾病机制的问题。本篇在对人与自然关系的认识的基础上提出了邪和正的概念，说明了尽管致病的因素有六淫、七情、饮食劳伤的不同，但只有在人体正气不足的情况下致病因素才有可能发挥其危害作用，还说明了疾病的发生必须结合内外两方面的因素，而其中内因是主要方面。

病机是指疾病的本质，可以反映出疾病多种不同的证候，而这些证候又是相互关联的，同时疾病又是在不断地发展和变化的，因此，要探求病机，必须从整体出发，综合所有症状，随着症状的变化，反复辨证。除了从阴阳、表里、寒热、虚实八纲来分析外，还必须进一步追索病在何经、何脏，是在气还是在血，是在上还是在下，是在营还是在卫等，才能得出正确的结论。

【病证】

本篇主要讨论各类病证的病因、病机、发病过程、一般症状，以及预后转归等问题。其中所提出的某些病证名称（如风、厥、痹、痿、胀等）的范围是比较广泛的，并不是指某一个具体疾病，乃概括性名称，因此，不能把它单独地当作某一个病的病名来理解。

第一章　风

一、寒热

风性善动善变，风邪侵入人体以后，由于所侵袭部位的不同、病人体质的差异，会导致各种不同的病证，寒热就是其中最常见的一种。风邪首先侵入皮毛，毛窍为了自卫而闭塞，于是风被稽留在肌腠之间。由于风性善动而多变，当风气流动、腠理开张的时候，卫气就随之而外越，人也就感到洒然寒冷。当风邪壅滞、腠理闭塞的时候，阳气不得外泄，人便又感到热而烦闷。寒则使人饮食衰减，热则可以使人津液消耗、肌肉消瘦，这种发热恶寒、饮食减少的病，即被称为寒热病。《素问·风论》说："风气藏于皮肤之间，内不得通，外不得泄，风者善行而数变，腠理开则洒然寒，闭则热而闷，其寒也则衰食饮，其热也则消肌肉，故使人怢栗而不能食，名曰寒热。"

二、热中与寒中

由于患者的体质不同，同是风邪侵袭足阳明经，但可导致不同的病证。腠理致密的人，风邪比较不易外出，留滞在体内，壅而化热，循足阳明经上蒸于两目而导致目黄，这是热中的病机，属于实热等阳性病证。腠理疏松的人，卫气容易随风邪外泄，而外泄过甚，卫阳不固则可致目流泪，这是寒中的病机，属于虚寒等阴性病证。《素问·风论》说："风气与阳明入胃，循脉而上至目内眦，其人肥则风气不得外泄，则为热中而目黄；人瘦则外泄而寒，则为寒中而泣出。"

《素问》所说"人肥""人瘦"，只不过是用来说明不同体质的而已，实际上肥人不一定都患热中，瘦人不一定都患寒中，而素来内热盛者常为热中，素来阳气虚者多患寒中。可见病机的阴阳属性主要取决于体质。

三、疮疡与肌肉不仁

风邪侵入太阳经，沿经脉腧穴，散布到肌腠分理之间，与人身的卫气相搏，使经脉不通畅，郁结而成肌肉肿胀、疮疡诸症；卫气凝滞不能敷布透达，则肌肤麻痹、不知痛痒，此亦为常见的症状。《素问·风论》说："风气与太阳俱入，行诸脉俞，散于分肉之间，与卫气相干，其道不利，故使肌肉愤䐜而有疡，卫气有所凝而不行，故其肉有不仁也。"

四、疠风

疠风即麻风病，是一种慢性的传染病，是一种恶疠风邪侵入血脉营气所致的疾病。这种疠风之邪，日久可化而为热，热甚则营气腐败污浊，使人鼻柱损坏，颜面败坏，皮肤溃疡，且多缠绵难治。《素问·风论》说：“疠者，有荣气热胕，其气不清，故使其鼻柱坏而色败，皮肤疡溃。风寒客于脉而不去，名曰疠风。”

五、肺风

五脏六腑之风是风邪侵入不同的脏腑导致的。风邪大多是经由各脏腑在足太阳经的背部俞穴而传至脏腑的。如《素问·风论》说：“风中五脏六腑之俞，亦为脏腑之风。”风邪从肺俞而入者为肺风。肺风的主要症状是多汗恶风，面色薄白，时时咳嗽，短气，日轻夜重。肺风的特征性表现是两眉之上略呈皖白色。《素问·风论》说：“肺风之状，多汗恶风，色皏然白，时咳，短气，昼日则差，暮则甚。诊在眉上，其色白。”

六、肝风

风邪由肝俞侵迫于肝则成肝风。其症状为多汗恶风，善悲，面色微青，咽嗌干，善怒，对平素爱好者也感到厌恶。其特征性表现是目下色青。《素问·风论》说：“肝风之状，多汗恶风，善悲，色微苍，嗌干，善怒，时憎女子。诊在目下，其色青。”

必须指出，一般临床上所说的肝风有眩晕、惊厥、抽搐等症状，属内风范畴，与此处所述外来风邪所致肝风完全不同，不能混淆。

七、脾风

风邪由脾俞侵迫于脾则成脾风。其症状为多汗恶风，身体倦怠无力，四肢沉重而运动不便，面色微黄，食欲不振。其特征性表现是鼻上色黄。《素问·风论》说：“脾风之状，多汗恶风，身体怠惰，四肢不欲动，色薄微黄，不嗜食。诊在鼻上，其色黄。”

八、肾风

风邪由肾俞侵迫于肾则成肾风。其症状为多汗恶风，颜面浮肿，背脊疼痛，不能正立，面色黑，性功能减退。其特征性表现是两颧略呈污黑色。《素问·风论》说：“肾风之状，多汗恶风，面痝然浮肿，脊痛不能正立，其色炲，隐曲不利。诊在肌上，其色黑。”

九、心风

风邪由心俞侵迫于心则成心风。其症状为多汗恶风，唇焦，善怒，病甚时因舌本强硬而言语不流利。其特征性表现是口唇色红。《素问·风论》说：“心风之状，多汗恶风，焦绝善怒吓，赤色，病甚则言不可快。诊在口，其色赤。”

十、胃风

风邪由胃俞侵迫于胃则成胃风。其症状为颈部多汗恶风，饮食不下，胸脘痞塞，腹胀满，感寒则胀甚，进冷食则泄泻。其特征性表现是形体消瘦，腹部膨大。《素问·风论》说："胃风之状，颈多汗恶风，食饮不下，鬲塞不适，腹善满，失衣则䐜胀，食寒则泄。诊形瘦而腹大。"

十一、首风

洗头的时候感受风邪则成首风。《素问·风论》说："新沐中风，则为首风。"它的症状为头面多汗恶风，于风气将发的前一日常先见剧烈的头痛，甚至不敢出室外，等到风胜之日，头面多汗恶风及头痛等症状稍减轻。《素问·风论》说："首风之状，头面多汗恶风，当先风一日则病甚，头痛不可以出内，至其风日则病少愈。"

十二、漏风

酒后为风邪所中则成漏风。故《素问·风论》说："饮酒中风，则为漏风。"其症状为时或多汗，进食的时候汗出，甚至全身大汗，喘息，口渴，不能操劳等。《素问·风论》说："漏风之状，或多汗，常不可单衣，食则汗出，甚则身汗，喘息恶风，衣常濡，口干善渴，不能劳事。"

十三、泄风

风邪久留于腠理则成泄风。其症状为多汗（上半身更多），不耐劳动，一身尽痛而寒冷。《素问·风论》说："泄风之状，多汗，汗出泄衣上，口中干，上渍，其风不能劳事，身体尽痛则寒。"

十四、脑风

风邪由风府上入于脑则成脑风。脑风的症状为剧烈头痛，甚至有发热及神昏抽搐等。《素问·风论》说："风气循风府而上，则为脑风。"

十五、目风

风邪侵入目系则为目风。目风的症状为目痛而有冷的感觉，畏风羞涩。《素问·风论》说："风入系头，则为目风眼寒。"

十六、偏枯

偏枯，或名偏风，多由风邪偏中于五脏六腑之输所致。《素问·风论》说："各入其门户所中则为偏风。"其主要症状为半身不遂，所以名为偏枯。

十七、肠风、飧泄

风邪久久留连于胃肠之间，从热化则为大便下血的肠风证，从寒化则为完谷不化的飧泄证。《素问·风论》说："久风入中，则为肠风、飧泄。"

十八、内风

房事后汗出，为风邪所伤，而汗出恶风，称为内风。《素问·风论》说：“入房汗出中风，则为内风。”

十九、劳风

劳甚汗出受风则成劳风。其症状为恶风振寒，咳嗽气急，不能平卧，目视无力，唾痰如涕，或如脓，或青黄。这是病在肺的征象。《素问·评热病论》说：“劳风法在肺下，其为病也，使人强上冥视，唾出若涕，恶风而振寒。此为劳风之病……咳出青黄涕，其状如脓，大如弹丸，从口中若鼻中出。不出则伤肺，伤肺则死也。”

综上所述，可以看出：①风邪具有善行数变之特性，故风邪致病，其症状变化多端；②风邪所致的病变，大多有多汗恶风之状；③由于寒中、热中、寒热、疮疡、肌肤不仁、疠风以及五脏风、脑风、目风等风病的受邪部位和患者体质以及其他条件不同，其症状亦各不相同。所以《素问·风论》说：“故风者，百病之长也，至其变化，乃为他病也，无常方，然致有风气也。”

第二章 伤 寒

伤寒是泛指一切外感热病而言的，所以《素问·热论》说：“今夫热病者，皆伤寒之类也……人之伤于寒也，则为病热。”据发病季节的不同，和发热过程中出现的某些特殊证候，其又可以分为温病、暑病、湿温、热病、伤寒等，但这些疾病均属于外感热病的范围。

人身经脉三阳为表，三阴为里，外伤于寒邪而发病，其传变次序是先表后里，先阳后阴。病邪从三阳经之表入三阴经之里。其在阳经之中的传变顺序是先太阳，其次阳明，再次少阳。其在阴经之中的传变顺序是先太阴，其次少阴，再次厥阴。这是根据疾病所出现的症状，加以归纳分析而总结出来的病变的发展规律。如《素问·热论》说：“伤寒一日，巨阳受之，故头项痛，腰脊强；二日阳明受之，阳明主肉，其脉侠鼻，络于目，故身热目疼而鼻干，不得卧也；三日少阳受之，少阳主胆，其脉循胁络于耳，故胸胁痛而耳聋。……四日太阴受之，太阴脉布胃中络于嗌，故腹满而嗌干；五日少阴受之，少阴脉贯肾络于肺，系舌本，故口燥舌干而渴；六日厥阴受之，厥阴脉循阴器而络于肝，故烦满而囊缩。”此处所说的一日、二日并不代表固定的日数，只是说明其一般的传变次序而已。实际上热病是变化多端的，因此在临证时不能机械地理解它。

热病的发展过程，也就是邪正斗争的过程。初感外邪，三阳经受病，这时正气未衰，邪正抗争剧烈而见高热，只需发汗解表，使邪从外泄，便可使疾病逐步轻减，身体转归良好。所以《素问·热论》说：“三阳经络皆受其病，而未入于脏者，故可汗而已。”

如果不是表里同时受病，仅为经脉的热病，到第七日，邪气日衰，正气渐复，疾病就会痊愈了。如《素问·热论》又说："七日巨阳病衰，头痛少愈；八日阳明病衰，身热少愈；九日少阳病衰，耳聋微闻；十日太阴病衰，腹减如故，则思饮食；十一日少阴病衰，渴止不满，舌干已而嚏；十二日厥阴病衰，囊纵，少腹微下，大气皆去，病日已矣。"

如果是表里同时受病，《素问》称之为两感于寒。如《素问·热论》说："两感于寒者，病一日则巨阳与少阴俱病，则头痛口干而烦满；二日则阳明与太阴俱病，则腹满身热，不欲食，谵言；三日则少阳与厥阴俱病，则耳聋囊缩而厥，水浆不入，不知人，六日死。"

若邪气深入，表里阴阳俱病，脏腑两伤，正衰邪盛，则其预后多不良。

第三章 五脏热病

一、肝热病

肝热病的主要症状，先是小便黄色，肢体疲倦，筋软无力而多卧，发热及腹痛；后热邪更甚，与人体正气交争时，则为狂言乱语，胁部胀痛，手足烦躁不得安卧等，如此病情就愈趋于恶化了。所以《素问·刺热》说："肝热病者，小便先黄，腹痛多卧，身热；热争则狂言及惊，胁满痛，手足躁，不得安卧。"

二、心热病

心热病的主要症状，先是心中闷闷不乐，几天后才开始发热；后热邪更甚，与正气相搏时，则为突然心痛，烦闷，呕吐，头痛，面赤，无汗等。故《素问·刺热》说："心热病者，先不乐，数日乃热；热争则卒心痛，烦闷，善呕，头痛，面赤，无汗。"

三、脾热病

脾热病的主要症状，先是头重颊痛，烦心欲呕，面现青色，发热；后热邪渐甚，与正气相搏时，则为腰痛不能俯仰，腹满而泄，两颔疼痛等。所以《素问·刺热》说："脾热病者，先头重颊痛，烦心颜青，欲呕身热；热争则腰痛不可用俛仰，腹满泄，两颔痛。"

四、肺热病

肺热病的主要症状，先是怕风恶寒，舌有黄苔，发热；后热邪渐甚，与正气相争时，则为喘咳，呼吸困难，痛引胸膺与背，剧烈头痛，汗出恶寒等。故《素问·刺热》说："肺热病者，先淅然厥，起毫毛，恶风寒，舌上黄，身热；热争则喘咳，痛走胸膺背，不得大息，头痛不堪，汗出而寒。"

五、肾热病

肾热病的主要症状，先是腰痛腿酸，口渴多饮，发热；后热邪更甚，与正气相搏时，则为项部强痛，腿冷而酸，足心热，不欲言语等。故《素问·刺热》说："肾热病者，先腰痛骺酸，苦渴数饮，身热；热争则项痛而强，骺寒且酸，足下热，不欲言。"

第四章　疟

疟是一种发作有时的发热病，大多发于秋季。如《素问·疟论》说："此皆得之夏伤于暑，热气盛，藏于皮肤之内、肠胃之外，此荣气之所舍也。……疟气随经络，沉以内薄。"又说："夫痎疟皆生于风。"

古人认为暑与风是疟疾的病因，这是因为古人意识到疟的致病因素来自体外，且有一定的季节性。疟邪侵入人体以后，随经络循行而上下出入，当疟邪与人体的卫气相遇的时候，互相交争，病就开始发作起来。它的典型症状是先寒栗振战，继而发高热，以后正胜邪却则大汗出而热退。疟邪与卫气相离，病就暂时休止。《素问·疟论》说："疟之始发也，先起于毫毛，伸欠乃作，寒栗鼓颔，腰脊俱痛，寒去则内外皆热，头痛如破，渴欲冷饮。……夫疟者之寒，汤火不能温也，及其热，冰水不能寒也。"

卫气的循行，日夜周流于一身，因此疟的发作时间也常有一定的规律性，有每日一发的，有间日一发的，有三日一发的。这是由疟邪潜伏部位的深浅以及其与卫气俱行的迟早而决定的。《素问·疟论》说："其间日发者，由邪气内薄于五脏，横连募原也，其道远，其气深，其行迟，不能与卫气俱行，不得皆出，故间日乃作也。"

疟除了一般典型发作之外，也有非规律性的发作。《内经》根据疟的症状特点对其进行分类，如将先寒后热的称为寒疟（此类临床上最为常见，发作也较为典型）、将先热后寒的称为温疟、将但热不寒的称为瘅疟。

第五章　咳

咳是肺病的症状之一，一般多由外感寒邪引起。寒邪外袭，首先犯皮毛，又因皮毛与肺相合，进而犯肺导致咳嗽。此外，寒冷的饮食也可以影响于肺，导致咳嗽。所以《素问·咳论》说："皮毛者，肺之合也。皮毛先受邪气，邪气以从其合也。其寒饮食入胃，从肺脉上至于肺则肺寒，肺寒则外内合邪，因而客之，则为肺咳。"

引起咳嗽的原因很多，许多疾病往往能通过经脉的联系而影响到肺，从而引起咳嗽。所以《素问·咳论》说："五脏六腑，皆令人咳，非独肺也。"

因此，《内经》就分有五脏咳和六腑咳，这是根据病人在咳的同时兼见五脏六腑的证候而定的。兹分述如下。

一、五脏咳

五脏的活动与季节气候有着密切的关系，如果脏气不健或时气过甚，人不能很好地适应季节气候，邪就会入侵五脏。又因五脏之间是互相影响、互相传变的，故五脏受邪，均可累及于肺而发为五脏咳。五脏咳各有其不同的特点，如《素问·咳论》说："肺咳之状，咳而喘息有音，甚则唾血。心咳之状，咳则心痛，喉中介介如梗状，甚则咽肿喉痹。肝咳之状，咳则两胁下痛，甚则不可以转，转则两胠下满。脾咳之状，咳则右胁下痛，阴阴引肩背，甚则不可以动，动则咳剧。肾咳之状，咳则腰背相引而痛，甚则咳涎。"

上述各脏的咳状，多与经脉循行有关。譬如手少阴经"起于心中，出属心系……其支者，从心系上挟咽"，所以心咳的特征性表现为"咳则心痛，喉中介介如梗状，甚则咽肿喉痹"；足厥阴经"上贯鬲，布胁肋"，所以肝咳的特征性表现为"咳则两胁下痛，甚则不可以转，转则两胠下满"。余可仿此类推。

二、六腑咳

六腑咳都是五脏久咳不已，通过脏腑表里关系传变而来的。《素问·咳论》说："五脏之久咳，乃移于六腑。脾咳不已，则胃受之，胃咳之状，咳而呕，呕甚则长虫出。肝咳不已，则胆受之，胆咳之状，咳呕胆汁。肺咳不已，则大肠受之，大肠咳状，咳而遗失。心咳不已，则小肠受之，小肠咳状，咳而失气，气与咳俱失。肾咳不已，则膀胱受之，膀胱咳状，咳而遗溺。久咳不已，则三焦受之，三焦咳状，咳而腹满，不欲食饮。此皆聚于胃，关于肺，使人多涕唾而面浮肿气逆也。"

脾与胃合，脾邪移于胃，便成胃咳。咳为气逆，胃腑受邪，则胃气上逆，故见咳而呕逆，甚至呕出蛔虫。

肝与胆合，肝邪传胆，故见咳呕胆汁。

肺与大肠相合，肺咳不已则大肠受邪。大肠主传导，大肠受邪则失其传导之职，故见咳而大便失禁。

心与小肠相合，心咳不已传于小肠，则使小肠之气下奔而为失气。

肾与膀胱相合，膀胱为津液之腑而主小便，肾咳不已传于膀胱，则见咳而遗尿。

三焦为外腑，关系着整个人体的气化功能，与许多脏腑都有密切的关系，所以三焦受邪，气化失常，水饮停滞于胃而不行导致脘腹满、不欲饮食，水饮由胃经肺脉而上至于肺导致咳嗽气逆，所以《素问·咳论》说："此皆聚于胃，关于肺，使人多涕唾而面浮肿气逆也。"

第六章　痹

痹，有闭塞不通的意思，乃邪气留着于体内，致气血运行不利而引发的病证。它的主要症状是酸痛、麻木不仁及其他气机不利的现象。其有发于肢体者，有发于脏腑者，而以发于四肢筋肉关节者最为多见。其致病因素主要是风、寒、湿三种外邪。《素问·痹论》说：“风、寒、湿三气杂至，合而为痹也。”兹分述如下。

一、肢体痹

发于肢体的痹，由于风、寒、湿三种邪气中的一种偏重而出现不同的证候，故可将其分为行痹、痛痹和著痹三类。如《素问·痹论》说：“其风气胜者为行痹，寒气胜者为痛痹，湿气胜者为著痹也。”

著痹的特征性表现为疼痛部位固定不移，而且有重滞的感觉。痛痹以疼痛剧烈为特征。行痹的特征性表现为痛无固定部位，常游走转移。行痹之中又有众痹与周痹两种。如《灵枢·周痹》说：“黄帝曰：愿闻众痹。岐伯对曰：此各在其处，更发更止，更居更起，以右应左，以左应右，非能周也，更发更休也。……周痹者，在于血脉之中，随脉以上，随脉以下，不能左右，各当其所。”

可见众痹的疼痛并不是周遍上下的，而是邪聚到哪里就痛到哪里，或左或右，或发或止，而无定处。周痹的疼痛是随着血脉的流行而周遍全身的。

肢体的痹证，按其受邪部位，又可分为筋痹、脉痹、肌痹、皮痹、骨痹五种。此五种痹在症状上都各有不同的特点。如《素问·痹论》说：“痹在于骨则重，在于脉则血凝而不流，在于筋则屈不伸，在于肉则不仁，在于皮则寒。”

二、脏腑痹

脏腑痹多由痹证日久不愈，又复感受邪气，逐步深入脏腑所致。《素问·痹论》说：“帝曰：内舍五脏六腑，何气使然？岐伯曰：五脏皆有合，病久而不去者，内舍于其合也。故骨痹不已，复感于邪，内舍于肾；筋痹不已，复感于邪，内舍于肝；脉痹不已，复感于邪，内舍于心；肌痹不已，复感于邪，内舍于脾；皮痹不已，复感于邪，内舍于肺。所谓痹者，各以其时重感于风寒湿之气也。”

痹证久久不愈，正气日衰，就愈不能抵御风寒湿诸邪，这时候如果重感于邪，就很容易侵及脏腑，成为脏腑痹。兹将各脏腑痹的主要症状分述如下。

（一）肺痹

其主要症状是“烦满喘而呕”。

肺主呼吸，其脉起于中焦，还循胃口，上膈属肺，故肺痹则烦满喘息。

（二）心痹

其主要症状是“脉不通，烦则心下鼓，暴上气而喘，嗌干善噫，厥气上则恐”。

心主脉，心痹则血脉不通畅，血流受阻，所以可见心烦不宁而悸动。心脉上系于肺，故暴发呼吸迫促。心脉上挟咽喉，故嗌干。心气上逆，故善噫。心气上逆，不与肾气相交，故肾虚而恐。

（三）肝痹

其主要症状是“夜卧则惊，多饮数小便，上为引如怀”。

肝主惊，因肝病可以发生“惊骇”症状，所以“夜卧则惊”。肝痹气闭，木火郁热，热则多饮，多饮则小便亦多；肝气不得疏泄而郁于内，则腹部胀满犹如怀孕之状。

（四）肾痹

其主要症状是“善胀，尻以代踵，脊以代头”。

痹邪在肾，肾阳衰微，火不生土，脾胃不能温运，所以腹胀。肾主骨，肾痹则骨痿，下肢痿废不能行走，身体偻曲不能伸直。

（五）脾痹

其主要症状是“四肢懈惰，发咳呕汁，上为大塞”。

脾之功能为输布津液，脾主四肢，脾痹可致四肢失养，四肢懈堕无力。脾脉络胃挟咽，脾津上散于肺，故发咳而呕汁；肺气不能通调，所以胸中痞闷而闭塞。

（六）肠痹

其主要症状是“数饮而出不得，中气喘争，时发飧泄”。

肠包括大肠和小肠，大、小肠痹闭则水液不能很好地渗入膀胱，所以饮水虽然多，小便却很少。水谷之气滞留在肠中，则肠鸣不已，时常腹泻。

（七）胞痹

胞指膀胱，膀胱痹的主要症状是“少腹膀胱按之内痛，若沃以汤，涩于小便，上为清涕”。

膀胱痹闭，所以小便涩。膀胱气闭而不行，则蓄血而为热，所以少腹膀胱部按之有热汤烧灼样疼痛；足太阳经气郁于下，不能上行至巅顶，头部阳气不足，故鼻流清涕。

上述诸脏腑痹既由肢体之痹重复感邪发展而来，必然比较深重，预后也不良。故《素问·痹论》说：“其入脏者，死；其留连筋骨间者，疼久；其留皮肤间者，易已。”

第七章　痿

痿，软弱不用的意思，指上肢或下肢痿弱无力、失去运动能力的病证。痿多因五脏内热，或情志不节，或房劳过度，或居处潮湿，或行动劳倦兼中热邪，所致津液枯竭，营养失常而成。痿证有痿躄、筋痿、脉痿、肉痿、骨痿数种。其主要症状是下肢软弱不能行走。

一、痿躄

痿躄常由肺热焦灼所致。《素问·痿论》说："肺主身之皮毛，……故肺热叶焦，则皮毛虚弱急薄，著（意谓热邪久留而不退）则生痿躄也。"又说："肺者脏之长也，为心之盖也（肺居心上），有所失亡（即失意），所求不得（不能满足欲望），则发肺鸣（指喘急，因情志抑郁化火，心火上炎，灼及肺金），鸣则肺热叶焦。故曰：五脏因肺热叶焦，发为痿躄。此之谓也。"

肺主气而行津液，肺被热灼，则气伤液耗，筋失所养，发为痿躄之证。

二、脉痿

脉痿多由脉中血液不足，四肢得不到充分营养而成。其主要症状为关节运动失常，足胫无力。其因有二，简述如下。

（一）心气内热

《素问·痿论》说："心气热，则下脉厥而上，上则下脉虚，虚则生脉痿，枢折挈，胫纵而不任地也。"

心气热，则火独上炎，脉中的血上逆，以致下肢营血虚少而成痿证。

（二）大量失血

《素问·痿论》说："悲哀太甚，则胞络绝，胞络绝则阳气内动，发则心下崩，数溲血也。故《本病》（古经篇名）曰：大经空虚，发为肌痹，传为脉痿。"

悲哀太甚，则心包络脉阻滞不通，营卫血气郁而不散，热气在中，以致心血下崩而不时尿血，失血过多，经脉营养不足而成痿证。

三、筋痿

筋痿之因有二，简述如下。

（一）肝气热盛

肝气热盛则筋膜干燥，以致四肢拘挛，痿纵无力。所以《素问·痿论》说："肝气热，则胆泄口苦，筋膜干。筋膜干则筋急而挛，发为筋痿。”

（二）房劳过度

纵情色欲，肾精过耗，则筋失所养，发为筋痿。所以《素问·痿论》说：“思想无穷，所愿不得，意淫于外，入房太甚，宗筋弛纵，发为筋痿，及为白淫。故《下经》（古医经）曰：筋痿者，生于肝，使内也。”“宗筋”是诸筋之聚于前阴者。所以筋痿者多兼有阳痿不举之证。“白淫”指遗精、白带之类。

四、肉痿

肉痿之因有二，简述如下。

（一）脾热

脾热则胃中液干，肌肉枯槁，故常口渴多饮，肌肉不仁，弛纵无力。所以《素问·痿论》说：“脾气热，则胃干而渴，肌肉不仁，发为肉痿。”

（二）居处潮湿或湿邪外伤

脾主运化水湿，湿邪外侵，或居处潮湿，都会使脾的运化功能发生障碍，以致湿邪久留肌肉之间。肌肉不得卫气温养，因而麻木不仁，逐渐发展成肉痿。所以《素问·痿论》说：“有渐于湿，以水为事，若有所留，居处相湿，肌肉濡渍，痹而不仁，发为肉痿。”

五、骨痿

骨痿之证，由肾气热，髓液消减，骨失其滋养所致。故《素问·痿论》说：“肾气热，则腰脊不举，骨枯而髓减，发为骨痿。”

肾热之因，常为劳倦、大渴。所以《素问·痿论》又说：“有所远行劳倦，逢大热而渴，渴则阳气内伐，内伐则热舍于肾。肾者水脏也，今水不胜火，则骨枯而髓虚。故足不任身，发为骨痿。故《下经》曰：骨痿者，生于大热也。”

远行劳倦，逢大热而渴，致成骨痿之证，仅为举例，实则凡足以伤阴而生内热者都归属于此。

六、痿与痹的鉴别

（1）痿大都由脏腑气热，阴精枯竭，筋骨脉肉失其滋养所致，所以痿大多由内及外。痹多由风、寒、湿邪伤及皮肉脉筋骨，而后深入脏腑所致，所以痹是由外及内的。

（2）痿多表现为四肢无力，骨弱筋弛，手不能动，足不能任地，但一般都没有疼痛的感觉。痹多表现为肌肉关节疼痛，或兼有顽麻不仁，重滞酸楚等。

（3）痹一般都是发作性的，而痿则多是持续性的。

上述三点是痿与痹的主要不同之处，但也有由痹转成痿，或痿、痹并发的。如《素问·痿论》说："大经空虚，发为肌痹，传为脉痿。""有渐于湿，……肌肉濡渍，痹而不仁，发为肉痿。"痹转成痿主要是由于素来阴虚而有内热，又遭受寒湿邪气侵袭，逐步发展而成的。

第八章　厥

厥，有逆的意思。厥是血气上逆所致的病证，其主要症状是四肢寒冷，昏不知人。虽然造成血气上逆的原因甚多，但是其又有阴阳、虚实、寒热的不同。兹择要介绍于下。

一、薄厥

薄厥是气逆迫血上行而成的厥证。其常因大怒而起。怒则肝气上逆，血随气逆上升，而郁积于上，则上实下虚，甚至上部络脉破裂而出血，或气血循环障碍而阻绝不通。所以薄厥的症状，轻者头痛眩晕；重者则吐血、呕血，或突然昏倒不省人事，甚至死亡。《素问·生气通天论》说："阳气者，大怒则形气绝而血菀于上，使人薄厥。"

《素问·大奇论》说："暴厥者，不知与人言。"

"不知与人言"，即不省人事，是为厥之重者。此证既由气血上逆所致，则预后就要看气血是否能下降而复归正常。所以《素问·调经论》说："血之与气并走于上，则为大厥，厥则暴死，气复反则生，不反则死。"

二、煎厥

本病多见于阴虚阳亢之体，多因操劳过度，又被暑热之邪所伤而成。煎厥的症状，轻者目花耳聋，重则昏不知人。故《素问·生气通天论》说："阳气者，烦劳则张，精绝，辟积于夏，使人煎厥。目盲不可以视，耳闭不可以听，溃溃乎若坏都，汩汩乎不可止。"烦劳过度则人体的阳气亢盛外越，精气消耗，久之便会导致阴虚。积至夏天，气候炎热，人体失去适应能力，则阳气耗散于外，阴精竭绝于内，孤阳外浮，真阴内夺，气厥而逆，就好像溃堤一样，一发而不可收了。

三、寒厥

本病由冬不藏精，肾阳衰微所致，其症状则为四肢逆冷，或腹满等。《素问·厥论》说："阳气衰于下，则为寒厥。""春夏则阳气多而阴气少，秋冬则阴气盛而阳气衰。此人者质壮，以秋冬夺于所用，下气上争不能复，精气溢下，邪气因从之而上也，气因于中，阳气衰，不能渗营其经络，阳气日损，阴气独在，故手足为之寒也。"

人身的阴阳消长，亦与大自然之春生、夏长、秋收、冬藏的变化规律相适应。春夏的时候，阳气多而阴气少；秋冬的时候，阴气多而阳气少。这是正常的现象。若在秋冬季节，自恃体质强壮，恣意纵欲，损及下焦真阳之气，则阳衰不能敷布于经络，经络中阴气独盛，于是手足逆冷的寒厥证就形成了。

四、热厥

本病多由真阴亏损所致，《素问·厥论》说："阴气衰于下，则为热厥。"造成真阴亏损的原因常为酗酒无度、醉饱入房。如《素问·厥论》说："酒入于胃，则络脉满而经脉虚，脾主为胃行其津液者也，……胃不和则精气竭，精气竭则不营其四肢也。此人必数醉若饱以入房，气聚于脾中不得散，酒气与谷气相薄，热盛于中，故热遍于身，内热而溺赤也。夫酒气盛而慓悍，肾气有衰，阳气独胜，故手足为之热也。"

可见小便赤色、手足发热的热厥多由于饮酒过多，醉后入房，以致谷食酒热之气，聚于脾胃，内热炽甚，肾阴日衰，阳气独亢所致。

此外，尚有三阴三阳六经厥，其症状多与经脉循行路线及其所络属的脏腑有关。如太阳经之厥，表现为头重，僵仆；阳明经之厥，表现为癫狂走呼，腹满面赤，妄见妄言；少阳经之厥，表现为暴聋，颊肿，胁痛；太阴经之厥，表现为腹满，腹胀，大便不通，不欲食，食则呕吐；少阴经之厥，表现为口干，溺赤，痛；厥阴经之厥，表现为少腹肿痛，小便不利，阴囊上缩等。

第九章　积　　聚

积聚是指一切有形可征的肿块，主要是由于寒温失时，饮食失节，情志失调，以致气滞血涩，郁结积久而成。轻者为聚，重者为积。兹分述如下。

一、肥气

肥气是肝之积，生在左胁之下，有块肿起，边缘清楚，按之不移，久久不愈。病人常咳嗽气逆，连年发疟疾不止。《难经·五十六难》说："肝之积名曰肥气，在左胁下，如覆杯，有头足。久不愈，令人发咳逆、痎疟，连岁不已。"

二、伏梁

伏梁是心之积，生在心下、脐上、肠胃之外，固定不移，内裹大量脓血。病人或觉心下烦闷，时时吐血，亦有腹部疼痛，全身浮肿者。此证殊难治疗，每致积破脓血流溢而死，故预后不良。如《难经·五十六难》说："心之积名曰伏梁，起脐上，大如臂，上至心下。久不愈，令人病烦心。"

《素问·腹中论》说："帝曰：伏梁何因而得之？岐伯曰：裹大脓血，居肠胃之外，不可治，治之每切按之致死……人有身体髀股骱皆肿，环脐而痛，……病名伏梁。"

《灵枢·经筋》说："其成伏梁，唾血脓者死不治。"

三、痞气

痞气是脾之积，在胃脘部，呈平扁圆形，覆盘状，若延久不愈，则可见四肢无力、黄疸等。又因脾不运化，饮食不能营养肌肤，故形体日渐消瘦。《难经·五十六难》说："脾之积名曰痞气，在胃脘，覆大如盘。久不愈，令人四肢不收，发黄疸，饮食不为肌肤。"

四、息贲

息贲是肺之积，位于右胁下。积呈覆杯状，若延久不愈，则有凛寒发热、喘息咳嗽，出现肺气壅塞、息贲上气等症，所以名为息贲。《难经·五十六难》说："肺之积，名曰息贲，在右胁下，覆大如杯。久不已，令人洒淅寒热，喘咳，发肺壅。"

五、奔豚

奔豚是肾之积。奔豚发作时，气从少腹向上到心下，像豚奔走似的，或上逆，或下行，没有固定的时间。若日久不愈，则肾气日益亏损，而出现气逆喘息、骨痿、少气等症。《难经·五十六难》说："肾之积，名曰贲豚。发于少腹，上至心下，若豚状，或上或下无时。久不已，令人喘逆骨痿少气。"

六、肠蕈、石瘕

肠蕈是生于肠外腹内的一种息肉，多由寒邪之气与卫气相争，气滞血瘀，积滞成块所致。其表现为按之坚硬，推之则移，初起时大小如鸡卵，后渐渐长大，腹部膨大如怀孕状。如在女子，月经仍照常通行。

石瘕见于女子，生在胞中，是由于子宫受寒气侵袭，瘀血停滞不泻，积聚而成的。其外症与肠蕈相似，但月经失调则为其与肠蕈的鉴别点。如《灵枢·水胀》说："肠覃……寒气客于肠外，与卫气相搏，气不得荣，因有所系，癖而内著，恶气乃起，瘜肉乃生。其始生也，大如鸡卵，稍以益大，至其成，如怀子之状，久者离岁，按之则坚，推之则移，月事以时下，此其候也。……石瘕生于胞中，寒气客于子门，子门闭塞，气不得通，恶血当泻不泻，衃以留止，日以益大，状如怀子，月事不以时下，皆生于女子，可导而下。"

第十章　水　　肿

水肿是由于体内水液运化失常，不能正常地输布排泄，而潴留于体内所致，表现为周身或局部水肿的病证。水肿初起，常先见目胞微肿，旋见下肢水肿，渐次发展为腹部水肿，颈部脉搏动明显，咳而气喘，不能平卧。如《素问·评热病论》说："诸有水气者，微肿先见于目下也。……水者阴也，目下亦阴也，腹者至阴之所居，故水在腹者，必使目下肿也。”

《素问·平人气象论》说：“颈脉动，喘疾咳，曰水。”

《素问·水热穴论》说：“故水病下为胕肿大腹，上为喘呼不得卧者，标本俱病。故肺为喘呼，肾为水肿，肺为逆不得卧。”

导致水肿的原因很多，有外感，有内伤，但其病机总在肺、脾、肝、肾及三焦等脏腑。兹分述如下。

一、脾病水肿

脾在人身主输布津液而化湿，脾病则湿气无从运化，致水气泛滥，而发为肿胀。所以脾胃久病之后，往往会出现四肢重滞，渐至水肿。如《素问·脉要精微论》说：“脾脉……其耎而散色不泽者，当病足骭肿，若水状也。”

二、肝病水肿

肝主藏血，并有调摄血液的功能。又肝主疏泄条达，肝有病，每致气血郁结。气滞血凝则渗溢为水，积于腹内肠胃之外，成为肿胀，甚至皮肤苍黄，腹筋胀起。如《素问·脉要精微论》说：“肝脉……其耎而散色泽者，当病溢饮。溢饮者，渴暴多饮，而易入肌皮肠胃之外也。”

《灵枢·水胀》说：“鼓胀……腹胀，身皆大，大与肤胀等也，色苍黄，腹筋起，此其候也。”

三、肾病水肿

肾为水脏，故水肿与肾病的关系最为密切。肾主二便，是水液排泄的主要通道，若关门不利，水道不通，则水液泛滥，而使肢体发生水肿。肾脉上连于肺，肺主一身之气，为水之上源，故肾病常能影响及肺。肺气宣化失职，亦能导致水肿，并表现为喘逆不得平卧等症状。如《素问·水热穴论》说：“肺者太阴也，少阴者冬脉也，故其本在肾，其末在肺，皆积水也。帝曰：肾何以能聚水而生病？岐伯曰：肾者胃之关也，关门不利，故聚水而从其类也。上下溢于皮肤，故为胕肿。胕肿者聚水而生病也。”

四、三焦病水肿

三焦主气化而通利水道，若三焦气化失常，津液不能化气，不能下渗膀胱，留积于胸腹皮肉之间，则会导致水肿。如《灵枢·五癃津液别》说：“阴阳气道不通，四海闭塞，三焦不泻，津液不化，水谷并行肠胃之中，别于回肠，留于下焦，不得渗膀胱，则下焦胀，水溢则为水胀。”

五、阳衰水肿

五脏阳气衰竭，则水气不化，溢于肢体而成水肿。如《素问·汤液醪醴论》说：“其有不从毫毛而生，五脏阳以竭也，津液充郭……形不可与衣相保。”

六、风病水肿

风病水肿发生的原因有二，简述如下。

（一）由肾汗出逢风而成

肾汗出就是指劳力过度汗出。此时，因强力伤肾，风邪乘虚而入，与汗液互结而留于肌腠，外不得泄于表，内不得归于腑，使肌表之间的水液不能顺利地运行和排泄，久之便可形成水肿。所以《素问·水热穴论》说："勇而劳甚，则肾汗出，肾汗出逢于风，内不得入于脏腑，外不得越于皮肤，客于玄府，行于皮里，传为胕肿，本之于肾，名曰风水。所谓玄府者，汗空也。"

（二）由肾风传变而成

肾风是指素来肾虚而又外受风邪。它的主要症状是面目浮肿，身体重滞乏力，食欲减退，时常发热，头上多汗，甚至因水邪上冲而不能平卧。妇女患之则月经闭止。如《素问·评热病论》说："帝曰：有病肾风者，面胕痝然壅，害于言……时热，从胸背上至头汗出，手热口干，苦渴，小便黄，目下肿，腹中鸣，身重难以行，月事不来，烦而不能食，不能正偃，正偃则咳甚，病名曰风水。"

第十一章　胀

胀是指皮肉膨胀而有胀满排挤、压迫等感觉的病证。如《灵枢·胀论》说："夫胀者，皆在于脏腑之外，排脏腑而郭胸胁，胀皮肤，故命曰胀。"

导致胀的原因有外感之邪，有饮食不节，有情志郁结，有寒，有热，但其病机总不外乎营卫不利，气血搏结，而尤以气的郁滞为主。如《灵枢·胀论》说："然后厥气在下，营卫留止，寒气逆上，真邪相攻，两气相搏，乃合为胀也。"

一、五脏之胀

（1）心胀："烦心，短气，卧不安"。

（2）肺胀："虚满而喘咳"。

（3）肝胀："胁下满而痛引小腹"。

（4）脾胀："善哕，四肢烦悗，体重不能胜衣，卧不安"。

（5）肾胀："腹满引背央央然，腰髀痛"。

二、六腑之胀

（1）胃胀："腹满，胃脘痛，鼻闻焦臭，妨于食，大便难"。

（2）大肠胀："肠鸣而痛濯濯，冬日重感于寒，则飧泄不化"。

（3）小肠胀："少腹䐜胀，引腰而痛"。

（4）膀胱胀："少腹满而气癃"。

（5）三焦胀："气满于皮肤中，轻轻然而不坚"。

（6）胆胀："胁下痛胀，口中苦，善太息"。

此外，尚有鼓胀与肤胀。如《素问·腹中论》说："有病心腹满，旦食则不能暮食……名为鼓胀……此饮食不节，故时有病也。虽然其病且已，时故当病，气聚于腹也。"

《灵枢·水胀》说："肤胀者，寒气客于皮肤之间，鼟鼟然不坚，腹大，身尽肿，皮厚，按其腹窅而不起，腹色不变，此其候也。"

以上所述的鼓胀、肤胀都属于气胀，所不同的是，肤胀者皮肤间或有水气，鼓胀者气聚于腹而时有复发。

第十二章　泄　　泻

凡大便稀溏的病证都属于泄泻。根据便下情况的不同，可将其分为濡泄、洞泄、飧泄等。一般大便溏薄的，称为濡泄，也就是《素问·阴阳应象大论》所说的"湿胜则濡泻"。泄下如水，倾泄无度的，称为洞泄，多见于夏季，如《素问·金匮真言论》说："长夏善病洞泄寒中。"泻下完谷不化的，称为飧泄。虽然三者在症状上略有差异，而其病因病机大致相同。兹分述如下。

（1）有由外感风寒之邪，内袭脾胃而引起的。如《素问·至真要大论》说："寒入下焦，传为濡泻。"《素问·生气通天论》说："是以春伤于风，邪气留连，乃为洞泄。"《素问·脉要精微论》说："久风为飧泄"。此外，也有热邪引起的，其一般起病较急，且多属实证。

（2）有由饮食不节或误食生冷，伤及脾胃而引起的。这是最显而易见的，往往兼见食欲不振，甚至吞酸嗳腐等症状。

（3）有由脾气虚衰，运化无力而引起的。此类常见形体消瘦，久泄不愈。如《素问·脏气法时论》说："脾病者，……虚则腹满肠鸣，飧泄食不化。"

（4）有由肠中有热或有寒而引起的。属于热的，大多便下浊臭，呈黄色糜样；属于寒的，多肠鸣腹痛，便下常杂有不消化食物。如《灵枢·师传》说："肠中热则出黄如糜……肠中寒则肠鸣飧泄。"

（5）有由肾气虚衰，火不生土，导致脾虚不运而引起的。其每见于年老或久病体弱的人，一般大便色白清冷溏软，并可兼见其他肢冷形寒等阳虚表现，愈虚愈泄，愈泄愈虚，缠绵难愈。

综上所述，引起泄泻的病因虽多，而其病机主要在于脾。其多由脾气受伤，不能消导运化，水谷混杂，清浊不分，升降失常所致。正如《素问·阴阳应象大论》所说："寒气生浊，热气生清，清气在下则生飧泄，浊气在上则生䐜胀。"《素问·脏气法时论》说："脾病者，……虚则腹满肠鸣，飧泄，食不化。”

第十三章　肠　　澼

肠澼也属于大便失常的病证，包括现代所称的痢疾在内，多见于夏季。如《灵枢·论疾诊尺》说：“春伤于风，夏生飧泄肠澼。”肠澼以便下脓血为主要症状，病起急骤，每兼见腹痛里急后重或发热等，多属于内有积滞的实热证；亦有病程久延，时发时止的，多属于脾胃虚弱，血气亏损所致的虚寒证。

肠澼病机亦不外内伤饮食、外感病邪损及肠胃脾肾，如《素问·太阴阳明论》说：“食饮不节，起居不时者，阴受之，……阴受之则入五脏，……入五脏则䐜满闭塞，下为飧泄，久为肠澼。”《素问·气厥论》说：“肾移热于脾，传为虚，肠澼，死。”

可见肠澼的病机大致与泄泻相似，肠澼亦可从泄泻发展而成。就一般而言，肠澼多积多热，泄泻多寒多湿。但肠澼也有属虚属寒者，泄泻也有属热属实者，不能机械地划分。对于初病多实，久病多虚，两者则是一致的。

第十四章　消

消是指以善渴善饥、多饮多食、形体逐渐消瘦为主要表现的病证。其一般多见于过食精粮厚味的人。如《素问·通评虚实论》说：“凡治消瘅……肥贵人则高梁之疾也。”

《素问·奇病论》说：“肥者令人内热，甘者令人中满，故其气上溢，转为消渴。”可见导致消的主要原因是内热。精粮厚味助阳生热，甘味性滞腻最易留中，热留不去，久必伤阴，阴精亏损，于是消渴、消瘦的现象就随之而出现。

《内经》所载消病有消瘅、消中、肺消、鬲消等。后世所称的三消主要是根据上、中、下部位来分的。兹分述如下。

一、上消

上消的主要症状是善渴多饮。心肺热甚，上焦燔灼，阴分受伤，水不制火，热势愈炽，所以愈渴愈饮，愈饮愈渴。如《素问·气厥论》说：“心移热于肺，传为鬲消。”

此外，也有由于寒气所伤，心火不足，肺气不温，不能行化津液，于是津液不足而大渴引饮者。此类病人因水不能化津，下行为溺，而小便奇多。由于病机在肺，故称之为肺消。如《素问·气厥论》说：“心移寒于肺，肺消，肺消者饮一溲二，死不治。”

二、中消

中消的主要症状是消谷善饥，多食而消瘦，口中有甘味。如《素问·奇病论》说："帝曰：有病口甘者，病名为何？何以得之？岐伯曰：此五气之溢也，名曰脾瘅。夫五味入口，藏于胃，脾为之行其精气，津液在脾，故令人口甘也。此肥美之所发也，此人必数食甘美而多肥也，肥者令人内热，甘者令人中满，故其气上溢，转为消渴。"又《灵枢·师传》说："胃中热则消谷，令人悬心善饥，脐以上皮热。"

中消的病机主要在脾胃。由于恣食肥甘厚味，热熏于肠胃，肠胃功能亢盛，故消谷善饥；但邪热又耗伤津液，即使多食也被消耗殆尽，而不能有益于营养，故肌肉日见消瘦；津液既亏，故兼见口渴。

三、下消

下消的症状也是口渴多饮、多溺，与上消症状相似，所不同的是下消病在下焦肝肾。如《灵枢·邪气脏腑病形》说："肝脉……小甚为多饮，微小为消瘅……肾脉……微小为消瘅。"

总之，消的主要原因是阴虚有热。上消病在心肺，中消病在脾胃，下消病在肝肾。以症状来分，则多饮而渴不止者为上消，消谷善饥者为中消，小便频甚且有膏浊者为下消。

第十五章　癫　　狂

癫及狂都属于精神失常类疾病。癫属阴，狂属阳，所以《难经·二十二难》说："重阳者狂，重阴者癫。"兹分述如下。

一、癫

关于癫的症状，《内经》中有比较详细的描述，如《灵枢·癫狂》说："癫疾始作，而引口啼呼喘悸者……先反僵，因而脊痛。"

癫属于一种发作性的精神失常类疾病，发作时有突然僵仆、人事不知、口中吐沫，甚至有手足挛急或大小便失禁等症，片刻后，清醒过来，会感到肢体疲乏。这种癫疾的发作，如果不予以适当治疗，常会愈发愈频。如《素问·长刺节论》说："病初发，岁一发，不治月一发，不治月四五发，名曰癫病。"

癫病有得自先天者，如《素问·奇病论》说："帝曰：人生而有病癫疾者，病名曰何？安所得之？岐伯曰：病名为胎病。此得之在母腹中时，其母有所大惊，气上而不下，精气并居，故令子发为癫疾也。"可见母体的精神情志变动对于胎儿是有一定影响的。

二、狂

关于狂的症状，《灵枢·癫狂》说：“狂始生，先自悲也。喜忘、苦怒、善恐者，得之忧饥。……狂始发，少卧不饥，自高贤也，自辩智也，自尊贵也，善骂詈，日夜不休……狂言、惊、善笑、好歌乐、妄行不休者，得之大恐。……狂者，多食，善见鬼神，善笑而不发于外者，得之有所大喜。”

发狂多由大恐、大喜、忧患等强烈的精神刺激所引起。《素问·病能论》说：“帝曰：阳何以使人狂？岐伯曰：阳气者，因暴折而难决，故善怒也。”

小　结

本篇扼要地介绍了《内经》中十五类病证的情况。《内经》所述有关此十五类病证的内容大多是一些原则性的理论，这些理论都是对《内经》成书以前的临床经验的总结，对后世医疗实践具有一定的指导意义。

【诊法】

探求致病的原因、病变的所在，以及病情转化和证候属性，从而得出正确的判断，以决定治疗方针的方法就是诊法。

《内经》所说的诊法不仅在方法上奠定了四诊的基础，而且指出诊断疾病必须结合病人内外因素加以仔细考察。如《素问·疏五过论》说："圣人之治病也，必知天地阴阳，四时经纪；五脏六腑，雌雄表里；刺灸砭石，毒药所主；从容人事，以明经道，贵贱贫富，各异品理；问年少长，勇怯之理；审于分部，知病本始。八正九候，诊必副矣。"

这说明一个有修养的医生必须要懂得天地阴阳变化和四时五行生克规律，并对五脏六腑的表里关系与针灸药石的功用性能，以及病人的生活状况、年龄、体格、人事环境等都加以注意；同时还应仔细观察色脉，了解病情始末，根据现有证候，综合参考，然后做出判断。

总之，《内经》的诊法充分体现着整体（包括内外）观念的基本精神，故在诊察疾病的时候必须从多方面去了解病情。如《素问·阴阳应象大论》说："善诊者，察色按脉，先别阴阳；审清浊，而知部分；视喘息，听音声，而知所苦；观权衡规矩，而知病所主；按尺寸，观浮沉滑涩，而知病所生。以治无过，以诊则不失矣。"

察色、听声、问病、按脉是诊法中最主要的四个方面，缺一不可。四诊的范围是相当广泛的，举凡病人的精神、形态、五官、齿舌、肤色、毛发及唾液、二便等，均为望诊所必察；呼吸、气息、气味等，均为闻诊所必审；居处、职业、生活状况及人事环境等，均为问诊所必询；肤表、胸腹、手足等，均为切诊所必循。只有这样，才能全面了解疾病的变化。

辨证就是利用四诊方法，结合八纲，分析病情，认清证候，从而得出疾病的真相，确定诊断。诊断既明，在治疗上才能丝丝入扣，取得预期的效果。因此说，有正确的诊断，才有正确的治疗，诊断不明是无法进行治疗的。

第一章　望　诊

望诊即医者运用自己的视觉去观察病人的形色变化。因为古人本着"有诸内，必形诸外"的原理，认为人体内部发生病变必然会反映到体表方面来，而使神色或形态有异常的变化。因此，望诊的重点主要是注意神色的荣枯、面目五色的变化及其部位、全身体态的变异等情况。《素问·方盛衰论》说："必清必静，上观下观。"只有虚心谨慎、全面细致地从事望诊工作，才能从外知内，由表及里，正确地了解疾病的性质及其发展趋向，如以神色的晦、明、露、藏可推断其预后的顺、逆、吉、凶。古人把望诊列为四诊之首是有一定意义的。

第一节　辨　五　色

神色的表现是机体生命活动的反映，也是脏腑气血盛衰的外露征象。气血有变，色即应之。如气血旺盛，则精神充沛，色泽华润；反之，则神夭色败。《灵枢·平人绝谷》说："五脏安定，血脉和利，精神乃居。"

察色首当察神，神藏则色藏，神露则色露。神色的荣枯，标志着正气的盛衰，是判断生死的关键，所以《灵枢·天年》说："失神者死，得神者生也。"

疾病的变化不同，则病人所出现的神色也各有不同，故古人在实际经验中将其加以体认归类，分为青、黄、赤、白、黑五色，并将其作为辨色的纲要，以便掌握。

五色是由五脏精微外荣，上见于颜面所致。人的正常面色为光泽而明润，含蓄而不露。《素问·五脏生成》说："生于心，如以缟裹朱；生于肺，如以缟裹红；生于肝，如以缟裹绀；生于脾，如以缟裹栝楼实；生于肾，如以缟裹紫。此五脏所生之外荣也。"缟，素绢也。以缟裹物，是指其色明润光泽，其神隐然内见而含蓄不露。这是五脏精气内充的征象，称为正色。在病中，神色保持明润而光泽，则说明脏气未衰，其病可治。《素问·五脏生成》说："青如翠羽者生，赤如鸡冠者生，黄如蟹腹者生，白如豕膏者生，黑如乌羽者生。此五色之见生也。"凡此均为明润而光泽之色，虽因病情不同而颜色不一，但均属脏气旺盛之征，其病常轻浅而易治。如果面色晦暗枯槁，夭而不泽，那就表示脏气已衰，其病深重而难愈。《素问·五脏生成》说："青如草兹者死，黄如枳实者死，黑如炲者死，赤如衃血者死，白如枯骨者死。此五色之见死也。""青如草兹"（兹音孜，黑也），指其色青黑，干枯不泽；"黄如枳实"，指其色黄青，枯而不润；"黑如煤炲"（炲音胎，烟尘也），指其色黑黄，晦暗无光；"赤如衃血"（衃，凝血也），指其色红黑，缺少华采；"白如枯骨"，指其色苍白，全失润泽。凡此晦暗枯槁，夭而不泽之色，皆为脏气夺失之征，不论病之新久，总属危殆。

色带润泽，是为有神；色夭而枯，是为无神。有神者吉，无神者凶。这是辨色的基本大法。色之于病，各有所主，如《灵枢·五色》说："青黑为痛，黄赤为热，白为寒。"又《素问·痿论》说："肺热者色白……心热者色赤……肝热者色苍……脾热者色黄……肾热者色黑。"

青为肝之色，大凡风、寒、痛三证兼而有之，如面青气促，主惊怖；乍青乍赤，主瘛疭；色青而赤，有瘀血；色青而黑，为寒为痛，且常为气血凝滞所致。赤为心之色，多为热候，热则血气盈溢，而呈赤色，但其有虚实之分，如缘缘正赤或面赤如醉者为实热，午后颧赤或面赤而浅红娇嫩、游移不定者为虚热。黄为脾之色，黄如橘子色者，主湿热；黄而枯癯者，为胃中有火；黄而暗淡或兼青者，为寒湿或脾虚。白为肺之色，多主气虚，如淡白无华者主脱血，因其气血不足，阳气衰微，故多为寒证。黑为肾之色，淡黑者，为阴寒有水气；黑甚者，其病在筋脉，主麻痹、拘挛，亦以寒证、痛证居多。

气色是随着疾病的进退而演变的，医者必须了解其性质才能做出正确的诊断。如《灵枢·五色》说："察其浮沉，以知浅深；察其泽夭，以观成败；察其散抟，以知远近；视色上下，以知病处；积神于心，以知往今。故相气不微，不知是非；属意勿去，乃知新故。"

色显明者为浮，主表病；色隐约者为沉，主里病。此以浮沉分表里。泽者，色滋润，为精神充沛；夭者，色枯槁，为气血俱衰。此以泽夭分成败。散者，色淡而疏落，主病近而邪未聚；抟者，色淡而壅滞，主病久而深聚。此以散抟分久近。色上行者，主病进而邪气日增；色下行者，主病退而气滞渐散。此以上下分进退。所以观神察色，是一项非常细致的工作，不可草率。

望诊所得征象仅是全部证候中的一个方面，故不能即据此以为定论，必须四诊合参，才能全面了解疾病的情况。如《素问·脉要精微论》说：“切脉动静，……察五色，观五脏有余不足……以此参伍，决死生之分。”

第二节 分部位

望面部气色，当着重观察其所表现的部位。《内经》对此记述颇详。如《灵枢·五色》说：“明堂者鼻也，阙者眉间也，庭者颜也，蕃者颊侧也，蔽者耳门也……明堂骨高以起，平以直，五脏次于中央，六腑挟其两侧，首面上于阙庭，王宫在于下极。五脏安于胸中，真色以致，病色不见，明堂润泽以清……五色之见也，各出其色部。……庭者首面也，阙上者咽喉也，阙中者肺也，下极者心也，直下者肝也，肝左者胆也，下者脾也，方上者胃也，中央者大肠也，挟大肠者肾也，当肾者脐也，面王以上者小肠也，面王以下者膀胱子处也。”（图84、85）

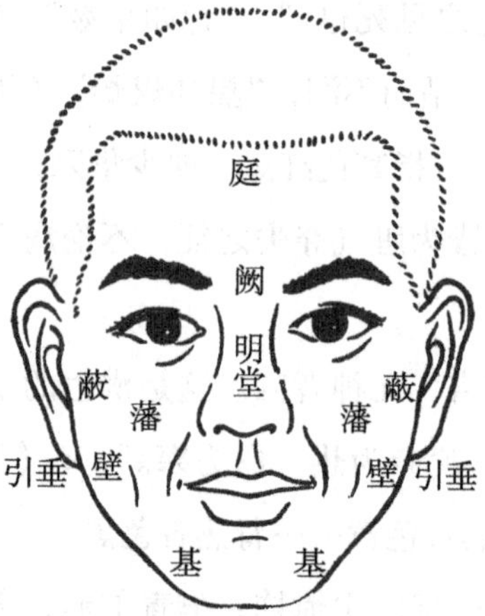

图84 明堂藩蔽图

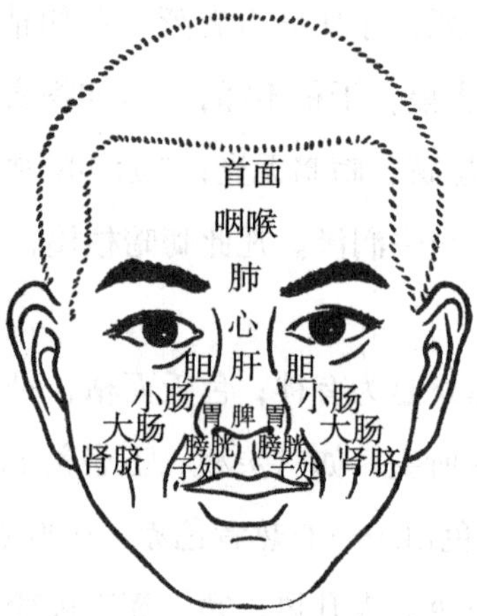

图85 面部色诊分属部位图

头面所候脏腑之部位是古人据“内外相应，上以候上，下以候下，中以候中”的道理来确定的。

察面部之色以分别部位在具体运用上是以五官为主的。《灵枢·五阅五使》说：“五官者，五脏之阅也……以观五脏之气……左右上下，各如其度也。”

五脏藏于内，五官见于外，内外相应，所以五脏有病常反映于五官；反过来说，五官为五脏之窍，故能候各脏气之病变。《灵枢·五阅五使》说：“黄帝曰：以官何候？岐伯曰：以候五脏，故肺病者，喘息鼻张；肝病者，眦青；脾病者，唇黄；心病者，舌卷短，颧赤；肾病者，颧与颜黑（肾虽开窍于耳，而两颧亦为肾所主，颜为咽喉部位，肾之脉系于咽喉，故肾病亦能见于颧与颜）。”

第三节　察　　目

目不仅为肝之窍，而且为五脏六腑精气所注之所，故从目睛神色的变化可察知五脏精气的衰旺。《灵枢·邪气脏腑病形》说："十二经脉，三百六十五络，其血气皆上于面而走空窍，其精阳气上走于目而为睛。"

目睛为脏腑精气之所注，且职司精明，若有所变异，即可借以探讨气血的盛衰和病变的轻重。如《素问·脉要精微论》说："夫精明者，所以视万物，别白黑，审短长。以长为短，以白为黑，如是则精衰矣。"

眼之所以能视，是因为五脏精气的灌溉荣养，所以从视觉的变化可测定脏腑精气的盛衰。如患有脏气垂绝的严重病证，则两目有异常的现象。如《素问·三部九候论》说："足太阳气绝者……死必戴眼。""瞳子高者，太阳不足；戴眼者，太阳已绝。""戴眼""瞳子高"，指目睛上视或反窜的现象，多见于惊风痉厥或精脱神衰之证，所以为险症。

审察目色时亦当注意其五色的表现，以辨别疾病之所在。如《灵枢·论疾诊尺》说："目赤色者病在心，白在肺，青在肝，黄在脾，黑在肾，黄色不可名者病在胸中。"

观察目色的范围包括内外二眦、上下二睑。赤色常见于两眦，青白色常见于两眦及白睛，黄色以现于白睛者为多，黑色以现于上下睑者为显。以上是根据眼睛的五色来推知病在何脏的内容，对临床诊断和施治用药都很有价值。

辨识目色时还必须与面部色泽相参。《素问·五脏生成》说："凡相五色之奇脉，面黄目青，面黄目赤，面黄目白，面黄目黑者，皆不死也。面青目赤，面赤目白，面青目黑，面黑目白，面赤目青，皆死也。""五色之奇脉"是指脉和色之互异而言，大凡看到五色和脉象不相符合的，如目内白睛或眼眶周围出现青色、赤色、白色、黑色而面现黄色的，都不是死候；面现青色而目见赤色、黑色，或面现赤色而目现白色、青色，或面现黑色而目见白色的，都表示病情严重。总之，根据面部所显示的气色来诊断病证预后的关键在于有无后天脾胃之色。面黄表示有胃气，若面目夭然，不见黄色，则多属难治之症。

第四节　诊　血　脉

五色之表现是气血变化的反映，而以面目之色最为显著，所以察色以察面目之色为首要。气血行于经络之中，而经络分布全身，如有变化，随处可以察觉。如《素问·经络论》说："经有常色，而络无常变也。……心赤、肺白、肝青、脾黄、肾黑，皆亦应其经脉之色也。"

经络之色变虽常以体表局部为多见，但亦关系到全身的问题，如气滞血凝，则痛而色青；久寒久痛，则痹而色黑；湿热痈肿，则皮热而色黄赤；气虚血少，则皮寒而色白。若五色杂见，则为阴阳失调、寒热交错。故观察经络血脉的变化，可以测知疾病的情况。如《灵枢·论疾诊尺》说：

"诊血脉者，多赤多热，多青多痛。多黑为久痹，多赤、多黑、多青皆见者，寒热身痛。"又，《灵枢·经脉》说："胃中寒，手鱼之络多青矣；胃中有热，鱼际络赤。其暴黑者，留久痹也；其有赤、有黑、有青者，寒热气也；其青短者，少气也。""手鱼"是大指本节后之丰肉。因为皮肤络脉的血气是本于胃腑所生的，所以手鱼络脉的变化较他处更为明显。后世医家在《内经》视经络以知病的思想的指导下，进一步创造了察指纹的诊法，且该法为儿科所常用。

第五节 望 形 态

体质的强弱、病变的轻重常可从病人的形态上表现出来，故通过察形态可了解到内部的情况。前人所说"欲知其内，当观于外，诊察于外，斯知其内"是有一定意义的。《素问·经脉别论》说："故曰：诊病之道，观人勇怯、骨肉皮肤，能知其情，以为诊法也。"

形气壮则气勇，形体衰则气怯，这是临床常见的。因为肾主骨，故骨之强弱，肾实系之；脾主肉，故肉之坚脆，脾实系之；肺主皮肤，故皮肤之疏密，肺实系之。肺居上焦，脾位中焦，肾在下焦。故从骨、肉、皮肤三个部分，可测知上、中、下三焦之病变。不独如此，从不同的动态上，也可以观测病情。《素问·脉要精微论》说："头者精明之府，头倾视深，精神将夺矣。背者胸中之府，背曲肩随，府将坏矣。腰者肾之府，转摇不能，肾将惫矣。膝者筋之府，屈伸不能，行则偻附，筋将惫矣。骨者髓之府，不能久立，行则振掉，骨将惫矣。"

头为五脏六腑精气之所会，又为精明之府，头垂不举，目陷无光，表示脏气衰竭，精神将脱。背为胸之府，而脏腑之俞皆系于背，若背曲肩随，则为脏腑将坏。腰为肾府，若转摇不能，则肾脏已失其作强之用。膝为筋府，循络关节，以立身躯，若屈伸不能，行走不便，则为筋将疲竭。髓充于骨，故骨为髓府，髓空则骨弱难立，据此可知肾脏之失强。形为阴，气为阳，阴阳和则形气调；否则形气不调，病由此而作。

根据身形的消瘦情况可以测知疾病的严重程度。如《素问·玉机真脏论》说："大骨枯槁，大肉陷下……破䐃脱肉，目眶陷，真脏见，目不见人，立死。"肾主骨，大骨枯槁，则肾精已绝；脾主肉，破䐃脱肉，则脾气已败；目眶陷而真脏脉见，则五脏元精之气均将耗散，所以神志不清而将死。又如，婴儿患病，精气极度耗伤，其发常焦如枯草，望之如劲直而起，其精血衰少之象毕露。凡见此者，预后多不良。

第六节 望 舌

舌与脏腑有着密切的关系，脾、肾诸脉联系于舌本，舌又为心之苗窍，其舌面所生之苔又为胃气所蒸化。因此，通过观察舌和苔的正常与否，可以测知脏腑的情况和疾病的变化。虽然《内经》中记载舌苔变化的内容不多，但其已开始对这一诊法做研究。

《灵枢·脉度》说："心气通于舌，心和则舌能知五味矣。"这说明在正常情况下，舌是保持正常状态而能辨知五味的，如果有了病变，则舌不仅失其辨味的功能，而且在形色上也会发生异常的变化。人体受外邪侵袭后，往往会发热；如病邪深入，内热盛炽，就会耗伤津液，出现口燥舌干而渴的症状。如《素问・热论》说：“五日少阴受之，少阴脉贯肾络于肺，系舌本，故口燥舌干而渴。”

肺合皮毛，皮毛受邪，则先淅然恶寒，毫毛耸起，继而发热；及至邪热深入，则舌上苔黄。故苔色变黄，为邪热入里的标志。如《素问・刺热论》说：“肺热病者，先淅然厥，起毫毛，恶风寒，舌上黄，身热。”

至于发热不止，而舌本糜烂者，则为危笃之证。如《灵枢・热病》说：“舌本烂，热不已者死。”

舌为心苗，肝、脾、肾之脉皆系于舌本，今舌本烂而热仍不止，则知阳邪盛而三阴俱损，这是很危险的。更有真阴不足而阳气有余的热证，此证往往会有口唇焦燥、舌苔干红的症状，是由水液不能上滋所致的，正如《灵枢・刺节真邪》所说：“舌焦唇槁，腊干嗌燥。”唇舌、燥焦，宛如干肉，就是阴伤之极的征象。

如上所述，望舌是诊断的重要部分之一，虽然《内经》对此内容记载得不多，但其已为后世研究舌苔做了开端。

第二章　闻　　诊

闻诊主要是医者依靠自己的听觉，听取病人所发出的种种声音的变化，并借以了解病人正气盈亏、病邪盛衰的一种诊断方法。人的声音的变化，不仅与正气的强弱有关，而且与脏腑和情志的变动有关。言语、声音更是体察病人种种情况的依据。如狂言、谵语、怒呼及喜哭不休等，都对了解病因有一定的意义。其他如咳嗽、呼吸、呃逆、呕吐等所发出的声音，依其高低强弱、缓急粗细，可以分辨病情的寒热、虚实，这更是临床上常用的诊查手段。《内经》对此也做了具体的举例说明，为后世对闻诊的运用做了很好的开端。如《素问・脉要精微论》说：“五脏者，中之守也，中盛脏满，气胜伤恐者，声如从室中言，是中气之湿也。言而微，终日乃复言者，此夺气也。衣被不敛，言语善恶，不避亲疏者，此神明之乱也。”病人气盛湿重，胸腹为湿所困，则发声重浊不清亮，宛如其人在室中言；如果病人气弱神衰，则声息低微，言语不能接续；若病势严重，病人神志昏乱，则言语错乱，全无伦次。

医者从病人声息语言的变化，可以了解到病情的严重程度。《素问・宝命全形论》说：“弦绝者，其音嘶败，……病深者，其声哕。”琴弦将断，发音即嘶嗄，疾病深重者，声音亦改变，这是很容易理解的。所以，在临床时听取病人声音的变化，对诊断确具有一定的作用。

第三章　问　　诊

疾病的痛苦情况，唯病人自己知之最真。故询问病人以探病情，是最为真切之事。

《素问·征四失论》说："诊病不问其始，忧患饮食之失节，起居之过度，或伤于毒。不先言此，卒持寸口，何病能中。"仅持寸口而不问病，则不能中病之情。问诊在四诊中的重要性于此可知。

问诊的范围颇为广泛，不仅饮食忧患、起居伤毒等必须要问，而且还要从过去问到现在。《素问·三部九候论》说："必审问其所始病，与今之所方病，而后各切循其脉。"

清楚地了解病人起病的情况和现在的证候，对判断疾病是有很大帮助的。如病起急暴，体力未衰，多属外感实证；反之，病起缓慢，饮食日减，身疲力少，则多为内伤虚证。所谓久病邪深，新病邪浅。在刚接触病人之际，就得出一个初步的概念，然后再进行仔细诊查，则所得结论自可正确无误。

病人的生活环境、精神情况等都对疾病的发展有着很大的影响，故医者也必须了解清楚这些情况。如《素问·疏五过论》说："凡欲诊病者，必问饮食居处。"又说："暴乐暴苦，始乐后苦，皆伤精气……离绝菀结，忧恐喜怒，五脏空虚，血气离守。"离、绝、菀、结，都是精神上的严重刺激。"离谓离间亲爱，绝谓绝念所怀。菀谓菀结思虑，结谓结固余怨。"（《素问》王冰注）过甚的精神刺激，对于五脏气血影响很大。所以，精神长期抑郁，足以导致疾病。有关这些方面的疾病，如果不详细地询问，是不可能了解其真实情况的。

医者进行问诊的时候还要注意保持环境的静谧，倾听病人的陈述，凡遇关键所在，必须逐步追问，务必要明白其究竟。如《素问·移精变气论》说："闭户塞牖，系之病者，数问其情，以从其意。"

了解病人所喜所恶，对于疾病的处理也是有参考价值的。如《灵枢·师传》说："入国问俗，入家问讳，上堂问礼，临病人问所便。"

由此可知，问诊是一项需要细心和耐心的工作，其内容与范围又相当广泛，故在临证时，医者要仔细探索、缜密分析。

第四章　切　　诊

切诊包括切脉和按诊。凡切按病人的脉搏、胸腹、皮肤、手足等，均属切诊的范围。这是一种直接接触病人、探索病情的方法。《素问·脉要精微论》所说"知内者，按而纪之"就是此意。这种方法是前人在长期实践过程中积累起来的宝贵经验，尤其是切脉之法，在中医诊断学中占有极为重要的地位，为医者所必须具备的技能。

第一节　切　　脉

从脉搏的变化可以测知人体阴阳盛衰、邪正消长的情况。因为五脏六腑之气，无不通于血脉，诚如《灵枢·脉度》所说："阴脉荣其脏，阳脉荣其腑，……其流溢之气，内溉脏腑，外濡腠理。"由于血脉周布全身以运行气血，所以机体一旦有病，便能影响气血的运行，并在脉象上反映出来。因此，测候脉象的变化就成为诊法中重要的一项了。

一、切脉的部位

切脉的部位，主要有如下三种。

（一）三部九候

三部九候就是把人体分成上、中、下三部，而每部又各分天、地、人三候，共为九候。这是一种遍诊全身动脉的方法。如《素问·三部九候论》说："何谓三部……有下部，有中部，有上部，部各有三候。三候者，有天，有地，有人也，必指而导之，乃以为真。上部天，两额之动脉；上部地，两颊之动脉；上部人，耳前之动脉。中部天，手太阴也；中部地，手阳明也；中部人，手少阴也。下部天，足厥阴也；下部地，足少阴也；下部人，足太阴也。故下部之天以候肝，地以候肾，人以候脾胃之气。……中部之候……天以候肺，地以候胸中之气，人以候心。……上部……天以候头角之气，地以候口齿之气，人以候耳目之气。三部者，各有天，各有地，各有人。三而成天，三而成地，三而成人。三而三之，合则为九。"

上部天，即两额动脉（当颔厌之分，瞳子髎），为足少阳胆经脉气所行之处，故候头角之气；上部地，即两颊动脉（即地仓、大迎之分），为足阳明胃经脉气所行之处，故候口齿之气；上部人，即耳前动脉（即禾髎之分），为手少阳三焦经脉气所行之处，故候耳目之气。此三者，皆候于头面，故谓之上部。中部天，为手太阴肺经脉气所行之处（脉在掌后寸口动脉经渠之次），故候肺；中部地，为手阳明大肠经所行之处（脉在手脉气所行之处，即手大指次指歧骨间合谷之次），故候胸中之气；中部人，为手少阴心经所行之处（脉在掌脉气所行之处，即掌后锐骨下，神门之次），所以候心。三者皆候于手，故谓之中部。下部天，为足厥阴肝经脉气所行之处（脉在气街下三寸五里之分。如为了诊察方便，女子可改取本经太冲，脉在足大趾本节后二寸陷中），故候肝；下部地，为足少阴肾经脉气所行之处（脉在足内髁后跟骨旁，太溪之分），故候肾；下部人，为足太阴脾经脉气所行之处（脉在鱼腹上五里下，箕门之分；亦可改取足阳明经冲阳，在跗上五寸处），故候脾胃之气。三者皆候于足，故谓之下部。三部九候，概察一身经隧之气而无遗，故诊其脉，可以决死生，处百病，调虚实，除邪了疾。

（二）人迎、寸口

颈两傍动脉为人迎，两手动脉为寸口。人迎脉是足阳明胃经所行之处，当结喉两旁，脉道显露易切。寸口脉是手太阴肺经所行之处，其动脉在掌后高骨经渠之分。《灵枢·禁服》说："寸口主中，人迎主外，两者相应，俱往俱来，若引绳大小齐等。春夏人迎微大，秋冬寸口微大。如是者，名曰平人。"

虽然人迎、寸口的部位不同，但全身脉道原属一个系统，所以二者"俱往俱来，若引绳大小齐等"。二脉除了略受四时气候影响以外，一般常保持一定的比例。若此比例失常而有所偏颇，即为病态。也就是说，如人迎、寸口两者相较，脉搏有大小盛衰之不调时，即要发生病变。如人迎脉独盛，则病在三阳之腑；寸口脉独盛，则病在三阴之脏。因太阴行气于三阴，阳明行气于三阳也。具体分析人迎、寸口之脉法，则如《素问·六节脏象论》所说："故人迎一盛，病在少阳，二盛病在太阳，三盛病在阳明，四盛已上为格阳。寸口一盛病在厥阴，二盛病在少阴，三盛病在太阴，四盛已上为关阴。人迎与寸口俱盛四倍已上为关格，关格之脉羸，不能极于天地之精气，则死矣。"

上述引文中所提到的"人迎一盛"就是指人迎脉大于寸口脉一倍，二盛二倍，三盛三倍；"寸口一盛"就是指寸口脉大于人迎脉一倍，二盛二倍，三盛三倍。如大至四倍以上，则为阴阳偏亢之极，即关阴或格阳之坏脉，是精气竭绝的险象。

（三）独取寸口

寸口即两手桡骨动脉所在的部位。以其脉出太渊，长一寸九分，故名寸口；又名脉口或气口，以其属于手太阴肺经，肺主气而朝百脉，脉之大会聚于气口之故。《素问·经脉别论》说："食气入胃，浊气归心，淫精于脉……气归于权衡，权衡以平，气口成寸，以决死生。"

脏腑之气的平、变皆易见于寸口，故于此切脉足以权衡全身之气的变化。至于脉既已分为三部，何以独取寸口？则如《素问·五脏别论》所说："帝曰：气口何以独为五脏主？岐伯曰：胃者，水谷之海，六腑之大源也。五味入口，藏于胃，以养五脏气，气口亦太阴也。是以五脏六腑之气味，皆出于胃，变见于气口。"可见寸口虽为手太阴肺经所主，而实为足太阴脾经之所归。所以说："气口亦太阴也。"

五脏六腑之气味犹言五脏六腑之阴阳，盖味为阴，气为阳。脏腑之阴阳均变见于寸口，故亦可独取寸口以察脏腑之病变。独取寸口之法在后来的《难经》中被更加明确地提出来，如《难经·一难》说："十二经皆有动脉，独取寸口，以决五脏六腑死生吉凶之法，何谓也？然寸口者，脉之大会，手太阴之动脉也。……五脏六腑之所终始，故法取于寸口也。"

二、脉法

脉法主要讨论切脉的方法和脉搏的形象、至数及动势变化等问题。因为脉象变化常在极渐极微之间，所以诊脉是一项非常细致的工作。《内经》首先提出了切脉的态度和方法。如《素问·脉要精微论》说："是故持脉有道，虚静为保（《针灸甲乙经》作'宝'）。"

医者在切脉时虚心静气，才能审察精微，做出正确的诊断；同时，病人也应在平静安适的状态下就诊。所以《素问·脉要精微论》又说："诊法常以平旦，阴气未动，阳气未散，饮食未进，经脉未盛，络脉调匀，气血未乱，故乃可诊有过之脉。”

虽然诊脉以早晨为宜，但也不必拘泥。只要病人处于平静的状态下，就可以进行诊脉。只要避免干扰，使血气不乱，就能诊出脉象变化的真象。

在观察脉搏的变化时，应注意其搏动速度。其标准，可以是医者的正常呼吸速度。《素问·平人气象论》说：“常以不病调病人，医不病，故为病人平息以调之为法。”

用呼吸来掌握时间，不仅在缺乏计时的当时是个便利的方法，而且在今天也不失它的实用价值。关于调息的标准，《素问·平人气象论》说：“人一呼脉再动，一吸脉亦再动，呼吸定息脉五动，闰以太息，命曰平人。平人者，不病也。……人一呼脉一动，一吸脉一动，曰少气。人一呼脉三动，一吸脉三动而躁……人一呼脉四动以上曰死，脉绝不至曰死，乍疏乍数曰死。”正常人的脉搏至数是一息（一呼一吸名一息）四五至，太过、不及均为有病之脉。如一息仅二至，或是总在四至以下，是脉气不足的病证，故称少气。若一息六至，或是总在五至以上，并有躁急之状者，为脉气太过，阳热有余的病证。若一息八至以上为过之极，脉绝不至为不及之极，乍疏乍数则为脾气内绝之征，故均主死。

诊脉时还应注意脉之间歇，因为血脉运行周身情况的好坏关系到五脏六腑精气的盛衰。如果脉有歇止，则脏腑受气不足，精气衰矣。间歇的情况亦有不同，有不满十动即见歇止者，有二三十动而一止者，有四五十动而一止者，因此在诊脉时，时间不宜过短，一般至少应在五十动以上，这样才能正确了解脉象。

三、四时五脏脉

要掌握脉息的变化规律，还应从人体内外的整体情况来考察。如结合四时及五脏脉的常变，可以察知脏气与四时阴阳的逆顺关系。

春暖夏热、秋凉冬寒是四时气候变迁的规律，而脉也与之相应。脉与四时不相适应便是逆象。关于四时的脉象，《内经》有如下论述。

《素问·玉机真脏论》说：“春脉如弦，何如而弦？岐伯对曰：春脉者肝也，东方木也，万物之所以始生也。故其气来，耎弱轻虚而滑，端直以长，故曰弦。反此者病。帝曰：何如而反？岐伯曰：其气来实而强，此谓太过，病在外；其气来不实而微，此谓不及，病在中。”春应生发之气，故脉轻虚而滑，端直而长，且有冲和之象，此为平脉。若太过或不及，则为病脉。

《素问·玉机真脏论》说：“夏脉如钩，何如而钩？岐伯曰：夏脉者心也，南方火也，万物之所以盛长也。故其气来盛去衰，故曰钩。反此者病。帝曰：何如而反？岐伯曰：其气来盛去亦盛，此谓太过，病在外；其气来不盛去反盛，此谓不及，病在中。”夏应成长之气，故脉来盛去衰，且盛中有冲和之象，此为平脉。若太过或不及，则为病脉。

《素问·玉机真脏论》说：“秋脉如浮，何如而浮？岐伯曰：秋脉者肺也，西方金也，万物之所以收成也。故其气来轻虚以浮，来急去散，故曰浮。反此者病。帝曰：何如而反？岐伯曰：其气来毛而中央坚，两傍虚，此谓太过，病在外；其气来毛而微，此谓不及，病在中。”秋应收成之气，秋季阳气渐衰，故脉轻虚以浮，来急而去散，且有冲和之象，此为平脉。若太过或不及，则为病脉。

《素问·玉机真脏论》又说："冬脉如营，何如而营？岐伯曰：冬脉者肾也，北方水也，万物之所以合藏也。故其气来沉以搏，故曰营。反此者病。帝曰：何如而反？岐伯曰：其气来如弹石者，此谓太过，病在外；其去如数者，此谓不及，病在中。"冬应闭藏之气，故脉沉而搏，且兼柔和之象，此为平脉。若太过或不及，则为病脉。

以上肝、心、肺、肾四脏之脉与四时相应，则为春弦、夏钩（亦曰洪）、秋浮（亦曰毛）、冬营（亦曰石）。至于脾脉，则属土，位于中央，旺于四时，故脾脉主代，蕴于四脉之中，如春弦、夏钩、秋毛、冬营俱有和缓之象，即为脾脉。如缓而太软（如水之流），或缓而太坚（如鸟之喙），则为病脉。脉与四时相应为顺，与四时不相应为逆。如春病得弦脉、夏病得钩脉、秋病得毛脉、冬病得石脉等，都属顺四时之脉，主病吉。若脉反四时，如春得毛脉、夏得石脉、秋得钩脉、冬得弦脉，则为逆四时之脉，主病凶。

脉学中最重要的问题就是对于脉象的辨识问题。对于如何去掌握、怎样去体会脉象这一问题，《内经》做了很多的论述，并以取象比类的方法加以说明。

《素问·平人气象论》说："春胃微弦曰平……平肝脉来，耎弱招招，如揭长竿末梢，曰肝平，春以胃气为本。"又说："弦多胃少曰肝病，但弦无胃曰死，胃而有毛曰秋病，毛甚曰今病。"脉应四时，且以胃气为本。其或因邪盛而大，或因正虚而小，均须至数分明，按之冲和，不至混乱，此方为常脉（一般的病脉）。春为木旺，其脉当弦，弦而有胃气者，应如持循长竿末梢，软弱招招（即长而软弱貌），轻虚而滑，是谓平脉。若弦甚而不冲和者，是肝邪之胜，正气之衰，为肝病；若弦劲强直，而毫无胃气者，是春时胃气已绝，其预后多不良。如果春得毛脉，有胃气者，至秋而病；胃气少者，为木被金克，肝气衰竭，当即病。总之，脉象以有胃气为顺，胃气少为病，无胃气为死。若脉不应四时，仍以胃气为重，有胃气病缓，无胃气病急。其余四脏皆同。

《素问·平人气象论》又说："夏胃微钩曰平……夫平心脉来，累累如连珠，如循琅玕，曰心平，夏以胃气为本。"又说："钩多胃少曰心病，但钩无胃曰死。胃而有石曰冬病，石甚曰今病。"夏令火旺，其脉当洪，来盛去衰，应手累累如连珠，如循琅玕之满指滑利，为阳中有阴象，是谓平脉。若脉洪大而微滑，是心火偏胜，胃气偏衰，为心病；脉洪大坚实，绝无平和之象，是夏时胃气已绝，多为死证。若夏季而见沉脉，有胃气者，则多至冬季而病；若沉搏而坚，少胃气者，是火被水伤已极，当即病。

《素问·平人气象论》又说："长夏胃微耎弱曰平……平脾脉来，和柔相离，如鸡践地，曰脾平，长夏以胃气为本。"又说："弱多胃少曰脾病，但代无胃曰死，耎弱有石曰冬病，弱甚曰今病。"长夏属土，其脉宜微和，虽软而不弱，从容轻缓，匀静分明，此是得胃气，谓之平脉。过弱则胃气不足，若在土旺之时得之，则为脾病。但见软弱而无冲和之胃气者，曰死。长夏阳气正盛，而反见沉石之冬脉，为土气已衰而水反乘之，有胃气者至冬季而病；若少胃气，则脾已大衰，故即病。

《素问·平人气象论》又说："秋胃微毛曰平……平肺脉来，厌厌聂聂，如落榆荚，曰肺平，秋以胃气为本。"又说："毛多胃少曰肺病，但毛无胃曰死，毛而有弦曰春病，弦甚曰今病。"秋为金旺，其脉当毛。毛者，脉来浮滑，类羽毛之轻虚。厌厌聂聂，形容脉安静轻平的样子。脉安静轻平，如落榆荚，轻浮和缓，浮而欲降，虚中有实，为微毛，是为平脉。若金气偏胜，脉往来涩滞而少和缓之气，曰肺病；其脉浮大而散，空虚无根，则胃气已绝，多死。如秋脉应毛而反见弦者，是金衰而木反乘之，有胃者，至春而病；若弦甚无胃，则金气大衰，故即病。

《素问·平人气象论》说："冬胃微石曰平……平肾脉来，喘喘累累如钩，按之而坚，曰肾平，冬以胃气为本。"又说："石多胃少曰肾病，但石无胃曰死，石而有钩曰夏病，钩甚曰今病。"冬令水旺，脉当沉石。石者，脉来沉实，如石沉水，动而圆转，此为阴中有阳之象，为平脉。若按之沉坚，而少冲和之象，则为石多，为肾病；若来势如夺索或劲如弹石，绝无柔和之象，是但石无胃气，故多死。冬得夏脉，乃水气衰而火反乘之，若沉而微钩，则至夏火旺时而病；钩甚，则水气大衰，故即病。

以上是《内经》对五脏四时脉象的分析。《内经》将五脏四时脉象扼要地分为平脉、病脉、死脉三类，并说明了这三类脉象的区别点在于胃气的多少、有无。（表12）至此，我们对五脏四时脉象大致可以做出如下的认识。

（1）这是结合天时阴阳和人体气血的升降出入来进行脉象分类的一种方法。

（2）脉象的势态以平人为标准，若太过或不及则为病；而在太过或不及之中，其在程度上又有"微"和"甚"的差异。

（3）将脉象归纳为弦、钩（洪）、缓、毛（浮）、石（沉）五类，既便于掌握，又可根据四时脉象的顺逆来推断疾病的吉凶。

（4）春（肝）脉弦。弦，即脉长劲有力，而不失其柔和之态。夏（心）脉钩。钩，即脉来时很有力量，去时势衰而微，宛如曲钩，体环大而末梢细。长夏（脾）脉缓。缓，即脉软而不弱，且具有冲和之象。秋（肺）脉毛。毛，即脉浮中带涩，有逐渐下沉之势，但不至于沉。冬（肾）脉石。石，即脉动于深部，沉着稳健，至数分明。

表12　五脏四时平、病、死脉比较表

脏时	脉名	脉象	注释
肝（春）	春胃微弦曰平	平肝脉来，耎弱招招，如揭长竿末梢，曰肝平，春以胃气为本	招招，犹迢迢也。揭，高举也。高揭长竿，梢必柔软，即和缓弦长之义
	弦多胃少曰肝病	病肝脉来，盈实而滑，如循长竿，曰肝病	盈实而滑，弦之甚过也，如循长竿，无末梢之和软也，亦弦多胃少之义
	但弦无胃曰死	死肝脉来，急益劲，如新张弓弦，曰肝死	劲，强急也。如新张弓弦，弦之甚也，亦但弦无胃之义

续表

脏时	脉名	脉象	注释
心（夏）	夏胃微钩曰平	平心脉来，累累如连珠，如循琅玕，曰心平，夏以胃气为本	琅玕，按，《符瑞图》曰：玉而有光者。《说文》曰：琅玕似珠。脉来中手如连珠、如琅玕者，言其盛满滑利，即微钩之义也
	钩多胃少曰心病	病心脉来，喘喘连属，其中微曲，曰心病	喘喘连属，急促相仍也。其中微曲，即钩多胃少之义
	但钩无胃曰死	死心脉来，前曲后居，如操带钩，曰心死	操，持也。前曲者，谓轻取则坚强而不柔。后居者，谓重取则牢实而不动。如持革带之钩，而全失充和之气，是但钩无胃也
脾（长夏）	长夏胃微耎弱曰平	平脾脉来，和柔相离，如鸡践地，曰脾平，长夏以胃气为本	和柔，雍容不迫也。相离，匀净分明也。如鸡践地，从容轻缓也。此即充和之气，亦微软弱之义
	弱多胃少曰脾病	病脾脉来，实而盈数，如鸡举足，曰脾病	实而盈数，强急不和也。如鸡举足，轻疾不缓也。前篇言弱多胃少，此言实而盈数，皆失中和之气
	但代无胃曰死	死脾脉来，锐坚如乌之喙，如鸟之距，如屋之漏，如水之流，曰脾死	如乌之喙，如鸟之距，言坚锐不柔也；如屋之漏，点滴无伦也；如水之流，去而不返也。是皆脾气绝而怪脉见，亦但代无胃之义
肺（秋）	秋胃微毛曰平	平肺脉来，厌厌聂聂，如落榆荚，曰肺平，秋以胃气为本	厌厌聂聂，众苗齐秀貌。如落榆荚，轻浮和缓貌。即微毛之义也
	毛多胃少曰肺病	病肺脉来，不上不下，如循鸡羽，曰肺病	不上不下，往来涩滞也；如循鸡羽，轻浮而虚也。亦毛多胃之义
	但毛无胃曰死	死肺脉来，如物之浮，如风吹毛，曰肺死	如物之浮，空虚无根也；如风吹毛，散乱无绪也。亦但毛无胃之义
肾（冬）	冬胃微石曰平	平肾脉来，喘喘累累如钩，按之而坚，曰肾平，冬以胃气为本	冬脉沉石，故按之而坚；若过于石，则沉伏不振矣……阴中藏阳，而得微石之义
	石多胃少曰肾病	病肾脉来，如引葛，按之益坚，曰肾病	脉如引葛，坚搏牵连也；按之益坚，石甚不和也。亦石多胃少之义
	但石无胃曰死	死肾脉来，发如夺索，辟辟如弹石，曰肾死	索如相夺，其劲必甚；辟辟如弹石，其坚必甚。即但石无胃之义

注：脉象原文来自《素问·平人气象论》，注释原文来自《类经》。

四、脉与病证的关系

脉象的变化标志着疾病的发生和发展。兹将脉与病证的关系分述于下。

（一）脉象主病

不同的脉象标志着不同的病变。临床可以通过辨识脉象了解病人气血的盛衰和邪正的消长。如前所说，脉象是相当复杂的，但如能掌握其纲领，辨证也不太难。如《灵枢·邪气脏腑病形》说："五脏之所生，变化之病形，何如？……调其脉之缓、急、小、大、滑、涩，而病变定矣。"这就是说，缓、急、小、大、滑、涩六脉是辨别五脏病变的纲领。不论心、肝、脾、肺、肾何脏有病，均可出现这六种脉象。这六种脉象所主病证大致如下。

1. 缓脉

其有和缓、迟缓、纵缓的不同。和缓之象，从容平和，不疾不徐，是得胃气之象，为平人之常脉。迟缓之象，迟而无力，多为虚寒，阴气有余之象。纵缓之象，若琴弦之久失更张，纵而不整，缓而不柔，是阳气有余，有热之象，如《灵枢·邪气脏腑病形》所说"缓者多热"即属此类。

2. 急脉

其属于弦脉、紧脉之类。弦脉端直以长，如按琴瑟弦状。脉弦急者，则如张弓之弦，按之坚搏不移，从中直过，挺然指下。紧脉急疾有力，如转索之状，坚搏抗指。此二脉多主寒、痛、挛急诸症。此即《灵枢·邪气脏腑病形》所说"诸急者多寒"之义。故凡五脏病之脉急者，多属弦脉、紧脉之类。

3. 小脉

其脉形小弱，属阴。沉取、浮取、轻按、重按，均具小象。见于阳部为阳虚，见于阴部为阴虚。三部俱见小脉，则为气血两亏。春夏得之，以及青壮年人得之，不利。此即《灵枢·邪气脏腑病形》所说"小者气血皆少"之义。故凡五脏病之脉小者，均属气血衰少。

4. 大脉

其与洪脉相似，脉来洪大，来盛去衰，为阳气有余，阴气不足之象。阳有余则气实，阴不足则血虚。此即《灵枢·邪气脏腑病形》所说"大者多气少血"之义。故凡五脏病之脉大者，常为气实血虚之病。

5. 滑脉

滑脉往来流利，如珠走盘，为阳气盛，气血俱盛之象。故《灵枢·邪气脏腑病形》说："滑者阳气盛，微有热。"凡言五脏之脉滑者，皆主阳气盛。

6. 涩脉

涩脉往来艰涩不利，势如轻刀刮竹，迟细而短。其主血少气滞。故《灵枢·邪气脏腑病形》

说："涩者多血少气，微有寒。"（此处所说的"多血"非指血气之旺，乃指血滞）凡言五脏脉涩者，均同此理。

（二）脉证逆从

通过诊脉不仅能测知病变的原因，还能推断病变的发展趋势，故诊脉在临床上具有头等重要的意义。如《素问·脉要精微论》说："夫脉者，血之府也，长则气治，短则气病，数则烦心，大则病进，上盛则气高，下盛则气胀，代则气衰，细则气少，涩则心痛。"

脉来过于本位（寸口）则称为长脉，长脉代表正气充足。短脉不及本位，代表正气不足。一息六至以上为数脉，有此脉象者多见发热心烦。脉来应指洪大，标志病情进展。上盛，即浮而盛，病在于阳、表，故曰气高，此多因清邪居上所致。下盛，即沉而盛，病在阴、里，为气胀里实证之类。若脉来有歇止，多属气衰；脉来细小，多属气少。血少气滞而心痛者，则常见涩脉。在诊断时密切注意脉象的虚实与病情变化是否相符，对治疗和预后都有很大关系。如《素问·玉机真脏论》说："凡治病，察其形气色泽，脉之盛衰……脉从四时，谓之可治；脉弱以滑，是有胃气，命曰易治……脉实以坚，谓之益甚；脉逆四时，为不可治。"

如春得肺脉、夏得肾脉、秋得心脉、冬得脾脉等均与四时相逆，说明生机已衰，故属难治。另有脉与病证不相符者，亦当细辨。如《素问·平人气象论》说："风热而脉静，泄而脱血脉实，病在中脉虚，病在外脉涩坚者，皆难治。"

病因风热，阳邪亢盛，脉宜浮大而反沉静者，为脉证相逆，表明正气内亏；若泄利脱血，阴津大伤，脉宜沉细而脉反实大者，亦为脉证相逆，表明正气外脱。凡此均属逆证。又如病积在中，脉当有力而反虚，或外邪在表，脉当浮滑而反涩坚，都是脉证不相适应的不治之症。其总属正气之虚，难以胜邪之故。

由此可知，在辨别脉象时，必须与全身形证对照互勘，只有这样才能正确分析病变之轻重及预后之吉凶。如《素问·三部九候论》说："形盛脉细，少气不足以息者，危；形瘦脉大，胸中多气者，死。"

外貌虽盛，但脉搏很细，呼吸短促，气息不平者，是外形似实，而真气已虚，多属危证。如形体消瘦，而脉象很大，兼见胸中气逆胀满，气息涌急者，为脏气已伤，而病邪犹盛，多属死证。

（三）辨胃气与真脏脉

辨别脉象时又须注意胃气的有无。《素问·平人气象论》说："平人之常气禀于胃，胃者，平人之常气也。人无胃气曰逆，逆者死。"

由此可见，脉之有无胃气是非常重要的。但胃气表现在脉象上究竟是怎样的一种状态呢？具体地说，有胃气在脉象的势态上，表现出的是一种虚实相调，阴阳互济的、冲和的状态。如《灵枢·终始》说："谷气来也，徐而和。"也就是说，有胃气的脉总是不失从容和缓的状态的。

脉来全无胃气的，称为真脏脉。五脏的真脏脉的脉形不一。

肝之真脏脉，无论浮取沉取，皆出现紧急之象，脉在指下，如摸刀口，坚急刚劲，又如按琴瑟之弦，只有紧张，绝无柔和之意，所以《素问·玉机真脏论》说："真肝脉至，中外急，如循刀刃，责责然，如按琴瑟弦。"

心之真脏脉，脉来坚强不柔，牢实搏结，如循圆而不滑之物，坚而不匀静，不见来盛去衰、至数分明的本象，故《素问·玉机真脏论》说："真心脉至，坚而搏，如循薏苡子累累然。"

脾之真脏脉，全失和缓均匀之态，而变为忽快忽慢，全无节律。所以《素问·玉机真脏论》说："真脾脉至，弱而乍数乍疏。"

肺之真脏脉，脉来大而虚，按之无根，宛如羽毛之中人皮肤，似有似无，轻飘而乱，乃肺气断绝之象。所以《素问·玉机真脏论》说："真肺脉至，大而虚，如以毛羽中人肤。"

肾之真脏脉，脉来搏击而甚，动势短促，宛如以指弹石，沉而坚，绝无和缓之象。正如《素问·玉机真脏论》所说："真肾脉至，搏而绝，如指弹石辟辟然。"

以上真脏脉，都是胃气告乏、精气衰竭的反映，故均为死脉。

（四）辨孕脉

《素问·阴阳别论》说："阴搏阳别，谓之有子。"

阴阳，系指尺寸而言。女子平常寸脉较弱，妊娠时则寸脉反而较盛，所谓阳别之脉，即指三部之脉均比平常滑利。

但是，也有妊娠而无脉象变化，只有经闭、厌食、呕吐、倦懒、头痛等恶阻现象者，那就可根据此等病态结合脉象的和平无异来做诊断了。如《素问·腹中论》说："何以知怀子之且生也？岐伯曰：身有病而无邪脉也。"身既有病，必见于脉，如血枯经闭，则脉必细涩；脾弱胃逆，则脉多迟弦。今脉象平和，安静如常，虽身有病态而无邪脉，为妊娠之象也。

第二节　按　　诊

切诊，除切脉以外，更有诊尺肤及诊胸腹之法。诊尺肤，即诊两手尺肘的肌肤，察其滑涩寒温，肉之坚脆。诊胸腹是按其胸腹，上下循抚，以审痞满、块痛、喜按、拒按等。二者都属于按诊。兹分述如下。

一、诊尺肤

腠理为三焦通会元真之所，故脏腑有病，可反映于肌肤；而肌肤又为人身之最外层，六淫为病，必由此而入，所以外感诸病，也可从肌肤来进行诊断，如《灵枢·论疾诊尺》说："余欲无视色持脉，独调其尺以言其病，从外知内……审其尺之缓急、大小、滑涩，肉之坚脆，而病形定矣。"

从尺部皮肤的缓急、大小、滑涩，或肌肉的坚实脆弱，可知其内在疾病的情况和形气的盛衰。《灵枢·邪气脏腑病形》说："脉急者，尺之皮肤亦急；脉缓者，尺之皮肤亦缓；脉小者，尺之皮肤亦减而少气；脉大者，尺之皮肤亦贲而起；脉滑者，尺之皮肤亦滑；脉涩者，尺之皮肤亦涩。凡此变者，有微有甚。故善调尺者，不待于寸；善调脉者，不待于色。能参合而行之者，可以为上工。”

脉与尺肤的变化常有一致性。因为它们都靠脾胃精气的灌注、营养，所以疾病既能影响到脉，也能影响到尺肤。在诊脉的同时，兼诊尺肤，可以相互印证，并且在某些情况下，诊尺肤有它特殊价值，如风病在表，尺肤多滑泽；风邪入筋骨，尺肤多滞涩不润；水饮内溢，津液不荣肌肤，尺肤干燥，常粗糙如枯鱼之鳞，皮层粟起。在诊断上，这些都可作为佐证。故《灵枢·论疾诊尺》说："尺肤滑而泽脂者，风也；尺肤涩者，风痹也；尺肤粗如枯鱼之鳞者，水泆饮也。"

至于尺肤的寒热情况，如将其与脉象对照，可以了解多种病情。《灵枢·论疾诊尺》说："尺肤热甚，脉盛躁者，病温也。……尺肤寒，其脉小者，泄，少气。……尺炬然热，人迎大者，当夺血。尺坚大，脉小甚，少气，悗有加，立死。"

尺肤热而脉盛躁，为阳邪有余，应属温热。尺肤寒为阳衰之象，脉小、泄利、少气皆是阳衰之征。尺热则阳盛，若兼人迎脉大甚，更为阳盛之极，必致伤阴动血，故常有失血之症。尺坚大为形实，脉小甚为气衰，此为形气相失，如再加烦躁闷乱，则为阴阳离决之危症矣。诊尺肤时也须注意到肘臂各处的寒热异常。如《灵枢·论疾诊尺》说："肘所独热者，腰以上热；手所独热者，腰以下热；肘前独热者，膺前热；肘后独热者，肩背热。臂中独热者，腰腹热；肘后粗以下三四寸热者，肠中有虫。掌中热者，腹中热；掌中寒者，腹中寒。"

肘所独热者，是指曲池穴上的膊肌部显得特别热，主腰以上发热。手所独热者，是指手部特别热，主腰以下发热（两手下垂，上以候上，下以候下，因手在下，肘在上，故所主部位有上下之不同）。肘前为内廉，为手三阴经脉之所行处，如显独热，则热在胸膺之前，多属阴分之热，在内在脏；肘后为外廉，为手三阳经脉所行之处，如显独热，则热在肩背，多属阳分之热，在外在腑。臂在曲池下部，故臂中独热主腰腹发热。肘后粗（曲池）以下三四寸为手三里穴之所，故肘后粗以下三四寸热主肠中有热生虫。掌中亦为手三阴经脉之所在，故掌中热主腹中热，掌中寒主腹中寒。

以上说明，医者可从尺肘局部的寒热来测候全身的发热情况。临床时切诊尺肤，比之触按全身便利得多，但现在已很少有人运用该法，医者今后当进一步加以研究，以使之更好地为临床服务。

二、诊胸腹

腹部按诊，除尺肤诊外，还可以包括按腹候背、循抚四肢等方法。其是诊法中不可缺少的一部分。其通过直接接触，了解腹部温凉坚软、喜按拒按，以帮助辨别病证的寒热虚实及其症结所在。

按诊胸部时，应注意虚里的动势，因古人认为虚里是胃之大络，人以胃气为本，又虚里是脉之宗气，为十二经脉所宗，宗气积于胸中，故通过按诊虚里，可以探察血脉的源流变化，从而辨别病情的轻重、虚实。《素问·平人气象论》说："胃之大络，名曰虚里，贯鬲络肺，出于左乳下，其动应衣，脉宗气也。盛喘数绝者，则病在中，结而横，有积矣。绝不至曰死。"

虚里之动，若按之应手，动而不紧，缓而不急者，是宗气积于胸中；若按之动微，为不及，是宗气内虚；若动而应衣，则为太过，是宗气外泄；若搏动特快，则多是胸腹有积而宗气受逼；若停止跳动，则宗气已绝，主死。

《素问·通评虚实论》说："乳子而病热，脉悬小者……手足温则生，寒则死。"

病热而脉小，为脉证不符的逆象，是正气已虚之象。但按其手足温暖者，为阳气尚未衰竭，虽虚犹可治愈。若手足寒冷，则阳气已绝，虚极之候，多为危亡之症。对肿胀的病人，欲了解其是水多，还是气多，也可通过按触来辨识。如《灵枢·水胀》说："水始起也……其颈脉动，时咳，阴股间寒，足胫肿，腹乃大……以手按其腹，随手而起，如裹水之状。"

颈脉系足阳明胃经之脉，由人迎下循腹里，水邪乘之则其脉动；水邪上乘于肺，故时咳；阴股间寒，足胫肿，为阴邪客于阴分，水肿之病已成。在临床上，凡水肿病人，足胫肿，按之陷下而不即起，阴股间寒而不温者，系阳气为水邪所阻之故。以手按其腹，如按水囊，随手而起，此是水胀。

另有肤胀者，乃因于气滞，故按其腹部不即起，且腹部皮色不变，如《灵枢·水胀》说："肤胀者，寒气客于皮肤之间，鼟鼟然不坚，腹大，身尽肿，皮厚，按其腹窅而不起，腹色不变。"寒气客于皮肤之间，阳气不行，气聚虚胀，故其身尽肿。气本无形，无所不到，故其腹大皮厚色苍不似水邪之腹皮薄色鲜，按其腹陷下不即起不似裹水之坚实而放之即起。

但腹部胀大，不一定都是水气肿胀之病，也有因气血停积而致的瘕癖之证，如《灵枢·水胀》说："肠覃何如？……其始生也，大如鸡卵，稍以益大，至其成，如怀子之状，久者离岁，按之则坚，推之则移，月事以时下，此其候也。"肠覃多见于女子。寒气留积肠外，经久不治，故癖积起而恶血生，遂成肠覃。本病初起如鸡卵，日渐增大，腹部膨隆，状如怀孕，日久竟至经年越岁，按之坚，推之动，而月事以时下，故知其与胞宫无关，而为肠覃之证。

小　结

《内经》中望、闻、问、切四诊俱全，而尤详于望色和切脉。故论诊法，常以色、脉为例。所说能合色脉者可以万全，实际上是指四诊不可偏废，综合运用之，则诊断乃可无误。

望诊以辨五色、分部位、别目色、视经络、望形态及望舌苔等为其主要内容。《内经》中虽论述各有详略，但所举均属望诊的重要项目。《内经》还为后世诊法在理论上奠定了基础，如望色以五色为纲、以面目为重点，人体内部的变化可以从五色及其所在部位来推测等，这都值得我们做进一步的研究。

闻诊以五脏不同的病音来探测病情。凡言语、呼吸、咳嗽、呕吐、呃逆等声音，均可依其急慢强弱而辨病之寒热虚实。

问诊是四诊中重要的一项。凡望、闻、切诊所不能了解的情况，都必须通过问诊来明确。《内经》提出要详细问发病的原因、现在的病证、病人的精神环境及生活起居等，并提出"临病人问所便"，体现出处处为病人着想的精神。

关于切诊方面，不论是切脉的部位、脉象的有无胃气，还是五脏病脉的辨识等，凡所论述，均为后世脉学的发展开辟了道路。《内经》所述切诊内容的主要的贡献，约有下列几个方面。

（1）其提出了切脉的部位、方法和医者应有的工作态度。

（2）其指出了掌握脉象及其所主病证的方法，并强调应脉证合参以辨别病之逆从吉凶。

（3）其为后世整理和发展脉学提供了理论知识和具体方法。

学习诊法，必须很好地体会它的精神实质，同时也必须随时联系阴阳五行、脏象、经络、病机等篇来进行思考，并在理解和掌握病理机制的基础上，进一步掌握诊断的关键，这是最重要的。

【治则】

治则就是治疗的法则，即临证治疗的规律，这和一般所说的治法不同。某一疾病的治法是指治疗某一病证的原则，而这些原则是按治则（规律）确定的。

发病过程有一定的规律，治疗疾病也有一定的规律，所以临床时必须按照治疗法则辨证施治。

中医的临床治疗是按治疗规律来处理问题的，所以既有原则性，又有灵活性。按照具体病情辨证施治，便可掌握疾病的发展规律，而给以适当的治疗。例如，虽是不同类属的疾病，只要它在病变过程中具有共同的病理机制，即可运用同一治疗法则进行处理；与此相反，虽为同一疾病，但病变过程中各个阶段的病理机制不同，则所运用的治疗法则也就不同。由此也可看出正确地进行辨证、确立治疗法则，主要在于认识和掌握病理机制。

中医对病理机制的论述主要是以阴阳五行、脏象、经络等为理论基础的。例如，阴阳不和者，就调和其阴阳。若为阳不密，则当扶其阳；阴不固，则当养其阴。又如，五脏经络的病变各有虚实，实为有余，当削其有余而使之平，如金足以平木之实、水足以平火之实等；不足为虚，便当补之，如水足以补木、土足以补金等。这是五行生克之理在治疗法则方面的具体运用。

一般来说，虚者补之，实者泻之，但也应辨证确切，否则易犯虚虚实实之误。

总之，虽然病理变化极繁复，但其主要机制总不外乎阴阳、表里、寒热、虚实的变化。治疗法则亦不出乎标本、逆从、温凉、补泻诸法。《内经》在这方面，有比较全面的论述，为后世临床治疗学的发展奠定了可靠的基础。

第一章　治　未　病

治未病有两种重要意义：一是防病于未然；一是既病之后防其变。前者是预防疾病的发生；后者是早期治疗，及时控制病理变化。关于预防疾病的发生，见“人与自然”一章，兹不赘述。此处只就既病之后防变问题，亦即及时控制病变的问题进行讨论。

当疾病发生后，在处理上首先应防止病邪深入，病势蔓延，以避免造成更复杂、更严重的病变。此即治未病的基本精神。如《素问·阴阳应象大论》说：“故邪风之至，疾如风雨。故善治者治皮毛，其次治肌肤，其次治筋脉，其次治六腑，其次治五脏。治五脏者，半死半生也。”这说明外邪侵入人体以后，如果不做及时的处理，病邪就有可能逐步深入，侵犯脏腑，使病情愈来愈复杂，那么治疗也就愈来愈困难。就人身构造而言，由皮毛而肌肤、而筋脉、而六腑、而五脏，皮毛最外，五脏最里；就脏腑间相互关系而言，则肺制肝，肝制脾，脾制肾，肾制心，心制肺。病由外而内者，应先治其外，勿使及内。脏腑既病，便当防治其受制之脏，而使之不病，诚如《难经·七十七难》所说：“所谓治未病者，见肝之病，则知肝当传之与脾，故先实其脾气，无令得受肝之邪。故曰治未病焉。”这明显指出，治未病实际上就是防止病邪的传变，特别是防治疾病于未显露之时才是最好的。故《素问·八正神明论》说：“上工救其萌芽，……下工救其已成，救其已败。”

我们知道，疾病发展的过程基本上是一个邪正斗争消长的过程。邪气长则正气消而病进；正气盛则邪气衰而病退。因此，当病邪侵袭之初，及时治疗，一方面可以控制病邪蔓延，另一方面可避免正气的过度损耗。正气伤损不大的病变，既容易治疗，也容易痊愈；若因循失治，则病邪步步深入，进迫五脏，造成正气衰败，生化困难而有生命危险。由此不难理解，古人倡导治未病的主要精神是在教导我们对于任何疾病都必须重视早期治疗。

第二章　标　　本

标本即主次的关系。凡六气与六经、病因与症状、先病与后病、正气与邪气等，都有标本的关系存在。标本在治疗法则方面主要是用来分析病证的主次先后、轻重缓急以确定治疗的步骤的。

第一节　病气标本

疾病发展的过程是非常复杂的，因此标本之辨是一项细致的工作。譬如受寒之后，发生发热、头痛、身疼之病，则其发热、头痛、身疼是因受寒而起的，所以发热、头痛、身疼是标，受寒是本（病因为本，症状为标）。掌握标本，就可以从复杂的许多现象中找出疾病的本源。《素问·标本病传论》说："夫阴阳逆从，标本之为道也，小而大，言一而知百病之害；少而多，浅而博，可以言一而知百也。以浅而知深，察近而知远，言标与本，易而勿及。"

"一"是指本而说的。医者治病，只有从复杂的病象中找出病之本，才能做出正确的处理。也就是说医者必须要掌握标本的分析方法，做到"以浅而知深，察近而知远"，而不应被眼前显而易见的标病所迷惑。对于分析标本，必须通晓病理机制，才能掌握它和运用它。

什么是标？什么是本？如以人与疾病而言，人的正气是本，一切疾病为标；如以疾病而言，则病因为本，病证为标；如以病的新旧而言，则原有的旧病为本，继起的新病为标；如以内外而言，则病在内为本，病在外为标。标本既分，一般先治其本，后治其标。如受寒发热的病，则病因寒邪为本，病象发热为标，故治当散寒以退标热；阴虚发热的病，则阴虚是本，发热是标，故治当养阴以退标热。但也有例外的，如原有胃病宿疾，又受外感而发热，则宜先治外感而后再治其本病，此即"急则治其标"。此外，对于轻病可以采取一鼓而下的方法，治本而兼治标，或治标而兼治本。对于重病则应求其力专，可单独治其本，或单独治其标，一般不宜标本兼治（当然也有例外），以免药物庞杂，失去重点。总之，临床诊断时能够了解到致病的本源，就能对现在的症状进行正确的分析，从而做出正确的治疗。《素问·至真要大论》说："病反其本，得标之病；治反其本，得标之方。"

这就是说，在治病时一定要先明白致病的原因（即本病），然后再根据症状来分析，是否合乎本病；若与本病相反，就知道其是标病。在治疗时就应分别缓急，若标病急，则不从其本病而先治其标病。

第二节　治序标本

一般说来，先病为本，后病为标，而治疗唯当先治其本，故《素问·标本病传论》说："先病而后逆者，治其本；先逆而后病者，治其本。"

先有某种病变，而后引起气血逆乱的，应该先治疗原有的病变；先气血逆乱而后导致某种病变的，就应该先治疗气血逆乱。先病者，病即是本；先逆者，逆即是本。病是本，则逆即是标；逆是本，则病即是标。一先一后，就决定了何者为本，何者为标，这叫作先病者为本，后病者为标。又如《素问·标本病传论》说："先寒而后生病者治其本，先病而后生寒者治其本；先热而后生病者治其本，先热而后生中满者治其标；先病而后泄者治其本，先泄而后生他病者治其本，必且调之，乃治其他病。先病而后生中满者治其标，先中满而后烦心者治其本。"

病有先后标本之分，而治疗必求于本，因为本拔则病摇，这就是正本清源之法。但在标病急骤的情况下，就应先治其标。因此，医者在临证时既要分清标本先后，也要根据病势的具体情况灵活掌握。

第三章　分辨逆从

逆从含有善恶、反正、吉凶等多方面的意义。病证有逆从，治法也有逆从。病证的逆从是指严重或轻可，难治或易治。治法的逆从是指逆治和从治，也就是正治或反治。两者的逆从的名称虽同，而所含的意义各别。

逆治就是逆其症状而治，从治就是顺其症状而治，如《素问·至真要大论》说："寒者热之，热者寒之，微者逆之，甚者从之。……逆者正治，从者反治，从少从多，观其事也。""寒者热之，热者寒之"，即寒病用热性药，热病用寒性药。这是一般的法则。"微"，即病势不重；"逆之"，就是逆其症状的寒或热而治，也就是上述的以寒治热、以热治寒的治法。"甚"，即病势剧烈；"从之"，就是顺从症状的寒或热而治，也就是以寒治寒、以热治热的治法。

逆（正）治法是一般的治法，方法较多（另于下章详述）；从（反）治法则比较少用，方法也比较少，大抵不外寒热与补泻两个方面。如《素问·至真要大论》说："帝曰：反治何谓？岐伯曰：热因热用，寒因寒用，塞因塞用，通因通用，必伏其所主，而先其所因。其始则同，其终则异。可使破积，可使溃坚，可使气和，可使必已。"此节中前两句"热因热用，寒因寒用"《内经》原作"热因寒用，寒因热用"，但根据下文"塞因塞用，通因通用"来看，此处当是"热因热用，寒因寒用"。这是反治法中主要的四种方法。"必伏其所主，而先其所因"，就是说反治法虽然是顺从症状的治法，但是其治疗并不是针对表面的症状，而仍然是针对病的本质。因此，反治法在应用上必须以制伏疾病的主要方面为目的。要达到这个目的，就必须要了解疾病之根本原因而不为表面的假象所惑。在开始时反治法所用方药的药性与表象似乎相同，但在服药后，假象便会消失，所以其实质上与正治相同，也是针对病的本质进行治疗的。因此，如果反治法辨证准确，应用得当，反治法就能调和气血，从而起到治疗的作用。

“热因热用，寒因寒用”，就是以寒治寒、以热治热的方法。在临床上有些实热病人因热极反见寒象，有些虚寒病人因寒极反见热象，这便是真寒假热和真热假寒。真寒假热所表现的症状是热，而其治法是顺其假象之热而给以热药；真热假寒所表现的症状是寒，而其治法是顺其假象之寒，而给以寒药。

至于“塞因塞用”的意义，“塞”是壅塞充满的意思，见壅塞充满的症状不用启壅开塞之方，而反治以补益之法，就是“塞因塞用”。如对于肠胃虚寒，脾不健运，使寒湿留滞于里而不得运化所致的腹胀、腹满、疼痛、呕逆、食不下等症状，若用苦寒攻下，非但不能治愈，反而会使脾胃被苦寒之药损伤而胀满更甚；只有温补脾胃之阳，才能运化其凝聚的寒湿。“通因通用”，就是用攻下剂治疗下利的方法。这种治法，必须在诊得肠中确有积滞、燥矢、郁热等的情况下，才可使用。

第四章　立法制方

立法制方是通过辨证进行治疗的必经步骤。医者在立法制方时要注意到天时气候、地理环境、疾病逆从、药物性能、方剂配合等问题。

第一节　气味性能

寒、热、温、凉是药之性，酸、苦、甘、辛、咸是药之味，性味相合才能使药物发挥升降浮沉的功能。因此，运用药物来治病，非独辨证要明确，且天时气候之适合与否，亦当加以考虑，如《素问·六元正纪大论》说：“《论》言热无犯热，寒无犯寒。余欲不远寒、不远热，奈何？岐伯曰：……发表不远热，攻里不远寒。”

热证不宜用热药，寒证不宜用寒药，用热药当避免时气的热，用寒药当避免时气的寒，这是常法。但亦有实热证虽值寒凉之季仍必须用寒方，虚寒证虽值温热之季必须用热药者。由此，我们可以体会到，治疗仍以病情为主要依据而时气寒热则是在选用药物或掌握剂量时作为参考的。

药之气味各具阴阳，阳为气，阴为味，用之得当，则效果甚著，如《素问·阴阳应象大论》说：“形不足者，温之以气；精不足者，补之以味。”

因为人体之形为阳、精为阴，药物之气为阳、味为阴，治疗的目的是运用药物气味的阴阳来调和人身之阴阳，所以补形以气，补精以味。

药物的气味各有其偏，若用之不当，或过用、久用，不仅无益，反而有害，故不可不慎。如《素问·至真要大论》说：“夫五味入胃，各归所喜，故酸先入肝，苦先入心，甘先入脾，辛先入肺，咸先入肾。久而增气，物化之常也。气增而久，夭之由也。”

药物治病，病愈则止后服。无论是补还是攻，均不可过，过则必伤，因药物均有不同的偏性，如味过于酸，使肝气过旺，就会大伤脾气，以致脾之运化功能停滞。

不仅用药要有分寸，而且对于服药的方法也要加以研究，只有这样才能提高治疗效果，《素问·五常政大论》说：“治热以寒，温而行之；治寒以热，凉而行之；治温以清，冷而行之；治清以温，热而行之。”

寒病服热药时，待凉方服，可以避免阴盛格阳之弊。热病服寒药时，趁温即进，可以避免阳盛格阴之弊。用辛凉剂治温热病，稍冷即服。用温热药治阴寒病，趁热而服。这种热药凉服、寒药温服、凉药冷服、温药热服的方法，都是根据不同的病情分别应用的。

第二节　辨证立法

治法和方剂都应根据具体证候而定，所以辨证实为临床最高原则。例如，阴虚而热，用一般的解热药不能退其热，阳虚而寒，用一般的辛热药也不能除其寒，必须补其真阴或补其真阳，才能有效。这是因为阴虚所致热证和阳亢所致热证不同，其“非火之有余，乃真阴之不足也”；阳虚所致的寒证和阴盛所致的寒证不同，其“非水之有余，乃真阳之不足也”。所以《素问·至真要大论》说：“诸寒之而热者取之阴，热之而寒者取之阳，所谓求其属也。”

由此可知，辨证立法、审别阴阳是治病的第一要义。因此，《素问·阴阳应象大论》说：“审其阴阳，以别柔刚，阳病治阴，阴病治阳，定其血气，各守其乡，血实宜决之，气虚宜掣引之。”

辨证施治的总纲是阴阳。医者根据阴阳柔刚把证候分为两大类，柔者属阴，刚者属阳。柔者正虚，刚者邪盛。阴阳偏盛，就会导致疾病。阴盛者阳必病，阳盛者阴必伤。治病的方法也就应该为阳病者治其阴，阴病者治其阳。病又有在气、在血之分，故应察其所在，并按其部位分别施治。血实者，宜泻其血；气虚者，宜掣引其气。掌握阴阳气血、邪正盛衰，是辨证立法的基本条件。

阴阳既分，医者就要根据病变的复杂程度，定出较细致的治法来。虽然病情的变化很多，但其治疗却有法则可循。如《素问·阴阳应象大论》说：“故因其轻而扬之，因其重而减之，因其衰而彰之，……其高者因而越之，其下者引而竭之，中满者泻之于内，其有邪者渍形以为汗，其在皮者汗而发之，其慓悍者按而收之，其实者散而泻之。”

在治疗过程中，应正确掌握病情，适当施治。如病气轻的可以用宣发疏散的方法；病气重的可以用折减攻逐的方法；病气已衰（或已经被控制）的就可以进一步积极地攻邪令尽，以收治疗的全功。邪在上部之表者，宜开散；邪在上部之里者，宜涌吐；邪之积于下者，可以荡涤疏利，通其前后；其痞满、大、实、坚者，当攻泻之；邪在衰之深处者，当熏洗以为汗；邪在皮之浅者，宜汗解；其邪气悍急者，宜收敛而制伏之；表实者，宜汗散；里实者，宜攻泻。以上充分地说明对于疾病的上、下、中、外、虚、实、柔、刚的不同情况，当运用汗、吐、攻、利、收、散等不同的治疗方法，即其充分地说明了辨证施治具体运用的基本原则。

临床上，尽管病情非常复杂，然而通过辨证，其不仅有类型可分，而且有特征可见。医者先根据其类型、特征分别定出相应的治疗原则，然后据法立方，按方遣药，这是施治的必然手段。所以《素问·至真要大论》说："寒者热之，热者寒之，温者清之，清者温之，散者收之，抑者散之，燥者润之，急者缓之，坚者耎之，脆者坚之，衰者补之，强者泻之，各安其气，必清必静，则病气衰去，归其所宗，此治之大体也。"凡病属寒证者，应用热性药；病属热证者，应用寒性药；病属温证者，应用清凉药；病属凉证者，应用温性药；元气耗散者，应敛其气；气血郁滞者，应疏其郁；气燥者，应用滋润法；气急迫者，应用缓急法；病邪坚实者，则软其坚；气脆弱者，则坚其气；衰弱者，则补其不足；强壮者，则泻其有余。其气血各归其位，则神清气爽，而病自退。但这仅是治法的大概，欲求更全面的方法，还得进一步推求，故《素问·至真要大论》又说："高者抑之，下者举之，有余折之，不足补之，……坚者削之，客者除之，劳者温之，结者散之，留者攻之，燥者濡之，急者缓之，散者收之，损者温之，逸者行之，惊者平之，上之下之，摩之浴之，薄之劫之，开之发之，适事为故。"这是说邪气上逆而胸满喘急者，宜用降逆抑制法使之下降；宗气下陷而气乏神虚者，宜用补中升陷等法以提举之；邪气有余，在外者宜发汗以祛其邪，在内者宜攻下以折其势；正气不足，宜调气养血以补之。凡有坚积之物者，宜削除之；客邪羁留者，宜排除之；因劳伤损耗气血者，宜温补；有实邪结于肌肤者，宜解散其邪；积留者，宜攻下之。凡燥结干枯者，皆宜濡润；气急者，宜缓和之；气散者，宜收敛之；气血亏损者，当进行温养；劳逸失调，气机不畅者，宜运行之；惊骇错乱，精神异常者，宜镇平之。此外，更有涌吐（上之）、攻下（下之）、按摩（摩之）、水浴（浴之）诸法，以及开之使通、发之使汗等。随机应变，实为临证时所不可缺少的。

以上诸法为后世医家各种疗法奠定了基础。经验证明，显而易见的病容易辨认，似是而非的病不易诊断；病情单纯的易治，病情繁杂的难医。凡遇到这种疑难情况，就必须更加审慎，如《素问·五常政大论》说："病在中而不实不坚，且聚且散，奈何？岐伯曰：悉乎哉问也！无积者求其脏，虚则补之，药以祛之，食以随之，行水渍之，和其中外，可使毕已。"这就是似虚非虚、似实非实的较为疑难的病证。病在五脏之中，如有积聚，则必坚实而可以被触知，因积为有形之病；今不实不虚，时聚时散，故可知本病无积。既无积而病在中，则其必然是脏虚所致，故当随其虚而调补之。但既是时聚时散，则必然为虚中有滞所致，故当用药物祛除病邪，用饮食调养正气，并用导引或汤熨，使之中外调和，而疾病痊愈。这是说对于复杂疑难病证，必须先反复推敲，得出正确辨证，再选用较为适宜的方法来治疗。

第三节 配伍方剂

配伍方剂的主要问题就是要掌握组织方剂的法则。只有做到立方有法，才能使方剂配伍恰当，疗效确切。故医者必须深入了解立法制方和药物配伍的重要意义。

一、君臣佐使

君臣佐使是组织方剂的原则之一，它是安排方剂中药物的主次及其相互配合的作用的。《素问·至真要大论》说："主病之谓君，佐君之谓臣，应臣之谓使。"

"君"，是方中针对主病起作用的主药；"臣"，是协同加强主药功效的药物；"佐"，是协助主药更好地发挥作用的药物；"使"的含义有二，一是指引经药，一是指方剂中有协调诸药作用的药物。因此，组织方剂是有一定法度的，任何处方不论药品多少、分量轻重，都是依据君、臣、佐、使的原则组成的。

二、七方

大、小、缓、急、奇、偶、复，是谓七方。《素问·至真要大论》说："君一臣二，奇之制也；君二臣四，偶之制也；君二臣三，奇之制也；君二臣六，偶之制也。"

奇方和偶方一般是以药味的单数或双数来分的。所以一味君药，二味臣药，是奇方；二味君药，四味臣药，是偶方。处方的目的是消除疾病，如果病情简单，只用一味君药就可以了；若病情较重而复杂，便须多用君药。因此，处方不仅有药味的单复的区别，且亦兼有药效的单复以及药量的大小的意义存在。所以《素问·至真要大论》说："君一臣二，制之小也；君一臣三佐五，制之中也；君一臣三佐九，制之大也。"将方剂按全方药味的多少分大小，一君二臣是小方，一君三臣五佐是中型方，一君三臣九佐是大方。虽然药味的多少，可以说明方的大小，但这也不是绝对的。所以区分方的大小，除以药味的多寡为依据外，更要依据药量大小、药物作用的强弱。

由于疾病的复杂性，方剂的组织必须有相应的法度，才能适合病变的需要，故《素问·至真要大论》说："补上治上，制以缓；补下治下，制以急，……奇之不去则偶之，是谓重方。偶之不去，则反佐以取之，所谓寒热温凉，反从其病也。"

针对复杂的病变，配伍方剂时，可以奇偶相合，大小相伍，缓急同剂，甚至可以汇合众方为一方；并且也可用"反佐"的药物来配伍，即热剂中佐以一二味凉药，或寒剂中佐以一、二味热药，这种配伍方式，亦为临床上所常用。

上述七方——大、小、缓、急、奇、偶、复，是《内经》所提出的方剂配伍方法，后世医家在临床实践中，根据君、臣、佐、使的原则制订出数以万计的方剂，以应临床无穷之变。虽然各方剂药味多寡不一，应用范围各异，但方剂的组织均有其一定的法度。

第四节　异法方宜

人体与自然界是息息相关的，因此，在治疗上必须重视天时、地理、人的体质以及环境的变迁等的影响。

一、因时议治

人体的生理活动是与天时相应的，常随着天时而有所改变。这种改变，即人体对天时的适应。因此，医者不仅临证时要注意病人与天时的关系，在用药时也应如此。如《素问·六元正纪大论》说："用温远温，用热远热，用凉远凉，用寒远寒，食宜同法，有假反常。"用温药勿犯天时之温气，用热药勿犯天时之热气，用凉药勿犯天时之凉气，用寒药勿犯天时之寒气。在一般情况下，药食都应如此；但在气候与时令相反，或客邪侵袭使正气紊乱的时候，也可不受此限制。

二、因地制宜

治病还必须因地制宜，不论是在方法上，还是在药物的选用上，都应根据当地的环境以及生活习惯而有所变化。如《素问·异法方宜论》说："黄帝问曰：医之治病也，一病而治各不同，皆愈，何也？岐伯对曰：地势使然也……故治所以异，而病皆愈者，得病之情，知治之大体也。"这指出，由于地势不同、致病条件不一、饮食居处等生活习惯各异，不同地区的人的同一疾病可以用不同的治法取效。

三、因人施治

人的体质各有差异，故治疗时应根据强弱肥瘦分别对待。如《灵枢·论痛》说："胃厚，色黑，大骨及肥者，皆胜毒，故其瘦而薄胃者，皆不胜毒也。"

《素问·五常政大论》说："能毒者以厚药，不胜毒者以薄药。"这说明治病用药，必须细审患者之体质，然后权衡虚实而施治。一般而论，强壮者针药宜略重，娇弱者针药宜略轻。此外，还须注意，患者的形志苦乐。如《素问·血气形志》说："形乐志苦，病生于脉，治之以灸刺；形乐志乐，病生于肉，治之以针石；形苦志乐，病生于筋，治之以熨引；形苦志苦，病生于咽嗌，治之以百药。"

虽然形志苦乐与疾病的治疗关系不是绝对的，但精神状态的改变对于疾病确有莫大的影响。

总之，因人施治的主要精神就是，治疗疾病时，不应孤立地看病，而应当看到整个病人；因地、因时施治的主要精神就是，不应当孤立地看病人，而应当看到人与自然的不可分割的关系。

第五节　制约适宜

制方给药，应以患者的客观情况为标准，绝不能单凭医家的主观愿望来决定；同时还应注意药物的性味功能、方剂的大小缓急。只有做出恰如其分的方剂，才能取得预期的效果。所以《素问·五常政大论》说："病有久新，方有大小，有毒无毒，固宜常制矣。大毒治病，十去其六，常毒治病，十去其七，小毒治病，十去其八，无毒治病，十去其九……无使过之，伤其正也，不尽，行复如法。"药物的性能有和缓、有峻烈，故使用的时候，应该有一定的分寸。凡峻烈的药物，虽然治病的效力大，但是对人体正气也有一定的损害。古人在治疗实践中，已认识到这一点，所以对后人谆谆告诫："十去其六""十去其七""十去其八"。即使是无毒的药物，也只能用到"十去其九"便即停止，切勿过量，以免伤及正气。用药总要适可而止，不宜孟浪从事。唯在某些特殊情况下，如孕妇身患重病，非峻药不能去其邪，非去邪不能安其正时，才可使用攻药。峻药并非绝对禁止的，但是应根据病情应用之，不可过剂。如《素问·六元正纪大论》说："黄帝问曰：妇人重身，毒之何如？岐伯曰：有故无殒，亦无殒也。……大积大聚，其可犯也，衰其大半而止，过者死。"

此外，《内经》对病人的服药时间也有一定的规定。如《素问·至真要大论》说："病所远，而中道气味乏者，食而过之，无越其制度也。"病所在下焦，而药物常在中焦便发生作用，往往不能起到很好的疗效。食前或空腹时服药可使药物直达病所故食前或空腹时服药较宜。反之，如病所在上焦，则又当以食后进药为宜，使药效留于上。后世的食前、食后、早晨空腹、晚上临睡等服药法，都是从此发展而来的。

第六节　针刺大法

用药应该随证而施，制约适宜；运用针刺，也应有一定的原则。如《素问·阴阳应象大论》说："故善用针者，从阴引阳，从阳引阴，以右治左，以左治右，以我知彼，以表知里，以观过与不及之理。见微得过，用之不殆。"

掌握早期诊断、争取早期治疗是临床诊疗的原则，针刺也不例外。"见微得过"，就是说在疾病初起、症状并不显著的时候，便应了解疾病的所在而给以治疗。在方法上，病在阳经可从阴经以诱导之，病在阴经可从阳经以诱导之，以疏通气血，令其畅达；可取右侧穴位以治左侧病变，取左侧穴位以治右侧病变。此外，还应以自己的正常状态来比较病人的异常状态，并据病人外在的症状去了解内在的病变，从而判断其太过与不及，以进行治疗。

根据病证的轻重深浅而用针是针刺的基本原则。例如，病在表而症状轻浅的，可以浅而少刺；病在里而重笃的，可以深而多刺。这是因为人是一个有机体，其内外、上下、表里、左右是相互联系的。针刺的作用为流通经脉，调和气血，使上下、表里、内外通畅无阻。因此，《灵枢·终始》说："病在上者，下取之；病在下者，高取之；病在头者，取之足；病在足者，取之腘。"

在上取下、在下取上、在中旁取也是针法中重要的方法。其之所以能够获效是因为病在上而脉通于下，病在下而脉通于上，病在中而脉通于外，全身血脉是贯通的，彼此有着一定的联系。

第七节　饮食宜忌

前面已经讲过，药物有大毒、常毒、小毒、无毒之分，去病有六分、七分、八分、九分之别。药不及病，固然无济于事；药过于病，亦必伤害正气而变生他病。因此，治病不能完全依赖药物。在治疗上，除了运用药物外，还应注意饮食调养，如《素问·脏气法时论》说："毒药攻邪，五谷为养，五果为助，五畜为益，五菜为充，气味合而服之，以补精益气。”

药物的作用一般是攻邪，而补益精气，还当依靠饮食。因为药物的气味，都不免带有偏性，只有在人体有病阴阳偏胜之时，药物才能以偏救偏，起到治病祛邪的作用；如果邪气已去，需要调理的时候，那就不必单纯依靠药物了，而应该依赖谷、肉、果、菜等气味平正的饮食来补益精气。由此可知药物与食物对病体所起的作用，二者各有所长。药物之味有偏，能纠正人体阴阳之偏，故长于攻邪而短于补正；食物气味平正，善于滋养精气，故长于补正而短于祛邪。故药疗、食养是治疗过程中不可或缺的两个重要环节。这里还要指出的是，虽然食养是必要的，但必须要善于根据情况调节，如《素问·热论》说：“病热少愈，食肉则复，多食则遗。”又说：“诸遗者，热甚而强食之，故有所遗也。”热病，热刚退就食肉，或多食，就会使热再发作，或热势不能退尽，所以不可强食。

此外，所食五味，也应有所节制，如《素问·宣明五气》说：“辛走气，气病无多食辛；咸走血，血病无多食咸；苦走骨，骨病无多食苦；甘走肉，肉病无多食甘；酸走筋，筋病无多食酸。”这说明五味虽能补养五脏之气，但过于多食，反而会伤气，故病中对某些食物，可与则与，当禁则禁。在一定情况下，为了使病人恢复胃气和获得滋养，也可以酌情处理，不必过于拘泥。

临床上，对于病人的饮食或服药，医者要和病人取得很好的合作，即使病人在病中情绪不好，或个性较强，医者也应进行说服劝导，务使其在与医者的亲密合作下，服食调养，及早康复。正如《灵枢·师传》所说：“人之情，莫不恶死而乐生，告之以其败，语之以其善，导之以其所便，开之以其所苦，虽有无道之人，恶有不听者乎。”

综上所述，食养之法，宜少量多食，宜及时，宜选择易于消化之物。对于一般病证，均当针对病情，严格掌握食禁；病久胃呆，长期不思饮食者，当以恢复食欲为先，虽犯禁忌，亦可少量与之，以开其胃口，这是从权之法。更重要的是，饮食服药，还在于医者和病人之间的良好合作。

附一：五运六气

五运六气，简称运气，也就是通常所说的运气学说。它属于我国古代天文学、气象学的范围，是研究大自然气候变化对宇宙万物，特别是对人类生命活动的影响的一门学问。

医学上研究运气学说的目的，主要在于掌握自然环境、天时气候的变化规律，并用其预测每年的气候变化和发病情况，以作为临床诊断和治疗的参考。如以风、寒、暑、湿、燥、火六气的变化来说，若某年燥气太过，则此年就可能多发偏干燥的疾病。同时，也可以将运气学说运用到和燥有关的一切病证中，作为触类旁通的借助。因此，正确推断每年的气候变化，就有可能对某些多发病进行预防，就能在进行诊断、治疗时考虑到气候因素的影响。

此处只就五运六气的概念和运用其推测气候变化的方法做一般的介绍，以为进一步研究运气学说打下坚实基础。至于自然气候变化的规律以及气候变化与疾病发生的关系，尚待进一步研究，更有待于现代科学的研究。在有关大自然气候变化对生物的影响的研究尚未得出全面的、正确的结论之前，古人的研究成果，特别是古人这种探求的方向和精神，是很有加以注意的必要的，这就是我们介绍五运六气的目的。

第一节　干支甲子

干支甲子，是演释五运六气的工具，所以在介绍五运六气之前，应当先介绍干支甲子的具体内容。

一、天干地支

甲、乙、丙、丁、戊、己、庚、辛、壬、癸，是十天干。根据甲骨文字，最迟在殷代已经用这十个字作为计算天日次第的号数，所以称之为天干。子、丑、寅、卯、辰、巳、午、未、申、酉、戌、亥，是十二地支。古人以十二支分别建于十二个月，每月各建一支，即正月建寅，二月建卯，三月建辰，四月建巳，五月建午，六月建未，七月建申，八月建酉，九月建戌，十月建亥，十一月建子，十二月建丑。

天干地支可各分阴阳，如天干，甲、丙、戊、庚、壬为阳干，乙、丁、己、辛、癸为阴干；地支，子、寅、辰、午、申、戌为阳支，丑、卯、巳、未、酉、亥为阴支。（表 13）

表 13　天干地支各分阴阳

天干	阳	甲、丙、戊、庚、壬
	阴	乙、丁、己、辛、癸
地支	阳	子、寅、辰、午、申、戌
	阴	丑、卯、巳、未、酉、亥

天干地支各有五行所属，且其有两种配属方法。

天干：①甲、己属土，乙、庚属金，丙、辛属水，丁、壬属木，戊、癸属火；②甲、乙属木，丙、丁属火，戊、己属土，庚、辛属金，壬、癸属水。地支：①丑、未属土，卯、酉属金，辰、戌属水，巳、亥属木，子、午、寅、申属火；②寅、卯属木，巳、午属火，辰、戌、丑、未属土，申、酉属金，亥、子属水。（表 14、15）

但运气的配属，是用第一种方法，而不用第二种方法的。

表 14　天干地支五行属性 1

	土	金	水	木	火
天干	甲、己	乙、庚	丙、辛	丁、壬	戊、癸
地支	丑、未	卯、酉	辰、戌	巳、亥	子、寅、午、申

表 15　天干地支五行属性 2

	木	火	土	金	水
天干	甲、乙	丙、丁	戊、己	庚、辛	壬、癸
地支	寅、卯	午、巳	辰、丑、戌、未	申、酉	子、亥

二、甲子

十天干与十二地支相互配合，构成甲子，这是以天干第一干（甲）及地支第一支（子）命名的。（表 16）《素问・六微旨大论》说："天气始于甲，地气始于子，子甲相合，命曰岁立，谨候其时，气可与期。"

表 16　甲子表

天干	甲	乙	丙	丁	戊	己	庚	辛	壬	癸
地支	子	丑	寅	卯	辰	巳	午	未	申	酉
天干	甲	乙	丙	丁	戊	己	庚	辛	壬	癸
地支	戌	亥	子	丑	寅	卯	辰	巳	午	未
天干	甲	乙	丙	丁	戊	己	庚	辛	壬	癸
地支	申	酉	戌	亥	子	丑	寅	卯	辰	巳
天干	甲	乙	丙	丁	戊	己	庚	辛	壬	癸
地支	午	未	申	酉	戌	亥	子	丑	寅	卯
天干	甲	乙	丙	丁	戊	己	庚	辛	壬	癸
地支	辰	巳	午	未	申	酉	戌	亥	子	丑
天干	甲	乙	丙	丁	戊	己	庚	辛	壬	癸
地支	寅	卯	辰	巳	午	未	申	酉	戌	亥

从表 16 看出一个甲子是由天干往复轮周六次，地支往复轮周五次构成的。正如《素问・天元纪大论》所说："天以六为节，地以五为制。周天气者，六期为一备；终地纪者，五岁为一周。……五六相合，而七百二十气为一纪，凡三十岁。千四百四十气，凡六十岁，而为一周。不及太过，斯皆见矣。"

天干地支，五六相合，构成六十年的一个周期，为一甲子，其中前三十年包括七百二十节气（以一岁二十四节气计算），是为一纪，后三十年亦包括七百二十节气，凡一千四百四十节气。甲子中的天干，主五运的盛衰；甲子中的地支，司六气的变化。所以讲述五运六气，不能离开天干地支所组成的甲子。

第二节　五　　运

木、火、土、金、水五行的运动为五运，它的循环有一定的规律，要辨识它的规律，必从了解十干统运开始。

一、十干统运

《素问·五运行大论》说：“土主甲己，金主乙庚，水主丙辛，木主丁壬，火主戊癸。”

五运之十干，起于经天的五气，《素问·五运行大论》说：“丹天之气，经于牛、女、戊分；黅天之气，经于心、尾、己分；苍天之气，经于危、室、柳、鬼；素天之气，经于亢、氐、昴、毕；玄天之气，经于张、翼、娄、胃。所谓戊、己分者，奎、壁、角、轸，则天地之门户也。夫候之所始，道之所生，不可不通也。”丹天之气，即火气之运经于天，其色丹（赤色）；黅天之气，即土气之运经于天，其色黅（黄色）；苍天之气，即木气之运经于天，其色苍（青色）；素天之气，即金气之运经于天，其色素（白色）；玄天之气，即水气之运经于天，其色玄（黑色）。是谓五气经天。

五运六气图（图 86）中心交叉曲直线为五气经天之所在，自内向外第一圈为二十八宿方位（角、亢、氐、房、心、尾、箕七宿位于东，斗、牛、女、虚、危、室、壁七宿位于北，奎、娄、胃、昴、毕、觜、参七宿位于西，井、鬼、柳、星、张、翼、轸七宿位于南），四方之地支为十二月建，四方之天干为五行方位所在。唯戊、己两干，一寄于乾方而为天门，一寄于巽方而为地户。从图 31 中看出丹天火气，经于牛、女、奎、壁四宿，适为十干戊、癸方位，此戊、癸之所以为火运所统；黅天土气，经于心、尾、角、轸四宿，适当十干甲、己方位，此甲、己之所以为土运所统；苍天木气，经于危、室、柳、鬼四宿，适值十干丁、壬方位，此丁、壬之所以为木运所统；素天金气，经于亢、氐、昴、毕四宿，适逢十干乙、庚方位，此乙、庚之所以为金运所统；玄天水气，经于张、翼、娄、胃四宿，适在十干丙、辛方位，此丙、辛之所以为水运所统。凡此十天干所统之五运，名曰中运。其义正如《素问·六元正纪大论》所说：“天气不足，地气随之，地气不足，天气从之，运居其中，而常先也。”

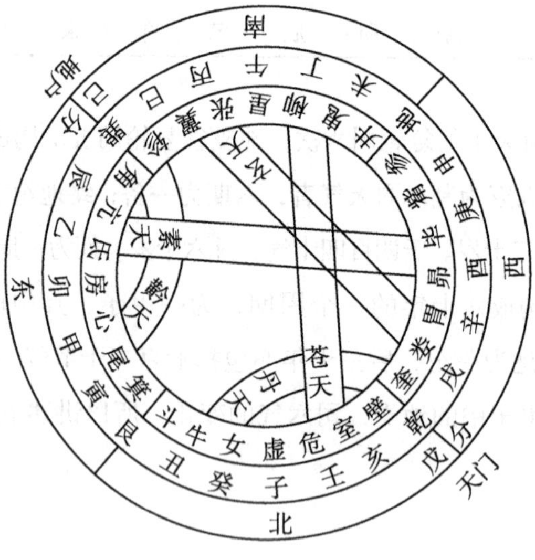

图 86　五天五运图

天气在上，地气在下，运居于天地之中、气交之分，天气下降则居中的运气必先之而降，地气上升则居中的运气必先之而升，故曰“运居其中，而常先也”。中运统司一年的岁气，因此又称为岁运，如《素问·天元纪大论》说：“甲己之岁，土运统之；乙庚之岁，金运统之；丙辛之岁，水运统之；丁壬之岁，木运统之；戊癸之岁，火运统之。”

二、主运

中运统司一岁之气，主运则在一年之中随着气候的变化而传递有次。其一般规律是从木而火，而土，而金，而水，循着五行相生的次序分司，始于木而终于水。每一运约主七十三日零五刻，每年均从大寒日起为初运木，春分后十三日起为二运火，芒种后十日起为三运土，处暑后七日起为四运金，立冬后四日算起为终运水。（图 87）

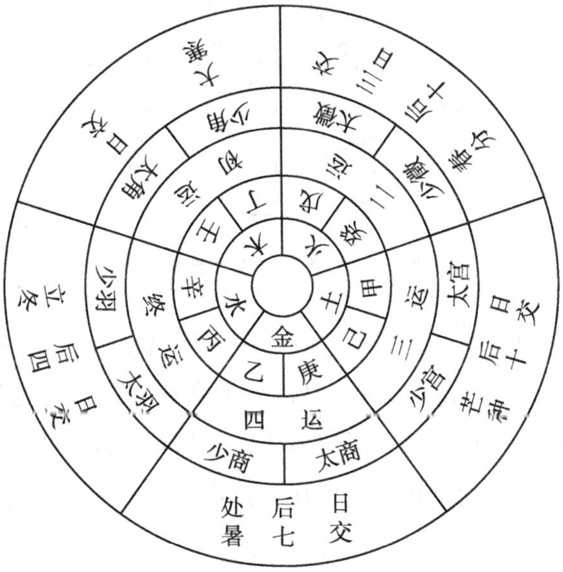

图 87　五运主运图

此外，演绎五运尚需五音建运、太少相生、五步推运等法，兹分述如下。

（1）五音建运。《素问》叙述五运往往是以宫、商、角、徵、羽五音为代表的，如《素问·阴阳应象大论》说：“在地为木……在音为角……在地为火……在音为徵……在地为土……在音为宫……在地为金……在音为商……在地为水……在音为羽。”其以角音属木，徵音属火，宫音属土，商音属金，羽音属水。

（2）太少相生。五运的十干既各具阴阳，则阳干为太，阴干为少。例如，甲、己土宫音，阳土甲为太宫，阴土己为少宫；乙、庚金商音，阳金庚为太商，阴金乙为少商；丙、辛水羽音，阳水丙为太羽，阴水辛为少羽；丁、壬木角音，阳木壬为太角，阴木丁为少角；戊、癸火徵音，阳火戊为太徵，阴火癸为少徵。太为有余，少为不足。（图 88）

十干分阴阳，五音别太少。太少相生，即阴阳相生。以甲、己土年为例解释如下。

甲为阳土，阳土必生阴金乙，即太宫生少商；阴金必生阳水丙，即少商生太羽；阳水必生阴木丁，即太羽生少角；阴木必生阳火戊，即少角生太徵；阳火必生阴土己，即太徵生少宫。

己为阴土，阴土必生阳金庚，即少宫生太商；阳金必生阴水辛，即太商生少羽；阴水必生阳木壬，即少羽生太角；阳木必生阴火癸，即太角生少徵；阴火必生阳土甲，即少徵生太宫。

如此，太少反复相生，则阴生于阳，阳生于阴，而事物不断地变化发展。

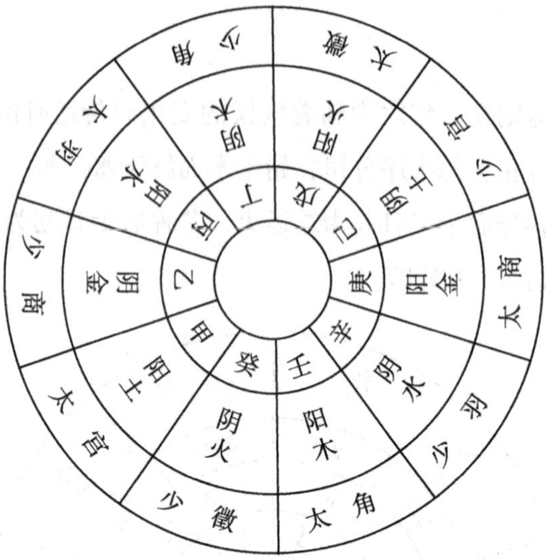

图 88　五音建运太少相生图

（3）五步推运。年干只能代表本年的中运，而不能代表本年的主运。主运虽始于木（角音），终于水（羽音），有一定的程序可循，但在五步推移之中，究竟为太生少还是少生太则还需应用五步推运之法来推测。推运之法，无论何年，但从年干的属太、属少逐步上推至角，便可得出。例如，甲年为阳土，运属太宫用事，即从太宫本身上推，生太宫的是少徵，生少徵的是太角，则甲年的主运便起于太角，太少相生而终于太羽；己年为阴土，运属少宫用事，即从少宫本身上推，生少宫的是太徵，生太徵的是少角，则己年的主运便起于少角，太少相生而终于少羽。乙年为阴金，运主少商用事，即从少商本身上推，生少商的是太宫，生太宫的是少徵，生少徵的是太角，则乙年的主运便起于太角，太少相生而终于太羽；庚年为阳金，运属太商用事，即从太商本身上推，生太商的是少宫，生少宫的是太徵，生太徵的是少角，则庚年的主运便起于少角，太少相生而终于少羽。其他各年，均仿此类推。唯丁、壬两年是角运，便从本身起运，不必上推了。

三、客运

客运是从中运开始用五步推运的方法计算的。中运统管一年，客运则以每年的中运为初运，循着五行太少相生的次序，分作五步运行，每步约为七十三日零五刻，行于主气之上。因与主运相对，所以被称作客运。其逐岁变迁，以十年为一个周期。举例如下。

甲己年属土运，甲年为阳土，为太宫；己年为阴土，为少宫。逢甲年便以太宫阳土为初运；太生少，土生金，则少商为二运；少生太，金生水，则太羽为三运；太生少，水生木，则少角为四运；少生太，木生火，则太徵为终运。逢己年便以少宫阴土为初运；少生太，土生金，则太商为二运；太生少，金生水，则少羽为三运；少生太，水生木，则太角为四运；太生少，木生火，则少徵

为终运。其他如乙、庚、丙、辛、丁、壬、戊、癸年，均仿此类推。(图 89)

十年一司令，轮遍十干，周而复始。由此可以看出主、客运之异同。两者之间相同的是，阴干、阳干互为起运，太少相生，五行顺序，五步推移等；不同的是，主运年年始于角，终于羽，居恒不变，而客运则以本年中运为初运，十年才周遍十干，终而复始。

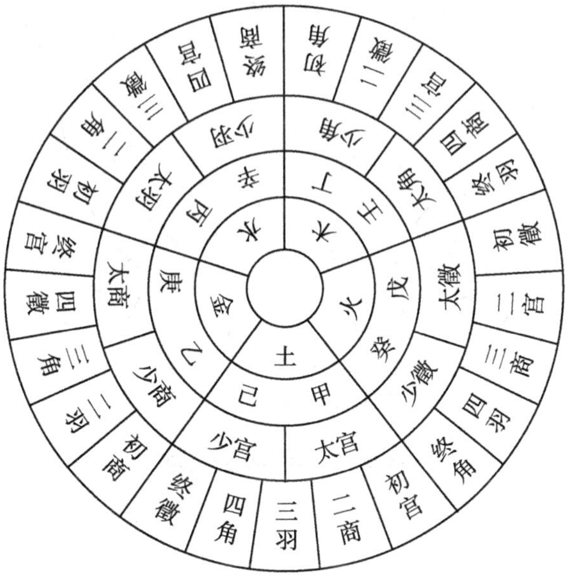

图 89　五运客运图

第三节　六　　气

风、热（暑）、火、湿、燥、寒，是为六气。其分主于三阴三阳：风化厥阴，热化少阴，湿化太阴，火化少阳，燥化阳明，寒化太阳。所以《素问·天元纪大论》说："厥阴之上，风气主之；少阴之上，热气主之；太阴之上，湿气主之；少阳之上，相火主之；阳明之上，燥气主之；太阳之上，寒气主之。所谓本也，是谓六元。"

这六种气化，若时至而气至，便为天地间的六元正气；若气化而非其时，则为邪气。

一、十二支与六气

十二支分属六气，则巳亥为风，子午为热，寅申为火，丑未为湿，卯酉为燥，辰戌为寒。《素问·五运行大论》说："子午之上，少阴主之；丑未之上，太阴主之；寅申之上，少阳主之；卯酉之上，阳明主之；辰戌之上，太阳主之；巳亥之上，厥阴主之。""上"，即指天上之气而言。少阴为君火之气，太阴为湿土之气，少阳为相火之气，阳明为燥金之气，太阳为寒水之气，厥阴为风木之气。少阴君火主子、午，太阴湿土主丑、未，少阳相火主寅、申，阳明燥金主卯、酉，太阳寒水主辰、戌，厥阴风木主巳、亥。(图 90)

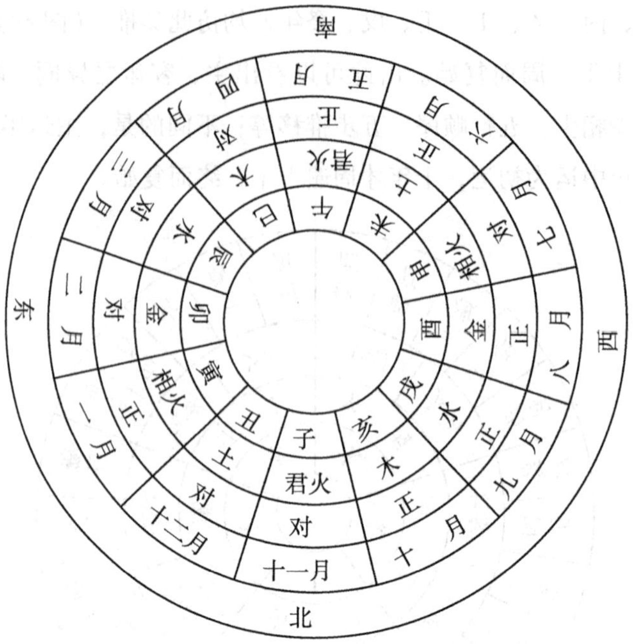

图 90　六气正化对化图

二、主气

主气即地气，即六气分司于一岁的二十四节气。按五行相生之序，主气分为六步，每步约主六十日又八十七刻半。以厥阴风木为初气，主春分前六十日有奇，斗建（斗柄所指之辰曰斗建，如十一月指子，十二月指丑，一月指寅……）从丑中至卯中，为春木方生，风气化行之候。木生火，故少阴君火为二气，主春分后六十日有奇，斗建从卯中至巳中，为春老夏初，火热益升之候。君火、相火同气相随，故少阳相火为三气，主夏至前后各三十日有奇，斗建从巳中至未中，为火热盛极，炎暑日蒸之候。火生土，故太阴湿土为四气，主秋分前六十日有奇，斗建从未中至酉中，为炎暑渐消，湿土蒸郁之候。土生金，故阳明燥金为五气，主秋分后六十日有奇，斗建从酉中至亥中，为湿土潜消，燥金肃降之候。金生水，故太阳寒水为终气，主冬至前后各三十日有奇，斗建从亥中至丑中，为水气日盛，冬寒凛冽之候。天气至此，周遍一岁。（图 91）正如《素问·六微旨大论》所说："岐伯曰：显明之右，君火之位也。君火之右，退行一步，相火治之；复行一步，土气治之；复行一步，金气治之；复行一步，水气治之；复行一步，木气治之；复行一步，君火治之。"这是六气分布于一岁的具体说明。王冰注云"日出谓之显明"，则此处的"显明"是指正东方卯位；自东而南迤，即右行。

凡此六步之气，得三百六十五日又二十五刻，一岁周遍，年年无异，此所以称为主时之六气也。

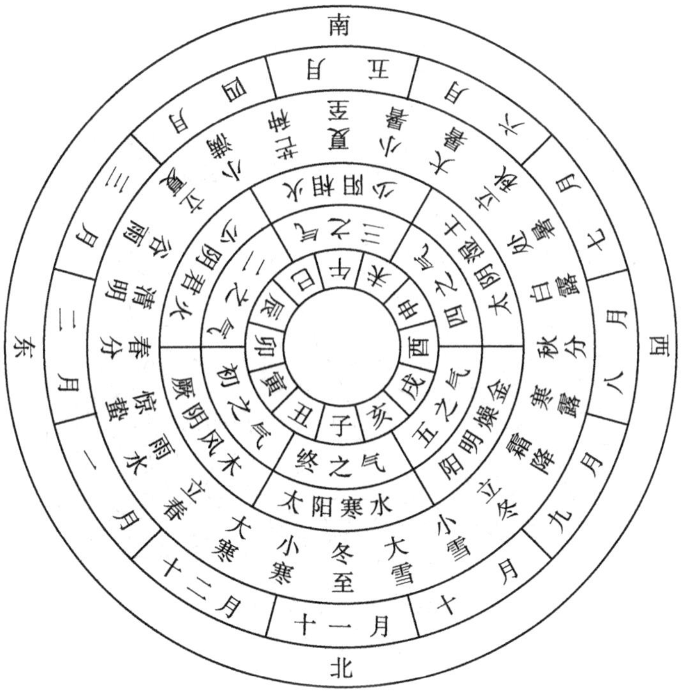

图 91　六气主时节气图

三、客气

客气即天气，是在天的三阴三阳之气。客气也分为六步，即司天之气、在泉之气及左右四间气。这六步气的次序是以阴阳先后次序来排定的，即先三阴，后三阳。三阴以厥阴为一阴，少阴为二阴，太阴为三阴；三阳则以少阳为一阳，阳明为二阳，太阳为三阳。合六气而计之，则六步气的次序便是：一厥阴，二少阴，三太阴，四少阳，五阳明，六太阳。三阴三阳按照这个顺序分布于上下左右而互为司天之气，互为在泉之气，互为间气，便构成了司天之气、在泉之气六步的变化。

司天之气、在泉之气、四间气为客气六步运动的方式。凡主岁的气为司天之气，位当三之气；在司天之气的下方，恰与之相对的是在泉之气，位当终之气；司天之气和在泉之气的左右方，各有左右间气。

每岁客气始于司天之气前二位，乃地之左间气，是为初气，以至二气、三气、四气、五气，而终于在泉之气。每一步气，约为六十日又八十七刻半。《素问·六微旨大论》云："所谓步者，六十度而有奇。"司天之气、在泉之气总是一阴一阳相互对立的，故《素问·五运行大论》说："厥阴在上，则少阳在下，左阳明，右太阴；少阴在上，则阳明在下，左太阳，右少阳；太阴在上，则太阳在下，左厥阴，右阳明；少阳在上，则厥阴在下，左少阴，右太阳；阳明在上，则少阴在下，左太阴，右厥阴；太阳在上，则太阴在下，左少阳，右少阴。所谓面南而命其位，言其见也。"（图 92）

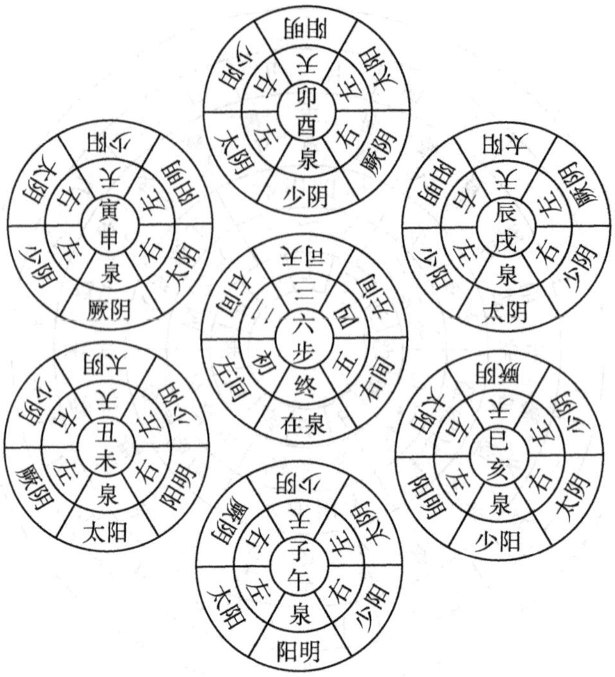

图 92　司天之气、在泉之气、左右间气图

如厥阴司天之年，在泉之气即为少阳，阳明为在泉之气的左间气，太阴为在泉之气的右间气，正如图 92 中巳亥小图所示。其余五气参看各小图，自可类推而得。司天之气在上属南方，在泉之气在下属北方，人南面立于图之北，则左右阴阳自见，即所谓“面南而命其位，言其见也”。至于司天之气的左右四间气，亦随司天阴阳之气而异，《素问·五运行大论》又说：“诸上见厥阴，左少阴，右太阳；见少阴，左太阴，右厥阴；见太阴，左少阳，右少阴；见少阳，左阳明，右太阴；见阳明，左太阳，右少阳；见太阳，左厥阴，右阳明。所谓面北而命其位，言其见也。”

司天之气在上为南方，居南面北，才能定其左右间气，是为“面北而命其位”。总之，司天之气既定，在泉之气及左右间气即随之而定。司天之气，定于十二支。司天之气、在泉之气、四间气分为六步，每步各主六十日零八十七刻半；但司天之气又通主上半年，在泉之气通主下半年，这就是《素问·至真要大论》所说：“主岁者纪岁，间气者纪步也。”（主岁者，指司天之气、在泉之气而言。）

司天之气、在泉之气、左右四间气既定，则六气之化便随之而定，如《素问·至真要大论》说：“厥阴司天，其化以风；少阴司天，其化以热；太阴司天，其化以湿；少阳司天，其化以火；阳明司天，其化以燥；太阳司天，其化以寒。……地化奈何？岐伯曰：司天同候，间气皆然。”

四、客主加临

每年轮转的客气加在固定的主气之上，便称为客主加临。在天的客气，和在地的主气，虽有上下动静的分别，但它们之间的相互关系仍是非常密切的，如《素问·五运行大论》说：“上下相遘，寒暑相临。”变化的顺逆由此可见。其法是以司天客气加临于主气三气之上，其余五气自然以次相加。

例如，卯酉年阳明燥金司天，少阴君火在泉。初气的主气为厥阴风木，客气为太阴湿土；二气的主气为少阴君火，客气为少阳相火；三气的主气为少阳相火，客气为阳明燥金；四气的主气为太阴湿土，客气为太阳寒水；五气的主气为阳明燥金，客气为厥阴风木；六气的主气为太阳寒水，客气为少阴君火。其他辰戌、巳亥、子午、丑未、寅申诸年亦按此相加，其客、主之气便秩然可见。（图 93）

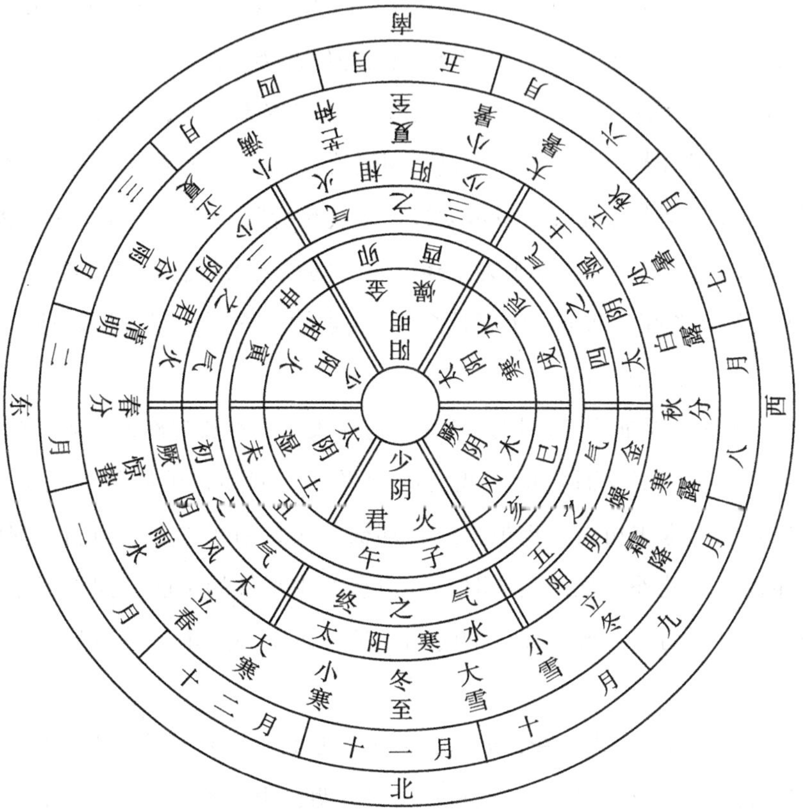

图 93　客主加临图

在客气、主气六步分别加临以后，还要观察客、主之气是否相得。《素问·五运行大论》说："气相得则和，不相得则病。"如客、主之气相生，或客、主同气，便为相得；如客、主之气相克，则又以主气克客气者为不相得，客气克主气者为相得。《素问·至真要大论》说："主胜逆，客胜从。"

客气、主气除了相得不相得外，又有顺逆生克的分别。如客气生主气为顺；又如，客气是少阴君火，主气是少阳相火亦为顺。反之则为逆。《素问·六微旨大论》所说"君位臣则顺，臣位君则逆"就是这个意思。

第四节　五运与六气

五运与六气在运用时是相互结合的。它的配合方式是以天干为基础，与地支相配合。因此，天干与地支的配合，实际上代表了运与气的结合。每年的年号都由一个天干和一个地支组成。将五运六气与干支结合起来，根据运气相临的逆顺情况，推测运与气的盛衰及相互制约的关系，就可以进一步说明气候的复杂变化，以及影响人体发病的情况。

一、太过、不及与平气

太过，即运气盛而有余；不及，即运气衰而不足。甲、丙、戊、庚、壬为五阳干，主运气有余，为太过；乙、丁、己、辛、癸为五阴干，主运气不足，为不及。例如，甲、己同为土运，凡逢六甲年，即甲子、甲戌、甲申、甲午、甲辰、甲寅，均为土运太过；凡逢六己年，即己巳、己卯、己丑、己亥、己酉、己未，均为土运不及。其他四运亦以此类推。

《素问·气交变大论》说："岁木太过，风气流行"，"岁木不及，燥乃大行"；"岁火太过，炎暑流行"，"岁火不及，寒乃大行"；"岁土太过，雨湿流行"，"岁土不及，风乃大行"；"岁金太过，燥气流行"，"岁金不及，炎火乃行"；"岁水太过，寒气流行"，"岁水不及，湿乃大行"。

太过为本运气胜，则本气流行；不及为本运气衰，则克气大行。凡属太过之运，约从大寒节前十三日交接；不及之运，约在大寒节后十三日交接。《素问·六元正纪大论》所说"运有余，其至先，运不及，其至后"即指此而言。

五运之气，既非太过，又非不及，称为平气。它和太过、不及被称为五运三纪。

凡运太过而被抑，或运不及而得助，就会成为平气。例如，戊辰年为火运太过，以戊属阳火，但逢辰年，辰是太阳寒水司天，火虽太过，却被司天太阳寒水之气抑制，则由太过一变而为平气，这是太过而被抑。此外，从交运的时日，也有产生平气的可能，如丁亥年为木运不及，假使遇着交运第一天的日干为壬，或者交运的时刻为壬，因壬亦属木，是运与日干或时干相合，亦为平气。

平气之运，则无偏无颇，不盛不衰，如《素问·五常政大论》所说："愿闻平气何如而名？何如而纪也？岐伯对曰：昭乎哉问也！木曰敷和，火曰升明，土曰备化，金曰审平，水曰静顺。"

凡此五运的和平气象，主气运正常，疾疫不兴。

二、运气同化

主运、客运，主气、客气，在六十年变化中，除互为生克、互有消长外，还有二十多年的同化关系。运气同化就是运与气属于同类而化合的意思，如木同风化，火同暑化，土同湿化，金同燥化，水同寒化。但由于运有太过、不及，气有司天、在泉的不同，运气同化又有天符、岁会、同天符、同岁会、太乙天符的分别，兹分述于下。

（一）天符

中运之气与司天之气相符合的，称为天符。如《素问·六微旨大论》说："土运之岁，上见太阴；火运之岁，上见少阳、少阴；金运之岁，上见阳明；木运之岁，上见厥阴；水运之岁，上见太阳。"

“上见”，就是指司天之气。“土运之岁，上见太阴”，即己丑、己未年。己为土运，丑、未值太阴司天，是为土湿同化。“火运之岁，上见少阳、少阴”，即戊寅、戊申、戊子、戊午年。戊为火运，寅、申值少阳司天，子、午值少阴司天，一为相火，一为君火，是为火与暑热同化。“金运之岁，上见阳明”，即乙卯、乙酉年。乙为金运，卯、酉值阳明司天，是为金与燥同化。“木运之岁，上见厥阴”，即丁巳、丁亥年。丁为木运，巳、亥值厥阴司天，是为木与风同化。“水运之岁，上见太阳”，即丙辰、丙戌年。丙为水运，辰、戌值太阳司天，是为水与寒同化。凡此己丑、己未、戊寅、戊申、戊子、戊午、乙卯、乙酉、丁巳、丁亥、丙辰、丙戌十二年，都是中运与司天之气相会合同化的天符。（图 94）

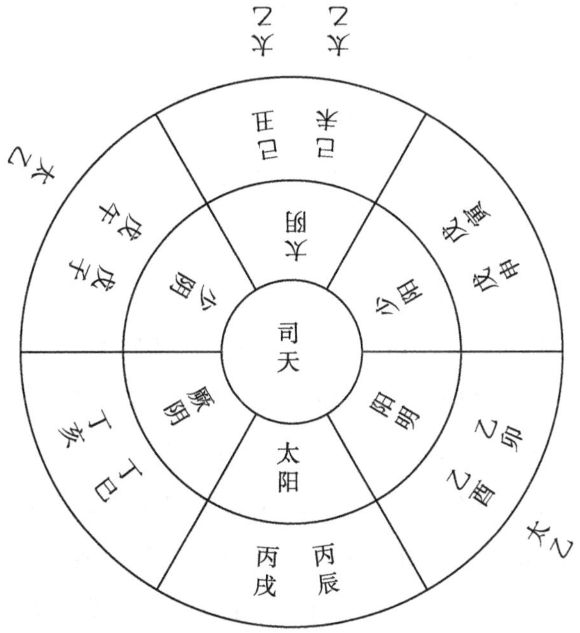

图 94　天符图

（二）岁会

中运之气与岁支之气相同者，为岁会。《素问·六微旨大论》说：“木运临卯，火运临午，土运临四季，金运临酉，水运临子，所谓岁会，气之平也。”

丁卯年，丁为木运，卯为木的正位，是为丁运临卯。戊午年，戊为火运，午为火的正位，是为火运临午。甲辰、甲戌、己丑、己未四年，甲、己均为土运，辰、未、戌、丑都是土运寄王之位，是谓土运临四季。乙酉年，乙为金运，酉为金的正位，是为金运临酉。丙子年，丙为水运，子为水的正位，是为水运临子。凡此丁卯、戊午、甲辰、甲戌、己丑、己未、乙酉、丙子八年，都是本运临于本气，本气上承本运，所以称为岁会，即《素问·天元纪大论》所说“承岁为岁值”之义。（图 95）

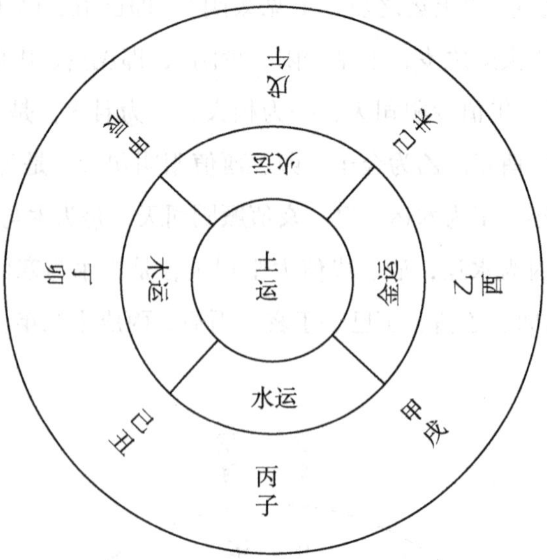

图 95　岁会图

（三）同天符

凡逢阳年，太过的中运之气，与在泉之客气相合者，称为同天符。《素问·六元正纪大论》说："太过而同地化者三……甲辰、甲戌太宫，下加太阴；壬寅、壬申太角，下加厥阴；庚子、庚午太商，下加阳明，如是者三。……加者何谓？曰：太过而加，同天符。"

甲辰、甲戌，甲为阳土，故称太宫，辰、戌年太阴湿土在泉，是为阳土运与在泉湿气合。壬寅、壬申，壬为阳木，故称太角，寅、申年厥阴风木在泉，是为阳木运与在泉风气合。庚子、庚午，庚为阳金，故称太商，子、午年阳明燥金在泉，是为阳金运与在泉燥气合。在泉之气虽为客气，但因行于中运之气之下，所以皆曰"下加"，以司天之气在上，中运之气居中，在泉之气位于下。甲辰、甲戌、壬寅、壬申、庚子、庚午六年，阳运与在泉本气同化，便称为同天符。（图 96）

（四）同岁会

凡逢阴年，不及的中运之气与在泉之客气相合，称为同岁会。《素问·六元正纪大论》说："不及而同地化者亦三……癸巳、癸亥少徵，下加少阳；辛丑、辛未少羽，下加太阳；癸卯、癸酉少徵，下加少阴。如是者三。……不及而加，同岁会也。"

癸巳、癸亥、癸卯、癸酉四年，均为火运不及，所以都属于少徵，巳、亥年是少阳相火在泉，卯、酉年是少阴君火在泉，是为阴火运一合于客气之少阳相火，一合于客气之少阴君火。辛丑、辛未，辛为阴水，故称少羽，丑、未年是太阳寒水在泉，是为阴水运和客气太阳寒水相合。凡此癸巳、癸亥、癸卯、癸酉、辛丑、辛未六年，阴运与在泉本气同化，所以称为同岁会。（图 96）

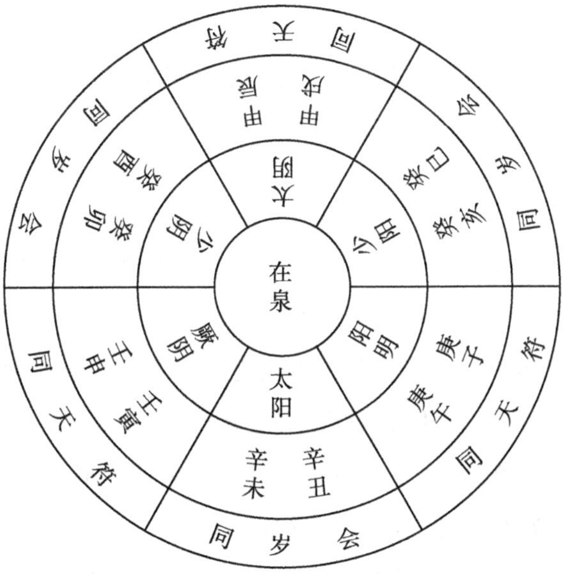

图 96　同天符同岁会图

（五）太乙天符

既为天符，又为岁会，便称为太乙天符。所以《素问·六微旨大论》说："天符岁会何如？岐伯曰：太一天符之会也。"

如戊午、乙酉、己丑、己未四年，天符十二年中有之，岁会八年中亦有之。因此这四年便称为太乙天符。也就是说，这四年中天气、中运之气、岁支之气三者都会合了，所以《素问·天元纪大论》说："三合为治。"

小　结

五运六气是古人研究自然界气候变化及其对疾病的影响的一种学说。它以五行、六气、三阴三阳为中心，以天干地支为推算的工具。

五运六气之变，不外乎太过、不及，生克制化，而疾病的发作也由此产生。因此，掌握运气的胜衰生克规律是研究运气的关键。

根据运气加临的顺逆，可以推测疾病的轻重缓急。在临床上，医者主要根据六淫的性质及病情的特点，以及药物的性能气味进行治疗。如《素问·至真要大论》说："风淫于内，治以辛凉……热淫于内，治以咸寒……寒者热之，热者寒之……衰者补之，强者泻之，各安其气，必清必静，则病气衰去，归其所宗。"此即运气用于治疗的例证。

将运气用于临证，虽然定出了推测气候变化对疾病影响的一些方法，但不可拘泥于这些机械的推测方法，必须通权达变，灵活掌握，这才是研究五运六气应有的态度。

附二：标本中气

标本中气是治疗法则之一。它以阴阳六气的理论说明了人与天地形气相盛的又一规律，是指示后人临证治疗的大法。什么是标本中气呢?《素问·六微旨大论》说："少阳之上，火气治之，中见厥阴；阳明之上，燥气治之，中见太阴；太阳之上，寒气治之，中见少阴；厥阴之上，风气治之，中见少阳；少阴之上，热气治之，中见太阳；太阴之上，湿气治之，中见阳明。所谓本也，本之下，中之见也；见之下，气之标也。本标不同，气应异象。"

天之六气（风、热、湿、燥、寒、火）为本，三阴三阳（少阳、太阳、阳明、少阴、太阴、厥阴）为六气之标，与标气互为表里之气为中气。（表17）本气之下为中气，中气之下就是标气，标本之气各有其阴阳寒热的不同。人生存在气交之中，因天地非常之变，感而生病，故疾病在传变过程中，也会随六气有相应的变化。

表17　标本中气表

三阴三阳 标本中气	少阳○	阳明△	太阳□	厥阴△	少阴□	太阴○
本	火	燥	寒	风	热	湿
中气	厥阴	太阴	少阴	少阳	太阳	阳明
标	少阳	阳明	太阳	厥阴	少阴	太阴

注：○从本；□从本从标；△从中。

六气与三阴三阳既有标本中气的区别，又有相互从化的关系。如《素问·至真要大论》说："帝曰：六气标本，所从不同奈何？岐伯曰：气有从本者，有从标本者，有不从标本者也。帝曰：愿卒闻之。岐伯曰：少阳、太阴从本，少阴、太阳从本从标，阳明、厥阴不从标本，从乎中也。故从本者化生于本，从标本者有标本之化，从中者以中气为化也。"

寒、热、燥、湿、风、火之间标本不同，所以从化关系也不同，有从本者，有既从标又从本者，有既不从标又不从本而从乎中气者。少阳、太阴之所以从本，是因为少阳本火而标阳，中气为厥阴风木；太阴本湿而标阴，中气为阳明燥金。二者都属于标本同气，故从本化，而中气也就从本气之化。少阴、太阳从本从标者，是因为少阴本热标阴，而中气为太阳寒水；太阳本寒标阳，而中气为少阴君火。二者均为标本异气，中气和标本之气，有水火阴阳的悬殊，故本标中气都不能同化，所以两经病气之化，或从标或从本。至于阳明、厥阴，之所以从乎中气者，是因为阳明之中气为太阴湿，燥从湿化；厥阴之中气为少阳火，木从火化。二者均不从标本，而从乎中气。

天道六气的变化相移，如不能与节气相应，或有胜、复、太过、不及之变，就会成为六淫之邪，人若感之则病。人身脏腑经脉，又有偏实偏虚的不同，所以疾病的发生是多种多样的。尽管如此，古人还是在长期的实践中，探索出了一套规律，如《素问·至真要大论》说："是故百病之起，有生于本者，有生于标者，有生于中气者。有取本而得者，有取标而得者……夫标本之道，要而博，小而大，可以言一而知百病之害，言标与本，易而勿损（治疗时，平易而无过失），察本与标，气可令调。"

正因为百病的发生和发展及其表现不同，在临床上才要依据不同的情况来施治。病生于本，就求于本；病生于标，就求于标；生于中气，就求于中气；既生于本，又生于标，就要在治疗上标本兼施。但是，总体来说，标本中气的治法就是：无论取本、取标，还是取中气，只要是病之所生，就是治之所施。

附三：十三方

《内经》是重要的古典医书。其虽以有关中医学各方面的基本理论为主要内容，但对方药也做了一定的介绍。兹附录下列十三方，以供研究参考。

一、汤液醪醴

《素问·汤液醪醴论》说："黄帝问曰：为五谷汤液及醪醴奈何？岐伯对曰：必以稻米炊之稻薪。稻米者完，稻薪者坚。帝曰：何以然？岐伯曰：此得天地之和，高下之宜，故能至完，伐取得时，故能至坚也。"

药剂中的汤剂（煎剂）源于古代的汤液醪醴。古代将用五谷熬煮而成的汤液，作为五脏的滋养剂。汤液再经发酵熬煮，便成醪醴，古人将其作为五脏的治疗剂。古人制造汤液醪醴时，是用稻米作原料，稻草作燃料的，据说这样造出来的是最好的汤酒。稻是春生、夏长、秋收、冬藏，得天地阴阳之和、四时高下之气的，它的滋养能力是完备的；稻草得秋金肃杀之气，又金曰坚成，所以稻草是坚硬的。二者"至完""至坚"，所以用它们能造出最好的汤酒。自汤液醪醴发明以后，历代医家在这个基础上不断改进，使之发展成现代的汤剂。

二、生铁落饮

《素问·病能论》说："帝曰：有病怒狂者……治之奈何？岐伯曰：……使之服以生铁洛为饮。夫生铁洛者，下气疾也。"

怒狂是郁怒伤肝，肝气怫逆所致的病证。生铁落即炉冶间锤落之铁屑，属金，气寒而重，能坠热开结，又能平木火之邪，所以能平气、治怒狂。

三、左角发酒

《素问·缪刺论》说："邪客于手足少阴、太阴，足阳明之络。此五络皆会于耳中，上络左角，五络俱竭，令人身脉皆动，而形无知也。其状若尸，或曰尸厥，……剃其左角之发方一寸，燔治，饮以美酒一杯。不能饮者灌之，立已。”

手少阴、足少阴、手太阴、足太阴、足阳明经之络皆会于耳中，上于额角，若邪气客于五络，五络闭塞不通，而突然出现神志昏迷、不知人事犹如尸厥等症状，则可剃其左角之发，约一方寸，烧作灰，合以米酒饮服。如口噤不能饮，则灌之。

发，亦名血余，能消瘀血，补阴虚，活气血，通经络，为专入阴经之品；酒能散寒，暖中焦，开郁结，调荣卫，通里达表，宣上行下，为专走阳经之品。因此，本方具有通行经络，调和阴阳，使心肾交通、气血和畅诸作用。

四、泽泻饮

《素问·病能论》说：“有病身热解墯，汗出如浴，恶风少气，此为何病？岐伯曰：病名曰酒风。帝曰：治之奈何？岐伯曰：以泽泻、术各十分，麋衔五分，合以三指撮为后饭。”

酒风，即《素问·风论》中所说的漏风病，其症状为全身发热、身体懈怠无力、大汗如浴、恶风、气少。这是因为患者素常嗜酒，酒气聚于脾，则湿热盛积于中，湿热伤筋，以致筋脉纵弛不收，身体懈怠无力；湿热郁蒸，则汗出如浴；汗出多则卫气虚而恶风；热甚火壮，壮火食气，故气衰而少气。治疗用泽泻、白术各十分，麋衔五分混合研末，每次以三指撮，饭前空心服，温开水送下。泽泻主淡渗，能行水行湿；白术温苦，能燥湿止汗；麋衔又名薇衔、鹿衔，为治风湿药。本方对汗出恶风、筋缓力倦的酒风病是有效的。

五、鸡矢醴

《素问·腹中论》说：“黄帝问曰：有病心腹满，旦食则不能暮食，此为何病？岐伯对曰：名为鼓胀。帝曰：治之奈何？岐伯曰：治之以鸡矢醴，一剂知，二剂已。”

方用鸡矢白干者一两，米酒三碗，煎数沸，去渣，过滤，澄清，空心热服，一日二次。病轻者，服一剂后减轻，服二剂后即可痊愈。

鸡矢醴，为民间最流行单方之一，现代临床上亦时有应用。根据临床经验，随证配方，用其治疗各种气胀病，可获得一定效果。

六、乌鲗骨丸

《素问·腹中论》说：“帝曰：有病胸胁支满者，妨于食，病至则先闻腥臊臭，出清液，先唾血，四肢清，目眩，时时前后血，病名为何？何以得之？岐伯曰：病名血枯。此得之年少时，有所大脱血，若醉入房中，气竭肝伤，故月事衰少，不来也。帝曰：治之奈何？复以何术？岐伯曰：以四乌鲗骨、一藘茹，二物并合之，丸以雀卵，大如小豆，以五丸为后饭，饮以鲍鱼汁，利肠中及伤肝也。”

血枯病，表现为月经断绝不来，胸胁胀满，甚致妨碍饮食，病发时常可有腥臊气味，鼻流清涕，唾血，四肢清冷，视物眩晕，经常大小便出血。其病因病机是少年时吐衄崩中，失血过多；或醉后入房，阴精尽泄，精血两伤，气亦耗散。肝主藏血，肾主藏精，肺主气，精、气、血皆伤则三脏俱伤，百病丛生，在女子则为血枯经闭，在男子则为精竭虚劳。治疗可用乌鲗骨四分、藘茹一分研末混合，以麻雀卵和为丸，如小豆大，每次饭前服五丸，再服鲍鱼汤以加强药力。

乌鲗骨，主补益肾脏之精血；藘茹，一名茜草，乃生血通经之药；雀卵，既补血又补气；鲍鱼汁，可以厚肠补肝。据此，可以看出本方乃补养精、气、血，强壮肾、肺、肝的有效方剂。本方对血枯精亏证有较好的疗效。

七、治脾瘅方

《素问·奇病论》说："有病口甘者，病名为何？何以得之？岐伯曰：此五气之溢也，名曰脾瘅……治之以兰，除陈气也。"

瘅是热病，脾瘅就是脾胃有热。患者经常吃肥甘厚味，致脾胃痰壅胀满，积而成热，湿热上泛，则为口甘。用甘寒辛凉、芳香化浊的兰草，煎汁内服，涤除经久蓄积的热气，则可使热除胀消，疾病痊愈。

八、治疽豕膏

《灵枢·痈疽》说："痈发于嗌中，名曰猛疽。猛疽不治，化为脓，脓不泻，塞咽，半日死。其化为脓者，泻则合豕膏，冷食，三日而已。……发于腋下赤坚者，名曰米疽，治之以砭石，欲细而长，疏砭之，涂以豕膏，六日已，勿裹之。"

嗌乃气管的上部，为肺气出入之道。痈发于此，则影响呼吸，病势凶猛，故称为猛疽。痈发于腋下，坚硬红肿而小者，称为米疽。猛疽、米疽，按其部位，都属于肺经积热，毒火侵袭所致。所以用苦寒之猪脂、冷食，泻肺金积热之气，则可使热由下出而病愈。猪脂味甘，微寒，无毒，利血脉，散风热，润肺；入膏药主诸疮，治痈疽。后世用猪脂做膏药，即是从此方变化而来的。

九、薐翘饮

《灵枢·痈疽》说："发于胁，名曰败疵。败疵者，女子之病也。灸之。其病大痈脓，治之。其中乃有生肉，大如赤小豆。剉薐翘草、根各一升，以水一斗六升煮之，竭为取三升，则强饮，厚衣坐于釜上，令汗出至足，已。"

胁位于腋之下，属于肝之部位。女子善忧郁，动肝气，有余于气，而不足于血，气血不调，故生败疵。用薐翘草和根各一升，水煎三次服，并以蒸气熏之，可使病人通身汗出而病愈。薐翘草即连翘，连翘有泻心经客热、去上焦诸热的功用。诸痛痒疮皆属心火，所以连翘为疮家效药。

十、半夏汤

《灵枢·邪客》说："今厥气客于五脏六腑，则卫气独卫其外，行于阳，不得入于阴，行于阳则阳气盛，阳气盛则阳跷陷，不得入于阴，阴虚故目不瞑。……饮以半夏汤一剂，阴阳已通，其卧立至。……其汤方：以流水千里以外者八升，扬之万遍，取其清五升煮之，炊以苇薪火，沸，置秫米一升，治半夏五合，徐炊，令竭为一升半，去其滓，饮汁一小杯，日三，稍益，以知为度。故其病新发者，覆杯则卧，汗出则已矣。久者，三饮而已也。"

寤则卫气行于阳，寐则卫气行于阴，如寒气客于脏腑，侵入阴分，卫气被拒于外而不得入于内，则阴虚于内，阳盛于外而不得眠，用半夏汤，轻者服一剂，重者服三剂即愈。半夏、秫米之所以有如此疗效，主要是因为其有调和阴阳的作用。半夏辛温，可直驱少阴寒逆（厥气），使其上通于阳明；秫米甘寒，能泻阳补阴。两者共用，可使阴阳调和，卫气流通，故有良好的疗效。

十一、马膏膏法

《灵枢·经筋》说："足阳明之筋……其病足中指支胫转筋，脚跳坚，伏兔转筋，髀前肿，㿗疝，腹筋急，引缺盆及颊，卒口僻。急者，目不合；热则筋纵，目不开。颊筋有寒，则急引颊移口；有热，则筋弛纵，缓不胜收，故僻。治之以马膏，膏其急者；以白酒和桂以涂其缓者，以桑钩钩之，即以生桑灰置之坎中，高下以坐等，以膏熨急颊，且饮美酒，啖美炙肉，不饮酒者自强也，为之三拊而已。治在燔针劫刺，以知为数。"

经筋有手足三阴三阳，此段所举为足阳明之筋感受寒邪所引发的一系列症状。寒则收引，热则纵缓，这是寒热客邪侵袭的基本表现。足阳明之经筋受病所表现的转筋、急引、㖞僻、目不合等，都是由寒邪作祟所致，而其对侧之健康部位则表现为弛张缓纵的热性症状。根据一般辨证来讲，寒则虚，虚寒属于阴的范围，但因经筋不与脏腑相联系，所以其病不属于里证，而属于表证。据此，可以得出其治法，即补虚祛寒，壮阳除阴，通络，和肌表，调血气。马膏膏法正是本病的对证良药。"急者缓之"，甘以缓急，故用马膏之甘平，柔缓其急。"寒者热之""虚者补之"，故用马膏热熨、桑炭火烤以祛其寒，啖美炙肉以补其虚。白酒及官桂和烧针劫刺具有壮阳除阴、调和气血、通经络、和肌表之功。同时，用桑钩牵引，可正其㖞僻。

十二、寒痹熨法

《灵枢·寿夭刚柔》说："寒痹之为病也，留而不去，时痛而皮不仁。……用淳酒二十斤，蜀椒一升，干姜一斤，桂心一斤。凡四种，皆㕮咀，渍酒中，用绵絮一斤，细白布四丈，并内酒中，置酒马矢煴中，盖封涂，勿使泄，五日五夜，出布绵絮，曝干之，干复渍，以尽其汁，每渍必晬其日，乃出干。干，并用滓与绵絮，复布为复巾，长六七尺，为六七巾，则用之生桑炭炙巾，以熨寒痹所刺之处，令热入至于病所。寒，复炙巾以熨之，三十遍而止。汗出，以巾拭身，亦三十遍而止。起步内中，无见风。每刺必熨，如此，病已矣。此所谓内热也。"

寒热侵袭经络血脉之中，久留不去，可致血脉不行，凝滞而痛；痛而不移，病情严重者，可影响营卫运行及气血周流，而成麻木不仁的寒痹。所以寒痹多由心血不足，肝筋失养所致。因此，治疗寒痹，必以补命门真火、益肝心血源、通行经络、调和营卫为原则。本方用棉布熨贴以治寒痹，是最早的疗效显著的外治方剂。方中酒，性悍急，有通行十二经，循行肌肤之力。蜀椒，皮红子黑，而赋纯阳之性，为交通心肾的主药；干姜，健胃培土，化生血气；桂心，引火归原，温养肝筋。将此三味装入夹袋中，在针刺前后，熨贴患处，久久施行（三十遍），则可使营卫通，汗液出，而寒痹自愈。虽然此方制作较繁，然其理法颇有深意。

十三、小金丹

《素问·刺法论》说："小金丹方，辰砂二两，水磨雄黄一两，叶子雌黄一两，紫金半两，同入合中，外固了，地一尺，筑地实，不用炉，不须药制，用火二十斤煅之也。七日终，候冷七日取，次日出合子，埋药地中，七日取出，顺日研之三日，炼白沙蜜为丸，如梧桐子大，每日望东吸日华气一口，冰水下一丸，和气咽之，服十粒，无疫干也。"

《素问·刺法论》是后人补入的。小金丹，谅亦是后人的方剂，不过本方四味药，特别是辰砂（朱砂）、雄黄，在避瘟防疫上确有卓效。

本方的制炼方法是先将辰砂（朱砂）、雄黄、雌黄、紫金（金箔）放入乳钵中研细，再将其倾入瓷罐中，外用盐泥封好；另在空地挖一个约尺许的坑，将罐置于坑内，并封以薄土，筑实。用桑柴或桑炭，烧其地面七日；至第八日，候冷，把罐取出，将药刮出，放入另一罐，再将罐埋于地下，以消除火热之气；埋七天，再取出，将药倾入钵中，研细，炼蜜为丸如桐子大。服法：每日早晨太阳初出时，面向东方，吸一口气，用冷水和气送下一丸，共服十粒。如此可免受疫疠的传染。

上述《内经》十三方，都是数千年前的方子（小金丹较晚），从各方的组成来说，其所用药物，已包括动物药、植物药、矿物药三类；从其剂型来说，有汤剂，有丸剂，有散剂，有膏剂，有丹剂；从服法来说，有内服者，有外用者；从其功用来说，有用于治疗者，有用于预防者；从其方制来说，汤液醪醴、生铁落饮、左角发酒、鸡矢醴、治脾瘅方、治疽豕膏六方属于奇方中之小者，泽泻饮、乌鲗骨丸、蔆翘饮、半夏汤、马膏五方属于偶方中之小者，寒痹熨法属于奇方中之大者，小金丹属于偶方中之大者。因此，《内经》十三方虽是较早期的方剂，但不仅有历史意义，还有可靠的实用价值，特别是为后世方剂学的发展奠定了良好的基础。

小　结

本篇主要内容，有以下几方面。

（1）"治未病"是一条重要的原则。争取早期治疗，及时控制病理变化的思想肯定是进步的。

（2）关于治疗疾病，要掌握主次，分别缓急。标本原则也是重要的治疗原则之一。标本原则的运用是既灵活而又复杂的。一般来说，先病为本，后病为标；病因为本，症状为标；正气为本，病邪为标。《内经》在治病必求其本的原则下，还提出了"急则治其标，缓则治其本"的变通方法。

（3）关于分辨逆从，本篇指出病情有逆从，治法也有逆从。其中特别提出，对采用一般方法处理不能见效的病证，运用从治的方法，如“热因热用，寒因寒用，塞因塞用，通因通用”等，往往有良好的疗效。这些理论和方法都是古人通过长期的临床实践总结出来的，是治疗原则中的重要部分，医者必须反复研究，熟练掌握。

（4）关于立法制方，本篇做了很多原则性的阐述：①使用药物，必须注意气味性能，并在选用药物、规定剂量、服法等方面，因人、因时地加以灵活掌握；②辨证立法，要根据具体证候审慎地分别其阴阳、上下、中外、虚实、寒热等，从而适当运用汗、吐、攻、利、收、散等治疗方法；③关于方剂的组织，提出了君、臣、佐、使的配伍方法，教导后人处方用药的一般法度，并在方剂的组织形式方面，制定了大、小、缓、急，奇、偶、复等，以便更好地适应复杂的病变；④在治疗观点上，指出不能孤立地看病，也不能孤立地看人，必须把病人与疾病联系起来看待，同时，还应重视天时、地理、人事对人的影响，只有随宜而施才能提高疗效。

（5）关于药物的使用，不能过分使用药物，以免伤害人的正气，《内经》有“大毒治病，十去其六”等告诫；但在必要时，剧药也不是绝对禁用的，如《内经》说“有故无殒，亦无殒也”。不过用剧药时应注意剂量，如《内经》说“衰其大半而止”，这是非常重要的提示。

（6）关于针刺，在原则上，其和药治大体相同；在方法上，其也是非常灵活的，如“病在上，取之下；病在下，取之上；病在中，旁取之”。

（7）关于食养方面，本篇指出了谷肉果菜的营养价值，并指出其可以补益精气，帮助病体迅速恢复。但是，也不能过早、过多地给以食养，如《内经》所说“病热少愈，食肉则复，多食则遗”等。

（8）关于附录《内经》十三方，从《内经》十三方可以看出我国方剂学的发展很早便已开始了，也可以看出在《内经》写作之时，我国医药学已经在很全面地发展了。这都证明《内经》的内容是非常丰富的。我们应当很好地学习和研究它的理论经验以继承和发扬祖国医学遗产。

《内经》讲义（第2版）

王玉川医学全集

绪　言

《黄帝内经》（以下简称《内经》）是阐述人体生理、病理、诊断、治疗等基本理论的古典医籍。

《内经》包括《素问》和《灵枢》。它是中国现存最早的医学典籍。此书不是一时一人的手笔，而是古代劳动人民长期与疾病做斗争的经验的总结；是2000多年以前“诸子蜂起，百家争鸣”的春秋战国时期的一部经过多次修订而成的医学著作。

《内经》的内容非常丰富，它不仅论述了古人在长期医学实践中，对人体生理活动、病理现象，以及诊断治疗等规律的客观认识，而且还结合当时自然科学的发展情况，对这些规律做出了比较系统、全面的阐述。《内经》始终有效地指导着临床实践。历代以来，祖国医学在医疗技术和医学理论方面，有不少新的成就和学派的出现，但就学术理论体系而言，其均是在《内经》的理论基础上丰富和发展起来的。因此说《内经》是祖国医学理论的渊薮。

近几年来，中医工作者在党的正确领导下，对继承和发扬祖国医学遗产做了不少工作，并在医疗、教学、研究等方面取得了很大的成绩。以往的教学实践证明，学习《内经》和掌握《内经》的理论，对于学好其他中医课程和指导临床实践是有很重要的意义的。同时，学好《内经》，对研究、整理和发扬祖国医学，使它更好地为广大劳动人民保健事业服务，和发展我国独特的新医药学派，都是具有现实意义的。

本讲义分为绪言、导论、脏象、经络、病机、诊法、治则七篇。本着“既要全面，又要简明”的要求，本书对《内经》的主要内容进行了比较系统的介绍，尽可能撷取它的精华，并以现代语言加以阐述，使读者容易理解中医基本理论的精神。

本书对第1版各篇内容均做了补充和修订。如对于第1版“病机”一篇的内容，本书进行了一次比较大的调整和补充；其他如“导论”“脏象”“经络”“诊法”“治则”等篇，本书也做了必要的修改；对于第1版中“病证”篇，因本书所增附的“医经选读”篇目中已包括其内容，故予删去。这样就更能体现出祖国医学有关病理、生理、诊断、治疗的内容的系统性和逻辑性。

为了使读者更有效地学习《内经》，并为阅读其他中医古典书籍打好基础，本书特增订“医经选读”一篇附于讲义之后。所辑录的原文，多是理论性较强，且具有指导实践价值的篇目，共选出《素问》原文二十九篇，《灵枢》原文二十篇和《难经》原文二十九条。每篇原文，酌加注释，间附按语，以资参考。这种讲义与原文选读相结合的编辑形式，既反映了目前学习《内经》的有效经验，也体现了我们为提高《内经》教学质量所做的初步努力。

科学不断发展，《内经》所阐述的古代医学理论和学术问题也将随科学的发展而不断得到新的理解和论证。因此，本讲义也将不断修订补充，逐步充实和提高。

目　　录

导论

第一章　人与自然 / 440

第一节　自然变化对人体生理的影响 / 440

第二节　自然变化与疾病的关系 / 441

第三节　自然环境与治疗的关系 / 441

第二章　阴阳五行 / 442

第一节　阴阳 / 442

第二节　五行 / 446

小结 / 450

脏象

第一章　脏腑 / 454

第一节　五脏 / 454

第二节　六腑 / 461

第三节　奇恒之腑 / 463

第四节　脏腑间的相互关系 / 465

第五节　脏腑与身体五官诸窍 / 466

第二章　精、气、神 / 469

第一节　精 / 469

第二节　气 / 471

第三节　神 / 473

小结 / 474

经络

第一章　十二经脉 / 479

第一节　走向规律 / 479

第二节　循行部位 / 479

第三节　流注次序 / 487

第四节　经络表里 / 488

第五节　气血多少 / 488

第二章　奇经八脉 / 489

小结 / 491

病机

第一章　发病 / 494
第二章　病因 / 495
　第一节　六淫 / 496
　第二节　七情 / 498
　第三节　饮食劳伤 / 499
第三章　病理 / 500
　第一节　脏腑病理 / 503
　第二节　六气病理 / 507
　第三节　经络病理 / 510

诊法

第一章　望诊 / 516
　第一节　辨神色 / 516
　第二节　望形态 / 519
　第三节　望舌 / 520
第二章　闻诊 / 520
第三章　问诊 / 521
第四章　切诊 / 522
　第一节　切脉 / 522
　第二节　按诊 / 527
小结 / 529

治则

第一章　治未病 / 532
　第一节　摄生 / 532
　第二节　预防疾病的传变 / 533
第二章　因时因地因人制宜 / 534
第三章　标本 / 535
第四章　正治反治 / 536
第五章　辨证立法 / 536
第六章　制方 / 537
　第一节　药物性能 / 538
　第二节　方剂配伍 / 538
　第三节　制约适宜 / 539
第七章　饮食宜忌 / 540
第八章　精神治疗 / 541
第九章　针刺大法 / 541
小结 / 543
附：五运六气 / 544
　第一节　干支甲子 / 544
　第二节　五运 / 546
　第三节　六气 / 548
　第四节　五运与六气 / 552
　第五节　运气与发病的关系 / 555
　第六节　标本中气 / 556
　小结 / 557

附编　医经选读

编例 / 560
附：引用各家书目简称表 / 560

《素问》/ 561
一、上古天真论篇第一 / 561
二、四气调神大论篇第二 / 564
三、生气通天论篇第三 / 567
四、阴阳应象大论篇第五 / 570
五、灵兰秘典论篇第八 / 575
六、六节脏象论篇第九 / 577
七、五脏生成篇第十 / 581
八、汤液醪醴论篇第十四 / 584
九、脉要精微论篇第十七 / 585
十、平人气象论篇第十八 / 592
十一、玉机真脏论篇第十九 / 595
十二、经脉别论篇第二十一 / 602
十三、脏气法时论篇第二十二 / 604
十四、宣明五气篇第二十三 / 608
十五、太阴阳明论篇第二十九 / 610
十六、热论篇第三十一 / 611
十七、评热病论篇第三十三 / 613
十八、逆调论篇第三十四 / 615
十九、疟论篇第三十五 / 617
二十、咳论篇第三十八 / 619
二十一、举痛论篇第三十九 / 620
二十二、风论篇第四十二 / 622
二十三、痹论篇第四十三 / 625
二十四、痿论篇第四十四 / 627
二十五、厥论篇第四十五 / 629
二十六、奇病论篇第四十七 / 631
二十七、刺志论篇第五十三 / 633
二十八、调经论篇第六十二 / 634
二十九、至真要大论篇第七十四 / 639
《灵枢》/ 644
一、九针十二原第一 / 644
二、邪气脏腑病形第四 / 651
三、本神第八 / 659
四、营卫生会第十八 / 661
五、五邪第二十 / 663
六、周痹第二十七 / 664
七、口问第二十八 / 665
八、决气第三十 / 669
九、海论第三十三 / 670
十、胀论第三十五 / 671
十一、五癃津液别第三十六 / 674
十二、论痛第五十三 / 675
十三、天年第五十四 / 676
十四、水胀第五十七 / 678
十五、玉版第六十 / 679
十六、动输第六十二 / 682
十七、五味论第六十三 / 683
十八、百病始生第六十六 / 685
十九、大惑论第八十 / 687
二十、痈疽第八十一 / 690
《难经》/ 694
一、一难 / 694
二、二难 / 694
三、八难 / 695
四、十一难 / 695
五、十三难 / 695
六、十四难 / 696
七、十六难 / 697
八、十八难 / 697
九、二十二难 / 698
十、二十四难 / 698
十一、三十一难 / 699
十二、三十六难 / 699
十三、三十八难 / 699
十四、三十九难 / 700
十五、四十四难 / 700
十六、四十五难 / 700

十七、四十八难 / 701
十八、四十九难 / 701
十九、五十难 / 702
二十、五十二难 / 702
二十一、五十三难 / 702
二十二、五十四难 / 703
二十三、五十五难 / 703
二十四、五十六难 / 703
二十五、五十七难 / 704
二十六、五十八难 / 704
二十七、六十九难 / 704
二十八、七十五难 / 705
二十九、七十七难 / 705

【导论】

第一章　人与自然

关于人与外在环境间的密切关系，《内经》里的阐述有很多。它具体贯穿在生理、病理、诊断、治疗、预防等各个方面，对防治疾病起着重要作用。

古代医学家在生活实践中，已经认识到自然界是人类生命的源泉。如《素问·宝命全形论》说："人以天地之气生，四时之法成。"《素问·六节脏象论》说："天食人以五气，地食人以五味。……气和而生，津液相成，神乃自生。"从这一认识出发，就能理解到人与自然界有非常密切的关系。也就是说，自然界的运动变化，直接或间接地影响着人体，而对于这些影响，人体也必然相应地反映出各种不同的生理活动或病理变化。如《灵枢·岁露论》说："人与天地相参也，与日月相应也。"这就明确地指出了人与自然是有密切关系的。这种人与自然的密切关系，始终科学地指导着古代医学的研究，促进了祖国医学的发展。

第一节　自然变化对人体生理的影响

自然界的一切事物都是在不断运动变化着的，其中四时气候的变化即是一例。在四时气候变化中，古人认为春属木，其气温；夏属火，其气热；长夏属土，其气湿；秋属金，其气燥；冬属水，其气寒。因此，春温、夏热、长夏湿、秋燥、冬寒，就表示一年中气候变化的一般规律。生物在这种气候变化的影响下，就会有春生、夏长、长夏化、秋收、冬藏等相应的适应性变化。人体也毫不例外，如《灵枢·五癃津液别》说："天暑衣厚则腠理开，故汗出……天寒则腠理闭，气涩不行，水下留于膀胱，则为溺与气。"这说明春夏阳气发泄，气血容易趋于表，表现为皮肤松弛、疏泄多汗等；秋冬阳气收藏，气血容易趋于里，表现为皮肤致密、少汗多溺等。同样，四时脉象也有相应的变化，如春夏脉多浮大，秋冬脉多沉小。这种脉象的浮沉变化，也是机体受四时气候影响后，在气血方面所产生的适应性的调节反应。

不但四时如此，昼夜晨昏的阴阳变化亦如此。如《灵枢·顺气一日分为四时》说："以一日分为四时，朝则为春，日中为夏，日入为秋，夜半为冬。"虽然一昼夜的变化，在幅度上并没有四时季节变化那样明显，但其对人体也有一定的影响。如《素问·生气通天论》说："故阳气者，一日而主外，平旦人气生，日中而阳气隆，日西而阳气已虚，气门乃闭。"

这种人体阳气白天多趋于表、夜晚多趋于里的现象，也反映了人体在昼夜阴阳的自然变化过程中的生理活动的适应性变化。这说明了自然变化与人体生理的密切关系。

此外，地区气候、地理环境和生活习惯等，在一定程度上也影响着人体的生理活动。如江南一带气候多湿润，北方一带气候多干燥，生活在不同的环境中的居民，一旦易地而处，就会感到不太适应，但经过一定时间，也就逐渐地适应了。

第二节　自然变化与疾病的关系

四时气候变化是生物生、长、化、收、藏的重要条件之一，但有时也成为影响生物生长的不利因素。如以人体来说，人体适应外在环境变化以保持正常生理活动的能力毕竟有着一定限度，如果气候变化过于急剧，超过了人体调节功能的一定限度，或者人体的调节功能失常，不能对外界变化做出适应性调节时，就会发生疾病。因此，疾病的形成关系到自然与人两个方面。古人把这种超越人体适应能力的自然变化和能够致人生病的其他外在因素称为“邪”，把人体的调节功能和抗病能力称为“正”。疾病的发生与否，就取决于邪正双方势力的消长。如果正气充沛，能抗御邪气，人就不会生病。反之，邪气过盛，正不胜邪，人就不免发生疾病。所以《灵枢·百病始生》说：“风雨寒热，不得虚，邪不能独伤人。卒然逢疾风暴雨而不病者，盖无虚，故邪不能独伤人。此必因虚邪之风，与其身形，两虚相得，乃客其形。……其中于虚邪也，因于天时，与其身形，参以虚实，大病乃成。”

在四时的气候变化中，每一季节都有它不同的特点。因此，除了一般的疾病以外，常常可以发生一些季节性的多发病，或时令性的流行病。例如，夏季多泄泻、秋季多疟疾等。《素问·金匮真言论》说：“长夏善病洞泄寒中，秋善病风疟。”此外，某些慢性宿疾，或某些症状，往往在气候剧变或季节交换的时候发作或增剧，故可从症状的情况，如身体痛感的增减，预测气候季节的变动或交替。这都说明了自然变化对人体疾病的影响。了解和掌握季节与疾病的关系（包括疾病的流行情况），对疾病的诊断、治疗和预防是有一定意义的。

昼夜的变化对疾病的影响也很明显。一般疾病大多在清晨较轻，下午起逐渐加重。正如《灵枢·顺气一日分为四时》所说：“夫百病者，多以旦慧、昼安、夕加、夜甚，何也？……朝则人气始生，病气衰，故旦慧；日中人气长，长则胜邪，故安；夕则人气始衰，邪气始生，故加；夜半人气入脏，邪气独居于身，故甚也。”这就是说，早晨、中午、黄昏、夜半，人体的阳气存在着生、长、收、藏的规律，因而病情亦随之有慧、安、加、甚的变化。

此外，地方环境对疾病也有一定的影响，如许多疾病的发生与地域、环境有关。如《素问·异法方宜论》说：“南方者，天地所长养，阳之所盛处也。其地下，水土弱，雾露之所聚也。其民嗜酸而食胕，故其民皆致理而赤色，其病挛痹。”

第三节　自然环境与治疗的关系

因为祖国医学是将人与外在环境密切联系的关系结合到实践中的，所以因时、因地、因人制宜也就成为中医治疗学上的重要原则。因此，医者在辨证施治过程中，就必须注意和分析外在环境与内在整体的有机联系，从而进行治疗。

如上所述，人体的生理活动，一般说来，是随着四时气候的变化而有相应改变的。人体的病理过程也是这样的。所以医者在治疗的时候，就应该因时制宜。如《素问·五常政大论》中所强调的“必先岁气，无伐天和”，就是这个道理。

地形的高寒和卑湿就是不同自然环境的具体反映，所以它必然会引起人体相应的生理或病理的变化。因此，其与疾病的治疗也有一定关系。如地势高而寒凉的地带，其气主收敛，人的腠理开少而闭多，所以病者多寒在外而热在内，治疗时应表散外寒，清其内热；卑下温热的地带，其气主疏泄，人的腠理开多而闭少，所以病者多气泄于外而寒盛于中，治疗时宜收敛其气，温暖其中。所以《素问·五常政大论》说：“地有高下，气有温凉，高者气寒，下者气热……西北之气，散而寒之，东南之气，收而温之。所谓同病异治也。”

虽然四时气候、地理环境、生活习惯与疾病的发生有一定的关系，但由于人体禀赋不同，老幼有异，男女有别，所以治疗时除了注意因时、因地制宜外，还必须遵循因人施治的原则。

总之，只有全面掌握病人的具体情况，同时注意天时气候、地方环境和生活习惯等外在原因，才能做出正确的诊断，才能灵活地运用多种多样的治疗方法。

第二章　阴阳五行

阴阳五行学说，是祖国医学用以认识和概括说明人体一切生理现象和病理变化的理论。

古人在长期的医学实践中，观察到脏腑、经络、精血、津液等，是构成人体形和神的物质基础。与此同时，他们已认识到自然界的一些最常见的物质现象，如日、月以及木、火、土、金、水之类的运动变化规律，而且还观察到人与自然是相参相应的。古人很自然地应用了这些自然变化的现象及规律，来探讨、分析、归纳人体的一切生理活动和病理变化，于是这些规律就演变成了医学上的阴阳五行学说。

因为这一学说是以脏腑、经络等物质为基础，与自然界物质现象的运动变化规律密切相关的，所以它就有可能将生理、病理、诊断、药物、治疗、预防等有机地联系起来，贯穿于祖国医学的各个方面。这一学说从《内经》开始，被历代医家不断地实践和充实。几千年以来，这一学说经历了历史的反复验证，确能反映出人体内部统一的整体观和人体生理活动的规律性，说明疾病的发生、部位、性质、演变的机转，并且始终有效地指导着临床实践。

第一节　阴　阳

一、阴阳的基本概念

阴阳是事物的两种属性，是从各种具体事物中体现出来的。古人从长期生活和生产实践中认识到，自然界事物的变化都具有阴阳对立统一的两个方面。这两个方面的内在联系、相互作用和不断运动，是事物生长、变化和消亡的根源。如《素问·阴阳应象大论》说：“阴阳者，天地之道也，万物之纲纪，变化之父母，生杀之本始。”

古人的这种对物质世界的认识是从自然现象开始的。他们通过长期的观察，从日月星辰的运行、寒暑往来的变迁中，逐渐认识到宇宙中一切事物都是不断运动变化着的，且大地也是循着一定的规律不断地运行的。如《素问·五运行大论》说：“上者右行，下者左行，左右周天，余而复会也。”“地为人之下，太虚之中者也。帝曰：冯乎？岐伯曰：大气举之也。”这一段经文可以理解为：大地凭借周围的大气而居于天体之中，天体右旋，自东而西，而大地左转，自西而东，左右旋转周行，运动不息，则四时万物的变化也随之而出现。

古人把物质的运动方式归纳为升降出入，物质的运动就是内在活动与内外联系。《素问·六微旨大论》说：“是以升降出入，无器不有。故器者，生化之宇，器散则分之，生化息矣。”这说明任何物质都不能没有内在的活动，也不能脱离周围事物而孤立存在。升降出入的运动，是永远不会停止的；而升降出入的运动形式，也只有在物质基础上才能表现出来。《素问·六微旨大论》说：“故无不出入，无不升降，化有大小，期有近远。四者之有而贵常守。”这就是说，升降出入是物质运动的普遍现象，但在普遍的运动现象中，各个物质又有它不同的情况，如运动范围有大小、时间有长短，然而物质运动总离不开内在活动与内外联系。

物质在不断地运动，所以物质的变化便无穷无尽了。故《素问·六微旨大论》说：“故高下相召，升降相因，而变作矣。”

事物循着一定规律，经历着生、长、壮、老、已的必然过程。事物由初生而成长壮大，发展到极度的时候，就归于消亡而变为另一种新的事物。《素问·天元纪大论》说：“故物生谓之化，物极谓之变。”这种由物生到物极，由物极到另一个物生的由化而变的过程，一方面是旧的事物的败，一方面是新的事物的成。新事物成熟时即已倚伏着消亡之因；旧事物败坏时便孕育了新生之机。这样不断地除旧布新，就推动了事物向前发展。故《素问·六微旨大论》说：“夫物之生从于化，物之极由乎变，变化之相薄，成败之所由也。……成败倚伏生乎动，动而不已则变作矣。”

古人从运动变化的观点出发，认为自然界一切事物和现象，无不包含着相互对立的阴阳两个方面，如上与下、左与右、天与地、动与静、出与入、升与降、成与败，乃至昼与夜、明与暗、寒与热、水与火等。如《素问·六节脏象论》说：“天为阳，地为阴，日为阳，月为阴。”

在阴阳的概念中，任何事物都具有相互对立的两个方面，而且在任何一个方面之中，又有其相对的两个方面。如《素问·金匮真言论》说：“阴中有阴，阳中有阳。平旦至日中，天之阳，阳中之阳也；日中至黄昏，天之阳，阳中之阴也；合夜至鸡鸣，天之阴，阴中之阴也；鸡鸣至平旦，天之阴，阴中之阳也。”这种阴中有阴、阳中有阳、阴中有阳、阳中有阴的现象，说明事物的阴阳不是绝对的，而是相对的。

互相对立的两个方面是互相矛盾、牵制的。例如，上升的力量必然与下降的力量相牵制，左旋的力量一定与右转的力量相反。也就是说，对立着的任何一面，都对另一面起着制约的作用。一方面太过，就会引起另一方面不足；一方面不足，也会导致另一方面太过。因此，事物的阴阳两个方面，总是此盛彼衰，此消彼长，不断地运动变化着的。例如，以阴阳消长的道理来说明四时变迁，则自春至夏为阳长阴消，自秋至冬为阴长阳消。《素问·脉要精微论》所说“是故冬至四十五日，阳气微上，阴气微下；夏至四十五日，阴气微上，阳气微下”就是这个道理。

阴阳既是相互对立、相互制约的，又是相互联系的，二者相互依存、相互为用、相互转化。它们之间是相反相成、对立统一的。因此，事物的阴阳两个方面，有着不可分割的关系，任何一个方面，都不可能孤立存在。例如，没有上就无所谓下，没有左就无所谓右等。又如，以阴阳来说明物质的体与用，或者质与能的概念，那么，质就是阴，能就是阳；体就是阴，用就是阳。也就是说，阴是阳的物质基础，阳是阴的作用和力量的表现。这里还须指出，就物质或作用（或力量）来分析，其还是有阴阳可分的。例如，物质，更有消长；作用，又有正反。这些事实足以说明，阴阳之中还有阴阳。阴阳之间是相互依存、相互为用的，如古人所说“阳根于阴，阴根于阳”“无阳则阴无以生，无阴则阳无以化”“孤阴不生，独阳不长”都包含了这一道理。

事物的阴阳两个方面，在一定的条件下，是可以互相转化的。当阴阳两者不断地变化，到了一定阶段，阴就可以转为阳，阳也就可以转为阴。这一阶段，一般都在事物变化的物极阶段。如《素问·阴阳应象大论》说：“故重阴必阳，重阳必阴”；“寒极生热，热极生寒”。《素问·六元正纪大论》亦说：“动复则静，阳极反阴。”

古人常应用这种阴阳转化的道理，来解释四时寒暑的变迁、昼夜的更迭和云雨的变化等现象。如《素问·六微旨大论》说：“升已而降，降者谓天；降已而升，升者谓地。天气下降，气流于地；地气上升，气腾于天。”

综上所述，阴阳规律是认识客观世界变化的基本要则。如《素问·阴阳离合论》说：“阴阳者，数之可十，推之可百，数之可千，推之可万。万之大，不可胜数，然其要一也。”这说明虽然事物的变化是无穷无尽的，但只要认识到阴阳对立统一的关系，就不难理解其变化之所由了。

二、阴阳的具体应用

《内经》就是运用阴阳变化的相互关系，来分析人体生理、病理现象的变化，并探求其实质及规律的，如运用阴阳学说说明人体的组织结构、生理功能、病理机转，探求药物性味、治疗原则以及四诊八纲的归类方法等。现分别概述如下。

（一）说明人体的组织结构

对于人体的组织结构，《内经》是以阴阳的观点来说明其具体情况的。如《素问·金匮真言论》说：“夫言人之阴阳，则外为阳，内为阴。言人身之阴阳，则背为阳，腹为阴。言人身之脏腑中阴阳，则脏者为阴，腑者为阳。肝、心、脾、肺、肾五脏皆为阴，胆、胃、大肠、小肠、膀胱、三焦六腑皆为阳。……故背为阳，阳中之阳，心也；背为阳，阳中之阴，肺也；腹为阴，阴中之阴，肾也；腹为阴，阴中之阳，肝也；腹为阴，阴中之至阴，脾也。此皆阴阳、表里、内外、雌雄相输应也，故以应天之阴阳也。”这说明，人体上下、内外各部分之间，以及内脏与外界环境之间的复杂联系，无不包含着阴阳对立统一的道理。

（二）说明人体的生理功能

人体的生理功能，一方面表现为各个脏腑组织的功能范围及它们之间的相互联系；另一方面表现为整个人体抗御邪气侵袭的卫外力量。对此，《内经》也是以阴阳来概括的。如《素问·生气通天论》说："阴者藏精而起亟也，阳者卫外而为固也。"这两种生理功能又是相互为用的，在正常的生理活动中一直保持着对立而又统一的协调关系。所以《素问·阴阳应象大论》说："阴在内，阳之守也；阳在外，阴之使也。"这种功能与物质之间的相互资生、相互为用的机制，就是阴阳相互依存的关系在人体生理活动中的具体表现。

在《内经》里，用阴阳学说来阐明具体的生理活动的现象是较为普遍的。如《素问·阴阳应象大论》说："清阳出上窍，浊阴出下窍；清阳发腠理，浊阴走五脏；清阳实四肢，浊阴归六腑。"这说明阳是体内轻清之气，由皮肤肌表发散，又可以营养及充实四肢；阴是体内较重浊的物质，藏于五脏，也可以由六腑排出体外。

（三）说明病理机制

如前所说，人体内外、表里、上下各部分之间，以及物质与功能之间，必须经常保持相对协调，才能维持正常的生理活动。所以《素问·生气通天论》说："阳强不能密，阴气乃绝。阴平阳秘，精神乃治。阴阳离决，精气乃绝。"这说明阴阳的相对协调是健康的表现；疾病的发生及其病理过程，则是由阴阳相对协调的生理活动因某种原因而失去协调所致。

因为阴阳既相互资生又互为消长，所以阴阳失调就会出现阴阳偏盛偏衰的现象，阳偏盛了就会引起阴虚，阴偏盛了就会导致阳衰。以阴阳来说明物质与功能在病理上的相互关系，则功能亢进、津液消耗等热性症状多属阳盛；而功能不全或减退、浊阴积储等寒性症状多属阴盛。如《素问·阴阳应象大论》说："阴胜则阳病，阳胜则阴病；阳胜则热，阴性则寒。"

至于用阴阳的盛衰来阐明内外寒热的病理机转，一般来讲，阳虚多表现为外寒，阴虚多表现为内热，阳盛多表现为外热，阴盛多表现为内寒。但是，如果客观条件不同，疾病也可出现反常的变化。如《灵枢·论疾诊尺》说："四时之变，寒暑之胜，重阴必阳，重阳必阴。故阴主寒，阳主热。故寒甚则热，热甚则寒。故曰：寒生热，热生寒。此阴阳之变也。"

（四）作为诊断的总纲

如上所述，疾病的发生和发展是阴阳失去相对协调的结果，疾病的性质总不外乎阴阳两类。因此，尽管临床上所呈现的病理现象是那样的错综复杂，只要正确掌握阴阳变化的规律，加以分析综合，就能够认识到疾病的本质，辨别出疾病的阴阳属性，从而采取相应的措施，进行治疗。所以，阴阳对临床诊断具有重要的意义。

正确的诊断，要求运用望、闻、问、切四诊细致地诊察证候，同时还必须根据诊察所得的材料，运用阴阳变化的规律进行综合分析。因为阴阳在八纲中占着主要地位，所以它成为辨证的总纲。如《素问·阴阳应象大论》说："善诊者，察色按脉，先别阴阳。"因此，只有正确地掌握了阴阳辨证的原则，才能做出正确的诊断。

（五）确定治疗原则

治疗疾病，是指通过各种诊断方法辨明疾病的性质、病变的所在、功能的强弱、津液的荣枯、邪正的消长，并进行分析归纳，做出明确的诊断，定出治疗的原则。如因阳热太过而阴液耗损者，则以寒凉药治其阳热；因阴寒太盛而阳气不足者，则以温热药治其阴寒。这就是《素问·至真要大论》所说"寒者热之，热者寒之"的原则。反之，若因阳虚不能制阴而形成阴盛者，则须益阳以消阴；因阴虚不能潜阳而形成阳浮者，则须补阴以潜阳。这就是《素问·阴阳应象大论》所说"阳病治阴，阴病治阳"的原则。总之，治疗的基本原则就是有余者泻，不足者补，使偏盛偏衰的阴阳复归于平衡协调的正常状态。

（六）归纳药物的性能

治疗疾病，不但要有正确的诊断和确切的治疗方针，同时还必须熟练地掌握药物的性能。只有根据治疗方针选用适宜药物，才能得到良好的疗效。

药物的四性（一作"气"）、五味、升降浮沉等一般性能，也都可以用阴阳来说明。以四性来说，则寒、凉属阴，温、热属阳；以五味来说，则辛、甘、淡为阳，酸、苦、咸为阴。其气味（此"气"与四气之"气"不同）又有厚薄的区别。如《素问·阴阳应象大论》说："阳为气，阴为味……味厚者为阴，薄为阴之阳；气厚者为阳，薄为阳之阴。"至于升降浮沉，则升、浮为阳，沉、降为阴。医者临证用药时，必须注意证之阴阳与药之阴阳的关系。正确运用药物的阴阳性能，以改善或恢复由疾病引起的阴阳失调现象，可达到治疗的目的。所以，了解药物的阴阳性能，对临床实践是有一定帮助的。

第二节　五　行

一、五行的基本概念

五行学说，也是古人在生活实践中通过对自然界长期的观察与体验而概括出来的。为了便于掌握和说明事物的变化规律和内在联系，人们就用当时日常生活中最熟悉的五种物质——木、火、土、金、水为代表，并以五者之间相互资生、相互制约的关系，来阐述事物的复杂变化，于是就形成了五行学说。因此，木、火、土、金、水五行，不仅指五种具体物质，而且代表多种事物的属性及其相互关系。

古代医家运用五行学说，结合长期医疗实践中所积累的经验和知识，对人体生理、病理复杂变化的一般规律有了进一步的认识，尤其对人体内脏的活动功能和内脏相互间的关系，以及人体与外在环境的关系等有了深入认识，并对有关人体的认识所构成的统一的整体观念，做出了比较系统的解释。

（一）事物属性的五行归类

为了便于了解和掌握人与自然的关系及人体内在因素的变化规律，以进一步指导医疗实践，古代医家对人体的脏腑组织，生理、病理现象，以及与人类生活有关的自然界事物，做了广泛的联系和研究。他们用比类取象的方法，按照事物的不同性能、作用和形态等，分别将其归属于木、火、土、金、水五类，使比较复杂的事物，能理出头绪，以便于了解各种事物之间的联系和观察事物的变化。他们还相应地阐述了人体脏腑组织之间的复杂联系以及体内与体外环境之间的相互关系。这种据事物属性归纳的方法，在《素问·阴阳应象大论》及《素问·金匮真言论》等篇中均有具体的记载，兹列简表（表18）如下。

表18 《素问·阴阳应象大论》及《素问·金匮真言论》等篇事物的五行归属

自然界								五行	人体						
五音	时间	方位	五味	五色	气候	发展过程	时令		脏	腑	五官	形体	情志	五声	变动
角	平旦	东	酸	青	风	生	春	木	肝	胆	目	筋	怒	呼	握
徵	日中	南	苦	赤	暑	长	夏	火	心	小肠	舌	脉	喜	笑	忧
宫	日西	中	甘	黄	湿	化	长夏	土	脾	胃	口	肉	思	歌	哕
商	日入	西	辛	白	燥	收	秋	金	肺	大肠	鼻	皮毛	悲	哭	咳
羽	夜半	北	咸	黑	寒	藏	冬	水	肾	膀胱	耳	骨	恐	呻	栗

（二）五行的生克乘侮

五行学说主要是以相生、相克来说明事物之间的相互关系的。相生，有相互资生、促进、助长之意。相克，有相互制约、抑制、克服的意思。古人认识到一切事物在其运动与发展的过程中，都不是孤立的、各不相关的，而是彼此密切联系着的。它们之间既是相互资生、相互促进、相互助长的，又是相互制约、相互抑制、相互克服的。没有相生，便没有相克；没有相克，便没有相生，也就没有事物的存在。

五行相生的关系是：木生火，火生土，土生金，金生水，水生木。

五行相克的关系是：木克土，土克水，水克火，火克金，金克木。

在相生关系中，任何一行都具有“生我”“我生”两方面的关系，《难经》把它比喻为母与子的关系。在相克关系中，任何一行都具有“我克”“克我”两方面的关系，《内经》称之为所胜与所不胜的关系。

相生与相克是不可分割的两个方面。没有生，就没有事物的发生和成长；没有克，就不能维持事物在正常协调关系下的变化与发展。因此，相生与相克是既相反又相成的，必须生中有克，克中有生。正如张景岳所说：“造化之机，不可无生，亦不可无制。无生则发育无由，无制则亢而为害。”这几句话，简明扼要地说出了五行学说的基本概念：必须生中有制，制中有生，五行才能运行不息，相反相成。

这种相反相成的生克关系也说明，五行之间的协调平衡是相对的。相生相克的过程，也就是事物消长的过程。在此过程中，一定会出现太过和不及的情况。这种情况出现后，就会有再一次的相生相克的调节。这样，又出现再一次的协调平衡。这种在不平衡之中求得平衡，而平衡又立刻被新的不平衡所代替的循环运动，不断地推动着事物的变化和发展。如《素问·至真要大论》说：“胜至则复……复已而胜，不复则害。”如果有胜而无复，也就是说，当五行中的一行出现有余（或太过）的时候，没有另一行去相应地克制它，那么五行之间的协调关系，就会遭到破坏，而出现紊乱的现象。《素问·六微旨大论》所说“亢则害，承乃制。制则生化，外列盛衰；害则败乱，生化大病”就阐明了这一道理。

这里必须指出，仅仅用五行相生相克的关系，去解释人体生理和病理的全部变化，还是不够完备的。特别是疾病的病理变化，在很多方面不可能单纯地用五行生克关系去阐明。所以《内经》在阐述病理上的五行关系时，除了以五行生克关系分析归纳外，在不少方面还需要运用五行相乘、相侮的关系，来说明疾病发展演变的病理机转。

“乘”，有乘虚侵袭之意；“侮”，有恃强凌弱的意思。如木气有余而金不能对木加以正常的抑制时，则木气太过便去乘土，同时还会反过来侮金；反之，木气不足，则金来乘木，土反侮木。这种五行乘侮的关系，也就是事物内部相互间的关系失去正常协调的表现。以人而言，其就是指病理表现。

综上所述，五行相反相成的生克关系，与相乘相侮的关系，是有一定区别的。前者是正常的关系，即生理的现象；后者是异常的关系，即病理的表现。所以只有掌握了五行生克乘侮的关系，才能较全面地对事物进行观察分析，才有助于对人体复杂的生理和病理变化进行研究。

二、五行的具体应用

五行学说在医学上的应用，就是运用事物属性的五行归类方法和五行的生克乘侮、亢害承制变化规律，具体地解释人体生理、病理的表现和指导临床医疗实践。

（一）说明体内与体外、局部与整体的生理关系

人体脏腑组织之间，是密切联系着的。任何一个脏器组织的生理活动，都是整个人体生理活动的组成部分。一个脏器组织的生理活动影响着其他脏器组织，而其他脏器组织的变化活动也必然影响着它。它们之间无不存在着相互资生和相互制约的关系。同时，任何脏器组织的活动都与外在环境有着一定的联系。因此，我们在研究脏腑生理活动的时候，必须联系到其他有关方面，以做全面的考虑。我们除了要了解五脏间的相互关系外，还必须了解五脏与五时、五气以及饮食五味等的关系。所有这些都是需要运用五行学说来加以说明的。所以，五行学说在生理方面的应用，就是说明人体脏腑组织之间，以及人体与外在环境之间的相互联系。

（二）说明疾病的传变和预后

疾病就是人体脏腑组织在不同因素影响下出现的功能失调的病理反应。疾病演变：可以一脏受病，也可以多脏受病；本脏之病可以传至他脏，他脏有病也可以传至本脏。如肝病可以传脾（木乘土），脾病也可以传肝（土侮木），肝脾也可以同病（木郁土虚）；肝病也可以传心（母病传子）、传肺（木侮金）、传肾（子病及母）。不管怎样传变，其都可以用五行生克乘侮的关系来解释。

疾病的传变有顺逆的不同，故其病变的性质、预后的吉凶和治疗的方法也是有差别的。如《素问·玉机真脏论》说："五脏受气于其所生，传之于其所胜，气舍于其所生，死于其所不胜。病之且死，必先传行，至其所不胜，病乃死。此言气之逆行也，故死。"这就是说，顺传的病变，只要治疗及时，预后一般较佳；逆传者，预后多不佳。

但是，必须指出，疾病的发展和变化，是与患者脏气的虚实、病邪的性质，以及护理、治疗等有着密切关系的。因此，某些急性病证的发生、发展、演变，往往并不依照这样的次序。所以《素问·玉机真脏论》说："然其卒发者，不必治于传，或其传化有不以次。"就是慢性病的发生、发展、演变过程，也常常可以因时间、地点和病人体质、生活习惯等条件的不同，而发生次序的改变。

疾病的发生和发展都是有条件的、可变动的，所以在临床上既要了解五行相生相克的关系，又要根据具体病情来辨证施治，决不可按图索骥。

（三）综合四诊，推断病情

内脏的生克关系，可以从病人的面色、音声、口味、脉象等方面反映出来。所以《难经·六十一难》说："望而知之者，望见其五色，以知其病。闻而知之者，闻其五音，以别其病。问而知之者，问其所欲五味，以知其病所起所在也。切而知之者，诊其寸口，视其虚实，以知其病，病在何脏腑也。"五行在诊断上的运用，就是综合望、闻、问、切所得，根据五行生克的规律来推断病情。

（四）指导辨证立法

疾病的发生和发展，可由内脏生克关系的异常所致。某一脏功能的太过和不及都能影响整个人

体的功能活动。所以，如何调整其太过、不及，使其功能活动恢复正常，就是治疗的关键所在。这一脏的病变，又往往牵涉到其他脏器。如肝病，既可以通过生克关系由心、肾、脾、肺等传来，也可以通过生克关系传至他脏。故在治疗时除了对肝本身的病变进行处理以外，还必须考虑到其他有关的脏腑，调整它们之间的关系，控制疾病的传变，以达到治疗的目的。故《难经·六十九难》说："虚则补其母，实则泻其子。"这种根据五行相生相克关系所确立的治疗原则，充分体现了中医的整体观念。后世医家不断地充实和发展这一原则，制订出很多比较具体的治疗方法，如培土生金、滋水涵木、抑木扶土、壮水制火、佐金平木、补火生土等。

五行学说在治疗上的应用是比较广泛的。它不但适用于药物治疗方面，而且还指导着针灸疗法或精神疗法等。兹以情志精神的变化为例来说明。如《素问·阴阳应象大论》说："怒伤肝，悲胜怒……喜伤心，恐胜喜……思伤脾，怒胜思……忧伤肺，喜胜忧……恐伤肾，思胜恐。"这不但说明了在生理上人的情志变化有着相互抑制的作用，在病理上情志和内脏有着密切的关系，而且启示了利用情志的相互制约关系可以达到治疗的目的。关于这方面，在历代名家的医案和人们日常生活的实践中不难找到例证。

综上所述，阴阳学说与五行学说，都是以脏腑、经络等作为客观依据的；都是以自然现象的变化规律，去分析、研究、归纳、解释人体生理活动和病理变化的。因此，两者总是相互关联的，其差异只不过是：阴阳学说概括性较高，原则性较大；五行学说较具体，个别性较大。两者结合起来，能更深入、具体地阐明人体极为复杂的生理、病理变化。

在实际运用的过程中，阴阳学说和五行学说常常是不可分割的。也就是说，论阴阳则往往联系到五行，言五行又往往离不开阴阳。如在探讨脏腑功能时，认为脏为阴，腑为阳。在分析每一脏腑具体功能时，除了每一脏腑的功能都有其阴阳外（如脾有脾阴脾阳、肾有肾阴肾阳等），脏腑本身或彼此之间还存在五行生克关系，所以此一脏腑之阴或阳，必然会涉及另一脏腑之阴或阳。如肾阴虚与肝阳亢就有五行生克乘侮关系；脾阳虚与肺气弱亦有五行生克乘侮关系。像这种脏腑生理、病理的复杂关系，即是阴阳中包含着五行，五行中也包含着阴阳，阴阳与五行不可分割。所以，要想分析、探讨、归纳人体的生理现象与病理变化，就必须从阴阳中弄清五行，从五行中辨别阴阳。

由此可见，阴阳学说与五行学说，虽然各有特点，但在医学上的关系是彼此印证、相互为用、不可分割的。这主要是因为它们的物质基础相同，而其本身又都是对自然界事物的概括。也正因为如此，它们反映出来的有关人体生理或病理的规律才都是客观的、一致的。这样，它们在医学学术上就能够自然地结合起来，而成为祖国医学认识和说明一切生理现象和病理变化的理论。

小　结

导论包括"人与自然""阴阳五行"两章，略述古人对自然界事物（包括人在内）运动变化和相互之间关系等问题的认识。

（1）古人在长期的医学实践中认识到，人与自然界之间有着非常密切的关系；人体是一个不断运动着的整体；人体的局部组织器官与全身是统一的整体。

（2）阴阳学说与五行学说是以自然变化的现象及规律，探讨人体生理活动和病理变化，也就是人体功能活动和物质结构及其相互关系的。阴阳是相互依存、相互制约、相互消长、相互转化的。生理和病理就是阴阳相对平衡协调和阴阳失去平衡协调两种不同的阴阳变化规律的反映。五行学说可以具体说明脏腑等组织器官内在的联系。五行之间存在着生克乘侮的关系。阴阳学说和五行学说是相互印证、相互关联、不可分割的。

以上两点，是指导临床实践的准则。只有认识到这些客观规律，才能认识疾病，因人、因时、因地制宜地进行相应的处理，才能达到治疗疾病、预防疾病的目的。

【脏象】

脏象学说是研究人体脏腑生理功能、病理变化及其相互关系的学说，是祖国医学基本理论之一。

脏、腑、奇恒之腑是构成人体的三种不同的组织结构。各脏腑均有不同的功能特点，而彼此之间又有极为密切的关系，这一生理关系的有机总和，就是人的整体生命活动。人体活动的基础为精，动力为气，表现为神。精、气、神是脏腑活动衍生的物质和能量。脏腑和精、气、神又是相互依存、相互促进的。

脏腑的生理现象和病理变化，即整体功能协调和失调的反映，是临床辨证施治的主要依据。唐容川曾说："业医不知脏腑，则病原莫辨，用药无方。"

脏象学说的内容是以五脏为中心，阐述脏腑的生理功能以及脏腑之间、脏腑与外在组织器官之间的复杂关系，将人与自然、局部与整体进行有机的联系，使之从生理学和病理学中体现出来。

本篇着重阐述脏腑生理学，有关脏腑病理学的内容则于"病机"篇中讨论。

第一章　脏　　腑

脏腑包括五脏（心、肝、脾、肺、肾）、六腑（胆、胃、大肠、小肠、三焦、膀胱）与奇恒之腑（脑、髓、骨、脉、胆、女子胞）。

五脏的主要功用是藏精气；而六腑的主要功用则为受盛和传化水谷，吸收和输布津液，排出废物与残渣。《素问·五脏别论》说："所谓五脏者，藏精气而不泻也，故满而不能实；六腑者，传化物而不藏，故实而不能满也。所以然者，水谷入口，则胃实而肠虚；食下，则肠实而胃虚。故曰：实而不满，满而不实也。"

五脏能藏精气而不泻，因此是"满而不实"的。六腑的功用是受盛和传化水谷、行津液、传糟粕。当水谷入胃则胃实，下入于肠则胃虚而肠实。在生理状态下，胃与肠总是一实一虚、一虚一实地交互变换着的。若胃肠俱实则成满，满则病。因此六腑必须泻而不藏，才能保持"实而不满"的生理状态。六腑泻而不藏，因此又被称为传化之腑。

脏与腑，一阴一阳，一里一表，彼此相应，此即脏腑表里相合的关系。

奇恒之腑，包括脑、髓、骨、脉、胆、女子胞六者。因其功能与一般传化之腑不同，具有藏精气而不泻的特点，故称之为奇恒之腑。

第一节　五　　脏

心、肝、脾、肺、肾合称五脏。五脏为阴，再以阴阳五行归类，则肝木、心火为阳，肺金、肾水为阴，脾土为至阴。五脏功能相互联系而不可分割，但各有其特点及范围，兹分述如下。

一、心

心位居胸中，有心包围护于外，在体合脉，开窍于舌。其经脉下络小肠，与小肠经相表里。心是十二官之主宰，情志思维活动的中枢，主血脉循环，故为人体生命活动的中心。

（一）心为君主之官而主神明

君主，有最高领导的含义；神明，指精神意识思维活动以及这些活动所反映的聪明智慧。古人体会到心是人体生命活动的主宰，在脏腑中居于首要地位。五脏六腑必须在心的统一领导下进行活动，才能相互协调，共同维持正常的生命活动，而精神意识思维活动以及聪明智慧的产生，也都与心有着密切的关系。《内经》特别强调心功能的重要性，如《素问·灵兰秘典论》说："心者，君主之官也，神明出焉。……故主明则下安……主不明，则十二官危。"

在心功能正常的情况下，五脏六腑进行统一、协调的生理活动，使人精神饱满、身体健康；如果心发生了病变，其他脏腑的活动就要受到影响，病重者可出现神志失常，甚至生命垂危的情况。因此《灵枢·邪客》说："心者，五脏六腑之大主也，精神之所舍也，其脏坚固，邪弗能容也。容之则心伤，心伤则神去，神去则死矣。"

由此可见，心在五脏六腑中处于重要地位。

（二）心主血脉，其华在面

血有荣养的作用，脉为血行的隧道，而心与血脉是密切连属的。在推动血液循环运行方面，心与脉是相互合作的，但起主导作用的是心，因此《素问·痿论》说："心主身之血脉。"血虽有荣养周身的作用，但必须依赖心、脉的活动才能运行全身，才能发挥作用，因此《素问·五脏生成》说："诸血者，皆属于心。"

面部的色泽变化是心和血脉活动的反映。如心气不足，血脉空虚，则面无血色，皖白不华；心气衰弱，血行障碍，血液凝涩，脉道不通，则面色发绀（紫中带黑）。只有在心功能健全、血液充盛、脉道通畅的情况下，人才能面色红润、光泽。

附：心包络与膻中

1. 心包络

心包是心的外膜，络附于膜而为通行气血的道路，两者合称为心包络。心包络是心的外围组织，有保护心的作用。邪气侵犯人体，一般都是由外至内，从表入里的。心包络是心的外卫，则邪气犯心，常先侵犯心包络。心包络受邪，必然会影响心的功能而出现心病的病状。通常所说的心病，多半是指邪在心包络而言，因此《灵枢·邪客》说："故诸邪之在于心者，皆在于心之包络。包络者，心主之脉也。"

2. 膻中

膻中在膈上两乳间，是心主包络的屏障，故《灵枢·胀论》说："膻中者，心主之宫城也。"

膻中又名气海，为宗气所积之处。其近心、肺，为宗气之发源地，故能为心、肺输转气血，协调阴阳，使人志意舒畅，精神愉快，故《素问·灵兰秘典论》说膻中为臣使之官，为喜乐之所出。

二、肝

肝在胁下，在体合筋，开窍于目。其经脉络胆，与胆经相表里。它的功能是：主全身血液的贮藏与调节，主全身筋骨关节运动。精神情志的调节功能除与心有关外，与肝也有密切关系。

（一）肝为将军之官而出谋虑

肝性喜条达而恶抑郁，与春季升发之气相应。在生理状态下，肝气不宜抑郁，也不宜过亢。若肝气太过，肝阳上亢，则性躁善怒；反之，肝气不足而失其刚强之性，则恐惧胆怯。这些生理、病理现象的反映，说明肝与精神情志之调节直接相关。

性躁善怒和恐惧胆怯，都是将军之官失去正常功用的表现，都会影响正常的精神情志活动，使人遇事不能深谋熟虑，因此《素问·灵兰秘典论》说："肝者，将军之官，谋虑出焉。"

（二）肝藏血

肝藏血与心主血脉是不同的。前者指调节血量，后者指推动血液运行。

血液在脉内的流通量是随着人体的活动情况（包括四时昼夜阴阳之气的影响）而有所增减的。当人活动剧烈时，全身各部分的血量就会增加；当人休息和睡眠时，全身各部分的运动减弱，则所需的血量亦会相应地减少，而大量的血液就会归藏于肝，因此《素问·五脏生成》说："故人卧血归于肝。"若肝病而失其藏血之职，人就会出现多梦易惊、卧寐不宁等所谓魂不守舍之症。

（三）肝主筋，其华在爪

筋附于骨节，筋的收缩弛张可使骨节运动自如，运动过久过剧，则筋力衰弱而疲劳，甚至筋伤不能屈伸，因此《素问·宣明五气》有"久行伤筋"之说。

运动虽是筋的功能，但筋的营养来源于肝。肝散其精以养筋，筋得其养乃运动有力，故《素问·经脉别论》说："食气入胃，散精于肝，淫气于筋。"又《素问·阴阳应象大论》说："肝生筋。"若肝气衰，不能供给筋以充分的营养，则筋的活动能力就会减弱。老年人的动作迟钝、运动不灵活，就与肝不养筋有关，因此《素问·上古天真论》说丈夫"七八，肝气衰，筋不能动"。

爪为筋之余，筋为肝所主。肝与筋的虚实情况常反映于爪甲。凡筋力健壮者，爪甲多坚韧；筋衰无力者，爪甲多薄而软。肝有病者，爪甲常脆裂，或枯无光泽，或爪甲变形，因此《素问·五脏生成》说："肝之合筋也，其荣爪也。"《素问·六节脏象论》说："肝者，罢极之本……其华在爪，其充在筋，以生血气。"

三、脾

脾位于腹中，在体合肉，开窍于口。其经脉络胃，与胃经相表里。脾主运化、输布营养精微及升清降浊，为营血生化之源，五脏六腑、四肢百骸皆赖其养。脾又具有益气、统血、运化水液等重要生理功能，故古人称脾为后天之本。

（一）脾主运化

脾的运化功能包括运化水谷精微和运化水液两个方面。

消化水谷是胃的功用，而水谷精微的吸收、输布却有赖于脾。脾和胃在饮食物的消化、吸收和津液的输布过程中是各有所司的。《素问・太阴阳明论》说："帝曰：脾与胃以膜相连耳，而能为之行其津液，何也？岐伯曰：足太阴者，三阴也。其脉贯胃属脾络嗌，故太阴为之行气于三阴。阳明者，表也，五脏六腑之海也，亦为之行气于三阳。脏腑各因其经而受气于阳明，故为胃行其津液。"这说明脾气散津的功用是通过经脉实现的。足太阴脾经贯胃属脾，而络于食道上口，故能吸收胃中水谷的津液，并将其输送至三阴经。胃是五脏六腑的给养"仓库"。足阳明胃经是足太阴脾经之表，足太阴脾经是足阳明胃经之里，表里两经是相互交通、密切联系着的。津液由足太阴脾经吸收后，通过足阳明胃经而输于三阳经。总之，五脏六腑以及四肢百骸、皮毛、筋肉等人体各个部分，都必须通过足太阴脾经的作用才能获得营养。以上就是脾主运化水谷精微的过程，也是后世医家称脾为后天之本的原因。

脾与胃在消化食物、吸收和输布津液方面，虽各有所主，却又相互合作、彼此影响。脾为阴土，性湿而主升；胃为阳土，性燥而主降。胃燥脾湿相互作用，饮食乃能消化。胃性主降，故水谷得以下行；脾性主升，故津液得以上输。燥与湿，升与降，既相反，又相成。只有脾胃相互合作，才能完成运化水谷的整个过程。

脾不仅能输送胃中津液到全身各部分，以供给各组织器官营养，还能运化全身水湿之气，促进水液的环流和排泄，以维持人体内水液代谢的平衡。若脾虚不能健运，水湿潴留，就会发生水肿、痰饮等疾病。虽然脾不健运不是水湿停潴的唯一原因，但水湿停潴反过来会影响脾的功能，这就是习惯上所说的湿困脾土，亦即《素问・宣明五气》所谓"脾恶湿"的根据。

消化饮食、吸取营养、布散津液是脾胃的功能，而小肠、大肠、三焦和膀胱与消化、输津以及水液的代谢也都有密切关系（详见后面"六腑"一节）。在消化、吸收、输布、排泄等过程中，脾、胃、大肠、小肠、三焦、膀胱各有各的职责，其中任何一个脏腑失职，都会影响消化、吸收以及排泄的整个过程。

（二）脾主肌肉，其荣在唇

饮食入胃，通过脾的运化吸收，以营养肌肉。营养充足，则肌肉丰满。若脾病，致消化吸收发生障碍，肌肉失养，人就会逐渐消瘦，因此《素问・痿论》说："脾主身之肌肉。"

脾主肌肉的情况常反映于口唇。凡营养不良、脾虚久病者，口唇的色泽多萎黄不华，因此《素问·五脏生成》说："脾之合肉也，其荣唇也。"《素问·六节脏象论》也说："其华在唇四白，其充在肌。"

由于脾与口唇有内在联系，所以观察口唇的色泽状态可以测知脾的生理或病理变化，也可以推断疾病的预后。

（三）脾主四肢

四肢所赖以活动者，乃饮食物所化之阳气，因此《素问·阳明脉解》说："四肢者，诸阳之本也。"四肢既为诸阳之本，那为什么又说"脾主四肢"呢？《素问·太阴阳明论》说："脾病而四肢不用，何也？岐伯曰：四肢皆禀气于胃，而不得至经，必因于脾，乃得禀也。"这就是说，手足赖以活动的清阳之气虽然源于胃中饮食，但必经脾之转输乃得，因此，四肢既为诸阳之本，又属太阴脾土所主。

（四）脾统血

脾不仅有运化、输布营养精微，以濡养全身之功能，而且有统摄血液之作用。《难经·四十二难》说："脾……主裹血，温五脏。"脾气健旺，才能裹护血液，维持血液的正常运行而使其不散溢。如果脾之功能不好，失其统摄之权，血液就会由脉外溢，导致各种出血性疾病。

四、肺

肺位于胸中，在体合皮毛，开窍于鼻。其经脉循喉咙而出，下络大肠，与大肠经相表里。肺主气，司呼吸，为体内外气体交换之通道，朝百脉以充全身，主皮毛而煦泽肌肤，其气通鼻而知香臭。

（一）肺主气

气是人身赖以维持生命活动的重要物质，其来源有二：一是饮食水谷之精气，一是吸入体内的自然之气。

肺主气就是指人身之气为肺所主。体外自然之气由肺吸入，体内谷化之气经脾脉转输，上注于肺，两者结合，积于胸中气海，为宗气。

宗气出喉咙以行呼吸，贯心脉以布散全身。因此，肺主气不是仅指肺主呼吸的作用，而是指整个人体的上下表里之气均为肺所主，因此《素问·五脏生成》说："诸气者，皆属于肺。"

（二）肺为相傅之官而主治节

相傅，有辅助君主之意。治节，是指脏腑能保持正常的生理活动。人体各种脏器组织能依着一定的规律活动，虽然是心主神明之功，但还得依靠肺之协助。心、肺协调则一切活动正常，因此

《素问·灵兰秘典论》说："肺者，相傅之官，治节出焉。"

将肺的相傅作用表现得最明显的是气血之间的相互为用的关系。心主血，肺主气。人体凭借气血的循环运行以获得养料，从而维持各脏腑组织的功能活动及其相互间的正常关系。血之运行虽为心所主，但必须在肺气舒畅的情况下才能贯心脉而通达全身。《灵枢·邪客》说："故宗气积于胸中，出于喉咙，以贯心脉而行呼吸焉。"心与肺，血与气，是相辅相成、互相为用、密切关联的。

（三）肺气肃降，通调水道

人体各组织内水液的运行和排泄不但与脾之健运有关，而且与肺之主肃降有密切的关系。肺气肃降，才能使水道通调而水液下行膀胱，故《素问·经脉别论》说："饮入于胃，游溢精气，上输于脾，脾气散精，上归于肺，通调水道，下输膀胱。"如果肺气肃降失常，则会上逆为喘，为咳，当影响水液的代谢时，亦可以导致水液停留，甚至小便不通，而成水肿。因此，小便的通利与否，常与肺气的肃降功能有关，这就是后人所谓"肺为水之上源"的理论根据。

（四）肺生皮毛

肺主宣化、外合皮毛之功能主要表现在两个方面。一方面，肺主气，司呼吸，为体内外气体交换的主要器官。皮肤之汗孔也有散气的作用，因此《素问·生气通天论》称汗孔为"气门"。后世也有"遍身毛窍，俱暗随呼吸之气以为鼓伏"的说法。另一方面，皮毛赖肺气的温煦才能润泽。如果肺气衰弱，不能有气以温皮毛，就会使皮毛之营养不足，导致人体出现皮毛憔悴枯槁的情况，故《灵枢·经脉》说："手太阴气绝，则皮毛焦。"

五、肾

肾，左右各一（包括命门），位于腹部，在体合骨，开窍于耳。其经脉络膀胱，与膀胱经相表里。肾藏精，为发育生殖之源，主骨生髓，主五液以维持体内水液代谢的平衡。肾之生理功能极为重要，肾为人体生命之根，故古人称肾为先天之本。

（一）肾藏精

精，是生命的基本物质。男女媾精之精，是生殖的根本；饮食水谷化生之精，是维持人体生命的营养物质。前者为先天之精，后者为后天之精，两者均藏于肾。

先天之精受于父母，从胚胎时开始，一直到老死为止，不断地发挥生命力，不断地滋生化育。但先天之精的形成更有赖于饮食水谷化生之精的营养，而饮食水谷之所以能化生为精，又须依赖先天之精的活动，两者有着不可分割的关系。

藏精是肾的重要功能。不论是人体本身的生长发育，还是繁衍后代，均与肾藏精的作用有关。肾所藏之精足，则肾气盛；不足，则肾气衰。因此，肾气之盛衰与人体发育有密切关系。《素问·上古天真论》说，女子七岁、男子八岁左右，肾气渐充，而有齿更发长的变化；女子十四岁、男子十六岁左右，肾气旺盛，而生殖功能开始成熟，于是有女子月事以时下、男子精气溢泻的变化，若阴阳相和，就能生育子女；女子三十五岁、男子四十岁以后，肾气渐衰，生气日减而五脏六腑的精华日损；女子四十九岁、男子六十四岁左右，天癸竭，月经闭止，精少，不能再生育子女，同时形体也随之逐渐衰老了。

（二）肾生髓主骨，其华在发

肾能生髓，髓藏于骨腔之中，以充养骨骼，因此《素问·阴阳应象大论》说："肾生骨髓。"生髓的作用乃肾藏精功能的一部分。

发之营养来源于血，故发有血余之称。但发之生机源于肾气，故发为肾之外华。发之生长状态是肾气盛衰的反映，例如：青壮年肾气充盛，故发光泽；年老之人肾气渐衰，则发花白且容易脱落。《素问·五脏生成》说："肾之合骨也，其荣发也。"因此，察发之荣枯，亦可以测知肾气之盛衰。

（三）肾为作强之官而出伎巧

作强，就是动作轻劲多力。伎巧，就是精巧灵敏。肾之所以主作强而出伎巧，就是因为其有藏精、生髓、主骨的作用。肾气旺盛、精盈髓足者，不但精神健旺，灵敏多智，而且筋骨劲强，动作有力；反之，肾亏精虚髓少者，往往腰背酸楚，骨弱无力，精神疲惫，头昏健忘。因此《素问·灵兰秘典论》说："肾者，作强之官，伎巧出焉。"

（四）肾主水液

肾在人体水液代谢过程中起着极为重要的作用。若肾病而失其主水之功，就不能维持体内水液代谢的平衡了。

水入于胃，由脾上输于肺，肺气肃降，则水下流而归于肾，这是水液在体内升降的大致过程。水有清浊，清者上升，浊者下降。清中有浊，浊中有清。上升于肺之水，为气，为清。清中之清者，由肺输至皮毛；清中之浊者，从三焦决渎下行而达于肾。归肾之水液为浊。浊中之浊者，由膀胱排出体外；浊中之清者，再经三焦气化上升至肺，复由肺化水而下降至肾。如此循环，即可维持人体水液代谢的平衡。

附：命门

命门附于肾，是人体中一个极为重要的器官，与脏腑功能活动密切相关。《难经》记载，命门是"诸神精之所舍，原气之所系"，"男子以藏精，女子以系胞，其气与肾通"；而"肾间动气"，即生气之原，乃"五脏六腑之本，十二经脉之根，呼吸之门，三焦之原"。因此，如果命门衰竭，生命也就结束了。

命门与各脏腑的关系至为重要，兹择要说明如下。

元阴、元阳寓于肾与命门中，即一般所说的肾之真阴、真阳。命门为元气所系，元气即元阳，元阳为先天之真火；元阴为先天之真水。肾与命门的相互关系就是水火相济、阴阳互根的关系。命门与骨髓的生成，以及人的生殖、生长发育功能都有密切关系。命门之气与肾相通，命门通过肾对人体发挥着重要的作用，所谓“男子以藏精，女子以系胞”亦是指此而言。

心、肾的经脉本相贯通。心为君火，命门真阳为相火之源，两者在性质上同气相求（故命门又有“小心”之称），故可以相得益彰。心得命门之助，才能有效地发挥其主神明的作用，使人精神焕发。

命门为先天，脾为后天。后天脾土的生化赖先天命门之火的温养，先天真阳需后天不断地供应，才不致匮乏。许知可说：“补脾不若补肾。”李东垣说：“补肾不若补脾。”两种相反的说法，正揭示了先天与后天间不可分割的关系。

命门为三焦相火的发源地，又与肺密切相关。命门火衰，在三焦则气化失司，水道不通，而为水肿、痰饮、食积等证，在肺则为气喘（或因肾不纳气，或因水寒射肺）等证，故《难经》称命门为“呼吸之门，三焦之原”。命门阳气就是通过三焦而布达全身的。三焦不得命门之阳气，就不能发挥其功用。

命门阳气为“十二经脉之根”，而督脉为手足三阳阳气之所汇，为阳脉之总纲，具有统摄全身阳气之作用。命门阳气就是通过督脉而传于十二经脉，并与脑、肾、膀胱密切联系的。

由上可知，命门是人体中非常重要的器官，与其他脏腑、经脉的功能活动密切相关。《难经》说命门是“五脏六腑之本，十二经脉之根”，这是有一定道理的。

第二节　六　　腑

胆、胃、大肠、小肠、三焦、膀胱合称六腑。六腑的生理功能为受盛和传化水谷，如受纳、腐熟水谷，输出化物，传导糟粕，疏通水道，运利水津，盛精汁等。

一、胆

胆附于肝，内藏精汁，其经脉络肝。《难经·四十二难》说：“胆在肝之短叶间……盛精汁三合。”胆中贮有精汁，故《灵枢·本输》称它为“中精之腑”。胆中所藏之精汁为清净之汁，与其他传化之腑所盛之浊汁不同，故《备急千金要方》称它为“中清之腑”。胆具有藏精之特点，因此胆既属六腑，又属奇恒之腑。

胆性刚直，刚则豪壮果断，因此《素问·灵兰秘典论》说：“胆者，中正之官，决断出焉。”

胆的决断功能对于防御和消除某些精神刺激（如大惊、卒恐等）的不良影响、维持和控制气血的正常运行、确保脏腑间的协调关系有重要的作用。剧烈的精神刺激会影响人体脏腑的正常活动，导致气血运行紊乱。胆气豪壮果断之人，虽然也会因精神刺激而受影响，但其所受影响不大，且恢复也较快。胆气虚弱之人则与此相反，往往因受刺激而生病。

二、胃

胃位于膈下，上接食管，下通小肠，其经脉络脾。胃之上口为贲门，下口为幽门。贲门部又名上脘，幽门部又名下脘，上脘、下脘之间为中脘，三部统称为胃脘。饮食从口而入，经过食管，容纳于胃，因此《灵枢·胀论》说："胃者，太仓也；咽喉、小肠者，传送也。"上、中、下三脘如有阻隔，饮食就不能向下传送。胃的主要功能就是受纳和腐熟水谷。饮食不节，饥饱失时或冷热不当，都会影响胃的正常功能。

三、小肠

小肠上端接幽门而与胃相通，下端接大肠，其经脉络心。小肠与大肠相接之处名阑门。

水谷经过胃的腐熟作用以后，通过幽门下注于小肠。小肠受胃中水谷，进行细致的消化和分别清浊，清者为津液，浊者为糟粕。清者被吸收后，被转输至各部，终则渗于膀胱；浊者通过阑门，下注于大肠，因此《素问·灵兰秘典论》说："小肠者，受盛之官，化物出焉。"

四、大肠

大肠包括回肠和直肠（广肠）两个部分。回肠上接阑门，下接直肠，直肠下端为肛门（魄门）。大肠经脉络肺。由小肠下注的糟粕经大肠吸收其中水分后，变化为成形的粪便，然后由肛门排出体外，故大肠是传送糟粕的通道。因大肠有吸收水分的作用，故糟粕被传至大肠时就能成形，因此《素问·灵兰秘典论》说："大肠者，传道之官，变化出焉。"如果大肠虚寒，不能吸收水分，就会引起肠鸣切痛、大便溏泄等症；反之，如果大肠实热，消灼水液过度，就会引起大便闭结之症。

五、膀胱

膀胱位于下腹部，其经脉络肾。它的功用是排泄小便和贮存津液，因此《素问·灵兰秘典论》说："膀胱者，州都之官，津液藏焉，气化则能出矣。"膀胱中的小便为气化过程的产物，与汗同为津液所化，所以说"气化则能出焉"。

小便之来源是津液。津液之余入膀胱，则为小便。因此，小便与津液常互相影响。津液缺乏，则小便不利；反之，小便过多，津液也会受损。

六、三焦

三焦分属胸腹，是水谷出入的道路，其经脉布膻中，散络心包。三焦总司人身的气化活动，具有疏通水道的作用。三焦在维持水液代谢平衡方面具有重要作用，因此《素问·灵兰秘典论》说："三焦者，决渎之官，水道出焉。"

维持三焦生理功能的主要是原气和胃气。原气出于命门，为先天真火。三焦与命门一气相通，故三焦主少阳相火。三焦导引命门原气和胃气分布于周身，以促进各脏腑组织的生理活动。因此《难经》说三焦为“原气之别焉，主持诸气”，为“水谷之道路，气之所终始”。

主持诸气、疏通水道是三焦总的功用。但三焦分上焦、中焦、下焦，即中脘为中焦，中焦以上为上焦，中焦以下为下焦。上、中、下三焦各有各的特点，如《灵枢·营卫生会》说：“上焦如雾，中焦如沤，下焦如渎。”“雾”是形容上焦布气如雾一样弥漫，“沤”是形容中焦熟腐水谷的情况，“渎”是形容下焦水液排出的情况。兹再分述如下。

（1）上焦的主要功用是受纳水谷，并敷布水谷之气至全身，以温养肌肤、骨节，通调腠理，正如《灵枢·决气》所说：“上焦开发，宣五谷味，熏肤、充身、泽毛，若雾露之溉，是谓气。”

（2）中焦的主要功用是熟腐水谷，泌糟粕，蒸津液，使营养物质通过肺脉的传输而化生营气，故《灵枢·营卫生会》说：“中焦亦并胃中，出上焦之后。此所受气者，泌糟粕，蒸津液，化其精微，上注于肺脉，乃化而为血，以奉生身，莫贵于此，故独得行于经隧，命曰营气。”

（3）下焦的主要功用是泌别清浊，排泄废物，其气主下行。

由此可见，上、中、下三焦包括了具有受纳水谷、消化饮食、化生气血、输送营养、排泄废物等功用的五脏六腑及十二经脉。三焦的功用关系着整个人体的气化功能，因此《中藏经》说：“三焦者，人之三元之气也。……三焦通则内外、左右、上下皆通也。其于周身灌体，和内调外，荣左养右，导上宣下，莫大于此者也。”

第三节　奇恒之腑

奇恒之腑包括脑、髓、骨、脉、胆、女子胞六者。奇就是异，恒就是常。奇恒之腑不同于上述一般的传化之腑，更有藏精这一功能，故《素问·五脏别论》说：“脑、髓、骨、脉、胆、女子胞，此六者地气之所生也，皆藏于阴而象于地，故藏而不泻，名曰奇恒之腑。”其中胆既属奇恒之腑，又为六腑之一。

一、脑、髓、骨

脑，藏于颅骨内，上至天灵盖，下至风府。风府以下脊椎骨内之髓，称为脊髓。脊髓经项后复骨下之髓孔，上通于脑，与脑合称脑髓，故《灵枢·海论》说：“脑为髓之海，其输上在于其盖，下在风府。”

脑不但与脊髓直接相通，而且与全身之骨髓亦有密切的关系。《素问·五脏生成》说：“诸髓者，皆属于脑。”

脑髓与肢体运动、耳目聪明，以及一切精神活动有关。脑髓充盈，则身体轻劲多力，能胜任繁重的工作；脑髓空虚，则头眩耳鸣，胫酸无力，两目昏花，视力障碍，全身怠废，不能活动，甚至昏冒不知人事。《灵枢·海论》说：“髓海有余，则轻劲多力，自过其度；髓海不足，则脑转耳鸣，胫酸眩冒，目无所见，懈怠安卧。”

脑在人身是一个极为重要的器官，关系生命，不能遭受丝毫损伤，如《素问·刺禁论》说：“刺头，中脑户，入脑，立死。”

髓生于肾，藏于骨中，为骨之营养，此已于本章第一节“肾生髓主骨，其华在发”中述及。

脑和髓都深藏于骨腔之中，赖骨孔而与骨外相交通，所以饮食物所化的津液，可以经骨孔而补益脑、髓。若因病损失大量津液，则脑髓中的津液也会减少。所以伤津亡液者，多有关节屈伸不利、色夭、胫酸、耳鸣等髓海空虚之征象。

骨具有坚刚之性，能支持形体，为人身之支架，所以《灵枢·经脉》说：“骨为干。”骨能支持形体，实赖骨髓之营养。骨得髓养，才能维持其坚刚之性。若精髓亏损，骨失所养，则有不能久立、行则振掉之症状。

如上所说，肾能生髓，髓能养骨，骨能藏髓，髓通于脑。脑、髓、骨三者与肾有密切的联系，而均属肾所主。

二、脉

脉为气血运行的隧道，故《灵枢·决气》说：“壅遏营气，令无所避，是谓脉。”脉与心、肺有密切的联系。心主血，肺主气，脉运载气血，心、肺、脉三者相互为用，既分工，又合作，才能完成血气的循环运行。因此，脉遍布周身内外，而与心、肺的关系尤为密切。

脉的功用，主要有以下两个方面。

（1）约束和促进气血，使之循着一定轨道和一定方向运行。

（2）运载气血，输送饮食物的精华以营养全身。

血脉之运行，依赖于气，所谓“脉为血府，以气为本”。气行则血行，气滞则血凝，血病多由气，气病必及血。因此，脉的搏动，不但可以反映出脉中气血的多少、气血运行的迟速，而且还可以反映出气血之间的关系是否正常。气血的多少、气血运行的迟速，又与内脏活动有关。因此用切脉来推断病理变化是中医诊断疾病的主要方法之一。

三、女子胞

女子胞即胞宫，有主月经和孕育胎儿的功能，故又名子宫。

胞宫的络脉与肾相系。《灵枢·五音五味》说：“冲脉、任脉，皆起于胞中。”胞宫与肾和冲脉、任脉均有相互影响的关系，故女子十四岁，肾气渐盛，胞宫发育成熟，则“天癸至，任脉通，太冲脉盛”，即有月经来潮和生育的能力。若肾气与冲脉、任脉衰弱，则月经闭止，而生育能力也就随之丧失了。

胞宫与肾由络脉相联系，而肾脉上系于舌本之廉泉。妇人妊娠九月之际，忽然音哑不能出声者，多因这一络脉被胎儿压迫而阻绝，引起喉舌部失于润养所致，名为子喑。如《素问·奇病论》说：“人有重身九月而喑，此为何也？岐伯对曰：胞之络脉绝也。”分娩后，络脉畅通，则病者自然恢复，一般无须治疗。

胞宫与心亦由络脉相联系。这一络脉因病而阻绝不通，使血气不能下达于胞宫，是导致月经闭止的机制之一。

第四节　脏腑间的相互关系

一、五脏之间的关系

心、肝、脾、肺、肾五脏在生理功能上有相互依赖、相互制约的关系。例如，肝属木，肾属水，肝木得肾水之涵养，肝阳才不致上亢。如果肾水亏损，不能涵养肝木，就会形成肝阴不足，肝阳有余之证。

又如，心属火，为阳中之阳脏；肾属水，为阴中之阴脏。心肾相交，水火互济，才能维持正常的生理活动。如果火无水制，则亢极伤阴；水无火温，则寒甚伤阳。所以心肾不交、阴阳升降失常时，就会有心悸、失眠、遗精等种种病证发生。

此外，如肺属金主气，心属火主血，气血是否协调，取决于心、肺两者之间的关系。肾为先天之本，主藏五脏之精气；脾为后天之源，输水谷之精微以养五脏。人之生命活动的维持，取决于先、后天的相互合作。

总之，五脏之间必须相互协调，才能确保它们的正常活动。

二、六腑之间的关系

虽然胆、胃、小肠、大肠、三焦、膀胱六腑的功用不同，但它们都是化水谷而行津液的器官。饮食物的消化吸收、津液的输布、废物的排泄等一系列过程，就是六腑在既分工又合作的情况下共同完成的。因此，六腑之间必须相互协调，才能维持其“实而不满”的生理状态。

三、五脏与六腑的关系

脏腑间的关系就是表里相合的关系。脏主藏精，腑主化物。五脏为阴，六腑为阳。阳者主表，阴者主里。一脏一腑，一阴一阳，一里一表，相互配合，谓之脏腑表里相合。

脏腑表里相合，主要是通过经脉来实现的。脏脉络于腑，腑脉络于脏。因此，脏腑在功能上虽各有各的职责，但又相互联结、相互依赖。所以《灵枢·本输》说：“肺合大肠，大肠者，传道之腑。心合小肠，小肠者，受盛之腑。肝合胆，胆者，中精之腑。脾合胃，胃者，五谷之腑。肾合膀胱，膀胱者，津液之腑。少阳属肾，肾上连肺，故将两脏。三焦者，中渎之腑也，水道出焉，属膀胱，是孤之腑也。是六腑之所与合者。”由此可见，五脏之间、六腑之间及脏腑之间，在生理活动过程中能够保持相互协调的健康状况，除了有赖于经脉的联系外，还有赖于营卫气血的正常运行。

第五节　脏腑与身体五官诸窍

一、脏腑与体表形态

体表指整个躯壳而言。躯壳由筋骨、肌肉、皮毛等构成。脏腑在躯壳之内，但每一脏腑都与躯壳有着直接或间接的联系。观察体表形态，可以测知内在脏腑的情况。如《灵枢·本脏》说："肺合大肠，大肠者，皮其应。心合小肠，小肠者，脉其应。肝合胆，胆者，筋其应。脾合胃，胃者，肉其应。肾合三焦、膀胱，三焦、膀胱者，腠理、毫毛其应。……视其外应，以知其内脏，则知所病矣。"

掌握皮、脉、筋、肉、腠理、毫毛与五脏六腑的相互联属贯通的关系，对诊断治疗是有一定意义的。

二、脏腑与五官九窍

鼻、目、口、舌、耳，称为五官。五脏与五官有密切关系。如鼻为肺之官，目为肝之官，口唇为脾之官，舌为心之官，耳为肾之官。虽然五脏藏于体内，但由五官的表象可以察知五脏的变化。见于头面者为官，又称七窍。若并前后阴而言，则为九窍。凡此五官九窍，无不与脏腑休戚相关，兹分述如下。

（一）耳

1. 耳与肾

耳属肾，以其与脑、髓有密切关系。脑之虚实，取决于精的虚实。肾主藏精，肾虚精少则两耳失聪。《灵枢·脉度》说："肾气通于耳，肾和则耳能闻五音矣。"所以根据听觉的好坏，可以测知肾的作用是否正常。

2. 耳与心

心主身之血脉。要保证耳之听觉正常，必须要有充分的气血供给；若脉中气血空虚，不能上奉，或气血运行不利，则会有耳鸣等听觉失常之症，所以《灵枢·邪气脏腑病形》有"心脉……微涩为……耳鸣"的记载。

综上所述，耳在生理上与心、肾关系最为密切；在病理上虽肝、胆、胃等脏腑之病可引起耳聋，但肝、胆、胃、肠等病引起耳鸣耳聋的原因，仍多在于精血两方面，且因肾主精，心主血，故耳在病理上仍主要与心、肾有关。

（二）目

1. 目与肝

肝主藏血，目为肝之窍。《素问·五脏生成》说："肝受血而能视。"若肝血不足，则目不能视；若肝阳上亢，则目赤眦疡。

目病多是与肝病有关的外证。《灵枢·脉度》说："肝气通于目，肝和则目能辨五色矣。"检查目之视力和形态，可以测知肝的虚实。

2. 目与心

心主神明，又主血脉。目必须借气血的供养而能视，而视觉又为神明所主，所以心的活动与目有很大关系。故《灵枢·大惑论》说："目者，心使也。"

3. 目与其他脏腑

目虽为肝之窍，心之使，但又为诸脉之所属，故与其他脏腑的关系亦甚密切。

目是由瞳子、黑眼、白眼、眼络、眼睑、目系等组成的。五脏六腑之精气，通过血脉的传运，上灌于目。瞳子是肾与骨髓的精气所注。黑眼是肝与筋膜的精气所注。眼络是心与血脉的精气所注。白眼是肺的精气所注。脾与肌肉的精气，除了注于眼睑外，还裹束筋骨血气之精而合成目系，而上系于脑。正如《灵枢·大惑论》所说："五脏六腑之精气，皆上注于目而为之精。精之窠为眼，骨之精为瞳子，筋之精为黑眼，血之精为络，其窠气之精为白眼，肌肉之精为约束，裹撷筋、骨、血、气之精，而与脉并为系，上属于脑，后出于项中。"

综上所述，目与脏腑的关系是：目为五脏六腑之精气所注，为肝之窍、心之使，目系通于脑。

（三）鼻

鼻与肺关系密切。鼻为呼吸出入之门户，肺主呼吸，所以鼻为肺之窍。鼻能辨别香臭，但只有肺气和，呼吸利，嗅觉才能正常。如《灵枢·脉度》说："故肺气通于鼻，肺和则鼻能知臭香矣。"

此外，肺虚之人，常苦鼻塞。肺病喘急，则会出现鼻煽等症状。

（四）口

脾主消化，脾健则知饥饮食。所以《灵枢·脉度》说："脾气通于口，脾和则口能知五谷矣。"反之，脾气不健则食欲不振，饮食不香。如脾热患者，口中往往有甜味。

此外，脾与胃相表里，足阳明胃经挟口环唇，故足阳明胃经之气终绝，则有撮口等症状。

正因为口与脾有此关系，所以说脾"在窍为口"。

（五）舌

舌主味觉，而味觉又为心气所主。《灵枢·脉度》说："心气通于舌，心和则舌能知五味矣。"如果心气不和，往往食而不知五味。

心之别络，系于舌本。因而心经热者，往往有舌卷、舌硬等症状。心与小肠相表里，所以小肠有热，亦会有舌赤、舌疮等症状。

此外，手厥阴心包经、足厥阴肝经、足太阴脾经、足少阴肾经，均与舌本相通。若此四经有病，则往往连及舌本。如《素问·诊要经终论》说："厥阴终者……甚则舌卷、卵上缩而终矣。"虽然心、心包络、肝、脾、肾等均与舌有关系，但心与舌的关系更为密切，所以说心"在窍为舌"。

（六）前阴

1. 前阴与肾

前阴与肾的关系主要表现在两个方面。一方面，前阴为小便排出之道，肾为胃之关，司二便，若肾气不化，则小便不通，肾阳衰微，则有夜尿频数等症状。另一方面，肾又主藏精，为生殖之本，若肾气亏损，则有阳痿不举、遗精早泄、子宫寒冷等。

2. 前阴与肝

肝之经脉循阴器，所以足厥阴肝经气终绝，便有睾丸上缩之症状。前阴又为宗筋所聚之处，故阴痿之证与肝有很大的关系。

3. 前阴与其他脏腑

前阴除了与肝、肾有关外，还与脾、胃以及任、督二脉有较密切的关系。如脾之湿热下注前阴，则有疝气、癃㿉之证。又如胃为水谷之海，主润宗筋而束骨、利关节，若阳明虚不能润养宗筋，则宗筋痿软。再如《素问·骨空论》说："任脉为病，男子内结七疝，女子带下瘕聚。"又说："（督脉）此生病，从少腹上冲心而痛，不得前后，为冲疝。其女子不孕、癃、痔、遗溺、嗌干。"阴痿、疝气、带下、癃闭、遗溺等，均为前阴之病。

综上所述，前阴与肾、肝、脾、胃、膀胱以及任、督二脉均有关系，但在临床上，肾、肝两脏与前阴之关系尤为密切。

（七）后阴

后阴，即肛门，或魄门。与后阴有关的脏腑，除胃肠之外，主要是肾、肺两脏。如《灵枢·邪气脏腑病形》有"肾脉……微涩为不月、沉痔"的记载。"沉"为脱肛，"痔"为痔疮。肾脉"微涩"为血气不行之征，故有脱肛、痔疮等。

肺与大肠相表里。肛门即大肠之下端，故肺热病人，往往有大肠不通利而肛门生痔等疾病。

以上五脏与七窍或九窍内外相合的情况，使我们认识到，九窍不管是在生理上还是在病理上，都是和五脏六腑、十二经脉等有密切联系的，而不是孤立于外的；同时还使我们认识到，九窍虽各有其所属的脏腑，但也不是绝对地窍病则其所属脏腑就病，必须结合具体的证候从全身来判断。

第二章　精、气、神

精、气、神三者，是生命的根本。如《灵枢·本脏》说："人之血气精神者，所以奉生而周于性命者也。"所以古人对精、气、神三者之调摄极为重视。如《素问·上古天真论》就有"呼吸精气，独立守神"，"积精全神"以延寿却病的论述。

精、气、神虽各有不同，但实际上又是一个分不开的整体。精为神之宅，有精则有神，所以积精可以全神。精伤则神无所舍，是为失守。精又为气之母，精虚则无气，人无气则死。精、气、神三位一体，不可分离，存则俱存，亡则俱亡。因此，精脱者死，失神者亦死。故精、气、神三者是人生命存亡的关键所在。

第一节　精

精是构成人体与营养人体的物质，在生理活动过程中，不断地被消耗，又不断地被补充，从而维持了人体的生命。精的内容包括精、血、津、液四个方面，兹分述如下。

一、精

（一）精的来源

精是与生俱来的，禀受于先天，为生命起源的基本物质。所以《灵枢·本神》说："故生之来，谓之精。"万物化生，必从精始。男女之精相合，便能构成身形。所以精是先身而有的，人身即由此精而生成。人体既成之后，此精赖饮食之营养而不断滋生，如此人体也就日渐发育长大。所以来自饮食物的营养物质，《内经》也称之为精。后人为了便于解说，便把饮食营养之精称为后天之精，把与生俱来之精称为先天之精。

精是构成人体五脏六腑、筋骨皮毛等一切组织器官的基本物质。脏腑组织之精，逐渐滋生而充盈，乃下归于肾而化为生殖之精，所以《素问·上古天真论》有"肾者主水，受五脏六腑之精而藏之。故五脏盛，乃能泻"的理论。

（二）精的功能

精富有生命力，是构成人身一切组织器官的基本物质，也是人身原气的物质基础。所以精又有"真阴""元阴"等称。精不仅具有生殖和生长发育的能力，还能抵抗不良因素的刺激而使人免于疾病。所以《素问·金匮真言论》说："夫精者，身之本也。"若精气亢盛，则卫外固密，不易受病；若精耗阴虚，则卫外无物质保证，阳气失密不固，而易受外邪侵犯。这说明元阴亏损，则元阳的物质基础受到损耗，人的抵抗能力大大减低，其他疾病也随之而发生。

总之，精是生命的基础。精盈则生命力强，能适应外在环境的变化，抵抗不良因素的刺激；精虚则生命力减弱，适应能力与抗病能力也就减退了。

二、血

（一）血的生化来源

血是食物的精华通过气化作用而生成的一种赤色物质，它的生化之源在中焦脾胃。饮食入胃，化为水谷之精微；水谷精微通过脾之运化，上注于肺脉，乃化而为血。所以《灵枢·决气》说："中焦受气取汁，变化而赤，是谓血。"

（二）血的功能

血为水谷精微所化，含有营养物质，循环运行于脉道之中，以奉养全身。

目之视、足之步、掌之握、指之摄，以及皮肤的感觉等，无不需要血液的运行以供给营养。如果因某种原因，血液运行发生障碍，则皮肤得不到足够的血液而麻木不仁，四肢得不到足够的血液而手足不温，甚至痿废不用。如《素问·五脏生成》说："肝受血而能视，足受血而能步，掌受血而能握，指受血而能摄。卧出而风吹之，血凝于肤者为痹，凝于脉者为泣，凝于足者为厥。"总之，内而五脏六腑，外而皮毛筋骨，都必须在血液运行不息的状态下，才能得到充分的营养，才能维持其功用。

三、津液

（一）津液的来源与功用

津是人身体液之一，来源于饮食，随三焦之气出入于肌肤腠理之间，以温养肌肉，充润皮肤。津出于腠理，即为汗；下达膀胱，即为尿。腠理闭则津不能出于腠理而转化为水，并下降于膀胱，故小便会增多。汗多则津不能化水下行，故小便会减少。所以人在夏季则汗多尿少，冬季则汗少尿多。

总之，汗、尿都是由津化生的。因此，津伤者，汗、尿必少；反之，汗、尿排泄多了，也会伤津。这在临床上都是常见的。

液也是从水谷化生的，并由三焦布散，而流行于关节、脑髓等处，以滑润关节，补益脑髓，溉濡目、耳、口、鼻。

（二）津与液的区别

津与液虽然来源相同，但有清浊稀稠的区别。清而稀者为津，浊而稠者为液。津稀而清，故能随三焦之气出入于分肉腠理之间；液稠而浊，不随气往还于肌肤之间，却流行于筋骨关节之间。

至于津与液在功用上的区别，概括地说，一主表，一主里。津在表，故能温润肌肤；液在里，故能利关节，濡空窍，补脑髓。

津与液虽然有此区别，但本属一体，同源于水谷，因此在临床上常常津液并称，不予严格区分。

（三）津液的还流

津液分布于肌腠、筋骨、脑髓以及其他内外各个部分，以润养组织。各部分多余的水液以汗、溺的形式排泄于体外，津液则渗入孙络而还归经脉之中，仍为血液的组成部分。例如，《灵枢·痈疽》说："肠胃受谷，上焦出气，以温分肉而养骨节，通腠理。中焦出气如露，上注溪谷而渗孙脉，津液和调，变化而赤为血。血和则孙脉先满溢，乃注于络脉，皆盈，乃注于经脉。"

津液的还流和多余水分的排泄是维持体内液体平衡的关键，若还流障碍或排泄失常，就会导致水肿、痰饮等病。

第二节　气

气的含义有二：一指流通着的微小难见的物质，如水谷之气、呼吸之气等；一指人体脏器组织的活动能力，如五脏之气、六腑之气、经脉之气等。

此外，人体之气，从其来源来说，有先天与后天之分。禀受于先天的，称为先天之气，又叫原气；得于呼吸、饮食的，称为后天之气。由此可见，虽然气的概念比较广泛，但总括起来，不外乎原气、宗气、营气和卫气。这四种气，既有联系，又有区别，兹分述于下。

一、原气

原气包括元阴之气和元阳之气。以其禀受于先天（赖后天荣养而不断滋生），是先天之精所化，故名原气。原气发源于肾（包括命门），藏于丹田（下气海），借三焦之道而通达周身，可推动五脏六腑等一切器官组织的活动，为人身生化动力的源泉（详见前"命门"部分）。

二、营气

营气是营运于脉中的精气，生于水谷，源于脾胃，出于中焦，有化生血液以营养周身的功用。故《灵枢·营气》说："营气之道，内谷为宝。谷入于胃，乃传之肺，流溢于中，布散于外，精专者行于经隧，常营无已，终而复始。"

营气流溢于中，则营养五脏六腑；布散于外，则润泽筋骨皮毛。又如《灵枢·邪客》说："营气者，泌其津液，注之于脉，化以为血，以荣四末，内注五脏六腑。"营气出于中焦，注手太阴肺经，循十四经之道，昼夜不息，营运于周身上下内外各部分。

三、卫气

卫气亦生于水谷，源于脾胃，但出于上焦。其性慓疾滑利，善游走窜透，所以不受脉道的约束，而行于脉外。其在内则熏于肓膜，散于胸腹；在外则循皮肤之中，分肉之间。

虽然卫气与营气皆生于水谷，但营气柔顺，而卫气慓悍。

卫气为阳气，熏于肓膜，散于胸腹，则五脏六腑得以温养。其外循皮肤之中，分肉之间，则能温养肌肉、皮肤。正如《灵枢·本脏》说："卫气者，所以温分肉，充皮肤，肥腠理，司开阖者也。"故卫气功用正常，则体表肌肉及皮肤的生理功能亦正常。故又说："卫气和，则分肉解利，皮肤调柔，腠理致密矣。"

因此，卫气不但能温养内外一切脏器组织，而且具有保卫肌表、抗拒外邪的功能。

卫气虽行于脉外，但仍然依傍着脉道而运行。其运行与昼夜变化及寤寐有关：白昼人寤，则行于阳；黑夜人寐，则行于阴。行于阳是指行于体表手足三阳经脉；行于阴是指行于内在五脏。卫气行于阴，从足少阴经注于肾，而后至心、肺、肝、脾，复还于肾。故《灵枢·卫气行》说："阳尽于阴，阴受气矣。其始入于阴，常从足少阴注于肾，肾注于心，心注于肺，肺注于肝，肝注于脾，脾复注于肾，为一周。"

营卫的功能如上述，故在其功能失调后，可以出现一系列的病变。如《素问·气穴论》说："荣卫稽留，卫散荣溢，气竭血著，外为发热，内为少气。"《素问·热论》说："荣卫不行，五脏不通。"后世医家更深入探讨了热病与卫气营血之间的病理关系，并将其发展成为温病学说。

四、宗气

饮食水谷所化生的营卫之气和肺吸入的大自然之气相合而积于胸中，便是宗气。《灵枢·五味》说："谷始入于胃，其精微者，先出于胃之两焦，以溉五脏，别出两行营卫之道。其大气之抟而不行者，积于胸中，命曰气海，出于肺，循喉咽，故呼则出，吸则入。"

气海是气积聚之处，又是一身之气运动流行的出发点。周流于全身的气，发自气海而归于气海。气海中的气，为宗气。宗气上出于喉咙而行呼吸，下贯心脉以行血气。所以《灵枢·邪客》说："故宗气积于胸中，出于喉咙，以贯心脉，而行呼吸焉。"《灵枢·刺节真邪》也说："宗气留于海。其下者，注于气街；其上者，走于息道。故厥在于足，宗气不下，脉中之血凝而留止。"这里所说的"息道"，就是呼吸之道。留于气海之宗气，上行，则出于肺，经喉咙，进出于呼吸道，贯心脉；下行，则注于气街，并经气街下注于足。若宗气不下，则两足厥冷，两足厥冷则两足脉中之血就会凝滞不行。

综上所述，宗气是饮食化生之气和肺吸入的大气相合而成的。宗气的功用之一，是走息道以司呼吸。凡言语、声音、呼吸的强弱，均与宗气的强弱有关。宗气的功用之二，是贯心脉以行血气。凡气血的运行，以及肢体的寒温和活动能力，多与宗气有关。

虽然宗气与原气，一藏于胸中上气海，一藏于丹田下气海，一为后天之气，一为先天之气，但两者在生理活动中是互相联结、不能分开的。宗气与原气结合，就叫作真气。《灵枢·刺节真邪》说："真气者，所受于天，与谷气并而充身也。"宗气与原气相互联系、相互结合，运行于经脉之中，才能发挥充养周身、维持生命的作用。因此，运行于经脉之中的气，实际上是肺吸入之气、水谷之气与原气的结合体。所以《素问·离合真邪论》说："真气者，经气也。"

第三节　神

神是人体生命活动现象的总称，包括神、魂、魄、意、志和思、虑、智等内容，现分述如下。

一、神

神是精神、意识、知觉、运动等一切生命活动的最高统帅。神的物质基础就是精。如《灵枢·本神》说："故生之来谓之精，两精相搏谓之神。"神是由先天之精生成的。当胚胎形成之际，生命之神就产生了。

神虽生成于先天，但必赖后天以滋养。所以《灵枢·平人绝谷》说："故神者，水谷之精气也。"水谷之精气充足，五脏和调，则神的生机才能旺盛。

总之，神是从先天而来，赖后天之滋养以维持的。先天之精是神的基础，后天之精是神的给养，两者缺一不可。

神在人身居首要地位。神充则身强，神衰则身弱，神存则生，神去则死。唯有神存在，才能有人的生命活动。

二、魂

魂，舍于血，藏于肝，也属于精神活动的范畴。如《灵枢·本神》说："肝藏血，血舍魂。""随神往来者谓之魂。"这说明魂与神都是精神活动，且魂随神而往来。如果魂未随神而活动，就会出现如梦游、梦语及梦中有种种幻觉等。

三、魄

魄也是精神活动的一部分。张景岳说："魄之为用，能动能作，痛痒由之而觉也。"这就是说魄作用的结果属于本能的感觉和动作，如耳的听觉、目的视觉、皮肤的冷热痛痒感觉、手足四肢的动作、初生儿吸乳动作和啼哭等，都属魄的范畴。人体这种本能的感觉和动作，同构成人体的基本物质——精是密切相关的。精足则体健、魄全，魄全则感觉灵敏，动作正确。所以《灵枢·本神》说："并精而出入者，谓之魄。"

四、意、志

意，是意识、回忆；志，是意识和经验的存记。《灵枢·本神》说："心有所忆谓之意，意之所存谓之志。”意和志的活动是人类特有的功能，是出生以后不断发展着的，是神明分析综合活动的产物。古人认为这一功能活动与肾气之充沛与否是有关系的，若年老肾气衰则会出现健忘。病理的健忘也多与肾气不足有关。

五、思、虑、智

思，为反复思考；虑，即深谋远虑。人们对事物的认识和处理事物的行动是否合乎客观实际，必须一再思虑。只有针对具体情况，采取正确的方法和步骤，才能达成所要达到的目的。所以《灵枢·本神》说：“因志而存变谓之思，因思而远慕谓之虑，因虑而处物谓之智。”古人对思、虑、智所做的这个定义，是符合思维活动规律的。

魂、魄、意、志、思、虑等活动，虽各有区别，但都是在神的领导下进行的。《灵枢·本神》说：“所以任物者谓之心。”就是说心之神可以统率和支配认识事物以至处理事物的一切精神活动。心神的活动如有失常，则魂、魄、志、意等精神活动就会紊乱。所以《灵枢·大惑论》说：“故神劳则魂魄散，志意乱。”

小　结

脏象学说是讨论人体各脏腑生理和病理及其相互关系的学说。

脏象学说认为，人的生命起源于精，生命的维持赖于气，生命的现象乃神。

精包括精、血、津、液，是人身中的重要物质。精禀受于先天，而由后天水谷之精气不断补给。

气包括原气、营气、卫气和宗气，是一切器官的营养所系，又是一切器官活动的动力。

神包括神、魂、魄、意、志和思、虑、智等，主司精神意识、感觉和运动，是生命活动的根本。

精、气、神三者之间又有相互资生的关系。精充、气足、神全是健康的保证，精亏、气虚、神耗是衰老的原因。因此，精、气、神三者是生命存亡的关键。

人体的内脏器官分为脏、腑与奇恒之腑三大类。脏包括心、肝、脾、肺、肾、命门、心包和膻中。腑包括胆、胃、大肠、小肠、三焦、膀胱。奇恒之腑包括胆、脑、髓、骨、脉、女子胞。它们在功能上的主要区别，如图1所示。

- 人体脏腑功能
  - 脏
    - 共同的功能：藏精气而不泻
    - 各脏的功能
      - 心：主神明，主血脉
      - 肝：藏血，主筋，出谋虑
      - 心包络：为心之外卫
      - 膻中：为气之海，主喜乐
      - 脾：助胃行津液，主运化，主四肢、肌肉，主统血
      - 肺：主气，主治节
      - 肾：藏精，生髓，主发育、生殖，主水液
  - 腑
    - 共同的功能：传化水谷，泻而不藏
    - 各腑的功能
      - 胃：主纳水谷
      - 小肠：受盛水谷，输出化物
      - 大肠：传导糟粕
      - 三焦：统领原气，通调水道
      - 膀胱：通利水津
      - 胆：盛精汁，主决断
  - 奇恒之腑
    - 各腑的功能
      - 脑：为髓海
      - 髓：濡关节，养脑
      - 骨：身之干，髓之府
      - 脉：血之府，行气血
      - 女子胞：主生殖
    - 共同的功能：藏而不泻

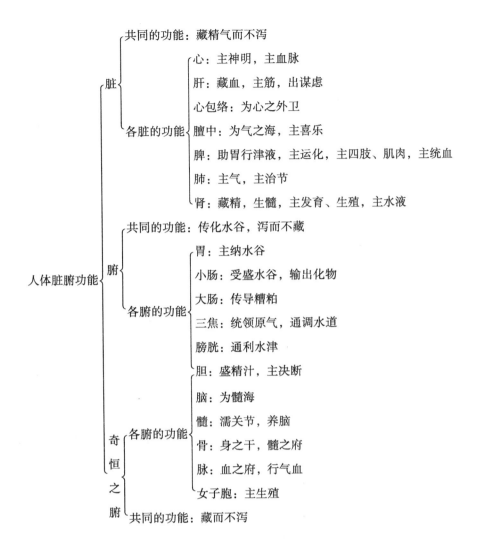

图97　人体脏腑功能

脏与腑各有各的功用，且两者之间又有表里相合的关系。奇恒之腑与脏有连属关系，如脑、髓、骨、女子胞属肾，脉属心。一切内脏相互间都是有机联系的。

脏腑与体表组织也有密切的关系。体表的变化往往是脏腑变化的反映，故观察体表的变化，可以测知脏腑的病变。它们之间的一般关系是：心与小肠应脉，肺与大肠应皮，肝与胆应爪，脾与胃应肉，肾与三焦、膀胱应腠理毫毛。

脏腑与五官九窍之间，也有相互联系，一般是：肝主目，肺主鼻，脾主口唇，心主舌与耳，肾主耳与二阴。

总之，脏象学说不是把人体看作各个分离的若干器官的组合，而是把人体看作各个器官、各个组织密切联系而组成的，与自然环境有密切联系的，一个内外统一的整体。脏象学说是用阴阳五行理论来说明整体观念的。脏腑各有阴阳，也各有五行属性。五脏为阴，六腑为阳。五脏之中，肝木、心火为阳，肺金、肾水为阴，脾土为至阴。六合之中，胃与脾合为土，小肠与心合为火，大肠与肺合为金，膀胱与肾合为水，胆与肝合为木。因此，应用阴阳五行学说，能概括地说明脏腑相互间的关系，以及脏腑与自然界的关系，使脏象学说也和中医其他理论一样贯彻整体观念。

【经络】

经络学说，是祖国医学的基本理论之一。它同脏象学说一样，是研究人体生理活动、病理变化，以及其相互联系的学说，是祖国医学生理学和病理学的具体内容。

经络是人体内运行气血的通路。经有路径的意思，是纵行的干线；络有罗网的意思，是经的分支，如罗网维络，无处不至。因此，经络是沟通表里上下，联系脏腑的独特系统。

经络的生理功能主要为联系内外上下与通行气血。人体的五脏六腑、四肢百骸、五官九窍、皮肉脉筋骨等，虽各具有不同的生理功能，但又共同进行着有机的整体活动，使机体内外上下保持着统一协调。这种有机配合，主要依靠经络的联系。所以《灵枢·海论》说："夫十二经脉者，内属于腑脏，外络于肢节。"同时，经络又是血气循环运行的通路。人体内外的组织器官，均需气血的濡养灌溉，才能维持正常的生理活动。血气要通达全身以发挥作用，就必须要通过经络的传注。所以《灵枢·本脏》说："经脉者，所以行血气而营阴阳，濡筋骨，利关节者也。"又说："血和则经脉流行，营复阴阳，筋骨劲强，关节清利矣。"

在病理上，经络与疾病的发生和传变有着密切关系。举例来说，当外邪侵犯人体时，如果经气失常，不能发挥卫外作用，病邪便可通过经络逐渐传入脏腑。故《素问·皮部论》说："凡十二经络脉者，皮之部也。是故百病之始生也，必先客于皮毛。邪中之则腠理开，开则入客于络脉。留而不去，传入于经。留而不去，传入于腑，廪于肠胃。"这就说明经络可以成为外邪由表及里的传变途径。反过来讲，如果内脏发生病变，同样也会循着经络通路反映到体表来。例如，《素问·脏气法时论》说："肝病者，两胁下痛引少腹……肺病者……肩背痛。""胁下""少腹""肩背"便是该脏所属经络行经之处。因为经络系统能够有规律地反映出若干证候，所以在临床上可根据这些证候，推断疾病发生于何经、何腑、何脏，从而进一步确定病变的性质及其发展趋向。所以《灵枢·卫气》说："能别阴阳十二经者，知病之所生；知候虚实之所在者，能得病之高下。"

在治疗上，经络学说普遍地应用于药治、针灸、气功、推拿等各个方面。例如，药治方面的药物归经，以及针灸治疗的循经取穴等，便是在经络学说的指导下制定的。其他如推拿疗法，亦是根据经络循行，运用各种手法的。其在临床各科的具体运用中，又各有不同的特点。

综上所述，经络学说在生理、病理、诊断、治疗各方面都有重要的意义。它贯穿在整个理、法、方、药中，是临床各科的理论指导。所以《灵枢·经别》说："夫十二经脉者，人之所以生，病之所以成，人之所以治，病之所以起，学之所始，工之所止也。"《灵枢·经脉》说："经脉者，所以能决死生，处百病，调虚实，不可不通。"

经络包括经脉和络脉两个部分。其中经脉分为正经和奇经两大类，为经络系统的主要部分，也是本篇要专门讨论的内容。正经有十二条，即手足三阴经和手足三阳经，合称十二经脉。奇经有八条，即任脉、督脉、冲脉、带脉、阴跷脉、阳跷脉、阴维脉、阳维脉，合称奇经八脉。络脉有别络、浮络、孙络之别。别络较大，共有十五条。其中十二经脉与任、督二脉各有一支别络，再加上脾之大络，合为十五别络。别络有本经别走邻经之意，它的功能是加强表里阴阳两经的联系与调节作用。络脉之浮行于浅表部位者，称为浮络；络脉最细小的分支，称为孙络。此外，尚有十二经别和十二经筋。十二经别是十二经脉别出的正经，也属于经脉范围。它除了能加强表里两经联系以外，还能通达某些正经未能行经的器官与形体部位，以补正经之不足。例如，六阴经除足厥阴经上行至巅顶、手少阴经系目系外，其余均不能上达头面。它们之所以能作用于头面，就是因为经别的联系。十二经筋有连缀百骸、维络周身、主司关节运动的作用。筋会于节，故经筋所行之部，虽然多与经脉相同，但其所盛结之处，则以四肢溪谷之间为最多。

第一章　十二经脉

第一节　走向规律

关于十二经脉的走向规律，《灵枢·逆顺肥瘦》做了概括的说明。它说："手之三阴，从脏走手；手之三阳，从手走头；足之三阳，从头走足；足之三阴，从足走腹。"这就是说十二经脉的循行规律是：手三阴经，从胸部，经臂臑走向手指之端；手三阳经，从手指端（紧接着手三阴经的终点），循臂臑上行于头面部；足三阳经，从头面部（紧接着手三阳经终点）下行，经躯干、下肢而止于足趾间；足三阴经，从足趾间（紧接着足三阳经的终点）上行，而止于胸腹部。

手三阴经分布在手臂臑部的内侧，其具体情况是太阴在前，厥阴在中，少阴在后。手三阳经分布在手臂臑部的外侧，其具体情况是阳明在前，少阳在中，太阳在后。足三阳经从头面部下行，在躯干部分的分布情况是太阳行身之背，阳明行身之前，少阳行身之侧；而在下肢部分则循行于股胫外侧，其分布情况是阳明在前，少阳居中，太阳在后。足三阴经在下肢部循行于胫股内侧，上行入腹胸，其具体情况是：在内踝上八寸以下，则厥阴在前，太阴在中，少阴在后；在内踝上八寸以上则厥阴与太阴交叉，太阴在前，厥阴在中，少阴仍在后。

第二节　循行部位

一、手太阴肺经

《灵枢·经脉》说："肺手太阴之脉，起于中焦，下络大肠①，还循胃口②，上膈③，属肺④。从肺系横出腋下⑤，下循臑内，行少阴心主之前⑥，下肘中⑦，循臂内上骨下廉⑧，入寸口⑨，上鱼⑩，循鱼际⑪，出大指之端⑫。其支者，从腕后直出次指内廉，出其端⑬。"（图98）（文中角码与示意图中的序码互为对照。图99～109同此。）

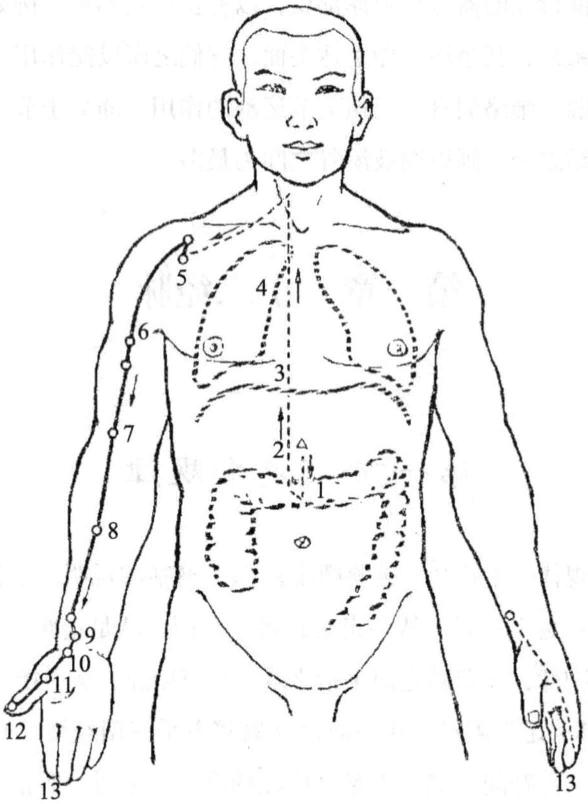

图 98　手太阴肺经脉循行示意图

○本经的腧穴　△他经的腧穴　┈┈本经无穴通路　——本经有穴通路（图 99～109 同此）

二、手阳明大肠经

《灵枢·经脉》说："大肠手阳明之脉，起于大指次指之端①，循指上廉，出合谷两骨之间②，上入两筋之中，循臂上廉③，入肘外廉④，上臑外前廉⑤，上肩⑥，出髃骨之前廉⑦，上出于柱骨之会上⑧，下入缺盆⑨，络肺⑩，下膈⑪，属大肠⑫。其支者，从缺盆⑨上颈⑬，贯颊⑭，入下齿中⑮，还出挟口，交人中，左之右，右之左，上挟鼻孔⑯。"（图 99）

三、足阳明胃经

《灵枢·经脉》说："胃足阳明之脉，起于鼻之交頞中①，旁纳太阳之脉②，下循鼻外③，入上齿中④，还出挟口环唇⑤，下交承浆⑥，却循颐后下廉，出大迎⑦，循颊车⑧，上耳前，过客主人⑨，循发际⑩，至额颅⑪。其支者，从大迎前下人迎，循喉咙⑫，入缺盆⑬，下膈⑭，属胃，络脾⑮。其直者，从缺盆下乳内廉⑯，下挟脐⑰，入气街中。其支者，起于胃口，下循腹里，下至气街中而合⑱，以下髀关⑲，抵伏兔⑳，下膝膑中㉑，下循胫外廉㉒，下足跗㉓，入中指内间（应作'次指外间'）㉔。其支者，下廉三寸㉕而别，下入中指外间㉖。其支者，别跗上，入大指间，出其端㉗。"（图 100）

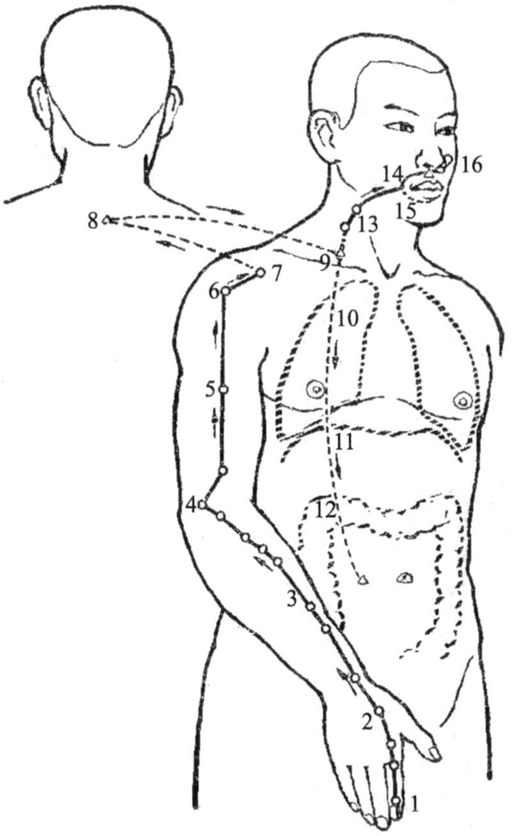

图 99　手阳明大肠经脉循行示意图

四、足太阴脾经

《灵枢·经脉》说："脾足太阴之脉，起于大指之端①，循指内侧白肉际，过核骨后②，上内踝前廉③，上踹（应作'腨'）内④，循胫骨后⑤，交出厥阴之前⑥，上膝股内前廉⑦，入腹⑧，属脾，络胃⑨，上膈⑩，挟咽⑪，连舌本，散舌下⑫。其支者，复从胃别上膈⑬，注心中⑭。"（图 101）

五、手少阴心经

《灵枢·经脉》说："心手少阴之脉，起于心中①，出属心系，下膈，络小肠②。其支者，从心系③，上挟咽④，系目系⑤。其直者，复从心系却上肺，下出腋下⑥，下循臑内后廉，行太阴心主之后⑦，下肘内，循臂内后廉⑧，抵掌后锐骨之端⑨，入掌内后廉⑩，循小指之内，出其端⑪。"（图 102）

六、手太阳小肠经

《灵枢·经脉》说："小肠手太阳之脉，起于小指之端①，循手外侧上腕，出踝中②，直上循臂骨下廉，出肘内侧两筋之间③，上循臑外后廉④，出肩解⑤，绕肩胛⑥，交肩上⑦，入缺盆⑧，络心⑨，循咽⑩，下膈⑪，抵胃⑫，属小肠⑬。其支者，从缺盆⑧循颈⑭上颊⑮，至目锐眦⑯，却入耳中⑰。其支

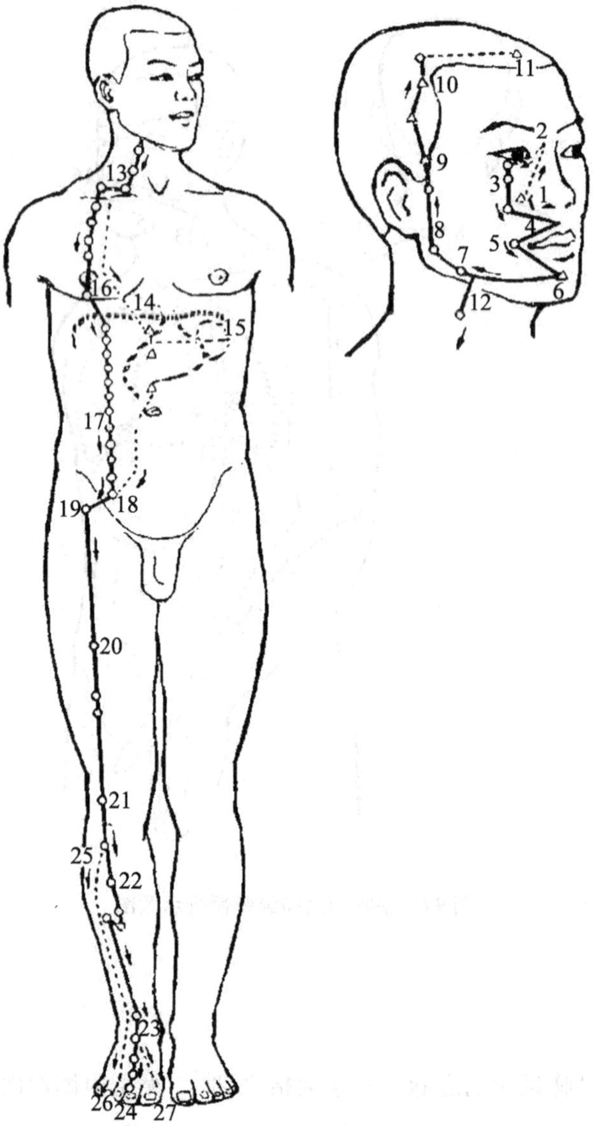

图 100　足阳明胃经脉循行示意图

者，别颊，上颇，抵鼻[18]，至目内眦[19]，斜络于颧[20]。”（图 103）

七、足太阳膀胱经

《灵枢·经脉》说：“膀胱足太阳之脉，起于目内眦[1]，上额[2]交巅[3]。其支者，从巅至耳上角[4]。其直者，从巅入络脑[5]，还出别下项[6]，循肩膊内，挟脊[7]抵腰中[8]，入循膂[9]，络肾[10]，属膀胱[11]。其支者，从腰中下挟脊，贯臀[12]，入腘中[13]。其支者，从髆内左右，别下贯胛，挟脊内[14]，过髀枢[15]，循髀外，从后廉[16]下合腘中，以下贯踹（应作‘腨’）内[17]，出外踝之后[18]，循京骨[19]，至小指外侧[20]。”（图 104）

八、足少阴肾经

《灵枢·经脉》说：“肾足少阴之脉，起于小指之下，邪走足心[1]，出于然谷之下[2]，循内踝之

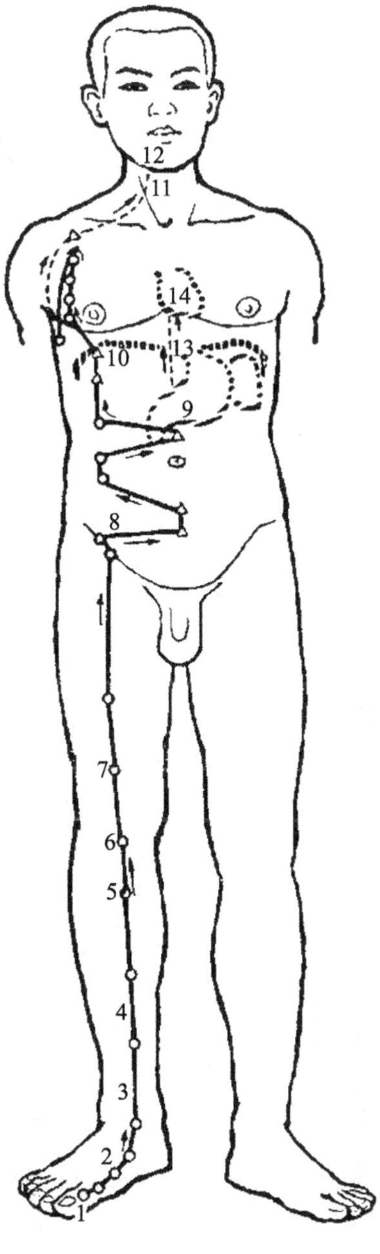

图 101　足太阴脾经脉循行示意图

后[3]，别入跟中[4]，以上踹（应作‘腨’）内[5]，出腘内廉[6]，上股内后廉[7]，贯脊，属肾[8]，络膀胱[9]。其直者，从肾[8]上贯肝膈[10]，入肺中[11]，循喉咙[12]，挟舌本[13]。其支者，从肺出络心，注胸中[14]。”（图 105）

九、手厥阴心包经

《灵枢·经脉》说：“心主手厥阴心包络之脉，起于胸中，出属心包络[1]，下膈[2]，历络三焦[3]。其支者，循胸[4]出胁，下腋三寸[5]，上抵腋下[6]，循臑内，行太阴少阴之间[7]，入肘中[8]，下臂，行两筋之间[9]，入掌中[10]，循中指出其端[11]。其支者，别掌中，循小指次指出其端[12]。”（图 106）

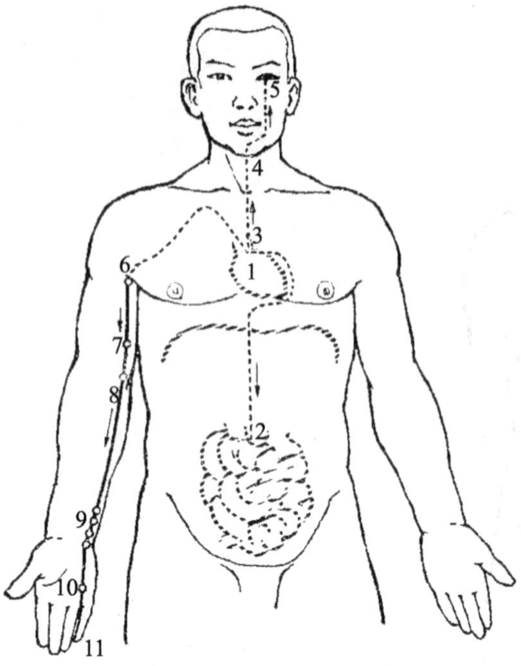

图 102　手少阴心经脉循行示意图

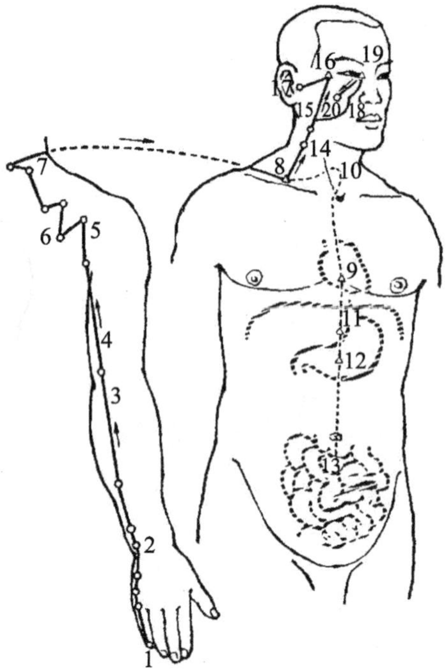

图 103　手太阳小肠经脉循行示意图

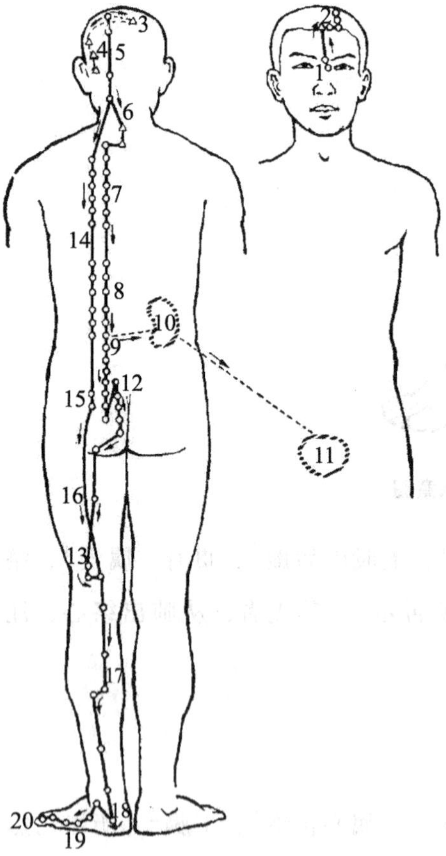

图 104　足太阳膀胱经脉循行示意图

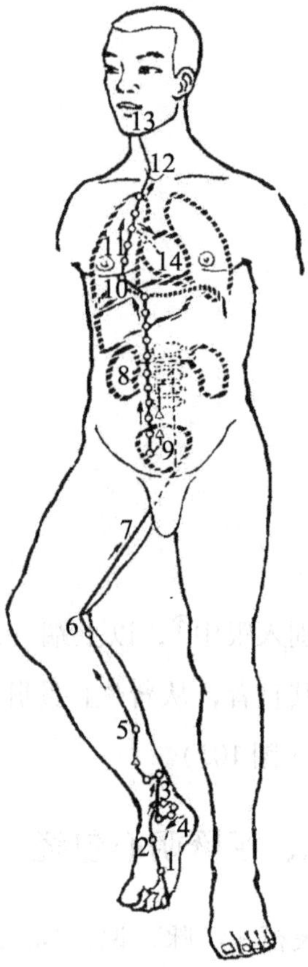

图 105　足少阴肾经脉循行示意图

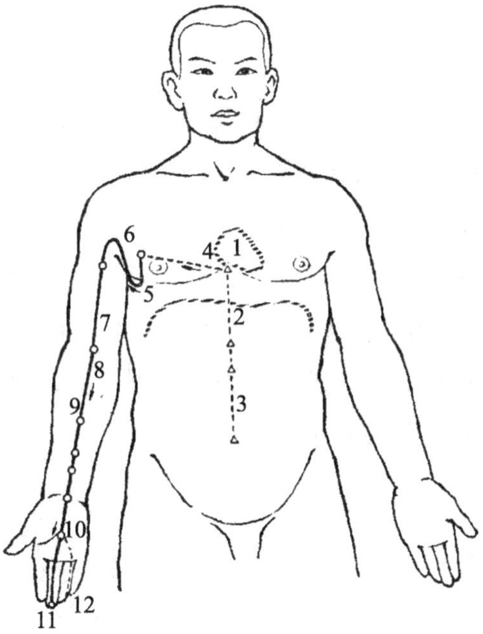

图 106　手厥阴心包经脉循行示意图

十、手少阳三焦经

《灵枢·经脉》说："三焦手少阳之脉，起于小指次指之端①，上出两指之间②，循手表腕③，出臂外两骨之间④，上贯肘⑤，循臑外⑥上肩⑦，而交出足少阳之后⑧，入缺盆⑨，布膻中，散络心包⑩，下膈，循属三焦⑪。其支者，从膻中⑫，上出缺盆⑨，上项⑬，系耳后⑭，直上出耳上角⑮，以屈下颊至䪼⑯。其支者，从耳后入耳中，出走耳前，过客主人前，交颊⑰，至目锐眦⑱。"（图 107）

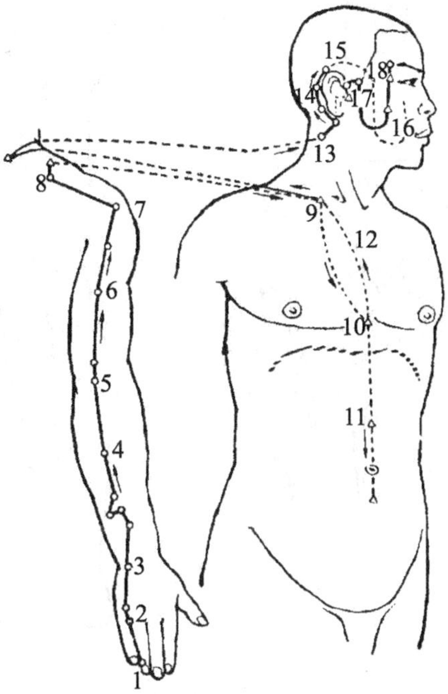

图 107　手少阳三焦经脉循行示意图

十一、足少阳胆经

《灵枢·经脉》说："胆足少阳之脉，起于目锐眦①，上抵头角②，下耳后③，循颈，行手少阳之前④，至肩上，却交出手少阳之后，入缺盆⑤。其支者，从耳后入耳中⑥，出走耳前⑦，至目锐眦后⑧。其支者，别锐眦①，下大迎⑨，合于手少阳，抵于䪼⑩，下加颊车⑪，下颈，合缺盆⑤，以下胸中，贯膈⑫，络肝⑬，属胆⑭，循胁里⑮，出气街⑯，绕毛际⑰，横入髀厌中⑱。其直者，从缺盆⑤下腋⑲，循胸⑳，过季胁㉑，下合髀厌中⑱，以下循髀阳㉒，出膝外廉㉓，下外辅骨之前㉔，直下抵绝骨之端㉕，下出外踝之前，循足跗上㉖，入小指次指之间㉗。其支者，别跗上，入大指之间，循大指歧骨内出其端，还贯爪甲，出三毛㉘。"（图 108）

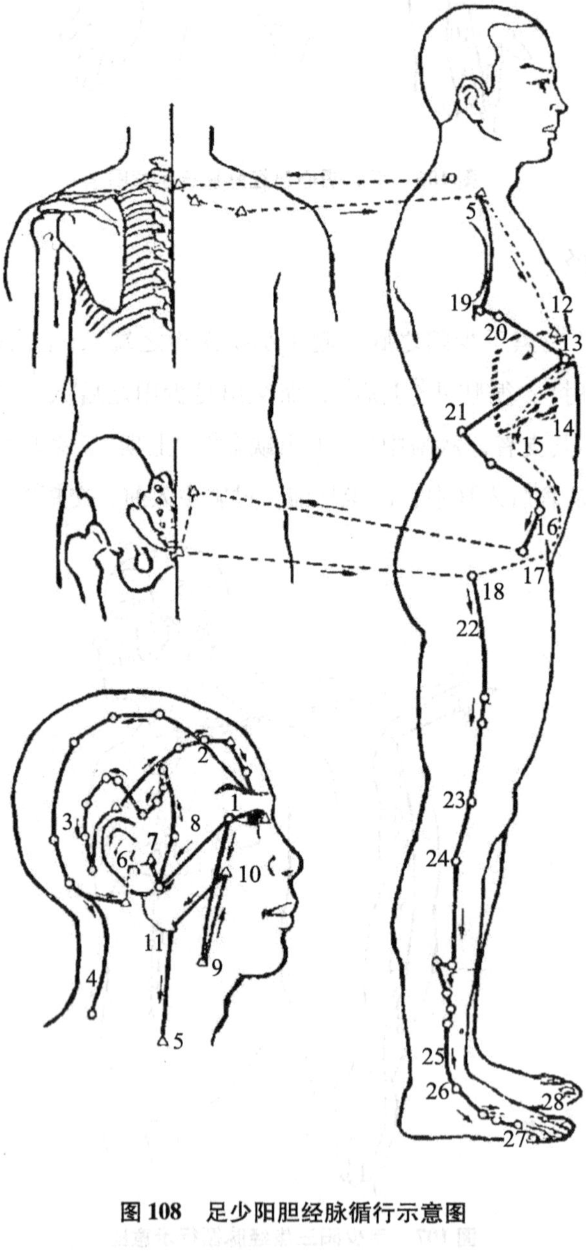

图 108　足少阳胆经脉循行示意图

十二、足厥阴肝经

《灵枢·经脉》说：“肝足厥阴之脉，起于大指丛毛之际①，上循足跗上廉②，去内踝一寸③，上踝八寸④，交出太阴之后，上腘内廉⑤，循股阴⑥，入毛中⑦，过阴器⑧，抵小腹⑨，挟胃⑩，属肝，络胆，上贯膈⑪，布胁肋⑫，循喉咙之后⑬，上入颃颡⑭，连目系⑮，上出额⑯，与督脉会于巅⑰。其支者，从目系下颊里⑱，环唇内⑲。其支者，复从肝⑳，别贯膈⑪，上注肺㉑。”（图 109）

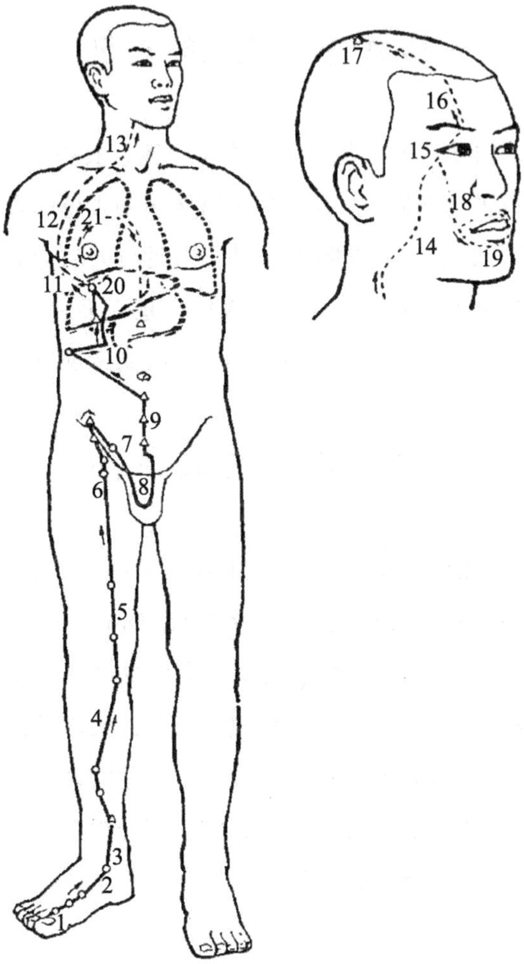

图 109　足厥阴肝经脉循行示意图

第三节　流注次序

十二经脉分布于人体内外，其经气是循环贯注的。如《素问·举痛论》说：“经脉流行不止，环周不休。”关于经脉流注的次序，《灵枢·营气》有较详尽的记载，其云：“故气从太阴出，注手阳明，上行注足阳明，下行至跗上，注大指间，与太阴合，上行抵髀，从脾注心中，循手少阴，出腋，下臂，注小指，合手太阳，上行乘腋，出𩓐内，注目内眦，上巅，下项，合足太阳，循脊，下尻，下行注小指之端，循足心，注足少阴，上行注肾，从肾注心，外散于胸中，循心主脉，出腋，下臂，出两筋之间，入掌中，出中指之端，还注小指次指之端，合手少阳，上行注膻中，散于三焦，从三焦注胆，出胁，注足少阳，下行至跗上，复从跗注大指间，合足厥阴，上行至肝，从肝上注肺，上循喉咙，入颃颡之窍，究于畜门。其支别者，上额循巅，下项中，循脊入骶，是督脉也；络阴器，上过毛中，入脐中，上循腹里，入缺盆，下注肺中，复出太阴。此营气之所行也，逆顺之常也。”

第四节　经络表里

手足三阴三阳十二经脉，内系六脏（包括心包络）六腑，其中阴经系脏，阳经系腑。在经脉的循行上，阴经属脏络腑，阳经属腑络脏，从而构成了脏腑阴阳表里相合的关系，如《素问·血气形志》说：“足太阳与少阴为表里，少阳与厥阴为表里，阳明与太阴为表里，是为足阴阳也。手太阳与少阴为表里，少阳与心主为表里，阳明与太阴为表里，是为手之阴阳也。”由于十二经脉存在着这种表里关系，所以其在生理功能上是彼此相通的，且在疾病发展过程中也是可以相互影响的。

第五节　气血多少

有关十二经脉的气血多少的论述，在《内经》中凡三见：一见于《素问·血气形志》，二见于《灵枢·五音五味》，三见于《灵枢·九针论》。三者所述，略有不同，而一般以《素问》的论述为准则。《素问·血气形志》说：“夫人之常数，太阳常多血少气，少阳常少血多气，阳明常多气多血，少阴常少血多气，厥阴常多血少气，太阴常多气少血，此天之常数。”

人身脏腑经络都是表里相合、雌雄相应的。所以十二经脉气血虽有多少的差异，但其通过表里相合的关系，亦趋于均衡协调。如太阳经多血少气，则少阴经少血多气；少阳经少血多气，则厥阴经多血少气。凡阳经有余的则阴经不足，阳经不足的则阴经有余，这是经脉上的自然规律。唯阳明经是生化之源，所以气血皆多。

十二经气血多少的理论，对于临床治疗是有一定指导意义的。如《素问·血气形志》说：“刺阳明，出血气；刺太阳，出血恶气；刺少阳，出气恶血；刺太阴，出气恶血；刺少阴，出气恶血；刺厥阴，出血恶气也。”

这里所说的“恶血”“恶气”的“恶”字，作“不宜”解。“恶血”即不宜出血，“恶气”即不宜出气。太阳、厥阴，均多血少气，故均宜出血，不宜出气；少阳、少阴、太阴，皆多气少血，故均宜出气，不宜出血。总之，凡多血少气者，可泻其血而不可伤其气；多气少血者，可泻其气而不可伤其血。

第二章　奇经八脉

奇经有八，即任脉、督脉、冲脉、带脉、阴跷脉、阳跷脉、阴维脉、阳维脉。其所以名奇经八脉者，正如《难经·二十七难》说：“凡此八脉者，皆不拘于经，故曰奇经八脉也。”

奇经八脉的主要功能是调节正经的气血。十二经气血满溢，就蓄藏于奇经。《难经·二十八难》说：“其奇经八脉者……比于圣人图设沟渠，沟渠满溢，流于深湖，故圣人不能拘通也。”这说明十二经脉气血旺盛而流蓄于奇经，乃生理常态，犹如沟渠之水溢而流入湖海一样。兹将八脉的名称及循行部位分述于下。

一、任脉

任，有“总任”的含义。其脉运行于颈、喉、胸、腹的正中线，能够总任一身的阴经，所以被称为“阴脉之海”。此外，其还有“妊养”的含义。其脉起于胞中，与妊育胎儿有关，故后世又称“任主胞胎”。

关于其循行部位，《素问·骨空论》说：“任脉者，起于中极之下，以上毛际，循腹里，上关元，至咽喉，上颐，循面，入目。”

二、督脉

督，有“总督”的含义。其脉运行于头、项、背后的正中线，能够总督一身的阳经，所以被称为“阳脉之海”。

关于其循行部位，《素问·骨空论》说：“督脉者，起于少腹以下骨中央。女子入系廷孔，其孔，溺孔之端也。其络循阴器，合篡间，绕篡后，别绕臀，至少阴，与巨阳中络者合，少阴上股内后廉，贯脊，属肾。与太阳起于目内眦，上额交巅，上入络脑，还出别下项，循肩髆内，侠脊，抵腰中，入循膂，络肾。其男子循茎下至篡，与女子等，其少腹直上者贯脐中央，上贯心，入喉，上颐，环唇，上系两目之下中央。”《难经·二十八难》说：“督脉者，起于下极之俞，并于脊里，上至风府，入属于脑。”

三、冲脉

冲脉，有总领诸经气血之功，为十二经气血之要冲，故又有“血海”“经脉之海”之称。

关于冲脉的循行，从《素问》《灵枢》中有关的经文来看，其循行范围较广泛，或行身之前，或行身之后，或上行于唇口，或下行至足趾间，原文如下。

《素问·骨空论》曰：“冲脉者，起于气街，并少阴之经，侠脐上行，至胸中而散。”《灵枢·五音五味》曰：“冲脉、任脉，皆起于胞中，上循背里，为经络之海。其浮而外者，循腹右（《太素》无‘右’字）上行，会于咽喉，别而络唇口。”《灵枢·海论》曰：“冲脉者，为十二经之海，其输上在于大杼。”《灵枢·逆顺肥瘦》曰：“夫冲脉者，五脏六腑之海也，五脏六腑皆禀焉。其上者，出于颃颡，渗诸阳，灌诸精；其下者，注少阴之大络，出于气街，循阴股内廉，入腘中，伏行骭骨（即胫骨）内，下至内踝之后属而别；其下者，并于少阴之经，渗三阴；其前者，伏行出跗属，下循跗，入大指间，渗诸络而温肌肉。”《灵枢·海论》：“冲脉者……下出于巨虚之上下廉。”《素问·痿论》：“冲脉者，经脉之海也，主渗灌溪谷。与阳明合于宗筋，阴阳揔宗筋之会，会于气街，而阳明为之长，皆属于带脉，而络于督脉。”

任脉、督脉和冲脉均起于胞宫，故有“冲脉、任脉、督脉，一源而三歧”的说法。任脉行身之前，贯脐中央直上；督脉行身之后，贯脊上行；冲脉循行范围极为广泛，不仅联络任、督、带脉，还注于少阴，会于阳明，及于太阳。

四、带脉

带脉，总束诸脉，围腰一身，犹如束带。

关于其循行部位，《难经·二十八难》说：“带脉者，起于季胁，回身一周。”

五、阴跷脉、阳跷脉

跷，有轻健矫捷之义。两跷脉均起于跟中，自内踝上行者为阴跷，自外踝上行者为阳跷。两脉均上达目内眦，而与眼睑之开阖作用有关。

关于阴跷脉的循行部位，《灵枢·脉度》说：“跷脉者，少阴之别，起于然骨之后，上内踝之上，直上循阴股入阴，上循胸里，入缺盆，上出人迎之前，入頄，属目内眦，合于太阳、阳跷而上行。”

关于阳跷脉的循行部位，《难经·二十八难》说：“阳跷脉者，起于跟中，循外踝上行，入风池。”

六、阴维脉、阳维脉

维，有维系之义。运行于诸阴经之间的，称为阴维脉；运行于诸阳经之间的，称为阳维脉。

关于阴维脉的循行部位，《难经·二十八难》说：“阴维起于诸阴交也。”

关于阳维脉的循行部位，《难经·二十八难》说：“阳维起于诸阳会也。”

关于阴维、阳维二脉的循行部位，《十四经发挥》做了如下补充：阴维脉起于小腿内侧（筑宾），沿股内侧上行，入腹，与足太阴经会于腹侧（府舍、大横、腹哀），又与足厥阴经会于胁肋（期门），循胸入乳，与任脉会于颈部（天突、廉泉）；阳维脉发于足跟金门，上出外踝，沿足少阳经（阳交）上行，过髀枢，循胁肋后上行，与手足太阳经及阳跷脉会于腋后（臑俞），上肩又与手足少阳经相合（天髎、肩井），上颈与督脉相会（哑门、风府），入风池，沿足少阳经上头循额（风池、脑空、承灵、正营、目窗、临泣、本神等），而络于眉上（阳白）。

小　结

经络网络全身、沟通内外、联系表里，从而使机体进行有机联系的整体活动。

经络是运行气血的通路。内而五脏六腑，外而四肢百骸，均需气血以濡养灌溉，而气血通达全身，必须通过经络的传注。

在病理变化方面，经络既能反映各种病变，又能传导内外，所以在辨证治疗等方面，不能离开这一理论的指导。

经络学说以十二经脉和奇经八脉为主要内容，而在经络的整体循环过程中，十二经筋、十二经别和十五别络，亦各有其不同的作用。

经络学说与脏象学说是密切联系着的。脏象学说中所称五脏六腑的相合、内外组织器官的联系，以及气血的敷布等，都要通过经络在其间的沟通和维系来实现，这充分体现了人体内外活动的整体性。

【病机】

病机是疾病发生及变化的机制。本篇讨论的内容包括发病的机制、导致疾病的原因、疾病内在变化的机制及表现于临床的证候等问题。因此，它的范围是比较广泛的。

古人在医疗实践中，通过长期的观察与体验，积累了丰富的知识和经验，并在客观存在的脏象经络疾病变化的基础上，运用阴阳五行的理论来加以解释、分析和总结，从而形成了祖国医学的病理生理观，且该病理生理观特别突出了人体内在统一的整体观念。

第一章 发　病

疾病的发生和变化是错综复杂的，但总其大要，不外乎本身的条件和致病的因素两个方面。《内经》把这两个方面概括地称为正和邪，并认为如果人的脏腑功能正常，正气强盛，血气充盈，卫外固密，那么，外邪就无从侵入，疾病也就无从发生了。只有在正气虚弱，卫外无力，开阖失常的时候，病邪才有可能乘虚而入。正如《灵枢・百病始生》所说："风雨寒热，不得虚，邪不能独伤人。卒然逢疾风暴雨而不病者，盖无虚，故邪不能独伤人。此必因虚邪之风，与其身形，两虚相得，乃客其形。"《素问・评热病论》也说："邪之所凑，其气必虚。"所以，正气虚是导致疾病的主要因素，外来邪气乃引发疾病的条件。但这并不否定外邪致病的重要性。如《素问・刺法论》说："黄帝曰：余闻五疫之至，皆相染易，无问大小，病状相似，不施救疗，如何可得不相移易者?岐伯曰：不相染者，正气存内，邪不可干，避其毒气。"这明确地指出了疫邪具有传染性，要达到免受外来疫邪感染的目的，除了"正气存内"以外，还必须注意避其邪毒之气。这说明病邪，特别是那些具有传染性的疫邪，在一定条件下，在疾病的发生中起主要作用。

正气不足，或失于保养，则外卫暂时失固，如外邪此时来犯，就能乘虚而入，引起疾病。这种情况，或与季节有关，详见《素问・四气调神大论》，如"春三月……逆之则伤肝，夏为寒变，奉长者少"。又如，《素问・生气通天论》说："四时之气，更伤五脏。"此外，饮食五味不和，也可伤人正气，使人为病邪所侵，而生病。如《素问・生气通天论》说："味过于酸，肝气以津，脾气乃绝；味过于咸，大骨气劳，短肌，心气抑；味过于甘，心气喘满，色黑，肾气不衡；味过于苦，脾气不濡，胃气乃厚；味过于辛，筋脉沮弛，精神乃央。是故谨和五味，骨正筋柔，气血以流，腠理以密。"

人体受邪之后，又因正气的强弱有差异，病邪的性质有不同，受邪的程度有轻重，病邪所在的部位有浅深，而产生不同的结果：有的很快就恢复了；有的继续发展下去，成为各种各样的病证。《灵枢・五变》说："余闻百疾之始期也，必生于风雨寒暑，循毫毛而入腠理，或复还，或留止，或为风肿汗出，或为消瘅，或为寒热，或为留痹，或为积聚。奇邪淫溢，不可胜数。""夫同时得病，或病此，或病彼。""肉不坚，腠理疏，则善病风。""五脏皆柔弱者，善病消瘅。""小骨弱肉者，善病寒热。""粗理而肉不坚者，善病痹。"这些都说明了疾病与病人的体质差异有关。

疾病的轻重程度取决于邪的轻重。邪轻则病轻，邪重则病重。故《灵枢・邪气脏腑病形》说：

"虚邪之中身也，洒淅动形；正邪之中人也，微。"

病证的不同取决于病邪所在的部位，有邪在筋骨经脉者，有邪在脏在腑者。如《灵枢·刺节真邪》说："虚邪之中人也……内搏于骨，则为骨痹；搏于筋，则为筋挛；搏于脉中，则为血闭不通，则为痈；搏于肉，与卫气相搏……气往来行则为痒，留而不去则痹，卫气不行则为不仁。"《灵枢·五邪》说："邪在肺，则病皮肤痛，寒热，上气喘，汗出，咳动肩背。……邪在肝，则两胁中痛，寒中，恶血在内，行善掣节，时脚肿。……邪在脾胃，则病肌肉痛……热中善饥……寒中肠鸣腹痛。……邪在肾，则病骨痛，阴痹。阴痹者，按之而不得，腹胀，腰痛，大便难，肩背颈项痛，时眩。……邪在心，则病心痛，喜悲，时眩仆。"可见邪所在的部位不同，病证也随之而各异。

人体受邪以后，由于体质各有不同，发病亦大有出入。有立刻发病的，也有不立刻发病的，也有时而复发的，此即潜伏期长短之不同。故《灵枢·贼风》说："黄帝曰：夫子言贼风邪气之伤人也，令人病焉。今有其不离屏蔽，不出空穴之中，卒然病者，非不离贼风邪气，其故何也？岐伯曰：此皆尝有所伤于湿气，藏于血脉之中，分肉之间，久留而不去；若有所堕坠，恶血在内而不去。卒然喜怒不节，饮食不适，寒温不时，腠理闭而不通。其开而遇风寒，则血气凝结，与故邪相袭，则为寒痹。其有热则汗出，汗出则受风，虽不遇贼风邪气，必有因加而发焉。黄帝曰：今夫子之所言者，皆病人之所自知也。其毋所遇邪气，又毋怵惕之所志，卒然而病者，其故何也？唯有因鬼神之事乎？岐伯曰：此亦有故邪留而未发，因而志有所恶，及有所慕，血气内乱，两气相搏。其所从来者微，视之不见，听而不闻，故似鬼神。"

古人在观察疾病发生的过程中，看到某些疾病在发生之前，病人虽然并没有受到风寒等外邪的侵袭，也没有受什么惊吓，却也发病了时，就很容易想到鬼神的问题上去。《内经》作者为了驳斥这种迷信思想，坚持邪正相搏的发病观点，提出了"内虚"与"因加而发"的说法。他认为人体受邪之后，邪留体内时，可不立刻出现任何症状。后由某种因素，如饮食起居失调，或情志变动等，造成人体气血运行失常，卫气的抗病功能衰退时，留于体内的病邪就会乘机而起，与正气相搏而致病。临床上也常见某些疾病，由于正气时衰时盛，而时发时愈，或愈而复发。所以病邪虽可致病，但多是在正气虚衰的条件下，才能致病，这也进一步说明了内因的重要性。

《内经》所述发病理论非常清楚地说明了正气不足是疾病发生的内在因素，外邪是引起疾病的重要条件，外邪必须通过内在因素引发疾病。中医治疗外感疾病，除了注意致病之邪以外，还应在用药处方时着重调整机体的功能，以增强抗病能力，就是从这个理论出发的。

第二章　病　　因

导致疾病的原因是多种多样的，如风、寒、暑、湿、燥、火六淫之气，七情过度，以及饮食劳伤等，在一定条件下都能使人发生疾病。所以《素问·调经论》说："夫邪之生也，或生于阴，或生于阳。其生于阳者，得之风雨寒暑；其生于阴者，得之饮食居处，阴阳喜怒。"

由于病因的性质各有不同，所以疾病在病变过程中所表现的症状也各有不同。因此，掌握不同病因的一般发病规律，对临床诊断治疗具有重要意义。

第一节　六　淫

风、寒、暑、湿、燥、火为天之六气，亦称为“六元”。在正常情况下，六气于人是无害的。正如《素问·宝命全形论》所说：“人以天地之气生，四时之法成。”如果四时六气太过，或出现非其时而有其气的反常情况，就会直接或间接地影响人体，从而引起疾病的发生，是为六气淫胜，简称六淫。但是人如果不注意摄生，每当适应能力或抵抗能力削弱的时候，六气虽为正常的气候，也能成为致病的原因。因此，六淫在习惯上是泛指外感病的致病因素而言的。从六淫发病的情况来看，其实际上除了包括物理性的致病因素之外，还包括一切传染性的致病因素，而这些病邪的致病机制，又与六气淫胜有不可分割的关系。但在古代的历史条件下，不可能有如此确切的认识，故概以六淫名之。例如，中医传统所称“破伤风”，即指皮肤创伤感染风邪而发生痉厥、角弓反张等。显然这里所谓的风邪，指外来感染而言。其他如伤风、伤寒、风温、湿温等也包含这种因素。

六淫为病，每与季节有关。例如，春多风病，夏多暑病，长夏多湿病，秋多燥病，冬多寒病等，这是一般规律。但是气候变化是非常复杂的，人体的感受性也各有不同，所以同一季节可以有不同性质的外感病发生，而一种疾病又可以由多种病邪引发。因此，六淫为病及其所呈现的症状，也往往是错综复杂的。

一、风

风，终岁常在，四时皆有。凡湿、热、燥、寒诸气，多依附于风而侵袭人体，导致疾病。如风温、风热、风寒、风湿之类皆如此。所以，风气实为外感疾病的先导。《素问·骨空论》所说“风者，百病之始也”即此意。风的特性是善动不居，变化无定。风邪侵入人体，在表则稽留于皮毛，或逗留于肌肉腠理之间，或游走于经脉募原之中；入里则损及脏腑；上逆则直犯巅顶，在下则伤及膝胫。所以《素问·风论》说：“风者，善行而数变……故风者，百病之长也，至其变化，乃为他病也，无常方，然致有风气也。”

风邪侵袭人体，常先自阳经及上部始。例如，《素问·太阴阳明论》说：“故犯贼风虚邪者，阳受之。”“故伤于风者，上先受之。”故感冒风邪，先有表证，多见头项疼痛、恶风、畏寒等症状。《素问·骨空论》说：“风从外入，令人振寒，汗出头痛，身重恶寒。”这就是风邪在表的常见症状。

感受风邪，可以发生消化不良、腹胀、腹泻等脾病症状。风为木之气，风气通于肝，木能克土，故风邪可以使脾土受邪而病，如《素问·至真要大论》说：“风气大来，木之胜也，土湿受邪，脾病生焉。”又说：“风淫所胜……民病胃脘当心而痛，上支两胁，鬲咽不通，饮食不下，舌本强，食则呕，冷泄，腹胀，溏泄，瘕，水闭，蛰虫不去，病本于脾。”

由上所述，善动多变、首先犯表，以及木盛克土等，皆是风气致病的一般情况。

二、寒

寒是冬季的主气，故冬令多寒病，但其也见于其他时令。寒为阴邪，最易伤人阳气。寒邪外束，与卫气相搏，阳气不得宣泄，便会出现恶寒、发热、无汗等症。所以《素问·热论》说：“今夫热病者，皆伤寒之类也……人之伤于寒也，则为病热。”由此可见，寒邪实为多种发热疾病的主要原因之一。

寒又为痛证的病因之一。痛的部位有躯干、四肢、筋骨、皮肉，有胸腹脏腑。虽然病种不同，但其致病之由，常以寒气为多见。如《素问·痹论》说：“痛者，寒气多也，有寒故痛也。”这是因为寒性收引，寒邪侵入人体，留滞于经络筋肉关节之间，就会使络脉蜷缩，气血流行被阻，筋肉拘急收引，而导致疼痛。又如，《素问·举痛论》说：“寒气入经而稽迟，泣而不行；客于脉外则血少，客于脉中则气不通，故卒然而痛。”

寒邪致病，可以影响及心，导致寒热、烦躁、肢厥、心痛，甚至水肿、喘咳、盗汗等症状。这是寒为水之气，水能胜火之故。故《素问·至真要大论》说：“寒气大来，水之胜也，火热受邪，心病生焉。”《素问·气交变大论》说：“寒气流行，邪害心火。民病身热，烦心，躁悸，阴厥，上下中寒，谵妄心痛……甚则腹大胫肿，喘咳，寝汗出，憎风。”

三、暑与火

暑与火是夏天的主气，乃火热之气所化。《素问·五运行大论》说：“其在天为热，在地为火……其性为暑。”所以暑病常见于夏令。此外，暑与火邪也包括高温及火热所迫等。

暑为阳热，主升主散。故暑热侵入，则腠理开而多汗。《灵枢·岁露论》说：“暑则皮肤缓而腠理开。”这种因暑多汗，本是人体适应外界高温环境的生理现象，但开泄太过，就会耗伤元气，如《素问·刺志论》说：“气虚身热，得之伤暑。”《素问·举痛论》说：“炅则腠理开，荣卫通，汗大泄，故气泄。”汗出过多，不仅耗气，而且伤津。故伤于暑邪者，多见头晕、心烦、渴饮、闷乱等症状，甚至可见卒然昏倒、不省人事。诚如《素问·六元正纪大论》所说：“炎火行，大暑至……故民病少气……甚则瞀闷懊侬，善暴死。”

火热之气最易刑金伤肺，故其为病多见喘咳、烦热、咳血、衄血等症状。如《素问·气交变大论》说：“岁火太过，炎暑流行，金肺受邪，民病疟，少气，咳喘，血溢……”

四、湿

湿是长夏的主气，故长夏多湿病。

湿为阴邪，最易阻塞气机，伤人阳气。其性重浊腻滞，为病多缠绵难愈。

湿邪袭人，多因外伤雾露，或汗出沾衣，或以水为事，或涉水淋雨，或居处卑湿。

湿之形成，多因地之湿气上蒸。所以湿邪伤人，常先起于下部，多见足跗浮肿、下肢重滞、皮肤麻木、筋肉关节疼痛、腰酸背痛等症状。如《素问·阴阳应象大论》说："地之湿气，感则害皮肉筋脉。"这是阳气被湿邪阻抑，失其温煦濡养之故。

湿邪在上则头重如裹，《素问·生气通天论》说："因于湿，首如裹。"这是由于头为诸阳之会，湿邪困遏，清阳失宣。

此外，湿邪亦常与其他外邪相合为病，如风湿、寒湿、湿热、暑湿等，其在临床上都有一定症状可凭，不难辨识。

五、燥

燥为秋季的主气，与肺气相应，其气清肃，其性干燥。肺气通于皮毛，与大肠相表里。燥气多发于秋令，其为病多见皮肤干枯皱褶、唇燥、鼻干、咽痛、咳喘、便结等症状。

燥淫为病，常及于肝，而见两胁痛、少腹痛、目赤、眦痛等症。因为燥在五行属金，金能制木，所以《素问·至真要大论》说："清气大来，燥之胜也，风木受邪，肝病生焉。"《素问·气交变大论》说："燥气流行，肝木受邪，民病两胁下少腹痛，目赤痛，眦疡，耳无所闻。"

秋令燥气，又有兼凉、兼温的不同，在临床治疗中当明辨。

第二节 七　情

七情就是喜、怒、忧、思、悲、恐、惊七种情志。

人的情志是在机体的正常调节下，随着外界环境各种条件的刺激而产生的种种反应性活动，一般属于生理现象，不会引起疾病。但如果情志波动过于剧烈，或持续过久，则易影响机体，导致疾病的发生。所以七情也是致病的重要原因。

情志活动是以五脏精气为物质基础的。《素问·阴阳应象大论》说："人有五脏化五气，以生喜、怒、悲、忧、恐。"所以，情志致病与五脏的功能有不可分割的关系。

心为五脏六腑之大主，精神之所舍。因此，心在情志变化方面是起着主导作用的。《灵枢·口问》所说"心者，五脏六腑之主也。……故悲哀愁忧则心动，心动则五脏六腑皆摇"正说明了这个道理。

五脏与五志各有相应的联系，如《素问·阴阳应象大论》说："怒伤肝……喜伤心……思伤脾……忧伤肺……恐伤肾。"喜为心志，在正常情况下，喜能缓和紧张情绪，使血气和调，营卫通利，心气舒畅。但若暴喜过度，则血气涣散，不能上奉心神，神不守舍，而见失神、狂乱等症。怒为肝志，有发泄之意，在某些情况下，略有助于肝气的疏泄条达。但若大怒不止，则肝气上逆，血随气上溢，而见面赤、气逆、吐血、呕血，甚至昏厥卒倒。悲忧为肺志。悲哀太甚，则肺气抑郁，甚至耗气伤阴，而见形瘁气乏。忧思为脾志。思虑过度，则脾气郁结，结于胸腹，而见胸脘痞塞；脾气受伤，运化无能，则见饮食不思、消化不良、腹胀便泄等症。恐为肾志。大惊卒恐，则精气内损，肾气受伤，气陷于下。正如《素问·举痛论》说："余知百病生于气也。怒则气上，喜则气缓，悲则气消，恐则气下……惊则气乱，劳则气耗，思则气结。”可见情志失调，可累及五脏。虽然五脏各有所伤，但总体来讲，不外乎五脏之气的平衡协调关系受到影响，导致整个人体的气化功能发生异常，而造成种种不同的病理机制。

不仅如此，在疾病发展过程中，激烈的情志波动也往往会使病情改变，病势急剧恶化。如《素问·玉机真脏论》说：“忧、恐、悲、喜、怒，令不得以其次，故令人有大病矣。”以上是七情致病的总的概括。

情志异常一般由外在环境的刺激引起，而内脏气血的病变也常影响情志。如血气有余，肝阳亢盛，相火偏胜之人往往善怒。反之，血气不足，肝气虚衰者多胆怯易恐。所以《素问·调经论》说：“血有余则怒，不足则恐。”《灵枢·本神》说：“肝气虚则恐，实则怒。……心气虚则悲，实则笑不休。”调治五脏有余、不足，使五脏得安，就能使情志复归正常。

第三节　饮食劳伤

饮食与劳动是人们的正常生活，和六气一样，在正常情况下不是病因。但若不知节制，其都足以致病，而成为致病因素之一。

一、饮食

饮食能导致疾病的主要原因有二：一是饮食不节，大饥大饱，或饮食过寒过热；二是饮食有所偏嗜，如过食酸、苦、甘、辛、咸等五味。

（一）大饥大饱或饮食过寒过热

《灵枢·五味》说：“故谷不入半日则气衰，一日则气少矣。”饥而不食，则精气乏竭，而影响身体。若饮食过饱，增加了肠胃的负担，就会引起消化不良、胸腹胀满等症状，所以《素问·痹论》说：“饮食自倍，肠胃乃伤。”如经常饮食过量，不仅会导致消化不良，还会使气血流通失常，筋脉瘀滞，而有下利、痔疮等症状，故《素问·生气通天论》说：“因而饱食，筋脉横解，肠澼为痔。因而大饮，则气逆。”多食肥甘厚味，令人内热，甚至可引起痈疽疮毒，故《素问·生气通天论》又说：“高梁之变，足生大丁。”饮食入胃，其气由经脉上肺，所以饮食过寒过热，不仅易损伤脾胃，而且亦易伤肺，故《灵枢·邪气脏腑病形》说：“形寒寒饮则伤肺。”《灵枢·师传》说：“食饮者，热无灼灼，寒无沧沧。”这就是告诫人们饮食不要过寒过热。

（二）饮食有所偏嗜

《素问·五脏生成》说：“是故多食咸，则脉凝泣（涩）而变色；多食苦，则皮槁而毛拔；多食辛，则筋急而爪枯；多食酸，则肉胝䐢而唇揭；多食甘，则骨痛而发落。此五味之所伤也。”《素问·生气通天论》说：“味过于酸，肝气以津，脾气乃绝；味过于咸，大骨气劳，短肌，心气抑；

味过于甘，心气喘满，色黑，肾气不衡；味过于苦，脾气不濡，胃气乃厚；味过于辛，筋脉沮弛，精神乃央。”这都说明五味过偏，会引起某种疾病，甚至可以影响生命，所以《素问·至真要大论》说：“久而增气，物化之常也。气增而久，夭之由也。”

二、劳伤

劳伤是指不适当的活动和超过能力所能负担的过度劳动所导致的内伤。《素问·宣明五气》说：“五劳所伤：久视伤血，久卧伤气，久坐伤肉，久立伤骨，久行伤筋。”

久视、久卧、久坐、久立、久行，是谓五劳。五劳所伤包括了劳倦致病的主要内容。其中久立、久行是劳，久卧、久坐也是劳。可见，劳就是过度的意思。五劳所伤与五脏有密切联系。如心主血，故久视伤血，病在心；肺主气，故久卧伤气，病在肺；脾主肌肉，故久坐伤肉，病在脾；肾主骨，故久立伤骨，病在肾；肝主筋，故久行伤筋，病在肝等。

此外，强用其力、房劳过度也是劳伤致病的重要因素。因为强用其力则伤骨，房劳过度则耗精。肾藏精，精生髓，髓生骨，所以其主要关系于肾。《素问·生气通天论》说：“因而强力，肾气乃伤，高骨乃坏。”《灵枢·邪气脏腑病形》说：“有所用力举重，若入房过度，汗出浴水，则伤肾。”

但是，五脏与其功能是相互关联的。如肝受血而能视，久视也能伤肝；肝淫气于筋，故强用其力使筋骨受伤，也关系到肝。此外，血伤、气耗、精竭势必影响到整个人体，故不能孤立地来看问题。

第三章　病　　理

病理是疾病变化的机制。

疾病是多种多样的。由于病因不同，机体情况和外在环境的条件不一，疾病的机制也是复杂多变的，如病变部位有表里上下的不同，疾病性质有寒热虚实之区别。疾病在发展过程中，由于功能与物质的异常，又会有化风、化火、化燥、化湿、化寒、化热等机转。其中，有的属于脏腑功能的太过、不及和彼此协调关系的破坏；有的属于经络气血的有余、不足和气血运行升降异常；有的属于机体卫外抗病的功能变化等。归纳起来，疾病的病理总不外乎机体内在阴阳的失调和邪正的消长。在疾病过程中，机体内在阴阳的失调和邪正的消长又常相互影响，不可分割。兹分述如下。

一、表里出入

表里，亦称内外，代表病变部位的深浅，标志着病机的趋势。

表与里具有内外相对的概念。例如，以经络与脏腑相对而言，经络为表，脏腑为里；以脏腑而言，腑为表，脏为里；以经络而言，三阳为表，三阴为里。三阳也可以分表里：太阳为表，阳明为里，少阳为半表半里。

六淫之邪由外侵入，首先犯表；七情过度、饮食劳伤所致之病则起于内。如《素问·太阴阳明论》说："故犯贼风虚邪者，阳受之；食饮不节，起居不时者，阴受之。阳受之则入六腑，阴受之则入五脏。"病在表，多见恶寒、发热等邪在经络肌腠的症状；病在里，多见脏腑的证候。一般而言，病在表者多较轻浅，病在里者多较深重。

人体脏腑经脉是表里相通的，而病理机制也在不断变化和发展，所以病在表者可以入里。如《素问·痹论》说："五脏皆有合，病久而不去者，内舍于其合也。故骨痹不已，复感于邪，内舍于肾。筋痹不已，复感于邪，内舍于肝。……诸痹不已，亦益内也。"这是病邪由表入里的例证。反之，病在里者，也可以出表。表里互传的机转，主要取决于邪正双方势力的对比。正不胜邪，则表邪可以入里内陷；反之，正胜邪却，则里病可以出表。因此，以外感病而言，病邪由表入里者，多为病进之象；由里出表者，多为向愈之兆。

二、上下升降

上与下代表病变的部位，体现着阴阳气血升降顺逆之机。

不同性质的外邪，常通过机体的不同部位，循着不同的途径侵入人体。如《灵枢·百病始生》说："清湿袭虚，则病起于下；风雨袭虚，则病起于上。"这是因为风为阳邪，多自上部头项而入；湿为阴邪，其为病多自下部足胻开始。人是一个整体，虽然邪入部位不同，但邪气通过经络上下传布，上则下行，下则上行，反映的仍是整体的疾病与证候。正如《素问·太阴阳明论》所说："故曰：阳病者，上行极而下；阴病者，下行极而上。故伤于风者，上先受之；伤于湿者，下先受之。"

上与下除了可用来说明邪入部位外，也可用来说明病变的所在。如《素问·至真要大论》说："诸痿喘呕，皆属于上。""诸厥固泄，皆属于下。"其中"喘"为肺气上逆，"呕"为胃气上逆，均属于上；"固"为二便不通，"泄"为二便不固，均属于下。"诸痿"是指以皮肉、筋脉、骨等枯萎软弱为表现的疾病，此病由肺热叶焦，上焦开发敷布功能失常，不能熏肤、充身、泽毛，皮肉、筋脉、骨缺乏濡养所致，故病机在上。"诸厥"指表现为四肢厥冷，甚至昏厥不省人事等的疾病，此病由阴阳气血逆乱所致，其中以下虚导致上盛者尤为多见，故病机在下。

在病理状态下，由于经络调节功能失常，阴阳气血上升下降的关系遭到破坏，造成了上下虚实的种种不同病理。如《灵枢·口问》说："上气不足，脑为之不满，耳为之苦鸣，头为之苦倾，目为之眩。"《素问·本病论》说："人或恚怒，气逆上而不下，即伤肝也。"肝气逆上，肝阳上冲，也可以导致眩晕、耳鸣等症状。但是，在病理上，其所致眩晕、耳鸣等，与上气不足而导致的决然不同。又如《灵枢·五阅五使》说："肺病者，喘息鼻张。"《素问·示从容论》说："咳嗽烦冤者，是肾气之逆也。"这说明虽同属喘咳之证，但前者由肺失肃降所致，后者由肾气上逆所致。在脏腑气化过程中，清气上升，浊气下降，维持着生理状态。反之，则如《素问·阴阳应象大论》所说："清气在下，则生飧泄；浊气在上，则生䐜胀。此阴阳反作，病之逆从也。"这主要由太阴、阳明二经气化失常，脾胃升降失职所致。其他如临床所见肾不纳气，孤阳上越，或上不制下，气虚下陷，以及心肾不交等都属之。由此可见，上下虚实病理的形成，总不离乎脏腑经络气血升降的失调与反作。

三、寒热进退

寒与热在病理的性质上各具不同的特征。寒属于功能的病理性衰退，热属于功能的病理性亢奋。《素问·刺志论》说："气实者，热也；气虚者，寒也。"这种气实气虚的寒热病机，从脾与肠胃消化功能方面来说就是：热则气盛，消谷善饥；寒则气衰，运化无能，腹胀，食不化。如《灵枢·师传》说："胃中热则消谷，令人悬心善饥……胃中寒则腹胀；肠中寒则肠鸣飧泄。"

寒与热是两种性质相对的病机，是阴阳偏胜的体现。如《灵枢·刺节真邪》说："阳胜者则为热，阴胜者则为寒。"由于阴阳之间具有相互制约的关系，阴阳的偏胜偏衰往往能相互影响。所以在一般情况下，热可以由于阳胜，亦可以由于阴虚；寒可以由于阴胜，亦可以由于阳衰。阳胜与阴虚、阴胜与阳衰，一属实，一属虚，病机悬殊，最当分辨。

寒热病机在疾病发展过程中不是一成不变的，而是在一定条件下可以互相转化的。正如《素问·阴阳应象大论》所说："寒极生热，热极生寒。"就一般而言，由热转寒者，多由于正气耗伤，故病多难愈。由寒转热者，说明正气来复，故病较易治。故《灵枢·论痛》说："其身多热者易已，多寒者难已。"

寒热病理表现为寒热征象，是不难理解的，但疾病所反映的症状往往是比较复杂的，有病机属热而反见寒象的，也有病机属寒而反见热象的。这种本质与现象不一致的情况，通常出现在比较严重的疾病中，一般称之为真热假寒，或真寒假热。前者由于热邪里盛，阳气内结，拒阴于外，而出现外寒现象，又称为阳盛格阴；后者由于阴邪太盛，元阳衰微，格阳于外，孤阳外越，而见外热现象，又称为阴盛格阳。此外，还有表寒里热、表热里寒、上热下寒、下热上寒之类寒热错杂的现象，这在临床上也是常见的。

四、邪正虚实

虚与实是体现人体正气与病邪消长形势的病理。《素问·通评虚实论》说："邪气盛则实，精气夺则虚。"

实主要是指邪气亢盛。邪气盛，正气未伤，邪正相搏，便是属实的病机。故实者必有外感六淫或痰、食、血、水等滞留为患。

虚主要是指正气虚衰不足。正气不足以与邪抗争，便是属虚的病机。虚可能是由素体虚弱所致，也可能是由病所致。如《灵枢·五禁》说："形肉已夺，是一夺也；大夺血之后，是二夺也；大汗出之后，是三夺也；大泄之后，是四夺也；新产及大血之后，是五夺也。"

病机属实者多见于疾病初期或中期，病程一般较短。病机属虚者多见于疾病的后期和一般的慢性疾病中。但在某些长期的、复杂的病变中，往往有病邪久留，损伤正气，由实转虚者；也有正气本虚，无力驱邪而致痰食水血瘀结而成虚实交错者。因此，某些长期的、复杂的病变的病机为虚中有实，实中有虚，或虚多实少，实多虚少。

不论病机是属虚还是属实，均有一定症状可凭。如《素问·玉机真脏论》说："脉盛，皮热，腹胀，前后不通，闷瞀，此谓五实。脉细，皮寒，气少，泄利前后，饮食不入，此谓五虚。"凡病机属实者使邪有去路，病机属虚者使正气恢复，则病情即可好转。故又说："浆粥入胃，泄注止，则虚者活。身汗得后利，则实者活。"必须指出的是，由于在疾病过程中机体功能紊乱，所以有时出现的症状不能正确地反映病机。有病机属实，大结大聚，经络阻滞，气血不能外达而现形寒肢厥、体倦神疲等类似虚损的证候者；亦有病机属虚，内脏气血不足，运化无力，而出现胀满、喘逆等形同实证的现象者。临床之际，对这种真实假虚、真虚假实的证候，必须细心分辨。

五、阴阳盛衰

上述出入升降、寒热虚实的病理，在疾病过程中，常交错存在，相互关联。但总体来说，其都可以用阴阳的概念来加以说明，如病机属表、升、实、热者为阳，属里、降、虚、寒者为阴。分而言之，阳盛阴虚则热，阳衰阴盛则寒；表有实热为阳，内有虚热为阴；升泄太过，上实为阳；孤阳上越，下虚为阴。如《素问·阴阳应象大论》说："阳胜则身热，腠理闭，喘粗为之俯仰，汗不出而热，齿干以烦冤，腹满死，能冬不能夏；阴胜则身寒，汗出，身常清，数栗而寒，寒则厥，厥则腹满死，能夏不能冬。"这是因为脏腑经络受病所引起的表里、寒热、虚实等不同病理变化以及疾病与自然气候密切相关，说明阴阳的偏盛偏衰是人体病理的总的反映。

在疾病发展过程中，内在病理也在不断地变化，如病变部位、病势趋向的内入外出，寒热等六气的相互转化。邪正虚实的消长盛衰等，无不体现了阴阳相对两方面的转化和演变。就一般而言，疾病由阳转阴是病理的逆变，提示着病势的进展与恶化；反之，由阴转阳则为病理的顺变，反映了病情由重转轻，趋向痊愈的转归。

由此可见，在综合病象、分析证候的基础上，运用阴阳理论来加以归纳说明，有助于加深人们对疾病的认识。因此，掌握以阴阳为总纲的病理变化，便成为辨证施治的基本原则之一。这就是祖国医学八纲辨证的理论渊源。

第一节　脏腑病理

本节主要探讨在疾病演变过程中脏腑功能活动的变化机制及其所呈现的证候。

任何疾病都会引起一系列的证候，这些证候是医者借以认识和处理疾病的主要依据。这些证候不是孤立地存在的，而是具有内在联系的，乃脏腑经络气血病变的具体反映，其中尤以五脏病变的反映为主。因此，掌握脏腑的病理，特别是五脏的病理，对辨证施治具有非常重大的意义。

一、五脏

五脏病理主要是探讨心、肝、脾、肺、肾的病理机转和相互关系，以及其与精神形态、孔窍等的病理联系。

（一）心

表现为情志异常的疾病与心的关系最为密切。因此，有关精神情志的证候，如癫狂、昏迷、妄言、喜笑无常、悲不自胜、如丧神守等，主要归属于心。这是因为心藏神是指情志而言的。若心功能失常，情志活动便失去了正常的调节。如《素问·调经论》说："心藏神……神有余则笑不休，神不足则悲。"喜笑与悲哀虽为不同的情志表现，但实质上却反映了心的阴阳两个方面的不同病机。此外，《灵枢·脉度》说"心气通于舌"，故心神失治，则舌的活动也会失常而致言语謇涩不利。故《素问·风论》说："心风之状……病甚则言不可快。"《灵枢·五阅五使》说："心病者，舌卷短。"

有关血脉异常的病证，亦归属于心。它主要表现为以下两种情况。一种是血液运行无力，血流不畅，而出现四肢厥冷、形寒脉浮、肤色青黑等证候。这是由心阳衰竭，宗气不足，循环不良，血络阻滞所致。如《素问·痹论》说："心痹者，脉不通。"《灵枢·经脉》说："手少阴气绝，则脉不通，脉不通则血不流，血不流则毛色不泽。故其面黑如漆柴者，血先死。"另一种是血液运行异常，而出现肤色赤、脉洪数，甚至脉溢出血等证候。这是由心火内炽，气盛动速所致。如《素问·痿论》说："心热者，色赤而络脉溢。"其他如疮疡之属，主要由血行壅滞所致，故亦归属于心。

心主神明，又主血脉，这两种功能是相互联系、相互影响的。若血脉不和，或血虚、血盛，则会出现神志的失常。反之，血脉运行又在一定程度上受情志的影响，如大惊卒恐，往往会使人心悸、面白。

心为五脏六腑之大主而主宰一身，所以心病可以影响到全身。这首先是因为血脉的运行关系到整个人体。血流停止，则五脏六腑的功能也就随之而竭绝，生命也就终结了。其次是因为情志波动可影响一身之气。所以《灵枢·口问》说："故悲哀愁忧则心动，心动则五脏六腑皆摇。"这更说明了心为君主之官的意义。

（二）肝

情志异常除了与心有关外，与肝也有密切关系。如瞀瘛、惊骇、如丧神守等大多与心及肝有关。故《素问·金匮真言论》说："藏精于肝，其病发惊骇。"《灵枢·本神》说："肝气虚则恐，实则怒。"惊恐与怒可反映肝的阴阳两方面的不同病机。这是因为肝主谋虑，肝病则人失去正常理智。

肝病每因情志抑郁，而不能遂其条达之性，尽其疏泄之能，于是气结于中，郁不得伸，引起两胠胀痛、嗳气不舒。故《素问·脏气法时论》说："肝病者，两胁下痛。"《素问·大奇论》说："肝雍，两胠满。"肝气逆于下，则为疝痛。故《灵枢·经脉》说："足厥阴之别……其病气逆则睾肿、卒疝。"肝气横逆，木壅侮土，伤及脾胃，则可见呕逆、腹胀，或泄泻等症状。故《灵枢·经脉》说："是主肝所生病者，胸满，呕逆，飧泄。"气郁化火，或升泄太过，肝阳上冲，则眩晕、目赤痛，甚至呕血。

阳盛伤阴，火热化风，则掉眩、瘛疭、暴厥。故《素问·至真要大论》说："诸风掉眩，皆属于肝。……诸暴强直，皆属于风。"

血行异常的证候，如血瘀胁痛胀满以及衄血、呕血等，多与肝病有关。因肝司血的贮藏与调节，若肝气郁结，血滞于肝，则胁痛。《灵枢·五邪》说："邪在肝……恶血在内。"若肝经有热，肝阳上亢，藏血失职，则血逆妄行，而见衄血、呕血。此外，肝主筋，开窍于目，若肝阴不足，精血不能濡目养筋，则目视不明、干涩夜盲、筋挛拘急，或筋痿不用。故《素问·脏气法时论》说："肝病者……虚则目䀮䀮无所见。"

（三）脾

脾的病机主要关系于消化系统，如消化不良、腹胀飧泄等都属于脾病的症状。这主要是因为脾气不足，失于健运，不能正常地磨谷消食。饮食停滞，可使传导失职，导致腹胀飧泄。故《素问·脏气法时论》说："脾病者……虚则腹满，肠鸣，飧泄，食不化。"同时，由于营养物质不能很好地被吸收、转输，营血不足而不能尽其中土灌溉之职，故可出现四肢痿弱、肌肉消瘦，甚至全身功能衰退的现象。这是气生于精，精生于谷的缘故。

脾主为胃行其津液，故因津液代谢失常而出现有关水湿的证候，主要归属于脾。这是因为脾虚不能为胃行其津液，津液失其正常的运行敷布，就会停留而为水湿，成为水肿、痰饮等疾病。故《素问·至真要大论》说："诸湿肿满，皆属于脾。"反过来，水湿停滞，阻遏阳气，又会影响脾的功能。所以《素问·宣明五气》说："脾恶湿。"

脾有摄血、统血、裹血的功能。常见的出血证候如便血不已、月经过多，或崩漏持续不止等，多与脾有关。脾气虚衰，失其统摄之权，可使血液溢出络脉，造成种种出血疾病。其病机属虚，故一般多见于慢性疾病。此病机与肝不藏血的病机迥然不同，在治疗上必须采用"引血归脾"或"补脾摄血"一类的方法，才能获得良好的效果。

（四）肺

肺主气，司呼吸。所以肺的病机主要是呼吸系统的异常。《素问·至真要大论》说："诸气膹郁，皆属于肺。"此外，肺病的证候表现还有咳逆、喘促、胸胁胀满、少气不足以息等。前三者是由肺气失宣，或肃降失职，气壅逆上所致，属于实证；后者是由肺气不足，宗气鼓动无力所致，属于虚证。故《灵枢·本神》说："肺气虚则鼻塞不利，少气；实则喘喝，胸盈仰息。"《素问·脏气法时论》也说："肺病者，喘咳逆气，肩背痛……虚则少气不能报息，耳聋嗌干。"

肺主一身之气，朝百脉，所以肺有病，往往影响全身。如果肺气衰弱，或肺热叶焦，不能行气以温煦全身，则形体痿弱，皮毛焦枯，或盗汗、自汗，卫外不固，容易感受外邪。亦有肺失肃降，不能通调水道，下输膀胱，影响水液的代谢和运行，致水液停留为痰饮，甚至形成水肿者。

其他脏腑有病，也能影响气机，累及肺脏，引起咳嗽，故《内经》中有关于五脏六腑之咳的记载。它指示人们在治疗咳嗽时，除了注重对肺的治疗外，还必须从整体出发，注意其他有关脏腑的疾病，及其对肺的影响，以帮助提高疗效。

（五）肾

生育功能的异常主要关系于肾，如不育、阳痿、早泄、遗精、妇女月经不调等都与肾有关。此等疾病常兼见失眠、健忘、多梦、善感、腰疲、神疲乏力等症状。这是因为肾藏精，肾精关系于天癸、冲脉、任脉，且精舍志，肾主骨，精生髓，脑为髓海。肾精不足，脑髓空虚，则志不守舍，筋骨枯萎。故《灵枢·本神》说："志伤，则喜忘其前言，腰脊不可以俯仰屈伸。"又说："精伤则骨酸，痿厥，精时自下。"

由于肾之精气来自全身五脏六腑，所以肾之精气的虚衰也就反映了整个人体的不足。这在临床实践中有重要意义。

肾为水脏，主津液，所以水闭、肿胀、停饮等疾病均与肾有关。水液的代谢与排泄的障碍关系到许多脏腑，如肺、脾、三焦、膀胱，乃至大肠、皮毛等。归根结底，水液的代谢与排泄在于阳气的蒸腾、推动，以分清浊，司开阖，行升降出入。阳之根、生气之源，则在于肾间动气、命门真阳。所以有关水液代谢失常的疾病主要责之于肾与命门。正如《素问·水热穴论》所说："肾者，牝脏也。……故水病下为胕肿、大腹，上为喘呼、不得卧者，标本俱病。"又说："故其本在肾，其末在肺，皆积水也。"

以上五脏病机不同，发病的情况互异，但它们决不是各自孤立的，而是彼此关联、相互影响的。一脏有病，可以累及他脏。脏腑病变可通过乘侮制约和表里上下的关系，影响全身组织器官，引起种种复杂的病理变化。例如，肾阴不足，阴虚不能制阳则阳盛；相火偏亢，肾水不能涵木则肝阳有余；火盛克金则肺病；木来侮土则脾病。又如，肾阳不足，命门火衰，火不生土则脾阳失健；脾虚不能生金则肺虚等。诸如此类，可以举一反三。因此，灵活地掌握脏腑的生克乘侮规律，从整体观念出发，进行临床的辨证分析，才能正确地认识疾病的机制。

二、六腑

六腑的病证主要体现在两个方面：一是消化功能的异常，一是津液代谢的异常。正如《灵枢·本脏》所说："六腑者，所以化水谷而行津液者也。"兹分述如下。

（一）消化功能方面

六腑的分工不同，故在证候方面亦各有差异。如同属于热证，在胃则消谷善饥或呕吐酸臭；在胆则消谷善饥，身体懈惰；在小肠则不能泌别清浊，而见小便赤涩、少腹疼痛、下利；影响及心，则上为口糜；在大肠则传导失职，而见大便燥结，或便泄出如糜、下利后重。如《灵枢·邪气脏腑病形》说："小肠病者，小腹痛……时窘之后。"《素问·气厥论》说："膀胱移热于小肠，鬲肠不便，上为口糜。"《灵枢·师传》说："肠中热则出黄如糜。"同属于寒证，在胃则饮食不下，呕吐，不欲食，哕，脘部胀痛；在大、小肠则肠鸣，腹痛，飧泄。如《灵枢·邪气脏腑病形》说：“胃病者……膈咽不通，食饮不下。”《素问·宣明五气》说：“胃为气逆，为哕。”《灵枢·师传》说：“胃中寒则腹胀，肠中寒则肠鸣飧泄。”此外，胆木太过，也能影响脾胃功能而见太息、口苦、呕吐等症状。如《灵枢·邪气脏腑病形》说：“胆病者，善太息，口苦，呕宿汁。”以上有关六腑在消化功能方面的病变又都关系于脾。

（二）津液代谢方面

三焦为决渎之官，主气所生病。所以津液代谢失常所致水液停蓄等病变，除与肺、脾、肾等脏有关以外，就六腑而言，主要与三焦有关，而肺、脾、肾与三焦之间又有不可分割的关系。如《灵枢·本输》说：“少阳属肾，肾上连肺，故将两脏。三焦者，中渎之腑也，水道出焉，属膀胱。”上焦不行，则腠理闭塞，玄府不通，责在肺；中焦运化失职，水湿停滞，责在脾；下焦不通，膀胱不利，小便癃闭，或小腹偏肿而痛，责在肾。此外，津液不足，则胃肠燥，而见口渴、便结。反之，则便溏泄泻。所以《灵枢·经脉》指出：“大肠……是主津液所生病者……小肠……是主液所生病者……”

从以上五脏与六腑的病机可以看出腑与腑、脏与脏之间的相互关系。基于脏腑相合的道理，互为表里的腑与脏在病机上往往有特殊的联系。如肺失肃降，可影响大肠的传导；反之，大肠燥结，浊气不降，也可引起喘息膜胀。又如，肝属木，内寄少阳相火，木火同气，实则怒，虚则恐。肝与胆在病机上，常相提并称。这种脏与腑的表里关系，在临床上是有一定的指导意义的。

第二节　六气病理

本篇第二章提出风、寒、暑、湿、燥、火六气淫胜为外感病的致病因素，此六淫邪气从外侵人，属于病因的范畴。本节所述六气是指在疾病发展过程中机体本身因脏腑功能的异常变化而产生的病理状态，有化风、化燥、化湿、化热、化火、化寒等的不同，属于病理的范畴。六淫邪气与此六气名称虽同，概念实异，故在治疗上亦有差别。

一、风气内动

风性善动。《素问·阴阳应象大论》说：“风胜则动。”所以，风作为病机的概念，主要概括一些动摇眩晕的证候，如头目眩晕、四肢抽搐、振掉、强直，乃至卒倒、暴不知人等。正如《素问·至真要大论》说：“诸暴强直，皆属于风。”《灵枢·热病》说：“风痉，身反折。”这些症状大多与筋、目和精神的异常有关。因为肝主藏血，淫精于目，淫气于筋，藏魂而主谋虑，所以风从内生，主要责之于肝功能的失调。因此，肝被称为风木之脏。故《素问·至真要大论》说：“诸风掉眩，皆属于肝。”《素问·阴阳应象大论》说：“肝……在变动为握。”

肝体阴而用阳。肝风内生，不外两端：一由阴虚，一由阳盛。

阴虚生风多见于大汗、大吐、大泄、大失血，或久病伤阴的病人。其主要由津液亏损，液少血枯，血不养筋，肝阴不足，阴不潜阳，肝用有余所致。也有因于下焦肾阴不足，水不涵木，风阳上扰者。此皆属虚风。

阳盛则热，热甚亦足以生风。其多见于热病过程中，大多由燥热太甚，或阳明邪实，邪热燔灼肝经，木火相煽，鼓动内风所致，病多属实。

此外，还有因热甚伤津而生风者。此当属实中有虚之证。

二、寒从中生

寒主要表现为功能衰退，多因阳衰气虚所致，如前所述（可参阅本篇第三章之“寒热进退”）。

寒的另一种表现为收引。如《素问·举痛论》说：“寒则气收。”“气收”在血脉，则脉急缩蜷而少血，血行凝泣；在腠理，则毛窍收缩，闭塞无汗；在肌肤筋肉，则冷厥不仁，挛急不伸，甚至出现痹痛等证候。

阳衰则阴盛，阴盛则内寒。水液主要由阳气不足，蒸化无权，水不化气所致，故凡水聚、肿胀、痰饮之类多属之。《素问·至真要大论》说：“诸病水液，澄彻清冷，皆属于寒。”这就说明凡属于阴盛水液为病而见小便清长、涕唾痰涎稀薄清澈，或大便清冷无臭者，都属于寒。这对临床辨证有一定的指导意义。

寒从中生由阳衰气虚所致，阳气之本、十二经五脏六腑生气之源皆出于肾，故《素问·至真要大论》说：“诸寒收引，皆属于肾。”

三、湿邪停滞

湿是指体内水谷津液运化转输功能障碍，而使水液蓄积停滞的病机。湿邪每因侵犯部位的不同而表现出不同的症状。若湿邪留滞在筋肉之间，则表现为肢体重滞，或屈伸不便。故《素问·至真要大论》说：“诸痉项强，皆属于湿。”这是项部筋肉有湿而出现筋不柔和、颈部回顾转动不利的例证。若湿邪泛滥于皮肤之间，则为胕肿。若湿邪流窜在肠胃之中，则为濡泄，甚至小便不利。这就是《素问·六元正纪大论》所说“湿胜则濡泄，甚则水闭胕肿”。

内湿的发生发展机制常为久病脾虚，或恣食生冷，损伤脾土，脾阳不健，不能为胃行其津液，于是津液聚而成湿，停而成痰，留而为饮，甚至积而为水。所以《素问·至真要大论》说：“诸湿肿满，皆属于脾。”三焦为津液之府，肾为水脏而主津液，故三焦与肾的功能失常也可以影响于脾，而导致内湿的形成。此外，脾病生湿与外感六淫的湿邪亦常相互影响。湿邪外困，每易伤及脾阳，引发内湿；脾气健运，三焦通利，也有助于外湿的宣化。

四、津伤化燥

燥是指津液不足，干枯不润的病机。如《素问·阴阳应象大论》说：“燥胜则干。”其多见于大汗、大吐下之后和亡血失精、阴虚，以及某些热性病的患者。其症状多为皮肤憔悴，毛发枯焦，爪甲脆折，口唇燥裂，舌上无津，口渴咽燥，目涩鼻干，大便硬结，小便短少等。这是由津液不足，不能内溉脏腑、外濡腠理孔窍所致。此外，还有血燥津枯，不能濡养筋骨而致屈伸不利，甚至挛急反戾为痉者。

内燥之生，与肺及肠胃有较密切的关系。津化于气，气生于阴。肺气不足，使水精不能四布而成燥者，多属虚。胃与大肠为阳明燥金之腑，主津液所生病。胃肠实热之邪，灼伤津液而致燥者，多属实。此外，燥也有因气化失常，津不化气所致者，其责在肾。如《素问·脏气法时论》说："肾苦燥，急食辛以润之，开腠理，致津液，通气也。"这种治法正是指津不化气的燥证而言。

五、火热内扰

热有虚实之分，虚热为阴虚之变，实热为外邪之化。一般所言热证属于阳胜气盛的病机，前已有所论述（见本篇第三章之"寒热进退"）。火与热的病机和证候基本上是一致的，唯在程度上，火较甚于热。

热与寒是相对的。寒主收引，热主开泄。《素问·举痛论》说："炅则气泄。"热在皮肤，则腠理开，汗大泄。热在血脉，则脉流薄疾，充盈隆盛，甚至血逆妄行。热在筋肉，则弛纵不收，懈惰弛缓。所以，在某些表热阳盛的疾病中，若使阳气得泄，则热也随之而消减。反之，如果阳气不得泄越，则内热便由此而生。

热郁于腠理肌肤，则为痤疿；热甚则血聚化脓，发为痈肿。故《素问·阴阳应象大论》说："热胜则肿。"《灵枢·痈疽》说："大热不止，热胜则肉腐，肉腐则为脓。……故命曰痈。"可见，痈疡主要由血脉凝聚与火热所致。心在五行属火，主血脉。心火亢盛，则血热。所以《素问·至真要大论》说："诸痛痒疮，皆属于心。"

热郁于脘腹肠胃之间，使运化传导功能失常，可以引起腹胀、便泄、呕吐等症状。唯病机属热者，大多病起急暴，小便黄赤，呕吐物酸臭，大便秽浊，且有里急后重的感觉。如《素问·至真要大论》说："诸胀腹大，皆属于热。……诸病有声，鼓之如鼓，皆属于热。……诸转反戾，水液浑浊，皆属于热。……诸呕吐酸，暴注下迫，皆属于热。"这可以与前所述"诸病水液，澄彻清冷，皆属于寒"等做比较，作为寒热之鉴别。热甚则为火，火盛则神动，气行逆上，则出现种种精神异常和功能亢奋的症状。例如，在热病过程中常见的神昏谵语、烦躁不宁、四肢抽搐，甚至狂乱越常等症状，多是阳明热甚，或热入营血，火扰心神之征。此外，亦有气逆血上溢，而见喘促闷满、呕血、衄血者。故《素问·至真要大论》说："诸热瞀瘛，皆属于火。……诸逆冲上，皆属于火。……诸燥狂越，皆属于火。"此外，还有热极似寒者。故《素问·至真要大论》又说："诸禁鼓栗，如丧神守，皆属于火。"此属于外假寒而内真热，尤当详辨。

火热内生，一般有下列几种情况。一种是阳气有余所致。人身的阳气，在正常情况下，有养神柔筋、温煦脏腑经络组织以营生理活动之功，被称为少火；但如果阳气过亢，致阴伤精耗，失其正而成病理，则被称为"壮火"。所以《素问·阴阳应象大论》说："壮火散气，少火生气。"一种是由外感六淫、内伤积滞等郁结而生的。在病理过程中，外在的风寒燥湿之邪，皆能郁而化热生火。

如寒邪入阳明，发为壮热、大汗、大渴，或实热内结之证是其例。一种是由情志怫郁，郁久而生的，被称为“五志之火”。如《素问·生气通天论》说：“大怒则形气绝，而血菀于上。”此即怒伤肝，郁而化火，阳气不下，使气血并病之例。此外，还有精亏血少、阴虚阳亢而生热者，此属虚火。如《素问·生气通天论》所说“阳气者，烦劳则张，精绝，辟积于夏，使人煎厥”就是劳伤过度，精血亏耗，阳气被扰，虚火上炎的见证。

第三节　经络病理

经络在生理上具有运行气血、联系内外上下的作用。因此，经络在病理上主要表现为气血运行及联系功能的异常。由于经络内属脏腑，外络肢节，当人体感受外邪或由于其他原因而产生气血失调时，经络及其所络属的脏腑必然会产生相应的病理变化。因此，讨论经络病理，应与上述脏腑病理相互参照。

一、十二经脉病理

《灵枢·经脉》对十二经证候做了系统、详细的阐述。这些证候，都是经络病理的具体反映。

十二经证候的出现，一方面与各经脉所络属的脏腑的病理变化有关；另一方面与各经脉循行的不同径路和经气的通达与否也有关。因此，在探讨十二经证候时，就应该了解证候出现的不同病理机制，及其相互间的关系。

（一）经脉循行径路与证候的关系

由于十二经脉各有不同的循行径路，十二经循行部位的证候就是在十二经脉循行的径路上反映出来的。如手阳明大肠经起于大指次指之端，循臂入肘，上肩，其支者从缺盆上颈贯颊，入下齿中，还出挟口，交人中，所以当手阳明大肠经有了病变，就可能出现齿痛、颈肿、肩前臑痛、大指次指不用等证候。若经气有余，则该经所循行的部位，还可以出现热肿等证候。

（二）经脉所络属的脏腑与证候的关系

十二脏腑经脉均有其一定的络属关系，因此，十二经有病，也必然会影响到相应的脏腑，而出现不同的证候。如脾之经脉入腹属脾络胃，故脾经有病，则会出现食则呕、胃脘痛、腹胀善噫等证候。又如，肾之经脉从肾上贯肝膈，入肺中，循喉咙，挟舌本，故肾经有病，还可能影响到肺，而引起咳唾有血、喝喝而喘的证候。可见在分析十二经证候时，必须注意脏腑经脉的络属关系。

（三）经气的通达与否和证候的关系

经脉的循行，赖经气的通达以沟通表里内外，调和气血，若经气郁滞不畅，则可出现不同的临床证候。如手太阴肺经为风寒所束，经气不畅，则可能出现咳逆，或无汗，或汗出。如足太阴脾经为湿热阻滞，则可出现黄疸。

五官孔窍乃五脏之外窍，故经气不畅也常常影响到孔窍，而引起相应的证候。如肝经郁热化火，经气不能通达，则可出现目赤证候。肾之经气不能上充于耳，则会出现耳聋等证候。

此外，情志的变化也常常影响到经气的通达，而引起不同的临床证候。如抑郁伤肝，肝之经气失其条达，则可出现胁痛。思虑伤脾，脾之经气失畅，则可出现不思欲食等证候。

经气的通达与否和证候有密切的关系，现将经气的虚实、厥逆和终绝与证候的关系分述如下。

1. 经气虚实

经脉气血的虚实是经脉病理变化的一种反映。如《灵枢·经脉》说："胃足阳明……气盛则身以前皆热，其有余于胃，则消谷善饥，溺色黄；气不足则身以前皆寒栗，胃中寒则胀满。"十二经的证候表现虽极复杂，但就其病理反映而言，均不出此虚实两端。《素问·五脏生成》又说："头痛巅疾，下虚上实，过在足少阴、巨阳，甚则入肾。"因足太阳膀胱之脉从巅直络脑，并络肾属膀胱，而肾和膀胱相表里，若肾虚不能引巨阳之气，使太阳之气逆于上，则头痛而为巅疾，若病甚则入肾。又如，《灵枢·经脉》说："足阳明之别……实则狂癫，虚则足不收，胫枯。"这是由于阳明为多气多血之经，受邪则发为阳热气盛之证，而为狂癫之疾。如阳明气血不足，不能濡养足胻，则会导致痿躄不用，故有"治痿独取阳明"之说。经脉虚实是经络病理的主要表现，故《灵枢·经脉》在总结每经病证的治疗时提出了"盛则泻之，虚则补之"的原则。

2. 经气厥逆

在正常生理情况下，十二经气血的运行是阴阳顺接、气血和调的。如在病理情况下，由于病理因素的影响，经脉气血运行逆常，经脉所属脏腑及其循行部位就会发生病变。如《素问·厥论》说："帝曰：善。愿闻六经脉之厥状病能也。岐伯曰：巨阳之厥，则肿首头重，足不能行，发为眴仆。"厥者，逆行之义。足太阳之脉起于目内眦，上额交巅入络脑，故经气上逆则为肿首、头重、眴仆之证；其下行之脉合腘中，贯腨内，逆于上则虚于下，故足不能行。《灵枢·经脉》说："足太阴之别……厥气上逆则霍乱……足厥阴之别……其病气逆则睾肿、卒疝。"前者由于足太阴之别入络肠胃，若经气上逆，则肠胃功能为之扰乱，而清气不升，下为暴泄，浊气不降，上为呕逆。后者由于足厥阴之别经胫上睾，结于茎，经气厥逆，乃发为睾肿、卒疝之证。此外，凡气血的上逆或下陷，莫不由于经脉厥逆。故在治疗时，除了考虑有关脏腑的病机外，还应注意对经气的调治。故《灵枢·刺节真邪》有"治厥者，先必熨，调和其经"之说。

3. 经气终绝

经气衰竭，是疾病发展到了严重阶段的征象，是濒死的征象。由于各经循行途径不同及其所属的脏腑各有其不同的功能，各经经气终绝时所出现的证候亦各有特点，这在《素问·诊要经终论》《灵枢·经脉》中均有较详细的记载。如《素问·诊要经终论》说："太阳之脉，其终也，戴眼，反折，瘛疭，其色白，绝汗乃出，出则死矣。"这是因为足太阳膀胱经起于目，行于背，其气外荣一身之表，太阳经气终绝则目失其系而戴眼，筋失其养而拘挛，卫外无能而绝汗出。十二经经气相互衔接，运行不休，故一经气绝，十二经之气亦随之而绝。临床上可以根据各经经气终绝的证候，来认识疾病的严重程度，这对诊断和判断预后都有一定的帮助。

二、奇经八脉病理

奇经八脉联系于十二经脉之间，起着调节十二正经气血的作用，所以奇经八脉的病理亦常关系于全身。

督脉与足太阳、足少阴经关系较密切，下络于肾，上络于脑，总督诸阳，所以阳经的病多关系于督脉。故风疟和太阳中风，治在督脉。此外，督脉与冲脉、任脉同起于胞中，所以其病理又常与妇科疾病有关。如《素问·骨空论》说："督脉为病……女子不孕。"

任脉与冲脉同起胞中，上络于唇口。肾气盛，天癸至，任脉通，太冲脉盛，在男子则精气溢泻，在女子则月事以时下。所以冲、任二脉的病理主要反映在性功能及生殖生育方面。如男子先天性器官功能异常，责在冲、任二脉。《灵枢·五音五味》说："其有天宦者……其任冲不盛，宗筋不成，有气无血，唇口不荣，故须不生。"冲、任二脉的病理与妇科疾病有重要关系。冲、任二脉与肝、肾二经颇多联系，所以凡有关妇科疾病，如月经不调、崩漏、带下、不孕、流产、癥瘕等，多与冲、任二脉有关。《素问·骨空论》说："任脉为病，男子内结七疝，女子带下瘕聚。冲脉为病，逆气里急。"

带脉环腰，所以带脉病变表现为腰部的疾病。如《难经·二十九难》云："带之为病，腹满，腰溶溶若坐水中。"此外，带脉约束任、督、冲三脉，所以带脉的病理也常与妇科疾病有关。

阳维脉为阳脉的维系，阴维脉为阴脉的维系，所以阳维脉病表现为三阳经的证候，阴维脉病表现为三阴经的证候。如《难经·二十九难》说："阳维为病苦寒热，阴维为病苦心痛。"此处"寒热"与"心痛"实概括表证与里证而言。若阴阳不和，失其维系，神不能制其形，则怅然失志，不能自持。所以《难经·二十九难》又说："阴阳不能自相维，则怅然失志，溶溶不能自收持。"

阳跷、阴跷二脉病变所致证候主要表现在两个方面：一是筋肉屈伸运动的异常，一是眼睑开合的失常。如《难经·二十九难》说："阴跷为病，阳缓而阴急；阳跷为病，阴缓而阳急。"《灵枢·脉度》说："气并相还则为濡目，气不荣则目不合。"这是因为阴跷脉为足少阴经之别，阳跷脉为足太阳经之别，阳入于阴，阴出于阳，营卫之气通过少阴、太阳二经合于阴跷、阳跷二脉，其脉气能濡目养筋以司其运动。

附：《灵枢·经脉》十二经证候原文

肺手太阴之脉……是动则病肺胀满，膨膨而喘咳，缺盆中痛，甚则交两手而瞀，此为臂厥。是主肺所生病者，咳，上气喘喝，烦心，胸满，臑臂内前廉痛，厥，掌中热。气盛有余则肩背痛，风寒汗出，中风，小便数而欠。气虚则肩背痛，寒，少气不足以息，溺色变。……

大肠手阳明之脉……是动则病齿痛，颈肿。是主津液所生病者，目黄，口干，鼽衄，喉痹，肩前臑痛，大指次指痛不用。气有余则当脉所过者热肿，虚则寒栗不复。……

胃足阳明之脉……是动则病洒洒振寒，善呻数欠，颜黑，病至则恶人与火，闻木声则惕然而惊，心欲动，独闭户塞牖而处，甚则欲上高而歌，弃衣而走，贲响腹胀，是为骭厥。是主血所生病者，狂疟，温淫汗出，鼽衄，口㖞，唇胗，颈肿，喉痹，大腹水肿，膝膑肿痛，循膺、乳、气街、股、伏兔、骭外廉、足跗上皆痛，中指不用。气盛则身以前皆热，其有余于胃，则消谷善饥，溺色黄。气不足则身以前皆寒栗，胃中寒则胀满。……

脾足太阴之脉……是动则病舌本强，食则呕，胃脘痛，腹胀，善噫，得后与气则快然如衰，身体皆重。是主脾所生病者，舌本痛，体不能动摇，食不下，烦心，心下急痛，溏瘕泄，水闭，黄疸，不能卧，强立，股膝内肿，厥，足大指不用。……

心手少阴之脉……是动则病嗌干，心痛，渴而欲饮，是为臂厥。是主心所生病者，目黄，胁痛，臑臂内后廉痛，厥，掌中热痛。……

小肠手太阳之脉……是动则病嗌痛，颔肿，不可以顾，肩似拔，臑似折。是主液所生病者，耳聋，目黄，颊肿，颈、颔、肩、臑、肘、臂外后廉痛。……

膀胱足太阳之脉……是动则病冲头痛，目似脱，项如拔，脊痛，腰似折，髀不可以曲，腘如结，踹（腨）如裂，是为踝厥。是主筋所生病者，痔，疟，狂，癫疾，头、囟、项痛，目黄，泪出，鼽衄，项、背、腰、尻、腘、踹（腨）、脚皆痛，小指不用。……

肾足少阴之脉……是动则病饥不欲食，面如漆柴，咳唾则有血，喝喝而喘，坐而欲起，目䀮䀮如无所见，心如悬若饥状，气不足则善恐，心惕惕如人将捕之，是为骨厥。是主肾所生病者，口热，舌干，咽肿，上气，嗌干及痛，烦心，心痛，黄疸，肠澼，脊、股内后廉痛，痿，厥，嗜卧，足下热而痛。……

心主手厥阴心包络之脉……是动则病手心热，臂肘挛急，腋肿，甚则胸胁支满，心中憺憺大动，面赤，目黄，喜笑不休。是主脉所生病者，烦心，心痛，掌中热。……

三焦手少阳之脉……是动则病耳聋浑浑焞焞，嗌肿，喉痹。是主气所生病者，汗出，目锐眦痛，颊痛，耳后、肩、臑、肘、臂外皆痛，小指次指不用。……

胆足少阳之脉……是动则病口苦，善太息，心胁痛不能转侧，甚则面微有尘，体无膏泽，足外反热，是为阳厥。是主骨所生病者，头痛，颔痛，目锐眦痛，缺盆中肿痛，腋下肿，马刀侠瘿，汗出振寒，疟，胸、胁、肋、髀、膝外至胫、绝骨、外踝前及诸节皆痛，小指次指不用。

肝足厥阴之脉……是动则病腰痛不可以俯仰，丈夫㿉疝，妇人少腹肿，甚则嗌干，面尘，脱色。是主肝所生病者，胸满，呕逆，飧泄，狐疝，遗溺，闭癃。

【诊法】

探求致病的原因、病变的所在，以及病情转化和证候特点，从而进行分析判断，以决定治疗方针的方法，就是诊法。

《内经》不仅在方法上奠定了望、闻、问、切四诊的基础，更重要的是指出了诊断疾病时必须结合致病的内外因素加以仔细考察。这就是说，对任何疾病所产生的症状，都不能孤立地看待，应该联系四时气候、地方水土、生活习惯、性情好恶、体质强弱、年龄、性别、职业等，运用四诊的方法，全面地了解病情，加以分析研究，只有这样才能做出正确的诊断。如《素问·疏五过论》说："圣人之治病也，必知天地阴阳，四时经纪，五脏六腑，雌雄表里，刺灸砭石，毒药所主，从容人事，以明经道，贵贱贫富，各异品理，问年少长，勇怯之理，审于分部，知病本始，八正九候，诊必副矣。"

四诊的范围是相当广泛的。凡病人的精神、形态、五官、齿舌、肤色、毛发、唾液、二便等，都为望诊所必察；呼吸、气息、臭味等，都为闻诊所必审；居处、职业、生活状况、人事环境及发病经过等，都为问诊所必询；脉象、肤表、胸腹、手足等，都为切诊所必循。只有这样，才能全面地认识疾病的本质。中医的辨证就是利用四诊的方法，分析病情，认清证候，了解疾病的真相，以确定诊断。诊断既明，在治疗上才能丝丝入扣，取得预期的效果。因此说，有正确的诊断，才有正确的治疗。

第一章 望　诊

望诊是通过医者的视觉，去观察病人的形色变化的一种诊法。人体内外是紧密联系的，"有诸内，必形诸外"。人体内部发生病变，必然会反映到体表，使神色或形态有异常的变化。因此，观察病人神色的荣枯、面目五色的变化，以及身体形态的变异等情况，可以了解疾病的性质，推断其预后。

第一节 辨　神　色

察色首当察神。神色是脏腑气血盛衰的外露征象。气血有变，色即应之。气血旺盛，则色具神采，明润光泽；反之，则神夭色败，枯萎不荣。故神色的荣枯在一定程度上标志着正气的盛衰。

疾病的变化不同，病人所表现出的颜色也各有不同，古人在实际经验中加以体认归类，将其分为青、黄、赤、白、黑五色，作为辨色的纲要，以便于掌握。

五色的生成是由于五脏精微的外荣上见于颜面。光泽而明润，含蓄而不露，是五脏精气内充的征象，称为正色。在病中，神色保持明润而光泽，说明脏气未衰，其病可治，如《素问·五脏生成》所说的青如翠羽、赤如鸡冠、黄如蟹腹、白如豕膏、黑如乌羽等。反之，晦暗枯槁，夭而不泽，青如草兹、黄如枳实、黑如炲、赤如衃血、白如枯骨者，不论病之新久，总属危殆。所以神和色是不能分离的，色带润泽，是谓有神；色夭而枯，是谓无神。有神者吉，无神者凶。这是辨色的关键。

一、望面部

神色的异常，以面部最为明显。色之于病，各有所主。如《灵枢·五色》说："青黑为痛，黄赤为热，白为寒。"《素问·痿论》说："肺热者色白而毛败，心热者色赤而络脉溢，肝热者色苍而爪枯，脾热者色黄而肉蠕动，肾热者色黑而齿槁。"

白为肺之色，肺热病往往出现白色。赤为心之色，心热病往往出现赤色。青为肝之色，肝热病往往出现青色。黄为脾之色，脾热病往往出现黄色。黑为肾之色，肾热病往往出现黑色。这是古人根据五脏和五色的联系加以论证的，在临床上有一定的参考价值。此外，在血液瘀滞时，多出现青黑色，而瘀滞则痛，所以"青黑为痛"。热则血气显露，多出现赤色，若热而兼湿，湿热相蒸，则出现黄色，所以"黄赤为热"。寒则气血敛缩而达于皮肤者少，则出现白色，所以"白为寒"。这都是古人通过临床证验而得出的结论，具有较高的实际意义。

此外，审察颜色之浮沉、散抟、上下，亦可测知病变的深浅轻重。例如，色显明者为浮，主表病；隐晦者为沉，主里病。此为以浮沉分表里。散者，色淡而疏落，主病进而邪未聚；抟者，色深而壅滞，主病久而邪深聚。此为以散抟分久近。一般色在上的，病在上；色在下的，病在下。此为以上下分病处。所以观神察色是一项非常细致的工作，不可草率。

望面部气色时，还当进一步观察其表现的部位。《内经》对此记述颇详。如《灵枢·五色》说："明堂者鼻也，阙者眉间也，庭者颜也，蕃者颊侧也，蔽者耳门也。……明堂骨高以起，平以直，五脏次于中央，六腑挟其两侧，首面上于阙庭，王宫在于下极。五脏安于胸中，真色以致，病色不见，明堂润泽以清……五色之见也，各出其色部。……庭者首面也，阙上者咽喉也，阙中者肺也，下极者心也，直下者肝也，肝左者胆也，下者脾也，方上者胃也，中央者大肠也，挟大肠者肾也，当肾者脐也，面王以上者小肠也，面王以下者膀胱子处也。"（图110、111）

头面候脏腑的部位，是古人根据"有诸内，必形诸外"的道理，结合长期的临床验证而提出来的，在临证时有一定的参考价值。

面部察色，除了上述分别部位外，在具体运用上，一般以察五官为主。《灵枢·五阅五使》说："五官五阅，以观五气。五气者，五脏之使也……五官者，五脏之阅也。"阅者，见于外而历历可查之义。五脏藏于中，五官见于外，内外相应，所以五脏有病常反映于五官。反过来说，五官为五脏之窍，故能各候其脏气之病变。《灵枢·五阅五使》又说："故肺病者，喘息鼻张；肝病者，眦青；脾病者，唇黄；心病者，舌卷短、颧赤；肾病者，颧与颜黑。"

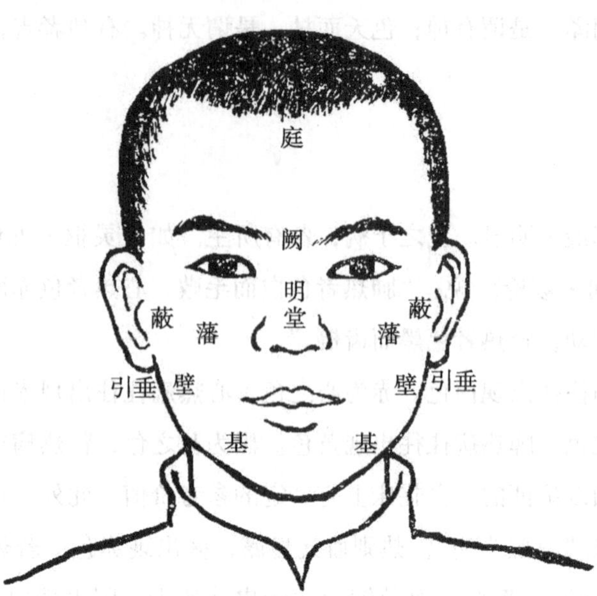

图 110　明堂藩蔽图

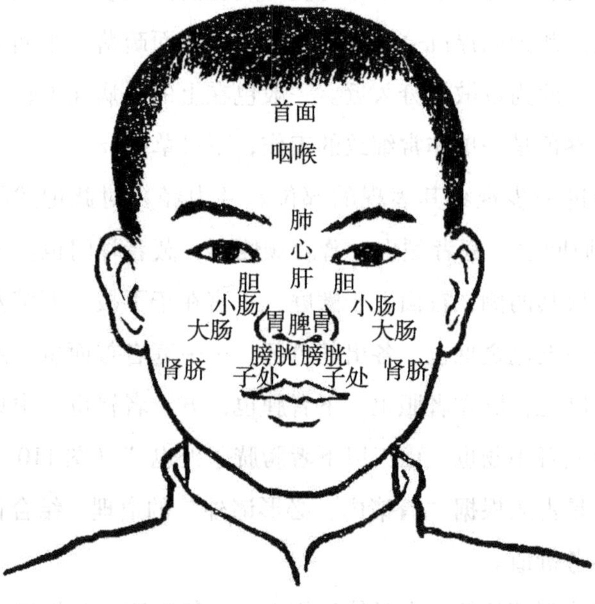

图 111　面部色诊分属部位图

二、察目

目不仅为肝之窍，也是五脏六腑精气所注的器官。所以从目的有神无神，可以测知脏腑精气的盛衰。精气充沛则目有神，视觉清晰；精气衰则目无神，视觉不清或错乱。如《素问·脉要精微论》说："夫精明者，所以视万物，别白黑，审短长。以长为短，以白为黑，如是则精衰矣。"在某些经气垂绝的严重病证中，两目还可能出现异常的现象。如《素问·三部九候论》说："瞳子高者，太阳不足；戴眼者，太阳已绝。""戴眼""瞳子高"指目睛上视或反窜的现象，多见于惊风痉厥或精脱神衰的险证。

察目亦当注意其五色的表现，以分别疾病之所在。如《灵枢·论疾诊尺》说："目赤色者，病在心，白在肺，青在肝，黄在脾，黑在肾。"

观察目色的范围包括内外眦及上下睑。赤色常见于两眦；青白色多现于两眦及眼睑；黄色以现于白眼者为多；黑色以现于上下睑为显。

此外，也有根据五脏六腑在眼中的分部来诊断疾病的。这些都对临床诊断有一定的价值。

在临床上，辨识目色，还必须与观察面部色泽相参，如《素问·五脏生成》指出，凡是面现黄色的，不论目现何色都比较好治；若面色夭然，不见黄色，则多属难治之证。因黄为脾胃之色，面现黄色，表示有胃气；面无黄色，则表示胃气衰竭。

三、辨络脉

经络内属脏腑，外联体表。经脉深藏而难见，络脉浅显而易察。脏腑经络气血的病变，常可由络脉反映于体表，而呈现不同的颜色，故辨察络脉的颜色在临证中亦是不可缺少的。

络脉之色变，虽常见于体表某一局部，但也关系到全身的问题。如气滞血凝，则痛而色青；久寒久痛，则痹而色黑；湿热痈肿，则皮热而色黄赤；气虚血少，则皮寒而色白。若五色杂见，则为阴阳失调，寒热交错所致疾病。故观察经络色泽的变化，可以测知疾病的不同情况。如《灵枢·论疾诊尺》说："诊血脉者，多赤多热，多青多痛，多黑为久痹，多赤、多黑、多青皆见者寒热身痛。"《灵枢·经脉》说："胃中寒，手鱼之络多青矣；胃中有热，鱼际络赤；其暴黑者，留久痹也；其有赤、有黑、有青者，寒热气也；其青短者，少气也。"手鱼，即大指本节后的丰肉，为络脉血气运行充盈之处，所以其色泽变化较他处明显。手鱼虽是手太阴肺经之部，但肺亦须禀承胃气而至寸口上鱼际，所以诊鱼际也可以测候胃气。后世医家，在《内经》辨络脉以知病的思想指导下，进一步创造了察指纹及耳后络脉等诊法，并使之成为儿科所常用的诊察方法之一。

应当指出的是，络脉行于浅层，故容易受外部气候变化之影响而变色。如气候严寒，络血涩滞，其色多见青黑；气候炎热，络血滑利，其色多见红赤等。这是辨察经络色泽所必须了解的。故《素问·经络论》说："经有常色，而络无常变也。……阳络之色变无常，随四时而行也。寒多则凝泣，凝泣则青黑；热多则淖泽，淖泽则黄赤。此皆常色，谓之无病。"

第二节 望 形 态

病变的轻重，体质的强弱，常可从病人的形态上表现出来。所以观察形态，可以测候内部的情况。如《素问·经脉别论》说："诊病之道，观人勇怯，骨肉皮肤，能知其情，以为诊法也。"人的形体强弱勇怯，和脏腑有密切关系。形体壮则气勇，骨肉皮肤坚厚；形体衰则气怯，骨肉皮肤脆弱。肾主骨，故骨之强弱系于肾。脾主肉，故肉之坚脆系于脾；肺主皮毛，故皮肤之疏密系于肺。肺居上焦，脾主中焦，肾在下焦，所以从骨肉皮肤，可以测知上、中、下三焦的病变。

不独如此，从不同动态上，也可以测知疾病不同的情况。如《素问·脉要精微论》说："头者精明之府，头倾视深，精神将夺矣。背者胸中之府，背曲肩随，府将坏矣。腰者肾之府，转摇不能，肾将惫矣。膝者筋之府，屈伸不能，行则偻附，筋将惫矣。骨者髓之府，不能久立，行则振掉，骨将惫矣。”

此外，根据身形的消瘦情况，也可以测知疾病的严重程度。如《素问·玉机真脏论》说：“大骨枯槁，大肉陷下……破䐃脱肉，目眶陷，真脏见，目不见人，立死。”肾主骨，若大骨枯槁，则肾精已绝；脾主肉，若破䐃脱肉，则脾气已败；目眶陷而真脏脉见，则五脏元精之气均将耗散，所以神志不清而濒于死亡。

第三节 望 舌

舌与脏腑有着密切的关系：脾、肾诸脉联系于舌本，舌为心之苗，舌面所生之苔为胃气所蒸化。因此，舌和苔的变化可以反映出脏腑的情况和疾病的变化。《内经》中关于舌诊的记载虽不多，但却是关于这一诊法的研究的开端。

在正常情况下，舌有辨别五味的功能。如果有了病变，不但会使舌的辨味功能失常，而且也会使其形态颜色发生变化。

舌诊主要观察舌面的润燥、颜色，舌质和舌的形态的变化。

外邪侵袭人体后，往往引起发热，若病邪深入，内热炽盛，就会耗伤津液而使舌面干燥，病人也就会感到舌干口渴。如《素问·热论》说：“伤寒……五日少阴受之，少阴脉贯肾，络于肺，系舌本，故口燥、舌干而渴。”

肺合皮毛，外邪袭肺，则必先洒淅恶寒，毫毛耸起，继而发热，及至邪热深入，可使舌上之苔变黄。故苔色变黄为热邪入里的标志。如《素问·刺热论》说：“肺热病者，先淅然厥，起毫毛，恶风寒，舌上黄，身热。”如果热甚而导致口舌干燥、舌本糜烂，则说明阳邪内盛，阴液为热所损，此是危候。如《灵枢·热病》说：“舌本烂，热不已者死。”此外，更有真阴不足，阳气有余的热证，此证往往表现为唇舌焦燥、宛如干肉。如《灵枢·刺节真邪》说：“阴气不足则内热，阳气有余则外热，两热相搏，热于怀炭，舌焦唇槁，腊干嗌燥，饮食不让美恶。”这是阴液伤极，不能上滋之象。如果发热不止，则病情尤为危笃。此外，尚有舌卷短，舌强不能言者，多见于卒倒、神昏的患者，亦可见于热病过程中。

望舌在诊断上具有重要的意义，后世学者，特别是温病学派，在这方面有着很多的发展。

第二章 闻 诊

闻诊是依靠医者的听觉，听取病人所发出的种种声音的变化，并借以测知患者的正气盈亏和病邪盛衰的一种诊断方法。

病人声音的变化主要表现在语言、呼吸、咳嗽、呃逆、呕吐、呻吟等方面，从高低强弱、缓急粗细的各种声音变化中可以分辨病情的寒热虚实。

一般来说，凡是声音强而粗的，多为实证、热证，如狂言、谵语、呼吸粗迫等；声音弱而细的，多为虚证、寒证，如郑声、呼吸微弱等。《内经》对此也有很多具体的说明，是闻诊运用的开端。如《素问·脉要精微论》说："五脏者，中之守也，中盛脏满，气胜伤恐者，声如从室中言，是中气之湿也；言而微，终日乃复言者，此夺气也。衣被不敛，言语善恶，不避亲疏者，此神明之乱也。"病人气盛湿重，胸腹为湿所困，则发声重浊不清亮，如从室中言；气弱神衰，则声音低微，言语断续；神志错乱，则语无伦次。这是从病者的言语情形和声音来认识疾病的。

此外，从病人发音的变化，还可以了解病情的严重程度。如久病者突然出现发音嘶嗄或呃逆不止，则表示病势深重。所以《素问·宝命全形论》说："弦绝者其音嘶败……病深者其声哕。"

第三章　问　　诊

病人的自觉症状以及发病情况，只有通过病人的主诉，才能全面了解。故询问病人以探病情，最为切要。《素问·征四失论》说："诊病不问其始，忧患饮食之失节，起居之过度，或伤于毒。不先言此，卒持寸口，何病能中。"

仅持寸口而不问病，则不能中病之情。问诊在四诊中的重要性于此可知。问诊的范围颇为广泛，不仅要问饮食起居、精神环境，以及是否中毒等，还要问发病的情况。《素问·三部九候论》说："必审问其所始病，与今之所方病，而后各切循其脉。"清楚地了解病人起病的情况和现在的证候，对于判断疾病是有很大帮助的。比如，病起急暴，体力未衰，多属外感实证；反之，病起缓慢，饮食日减，身疲力少，则多为内伤虚证。所谓久病邪深，新病邪浅，在接触病人之际，就得出一个初步的印象，然后再进行仔细诊查，则所得结论自可正确无误。

病人的生活环境、精神情况等对疾病的发展有很大影响，故在临证时也必须了解清楚病人的生活环境、精神情况。如《素问·疏五过论》说："凡欲诊病者，必问饮食居处。暴乐暴苦，始乐后苦，皆伤精气。……离绝菀结，忧恐喜怒，五脏空虚，血气离守。"离、绝、菀、结都是精神上的严重刺激，对于五脏气血的影响很大。所以精神长期抑郁，足以导致疾病。关于这些情况，如果不详细询问，是不可能了解其真实情况的。

医者进行问诊的时候，还要注意使环境保持静谧，仔细倾听病人的陈述，凡遇关键所在，必须逐步追问，务使明白究竟。如《素问·移精变气论》说："闭户塞牖，系之病者，数问其情，以从其意。"

了解病人所喜所恶，对于疾病的处理也有重要的参考价值。如喜热饮食者，多属寒证；喜寒饮食者，多属热证。故《灵枢·师传》说："临病人问所便。……夫中热消瘅则便寒，寒中之属则便热。"

由此可知，问诊是一项细致的工作，包括的范围又相当广泛，故在临床时医者要仔细探索，缜密分析。后人的“十问”就是在这一基础上发展出来的。

第四章　切　　诊

切诊包括切脉和按诊。凡切按病人的脉搏、胸腹、皮肤、手足等，均属切诊的范围。这是一种直接接触病人、探索病情的方法。这种方法是前人在长期实践过程中积累起来的宝贵经验，尤其切脉之法，在中医诊断学中占有极为重要的地位，且为医者所必须具备的技能。

第一节　切　　脉

从脉搏的变化可以测知人体阴阳盛衰、邪正消长的情况。因为五脏六腑之气，无不通于血脉，而血脉又周布全身以运行气血，所以机体一旦有病，便能影响气血的运行，而反映出不同的脉象来。因此，测候脉象的变化就成为诊法中的重要部分了。

一、切脉的部位

切脉的部位，据《内经》和《难经》的记载，主要有三处，兹分述如下。

（一）寸口

寸口即两手桡骨动脉应手处，以其脉出太渊，长一寸九分而得名。寸口又名脉口或气口，属于手太阴肺经的动脉。肺主气而朝百脉，同时寸口又为脾胃之气所归，脾胃为五脏六腑气血之海，所以全身脏腑经脉气血的情况都可以在寸口脉上体现出来。五脏之气失常，则变见于气口，如《素问·五脏别论》说：“气口何以独为五脏主？岐伯曰：胃者水谷之海，六腑之大源也，五味入口，藏于胃以养五脏气，气口亦太阴也，是以五脏六腑之气味，皆出于胃，变见于气口。”这就是说足太阴脾经输布水谷的精气以养五脏，手太阴肺经朝会百脉而行于寸口，所以“气口亦太阴也”。

取寸口之法，《难经》中有更明确的阐发，如《难经·一难》说：“十二经皆有动脉，独取寸口，以决五脏六腑死生吉凶之法，何谓也？然，寸口者，脉之大会，手太阴之脉动也。……五脏六腑之所终始，故法取于寸口也。”

寸口包括寸、关、尺三部，以掌后高骨处为关部，关前为寸，关后为尺。寸以候阳，尺以候阴。如《难经·二难》说：“从关至尺是尺内，阴之所治也；从关至鱼际是寸内，阳之所治也。”《难经·三难》也说：“关之前者，阳之动也，脉当见九分而浮。……关之后者，阴之动也，脉当见一寸而沉。”两段原文都说明了这一问题。

（二）人迎

颈两旁动脉为人迎，位当结喉两旁，是足阳明胃经所行之处。胃为水谷之海，脾胃之气必循经脉过人迎。又人迎位于喉咙两旁，故肺气也通达其间。所以全身脏腑经脉气血的盛衰情况都可以从人迎脉上反映出来。如《灵枢·营气》说："营气之道，内谷为宝。谷入于胃，乃传之肺，流溢于中，布散于外，精专者行于经隧，常营无已。"所以人迎也是脉诊常取之部位。

人迎、寸口，一为阴经之脉，一为阳经之脉，阴主里，阳主表，阳旺于春夏，阴旺于秋冬，故察二脉之变化是否与四时相应、比较两者孰旺孰衰，可以测知体内阴阳的变化，以及病之在表在里。如《灵枢·禁服》说："寸口主中，人迎主外，两者相应，俱往俱来，若引绳大小齐等。春夏人迎微大，秋冬寸口微大，如是者，名曰平人。"虽然此二脉的部位不同，但全身脉道原属一个系统，两者常保持一定的比例，若此比例失常而有所偏颇，即为病态。也就是说，人迎、寸口两者相比，脉搏有大小盛衰之不调时，人就要生病。如人迎脉独盛，则病在三阳之腑；寸口脉独盛，则病在三阴之脏。这是因为太阴行气于三阴，阳明行气于三阳。

（三）三部九候

《内经》中的三部九候把人体分成上、中、下三部，而每部各分天、地、人三候，共为九候，这是一种遍诊全身动脉的方法。如《素问·三部九候论》说："帝曰：何谓三部？岐伯曰：有下部，有中部，有上部，部各有三候。三候者，有天，有地，有人也。必指而导之，乃以为真。上部天，两额之动脉；上部地，两颊之动脉；上部人，耳前之动脉。中部天，手太阴也；中部地，手阳明也；中部人，手少阴也。下部天，足厥阴也；下部地，足少阴也；下部人，足太阴也。故下部之天以候肝，地以候肾，人以候脾胃之气。帝曰：中部之候奈何？岐伯曰……天以候肺，地以候胸中之气，人以候心。帝曰：上部以何候之？岐伯曰……天以候头角之气，地以候口齿之气，人以候耳目之气。三部者，各有天，各有地，各有人。三而成天，三而成地，三而成人。三而三之，合则为九。"

上部天，即两额动脉（当颔厌之分），为足少阳胆经脉气所行之处。上部地，即两颊动脉（当地仓、大迎之分），为足阳明胃经脉气所行之处。上部人，即耳前动脉（当禾髎之分），为手少阳三焦经脉气所行之处。此三者皆候于头面，故谓之上部。中部天，为手太阴肺经脉气所行之处（脉在掌后寸口动脉经渠之次）。中部地，为手阳明大肠经脉气所行之处（即手大指次指歧骨间，合谷之次）。中部人，为手少阴心经脉气所行之处（即掌后锐骨下，神门之次）。三者皆候于手，故谓之中部。下部天，为足厥阴肝经脉气所行之处（脉在气街下三寸，五里之分。如为了诊察方便，女子可改取本经太冲，脉在足大趾本节后二寸陷中）。下部地，为足少阴肾经脉气所行之处（脉在足内髁后跟骨旁，太溪之分）。下部人，为足太阴脾经脉气所行之处（脉在鱼腹上，五里下，箕门之分。亦可改取足阳明胃经冲阳，在跗上五寸处）。三者皆候于足，故谓之下部。采用三部九候诊法，可概察一身经隧之气而无遗，对诊断疾病具有一定的实用意义。

《难经》也提出了三部九候的诊法，但《难经》的三部九候，是寸口部位的三部九候。其三部是指寸、关、尺，其九候则指三部浮、中、沉。这和《内经》的三部九候是不相同的。如《难经·十八难》说："脉有三部九候，各何主之？然，三部者，寸、关、尺也；九候者，浮、中、沉也。上部法天，主胸以上至头之有疾也；中部法人，主膈以下至脐之有疾也；下部法地，主脐以下至足之有疾也。"

二、脉法

脉法主要讨论切脉的方法和脉搏的形象、至数以及动势、变化等问题。《内经》首先提出了切脉的态度和方法。如《素问·脉要精微论》说："是故持脉有道，虚静为保。"（《甲乙经》"保"作"宝"）

切脉时，医者只有虚心静气，才能审察精微，做出正确的诊断。同时，病人也应在平静安适的状态下就诊。所以《素问·脉要精微论》又说："诊法常以平旦，阴气未动，阳气未散，饮食未进，经脉未盛，络脉调匀，气血未乱，故乃可诊有过之脉。"当然，诊脉以早晨为宜，但也不必拘泥，只要在病人平静的状态下，就可以诊脉，这是因为只有避免干扰，使血气不乱，才能诊出脉象变化的真象。

衡量脉搏跳动快慢的标准，古代以医者的正常呼吸来计算。正常人的脉搏至数是一息（一呼一吸名一息）四五至。太过、不及均为有病之脉。如一息仅二至，或总在四至以下者，是不及之脉，主正气衰减；一息六至，或总在五至以上，并呈急躁之状者，为太过之脉，多主阳热有余。如《素问·平人气象论》说："人一呼脉再动，一吸脉亦再动，呼吸定息，脉五动，闰以太息，命曰平人。平人者，不病也。……人一呼脉一动，一吸脉一动，曰少气。人一呼脉三动，一吸脉三动而躁，尺热曰病温，尺不热、脉滑曰病风，脉涩曰痹。人一呼脉四动以上曰死，脉绝不至曰死，乍疏乍数曰死。"

诊脉之时，除了要注意脉动的速度外，还要注意脉动的频率。忽快忽慢、忽大忽小者，都是不正常的脉。此外，在观察脉动频率时，尤应注意有无间歇。

气血运行的通畅与否，关系到五脏六腑精气的盛衰，如果脉有歇止，则脏腑受气不足，而精气衰减。间歇的情况不一，有不满十动即见歇止者，有二三十动而一止者，有五十动而一止者。因此，在诊脉时，时间不宜过短，一般应在五十动以上。只有这样才能正确了解脉象。

三、四时五脏脉

掌握脉象变化的规律，还应从人体内外的整体情况来考察。如结合四时，根据五脏脉的常变，可以察知脏气与四时阴阳的逆顺关系。

春暖夏暑、秋凉冬寒是四时气候变迁的规律，而脉象也与之相应。如《素问·脉要精微论》说："春日浮，如鱼之游在波；夏日在肤，泛泛乎万物有余；秋日下肤，蛰虫将去；冬日在骨，蛰虫固密，君子居室。"

春应生发之气，在人体与肝气相应。故春脉如弦，轻虚而滑，端直而长，且有冲和之象。此为平脉，若太过或不及，则为病脉。

夏应盛长之气，在人体与心气相应。故夏脉如钩，来盛去衰，且盛中有冲和之象。此为平脉，若太过或不及，则为病脉。

秋应收成之气，在人体与肺气相应。故秋脉如毛，轻虚以浮，来急而去散，中有冲和之象。此为平脉，若太过或不及，则为病脉。

冬应闭藏之气，在人体与肾气相应。故冬脉如营，沉而搏，且兼柔和之象。此为平脉，若太过或不及，则为病脉。

以上春弦、夏钩（亦曰洪）、秋毛（亦曰浮）、冬营（亦曰石），是肝、心、肺、肾与四时相应的脉象。

四、辨胃气与真脏脉

辨别脉象，又须注意胃气的有无。有胃气的脉象，一般来讲，在动态上表现为虚实和调，阴阳互济，至数分明，从容和缓。四时之脉，如春之弦、夏之钩、秋之毛、冬之石，皆以胃气为本，也就是说，四时五脏之脉都是在从容和缓的脉象中微有弦、钩、毛、石的现象。若脉中从容和缓的现象少，而弦、钩、毛、石的现象多，则为病脉。若脉中毫无从容和缓的现象，则为真脏脉。如《素问·平人气象论》说："春胃微弦曰平，弦多胃少曰肝病，但弦无胃曰死。"对于真脏脉的动象，《素问·玉机真脏论》描述得较为真切，如"真肝脉至，中外急，如循刀刃，责责然如按琴瑟弦""真心脉至，坚而搏，如循薏苡子累累然""真肺脉至，大而虚，如以毛羽中人肤""真肾脉至，搏而绝，如指弹石，辟辟然""真脾脉至，弱而乍数乍疏"。

人以胃气为本，病人出现真脏脉，说明其胃气衰竭，所以真脏脉主死证。《素问·玉机真脏论》又说："五脏者皆禀气于胃。胃者，五脏之本也。脏气者，不能自致于手太阴，必因于胃气……故病甚者，胃气不能与之俱至于手太阴，故真脏之气独见，独见者病胜脏也，故曰死。"据此可知，平脉、病脉、真脏脉的区别就在于胃气的多少有无，所以辨别脉之有无胃气是诊脉的关键。

五、脉与病证的关系

脉象的变化标志着疾病的发生和发展。兹将脉与病证的关系分述如下。

（一）脉象主病

不同脉象是不同病变的反映，临床上可以通过辨识病脉了解病人气血的盛衰和邪正的消长。脉象的种类是相当复杂的，为了便于临床掌握，《内经》提出了比较系统的辨脉纲领。如《灵枢·邪气脏腑病形》说："五脏之所生，变化之病形，何如？……调其脉之缓、急、小、大、滑、涩，而病变定矣。"这就是说，缓、急、小、大、滑、涩六脉是辨别病脉的纲领。心、肝、脾、肺、肾脏有病，均可出现这六种脉象。这六种脉象所主的病证，大致如下。

1. 缓脉

其有和缓、迟缓、纵缓的不同。和缓者，脉从容平和，不疾不徐。此是有胃气之脉，为平人之常脉。迟缓者，脉稍迟而无力。此多为虚寒证之象。纵缓者，脉之形体宽大而纵缓。此多为阳气有余，有热之象。如《灵枢·邪气脏腑病形》所说“缓者多热”即属此类。

2. 急脉

其属于弦脉、紧脉之类。弦脉端直而长，柔弱迢迢。若弦急，则如张弓弦，按之坚搏不移，从中直过，挺然指下。紧脉急疾有力，如搏索之状，坚搏抗指。此二脉多主寒、痛、挛急诸证。此即《灵枢·邪气脏腑病形》所说“诸急者多寒”之义。又因弦为肝之本脉，所以此脉与肝病的关系较大。

3. 小脉

其脉形小弱属阴。不论是沉取还是浮取，是轻按还是重按，均见小象。其见于阳部为阳虚，见于阴部为阴虚。三部俱见之则为气血两亏。春夏得之或青壮年人得之不利。此即《灵枢·邪气脏腑病形》所说“小者血气皆少”之义。故凡五脏病之脉小者，多属气血衰少。

4. 大脉

其与洪脉相似。洪脉，脉来洪大，来盛去衰，为阳气有余之象。大而浮弱者，则属阳气有余，阴气不足之象。阳有余则气实，阴不足则血虚。此即《灵枢·邪气脏腑病形》所说“大者多气少血”之义。大脉，常为气实血虚病之脉。

5. 滑脉

滑脉，往来流利，如珠走盘，是气血俱盛、阳气盛的表现。故《灵枢·邪气脏腑病形》说：“滑者阳气盛，微有热。”凡五脏病之脉滑者，皆属气盛。

6. 涩脉

涩脉，往来艰涩不利，势如轻刀刮竹，迟细而短，为血少气滞的表现。故《灵枢·邪气脏腑病形》说：“涩者多血少气，微有寒。”此处所说的多血，非指血气之旺，乃指血滞。凡言五脏之脉涩者，均同此理。

（二）脉证逆从

诊脉辨证，首辨逆从。脉证相从主病顺，脉证相逆主病凶。此在临床上具有重要意义。

脉证相从是有其证必有其脉。阳证得阳脉，阴证得阴脉，即属此类。如《素问·脉要精微论》说：“夫脉者，血之府也。长则气治，短则气病，数则烦心，大则病进，上盛则气高，下盛则气胀，代则气衰，细则气少，涩则心痛。”

脉来过于本位，称长脉，表示正气充足。短脉不及本位，表示正气不足。脉一息六至以上为数脉，脉数者多见发热心烦。脉来应指洪大，标志病情进展。上盛，指上部或寸部脉盛大有力，应于心肺，多见于邪壅于上的病变；下盛，指下部或关尺部盛大有力，应于脾、肝、肾诸脏，多见于气胀气满等证。脉来有歇止，多属气衰。脉来细小，多属气少。血少气滞而心痛，则常见涩脉。

临证中，亦往往出现脉与证或脉与四时变化不相适应的情况，这与治疗和预后都有莫大的关系，应该详加分辨。

脉从四时，其病可治。若春得肺脉，夏得肾脉，秋得心脉，冬得脾脉，则为脉逆四时，此时生机已衰，病多难治。

脉与病证不相符者，如病因风热，阳邪亢盛，脉宜浮大而反沉细，则为脉证相逆，表示正气内亏。又如，泄利脱血，阴津大伤，脉宜沉细而反实大，亦为脉证相逆，表示正气外脱。凡此均属逆证。又如，病积在中，脉当有力而反虚，或外邪在表，脉当浮滑而反沉涩，都是脉证不相应的难治之证。其之所以难治，是因为正气之虚难以胜邪。如《素问·三部九候论》说："形盛脉细，少气不足以息者，危；形瘦脉大，胸中多气者，死。"

由此可知，辨别脉象时，必须与全身形证对照互勘，审辨逆从，才能正确分析病变之轻重及预后之吉凶。如形体虽盛，但脉搏很细，呼吸短促，不能接续者，是真气已虚，邪气仍盛之证，多为危证。又如，形体消瘦，而脉象很大，兼见胸中气逆胀满，气息涌急者，为脏气已伤，而病邪犹盛之证，亦多属危证。此均为脉证不相得，均属危证。

（三）辨孕脉

妇人妊娠，亦可切脉而知之。如《素问·阴阳别论》说："阴搏阳别，谓之有子。"阴阳，指尺寸言。妇人尺脉搏指有力而滑动，多系受孕的脉象。《素问·平人气象论》也说："妇人手少阴脉动甚者，妊子也。"妇人在受孕后，由于养胎而月经停止，气血比较旺盛，故脉象滑动流利。《素问·腹中论》所说的"身有病而无邪脉"，就是这个意思。临诊时，根据脉象，再参照妊娠期常见的厌食、呕吐、倦怠、嗜酸等恶阻证候，就能够做出正确的判断。

第二节　按　　诊

切诊，除切脉以外，更有诊胸腹及尺肤之法。诊胸腹是按其胸腹，上下循抚，以审察有无痞满、块痛、水肿。诊尺肤，即诊两手尺肘的肌肤，察其滑涩及其肉之坚脆。二者都属于按诊范围，兹分述如下。

一、诊胸腹

诊胸腹包括按腹、候背等方法，是诊法中不可缺少的部分。本法通过直接接触，以其温凉坚软、喜按拒按，帮助辨别病证的寒热虚实及癥结所在。

按诊胸部，首宜注意虚里的动势。因虚里是胃之大络，而人以胃气为本，又虚里是脉之宗气，为十二经脉所宗，所以按虚里，可以探察胃气和血脉的变化，从而辨别病情的轻重、虚实。虚里之动，按之应手，动而不紧，缓而不急者，是正常现象；若按之动微，则为不及，是宗气内虚之故；

如果动而应衣，则为太过，是宗气外泄之故；若搏动特快，则多是胸腹有积而宗气受逼之故；若虚里停止跳动，则宗气已绝，为死证。如《素问·平人气象论》说："胃之大络，名曰虚里，贯鬲络肺，出于左乳下，其动应衣，脉宗气也。盛喘数绝者，则病在中；结而横，有积矣；绝不至，曰死。"

腹部有痞满、积块的病变，都可通过循抚按触了解其形状、硬度、大小以及喜按拒按等，以辨识其性质。一般来说，喜按的属虚，拒按的属实，喜暖的属寒，喜凉的属热。这也是按诊的重要方法。

肿胀病人的水气的多少以及积潴部位，也可通过按诊来辨识。如水气在皮肤间者，按之则窅而不起；水气但在腹中者，按之则随手而起。如《灵枢·水胀》说："水始起也……腹乃大，其水已成矣。以手按其腹，随手而起，如裹水之状。"又说："肤胀者，寒气客于皮肤之间，鼟鼟然不坚，腹大，身尽肿，皮厚，按其腹窅而不起。"不过，腹部胀大，不一定都是水气肿胀之病，也有因气血结滞，癥瘕积聚而形成者。唯癥瘕积聚，触之有块，按之坚实，故结合其他症状，自不难辨认。如《灵枢·水胀》说："肠覃……其始生也，大如鸡卵，稍以益大，至其成，如怀子之状，久者离岁，按之则坚，推之则移，月事以时下，此其候也。"又说："石瘕生于胞中……日以益大，状如怀子，月事不以时下，皆生于女子，可导而下。"

二、诊尺肤

两臂从尺泽至寸口处之皮肤称为尺肤。皮肤的色泽及寒温变化，与气血之盛衰有关，而脏腑病变皆能影响气血，故脏腑病变可反映于肌肤。如《灵枢·论疾诊尺》说："黄帝问于岐伯曰：余欲无视色持脉，独调其尺，以言其病，从外知内，为之奈何？岐伯曰：审其尺之缓急、小大、滑涩，肉之坚脆，而病形定矣。"

据尺部皮肤的缓急、小大、滑涩，肌肉的坚实脆弱，可测知其内在疾病的情况和形气的盛衰。此外，还须知道，脉与尺肤之变化，常有一致性。脉与尺肤都靠脾胃所化的精气来灌注和濡养，都能反映胃气与营卫气血的变化情况，故一旦有了疾病，脉搏发生变化，尺肤亦相应地发生变化。在诊脉的同时，兼诊尺肤，将两者相互印证，更有助于诊断。如《灵枢·邪气脏腑病形》说："脉急者，尺之皮肤亦急；脉缓者，尺之皮肤亦缓；脉小者，尺之皮肤亦减而少气；脉大者，尺之皮肤亦贲而起；脉滑者，尺之皮肤亦滑；脉涩者，尺之皮肤亦涩。凡此变者，有微有甚。故善调尺者，不待于寸；善调脉者，不待于色。能参合而行之者，可以为上工。"

诊尺肤，除注意尺肤之缓急、小大、滑涩等情况外，还应注意尺肤之寒热。将尺肤之寒热与脉象相参，亦有助于了解病情。如《灵枢·论疾诊尺》说："尺肤热甚，脉盛躁者，病温也……尺肤寒，其脉小者，泄，少气。"尺肤热而脉盛躁，为阳邪有余之象，多属温热。尺肤寒而脉小，为阳衰之象，故见泄利、少气之证。

此外，四肢末端的寒热变化对诊断疾病的轻重亦有帮助。如《素问·通评虚实论》说："帝曰：乳子而病热，脉悬小者何如？岐伯曰：手足温则生，寒则死。"病热而脉小，为脉证不符的逆象，是正气已虚之象。若手足温暖，为阳气尚未衰竭，虽虚犹可治愈；若手足寒冷，则为阳气已绝，虚极之候，多为危亡之证。

小　结

《内经》中望、闻、问、切四诊俱全，而尤详于望色和切脉，故论诊法常色脉并称。实际上四诊是不可偏废的，只有善于综合运用四诊，才能做到诊断无误。

望色、望形态以及望舌等，都是望诊的主要内容。虽然《内经》中的论述各有详略，但其所举均属望诊的重要项目，为后世诊法理论的发展奠定了基础。

闻诊即以不同的病音来探测病情。凡言语、呼吸、咳嗽、呕吐、呃逆等声音，均可依其急慢强弱而辨病之寒热虚实。

问诊是四诊中重要的一项，凡望、闻、切诊所不能了解的情况，都必须通过问诊来了解。《内经》提出医者要详细询问发病的原因、现在的病证、病人的精神环境、生活起居以及病人的喜恶等，可见《内经》中所提出的问诊的内容是比较全面的。

在切诊方面，切脉的态度、方法，切脉的部位，脉象的变化，胃气的有无，五脏病脉的辨识和脉证的相参以及腹部按诊，均为后世脉学的发展开辟了道路。

学习诊法，必须要很好地体会它的精神实质，同时也必须随时联系阴阳五行、脏象、经络、病机等篇来进行思考。治疗疾病，最重要的是，在理解和掌握病理机制的基础上进一步掌握诊断的关键。

【治 则】

治则是指治疗的法则，是在以四诊中所获得的客观资料为依据对疾病进行综合分析的基础上提出来的临证治疗规律。这和一般所说的治疗方法不同。治疗某一疾病的方法是指治疗某一病证的原则，而这些原则是按治疗法则（规律）规定的。疾病的发展有一定的规律，故疾病的治疗也应有一定的规律。但由于病人体质、环境等条件不同，疾病的变化也有差别，故在临床治疗时必须根据具体病情来决定具体的治疗原则。

不同类属的疾病，只要在病变过程中具有共同的病理机制，即可运用同一治疗法则进行处理；与此相反，虽属同一疾病，但因病变过程中各个阶段的病理机制不同，其治疗原则也就不同。

虽然病理变化极为繁复，但其主要机制，总不外乎邪正的相搏和脏腑功能的失调。因此，治疗法则不出乎祛邪扶正与调节脏腑气血的关系，以使正胜邪却，脏腑气血的活动复归正常。

第一章　治　未　病

治未病有两种意义：一是防病于未然，一是既病之后防其传变。前者是预防疾病的发生，其主要内容就是摄生；后者是早期诊断和早期治疗，其主要内容是及时控制疾病的发展演变。

第一节　摄　　生

摄生是在古人认识了人和自然的有机联系，掌握了人体生理活动和疾病的发生、变化规律以后，作为一种进一步增进身体健康，预防疾病发生的积极手段而发展起来的。

摄生对预防疾病的发生有着重要意义，因此，《内经》特别强调疾病预防的重要性。《素问·四气调神大论》说："是故圣人不治已病，治未病；不治已乱，治未乱。……夫病已成而后药之，乱已成而后治之，譬犹渴而穿井，斗而铸锥，不亦晚乎！"这种防重于治的思想，在指导实践的过程中，收到了显著的成效。《内经》记载了许多具有民族特色的、行之有效的摄生方法，而且其中有些方法已进一步成为后世治疗疾病的措施，为我国民族的繁衍做出了一定的贡献。

摄生的原则一般可以概括为以下两方面。

一、调摄精神形体，增强身体健康，提高防病能力

调摄精神形体，增强身体健康，对人体适应外在环境变化，抗御疾病的发生，有重要的作用。所以《素问·上古天真论》说："其知道者，法于阴阳，和于术数，食饮有节，起居有常，不妄作劳，故能形与神俱，而尽终其天年，度百岁乃去。"这就是说，要适应外在环境的变化，保持身体健康、精神充沛，就必须对饮食、起居、劳动、休息等都有适当的节制与安排。这样便能达到却病延年的目的。反之，如果生活起居没有一定规律，饮食劳逸没有节制，必然会影响身体健康，削弱抗病能力，而使人容易发生疾病。所以《素问·上古天真论》说："以酒为浆，以妄为常，醉以入

房，以欲竭其精，以耗散其真，不知持满，不时御神，务快其心，逆于生乐，起居无节，故半百而衰也。”

同时，古人还认为调摄精神也与身体健康有较为密切的关系。调摄精神的具体内容就是：尽量减少不良的精神刺激，防止过度的情志变动，保持心胸开阔和乐观愉快等。《素问·上古天真论》所说“恬惔虚无，真气从之，精神内守，病安从来”及“把握阴阳，呼吸精气，独立守神，肌肉若一”就是这个意思。古代医家根据这种调摄精神的摄生原理，在长期实践中，又创造出一些特殊的摄生方法，如气功。在练习气功时，要调节呼吸，摒除杂念，意守丹田，内观五脏。只有像这样经常锻炼，才能却病延年。此外，气功对某些疾病的治疗，也有良好的效果。所以长期坚持练功的人，多精神焕发，行动矫健，年老不衰。

二、适应四时变化，避免外邪侵袭

四时的阴阳变化，与万物的生长、发展和消亡有极密切的关系。因此，在日常生活中，注意与四时气候相适应，避免外邪的侵袭，是预防疾病的重要措施和摄生所必须遵循的重要原则。故《素问·四气调神大论》说：“夫四时阴阳者，万物之根本也，所以圣人春夏养阳，秋冬养阴，以从其根，故与万物沉浮于生长之门，逆其根则伐其本，坏其真矣。故阴阳四时者，万物之终始也，死生之本也，逆之则灾害生，从之则苛疾不起。”

根据上述原则，古代医家进一步提出在不同季节中，应有不同的养生方法。故《素问·四气调神大论》说：“春三月……夜卧早起，广步于庭，被发缓形，以使志生……此春气之应，养生之道也。……夏三月……夜卧早起，无厌于日，使志无怒……此夏气之应，养长之道也。……秋三月……早卧早起，与鸡俱兴，使志安宁，以缓秋刑，收敛神气，使秋气平……此秋气之应，养收之道也。……冬三月……早卧晚起，必待日光，使志若伏若匿……去寒就温，无泄皮肤……此冬气之应，养藏之道也。”具体地讲，春、夏两季，由寒转暖，由暖而暑，宇宙万物均充满新生繁茂的景象，人们也应朝气蓬勃地生活着，所以应早些起床，在室外散步活动，以使阳气更加充沛。秋、冬季节气候逐渐转凉，万物都趋于收藏状态，人们也必须注意防寒保暖，适当调整作息时间，使阴精潜藏于内，而阳气不致妄泄。这样便能“阴平阳秘”，与四季气候相适应，却病延年了。

《内经》中有关摄生的内容极为丰富。它不仅提出了调摄精神形体，增强身体健康，提高防病能力，适应四时变化，避免外邪侵袭的摄生原则，而且对摄身的方法也提出了不少丰富具体的内容。所以，它是祖国医学遗产的重要内容之一。

第二节　预防疾病的传变

治未病的另一个意义是既病防变，它的基本精神是当疾病发生后，在处理上应首先防止病邪深入、病势蔓延，以避免造成复杂严重的后果。《素问·阴阳应象大论》说：“故邪风之至，疾如风雨，故善治者，治皮毛，其次治肌肤，其次治筋脉，其次治六腑，其次治五脏。治五脏者，半死半生也。”这说明外邪侵入人体以后，如果不及时处理，就有可能逐步深入，侵犯脏腑，使病情愈来愈复杂，治疗也就愈来愈困难。因此，治疗疾病时，就应注意防止疾病的传变。如《难经·七十七难》说：“所谓治未病者，见肝之病，则知肝当传之与脾，故先实其脾气，无令得受肝之邪，故曰治未病焉。”这就是治疗脏腑疾病，防止疾病传变的一种法则，而且这里也指出了早期诊断、早期治疗的重要意义，故《素问·八正神明论》说：“上工救其萌芽……下工救其已成，救其已败。”

疾病发展的过程包含邪正斗争的过程。邪气盛、正气衰则病进，正气盛、邪气衰则病退。因此，在病邪侵袭之初，如能及时治疗，既可以控制病邪蔓延，又可以避免正气的过度损耗。正气损耗不大的病变，既容易治疗，也容易痊愈。若因循失治，则病邪步步深入，进迫五脏，而造成正气衰败，病情逆转。所以，对任何疾病，都必须重视早期治疗。

第二章　因时因地因人制宜

人体与自然界是息息相关的整体，因此，在治疗上必须重视气候、地理、病人三者之间的相互关系。

一、因时制宜

自然界四时气候的变化，对人体的生理活动是有一定影响的。临证时必须注意病人与四时气候的关系。如《素问·六元正纪大论》说：“用温远温，用热远热，用凉远凉，用寒远寒，食宜同法，有假反常。”在一般情况下，药食都应如此。但在气候与时令相反，或客邪侵袭使机体功能紊乱的时候，也可不受这个限制。

二、因地制宜

治病还必须因地制宜，不论是在方法上，还是在药物的选用上，都应根据当地的环境以及生活习惯而有所变化。如《素问·异法方宜论》说：“黄帝问曰：医之治病也，一病而治各不同，皆愈何也？岐伯对曰：地势使然也。……故治所以异而病皆愈者，得病之情，知治之大体也。”

三、因人制宜

治疗时亦应据人体素质的强弱而分别对待。如《灵枢·论痛》说：“胃厚，色黑，大骨及肥者，皆胜毒；故其瘦而薄胃者，皆不胜毒也。”《素问·五常政大论》说：“能毒者以厚药，不胜毒者以薄药。”这说明人的体质各有差异，故治病用药时，必须细审患者之体质，然后权衡强弱而施治。一般而论，强壮者针药宜略重，娇弱者针药宜略轻。此外，对患者的形志苦乐，亦须注意。如《素问·血气形志》说：“形乐志苦，病生于脉，治之以灸刺；形乐志乐，病生于肉，治之以针石；形苦志乐，病生于筋，治之以熨引；形苦志苦，病生于咽嗌，治之以百药。”

虽然形志苦乐与疾病的治疗的关系不是绝对的，但精神状态的改变对疾病是有一定影响的。

总之，治疗疾病时，不应当只是孤立地看病证，而应当看到整个病人，应当看到人与自然不可分割的关系。

第三章　标　　本

标本是一个相对的概念，凡病因与症状，先病与后病，正气与邪气，病在内与病在外等，都有标本的关系存在。以邪正而言，则正气为本，邪气为标；以病因与症状而言，则病因为本，症状为标；以先病与后病而言，则先病为本，后病为标；以内外而言，则病在内为本，病在外为标。

标本在治疗方面的应用，主要是分析病证的主次先后、轻重缓急，以确定治疗的步骤。

一、治病求本

治病必求其本。在一般情况下，标根于本，若病之本能除，则标也随之而解。如受寒发热的病，病因寒邪为本，发热症状为标，治当散寒以退热。阴虚发热的疾病，则阴虚是本，发热为标，治当养阴以退热。故《素问·标本病传论》说："先病而后逆者治其本，先逆而后病者治其本，先寒而后生病者治其本，先病而后生寒者治其本……先病而后泄者治其本，先泄而后生他病者治其本，必且调之，乃治其他病。"

二、急则治标

在疾病过程中，如有某种症状特别严重，或原有宿疾复有新病而新病形势又较急的时候，可先治其标，后图其本。这就是"急则治标，缓则治本"的原则。《素问·标本病传论》说："先热而后生中满者治其标……先病而后生中满者治其标……小大不利治其标。"中满、小大不利都是比较严重而危急的证候，故当先治其标。

可见，急则治其标是因为病情危急，如不先治其标，不但不能治本，甚至会危及生命。但治标终属权宜之计，治本才是根本之法。这些治标救急的手段能为治本创造有利的条件，其目的仍是更好地治本。

三、标本兼顾

凡标本并重的，可采用标本兼顾的方法以提高疗效，缩短病程。但当本或标任何一方严重时，则可独治其本，或独治其标。如《素问·标本病传论》说："谨察间甚，以意调之，间者并行，甚者独行。"

以上说明在临床运用标本的治疗原则时，既要掌握其原则性，又要视病情变化而选择，注意特殊情况下的灵活性。

第四章　正治反治

正治反治，又称逆治从治。正治是逆其征象而治，反治是从其征象而治。如《素问·至真要大论》说："逆者正治，从者反治。"正治，用于病机与症状一致、病情比较单纯的疾病；反治，用于病机与症状不相一致、病情比较复杂的疾病，所以《素问·至真要大论》又说："微者逆之，甚者从之。"

正治是一般的治法，其方法较多，如以寒治热、以热治寒、实则泻之、虚则补之等。此内容将于本篇第五章内详细论述。

反治大抵分寒热与补泻。如《素问·至真要大论》说："帝曰：反治何谓？岐伯曰：热因寒用，寒因热用，塞因塞用，通因通用。"

"热因寒用，寒因热用"当作"热因热用，寒因寒用"，意思是以热治热，以寒治寒。前者适用于阴寒之极反见热象，真寒假热的患者；后者适用于热极反见寒象，真热假寒的患者。

"塞因塞用"，即以补法治疗胀满痞塞等证候，适用于脾虚阳气不足而导致者。"通因通用"，即以通下的方法治疗泄利漏下等证候，适用于内有瘀积而引起者。

由此可见，以热治热、以寒治寒、以补治塞、以泻治通被称为反治，乃是指药性与外表征象的一致性而言的。这些征象一般都属于假象。如以病机而言，此治法仍属于热以治寒、寒以治热、补以治虚、泻以治实的正治法，仍是治病求本的具体体现。所以《素问·至真要大论》又说："必伏其所主，而先其所因。其始则同，其终则异，可使破积，可使溃坚，可使气和，可使必已。"

第五章　辨证立法

治法是以具体证候为依据的，所以辨证实为立法的前提。辨证立法的原则主要有以下几个方面。

一、协调阴阳

阴阳是辨证施治的总纲，包括表里、上下、寒热、虚实。不过疾病还有阴阳偏虚、阴阳偏盛的不同，故临证时除了辨明疾病的表里、上下和寒热、虚实外，还应辨明其相互关系。比如，阴虚内热，本属虚证，就不能用解热药退其热；阳虚外寒，也属虚证，也不能用散寒药以祛其寒。因阴虚之热，非火之有余，乃阴之不足所致；阳虚之寒，非水之有余，乃真阳之不足所致。所以，合理的立法，就应当以补其真阴或真阳之不足为主，正如王冰所说的"益火之源，以消阴翳；壮水之主，以制阳光"及《素问·至真要大论》所说的"诸寒之而热者取之阴，热之而寒者取之阳，所谓求其属也”。

至于阴阳偏盛，则应着重泻其偏盛的一面。对此，具体立法较多，兹不赘述。

二、发表攻里，越上引下

病变在表里、上下的辨证立法，凡属表、实、热证者，即可发表、攻里、越上、引下以治疗。如《素问·阴阳应象大论》说：“其高者因而越之，其下者引而竭之，中满者泻之于内。”这是里证在上、中、下三个部位的治法。若病邪在表，则应以发汗解表为主。如《素问·热论》说：“三阳经络皆受其病，而未入于脏者，故可汗而已。”《素问·阴阳应象大论》又说：“其有邪者，渍形以为汗。其在皮者，汗而发之。”至于病邪在里之辨证立法，《素问·经脉别论》说：“太阳脏独至，厥喘虚气逆，是阴不足、阳有余也，表里当俱泻。”《素问·阴阳应象大论》也说：“其实者，散而泻之。”

三、寒热温清

证候的寒热，依其程度不同，则有寒、热、温、清之分。如《素问·阴阳应象大论》说：“寒极生热，热极生寒。寒气生浊，热气生清。清气在下，则生飧泄。”治疗热盛于内者，主要用咸寒之品；治疗寒胜者，则主要用辛热的药物。如《素问·至真要大论》说：“热淫于内，治以咸寒，佐以甘苦，以酸收之，以苦发之。”又说：“寒淫所胜，平以辛热，佐以甘苦。”总的治疗原则在该篇中也明确说明，即“寒者热之，热者寒之，温者清之，清者温之”。

四、补虚泻实

虚实病证的治疗原则，总的来说，不外乎补虚泻实。然而病证的虚实情况是复杂的，可表现于各个方面，故治疗虚实病证的具体措施，也就有多种。《素问·至真要大论》说：“散者收之，抑者散之，燥者润之，急者缓之，坚者耎之，脆者坚之，衰者补之，强者泻之。”又说：“高者抑之，下者举之，有余折之，不足补之……坚者削之，客者除之，劳者温之，结者散之，留者攻之，燥者濡之，急者缓之，散者收之，损者温之，逸者行之，惊者平之，上之下之，摩之浴之，薄之劫之，开之发之，适事为故。”这些补虚泻实的方法，在临床上都要根据辨证的具体情况而分别应用。

第六章　制　　方

制方是辨证后进行治疗的必经步骤。制方时除了要注意天时气候、地理环境、疾病逆从外，还必须注意药物性能、方剂配伍等问题。

第一节 药物性能

药物有性有味。寒、热、温、凉是药物之性（一作药之气），酸、苦、甘（包括淡）、辛、咸是药物之味。药物的性味与药物升、降、浮、沉的功能是有内在联系的，故掌握药物性味功能也是制方的基本要求。

药物的寒、热、温、凉之性又可归纳为阴与阳两类。温与热皆为阳，次于热者为温；寒与凉皆为阴，次于寒者为凉。四性不同，其治疗宜忌也各异。寒证用温热药，热证用寒凉药，这是运用药物治病的常规，故《素问·至真要大论》说："调气之方，必别阴阳……寒热温凉，衰之以属。"

运用药物治病，除区分阴阳的偏胜偏衰，审别药物的寒热温凉外，还要考虑到天时气候。如《素问·六元正纪大论》说："帝曰：善。论言热无犯热，寒无犯寒。余欲不远寒，不远热奈何？岐伯曰：悉乎哉问也！发表不远热，攻里不远寒。"此指出在用药注意天时气候之时，既要有原则性，也要有灵活性。如在天气炎热时，应慎重使用热药；于天气寒凉时，应慎重使用寒药。这是常法。但如表证由风寒之邪外侵，非温热药不能发散者（由温邪所致者例外），则虽值温热季节，仍须用温热药。里证由实热内郁而成，非沉寒不能祛除者（由寒邪内结所致者例外），则虽值寒凉之令，仍须用寒凉药。这说明治疗立法仍以病情为主要依据，而天时的寒热则应作为选用药物或掌握剂量时的参考。

药物之气味各有厚薄，故处方时对气味厚薄的选择也是重要的一环。以气薄者善于发泄，味薄者长于通利，气厚者功能助阳生热，味厚者功能补阴泄下，用之得当，则效果甚著。如《素问·阴阳应象大论》说："味厚则泄，薄则通；气薄则发泄，厚则发热。"又说："形不足者，温之以气；精不足者，补之以味。"因为人体之形不足者，多由阳气之衰，故当以气厚助阳之药温之；精不足者，多由真阴之虚，故当以味厚之品补之。再以药物的五味言，其亦各有专用，如辛主散、酸主收、甘主缓、苦主坚、咸主软、淡主渗。它们作用于脏腑时，各有宜忌，若用之不当，或用之过量、过久，反而为害，故不可不慎。如《素问·至真要大论》说："辛甘发散为阳，酸苦涌泄为阴，咸味涌泄为阴，淡味渗泄为阳。六者或收或散，或缓或急，或燥或润，或耎或坚，以所利而行之，调其气，使其平也。"又说："夫五味入胃，各归所喜，故酸先入肝，苦先入心，甘先入脾，辛先入肺，咸先入肾。久而增气，物化之常也，气增而久，夭之由也。"由此可知，药物的性味是各有所偏的，运用药物治病，就是用药物性味的偏胜，纠正或调和人体各部分的不协调状况。故以药物治病，无论是攻还是补，均不可过量。若不懂得这个原理，就会造成不良后果。

第二节 方剂配伍

方剂配伍的主要问题就是要掌握组织方剂的法度。立方有法，才能配伍恰当，疗效确切。故医者必须深刻了解立法制方中药物配伍的重要意义。

一、君臣佐使

君臣佐使是组织方剂的法度，它标志着方剂中药物的主次作用。通过君臣佐使的配伍，药物可以发挥更大、更好的作用。《素问·至真要大论》说："主病之谓君，佐君之谓臣，应臣之谓使。"其中的"君"是指方中针对病情起主要作用的药物；"臣"是指协同加强君药功效的药物；"佐"也是指协助君药更好地发挥作用的药物；"使"的含义有二，一是指引经药，一是指方剂中有协和诸药作用的药物。一般处方除必须确立君药外，其他臣、佐、使药的有无，可根据病情及药物配伍的需要而决定。

二、七方

大、小、缓、急、奇、偶、复，是谓七方。《素问·至真要大论》说："君一臣二，奇之制也；君二臣四，偶之制也；君二臣三，奇之制也；君二臣六，偶之制也。"

对于奇方和偶方的区别，《内经》是以药味的单数或双数来分的。以一味君药，二味臣药，为奇方；二味君药，四味臣药，为偶方。但处方的目的是消除疾病，如病情比较简单，只用一个君药就可以了；若病情复杂，便须多用君药。故处方的奇偶不仅有药味单复的区别，且有药效的单复的意义存在。此外，处方时还要注意药量的大小、药力的缓急，只有这样才能适应病情。如《素问·至真要大论》说："君一臣二，制之小也；君一臣三佐五，制之中也；君一臣三佐九，制之大也。"这里所说方剂的大小，有两种意义：一是药味的多少；一是药量的轻重及药力的强弱，即药量重、作用强的为大方，药量小、作用弱的为小方。故《素问·至真要大论》又说："近而奇偶，制小其服也，远而奇偶，制大其服也，大则数少，小则数多，多则九之，少则二之。"后世对方剂大小的定名，大多是以药量和作用为根据的。

缓急是指药力而言。气味薄而药力缓的称为缓方，气味厚而药力峻烈的称为急方。如《素问·至真要大论》说："补上治上，制以缓；补下治下，制以急。急则气味厚，缓则气味薄，适其至所，此之谓也。"一般来说，病在上焦的，欲其药力作用于上，故宜用缓方；病在下焦的，欲其药力直达下焦病所，故宜用急方。此外，病情轻缓的，可用缓方；病势危急的，当用急方。

疾病的变化是非常复杂的，临床治疗，必须针对复杂的病变配伍方剂，既可奇偶配伍，又可大小缓急同用，甚至可以汇合多方为一方，必要时还可用反佐的药物来配伍。正如《素问·至真要大论》所说："奇之不去则偶之，是谓重方；偶之不去，则反佐以取之，所谓寒热温凉，反从其病也。"这些方剂配伍方法，都是临床处方的法度。

第三节　制约适宜

制方给药是以患者客观情况为依据的，而不是凭医家的主观愿望来选择的。医者在给药过程中要注意用药的限度，如《素问·五常政大论》说："病有久新，方有大小，有毒无毒，固宜常制矣。

大毒治病，十去其六；常毒治病，十去其七；小毒治病，十去其八；无毒治病，十去其九。谷肉果菜，食养尽之，无使过之伤其正也。不尽，行复如法。”

药物的性能有和缓、峻烈之别，故在使用的时候，应该有一定的分寸。凡是峻烈的药物，虽然治病的效力大，但是对人体正气也有一定的损害。古人在治疗实践中，已认识到这一点，所以谆谆告诫，用药见疾病“十去其六”“十去其七”“十去其八”时即止。即使无毒的药物，也只能用到疾病“十去其九”就停止，切勿过量，以免伤及正气。用药总要适可而止，不宜孟浪从事。如果经过这样的处理，邪犹未尽，则可再按照前法进行治疗。此外，凡遇正气亏损及妇女孕期，一般均禁用峻烈攻下之剂。但在某些特殊情况下，如孕妇身患重病，非峻烈药不能去其邪，非去邪不能安其胎时，亦可使用攻药，并非绝对禁止。此时更应掌握病情，不可过剂。如《素问·六元正纪大论》说：“黄帝问曰：妇人重身，毒之何如？岐伯曰：有故无殒，亦无殒也。……大积大聚，其可犯也，衰其大半而止，过者死。”

病人的服药方法和时间，有一定的规定。如《素问·至真要大论》说：“病所远，而中道气味乏者，食而过之，无越其制度也。”如病所在下焦，而药物常在中焦便发生作用，往往不能很好地起效，此时食前或空腹服药较宜使之直达病所。反之，如病所在上焦，则又当以食后进药为宜，使药效留于上。后世的食前、食后、早晨空腹、晚上临睡等服药法，都是从此发展而来的。

附：服药方法

服药的方法也很重要。《素问·五常政大论》说：“治热以寒，温而行之；治寒以热，凉而行之；治温以清，冷而行之；治清以温，热而行之。”

寒病服热药，待凉方服。热病服寒药，趁温即进。这都是用于寒或热极甚而出现假象时的服药方法，且这些方法可以避免格拒之弊。用辛凉剂治温热病，少冷即服。用温热药治阴寒病，趁热而服。这种凉药冷服、温药热服的方法是治疗一般寒或热病的服药方法，有助于提高疗效。

第七章　饮食宜忌

前面已经讲过，药物有大毒、常毒、小毒、无毒之分，去病有六分、七分、八分、九分之别。药不及病，固然无济于事；药过于病，亦必伤害正气而变生他患。因此，治病不能完全依赖药物，还应注意饮食的调养。如《素问·脏气法时论》说：“毒药攻邪，五谷为养，五果为助，五畜为益，五菜为充，气味合而服之，以补精益气。”这指出药物一般宜用于攻邪，而补益精气，还当依靠饮食。因为药物的气味都不免带有偏性，如此才能在人体有病阴阳偏胜之时以偏救偏，起到治病祛邪的作用；当邪气已去，需要调理的时候，那就不必单纯依靠药物了，而是应当依赖谷、肉、果、菜等气味平正的饮食来补益精气。由此可知，药物、食物对病体所起的作用各有所长。故药疗、食养是治疗过程中不可或缺的两个重要环节。虽然食养是必要的，但也必须注意禁忌，如果不加禁忌，则会造成不良的后果。如《素问·热论》说："诸遗者，热甚而强食之，故有所遗也。"又说："病热少愈，食肉则复，多食则遗，此其禁也。"这说明了热病病人在热势未退时强食的后果，以及热病病人热刚退就食肉，或多食，可使热再作。此外，所食五味，也应有所节制，如《素问·宣明五气》说："辛走气，气病无多食辛；咸走血，血病无多食咸；苦走骨，骨病无多食苦；甘走肉，肉病无多食甘；酸走筋，筋病无多食酸。"这说明五味虽能补养五脏之气，但过食反而会伤气。故病中对某些食物的宜忌，也是应该注意的。但对于那些慢性病病人，为了照顾病人的特殊嗜好，也可以酌情处理。

第八章　精神治疗

关于精神治疗，在"导论"篇第二章第二节"五行的具体应用"项中已有论述，并援引了《素问·阴阳应象大论》中的"怒伤肝，悲胜怒""喜伤心，恐胜喜""思伤脾，怒胜思""忧伤肺，喜胜忧""恐伤肾，思胜恐"等来说明。以一种情志活动，来调正另一种不正常的情志活动，使之恢复正常，是精神治疗的内容之一。实践证明，按照这一方法进行治疗是有一定效果的。此外，还有利用精神刺激治疗功能活动失调的，如《灵枢·杂病》说："哕……大惊之，亦可已。"这是指治疗一般功能性的呃逆而言的。此外，注意病人的心理状态也是临床工作中非常重要的一环。病人在病中情绪不好，心情沉重，可能会对疾病产生不良的影响。因此，医者必须紧紧抓住病人的思想活动，再结合具体病情，耐心地进行开导，以安定病人的情绪，减轻病人的思想负担，增强病人的信心，使他精神愉快，主动地和医者合作。这样有助于疗效的提高。正如《灵枢·师传》所说："人之情，莫不恶死而乐生，告之以其败，语之以其善，导之以其所便，开之以其所苦，虽有无道之人，恶有不听者乎。"

第九章　针刺大法

针刺是祖国医学独特的医疗方法之一。关于针刺的理论和方法，《内经》中有详细的论述。本篇仅从原则性的理论方面做简单的介绍。

一、静志候气

针刺是通过腧穴借经络之气的联系传导而发挥治疗作用的。因此针刺的得气与否与疗效的关系很大。这就要求医者全神贯注，注意腧穴的正确部位，针刺的深浅幅度，病人的神色和候气、得气、守气的运针手法等。如《素问·宝命全形论》说："经气已至，慎守勿失，深浅在志，远近若一，如临深渊，手如握虎，神无营于众物。"《素问·针解》说："神无营于众物者，静志观病人，无左右视也。义无邪下者，欲端以正也。必正其神者，欲瞻病人目，制其神，令气易行也。”这些都是对静志候气的一些经验总结，且对目前我们学习和掌握针刺仍有一定的实用价值。

二、因时因人

人与自然相关，人体经络气血运行与四时之气的变化相适应，因此针刺治疗时必须参合天时。如《灵枢·寒热病》说：“春取络脉，夏取分腠，秋取气口，冬取经输。凡此四时，各以时为齐。”针刺时还要根据四时不同季节，来决定针刺的深浅。所以《灵枢·寒热病》又说：“络脉治皮肤，分腠治肌肉，气口治筋脉，经输治骨髓、五脏。”同时，它还认为人体经脉气血的运行，在一日之内、十日之内、六十日之内，也因着昼夜变化之不同而有所差异。如《灵枢·九针十二原》说：“知其往来，要与之期，粗之闇乎！妙哉！工独有之。”后世子午流注、灵龟八法等针法，皆基于此。

针刺的深浅疾留，根据腧穴所在部位及疾病的需要，自有一定的常规，但由于人的体质有强弱肥瘦的不同，针刺时亦应有所区别。一般而言，肥人宜深，瘦人宜浅，强者留针时间稍久，弱者留针时间稍短。如《灵枢·逆顺肥瘦》说：“年质壮大，血气充盈，肤革坚固，因加以邪，刺此者，深而留之，此肥人也。……瘦人者，皮薄色少，肉廉廉然……刺此者，浅而疾之。”对婴儿用针，亦不同于成人，一般不予留针。故《灵枢·逆顺肥瘦》又说：“婴儿者，其肉脆，血少气弱，刺此者，以豪针，浅刺而疾发针，日再可也。”

三、调治阴阳

疾病的发生在于脏腑阴阳的失调，通过针刺阴阳各经，调治其有余不足，使阴阳复归协调平衡，便是针刺治疗的基本原理。故《灵枢·根结》说：“用针之要，在于知调阴与阳。调阴与阳，精气乃光。”

在治法上，除了阳病治阳、阴病治阴外，更有病在阳经从阴经以诱导之，病在阴经从阳经诱导之，以疏通气血、令其畅达的方法。如《素问·阴阳应象大论》所说“故善用针者，从阴引阳，从阳引阴”就是这个意思。

用针取穴时，可以取右侧穴位治左侧病变，取左侧穴位治右侧病变；或取下部穴位治上部病变，取上部穴位治下部病变。如《素问·阴阳应象大论》说：“以右治左，以左治右。”《灵枢·终始》说：“病在上者，下取之；病在下者，高取之；病在头者，取之足；病在腰者，取之腘。”这是因为人是一个有机的整体，内外、上下、左右的经络是相互贯通的。

四、补泻寒热

针刺的补泻寒热与用药的补泻寒热有类似的意义。补以治虚，泻以治实，寒以治热，热以治寒。如《灵枢·经脉》说：“盛则泻之，虚则补之，热则疾之，寒则留之，陷下则灸之，不盛不虚，以经取之。”除了“疾”“留”与“灸”法外，针刺的补泻寒热的重点在手法。《内经》中有关手法的记载很多，如补泻有呼吸、迎随、疾出徐按、徐出疾按、摇大其孔以及泄气、决血等，可各随需要而选用。其中也有以针下的感觉为依据而用针的。如《灵枢·终始》说："邪气来也紧而疾，谷气来也徐而和。"邪气之来，宜用泻法；谷气之来，是已达到补虚泻实的信号，可以据此而用补的手法。此外，也有以病人的感觉为标准的。如《素问·针解》说："刺实须其虚者，留针，阴气隆至，乃去针也。刺虚须其实者，阳气隆至，针下热，乃去针也。"后世基于这一理论，发展出烧山火、透天凉等手法。

针刺可以治病，但针刺不当，也能损害人体，甚至危及生命，故不可不慎。在针刺重要脏腑所在部位时，尤宜特别注意。如《素问·刺禁论》说："脏有要害，不可不察。……刺头，中脑户，入脑立死。"《素问·诊要经终论》说："凡刺胸腹者，必避五脏。"在动脉、目部、关节部位亦不可乱刺，以免造成大出血、目盲及关节不利等严重后果。如《素问·刺禁论》说："刺臂太阴脉，出血多，立死。……刺匡上陷骨中脉，为漏为盲。刺关节中液出，不得屈伸。"

针刺必须在病人情绪安定、生活正常的情况下进行。如《灵枢·终始》说："凡刺之禁，新内勿刺，新刺勿内；已醉勿刺，已刺勿醉；新怒勿刺，已刺勿怒；新劳勿刺，已刺勿劳；已饱勿刺，已刺勿饱；已饥勿刺，已刺勿饥；已渴勿刺，已刺勿渴；大惊大恐，必定其气乃刺之。乘车来者，卧而休之如食顷，乃刺之；出行来者，坐而休之如行十里顷，乃刺之。凡此十二禁者，其脉乱气散，逆其营卫，经气不次。"这是由于过醉、过劳、过饱、过渴、大惊大恐之人的经脉气血动荡散乱。

此外，凡形体衰竭，气血虚甚，脉象微小至极者，也在禁刺之列。如《灵枢·邪气脏腑病形》说："诸小者，阴阳形气俱不足，勿取以针，而调以甘药也。"

小　　结

本篇主要论述治疗学上必须掌握的原则问题。治疗的关键为祛邪扶正，调和阴阳。

（1）治未病是预防思想在治疗上的具体贯彻，一是防病于未生，一是防病的传变。这对健康的保障、疗效的提高是有很大作用的。

（2）因时、因地、因人制宜实质上是整体观念在治疗中的体现。我们在治疗疾病时要因时、因地、因人地做全面考虑。

（3）标本主要是辨证的方法和确立治疗先后、主次的原则，《内经》在治病求本的基本原则下，提出了急则治标和标本兼顾，这体现了祖国医学在治疗方法上的原则性和灵活性。

（4）正治、反治是治疗中的两大法门。正治是一般的治疗原则，反治是在特殊情况下所采用的治疗原则。

（5）辨证立法指出立法必须以辨证为前提，这是一个根本性问题，只有辨证正确，才能立法无讹。

（6）制方是处理疾病的具体工作，其中气味性能、方剂配伍、制约适宜等问题，都是对每个病人处方给药时应该注意的问题。

（7）饮食宜忌也是一个重要问题。医者既要注意病人的食饮和营养，又要注意其饮食禁忌，必须根据具体病情，斟酌处理。

（8）对于精神治疗和针刺大法，在具体应用时，应该很好地掌握其实质精神，以作为具体方法的指导。

附：五运六气

五运六气，简称“运气”，也就是通常所说的运气学说。五运六气与人类生命活动及疾病的发生有一定的联系。所以古人也将五运六气作为防治疾病的参考。

本篇就五运六气的演绎方法以及运气与疾病发生的关系等做概括性介绍。至于运气学说中论述的一般理论性问题，尚待进一步研究。

第一节　干支甲子

干支甲子是古人纪年、月、日、时和演释五运六气的工具，所以在介绍五运六气之前，应当首先介绍干支甲子的具体内容。

一、天干地支

甲、乙、丙、丁、戊、己、庚、辛、壬、癸，为十天干。子、丑、寅、卯、辰、巳、午、未、申、酉、戌、亥，为十二地支。

天干地支各有阴阳所属。例如，天干中，甲、丙、戊、庚、壬为阳干，乙、丁、己、辛、癸为阴干；地支中，子、寅、辰、午、申、戌为阳支，丑、卯、巳、未、酉、亥为阴支。（表19）

表19　天干地支各分阴阳

天干	阳	甲、丙、戊、庚、壬
	阴	乙、丁、己、辛、癸
地支	阳	子、寅、辰、午、申、戌
	阴	丑、卯、巳、未、酉、亥

天干地支各有两种五行配属方法。（表20、21）

表20　天干地支五行属性1

五行所属	土	金	水	木	火
天干	甲、己	乙、庚	丙、辛	丁、壬	戊、癸
地支	丑、未	卯、酉	辰、戌	巳、亥	子、寅、午、申

表21　天干地支五行属性2

五行所属	木	火	土	金	水
天干	甲、乙	丙、丁	戊、己	庚、辛	壬、癸
地支	寅、卯	午、巳	丑、辰、未、戌	申、酉	子、亥

天干：①甲、己化土，乙、庚化金，丙、辛化水，丁、壬化木，戊、癸化火；②甲、乙属木，丙、丁属火，戊、己属土，庚、辛属金，壬、癸属水。

地支：①丑、未主土，卯、酉主金，辰、戌主水，巳、亥主木，子、寅、午、申主火；②寅、卯属木，午、巳属火，丑、辰、未、戌属土，申、酉属金，子、亥属水。

二、甲子

十天干与十二地支相互配合，构成甲子，这是以天干第一干（甲）及地支第一支（子）命名的。(表22)《素问·六微旨大论》说："天气始于甲，地气始于子。子甲相合，命曰岁立。谨候其时，气可与期。"

表22　甲子表

天干	甲　乙　丙　丁　戊　己　庚　辛　壬　癸
地支	子　丑　寅　卯　辰　巳　午　未　申　酉
天干	甲　乙　丙　丁　戊　己　庚　辛　壬　癸
地支	戌　亥　子　丑　寅　卯　辰　巳　午　未
天干	甲　乙　丙　丁　戊　己　庚　辛　壬　癸
地支	申　酉　戌　亥　子　丑　寅　卯　辰　巳
天干	甲　乙　丙　丁　戊　己　庚　辛　壬　癸
地支	午　未　申　酉　戌　亥　子　丑　寅　卯
天干	甲　乙　丙　丁　戊　己　庚　辛　壬　癸
地支	辰　巳　午　未　申　酉　戌　亥　子　丑
天干	甲　乙　丙　丁　戊　己　庚　辛　壬　癸
地支	寅　卯　辰　巳　午　未　申　酉　戌　亥

从表5可以看出1个甲子是由天干往复轮周6次，地支往复轮周5次构成的。用其来纪年，则60年就是一个周期。正如《素问·天元纪大论》所说：“天以六为节，地以五为制。周天气者，六期为一备；终地纪者，五岁为一周。……五六相合，而七百二十气为一纪，凡三十岁；千四百四十气，凡六十岁，而为一周。不及、太过，斯皆见矣。”

天干地支，五六相合，构成60年一个气候变化的大周期。前30年包括七百二十节气（以一年二十四节气计算），是为一纪，后30年亦包括七百二十节气，凡一千四百四十节气，共计60年（也称六十甲子）。甲子中的天干，主五运的盛衰；甲子中的地支，司六气的变化。所以讲述五运六气，不能离开天干地支所组成的六十甲子。

第二节　五　　运

木、火、土、金、水五气运行为五运，要掌握它的运行规律，必须从以下几方面着手。

一、十干统运（中运）

十干统运，就是每两干统一运：凡逢甲、己为土运，乙、庚为金运，丙、辛为水运，丁、壬为木运，戊、癸为火运。故《素问·天元纪大论》说：“甲己之岁，土运统之；乙庚之岁，金运统之；丙辛之岁，水运统之；丁壬之岁，木运统之；戊癸之岁，火运统之。”凡此十干所统之运，称为中运。中运候中气（天地气交）的变化，所以《素问·六元正纪大论》说：“天气不足，地气随之，地气不足，天气从之，运居其中，而常先也。”

天气在上，地气在下，运居于天地之中，气交之分。故天气下降，居中的运气必先之而降；地气上升，居中的运气必先之而升。所以说运居中而常先。

二、主运

中运，统司一岁之气。主运则在一年之中，随气候变化而传递有次，一般的规律是从木而火，而土，而金，而水，循着五行相生的次序，始于木而终于水。每运约各主七十三日零五刻，每年约从大寒节开始为初运木，春分后十三日起为二运火，芒种后十日起为三运土，处暑后七日起为四运金，立冬后四日起为终运水。（图112）

此外，演绎五运还须应用五音建运、太少相生、五步推运等法，兹分述如下。

（一）五音建运

《素问》叙述五运时，往往是以宫、商、角、徵、羽五音为代表的。如《素问·阴阳应象大论》说：“在地为木……在音为角……在地为火……在音为徵……在地为土……在音为宫……在地为金……在音为商……在地为水……在音为羽。”即以角音属木，徵音属火，宫音属土，商音属金，羽音属水，这就叫作五音建运。

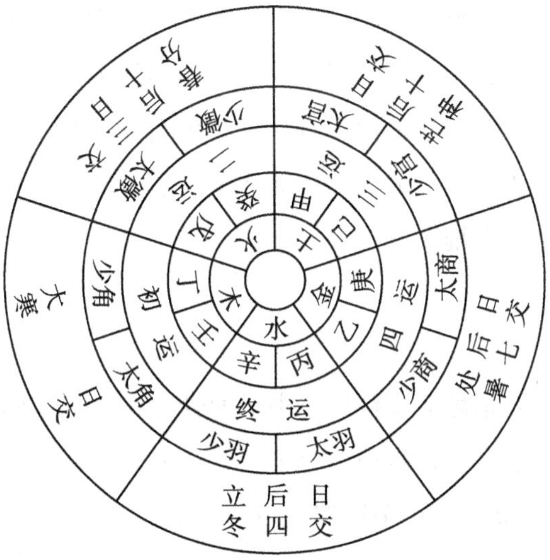

图 112　五运主运图

（二）太少相生

五运的十干既各具阴阳，则阳干为太，阴干为少。例如，甲、己土宫音，阳土甲为太宫，阴土己为少宫；乙、庚金商音，阳金庚为太商，阴金乙为少商；丙、辛水羽音，阳水丙为太羽，阴水辛为少羽；丁、壬木角音，阳木壬为太角，阴木丁为少角；戊、癸火徵音，阳火戊为太徵，阴火癸为少徵。太为有余，少为不足。（图 113）

十干分阴阳，五音别太少。太少相生，即阴阳相生。以甲己土年为例解释如下。

甲为阳土，阳土生阴金乙，即太宫生少商；阴金生阳水丙，即少商生太羽；阳水生阴木丁，即太羽生少角；阴木生阳火戊，即少角生太徵；阳火生阴土己，即太徵生少宫。

己为阴土，阴土生阳金庚，即少宫生太商；阳金生阴水辛，即太商生少羽；阴水生阳木壬，即少羽生太角；阳木生阴火癸，即太角生少徵；阴火生阳土甲，即少徵生太宫。

如此，太少反复相生，则阴生于阳，阳生于阴，而事物不断地变化发展。

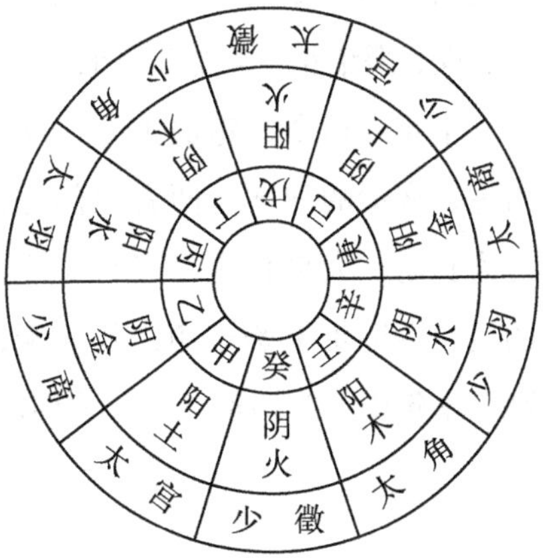

图 113　五音建运太少相生图

（三）五步推运

年干只能代表本年的中运，而不能代表本年的主运。主运虽始于木角音，终于水羽音，有一定的程序可循，但在五步推移之中，究竟为太生少还是少生太则还需应用五步推运之法来推测。推运之法，无论何年，总是从年干的属太、属少逐步上推至角。例如，甲年为阳土，运属太宫用事，即从太宫本身上推，生太宫的是少徵，生少徵的是太角，则甲年的主运便起于太角，太少相生而终于太羽；己年为阴土，运属少宫用事，即从少宫本身上推，生少宫的是太徵；生太徵的是少角，则己年的主运便起于少角，太少相生而终于少羽。乙年为阴金，运主少商用事，即从少商本身上推，生少商的是太宫，生太宫的是少徵，生少徵的是太角，则乙年的主运便起于太角，太少相生而终于太羽；庚年为阳金，运属太商用事，即从太商本身上推，生太商的是少宫，生少宫的是太徵，生太徵的是少角，则庚年的主运便起于少角，太少相生而终于少羽。其他各年，均仿此类推。唯丁、壬两年是角运，便从本身起运，不必上推了。

三、客运

演绎客运的方法是从中运开始做五步推运。中运通管一年。客运则以每年的中运为初运，循着五行太少相生的次序，分五步运行，每步约为七十三日零五刻，行于主运之上。因与主运相对，故被称作客运。其逐岁变迁，以 10 年为 1 个周期。举例如下。

甲、己年属土运，甲年为阳土，为太宫；己年为阴土，为少宫。逢甲年便以太宫阳土为初运；太生少，土生金，则少商为二运；少生太，金生水，则太羽为三运；太生少，水生木，则少角为四运；少生太，木生火，则太徵为终运。逢己年便以少宫阴土为初运；少生太，土生金，则太商为二运；太生少，金生水，则少羽为三运；少生太，水生木，则太角为四运；太生少，木生火，则少徵为终运。其他如乙、庚、丙、辛、丁、壬、戊、癸诸年，均仿此类推。(图 114)

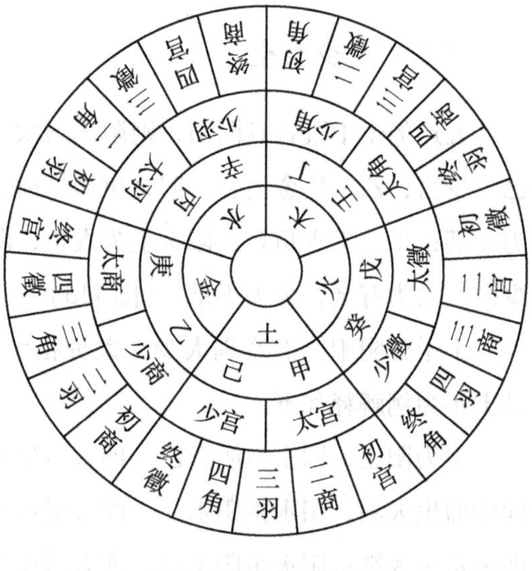

图 114　五运客运图

十年一司令，轮遍十干，周而复始。由此可以看出主、客运的异同。两者之间相同的是，阴干、阳干互为起运，太少相生，五行顺序，五步推移等；不同的是，主运年年始于角，终于羽，居恒不变，而客运则以本年中运为初运，十年才周遍十干，终而复始。

第三节　六　　气

风、热（暑）、湿、火、燥、寒为六气，其分主于三阴三阳：风化厥阴，热化少阴，湿化太阴，火化少阳，燥化阳明，寒化太阳。所以，《素问 · 天元纪大论》说："厥阴之上，风气主之；少阴之上，热气主之；太阴之上，湿气主之；少阳之上，相火主之；阳明之上，燥气主之；太阳之上，寒气主之。所谓本也，是谓六元。"

这六种气化，若时至而气至，便为天地间六元正气；若气化而非其时，则为邪气。

一、十二支与六气

十二支分属六气，则子、午为热，丑、未为湿，寅、申为火，卯、酉为燥，辰、戌为寒，巳、亥为风。故《素问·五运行大论》说：“子午之上，少阴主之；丑未之上，太阴主之；寅申之上，少阳主之；卯酉之上，阳明主之；辰戌之上，太阳主之；巳亥之上，厥阴主之。”“上”，指天气。少阴为热气。“子午之上，少阴主之”即子、午二支均主热气，其余十支可以类推。

二、主气

主气，即地气，或称主时之六气，六气分司一岁的二十四节气。按五行相生之序，主气分为六步，而每步又约主六十日又八十七刻半，包括四个节气。以厥阴风木为初气，主春分前六十日有奇，斗建（斗柄所指之辰曰斗建，如十一月指子，十二月指丑，正月指寅……）从丑中至卯中，为春木方生，风气化行之候。木生火，故少阴君火为二气，主春分后六十日有奇，斗建从卯中至巳中，为春老夏初，火热益升之候。君火相火，同气相随，故少阳相火为三气，主夏至前后各三十日有奇，斗建从巳中至未中，为火热盛极，炎暑日蒸之候。火生土，故太阴湿土为四气，主秋分前六十日有奇，斗建从未中至酉中，为炎暑渐消，湿土蒸郁之候。土生金，故阳明燥金为五气，主秋分后六十日有奇，斗建从酉中至亥中，为湿土潜消，燥金肃降之候。金生水，故太阳寒水为终气，主冬至前后各三十日有奇，斗建从亥中至丑中，为水气日盛，冬寒凛冽之候。（图 115）天气至此，周遍一岁。正如《素问·六微旨大论》所说：“显明之右，君火之位也。君火之右，退行一步，相火治之；复行一步，土气治之；复行一步，金气治之；复行一步，水气治之；复行一步，木气治之；复行一步，君火治之。”这是六气分布于一岁的具体说明。“显明”的本义是日出，而其在此处则是指正东方卯位。自东而南迤，即右行。

凡此六步之气，得三百六十五日又二十五刻，一岁周遍，年年无异。

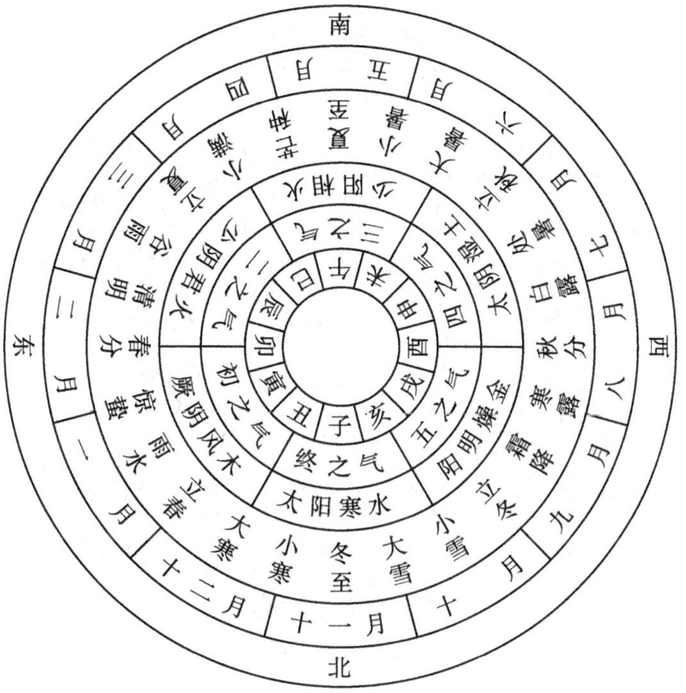

图 115　六气主时节气图

三、客气

客气，即天气，是在天的三阴三阳之气。客气也分为六步，即司天之气、在泉之气及左右四间气。这六步气的次序，是以阴阳先后次序来排定的，即先三阴，后三阳。三阴以厥阴为一阴，少阴为二阴，太阴为三阴；三阳则以少阳为一阳，阳明为二阳，太阳为三阳。合六气而计之，六步气的次序便是：一厥阴，二少阴，三太阴，四少阳，五阳明，六太阳。三阴三阳按照这个顺序分布于上下左右而互为司天之气，互为在泉之气，互为间气，便构成了司天之气、在泉之气六步的变化。

司天之气、在泉之气、四间气，为客气六步运动的方式。凡主岁的气为司天之气，位当三之气；在司天之气的下方，恰与之相对的是在泉之气，位当终之气；而司天之气和在泉之气的左右方，则是左右间气。

每岁客气，始于司天之气前二位，乃地之左间气，是为初气，以至二气、三气、四气、五气，而终于在泉之气。每一步气，约为六十日又八十七刻半。《素问·六微旨大论》说："所谓步者，六十度而有奇。"司天之气、在泉之气总是一阴一阳相互对立的，故《素问·五运行大论》说："厥阴在上，则少阳在下，左阳明，右太阴；少阴在上，则阳明在下，左太阳，右少阳；太阴在上，则太阳在下，左厥阴，右阳明；少阳在上，则厥阴在下，左少阴，右太阳；阳明在上，则少阴在下，左太阴，右厥阴；太阳在上，则太阴在下，左少阳，右少阴。所谓面南而命其位，言其见也。"

如厥阴司天之年，在泉之气为少阳，阳明为在泉之气的左间气，太阴为在泉之气的右间气，正如图 116 中巳亥小图所示。其余五气参看各图（图 116），自可类推而得。司天之气在上属南方，在

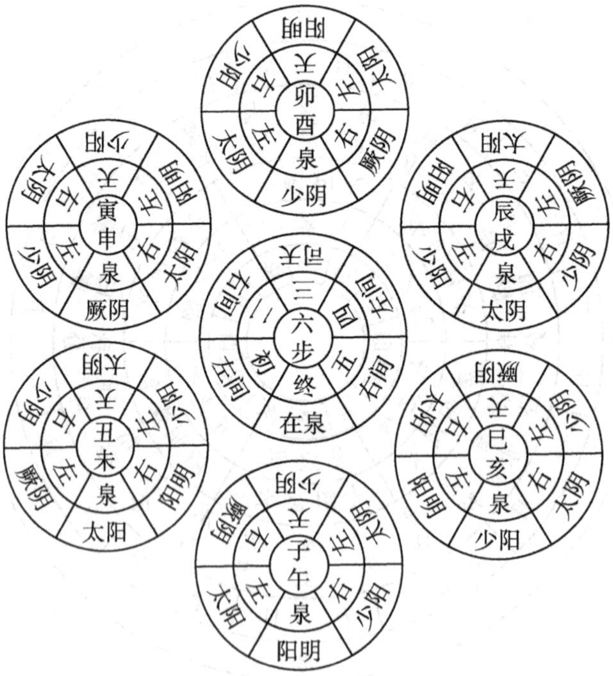

图 116　司天之气、在泉之气、左右间气图

泉之气在下属北方。人南面立于图之北，则左右阴阳自见，即所谓“面南而命其位，言其见也”。至于司天之气的左右四间气，亦随司天阴阳之气而异。《素问·五运行大论》说：“诸上见厥阴，左少阴，右太阳；见少阴，左太阴，右厥阴；见太阴，左少阳，右少阴；见少阳，左阳明，右太阴；见阳明，左太阳，右少阳；见太阳，左厥阴，右阳明。所谓面北而命其位，言其见也。”

司天之气在上为南方，居南面北，才能定其左右间气，是为“面北而命其位”。总之，司天之气既定，在泉之气及左右间气即随之而定。司天之气，定于十二支（见本章第一节所述）。司天之气、在泉之气、四间气分为六步，每步各主六十日零八十七刻半；但司天之气又通主上半年，在泉之气通主下半年，这就是《素问·至真要大论》所说：“主岁者纪岁，间气者纪步也（主岁者指司天之气、在泉之气而言）。”

司天之气、在泉之气、左右四间气既定，则六气之化便随之而定。如《素问·至真要大论》说：“厥阴司天，其化以风；少阴司天，其化以热；太阴司天，其化以湿；少阳司天，其化以火；阳明司天，其化以燥；太阳司天，其化以寒。……帝曰：地化奈何？岐伯曰：司天同候，间气皆然。”

四、客主加临

每年轮转的客气加在固定的主气之上，便称为客主加临。虽然在天的客气和在地的主气有上下动静的分别，但它们之间的相互关系仍是非常密切的。如《素问·五运行大论》说：“上下相遘，寒暑相临。”变化的顺逆，便由此可见。其法是以司天客气加临于主气三气之上，其余五气自然以次相加。

例如，卯酉年阳明燥金司天，少阴君火在泉。初气的主气为厥阴风木，客气为太阴湿土；二气的主气为少阴君火，客气为少阳相火；三气的主气为少阳相火，客气为阳明燥金；四气的主气为太阴湿土，客气为太阳寒水；五气的主气为阳明燥金，客气为厥阴风木；六气的主气为太阳寒水，客气为少阴君火。其他辰戌、巳亥、子午、丑未、寅申诸年亦可按此相加，其客、主之气，便秩然可见。（图 117）

在客气、主气六步分别加临以后，还要观察客、主之气是否相得。《素问·五运行大论》说：“气相得则和，不相得则病。”如客、主之气相生，或客、主同气，便为相得；如客、主之气相克，则又以主气克客气者为不相得，客气克主气者为相得。《素问·至真要大论》说：“主胜逆，客胜从。”

除了客主相得不相得外，又有顺逆之别。客气生主气者为顺；客气是少阴君火，而主气是少阳相火者亦为顺。反之则为逆。《素问·六微旨大论》所说“君位臣则顺，臣位君则逆”就是这个意思。

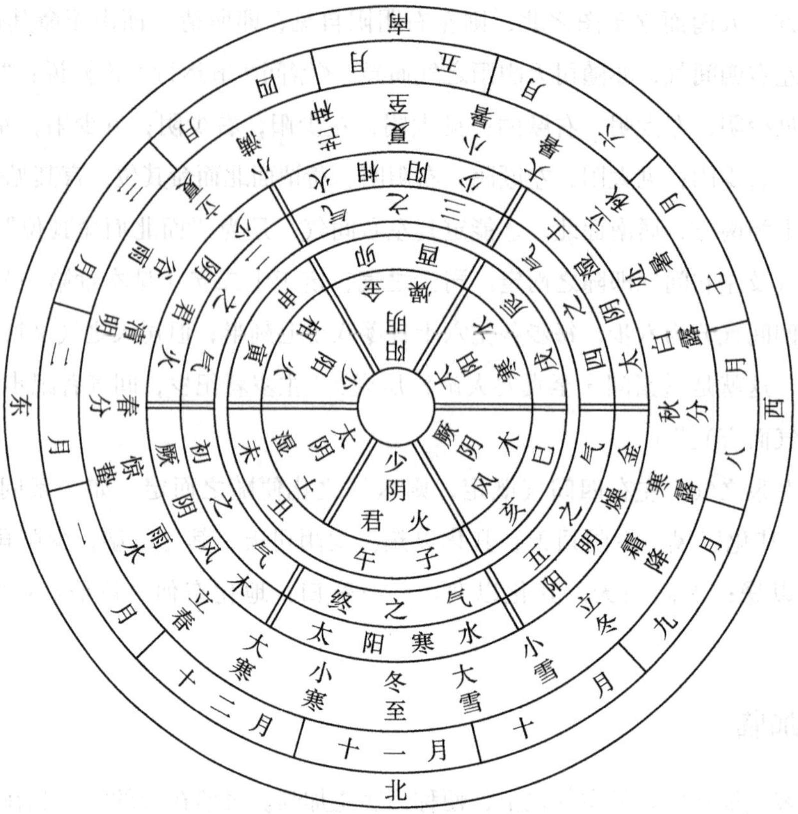

图 117　客主加临图

第四节　五运与六气

五运六气在运用时是相互结合的。它的配合方式是以天干为基础，与地支相配合。因此，天干与地支的配合，实际上代表了运与气的结合。每年的年号都由一个天干和一个地支组成。医者可将干支与五运六气结合起来，根据运气相临的逆顺情况，推测运与气的盛衰及相互制约的关系。

一、太过、不及与平气

太过，即运气盛而有余；不及，即运气衰而不足。甲、丙、戊、庚、壬为五阳干，主运气有余，为太过；乙、丁、己、辛、癸为五阴干，主运气不足，为不及。例如，甲、己同为土运，凡逢六甲年，即甲子、甲戌、甲申、甲午、甲辰、甲寅年，均为土运太过；凡逢六己年，即己巳、己卯、己丑、己亥、己酉、己未年，均为土运不及。其他四运亦以此类推。

《素问·气交变大论》说："岁木太过，风气流行……岁木不及，燥乃大行。""岁火太过，炎暑流行……岁火不及，寒乃大行。""岁土太过，雨湿流行……岁土不及，风乃大行。""岁金太过，燥气流行……岁金不及，炎火乃行。""岁水太过，寒气流行……岁水不及，湿乃大行。"

太过为本运气胜，则本气流行；不及为本运气衰，则克气大行。凡属太过之运，约从大寒节前十三日交接；不及之运，约在大寒节后十三日交接。《素问·六元正纪大论》所说"运有余，其至先；运不及，其至后"即指此而言。

五运之气，既非太过，又非不及，叫作平气。它和太过、不及，被称为五运三纪。

凡运太过而被抑，或运不及而得助，就会成为平气。例如，戊辰年为火运太过，以戊属阳火，但逢辰年，辰是太阳寒水司天，火虽太过，却被司天太阳寒水之气抑制，则由太过一变而为平气。此外，从交运的时日，也有产生平气的可能，如丁亥年为木运不及，假使遇着交运第一天的日干为壬，或者交运的时刻为壬，因壬亦属木，是运与日干或时干相合，亦为平气。逢平气的年份，则气候平和，疫疠较少。

二、运气同化

主运、客运，主气、客气，在六十年变化中，除互为生克、互有消长外，还有二十多年的同化关系。运气同化就是运与气属于同类而化合的意思。如木同风化，火同暑化，土同湿化，金同燥化，水同寒化。但由于运有太过、不及，气有司天、在泉的不同，故运气同化又有天符、岁会、同天符、同岁会、太乙天符的分别，兹分述于下。

（一）天符

中运之气与司天之气相符合的，叫作天符。如《素问·六微旨大论》说："土运之岁，上见太阴；火运之岁，上见少阳、少阴；金运之岁，上见阳明；木运之岁，上见厥阴；水运之岁，上见太阳。"

"上见"，就是指司天之气。"土运之岁，上见太阴"，即己丑、己未年。己为土运，丑、未值太阴司天，是为土湿同化。"火运之岁，上见少阳、少阴"，即戊寅、戊申、戊子、戊午年。戊为火运，寅、申值少阳司天，子、午值少阴司天，一为相火，一为君火，是为火与暑热同化。"金运之岁，上见阳明"，即乙卯、乙酉年。乙为金运，卯、酉值阳明司天，是为金与燥同化。"木运之岁，上见厥阴"，即丁巳、丁亥年。丁为木运，巳、亥值厥阴司天，是为木与风同化。"水运之岁，上见太阳"，即丙辰、丙戌年。丙为水运，辰、戌值太阳司天，是为水与寒同化。凡此己丑、己未、戊寅、戊申、戊子、戊午、乙卯、乙酉、丁巳、丁亥、丙辰、丙戌十二年，都是中运与司天之气相会合同化的天符。（图118）

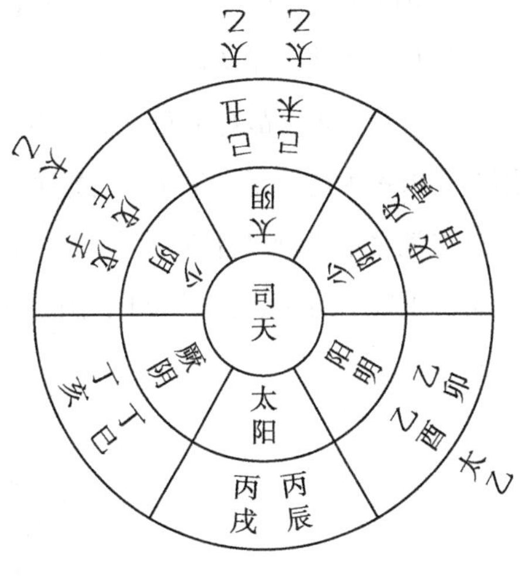

图118　天符图

（二）岁会

中运之气与岁支之气相同者，为岁会。《素问·六微旨大论》说："木运临卯，火运临午，土运临四季，金运临酉，水运临子，所谓岁会，气之平也。"

丁卯年，丁为木运，卯为木的正位，是为丁运临卯。戊午年，戊为火运，午为火的正位，是为火运临午。甲辰、甲戌、己丑、己未四年，甲、己均为土运，辰、戌、丑、未都是土运寄王之位，是为土运临四季。乙酉年，乙为金运，酉为金的正位，是为金运临酉。丙子年，丙为水运，子为水的正位，是为水运临子。凡此丁卯、戊午、甲辰、甲戌、己丑、己未、乙酉、丙子八年，都是本运临于本气，本气上承本运，所以叫作岁会，即《素问·天元纪大论》所说“承岁为岁值”之义。(图 119)

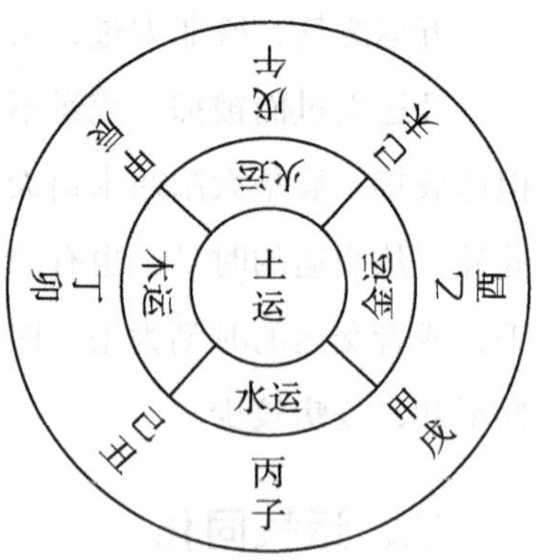

图 119　岁会图

(三)太乙天符

既为天符，又为岁会，便叫作太乙天符，又称太一天符。《素问·六微旨大论》说：“天符岁会何如？岐伯曰：太一天符之会也。”

如戊午、乙酉、己丑、己未四年，天符十二年中有之，岁会八年中亦有之，因此这四年便叫作太乙天符了。也就是说，这四年中天气、中运之气、岁支之气三者都会合了，所以《素问·天元纪大论》说：“三合为治。”

(四)同天符

凡逢阳年，太过的中运之气，与在泉之客气相合者，叫作同天符。《素问·六元正纪大论》说：“太过而同地化者三……甲辰、甲戌太宫，下加太阴；壬寅、壬申太角，下加厥阴；庚子、庚午太商，下加阳明。如是者三。……加者何谓？岐伯曰：太过而加，同天符。”

甲辰、甲戌，甲为阳土，故称太宫，辰、戌年太阴湿土在泉，是为阳土运与在泉湿气合。壬寅、壬申，壬为阳木，故称太角，寅、申年厥阴风木在泉，是为阳木运与在泉风气合。庚子、庚午，庚为阳金，故称太商，子、午年阳明燥金在泉，是为阳金运与在泉燥气合。在泉之气虽为客气，但因行于中运之气之下，所以皆曰“下加”，以司天之气在上，中运之气居中，在泉之气位于下。甲辰、甲戌、壬寅、壬申、庚子、庚午六年，阳运与在泉本气同化，便叫作同天符。(图 120)

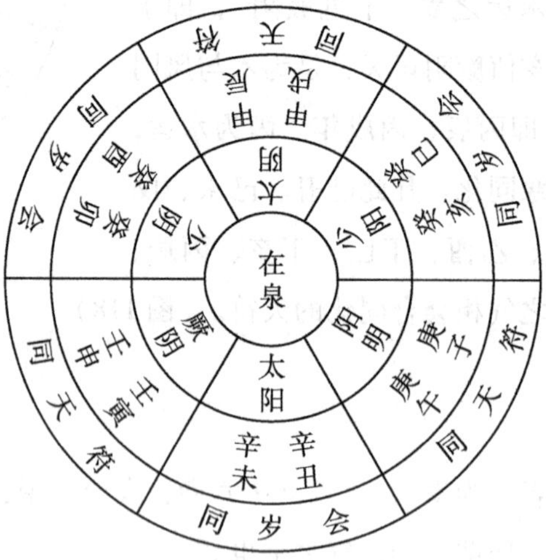

图 120　同天符同岁会图

（五）同岁会

凡逢阴年，不及的中运之气与在泉之客气相合，叫作同岁会。《素问·六元正纪大论》说：“不及而同地化者亦三。……癸巳、癸亥少徵，下加少阳；辛丑、辛未少羽，下加太阳；癸卯、癸酉少徵，下加少阴。如是者三。……不及而加，同岁会也。”

癸巳、癸亥、癸卯、癸酉四年，均为火运不及，所以都属于少徵，巳、亥年是少阳相火在泉，卯、酉年是少阴君火在泉，是为阴火运一合于客气之少阳相火，一合于客气之少阴君火。辛丑、辛未，辛为阴水，故称少羽，丑、未年是太阳寒水在泉，是为阴水运和客气太阳寒水相合。凡此癸巳、癸亥、癸卯、癸酉、辛丑、辛未六年，阴运与在泉本气同化，所以称作同岁会。（图 120）

第五节　运气与发病的关系

在医学上，运气学说主要用于说明气候变化对人体的影响。运气学说根据病因性质的不同，结合阴阳五行，概括地叙述了人体发病情况，并对病变所表现的不同症状进行了综合归纳，得出了六淫发病的一般规律。兹将《内经》有关五运太过、不及和六气司天、在泉的气候变化，以及运气、客主加临等与发病的关系，简介如下。

一、岁运的太过、不及与发病的关系

《素问·气交变大论》说：“帝曰：五运之化，太过何如？岐伯曰：岁木太过，风气流行，脾土受邪，民病飧泄，食减体重，烦冤肠鸣，腹支满……甚则忽忽善怒，眩冒巅疾……反胁痛而吐甚。”这是木运太过，本气流行的发病情况。其中“忽忽善怒，眩冒巅疾”，是肝病的症状；“胁痛”，是经脉病的症状；“飧泄，食减体重，烦冤肠鸣，腹支满”，是脾胃病的症状。脾胃病，又是由肝病而续发的。因风气通肝，肝受风气，则肝旺而克伐脾土，又脾虚及胃，故风气大来就会出现脾胃病的证候。

《素问·气交变大论》又说：“岁木不及，燥乃大行……民病中清，胠胁痛，少腹痛，肠鸣溏泄……病寒热……咳而鼽。”这是木运不及，克己之气流行的发病情况。燥气属金，为木之克气。燥气通肺。其中“寒热”“咳而鼽”，是肺病的症状。金气旺盛，克伐肝木，故可出现“胠胁痛，少腹痛”等足厥阴肝经病的症状。肝既病，又可进一步影响脾土，故可出现“中清”“肠鸣溏泄”等脾虚症状。

以上二例，说明了岁木太过、不及所能引发的疾病，余可类推。

二、六气司天、在泉与发病的关系

六气司天、在泉的气候变化，同样可以影响人体而引发疾病。如《素问·至真要大论》说：“少阴司天，热淫所胜……民病胸中烦热，嗌干，右胠满，皮肤痛，寒热咳喘……唾血、血泄、鼽

衄。”其中所述的症状，涉及心、肺、肝等脏。又说：“阳明在泉，燥淫所胜……民病喜呕，呕有苦，善太息，心胁痛，不能反侧，甚则嗌干面尘，身无膏泽，足外反热。”其中所述的症状涉及肺、肝、胆等脏腑。以上是子、午年司天及在泉气候淫胜时可能出现的病证。以子、午年的司天之气为少阴君火，则在泉之气便为阳明燥金。其余各年司天、在泉的淫胜发病关系，可以类推。

三、运气、客主加临与发病的关系

运气加临的顺逆，可使疾病的发生有轻重缓急的不同。如《素问·六微旨大论》说：“岐伯曰：天符为执法，岁会为行令，太一天符为贵人。帝曰：邪之中也奈何？岐伯曰：中执法者，其病速而危；中行令者，其病徐而持；中贵人者，其病暴而死。”

六气客主加临的顺逆，也可使疾病的发生有轻重缓急之不同。如《素问·六微旨大论》说：“君位臣则顺，臣位君则逆。逆则其病近，其害速；顺则其病远，其害微。”

第六节　标本中气

标本中气，是治疗原则之一。它以阴阳六气的理论，说明了人与天地形气相感的又一规律，是指导后人临证治疗的大法。什么是标本中气呢？《素问·六微旨大论》说：“少阳之上，火气治之，中见厥阴；阳明之上，燥气治之，中见太阴；太阳之上，寒气治之，中见少阴；厥阴之上，风气治之，中见少阳；少阴之上，热气治之，中见太阳；太阴之上，湿气治之，中见阳明。所谓本也。本之下，中之见也。见之下，气之标也。本标不同，气应异象。”

风、热、湿、燥、寒、火为本气，少阳、太阳、阳明、少阴、太阴、厥阴为标气，与标气互为表里之气者为中气。本气之下为中气，中气之下就是标气。（表23）标本之气，各有其阴阳寒热的不同。人生存在气交之中，因天地有非常之变，感而生病，故疾病在传变过程中，也会随六气有相应的变化。

表23　标本中气表

标本中气＼三阴三阳	少阳	阳明	太阳	厥阴	少阴	太阴
本	火	燥	寒	风	热	湿
中气	厥阴	太阴	少阴	少阳	太阳	阳明
标	少阳	阳明	太阳	厥阴	少阴	太阴

六气与三阴三阳，既有标本中气的区别，又有相互从化的关系。如《素问·至真要大论》说：“帝曰：六气标本，所从不同，奈何？岐伯曰：气有从本者，有从标本者，有不从标本者也。帝曰：愿卒闻之。岐伯曰：少阳、太阴从本，少阴、太阳从本从标，阳明、厥阴不从标本，从乎中也。故从本者，化生于本；从标本者，有标本之化；从中者，以中气为化也。”

寒、热、燥、湿、风、火之间，标本不同，所以从化关系也不同，有从本者，有既从标又从本者，有既不从标又不从本而从乎中气者。少阳、太阴之所以从本者，是因为少阳本火而标阳，中气为厥阴风木；太阴本湿而标阴，中气为阳明燥金。二者都属于标本同气，故从本化，而中气也就从本气之化。少阴、太阳从本从标者，因少阴本热标阴，而中气为太阴寒水；太阳本寒标阳，而中气为少阴君火。二者均为标本异气，中气和标本之气有水火阴阳的悬殊，故本标中气都不能同化，所以两经病气之化，或从标或从本。至于阳明、厥阴之所以从中气者，是因为阳明之中气为太阴湿，燥从湿化；厥阴之中气为少阳火，木从火化。二者均不从标本而从乎中气。

天道六气的变化相移，如不能与节气相应，或有胜、复、太过、不及之变，就会形成六淫邪气，若人感之则病。同时，人身脏腑经脉，又有偏实偏虚之不同，所以疾病的发生是变化多端的。尽管如此，古人还是在长期的实践中，摸索到了一套规律，如《素问·至真要大论》说："是故百病之起，有生于本者，有生于标者，有生于中气者。有取本而得者，有取标而得者……夫标本之道，要而博，小而大，可以言一而知百病之害。言标与本，易而勿损（治疗时平易而无过失），察本与标，气可令调。"

正因为百病的发生和发展及其所表现的症状不同，在临床上才要依据不同的情况来施治。病生于本，就求之本；病生于标，就求之标；生于中气，就求之中气；既生于本，又生于标，就要标本兼施。总之，标本中气的治法就是：无论取本、取标，还是取中气，只要是病之所生，就是治之所施。

小　　结

五运六气是古人研究自然气候变化规律及其对疾病影响的一种学说。它以五行、六气、三阴三阳为中心，以天干地支为演绎工具。

五运和六气，一以天干结合五行为主，一以三阴三阳六气结合地支为主，概括地说即天干纪运，地支纪气。将运与气、客与主结合起来，并根据阴阳盛衰、五行生克胜复的规律进行运算，可预测气候的变化。

运气与发病的关系，主要在于运气的太过、不及通过生克乘侮的关系影响人体。若人体适应能力和抗病能力不足，运气的太过、不及就会引起内在脏腑间关系的失调，从而导致各种病证。

运气学说在诊治疾病方面注重人与自然的关系，可作为防治疾病的参考。

【附编】医经选读

编　例

（1）本编选录《素问》二十九篇，《灵枢》二十篇，《难经》二十九条，作为补充。

（2）本编所辑原文，理论性较强，且有指导临床实践意义。各篇原文大多全文照录，其中《素问·至真要大论》《素问·疟论》两篇，有删节。希望本编原文的讲解可以为读者自行阅读其他中医古典著作打下坚实基础。

（3）本编所辑原文，《素问》据明顾从德刻本，《灵枢》据赵府居敬堂刊本，《难经》据《难经集注佚存丛书》本。凡与其他版本有重要出入，需要改误、删衍、补脱、乙转、移文，以及存参、存疑等，均在校注中说明之。

（4）为便于讲解和阅读，每篇篇首均有篇名解释及本篇中心内容的简要介绍；每篇原文分若干段，以（一）、（二）、（三）……标明之；每段又分若干节，并加标点符号。段和节是根据原文旨意，并参酌前人注解来划分的。

（5）校注次于各段、节原文之后，包括对原文的校勘、释义等，统一用①、②、③……标明之。校注力求确切，尽量避免繁征博引，以省篇幅。

（6）由于历史的原因，古典著作中难免会有费解之处。本编为了帮助读者理解，尽可能加以编者按语。

（7）本编校注所引用之书名、人名，如多次引用，则用以下简称；如较少引用，则首次引用时列书名、人名，再次引用时仅列人名。

附：引用各家书目简称表

杨注	杨上善《黄帝内经太素》
王注	王冰《增广补注黄帝内经素问》
林校	林亿等新校正《重广补注黄帝内经素问》
滑义	滑伯仁《难经本义》
滑钞	滑伯仁《读素问钞》
汪钞	汪机《续素问钞》
《类经》	张景岳《类经》
吴注	吴崐《黄帝内经素问吴注》
张注	张志聪《黄帝内经素问集注》《黄帝内经灵枢集注》
高解	高士宗《黄帝内经素问直解》
马注	马莳《黄帝内经素问注证发微》《黄帝内经灵枢注证发微》

张义　　张琦《素问释义》

胡校　　胡澍《黄帝内经素问校义》

《经释》　徐大椿《难经经释》

周评　　周学海《内经评文》

顾校　　顾观光《素问校勘记》《灵枢校勘记》

简素　　丹波元简《素问识》

简灵　　丹波元简《灵枢识》

坚绍　　丹波元坚《素问绍识》

胤疏　　丹波元胤《难经疏证》

《素问》

一、上古天真论篇第一

“上古”，是指人类生活的很早的一个时代。王注云：“上古，玄古也。”玄者，远也。玄古，即远古。“天真”一是指淳朴无邪，二是指本元之气。

本篇讨论了自古相传的保精养神、归真返璞以延年益寿的方法，同时也讨论了人体本元之气和发育繁殖的关系，所以篇名“上古天真论”。

（一）

昔在黄帝①，生而神灵，弱而能言，幼而徇齐②，长而敦敏③，成而登天④。迺⑤问于天师曰：余闻上古之人，春秋皆度百岁，而动作不衰，今时之人，年半百而动作皆衰者，时世异耶？人将失之耶？

【词解】

①黄帝：据《史记》所载，黄帝姓公孙，为有熊国国君少典之子；有熊国国都在轩辕之丘，所以又有轩辕黄帝之称。

②徇齐：徇，音旬，周到的意思。齐，迅速的意思。徇齐，言处理事情迅速而周到。

③敦敏：忠厚诚实为敦，聪明通达为敏。

④成而登天：成，即成年、成人之意。登天，即登天子位。

⑤迺：古“乃”字。

岐伯对曰：上古之人，其知道①者，法于阴阳，和于术数②，食饮有节，起居有常，不妄作劳[3]，故能形与神俱[4]，而尽终其天年，度百岁乃去。今时之人不然也，以酒为浆，以妄为常，醉以入房，以欲竭其精，以耗散其真[5]，不知持满，不时御神[6]，务快其心，逆于生乐[7]，起居无节，故半百而衰也。

【词解】

①知道：王注云："知道，谓知修养之道也。"

②术数：《类经》云："术数，修身养性之法也。"

③不妄作劳：妄，是不循法度的意思。不妄作劳，就是遵循一定的法度去劳动。

④形与神俱：形，指形体。神，指精神。俱，不仅是指两者共存，而且有两两相称之义。

⑤以耗散其真：王注云："轻用曰耗……轻用不止则真散。"

⑥不知持满，不时御神：御，用也。不时御神，就是不善于保养精神。王注云："言爱精保神，如持盈满之器，不慎而动，则倾竭天真。"林校云："别本'时'作'解'。"

⑦生乐：古本作"真乐"。

夫上古圣人之教下也，皆谓之虚邪贼风[1]，避之有时，恬惔虚无[2]，真气从之，精神内守，病安从来。是以志闲而少欲，心安而不惧，形劳而不倦，气从以顺，各从其欲，皆得所愿。故美其食，任其服，乐其俗，高下不相慕，其民故曰朴。是以嗜欲不能劳其目，淫邪不能惑其心，愚智贤不肖不惧于物[3]，故合于道。所以能年皆度百岁而动作不衰者，以其德全不危[4]也。

【词解】

①虚邪贼风：高解云："四时不正之气，皆谓之虚邪贼风。"

②恬惔虚无：张注云："恬，安静也。惔，朴素也。虚无，不为物欲所蔽也。"

③不惧于物：物，指外物。不惧于物，即不为外物所惊扰之意。

④德全不危：修养而有得于心，称为德。危，害也。德全不危，就是掌握了养生之道，才能保全天真不受危害的意思。

（二）

帝曰：人年老而无子者，材力尽邪？将天数然也？

岐伯曰：女子七岁[1]，肾气盛，齿更发长；二七而天癸[2]至，任脉通，太冲脉盛，月事以时下，故有子；三七，肾气平均[3]，故真牙[4]生而长极；四七，筋骨坚，发长极，身体盛壮；五七，阳明脉衰，面始焦[5]，发始堕；六七，三阳脉衰于上，面始焦，发始白；七七，任脉虚，太冲脉衰少，天癸竭，地道不通[6]，故形坏而无子也。丈夫八岁，肾气实，发长齿更；二八，肾气盛，天癸至，精气溢泻，阴阳和，故能有子；三八，肾气平均，筋骨劲强，故真牙生而长极；四八，筋骨隆盛，肌肉满壮；五八，肾气衰，发堕齿槁[7]；六八，阳气衰竭于上，面焦，发鬓颁白；七八，肝气衰，筋不能动；八八，天癸竭，精少，肾脏衰，形体皆极[8]，则齿发去。肾者主水，受五脏六腑之精而藏之，故五脏盛乃能泻；今五脏皆衰，筋骨解堕[9]，天癸尽矣，故发鬓白，身体重，行步不正，而无子耳。

帝曰：有其年已老而有子者，何也？

岐伯曰：此其天寿过度[⑩]，气脉常通[⑪]，而肾气有余也。此虽有子，男不过尽八八，女不过尽七七，而天地之精气皆竭矣。

帝曰：夫道者，年皆百数，能有子乎？

岐伯曰：夫道者，能却老而全形，身年虽寿，能生子也。

【词解】

①七岁：与后文之“八岁”，是古人根据男女两性不同的发育过程而总结出来的大约数字。

②天癸：是指肾脏所生的一种促成生殖功能的物质。

③平均：《类经》云：“平均，充满之谓。”

④真牙：一名智齿，俗名尽头牙。

⑤面始焦：焦，与“憔”字通，即憔悴之意。足阳明之脉行于面颊，阳明脉衰故面焦。

⑥地道不通：王注云：“经水绝止，是为地道不通。”

⑦发堕齿槁：肾主骨，齿为骨之余，发为肾之华，肾气既衰，齿、发失养，故发堕齿槁。

⑧天癸竭，精少，肾脏衰，形体皆极：这十二字，原本在“七八，肝气衰，筋不能动”句下。今据坚绍之说移此。其说之大意为：“天癸竭”句在女子为“七七”，故在男子当为“八八”，这样才能对称。

⑨解堕：同“懈惰”，懈惰无力的意思。

⑩天寿过度：天寿，指先天之禀赋。先天之禀赋超过一般常度，谓之天寿过度。高解云：“天寿过度，七七、八八不能限也。”

⑪气脉常通：即“地道不通”之反。张注云：“后天之地道尚通也。”

（三）

黄帝曰：余闻上古有真人[①]者，提挈天地，把握阴阳，呼吸精气[②]，独立守神[③]，肌肉若一[④]，故能寿敝天地，无有终时，此其道生。

中古之时，有至人者，淳德全道，和于阴阳，调于四时，去世离俗[⑤]，积精全神，游行天地之间，视听八远[⑥]之外。此盖益其寿命而强者也，亦归于真人。

其次有圣人者，处天地之和，从八风之理，适嗜欲于世俗之间，无恚嗔之心，行不欲离于世[⑦]，举不欲观于俗[⑧]，外不劳形于事，内无思想之患，以恬愉为务，以自得为功[⑨]，形体不敝，精神不散，亦可以百数。

其次有贤人者，法则天地，象似日月[⑩]，辨列星辰[⑪]，逆从阴阳[⑫]，分别四时，将从上古合同于道，亦可使益寿而有极时。

【词解】

①真人：《淮南子》云：“精神反于至真……是谓真人。”按，真人是养生最好的一种人，其次

是至人，然后是圣人、贤人。

②呼吸精气：即气功中吐纳（胎息）之类。

③独立守神：独立，即自作主宰。守神，即精神内守。

④肌肉若一：肌肉匀称结实，始终如一，而不衰老之意。

⑤去世离俗：王注云："心远世纷，身离俗染。"

⑥八远：原本作"八达"。宋刻本、马注本均作"八远"，今从之。

⑦行不欲离于世："世"字下原有"被服章"句。林校云："疑衍。此三字上下文不属。"按，"行不欲离于世，举不欲观于俗"，相对为文，与下文"外不劳形于事，内无思想之患"为同一句法。今从林校删去。

⑧举不欲观于俗：即举动不炫耀于世俗的意思。

⑨以恬愉为务，以自得为功：马注云："以恬惔愉悦为要务，以悠然自得为己功。"

⑩象似日月：《类经》云："象，放（仿）也。似，肖也。"象似日月，即仿效日月昼夜盈亏之运。

⑪辩列星辰：星，即星座。吴注云："辩列星辰，推步天运也。"

⑫逆从阴阳："逆从"连文，重在"从"字，乃双义仄用之法，犹急切需要之谓"缓急"也。逆从阴阳，言人必须顺从阴阳。

按 《素问·上古天真论》《素问·四气调神大论》，全元起本均在第九卷，今王冰将其移为首篇，足见他重视养生预防。唯王冰释"登天"为白日升天，释"真人"似"仙人"，充分表明了他的道家思想。我们认为，如果把养生预防作为医学的预防思想来看，它是有积极的一面的；至于王冰的虚无缥缈的道家思想，是应该批判的。《内经》的内容是中医基本理论之所在，但由于历史条件的限制，其中也存在着一些不合理的因素，我们应该加以正确对待。读《内经》如是，读其他中医古典医籍亦应如是。

篇末举出却老全形之道，如真人、至人、圣人、贤人等四种类型，历来注家多附会王冰之注。我们认为，所谓真人能够"提挈天地，把握阴阳"，无非是说他们有崇高的理想，有改造自然的意志，所以说人寿虽尽而道无尽，玩"此其道生"一句，可以概见。下面说至人、圣人、贤人三种类型的人能够"和于阴阳，调于四时""处天地之和，从八风之理""逆从阴阳，分别四时"等，不过是说明他们如何让人体去适应自然的不同程度的要求而已。今天有些深于气功研究的人，对其中某些境界已有所体会，因此，这一段文字仍有一定的意义。

二、四气调神大论篇第二

"四气"，指春、夏、秋、冬四时气候。"神"，指人们的精神意志。四时气候的变化是外在环境变化的一个主要方面，精神意志则是人体内在脏腑活动的主宰。内在脏腑与外在环境统一协调，才能保证身体健康。

本篇的中心内容就是讨论顺应四时气候变化以调养五脏神志的意义，故篇名“四气调神大论”。

（一）

春三月，此谓发陈①。天地俱生，万物以荣；夜卧早起，广步于庭，被发缓形，以使志生②；生而勿杀，予而勿夺，赏而勿罚③，此春气之应，养生之道也。逆之则伤肝，夏为寒变，奉长者少④。

夏三月，此谓蕃秀⑤。天地气交⑥，万物华实；夜卧早起，无厌于日；使志无怒，使华英成秀，使气得泄，若所爱在外⑦，此夏气之应，养长之道也。逆之则伤心，秋为痎疟⑧，奉收者少，冬至重病⑨。

秋三月，此谓容平⑩。天气以急，地气以明；早卧早起，与鸡俱兴；使志安宁，以缓秋刑⑪；收敛神气，使秋气平⑫；无外其志，使肺气清，此秋气之应，养收之道也。逆之则伤肺，冬为飧泄，奉藏者少。

冬三月，此谓闭藏。水冰地坼⑬，无扰乎阳；早卧晚起，必待日光；使志若伏若匿，若有私意，若已有得⑭；去寒就温，无泄皮肤，使气亟夺⑮，此冬气之应，养藏之道也。逆之则伤肾，春为痿厥，奉生者少。

【词解】

①发陈：发，即发散、发生之义。陈，即布陈、敷陈之义。发陈，就是推陈出新的意思。

②以使志生：言使志意顺着春天生发之气而活动，以起下文“生而勿杀”三句之义。

③生而勿杀，予而勿夺，赏而勿罚：生、予、赏，皆所以应春阳生发之气；杀、夺、罚，皆所以折逆春阳生发之气，故勿杀、勿夺、勿罚也。

④夏为寒变，奉长者少：奉，供给的意思。夏长以春生为基础，若春天养生不好，提供给夏长的条件差，夏天就会容易发生寒性病变。下同。

⑤蕃秀：蕃，茂也，盛也。秀，华也，美也。

⑥天地气交：张注云：“夏至阴气微上，阳气微下，故为天地气交。”

⑦使气得泄，若所爱在外：马注云：“必使此气得泄，若有所爱于外而无所郁。”

⑧痎疟：痎，音皆。马注云：“痎疟者，疟之总称也。”

⑨冬至重病：简素云：“据前后文例，四字恐剩文。”

⑩容平：容，盛也。平，成也。秋天是万物容盛收成的季节，故称“容平”。

⑪使志安宁，以缓秋刑：秋气肃杀，故称“秋刑”。张景岳注云：“阳和日退，阴寒日生，故欲神志安宁，以避肃杀之气。”

⑫收敛神气，使秋气平：言当收敛神气，以适应秋天容平之气。

⑬坼：音策，裂也。

⑭使志若伏若匿，若有私意，若已有得：张注云：“若伏若匿，使志无外也；若有私意，若已有得，神气内藏也。”三句都是“无扰乎阳”的意思。

⑮使气亟夺：气，指阳气。亟，频数也。亟夺，即数夺。使气亟夺，言当保护阳气，勿使之受到削夺也。

按 《灵枢·本脏》曰："志意者，所以御精神，收魂魄，适寒温，和喜怒者也。"精神情绪和组织器官的活动在一定程度上都会受到自己志意的支配。本篇春三月云"以使志生"，夏三月云"使志无怒"，秋三月云"使志安宁，无外其志"，冬三月云"使志若伏若匿，若有私意，若已有得"。凡养生、养长、养收、养藏"四气调神"之"道"（除开生活起居必须适应时令之外），皆以调志意为第一要义，其理即在于此。

（二）

天气，清净光明者也，藏德不止，故不下也①。天明则日月不明②，邪害空窍，阳气者闭塞，地气者冒明③，云雾不精，则上应白露不下④，交通不表⑤；万物命故不施，不施则名木多死。恶气不发⑥，风雨不节，白露不下，则菀槁不荣。贼风数至，暴雨数起，天地四时不相保⑦，与道相失，则未央绝灭⑧。唯圣人从之，故身无奇病，万物不失，生气不竭。

【词解】

①藏德不止，故不下也：《类经》云："天德不露，故曰藏德；健运不息，故曰不止。惟其藏德，故应用无穷，惟其健运，故万古不下。"

②天明则日月不明：此句承上句，谓天藏德不露者为不明，天不能藏德而露者为天明。如果天明，则日月之明隐矣。这里比喻人之真气不可泄漏，否则虚邪就能入空窍而致病。

③阳气者闭塞，地气者冒明：阳气，指天气而言。天气下降，地气才能上升；天气闭塞而不下降，则地气即昏冒而不上承。

④云雾不精，则上应白露不下：精，通"晴"。《史记·天官书》："天精而景星见。"注："精即'晴'。"全句谓天气不晴，则白露不能下降。

⑤交通不表：交通，指天地之气互相感应而言。不表，即不彰明、失常的意思。交通不表，言天地之气不相交通也。

⑥恶气不发：《黄帝内经太素》（以下简称《太素》）无"不"字。恶气不发，言恶气散发则有风雨不节等变化。

⑦天地四时不相保：保，保持也。全句谓不能保持天地四时阴阳变化的正常规律。

⑧未央绝灭：央，作"中"字解。未央，即未半。未央绝灭，言生物未至其半而绝灭也。

（三）

逆春气，则少阳不生，肝气内变；逆夏气，则太阳不长，心气内洞①；逆秋气，则太阴不收，肺气焦满；逆冬气，则少阴不藏，肾气独沉②。夫四时阴阳者，万物之根本也。所以圣人春夏养阳，秋冬养阴，以从其根，故与万物沉浮于生长之门。逆其根，则伐其本，坏其真矣。故阴阳四时者，万物之终始也，死生之本也。逆之则灾害生，从之则苛疾不起，是谓得道。道者，圣人行之，愚者佩之③。从阴阳则生，逆之则死；从之则治，逆之则乱。反顺为逆，是谓内格④。

【词解】

①洞：中空也，即虚而不足之义。

②肾气独沉：沉，当作消沉解。肾气独沉，即肾气虚惫的意思。

③愚者佩之：佩，古与“背”同声，通用。愚者佩之，言愚者则背此养生之道也。

④内格：滑钞云：“格者，扞格也。谓身内所为，与阴阳相扞格也。”

是故圣人不治已病治未病，不治已乱治未乱，此之谓也。夫病已成而后药之，乱已成而后治之，譬犹渴而穿井，斗而铸兵①，不亦晚乎。

【词解】

①兵：即兵器。原本作“锥”，今依《太素》、宋刻本、《道藏》本改。

三、生气通天论篇第三

“生气”，指人的生命活动。“天”，指自然界。“生气通天论”，言人的一切生命活动与自然界的变化有着密切的联系。

本篇内容主要是运用阴阳的理论，从生理、病理两个方面来阐述人与自然的联系。其列举了许多种疾病，着重地说明了阳气失常在病理上的作用，同时还提出了阴阳协调的重要性。

（一）

黄帝曰：夫自古通天者，生之本，本于阴阳。天地之间，六合①之内，其气九州②、九窍、五脏、十二节③，皆通乎天气，其生五，其气三④，数犯此者，则邪气伤人，此寿命之本也。

苍天之气，清净则志意治，顺之则阳气固，虽有贼邪，弗能害也。此因时之序。故圣人传精神⑤，服天气，而通神明⑥。失之则内闭九窍，外壅肌肉，卫气散解，此谓自伤，气之削也。

【词解】

①六合：指上下四方。

②九州：王注云：“九州谓冀、兖、青、徐、扬、荆、豫、梁、雍也。”

③十二节：节，指关节。上肢腕、肘、肩，下肢踝、膝、股，左右共十二节。

④其生五，其气三：五，指五行之气。三，指三阴三阳。《素问·天元纪大论》云：“阴阳之气各有多少，故曰三阴三阳也。”《类经》云：“人生虽本乎阴阳，而禀分五行，其生五也。阴阳衰盛，少太有三，其气三也。”

⑤传精神：尤怡《医学读书记》云：“按，‘传’当作‘专’，言精神专一。”

⑥服天气，而通神明：服，从也，顺也。神明，指阴阳的变化。服天气，而通神明，即顺应天气，使人气与天气的阴阳变化统一起来。

（二）

阳气者，若天与日，失其所，则折寿而不彰，故天运当以日光明。是故阳因而上，卫外者也。因于寒，欲如运枢①，起居如惊，神气乃浮②。因于暑，汗，烦则喘喝，静则多言，体若燔炭，汗出而散③。因于湿，首如裹④，湿热不攘⑤，大筋緛短，小筋弛长⑥，緛短为拘，弛长为痿。因于气，为肿，四维相代⑦，阳气乃竭。

阳气者，烦劳则张，精绝，辟⑧积于夏，使人煎厥⑨。目盲不可以视，耳闭不可以听，溃溃乎若坏都，汩汩乎不可止⑩。阳气者，大怒则形气绝，而血菀⑪于上，使人薄厥⑫。有伤于筋，纵，其若不容⑬。汗出偏沮⑭，使人偏枯。汗出见湿，乃生痤疿⑮。高梁之变，足生大丁⑯，受如持虚⑰。劳汗当风，寒薄为皶⑱，郁乃痤。

阳气者，精则养神，柔则养筋⑲。开阖不得，寒气从之，乃生大偻⑳；陷脉为瘘㉑，留连肉腠；俞气化薄㉒，传为善畏，及为惊骇；营气不从，逆于肉理，乃生痈肿；魄汗㉓未尽，形弱而气烁，穴俞以闭，发为风疟。故风者，百病之始也，清静则肉腠闭拒，虽有大风苛毒，弗之能害，此因时之序也。故病久则传化，上下不并㉔，良医弗为。故阳蓄积病死，而阳气当隔㉕，隔者当泻，不亟正治，粗乃败之。故阳气者，一日而主外，平旦人气生，日中而阳气隆，日西而阳气已虚，气门乃闭。是故暮而收拒㉖，无扰筋骨，无见雾露，反此三时㉗，形乃困薄。

【词解】

①欲如运枢：枢，户枢也。此言卫气卫外而司开阖，如户枢之运转。

②起居如惊，神气乃浮：惊，王注云“卒暴也”，有骤然而动之意。全句谓生活起居有突然变动时，卫气乃浮出以应之也。

③体若燔炭，汗出而散：朱震亨《格致余论·生气通天论病因章句辨》移此二句于“因于寒”之下，并删“欲如运枢，起居如惊，神气乃浮”三句，可资参考。

④首如裹：即头面沉重不爽，如有物蒙裹。

⑤攘：除也，退也。

⑥大筋緛短，小筋弛长：緛，音软，缩也。弛，松懈之意。朱震亨云：“大筋緛短者，热伤血，不能养筋，故为拘挛。小筋弛长者，湿伤筋，不能束骨，故为痿弱。”

⑦四维相代：《类经》云：“四维，四肢也。相代，更迭而病也。”

⑧辟：通“襞”，衣裙褶也。

⑨煎厥：厥逆的一种，由阳热亢极所致，若煎迫然，故名。王安道云：“亢火郁积之甚，又当夏月火旺之时，故使人烦热之极，若煎迫然，而气逆上也。”

⑩溃溃乎若坏都，汩汩乎不可止：溃溃，水奔流貌。都，同“渚”，蓄水之所。汩汩，水波涌出之声。王安道云：“火炎气逆，故目盲耳闭而无所用。此阳极欲绝，故其精败神去，不可复生，若堤防之崩坏，而所储之水奔散滂流，莫能以遏之矣。”

⑪菀：同“郁”。

⑫薄厥：张注云："薄，迫也，气血并逆而使人迫厥也。"

⑬不容：指伤筋以后，四肢弛纵，不能运动自如的样子。

⑭汗出偏沮：沮，湿润也。高解云："若汗出偏沮，则气血不周于身，故使人偏枯。"

⑮痤疿：痤，音挫，小疮疖。疿，音沸，疿子。

⑯高梁之变，足生大丁：《类经》云："高梁，即膏粱，肥甘也。足，多也。厚味太过，蓄为内热，其变多生大丁。"丁，同"疔"。

⑰受如持虚：形容得病之易，如持空虚之器以受物。

⑱皶：音渣，粉刺。

⑲精则养神，柔则养筋：吴注云："此又明阳气之运养也。言阳气者，内化精微养于神气，外为津液以柔于筋。"

⑳大偻：即曲背。

㉑陷脉为瘘：陷脉，邪气深入脉中。瘘，瘘管。

㉒俞气化薄：言邪气通过经腧而内迫于脏。

㉓魄汗：简素云："魄、白，古通。……《战国策》鲍彪注：白汗，不缘暑而汗也。"不缘暑而汗，谓另有所迫而作汗。

㉔并：王注云："并，谓气交通也。"

㉕当隔：即挡隔，有堵塞不通之意。

㉖暮而收拒：王注云："暮，阳气衰，内行阴分，故宜收敛以拒虚邪。"

㉗三时：指平旦、日中、日西。

（三）

岐伯曰：阴者，藏精而起亟[①]也；阳者，卫外而为固也。阴不胜其阳，则脉流薄疾，并乃狂[②]；阳不胜其阴，则五脏气争，九窍不通。是以圣人陈[③]阴阳，筋脉和同，骨髓坚固，气血皆从。如是则内外调和，邪不能害，耳目聪明，气立如故[④]。

风客淫气[⑤]，精乃亡，邪伤肝也。因而饱食，筋脉横解[⑥]，肠澼为痔。因而大饮，则气逆。因而强力，肾气乃伤，高骨[⑦]乃坏。

凡阴阳之要，阳密乃固，两者不和，若春无秋，若冬无夏，因而和之，是谓圣度。故阳强不能密，阴气乃绝；阴平阳秘，精神乃治；阴阳离决，精气乃绝。

【词解】

①起亟：亟，急也。起亟，言急起而相应之意。

②并乃狂：《类经》云："并者，阳邪入于阳分，谓重阳也。"阳盛则狂。

③陈：顺也。

④气立如故：王注云："真气独立而如常。"张注云："本经曰：根于中者，命曰神机；根于外者，命曰气立。又曰：出入废则神机化灭，升降息则气立孤危。惟圣人敷陈其阴阳，使升降出入，

内外调和，是以气立如故也。”

⑤风客淫气：风邪客于人身而浸淫入里。

⑥筋脉横解：横，音桄，盛气充满也；在此作郁积解。解，通“懈”，弛缓之意。《类经》云：“横满则有损伤，故筋脉弛解。”

⑦高骨：腰间之脊骨。

（四）

因于露风，乃生寒热。是以春伤于风，邪气留连，乃为洞泄。夏伤于暑，秋为痎疟。秋伤于湿，上逆而咳，发为痿厥。冬伤于寒，春必温病。四时之气，更伤五脏。

阴之所生，本在五味；阴之五宫①，伤在五味。是故味过于酸，肝气以津②，脾气乃绝。味过于咸，大骨气劳，短肌，心气抑③。味过于甘，心气喘满，色黑，肾气不衡④。味过于苦，脾气不濡，胃气乃厚⑤。味过于辛，筋脉沮⑥弛，精神乃央⑦。是故谨和五味，骨正筋柔，气血以流，腠理以密，如是则骨气以精，谨道如法，长有天命。

【词解】

①五宫：即五脏。

②津：溢也，有过盛的意思。

③大骨气劳，短肌，心气抑：张注云：“过食咸则伤肾，故骨气劳伤。水邪盛则侮土，故肌肉短缩。水上凌心，故心气抑郁也。”

④心气喘满，色黑，肾气不衡：《类经》云：“过于甘，则滞缓上焦，故心气喘满。甘从土化，土胜则水病，故黑色见于外而肾气不衡于内。”

⑤脾气不濡，胃气乃厚：高解云：“濡，灌溉也。脾为湿土，胃为燥土，两土相济。今脾气不濡，则胃气过燥，故胃气乃厚。厚，燥实也。”

⑥沮：坏也。

⑦央：同“殃”。

四、阴阳应象大论篇第五

本篇提示了事物的阴阳属性及其运动，并用取象比类的方法阐述了有关生理、病理、诊断、治疗等的问题，故篇名“阴阳应象大论”。

本篇内容极为广泛，包括天地、四时、寒热等自然现象，以及脏腑的生理功能和病理变化。其以五行理论说明了人体内在的和人体与自然环境的联系，是《内经》中阐发阴阳五行学说较为全面的一篇。

（一）

黄帝曰：阴阳者，天地之道也，万物之纲纪，变化之父母，生杀之本始，神明之府也。治病必求于本。故积阳为天，积阴为地。阴静阳躁，阳生阴长，阳杀阴藏。阳化气，阴成形。寒极生热，热极生寒。寒气生浊，热气生清。清气在下，则生飧泄；浊气在上，则生䐜胀。此阴阳反作，病之逆从也。

（二）

故清阳为天，浊阴为地。地气上为云，天气下为雨；雨出地气，云出天气。故清阳出上窍，浊阴出下窍；清阳发腠理，浊阴走五脏；清阳实四肢，浊阴归六腑。

水为阴，火为阳。阳为气，阴为味。味归形①，形归气②；气归精③，精归化④。精食气，形食味；化生精，气生形⑤。味伤形⑥，气伤精⑦；精化为气⑧，气伤于味。阴味出下窍，阳气出上窍。味厚者为阴，薄为阴之阳；气厚者为阳，薄为阳之阴。味厚则泄，薄则通；气薄则发泄，厚则发热⑨。壮火之气衰，少火之气壮⑩；壮火食气，气食少火；壮火散气，少火生气。

【词解】

①味归形：《类经》云："归，依投也。五味生精血以成形，故味归于形。"按，"归"字有归结于、产生于之义，下均同。

②形归气：言形为气所生。《类经》云："形之存亡，由气之聚散，故形归于气。"

③气归精：犹言气生于精。

④精归化：化，即化生。

⑤精食气，形食味；化生精，气生形：此四句乃上四句之补充说明。食，音寺，为仰求供养之意。气归精，故精食气；味归形，故形食味；精归化，故化生精；形归气，故气生形。

⑥味伤形：李念莪云："味本归形。味或不节，反伤形也。"《素问·生气通天论》云："阴之所生，本在五味；阴之五宫，伤在五味。"是其例。

⑦气伤精：李念莪云："气本归精。气或不调，反伤精也。"

⑧精化为气：《类经》云："谓元气由精而化也。……然上文既云气归精，是气生精也；而此又曰精化气，是精生气也。二者似乎相反，而不知此正精气互根之妙。"

⑨味厚则泄，薄则通；气薄则发泄，厚则发热：吴注云："阴气润下，故味厚则泄利，薄则通利；阳气炎上，故气薄则发散，厚则发热。"

⑩壮火之气衰，少火之气壮：火，指阳气。壮火，即过亢之阳气。少火，即和平之阳气。

气味，辛甘发散为阳，酸苦涌泄为阴。阴胜则阳病，阳胜则阴病。阳胜则热，阴胜则寒。重寒则热，重热则寒。寒伤形，热伤气①；气伤痛，形伤肿②。故先痛而后肿者，气伤形也；先肿而后痛者，形伤气也。风胜则动，热胜则肿，燥胜则干，寒胜则浮③，湿胜则濡泻。

天有四时五行，以生长收藏，以生寒暑湿燥风。人有五脏化五气，以生喜怒悲忧恐。故喜怒伤气，寒暑伤形④。暴怒伤阴，暴喜伤阳⑤。厥气上行，满脉去形⑥。喜怒不节，寒暑过度，生乃不固。故重阴必阳，重阳必阴。故曰：冬伤于寒，春必温病；春伤于风，夏生飧泄；夏伤于暑，秋必痎疟；秋伤于湿，冬生咳嗽。

【词解】

①寒伤形，热伤气：谓寒邪伤人形体，热邪耗人气分。

②气伤痛，形伤肿：李念莪云："气喜宣通，气伤则壅闭而不通，故痛；形为质象，形伤则稽留而不化，故肿。"

③寒胜则浮：浮是浮肿。《类经》云："寒胜者阳气不行，为胀满浮虚之病。"

④喜怒伤气，寒暑伤形：言五志生于内，故伤气；六淫袭于外，故伤形。

⑤暴怒伤阴，暴喜伤阳：《类经》云："气为阳，血为阴，肝藏血，心藏神，暴怒则肝气逆而血乱，故伤阴；暴喜则心气缓而神逸，故伤阳。"

⑥厥气上行，满脉去形：气之逆行者，称为厥气；满脉去形，谓脉象浮大而无根。

（三）

帝曰：余闻上古圣人，论理人形，列别[①]脏腑，端络经脉[②]，会通六合[③]，各从其经；气穴所发，各有处名；溪谷属骨[④]，皆有所起；分部逆从，各有条理[⑤]；四时阴阳，尽有经纪[⑥]。外内之应，皆有表里，其信然乎？

【词解】

①列别：分解、排比谓之列，辨别、判明谓之别。列别，即比较、分辨的意思。

②端络经脉：端，即审察。络，即往来联系。端络经脉，即审查经脉之相互联系。

③会通六合：会，会合。通，贯通。六合，即十二经脉阴阳之配合。

④溪谷属骨：《素问·气穴论》云："肉之大会为谷，肉之小会为溪。"属骨，谓与骨相连属。

⑤分部逆从，各有条理：张注云："分部者，皮之分部也。皮部中之浮络，分三阴三阳，有顺有逆，各有条理也。"

⑥经纪：指四时阴阳变化的常规。

岐伯对曰：东方生风[①]，风生木，木生酸，酸生肝，肝生筋，筋生心[②]，肝主目。其在天为玄，在人为道，在地为化[③]。化生五味，道生智，玄生神，神在天为风，在地为木，在体为筋，在脏为肝，在色为苍，在音为角，在声为呼，在变动为握，在窍为目，在味为酸，在志为怒。怒伤肝，悲胜怒；风伤筋，燥胜风；酸伤筋，辛胜酸。

【词解】

①东方生风：东方，是春季的代名词；生，有生发和资生之意；风，指天地之阳气。阳气生于春，故曰"东方生风"。下文南方、西方、北方仿此。

②筋生心：张注云："内之五脏，合五行之气而自相资生也。"下同。

③其在天为玄，在人为道，在地为化：玄，谓微妙深远的生化动力。道，是处理事务的思想方法。化，是化生万物的物质基础。

南方生热，热生火，火生苦，苦生心，心生血，血生脾，心主舌。其在天为热，在地为火，在体为脉，在脏为心，在色为赤，在音为徵，在声为笑，在变动为忧①，在窍为舌，在味为苦，在志为喜。喜伤心，恐胜喜；热伤气，寒胜热；苦伤气②，咸胜苦。

【词解】

①在变动为忧：张景岳云："心藏神，神有余则笑，不足故忧。"《太素·遗文》云："心之忧在心变动，肺之忧在肺之志，是则肺主于秋，忧为正也。心主于夏，变而生忧也。"

②苦伤气：《类经》云："苦从火化，故伤肺气。"

中央生湿，湿生土，土生甘，甘生脾，脾生肉，肉生肺，脾主口。其在天为湿，在地为土，在体为肉，在脏为脾，在色为黄，在音为宫，在声为歌，在变动为哕①，在窍为口，在味为甘，在志为思。思伤脾，怒胜思；湿伤肉，风胜湿；甘伤肉，酸胜甘。

【词解】

①哕：即呃逆。

西方生燥，燥生金，金生辛，辛生肺，肺生皮毛，皮毛生肾，肺主鼻。其在天为燥，在地为金，在体为皮毛，在脏为肺，在色为白，在音为商，在声为哭，在变动为咳，在窍为鼻，在味为辛，在志为忧。忧伤肺，喜胜忧；热伤皮毛，寒胜热；辛伤皮毛，苦胜辛。

北方生寒，寒生水，水生咸，咸生肾，肾生骨髓，髓生肝，肾主耳。其在天为寒，在地为水，在体为骨，在脏为肾，在色为黑，在音为羽，在声为呻，在变动为栗，在窍为耳，在味为咸，在志为恐。恐伤肾，思胜恐；寒伤血，燥胜寒；咸伤血，甘胜咸。

故曰：天地者，万物之上下也；阴阳者，血气之男女也；左右者，阴阳之道路也；水火者，阴阳之征兆也；阴阳者，万物之能始①也。故曰：阴在内，阳之守也；阳在外，阴之使也。

【词解】

①万物之能始：孙诒让《札迻》以"能"为"胎"之借字。胎，训始。能始，即原始的意思。万物之能始，言阴阳为万物生成之原始。

（四）

帝曰：法阴阳奈何？岐伯曰：阳胜则身热，腠理闭，喘麤①为之俯仰，汗不出而热，齿干以烦冤②，腹满，死，能冬不能夏③；阴胜则身寒，汗出，身常清，数栗而寒，寒则厥，厥则腹满，死，能夏不能冬。此阴阳更胜之变，病之形能④也。

【词解】

①喘麤：麤，同"粗"。喘麤，言呼吸气粗而喘息也。

②烦冤：冤，正字作"冤"。烦冤，即烦闷之甚。

③能冬不能夏：能，耐受的意思。冬日得阴之助，故能耐受；夏日阳热亢盛，故不能耐受。

④病之形能：形，指病之形证。胡校云："能，读为'态'。病之形能也者，病之形态也。"

帝曰：调此二者奈何？岐伯曰：能知七损八益①，则二者可调；不知用此，则早衰之节也。年四十，而阴气自半也，起居衰矣。年五十，体重，耳目不聪明矣。年六十，阴痿②，气大衰，九窍不利，下虚上实，涕泣俱出矣。故曰：知之则强，不知则老，故同出而名异耳③。智者察同，愚者察异④；愚者不足，智者有余。有余则耳目聪明，身体轻强，老者复壮，壮者益治。是以圣人为无为之事，乐恬憺之能，从欲快志于虚无之守，故寿命无穷，与天地终，此圣人之治身也。

【词解】

①七损八益：诸注殊义，综其大意，约有四说。一，七为阳数，八为阴数；损即消，益即长；阳不宜消，阴不宜长。反之非死即病。故能知七损八益，察其消长之机，则阳长盛而阴不乘，二者可以调和。（见《类经》及李念莪《内经知要》）二，与上说相反，谓阳常有余，故须损；阴常不足，故须益；然阳气生于阴精，知阴之不足而无使亏损则二者可调。（见张注）三，七损者，女子月事贵乎时下；八益者，男子精气贵乎充满。反之则病。（见王注、汪钞、高解）四，《素问·上古天真论》叙述了男女生长发育过程：女子七岁肾气始盛，经二七、三七至四七而极，是女子有四益；男子八岁肾气始盛，经二八、三八至四八而极，是男子亦有四益。四益与四益合为八益。女子脉衰始于五七，经六七至七七而竭，是女子有三损；男子肾气衰始于五八，经六八、七八至八八而竭，是男子有四损。三损与四损合为七损。（见简素）

②阴痿：痿，与"萎"通，枯萎也。阴痿，言阴精衰惫也。

③故同出而名异耳：马注云："阴阳之要，人所同然，而或强或老，其名则异。"

④智者察同，愚者察异：同，是指健康无病的正常情况。异，是指疾病等异常情况。智者察同，是指聪明的人在未病之时就注意摄生；愚者察异，是指愚笨的人在疾病发生之后，才注意到调养。

天不足西北，故西北方阴也，而人右耳目不如左明也。地不满东南，故东南方阳也，而人左手足不如右强也。帝曰：何以然？岐伯曰：东方阳也，阳者其精并于上，并于上则上明而下虚，故使耳目聪明，而手足不便也。西方阴也，阴者其精并于下，并于下则下盛而上虚，故其耳目不聪明，而手足便也。故俱感于邪，其在上则右甚，在下则左甚，此天地阴阳所不能全也，故邪居之。

故天有精，地有形，天有八纪，地有五里①，故能为万物之父母。清阳上天，浊阴归地，是故天地之动静，神明为之纲纪，故能以生长收藏，终而复始。惟贤人上配天以养头，下象地以养足，中傍人事以养五脏。天气通于肺，地气通于嗌，风气通于肝，雷气通于心②，谷气通于脾③，雨气通于肾。六经为川，肠胃为海，九窍为水注之气④。以天地为之阴阳，阳之汗，以天地之雨名之；阳之气，以天地之疾风名之。暴气象雷，逆气象阳⑤。故治不法天之纪，不用地之理，则灾害至矣。

【词解】

①天有八纪，地有五里：立春、立夏、立秋、立冬、春分、秋分、冬至、夏至为八节之纪。

里，通“理”。王注云：“五里，谓五行化育之里。”

②雷气通于心：雷气，火气也。心为火脏，同气相求，故雷气通于心。

③谷气通于脾：杨注云：“五谷滋味入脾，故谷气通脾也。”

④九窍为水注之气：《类经》云：“言水气之注也。如目之泪，鼻之涕，口之津，二阴之尿秽皆是也。虽耳若无水，而耳中津气湿而成垢，是即水气所致。”

⑤逆气象阳：阳，疑作“旸”。旸，久晴不雨，亦有有升无降之意。

（五）

故邪风之至，疾如风雨，故善治者治皮毛，其次治肌肤，其次治筋脉，其次治六腑，其次治五脏。治五脏者，半死半生也。故天之邪气，感则害人五脏；水谷之寒热，感则害于六腑；地之湿气，感则害皮肉筋脉。

故善用针者，从阴引阳，从阳引阴，以右治左，以左治右，以我知彼，以表知里，以观过与不及之理，见微得过，用之不殆。

善诊者，察色按脉，先别阴阳；审清浊，而知部分；视喘息，听音声，而知所苦；观权衡规矩①，而知病所主；按尺寸，观浮沉滑涩，而知病所生。以治无过，以诊则不失矣。

【词解】

①观权衡规矩：指四时不同的脉象而言，即《素问·脉要精微论》所说的“春应中规，夏应中矩，秋应中衡，冬应中权”。

故曰：病之始起也，可刺而已；其盛，可待衰而已。故因其轻而扬之，因其重而减之，因其衰而彰之。形不足者，温之以气；精不足者，补之以味。其高者，因而越之；其下者，引而竭之；中满者，泻之于内。其有邪者，渍形以为汗。其在皮者，汗而发之。其慓悍者，按而收之。其实者，散而泻之。审其阴阳，以别柔刚，阳病治阴，阴病治阳；定其血气，各守其乡，血实宜决之，气虚宜掣引之。

五、灵兰秘典论篇第八

“灵兰”，是黄帝藏书之所。“秘典”，即秘藏之典籍。

本篇论述了人身十二脏腑的功能，说明了各个脏腑间的相互联系，指出了“心”是五脏六腑的主宰。

黄帝问曰：愿闻十二脏①之相使②，贵贱③何如？

岐伯对曰：悉④乎哉问也！请遂言⑤之。心者，君主之官也，神明出焉。肺者，相傅之官，治节出焉。肝者，将军之官，谋虑出焉。胆者，中正之官，决断出焉。膻中者，臣使之官，喜乐出焉。脾胃者，仓廪之官，五味出焉。大肠者，传道之官，变化出焉。小肠者，受盛之官，化物出焉。肾者，作强之官，伎巧出焉。三焦者，决渎之官，水道出焉。膀胱者，州都⑥之官，津液藏焉，气化则能出矣。凡此十二官者，不得相失也，故主明则下安。以此养生则寿，殁世不殆⑦，以为天下则大昌。主不明则十二官危，使道闭塞而不通，形乃大伤，以此养生则殃，以为天下者，其宗大危⑧，戒之戒之！

【词解】

①十二脏：《类经》云："脏，藏也。六脏六腑总为十二。分言之，则阳为腑，阴为脏；合言之，则皆可称脏。"

②相使：即相互使用之意。

③贵贱：即主、从的意思。

④悉：详尽也。

⑤遂言：遂，尽也，偏也。遂言，即全面叙述之意。

⑥州都：州，通"洲"，《康熙字典》云："《说文》本作'州'，后人加水以别州县字。"《尔雅·释水》云："水中可居曰洲，小洲曰都。"都，或作"渚"，二者古通用，均指蓄水之地。

⑦殁世不殆：殁世，犹言终身也。殆，《说文解字》云："危也。"

⑧其宗大危：宗，指宗庙社稷。其宗大危，犹言统治地位有倾覆之危险。

至道在微，变化无穷，孰知其原！窘乎哉①，消者瞿瞿②，孰知其要！闵闵之当③，孰者为良！恍惚④之数，生于毫氂⑤，毫氂之数，起于度量，千之万之，可以益大，推之大之，其形乃制⑥。

黄帝曰：善哉！余闻精光之道⑦，大圣之业，而宣明大道，非斋戒⑧择吉日，不敢受也。黄帝乃择吉日良兆，而藏灵兰之室，以传保⑨焉。

【词解】

①窘乎哉：窘，音菌，困难的意思。吴注云："窘，穷也。乎哉，叹辞。"

②消者瞿瞿：瞿瞿，惊顾貌。《类经》云："谓十二官相失则精神日消，瞿瞿然莫审其故。"

③闵闵之当：闵闵，忧愁貌。高解云："当，切当也。深忧道之切当，而仍不知孰者之为良也。"

④恍惚：王注云："恍惚者，谓似有似无也。"《类经》云："忧惚者，无形之始。"

⑤生于毫氂：氂，量词，后世多写作"釐"，即"厘"。喜多村直宽引《贾谊新书》云："数度之始，始于微细；有形之物，莫细于毫。故立一毫以为度始，十毫为发，十发为厘，十厘为分。"

⑥推之大之，其形乃制：《类经》云："积而不已，而形制益多也。喻言大必由于小，著必始于微。"

⑦精光之道：张注云："精，纯粹也。光，光明也。"精光之道，言道之精纯光明。

⑧斋戒：《类经》云："洗心曰斋，远欲曰戒。"

⑨传保：高注云："以传后世，而保守弗失焉。"

六、六节脏象论篇第九

“节”，谓一定的度数。古人以甲子纪天度，六十日甲子一周而为一节，六节为一年，故称“六节”。“脏”，指内在脏腑。“象”，为可见之形征。脏腑居于内，而形见于外，故曰“脏象”。

本篇首论天度，继论脏象，以阐述人与天地相应之理，故篇名“六节脏象论”。

（一）

黄帝问曰：余闻天以六六之节，以成一岁，人以九九制会①，计人亦有三百六十五节②以为天地③，久矣。不知其所谓也？岐伯对曰：昭④乎哉问也！请遂言之。夫六六之节、九九制会者，所以正天之度、气之数⑤也。天度者，所以制日月之行也；气数者，所以纪化生之用也。天为阳，地为阴；日为阳，月为阴。行有分纪⑥，周有道理⑦，日行一度，月行十三度而有奇焉。故大小月三百六十五日而成岁，积气余而盈闰⑧矣。立端于始⑨，表正于中⑩，推余于终，而天度毕矣。

【词解】

①人以九九制会：制，正也。会，谓会通。九九，在人指九窍九脏。人以九九制会，言九窍和九脏是互相联系的。

②三百六十五节：节，指腧穴而言。《灵枢·九针十二原》云：“节之交，三百六十五会。”又云：“所言节者，神气之所游行出入也。”

③以为天地：即人与天地相应之意。

④昭：明也。

⑤气之数：高解云：“气数，二十四气之常数也。”

⑥分纪：即天体所划分的区域和度数。

⑦周有道理：周，指环周。道理，指轨道。周有道理，言日月的环周运行有一定的轨道。

⑧积气余而盈闰：气，指节气。闰，谓置闰。古历月份以朔望月计，每月平均29.5日。节气以日行15度左右计，一年二十四节气，正合周天365.25度，一年十二个月共得354日。因此，月份常不足，节气常有余，余气积满二十九日左右，即置一闰月。故古历三年一闰，五年再闰，平均十九年中须置七个闰月，才能使节气与月份一致。

⑨立端于始：立，确立也。端，岁首之义。《左传·文公元年》：“先王之正时也，履端于始。”注：“步历者，以冬至之日为岁首。”立端于始，即确定冬至节为一年节气之开始。

⑩表正于中：表，圭表也，为古代天文仪器之一。表正于中，即以圭表测量日影的长短变化，计算日月的运度，来校正时令节气。

（二）

帝曰：余已闻天度矣，愿闻气数何以合之？岐伯曰：天以六六为节，地以九九制会，天有十日[1]，日六竟而周甲，甲六复而终岁，三百六十日法也。夫自古通天者，生之本，本于阴阳。其气九州九窍，皆通乎天气。故其生五，其气三，三而成天，三而成地，三而成人，三而三之，合则为九，九分为九野[2]，九野为九脏；故形脏四，神脏五，合为九脏以应之也。

【词解】

①天有十日：天，指天干。天干，即甲、乙、丙、丁、戊、己、庚、辛、壬、癸，古以天干纪日，故曰“天有十日”。

②九野：谓九州之野。

（三）

帝曰：余已闻六六九九之会也，夫子言积气盈闰，愿闻何谓气？请夫子发蒙解惑焉。岐伯曰：此上帝所秘，先师传之也。帝曰：请遂闻之。岐伯曰：五日谓之候，三候谓之气，六气谓之时，四时谓之岁，而各从其主治[1]焉。五运相袭，而皆治之[2]，终朞[3]之日，周而复始，时立气布，如环无端，候亦同法[4]。故曰：不知年之所加[5]，气之盛衰，虚实之所起，不可以为工矣。

【词解】

①各从其主治：谓四时各有当令之主气，如春木、夏火之类，故《类经》云：“岁易时更，故各有所主之气，以为时之治令焉。”

②五运相袭，而皆治之：五运，五行之气的运行。袭，承袭。《类经》云：“此承上文而言岁时气候，皆五运相承，各治其时。”

③朞：音姬。为“期”的异体字。一个周期称为期，如一周年称为期年。

④候亦同法：《类经》云：“不惟周岁之气为然，即五日为候，而气亦迭更，故曰候亦同法。”

⑤年之所加：加，马注云：“即《六元正纪大论》加临之加。”年之所加，指各年主客气加临之期。

（四）

帝曰：五运之始，如环无端，其太过不及何如？岐伯曰：五气更立[1]，各有所胜，盛虚之变，此其常也。帝曰：平气何如？岐伯曰：无过者也。帝曰：太过不及奈何？岐伯曰：在经[2]有也。帝曰：何谓所胜？岐伯曰：春胜长夏，长夏胜冬，冬胜夏，夏胜秋，秋胜春，所谓得五行时之胜，各以气命其脏[3]。帝曰：何以知其胜？岐伯曰：求其至[4]也，皆归始春[5]，未至而至，此谓太过，则薄所不胜，而乘所胜也，命曰气淫[6]；至而不至，此谓不及，则所胜妄行，而所生受病，所不胜薄之也，命曰气迫[7]。所谓求其至者，气至之时也。谨候其时，气可与期，失时反候，五治不分[8]，邪僻内生，工不能禁也。

帝曰：有不袭乎？岐伯曰：苍天之气，不得无常也。气之不袭，是谓非常，非常则变矣。帝曰：非常而变奈何？岐伯曰：变至则病，所胜则微，所不胜则甚，因而重感于邪，则死矣。故非其时则微，当其时则甚也。

【词解】

①五气更立：谓五运之气，更迭主时。即上文“五运相袭”“时立气布”之义。

②经：本指古医经而言。

③各以气命其脏：命，名也。张注云：“春木合肝，夏火合心，长夏土合脾，秋金合肺，冬水合肾，各以四时五行之气，以名其脏焉。”

④至：《类经》云：“至，气至也。如春则暖气至，夏则热气至者是也。”

⑤始春：王注云：“谓立春之日也。”

⑥气淫：王注云：“此皆五脏之气，内相淫并为疾，命曰气淫也。”按，“气淫”下原有“不分邪僻内生，工不能禁”十字，王注云：“此上十字，文义不伦，应古人错简。”王冰之说甚是，今删。

⑦气迫：张注云：“谓主气不及，而所胜所不胜之气交相逼迫也。”

⑧失时反候，五治不分：失，谓失误。反，谓违背也。五治，即五运之治。全句意谓历法不正，四时失误，气候颠倒，则五运之盛衰无法分别。

（五）

帝曰：善。余闻气合而有形，因变以正名[①]。天地之运，阴阳之化，其于万物，孰少孰多，可得闻乎？岐伯曰：悉哉问也！天至广不可度，地至大不可量，大神灵问[②]，请陈其方。草生五色，五色之变，不可胜视；草生五味，五味之美，不可胜极，嗜欲不同，各有所通[③]。天食人以五气[④]，地食人以五味。五气入鼻，藏于心肺，上使五色修明，音声能彰。五味入口，藏于肠胃，味有所藏，以养五气，气和而生，津液相成，神乃自生。

【词解】

①因变以正名：变，变异。正名，辨定其名称。吴注云：“气合而有形，谓阴阳二气交合，而生万物之有形者也。因变以正名，谓万物化生各一其形，则各正其名而命之也。”

②大神灵问：言黄帝所提的问题神灵、微妙难穷。

③嗜欲不同，各有所通：谓五脏对五色五味的嗜欲各有不同，五色五味对五脏也各有所通。如色青味酸入通于肝，色赤味苦入通于心，色黄味甘入通于脾，色白味辛入通于肺，色黑味咸入通于肾等。

④天食人以五气：食，音义均同“饲”，以食与人也。吴注云：“五气，非徒臊、焦、香、腥、腐而已，此乃地气，非天气也。盖谓风气入肝，暑气入心，湿气入脾，燥气入肺，寒气入肾。当其不亢不害，则能养人，人在气交之中，以鼻受之而养五脏，是天食人以五气也。”

（六）

帝曰：脏象何如？岐伯曰：心者，生之本[①]，神之变[②]也；其华在面，其充在血脉，为阳中之太阳，通于夏气。肺者，气之本，魄之处也；其华在毛，其充在皮，为阳中之太阴，通于秋气[③]。

肾者，主蛰，封藏之本，精之处也；其华在发，其充在骨，为阴中之少阴，通于冬气[④]。肝者，罢极之本，魂之居也；其华在爪，其充在筋，以生血气，其味酸，其色苍，此为阳中之少阳[⑤]，通于春气。脾、胃、大肠、小肠、三焦、膀胱者，仓廪之本，营之居也，名曰器[⑥]，能化糟粕，转味而入出者也；其华在唇四白[⑦]，其充在肌，其味甘，其色黄，此至阴之类，通于土气。凡十一脏，取决于胆[⑧]也。

【词解】

①生之本：生，谓生命。本，谓根本。高解云："心者，身之主，故为生之本。"

②神之变：吴注云："变，谓宰其变也。"林校云："详神之变，全元起本并《太素》作'神之处'。"按，作"处"为是，下文云"魄之处""精之处""魂之居""营之居"可证。处，即居处之义。

③为阳中之太阴，通于秋气：肺气王于秋，以太阴之气而居阳分，故为阳中之太阴，而通于秋气。林校云："按，太阴，《甲乙经》并《太素》作'少阴'，当作'少阴'。肺在十二经虽为太阴，然在阳分之中，当为少阴也。"今查《针灸甲乙经》无此文；此文在《太素》中则见于《阴阳合》。《灵枢·阴阳系日月》"太"亦作"少"，可作参考。

④为阴中之少阴，通于冬气：张注云："肾为阴脏而有坎中之阳，故为阴中之少阴而通于冬气。冬主水也。"林校云："按，全元起本并《甲乙》《太素》'少阴'作'太阴'，当作'太阴'。肾在十二经虽为少阴，然在阴分之中当为太阴。"可作参考。

⑤此为阳中之少阳：《类经》云："木王于春，阳犹未盛，故为阳中之少阳。"林校云："按，全元起本并《甲乙经》《太素》作'阴中之少阳'，当作'阴中之少阳'。"可作参考。

⑥器：吴注云："盛贮水谷，犹夫器物，故名曰器。"

⑦四白：《类经》云："四白，唇之四际白肉也。"

⑧凡十一脏，取决于胆：王注云："胆者，中正刚断无私偏，故十一脏取决于胆也。"李东垣云："胆者，少阳春生之气，春气升则万化安，故胆气春升，则余脏从之。"

（七）

故人迎一盛病在少阳，二盛病在太阳，三盛病在阳明，四盛已上为格阳[①]。寸口一盛病在厥阴，二盛病在少阴，三盛病在太阴，四盛已上为关阴[②]。人迎与寸口俱盛四倍已上为关格。关格之脉赢[③]，不能极于天地之精气，则死矣。

【词解】

①格阳：谓气血盈溢于三阳，与三阴格拒，不相交通。

②关阴：谓气血盈溢于三阴，与三阳隔绝，不相交通。

③关格之脉赢：赢，通"盈"，有余之谓。全句谓关格之脉极度充盛也。

七、五脏生成篇第十

本篇的主要内容是从生理、病理、诊断等方面，论述五脏、五体、五味、五色、五脉之间的相生相克及相反相成的关系。正如吴注所说："五脏未病，有相因相成之理；五脏已病，亦有相生相成之理。"故以"五脏生成"名篇。

（一）

心之合脉也，其荣色也，其主肾也[①]；肺之合皮也，其荣毛也，其主心也；肝之合筋也，其荣爪也，其主肺也；脾之合肉也，其荣唇也，其主肝也；肾之合骨也，其荣发也，其主脾也。

是故多食咸，则脉凝泣而变色；多食苦，则皮槁而毛拔[②]；多食辛，则筋急而爪枯；多食酸，则肉胝胎而唇揭[③]；多食甘，则骨痛而发落，此五味之所伤也。故心欲苦，肺欲辛，肝欲酸，脾欲甘，肾欲咸，此五味之合五脏之气也[④]。

【词解】

①其主肾也：主，谓生化之主，含有克制之意。

②皮槁而毛拔：多食苦则肺为心伤，肺合皮毛，肺伤则皮槁而毛拔。下"筋急而爪枯"等仿此。

③肉胝胎而唇揭：肉胝胎，即皮肉坚厚皱缩。唇揭，即口唇掀起之意。

④此五味之合五脏之气也：原本"合"上有"所"字，"也"字在"合"字下。林校云："按，全元起本云'此五味之合五脏之气也'连上文，《太素》同。"今依改。张注云："五味入口，藏于肠胃，以养五脏气，故五味为五脏之所欲，无有偏胜，则津液相成，而神自生矣。"马注云："合者，犹所谓相宜也。"

故色见青如草兹[①]者死，黄如枳实者死，黑如炲[②]者死，赤如衃[③]血者死，白如枯骨者死，此五色之见死也。

青如翠羽者生，赤如鸡冠者生，黄如蟹腹者生，白如豕膏者生，黑如乌羽者生，此五色之见生也。生于心，如以缟裹朱；生于肺，如以缟裹红；生于肝，如以缟裹绀；生于脾，如以缟裹栝楼实；生于肾，如以缟裹紫，此五脏所生之外荣也。

色味当[④]五脏：白当肺、辛；赤当心、苦；青当肝、酸；黄当脾、甘；黑当肾、咸。故白当皮，赤当脉，青当筋，黄当肉，黑当骨。

【词解】

①草兹：张注云："兹，蓐席也。兹草者，即死草之色，青而带白也。"

②炲：音台，烟尘也。其色黑黄，晦暗无光。

③衃：《说文解字》云："凝血也。"

④当：意同“合”字。

（二）

诸脉者皆属于目①，诸髓者皆属于脑，诸筋者皆属于节②，诸血者皆属于心，诸气者皆属于肺，此四肢八溪之朝夕也③。

故人卧血归于肝，肝受血而能视，足受血而能步，掌受血而能握，指受血而能摄。卧出而风吹之，血凝于肤者为痹，凝于脉者为泣，凝于足者为厥。此三者，血行而不得反其空④，故为痹厥也。

人有大谷十二分⑤，小溪三百五十三名⑥，少十二俞⑦，此皆卫气之所留止，邪气之所客也，针石缘而去之。

【词解】

①诸脉者皆属于目：高解云：“五脏在内，气行周身。诸脉者，周身血气循行之脉道也。五脏精华，上注于目，故诸脉者，皆属于目。”

②诸筋者皆属于节：节，谓骨节。王注云：“筋气之坚结者，皆络于骨节之间也。《宣明五气篇》云：久行伤筋。由此明诸筋皆属于节也。”

③此四肢八溪之朝夕也：左右肘、腋、髀、腘名为八溪。溪者，筋骨、分肉罅隙之处，故八溪又名八虚。《类经》云：“言人之诸脉髓筋血气无不由此出入，而朝夕运行不离也。”一说，朝夕即潮汐，言人身血气往来，如潮汐之消长。

④不得反其空：空，与“孔”通。空穴，为气血出入之门户。

⑤大谷十二分：《类经》云：“大谷者，言关节之最大者也。节之大者，无如四肢，在手者肩、肘、腕，在足者踝、膝、腕，四肢各有三节，是为十二分。分，处也。”

⑥小溪三百五十三名：原本作“三百五十四名”。王注云：“小络所会，谓之小溪也。然以三百六十五小络言之者，除十二俞外，则当三百五十三名，经言三百五十四者，传写行书误以三为四也。”王冰之说是，今依改。

⑦少十二俞：此四字，疑是后人旁注误入正文者。

（三）

诊病之始，五决为纪①。欲知其始，先建其母②。所谓五决者，五脉③也。是以头痛巅疾④，下虚上实，过在足少阴、巨阳，甚则入肾。徇蒙招尤⑤，目冥耳聋，下实上虚，过在足少阳、厥阴，甚则入肝。腹满䐜胀，支鬲胠胁⑥，下厥上冒⑦，过在足太阴、阳明。咳嗽上气，厥在胸中⑧，过在手阳明、太阴。心烦头痛，病在鬲中，过在手巨阳、少阴。

【词解】

①纪：谓诊病之纲纪。

②先建其母：《类经》云：“建，立也。母，病之因也。”

③五脉：《类经》云：“五脉者，五脏之脉，各有其经也。又如肝脉弦，心脉钩，脾脉软，肺脉

毛，肾脉石，皆所谓五脉也。”

④巅疾：即癫疾。一说：巅，顶也。巅疾，言头部疾病，如头痛、目眩等证。

⑤徇蒙招尤：徇，一作“眴”，古与“眩”字通用。蒙，与“矇”通，视物昏花不清。招尤，谓头部有振动不定的感觉。

⑥支鬲胠胁：支，支撑也。鬲，隔塞也。腋下为胠，胠下为胁。

⑦下厥上冒：下厥，指气血逆上而四肢厥冷。上冒，指浊气不降而胸腹䐜胀。

⑧厥在胸中：即气逆于胸中。

（四）

夫脉之小、大、滑、涩、浮、沉，可以指别；五脏之象，可以类推；五脏相音，可以意识①；五色微诊②，可以目察。能合脉色，可以万全。

赤，脉之至也，喘而坚，诊曰有积气在中，时害于食，名曰心痹，得之外疾，思虑而心虚，故邪从之。白，脉之至也，喘而浮，上虚下实③，惊，有积气在胸中，喘而虚，名曰肺痹，寒热，得之醉而使内④也。青，脉之至也，长而左右弹，有积气在心下支胠，名曰肝痹，得之寒湿，与疝同法，腰痛，足清，头痛。黄，脉之至也，大而虚，有积气在腹中，有厥气，名曰厥疝⑤，女子同法，得之疾使四肢汗出当风。黑，脉之至也，上坚而大⑥，有积气在小腹与阴⑦，名曰肾痹，得之沐浴清水而卧。

凡相五色之奇脉⑧，面黄目青，面黄目赤，面黄目白，面黄目黑者，皆不死也。面青目赤，面赤目白，面青目黑，面黑目白，面赤目青，皆死也。

【词解】

①五脏相音，可以意识：《类经》云：“相，形相也。音，五音也。相音，如《阴阳二十五人篇》所谓‘木形之人，比于上角’之类。又如肝音角，心音徵，脾音宫，肺音商，肾音羽。若以胜负相参，臧否（即善恶）自见，五而五之，二十五变，凡耳聪心敏者，皆可意会而识也。”

②微诊：微，精微也。微诊，言色诊极精微也。

③上虚下实：指脉象而言，谓脉虽浮而重按之则有坚实之象。浮主肺虚，坚主胸中有积气。

④使内：谓性交。

⑤厥疝：《类经》云：“中虚则脾不能运，故有积气在腹中；脾虚则木乘其弱，水无所畏，而肝肾之气上逆，是为厥气。且脾、肝、肾三经，皆结于阴器，故名曰厥疝。”

⑥上坚而大：高解云：“坚大之脉，上浮而不沉也。”

⑦阴：指前阴。寒湿伤肾，肾主下焦，故有积气在小腹与前阴。

⑧五色之奇脉：王注云：“奇脉，谓与色不相偶合也。”高解云：“以色为脉，故曰奇脉。”

八、汤液醪醴论篇第十四

“汤液”，五谷之液也。“醪醴”，酒之属也。古人用汤液醪醴治病，今之煎剂、酒剂即由此发展而来。

本篇首论汤液醪醴之制法和应用，故名“汤液醪醴论”。

（一）

黄帝问曰：为五谷汤液及醪醴奈何？岐伯对曰：必以稻米，炊之稻薪。稻米者完，稻薪者坚。帝曰：何以然？岐伯曰：此得天地之和，高下之宜，故能至完①；伐取得时，故能至坚也。

帝曰：上古圣人作汤液醪醴，为而不用，何也？岐伯曰：自古圣人之作汤液醪醴者，以为备耳。夫上古作汤液，故为而弗服也。中古之世，道德稍衰，邪气时至，服之万全。帝曰：今之世不必已何也？岐伯曰：当今之世，必齐②毒药攻其中，镵石针艾治其外也。帝曰：形弊血尽而功不立者何？岐伯曰：神不使③也。帝曰：何谓神不使？岐伯曰：针石，道④也。精神不进，志意不治，故病不可愈。今精坏神去，荣卫不可复收，何者？嗜欲无穷，而忧患不止，精气弛坏，荣泣卫除，故神去之而病不愈也。

【词解】

①故能至完：完，完备也，此指稻米之性味而言。张注云：“夫天地有四时之阴阳，五方之异域，稻得春生、夏长、秋收、冬藏之气，具天地阴阳之和者也，为中央之土谷，得五方高下之宜，故能至完。”

②必齐：孙诒让谓“必”字当为“火”，二字因篆文形近，而致误。按，《韩非子·喻老》云：“扁鹊曰：疾在腠理，汤熨之所及也；在肌肤，针石之所及也；在肠胃，火齐之所及也。”本文“必齐”与“毒药”连用，与“镵石针艾”相对为文，似从孙诒让之说为妥。

③神不使：《类经》云：“凡治病之道，攻邪在乎针药，行药在乎神气，故治施于外，则神应于中，使之升则升，使之降则降，是其神之可使也。若以药剂治其内而脏气不应，针艾治其外而经气不应，此其神气已去，而无可使矣，虽竭力治之，终成虚废已尔，是即所谓不使也。”

④道：吴注云：“道，犹法也。”

（二）

帝曰：夫病之始生也，极微极精，必先入结于皮肤。今良工皆称曰：病成名曰逆，则针石不能治，良药不能及也。今良工皆得其法，守其数①，亲戚兄弟远近音声日闻于耳，五色日见于目，而病不愈者，亦何暇不早乎？岐伯曰：病为本，工为标②，标本不得，邪气不服，此之谓也。

【词解】

①得其法，守其数：法谓法则，数谓度数。得其法，守其数，犹言好的医生治病能掌握法度

之意。

②病为本，工为标：病指患者，工指医生。

（三）

帝曰：其有不从毫毛而生，五脏阳以竭也，津液充郭，其魄独居①，孤精于内，气耗于外②，形不可与衣相保，此四极急而动中③，是气拒于内，而形施于外④，治之奈何？

岐伯曰：平治于权衡⑤，去宛陈莝⑥，微动四极⑦，温衣⑧，缪刺⑨其处，以复其形。开鬼门，洁净府⑩，精以时服⑪，五阳已布，疏涤五脏⑫，故精自生，形自盛，骨肉相保，巨气乃平⑬。

帝曰：善。

【词解】

①其魄独居：魄，指阴精。精得阳化，则气化水行。今阳气衰竭而不化，则阴精凝积，水液潴留，故曰其魄独居。

②孤精于内，气耗于外：《类经》云："精中无气，则孤精于内；阴内无阳，则气耗于外。"

③四极急而动中：四极，即四肢。急，胀急也。动中，犹言变动于中。

④形施于外：顾校云："施，即'弛'之假借。"

⑤平治于权衡：秤锤谓权，秤杆谓衡。平治于权衡，谓治疗时要权衡轻重，取舍恰当。

⑥去宛陈莝：宛，同"郁"，积也。莝，音锉，斩也。《类经》云："谓去其水气之陈积，欲如斩草而渐除之也。"

⑦微动四极：王注云："谓微动四肢，令阳气渐以宣行。"

⑧温衣：张注云："温衣，暖肺气也。"《类经》云："欲助其肌表之阳，而阴凝易散也。"

⑨缪刺：刺治络脉而不刺经脉，称为缪刺。详见《素问·缪刺论》。

⑩开鬼门，洁净府：鬼门，汗孔也。净府，膀胱也。全句谓发汗、利小便也。

⑪精以时服：王注云："五精之气以时宾服于肾脏也。"

⑫五阳已布，疏涤五脏：五阳，五脏之阳气。疏，疏通。涤，涤除。全句言五脏阳气布护，疏通水道，涤除五脏余邪。

⑬巨气乃平：巨气，大经脉气也。平，复也。此承上句，阐明精生形盛，骨肉相保，而大经脉气乃得平复。

九、脉要精微论篇第十七

本篇对各种诊断方法，如切诊的脉象变化与四时疾病的关系、望诊的视精明五色和脏腑发病的形态、闻诊的声音变化、问诊的大小便，以及各种梦与疾病的关系、四诊合参以决死生等，均做了扼要的讨论和阐述，所以篇名"脉要精微论"。

（一）

黄帝问曰：诊法何如？岐伯对曰：诊法常以平旦，阴气未动，阳气未散，饮食未进，经脉未盛，络脉调匀，气血未乱，故乃可诊有过之脉。

切脉动静，而视精明[①]，察五色，观五脏有余不足，六腑强弱，形之盛衰，以此参伍[②]，决死生之分。

【词解】

①精明：指两目。

②参伍：以伍相类，有彼此相参互证之义。

（二）

夫脉者，血之府也。长则气治；短则气病；数则烦心；大则病进；上盛则气高；下盛则气胀[①]；代则气衰；细则气少；涩则心痛；浑浑革至如涌泉，病进而色弊；绵绵其去如弦绝，死[②]。

【词解】

①上盛则气高；下盛则气胀：上，指上部之脉。下，指下部之脉。《类经》云："上盛者，邪壅于上也；气高者，喘满之谓。""下盛者，邪滞于下，故腹为胀满。"

②浑浑革至如涌泉，病进而色弊；绵绵其去如弦绝，死：《脉经》作"浑浑革革，至如涌泉，病进而危；弊弊绰绰，其去如弦绝者，死。"按，浑浑革至如涌泉，即釜沸脉；绵绵其去如弦绝，即《金匮要略》"按之如索不来，或曲如蛇行"者。

夫精明五色者，气之华也。赤欲如白裹朱[①]，不欲如赭；白欲如鹅羽，不欲如盐；青欲如苍璧之泽，不欲如蓝；黄欲如罗裹雄黄，不欲如黄土；黑欲如重漆色，不欲如地苍[②]。五色精微象见[③]矣，其寿不久也。夫精明者，所以视万物，别白黑，审短长。以长为短，以白为黑，如是则精衰矣。

【词解】

①白裹朱：孙诒让云："白，与'帛'通，白色之帛也。"以帛裹朱，谓隐然红润而不露。

②地苍：《类经》云："地之苍黑，枯暗如尘。"按，《脉经》《针灸甲乙经》并作"炭"字，即黑而枯槁之意。

③五色精微象见：吴注云："精微象见，言真元精微之气，化作色相，毕见于外，更无藏蓄，是真气脱也，故寿不久。"

五脏者，中之守也。中盛脏满，气盛伤恐者，声如从室中言，是中气之湿也[①]。言而微，终日乃复言者，此夺气也。衣被不敛，言语善恶，不避亲疏者，此神明之乱也。仓廪不藏者，是门户不要[②]也。水泉不止[③]者，是膀胱不藏也。得守者生，失守者死。

【词解】

①中盛脏满，气盛伤恐者，声如从室中言，是中气之湿也：《类经》云："中，胸腹也。脏，脏腑也。盛满，胀急也。气胜，喘息也。伤恐者，肾受伤也。声如从室中言，混浊不清也。是皆水气上逆之候，故为中气之湿证。"

②门户不要：《类经》云："要，约束也。幽门、阑门、魄门皆仓廪之门户。门户不能固，则肠胃不能藏，所以泄利不禁，脾脏之失守也。"

③水泉不止：王注云："水泉谓前阴之流注也。"水泉不止，即遗溺失禁之证。

夫五脏者，身之强①也。头者，精明之府②，头倾视深③，精神将夺矣。背者，胸中之府④，背曲肩随⑤，府将坏矣。腰者，肾之府⑥，转摇不能，肾将惫⑦矣。膝者，筋之府⑧，屈伸不能，行则偻附⑨，筋将惫矣。骨者，髓之府⑩，不能久立，行则振掉⑪，骨将惫矣。得强则生，失强则死。

【词解】

①身之强：身，形体也。《类经》云："此下言形气之不守而内应乎五脏也。脏气充则形体强，故五脏为身之强。"吴注本"五脏"作"五腑"，并注云："下文所言五腑者，乃人身恃之以健。"

②精明之府：《类经》云："五脏六腑之精气，皆上升于头，以成七窍之用，故头为精明之府。"高解云："人身精气上会于头，神明上出于目，故头者，精明之府。"精明之府，犹言精气神明之府也。

③头倾视深：《类经》云："头倾者，低垂不能举也；视深者，目陷无光也。脏气失强，故精神之夺如此。"

④胸中之府：五脏之俞皆系于背，故背为胸中之府。

⑤背曲肩随：楼英《医学纲目》"随"作"垂"。背曲不能伸，肩垂不能举，为脏气衰败，不荣于肩背之故。

⑥肾之府：马注云："肾附于腰之十四椎间，两旁相去脊中各一寸半，故腰为肾之府。"

⑦惫：音备。吴注云："惫，与'败'同。……惫，坏也。"

⑧筋之府：《类经》云："维络关节以立此身者，惟膝腘之筋为最，故膝为筋之府。"盖肝主筋，筋会阳陵泉故也。

⑨偻附：吴注云："偻，曲其身也。附，不能自步，附物而行也。"林校云："按，别本'附'一作'俯'，《太素》作'跗'。"

⑩髓之府：《类经》云："髓充于骨，故骨为髓之府。"

⑪振掉：振，动也。掉，摇也。

（三）

岐伯曰：反四时者①，有余为精②，不足为消③。应太过，不足为精④；应不足，有余为消⑤。阴阳不相应，病名曰关格。

【词解】

①反四时者：指脉与四时阴阳相反者。

②有余为精：有余指脉大，精谓邪甚。《吕氏春秋·勿躬》云："自蔽之精者也。"注："精，甚也。"

③不足为消：不足指脉小，消谓正气消沉。

④应太过，不足为精：谓阳盛者，阳脉应有余，反见不足者，是邪气太甚之故。

⑤应不足，有余为消：谓阴盛者，阳脉应不足，反见有余之象者，是正气消损之故。

帝曰：脉其四时动奈何？知病之所在奈何？知病之所变奈何？知病乍在内奈何？知病乍在外奈何？请问此五者，可得闻乎？岐伯曰：请言其与天运转大也。万物之外，六合之内，天地之变，阴阳之应，彼春之暖，为夏之暑，彼秋之忿[①]，为冬之怒[②]，四变之动[③]，脉与之上下[④]，以春应中规[⑤]，夏应中矩[⑥]，秋应中衡[⑦]，冬应中权[⑧]。是故冬至四十五日，阳气微上，阴气微下；夏至四十五日，阴气微上，阳气微下。阴阳有时，与脉为期，期而相失，知脉所分，分之有期，故知死时。微妙在脉，不可不察，察之有纪，从阴阳始，始之有经，从五行生，生之有度，四时为宜[⑨]，补泻勿失，与天地如一，得一之情，以知死生。是故声合五音，色合五行，脉合阴阳。

【词解】

①忿：王注云："忿，一为'急'，言秋气劲急也。"按，忿，亦有躁急之义。

②怒：气势充盈，不可遏抑，曰怒。成无已注《伤寒例》云："秋忿为冬怒，从肃而至杀也。"王注云："秋忿而冬怒，言阴少而之壮也。"

③四变之动：《类经》云："春生夏长，秋收冬藏，是即阴阳四变之动。"

④上下：指应时变动之脉象。马注云："上下者，浮沉也。"杨注云："春夏之脉，人迎大于寸口，故为上也；寸口小于人迎，故为下也。秋冬之脉，寸口大于人迎，故为上也；人迎小于寸口，故为下也。此乃盛衰为上下也。"

⑤春应中规：马注云："春时之脉，其应如中乎规。规者，所以为圆之器也。春脉软弱，轻虚而滑，如规之象，圆活而动，故曰春应中规也。"

⑥夏应中矩：马注云："夏时之脉，其应如中乎矩。矩者，所以为方之器也。夏脉洪大滑数，如矩之象，方正而盛，故曰夏应中矩也。"

⑦秋应中衡：衡，求平之器。马注云："秋时之脉，其应如中乎衡。秋脉浮毛，轻涩而散，如衡之象，其取在平，故曰秋应中衡也。"

⑧冬应中权：权，计重之器。马注云："如权之象，其势下垂。"《类经》云："冬气闭藏，故应中权，而人脉应之，所以沉石而伏于内也。凡兹规矩权衡者，皆发明阴阳升降之理，以合乎四时脉气之变象也。"

⑨四时为宜：《太素》"宜"作"数"，坚绍云："盖四时为数者，言从五行衰王而为准度者，必就四时为计数。"

是知阴盛则梦涉大水恐惧，阳盛则梦大火燔灼，阴阳俱盛则梦相杀毁伤；上盛则梦飞，下盛则梦堕；甚饱则梦予，甚饥则梦取；肝气盛则梦怒，肺气盛则梦哭[①]；短虫[②]多则梦聚众，长虫[③]多则梦相击毁伤。

【词解】

①梦哭：按，自“阴盛则梦大水恐惧”至此，与《灵枢·淫邪发梦》文重，故林校以为“乃《灵枢》之文，误置于斯”。

②短虫：《说文解字》云：“蛲，腹中短虫也。”短虫，即蛲虫。

③长虫：《说文解字》云：“蛕，腹中长虫也。”蛕，即蚘，或作蛔。按，短虫、长虫二句，林校以为应是他经脱简文。

是故持脉有道，虚静为保。春日浮，如鱼之游在波；夏日在肤，泛泛乎万物有余；秋日下肤，蛰虫将去[①]；冬日在骨，蛰虫周密，君子居室[②]。故曰：知内者按而纪之[③]，知外者终而始之[④]。此六者[⑤]，持脉之大法。

【词解】

①蛰虫将去：蛰，虫藏也。蛰虫，指藏伏土中越冬之虫。吴注云：“秋日阳气下降，故脉来下于肌肤，象蛰虫将去之象也。”按，“去”字当读区语反，义与“藏”同。《经典释文》引裴松之云：“古人谓藏为去。”

②蛰虫周密，君子居室：李念莪云：“冬令闭藏，沉伏在骨，如蛰畏寒，深居密处，君子法天时而居室，退藏于密也。”《太素》“周”作“固”。

③知内者按而纪之：内，指五脏。按，《素问·玉机真脏论》谓四时不及之脉主“病在中”。中即内也。在内的五脏之虚实，非重按不能得其真，故曰“知内者按而纪之”。按，谓重按其脉。李念莪云：“脏象有位，故可按而纪也。”

④知外者终而始之：外，指经脉。终，谓沉取。始，谓浮取。吴注云：“切脉之道，有终有始，始则浮取之，终则沉取之，浮以候外，沉以候内。终而始之，谓既取其沉，复察于浮，浮沉相较，如病邪在外，则脉来浮盛而沉不盛也。”

⑤六者：指春、夏、秋、冬、内、外而言。

（四）

心脉搏坚而长[①]，当病舌卷不能言；其耎而散者，当消环自已[②]。肺脉搏坚而长，当病唾血；其耎而散者，当病灌汗[③]，至令不复散发也[④]。肝脉搏坚而长，色不青，当病坠若搏[⑤]，因血在胁下，令人喘逆；其耎而散色泽者，当病溢饮，溢饮者渴暴多饮，而易[⑥]入肌皮肠胃之外也。胃脉搏坚而长，其色赤，当病折髀[⑦]；其耎而散者，当病食痹[⑧]。脾脉搏坚而长，其色黄，当病少气；其耎而散色不泽者，当病足骱肿，若水状也。肾脉搏坚而长，其色黄而赤者，当病折腰；其耎而散者，当病少血，至令不复也。

【词解】

①搏坚而长：搏坚，是脉来应指搏击而坚挺。长，指脉体而言。搏坚之脉，皆主邪盛正虚。

②当消环自已：此句似有脱文，以下文为例，“当”下应有“病”字。又，“消环”，《太素》《针灸甲乙经》均作“消渴”，于义为顺。

③灌汗：当从《脉经》作“漏汗”为是。

④至令不复散发也：《脉经》无“也”字，并注云：“六字疑衍。”

⑤坠若搏：坠，倾跌也。搏，扑击也。坠若搏，即跌仆损伤之意。

⑥易：《针灸甲乙经》注云：“一本作‘溢’。”

⑦折髀：谓髀痛如折。

⑧食痹：即胸膈闭阻闷痛，饮食不下之证。

帝曰：诊得心脉而急，此为何病？病形何如？岐伯曰：病名心疝，少腹当有形也。帝曰：何以言之？岐伯曰：心为牡脏，小肠为之使，故曰少腹当有形也。帝曰：诊得胃脉，病形何如？岐伯曰：胃脉实则胀，虚则泄。

帝曰：病成而变何谓？岐伯曰：风成为寒热，瘅成为消中，厥成为巅疾[①]，久风为飧泄，脉风成为疠，病之变化，不可胜数。

帝曰：诸痈肿筋挛骨痛，此皆安生？岐伯曰：此寒气之肿，八风之变也。帝曰：治之奈何？岐伯曰：此四时之病，以其胜治之愈也。

【词解】

①厥成为巅疾：厥，气逆也。气逆上而不已，故发为巅疾。

帝曰：有故病五脏发动[①]，因伤脉色，各何以知其久暴至之病乎？岐伯曰：悉乎哉问也！征其脉小色不夺者，新病也；征其脉不夺其色夺者，此久病也；征其脉与五色俱夺者，此久病也；征其脉与五色俱不夺者，新病也。肝与肾脉并至[②]，其色苍赤，当病毁伤不见血，已见血，湿若中水也[③]。

【词解】

①五脏发动：即病发动于五脏的意思。

②肝与肾脉并至：肝脉弦，肾脉沉，肝与肾脉并至即见脉沉弦。

③已见血，湿若中水也：王注云：“若已见血，则是湿气及水在腹中也。”张琦疑“不见血，已见血”六字为衍文。

（五）

尺内两傍[①]则季胁也，尺外以候肾，尺里以候腹[②]。中附上，左外以候肝，内以候鬲；右外以候胃，内以候脾。上附上[③]，右外以候肺，内以候胸中；左外以候心，内以候膻中。前以候前，后以候后④。上竟上者，胸喉中事也；下竟下⑤者，少腹腰股膝胫足中事也。

【词解】

①尺内两傍：王注云："尺内，谓尺泽之内也。两傍，各谓尺之外侧也。"

②尺外以候肾，尺里以候腹：尺部内侧（阴侧）前缘为尺外，后缘为尺里；即小指侧为尺内，拇指侧为尺外。下文凡言内外者仿此。

③中附上，左外以候肝，内以候鬲；右外以候胃，内以候脾。上附上：从尺泽至鱼际分为三段，"中"即中段，"上"即上段，上文"尺外""尺里"为下段。《类经》云："中附上，言附尺之上，而居乎中者，即关脉也。""上附上，言上而又上，则寸脉也。""左"和"右"指左右手，下文仿此。

④前以候前，后以候后：简素云："前者，臂内阴经之分也；后者，臂外阳经之分也。"

⑤上竟上者，胸喉中事也；下竟下：竟，尽也。上竟上，上段之尽端，即鱼际部。下竟下，下段之尽端，即尺部。

麤大者，阴不足，阳有余，为热中也。来疾去徐，上实下虚，为厥巅疾；来徐去疾，上虚下实，为恶风①也。故中恶风者，阳气受也。有脉俱沉细数者，少阴厥也。沉细数散者，寒热也。浮而散者，为眴仆。诸浮不躁者，皆在阳，则为热；其有躁者在手②。诸细而沉者，皆在阴，则为骨痛；其有静者在足③。数动一代者，病在阳之脉也，泄及便脓血。诸过者，切之涩者，阳气有余也；滑者，阴气有余也。阳气有余，为身热无汗；阴气有余，为多汗身寒；阴阳有余，则无汗而寒。推而外之，内而不外④，有心腹积也；推而内之，外而不内⑤，身有热也；推而上之，上而不下⑥，腰足清也；推而下之，下而不上⑦，头项痛也。按之至骨，脉气少者，腰脊痛而身有痹也。

【词解】

①恶风：恶厉之风邪也。

②诸浮不躁者，皆在阳，则为热；其有躁者在手：躁，躁疾之象，为静之反。阳，指足三阳经。手，指手三阳经。《类经》云："脉浮为阳，而躁则阳中之阳。故但浮不躁者，皆属阳脉，未免为热；若浮而兼躁，乃为阳极，故当在手。在手者，阳中之阳，谓手三阳经也。"

③诸细而沉者，皆在阴，则为骨痛；其有静者在足：阴，指手三阴经。足，指足三阴经。马注云："诸脉皆沉细，而沉细中不静，其病当在手之阴经。盖沉细为阴，故属阴经，而不静为阴中之阳，乃知其在手也。惟沉细为阴脉，病当在里骨痛。若沉细带静，则为阴中之阴，而寒入于下，其病不在手经，而在足经矣。"

④推而外之，内而不外：《类经》云："此下言察病之法，当推求于脉，以决其疑似也。凡病若在表，而欲求之于外矣，然脉则沉迟不浮，是在内而非外，故知其心腹之有积也。推，音吹，诸释作推动之推者，非。"

⑤推而内之，外而不内：《类经》云："凡病若在里而欲推求于内矣，然脉则浮数不沉，是在外而非内，故知其身之有热也。"

⑥推而上之，上而不下：《类经》云："凡推求于上部，然脉止见于上，而下部则弱。此以有升无降，上实下虚，故腰足为之清冷也。"

⑦推而下之，下而不上：《类经》云："凡推求于下部，然脉止见于下，而上部则亏。此以有降无升，清阳不能上达，故为头项痛也。"

十、平人气象论篇第十八

"平人"，谓气血平调的无病之人；"气象"，为脉气之动象。本篇主要讨论了无病之人的脉气的动象，故称"平人气象论"。

本篇论脉首重胃气，认为有胃气为平脉，胃气少为病脉，无胃气为死脉。此外，其还以人与天地四时相应的观点，具体讨论了四时五脏的平脉、病脉、死脉的动象。

（一）

黄帝问曰：平人何如？岐伯对曰：人一呼脉再动，一吸脉亦再动，呼吸定息脉五动，闰以太息，命曰平人。平人者，不病也。常以不病[1]调病人，医不病，故为病人平息以调之为法[2]。

人一呼脉一动，一吸脉一动，曰少气。人一呼脉三动，一吸脉三动而躁，尺热曰病温，尺不热脉滑曰病风，脉涩曰痹。人一呼脉四动以上曰死，脉绝不至曰死，乍疏乍数曰死。

【词解】

①常以不病：《针灸甲乙经》"病"下有"之人"二字。

②平息以调之为法：平，匀也。平息，即均匀呼吸。调之，调病人之脉息也。《针灸甲乙经》无"为法"二字。

（二）

平人之常气禀于胃；胃者，平人之常气也。人无胃气曰逆，逆者死。

春胃微弦曰平，弦多胃少曰肝病，但弦无胃曰死，胃而有毛曰秋病，毛甚曰今病[1]。脏真散于肝，肝藏筋膜之气也。夏胃微钩[2]曰平，钩多胃少曰心病，但钩无胃曰死，胃而有石曰冬病，石甚曰今病。脏真通于心，心藏血脉之气也。长夏胃微耎弱曰平，弱多胃少曰脾病，但代无胃曰死[3]，耎弱有石曰冬病，弱甚曰今病。脏真濡于脾，脾藏肌肉之气也。秋胃微毛[4]曰平，毛多胃少曰肺病，但毛无胃曰死，毛而有弦曰春病，弦甚曰今病。脏真高于肺，以行荣卫阴阳也。冬胃微石曰平，石[5]多胃少曰肾病，但石无胃曰死，石而有钩曰夏病，钩甚曰今病。脏真下于肾，肾藏骨髓之气也。

【词解】

①胃而有毛曰秋病，毛甚曰今病：《类经》云："毛为秋脉属金，春时得之，是为贼邪，以胃气尚存，故至秋而后病。春脉毛甚，则木被金伤，故不必至秋，今即病矣。"下文"有石曰冬病，石甚曰今病"，义仿此。

②钩：王注云："前曲后居，如操带钩也。"即脉洪大，有来盛去衰如钩端微曲之象。

③但代无胃曰死：代，是软弱的脉象，与动而中止的代脉不同。《类经》云："代，更代也。脾主四季，脉当随时而更，然必欲皆兼和软，方得脾脉之平；若四季相代，而但弦、但钩、但毛、但石，是但代无胃，见真脏也，故曰死。"

④毛：王注云："谓如物之浮，如风吹毛也。"即脉来轻虚以浮，有如按在毛上之感。

⑤石：王注云："谓如夺索，辟辟如弹石也。"

按 本节所言今病与后病，春、夏以五行所胜为说，长夏、秋、冬以五行所不胜为说，文例不一，正所以示五时脉象变化之复杂，总不外乎五行乘侮的关系。

胃之大络，名曰虚里[①]，贯鬲络肺，出于左乳下，其动应衣[②]，脉宗气也。盛喘[③]数绝者，则病在中；结而横，有积矣[④]；绝不至曰死。乳之下，其动应衣，宗气泄也。

【词解】

①虚里：位于左乳下，心尖搏动处。

②其动应衣：《针灸甲乙经》作"其动应手"，是。

③盛喘：谓搏动之甚。

④结而横，有积矣：《难经·十八难》云："结者，脉来去时一止，无常数，名曰结也。"吴注云："横，横格于指下也。言虚里之脉结而横，是胃中有积。"

（三）

欲知寸口太过与不及，寸口之脉中手短者，曰头痛。寸口脉中手长者，曰足胫痛[①]。寸口脉中手促上击者，曰肩背痛[②]。寸口脉沉而坚者，曰病在中。寸口脉浮而盛者，曰病在外。寸口脉沉而弱，曰寒热及疝瘕少腹痛。寸口脉沉而横，曰胁下有积，腹中有横积痛[③]。寸口脉沉而喘，曰寒热。脉盛滑坚者，曰病在外。脉小实而坚者，曰病在内。脉小弱以涩，谓之久病。脉滑浮而疾者，谓之新病。脉急者，曰疝瘕少腹痛。脉滑曰风。脉涩曰痹。缓而滑曰热中[④]。盛而紧曰胀[⑤]。脉从阴阳，病易已；脉逆阴阳，病难已。脉得四时之顺，曰病无他；脉反四时及不间脏[⑥]，曰难已。

【词解】

①中手长者，曰足胫痛：高解云："长则气盛，太过于下，故足胫痛。足胫痛，邪实于下也。"

②中手促上击者，曰肩背痛：高阳生《脉诀》云："促者，阳也。指下寻之极数，并居寸口，曰促。"杨注云："脉从下向上击人手，如从下有物上击人手。"高解云："促则内虚，不及于内，上击则外实，太过于外，故肩背痛。肩背痛，内虚外实也。"

③寸口脉沉而横，曰胁下有积，腹中有横积痛：《类经》云："沉主在内，横主有积，故胁腹有积而痛。"按，"横"与上文"结而横"之"横"同义，谓脉实有力也。《针灸甲乙经》《太素》"横"下均有"坚"字。

④缓而滑曰热中：王注云："缓谓纵缓之状，非动之迟缓也。"《灵枢·邪气脏腑病形》所云

“缓者多热”“滑者阳气盛，微有热”与此同义。

⑤盛而紧曰胀：王注云：“寒气否满，故脉盛紧也。”

⑥不间脏：《难经·五十三难》云：“间脏者，传其所生也。”木、火、土、金、水五行顺次则相生，隔一则相克，间脏为传其所生，故不间脏为传其所克。

臂多青脉，曰脱血。尺脉缓涩，谓之解㑊[①]安卧；脉盛，谓之脱血；尺涩脉滑，谓之多汗；尺寒脉细，谓之后泄；脉尺粗常热者，谓之热中[②]。

【词解】

①解㑊：懈怠之意。

②脉尺粗常热者，谓之热中：《脉经》“脉尺”二字互倒。吴注云：“尺粗，阴液不足也。常热，阴火有余也。故谓之热中。”

肝见庚辛死[①]，心见壬癸死，脾见甲乙死，肺见丙丁死，肾见戊己死，是谓真脏见皆死。

【词解】

①肝见庚辛死：肝见，谓肝之真脏脉见。肝属木，庚辛属金，金克木，故肝见庚辛死。下仿此。张注云：“按，此节当在篇末‘辟辟如弹石曰肾死’之下，误脱在此者也。”按，观上下文义，张志聪之说可从。

颈脉动喘疾咳，曰水。目裹[①]微肿，如卧蚕起之状，曰水。溺黄赤安卧者，黄疸。已食如饥者，胃疸。面肿曰风。足胫肿曰水。目黄者曰黄疸。妇人手少阴脉动甚者，妊子也。

【词解】

①目裹：《类经》云：“目裹者，目之下胞也。”

脉有逆从四时，未有脏形[①]，春夏而脉瘦[②]，秋冬而脉浮大，命曰逆四时也。风热而脉静，泄而脱血脉实，病在中脉虚，病在外脉涩坚者，皆难治，命曰反四时也。

【词解】

①脏形：即五脏的正常脉象。

②脉瘦：王注云：“春夏脉瘦，谓沉细也。”按，《素问·玉机真脏论》“瘦”作“沉涩”。

（四）

人以水谷为本，故人绝水谷则死，脉无胃气亦死。所谓无胃气者，但得真脏脉，不得胃气也。所谓脉不得胃气者，肝不弦，肾不石[①]也。

【词解】

①肝不弦，肾不石：高解云：“至春而肝不微弦，至冬而肾不微石也。”

太阳脉至，洪大以长；少阳脉至，乍数乍疏，乍短乍长；阳明脉至，浮大而短。

夫平心脉来，累累如连珠，如循琅玕，曰心平；夏以胃气为本；病心脉来，喘喘连属，其中微曲，曰心病；死心脉来，前曲后居，如操带钩①，曰心死。

平肺脉来，厌厌聂聂，如落榆荚②，曰肺平；秋以胃气为本；病肺脉来，不上不下，如循鸡羽③，曰肺病；死肺脉来，如物之浮，如风吹毛④，曰肺死。

平肝脉来，耎弱招招，如揭长竿末梢⑤，曰肝平；春以胃气为本；病肝脉来，盈实而滑，如循长竿⑥，曰肝病；死肝脉来，急益劲，如新张弓弦⑦，曰肝死。

平脾脉来，和柔相离，如鸡践地⑧，曰脾平；长夏以胃气为本；病脾脉来，实而盈数，如鸡举足，曰脾病；死脾脉来，锐坚如乌之喙，如鸟之距，如屋之漏，如水之流，曰脾死。

平肾脉来，喘喘累累如钩，按之而坚，曰肾平；冬以胃气为本；病肾脉来，如引葛⑨，按之益坚，曰肾病；死肾脉来，发如夺索，辟辟如弹石，曰肾死。

【词解】

①前曲后居，如操带钩：吴注云："言脉之前至者曲而不伸，后至者倨而不动，是洪大而不滑利，状如指下操持革带之钩，无复冲和胃气。"

②厌厌聂聂，如落榆荚：吴注云："厌厌聂聂，翩翻之状，浮薄而流利也。"榆荚，俗名榆钱。马注云："如落榆荚，则有轻虚以浮之意。"《类经》云："轻浮和缓貌，即微毛之义也，是为肺之平脉。"

③不上不下，如循鸡羽：《类经》云："不上不下，往来涩滞也；如循鸡羽，轻浮而虚也。亦毛多胃少之义。"马注云："鸡羽两傍虽虚，而中央颇有坚意，所以谓之病也。"

④如物之浮，如风吹毛：《类经》云："物之浮，空虚无根也；如风吹毛，散乱无绪也。亦但毛无胃之义，故曰肺死。"

⑤耎弱招招，如揭长竿末梢：招招，犹迢迢，远貌。张注云："以手相呼，曰招。招招，乍起乍伏之象，形容其初生之脉象也。"杨注云："揭，奇哲反，高举也。……又如人高举竹竿之梢，招招劲而且软，此为平也。"

⑥盈实而滑，如循长竿：《类经》云："盈实而滑，弦之甚过也；如循长竿，无末梢之和软也。亦弦多胃少之义。"

⑦急益劲，如新张弓弦：《脉经》《针灸甲乙经》"急"下有"而"字。《类经》云："劲，强急也。如新张弓弦，弦之甚也。亦但弦无胃之义。"

⑧和柔相离，如鸡践地：《类经》云："和柔，雍容不迫也。相离，匀净分明也。如鸡践地，从容轻缓也。"

⑨引葛：葛，即葛藤。《类经》云："脉如引葛，坚搏牵连也。"

十一、玉机真脏论篇第十九

"玉机"，含有珍重之意。

本篇主要讨论了四时五脏的平脉、太过或不及的病脉，以及真脏脉的动象，阐述了五脏病变的传变规律、五脏虚实与死生的机转等。这些都是值得珍重的内容，故本篇名“玉机真脏论”。

（一）

黄帝问曰：春脉如弦，何如而弦？岐伯对曰：春脉者肝也，东方木也，万物之所以始生也，故其气来耎弱轻虚而滑，端直以长，故曰弦。反此者病。帝曰：何如而反？岐伯曰：其气来实而强，此谓太过，病在外；其气来不实而微，此谓不及，病在中。帝曰：春脉太过与不及，其病皆何如？岐伯曰：太过，则令人善怒，忽忽眩冒而巅疾①；其不及，则令人胸痛引背，下则两胁胠满②。

帝曰：善。夏脉如钩，何如而钩？岐伯曰：夏脉者心也，南方火也，万物之所以盛长也，故其气来盛去衰，故曰钩。反此者病。帝曰：何如而反？岐伯曰：其气来盛去亦盛，此谓太过，病在外；其气来不盛去反盛，此谓不及，病在中。帝曰：夏脉太过与不及，其病皆何如？岐伯曰：太过，则令人身热而肤痛，为浸淫③；其不及，则令人烦心，上见咳唾，下为气泄④。

帝曰：善。秋脉如浮，何如而浮？岐伯曰：秋脉者肺也，西方金也，万物之所以收成也，故其气来轻虚以浮，来急去散，故曰浮。反此者病。帝曰：何如而反？岐伯曰：其气来毛而中央坚，两傍虚，此谓太过，病在外；其气来毛而微⑤，此谓不及，病在中。帝曰：秋脉太过与不及，其病皆何如？岐伯曰：太过，则令人逆气而背痛愠愠然⑥；其不及，则令人喘，呼吸少气而咳，上气见血，下闻病音⑦。

帝曰：善。冬脉如营⑧，何如而营？岐伯曰：冬脉者肾也，北方水也，万物之所以合藏也，故其气来沉以搏，故曰营。反此者病。帝曰：何如而反？岐伯曰：其气来如弹石者，此谓太过，病在外；其去如数者，此谓不及，病在中。帝曰：冬脉太过与不及，其病皆何如？岐伯曰：太过，则令人解㑊，脊脉痛而少气不欲言⑨；其不及，则令人心悬如病饥⑩，䏚中清⑪，脊中痛，少腹满，小便变⑫。帝曰：善。

帝曰：四时之序，逆从之变异也，然脾脉独何主？岐伯曰：脾脉者土也，孤脏以灌四傍者也。帝曰：然则脾善恶可得见之乎？岐伯曰：善者不可得见，恶者可见⑬。帝曰：恶者何如可见？岐伯曰：其来如水之流者，此谓太过，病在外；如鸟之喙者，此谓不及，病在中。帝曰：夫子言脾为孤脏，中央土以灌四傍，其太过与不及，其病皆何如？岐伯曰：太过，则令人四肢不举⑭；其不及，则令人九窍不通⑮，名曰重强。

帝瞿然而起，再拜而稽首曰：善。吾得脉之大要，天下至数⑯，《五色》《脉变》《揆度》《奇恒》，道在于一，神转不回，回则不转，乃失其机⑰。至数之要，迫近以微，著之玉版，藏之于府，每旦读之，名曰《玉机》。

【词解】

①善怒，忽忽眩冒而巅疾：原本“怒”误作“忘”，诸注并云“忘”当作“怒”。《素问·气交变大论》云：“岁木太过……甚则忽忽善怒，眩冒巅疾。”此与诸注合，故改。《类经》云：“忽忽，恍忽不爽也。冒，闷昧也。巅疾，疾在顶巅也。足厥阴之脉，会于巅上，贯膈布胁肋，故其为

病如此。”

②胸痛引背，下则两胁胠满：胠，音区，腋下胁也。马注云：“盖肝自大敦上行章门、期门，故胸内作痛而引及于背，下则两胁胠中亦皆胀满，由在内正气虚，故为不及之疾，有如是也。”

③浸淫：高解云：“心脉太过，则火气外浮，故令人身热而肤痛；热伤肤表，故为浸淫而成疮。”浸淫，疮名也。

④烦心，上见咳唾，下为气泄：吴注云：“夏脉不足，则心气虚，虚则不能自安，故令人心烦。虚阳乘于肺则咳，乘于脾则唾，虚阳下陷则为气泄。”

⑤毛而微：张注云：“毛而微，是中央两傍皆虚。”

⑥逆气而背痛愠愠然：肺系于背，故肺气逆则背痛。愠愠，郁闷不舒之意。

⑦上气见血，下闻病音：《类经》云：“气不归原，所以上气；阴虚内损，所以见血。”杨注云：“下闻胸中喘呼气声也。”

⑧营：《难经》作“石”，义同。

⑨解㑊，脊脉痛而少气不欲言：《类经》云：“冬脉太过，阴邪胜也。阴邪胜，则肾气伤，真阳虚，故令人四肢懈怠，举动不精，是谓解㑊。脊痛者，肾脉之所至也。肾藏精，精伤则无气，故少气不欲言。皆病之在外也。”

⑩心悬如病饥：《类经》云：“其不及则真阴虚，虚则心肾不交，故令人心悬而怯如病饥也。”

⑪眇中清：眇，音杪，在季胁下，挟脊两傍虚软处。王注云：“肾外当眇，故眇中清冷也。”

⑫脊中痛，少腹满，小便变：《类经》云：“肾脉贯脊属肾络膀胱，故为脊痛腹满、小便变等证。变者，谓或黄或赤，或遗淋，或为癃闭之类，由肾水不足而然。是皆病之在中也。”

⑬善者不可得见，恶者可见：杨注云：“善，谓平和不病之脉也。弦、钩、浮、营四脉见时，皆为脾胃之气滋灌俱见，故四脏脉常得平和。然则脾脉以他为善，自更无善也，故曰善者不可见也。恶者，病脉也。脾受邪气，脉见关中，诊之得知，故曰可见也。”

⑭四肢不举：张注云：“经曰：四肢皆禀气于胃，而不得至经，必因于脾，乃得禀也（按，见《太阴阳明论》）。脾为湿土主气，湿行太过，故令人四肢不举。”

⑮九窍不通：《类经》云：“不及病在中，故令人九窍不通，以脾气弱则四脏皆弱而气不行也。”

⑯至数；杨注云：“至理也。”即真理之意。

⑰神转不回，回则不转，乃失其机：《类经》云：“神即生化之理，不息之机也。五气循环，不愆其序，是为神转不回。若却而回返，则逆其常候而不能运转，乃失生气之机矣。”

（二）

五脏受气于其所生①，传之于其所胜②，气舍于其所生③，死于其所不胜④。病之且死，必先传行，至其所不胜，病乃死。此言气之逆行也，故死。肝受气于心，传之于脾，气舍于肾，至肺而死。心受气于脾，传之于肺，气舍于肝，至肾而死。脾受气于肺，传之于肾，气舍于心，至肝而死死。肺受气于肾，传之于肝，气舍于脾，至心而死。肾受气于肝，传之于心，气舍于肺，至脾而死。此皆逆死也。一日一夜五分之，此所以占死生之早暮也⑤。

【词解】

①五脏受气于其所生：王注云："谓受病气于己之所生者也。"

②传之于其所胜：王注云："谓传于己之所克者也。"

③所生：指生己之母脏也。

④死于其所不胜：王注云："死于克己者之分位也。"

⑤一日一夜五分之，此所以占死生之早暮也：《类经》云："五分者，朝主甲乙，昼主丙丁，四季土主戊己，晡主庚辛，夜主壬癸，此一日五行之次，而脏有不胜，即其死生之期也。"若以地支计时，则申酉属金主薄暮，寅卯属木主平旦，巳午属火主日中，亥子属水主夜半，辰戌丑未属土主平旦、日中、薄暮、夜半之交。

（三）

黄帝曰：五脏相通，移皆有次。五脏有病，则各传其所胜。不治，法三月，若六月，若三日，若六日，传五脏而当死①。是顺传所胜之次。故曰：别于阳者，知病从来；别于阴者，知死生之期③。言知至其所困而死。

【词解】

①法三月，若六月，若三日，若六日，传五脏而当死：《类经》云："病不早治，必至相传，远则三月、六月，近则三日、六日，五脏传遍，于法当死。"

②别于阳者，知病从来；别于阴者，知死生之期：按，此二语又见于《素问·阴阳别论》，其云："所谓阴者，真脏也，见则为败，败必死也。所谓阳者，胃脘之阳也。别于阳者，知病处也；别于阴者，知死生之期。……别于阳者，知病忌时；别于阴者，知生死之期。"据此则阴阳二字应作胃气与真脏解释，谓能分别脉的胃气，就能知病所从来；能分别真脏脉，就能知死生日期。

（四）

是故风者，百病之长也。今风寒客于人，使人毫毛毕直，皮肤闭而为热，当是之时，可汗而发也。或痹不仁肿痛，当是之时，可汤熨及火灸刺而去之。弗治，病入舍于肺①，名曰肺痹，发咳上气②。弗治，肺即传而行之肝③，病名曰肝痹，一名曰厥，胁痛，出食④，当是之时，可按若刺⑤耳。弗治，肝传之脾，病名曰脾风，发瘅⑥，腹中热，烦心，出黄⑦，当此之时，可按可药可浴。弗治，脾传之肾，病名曰疝瘕，少腹冤热⑧而痛，出白⑨，一名曰蛊⑩，当此之时，可按可药。弗治，肾传之心，病筋脉相引而急，病名曰瘛⑪，当此之时，可灸可药。弗治，满十日，法当死。肾因传之心，心即复反传而行之肺，发寒热，法当三岁死，此病之次也。

【词解】

①弗治，病入舍于肺：张注云："皮毛者，肺之合，邪在皮毛，弗以汗解，则邪气乃从其

合矣。"

②肺痹，发咳上气：痹，闭也。下"肝痹"与此义同。张注云："邪闭于肺，故咳而上气。"

③肺即传而行之肝：肺为金，肝为木，肺传肝，为传其所胜也。下文"肝传脾""脾传肾""肾传心"均同此。

④一名曰厥，胁痛，出食：《类经》云："肝气善逆，故一名曰厥。厥在肝经，故胁痛。"盖肝脉布胁肋也。出食，食入即出，呕吐也。

⑤按若刺：按，谓按摩导引。刺，谓针刺。

⑥脾风，发瘅：王注云："肝气应风，木胜脾土，土受风气，故曰脾风。……脾之为病，善发黄瘅，故发瘅也。"

⑦腹中热，烦心，出黄：张注云："湿热之气，上蒸于心则烦心；火热下淫则溺黄。"按，出黄，指二便色黄。王注云："出黄色于便泻之所也。"《灵枢·师传》曰："肠中热则出黄如糜。"

⑧冤热：即郁热。

⑨出白：王注云："溲出白液也。"《类经》云："邪聚下焦，故小腹冤热而痛，溲出白浊也。"

⑩蛊：音古。《类经》云："热结不散，亏蚀真阴，如虫之吸血，故亦名曰蛊。"

⑪瘛：或作瘈，为筋脉抽搐之证。《类经》云："心主血脉，心病则血燥，血燥则筋脉相引而急，手足挛掣，病名曰瘛。"

（五）

然其卒发者，不必治于传，或其传化有不以次，不以次入者，忧恐悲喜怒，令不得以其次，故令人有大病矣。因而喜大虚则肾气乘矣，怒则肝气乘矣，悲则肺气乘矣，恐则脾气乘矣，忧则心气乘矣，此其道也。故病有五，五五二十五变及其传化。传，乘之名也。

（六）

大骨枯槁，大肉陷下①，胸中气满，喘息不便，其气动形，期六月死；真脏脉见，乃予之期日②。大骨枯槁，大肉陷下，胸中气满，喘息不便，内痛引肩项③，期一月死；真脏④见，乃予之期日。大骨枯槁，大肉陷下，胸中气满，喘息不便，内痛引肩项，身热，脱肉破䐃⑤；真脏⑥见，十日⑦之内死。大骨枯槁，大肉陷下，肩髓内消，动作益衰⑧；真脏未见，期一岁死⑨；见其真脏⑩，乃予之期日。大骨枯槁，大肉陷下，胸中气满，腹内痛，心中不便，肩项身热，破䐃脱肉，目眶陷⑪；真脏⑫见，目不见人，立死；其见人者，至其所不胜之时则死。

急虚身中卒至⑬，五脏绝闭，脉道不通，气不往来，譬于堕溺⑭，不可为期。其脉绝不来，若人一息五六至⑮，其形肉不脱，真脏虽不见，犹死也。

【词解】

①大骨枯槁，大肉陷下：《类经》云："大骨大肉，皆以通身而言。如肩脊腰膝，皆大骨也；尺肤臀肉，皆大肉也。"

②真脏脉见，乃予之期日：真脏脉详见下文，此指肺之真脏脉而言。“真脏脉见，乃予之期日”者，如《平人气象论》所云“脾见甲乙死，肺见丙丁死，肾见戊己死”之类。

③内痛引肩项：杨注云：“内痛，谓是心内痛也。心腑手太阳脉从肩络心，故内痛引肩项也。”

④真脏：王注云：“此心之脏也。”

⑤身热，脱肉破䐃：䐃，音菌，筋肉结聚之处。王注云：“阴气微弱，阳气内燔，故身热也。䐃者肉之标，脾主肉，故肉如脱尽，䐃如破败也。”

⑥真脏：王注云：“此脾之脏也。”

⑦十日：原作“十月”。滑钞云：“真脏见，恐当作‘未见’；若见，则‘十月之内’，当作‘十日之内’。”诸注均以为“十月”乃“十日”之误，今改。

⑧肩髓内消，动作益衰：张琦云：“肩髓，疑当作‘骨髓’。”似是。骨髓内消，动作益衰，是肾气衰败之证。

⑨真脏未见，期一岁死：未见，原作“来见”。林校云：“来，当作‘未’，字之误也。”诸注均从林校。今改。

⑩真脏：王注云：“此肾之脏也。”

⑪目匡陷：王注云：“肝主目，故目匡陷及不见人，立死也。”

⑫真脏：王注云：“此肝之脏也。”

⑬急虚身中卒至：即暴虚而又猝中外邪的意思。高解云：“急虚，正气一时暴虚也。身中，外邪陡中于身也。卒至，客邪卒至于脏也。”

⑭堕溺：堕，倾跌下坠也。溺，没于水也。

⑮若人一息五六至：林校云：“按人一息脉五六至，何得为死？必‘息’字误。息，当作‘呼’，乃是。”

（七）

真肝脉至，中外急，如循刀刃责责然[①]，如按琴瑟弦，色青白不泽[②]，毛折，乃死。真心脉至，坚而搏，如循薏苡子累累然，色赤黑不泽[③]，毛折，乃死。真肺脉至，大而虚，如以毛羽中人肤，色白赤不泽[④]，毛折，乃死。真肾脉至，搏而绝，如指弹石辟辟然[⑤]，色黑黄不泽[⑥]，毛折，乃死。真脾脉至，弱而乍数乍疏[⑦]，色黄青不泽[⑧]，毛折，乃死。诸真脏脉见者，皆死不治也。

黄帝曰：见真脏曰死，何也？岐伯曰：五脏者，皆禀气于胃，胃者五脏之本也；脏气者，不能自致于手太阴[⑨]，必因于胃气，乃至于手太阴也。故五脏各以其时，自为而至于手太阴也[⑩]。故邪气胜者，精气衰也。故病甚者，胃气不能与之俱至于手太阴，故真脏之气独见，独见者病胜脏也，故曰死。帝曰：善。

【词解】

①责责然：即弦细而硬之意。

②色青白不泽：《类经》云：“青本木色，而兼白不泽者，金克木也。”

③色赤黑不泽：《类经》云："赤本火色，而兼黑不泽者，水克火也。"

④色白赤不泽：《类经》云："白本金色，而兼赤不泽者，火克金也。"

⑤辟辟然：硬实之意。

⑥色黑黄不泽：土克水也。

⑦弱而乍数乍疏：《类经》云："弱而乍数乍疏，则和缓全无，而非微软弱之本体，脾脉之真脏也。"

⑧色黄青不泽：木克土也。

⑨手太阴：谓寸口脉也。胃气至于手太阴，则变见于寸口。吴注云："诸脏不得胃气，不能自致其气于寸口，得胃气始为冲和之脉，见于寸口。"

⑩五脏各以其时，自为而至于手太阴也：高解云："肝、心、脾、肺、肾五脏各以其时，自为弦、钩、毛、石之脉，而至于手太阴也。"

（八）

黄帝曰：凡治病，察其形气色泽，脉之盛衰，病之新故，乃治之，无后其时。形气相得[①]，谓之可治；色泽以浮，谓之易已[②]；脉从四时，谓之可治；脉弱以滑，是有胃气，命曰易治，取之以时[③]。形气相失[④]，谓之难治；色夭不泽，谓之难已；脉实以坚，谓之益甚；脉逆四时，为不可治。必察四难[⑤]，而明告之。

所谓逆四时者，春得肺脉，夏得肾脉，秋得心脉，冬得脾脉，其至皆悬绝沉涩[⑥]者，命曰逆四时。未有脏形[⑦]，于春夏而脉沉涩，秋冬而脉浮大，名曰逆四时也。

病热脉静，泄而脉大，脱血而脉实，病在中、脉实坚，病在外、脉不实坚者，皆难治。

【词解】

①形气相得：马注云："气盛形盛，气虚形虚，谓之相得，其病可治。"

②色泽以浮，谓之易已：《类经》云："泽，润也。浮，明也。颜色明润者，病必易已也。"

③取之以时：谓根据不同时令选用不同治法。

④形气相失：马注云："若形盛气虚，气盛形虚，谓之相失，则难治矣。"

⑤四难：即上文"形气相失""色夭不泽""脉实以坚""脉逆四时"四难。

⑥悬绝沉涩：高解云："悬绝无根或沉涩不起者，是无胃气，命曰逆四时也。"

⑦未有脏形：谓不见五脏应时脉象，如春不见弦、夏不见钩之类。

（九）

黄帝曰：余闻虚实以决死生，愿闻其情。岐伯曰：五实死，五虚死。帝曰：愿闻五实、五虚。岐伯曰：脉盛、皮热、腹胀、前后不通、闷瞀，此谓五实[①]；脉细、皮寒、气少、泄利前后、饮食不入，此谓五虚[②]。帝曰：其时有生者何也？岐伯曰：浆粥入胃，泄注止，则虚者活[③]；身汗得后利，则实者活[④]。此其候也。

【词解】

①脉盛、皮热、腹胀、前后不通、闷瞀，此谓五实：张注云："心主脉，脉盛，心气实也。肺主皮毛，皮热，肺气实也。脾主腹，腹胀，脾气实也。肾开窍于二阴，前后不通，肾气实也。瞀，目不明也。肝开窍于目，闷瞀，肝气实也。"瞀，音茂、务二音，目不明也。闷瞀，即胸中窒闷，眼目昏花。

②脉细、皮寒、气少、泄利前后、饮食不入，此谓五虚：张注云："脉细，心气虚也。皮寒，肺气虚也。肝主春生之气，气少，肝气虚也。泄利前后，肾气虚也。饮食不入，脾气虚也。"

③浆粥入胃，泄注止，则虚者活：张注云："五脏之气，皆由胃气之所资生；浆粥入胃，泄注止，胃气复也。"

④身汗得后利，则实者活：《类经》云："得身汗则表邪解，得后利则里邪除，内外通和，故实者活也。"

十二、经脉别论篇第二十一

本篇首先讨论了惊恐恚劳等过用的原因，及其所致的经脉、内脏失去正常的变化；然后论述了经脉在饮食生化输布过程中的作用，以及三阴三阳脏气独至的病变、脉象及治法。其主要精神是通过饮食物消化、吸收、输布过程，阐明独诊寸口以决死生的原理。这些都与经脉有关，但又不全循经脉的常路，故名"经脉别论"。

（一）

黄帝问曰：人之居处动静勇怯，脉亦为之变乎？岐伯对曰：凡人之惊恐恚①劳动静，皆为变也。是以夜行则喘出于肾②，淫气病肺③。有所堕恐，喘出于肝④，淫气害脾⑤。有所惊恐，喘出于肺，淫气伤心⑥。度水跌仆，喘出于肾与骨⑦，当是之时，勇者气行则已，怯者则着而为病也。

故曰：诊病之道，观人勇怯、骨肉皮肤，能知其情，以为诊法也。

故饮食饱甚，汗出于胃⑧。惊而夺精，汗出于心⑨。持重远行，汗出于肾⑩。疾走恐惧，汗出于肝⑪。摇体劳苦，汗出于脾⑫。故春秋冬夏，四时阴阳，生病起于过用，此为常也。

【词解】

①恚：恨也，怒也。

②夜行则喘出于肾：张注云："肾属亥子，而气主闭藏，夜行则肾气外泄，故喘出于肾。"

③淫气病肺：淫气，即气之妄行为逆者。《类经》云："肺肾为母子之脏，而少阴之脉上入肺中，故喘出于肾，则病苦于肺。"

④有所堕恐，喘出于肝：《类经》云："有所堕坠而恐者，伤筋损血，故喘出于肝。"

⑤淫气害脾：王注云："肝木妄淫，害脾土也。"

⑥有所惊恐，喘出于肺，淫气伤心：《类经》云："惊恐则神气散乱，肺藏气，故喘出于肺；心

藏神，故淫气伤之。”

⑦度水跌仆，喘出于肾与骨：《类经》云：“水气通于肾，跌仆伤于骨，故喘出焉。”

⑧饮食饱甚，汗出于胃：《类经》云：“饮食饱甚，则胃气满而液泄，故汗出于胃。”

⑨惊而夺精，汗出于心：精，是指精神而言。此句谓惊恐可扰乱人之精神，使人心神外越，故汗出于心。

⑩持重远行，汗出于肾：王注云：“骨劳气越，肾复过疲，故持重远行，汗出于肾也。”

⑪疾走恐惧，汗出于肝：吴注云：“肝主筋而藏魂，疾走而伤筋，恐惧则伤魂，肝受其伤，故汗出于肝。”

⑫摇体劳苦，汗出于脾：《类经》云：“摇体劳苦，则肌肉四肢皆动，脾所主也，故汗出于脾。”

（二）

食气入胃，散精于肝，淫气[①]于筋。食气入胃，浊气[②]归心，淫精于脉。脉气流经，经气归于肺，肺朝百脉，输精于皮毛。毛脉合精[③]，行气于府[④]。府精神明[⑤]，留于四脏，气归于权衡[⑥]。权衡以平，气口成寸，以决死生。

饮入于胃，游溢精气，上输于脾；脾气散精，上归于肺；通调水道，下输膀胱。水精四布，五经[⑦]并行。合于四时五脏阴阳，《揆度》以为常也。

【词解】

①淫气：浸淫滋养的意思。下同。

②浊气：张注云：“受谷者浊，胃之食气，故曰浊气。”

③毛脉合精：张注云：“夫皮肤主气，经脉主血，毛脉合精者，血气相合也。”

④行气于府：王注云：“府，谓气之所聚处也，是谓气海，在两乳间，名曰膻中也。”

⑤府精神明：府精，指膻中之气。神明，指人的精神活动。

⑥留于四脏，气归于权衡：李念莪云：“四脏之气，咸得其平，而归于权衡矣。”

⑦五经：五脏之经脉也。

（三）

太阳脏[①]独至[②]，厥喘虚气逆，是阴不足阳有余也，表里当俱泻，取之下俞[③]。阳明脏独至，是阳气重并[④]也，当泻阳补阴，取之下俞。少阳脏独至，是厥气也，蹻前卒大，取之下俞[⑤]。少阳独至者，一阳之过也。太阴脏搏者，用心省真[⑥]，五脉气少，胃气不平，三阴也[⑦]，宜治其下俞，补阳泻阴。一阳独啸，少阳厥也[⑧]，阳并于上，四脉争张，气归于肾，宜治其经络，泻阳补阴。一阴至，厥阴之治[⑨]也，真虚痟心[⑩]，厥气留薄，发为白汗[⑪]，调食和药，治在下俞。

【词解】

①脏：此指六腑而言。高解云：“三阳主六腑，腑能藏物，亦谓之脏。”

②独至：张注云："所谓太阳、阳明、少阳脏独至者，言三阳经脉之独盛也。"

③下俞：谓足部腧穴。

④阳气重并：按，《素问·生气通天论》云："阴不胜其阳……并乃狂。"王注云："并，盛实也。"据此，阳气重并，乃阳气盛实之意。

⑤跷前卒大，取之下俞：《类经》云："跷，阳跷也，属足太阳经之申脉。阳跷之前，乃少阳之经；少阳气盛则跷前卒大，故当取少阳之下俞。"

⑥用心省真：省，察也。真，真脏也。用心省真，谓用心省察是否为真脏脉。

⑦五脉气少，胃气不平，三阴也：王注云："三阴，太阴脾之脉也，五脏脉少，胃气不调，是亦太阴之过也。"

⑧一阳独啸，少阳厥也：王注云："啸，谓耳中鸣如啸声也；胆及三焦脉皆入耳，故气逆上则耳中鸣。"

⑨治：主也。

⑩痟心：痟渊，心酸痛也。

⑪白汗：即魄汗，见《素问·生气通天论》注。

（四）

帝曰：太阳脏何象？岐伯曰：象三阳而浮也。帝曰：少阳脏何象？岐伯曰：象一阳也，一阳脏者，滑而不实也。帝曰：阳明脏何象？岐伯曰：象大浮也，太阴脏抟，言伏鼓[①]也。二阴抟至，肾沉不浮也。

【词解】

①伏鼓：言脉沉伏而鼓指有力。

十三、脏气法时论篇第二十二

本篇根据五行生克规律，从生理、病理等方面论述了五脏之气与四时的关系，并指出了五脏虚实的一般证候以及针刺药饵的补泻宜忌。这些都与四时气候有密切的联系，所以篇名"脏气法时论"。

（一）

黄帝问曰：合人形以法四时五行而治，何如而从？何如而逆？得失之意，愿闻其事。岐伯对曰：五行者，金、木、水、火、土也，更贵更贱，以知死生，以决成败，而定五脏之气，间甚[①]之时，死生之期也。帝曰：愿卒闻之。岐伯曰：肝主春，足厥阴、少阳主治，其日甲乙，肝苦急，急食甘以缓之[②]。心主夏，手少阴、太阳主治，其日丙丁，心苦缓，急食酸以收之[③]。脾主长夏，足太阴、阳明主治，其日戊己，脾苦湿，急食苦以燥之[④]。肺主秋，手太阴、阳明主治，其日庚辛，肺苦气上逆，急食苦以泄之[5]。肾主冬，足少阴、太阳主治，其日壬癸，肾苦燥，急食辛以润之，开腠理，致津液，通气也[6]。

【词解】

①间甚：即轻重之义。

②肝苦急，急食甘以缓之：吴注云："肝为将军之官，志怒而急，急则自伤而苦之矣；宜食甘以缓之，则急者可平也。"

③心苦缓，急食酸以收之：马注云："缓则心虚也，惟酸性收，急宜食酸者以收之。"

④脾苦湿，急食苦以燥之：马注云："湿则脾病也，惟苦性燥，急宜食苦者以燥之。"

⑤肺苦气上逆，急食苦以泄之：吴注云："肺为清虚之脏，行降下之令，若气上逆，则肺苦之，急宜食苦以泄肺气。"

⑥肾苦燥，急食辛以润之，开腠理，致津液，通气也：《类经》云："肾为水脏，藏精者也。阴病者苦燥，故宜食辛以润之。……其能开腠理，致津液者，以辛能通气也。水中有真气，惟辛能达之，气至水亦至，故可以润肾之燥。"

（二）

病在肝，愈于夏，夏不愈，甚于秋，秋不死，持于冬，起于春，禁当风。肝病者，愈在丙丁，丙丁不愈，加于庚辛，庚辛不死，持于壬癸，起于甲乙。肝病者，平旦慧[1]，下晡[2]甚，夜半静。肝欲散，急食辛以散之，用辛补之，酸泻之。

病在心，愈在长夏，长夏不愈，甚于冬，冬不死，持于春，起于夏，禁温食、热衣。心病者，愈在戊己，戊己不愈，加于壬癸，壬癸不死，持于甲乙，起于丙丁。心病者，日中慧，夜半甚，平旦静。心欲耎，急食咸以耎之，用咸补之，甘泻之。

病在脾，愈在秋，秋不愈，甚于春，春不死，持于夏，起于长夏，禁温食饱食、湿地濡衣。脾病者，愈在庚辛，庚辛不愈，加于甲乙，甲乙不死，持于丙丁，起于戊己。脾病者，日昳[3]慧，日出甚，下晡静。脾欲缓，急食甘以缓之，用苦泻之，甘补之。

病在肺，愈在冬，冬不愈，甚于夏，夏不死，持于长夏，起于秋，禁寒饮食、寒衣。肺病者，愈在壬癸，壬癸不愈，加于丙丁，丙丁不死，持于戊己，起于庚辛。肺病者，下晡慧，日中甚，夜半静。肺欲收，急食酸以收之，用酸补之，辛泻之。

病在肾，愈在春，春不愈，甚于长夏，长夏不死，持于秋，起于冬，禁犯焠烪[4]、热食、温炙衣[5]。肾病者，愈在甲乙，甲乙不愈，甚于戊己，戊己不死，持于庚辛，起于壬癸。肾病者，夜半慧，四季[6]甚，下晡静。肾欲坚，急食苦以坚之，用苦补之，咸泻之。

夫邪气之客于身也，以胜相加，至其所生而愈[7]，至其所不胜而甚[8]，至其所生而持[9]，自得其位而起[10]；必先定五脏之脉，乃可言间甚之时，死生之期也。

【词解】

①慧：清爽之意。

②下晡：指申酉时，即下午五六点。

③日昳：指未时，即下午两三点。

④焠焫：焠，音翠，即火熨法。焫，音哀，热也。

⑤温炙衣：即烘烤后的热衣服。

⑥四季：即辰、戌、丑、未四时也。

⑦至其所生而愈：《类经》云："我所生也，以时而言。下同。"

⑧至其所不胜而甚：《类经》云："我不胜彼，被克者也。"

⑨至其所生而持：生我之时也。

⑩自得其位而起：《类经》云："自王之时也。"

（三）

肝病者，两胁下痛引少腹，令人善怒[①]；虚则目䀮䀮无所见，耳无所闻，善恐，如人将捕之[②]，取其经，厥阴与少阳[③]。气逆则头痛，耳聋不聪，颊肿[④]，取血者[⑤]。

心病者，胸中痛，胁支满，胁下痛，膺背肩胛间痛，两臂内痛[⑥]；虚则胸腹大，胁下与腰相引而痛[⑦]，取其经，少阴、太阳，舌下血者。其变病，刺郄中[⑧]血者。

脾病者，身重，善饥，肉痿[⑨]，足不收，行善瘛，脚下痛[⑩]；虚则腹满肠鸣，飧泄，食不化[⑪]，取其经，太阴、阳明、少阴血者[⑫]。

肺病者，喘咳逆气，肩背痛，汗出[⑬]，尻、阴、股、膝、髀、腨、胻、足皆痛[⑭]；虚则少气不能报息，耳聋，嗌干[⑮]，取其经，太阴、足太阳之外，厥阴内血者。

肾病者，腹大，胫肿，喘咳[⑯]，身重[⑰]，寝汗出，憎风[⑱]；虚则胸中痛[⑲]，大腹、小腹痛，清厥[⑳]，意不乐[㉑]，取其经，少阴、太阴血者。

【词解】

①两胁下痛引少腹，令人善怒：《类经》云："此肝之实邪也。肝脉布胁肋抵小腹，邪实则两胁下痛引于少腹。"

②虚则目䀮䀮无所见，耳无所闻，善恐，如人将捕之：䀮，音荒。䀮䀮，目不明貌。《类经》云："目为肝之窍，肝脉上入颃颡，连目系。肝与胆为表里，胆脉从耳后入耳中，故气虚则目无所见，耳无所闻也。肝虚则胆虚，故气怯而善恐。"

③取其经，厥阴与少阳：《类经》云："取其经者，非络病也。取厥阴以治肝，取少阳以治胆。此承上文虚实二节而言，虚者当补，实者当泻也。下仿此。"

④气逆则头痛，耳聋不聪，颊肿：吴注云："气逆而上，则上实，故头痛，耳聋，颊肿。亦以厥阴肝脉与督脉会于巅，下颊里，少阳胆脉入耳中，加颊车，病故若此。"

⑤取血者：王注云："脉中血满，独异于常，乃气逆之诊，随其左右，有则刺之。"马注云："亦是有余之证也。取其两经以出血而已。"

⑥胸中痛，胁支满，胁下痛，膺背肩胛间痛，两臂内痛：马注云："手少阴心经之脉，其直者

从心系却上肺，下出腋下。手厥阴心包络之脉，其支者循胸中出胁，下腋三寸，上抵腋下，下循臑内；行太阴、少阴之间，入肘中，下循臂，行两筋之间。又手太阳小肠经之脉，自臂臑上绕肩胛，交肩上。故胸中必痛，胁支必满，胁下亦痛，膺背肩胛间皆痛，两臂内皆痛，此则邪气有余之证也。”

⑦虚则胸腹大，胁下与腰相引而痛：《类经》云：“胸腹腰胁之间，皆手少阴、厥阴之脉所及。心虚则阳虚而逆气不行，故为胸腹大；心主血脉，血虚则不能荣养筋脉，故腰胁相引而痛。”

⑧郄中：郄，音隙。马注云：“又当取手少阴之郄曰阴郄穴者，以出其血也。(在掌后脉中，去腕半寸，当小指之后，针三分，灸七壮。)”一说，心合小肠，当取手太阳小肠腕骨原穴。两说均可参考。

⑨善饥，肉痿：饥，原本作“肌”，今依《针灸甲乙经》改。吴注云：“脾主消磨饮食，脾强则令善饥。脾主肌肉，脾病则令肉痿。”

⑩行善瘛，脚下痛：《类经》云：“脾主四肢，故足不收、行善瘛；瘛者，手足掉掣也。脾脉起于足大指，过核骨以上内踝，故为脚下痛。”

⑪虚则腹满肠鸣，飧泄，食不化：《类经》云：“脾虚则失其健运之用，而中气不治，故为此诸病。”《灵枢·口问》云：“中气不足……肠为之苦鸣。”

⑫取其经，太阴、阳明、少阴血者：《类经》云：“脾与胃为表里，故当取足太阴、阳明之经。少阴，肾脉也。脾主湿，肾主水，水能助湿伤脾，故当取少阴之血，以泄其寒实。如《厥病篇》治脾心痛者，亦取肾经之然谷、太溪，义犹此也。”

⑬喘咳逆气，肩背痛，汗出：吴注云：“肺主气，病故喘咳气逆；肺系肩背，而俞在焉，故肩背痛；肺主皮毛，病则皮毛疏泄，故汗出。此肺之常候也。”

⑭尻、阴、股、膝、髀、腨、胻、足皆痛：按，尻、髀、胻、足等皆足少阴肾经之所过，肺病连肾，气陷下部，为母病及子之候。

⑮虚则少气不能报息，耳聋，嗌干：《类经》云：“报，复也。不能报息，谓呼吸气短，难于接续也。”王注云：“肺太阴之络会于耳中，故聋也。……肺虚则肾气不足以上润于嗌，故嗌干也。”

⑯腹大，胫肿，喘咳：《类经》云：“足少阴之脉，上腨内，夹脐上行，入肺中。阴邪上侵，故腹大、胫肿而喘咳也。”

⑰身重：王注云：“肾病则骨不能用，故身重也。”高解云：“肾为生气之原……生阳之气不周于身，故身重。”

⑱寝汗出，憎风：即盗汗、恶风。《类经》云：“肾主五液，在心为汗，而肾邪侮之，心气内微，故为寝汗出。……凡汗多者表必虚，表虚者阳必衰，故恶风也。”

⑲胸中痛：《类经》云：“足少阴脉从肺出络心，注胸中，肾虚则心肾不交，故胸中痛。”

⑳大腹、小腹痛，清厥：清厥，即清冷的意思。王注云：“足太阳脉，从项下行而至足。肾虚则太阳之气不能盛行于足，故足冷而气逆也。”马注云：“其大腹、小腹亦从而痛，正以肾脉自小腹上行大腹，至俞府而止也。”

㉑意不乐：张注云：“膻中者，臣使之官，代君行令，喜乐出焉。胸中之心气不足，故意不

乐也。”

（四）

肝色青，宜食甘，粳米、牛肉、枣、葵皆甘。心色赤，宜食酸，小豆、犬肉、李、韭皆酸。肺色白，宜食苦，麦、羊肉、杏、薤皆苦。脾色黄，宜食咸，大豆、豕肉、栗、藿①皆咸。肾色黑，宜食辛，黄黍②、鸡肉、桃、葱皆辛。辛散，酸收，甘缓，苦坚，咸耎。

毒药攻邪，五谷③为养，五果④为助，五畜⑤为益，五菜⑥为充，气味合而服之，以补精益气。此五者，有辛、酸、甘、苦、咸，各有所利，或散，或收，或缓，或急⑦，或坚，或耎，四时五脏，病随五味所宜也。

【词解】

①藿：豆叶也。

②黄黍：《类经》云：“即糯小米也，可以酿酒，北人呼为黄米，又曰黍子。”

③五谷：即粳米、小豆（麻）、麦、大豆、黄黍也。

④五果：即枣、李、杏、栗、桃也。

⑤五畜：即牛、犬、羊、豕、鸡也。

⑥五菜：即葵、韭、薤、藿、葱也。

⑦或急：按，《太素》无此二字。

十四、宣明五气篇第二十三

“宣明”，就是发扬、阐明的意思。“五气”，指五脏的功能活动。本篇旨在阐明五脏功能活动的相互关系。

本篇从人体生理、病理方面阐明了五脏功能活动的变化规律，以及其在诊断治疗上的运用。

五味所入：酸入肝，辛入肺，苦入心，咸入肾，甘入脾，是谓五入。

五气所病：心为噫①，肺为咳，肝为语②，脾为吞③，肾为欠、为嚏，胃为气逆、为哕、为恐，大肠、小肠为泄，下焦溢为水，膀胱不利为癃、不约为遗溺，胆为怒，是谓五病。

五精所并：精气并于心则喜，并于肺则悲，并于肝则忧，并于脾则畏，并于肾则恐，是谓五并。虚而相并者也。

五脏所恶：心恶热，肺恶寒，肝恶风，脾恶湿，肾恶燥，是谓五恶。

五脏化液：心为汗，肺为涕，肝为泪，脾为涎，肾为唾，是谓五液。

五味所禁：辛走气，气病无多食辛④；咸走血，血病无多食咸；苦走骨，骨病无多食苦⑤；甘走肉，肉病无多食甘；酸走筋，筋病无多食酸。是谓五禁，无令多食。

五病所发：阴病发于骨，阳病发于血，阴病发于肉，阳病发于冬，阴病发于夏，是谓五发⑥。

五邪所乱：邪入于阳则狂⑦，邪入于阴则痹⑧，搏阳则为巅疾⑨，搏阴则为喑⑩，阳入之阴则静，阴出之阳则怒⑪，是谓五乱。

五邪所见：春得秋脉，夏得冬脉，长夏得春脉，秋得夏脉，冬得长夏脉，名曰阴出之阳，病善怒不治，是谓五邪。皆同命，死不治⑫。

五脏所藏：心藏神，肺藏魄，肝藏魂，脾藏意，肾藏志，是谓五脏所藏。

五脏所主：心主脉，肺主皮，肝主筋，脾主肉，肾主骨，是谓五主。

五劳所伤：久视伤血，久卧伤气，久坐伤肉，久立伤骨，久行伤筋，是谓五劳所伤。

五脉应象：肝脉弦，心脉钩，脾脉代⑬，肺脉毛，肾脉石，是谓五脏之脉。

【词解】

①噫：俗称嗳气。

②语：多言也。

③吞：即吞酸之证。

④气病无多食辛：张注云："肺主气，辛入肺，故走气。气病而多食之，反辛散而伤气。"

⑤苦走骨，骨病无多食苦：张注云："肾主骨，炎上作苦，苦走骨者，火气下交于肾也；骨病而多食之，则火气反胜矣。……盖心肾水火之气，时相既济，故所走互更。"

⑥五发：高解云："五脏阴阳之病，各有所发。……肾为阴，其主在骨，故肾阴之病发于骨；心为阳，其主在血，故心阳之病发于血；脾为阴，其主在肉，故脾阴之病发于肉；肝为阳，于时为春，冬失其藏，春无以生，故肝阳之病发于冬；肺为阴，于时为秋，夏失其长，秋无以收，故肺阴之病发于夏。"

⑦邪入于阳则狂：《类经》云："邪入阳分，则为阳邪。邪热炽盛，故病为狂。"

⑧邪入于阴则痹：《类经》云："邪入阴分，则为阴邪。阴盛则血脉凝涩不通，故病为痹。"

⑨搏阳则为巅疾：《类经》云："搏，击也。……邪搏于阳则阳气受伤，故为巅疾。上文言邪入于阳则狂者，邪助其阳，阳之实也。"

⑩搏阴则为喑：《类经》云："邪搏于阴，则阴气受伤，故声为喑哑。阴者，五脏之阴也。盖心主舌，而手少阴心脉，上走喉咙，系舌本；手太阴肺脉，循喉咙；足太阴脾脉，上行结于咽，连舌本，散舌下；足厥阴肝脉，循喉咙之后，上入颃颡，而筋脉络于舌本；足少阴肾脉，循喉咙，系舌本，故皆主病喑也。"

⑪阳入之阴则静，阴出之阳则怒：张注云："阳分之邪而入之阴，则病者静，盖阴盛则静也。""阴分之邪而出之阳，则病者多怒，盖阳盛则怒也。"

⑫皆同命，死不治：按，此六字，疑是后人旁注在传抄过程中误入正文者。

⑬脾脉代：代脉之义非一。脉有歇止者，大小相间者，四时更代者，皆名为代。歇止之代，为至数之代；大小强弱相间之代，为形体之代；四时更代之代，为气候之代。此条所讲乃气候之代。《类经》云："代，更代也。脾脉和软，分王四季，如春当和软而兼弦，夏当和软而兼钩，秋当和软而兼毛，冬当和软而兼石，随时相代，故曰代也。此非中止之谓。"

十五、太阴阳明论篇第二十九

“太阴”“阳明”均是经脉名。

本篇从生理、病理方面对太阴和阳明两经的表里关系进行了讨论，所以叫作“太阴阳明论”。

（一）

黄帝问曰：太阴阳明为表里，脾胃脉也，生病而异者，何也？岐伯对曰：阴阳异位[①]，更虚更实，更逆更从，或从内，或从外，所从不同，故病异名也。

帝曰：愿闻其异状也。岐伯曰：阳者，天气也，主外。阴者，地气也，主内。故阳道实，阴道虚[②]。故犯贼风虚邪者，阳受之；食欲不节，起居不时者，阴受之。阳受之则入六腑，阴受之则入五脏。入六腑则身热，不时卧，上为喘呼；入五脏则䐜满闭塞，下为飧泄，久为肠澼。故喉主天气，咽主地气[③]，故阳受风气，阴受湿气[④]。故阴气从足上行至头，而下行循臂至指端；阳气从手上行至头，而下行至足。故曰：阳病者，上行极而下；阴病者，下行极而上。故伤于风者，上先受之；伤于湿者，下先受之。

【词解】

①阴阳异位：太阴为阴，阳明为阳，阳在外，阴在内，故曰“阴阳异位”。

②阳道实，阴道虚：杨注云：“阳为天气主外，故阳道实也。阴为地气主内，故阴道虚也。”

③喉主天气，咽主地气：高解云：“喉司呼吸，肺气所出，故喉主天气。咽纳水谷，下通于胃，故咽主地气。”

④阳受风气，阴受湿气：《类经》云：“风，阳气也，故阳分受之。湿，阴气也，故阴分受之。各从其类也。”

（二）

帝曰：脾病而四肢不用，何也？岐伯曰：四肢皆禀气于胃，而不得至经[①]，必因于脾，乃得禀也。今脾病不能为胃行其津液，四肢不得禀水谷气，气日以衰，脉道不利，筋骨肌肉皆无气以生，故不用焉。

帝曰：脾不主时，何也？岐伯曰：脾者土也，治中央，常以四时长四脏，各十八日寄治，不得独主于时也。脾脏者，常著胃土之精也。土者，生万物而法天地，故上下至头足，不得主时也。

帝曰：脾与胃以膜相连耳，而能为之行其津液，何也？岐伯曰：足太阴者，三阴也，其脉贯胃属脾络嗌，故太阴为之行气于三阴。阳明者，表也，五脏六腑之海也，亦为之行气于三阳。脏腑各因其经而受气于阳明，故为胃行其津液。四肢不得禀水谷气，日以益衰，阴道不利，筋骨肌肉无气以生，故不用焉。

【词解】

①至经：《太素》作“径至”，于义为胜。

十六、热论篇第三十一

“热”，热病。

本篇对热病的成因、主证、传变规律、治疗大法及预后和禁忌等做了较系统的论述，所以叫作“热论”。

（一）

黄帝问曰：今夫热病者，皆伤寒之类也①，或愈或死，其死皆以六七日之间，其愈皆以十日以上者，何也？不知其解，原闻其故。

岐伯对曰：巨阳者，诸阳之属也②。其脉连于风府③，故为诸阳主气也。人之伤于寒也，则为病热，热虽甚不死④，其两感于寒⑤而病者，必不免于死。

【词解】

①今夫热病者，皆伤寒之类也：杨注云：“寒极为热，三阴三阳之脉、五脏六腑受热为病，名曰热病。斯之热病，本因受寒伤多，亦为寒气所伤，得此热病，以本为名，故称此热病伤寒类也。”

②巨阳者，诸阳之属也：巨，大也。大、太，古字通。《类经》云：“太阳为六经之长，统摄阳分，故诸阳皆其所属。”

③风府：穴名，在项后入发际一寸，属督脉。

④热虽甚不死：李念莪云：“寒郁于内，皮肤闭而为热，寒散即愈，故曰不死。”

⑤两感于寒：一脏一腑，表里俱受寒邪，谓之两感。详见下文。

帝曰：愿闻其状。岐伯曰：伤寒一日，巨阳受之①，故头项痛，腰脊强。二日，阳明受之，阳明主肉，其脉挟鼻络于目，故身热目疼而鼻干，不得卧也。三日，少阳受之，少阳主骨②，其脉循胁络于耳，故胸胁痛而耳聋。三阳经络皆受其病，而未入于脏③者，故可汗而已。四日，太阴受之，太阴脉布胃中络于嗌，故腹满而嗌干。五日，少阴受之，少阴脉贯肾络于肺，系舌本，故口燥舌干而渴。六日，厥阴受之，厥阴脉循阴器而络于肝，故烦满而囊缩。三阴三阳、五脏六腑皆受病，荣卫不行，五脏不通，则死矣。

【词解】

①伤寒一日，巨阳受之：《类经》云：“人身经络，三阳为表，三阴为里。三阳之序，则太阳为三阳，阳中之阳也；阳明为二阳，居太阳之次；少阳为一阳，居阳明之次。此三阳为表也。三阴之序，则太阴为三阴，居少阳之次；少阴为二阴，居太阴之次；厥阴为一阴，居少阴之次。此三阴为里也。其次序之数，则自内而外，故各有一二三之先后者如此。又如，邪之中人，必自外而内……此所以邪必先于皮毛，经必始于太阳，而后三阴三阳、五脏六腑皆受病，如下文之谓也。”

②少阳主骨：原本“骨”作“胆”。林校云：“全元起本‘胆’作‘骨’。”《太素》《针灸甲乙

经》并作“骨”，顾校云：“以上文‘阳明主肉’证之，‘骨’字是也。若此句作‘胆’，则上文当作‘胃’。”故改。

③脏：林校云：“按，全元起云‘脏’作‘腑’。元起注云：伤寒之病，始入于皮肤之腠理，渐胜于诸阳，而未入腑，故须汗发其寒热而散之。《太素》亦作‘腑’。”按，《针灸甲乙经》《伤寒论·伤寒例》并作“腑”。但马注云：“此所谓脏者，非内脏也，即后三阴经也，以三阴属五脏，故以‘脏’字言。”故作“脏”亦无不可。

其不两感于寒者，七日，巨阳病衰，头痛少愈。八日，阳明病衰，身热少愈。九日，少阳病衰，耳聋微闻。十日，太阴病衰，腹减如故，则思饮食。十一日，少阴病衰，渴止，不满，舌干已而嚏。十二日，厥阴病衰，囊纵，少腹微下，大气①皆去，病日已矣。

【词解】

①大气：指邪气。

帝曰：治之奈何？岐伯曰：治之各通其脏脉，病日衰已矣。其未满三日者，可汗而已；其满三日者，可泄而已①。

【词解】

①其未满三日者，可汗而已；其满三日者，可泄而已：张义云：“泄谓泄越其热，非攻下之谓。”顾校引程郊倩云：“‘汗’‘泄’二字，俱是刺法。”按，《灵枢·热病》云：“热病而汗且出及脉顺可汗者，取之鱼际、太渊、大都、太白。泻之则热去，补之则汗出。”又云：“热病三日，而气口静、人迎躁者，取之诸阳，五十九刺，以泻其热而出其汗，实其阴以补其不足者。……其可刺者，急取之，不汗出则泄。”顾氏之说近是。盖《内经》所讲的治法，很多是针对针灸而说的。此篇之“可汗”“可泄”，亦指针法而言。注家不察，转以《伤寒论》汗下诸法释本经，则格格不入。如简素云：“本经所论三阴病者，即仲景所谓阳明胃家实证，故下文云‘其满三日者，可泄而已’。仲景所论三阴病者乃阴寒之证，此本经所未言及。”如此解释，实未有是处。

（二）

帝曰：热病已愈，时有所遗者，何也？岐伯曰：诸遗者，热甚而强食之，故有所遗也。若此者，皆病已衰，而热有所藏，因其谷气相薄，两热相合，故有所遗也。帝曰：善。治遗奈何？岐伯曰：视其虚实，调其逆从，可使必已矣。帝曰：病热当何禁之？岐伯曰：病热少愈，食肉则复，多食则遗①，此其禁也。

【词解】

①食肉则复，多食则遗：《类经》云：“复者，病复作。遗则延久也。凡病后脾胃气虚，未能消化饮食，故于肉食之类皆当从缓，若犯食复，为害非浅。其有挟虚内馁者，又不可过于禁制，所以贵得宜也。”

（三）

帝曰：其病两感于寒者，其脉应与其病形何如？岐伯曰：两感于寒者，病一日，则巨阳与少阴俱病，则头痛口干而烦满。二日，则阳明与太阴俱病，则腹满身热，不欲食，谵言。三日，则少阳与厥阴俱病，则耳聋囊缩而厥；水浆不入，不知人，六日死。帝曰：五脏已伤，六腑不通，荣卫不行，如是之后，三日乃死，何也？岐伯曰：阳明者，十二经脉之长也，其血气盛，故不知人，三日其气乃尽，故死矣。

（四）

凡病伤寒而成温者，先夏至日者为病温，后夏至日者为病暑，暑当与汗皆出，勿止[①]。

【词解】

①暑当与汗皆出，勿止：《类经》云："暑气侵入，当令有汗，则暑随汗出，故曰勿止。"

十七、评热病论篇第三十三

"评"，平也，议也。《评热病论》是对热病的病理变化和预后吉凶的平议。

本篇以阴阳交、风厥、劳风、肾风四种热病的病理过程为例，着重阐明了邪正消长的变化规律。

（一）

黄帝问曰：有病温者，汗出辄[①]复热，而脉躁疾不为汗衰，狂言不能食，病名为何？岐伯对曰：病名阴阳交[②]，交者死也。帝曰：愿闻其说。岐伯曰：人所以汗出者，皆生于谷，谷生于精，今邪气交争于骨肉而得汗者，是邪却而精胜也。精胜，则当能食而不复热。复热者，邪气也。汗者，精气也。今汗出而辄复热者，是邪胜也。不能食者，精无俾也。病而留者，其寿可立而倾也。且夫《热论》曰：汗出而脉尚躁盛者死。今脉不与汗相应，此不胜其病也，其死明矣。狂言者是失志，失志者死。今见三死[③]，不见一生，虽愈必死[④]也。

【词解】

①辄：犹"即"也。

②阴阳交：阳邪入于阴分而交结不解。

③三死：汗出而热不去，死有三候，即一不能食，二脉躁盛，三狂言失志，故曰"三死"。

④虽愈必死：吴注云："虽或稍愈，犹必死也。"

（二）

帝曰：有病身热汗出烦满，烦满不为汗解，此为何病？岐伯曰：汗出而身热者，风也；汗出而烦满不解者，厥也。病名曰风厥[①]。帝曰：愿卒闻之。岐伯曰：巨阳主气，故先受邪，少阴与其为表里也，得热则上从之，从之则厥也。帝曰：治之奈何？岐伯曰：表里刺之[②]，饮之服汤[③]。

【词解】

①风厥：马注云："以其太阳感风，少阴气厥，名为风厥之证。"

②表里刺之：谓刺法当泻足太阳、补足少阴。

③饮之服汤：《太素》无"服"字。杨注云："饮之汤液，以疗其内。"马注云："又当饮之以汤剂，以止逆上之肾气，则可以治斯疾也。"《类经》云："饮之服汤，即《脉度篇》所谓虚者饮药以补之之意。"

（三）

帝曰：劳风[①]为病何如？岐伯曰：劳风法在肺下[②]，其为病也，使人强上冥视[③]，唾出若涕，恶风而振寒，此为劳风之病。帝曰：治之奈何？岐伯曰：以救俛仰[④]。巨阳引精者三日，中年者五日，不精者七日[⑤]。咳出青黄涕，其状如脓[⑥]，大如弹丸，从口中若鼻中出，不出则伤肺，伤肺则死也。

【词解】

①劳风：张注云："劳汗当风，而伤其肾也。"

②法在肺下：尤怡《医学读书记》云："劳则火起于上，而风又乘之，风火相搏，气凑于上，故云法在肺下也。"

③强上冥视：王注云："膀胱气不能上荣，故使人头项强而视不明也。"

④以救俛仰：俛，同"俯"。尤怡云："肺主气而司呼吸，风热在肺，其液必结，其气必壅，是以俯仰皆不顺利，故曰当救俯仰也。救俯仰者，即利肺气、散邪气之谓乎。"

⑤巨阳引精者三日，中年者五日，不精者七日：吴注云："巨阳与少阴肾为表里，肾者精之府。精，阴体也，不能自行，必巨阳之气引之，乃能施泄，故曰巨阳引精，是为少壮人也，水足以济火，故三日可愈；中年者，精虽未竭，比之少壮则弱矣，故五日可愈；年老之人，天癸竭矣，故云不精，不精者真阴衰败，水不足以济火，故治之七日始愈。"

⑥其状如脓：《太素》"脓"上有"稠"字。

（四）

帝曰：有病肾风者，面胕痝然[①]，壅害于言[②]，可刺不？岐伯曰：虚不当刺，不当刺而刺，后五日，其气必至。帝曰：其至何如？岐伯曰：至必少气时热，时热从胸背上至头，汗出手热，口干苦渴，小便黄，目下肿，腹中鸣，身重难以行，月事不来，烦而不能食，不能正偃[③]，正偃则咳甚，病名曰风水[④]，论在《刺法》中。

帝曰：愿闻其说。岐伯曰：邪之所凑，其气必虚。阴虚者，阳必凑之，故少气时热[⑤]而汗出也。小便黄者，少腹中有热也。不能正偃者，胃中不和也。正偃则咳甚，上迫肺[⑥]也。诸有水气者，微肿先见于目下也。帝曰：何以言？岐伯曰：水者，阴也。目下，亦阴也。腹者，至阴之所居[⑦]。故水在腹者，必使目下肿也。真气[8]上逆，故口苦舌干，卧不得正偃，正偃则咳出清水也。诸水病者，故不得卧，卧则惊，惊则咳甚也。腹中鸣者，病本于胃也。薄脾则烦不能食，食不下者，胃脘隔也。身重难以行者，胃脉在足也。月事不来者，胞脉[9]闭也，胞脉者属心而络于胞中，今气上迫肺，心气不得下通，故月事不来也。帝曰：善。

【词解】

①面胕痝然：《类经》云："胕，浮肿也。"杨注云："痝然者，肿起貌。"按，《针灸甲乙经》"然"下有"肿"字。

②壅害于言：张注云："少阴之脉，贯肾系舌本，水邪上逆，故壅害于言。"

③正偃：即仰卧。

④风水：由肾风误治而变成水病。

⑤少气时热：张注云："风邪伤肾，精气必虚，阴虚则阳往乘之，故时时发热；肾为生气之原，故少气也。"

⑥迫肺：正偃则水邪上迫于肺。

⑦腹者，至阴之所居：张注云："太阴者至阴也，水邪上乘于腹，始伤胃而渐及于脾，故微肿先见于目下，脾主约束也。"

⑧真气：张注云："真气者，藏真之心气也。"

⑨胞脉：胞，即子宫。胞脉，即子宫的络脉。

十八、逆调论篇第三十四

"逆调"，不协调也。本篇言人身之阴阳、营卫气血不协调之病理变化，故名"逆调论"。

本篇主要讨论由于阴阳或营卫之气不协调而形成的内热、里寒、肉烁、骨痹、肉苛诸证，以及经脉脏气不协调所致的逆气喘息等病变。

（一）

黄帝问曰：人身非常温[1]也，非常热也，为之热而烦满者，何也？岐伯对曰：阴气少而阳气胜，故热而烦满也。帝曰：人身非衣寒也，中非有寒气[2]也，寒从中生者，何？岐伯曰：是人多痹气也，阳气少，阴气多，故身寒如从水中出。

【词解】

①非常温：王注云："异于常候，故曰非常。"张义云："非逢温暑之时而生烦满，是即所谓能冬不能夏者。"

②中非有寒气：寒气，指外来寒邪。中非有寒气，谓非有寒邪侵人体内。

帝曰：人有四肢热，逢风寒如炙如火者，何也？岐伯曰：是人者，阴气虚，阳气盛，四肢者阳也，两阳相得[①]而阴气虚少，少水不能灭盛火，而阳独治，独治者不能生长也，独胜而止耳。逢风而如炙如火者，是人当肉烁[②]也。

【词解】

①两阳相得：四肢为诸阳之本，其人阳气盛，盛阳实于四肢，故谓之两阳相得。

②肉烁：肌肉瘦削也。

帝曰：人有身寒，汤火不能热，厚衣不能温，然不冻栗，是为何病？岐伯曰：是人者，素肾气胜，以水为事[①]，太阳气衰，肾脂枯不长[②]，一水不能胜两火，肾者水也，而生于骨，肾不生则髓不能满，故寒甚至骨也。所以不能冻栗者，肝一阳也，心二阳也，肾孤脏也[③]，一水不能胜二火，故不能冻栗，病名曰骨痹，是人当挛节[④]也。

【词解】

①以水为事：《素问·痿论》云："有渐于湿，以水为事。"王注云："业惟近湿，居处泽下，皆水为事也。"

②太阳气衰，肾脂枯不长：高解云："太阳气衰，则为孤阴，孤阴不长，故肾脂枯不长。"

③肾孤脏也：高解云："肾水生肝木，肝为阴中之阳，故肝一阳也；少阴合心火，心为阳中之阳，故心二阳也；肾为阴中之阴，故肾孤脏也。"

④挛节：骨节拘挛也。

帝曰：人之肉苛[①]者，虽近衣絮，犹尚苛也，是谓何疾？岐伯曰：荣气虚，卫气实也[②]。荣气虚则不仁，卫气虚则不用，荣卫俱虚则不仁且不用，肉如故也。人身与志不相有[③]，曰死。

【词解】

①肉苛：王注云："苛，谓㾓重。"㾓，音顽。《广韵》云："痹也。"《字汇》云："手足麻痹也。"肉苛，即肌肉顽麻沉重之证。

②荣气虚，卫气实也：简素谓此七字与下文"荣气虚""卫气虚""荣卫俱虚"不相冒，恐是衍文。

③人身与志不相有：人身，形也。志，意志也。意志不能感觉到来自身形的刺激，且也不能指使身形活动，是谓人身与志不相有。

（二）

帝曰：人有逆气不得卧而息有音者，有不得卧而息无音者，有起居如故而息有音者，有得卧行而喘者，有不得卧不能行而喘者，有不得卧卧而喘者，皆何脏使然？愿闻其故。岐伯曰：不得卧而息有音者，是阳明之逆也。足三阴者下行，今逆而上行，故息有音也。阳明者胃脉也，胃者六腑之海，其气亦下行。阳明逆，不得从其道，故不得卧也。《下经》[①]曰：胃不和则卧不安[②]。此之谓也。夫起居如故而息有音者，此肺之络脉逆也。络脉不得随经上下，故留经而不行[③]。络脉之病人也微，故起居如故而息有音也。夫不得卧，卧则喘者，是水气之客也。夫水者，循津液而流也。肾者水脏，主津液，主卧与喘也。帝曰：善。

【词解】

①《下经》：王注云："上古经也。"

②胃不和则卧不安：不安，反复不宁之状。张义云："阳明逆则诸阳皆逆，不得入于阴，故不得卧。"《类经》云："今人有过于饱食，或病胀满者，卧必不安，此皆胃气不和之故。按，上文所问，不得卧而息无音者，义亦同此，故不复答。"

③故留经而不行：张注云："络脉逆则气留于经，而不行于络矣。"马注云："故留于本经而不能行之别经。"按，马注较张注为胜。然上文明言络脉不得随经上下，则留经而不行者，留于本经之别络也。或"经"字乃"络"字之误。

十九、疟论篇第三十五

"疟"，病名。其主要特征是寒热交争，两相凌虐，休作有时。

本篇对疟病的病因、病机、证候、诊断和治疗原则等皆有较详的论述，所以叫作"疟论"。

（一）

黄帝问曰：夫痎疟皆生于风，其蓄作有时者，何也？岐伯对曰：疟之始发也，先起于毫毛，伸欠乃作，寒栗鼓颔[①]，腰脊俱痛；寒去则内外皆热，头痛如破，渴欲冷饮。帝曰：何气使然？愿闻其道。岐伯曰：阴阳上下交争，虚实更作，阴阳相移也。阳并于阴，则阴实而阳虚，阳明虚，则寒栗鼓颔也；巨阳虚，则腰背头项痛；三阳俱虚，则阴气胜，阴气胜，则骨寒而痛，寒生于内，故中外皆寒。阳盛则外热，阴虚则内热，外内皆热，则喘而渴，故欲冷饮也。

此皆得之夏伤于暑，热气盛，藏于皮肤之内、肠胃之外，此荣气之所舍也。此令人汗空疏，腠理开，因得秋气，汗出遇风，及得之以浴，水气舍于皮肤之内，与卫气并居。卫气者，昼日行于阳，夜行于阴，此气得阳而外出，得阴而内薄，内外相薄，是以日作。

【词解】

①寒栗鼓颔：张注云："阳明之气主肌肉，而经脉交于颔下，是以寒栗鼓颔。"

按 此段论述了古人对于疟病发病机制的认识，其机制与今人所言疟疾的发病机制有相似之处，但限于历史条件，此段未具体提出其由疟原虫所致。

（二）

帝曰：其间日而作者，何也？岐伯曰：其气之舍深，内薄于阴，阳气独发，阴邪内著，阴与阳争不得出，是以间日而作也。

帝曰：善。其作日晏[①]与其日早者，何气使然？岐伯曰：邪气客于风府，循膂[②]而下，卫气一日一夜大会于风府，其明日日下一节，故其作也晏。此先客于脊背也，每至于风府则腠理开，腠理开则邪气入，邪气入则病作，以此日作稍益晏也。其出于风府，日下一节，二十五日下至骶骨，二十六日入于脊内，注于伏膂③之脉，其气上行，九日出于缺盆之中，其气日高，故作日益早也。其间日发者，由邪气内薄于五脏，横连募原④也，其道远，其气深，其行迟，不能与卫气俱行，不得皆出，故间日乃作也。

帝曰：夫子言卫气每至于风府，腠理乃发，发则邪气入，入则病作。今卫气日下一节，其气之发也，不当风府，其日作者奈何？岐伯曰：此邪气客于头项，循膂而下者也，故虚实不同，邪中异所，则不得当其风府也。故邪中于头项者，气至头项而病；中于背者，气至背而病；中于腰脊者，气至腰脊而病；中于手足者，气至手足而病。卫气之所在，与邪气相合，则病作。故风无常府，卫气之所发，必开其腠理，邪气之所合，则其府也。

帝曰：善。夫风之与疟也，相似同类，而风独常在，疟得有时而休者，何也？岐伯曰：风气留其处，故常在，疟气随经络沉以内薄⑤，故卫气应乃作。

【词解】

①日晏：晏，晚也。“日晏”与“日早”相反，言疟作之时逐日推迟也。

②膂：《太素》作“胆”。《类经》云：“膂、吕同，脊骨曰吕，象形也。一曰夹脊两旁之肉曰膂。”简素云：“据‘循膂而下’语，其为脊骨者，于义为当。”

③伏膂：《针灸甲乙经》作“太冲”，《灵枢》作“伏冲”。简素云：“太冲、伏冲、伏膂，皆一脉耳。”

④募原：王注云：“谓鬲募之原系。”林校云：“按，全元起本‘募’作‘膜’。”《素问·举痛论》亦作“膜原”。《类经》云：“膜，筋膜也。原，肓之原也。”“肓者，凡腔腹肉理之间，上下空隙之处，皆谓之肓。”“膜，犹幕也，凡肉理脏腑之间，其成片联络薄筋，皆谓之膜，所以屏障血气者也。”

⑤沉以内薄：《针灸甲乙经》作“次以内传”。

（三）

…………

帝曰：夫经言有余者泻之，不足者补之。今热为有余，寒为不足。夫疟者之寒，汤火不能温也，及其热，冰水不能寒也，此皆有余不足之类。当此之时，良工不能止，必须其自衰乃刺之，其故何也？愿闻其说。岐伯曰：经言无刺熇熇之热，无刺浑浑之脉，无刺漉漉之汗，故为其病逆未可治也。夫疟之始发也，阳气并于阴，当是之时，阳虚而阴盛，外无气，故先寒栗也。阴气逆极，则复出之阳，阳与阴复并于外，则阴虚而阳实，故先热而渴。夫疟气者，并于阳则阳胜，并于阴则阴胜，阴胜则寒，阳胜则热。疟者，风寒之气不常也，病极则复至。病之发也，如火之热，如风雨之不可当也，故经言曰：方其盛时必毁，因其衰也，事必大昌。此之谓也。夫疟之未发也，阴未并阳，阳未并阴，因而调之，真气得安，邪气乃亡。故工不能治其已发，为其气逆也。

帝曰：善。攻之奈何？早晏何如？岐伯曰：疟之且发也，阴阳之且移也，必从四末始也。阳已伤，阴从之，故先其时坚束其处，令邪气不得入，阴气不得出，审候见之，在孙络盛坚而血者，皆取之，此真往[1]而未得并者也。

【词解】

①真往：《针灸甲乙经》作“其往”。《太素》作“直往”。按，《针灸甲乙经》似是。

（四）

帝曰：疟不发，其应何如？岐伯曰：疟气者，必更盛更虚。当气之所在也，病在阳，则热而脉躁；在阴，则寒而脉静；极，则阴阳俱衰，卫气相离，故病得休；卫气集，则复病也。

帝曰：时有间二日或至数日发，或渴或不渴，其故何也？岐伯曰：其间日者，邪气与卫气客于六腑，而有时相失，不能相得，故休数日乃作也。疟者，阴阴更胜也，或甚或不甚，故或渴或不渴。

帝曰：论言夏伤于暑，秋必病疟，今疟不必应者，何也？岐伯曰：此应四时者也。其病异形者，反四时也。其以秋病者寒甚，以冬病者寒不甚，以春病者恶风，以夏病者多汗。

…………

二十、咳论篇第三十八

“咳”，即咳嗽。

本篇就咳嗽的成因、分类、症状、病理传变等分别进行了讨论，并指出了针治咳嗽的大法，所以叫作“咳论”。

（一）

黄帝问曰：肺之令人咳，何也？岐伯对曰：五脏六腑皆令人咳[1]，非独肺也。帝曰：愿闻其状。岐伯曰：皮毛者，肺之合也，皮毛先受邪气，邪气以从其合也。其寒饮食入胃，从肺脉上至于肺则肺寒，肺寒则外内合邪，因而客之，则为肺咳。五脏各以其时受病，非其时各传以与之[2]。人与天地相参，故五脏各以治时感于寒则受病，微则为咳，甚者为泄、为痛。乘秋则肺先受邪，乘春则肝先受之，乘夏则心先受之，乘至阴则脾先受之，乘冬则肾先受之。

【词解】

①五脏六腑皆令人咳：咳本属肺，五脏六腑之病变均可影响肺之气机而致咳。

②非其时各传以与之：《类经》云：“如肝当受病于春，以其时也。然有非木令之时而肝亦病者，正以肺先受邪，而能传以与之也。凡诸脏腑之非时受邪者，其义皆然。”

帝曰：何以异之？岐伯曰：肺咳之状，咳而喘息有音，甚则唾血。心咳之状，咳则心痛，喉中介介如梗状，甚则咽肿、喉痹。肝咳之状，咳则两胁下痛，甚则不可以转，转则两胠下满。脾咳之状，咳则右胁下痛阴阴引肩背，甚则不可以动，动则咳剧。肾咳之状，咳则腰背相引而痛，甚则咳涎。

（二）

帝曰：六腑之咳奈何？安所受病？岐伯曰：五脏之久咳，乃移于六腑。脾咳不已，则胃受之，胃咳之状，咳而呕，呕甚则长虫①出。肝咳不已，则胆受之，胆咳之状，咳呕胆汁。肺咳不已，则大肠受之，大肠咳状，咳而遗矢②。心咳不已，则小肠受之，小肠咳状，咳而失气，气与咳俱失。肾咳不已，则膀胱受之，膀胱咳状，咳而遗溺。久咳不已，则三焦受之③，三焦咳状，咳而腹满，不欲食饮。此皆聚于胃，关于肺，使人多涕唾，而面浮肿气逆也④。

【词解】

①长虫：杨注云："长虫，蛕虫也。"《类经》云："长虫，蚘虫也。"按，蛕、蚘、蛔并通。

②遗矢：矢，与"屎"同义。原本作"失"，义不可通，今从《太素》《针灸甲乙经》改。

③久咳不已，则三焦受之：久咳者，乃泛指诸咳而言。三焦总司上下、内外之气化功能，故久咳不已，可传入三焦也。

④多涕唾，而面浮肿气逆也：张注云："水聚于胃，则上关于肺而为咳，咳则肺举，肺举则液上溢，故使人涕唾；水气上乘，故面浮肿而气厥也。"

（三）

帝曰：治之奈何？岐伯曰：治脏者，治其俞；治腑者，治其合；浮肿者，治其经①。帝曰：善。

【词解】

①治脏者，治其俞；治腑者，治其合；浮肿者，治其经：吴注云："诸脏俞者，皆脉之所注，由四末数起，阴经第三穴是也。诸腑合者，皆脉之所入，由四末数起，阳经第六穴是也。诸经者，皆脉之所起第五穴，若阴经则在第四穴也。盖一为井，二为荥，三为俞，四为原，五为经，六为合。阴经无原，以俞为原，故在第四。"

二十一、举痛论篇第三十九

"举"，谓列举。"痛"，是症状。

本篇讨论了因寒邪客于脏腑经脉而引起的多种疼痛的辨证，和怒、喜、悲、恐、寒、热、惊、劳、思对人体生理活动的影响及其病理关系。

（一）

黄帝问曰：余闻善言天者，必有验于人；善言古者，必有合于今；善言人者，必有厌①于己。

如此，则道不惑而要数[②]极，所谓明也。今余问于夫子，今言[③]而可知，视[④]而可见，扪[⑤]而可得，令验于己，而发蒙解惑，可得而闻乎？岐伯再拜稽首对曰：何道之问也？帝曰：愿闻人之五脏卒痛，何气使然？岐伯对曰：经脉流行不止，环周不休。寒气入经而稽迟[⑥]，泣而不行，客于脉外则血少，客于脉中则气不通，故卒然而痛。

帝曰：其痛或卒然而止者，或痛甚不休者，或痛甚不可按者，或按之而痛止者，或按之无益者，或喘动应手者，或心与背相引而痛者，或胁肋与少腹相引而痛者，或腹痛引阴股[⑦]者，或痛宿昔而成积者，或卒然痛死不知人，有少间复生者，或痛而呕者，或腹痛而后泄者，或痛而闭不通者，凡此诸痛，各不同形，别之奈何？

岐伯曰：寒气客于脉外则脉寒，脉寒则缩蜷，缩蜷则脉绌急[⑧]，则外引小络，故卒然而痛。得炅[⑨]则痛立止。因重中于寒，则痛久矣。寒气客于经脉之中，与炅气相薄则脉满，满则痛而不可按也。寒气稽留，炅气从上，则脉充大而血气乱，故痛甚不可按也。寒气客于肠胃之间，膜原[⑩]之下，血不得散，小络急引故痛。按之则血气散，故按之痛止。寒气客于侠脊之脉，则深按之不能及，故按之无益也。寒气客于冲脉，冲脉起于关元[⑪]，随腹直上，寒气客则脉不通，脉不通则气因之，故喘动应手矣。寒气客于背俞之脉[⑫]则脉泣，脉泣则血虚，血虚则痛，其俞注于心，故相引而痛。按之则热气至，热气至则痛止矣。寒气客于厥阴之脉，厥阴之脉者，络阴器，系于肝，寒气客于脉中，则血泣脉急，故胁肋与少腹相引痛矣。厥气客于阴股，寒气上及少腹，血泣在下相引，故腹痛引阴股。寒气客于小肠膜原之间，络血之中，血泣不得注于大经，血气稽留不得行，故宿昔而成积矣。寒气客于五脏，厥逆上泄，阴气竭，阳气未入[⑬]，故卒然痛死不知人；气复反，则生矣。寒气客于肠胃，厥逆上出，故痛而呕也。寒气客于小肠，小肠不得成聚[⑭]，故后泄腹痛矣。热气留于小肠，肠中痛，瘅热[⑮]焦渴，则坚干不得出，故痛而闭不通矣。

【词解】

①厌：即“餍”字，为饱足、满足之义。

②要数：即真理。杨注云：“数，理也。”

③言：指问诊和闻诊。

④视：指望诊。

⑤扪：通“摸”，《通雅》云：“古无‘摸’字，即‘扪’也。”扪，指切诊。

⑥稽迟：《说文解字》云：“稽，留止也。”“迟，徐行也。”稽迟，即留止而不行的意思。

⑦阴股：大腿内侧。

⑧绌急：绌，屈曲也。急，拘急也。《太素》“绌急”二字复出，诸家注本多同。按，据文义，当加“绌急”二字。

⑨炅：同“炯”，热也。

⑩膜原：胸腹腔内肓膜的原系，见《素问·疟论》注。

⑪关元：穴名，在脐下三寸。

⑫背俞之脉：指足太阳之脉也。

⑬厥逆上泄，阴气竭，阳气未入：杨注云：“寒气入五脏中，厥逆上吐，遂令阴气竭绝，阳气未入之间，卒痛不知人，阳气入脏还生也。”

⑭小肠不得成聚：《类经》云：“小肠为丙火之腑，而寒邪胜之，则阳气不化，水谷不得停留，故为后泄腹痛。”

⑮瘅热：盛热也。

（二）

帝曰：所谓言而可知者也，视而可见，奈何？岐伯曰：五脏六腑固尽有部[①]，视其五色，黄赤为热，白为寒，青黑为痛，此所谓视而可见者也。

帝曰：扪而可得，奈何？岐伯曰：视其主病之脉[②]，坚而血及陷下者[③]，皆可扪而得也。

【词解】

①固尽有部：谓面部本有其一定之分部。

②主病之脉：病邪所在之经脉。

③坚而血及陷下者：《类经》云：“脉坚者，邪之聚也。血留者，络必盛而起也。陷下者，血气不足，多阴候也。凡是者，皆可摸而得之。”

（三）

帝曰：善。余知百病生于气也，怒则气上，喜则气缓，悲则气消，恐则气下，寒则气收，炅则气泄，惊则气乱，劳则气耗，思则气结，九气不同，何病之生？岐伯曰：怒则气逆，甚则呕血及飧泄[①]，故气上矣。喜则气和志达，荣卫通利，故气缓矣。悲则心系急，肺布叶举，而上焦不通，荣卫不散，热气在中，故气消矣。恐则精却，却则上焦闭，闭则气还，还则下焦胀，故气不行矣。寒则腠理闭，气不行，故气收矣。炅则腠理开，荣卫通，汗大泄，故气泄。惊则心无所倚，神无所归，虑无所定，故气乱[②]矣。劳则喘息汗出，外内皆越[③]，故气耗矣。思则心有所存，神有所归，正气留而不行，故气结矣。

【词解】

①怒则气逆，甚则呕血及飧泄：《类经》云：“怒，肝志也。怒动于肝，则气逆而上，气逼血升，故甚则呕血。”马注云：“肝木乘脾，则脾为木侮，故下为飧泄。”

②气乱：《类经》云：“大惊卒恐，则神志散失，血气分离，阴阳破散，故气乱矣。”

③外内皆越：马注云：“喘则内气越，汗出则外气越，故气以之而耗散也。”

二十二、风论篇第四十二

“风”，为六气之一。风气中人则病。

本篇主要讨论各种风病病理变化的特征，阐明了“风者，善行而数变”和“风为百病之长”

的意义，所以叫作“风论”。

（一）

黄帝问曰：风之伤人也，或为寒热，或为热中，或为寒中，或为疠风，或为偏枯，或为风也，其病各异，其名不同，或内至五脏六腑，不知其解，愿闻其说。

岐伯对曰：风气藏于皮肤之间，内不得通，外不得泄。风者，善行而数变，腠理开则洒然寒，闭则热而闷；其寒也则衰食饮①，其热也则消肌肉②，故使人怢栗③而不能食，名曰寒热。

风气与阳明入胃，循脉而上至目内眦，其人肥，则风气不得外泄，则为热中而目黄④；人瘦，则外泄而寒，则为寒中而泣出。

风气与太阳俱入，行诸脉俞，散于分肉之间，与卫气相干，其道不利，故使肌肉愤䐜而有疡⑤，卫气有所凝而不行，故其肉有不仁也。疠者⑥，有荣气热胕⑦，其气不清，故使其鼻柱坏而色败，皮肤疡溃。风寒客于脉而不去，名曰疠风⑧，或名曰寒热。

以春甲乙伤于风者，为肝风。以夏丙丁伤于风者，为心风。以季夏戊己伤于邪者，为脾风。以秋庚辛中于邪者，为肺风。以冬壬癸中于邪者，为肾风。

风中五脏六腑之俞，亦为脏腑之风，各入其门户⑨所中，则为偏风。风气循风府而上，则为脑风⑩。风入系头，则为目风，眼寒。饮酒中风，则为漏风⑪。入房汗出中风，则为内风⑫。新沐中风，则为首风。久风入中，则为肠风飧泄。外在腠理，则为泄风⑬。故风者百病之长也，至其变化，乃为他病也，无常方，然致有风气也。

【词解】

①其寒也则衰食饮：吴注云：“寒则胃气凝滞，故衰少食饮。”

②其热也则消肌肉：吴注云：“热则津液燥涸，故消瘦肌肉。”

③怢栗：王注云：“卒振寒貌。”《类经》云：“寒热交作，则振寒，故为怢栗不食。”

④热中而目黄：《类经》云：“胃居中焦，其脉上行系于目系，人肥则腠理致密，邪不得泄，留为热中，故目黄。”

⑤愤䐜而有疡：《类经》云：“风与卫气相薄，俱行于分肉之间，故气道涩而不利，不利则风邪抟聚，故肌肉肿如愤䐜而为疮疡。”

⑥疠者：此二字下原有“有”字。《太素》无“有”字。滑钞、张义并云“有”字衍，今删。

⑦胕：同“腐”。

⑧疠风：《类经》云：“风寒客于血脉，久留不去，则荣气化热，皮肤胕溃，气血不清，败坏为疠，故《脉要精微论》曰‘脉风成为疠’也。”

⑨门户：指五脏六腑之腧穴。

⑩脑风：吴注云：“脑痛也。”

⑪漏风：《类经》云：“酒性温散，善开玄府，酒后中风，则汗漏不止，故曰漏风。”

⑫内风：《类经》云：“内耗其情，外开腠理，风邪乘虚入之，故曰内风。”

⑬泄风：《类经》云："风在腠理，则汗泄不止，故曰泄风。"

（二）

帝曰：五脏风之形状不同者何？愿闻其诊及其病能[①]。

岐伯曰：肺风之状，多汗恶风，色皏然[②]白，时咳，短气，昼日则差，暮则甚，诊在眉上，其色白。

心风之状，多汗恶风，焦绝[③]，善怒吓[④]，赤色，病甚则言不可快[⑤]，诊在口[⑥]，其色赤。

肝风之状，多汗恶风，善悲，色微苍，嗌干，善怒，时憎女子[⑦]，诊在目下，其色青。

脾风之状，多汗恶风，身体怠堕，四肢不欲动，色薄微黄，不嗜食，诊在鼻上，其色黄。

肾风之状，多汗恶风，面痝然浮肿，脊痛，不能正立，其色炲[⑧]，隐曲不利[⑨]，诊在朖上[⑩]，其色黑。

胃风之状，颈多汗，恶风，食饮不下，鬲塞不通，腹善满，失衣则䐜胀，食寒则泄，诊形瘦而腹大。

首风之状，头面多汗，恶风，当先风一日[⑪]则病甚，头痛不可以出内[⑫]，至其风日，则病少愈。

漏风之状，或多汗，常不可单衣，食则汗出，甚则身汗，喘息，恶风，衣常濡[⑬]，口干善渴，不能劳事。

泄风之状，多汗，汗出泄衣上，口中干，上渍[⑭]，其风不能劳事，身体尽痛则寒。

帝曰：善。

【词解】

①病能：王注云："能，谓内作病形。"吴注云："能，病自形也。"

②皏然：浅白貌。

③焦绝：《类经》云："唇舌焦燥，津液干绝也。"

④善怒吓：王注云："风薄于心则神乱，故善怒而吓人也。"《类经》云："风薄于心则木火合邪，神志溃乱，故或为善怒，或为惊吓。"按，《针灸甲乙经》无"吓"字。

⑤言不可快：心开窍于舌，其脉系舌本，故心之经络受邪，则舌本强而言语不便。

⑥诊在口：《类经》云："心和则舌能知味，故诊当在口。口者兼唇而言，色当赤也。"高解，"口"改作"舌"。

⑦时憎女子：憎，嫌恶也。《类经》云："肝为阴中之阳，其脉环阴器，强则好色，病则妒阴，故时憎女子也。"

⑧炲：王注云："炲，黑色也。"

⑨隐曲不利：杨注云："谓大小便不得利。"

⑩诊在朖上：朖，音机。《说文解字》云："颊肉也。"朖，原作"肌"，今从高解改。高解云："朖上，颧也；颧，肾所主也。"

⑪先风一日：《类经》云："凡患首风者，止作无时，故凡于风气将发，必先风一日而病甚头

痛，以阳邪居于阳分，阳性先而速也。”

⑫头痛不可以出内：王注云：“不可以出室屋之内者，以头痛甚而不喜外风故也。”按，不可以出内，谓头面未多汗而头内之风不得泄出。盖头面多汗则头痛即可稍愈，故下文云：“至其风日，则病少愈。”

⑬衣常濡：常，作“裳”解。濡，湿也，汗多之故。

⑭上渍：以水浸物谓之渍。上渍，谓腰以上多汗。吴注云：“上渍，半身之上汗多如浸渍也。”

按 本节经文，似有脱误。林校疑泄风为内风之误。张义谓“其风”二字为衍文。简素谓“上渍其风”四字未详，恐是衍文。周评以为“汗出泄衣上”句无义理，“上渍其风”与“则寒”均有误字。诸说皆可参考。

二十三、痹论篇第四十三

痹者，闭也，为血气凝涩不行之病。其多由风、寒、湿三气杂至，壅闭经络所致。

本篇对痹之病因、病理、分类、证候、治法等做了系统的论述，故曰“痹论”。

（一）

黄帝问曰：痹之安生[①]？岐伯对曰：风寒湿三气杂至，合而为痹也。其风气胜者，为行痹[②]；寒气胜者，为痛痹[③]；湿气胜者，为著痹[④]也。帝曰：其有五者，何也？岐伯曰：以冬遇此者，为骨痹[⑤]；以春遇此者，为筋痹；以夏遇此者，为脉痹；以至阴遇此者，为肌痹；以秋遇此者，为皮痹。

帝曰：内舍五脏六腑，何气使然？岐伯曰：五脏皆有合，病久而不去者，内舍于其合也。故骨痹不已，复感于邪，内舍于肾。筋痹不已，复感于邪，内舍于肝。脉痹不已，复感于邪，内舍于心。肌痹不已，复感于邪，内舍于脾。皮痹不已，复感于邪，内舍于肺。所谓痹者，各以其时重感于风寒湿之气也。

【词解】

①痹之安生：之，助语，无义。《太素》无“之”字，《针灸甲乙经》“之”作“将”。王注云：“安，犹何也，言何以生。”

②行痹：痹之疼痛游走而无定处者。

③痛痹：痹之疼痛剧烈者。

④著痹：痹之重着不移者。

⑤骨痹：楼英云：“皆以所遇之时，所客之处命名，非此行痹、痛痹、著痹之外，又别有骨痹、筋痹、脉痹、肌痹、皮痹也。”

（二）

凡痹之客五脏者，肺痹者，烦满，喘而呕。心痹者，脉不通，烦则心下鼓，暴上气而喘，嗌干，善噫，厥气上则恐。肝痹者，夜卧则惊，多饮，数小便，上为引如怀[①]。肾痹者，善胀，尻以代踵，脊以代头[②]。脾痹者，四肢解堕，发咳，呕汁，上为大塞[③]。肠痹者，数饮而出不得，中气喘争[④]，时发飧泄。胞痹者，少腹膀胱按之内痛，若沃以汤，涩于小便，上为清涕。

【词解】

①上为引如怀：马注云："上引少腹而痛，如怀妊之状也。"

②尻以代踵，脊以代头：尻，苦高切，脊骨尽处，即尾骨也。踵，足跟也。尻以代踵，谓能坐不能起也。脊以代头，谓头能俯不能仰也。

③大塞：按，《太素》"塞"作"寒"。杨注云："胃寒，呕冷水也。"

④中气喘争：指腹中攻冲雷鸣，即肠鸣。

（三）

阴气者，静则神藏，躁则消亡。饮食自倍，肠胃乃伤。淫气喘息，痹聚在肺[①]。淫气忧思，痹聚在心。淫气遗溺，痹聚在肾。淫气乏竭，痹聚在肝。淫气肌绝，痹聚在脾。

诸痹不已，亦益内也。其风气胜者，其人易已也。

帝曰：痹，其时有死者，或疼久者，或易已者，其故何也？岐伯曰：其入脏者死，其留连筋骨间者疼久，其留皮肤间者易已。

帝曰：其客于六腑者，何也？岐伯曰：此亦其食饮居处，为其病本也。六腑亦各有俞，风寒湿气中其俞，而食饮应之，循俞而入，各舍其腑也。

帝曰：以针治之奈何？岐伯曰：五脏有俞，六腑有合，循脉之分，各有所发，各随其过则病瘳[②]也。

【词解】

①淫气喘息，痹聚在肺：淫气，指痹邪。皮肉筋骨之邪浸淫入里，若见喘息，则邪聚于肺，即为肺痹。下仿此。

②瘳：音抽，病愈也。

（四）

帝曰：荣卫之气，亦令人痹乎？岐伯曰：荣者，水谷之精气也，和调于五脏，洒陈于六腑，乃能入于脉也，故循脉上下，贯五脏，络六腑也。卫者，水谷之悍气也，其气慓疾滑利，不能入于脉也，故循皮肤之中，分肉之间，熏于肓膜，散于胸腹，逆其气则病，从其气则愈，不与风寒湿气合，故不为痹。

帝曰：善。痹或痛，或不痛，或不仁，或寒，或热，或燥，或湿，其故何也？岐伯曰：痛者，寒气多也，有寒故痛也。其不痛不仁者，病久入深，荣卫之行涩，经络时疏，故不通[①]，皮肤不营，故为不仁。其寒者，阳气少，阴气多，与病相益，故寒也。其热者，阳气多，阴气少，病气胜，阳遭阴，故为痹热。其多汗而濡者，此其逢湿甚也，阳气少，阴气盛，两气相感，故汗出而濡也。

帝曰：夫痹之为病，不痛，何也？岐伯曰：痹在于骨则重，在于脉则血凝而不流，在于筋则屈不伸，在于肉则不仁，在于皮则寒，故具此五者则不痛也。凡痹之类，逢寒则虫[2]，逢热则纵。帝曰：善。

【词解】

①经络时疏，故不通：《针灸甲乙经》“不通”作“不痛”。《类经》云：“疏，空虚也。荣卫之行涩，而经络时疏，则血气衰少，血气衰少则滞逆亦少，故为不痛。”

②虫：《针灸甲乙经》《太素》均作“急”。急，谓拘急，与下句“纵”字相对。作“急”为是。

二十四、痿论篇第四十四

“痿”，同“萎”，四肢枯萎不用也。

本篇以五脏五体之所合分别论述了痿躄、脉痿、筋痿、肉痿、骨痿的病因、病理、辨证和治疗，故名“痿论”。

（一）

黄帝问曰：五脏使人痿，何也？岐伯对曰：肺主身之皮毛，心主身之血脉，肝主身之筋膜，脾主身之肌肉，肾主身之骨髓。故肺热叶焦，则皮毛虚弱急薄著[1]，则生痿躄[2]也。心气热，则下脉厥而上，上则下脉虚，虚则生脉痿，枢折挈[3]，胫纵而不任地也。肝气热，则胆泄口苦筋膜干，筋膜干则筋急而挛，发为筋痿。脾气热，则胃干而渴，肌肉不仁，发为肉痿。肾气热，则腰脊不举，骨枯而髓减，发为骨痿。

【词解】

①急薄著：诸注皆在“薄”字断句，“著”字连下读。《针灸甲乙经》“著”字下更有“著”字，似于文为胜。

②痿躄：四肢痿废不用。

③枢折挈：挈，提挈也。四肢失养，关节运动不灵，不能提挈，如枢纽之折，故曰“枢折挈”。

（二）

帝曰：何以得之？岐伯曰：肺者，脏之长也，为心之盖也，有所失亡[1]，所求不得，则发肺鸣，鸣则肺热叶焦。故曰：五脏因肺热叶焦，发为痿躄。此之谓也。悲哀太甚，则胞络绝[2]，胞络绝则阳气内动，发则心下崩，数溲血[3]也。故《本病》[4]曰：大经空虚，发为肌痹，传为脉痿。思想无穷，所愿不得，意淫于外，入房太甚，宗筋[5]弛纵，发为筋痿，及为白淫[6]。故《下经》曰：筋痿者，生于肝，使内[7]也。有渐[8]于湿，以水为事，若有所留，居处伤[9]湿，肌肉濡渍，痹而不仁，发为肉痿。故《下经》曰：肉痿者，得之湿地也。有所远行劳倦，逢大热而渴，渴则阳气内伐，内伐则热舍于肾。肾者，水脏也。今水不胜火，则骨枯而髓虚，故足不任身，发为骨痿。故《下经》曰：骨痿者，生于大热也。

【词解】

①失亡：指不如意的事情。

②胞络绝：胞络，即心包之络脉。绝，谓阻绝不通。

③心下崩，数溲血：王注云："心下崩，谓心包内崩而下血也。溲，谓溺也。"

④《本病》：王注云："《本病》，古经论篇名也。"

⑤宗筋：筋之聚集处。又，前阴亦被称为宗筋。

⑥白淫：在男子为滑精、白浊，在女子为带下。

⑦使内：杨注云："使内者，亦入房。"

⑧渐：音尖，杨注云："渐，渍也。"

⑨伤：原本误作"相"，今依《针灸甲乙经》改。

（三）

帝曰：何以别之？岐伯曰：肺热者，色白而毛败；心热者，色赤而络脉溢；肝热者，色苍而爪枯；脾热者，色黄而肉蠕动；肾热者，色黑而齿槁。

（四）

帝曰：如夫子言可矣。论言治痿者，独取阳明，何也？岐伯曰：阳明者，五脏六腑之海，主闰[①]宗筋，宗筋主束骨而利机关[②]也。冲脉者，经脉之海也，主渗灌溪谷，与阳明合于宗筋，阴阳揔宗筋之会[③]，会于气街[④]，而阳明为之长，皆属于带脉，而络于督脉。故阳明虚，则宗筋纵，带脉不引，故足痿不用也。帝曰：治之奈何？岐伯曰：各补其荥而通其俞[⑤]，调其虚实，和其逆顺，筋脉骨肉各以其时受月[⑥]，则病已矣。帝曰：善。

【词解】

①闰：《太素》作"润"。吴注云："闰、润同。"润，养也。

②机关：乃统指关节而言。

③阴阳揔宗筋之会：揔，同"总"。《类经》云："宗筋聚于前阴。前阴者，足之三阴、阳明、少阳及冲、任、督、跷九脉之所会也。九者之中，则阳明为五脏六腑之海，冲为经脉之海，此一阴一阳总乎其间，故曰阴阳总宗筋之会也。"

④气街：穴名，又名气冲，在横骨两端，鼠蹊上一寸。

⑤各补其荥而通其俞：吴注云："十二经有荥有俞，所溜为荥，所注为俞。补，致其气也。通，行其气也。"《类经》云："上文云'独取阳明'，此复云'各补其荥而通其俞'，盖治痿者，当取阳明，又必察其所受之经，而兼治之也。如筋痿者，取阳明、厥阴之荥、俞；脉痿者，取阳明、少阴之荥、俞；肉痿、骨痿，其治皆然。"

⑥各以其时受月：王注云：“时受月，谓受气时月也。如肝王甲乙、心王丙丁……皆王气法也。”《太素》“月”作“日”。按，此即子午流注按时取穴之针法也。

二十五、厥论篇第四十五

“厥”，气血逆乱所致的病证。

本篇讨论了寒厥及热厥的病因、病机、证候以及手足阴阳六经厥逆的症状，故名曰“厥论”。

（一）

黄帝问曰：厥之寒热者，何也？岐伯对曰：阳气衰于下，则为寒厥；阴气衰于下，则为热厥。

帝曰：热厥之为热也，必起于足下者，何也？岐伯曰：阳气起于足[①]五指之表[②]，阴脉者集于足下而聚于足心，故阳气胜则足下热也。

帝曰：寒厥之为寒也，必从五指而上于膝者，何也？岐伯曰：阴气起于五指之里，集于膝下而聚于膝上，故阴气胜则从五指至膝上寒。其寒也，不从外，皆从内也。

【词解】

①阳气起于足：林校云：“按，《甲乙经》‘阳气起于足’作‘走于足’。”按，足之三阳经从头走足，“起”当作“走”，但今本《针灸甲乙经》仍作“起”。

②表：指足趾之外侧。

（二）

帝曰：寒厥，何失而然也？岐伯曰：前阴者，宗筋之所聚，太阴阳明之所合也。春夏则阳气多而阴气少，秋冬则阴气盛而阳气衰。此人者质壮，以秋冬夺于所用[①]，下气上争，不能复[②]，精气溢下，邪气因从之而上也。气因于中[③]，阳气衰，不能渗营其经络，阳气日损，阴气独在，故手足为之寒也。

帝曰：热厥何如而然？岐伯曰：酒入于胃，则络脉满而经脉虚，脾主为胃行其津液者也，阴气虚则阳气入，阳气入则胃不和，胃不和则精气竭，精气竭则不营其四肢也。此人必数醉若饱以入房，气[④]聚于脾中不得散，酒气与谷气相薄，热盛于中，故热遍于身，内热而溺赤也。夫酒气盛而慓悍，肾气日衰[⑤]，阳气独胜，故手足为之热也。

【词解】

①秋冬夺于所用：《类经》云：“质壮者有所恃，当秋冬阴胜之时，必多情欲之用，以夺肾中之精气。”

②下气上争，不能复：争，《说文解字》云：“引也。”段玉裁注：“凡言争者，皆谓引之使归于己。”《类经》云：“精虚于下，则取足于上，故下气上争也。去者太过，生者不及，故不能复也。”

③气因于中：《太素》作“气居于中”。杨注云：“寒邪之气因虚上乘，以居其中，以寒居中，阳气衰虚。”

④气：指酒食之气。

⑤日衰：原本作“有衰”。今依《针灸甲乙经》改。

（三）

帝曰：厥，或令人腹满，或令人暴不知人，或至半日远至一日乃知人者，何也？岐伯曰：阴气盛于上则下虚，下虚则腹胀满，阳气盛于上，则下气重上而邪气逆，逆则阳气乱，阳气乱则不知人也。

（四）

帝曰：善。愿闻六经脉之厥状病能也。岐伯曰：巨阳之厥，则肿首，头重，足不能行，发为眴仆[①]。阳明之厥，则癫疾欲走呼，腹满不得卧，面赤而热，妄见而妄言。少阳之厥，则暴聋，颊肿而热，胁痛，骱不可以运。太阴之厥，则腹满䐜胀，后不利，不欲食，食则呕，不得卧。少阴之厥，则口干，溺赤，腹满，心痛。厥阴之厥，则少腹肿痛，腹胀，泾溲[②]不利，好卧，屈膝，阴缩肿，骱内热。盛则泻之，虚则补之，不盛不虚，以经取之。

【词解】

①眴仆：眴，目眩乱也。仆，猝倒也。

②泾溲：简素云：“泾溲是小溲。……溲者，二便之通称。……故加‘泾’字，别于大便。”

（五）

太阴厥逆[①]，骱急挛，心痛引腹，治主病者。少阴厥逆，虚满呕变，下泄清，治主病者。厥阴厥逆，挛腰痛，虚满，前闭[②]，谵言，治主病者。三阴俱逆，不得前后[③]，使人手足寒，三日死。太阳厥逆，僵仆，呕血，善衄，治主病者。少阳厥逆，机关不利，机关不利者，腰不可以行，项不可以顾，发肠痈不可治，惊者死。阳明厥逆，喘咳身热，善惊，衄，呕血。

手太阴厥逆，虚满而咳，善呕沫，治主病者。手心主、少阴厥逆，心痛引喉，身热，死不可治。手太阳厥逆，耳聋，泣出，项不可以顾，腰不可以俯仰，治主病者。手阳明、少阳厥逆，发喉痹，嗌肿，痓[④]，治主病者。

【词解】

①太阴厥逆：林校云：“详从‘太阴厥逆’至篇末，全元起本在第九卷，王氏移于此。”

②前闭：前阴闭塞，即小便不通。

③不得前后：大小便闭结不通也。

④痓：音炽。杨注云：“痓，身项强直也。”林校云：“全元起本‘痓’作‘痉’。”

二十六、奇病论篇第四十七

“奇病”，是异于寻常的疾病。

本篇所论重身而喑、息积、厥逆头痛、脾瘅、胆瘅、五有余二不足、胎病等，皆异于常病，故本篇名曰“奇病论”。

黄帝问曰：人有重身①，九月而喑②，此为何也？岐伯对曰：胞之络脉绝也。帝曰：何以言之？岐伯曰：胞络者，系于肾。少阴之脉，贯肾系舌本，故不能言。帝曰：治之奈何？岐伯曰：无治也，当十月复。《刺法》曰：无损不足，益有余，以成其疹③。所谓无损不足者，身羸瘦，无用镵石也。无益其有余者，腹中有形而泄之，泄之则精出，而病独擅中，故曰疹成也。

【词解】

①重身：妇人怀孕，则身中有身，故曰“重身”。

②喑：声哑不能出也。

③疹：《针灸甲乙经》作“辜”。《类经》云：“疹，疾也。”原本“疹”下有“然后调之”句。今依林校删。

帝曰：病胁下满，气逆，二三岁不已，是为何病？岐伯曰：病名曰息积①。此不妨于食，不可灸刺，积为导引服药②，药不能独治也。

【词解】

①息积：《针灸甲乙经》作“息贲”。张注云：“此肺积之为病也。肺主气而司呼吸定息，故肺之积曰息奔，在本经曰息积。”

②积为导引服药：高解云：“积，渐次也。须渐次为之导引而服药。导引，运行也。运行则经脉之亏者可复，若但服药，则药不能独治也。”

帝曰：人有身体髀股胻皆肿，环脐而痛，是为何病？岐伯曰：病名曰伏梁，此风根也①。其气溢于大肠而著于肓，肓之原在脐下②，故环脐而痛也。不可动之，动之为水溺涩之病也。

【词解】

①此风根也：即风寒之气是伏梁发病的根源之意。《类经》云：“风根，即寒气也。如《百病始生篇》曰：积之始生，得寒乃生，厥乃成积。即此谓也。”

②肓之原在脐下：《类经》云：“肓之原在脐下，即下气海也，一名下肓。”

帝曰：人有尺脉数甚，筋急而见，此为何病？岐伯曰：此所谓疹筋①，是人腹必急，白色黑色见，则病甚。

【词解】

①疹筋：高解云："疹，犹病也。筋急而见，其病在筋，此所谓疹筋。"

帝曰：人有病头痛以数岁不已，此安得之？名为何病？岐伯曰：当有所犯大寒，内至骨髓，髓者以脑为主，脑逆①，故令头痛，齿亦痛，病名曰厥逆。帝曰：善。

【词解】

①脑逆：《类经》云："髓以脑为主，诸髓皆属于脑也，故大寒至髓，则上入头脑而为痛。其邪深，故数岁不已。髓为骨之充，故头痛，齿亦痛。"

帝曰：有病口甘者，病名为何？何以得之？岐伯曰：此五气之溢也，名曰脾瘅。夫五味入口，藏于胃，脾为之行其精气，津液在脾，故令人口甘也。此肥美之所发也，此人必数食甘美而多肥也，肥者令人内热，甘者令人中满，故其气上溢，转为消渴①。治之以兰②，除陈气也。

【词解】

①消渴：病名。其症状为口渴、善饥、尿多，多为内热伤阴所致。《针灸甲乙经》"渴"作"瘅"。

②兰：《类经》云："兰草性味甘寒，能利水道，辟不祥，除胸中痰癖，其气清香，能生津止渴，润肌肉，故可除陈积蓄热之气。"

帝曰：有病口苦，取阳陵泉①。口苦者，病名为何？何以得之？岐伯曰：病名曰胆瘅。夫肝者，中之将也，取决于胆，咽为之使②。此人者，数谋虑不决，故胆虚，气上溢，而口为之苦。治之以胆募俞③，治在《阴阳十二官相使》④中。

【词解】

①阳陵泉：穴名，膝下一寸，外辅骨陷中，属足少阳胆经。

②咽为之使：王注云："咽胆相应，故咽为使焉。"《类经》云："足少阳之脉上挟咽，足厥阴之脉循喉咙之后，上入颃颡，是肝胆之脉皆会于咽，故咽为之使。"

③胆募俞：脏腑的募穴皆在胸腹部，脏腑的俞穴皆在背部。胆俞在第十椎骨下旁开一寸五分；胆募在期门穴下五分处，即日月穴。

④《阴阳十二官相使》：古经篇名。

帝曰：有癃者，一日数十溲，此不足也；身热如炭，颈膺如格①，人迎躁盛，喘息气逆，此有余也；太阴脉微细如发者，此不足也。其病安在？名为何病？岐伯曰：病在太阴，其盛在胃，颇在肺，病名曰厥，死不治。此所谓得五有余二不足也。帝曰：何谓五有余二不足？岐伯曰：所谓五有余者，五病之气有余也；二不足者②，亦病气之不足也。今外得五有余，内得二不足，此其身不表不里，亦正死明矣③。

【词解】

①如格：《类经》云："如格者，上下不通，若有所格也。"

②五有余者，五病之气有余也；二不足者：所谓五有余者，一为身热如炭，二为颈膺如格，三为人迎躁盛，四为喘息，五为气逆；所谓二不足者，一为病癃数十溲，二为太阴脉微细如发。

③此其身不表不里，亦正死明矣：王注云："谓其病在表，则内有二不足；谓其病在里，则外得五有余。表里既不可凭，补泻固难为法，故曰此其身不表不里，亦正死明矣。"

帝曰：人生而有病颠疾者，病名曰何？安所得之？岐伯曰：病名为胎病。此得之在母腹中时，其母有所大惊，气上而不下，精气并居，故令子发为颠疾也。

帝曰：有病痝然如有水状，切其脉大紧，身无痛者，形不瘦，不能食，食少，名为何病？岐伯曰：病生在肾，名为肾风。肾风而不能食，善惊，惊已，心气痿者死。帝曰：善。

二十七、刺志论篇第五十三

"刺志"，就是针刺疗法的辨证准则。

本篇主要阐述邪正虚实的要点与针刺补泻的运用原则，故名"刺志论"。

黄帝问曰：愿闻虚实之要。岐伯对曰：气实形实，气虚形虚[①]，此其常也，反此者病。谷[②]盛气盛，谷虚气虚，此其常也，反此者病。脉实血实，脉虚血虚，此其常也，反此者病。

帝曰：如何而反？岐伯曰：气盛身寒[③]，气虚身热，此谓反也。谷入多而气少，此谓反也；谷不入而气多，此谓反也。脉盛血少，此谓反也；脉少血多[④]，此谓反也。

气盛身寒，得之伤寒[⑤]。气虚身热，得之伤暑[⑥]。谷入多而气少者，得之有所脱血，湿居下[⑦]也。谷入少而气多者，邪在胃及与肺也。脉小血多者，饮中热[⑧]也。脉大血少者，脉有风气[⑨]，水浆不入。此之谓也。

夫实者，气入也；虚者，气出也[⑩]。气实者，热也；气虚者，寒也。入实[⑪]者，左手开针空也；入虚者，左手闭针空[⑫]也。

【词解】

①气实形实，气虚形虚：马注云："气者，人身之气也。……形者，人之形体也。……气实则形实，气虚则形虚，此其相称者为常，而相反则为病矣。"

②谷：吴注云："谷，内谷也，谓饮食。"

③气盛身寒：原本无此四字，今依《针灸甲乙经》补。

④脉盛血少，此谓反也；脉少血多：简素云："血之多少，盖察面而知之。"血少则面色皖白，血多则红赤。脉少，下文云"脉小"，"少"当作"小"。

⑤气盛身寒，得之伤寒：王注云："寒伤形，故气盛身寒。"

⑥气虚身热，得之伤暑：王注云："热伤气，故气虚身热。"

⑦湿居下：高解云："湿邪居下之病。"

⑧饮中热：高解云："饮酒、中热之病。"

⑨脉有风气：谓脉中客有风邪。《类经》云："风为阳邪，居于脉中，故脉大。"

⑩实者，气入也；虚者，气出也：吴注云："言实者，是邪气入而实；虚者，是正气出而虚。"

⑪入实：即刺实证。下"入虚"仿此。

⑫左手开针空也；入虚者，左手闭针空：王注云："言用针之补泻也。"开针空是泻法，闭针空是补法。

二十八、调经论篇第六十二

"调"，调治也。"经"，经脉也。

本篇主要说明外邪侵入人体引起阴阳失调的病理机制，以及针刺补泻手法对调和气血的重要意义，所以叫作"调经论"。

（一）

黄帝问曰：余闻《刺法》言，有余泻之，不足补之，何谓有余？何谓不足？岐伯对曰：有余有五，不足亦有五，帝欲何问？帝曰：愿尽闻之。岐伯曰：神有余[①]有不足，气有余有不足，血有余有不足，形有余有不足，志有余有不足，凡此十者，其气不等也。帝曰：人有精气津液，四肢九窍，五脏十六部[②]，三百六十五节，乃生百病。百病之生，皆有虚实。今夫子乃言有余有五，不足亦有五，何以生之乎？岐伯曰：皆生于五脏也。夫心藏神，肺藏气，肝藏血，脾藏肉，肾藏志，而此成形。志意通，内连骨髓，而成身形五脏。五脏之道，皆出于经隧，以行血气，血气不和，百病乃变化而生，是故守经隧焉。

【词解】

①神有余：《针灸甲乙经》"有"字复出，下文"气有""血有""形有""志有"并同。

②十六部：张注云："十六部者，十六部之经脉也。手足经脉十二，跷脉二，督脉一，任脉一，共十六部脉。"

（二）

帝曰：神有余不足何如？岐伯曰：神有余则笑不休，神不足则悲。血气未并，五脏安定，邪客于形，洒淅起于毫毛，未入于经络也，故命曰神之微[①]。帝曰：补泻奈何？岐伯曰：神有余，则泻其小络之血，出血，勿之深斥[②]，无中其大经，神气乃平。神不足者，视其虚络，按而致之，刺而利之，无出其血，无泄其气，以通其经，神气乃平。帝曰：刺微奈何？岐伯曰：按摩勿释，著针勿斥，移气于不足[③]，神气乃得复。

【词解】

①神之微：《类经》云："洒淅起于毫毛，未及经络，此以浮浅微邪在脉之表，神之微病也，故命曰神之微。"

②勿之深斥：王注云："勿深推针。"

③移气于不足：林校云："按，《甲乙经》及《太素》云'移气于足'，无'不'字。"

帝曰：善。气有余[①]不足奈何？岐伯曰：气有余则喘咳上气，不足则息利少气。血气未并，五脏安定，皮肤微病，命曰白气[②]微泄。帝曰：补泻奈何？岐伯曰：气有余，则泻其经隧，无伤其经，无出其血，无泄其气。不足，则补其经隧，无出其气。帝曰：刺微奈何？岐伯曰：按摩勿释，出针视之，曰我将深之，适人必革[③]，精气自伏，邪气散乱，无所休息，气泄腠理，真气乃相得。

【词解】

①气有余："有"上原本无"气"字。度会常珍云："元椠本'有'上有'气'字。"吴注并《太素》皆有"气"字，今从补。

②白气：犹言肺气。

③我将深之，适人必革：《类经》云："适，至也。革，变也。……谓针之至人，必变革前说而刺仍浅也。"

帝曰：善。血有余不足奈何？岐伯曰：血有余则怒，不足则恐。血气未并，五脏安定，孙络外溢[①]，则经有留血[②]。帝曰：补泻奈何？岐伯曰：血有余，则泻其盛经，出其血。不足，则视[③]其虚经，内针其脉中，久留而视[④]，脉大，疾出其针，无令血泄。帝曰：刺留血奈何？岐伯曰：视其血络，刺出其血，无令恶血得入于经，以成其疾。

【词解】

①孙络外溢："外"原本作"水"，今依《针灸甲乙经》改。

②经有留血：《针灸甲乙经》作"络有留血"。

③视：《太素》作"补"。

④久留而视：《针灸甲乙经》作"久留之血至"。

帝曰：善。形有余不足奈何？岐伯曰：形有余，则腹胀，泾溲不利；不足，则四肢不用。血气未并，五脏安定，肌肉蠕动，命曰微风。帝曰：补泻奈何？岐伯曰：形有余，则泻其阳经；不足，则补其阳络。帝曰：刺微奈何？岐伯曰：取分肉间，无中其经，无伤其络，卫气得复，邪气乃索[①]。

【词解】

①索：尽也。

帝曰：善。志有余不足奈何？岐伯曰：志有余则腹胀飧泄，不足则厥。血气未并，五脏安定，骨节有动。帝曰：补泻奈何？岐伯曰：志有余则泻然筋[1]血者，不足则补其复溜[2]。帝曰：刺未并奈何？岐伯曰：即取之，无中其经，邪所乃能立虚。

【词解】

①然筋：王注云："然，谓然谷。"林校云："详诸处引然谷者，多云然骨之前血者，疑少'骨之'二字，'前'字误作'筋'字。"按，然谷穴上有小骨名然骨；然谷穴下有平筋名然筋，其位置恰与涌泉穴平。

②复溜：王注云："复溜，足少阴经也，在内踝上同身寸之二寸陷者中。"

（三）

帝曰：善。余已闻虚实之形，不知其何以生。岐伯曰：气血以并，阴阳相倾，气乱于卫，血逆于经，血气离居，一实一虚。血并于阴，气并于阳，故为惊狂。血并于阳，气并于阴，乃为炅中[1]。血并于上，气并于下，心烦惋善怒。血并于下，气并于上，乱而喜忘。帝曰：血并于阴，气并于阳，如是血气离居，何者为实？何者为虚？岐伯曰：血气者，喜温而恶寒，寒则泣不能流，温则消而去之，是故气之所并为血虚，血之所并为气虚。

【词解】

①炅中：即内热也。

帝曰：人之所有者，血与气耳。今夫子乃言血并为虚，气并为虚，是无实乎？岐伯曰：有者为实，无者为虚，故气并则无血，血并则无气，今血与气相失，故为虚焉。络之与孙脉俱输于经，血与气并，则为实焉。血之与气并走于上，则为大厥，厥则暴死，气复反则生，不反则死。

（四）

帝曰：实者何道从来？虚者何道从去？虚实之要，愿闻其故。岐伯曰：夫阴与阳皆有俞会[1]，阳注于阴，阴满之外[2]，阴阳匀平，以充其形，九候若一，命曰平人。夫邪之生也，或生于阴，或生于阳。其生于阳者，得之风雨寒暑；其生于阴者，得之饮食居处，阴阳[3]喜怒。

【词解】

①俞会：经气输注会合之处。

②阳注于阴，阴满之外：《类经》云："阳注于阴，则自经归脏；阴满之外，则自脏及经。"

③阴阳：坚绍云："阴阳喜怒之阴阳，盖指房室。杨释以男女，其意为然。"

帝曰：风雨之伤人奈何？岐伯曰：风雨之伤人也，先客于皮肤，传入于孙脉，孙脉满则传入于络脉，络脉满则输于大经脉，血气与邪并客于分腠之间，其脉坚大，故曰实。实者外坚充满，不可按之，按之则痛。帝曰：寒湿之伤人奈何？岐伯曰：寒湿之中人也，皮肤收[1]，肌肉坚紧，荣血泣，卫气去，故曰虚。虚者聂辟[2]气不足，按之则气足以温之，故快然而不痛。

【词解】

①皮肤收："收"上原有"不"字，今依《针灸甲乙经》及《太素》删。

②聂辟：吴注云："言皮肤皱叠也。"

帝曰：善。阴之生实奈何？岐伯曰：喜怒不节则阴气上逆，上逆则下虚，下虚则阳气走之①，故曰实矣。帝曰：阴之生虚奈何？岐伯曰：喜则气下②，悲则气消，消则脉虚空，因寒饮食，寒气熏满③，则血泣气去，故曰虚矣。

【词解】

①下虚则阳气走之：杨注云："阴气既上则是下虚，下虚则阳气乘之，故名曰阴实也。"《类经》云："阴逆于上则虚于下，阴虚则阳邪凑之，所以为实。然则实因于虚，此所以内伤多不足也。"

②喜则气下：《类经》云："下，陷也。……《举痛论》曰喜则气缓，与此稍异。"杨注云："喜则气和志达，营卫之行通利，故缓而下也。"按，喜之为病，有轻重之不同，故有气缓、气下之别。《淮南子·精神训》云："大喜坠阳。"坠，即下陷之义。

③熏满：《太素》作"熏脏"。

（五）

帝曰：经言阳虚则外寒，阴虚则内热，阳盛则外热，阴盛则内寒，余已闻之矣，不知其所由然也。岐伯曰：阳受气于上焦，以温皮肤分肉之间，今寒气在外，则上焦不通，上焦不通，则寒气独留于外，故寒栗。帝曰：阴虚生内热奈何？岐伯曰：有所劳倦，形气衰少，谷气不盛，上焦不行，下脘不通，胃气热，热气熏胸中，故内热。帝曰：阳盛生外热奈何？岐伯曰：上焦不通利，则皮肤致密，腠理闭塞，玄府①不通，卫气不得泄越，故外热。帝曰：阴盛生内寒奈何？岐伯曰：厥气上逆，寒气积于胸中而不泻，不泻则温气去，寒独留，则血凝泣，凝则脉不通，其脉盛大以涩，故中寒。

【词解】

①玄府：即汗孔。

（六）

帝曰：阴与阳并，血气以并，病形以成，刺之奈何？岐伯曰：刺此者，取之经隧，取血于营，取气于卫，用形哉，因四时多少高下①。帝曰：血气以并，病形以成，阴阳相倾，补泻奈何？岐伯曰：泻实者，气盛乃内针，针与气俱内，以开其门，如利其户，针与气俱出，精气不伤，邪气乃下，外门②不闭，以出其疾，摇大其道，如利其路③，是谓大泻，必切而出④，大气乃屈。帝曰：补虚奈何？岐伯曰：持针勿置，以定其意⑤，候呼内针，气出针入，针空四塞，精无从去⑥，方实而疾出针⑦，气入针出，热不得还⑧，闭塞其门，邪气布散，精气乃得存，动气候时⑨，近气不失，远气乃来[10]，是谓追之[11]。

【词解】

①用形哉，因四时多少高下：马注云："且人之形体有长短肥瘦大小不同，天之四时有寒热温凉不一，必用人之形，因天之时，以为针之多少高下耳。"多少，指灸刺之数。高下，指腧穴所在。

②外门：指针孔。

③摇大其道，如利其路：吴注云："内针在肉，左右摇之者，乃大其孔穴之道，如利邪出之路也，是之谓大泻。"

④必切而出：王注云："切，谓急也，言急出其针也。《针解篇》曰：疾而徐则虚者，疾出针而徐按之也。"

⑤持针勿置，以定其意：吴注云："持针勿便放置，以定病人之意，意定则真气亦定而不摇夺。"杨注云："持针勿置于肉中，先须安神定意，然后下针。若医者志意散乱，针下气之虚实有无，皆不得知，故须定意也。"

⑥针空四塞，精无从去：张注云："气出而针入，针空勿摇，使精气无从而去。"吴注云："既入针之后，气至而实，针孔四塞，则真气无从散去，补虚之法也。"

⑦方实而疾出针：吴注云："实，气至而针下实也。所以必欲疾出其针者，不疾出之，则反泻出其真气也。"

⑧气入针出，热不得还：吴注云："热，针下所致之热气也。"《太素》"还"作"环"，义同。

⑨动气候时：动气，谓针下引动经气而至针处。候时，谓留针以候气至之时乃出针。

⑩近气不失，远气乃来：近气，谓已至之气。远气，谓未下之气。

⑪追之：即补虚之法。杨注云："已虚之气引令实，故曰追也。"

（七）

帝曰：夫子言虚实者有十，生于五脏，五脏五脉耳。夫十二经脉皆生其病，今夫子独言五脏。夫十二经脉者，皆络三百六十五节，节有病必被[1]经脉，经脉之病皆有虚实，何以合之？岐伯曰：五脏者，故得六腑与为表里，经络肢节，各生虚实，其病所居，随而调之。病在脉，调之血；病在血，调之络；病在气，调之卫；病在肉，调之分肉；病在筋，调之筋；病在骨，调之骨。燔针劫刺其下及与急者；病在骨，焠针药熨[2]；病不知所痛，两跷为上；身形有痛，九候莫病，则缪刺[3]之；痛在于左而右脉病者，巨刺[4]之。必谨察其九候，针道备矣。

【词解】

①被：及也。

②燔针劫刺其下及与急者；病在骨，焠针药熨：燔针、焠针，《千金翼方》谓之"火针"，《伤寒论》谓之"温针"。

③缪刺：刺络脉，左痛刺右，右痛刺左。

④巨刺：刺经脉，左痛刺右，右痛刺左。

二十九、至真要大论篇第七十四

“至真要”，即至为重要之义。

本篇着重说明运气学说的临床应用。

（一）

…………

帝曰：岁主脏害[①]，何谓？岐伯曰：以所不胜命之，则其要也。帝曰：治之奈何？岐伯曰：上淫于下，所胜平之；外淫于内，所胜治之。帝曰：善。平气何如？岐伯曰：谨察阴阳所在[②]而调之，以平为期，正者正治，反者反治。

【词解】

①岁主脏害：岁主，谓主岁之运气。脏害，谓损害五脏。

②阴阳所在：指三阴三阳司天、在泉之所在。

（二）

…………

帝曰：善。治之奈何？岐伯曰：诸气在泉，风淫于内，治以辛凉，佐以苦，以甘缓之，以辛散之。热淫于内，治以咸寒，佐以甘苦，以酸收之，以苦发之。湿淫于内，治以苦热，佐以酸淡，以苦燥之，以淡泄之。火淫于内，治以咸冷，佐以苦辛，以酸收之，以苦发之。燥淫于内，治以苦温，佐以甘辛，以苦下之。寒淫于内，治以甘热，佐以苦辛，以咸泻之，以辛润之，以苦坚之。

…………

帝曰：善。治之奈何？岐伯曰：司天之气，风淫所胜，平以辛凉，佐以苦甘，以甘缓之，以酸泻之。热淫所胜，平以咸寒，佐以苦甘，以酸收之。湿淫所胜，平以苦热，佐以酸辛，以苦燥之，以淡泄之。湿上甚而热[①]，治以苦温，佐以甘辛，以汗为故而止。火淫所胜，平以酸冷，佐以苦甘，以酸收之，以苦发之，以酸复之，热淫同。燥淫所胜，平以苦湿，佐以酸辛，以苦下之。寒淫所胜，平以辛热，佐以甘苦，以咸泻之。

【词解】

①湿上甚而热：《类经》云：“湿上甚而热者，湿郁于上而成热也。”

…………

治诸胜复[①]，寒者热之，热者寒之，温者清之，清者温之，散者收之，抑者散之，燥者润之，急者缓之，坚者耎之，脆者坚之，衰者补之，强者泻之，各安其气，必清必静，则病气衰去，归其所宗，此治之大体也。

【词解】

①治诸胜复：包括淫胜、反胜、相胜、相复等。司天、在泉之气为病者，称为淫胜。司天、在泉之气不足，间气乘虚为邪，而反胜天地之脏位，称为反胜。六气互有强弱，相互乘虚为病者，称为相胜。由胜气导致的报复之气为病，称为相复。淫胜、反胜、相胜、相复为病，总不外乎以下治法，故曰“治诸胜复”。

（三）

帝曰：善。气之上下，何谓也？岐伯曰：身半以上，其气三矣，天之分也，天气主之；身半以下，其气三[①]矣，地之分也，地气主之。以名命气，以气命处，而言其病[②]。半，所谓天枢也。故上胜而下俱病者，以地名之[③]；下胜而上俱病者，以天名之。所谓胜至，报气屈伏而未发也[④]；复至，则不以天地异名，皆如复气为法也。

…………

帝曰：复而反病，何也？岐伯曰：居非其位，不相得也。大复其胜，则主胜之，故反病也，所谓火燥热也。帝曰：治之何如？岐伯曰：夫气之胜也，微者随之，甚者制之。气之复也，和者平之，暴者夺之。皆随胜气，安其屈伏，无问其数，以平为期，此其道也。

【词解】

①身半以上，其气三矣，天之分也，天气主之；身半以下，其气三：马注云：“帝疑六气之在人身分为上下，伯言身半以上为天，其气有三：少阴君火，应心与小肠；阳明燥金，应肺与大肠；少阳相火，应三焦与心包络。乃天之分也，而天之气主之。身半以下为地，其气亦有三：太阴湿土，应脾与胃；厥阴风木，应肝与胆；太阳寒水，应肾与膀胱。乃地之分也，而地之气主之。”

②以名命气，以气命处，而言其病：名，指三阴三阳。气，指六气。三阴三阳为六气之标，故曰“以名命气”。六气与人身脏腑相应，而人身脏气各有定位，察其气之上下左右，则病处可指而言之，故曰“以气命处，而言其病”。

③上胜而下俱病者，以地名之：谓上部之气胜而病及下部者，即以下部之名命其病处。如上部阳明之气胜，而下部厥阴之气病，则病处为风木肝胆。下文“下胜而上俱病者”，可以此类推。

④所谓胜至，报气屈伏而未发也：报气，即复气。此句谓上文“以地名之”“以天名之”是指胜气为病，复气未发之时而言。

（四）

…………

帝曰：气有多少，病有盛衰，治有缓急，方有大小，愿闻其约[①]，奈何？岐伯曰：气有高下，病有远近，证有中外，治有轻重，适其至所为故[②]也。《大要》曰：君一臣二，奇之制也；君二臣四，偶之制也；君二臣三，奇之制也；君二臣六，偶之制也。故曰：近者奇之，远者偶之；汗者不以奇，下者不以偶，补上治上制以缓，补下治下制以急。急则气味厚，缓则气味薄，适其至所，此之谓也。病所远，而中道气味乏者，食而过之，无越其制度也。是故平气之道，近而奇偶，制小其服也；远而奇偶，制大其服也。大则数少，小则数多。多则九之，少则二之。奇之不去，则偶之，是谓重方。偶之不去，则反佐以取之，所谓寒热温凉，反从其病也。

【词解】

①约：犹准则也。

②适其至所为故：王注云："脏位有高下，腑气有远近，病证有表里，药用有轻重，调其多少，和其紧慢，令药气至病所为故，勿太过与不及也。"

（五）

…………

帝曰：善。六气之胜，何以候之？岐伯曰：乘其至也。清气大来，燥之胜也，风木受邪，肝病生焉。热气大来，火之胜也，金燥受邪，肺病生焉。寒气大来，水之胜也，火热受邪，心病生焉。湿气大来，土之胜也，寒水受邪，肾病生焉。风气大来，木之胜也，土湿受邪，脾病生焉。所谓感邪而生病也。乘年之虚①，则邪甚也。失时之和②，亦邪甚也。遇月之空③，亦邪甚也。重感于邪，则病危矣。有胜之气，其必来复也。

帝曰：其脉至何如？岐伯曰：厥阴之至，其脉弦；少阴之至，其脉钩；太阴之至，其脉沉；少阳之至，大而浮；阳明之至，短而涩；太阳之至，大而长。至而和则平，至而甚则病，至而反者病，至而不至者病，未至而至者病，阴阳易④者危。

【词解】

①乘年之虚：谓岁气不及，则邪气乘其虚。

②失时之和：谓六位之气主客不和。

③遇月之空：月之空，即月郭空。《素问·八正神明论》云："月始生，则血气始精，卫气始行。月郭满则血气实，肌肉坚。月郭空，则肌肉减，经络虚，卫气去，形独居。"

④阴阳易：阳位见阴脉，阴位见阳脉，阴阳易位而见，故曰"阴阳易"。

（六）

帝曰：六气标本，所从不同，奈何？岐伯曰：气有从本者，有从标本者，有不从标本者也。帝曰：愿卒闻之。岐伯曰：少阳太阴从本①，少阴太阳从本从标②，阳明厥阴不从标本，从乎中③也。故从本者，化生于本④；从标本者，有标本之化；从中者，以中气为化也。帝曰：脉从而病反者，其诊何如？岐伯曰：脉至而从，按之不鼓，诸阳皆然。帝曰：诸阴之反⑤，其脉何如？岐伯曰：脉至而从，按之鼓甚而盛也。是故百病之起，有生于本者，有生于标者，有生于中气者。有取本而得者，有取标而得者，有取中气而得者，有取标本而得者，有逆取而得者，有从取而得者。逆，正顺也。若顺，逆也。故曰：知标与本，用之不殆，明知逆顺，正行无问⑥，此之谓也。

【词解】

①少阳太阴从本：少阳本火而标阳，太阴本湿而标阴。二者均属标本同气，故两经经病之化，

皆从乎本。

②少阴太阳从本从标：少阴本热标阴，而中见为太阳寒气；太阳本寒而标阳，而中见为少阴热气。二者均为标本异气，且互为中见，而有水火阴阳之悬殊，本标不得同化，故两经经病之化，或从标或从本。

③阳明厥阴不从标本，从乎中：阳明之中见为太阴湿气，厥阴之中见为少阳火气。燥从湿化，木从火化，亦物理之常，故二者均不从标本，而从乎中气。

④化生于本：化生，谓病之化生。王注云："化，谓气化之元主也。有病以元主气，用寒热治之。"

⑤诸阴之反：谓诸阴之脉从病反者。

⑥正行无问：《类经》云："正行，执中而行，不偏不倚也。无问，无所疑问以资惑乱也。"

（七）

…………

帝曰：善。夫百病之生也，皆生于风寒暑湿燥火，以之化之变[①]也。经言盛者泻之，虚者补之。余锡[②]以方士，而方士用之尚未能十全，余欲令要道必行，桴鼓相应，犹拔刺雪汙[③]，工巧神圣，可得闻乎？岐伯曰：审察病机，无失气宜，此之谓也。

帝曰：愿闻病机何如？岐伯曰：诸风掉眩，皆属于肝；诸寒收引，皆属于肾；诸气膹郁，皆属于肺；诸湿肿满，皆属于脾；诸热瞀瘛，皆属于火；诸痛痒疮，皆属于心；诸厥固泄，皆属于下；诸痿喘呕，皆属于上；诸禁鼓栗，如丧神守，皆属于火；诸痉项强，皆属于湿；诸逆冲上，皆属于火；诸胀腹大，皆属于热；诸躁狂越，皆属于火；诸暴强直，皆属于风；诸病有声，鼓之如鼓，皆属于热；诸病胕肿，疼酸惊骇，皆属于火；诸转反戾，水液浑浊，皆属于热；诸病水液，澄澈清冷，皆属于寒；诸呕吐酸，暴注下迫，皆属于热。故《大要》曰：谨守病机，各司其属，有者求之，无者求之，盛者责之，虚者责之，必先五胜[④]，疏其血气，令其调达，而致和平，此之谓也。

【词解】

①之化之变：气之正者，为化；邪者，为变。气之邪正，皆由风、寒、暑、湿、燥、火，故曰"之化之变"。

②锡：赐予的意思。

③汙：原本作"汗"，诸本作"汙"，作"汙"为是，今改。

④五胜：王注云："五胜，五行更胜也。"

（八）

帝曰：善。五味阴阳之用，何如？岐伯曰：辛甘发散为阳，酸苦涌泄为阴，咸味涌泄为阴，淡味渗泄为阳。六者，或收或散，或缓或急，或燥或润，或耎或坚，以所利而行之，调其气，使其平也。

帝曰：非调气而得者，治之奈何？有毒无毒，何先何后？愿闻其道。岐伯曰：有毒无毒，所治为主，适大小为制也。帝曰：请言其制。岐伯曰：君一臣二，制之小也；君一臣三佐五，制之中也；君一臣三佐九，制之大也。寒者热之，热者寒之，微者逆之，甚者从之，坚者削之，客者除之，劳者温之，结者散之，留者攻之，燥者濡之，急者缓之，散者收之，损者温之，逸者行之，惊者平之，上之下之，摩之浴之，薄之劫之，开之发之，适事为故。

帝曰：何谓逆从？岐伯曰：逆者正治，从者反治，从少从多，观其事也。帝曰：反治何谓？岐伯曰：热因热用，寒因寒用①，塞因塞用，通因通用，必伏其所主，而先其所因，其始则同，其终则异，可使破积，可使溃坚，可使气和，可使必已。帝曰：善。气调而得者，何如？岐伯曰：逆之，从之，逆而从之，从而逆之，疏气令调，则其道也。

帝曰：善。病之中外，何如？岐伯曰：从内之外者，调其内；从外之内者，治其外；从内之外而盛于外者，先调其内，而后治其外；从外之内而盛于内者，先治其外，而后调其内；中外不相及，则治主病。

【词解】

①热因热用，寒因寒用：即以热治热，以寒治寒。原本作“热因寒用，寒因热用”，今据下文“塞因塞用，通因通用”之例改。

（九）

…………

帝曰：论言治寒以热，治热以寒，而方士不能废绳墨而更其道也。其病热者，寒之而热；有病寒者，热之而寒。二者皆在，新病复起，奈何治？岐伯曰：诸寒之而热者取之阴，热之而寒者取之阳，所谓求其属也。

帝曰：善。服寒而反热，服热而反寒，其故何也？岐伯曰：治其王气，是以反也。帝曰；不治王而然者何也？岐伯曰：悉乎哉问也！不治，五味属也。夫五味入胃，各归所喜，故①酸先入肝，苦先入心，甘先入脾，辛先入肺，咸先入肾。久而增气，物化之常也。气增而久，夭之由也。

…………

【词解】

①故：原作“攻”，张义作“故”，查林校《素问·宣明五气》所引此文“攻”作“故”，“故”字是，今改。

《灵枢》

一、九针十二原第一

本篇有九针、十二原穴之论，故以“九针十二原”名篇。

本篇首先论述上工守神、守机，粗工守形、守关，迎、随、徐、疾、补、泻、候气的针刺手法及适应病证；其次讨论九针的名称、形状和用途，以及五俞的循行趋向和十二原穴的名称及所属之经；最后指出了用针必观色、察脉、视病之轻重，以及若治反其病则反为害等注意事项。

（一）

黄帝问于岐伯曰：余子万民，养百姓，而收其租税。余哀其不给，而属有疾病。余欲勿使被毒药，无用砭石，欲以微针①通其经脉，调其血气，营其逆顺出入之会②。令可传于后世，必明为之法。令终而不灭，久而不绝，易用难忘，为之经纪③；异其章④，别其表里，为之终始；令各有形⑤，先立针经⑥。愿闻其情。

岐伯答曰：臣请推而次之，令有纲纪，始于一，终于九焉⑦。请言其道。小针之要，易陈而难入⑧，粗守形，上守神⑨，神乎，神客在门⑩，未睹其疾，恶知其原？刺之微，在速迟⑪，粗守关，上守机⑫，机之动，不离其空⑬，空中之机，清静而微⑭，其来不可逢，其往不可追⑮。知机之道者，不可挂以发⑯。不知机道，叩之不发⑰。知其往来，要与之期⑱，粗之暗乎，妙哉工独有之⑲。往者为逆，来者为顺⑳，明知逆顺，正行无问。逆而夺之，恶得无虚，追而济之，恶得无实，迎之随之㉑，以意和之，针道毕矣。

【词解】

①微针：简灵云：“微针，小针，盖谓九针中之毫针。”

②营其逆顺出入之会：简灵云：“营，运也。”张注云：“皮肤经脉之血气，有逆顺之行，有出入之会。”

③经纪：张注云：“经，径也。纪，维也。”经纪，即纲纪之义。

④异其章：异，分也。异其章，谓分别条理，以成章程法度。

⑤令各有形：谓应规定所用之九针的具体形状。

⑥针经：《类经》云：“《灵枢》即名《针经》，义本诸此。”

⑦始于一，终于九焉：《类经》云：“始于一，终于九，天地之全数也。”

⑧易陈而难入：《类经》云：“易陈者，常法易言也。难入者，精微难及也。”

⑨粗守形，上守神：形，指刺法。神，指血气。马注云：“下工泥于形迹，徒守刺法；上工则

守人之神。凡人之血气虚实，可补可泻，一以其神为主，不但用此针法而已也。”

⑩神乎，神客在门：《灵枢·小针解》云：“神客者，正邪共会也。神者，正气也。客者，邪气也。在门者，邪循正气之所出入也。”诸家注本皆以“神乎神”为句。《类经》云：“神，正气也。客，邪气也。神乎神，言正气盛衰当辨于疑似也。客在门，言邪气之往来当识其出入也。”马注云：“所谓神者，人之正气也。神乎哉，此正气不可不守也。邪气之所感有时，如客气之往来有期，名之曰客。客在门者，邪客于各经之门户也。”

⑪刺之微，在速迟：马注云：“刺之微妙，在于速迟。速迟者，即用针有疾徐之意也。”

⑫粗守关，上守机：《灵枢·小针解》云：“粗守关者，守四肢而不知血气正邪之往来也。上守机者，知守气也。”按，守机，指候气而言。

⑬不离其空：空，同“孔”，即孔穴。《灵枢·小针解》云：“不离其空者，知气之虚实，用针之徐疾也。”

⑭空中之机，清静而微：马注云：“气有虚实，而用针有疾徐，故空中之机，至清至静至微。针下既已得气，当密意守之勿失也。”

⑮其来不可逢，其往不可追：《类经》云：“来不可逢，勿补其实也；往不可追，勿泻其虚也。”

⑯不可挂以发：《灵枢·小针解》云：“言气易失也。”张注云：“静守于来往之间而补泻之，少差毫发之间则失矣。”

⑰叩之不发：《灵枢·小针解》云：“言不知补泻之意也。血气已尽而气不下也。”

⑱知其往来，要与之期：《灵枢·小针解》云：“知其往来者，知气之逆顺盛虚也。要与之期者，知气之可取之时也。”

⑲粗之暗乎，妙哉工独有之：《灵枢·小针解》云：“粗之暗者，冥冥不知气之微密也。妙哉！工独有之者，尽知针意也。”

⑳往者为逆，来者为顺：《灵枢·小针解》云：“往者为逆者，言气之虚而小，小者逆也。来者为顺者，言形气之平，平者顺也。”

㉑逆而夺之，恶得无虚，追而济之，恶得无实，迎之随之：《难经·七十九难》“逆”作“迎”，“追”作“随”。《针灸甲乙经》及《灵枢·小针解》“逆”亦作“迎”。按，古“追”与“随”通、“逆”与“迎”通。《类经》云：“逆其气至而夺之，泻其实也，恶得无虚？随其气去而济之，补其虚也，恶得无实？故泻必因吸内针，补必因呼内针，此即迎来随去之义。”

（二）

凡用针者，虚则实之，满则泄之，宛陈则除之①，邪胜则虚之②。《大要》曰：徐而疾则实，疾而徐则虚③。言实与虚，若有若无④；察后与先，若存若亡⑤；为虚与实，若得若失⑥。

虚实之要，九针最妙，补泻之时⑦，以针为之。泻曰，必持内之，放而出之，排阳得针，邪气得泄⑧。按而引针，是谓内温⑨，血不得散，气不得出也。补曰随之，随之意若妄之⑩，若行若按⑪，如蠡虻止[12]，如留如还，去如弦绝[13]，令左属右，其气故止，外门已闭，中气乃实，必无留血，急取诛之[14]。

持针之道，坚[15]者为宝。正指直刺，无针左右[16]，神在秋毫[17]，属意病者[18]，审视血脉者，刺之无殆。方刺之时，必在悬阳，及与两卫[19]，神属勿去，知病存亡。血脉者，在腧横居[20]，视之独澄，切之独坚。

【词解】

①宛陈则除之：《灵枢·小针解》云："去血脉也。"《素问·针解》云："出恶血也。"

②邪胜则虚之：《灵枢·小针解》云："言诸经有盛者，皆泻其邪也。"《素问·针解》云："邪胜则虚之者，出针勿按。"

③徐而疾则实，疾而徐则虚：《灵枢·小针解》云："徐而疾则实者，言徐内而疾出也。疾而徐则虚者，言疾内而徐出也。"《素问·针解》云："徐而疾则实者，徐出针而疾按之；疾而徐则虚者，疾出针而徐按之。"徐、疾所指不同，故两说义别。

④言实与虚，若有若无：《类经》云："实之与虚，在有气无气耳。气本无形，故若有若无。善察之者，神悟于有无之间也。"

⑤察后与先，若存若亡：《灵枢·小针解》云："察后与先，若亡若存者，言气之虚实、补泻之先后也，察其气之已下与常（同'尚'）存也。"《类经》云："察后与先，求病所急而治分先后也；若存若亡，察气之行与不行，以为针之去留也。"

⑥为虚与实，若得若失：《灵枢·小针解》云："言补者，佖（音弼，满也）然若有得也，泻则怳（与'恍'同，失意貌）然若有失也。"

⑦补泻之时：《素问·针解》云："补泻之时者，与气开阖相合也。"

⑧泻曰，必持内之，放而出之，排阳得针，邪气得泄：《类经》云："凡用泻者，必持内之，谓持之坚而入之锐也。放而出之，谓因其气来，出之疾而按之徐也。故可排开阳道以泄邪气。"按，《针灸甲乙经》"泻曰"下，"必持内之"上，有"迎之，迎之意"五字，"得针"作"出针"。《素问·离合真邪论》王冰注引此文同。

⑨按而引针，是谓内温：引，退也。引针，即出针。温，当读作蕴。此言泻法出针时不宜按穴，若按住孔穴，会使邪气蕴蓄于内而不得散泄。

⑩意若妄之：《针灸甲乙经》"妄"作"忘"。《素问·离合真邪论》王冰注引此文同。意若妄之，谓补法当尽量减少刺激，使患者若无其事。

⑪若行若按：按，止也。若行若按，谓进针转针，当缓缓而行。

⑫如蠡虻止：蠡，古"蚊"字。马注云："如蚊虻止于其中。"

⑬去如弦绝：《类经》云："轻且捷也。"马注云："及针将去时如弦之绝，即始徐而终疾者也。"

⑭必无留血，急取诛之：谓因虚用补法，不会有留血；如有留血，当即用针刺去之。

⑮坚：谓持针坚定。

⑯正指直刺，无针左右：谓持针宜端正，直刺而下，不可偏左偏右。

⑰神在秋毫：《孟子》云："明足以察秋毫之末。"朱注云："毛至秋而末锐，小而难见也。"故喻事物之细微者曰"秋毫"。《类经》云："医之神见，在悉秋毫，必精必确。"

⑱属意病者：《素问·针解》云："神无营于众物者，静志观病人，无左右视也。"

⑲方刺之时，必在悬阳，及与两卫：《针灸甲乙经》"必"作"心"，"卫"作"衡"。《类经》云："悬，犹言举也。阳，神气也。凡刺之时，必先举神气为主，故曰悬阳。两卫者，卫气在阳，肌表之卫也。脾气在阴，脏腑之卫也。二者皆神气所居，不可伤犯，凡用针者，首宜顾此。故曰两卫。《师传篇》云：脾者主为卫。"一说，在，察也；悬阳，谓日月，在此指两目，两目高居头部，犹天之有日月也。卫，当从《针灸甲乙经》作"衡"。衡，即眉目之间。此句之意为针刺之时，必察两目及眉目之间，其与《素问·针解》"必正其神者，欲瞻病人目，制其神，令气易行也"同义。

⑳在腧横居：谓有血络横于经腧。

（三）

九针之名，各不同形。一曰镵[①]针，长一寸六分；二曰员针，长一寸六分；三曰鍉[②]针，长三寸半；四曰锋针，长一寸六分；五曰铍[③]针，长四寸，广二分半；六曰员利针，长一寸六分；七曰毫针，长三寸六分[④]；八曰长针，长七寸；九曰大针，长四寸。镵针者，头大末锐，去泻阳气[⑤]；员针者，针如卵形[⑥]，揩摩分间[⑦]，不得伤肌肉，以泻分气[⑧]；鍉针者，锋如黍粟之锐，主按脉勿陷，以致其气[⑨]；锋针者，刃三隅，以发痼疾[⑩]；铍针者，末如剑锋，以取大脓；员利针者，大如氂[⑪]，且员且锐，中身微大，以取暴气[⑫]；毫针者，尖如蚊虻喙，静以徐往，微以久留之而养，以取痛痹；长针者，锋利身薄，可以取远痹[⑬]；大针者，尖如梃[⑭]，其锋微员，以泻机关之水也[⑮]。九针毕矣。

【词解】

①镵：音巉。《说文解字》云："镵，锐器也。"

②鍉：音的，与"镝"通，即箭镞。

③铍：音披。《说文解字》云："铍，大针也。"

④毫针，长三寸六分：《灵枢·九针论》及《针灸甲乙经》均作"长一寸六分"。简灵引《吴氏尊经集》云："毫针又名小针，取用益多，犹布帛菽粟为日用之所急也。"

⑤去泻阳气：《灵枢·九针论》云："令无得深入，而阳气出。"又云："主热在头身也。"

⑥针如卵形：《灵枢·九针论》云："筩其身而卵其锋。"

⑦揩摩分间：分间，分肉之间。《灵枢·九针论》云："令无得伤肉分，伤则气得竭。"

⑧以泻分气：《灵枢·九针论》云："主治分间气。"

⑨主按脉勿陷，以致其气：《灵枢·九针论》云："令可以按脉勿陷，以致其气，令邪气独出。"又云："主按脉取气，令邪出。"

⑩以发痼疾：《灵枢·九针论》云："令可以泻热出血，而痼疾竭。"又云："主痈热出血。"

⑪氂：音厘，又音毛，此处作长毛解。

⑫以取暴气：《类经》云："暴气，痹气之暴发也。"

⑬锋利身薄，可以取远痹：《灵枢·九针论》云："八风伤人，内舍于骨解腰脊节腠理之间，为深痹也。故为之治针，必长其身，针其末，可以取深邪远痹。"

⑭梃：音挺，棍棒之类。

⑮以泻机关之水也：《灵枢·官针》云："病水肿不能通关节者，取以大针。"

（四）

夫气之在脉也，邪气在上，浊气在中，清气在下[①]。故针陷脉则邪气出，针中脉则浊气出[②]，针太深则邪气反沉，病益[③]。故曰：皮肉筋脉各有所处，病各有所宜，各不同形，各以任其所宜。无实无虚，损不足而益有余，是谓甚病，病益甚。取五脉者死，取三脉者恇[④]；夺阴者死，夺阳者狂[⑤]。针害毕矣。

刺之而气不至，无问其数。刺之而气至，乃去之，勿复针。针各有所宜，各不同形，各任其所为。刺之要，气至而有效，效之信，若风之吹云，明乎若见苍天。刺之道毕矣。

【词解】

①邪气在上，浊气在中，清气在下：马注云："凡风寒暑雨之邪，由上感之，故曰邪气在上也。"《灵枢·小针解》云："邪气在上者，言邪气之中人也高，故邪气在上也。浊气在中者，言水谷皆入于胃，其精气上注于肺，浊溜于肠胃，言寒温不适，饮食不节，而病生于肠胃，故命曰浊气在中也。清气在下者，言清湿地气之中人也，必从足始，故曰清气在下也。"

②故针陷脉则邪气出，针中脉则浊气出：《灵枢·小针解》云："针陷脉则邪气出者，取之上。针中脉则浊气出者，取之阳明合也。"张注云："陷脉，额颅之脉显陷于骨中，故针陷脉则阳气之表邪去矣。"《类经》云："诸经孔穴，多在陷者之中。……故凡欲去寒邪，须刺各经陷脉，则经气行而邪气出，乃所以取阳邪之在上者。""阳明合穴，足三里也。刺之可以清肠胃，故能取浊气之在中者。"按，《灵枢·邪气脏腑病形》云："荥输治外经，合治内府。"疑"取之上"即取其荥输也。

③针太深则邪气反沉，病益：《针灸甲乙经》"益"下有"甚"字，于义为顺。

④取五脉者死，取三脉者恇：五脉，指五脏之脉。三脉，指三阳脉。恇，音匡，怯弱也。《灵枢·小针解》云："取五脉者死，言病在中，气不足，但用针尽大泻其诸阴之脉也。取三阳之脉者，唯言尽泻三阳之气，令病人恇然不复也。"

⑤夺阴者死，夺阳者狂：《灵枢·小针解》云："夺阴者死，言取尺之五里五往者也。夺阳者狂，正言也。"《类经》云："夺阴者死，夺脏气也。尺之五里，尺泽后之五里也，手阳明经穴，禁刺者也。""正言，即如上文取三阳之谓。"

（五）

黄帝曰：愿闻五脏六腑所出之处。岐伯曰：五脏五腧，五五二十五腧；六腑六腧，六六三十六腧。经脉十二，络脉十五，凡二十七气以上下①。所出为井②，所溜为荥③，所注为腧④，所行为经⑤，所入为合⑥。二十七气所行，皆在五腧也。

节之交，三百六十五会，知其要者，一言而终，不知其要，流散无穷。所言节者，神气⑦之所游行出入也，非皮肉筋骨也。

【词解】

①凡二十七气以上下：经脉十二，络脉十五，故云凡二十七气。此二十七气脉，通行出入于周身上下手足之间。

②所出为井：马注云："其始所出之穴名为井穴，如水之所出从山下之井始也。"《难经·六十三难》杨玄操注云："凡脏腑皆以井为始。井者，谓谷井尔，非谓掘作之井。山谷之中，泉水初出之处，名之曰井。井者，主出之义也。"

③所溜为荥：溜，水流貌。《难经·六十三难》杨玄操注云："泉水既生，留停于近，荥迂未成大流，故名之曰荥。荥者，小水之状也。"

④所注为腧：《类经》云："注，灌注也；腧，输运也。脉注于此而输于彼，其气渐盛也。"《针灸甲乙经》"所注为腧"下有"所过为原"一句。

⑤所行为经：《类经》云："脉气大行，经营于此，其气正盛也。"

⑥所入为合：《类经》云："脉气至此，渐为收藏，而入合于内也。"《难经·六十三难》杨玄操注云："经行既达，合会于海，故名之曰合。合者，会也。"

⑦神气：指血气。《素问·八正神明论》云："血气者，人之神。"

（六）

睹其色，察其目，知其散复①。一其形，听其动静②，知其邪正③。右主推之，左持而御之④，气至而去之⑤。

凡将用针，必先诊脉，视气之剧易，乃可以治也。五脏之气已绝于内，而用针者反实其外，是谓重竭⑥。重竭必死，其死也静。治之者，辄反其气，取腋与膺⑦。五脏之气已绝于外，而用针者反实其内，是谓逆厥⑧。逆厥则必死，其死也躁。治之者，反取四末⑨。

刺之害，中而不去则精泄⑩，不中而去则致气⑪。精泄则病益甚而恇，致气则生为痈疡。

【词解】

①知其散复：《类经》云："神完则气复，神失则气散。故察其目色，即可知病之存亡也。"

②一其形，听其动静：一，专心一志。形，指病人之形证。听，判断也。动静，犹言情况。

③邪正：《灵枢·小针解》云："知其邪正者，知论虚邪与正邪之风也。"

④右主推之，左持而御之：《灵枢·小针解》云："言持针而出入也。"马注云："右手主于推之，所以入此针也。左手则持针而御之，然后可以出此针也。"

⑤气至而去之：《灵枢·小针解》云："言补泻气调而去之也。"马注云："候其补泻已调，气之已至，始去其针也。"

⑥重竭：《类经》云："脏气已绝于内，阴虚也。反实其外，误益阳也。益阳则愈损其阴，是重竭也。阴竭必死。"

⑦取腋与膺：《类经》云："腋与膺，皆脏脉所出。气绝于内而复取之，则致气于外而阴愈竭矣。"

⑧逆厥：《灵枢·小针解》云："所谓五脏之气已绝于外者，脉口气外绝不至，反取四末之输，有留针以致其阴气，阴气至则阳气反入，入则逆，逆则死矣。"《类经》云："脏气已绝于外，阳虚也。反实其内，误补阴也。助阴则阳气愈竭，故致四逆而厥。"

⑨反取四末：《类经》云："四末为诸阳之本。气绝于外而取其本，则阴气至而阳愈陷矣。"

⑩刺之害，中而不去则精泄：中，谓中病。中病当立即出针，若中病而不出针，则过伤其气。精为气之原，气伤故曰精泄。

⑪不中而去则致气：不，原本作"害"。《灵枢·寒热病》、周评本《太素》"害"均作"不"。《类经》云："不中而去，去针太早也。"针未中病则邪气未除，邪气未除而出针，致令气血积滞于针刺之处，故曰"致气"。

（七）

五脏有六腑，六腑有十二原，十二原出于四关[①]，四关主治五脏，五脏有疾，当取之十二原。十二原者，五脏之所以禀三百六十五节气味也[②]。五脏有疾也，应出十二原。十二原各有所出。明知其原，睹其应，而知五脏之害矣。阳中之少阴，肺也，其原出于太渊[③]，太渊二。阳中之太阳，心也，其原出于大陵[④]，大陵二。阴中之少阳，肝也，其原出于太冲[⑤]，太冲二。阴中之至阴，脾也，其原出于太白[⑥]，太白二。阴中之太阴，肾也，其原出于太溪[⑦]，太溪二。膏之原，出于鸠尾，鸠尾一。肓之原，出于脖胦[⑧]，脖胦一。凡此十二原者，主治五脏六腑之有疾者也。

【词解】

①四关：即两肘、两膝，乃周身骨节之关也。

②十二原者，五脏之所以禀三百六十五节气味也：《类经》云："此十二原者，乃五脏之气所注，三百六十五节气味之所出也。故五脏有疾者，其气必应于十二原，而各有所出。"

③太渊：位于掌后陷者中，为肺经输穴。阴经无原，输穴代之。余仿此。

④大陵：《类经》云："按，大陵系手厥阴心主输穴也。《邪客篇》，帝曰：手少阴之脉独无输何也？岐伯曰：少阴，心脉也。心者，五脏六腑之大主也，精神之所舍也，其脏坚固，邪弗能容也，容之则心伤，心伤则神去，神去则死矣。故诸邪之在于心者，皆在于心之包络。包络者，心主之脉，故此言大陵也。大陵二穴，在掌后骨下两筋间。"

⑤太冲：肝经输穴。马注云，太冲位于"足大指本节后二寸，动脉应手陷中"。

⑥太白：脾经输穴。马注云，太白位于"足大指内侧，内踝前核骨下陷中"。

⑦太溪：肾经输穴。马注云，太溪位于"足内踝后跟骨上，动脉陷中"。

⑧脖胦：音勃央。《类经》云："脖胦，即下气海，一名下肓，在脐下一寸半，任脉穴。"

（八）

胀取三阳，飧泄取三阴[①]。

今夫五脏之有疾也，譬犹刺也，犹污也，犹结也，犹闭[②]也。刺虽久，犹可拔也；污虽久，犹可雪也；结虽久，犹可解也；闭虽久，犹可决也。或言久疾之不可取者，非其说也。夫善用针者，取其疾也，犹拔刺也，犹雪污也，犹解结也，犹决闭也。疾虽久，犹可毕也。言不可治者，未得其术也。

刺诸热者，如以手探汤[③]；刺寒清者，如人不欲行[④]。阴有阳疾者[⑤]，取之下陵三里[⑥]，正往无殆，气下乃止，不下复始也[⑦]。疾高而内者，取之阴之陵泉[⑧]；疾高而外者，取之阳之陵泉也[⑨]。

【词解】

①胀取三阳，飧泄取三阴：《类经》云："胀，腹胀也。飧泄，完谷不化也。病胀者，当取足之三阳，即胃、胆、膀胱三经也。飧泄者，当取足之三阴，即脾、肝、肾三经也。"

②闭：原本作"閇"，为"闭"之俗字，今改之。下同。

③如以手探汤：谓速刺也。与下文"如人不欲行"相对。

④刺寒清者，如人不欲行：《类经》云："如人不欲行者，有留恋之意也。阴寒凝滞，得气不易，故宜留针若此。"张注云："寒清者，内因之虚寒，宜深取之，静以守气，故如人不欲行也。"

⑤阴有阳疾者：《类经》云："热在阴分也。"张注云："阳邪而入于内也。"

⑥下陵三里：马注云："即三里穴，系四字一名。"

⑦正往无殆，气下乃止，不下复始也：《类经》云："殆、怠同。气下，邪气退也；如不退，当复刺之。"全句谓要正确地施行针术，不可疏忽懈怠，邪气退，方可止针，若不退，应持续针治。

⑧疾高而内者，取之阴之陵泉：《类经》云："疾高者，在上者也，当下取之。然高而内者属脏，故当取足太阴之阴陵泉。"

⑨疾高而外者，取之阳之陵泉也：《类经》云："高而外者属腑，故当取足少阳之阳陵泉也。"

二、邪气脏腑病形第四

本篇着重讨论邪中脏腑和病形的问题，所以篇名"邪气脏腑病形"。

本篇认为邪气中人的部位有中阴、中阳、中脏、中腑的区别，并指出进行诊察时，应色、脉、尺肤三者合参，不可偏执。此外，其还叙述了缓、急、大、小、滑、涩六种脉象与五脏病证的关系，六腑病证，取穴方法及针刺大法。

（一）

黄帝问于岐伯曰：邪气之中人也，奈何？岐伯答曰：邪气之中人高也[①]。黄帝曰：高下有度乎？岐伯曰：身半已上者，邪中之也；身半已下者，湿中之也。故曰：邪之中人也，无有常，中于阴则溜[②]于腑，中于阳则溜于经。

【词解】

①邪气之中人高也：张注云："邪气者，风雨寒暑，天之邪也，故中人也高。湿乃水土之气，故中于身半以下。此天地之邪中于人身，而有上下之分。"

②溜：作"流"解。马注云："溜，当作'流'。"

黄帝曰：阴之与阳也，异名同类，上下相会，经络之相贯，如环无端。邪之中人，或中于阴，或中于阳，上下左右，无有恒常，其故何也？岐伯曰：诸阳之会，皆在于面。中人也，方乘虚时，及新用力，若[①]饮食汗出腠理开，而中于邪。中于面，则下阳明；中于项，则下太阳；中于颊，则下少阳；其中于膺[②]背两胁，亦中其经。

黄帝曰：其中于阴，奈何？岐伯答曰：中于阴者，常从臂胻始。夫臂与胻，其阴皮薄，其肉淖泽，故俱受于风，独伤其阴。

黄帝曰：此故伤其脏乎？岐伯答曰：身之中于风也，不必动脏。故邪入于阴经，则其脏气实，邪气入而不能客[③]，故还之于腑。故中阳则溜于经，中阴则溜于腑。

【词解】

①若：犹或也。

②膺：音应，胸前两旁肌肉隆起之处。

③客：一作"容"，义通。

黄帝曰：邪之中人脏，奈何？岐伯曰：愁忧恐惧则伤心，形寒寒饮则伤肺，以其两寒相感，中外皆伤[①]，故气逆[②]而上行。有所堕坠，恶血留内，若有所大怒，气上而不下，积于胁下，则伤肝。有所击仆，若醉入房，汗出当风，则伤脾。有所用力举重，若入房过度，汗出浴水，则伤肾。黄帝曰：五脏之中风，奈何？岐伯曰：阴阳俱感，邪乃得往[③]。黄帝曰：善哉！

【词解】

①中外皆伤：外，指形寒，即外感风寒。中，指寒饮，即食饮寒凉。因肺主皮毛，其脏畏寒，故中外感寒，两伤于肺。

②逆：原本作"道"。今从《脉经》《太素》作"逆"。

③阴阳俱感，邪乃得往：谓阴经、阳经俱感受邪气，邪气才容易侵入内脏。

（二）

黄帝问于岐伯曰：首面与身形也，属骨连筋，同血合于气耳。天寒则裂地凌[①]冰，其卒寒，或手足懈惰，然而其面不衣，何也？岐伯答曰：十二经脉，三百六十五络，其血气皆上于面而走空窍，其精阳气[②]上走于目而为睛，其别气走于耳而为听[③]，其宗气上出于鼻而为臭，其浊气[④]出于胃、走唇舌而为味，其气之津液皆上熏于面而[⑤]皮又厚，其肉坚，故天气甚寒不能胜之也。

【词解】

①凌：积冰也。

②精阳气：《类经》云："精阳气者，阳气之精华也。故曰五脏六腑之精气皆上注于目而为之精。"

③别气走于耳而为听：《类经》云："别气者，旁行之气也。气自两侧上行于耳，气达则窍聪，所以能听。"

④浊气：《类经》云："浊气，谷气也。谷入于胃，气达于唇舌，所以知味。"

⑤而：《太素》作"面"。

（三）

黄帝曰：邪之中人，其病形何如？岐伯曰：虚邪之中身也，洒淅动形；正邪[①]之中人也微，先见于色，不知于身，若有若无，若亡若存，有形无形，莫知其情。黄帝曰：善哉！

【词解】

①正邪：谓八方之正风，即当令之气。

（四）

黄帝问于岐伯曰：余闻之，见其色，知其病，命曰明。按其脉，知其病，命曰神。问其病，知其处，命曰工。余愿闻见而知之，按而得之，问而极之，为之奈何？岐伯答曰：夫色脉与尺之相应也，如桴[①]鼓影响之相应也，不得相失也，此亦本末根叶之出候也，故根死则叶枯矣。色脉形肉，不得相失也。故知一则为工，知二则为神，知三则神且明矣。

黄帝曰：愿卒闻之。岐伯答曰：色青者，其脉弦也；赤者，其脉钩也；黄者，其脉代也；白者，其脉毛；黑者，其脉石。见其色而不得其脉，反得其相胜之脉[②]则死矣，得其相生之脉[③]则病已矣。

【词解】

①桴：音浮，鼓槌也。

②得其相胜之脉：如色青而见毛脉为金克木、色赤而见石脉为水克火之类。

③得其相生之脉：如色青而见石脉为水生木、色黄而见毛脉为土生金之类。

（五）

黄帝问于岐伯曰：五脏之所生变化之病形，何如？岐伯答曰：先定其五色五脉之应，其病乃可别也。

黄帝曰：色脉已定，别之奈何？岐伯曰：调其脉之缓、急、小、大、滑、涩，而病变定矣。

黄帝曰：调之奈何？岐伯答曰：脉急者，尺之皮肤亦急；脉缓者，尺之皮肤亦缓；脉小者，尺之皮肤亦减[①]而少气；脉大者，尺之皮肤亦贲而起[②]；脉滑者，尺之皮肤亦滑；脉涩者，尺之皮肤亦涩。凡此变者，有微有甚。故善调尺者，不待于寸；善调脉者，不待于色。能参合而行之者，可以为上工，上工十全九；行二者为中工，中工十全七；行一者为下工，下工十全六。

【词解】

①减：指尺肤瘦小。

②贲而起：尺肤高起之义。《针灸甲乙经》作“亦大”二字，义同。

（六）

黄帝曰：请问脉之缓、急、小、大、滑、涩之病形何如？岐伯曰：臣请言五脏之病变也。

心脉，急甚者为瘛疭；微急为心痛引背，食不下。缓甚为狂笑；微缓为伏梁[①]，在心下，上下行，时唾血。大甚为喉吤；微大为心痹引背，善泪出[②]。小甚为善哕；微小为消瘅。滑甚为善渴；微滑为心疝引脐，小腹鸣[③]。涩甚为喑；微涩为血溢，维厥，耳鸣，颠疾[④]。

【词解】

①伏梁：五积之一。杨注云：“心脉微缓，即知心下热聚，以为伏梁之病。大如人臂，从脐上至于心，伏在心下，下至于脐，如彼桥梁，故曰伏梁。”

②善泪出：《类经》云：“善泪出者，以手少阴之脉，挟咽喉连目系也。”

③心疝引脐，小腹鸣：小腹为小肠部位，心与小肠相表里，脉络相通，故心疝之病，痛引脐腹。

④维厥，耳鸣，颠疾：《类经》云：“维厥者，四维厥逆也，以四肢为诸阳之本而血衰气滞也。为耳鸣，为颠疾者，心亦开窍于耳，而心虚则神乱也。”杨注云：“维厥，血盛阳维脉厥也。阳维上冲，则上实下虚，故为耳鸣颠疾。”

肺脉，急甚为癫疾；微急为肺寒热，怠惰，咳，唾血，引腰背胸，若鼻息肉[①]不通。缓甚为多汗；微缓为痿瘘偏风[②]，头以下汗出不可止。大甚为胫肿；微大为肺痹引胸背，起恶日光[③]。小甚为泄；微小为消瘅。滑甚为息贲[④]上气；微滑为上下出血。涩甚为呕血；微涩为鼠瘘[⑤]，在颈、支腋之间，下不胜其上，其应善酸矣[⑥]。

【词解】

①鼻息肉：鼻中有赘肉。

②痿瘘偏风：痿，即肢体痿软不用之痿证。瘘，《中国医学大辞典》云：“颈肿也。”又，疮之日久生漏管者，亦曰“瘘”。此处之“瘘”指颈肿言。偏风，即半身不遂。

③起恶日光：《类经》云：“起畏日光，以气分火盛而阴精衰也。”

④息贲：贲，音奔。息贲，五积之一。此证使人呼吸迫促，故名。

⑤鼠瘘：瘰疬之别称，生于颈腋之间。

⑥下不胜其上，其应善酸矣：《类经》云：“气滞则阳病，血伤则阴虚，故下不胜其上，而足膝当酸软也。”

肝脉，急甚者为恶言[①]；微急为肥气[②]，在胁下，若覆杯。缓甚为善呕；微缓为水瘕痹[③]也。大甚为内痈，善呕，衄；微大为肝痹，阴缩，咳引小腹。小甚为多饮；微小为消瘅。滑甚为㿗疝[④]；微滑为遗溺。涩甚为溢饮；微涩为瘛挛筋痹。

【词解】

①恶言：《类经》云："肝脉急甚，肝气强也。肝强者多怒少喜，故言多嗔恶也。"

②肥气：五积之一。肝之积曰肥气，因其如肉之肥盛，故名。详见《难经·五十六难》。

③水瘕痹：马注云："肝脉微缓则土不胜水，当成水瘕而为痹也。水瘕者，水积也。"假物成形，聚散无常的，叫作瘕。痹是闭的意思。水瘕痹，即水积腹内而闭塞不通之病。

④㿗疝：㿗，音颓，与"癞"通。㿗疝，是疝气的一种，即阴囊肿痛。

脾脉，急甚为瘛疭；微急为膈中[①]，食饮入而还出，后沃沫[②]。缓甚为痿厥；微缓为风痿，四肢不用，心慧然若无病。大甚为击仆[③]；微大为疝气，腹里大[④]，脓血在肠胃之外。小甚为寒热；微小为消瘅。滑甚为㿗癃[⑤]；微滑为虫毒蛕蝎[⑥]；腹热。涩甚为肠㿗；微涩为内㿗，多下脓血[⑦]。

【词解】

①膈中：即噎膈反胃病。马注云："木邪侮土，其在上为膈中，食饮入而还出，脾气不上通也。"

②食饮入而还出，后沃沫：《类经》云："沃，音屋，水汪然貌。"张注云："脾有寒，不能运化饮食，故为膈中，食饮入而还出，后沃沫。"杨注云："微急者，微寒也；脾气微寒，即脾胃中冷，故食入还呕出，大便沃冷沫也。"按，后，指后阴，杨注为是。

③大甚为击仆：《类经》云："脾主中气。脾脉大甚为阳极，阳极则阴脱，故如击而仆地。"

④腹里大：《脉经》"里"作"裹"，指腹大，裹有脓血，但在肠胃之外，于义为胜。

⑤㿗癃：即㿗证与表现为小便不通的癃证兼见。《类经》云："脾脉滑甚，太阴实热也。太阴合宗筋，故为㿗癃疝。"

⑥蛕蝎：蛕，音义与"蛔""蚘"通。蝎，音歇。《尔雅》云："蝎，木中蠹虫。"蛕蝎，泛指有虫寄生于肠中的虫病。《类经》云："若其微滑，湿热在脾，湿热熏蒸，故生诸虫，及为腹热。"

⑦涩甚为肠㿗；微涩为内㿗，多下脓血：《类经》云："脾脉涩甚而为肠㿗，微涩而为内㿗及多下脓血者，以涩为气滞血伤，而足太阴之别，入络肠胃也。肠㿗、内㿗，远近之分耳。一曰下肿病，盖即疝漏之属。"是二病大致相同。㿗，即"溃"之义，为肠内血伤气滞，溃下脓血之病。

肾脉，急甚为骨癫疾[①]；微急为沉厥[②]，奔豚[③]，足不收，不得前后。缓甚为折脊[④]；微缓为洞[⑤]，洞者食不化，下嗌还出。大甚为阴痿；微大为石水[⑥]，起脐已下至小腹，腄腄然[⑦]，上至胃脘[⑧]，死不治。小甚为洞泄；微小为消瘅。滑甚为癃㿗；微滑为骨痿，坐不能起，起则目无所见。涩甚为大痈；微涩为不月、沉痔[⑨]。

【词解】

①骨癫疾：病名，见《灵枢·癫狂》。

②沉厥：即肾气沉滞而昏厥之证。马注云："盖风邪入肾则为厥，而肾气不足则当沉滞而无知也。"

③奔豚：五积之一。肾之积曰奔豚，其证发于少腹，上至心下，若豚之奔走，故名。

④折脊：杨注云："腰脊痛如折。"

⑤洞：杨注云："肾脉从肾而上贯肝膈，循喉咙，故肾有热气，则下津液不通，上冲喉嗌，通洞不禁，其食入腹还出。"

⑥石水：水病的一种。其症状为少腹肿。见《素问·阴阳别论》。

⑦腄腄然：腄，音垂，重坠的意思。《脉经》《太素》《针灸甲乙经》并作"垂垂然"。

⑧胃脘：原本"脘"作"腕"。《针灸甲乙经》作"脘"。当作"脘"，今改。

⑨沉痔：杨注云："广肠内痔也。沉，内也。"

（七）

黄帝曰：病之六变者，刺之奈何？岐伯答曰：诸急者多寒；缓者多热；大者多气少血；小者血气皆少；滑者阳气盛，微有热；涩者多血少气，微有寒。是故刺急者，深内而久留之；刺缓者，浅内而疾发针①，以去其热；刺大者，微泻其气，无出其血；刺滑者，疾发针而浅内之，以泻其阳气而去其热；刺涩者，必中其脉，随其逆顺而久留之，必先按而循之②，已发针，疾按有痏③，无令其血出，以和其脉。诸小者，阴阳形气俱不足，勿取以针，而调以甘药④也。

【词解】

①发针：指出针。

②按而循之：循，摩按也。脉涩者气血流行不畅，先行按摩可助气血之运行，可使在进针后较易得气。《太素》"按"作"扪"，义通。

③痏：音委，指针瘢，在此作针孔解。

④甘药：《类经》云："愚按，此节阴阳形气俱不足者，调以甘药。甘之一字，圣人用意深矣。盖药食之入，必先脾胃，而后五脏得禀其气。"

（八）

黄帝曰：余闻五脏六腑之气，荥输①所入为合，令何道从入，入安连过②？愿闻其故。岐伯答曰：此阳脉之别入于内，属于腑者③也。黄帝曰：荥输与合，各有名乎？岐伯答曰：荥输治外经，合治内府④。黄帝曰：治内府奈何？岐伯曰：取之于合。黄帝曰：合各有名乎？岐伯答曰：胃合于三里⑤，大肠合入于巨虚上廉⑥，小肠合入于巨虚下廉⑦，三焦合入于委阳⑧，膀胱合入于委中央⑨，胆合入于阳陵泉⑩。黄帝曰：取之奈何？岐伯答曰：取之三里者，低跗取之；巨虚者，举足取之；委阳者，屈伸而索之⑪；委中者，屈而取之；阳陵泉者，正竖膝予之齐⑫，下至委阳之阳⑬取之；取诸外经者，揄申而从之⑭。

【词解】

①荥输：输，古与“腧”“俞”通用。荥输，指五俞的荥穴和输穴。

②入安连过：《类经》云：“五腧之所入为合，即各经之合穴也。然手之三阳复有连属上下、气脉相通者，亦谓之合，故此以入安连过为问。”

③属于腑者：《类经》云：“此下言六阳之经，内属于腑，因以明手之三阳下合在足也。”

④荥输治外经，合治内府：《类经》云：“荥输气脉浮浅，故可治外经之病；合则气脉深入，故可治内府之病。”外经，指体表经脉。内府，指体内脏腑而言。

⑤胃合于三里：《针灸甲乙经》《太素》“合”下有“入”字。杨注云：“胃气循足阳明脉，合于三里，故胃有病，取之三里，疗胃腑也。”

⑥大肠合入于巨虚上廉：杨注云：“大肠之气，循胃足阳明脉，合巨虚上廉，故大肠有病，疗巨虚上廉也。”

⑦小肠合入于巨虚下廉：杨注云：“小肠之气，循足阳明脉，合巨虚下廉，故小肠有病，疗巨虚下廉也。”按，巨虚上廉在足三里下三寸处。巨虚上廉以下三寸处，则为巨虚下廉。大、小肠之下合穴均在足阳明胃经者，以胃为六腑之长，而大、小肠居胃下，与胃相连属，气本一贯故也。

⑧三焦合入于委阳：杨注云：“三焦之气，循足太阳，合于委阳，故三焦有病，疗于委阳也。”按，委阳穴在腘中外廉。《灵枢·本输》云：“三焦者，中渎之腑也，水道出焉，属膀胱，是孤之腑也。”故三焦虽属手经，而其下合穴则在足太阳膀胱经之委阳穴。

⑨膀胱合入于委中央：《太素》无“央”字。杨注云：“膀胱之气，循足太阳脉，下合委中，故膀胱有病，疗于委中也。”

⑩胆合入于阳陵泉：杨注云：“胆气，循足少阳脉，下合阳陵泉，故胆有病，疗阳陵泉也。”

⑪委阳者，屈伸而索之：索，寻摸之意。委阳穴在腘外，需将足屈伸而摸索始得。

⑫正竖膝予之齐：宜正坐屈膝，垂足取之。

⑬委阳之阳：即委阳穴的外侧，《类经》云：“委阳之阳，当作‘委中之阳’，盖委中之外廉，即阳陵泉之次也。”

⑭取诸外经者，揄申而从之：申，《针灸甲乙经》《太素》并作“伸”。从之，《针灸甲乙经》作“取之”。马注云：“若荥输治外经，则取外病之经脉，当觅荥穴、输穴以治之，亦必揄扬（揄，引也。扬，举也）以申其手足而善取之耳。”

（九）

黄帝曰：愿闻六腑之病。岐伯答曰：面热者，足阳明病；鱼络血①者，手阳明病；两跗之上脉竖陷者②，足阳明病，此胃脉也。大肠病者，肠中切痛而鸣濯濯，冬日重感于寒即泄，当脐而痛，不能久立，与胃同候③，取巨虚上廉。胃病者，腹䐜胀，胃脘当心而痛，上支两胁④，膈咽不通，食饮不下，取之三里也。小肠病者，小腹痛，腰脊控睾而痛⑤，时窘之后⑥，当耳前热，若寒甚，若独肩上热甚[⑦]，及手小指次指之间热，若脉陷者，此其候也。手太阳病也，取之巨虚下廉。三焦病者，腹气满，小腹尤坚，不得小便，窘急，溢则水，留即为胀，候在足太阳之外大络，大络在太阳少阳之间，亦见于脉，取委阳。膀胱病者，小腹偏肿而痛，以手按之，即欲小便而不得，肩上热，若脉陷，及足小指外廉及胫踝后皆热，若脉陷，取委中央。胆病者，善太息，口苦，呕宿汁，心下澹澹[⑧]，恐人将捕之，嗌中吩吩然[⑨]，数唾，在足少阳之本末[⑩]，亦视其脉之陷下者灸之，其寒热者取阳陵泉。

黄帝曰：刺之有道乎？岐伯答曰：刺此者，必中气穴，无中肉节[⑪]。中气穴，则针染于巷[⑫]；中肉节，即皮肤痛。补泻反则病益笃。中筋则筋缓，邪气不出，与其真相搏，乱而不去，反还内著[⑬]。用针不审，以顺为逆也。

【词解】

①鱼络血：谓手鱼之络脉充血。手阳明脉行于手鱼之表，故鱼络充血为手阳明之证候。

②两跗之上脉竖陷者：《类经》云："足面为跗，两跗之上脉即冲阳也。竖者，坚而实。陷者，弱而虚。皆足阳明胃脉之病。"

③与胃同候：谓胃病亦可见上述病证。大肠属胃，故与胃同候。

④上支两胁：支，支撑之意。《针灸甲乙经》作"搘"。搘，音义并同"支"。上支两胁，谓痛引胁下，如有物支撑于内也。

⑤控睾而痛：掣引睾丸作痛的意思。《类经》云："小肠气化于小腹，后附腰脊，下引睾丸，故为诸痛。"

⑥时窘之后：谓时有小便窘急及里急后重等大小便不利的情况。

⑦肩上热甚：《太素》"肩"作"眉"。杨注云："小肠手太阳，上踬至目锐眦，却入耳中，故小肠病循此寒及热也。"

⑧澹澹：澹，音淡。澹澹，振动不安的样子。

⑨吩吩然：形容嗌喉间如有物梗之状。一说，嗌喉间吩吩有声。

⑩在足少阳之本末：《针灸甲乙经》《太素》"在"上并有"候"字。《类经》云："本末者，在腑为本，在经为末也。"杨注云："足少阳本在窍阴之间，标在窗笼，即本末也。"按，杨注似是。《灵枢·根结》曰："少阳根于窍阴，结于窗笼。窗笼者，耳中也。"窍阴在下，为根、为本；窗笼在上，为标、为末也。

⑪肉节：《类经》云："肉有节界，是谓肉节。"

⑫针染于巷：染，原注"一作'游'"。《针灸甲乙经》《太素》均作"游"。杨注云："巷，谓街巷，空穴之处也。"张注云："气穴者，腑气所注之经穴。故中气穴，则针游于巷，即《气穴论》之所谓游针之居。言针入有间，恢恢乎有余地矣。"

⑬反还内著：邪反内陷之意。马注云："邪气不出，与真气相搏而乱，邪反内着。"

三、本神第八

神，指人体精、神、魂、魄、心、意、志、思、智、虑等精神活动。凡刺之法，必本于神，故名“本神”。

本篇主要论述了神的概念、作用，及其与养生的关系，指出七情太过会使精神活动发生变异而伤及五脏，从而导致各种病变，还指出医者在刺治时，应善于观察病人的神志变化，并根据这些变化，施以相应的治疗。此外，其还讨论了神、魂、魄、意、志与五脏的关系。

（一）

黄帝问于岐伯曰：凡刺之法，先必本于神。血、脉、营、气、精、神，此五脏之所藏也。至其淫泆[①]离脏[②]则精失，魂魄飞扬，志意恍乱，智虑去身者，何因而然乎？天之罪与？人之过乎？何谓德、气、生、精、神、魂、魄、心、意、志、思、智、虑？请问其故。

【词解】

①淫泆：水势溢满横流，称淫。泆，音逸，水势奔放之意。淫泆，在此是七情太过，任意放恣之意。

②离脏：谓五脏所藏之精气离散失守。

岐伯答曰：天之在我者德也，地之在我者气也[①]，德流气薄而生者也[②]。故生之来谓之精，两精相搏谓之神，随神往来者谓之魂，并精而出入者谓之魄，所以任物者谓之心，心有所忆谓之意，意之所存谓之志，因志而存变谓之思，因思而远慕谓之虑，因虑而处物谓之智。故智者之养生也，必顺四时而适寒暑，和喜怒而安居处，节阴阳而调刚柔。如是，则僻邪不至，长生久视[③]。

【词解】

①天之在我者德也，地之在我者气也：《类经》云：“人禀天地之气以生。天地者，阴阳之道也。……故《易》曰：天地之大德曰生。《宝命全形论》曰：人生于地，悬命于天。然则阳先阴后，阳施阴受，肇生之德本乎天，成形之气本乎地。故天之在我者德也，地之在我者气也。”

②德流气薄而生者也：言天德下流，地气上交（薄，交的意思），阴阳相错，升降互因，始有生化之机。所谓天有肇生之德，地有成形之气，即此之义。

③长生久视：是寿命延长，不易衰老的意思。《吕氏春秋·重己》注云：“视，活也。”

（二）

是故怵惕[①]思虑者则伤神，神伤则恐惧，流淫而不止[②]。因悲哀动中者，竭绝而失生[③]。喜乐者，神惮散[④]而不藏。愁忧者，气闭塞而不行。盛怒者，迷惑而不治。恐惧者，神荡惮而不收。

心怵惕思虑则伤神，神伤则恐惧自失，破䐃脱肉，毛悴色夭，死于冬。脾愁忧而不解则伤意，意伤则悗乱[5]，四肢不举，毛悴色夭，死于春。肝悲哀动中则伤魂，魂伤则狂妄不精，不精则不正[6]，当人阴缩而挛筋，两胁骨不举，毛悴色夭，死于秋。肺喜乐无极则伤魄，魄伤则狂，狂者意不存人[7]，皮革焦，毛悴色夭，死于夏。肾盛怒而不止则伤志，志伤则喜忘其前言，腰脊不可以俯仰屈伸，毛悴色夭，死于季夏。恐惧而不解则伤精，精伤则骨酸痿厥，精时自下。是故五脏主藏精者也，不可伤，伤则失守而阴虚，阴虚则无气，无气则死矣。是故用针者，察观病人之态，以知精神魂魄之存亡得失之意，五者以伤[8]，针不可以治之也。

【词解】

①怵惕：怵，音出。《类经》云："怵，恐也。惕，惊也。"

②流淫而不止：《类经》云："流淫，谓流泄淫溢，如下文所云恐惧而不解则伤精，精时自下者是也。"

③竭绝而失生：谓内脏之气竭绝而丧失生命。《类经》云："悲则气消，悲哀太甚则胞络绝，故致失生。竭者绝之渐，绝则尽绝无余矣。"杨注云："人之悲哀动中，伤于肝魂，泪竭筋绝，故失生也。"

④惮散：惮，音但，惊畏也。散，涣散也。惮散，形容神气耗散的现象。

⑤悗乱：悗，音义同"闷"。悗乱，胸膈苦闷烦乱之意。

⑥魂伤则狂妄不精，不精则不正：《类经》云："肝藏魂，悲哀过甚则伤魂，魂伤则为狂为忘而不精明，精明失则邪妄不正。"按，《脉经》《针灸甲乙经》"忘"均作"妄"。"忘""妄"古通。

⑦意不存人：《类经》云："意不存人者，旁若无人也。"

⑧五者以伤：《太素》作"五脏已伤"。

（三）

肝藏血，血舍魂，肝气虚则恐；实则怒。脾藏营，营舍意，脾气虚则四肢不用，五脏不安；实则腹胀，经溲不利[1]。心藏脉，脉舍神，心气虚则悲，实则笑不休。肺藏气，气舍魄，肺气虚则鼻塞不利，少气；实则喘喝，胸盈仰息[2]。肾藏精，精舍志，肾气虚则厥；实则胀，五脏不安。必审五脏之病形，以知其气之虚实，谨而调之也。

【词解】

①经溲不利：《针灸甲乙经》"经"，作"泾"。《类经》云："经，当作'泾'。"《太素》作"经"，注云："实则胀满及女子月经并大小便不利。"杨注可参。

②喘喝，胸盈仰息：《类经》云："喘喝者，气促声粗也。胸盈，胀满也。仰息，仰面而喘也。"

四、营卫生会第十八

本篇主要论述营卫之生成与会合，故篇名“营卫生会”。

营卫同出一源，皆由水谷精气所化。营行脉内，具有营养作用；卫行脉外，具有捍卫之功。然营卫阴阳之行，虽表里异途，唯于夜半大会，而皆归于脏，故名曰“合阴”。此外，营卫之生成分布，又与三焦有关，故本篇最后又着重讨论了三焦的部位和作用。

（一）

黄帝问于岐伯曰：人焉受气？阴阳为会？何气为营？何气为卫？营安从生？卫于焉会？老壮不同气，阴阳异位，愿闻其会。岐伯答曰：人受气于谷，谷入于胃，以传与肺，五脏六腑，皆以受气，其清者为营，浊者为卫，营在脉中，卫在脉外，营周不休，五十而复大会，阴阳相贯，如环无端。卫气行于阴二十五度，行于阳二十五度，分为昼夜，故气至阳而起，至阴而止①。故曰：日中而阳陇为重阳，夜半而阴陇为重阴。故太阴主内，太阳主外②，各行二十五度，分为昼夜。夜半为阴陇，夜半后而为阴衰，平旦阴尽而阳受气矣。日中为阳陇，日西而阳衰，日入阳尽而阴受气矣。夜半而大会，万民皆卧，命曰合阴③，平旦阴尽而阳受气，如是无已，与天地同纪。

【词解】

①气至阳而起，至阴而止：起，谓醒寤。止，谓睡眠。张注云：“气至阳则卧起而目张，至阴则休止而目瞑。”

②太阴主内，太阳主外：《类经》云：“太阴，手太阴也。太阳，足太阳也。内言营气，外言卫气。营气始于手太阴，而复会于太阴，故太阴主内。卫气始于足太阳，而复会于太阳，故太阳主外。”

③夜半而大会，万民皆卧，命曰合阴：《类经》云：“大会，言营卫阴阳之会也。营卫之行，表里异度，故尝不相值。惟于夜半子时，阴气已极，阳气将生，营气在阴，卫气亦在阴，故万民皆瞑而卧，命曰合阴。”

（二）

黄帝曰：老人之不夜瞑者，何气使然？少壮之人不昼瞑者，何气使然？岐伯答曰：壮者之气血盛，其肌肉滑，气道通，荣卫之行不失其常，故昼精①而夜瞑。老者之气血衰，其肌肉枯，气道涩，五脏之气相搏，其营气衰少而卫气内伐，故昼不精，夜不瞑。

【词解】

①精：指精神清爽。

（三）

黄帝曰：愿闻营卫之所行，皆何道从来。岐伯答曰：营出于中焦，卫出于下焦①。

【词解】

①营出于中焦，卫出于下焦：《类经》云："营气者，由谷入于胃，中焦受气取汁，化其精微而上注于肺，乃自手太阴始，周行于经隧之中，故营气出于中焦。卫气者，出其悍气之慓疾，而先行于四末分肉皮肤之间，不入于脉，故于平旦阴尽，阳气出于目，循头项下行，始于足太阳膀胱经，而行于阳分，日西阳尽，则始于足少阴肾经而行于阴分，其气自膀胱与肾，由下而出，故卫气出于下焦。"又云："卫气属阳，乃出于下焦，下者必升，故其气自下而上，亦犹地气上为云也。营本属阴，乃自中焦而出于上焦，上者必降，故营气自上而下，亦犹天气降为雨也。"按，《太素》《备急千金要方》并作"卫出上焦"，疑"下"字为"上"字之讹。然《类经》之注，于理亦通。

黄帝曰：愿闻三焦之所出。岐伯答曰：上焦出于胃上口，并咽以上，贯膈而布胸中，走腋，循太阴之分而行，还至阳明，上至舌，下足阳明，常与营俱行于阳二十五度，行于阴亦二十五度，一周也，故五十度而复大会于手太阴矣①。

【词解】

①常与营俱行于阳二十五度，行于阴亦二十五度，一周也，故五十度而复大会于手太阴矣：《类经》云："上焦者，肺之所居，宗气之所聚。营气者，随宗气以行于十四经脉之中。故上焦之气，常与营气俱行于阳二十五度，阴亦二十五度。阴阳者，言昼夜也。昼夜周行五十度，至次日寅时复会于手太阴肺经，是为一周。然则营气虽出于中焦，而施化则由于上焦也。"

黄帝曰：人有热，饮食下胃，其气未定，汗则出，或出于面，或出于背，或出于身半，其不循卫气之道而出，何也？岐伯曰：此外伤于风，内开腠理，毛蒸理泄，卫气走之，固不得循其道。此气慓悍滑疾，见开而出，故不得从其道，故命曰漏泄①。

【词解】

①漏泄：马注云："此热饮食之气慓悍滑疾，见腠理之开，而遂出为汗，不得从卫气之道也，名之曰漏泄耳。"

黄帝曰：愿闻中焦之所出。岐伯答曰：中焦亦并胃中，出上焦之后，此所受气者，泌糟粕，蒸津液，化其精微，上注于肺脉，乃化而为血，以奉生身，莫贵于此，故独得行于经隧，命曰营气。

黄帝曰：夫血之与气，异名同类，何谓也？岐伯答曰：营卫者，精气也。血者，神气也。故血之与气，异名同类焉。故夺血者无汗，夺汗者无血。故人生有两死，而无两生①。

【词解】

①人生有两死，而无两生：两，指夺血、夺汗两者而言。有两死，谓既夺其血，又夺其汗，是死证。无两生，谓夺血而不夺汗，夺汗而不夺血，尚有回生之机。

黄帝曰：愿闻下焦之所出。岐伯答曰：下焦者，别回肠，注于膀胱，而渗入焉。故水谷者，常并居于胃中，成糟粕而俱下于大肠，而成下焦，渗而俱下，济泌别汁，循下焦而渗入膀胱焉。

黄帝曰：人饮酒，酒亦入胃，谷未熟而小便独先下，何也？岐伯答曰：酒者熟谷之液也，其气悍以清[①]，故后谷而入，先谷而液出焉。

黄帝曰：善。余闻上焦如雾，中焦如沤，下焦如渎，此之谓也。

【词解】

①清：《太素》《针灸甲乙经》《备急千金要方》均作“滑”。

五、五邪第二十

“五邪”，指五脏之邪。本篇主要讨论邪在肝、心、脾、肺、肾所表现的症状，以及治疗这些疾病的针法，所以篇名为“五邪”。

邪在肺，则病皮肤痛，寒热，上气喘，汗出，咳动肩背。取之膺中外腧[①]，背三节五脏之傍[②]，以手疾按之，快然[③]，乃刺之。取之缺盆中以越之[④]。

【词解】

①膺中外腧：《类经》云：“膺中之外腧，云门、中府也，手太阴本经穴。但云门忌深，能令人逆息。”

②背三节五脏之傍：指第三椎肺俞穴旁的魄户穴。

③快然：《类经》云：“以手疾按其处，觉快爽者，即其真穴。”

④取之缺盆中以越之：《类经》云：“缺盆，足阳明经穴也。手太阴之脉上出于此，故当取之以散越肺邪。但忌太深，令人逆息。”

邪在肝，则两胁中痛，寒中，恶血在内，行善掣节[①]，时脚肿。取之行间[②]，以引胁下[③]，补三里以温胃中，取血脉以散恶血，取耳间青脉以去其掣[④]。

【词解】

①掣节：掣，《太素》作“瘛”，《针灸甲乙经》作“瘈”。掣，与“瘛”“瘈”通用，或作“瘈”，牵引之意。掣节，牵引关节的意思。

②行间：足厥阴肝经之荥穴。

③以引胁下：马注云：“以引出胁下之邪。”《类经》云：“可以引去肝邪，而止胁痛。”

④取耳间青脉以去其掣：《类经》云：“足少阳经循耳前后，足厥阴主诸筋而与少阳为表里，故取耳间青脉，可以去掣节。”

邪在脾胃，则病肌肉痛。阳气有余[①]，阴气不足[②]，则热中，善饥；阳气不足，阴气有余，则寒中，肠鸣，腹痛；阴阳俱有余，若俱不足，则有寒有热。皆调于三里。

【词解】

①阳气有余：阳，指胃足阳明也。有余，为邪盛。

②阴气不足：阴，指脾足太阴也。不足，为正虚。

邪在肾，则病骨痛，阴痹。阴痹[1]者，按之而不得，腹胀，腰痛，大便难，肩背颈项痛，时眩。取之涌泉、昆仑[2]，视有血者，尽取之。

【词解】

①阴痹：按，《素问·至真要大论》“太阴司天，湿淫所胜”条下，言阴痹之病理症状尤详，当参看。

②涌泉、昆仑：涌泉穴为足少阴肾经之井穴，昆仑穴为足太阳膀胱经之经穴。

邪在心，则病心痛，喜悲，时眩仆。视有余不足而调之其输[1]也。

【词解】

①调之其输：《针灸甲乙经》作“调其俞”。《类经》云：“邪在心者，皆在心之包络，其应补应泻，皆当取手厥阴心主之输。”

六、周痹第二十七

本篇主要叙述周痹的症状、治法，以及其与众痹的区别，故篇名“周痹”。

本篇指出：邪在分肉之间，或左或右，更发更休，痛无定所而不能周遍上下者，为众痹；邪在血脉之中，随血脉上下，周遍全身而不能左右更易者，为周痹。

黄帝问于岐伯曰：周痹之在身也，上下移徙随脉，其上下左右相应，间不容空，愿闻此痛，在血脉之中邪？将在分肉之间乎？何以致是？其痛之移也，间不及下针，其慉痛[1]之时，不及定治而痛已止矣，何道使然？愿闻其故。岐伯答曰：此众痹也，非周痹也。

黄帝曰：愿闻众痹？岐伯对曰：此各在其处，更发更止，更居更起，以右应左，以左应右，非能周也，更发更休也。

【词解】

①慉痛：慉，《针灸甲乙经》《太素》作“蓄”。慉与蓄义同，皆为聚积之意。痛聚于一处，谓之慉痛。

黄帝曰：善。此痛安生？何因而有名？岐伯对曰：风寒湿气，客于外分肉之间，迫切而为沫[1]，沫得寒则聚，聚则排分肉而分裂也，分裂则痛，痛则神归之，神归之则热[2]，热则痛解，痛解则厥[3]，厥则他痹发，发则如是[4]。此内不在脏，而外未发于皮，独居分肉之间，真气不能周[5]，故命曰众痹[6]。

黄帝曰：善。刺之奈何？岐伯对曰：刺此者，痛虽已止，必刺其处，勿令复起。

【词解】

①迫切而为沫：《类经》云："邪气客于肌表，渐入分肉之间，则迫切津液而为汁沫。"

②痛则神归之，神归之则热：马注云："痛则心专在痛处而神亦归之，神归即气归也，所以痛处作热。"

③热则痛解，痛解则厥：《类经》云："热则寒散而痛暂解。然其逆气仍在，故痛虽解而厥未除。"

④发则如是：此下原有"帝曰：善。余已得其意矣"数字，《类经》云："'帝曰：善。余已得其意矣'九字乃下文之误复于此者，今删去之。"删之，前后文义贯通，今从之。

⑤真气不能周：《类经》云："真气不能周，即气闭不行也，故曰痹者闭也。"

⑥故命曰众痹：自"黄帝曰：善，此痛安生"至此，原在下文"后刺其下以脱之"句下。今从楼英移于此。又"众痹"原误作"周痹"，亦从改。楼英云："周痹，当作'众痹'。夫周痹邪在分肉血脉，今云邪'独居分肉之间'，而命曰周痹者，是众痹之误为周痹也，明矣。神归之则热，热则痛解者，所谓更止更居也。痛解则厥，厥则他痹发者，所谓更发更起也。"

帝曰：善。愿闻周痹何如？岐伯对曰：周痹者，在于血脉之中，随脉以上，随脉以下，不能左右，各当其所。

黄帝曰：刺之奈何？岐伯对曰：痛从上下者，先刺其下以过之，后刺其上以脱之[1]；痛从下上者，先刺其上以过之，后刺其下以脱之。

故刺痹者，必先切循其下之六经[2]，视其虚实，及大络之血结而不通，及虚而脉陷空者而调之，熨而通之，其瘛坚，转引而行之[3]。

黄帝曰：善。余已得其意矣，亦得其事也。九者，经巽之理[4]，十二经脉阴阳之病也。

【词解】

①先刺其下以过之，后刺其上以脱之："过"与"脱"均为祛邪之意。

②下之六经：《类经》云："足六经也。"按，《针灸甲乙经》作"上下之六经"，似是。

③其瘛坚，转引而行之：《针灸甲乙经》"瘛坚"作"瘛紧者"三字。《类经》于"转"字断句，注云："其瘛坚转者，瘛急转筋之谓，当针引其气而行之也。"

④九者，经巽之理：《类经》云："九者，针也。巽者，具也。言其意其法，在乎九针，而经具其理。"马注云："知九针为用最大，故叹九者乃至恒至顺之理，凡十二经之病，不可不用者也。"

七、口问第二十八

本篇所论诸病，既非风寒之外感，又非情志之内伤，其论不在经，所当口传，所以篇名"口问"。

本篇讨论了十二奇邪之发病机制、症状，以及治疗这些疾病的针刺方法。十二奇邪，即欠、哕、唏、振寒、噫、嚏、亸、泣出、太息、涎下、耳鸣、自啮舌等病邪之上走空窍为病者。

黄帝闲居，辟[①]左右而问于岐伯曰：余已闻九针之经，论阴阳逆顺，六经已毕，愿得口问。岐伯避席[②]再拜曰：善乎哉问也！此先师之所口传也。黄帝曰：愿闻口传。岐伯答曰：夫百病之始生也，皆生于风雨寒暑，阴阳喜怒，饮食居处，大惊卒恐，则血气分离，阴阳破败，经络厥绝，脉道不通，阴阳相逆，卫气稽留，经脉虚空，血气不次，乃失其常。论不在经者，请道其方。

【词解】

①辟：马注云："辟、闢同。"摒除也。《太素》作"避"，义同。

②避席：离坐之谓。古人席地而坐，若与尊长言，则离席而起，以表敬意。

黄帝曰：人之欠者，何气使然？岐伯答曰：卫气昼日行于阳，夜半则行于阴，阴者主夜，夜者卧。阳者主上，阴者主下。故阴气积于下，阳气未尽，阳引而上，阴引而下，阴阳相引，故数欠[①]。阳气尽，阴气盛，则目瞑；阴气尽而阳气盛，则寤矣。泻足少阴，补足太阳[②]。

【词解】

①阴阳相引，故数欠：《类经》云："欠者，张口呵吸，或伸臂展腰，以阴阳相引而然也。夫阳主昼，阴主夜，阳主升，阴主降。凡人之寤寐，由于卫气。卫气者，昼行于阳，则动而为寤；夜行于阴，则静而为寐。故人于欲卧未卧之际，欠必先之者，正以阳气将入阴分，阴积于下，阳犹未静，故阳欲引而升，阴欲引而降，上下相引，而欠由生也。"今人有神疲劳倦而为欠者，即阳不胜阴之候。

②泻足少阴，补足太阳：卫气之行于阳者自足太阳始，行于阴者自足少阴始，阴盛阳衰，所以为欠，故当泻少阴补太阳。

黄帝曰：人之哕者，何气使然？岐伯曰：谷入于胃，胃气上注于肺。今有故寒气与新谷气，俱还入于胃，新故相乱，真邪相攻，气并相逆，复出于胃，故为哕。补手太阴，泻足少阴[①]。

【词解】

①补手太阴，泻足少阴：《类经》云："手太阴，肺经也。足少阴，肾经也。寒气自下而升，逆则为哕，故当补肺于上以壮其气，泻肾于下以引其寒。盖寒从水化，哕之标在胃，哕之本在肾也。"

黄帝曰：人之唏[①]者，何气使然？岐伯曰：此阴气盛而阳气虚，阴气疾而阳气徐，阴气盛而阳气绝，故为唏。补足太阳，泻足少阴[②]。

【词解】

①唏：音希，悲泣时哽咽抽泣之声。

②补足太阳，泻足少阴：杨注云："以腑膀胱太阳气绝，故须补之；肾脏少阴气盛，故须

泻之。”

黄帝曰：人之振寒者，何气使然？岐伯曰：寒气客于皮肤，阴气盛，阳气虚，故为振寒寒栗，补诸阳。

黄帝曰：人之噫者，何气使然？岐伯曰：寒气客于胃，厥逆从下上散①，复出于胃，故为噫。补足太阴、阳明②，一曰补眉本也③。

【词解】

①厥逆从下上散：即厥逆之气从下向上，散于胃中。

②补足太阴、阳明：杨注云：“脾胃腑脏皆虚，故补斯二脉。”

③补眉本也：《类经》云：“眉本，即足太阳经攒竹穴，是亦补阳气也。”

黄帝曰：人之嚏者，何气使然？岐伯曰：阳气和利，满于心，出于鼻，故为嚏。补足太阳荥、眉本，一曰眉上也①。

【词解】

①补足太阳荥、眉本，一曰眉上也：《类经》云：“凡阳虚于下，则不能上达而为嚏。补足太阳之荥于眉本者，其名攒竹，一曰眉上，亦即此穴。盖太阳与肾为表里，所以补阴中之阳也。观《宣明五气篇》云‘肾为欠为嚏’，其义正与此通。”一说，眉上，指眉冲穴。

黄帝曰：人之亸①者，何气使然？岐伯曰：胃不实则诸脉虚，诸脉虚则筋脉懈惰，筋脉懈惰则行阴用力②，气不能复，故为亸。因其所在，补分肉间。

【词解】

①亸：马注云：“亸，音妥。释云：下垂貌。则是首身下垂而不能举也。”《诸病源候论·风亸曳候》云：“亸曳者，肢体弛缓不收摄也。人以胃气养于肌肉经络也。胃若衰损，其气不实，经脉虚则筋肉懈惰，故风邪搏于筋而使亸曳也。”

②则行阴用力：《太素》无“则”字。杨注云：“行阴，入房也。”张注云：“行阴用力，则阳明之气不能复养于筋脉，故为亸。”

黄帝曰：人之哀而泣涕出者，何气使然？岐伯曰：心者，五脏六腑之主也。目者，宗脉之所聚也，上液①之道也。口鼻者，气之门户也。故悲哀愁忧则心动，心动则五脏六腑皆摇，摇则宗脉感②，宗脉感则液道开，液道开，故泣涕出焉。液者，所以灌精濡空窍③者也。故上液之道开则泣，泣不止则液竭，液竭则精不灌，精不灌则目无所见矣，故命曰夺精。补天柱，经侠颈④。

【词解】

①上液：指出于头部诸窍的液体，如眼泪、鼻涕、口涎之类。

②宗脉感：感，谓感动。杨注云：“脏腑既动，脏腑之脉皆动；脏腑宗脉摇动，则目鼻液道

并开。”

③灌精濡空窍：灌，渗灌之意。精，作精微解。空，与“孔”同。全句谓渗灌精微，以濡润全身孔窍。

④补天柱，经侠颈：马注云：“当补足太阳膀胱经之天柱穴，此经乃挟于后之项颈者是也。”

黄帝曰：人之太息者，何气使然？岐伯曰：忧思则心系急，心系急则气道约，约则不利，故太息以伸出之。补手少阴、心主，足少阳，留之也[①]。

【词解】

①补手少阴、心主，足少阳，留之也：《类经》云：“手少阴，心经也。心主，手厥阴经也。足少阳，胆经也。助木火之脏，则阳气可舒，抑郁可解。故皆宜留针补之。”

黄帝曰：人之涎下者，何气使然？岐伯曰：饮食者，皆入于胃，胃中有热则虫动，虫动则胃缓，胃缓则廉泉开，故涎下。补足少阴[①]。

【词解】

①补足少阴：《类经》云：“肾为胃关而脉系于舌，故当补之，以壮水制火，则液有所主，而涎自止也。”

黄帝曰：人之耳中鸣者，何气使然？岐伯曰：耳者，宗脉之所聚也，故胃中空则宗脉虚，虚则下溜[①]，脉有所竭者，故耳鸣。补客主人、手大指爪甲上与肉交者也[②]。

【词解】

①下溜：即下流。《类经》云：“阳明为诸脉之海，故胃中空则宗脉虚，宗脉虚则阳气不升而下溜，下溜则上竭，轻则为鸣，甚则为聋矣。”

②补客主人、手大指爪甲上与肉交者也：客主人，即上关穴。《类经》云：“客主人，足少阳经穴，为手足少阳、足阳明之会。手大指爪甲上者，手太阴之少商穴，为肺气所出之井，故皆当补之，以助其阳气。”按，手太阴为手阳明之里，今阴阳气血皆虚，故并补之。

黄帝曰：人之自啮[①]舌者，何气使然？岐伯曰[②]：此厥逆走上，脉气辈至[③]也。少阴气至则啮舌，少阳气至则啮颊，阳明气至则啮唇矣。视主病者，则补之[④]。

【词解】

①啮：音臬，噬也，谓以齿断物也。在此作“咬”字解。

②岐伯曰：三字原本脱。诸注皆云：“缺‘岐伯曰’。”今依《太素》补。

③脉气辈至：辈，类也。辈至，作并行解。《类经》云：“厥逆走上，则血涌气腾，至生奇疾，所至之处，各有其部，如少阴之脉行舌本，少阳之脉循耳颊，阳明之脉环唇口，故或为肿胀，或为怪痒，各因其处，随而啮之，不独止于舌也。”

④视主病者，则补之：治疗当视所咬部位的所属经脉，施行补法。

凡此十二邪者，皆奇邪之走空窍者也。故邪之所在，皆为不足。故上气不足，脑为之不满，耳为之苦鸣，头为之苦倾，目为之眩；中气不足，溲便为之变，肠为之苦鸣；下气不足，则乃为痿厥心悗[①]。补足外踝下，留之[②]。

【词解】

①痿厥心悗：《类经》云："痿，足痿弱也。厥，四肢清冷也。悗，闷也。下气不足，则升降不交，故心气不舒而为悗闷。"

②补足外踝下，留之：《类经》云："此昆仑穴也，为足太阳所行之经。凡于上、中、下气虚之病，皆可留针补之。"

黄帝曰：治之奈何？岐伯曰：肾主为欠，取足少阴[①]。肺主为哕，取手太阴、足少阴。唏者，阴与阳绝[②]，故补足太阳，泻足少阴。振寒者，补诸阳。噫者，补足太阴、阳明。嚏者，补足太阳、眉本。亸，因其所在，补分肉间。泣出，补天柱，经侠颈，侠颈者，头中分也。太息，补手少阴、心主、足少阳，留之。涎下，补足少阴。耳鸣，补客主人、手大指爪甲上与肉交者。自啮舌，视主病者，则补之。目眩头倾，补足外踝下，留之[③]。痿厥心悗，刺足大指间上二寸，留之[④]；一曰足外踝下，留之。

【词解】

①取足少阴：按，依上文，此脱"足太阳"三字。

②阴与阳绝：《针灸甲乙经》"与"作"盛"。按，据上文，《针灸甲乙经》为是。

③补足外踝下，留之：《太素》无"补"字。钱熙祚云："按，《甲乙》此句在'肠为之苦鸣'下，不当独举目眩头倾，其为浅人增窜，明矣。"

④刺足大指间上二寸，留之：《类经》云："大趾间上二寸，足厥阴之太冲也，或曰足太阴之太白也。"

八、决气第三十

"决"，分的意思。"气"，指精、气、津、液、血、脉六气而言。此虽名为六，而总由一气所化，即本于先天真元之气，而生于后天水谷之气，是一气而辨为六名，故名"决气"。

本篇主要论述六气的来源、性质及作用，以及其在不足的情况下所发生的病变特征。

黄帝曰：余闻人有精、气、津、液、血、脉，余意以为一气耳，今乃辨为六名，余不知其所以然。岐伯曰：两神相搏，合而成形，常先身生，是谓精。何谓气？岐伯曰：上焦开发，宣五谷味，熏肤，充身，泽毛，若雾露之溉，是谓气。何谓津？岐伯曰：腠理发泄，汗出溱溱，是谓津。何谓液？岐伯曰：谷入气满，淖泽注于骨，骨属屈伸，泄泽，补益脑髓，皮肤润泽，是谓液。何谓血？岐伯曰：中焦受气取汁，变化而赤，是谓血。何谓脉？岐伯曰：壅遏营气，令无所避，是谓脉。

黄帝曰：六气者，有余不足，气之多少，脑髓之虚实，血脉之清浊，何以知之？岐伯曰：精脱者，耳聋；气脱者，目不明；津脱者，腠理开，汗大泄；液脱者，骨属屈伸不利，色夭，脑髓消，胫酸，耳数鸣；血脱者，色白，夭然不泽，其脉空虚，此其候也。

黄帝曰：六气者，贵贱①何如？岐伯曰：六气者，各有部主②也，其贵贱善恶③，可为常主④，然五谷与胃为大海也。

【词解】

①贵贱：贵，是当令的意思。如春夏，肝木心火当令为贵；秋冬，肺金肾水当令为贵。失时者，则为贱。

②各有部主：这里是指六气各有自己的分布部位和所主脏腑。在分布部位方面，如气主于皮肤，津发于腠理，液淖于骨、资于脑，脉之循于脏腑形身等。在所主脏腑方面，如肾主精、肺主气、脾主津液、肝主血、心主脉等。

③善恶：善，是指六气相互资生的正常现象。恶，是指邪盛正虚，太过与不及的反常现象。

④可为常主：谓六气各有所主的脏腑和时令。因此，根据其生理病理现象，可以测知其所主脏气的情况。

九、海论第三十三

本篇以讨论人体四海为主，故篇名“海论”。

本篇主要论述四海的命名、作用及腧穴所在，并进一步阐述了四海在有余、不足情况下所出现的证候特征和其调治之法。

黄帝问于岐伯曰：余闻刺法于夫子，夫子之所言，不离于营卫血气。夫十二经脉者，内属于腑脏，外络于肢节，夫子乃合之于四海乎？岐伯答曰：人亦有四海、十二经水①。经水者，皆注于海。海有东西南北，命曰四海。黄帝曰：以人应之奈何？岐伯曰：人有髓海，有血海，有气海，有水谷之海，凡此四者，以应四海也。黄帝曰：远乎哉！夫子之合人天地四海也，愿闻应之奈何？岐伯答曰：必先明知阴阳表里荥输所在，四海定矣。黄帝曰：定之奈何？岐伯曰：胃者，水谷之海，其输上在气街，下至三里。冲脉者，为十二经之海，其输上在于大杼，下出于巨虚之上下廉②。膻中者，为气之海，其输上在于柱骨之上下③，前在于人迎。脑为髓之海，其输上在于其盖④，下在风府。

黄帝曰：凡此四海者，何利何害？何生何败？岐伯曰：得顺者生，得逆者败，知调者利，不知调者害。

【词解】

①十二经水：《灵枢·经水》云：“经水者受水而行之。”又云：“经脉十二者，外合于十二经

水，而内属于五脏六腑。”

②其输上在于大杼，下出于巨虚之上下廉：大杼，经穴名，属足太阳膀胱经，在第一椎下旁开三寸。巨虚之上下廉，即足阳明胃经之上巨虚穴（膝下六寸）及下巨虚穴（膝下九寸）。《类经》云：“冲脉起于胞中，其前行者，并足少阴之经，侠脐上行，至胸中而散；其后行者，上循背里，为经络之海。其上行者，出于颃颡；下行者，出于足。故其输上在于足太阳之大杼，下在于足阳明之巨虚上下廉。”

③柱骨之上下：柱骨，即项骨。柱骨上，指哑门；柱骨下，指大椎。

④盖：张注云：“盖，谓督脉之百会。”

黄帝曰：四海之逆顺奈何？岐伯曰：气海有余者，气满胸中，悗息面赤；气海不足，则气少不足以言。血海有余，则常想其身大，怫然不知其所病；血海不足，亦常想其身小，狭然不知其所病。水谷之海有余，则腹满；水谷之海不足，则饥不受谷食。髓海有余，则轻劲多力，自过其度；髓海不足，则脑转耳鸣，胫酸眩冒，目无所见，懈怠安卧。

黄帝曰：余已闻逆顺，调之奈何？岐伯曰：审守其输①，而调其虚实，无犯其害②，顺者得复，逆者必败。黄帝曰：善。

【词解】

①审守其输：言谨守与四海相通的上下腧穴。输，同“腧”。

②无犯其害：《类经》云：“无犯其害，无盛盛，无虚虚也。”

十、胀论第三十五

胀病有五脏胀和六腑胀。此外尚有脉胀、肤胀之分。本篇讨论了这些胀病的发生机制、症状特征、诊断和治法，故篇名“胀论”。

（一）

黄帝曰：脉之应于寸口，如何而胀？岐伯曰：其脉大坚以涩者，胀也①。黄帝曰：何以知脏腑之胀也。岐伯曰：阴为脏，阳为腑②。

【词解】

①脉大坚以涩者，胀也：马注云：“其脉大者，以邪气有余也；其脉坚者，以邪气不散也；其脉涩者，以气血涩滞也，故为胀。”

②阴为脏，阳为腑：《类经》云：“涩而坚者为阴，其胀在脏；大而坚者为阳，其胀在腑。一曰，脉病在阴则胀在脏，脉病在阳则胀在腑，亦通。”

黄帝曰：夫气之令人胀也，在于血脉之中耶？脏腑之内乎？岐伯曰：三者皆存焉①，然非胀之舍也。黄帝曰：愿闻胀之舍。岐伯曰：夫胀者，皆在于脏腑之外，排脏腑而郭胸胁②，胀皮肤，故命曰胀。

【词解】

①三者皆存焉："三"下原注"一云'二'"。《针灸甲乙经》《太素》均作"二"。按，三者，一血脉，二五脏，三六腑也。若五脏与六腑合而为一，则为"二者"。

②排脏腑而郭胸胁：郭，古通"廓"字，《针灸甲乙经》作"廓"，扩也，大也。胀气舍于脏腑之外、胸胁之内，故内排脏腑而外扩胸胁。

黄帝曰：脏腑之在胸胁腹里之内也，若匣匮①之藏禁器②也，各有次舍，异名而同处，一域之中，其气各异，愿闻其故③。岐伯曰：夫胸腹，脏腑之郭④也。膻中者，心主之宫城也。胃者，太仓也。咽喉、小肠者，传送也⑤。胃之五窍者，闾里门户⑥也。廉泉、玉英⑦者，津液之道也。故五脏六腑者，各有畔界，其病各有形状。营气循脉，卫气逆为脉胀⑧。卫气并脉循分为肤胀。三里而泻，近者一下，远者三下⑨，无问虚实，工在疾泻。

【词解】

①匮：音篑，即藏物之匣也。大者为匮，小者为匣。

②禁器：泛指珍秘之器。

③愿闻其故：此下原本有"黄帝曰：未解其意，再问"九字。上下文义不属，《针灸甲乙经》《太素》均无，钱熙祚云："其为衍文无疑。"今删之。

④郭：谓外郭，与上文之"郭"不同义。

⑤咽喉、小肠者，传送也：《类经》云："咽喉传送者，谷气自上而入；小肠传送者，清浊自下而出。"

⑥胃之五窍者，闾里门户：《类经》云："闾，巷门也。里，邻里也。……胃之五窍，为闾里门户者，非言胃在五窍，正以上自胃脘，下至小肠、大肠，皆属于胃，故曰闾里门户。如咽门、贲门、幽门、阑门、魄门，皆胃气之所行也，故总属胃之五窍。"

⑦廉泉、玉英：二穴俱属任脉。玉英，即玉堂穴。

⑧营气循脉，卫气逆为脉胀：《类经》云："清者为营，营在脉中，其气精专，未即致胀。浊者为卫，卫行脉外，其气慓疾滑利，而行于分肉之间，故必由卫气之逆，而后病及于营，则为脉胀。是以凡病胀者，皆发于卫气也。"

⑨近者一下，远者三下：《类经》云："一下三下，谓一次、两次、三次也。盖邪有远近，故泻有难易耳。"

（二）

黄帝曰：愿闻胀形。岐伯曰：夫心胀者，烦心短气，卧不安。肺胀者，虚满而喘咳。肝胀者，胁下满而痛引小腹。脾胀者，善哕，四肢烦悗，体重不能胜衣，卧不安。肾胀者，腹满引背央央然[1]，腰髀痛。六腑胀，胃胀者，腹满，胃脘痛，鼻闻焦臭，妨于食，大便难。大肠胀者，肠鸣而痛濯濯，冬日重感于寒，则飧泄不化。小肠胀者，少腹䐜胀，引腰而痛。膀胱胀者，少腹满而气癃。三焦胀者，气满于皮肤中，轻轻然而不坚。胆胀者，胁下痛胀，口中苦，善太息。

【词解】

①央央然：《针灸甲乙经》作“怏怏然”，《太素》作“怏然”，与此义同。《类经》云：“央央然，困苦貌。”

凡此诸胀者，其道在一，明知逆顺，针数[1]不失。泻虚补实，神去其室，致邪失正，真不可定[2]，粗之所败，谓之夭命。补虚泻实，神归其室，久塞其空[3]，谓之良工。

【词解】

①针数：数，术也。针数，即针术。

②真不可定：真气动摇而不能守于内之意。

③久塞其空：马注云：“久塞其空，虚则补之，其穴空皆正气充塞。”

（三）

黄帝曰：胀者焉生？何因而有？岐伯曰：卫气之在身也，常然并脉循分肉，行有逆顺，阴阳相随，乃得天和，五脏更始[1]，四时循序，五谷乃化。然后厥气在下，营卫留止，寒气逆上，真邪相攻，两气相搏，乃合为胀也。黄帝曰：善。何以解惑？岐伯曰：合之于真，三合而得[2]。帝曰：善。

【词解】

①五脏更始：张注云：“谓营行于脏腑经脉，外内出入，阴阳递更，终而复始也。”

②合之于真，三合而得：按，三，当作“参”。此句谓胀病是邪气与真气相合，互相参错而形成的。

（四）

黄帝问于岐伯曰：《胀论》言：无问虚实，工在疾泻，近者一下，远者三下。今有其三而不下[1]者，其过焉在？岐伯对曰：此言陷于肉肓[2]，而中气穴者也。不中气穴则气内闭，针不陷肓[3]则气不行，上越中肉[4]则卫气相乱，阴阳相逐。其于胀也，当泻不泻，气故不下，三而不下，必更其道[5]，气下乃止，不下复始，可以万全，乌有殆者乎？其于胀也，必审其胗[6]，当泻则泻，当补则补，如鼓应桴，恶有不下者乎。

【词解】

①不下：犹不退也。

②肉肓：肓，原本误作“盲”，下同。今并改正。杨注云：“肉肓者，皮下肉上之膜也。”

③针不陷肓：为进针太浅。

④上越中肉：上越，指针不陷肓而言，谓针入其皮，不透其肓。中肉，指不中气穴而言，谓误

中于分肉之间也。

⑤必更其道：杨注云："必须更取余穴，以行补泻。"

⑥胗：与"诊"同，《针灸甲乙经》《太素》并作"诊"。

十一、五癃津液别第三十六

本篇论述了津液之五别。水谷所化之津液各走其道，别而为溺、为汗、为泣、为唾、为髓。津液五别之道失常，癃闭而不通，则为水胀之病，所以篇名"五癃津液别"。

黄帝问于岐伯曰：水谷入于口，输于肠胃，其液别为五。天寒衣薄则为溺与气，天热衣厚则为汗，悲哀气并则为泣，中热胃缓则为唾。邪气内逆，则气为之闭塞而不行，不行则为水胀，余知其然也，不知其何由生，愿闻其道。

岐伯曰：水谷皆入于口，其味有五，各注其海①，津液各走其道，故三焦出气②，以温肌肉，充皮肤，为其津；其流而不行者，为液。

【词解】

①各注其海：《类经》云："各注其海者，人身有四海，脑为髓海，冲脉为血海，膻中为气海，胃为水谷之海也。五脏四海，各因经以受水谷之气味，故津液随化而各走其道。"

②三焦出气：《类经》云："此津液之有辨也。宗气积于上焦，营气出于中焦，卫气出于下焦。"按，三焦，《针灸甲乙经》《太素》俱作"上焦"。

天暑衣厚则腠理开，故汗出；寒留于分肉之间，聚沫则为痛①。天寒则腠理闭，气湿②不行，水下留③于膀胱，则为溺与气④。

【词解】

①聚沫则为痛：《太素》"聚沫"二字互倒，与此义同。杨注云："寒留分肉之间，津液聚沫，迫裂分肉，所以为痛。"

②湿：《针灸甲乙经》《太素》均作"涩"。作"涩"为是。

③留：古通"流"字，《针灸甲乙经》《太素》均作"流"。

④则为溺与气：张注云："气者，膀胱为州都之官，津液藏焉，气化而出者为溺，藏于膀胱者，化生太阳之气。"

五脏六腑，心为之主，耳为之听，目为之候①，肺为之相，肝为之将，脾为之卫②，肾为之主外③。故五脏六腑之津液，尽上渗于目，心悲气并则心系急，心系急则肺举，肺举则液上溢。夫心系与肺，不能常举，乍上乍下，故咳而泣出矣④。

【词解】

①心为之主，耳为之听，目为之候：候，伺望也，即视察之意。《类经》云："心总五脏六腑，

为精神之主，故耳目肺肝肾，皆听命于心。是以耳之听，目之视，无不由乎心也。”

②脾为之卫：卫，侍卫也。《类经》云：“脾主肌肉而护养脏腑，故为心之卫。”

③肾为之主外：外，《太素》作“水”。张注云：“肾主外者，肾主藏津液，所以灌精濡空窍者也。”《灵枢·师传》云：“肾者主为外，使之远听。”是言肾开窍于耳，能使远听，于义亦通。

④故咳而泣出矣：《类经》云：“当其气举而上，则为咳为泣也。凡人之泣甚而继以嗽者，正以气并于上而奔迫于肺耳。”

中热则胃中消谷，消谷则虫上下作①，肠胃充郭②，故胃缓，胃缓则气逆③，故唾出。

【词解】

①虫上下作：作，动作。《类经》云：“胃热则消谷中空，虫行求食，故或上或下，动作于肠胃之间。”

②肠胃充郭：郭，同“廓”，扩张之意。《类经》云：“充郭者，纵满之谓。”

③故胃缓，胃缓则气逆：《太素》无二“胃”字。肠胃之气以下行为顺，故肠胃扩充弛纵，则令气上逆也。

五谷之津液，和合而为膏者①，内渗入于骨空，补益脑髓，而下流于阴股②。

阴阳不和，则使液溢而下流于阴③，髓液皆减而下，下过度则虚，虚故腰背痛而胫酸。阴阳气道不通，四海闭塞，三焦不泻，津液不化，水谷并行肠胃之中，别于回肠，留于下焦，不得渗膀胱，则下焦胀。水溢，则为水胀。此津液五别之逆顺④也。

【词解】

①和合而为膏者：《类经》云：“此津液之为精髓也。膏，脂膏也。”

②而下流于阴股：阴股，指大腿内侧。《太素》无“股”字，注云：“下流阴中，补益于精。”

③阴阳不和，则使液溢而下流于阴：《类经》云：“阴阳不和则精气俱病，气病则不摄，精病则不守；精气不相统摄，故液溢于下而流泄于阴窍。”

④津液五别之逆顺：五别，指由津液所分别出之溺、汗、泣、唾、髓五液而言。津液五别为顺，若津液之道癃闭不通而有水胀，则为逆。

十二、论痛第五十三

本篇主要讨论耐痛问题，故篇名“论痛”。

本篇认为人的体质不同，其耐痛程度亦异。凡体质强壮的人，多能耐痛，易于接受针灸的刺激，且对毒药的耐受力亦强；体质衰弱的人，多不耐痛，且对毒药的耐受力亦较低。

黄帝问于少俞①曰：筋骨之强弱，肌肉之坚脆，皮肤之厚薄，腠理之疏密，各不同，其于针石火焫[②]之痛何如？肠胃之厚薄坚脆亦不等，其于毒药何如？愿尽闻之。少俞曰：人之骨强、筋弱、肉缓、皮肤厚者耐痛，其于针石之痛、火焫亦然。

黄帝曰：其耐火焫者，何以知之？少俞答曰：加以黑色而美骨[③]者，耐火焫。黄帝曰：其不耐针石之痛者，何以知之？少俞曰：坚肉薄皮者，不耐针石之痛，于火焫亦然。

黄帝曰：人之病，或同时而伤，或易已，或难已，其故何如？少俞曰：同时而伤，其身多热者，易已；多寒者，难已[④]。

黄帝曰：人之胜毒，何以知之？少俞曰：胃厚、色黑、大骨及肥者，皆胜毒；故其瘦而薄胃者，皆不胜毒也。

【词解】

①少俞：古代名医，为俞跗之弟，详见《针灸甲乙经·序》及《古今医统大全》。

②火焫：艾火烧针之类。

③美骨：《类经》云："美骨者，骨强之谓。"

④其身多热者，易已；多寒者，难已：《类经》云："此皆指外邪致病为言也。多热者，病在阳分，故易已；多寒者，病在阴分，故难已。"

十三、天年第五十四

"天年"，即天赋之年寿。

本篇从先天禀赋和后天发育上，指出了寿夭与精神、气血、脏腑等的关系，并分别论述了生命过程中各阶段的生理变化，故以"天年"名。

（一）

黄帝问于岐伯曰：愿闻人之始生，何气筑为基，何立而为楯，何失而死，何得而生。岐伯曰：以母为基，以父为楯[①]，失神者死，得神者生也。

黄帝曰：何者为神？岐伯曰：血气已和，荣卫已通，五脏已成，神气舍心，魂魄毕具，乃成为人。

【词解】

①以母为基，以父为楯：基，《说文解字》云："墙始也。"筑墙必固其基。引申之，凡事物之本根皆曰"基"。楯，音义同"盾"，古时战具，执以蔽兵刃者。马注云："方其始生，赖母以为之基，坤道成物也；赖父以为之楯，阳气以为捍卫也。"

黄帝曰：人之寿夭各不同，或夭寿，或卒死，或病久，愿闻其道。岐伯曰：五脏坚固，血脉和调，肌肉解利，皮肤致密，营卫之行不失其常，呼吸微徐，气以度行[①]，六腑化谷，津液布扬[②]，各如其常，故能长久。

【词解】

①气以度行：杨注云："呼吸定息，气行六寸，以循度数，日夜百刻。"即气血运行的速度与呼吸保持正常关系的意思。

②津液布扬：杨注云："所谓泣、汗、涎、涕、唾等布扬诸窍。"朱永年云："此言已生之后，借水谷之精气，资生营卫津液，资养脏腑形身，而后能长久。"

黄帝曰：人之寿百岁而死，何以致之？岐伯曰：使道隧以长[①]，基墙高以方[②]，通调营卫，三部三里起，骨高肉满[③]，百岁乃得终。

【词解】

①使道隧以长：使道，指鼻孔和人中沟。隧，深邃之义。隧以长，形容深而且长。杨注云："使道，谓是鼻空，使气之道；隧以长，出气不壅。"马注云："使道者，水沟也（俗云人中），其隧道以长。"

②基墙高以方：《类经》云："基墙，指面部而言。骨胳为基，蕃蔽为墙。"按，方，广大也。《灵枢·五阅五使》论面部色诊，有"方壁高基"之句，与此义同。

③三部三里起，骨高肉满：马注云："面之三里，即三部也（俗云三停），皆已耸起，其骨高，其肉满，所以百岁乃得终也。"按，三部三里，即额角、明堂（鼻）、地角。起，即高也。《灵枢·五色》所云"明堂骨高以起"可证。

（二）

黄帝曰：其气之盛衰，以至其死，可得闻乎？岐伯曰：人生十岁，五脏始定，血气已通，其气在下[①]，故好走[②]。二十岁，血气始盛，肌肉方长，故好趋。三十岁，五脏大定，肌肉坚固，血脉盛满，故好步。四十岁，五脏六腑、十二经脉，皆大盛以平定，腠理始疏，荣华颓落，发颇斑白，平盛不摇，故好坐[③]。五十岁，肝气始衰，肝叶始薄，胆汁始灭，目始不明。六十岁，心气始衰，苦忧悲，血气懈惰，故好卧。七十岁，脾气虚，皮肤枯。八十岁，肺气衰，魄离[④]，故言善误。九十岁，肾气焦，四脏[⑤]经脉空虚。百岁，五脏皆虚，神气皆去，形骸独居而终矣[⑥]。

【词解】

①其气在下：《类经》云："天地之气，阳主乎升，升则向生；阴主乎降，降则向死。故幼年之气在下者，亦自下而升也。"马注云："其气在下，气盛于足之六经也。"

②走：《说文解字》段玉裁注云："《释名》曰：徐行曰步，疾行曰趋，疾趋曰走。"

③平盛不摇，故好坐：《类经》云："天地消长之道，物极必变，盛极必衰，日中则昃，月盈则亏。人当四十，阴气已半，故发颇斑白，而平盛不摇好坐者，衰之渐也。"

④魄离：《针灸甲乙经》作"魂魄离散"四字。

⑤四脏：指肝、心、脾、肺四脏。

⑥形骸独居而终矣：形骸，即躯壳。终，终尽其天年也。

黄帝曰：其不能终寿而死者，何如？岐伯曰：其五脏皆不坚，使道不长，空外以张[1]，喘息暴疾，又卑基墙，薄脉少血，其肉不石[2]，数中风寒，血气虚，脉不通，真邪相攻，乱而相引[3]，故中寿而尽也。

【词解】

①空外以张：马注云："其鼻孔向外而张。"

②石：《太素》作"实"，与此义同。

③乱而相引：《类经》云："正本拒邪，正气不足，邪反随之而入，故曰相引。"

十四、水胀第五十七

本篇论述了水肿、肤胀、鼓胀、肠覃、石瘕等证在病因及证候方面的鉴别，以讨论水胀为主，故篇名"水胀"。

黄帝问于岐伯曰：水与肤胀、鼓胀、肠覃、石瘕、石水，何以别之？岐伯答曰：水始起也，目窠上微肿，如新卧起之状，其颈脉动，时咳，阴股间寒，足胫瘇[1]，腹乃大，其水已成矣。以手按其腹，随手而起，如裹水之状，此其候也。

黄帝曰：肤胀何以候之？岐伯曰：肤胀者，寒气客于皮肤之间，鼟鼟然不坚，腹大，身尽肿，皮厚，按其腹窅[2]而不起，腹色不变，此其候也。

鼓胀何如？岐伯曰：腹胀，身皆大，大与肤胀等也，色苍黄，腹筋起[3]，此其候也。

肠覃[4]何如？岐伯曰：寒气客于肠外，与卫气相搏，气不得荣，因有所系，癖而内著，恶气乃起，瘜肉乃生。其始生也，大如鸡卵，稍以益大，至其成如怀子之状，久者离岁[5]，按之则坚，推之则移，月事以时下，此其候也。

石瘕何如？岐伯曰：石瘕生于胞中，寒气客于子门，子门闭塞，气不得通，恶血当泻不泻，衃以留止[6]，日以益大，状如怀子，月事不以时下。皆生于女子，可导而下[7]。

黄帝曰：肤胀、鼓胀，可刺邪？岐伯曰：先泻其胀之血络[8]，后调其经，刺去其血络也。

【词解】

①瘇：音踵。肿足曰"瘇"。

②窅：音杳，凹陷之意。

③腹筋起：筋，《太素》作"脉"。腹部有青色脉胀起如筋，故曰"腹筋起"。

④肠覃：覃，通"蕈"，音寻。《玉篇》云："蕈，地菌也。"肠中垢滓凝聚而生息肉，犹湿气蒸郁，蕈生于土木，故谓肠覃。

⑤离岁：《类经》云："越岁也。"即经年。

⑥衃以留止：衃，败恶凝聚之血。《类经》云："衃血留止，其坚如石，故曰石瘕。"

⑦可导而下：可用导血下行之法治之。

⑧先泻其胀之血络：泻，《针灸甲乙经》作“刺”。

十五、玉版第六十

“玉”，石之美者。古无纸笔，凡重要文字，辄刻于玉板之上，以示珍重。篇名“玉版”，亦是珍重之意。

本篇主要讨论了斜刺的若干禁忌问题，如出现痈疽毒内陷脏腑及其他诸病的逆象时，均不宜刺。此外，它还指出针虽细物，若用之不当，只能杀生人而不能起死，故医生临床之际，必须提高警惕。

（一）

黄帝曰：余以小针为细物也，夫子乃言上合之于天，下合之于地，中合之于人，余以为过针之意矣，愿闻其故。岐伯曰：何物大于天乎？夫大于针者，惟五兵[①]者焉。五兵者，死之备也[②]，非生之具。且夫人者，天地之镇[③]也，其不可不参[④]乎？夫治民者，亦唯针焉。夫针之与五兵，其孰小乎？

【词解】

①五兵：《类经》云：“五兵即五刃，刀、剑、矛、戟、矢也。”

②死之备也：先具后用，谓之备。死，杀人也。《类经》云：“五兵虽大，但备杀戮之用，置之死者也。”

③天地之镇：镇，是贵重的意思。《类经》云：“夫天地之间，唯人最重，故为天地之镇。”

④参：谓天、地、人三者合参。

（二）

黄帝曰：病之生时，有喜怒不测，饮食不节，阴气不足，阳气有余，营气不行，乃发为痈疽。阴阳不通，两热[①]相搏，乃化为脓，小针能取之乎？岐伯曰：圣人不能使化者，为之邪不可留也。故两军相当，旗帜相望，白刃陈于中野[②]者，此非一日之谋也。能使其民令行禁止，士卒无白刃之难者，非一日之教也，须臾之得也。夫至使身被痈疽之病，脓血之聚者，不亦离道远乎。夫痈疽之生，脓血之成也，不从天下，不从地出，积微之所生也。故圣人自治于未有形也，愚者遭其已成也。

黄帝曰：其已形，不予遭，脓已成，不予见[③]，为之奈何？岐伯曰：脓已成，十死一生，故圣人弗使已成，而明为良方，著之竹帛，使能者踵而传之后世，无有终时者，为其不予遭也。

黄帝曰：其已有脓血而后遭乎？不导之以小针治乎[④]？岐伯曰：以小治小者，其功小。以大治大者，多害。故其已成脓血者，其唯砭石、铍、锋之所取也。黄帝曰：多害者，其不可全乎？岐伯曰：其在逆顺[⑤]焉。

【词解】

①两热：指内外两热。

②中野：野，《说文解字》云："郊外也。"中野，即荒野之中。

③其已形，不予遭，脓已成，不予见：《针灸甲乙经》作"其已有形，脓已成"七字。马注云："愚者则遭于既已成形之后，所以治之失其时也，然而不得与圣人相遭相见。"张注云："此痈生于脏腑之间，而不与我见。"

④其已有脓血而后遭乎？不导之以小针治乎：《针灸甲乙经》作"其已有脓血，可以小针治乎"，文简义顺。

⑤其在逆顺：杨注云："逆者，多伤至死。顺者，出脓得生也。"

（三）

黄帝曰：愿闻逆顺。岐伯曰：以为伤者，其白眼青，黑眼小①，是一逆也；内药而呕者，是二逆也；腹痛渴甚②，是三逆也；肩项中不便③，是四逆也；音嘶色脱，是五逆也。除此五者，为顺矣。

黄帝曰：诸病皆有逆顺，可得闻乎？岐伯曰：腹胀，身热，脉大，是一逆也；腹鸣而满，四肢清，泄，其脉大，是二逆也；衄而不止，脉大④，是三逆也；咳且溲血脱形，其脉小劲⑤，是四逆也；咳，脱形，身热，脉小以疾⑥，是谓五逆也。如是者，不过十五日而死⑦矣。其腹大胀，四末清，脱形，泄甚⑧，是一逆也；腹胀便血，其脉大时绝⑨，是二逆也；咳，溲血，形肉脱，脉抟⑩，是三逆也；呕血，胸满引背，脉小而疾⑪，是四逆也；咳呕，腹胀，且飧泄，其脉绝⑫，是五逆也。如是者，不及一时⑬而死矣。工不察此者而刺之，是谓逆治。

【词解】

①白眼青，黑眼小：白眼，《针灸甲乙经》作"白睛"。马注云："白眼属肺，今反青，是肝邪侮所不胜，当为肺气衰也。黑眼者，即眼之睛也，属于肝，今反小，乃肝气衰也。"肝气衰，是肾水不足，不能涵肝之故。张注云："肺、肝、肾三脏之气伤也。"

②腹痛渴甚：为火邪亢盛，阴气败绝之象。马注云："腹痛者邪甚，渴甚者火盛。"

③肩项中不便：不便，即强直不能转动，是阳强于上，阴衰于下之象。马注云："肩属手之三阳，项属手足六阳及督脉经。今肩项不便，是阳盛阴虚也。"

④衄而不止，脉大：衄则伤阴，衄而不止则阴虚。脉大为阳盛。马注云："亦阴证得阳脉也。"

⑤咳且溲血脱形，其脉小劲：《类经》云："咳而溲血、脱形者，正气已衰，脉小而急者，邪气仍在，邪正不能相当，是为四逆。"

⑥咳，脱形，身热，脉小以疾：《类经》云："脱形身热，真阴已亏，而火犹不清也，其脉细小疾数，正邪盛正衰之候，是为五逆。"

⑦不过十五日而死：《类经》云："一节之更，时移气易，客强主弱，则不能胜，故不过十五日而死。"

⑧腹大胀，四末清，脱形，泄甚：《类经》云："腹大胀者，最忌中虚。若见四肢清冷而脱形泄甚者，脾元败而阳气去也，故为一逆。"

⑨腹胀便血，其脉大时绝：《类经》云："腹胀便血，阴病也，脉大时绝，孤阳将脱也。"

⑩咳，溲血，形肉脱，脉搏：脉搏，《针灸甲乙经》作"喘"字，周评本作"脉搏"。作"脉搏"是。马注云："在上为咳，在下溲血，其形已脱，火盛水亏也，而脉又搏击。"《类经》云："咳而溲血者，气血俱病，形肉脱者败在脾，脉搏者真脏也，败在胃气，故为三逆。"

⑪呕血，胸满引背，脉小而疾：马注云："呕血而胸满引背，脉固宜小，而小中带疾，虚而火盛也。"《类经》云："呕血胸满引于背者，脏气连乎背也，脉现细小数疾，则真元大亏矣。"

⑫咳呕，腹胀，且飧泄，其脉绝：《类经》云："上为咳呕，中为胀满，下为飧泄，三焦俱病，而脉至于绝者，有邪无正也。"

⑬一时：马注云："一时者，一周时也，乃一日之意。"

（四）

黄帝曰：夫子之言针甚骏[①]，以配天地，上数天文，下度地纪，内别五脏，外次六腑，经脉二十八会[②]，尽有周纪，能杀生人，不能起死者，子能反之乎？岐伯曰：能杀生人，不能起死者也。黄帝曰：余闻之，则为不仁，然愿闻其道，弗行于人。岐伯曰：是明道也，其必然也，其如刀剑之可以杀人，如饮酒使人醉也，虽勿诊，犹可知矣。黄帝曰：愿卒闻之。岐伯曰：人之所受气者，谷也。谷之所注者，胃也。胃者，水谷气血之海也。海之所行云气者，天下也。胃之所出气血者，经隧也。经隧者，五脏六腑之大络也，迎而夺之而已矣[③]。

黄帝曰：上下有数[④]乎？岐伯曰：迎之五里，中道而止[⑤]，五至而已，五往而脏之气尽矣[⑥]，故五五二十五而竭其输矣[⑦]，此所谓夺其天气者也，非能绝其命而倾其寿者也。黄帝曰：愿卒闻之。岐伯曰：窥门而刺之者，死于家中；入门而刺之者，死于堂上[⑧]。黄帝曰：善乎方，明哉道，请著之玉版，以为重宝，传之后世，以为刺禁，令民勿敢犯也。

【词解】

①骏：即高大之义。黄元御云："骏，与'峻'通。"

②二十八会：马注云："手足十二经，左右相同，共有二十四脉，加以两跷督任，共为二十八会也。"

③迎而夺之而已矣：已，尽也。此句谓气血竭尽则死。马注云："迎其气之来而有以夺之，针能杀生人矣。"

④上下有数：上指手经，下指足经，数指禁刺之数。

⑤迎之五里，中道而止：《类经》云："五里，手阳明经穴。此节指手之五里，即经隧之要害。若迎而夺之，则脏气败绝，必致中道而止。"

⑥五至而已，五往而脏之气尽矣：《类经》云："一脏之气，大约五至而已。针凡五往以迎之，则一脏之气已尽。"

⑦五五二十五而竭其输矣：马注云："及夺至二十五次而五脏输穴之气皆已竭矣。"

⑧闚门而刺之者，死于家中；入门而刺之者，死于堂上：闚，音恢。《康熙字典》云："谓倾头门中视也。"门，气血出入之门，即腧穴。《类经》云："门，即《生气通天》等论所谓气门之门也。闚门而刺，言犹浅也。浅者害迟，故死于家中。入门而刺，言其深也。深则害速，故死于堂上。"一说，谓五里是禁刺的穴位。病人来诊所就诊，被针刺了五里后，不待出门，即死于诊所；医生到病家，针刺了病人五里后，病人不待入房，即死于堂上。

十六、动输第六十二

"动"，指脉之搏动。"输"，即经气所输之处。

本篇阐述了十二经脉中，唯手太阴心经、足阳明胃经、足少阴肾经独动不休的道理，以及在邪气阻塞四肢的情况下十二经气如何保持输转循环的问题，所以篇名"动输"。

（一）

黄帝曰：经脉十二，而手太阴、足少阴、阳明独动不休，何也？岐伯曰：是明胃脉也。胃为五脏六腑之海，其清气上注于肺，肺气从太阴而行之，其行也，以息往来[①]，故人一呼脉再动，一吸脉亦再动，呼吸不已，故动而不止。黄帝曰：气之过于寸口也，上十焉息？下八焉伏[②]？何道从还？不知其极。岐伯曰：气之离脏也，卒然如弓弩之发，如水之下岸，上于鱼以反衰[③]，其余气衰散以逆上[④]，故其行微。

黄帝曰：足之阳明何因而动？岐伯曰：胃气上注于肺，其悍气上冲头者，循咽，上走空窍，循眼系，入络脑，出顑，下客主人，循牙车，合阳明，并下人迎，此胃气别走于阳明者也。故阴阳上下，其动也若一[⑤]。故阳病而阳脉小者为逆，阴病而阴脉大者为逆[⑥]。故阴阳俱静俱动，若引绳相倾者病[⑦]。

黄帝曰：足少阴何因而动？岐伯曰：冲脉者，十二经之海也，与少阴之大络，起于肾下，出于气街，循阴股内廉，邪入腘中，循胫骨内廉，并少阴之经，下入内踝之后，入足下；其别者，邪入踝，出属跗上，入大指之间，注诸络，以温足胫，此脉之常动者也[⑧]。

【词解】

①以息往来：一呼一吸谓之息。以息往来，谓营气随呼吸而运行。

②上十焉息？下八焉伏：《针灸甲乙经》"十""八"二字俱作"出"。《太素》无"十""八"二字。钱熙祚将"十"改作"出"，"八"改作"入"，于义为顺。

③上于鱼以反衰：《类经》云："强弩之末，其力必柔；急流之末，其势必缓。故脉由寸口以上鱼际，盛而反衰。"

④其余气衰散以逆上：张注云："谓余气分散而上注于手阳明大肠之经，故其脉上鱼而其行微缓也。"

⑤阴阳上下，其动也若一：阴指手太阴肺经，阳指足阳明胃经，上指人迎，下指寸口。《类经》云："此云阴阳上下者，统上文手太阴而言也。盖胃气上注于肺，本出一原。虽胃为阳明，脉上出于人迎；肺为太阴，脉下出于寸口，而其气本相贯，故彼此之动，其应若一也。"

⑥阳病而阳脉小者为逆，阴病而阴脉大者为逆：阳脉指人迎脉，阴脉指寸口脉。《灵枢·四时气》云："气口候阴，人迎候阳也。"阳病多为有余，故脉小者为逆；阴病多为不足，故脉大者为逆。

⑦阴阳俱静俱动，若引绳相倾者病：《类经》云："是以阴阳大小，脉各有体，设阴阳不分，而或为俱静，或为俱动，若引绳之匀者，则其阴阳之气，非此则彼，必有偏倾而致病者矣。"按，《灵枢·禁服》云："春夏人迎微大，秋冬寸口微大，如是者名曰平人。"《灵枢·五色》云："脉之浮沉，及人迎与寸口气大小等者，病难已。"此与《类经》注义合。

⑧此脉之常动者也：此指足少阴肾经之太溪穴。《类经》云："此太溪等脉，所以常动不已也。"

（二）

黄帝曰：营卫之行也，上下相贯，如环之无端，今有其卒然遇邪气，及逢大寒，手足懈惰，其脉阴阳之道，相输之会，行相失也[①]，气何由还？岐伯曰：夫四末阴阳之会者，此气之大络也。四街[②]者，气之径路也。故络绝则径通[③]，四末解则气从合，相输如环。黄帝曰：善。此所谓如环无端，莫知其纪，终而复始，此之谓也。

【词解】

①行相失也：廖平云："中风不仁之类，大寒手足堕落及遇金疮去手足而不死，其气往还，必有变异。"

②四街：杨注云："四街，谓胸腹头胻脉气道也。"《灵枢·卫气》云："胸气有街，腹气有街，头气有街，胫气有街。"

③络绝则径通：径，《针灸甲乙经》作"经"，《太素》亦作"经"。杨注云："大寒客于四末，先客络脉，络脉虽壅，内经尚通，故气相输如环，寒邪解已，复得通也。"

十七、五味论第六十三

本篇专论五味偏食、多食引起的病证，并据以论证"五味各有所走"的理论，所以篇名"五味论"。

黄帝问于少俞曰：五味入于口也，各有所走，各有所病。酸走筋，多食之令人癃；咸走血，多食之令人渴；辛走气，多食之令人洞心[①]；苦走骨，多食之令人变呕；甘走肉，多食之令人悗心。余知其然也，不知其何由，愿闻其故。

少俞答曰：酸入于胃，其气涩以收，上之两焦，弗能出入也，不出即留于胃中，胃中和温，则下注膀胱，膀胱之胞[②]薄以懦[③]，得酸则缩绻，约而不通，水道不行，故癃。阴者，积筋之所终也[④]，故酸入而走筋矣。

黄帝曰：咸走血，多食之令人渴，何也？少俞曰：咸入于胃，其气上走中焦，注于脉，则血气走之，血与咸相得则凝，凝则胃中汁注之，注之则胃中竭，竭则咽路焦，故舌本干而善渴。血脉者，中焦之道也，故咸入而走血矣[⑤]。

黄帝曰：辛走气，多食之令人洞心，何也？少俞曰：辛入于胃，其气走于上焦。上焦者，受气而营诸阳者也。姜韭之气熏之，营卫之气不时受之，久留心下，故洞心[⑥]。辛与气俱行，故辛入而与汗俱出。

黄帝曰：苦走骨，多食之令人变呕，何也？少俞曰：苦入于胃，五谷之气皆不能胜苦[⑦]，苦入下脘，三焦之道皆闭而不通，故变呕。齿者，骨之所终也，故苦入而走骨，故入而复出，知其走骨也[⑧]。

黄帝曰：甘走肉，多食之令人悗心，何也？少俞曰：甘入于胃，其气弱小[⑨]，不能上至于上焦，而与谷留于胃中者，令人柔润者也。胃柔则缓，缓则虫动，虫动则令人悗心。其气外通于肉，故甘走肉。

【词解】

①洞心：马注云："洞心者，心内空也。"

②胞：与"脬"通，并音抛。《说文解字》云："脬，膀胱也。"

③懦：《针灸甲乙经》作"耎"，《太素》作"濡"。按，"耎"与"濡"古字通，即"软"也。懦，音儒，柔弱之意。

④阴者，积筋之所终也：《针灸甲乙经》"终"下有"聚"字。《类经》云："阴者，阴器也。积筋者，宗筋之所聚也。肝主筋，其味酸，故内为膀胱之癃而外走肝经之筋也。"杨注云："人阴器，一身诸筋终聚之处。"

⑤故咸入而走血矣：《类经》云："血为水化，咸亦属水。咸与血相得，故走注血脉。……然血脉必化于中焦，故咸入中焦而走血。"杨注云："肾主于骨，咸味走骨，言走血者，以血为水也。"

⑥久留心下，故洞心：马注云："惟此姜韭之气，久留心下，则物在心下而气熏于上焦，上焦气矮，心内似空，故多食辛者，必洞心也。"《类经》云："过于辛则开窍而散，故为洞心。"

⑦五谷之气皆不能胜苦：《类经》云："味过于苦，则抑遏胃中阳气，不能运化，故五谷之气不能胜之。"

⑧故入而复出，知其走骨也：任谷庵云："夫肾主骨，肾为寒水之脏，苦性寒，故走骨，同气相感也。然苦乃火味，故入于下而复出于上，以其性下泄而上涌也。"

⑨其气弱小：小，《针灸甲乙经》作"少"，《太素》亦作"少"。"小""少"义同。《类经》云："甘性柔缓，故其气弱小，不能至于上焦。"

十八、百病始生第六十六

“百病”，泛指多种疾病。“始生”，开始发生。本篇着重论述内伤外感诸病的发病因素，病邪伤害人体的途径，病邪的传变及其一般见证，故篇名“百病始生”。

本篇认为风雨寒暑、清湿喜怒等是百病发生的因素，而发病部位有阴阳内外，以及上、中、下三部的区别。内伤喜怒，则病起于阴；外感风雨，则病起于上；外感清湿，则病起于下。从发病机制来讲，外邪致病是由于人体正气之虚，如果正气不虚，邪气一般是不会引起疾病的。因此文章又强调了“两虚相得，乃客其形”的论点。本篇还分别叙述了外邪侵入人体，由表及里的传变过程，以及邪气留着在内而形成的积、胀、痛等病变，并对不同的内伤因素与内脏积聚的关系和治疗原则做了简要的说明。

（一）

黄帝问于岐伯曰：夫百病之始生也，皆生于风雨寒暑，清湿喜怒。喜怒不节则伤脏，风雨则伤上，清湿则伤下。三部之气，所伤异类，愿闻其会①。岐伯曰：三部之气各不同，或起于阴，或起于阳，请言其方。喜怒不节则伤脏，脏伤则病起于阴也；清湿袭虚，则病起于下；风雨袭虚，则病起于上，是谓三部②。至于其淫泆，不可胜数。

黄帝曰：余固不能数，故问先师，愿卒闻其道。岐伯曰：风雨寒热，不得虚邪，不能独伤人。卒然逢疾风暴雨而不病者，盖无虚，故邪不能独伤人。此必因虚邪之风，与其身形，两虚相得，乃客其形。两实相逢，众人肉坚。其中于虚邪也，因于天时，与其身形，参以虚实③，大病乃成。气有定舍，因处为名④，上下中外，分为三员⑤。

是故虚邪之中人也，始于皮肤，皮肤缓则腠理开，开则邪从毛发入，入则抵深，深则毛发立，毛发立则淅然，故皮肤痛。留而不去，则传舍于络脉，在络之时，痛于肌肉，其痛之时息，大经乃代⑥。留而不去，传舍于经，在经之时，洒淅喜惊。留而不去，传舍于输，在输之时，六经不通四肢，则肢节痛，腰脊乃强。留而不去，传舍于伏冲之脉，在伏冲之时，体重身痛⑦。留而不去，传舍于肠胃，在肠胃之时，贲响腹胀，多寒则肠鸣飧泄，食不化；多热则溏，出糜。留而不去，传舍于肠胃之外，募原之间，留著于脉，稽留而不去，息而成积。或著孙脉，或著络脉，或著经脉，或著输脉，或著于伏冲之脉，或著于膂筋⑧，或著于肠胃之募原，上连于缓筋⑨，邪气淫泆，不可胜论。

【词解】

①愿闻其会：杨注云：“望请会通之也。”会通，即会合其理而通贯之。

②三部：指上、中、下三部。杨注云：“内伤五脏，即中内之部也。”“风雨从头背而下，故为上部之气；清湿从尻脚而上，故为下部之气。”《类经》云：“百病始生，无非外感内伤，而复有上、中、下之分也。……受病之始，只此三部。”

③参以虚实：参，参合也。马注云："此可以见人之中于虚邪，由于天时之虚与其身形之虚，故参以虚实之法，则知大病之所由成也。"杨注云："虚者，形虚也。实者，邪气盛实也。两者相合，故大病成也。"

④气有定舍，因处为名：气，指邪气。定舍，即留止之处。杨注云："邪气舍定之处，即因处以施病名。如邪舍形头，即为头眩等头病也；若舍于腹，即为腹痛泄利等病也；若舍于足，则为足悗不仁之病也。"

⑤上下中外，分为三员：员，《说文解字》云："物数也。"即记数之量词，如言若干人为若干员。马注云："三员，犹言三部也。盖人身大体，自纵而言之，则以上、中、下为三部，自横而言之，则以在表、在里、半表半里为三部，故谓之上下中外之三员也。"

⑥大经乃代：代，谓代络受邪。《类经》云："络浅于经，故痛于肌肉之间，若肌肉之痛时渐止息，是邪将去络而深，大经代受之矣。"

⑦体重身痛：冲脉为血海，邪留冲脉，则血气不能充溢于身形，故体重身痛。

⑧膂筋：《类经》云："膂、吕同，脊骨也。脊内之筋曰膂筋。"

⑨缓筋：即腹壁挟脐两旁之筋膜。

（二）

黄帝曰：愿尽闻其所由然。岐伯曰：其著孙络之脉而成积者，其积往来上下，臂手孙络之居也①，浮而缓，不能句②积而止之，故往来移行肠胃之间，水凑渗注灌，濯濯有音，有寒则䐜䐜满雷引③，故时切痛。其著于阳明之经，则挟脐而居④，饱食则益大，饥则益小⑤。其著于缓筋也，似阳明之积，饱食则痛，饥则安⑥。其著于肠胃之募原也，痛而外连于缓筋，饱食则安，饥则痛⑦。其著于伏冲之脉者，揣之应手而动，发手⑧则热气下于两股，如汤沃之状⑨。其著于膂筋在肠后者，饥则积见，饱则积不见⑩，按之不得。其著于输之脉者，闭塞不通，津液不下，孔窍干壅⑪。此邪气之从外入内，从上下也。

【词解】

①臂手孙络之居也：杨注云："居，著也。邪气著于臂手孙络。"《类经》云："盖积在大肠、小肠之络，皆属手经。"

②句：《针灸甲乙经》作"拘"，义同。谓拘束之，使不移动。

③雷引：谓雷鸣引痛。

④挟脐而居：指积在于脐之两侧。因阳明之脉挟脐下行，故其为积，挟脐而居。

⑤饱食则益大，饥则益小：阳明属胃，受水谷之气，故饱食则其积益大；饥则谷气衰少，积益小。

⑥饱食则痛，饥则安：张注云："饱则胀，故痛；饥则止而安也。"安，即不痛之谓。

⑦饱食则安，饥则痛：张注云："饱则津液渗润于外，故安；饥则干燥，故痛也。"

⑧发手：即放手。

⑨热气下于两股，如汤沃之状：张注云："发手则热者，冲脉之血气充于外也。冲脉下循阴股，出于胫气之街，其气下于两股。如汤沃之状者，因积而成热也。"

⑩饥则积见，饱则积不见：《类经》云："脊内之筋曰膂筋，故在肠胃之后。饥则肠空，故积可见；饱则肠满蔽之，故积不可见，按之亦不可得也。"

⑪孔窍干壅：孔窍，泛指皮毛之汗孔及耳、目、口、鼻和前后二阴诸窍而言。干，指津液不足。壅者，闭塞之谓。

（三）

黄帝曰：积之始生，至其已成，奈何？岐伯曰：积之始生，得寒乃生，厥乃成积[①]也。

黄帝曰：其成积奈何？岐伯曰：厥气生足悗[②]，悗生胫寒，胫寒则血脉凝涩，血脉凝涩则寒气上入于肠胃，入于肠胃则䐜胀，䐜胀则肠外之汁沫迫聚不得散，日以成积。

卒然多食饮，则肠满。起居不节，用力过度，则络脉伤。阳络伤则血外溢，血外溢则衄血；阴络伤则血内溢，血内溢则后血。肠胃之络伤，则血溢于肠外，肠外有寒汁沫与血相抟，则并合凝聚不得散而积成矣。

卒然外中于寒，若内伤于忧怒，则气上逆，气上逆则六输[③]不通，温气不行，凝血蕴里而不散，津液涩渗，著而不去，而积皆成矣。

黄帝曰：其生于阴者，奈何？岐伯曰：忧思伤心；重寒伤肺；忿怒伤肝；醉以入房，汗出当风伤脾；用力过度，若入房汗出浴，则伤肾。此内外三部之所生病者也[④]。

黄帝曰：善。治之奈何？岐伯答曰：察其所痛，以知其应，有余不足，当补则补，当泻则泻，毋逆天时，是谓至治。

【词解】

①得寒乃生，厥乃成积：《太素》"厥"下有"上"字。杨注云："邪得寒气入舍于足，以为积始也，故曰'得寒乃生'也。寒厥，邪气上行入于肠胃，以成于积也。"

②厥气生足悗：《类经》云："厥气，逆气也。寒逆于下，故生足悗，谓肢节痛滞不便利也。"

③六输：《类经》云："六经之输。"

④此内外三部之所生病者也：楼英云："诸积皆本于喜怒伤脏而阴虚，阴既虚矣，则风雨袭阴之虚，则病起于上而生积；清湿袭阴之虚，则病起于下而成积。"

十九、大惑论第八十

"惑"，迷乱眩晕之谓。"大"，言其甚也。

本篇论述了登高俯视则惑的道理，以及善忘、善饥而不嗜食、不得卧、不得视、多卧、少卧等病证，且对于惑的讨论尤为详尽，故篇名"大惑论"。

（一）

黄帝问于岐伯曰：余尝上于清冷之台[①]，中阶而顾，匍匐而前，则惑[②]。余私异之，窃内怪之，独瞑独视，安心定气，久而不解。独搏[③]独眩，披发长跪，俯而视之，后久之不已也。卒然自上，何气使然？岐伯对曰：五脏六腑之精气，皆上注于目而为之精。精之窠为眼，骨之精为瞳子，筋之精为黑眼，血之精为络，其窠气之精为白眼，肌肉之精为约束，裹撷筋、骨、血、气之精而与脉并为系，上属于脑，后出于项中。故邪中于项，因逢其身之虚，其入深，则随眼系以入于脑，入于脑则脑转，脑转则引目系急，目系急则目眩以转矣。邪其精，其精所中不相比也[④]，则精散，精散则视歧，视歧见两物。目者，五脏六腑之精也，营卫魂魄之所常营也，神气之所生也。故神劳则魂魄散，志意乱。是故瞳子黑眼法于阴，白眼赤脉法于阳[⑤]也。故阴阳合传[⑥]而精明也。目者，心使也。心者，神之舍也。故神精乱而不转，卒然见非常处，精神魂魄散不相得，故曰惑也。

黄帝曰：余疑其然。余每之东苑[⑦]，未曾不惑，去之则复，余唯独为东苑劳神乎？何其异也？岐伯曰：不然也。心有所喜，神有所恶，卒然相惑[⑧]，则精气乱，视误故惑，神移乃复。是故间者为迷，甚者为惑。

【词解】

①清冷之台：张注云："清冷之台，东苑之台名也。"《类经》云："台之高者，其气寒，故曰清冷之台。"

②匍匐而前，则惑：匍，音蒲。匐，音伏。以手伏地而行，谓之匍匐。惑，谓眩惑，目眩神荡之意。

③搏：《太素》"搏"作"转"。周评以为当作"转"。

④邪其精，其精所中不相比也：《太素》作"邪中其精，所中不相比也"。杨注云："五精合而为眼，邪中其精，则五精不得比和，别有所见，故视歧见于两物。"一说，邪，同"斜"。如《类经》云："目系急则目眩睛斜，故左右之脉互有缓急，视歧失正，则两睛之所中于物者，不相比类，而各异其见。"

⑤瞳子黑眼法于阴，白眼赤脉法于阳：瞳子黑眼，为肝肾之精气所注，故为阴；白眼赤脉，为肺心之所注，故曰阳。法，言目之精明亦法象于阴阳之理。

⑥传：按，古"传"与"抟""团"通。抟，聚也。

⑦东苑：养禽兽、植林木之处，叫作"苑"。《说文解字》段玉裁注云："古谓之囿，汉谓之苑。"杨注云："清冷之台在东苑。"

⑧惑：《太素》作"感"。《类经》、马注、张注皆作"感"。作"感"为是。

（二）

黄帝曰：人之善忘者，何气使然？岐伯曰：上气不足，下气有余，肠胃实而心肺虚，虚则营卫留于下，久之不以时上，故善忘也。

黄帝曰：人之喜饥而不嗜食者，何气使然？岐伯曰：精气并于脾，热气留于胃，胃热则消谷，消谷故善饥。胃气逆上，则胃脘寒①，故不嗜食也。

黄帝曰：病而不得卧者，何气使然？岐伯曰：卫气不得入于阴，常留于阳，留于阳则阳气满，阳气满则阳跷盛，不得入于阴则阴气虚，故目不瞑矣。

黄帝曰：病目而不得视者，何气使然？岐伯曰：卫气留于阴，不得行于阳，留于阴则阴气盛，阴气盛则阴跷满②，不得入于阳则阳气虚，故目闭也。

黄帝曰：人之多卧者，何气使然？岐伯曰：此人肠胃大而皮肤湿，而分肉不解焉。肠胃大则卫气留久，皮肤湿则分肉不解，其行迟。夫卫气者，昼日常行于阳，夜行于阴，故阳气尽则卧，阴气尽则寤。故肠胃大，则卫气行留久③；皮肤湿，分肉不解，则行迟。留于阴也久，其气不清④，则欲瞑，故多卧矣。其肠胃小，皮肤滑以缓，分肉解利，卫气之留于阳也久，故少瞑焉。黄帝曰：其非常经⑤也，卒然多卧者，何气使然？岐伯曰：邪气留于上膲，上膲闭而不通，已食若饮汤，卫气留久于阴而不行，故卒然多卧焉。

黄帝曰：善。治此诸邪，奈何？岐伯曰：先其脏腑，诛其小过⑥，后调其气，盛者泻之，虚者补之，必先明知其形志之苦乐，定乃取之⑦。

【词解】

①胃脘寒：寒，《针灸甲乙经》作“塞”。简灵云：“岂有胃热而胃脘寒之理乎，当以《甲乙》为正。”

②阳跷盛……阴跷满：阳跷、阴跷，均属奇经八脉，“盛”与“满”义同。《类经》云：“卫气昼行于阳，夜行于阴，行阳则寤，行阴则寐，此其常也。若病而失常，则或留于阴，或留于阳，留则阴阳有所偏胜，有偏胜则有偏虚，而寤寐亦失常矣。”

③肠胃大，则卫气行留久：《类经》云：“人之脏腑在内，内者阴也；皮肤分肉在外，外者阳也。肠胃大则阴道迂远，肉理湿滞不利则阳道舒迟，故卫气之留于阴分者久，行于阳分者少，阳气不精，所以多瞑卧也。今人有饱食之后即欲瞑者，正以水谷之悍气暴实于中，则卫气盛于阴分，而精阳之气有不能胜之耳。世俗但呼为脾倦，而不知其有由然也。”

④不清：浊滞也。卫气久留于阴，故其气不清。

⑤常经：即经常。

⑥先其脏腑，诛其小过：《针灸甲乙经》“先”下有“视”字。诛，伐也，犹驱除之意。张注云：“先其脏腑者，先调其五脏六腑之精气神志。诛其小过者，去其微邪也。后调其气者，调其营卫也。”

⑦定乃取之：《类经》云：“然人之致此，各有所由，故于形志苦乐，尤所当察。盖苦者忧劳，多伤心肺之阳；乐者纵肆，多伤脾肾之阴。必有定见，然后可以治之。”

二十、痈疽第八十一

本篇专论痈疽，故以“痈疽”名篇。

本篇首先讨论痈疽的病因、病机；其次，分别叙述疽及夭疽等病的发病部位、形状、预后及治疗方法；最后，阐述痈和疽在发病机制、形状及预后等方面的区别。

（一）

黄帝曰：余闻肠胃受谷，上焦出气，以温分肉，而养骨节，通腠理。中焦出气如露，上注溪谷，而渗孙脉，津液和调，变化而赤为血。血和则孙络先满溢，乃注于络脉，皆盈，乃注于经脉。阴阳已张①，因息乃行，行有经纪，周有道理②，与天合同，不得休止③。切而调之④，从虚去实，泻则不足⑤，疾则气减⑥，留则先后。从实去虚，补则有余⑦，血气已调，形气乃持。余已知血气之平与不平，未知痈疽之所从生，成败之时，死生之期，有远近，何以度之？可得闻乎？

岐伯曰：经脉留⑧行不止，与天同度，与地合纪。故天宿失度⑨，日月薄蚀⑩；地经失纪⑪，水道流溢，草萓⑫不成，五谷不殖，径路不通，民不往来，巷聚邑居，则别离异处。血气犹然，请言其故。夫血脉营卫，周流不休，上应星宿，下应经数。寒邪客于经络之中则血泣，血泣则不通，不通则卫气归之，不得复反，故痈肿。寒气化为热，热胜则腐肉，肉腐则为脓，脓不泻则烂筋，筋烂则伤骨，骨伤则髓消，不当骨空，不得泄泻⑬，血枯空虚，则筋骨肌肉不相荣，经脉败漏，熏于五脏，脏伤故死矣。

【词解】

①阴阳已张：张，充盛之义。阴阳已张，谓阴阳诸经之气血充盛。

②行有经纪，周有道理：马注云：“其行有经有纪，周之于身，有道有理。”按，经纪为有法度，道理即是常道。行有经纪，周有道理，谓气血之运行有一定的规律和循环的轨道。

③与天合同，不得休止：谓气血之运行与天地日月之运行一样，周而复始，不得休止。

④切而调之：先诊其脉，别其虚实，而后用针调治之。

⑤从虚去实，泻则不足：虚言刺法，实指邪气。马注云：“其实者，则从虚之之法以去其实，所以泻则不足而为虚也。”按，原本“泻”作“为”，《针灸甲乙经》《太素》及诸本均作“泻”。下文有“补则有余”句，与此相对，作“泻”为是，故改。

⑥疾则气减：马注云：“盖疾去其针，则邪气减矣。”

⑦从实去虚，补则有余：马注云：“若久留其针，先后如一，斯则从实之之法，以去其虚，所以补则有余而为实也。”按，从实去虚，原作“从虚去虚”。《针灸甲乙经》《太素》及马注均作“从实去虚”，与上文“从虚去实”句相对，甚是，今依改。

⑧留：《针灸甲乙经》作“流”。在这里作“流”字解。

⑨天宿失度：宿即星宿，度即天度。天宿失度，谓天地日月诸星之运行失其常度。

⑩日月薄蚀：日月蚀，即日蚀、月蚀。薄，侵迫之义。

⑪地经失纪：经，指经水，亦即河流。失纪，指泛滥而言。

⑫草萓：萓，《针灸甲乙经》作“蓂”。《灵枢·邪客》云：“地有草蓂，人有毫毛。”作“蓂”为是。草蓂，即众草的意思。

⑬不当骨空，不得泄泻：张注云：“骨空者，节之交也。痈肿不当骨空之处，则骨中之邪热不得泄泻矣。”

黄帝曰：愿尽闻痈疽之形与忌曰名[①]。岐伯曰：痈发于嗌中，名曰猛疽[②]。猛疽不治，化为脓，脓不泻，塞咽，半日死。其化为脓者，泻则合豕膏，冷食[③]，三日而已。

发于颈，名曰夭疽[④]。其痈大以赤黑，不急治，则热气下入渊腋[⑤]，前伤任脉，内熏肝肺。熏肝肺，十余日而死矣。

阳气大发，消脑留[⑥]项，名曰脑烁[⑦]。其色不乐，项痛而如刺以针，烦心者，死不可治。

发于肩及臑，名曰疵痈[⑧]。其状赤黑，急治之。此令人汗出至足[⑨]，不害五脏。痈发四五日，逞焫之[⑩]。

发于腋下赤坚者，名曰米疽[⑪]。治之以砭石，欲细而长，疏砭之[⑫]，涂以豕膏，六日已，勿裹之。其痈坚而不溃者，为马刀挟瘿，急治之。

发于胸，名曰井疽[⑬]。其状如大豆，三四日起，不早治，下入腹，不治，七日死矣。

发于膺，名曰甘疽[⑭]。色青，其状如穀实菰𧄍[⑮]，常苦寒热，急治之，去其寒热。十岁死，死后出脓。

发于胁，名曰败疵[⑯]。败疵者，女子之病也。灸之，其病大痈脓，治之，其中乃有生肉，大如赤小豆，剉陵翘草根[⑰]各一升，以水一斗六升煮之，竭为取三升，则强饮厚衣[⑱]，坐于釜上，令汗出至足，已。

发于股胫，名曰股胫疽。其状不甚变，而痈脓搏骨[⑲]，不急治，三十日死矣。

发于尻，名曰锐疽[⑳]。其状赤坚大，急治之。不治，三十日死矣。

发于股阴，名曰赤施[㉑]。不急治，六十日死。在两股之内，不治，十日而当死[㉒]。

发于膝，名曰疵痈[㉓]。其状大，痈色不变，寒热，如坚石，勿石[㉔]，石之者死，须其柔，乃石之者，生。

诸痈疽之发于节而相应者[㉕]，不可治也。发于阳者，百日死；发于阴者，三十日死[㉖]。

发于胫，名曰兔啮[㉗]。其状赤至骨，急治之，不治害人也。

发于内踝，名曰走缓[㉘]。其状痈也，色不变，数石其输[㉙]，而止其寒热，不死。

发于足上下，名曰四淫[㉚]。其状大痈，急治之，百日死。

发于足傍，名曰厉痈[㉛]。其状不大，初如小指发[㉜]，急治之，去其黑者，不消辄益，不治，百日死。

发于足指，名曰脱痈[㉝]。其状赤黑，死不治。不赤黑，不死。不衰，急斩之，不则死矣[㉞]。

【词解】

①与忌曰名：忌，即宜忌。名，指病名。

②痈发于嗌中，名曰猛疽：张注云："嗌乃呼吸出入之门，发于嗌中，其势甚猛，故名猛疽。"

③合豕膏，冷食：豕膏，即猪油。张注云："豕乃水畜，冷饮豕膏者，使热毒从下而出也。"《类经》云："豕膏……即猪脂之炼净者也。观《万氏方》有治肺热暴喑者，用猪脂一斤，炼过，入白蜜一斤，再炼少顷，滤净冷定，不时挑服一匙即愈。若无疾服此，最能润肺润肠，即是豕膏之属。"

④发于颈，名曰夭疽：简灵云："志云：颈乃手足少阳、阳明血气循行之分部是也。盖其毒烈，使人横夭，故名夭疽也。"

⑤渊腋：足少阳胆经穴名，在腋下三寸。

⑥留：《千金翼方》作"流"。作流注解。古时，留、流通用。

⑦脑烁：热毒极盛，消烁脑髓，故名脑烁。

⑧疵痈：张注云："此痈生浮浅，如疵之在皮毛，故名疵痈。"

⑨此令人汗出至足：张注云："肩臑乃肺脏之部分，故令人汗出至足。"按，"此"字指治法而言。全句谓灸焫患者使之全身出汗，则痈毒不致内陷五脏。故下文曰"痈发四五日逞焫之"。此古文倒叙笔法。

⑩逞焫之：《类经》云："逞，疾也。焫，艾炷也。谓宜速灸以除之也。"

⑪米疽：即腋疽。《医宗金鉴·外科心法要诀》云："腋疽，一名米疽，又名疚疽，发于肐肢窝正中。初起之时，其形如核，由肝脾二经忧思恚怒，气凝血滞而成。"

⑫欲细而长，疏砭之：疏，疏而不密之义。《类经》云："砭石欲细者，恐伤肉也；欲长者，用在深也。故宜疏不宜密。"

⑬井疽：井，形容深而险恶。《外科证治准绳》云："心窝生疽……初起如黄豆，肉色不变，名曰井疽，又名穿心冷瘘。"

⑭发于膺，名曰甘疽：李念莪注云："膺，在胸旁高肉处，逼近在乳上也。穴名膺窗，足阳明胃之脉也。土味甘，故曰甘痈。"

⑮穀实菰薽：马注云："谷，木名。菰薽，即栝蒌也。"按，"穀"字从"木"从"㲉"，音构。穀实，即楮实也。此言甘疽之小者如楮实，大者如瓜蒌。

⑯发于胁，名曰败疵：败疵，今名腋痈。胁下，肝之部。肝喜条达，女子多郁，易得此病。故下文云："败疵者，女子之病也。"

⑰蔆蘛草根：马注云："蔆蘛，今之连翘也。"《外台秘要》"蔆"作"连"，"草根"作"草及根"。

⑱则强饮厚衣：《针灸甲乙经》《太素》"则"作"即"。则，通"即"。李念莪注云："乘其热而强饮之，复厚衣坐于热汤之釜，熏蒸取汗，汗出至足乃透。"

⑲痈脓搏骨：《类经》云："痈脓搏骨，言脓着于骨，即今人之所谓贴骨痈也。"

⑳锐疽：疽发于尾骶骨，其形尖锐，故名锐疽。顾世澄《疡医大全》以此为鹳口疽。《外科正宗》云，鹳口疽“初起形似鱼胞，久则突如鹳嘴”。

㉑发于股阴，名曰赤施：张注云：“股阴者，足三阴之部分也。以火毒而施于阴部，故名曰赤施。”

㉒在两股之内，不治，十日而当死：《类经》云：“股阴，大股内侧也，当足太阴箕门、血海，及足厥阴五里、阴包之间，皆阴气所聚之处，故不治则死。若两股俱病，则伤阴之极，其死尤速。”

㉓疵痈：《针灸甲乙经》《太素》《诸病源候论》及《千金翼方》“痈”均作“疽”。按，上文云“发于肩及臑，名曰疵痈”，此发于膝，色不变而坚如石，当作“疵疽”。《集韵》云：“疵，必至切，音闭，脚冷湿病。”《医宗金鉴·外科心法要诀》云：“膝痈生于膝盖，色红、焮肿、疼痛，属气血实；疵疽生在膝盖，肿大如痈，其色不变，寒热往来，属气血虚。”

㉔勿石：谓不可砭刺。

㉕诸痈疽之发于节而相应者：相应，谓上下、左右相对应而生。马注云：“节者，关节也。”《类经》云：“诸节者，神气之所游行出入也，皆不宜有痈毒之患。若其相应，则发于上而应于下，发于左而应于右，其害尤甚，为不可治。”

㉖发于阳者，百日死；发于阴者，三十日死：《类经》云：“然发于三阳之分者，毒浅在腑，其死稍缓；发于三阴之分者，毒深在脏，不能出一月也。”

㉗兔啮：啮，咬也。因初起红肿疼痛，溃后脓水淋漓，状如兔咬，故名。

㉘走缓：张注云：“夫痈疽之变，有病因于内而毒气走于外者，有肿见于外而毒气走于内者，此邪留于脉而不行，故名曰走缓。”

㉙石其输：输，在此指患处而言。《灵枢·经筋》云：“以痛为输。”义与此合。

㉚四淫：痈毒淫于四肢，故名。《类经》云：“阳受气于四末，而大痈淫于其间，阳毒之盛极也。”

㉛厉痈：《千金翼方》作“疠疽”。“厉”与“疠”通。疠者，恶疠之义。

㉜初如小指发：张注引闵士先云：“初如小指发者，谓初发如小指，其状肿而长，乃邪在经络之形也，卫气归之，则圆而坟起矣。”

㉝脱痈：《太素》《针灸甲乙经》及《刘涓子鬼遗方》均作“脱疽”，作“脱疽”为是。《外科正宗》云：“夫脱疽者……多生于手足……疮之初生，形如粟米，头便一点黄泡，其皮犹如煮熟红枣，黑色侵漫相传，五指传遍，上至脚面，其疼如汤泼火燃，其形则骨枯筋纵，其秽异香难解。”

㉞不衰，急斩之，不则死矣：《类经》云：“六经原输，皆在于足，所以痈发于足者，多为凶候。至于足指，又皆六井所出，而痈色赤黑，其毒尤甚。若无衰退之状，则急当斩去其指，庶得保生，否则毒气连脏，必至死矣。”

（二）

黄帝曰：夫子言痈疽，何以别之？岐伯曰：营卫稽留于经脉之中，则血泣而不行，不行则卫气从之而不通，壅遏而不得行，故热。大热不止，热胜则肉腐，肉腐则为脓。然不能陷，骨髓不为焦枯，五脏不为伤，故命曰痈。黄帝曰：何谓疽？岐伯曰：热气淳盛，下陷肌肤，筋髓枯，内连五脏，血气竭，当其痈下，筋骨良肉皆无余，故命曰疽。疽者，上之皮夭[①]以坚，上如牛领之皮[②]。痈者，其皮上薄以泽。此其候也。

【词解】

①夭：《类经》云："夭以色言，黑暗不泽也，此即皮色之状，可以辨其浅深也。"

②上如牛领之皮：领，颈项也。牛领之皮，喻其厚也。

《难经》

一、一难

曰：十二经皆有动脉，独取寸口，以决五脏六腑死生吉凶之法，何谓也？然[①]：寸口者，脉之大会，手太阴之脉动也。人一呼脉行三寸，一吸脉行三寸，呼吸定息，脉行六寸。人一日一夜，凡一万三千五百息[②]，脉行五十度，周于身。漏水下百刻[③]，荣卫行阳二十五度，行阴亦二十五度，为一周也，故五十度复会于手太阴。寸口者，五脏六腑之所终始，故法取于寸口也。

【词解】

①然：滑义云："然者，答辞。"下仿此。

②一万三千五百息：此乃按照练气功时调息之数约计而得，若在平时，则远不止此数。

③漏水下百刻：古代以漏壶盛水滴漏来计算时间，壶面共刻有一百刻纹，百刻水尽，正好一日一夜，故曰"漏水下百刻"。

二、二难

曰：脉有尺寸，何谓也？然：尺寸者，脉之大要会也。从关至尺是尺内，阴之所治也。从关至鱼际是寸口内，阳之所治也。故分寸为尺，分尺为寸[①]。故阴得尺内一寸，阳得寸内九分[②]，尺寸终始一寸九分，故曰尺寸也[③]。

【词解】

①分寸为尺，分尺为寸：《难经经释》云："言关上分去一寸，则余者为尺。关下分去一尺，则余者为寸。此言尺寸之所以得名也。"

②阴得尺内一寸，阳得寸内九分：《难经经释》云："此二句又于尺寸之中分其长短之位，以合阴阳之数。一寸为偶数，九分为奇数也。盖关以下至尺泽皆谓之尺，而诊脉则止候关下一寸。关以

上至鱼际皆谓之寸，而诊脉止候关上九分。故曰尺中一寸，寸内九分也。”

③尺寸终始一寸九分，故曰尺寸也：《难经经释》云：“此又合尺寸之数而言。然得一寸不名曰寸，得九分不名曰分者，以其在尺之中、在寸之中也。”

三、八难

曰：寸口脉平而死者，何谓也？然：诸十二经脉者，皆系于生气之原，所谓生气之原者，谓十二经之根本也，谓肾间动气也。此五脏六腑之本，十二经脉之根，呼吸之门，三焦之原。一名守邪之神[①]。故气者，人之根本也，根绝则茎叶枯矣。寸口脉平而死者，生气独绝于内也。

【词解】

①守邪之神：守，防御的意思。丁锦注云：“人有此原气，邪气不能伤其身，守于内而充于外，故曰守邪之神。”

四、十一难

曰：经言脉不满五十动而一止，一脏无气者，何脏也？然：人吸者随阴入，呼者因阳出[①]。今吸不能至肾，至肝而还，故知一脏无气者，肾气先尽也。

【词解】

①人吸者随阴入，呼者因阳出：如《难经·四难》说：“呼出心与肺，吸入肾与肝。”心肺居膈上、属阳，肝肾居膈下、属阴，故“人吸者随阴入，呼者因阳出”是指四脏在所居部位上的阴阳而言的。

五、十三难

曰：经言见其色而不得其脉，反得相胜之脉者即死，得相生之脉者病即自已。色之与脉，当参相应，为之奈何？然：五脏有五色，皆见于面，亦当与寸口、尺内相应。假令色青，其脉当弦而急；色赤，其脉浮大而散；色黄，其脉中缓而大；色白，其脉浮涩而短；色黑，其脉沉濡而滑。此所谓五色之与脉，当参相应也。脉数，尺之皮肤亦数[①]；脉急，尺之皮肤亦急；脉缓，尺之皮肤亦缓；脉涩，尺之皮肤亦涩；脉滑，尺之皮肤亦滑。

五脏各有声、色、臭、味，当与寸口、尺内相应，其不应者病也。假令色青，其脉浮涩而短，若大而缓为相胜；浮大而散，若小而滑为相生也。经言知一为下工，知二为中工，知三为上工。上工者十全九，中工者十全七，下工者十全六。此之谓也。

【词解】

①数：丁锦注云：“‘数’字当作‘热’字解。”

六、十四难

曰：脉有损至[①]，何谓也？然：至之脉，一呼再至曰平，三至曰离经[②]，四至曰夺精[③]，五至曰死，六至曰命绝，此至之脉[④]也。何谓损？一呼一至曰离经，再呼一至曰夺精，三呼一至曰死，四呼一至曰命绝，此损之脉也。至脉从下上，损脉从上下也[⑤]。

损脉之为病奈何？然：一损损于皮毛，皮聚[⑥]而毛落；二损损于血脉，血脉虚少，不能荣于五脏六腑也；三损损于肌肉，肌肉消瘦，饮食不能为肌肤；四损损于筋，筋缓不能自收持；五损损于骨，骨痿不能起于床。反此者，至脉之病也[⑦]。从上下者，骨痿不能起于床者死；从下上者，皮聚而毛落者死。

治损之法奈何？然：损其肺者，益其气；损其心者，调其荣卫；损其脾者，调其饮食，适其寒温；损其肝者，缓其中；损其肾者，益其精。此治损之法也。

脉有一呼再至，一吸再至；有一呼三至，一吸三至；有一呼四至，一吸四至；有一呼五至，一吸五至；有一呼六至，一吸六至；有一呼一至，一吸一至；有再呼一至，再吸一至；有呼吸再至。脉来如此，何以别知其病也？然：脉来一呼再至，一吸再至，不大不小曰平。一呼三至，一吸三至，为适得病，前大后小[⑧]，即头痛目眩；前小后大，即胸满短气。一呼四至，一吸四至，病欲甚，脉洪大者，苦烦满；沉细者，腹中痛[⑨]；滑者，伤热；涩者，中雾露。一呼五至，一吸五至，其人当困，沉细夜加，浮大昼加，不大不小，虽困可治，其有大小者，为难治。一呼六至，一吸六至，为死脉也；沉细夜死，浮大昼死。一呼一至，一吸一至，名曰损，人虽能行，犹当着床，所以然者，血气皆不足故也。再呼一至，再吸一至[⑩]，名曰无魂，无魂者当死也，人虽能行，名曰行尸。

上部有脉，下部无脉，其人当吐，不吐者死。上部无脉，下部有脉，虽困无能为害。所以然者，譬如人之有尺，树之有根，枝叶虽枯槁，根本将自生。脉有根本，人有元气，故知不死。

【词解】

①损至：损，减之意。至，进之意。损至，实际是指脉搏之迟数而言的。《难经经释》云："少曰损，多曰至。"

②离经：滑义云："离经者，离其经常之度也。"

③夺精：滑义云："夺精，精气衰夺也。"

④此至之脉：原本"至"作"死"。滑义作"至"。"至"字是，今改。

⑤至脉从下上，损脉从上下也：丁锦注云："至脉从下上者，从肾而上也；损脉从上下者，从肺而下也。"《难经集注》引吕广云："至脉从下上者，谓脉动稍增，上至六，至多而呼少；损脉从上下者，谓脉动稍减至一，呼多而至少也。"按，据下文，丁锦之注为是。

⑥皮聚：胤疏云："皮聚者，皮肤皱腊失润，故毛脱也。"

⑦至脉之病也：原本作"至于收病也"。滑义云："当作'至脉之病也'，'于收'二字误。"今依改。

⑧前大后小：《难经经释》云："前指寸，后指尺。"

⑨腹中痛：原本"腹"误作"胸"。《难经经释》云："沉细为阴邪内陷，故腹痛。"

⑩再吸一至：原本作"呼吸再至"。《难经集注》引虞庶云："寻此至数，与前义相违，亦恐错简也。"胤疏据《脉经》及滑义改作"再吸一至"，今从之。

七、十六难

曰：脉有三部九候，有阴阳，有轻重，有六十首[①]，一脉变为四时，离圣久远[②]，各自是其法，何以别之？然：是其病，有内外证。

其病为之奈何？然：假令得肝脉，其外证，善洁，面青，善怒；其内证，脐左有动气，按之牢若痛；其病，四肢满闭[③]，淋溲，便难，转筋[④]。有是者，肝也；无是者，非也。

假令得心脉，其外证，面赤，口干，喜笑；其内证，脐上有动气，按之牢若痛；其病，烦心，心痛，掌中热而啘[⑤]。有是者，心也；无是者，非也。

假令得脾脉，其外证，面黄，善噫，善思，善味；其内证，当脐有动气，按之牢若痛；其病，腹胀满，食不消，体重节痛，怠惰嗜卧，四肢不收。有是者，脾也；无是者，非也。

假令得肺脉，其外证，面白，善嚏，悲愁不乐，欲哭；其内证，脐右有动气，按之牢若痛；其病，喘咳，洒淅寒热。有是者，肺也；无是者，非也。

假令得肾脉，其外证，面黑，善恐，欠；其内证，脐下有动气，按之牢若痛；其病，逆气，小腹急痛，泄如下重，足胫寒而逆。有是者，肾也；无是者，非也。

【词解】

①六十首：丁德用云："六十首者，是《十难》经一脉变为十是也。"

②离圣久远：丁锦云："此越人谓去古轩岐既久，医者各执己见，各立成法，将何以别其是非耶?"

③四肢满闭：指四肢满胀而运动呆滞。

④转筋：原作"转节"，今从诸本改。

⑤啘：读如宛。滑义云："啘，干呕也。心病则火盛，故啘。"

八、十八难

曰：脉有三部，部有四经[①]，手有太阴、阳明，足有太阳、少阴，为上下部，何谓也？然：手太阴、阳明，金也；足少阴、太阳，水也。金生水，水流下行而不能上，故在下部也。足厥阴、少阳，木也，生手太阳、少阴火，火炎上而不能下，故为上部。手心主、少阳火，生足太阴、阳明土，土主中宫，故在中部也。此皆五行子母更相生养者也。

脉有三部九候，各何所主之？然三部者，寸、关、尺也。九候者，浮、中、沉也。上部法天，主胸以上至头之有疾也；中部法人，主鬲以下至脐之有疾也；下部法地，主脐以下至足之有疾也。审而刺之者也。

人病有沉滞久积聚，可切脉而知之耶？然：诊在右胁有积气，得肺脉结[2]，脉结甚则积甚，结微则气微。

诊不得肺脉，而右胁有积气者，何也？然：肺脉虽不见，右手脉当沉伏。

其外痼疾同法耶？将异也？然：结者，脉来去时一止，无常数，名曰结也。伏者，脉行筋下也。浮者，脉在肉上行也。左右表里，法皆如此。假令脉结伏者，内无积聚；脉浮结者，外无痼疾；有积聚脉不结伏，有痼疾脉不浮结，为脉不应病，病不应脉，是为死病也。

【词解】

①部有四经：两手各有三部，每部各有二经，兼左右而言之，故部有四经也。

②结：结脉，详见下文。《难经经释》云："结，为积聚之脉。《素问·平人气象论》云：结而横，有积矣。"

九、二十二难

曰：经言脉有是动，有所生病。一脉辄变为二病者，何也？然：经言是动者，气也；所生病者，血也。邪在气，气为是动；邪在血，血为所生病。气主呴[1]之，血主濡之。气留而不行者，为气先病也；血壅而不濡者，为血后病也。故先为是动，后所生病也。

【词解】

①呴：音许，在此意同"煦"，熏蒸的意思。

十、二十四难

曰：手足三阴三阳气已绝，何以为候？可知其吉凶不？然：足少阴气绝，即骨枯。少阴者，冬脉也，伏行而温于骨髓。故骨髓不温[1]，即肉不着骨；骨肉不相亲，即肉濡而却；肉濡而却，故齿长而枯，发无润泽；无润泽者，骨先死。戊日笃，己日死。

足太阴气绝，则脉不荣其口唇。口唇者，肌肉之本也。脉不荣则肌肉不滑泽，肌肉不滑泽则肉满[2]，肉满则唇反，唇反则肉先死。甲日笃，乙日死。

足厥阴气绝，即筋缩引卵与舌卷。厥阴者，肝脉也。肝者，筋之合也。筋者，聚于阴器而络于舌本。故脉不荣，则筋缩急；筋缩急，即引卵与舌，故舌卷卵缩，此筋先死。庚日笃，辛日死。

手太阴气绝，即皮毛焦。太阴者，肺也，行气温于皮毛者也。气弗荣则皮毛焦，皮毛焦则津液去，津液去即皮节伤，皮节伤则皮枯毛折，毛折者则毛[3]先死。丙日笃，丁日死。

手少阴气绝，则脉不通，脉不通则血不流，血不流则色泽去，故面黑如黧[4]，此血先死。壬日笃，癸日死。

三阴气俱绝者，则目眩转，目瞑。目瞑者为失志，失志者则志先死，死即目瞑也。

六阳气俱绝者，则阴与阳相离，阴阳相离则腠理泄，绝汗乃出，大如贯珠[⑤]，转出不流，即气先死。旦占夕死，夕占旦死。

【词解】

①骨髓不温：胤疏云："按下文例，骨髓不温，当作'脉不温'。"

②肉满：滑义云："谓肌肉不滑泽，而紧急䐜䐜也。"

③毛：《脉经》作"气"。

④黧：按，与"梨"通，黑而黄也。

⑤绝汗乃出，大如贯珠：杨玄操云："绝汗，乃汗出如珠，言身体汗出着肉，如缀珠而不流散，故曰贯珠也。"

十一、三十一难

曰：三焦者何禀何生？何始何终？其治常在何许？可晓以不？然：三焦者，水谷之道路，气之所终始也。上焦者，在心下下膈，在胃上口，主内而不出，其治在膻中，玉堂[①]下一寸六分，直两乳间陷者是。中焦者，在胃中脘，不上不下，主腐熟水谷，其治在脐傍。下焦者，当膀胱上口，主分别清浊，主出而不内，以传导也，其治在脐下一寸。故名曰三焦，其府在气街。

【词解】

①玉堂：任脉经穴名。

十二、三十六难

曰：脏各有一耳，肾独有两者，何也？然：肾两者，非皆肾也。其左者为肾，右者为命门。命门者，诸神精之所舍，原气之所系也，故男子以藏精，女子以系胞。故知肾有一也。

十三、三十八难

曰：脏唯有五，腑独有六者，何也？然：所以腑有六者，谓三焦也。有原气之别焉，主持诸气，有名而无形，其经属手少阳。此外腑[①]也，故言腑有六焉。

【词解】

①外腑：《难经经释》云："言在诸腑之外，故曰外腑。"

十四、三十九难

曰：经言腑有五，脏有六者，何也？然：六腑者，正有五腑也。五脏亦有六脏者，谓肾有两脏也。其左为肾，右为命门。命门者，精神之所舍也，男子以藏精，女子以系胞，其气与肾通，故言脏有六也。腑有五者，何也？然：五脏各一腑，三焦亦是一腑，然不属于五脏，故言腑有五焉。

十五、四十四难

曰：七冲门①何在？然：唇为飞门②，齿为户门③，会厌④为吸门，胃为贲门⑤，太仓下口为幽门⑥，大肠小肠会为阑门，下极为魄门⑦，故曰七冲门也。

【词解】

①七冲门：冲，冲要之意。七冲门，言消化系统中有七个冲要所在。

②飞门：飞，古与“扉”通。扉，户扇也。盖齿为户门，唇为其扇，故曰“飞门”。一说，唇为飞门者，取飞动之义。

③户门：《难经集注》引丁德用云：“齿为户门者，为关键开合，五谷由此摧废出入也。”

④会厌：滑义云：“会厌，谓咽嗌会合也。厌，犹掩也，谓当咽物时，合掩喉咙，不使食物误入，以阻其气之嘘吸出入也。”

⑤贲门：在胃上口。《难经经释》云：“贲，犹奔也。物入于胃，疾奔而下太仓也。”

⑥幽门：在胃下口。胃与小肠衔接之处，屈曲幽隐，故曰“幽门”。

⑦下极为魄门：下极，指消化道的最下端。魄，通“粕”。魄门，即肛门。

十六、四十五难

曰：经言八会者，何也？然：腑会太仓①，脏会季胁②，筋会阳陵泉③，髓会绝骨④，血会鬲俞⑤，骨会大杼⑥，脉会太渊⑦，气会三焦外一筋直两乳内⑧也。热病在内者，取其会之气穴也。

【词解】

①太仓：在此指中脘穴而言。中脘穴在脐上四寸。

②季胁：本系软肋部的统称，此处指章门穴。其穴在第十一肋端，平脐。

③阳陵泉：足少阳胆经穴名，在膝下一寸，外辅骨陷中。

④绝骨：穴名，外踝上三寸。

⑤鬲俞：穴名，在第七椎两旁各一寸五分。

⑥大杼：足太阳膀胱经穴名，在第一胸椎两旁各一寸五分。

⑦太渊：穴名，掌后内侧横纹头陷中，近寸口处。

⑧两乳内：指两乳中的膻中穴。

十七、四十八难

曰：人有三虚三实，何谓也？然：有脉之虚实，有病之虚实，有诊之虚实也。脉之虚实者，濡者为虚，紧牢者为实。病之虚实者，出者为虚①，入者为实②；言者为虚③，不言者为实④；缓者为虚，急者为实。诊之虚实者，濡者为虚，牢者为实，痒者为虚，痛者为实，外痛内快，为外实内虚，内痛外快，为内实外虚，故曰虚实也。

【词解】

①出者为虚：滑义云："出者为虚，是五脏自病，由内而之外，东垣家所谓内伤是也。"按，内伤疾病系七情郁结、饮食劳伤为患，即正气虚衰，病由内生，由内及外，故谓之"出"。

②入者为实：原本"入"上多一"实"字，今删。滑义云："入者为实，是五邪所伤，由外而之内，东垣家所谓外伤是也。"按，六淫外感，发病急速，正气尚未大虚，故多实。病由外入，由外及内，故谓之"入"。

③言者为虚：滑义云："言者为虚，以五脏自病，不由外邪，故惺惺而不妨于言也。"

④不言者为实：滑义云："不言者为实，以人之邪气内郁，故昏乱而不言也。"

十八、四十九难

曰：有正经自病①，有五邪所伤，何以别之？然：经言忧愁思虑，则伤心；形寒饮冷，则伤肺；恚②怒气逆，上而不下，则伤肝；饮食劳倦，则伤脾；久坐湿地，强力入水，则伤肾。是正经之自病也。

何谓五邪？然：有中风，有伤暑，有饮食劳倦，有伤寒，有中湿，此之谓五邪。

假令心病，何以知中风得之？然：其色当赤。何以言之？肝主色，自入为青③，入心为赤，入脾为黄，入肺为白，入肾为黑。肝为心邪④，故知当赤色也。其病身热，胁下满痛，其脉浮大而弦。

何以知伤暑得之？然：当恶焦臭⑤。何以言之？心主臭，自入为焦臭，入脾为香臭，入肝为臊臭，入肾为腐臭，入肺为腥臭。故知心病伤暑得之，当恶焦臭⑤。其病身热而烦，心痛，其脉浮大而散。

何以知饮食劳倦得之？然：当喜苦味也，虚为不欲食，实为欲食。何以言之？脾主味，入肝为酸，入心为苦，入肺为辛，入肾为咸，自入为甘。故知脾邪入心，为喜苦味也。其病身热而体重嗜卧，四肢不收，其脉浮大而缓。

何以知伤寒得之？然：当谵言妄语。何以言之？肺主声，入肝为呼，入心为言，入脾为歌，入肾为呻，自入为哭。故知肺邪入心为谵言妄语也。其病身热，洒洒恶寒，甚则喘咳，其脉浮大而涩。

何以知中湿得之？然：当喜汗出不可止。何以言之？肾主湿[⑥]，入肝为泣，入心为汗，入脾为涎[⑦]，入肺为涕，自入为唾。故知肾邪入心，为汗出不可止也。其病身热而小腹痛，足胫寒而逆，其脉沉濡而大。此五邪之法也。

【词解】

①正经自病：谓病在本经，而非由他经传来者。

②恚：恨也。

③自入为青：丁锦云："肝邪入肝，谓之自入。"

④肝为心邪：肝邪入心，即为心病之邪。

⑤当恶焦臭：原本作"当恶臭"三字。从上下文推之，当有"焦"字。今参。

⑥湿：一本作"液"。

⑦入脾为涎：原本"涎"作"液"，今据诸本改。

十九、五十难

曰：病有虚邪，有实邪，有贼邪，有微邪，有正邪，何以别之？然：从后来者为虚邪，从前来者为实邪，从所不胜来者为贼邪，从所胜来者为微邪，自病者为正邪。何以言之？假令心病，中风得之为虚邪，伤暑得之为正邪，饮食劳倦得之为实邪，伤寒得之为微邪，中湿得之为贼邪。

二十、五十二难

曰：腑脏发病，根本等不？然：不等也。其不等，奈何？然：脏病者，止而不移，其病不离其处；腑病者，仿佛贲响[①]，上下行流，居无常处。故以此知脏腑根本不同也。

【词解】

①贲响：贲，奔也。响，有声也。徐灵胎云："为贲动有声。"

二十一、五十三难

曰：经言七传[①]者死，间脏[②]者生，何谓也？然：七传者，传其所胜也。间脏者，传其子也。何以言之？假令心病传肺，肺传肝，肝传脾，脾传肾，肾传心，一脏不再伤，故言七传者死也。假令心病传脾，脾传肺，肺传肾，肾传肝，肝传心，是子母相传，竟而复始，如环无端，故曰生也。

【词解】

①七传：指依相克之次序传变者。《难经集注》引吕广云："七，当为'次'字之误也。"按，吕广之说甚是，次传与间脏相对为文，即不间脏者。

②间脏：吕广云："间脏者，间其所胜之脏而相传也。心胜肺，脾间之；肝胜脾，心间之；脾

胜肾，肺间之；肺胜肝，肾间之；肾胜心，肝间之。此谓传其所生也。”

二十二、五十四难

曰：脏病难治，腑病易治，何谓也？然：脏病所以难治者，传其所胜也；腑病易治者，传其子也。与七传、间脏同法也①。

按 本难的主要精神为突出疾病传变上相乘、相生的区别。相乘传变者，病重，治疗较难。相生传变者，病轻，治疗较易。但对脏病、腑病问题，不要机械地去理解。滑义云：“脏病难治者，以传其所胜也。腑病易治者，以传其所生也。虽然，此特各举其一偏而言尔。若脏病传其所生亦易治，腑病传其所胜亦难治也。”

二十三、五十五难

曰：病有积，有聚，何以别之？然：积者，阴气也。聚者，阳气也。故阴沉而伏，阳浮而动。气之所积，名曰积；气之所聚，名曰聚。故积者五脏所生，聚者六腑所成也。积者，阴气也，其始发有常处，其痛不离其部，上下有所终始，左右有所穷处①；聚者，阳气也，其始发无根本，上下无所留止，其痛无常处，谓之聚。故以是别知积聚也。

【词解】

①穷处：即边际。

二十四、五十六难

曰：五脏之积，各有名乎？以何月何日得之？然：肝之积，名曰肥气，在左胁下，如覆杯，有头足，久不愈，令人发咳逆，痎疟，连岁不已，以季夏戊己日得之。何以言之？肺病传于肝，肝当传脾，脾季夏适王，王者不受邪，肝复欲还肺，肺不肯受，故留结为积。故知肥气以季夏戊己日得之。

心之积，名曰伏梁，起脐上，大如臂，上至心下，久不愈，令人病烦心，以秋庚辛日得之。何以言之？肾病传心，心当传肺，肺以秋适王，王者不受邪，心复欲还肾，肾不肯受，故留结为积。故知伏梁以秋庚辛日得之。

脾之积，名曰痞气，在胃脘，覆大如盘，久不愈，令人四肢不收，发黄疸，饮食不为肌肤，以冬壬癸日得之。何以言之？肝病传脾，脾当传肾，肾以冬适王，王者不受邪，脾复欲还肝，肝不肯受，故留结为积。故知痞气以冬壬癸日得之。

肺之积，名曰息贲，在右胁下，覆大如杯，久不已，令人洒淅寒热，喘咳，发肺壅，以春甲乙日得之。何以言之？心病传肺，肺传肝，肝以春适王，王者不受邪，肺复欲还心，心不肯受，故留结为积。故知息贲以春甲乙日得之。

肾之积，名曰贲豚，发于少腹，上至心下，若豚状，或上或下无时，久不已，令人喘逆，骨痿，少气，以夏丙丁日得之。何以言之？脾病传肾，肾当传心，心以夏适王，王者不受邪，肾复欲还脾，脾不肯受，故留结为积。故知贲豚以夏丙丁日得之。

此五积[①]之要法也。

【词解】

①五积：肥气、伏梁、痞气、息贲、贲豚为五脏之积，故名“五积”。

二十五、五十七难

曰：泄凡有几？皆有名不？然：泄凡有五，其名不同。有胃泄，有脾泄，有大肠泄，有小肠泄，有大瘕泄[①]，名曰后重。胃泄者，饮食不化，色黄；脾泄者，腹胀满，泄注，食即呕吐逆；大肠泄者，食已窘迫，大便色白，肠鸣切痛；小肠泄者，溲而便脓血，少腹痛[②]；大瘕泄者，里急后重，数至圊[③]而不能便，茎中痛。此五泄之要法也。

【词解】

①大瘕泄：即后世所称的痢疾。

②少腹痛：原本“腹”作“肠”，今据诸本改。

③圊：音清，厕也。

二十六、五十八难

曰：伤寒有几？其脉有变不？然：伤寒有五，有中风，有伤寒，有湿温，有热病，有温病，其所苦各不同。

中风之脉，阳浮而滑，阴濡而弱，湿温之脉，阳濡而弱，阴小而急。伤寒之脉，阴阳俱盛而紧涩。热病之脉，阴阳俱浮，浮之而滑，沉之散涩。温病之脉，行在诸经，不知何经之动也，各随其经所在而取之。

伤寒有汗出而愈，下之而死者；有汗出而死，下之而愈者，何也？然：阳虚阴盛，汗出而愈，下之即死；阳盛阴虚，汗出而死，下之而愈。

寒热之病，候之如何也？然：皮寒热者，皮不可近席，毛发焦，鼻槁，不得汗；肌寒热者，皮肤痛，唇舌槁，无汗；骨寒热者，病无所安，汗注不休，齿本槁痛。

二十七、六十九难

曰：经言虚者补之，实者泻之，不实不虚，以经取之。何谓也？然：虚者补其母，实者泻其子，当先补之，然后泻之；不实不虚，以经取之者，是正经自生病，不中他邪也，当自取其经，故言以经取之。

二十八、七十五难

曰：经言东方实，西方虚，泻南方，补北方①，何谓也？然：金木水火土，当更相平。东方，木也；西方，金也。木欲实，金当平之；火欲实，水当平之；土欲实，木当平之；金欲实，火当平之；水欲实，土当平之。东方肝也，则知肝实。西方肺也，则知肺虚。泻南方火，补北方水。南方火，火者，木之子也；北方水，水者，木之母也。水胜火，子能令母实，母能令子虚，故泻火补水，欲令金不得平木②也。经曰：不能治其虚，何问其余。此之谓也。

【词解】

①东方实，西方虚，泻南方，补北方：谓肝木实肺金虚之病，可用泻心火、补肾水之法治之。

②欲令金不得平木：滑义云："'不'字疑衍。"

二十九、七十七难

曰：经言上工治未病，中工治已病者，何谓也？然：所谓治未病者，见肝之病，则知肝当传之于脾，故先实其脾气，无令得受肝之邪，故曰治未病焉。中工者，见肝之病，不晓相传，但一心治肝，故曰治已病也。

《内经》课堂笔记

王玉川医学全集

目　录

第一章　人与自然篇 / 711

第二章　脏象篇 / 717

第三章　精气神 / 755

第四章　经络 / 772

第五章　病机 / 775

第一章　人与自然篇

一、人在宇宙间的位置问题

人在自然界如何生存下去，是一个哲学问题，可分两种观点来讲：一种观点认为，天地间人最渺小，作用不大，对一切都无能为力；另一种观点认为，宇宙间人最伟大，对一切的事物都可认识和掌握，并可将它改变利用。前者的代表是《庄子》，后者的代表是《内经》。

《庄子·秋水》说，人在天地之间，犹像大山里的一个小石、一株小木，方见到是小少的一点，又如四海之在天地之间，就像小小蚁穴存在于旷野之中。总的来说，人最渺小，不足言。

“汝身非汝有也，是天地之委形也；生非汝有，是天地之委和也；性命非汝有，是天地之委顺也；子孙非汝有，是天地之委蜕也。”亦总言人之身非自己所有，是天地间一附是形体而已，即所谓委形也。生、性命、子孙等，均非自己所有，为委和，附是一阴阳谓和之生；为委顺，什么都是附是于天唯顺之而已；为委蛇，是附是天地间之退皮而已。可见，庄子认为人在天地间，对自身的事全无办法，如同寄生物，活得毫无意义，但这种思想影响并不大，信他的人也很少。相反的，认为人是最卓越的、最高贵的、最能有办法的，是老子和荀子的思想。对此，荀子尤其认识深刻。

《荀子·王制》说水火有气而无生等，可见荀子对天地间事物的评价是，水火、草木最低，禽兽较高，人为最高。人是天下最高贵的。

儒家所作《礼运》亦说人是最高贵的。该书曾说，人聚天地之精华与五行之秀气，又人为天地之重心、五行之端，可食味、别声、辨色，使万物皆为自己所用，可见人之高贵不同于一般物体。

董仲舒是汉代典型的唯心论学家，虽然他是为统治阶级服务的，但他对人的评价亦最高。董仲舒说：“天、地、阴、阳、木、火、土、金、水，九，与人而十者，天之数毕也。”又说：“物者，投所贵之端，而不在其中，以此，见人之超然万物之上而最为天下贵也。”

邵雍是宋代数学家，他用数学来说明人的高贵。他认为，人灵于万物，凡万物的色、声、气、味，人都能用眼、耳、鼻、口以收受它；人比物高出了十百千万亿兆之多，这说明人是高于万物的。他又说，人之中有高出十千百亿兆的人，是圣人。虽然这话是他站在统治阶级立场来说的，但总的来说，他还是认为人是高于万物的。

清代戴东原亦认为，人得天地之全能之才，能认识飞天动物之性，并把它驯养起来，可识草木之性，好的农人知道莳刈，好的医生知道处方等，这可见人能驾驭万物的智慧之卓越可贵。

《内经》对人的可贵说得更具体，“天复地载，万物悉备，莫贵于人”，又谈到君王众庶都要能掌握阴阳，才能保全形身。

以上总言了人在宇宙间的位置争论。古代有两种不同的观点：一种观点认为人在宇宙间是渺小的寄生物，对万物无一点办法；另一种观点认为人在宇宙间是全能的，能驯养万物而为人服务。《内经》在这个问题上是属于后者而不是前者，并积极地提出人在掌握自然、改造自然方面是没有阶级性的。

二、《内经》中人与自然的概念

我们要了解《内经》中人与自然的概念不同于天人合一论的地方，应先了解天人合一论的内容，其内容分两层意义，即天人相通、天人相类。

儒家孟子支持天人相通说，他认为人是禀受天的性德以为其根本德性的。“尽其心者，知其性也；知其性，则知天矣”，这是说人的心性与天相通，这是主观的唯心论。此处“性”，是他们所谓的仁、义、礼、智等。

“天命之谓性，率性之谓道，修道之谓教。”《中庸》所说的性、道，与同修道的教，都是唯心的思想。如子思讲五行，亦从唯心方面来讲，说秉性多的人就仁德，谓木神则仁、金神则义、火神则礼、土神则智、水神则信。他把五行当作上层建筑来讲，这是形而上学的天人相通说。

程伊川的维护统治阶级的说法，认为道与性是一个，性的本谓之命，性的自然者谓之天，与有形的为心，有动的谓情等。这些都是子思的说法。以上皆是天人合一说。

至于天人相类说，如董仲舒所说：“人之身，首妿而员，象天容也；发，象星辰也；耳目戾戾，象日月也；鼻口呼吸，象风气也；胸中达知，象神明也；腹胞实虚，象百物也。”这段文字，总不外有牵强附会之处。他还说：“为人者天也。人之人，本于天。天亦人之曾祖父也，此人之所以乃上类天也。人之形体，化天数而成；人之血气，化天志而仁；人之德行，化天理而义。”他的学说与庄子的学说一样，从这里来看，这天人合一说不能加在《内经》上，它与中医学相距很远。《灵枢》里有一段文字，有人认为它与天人相类说没有什么区别，其实二者还是有根本上的不同的。

从这篇文来看，《内经》与董仲舒的观点还是不同的。董氏是有偶像的，只言天、人而不言地，《灵枢》是人与天、地并举，并不具有偶像。董氏谈天、人，以天为主，《灵枢》是言人与天、地相应，以人为主体等。可见二者是绝对不同的。

（一）自然变化与人体生理的关系

《素问·生气通天论》中“生之本，本于阴阳”段，其中“生五”，五行也。“气三”，一生二、二生三的三，是阴阳相合而化生的新物。“形出四”，胃、小肠、大肠、膀胱也。“神脏五”，心、肝、脾、肺、肾，能藏神也。胆虽为腑，但不同于常腑，为中精之腑，称奇恒之腑。三焦虽为腑，主气化，亦与这些脏腑不同，故不列在这里。这段文字总言人类的变化与外界自然是相适应的，天、地同样是由物质变化而成，故同样是发展变化而相适应的。

“天气通于肺，地气通于嗌，风气通于肝，雷气通于心，谷气通于脾，雨气通于肾。六经为川，肠胃为海，九窍为水注之气。以天地为之阴阳，阳之汗，以天地之雨名之；阳之气，以天地之疾风名之。暴气象雷，逆气象阳。”此处用自然现象说明人体与天相通并相适应。“天气通于肺”，肺，除主呼吸外，还主皮毛，还包括天工于外之义，天清轻之气与人体肺右上主气而相通。“地气通于嗌”，地主重浊之气，凡饮食重浊浓厚之物皆可称地气。风木为生发之气，故通于肝；雷气，即火气，故通于心；谷气，即土气，故通于脾；雨气，即水气，故通于肾。“六经如川”，谓六经之气像川之川流不息；“肠胃为海”，谓肠胃像海之容纳，能虚亦能实；“九窍”为九气之所注，亦阴阳精气之所注。汗为阳液，似天地之间的雨，一雨而烦热解，人身气闷菀遏亦得以一汗而宣发。人身阳气无处不到，亦像天之疾风无孔不人，是以薰肤充身泽毛是谓气。这段文字是借自然现象来说明人体的现象。

《素问·四时刺逆从论》云：“春气在经脉，夏气在孙络，长夏气在肌肉，秋气在皮肤，冬气在骨髓中。”此文是言自然界阴阳变化不同，影响人的体位浅深亦不同。春气主生发，故影响在经脉；夏气阳气在外，故影响及于外表之孙络；秋气天气始收，故影响及于皮肤；冬气主闭藏，故影响在骨髓中。

“春者，天气始开，地气始泄，冻解冰释，水行经通，故人气在脉。夏者，经满气溢，人孙络受血，皮肤充实。长夏者，经络皆盛，内溢肌中。秋者，天气始收，腠理闭塞，皮肤引急。冬者盖藏，血气在中，内著骨髓，通于五脏。”

春季气候变化，应于经脉，春季之气始开，为什么？春季前是冬季，冬主闭藏，闭藏之气到了春季，天气开始生发，地气开始发泄（上开下泄，是针对头年冬主闭藏而言）。阳气出土，冰冻解释，冰冻是水气，水气解释就流动运行。阴气来，自然界阴气通，人身经脉之阴气亦通，经脉属血，血为阴，夏阳气盛于外，比春气更盛，故夏季不仅是水行经通，人身营卫气血亦满溢，经血内外亢盛。经脉指正经，络脉指细小经脉，血由大经人小络，小络承盛经脉之血，孙络在表，皮肤肌肉里面，细小孙络充血，则夏季皮肤结实。长夏为什么应于肌肉呢？长夏六月，主土，在内之经、在外之络，经血皆盛，所以长夏气血有余，充分营养肌肉，肌肉结实，即溢肌肉之内，所以长夏应于肌肉。秋气应于皮肤，秋主收敛，由阳转阴，天气开始下降收敛，随着外界阳衰阴盛，人之腠理开始收敛，人要保持阳气不外泄，因而皮肤亦收引拘急。冬主盖藏，比秋更盛。盖藏是什么？即把阳气盖藏于内，人之营血卫气旺于内衰于外，气血集中于里，而五脏在内，骨髓在里，所以血气充满骨髓、通于五脏。

这段文字说明，外界阴阳发生变化，人身活动情况亦随之而变，以相适应。一年四季的转化影响着人体生理情况的转变。

下面谈月份的转化。

《素问·诊要经终论》云：“正月、二月，天气始方，地气始发，人气在肝。三月、四月，天气正方，地气定发，人气在脾。五月、六月，天气盛，地气高，人气在头。七月、八月，阴气始杀，人气在肺。九月、十月，阴气始冰，地气始闭，人气在心。十一月、十二月，冰复，地气合，人气在肾。”

一月、二月，天气始有方位，因一月、二月由阴转阳，从阴盛转阳生，阳气比较弱，地气开始从下而上，上升生发。江南一带，草木露苗含苞；在人体内肝主春生之气，肝是阴中之阳，因而肝气随之变化。三月、四月，由东而南，春末夏初，气候渐变，南方阳气更盛，天气逐渐到南方阳气正位，地气由生而长，正是发育万物的时候。在人之气，脾阳之气适应，辰巳火土，土中阳气愈来愈盛，人之脾气随之而壮。五月、六月，正是夏季，天暑地炎，天气阳盛，地气高亢，天地阳气一直上升，上而不下。人身阳气亦盛，亦上而不下，头居人体上部，故其气充分上于头。七月、八月，由阳而阴，自然界出现清凉肃杀之气，申酉金旺；在人体内，肺主秋金，主收降清肃之气。九月、十月，由秋而冬，自然界阴气开始凝聚，比秋季更盛，阴气开始冰合，地气开始收藏；在人体内，属手少阴心，因九月、十月少阴之气动，阳气开始内藏。十一月、十二月，水冰气伏，阳气保藏于地内心，完全闭合，深藏于内。肾主冬，肾为水脏，人身真阳藏于肾，肾水藏阳。

这段文字说明，每两个月的阴阳变化影响着人体五脏的功能。下面是讲一个月之中的阴阳变化，也影响着我们。

《素问·八正神明论》云："天温日明，则人血淖液而卫气浮，故血易泻，气易行；天寒日阴，则人血凝泣而卫气沉。月始生，则血气始精，卫气始行；月郭满，则血气实，肌肉坚；月郭空，则肌肉减，经络虚，卫气去，形独居。是以因天时而调血气也。"

日光、月光，可影响我们气血的变化。日光光明，天气温和，则血液灌注滋润机体。卫气是阳气，阳者卫外而为固，卫气浮于外，则刺血容易流出，说明夏季刺血要浅刺，不能深刺，因阳气盛，气亦行快。天寒日阴，则血液循环缓慢滞塞，卫气不浮，无之前壮实。这说明天气寒温、日光明暗影响人体的血气盛衰。月的圆缺，同样影响我们气血的变化。月分上弦、下弦，月始生（上弦），则阴气初生，人体卫气充分集中在风府穴，血气很纯正。"月生无泻"，就是说上弦月时针灸不能用泻法，治疗妇女月经病也不能戕伐生发之气，因人的生发之气刚开始。月郭满（望，月正圆时），血气充满，肌肉坚实。"月满无补"，就是说月满时针灸不能用补法，再补是"实其所实"。月郭空（晦，月极度缺时），肌肉衰减，但不等于消瘦，而是衰旺关系。经络营气虚少，卫气衰弱，形独居，就是说阴阳气血衰弱，则人体生理功能下降，而形体是不改变的。

这段文字说明了日月、寒温对人体气血的影响。因此，掌握了日月圆缺盛衰，可以有针对性地调和人体气血，明白何时宜补阳、何时宜补阴。

《素问·六节脏象论》云："余闻气合而有形，因变以正名。天地之运，阴阳之化，其于万物，孰少孰多，可得闻乎？岐伯曰：悉乎哉问也！天至广不可度，地至大不可量，大神灵问，请陈其方。草生五色，五色之变，不可胜视；草生五味，五味之美，不可胜极，嗜欲不同，各有所通。天食人以五气，地食人以五味。五气入鼻，藏于心肺，上使五色修明，音声能彰。五味入口，藏于肠胃，味有所藏，以养五气，气和而生，津液相成，神乃自生。"

黄帝问：天地阴阳之气交合而产生万物，在天之气，在地成形，天地阴阳气交之中而有形。同样的，人有阴阳盛衰的不同，如太阳、少阳，太阴、少阴等名称。天地永恒运动，阴阳不断变化，万物禀赋，多寡不等，可以讲一下吗？岐伯说：天地之大是无法测量的，你提出的这样广泛而神灵的问题，只能从大原则要点略谈而已。"草生五色"，《灵枢·五味》指五果、五菜都是草，枣之甘、李之酸、栗之咸、杏之苦、桃之辛，并五果、五菜都有不同之色。色苍化荣，凡苍青之色，化荣主生发，是木之色；色赤化茂，色赤主长养，是火之色，夏之气；色黄化盈，黄为土气，盈充盈变化大，土之用；色白化敛，白是秋色，主收敛下降；色黑化肃，是水色，冬之气。“五色之变，不可胜视”，五色错综变化，无穷无尽，不可胜视。“草生五味”，五味指五行作用，不是指真正的味。“五味之美，不可胜极”，五味之甘、咸、酸、辛、苦，不可胜极。“嗜欲不同，各有所通”，心、肝、脾、肺、肾嗜欲不同。色青入肝，味酸入肝；色赤入心，味苦入心；色白入肺，味辛入肺；色黑入肾，味咸入肾；色黄入脾，味甘入脾。自然界各有禀赋，色味，因嗜欲不同，对脏器各有所通。“天食人以五气”，臊、焦、香、腐、腥，天变之气，臊气入肝，焦气入心，香气入脾，腐气入肾，腥气入肺。“五气入鼻，藏于心肺，上使五色修明，音声能彰”，五气为阳，在天阳气，阳在上，清阳出上窍通于鼻。心、肺为人身阳脏，藏于上焦，阳气通过心发生作用，心主血脉，因而气血上荣面部使五色明润，肺司声音，因而声音清亮。“五味入口，藏于肠胃，味有所藏，以养五气，气和而生，津液相成，神乃自生”，味为阴，地之五味，通过口窍而藏于肠胃，经过消化以后，输布以养五脏之气，五脏之气得养，则气和而相生，五脏津液相成，无过不及，阴阳调和，神乃自生，也就是说，气血旺盛，精神健康。

这段文字说明，人不能离开自然界而独自生存，人要掌握自然界的规律，使它能为人类服务。

通过以上材料可知：①人从胚胎化生，到脏器活动、营卫流行，以及人身气卫营养等种种生理功能活动，无一不与自然界的变化密切相关；②人体种种的生理变化，常常受到自然界的影响，所以《内经》把自然界和人看作一个整体，常常用自然界的活动情况来说明人的活动情况。

（二）注意摄生，适应自然

《素问·四气调神大论》云：“春三月，此谓发陈，天地俱生，万物以荣，夜卧早起，广步于庭，被发缓形，以使志生，生而勿杀，予而勿夺，赏而勿罚，此春气之应，养生之道也。逆之则伤肝，夏为寒变，奉长者少。”春三月，饮食起居，应如何注意呢？“夜卧早起”，因春季早起能培养生发之气，缓步行于外廊，披发，衣冠不要拘束形体，使肝之志柔和舒缓，与春光一样舒适，则心情舒畅。春气对人体有生发作用，我们要生而勿杀，惠予而勿劫夺，嘉赏而勿罚，以适应春季保养春生之气的规律。假使逆之，则损伤肝木之气，到了夏季就要得寒病，如脾阳弱而起之泄泻等。因“长”是夏之气，春季肝木之气未保养，供给夏季长养之阳气少，夏季就患阳弱，即木不能生火。“夏为寒变”是果，“奉长者少”是因。

夏三月，夜卧早起，不要太阳已经出来了而你还未起床。肝主和平，怒伤肝，木克土，无怒，肝脾就安静。夏主长养，土木人才能长养正常，使华英盛秀，使夏季阳气能排泄（阳盛不能排泄，阳愈高），人心情快意舒畅，与外界适应，外指夏季长养之气，所挟相合，才能快意与外界协调适应，此夏气适应夏季，保养人阳气长养之道。假使逆之，就损害心之阳气，心阳弱，夏季暑邪排不出，秋主收内敛，暑为阳邪外泄，则不断斗争，遂发寒热为疟。由于夏季阳气弱，供给秋季收敛之气少，到冬季阳虚阴盛，冬季病就增重。

秋三月，夜卧早起，与鸡俱兴。“鸡鸣早而出塒晏”，是说人早起后，不要过早出门，以避风寒，使精神常常安定，以缓和秋凉肃杀之气。秋主降收，使神气内敛，不外散，人体肺气与秋季才能平衡，使阳气不要外泄，要尽量收敛内藏，此保养秋季卫生之道。如果违背了这个道理，在人就要伤肺，则冬为飧泄。因秋季阳和之气藏少，不能供给冬季应用，削弱了人体对冬季的适应能力，这叫作“奉藏者少”。

冬三月，早卧晚起，避免寒气，使肾之阳气能伏匿于内；避寒取暖，也不要过分取暖，暖到出汗就损伤阳气、亟夺阳气，这是适应冬季的保养卫生之道。违反了这个道理，人肾之阳气就会受伤，到了春季容易生痿弱寒冷病，由于春木之气，肝主筋，无阳无力致痿厥。阳气不营于肝则痿，阳气不营于四肢则厥，因此冬季未能保藏阳气，就削弱了人体对春季的供应能力，这就叫作“奉生者少”。

这段文字说明了一年四季的摄生方法。下面谈一日之中的阴阳变化，亦有所不同。

《素问·生气通天论》云：“故阳气者，一日而主外，平旦人气生，日中而阳气隆，日西而阳气已虚，气门乃闭。是故暮而收拒，无扰筋骨，无见雾露，反此三时，形乃困薄。”

若将一日按四季划分，早晨、上午相当于春季，上午至日中相当于夏季，日中至傍晚相当于秋季，夜间相当于冬季。阳者卫外而为固，卫气行于人之阳，但有盛衰不同，平旦（天刚亮）时阳气升，阴尽阳生，此时要保护生发之气；正午时阳气更盛；日西（傍晚）时阳气已衰，皮肤、肌肉、腠理通会元真之处的气门闭藏，所以薄暮气门收敛，使阳行于内，目的是抵抗外界寒冷，这是人的自然生理现象；晚间勿再扰乱筋骨，勿再到外面见寒冷的雾露。假如不这样做，形体就要困倦衰弱。

这段文字说明，白天阳气强，应尽量劳动，夜间阳气弱，应很好休息。

《素问·上古天真论》云：“夫上古圣人之教下也，皆谓之虚邪贼风，避之有时，恬淡虚无，真气从之，精神内守，病安从来。是以志闲而少欲，心安而不惧，形劳而不倦，气从以顺，各从其欲，皆得所愿。故美其食，任其服，乐其俗，高下不相慕，其民故曰朴。是以嗜欲不能劳其目，淫邪不能惑其心，愚智贤不肖不惧于物，故合于道。所以能年皆度百岁而动作不衰者，以其德全不危也。”

上古时，智慧高的人教别人养生方法时说，对风、寒、暑、湿、燥、火六淫之虚邪贼风，应该随时地注意和防御，生活要安静朴素，无物欲的杂念，这样元气从之，精力充沛，真气与形体一刻不相离，精神守于体内不耗散，就不会患病。心意少有欲念，心情安舒而不惧怕，形虽劳动而精神不倦，元气、正气由人支配，无论怎样都心安理得，粗的、细的食物都吃，粗布的、细料的衣服都穿，任何环境下都快乐，坚守岗位而不慕高。这种人日愈朴素，是以一切嗜欲都不能劳其目，不正当的事也不能动其心，贤者、智者、愚者、不肖者，在一切事物上都不计较得失，因自己能衡量，故合于卫生之道，能适应自然社会。所以每人活百岁而动作不衰，是他们思想、行动都较全面，身体充实、精神内守的缘故。

这段文字说明，古人讲卫生，不仅形体要健康，精神亦要健康。所以古人讲卫生，既包括自然界，同时也包括健康的身体和健康的精神。

（三）四时阴阳变化与疾病的关系

《灵枢·百病始生》云："黄帝问于岐伯曰：夫百病之始生也，皆生于风雨寒暑，清湿喜怒。喜怒不节则伤脏，风雨则伤上，清湿则伤下。三部之气，所伤异类，愿闻其会。岐伯曰：三部之气各不同，或起于阴，或起于阳，请言其方。喜怒不节则伤脏，脏伤则病起于阴也；清湿袭虚，则病起于下；风雨袭虚，则病起于上，是谓三部。至于其淫泆，不可胜数。黄帝曰：余固不能数，故问先师，愿卒闻其道。岐伯曰：风雨寒热不得虚，邪不能独伤人。卒然逢疾风暴雨而不病者，盖无虚，故邪不能独伤人。此必因虚邪之风，与其身形，两虚相得，乃客其形。两实相逢，众人肉坚。其中于虚邪也，因于天时，与其身形，参以虚实，大病乃成。气有定舍，因处为名，上下中外，分为三员。"

疾病的成因是两方面的，一是外因，一是内因，风雨寒暑是外因，喜怒属于情志是内因。情志波动伤脏，至病从内生，但外因有两种情况，有的属于清邪，有的属于浊邪，也就是分阴阳，故风雨属清邪则伤上，清湿属浊邪则伤下。这三部病气，所伤部位不同，顾闻其道理。三部（内部喜怒，外部又分上、下）之气不同，是阴阳性质的不同，外因起阳，内因起阴。喜怒为阴，情志属脏，脏属阴，怒伤肝、喜伤心，故脏伤则病起于阴；寒湿乘虚而入，病起于下，风雨乘虚袭人，病起于上。是谓三部。至其"淫泆"（乱散），也就是错综复杂的演变，不可胜数，因有常有变。

黄帝说：余固不能数，故问先师，愿卒闻其道。岐伯说：疾病不是单方面的问题，疾病存在的基础是人本身有弱点，六淫之邪才能伤人。同样，卒然遇疾风暴雨，有的人不病，是因为此人无弱点，阴阳很正常，所以邪不能单方面伤人。所以虚邪之风，与其身形，两虚相得，乃能暂时寄居其形，如正常气候，与人健康，则不会患病。若中于六湿之邪气，不是偶然，因于天时的关系，还要看人体本身是否有弱点，并参以虚实的因素，所以一个病的发生有它各方面的原因。邪气中人，有在皮肤、肌肉、脏腑的一定处所，因而就有在表在里、在气在血、在阴在阳之不同名称。总之，病有由内而生的，有由外而生的，但总不外三部。"三员"，纵的方面就是上、中、下，横的方面就是外、内、中（表、里、半表里）。

这段文字提出疾病发生有两方面的原因，其中人体本身的弱点是主要原因。风、寒、暑、湿、燥、火六淫之邪伤人，是因人体本身有弱点，不能适应，所以病虽有内外因，但是否发病，决定于人本身的正气。正如《内经》所言："邪之所凑，其气必虚。"

第二章　脏　象　篇

什么是脏象？《内经》所谓脏腑其实就是脏象。象者，象征也，即每一脏腑都有它的特征。要谈《内经》的脏象，必须首先明白这一点。

《素问·六节脏象论》云："帝曰：脏象何如？岐伯曰……凡十一脏取决于胆也。"

“心者，生之本，神之处也，其华在面，其充在血脉，为阳中之太阳，通于夏气。”心主血，中焦受气取汁化赤而为血。心位于上焦，而中焦必须受其阳气才能将津液化为血，以养人之身体。心之阳气充足，其变化有如神明，阳气亦能畅行于全身，十二经脉、三百六十五络无处不到，其人必定精神饱满、肤色红润。总的来说，都是血脉充分的关系。

“肺者，气之本，魄之处也，其华在毛，其充在皮，为阳中之太阴，通于秋气。”肺主全身之气，亦为气之根本。肺之精为魄，魄乃肺之神气的表现。肺气旺盛，则周身毫毛润泽、皮肤充实。肺属金，为阳中之阴，故与秋气相适应。

“肾者，主蛰，封藏之本，精之处也，其华在发，其充在骨，为阴中之少阴，通于冬气。”肾者，主蛰，通于冬气。蛰者，藏也。肾主冬令，是藏精所在，是封藏之本，元阳、元阴皆藏于左右二肾。发是血之余，血乃精所化，肾气旺盛，不仅毛发光润，骨亦坚实。肾主水，故与冬气相适应。

“肝者，罢极之本，魂之居也，其华在爪，其充在筋，以生血气，其味酸，其色苍，此为阳中之少阳，通于春气。”人的动作，乃筋所主持，而肝又主筋，故人之耐劳性与肝有关。魂，是肝之神。爪是筋之余，肝气旺盛，筋就坚强。肝属木，故与春气相适应。

“脾、胃、大肠、小肠、三焦、膀胱者，仓廪之本，营之居也，名曰器，能化糟粕，转味而入出者也，其华在唇四白，其充在肌，其味甘，其色黄，此至阴之类，通于土气。”此六者，虽名为腑，但亦可称为脏。仓廪者，储藏东西之库也；营，血之气也。器（大而言之曰天，小而言之曰器），言其能盛物也，食物被六腑吸收后则化津液分养各脏，其糟粕从下而出。唇为肉之余，故在唇的四周可以看到肌肉充满之象。

薛生白对脏腑有清晰的认识，云：“脏腑攸分，固微渺也。”是说脏腑之间的区别是相当细致而微妙的，虽然微妙，但仍有根据及象征可查。古代能“见垣”的扁鹊和“内照”的华佗，亦不过是掌握了脏象而已。其所谓“内照”，即很显明之意，能把脏腑的活动情况看得很详细，犹如有照明一般。“然变变化化”，是说要灵活地掌握它。“有不可以常法律者”，是说不能用教条式的规则来衡量它，而把它固死。“则象也而神矣”，是说像这样灵活掌握运用就对了。薛氏最后的结论为“废象者暗行”，是说如果认为脏象不重要而废弃，那么就要走弯路；“胶象者待兔”，若不灵活掌握运用，就为守株待兔，是收不到效果的。

前文是言广义的脏，下文是言狭义的脏。

这里的“脏”应读本音。脏与腑的基本区别是：脏主藏，腑主聚。脏腑的阴阳性质是：脏，藏而不泻属阴；腑，主聚而排泄属阳。藏的是什么呢？藏的是精气。聚的是什么？聚的是化物。古人理想的精气是很细微且作用很大，又不易被见到，是无形的，为人身最宝贵的东西，故藏而不泻，应该永远存在，且越来越旺。因此，五脏“满而不能实”，即精气再多也没有满实的感觉。六腑是传化物的。所谓“化物”，乃饮食物的变化。“传”，即传递，如胃传小肠、小肠传大肠等。六腑要经常保持空虚状态，故“实而不能满”，否则就要产生积聚之患。

什么是精气和化物呢？神气、魂魄为精气，乃人身最宝贵的物质。“化物”，即水谷等物由六腑来传化。“受气而扬之”，“气”，指食物的营养料，是说把食物的养料吸收起来送至各脏以营养，此乃腑的作用。“所以化水谷而行津液者也”，即前文指的营养料。

“夫胃、大肠、小肠、三焦、膀胱，此五者，天气之所生也，其气象天，故泻而不藏，此受五脏浊气，名曰传化之腑，此不能久留，输泻者也。”这里具体地指出了六腑是如何传化的。“天气之所生”，因天为阳，阳主化，六腑传化功能好比天之阳一样的运行不息，所以曰“其气象天”。“天”，天行健，运行不息。六腑作用亦与天同，故主“泻而不藏”。“此受五脏浊气”，“浊”，指原重，非污浊，六腑还要五脏之阴气来协助，才能起到传化的作用。不仅如此，肛门（魄门）亦为五脏（胃肠等）之使用，助其运输，所以水谷不会长期停留在任何一腑中。我们对六腑的概念，基本上是指消化道的作用而言。

五脏所藏的分工，简述如下。

“心藏神”。“神”，即五脏之精气。《内经》云“两精相搏谓之神”，因而“神”字并不是神秘的词。“两精”，指精之一阴一阳，两者不断的运动变化而为神。阴精为先天的精气，来自父母，藏于肾内，阳精为后天的精气，来自水谷，藏于脾胃，前者属阴，后者属阳。“肺藏魄”。“魄”，即精气。《内经》云“并精而出入谓之魄”，“魄”还是建筑在精气之上的。肺属阴，故魄亦属阴。“肝藏魂”，随神往来谓之魂。“脾藏意”。“意”，即意识、回忆，心之所忆谓之意。脾主运化无穷，意亦是变化无穷的，故脾主藏意。“肾藏志”。志是肾之精气，乃肾之精华，心之所往谓之志。以上所谓神、魄、魂、意、志等是抽象的名词，主要是借以说明五脏之功用而已，这些都是不能被消耗和排泄的。“肝藏血，血舍魂”，血乃心之液，肝之魂是随着心之神而往来的，故曰“血舍魂”。肝为何能藏血呢？肝属木，心属火，木能生火，木火一气，肝是生心之脏，血就是这样而藏的。“脾藏营，营舍意”，营乃血之气，“脾藏营”，乃火生土之意。

除五脏六腑之外，还有奇恒之腑，兹阐述如下。

脑、髓、骨、脉、胆、女子胞，此六者名为奇恒之腑，乃“地气之所生”。地主成形，故此六者亦是形脏，属于阴，而像地之成形。“奇”，不同也；“恒”，常也。所谓奇恒之腑，即不同于平常的腑，属腑之体，而起脏之用，故曰“藏而不泻”。其中“胆”，两面皆占，胆主少阳初生之气，一年之气始于胆之阳木，一气相生，他脏亦欣欣向荣，故十一脏取决于胆，即胆之生开之气。

综合以上材料可知：①脏腑包括五脏、六腑、奇恒之腑三个内容；②脏腑的区分是脏主“藏而不泻”，腑主“传化物”“泻而不藏”。

一、五脏

（一）肝

1. 肝的部位在两胁

“青，脉之至也，长而左右弹，有积气在心下支胠，名曰肝痹，得之寒湿，与疝同法，腰痛足清头痛。”肝脉之至，其搏动左右弹指，除三指所感觉外，上下还有感觉，左右如绞绳一般，张力甚大，称为弦象。仲景曰“弦则为肝”，为寒湿之邪重，因而肝之阳气受伤。“积气”乃寒湿之气郁结于肝之气。“支胠”，胁下曰“胠”，“支”，病者觉胁下如有物撑起，但摸之又无实物。“名曰肝痹”，风寒湿三气杂至曰痹，痹，闭着，所谓肝痹者，乃寒湿之邪停于胁下。

春脉“不及则令人胸痛引背，下则两胁胠满”。春脉不及，即肝脉弱，则生发之气和阳气也相继弱了，所以产生胸痛引背。胸背是阳位，下焦寒湿侵上，滞于两胁，以致胸痛。又现“两胁胠满”，此亦说明肝主两胁。

“岁金太过，燥气流行，肝木受邪。”金气主岁，金主燥，金气太过，燥气旺而克木，因而两胁下痛，甚者不可转侧。

以上乃《素问》所载肝主两胁的有关文献，下面是《灵枢》中的相关论述。

《灵枢·本脏》云：“肝小则脏安，无胁下之病；肝大则逼胃迫咽，迫咽则苦膈中，且胁下痛。肝高则上支贲切，胁悗，为息贲；肝下则逼胃，胁下空，胁下空则易受邪。肝坚则脏安难伤；肝脆则善病消瘅，易伤。肝端正，则和利难伤；肝偏倾，则胁下痛也。”“小”，指肝气正常；“大”，指肝气太旺。此处“大”“小”非指肝体之大小而言。“肝高则上支贲切”，所谓肝高，即肝气上逆；“贲”与“奔”同，“贲切”，形容其上支也。“胁悗（闷），为息贲”，胁部闷胀而气窜，出现包块，为气有出无入之状。“肝下则逼胃，胁下空，胁下空则易受邪”，肝气过降，肝阳之气不能达到两胁，胁下空虚则易受病。“肝坚”，即肝木之气坚固，则脏安，反之则易病。瘅者，热也，“消瘅”即消渴症。“肝端正”，指肝气正常。从此段文字记载可知，无论肝气正常与否都涉及两胁部位，可说明两胁基本属于肝位，而肝位主要在左边，若病在右胁，便要考虑胆的问题了。

2. *藏血、藏魂是肝的主要作用*

《素问·腹中论》言“有病胸胁支满者，妨于食”，是说胸胁部有胀满而不能食。“病至则先闻腥臊臭”，金之气腥，木之气臊，乃金克木之征，这与临床上是一致的。如笔者曾收治一病人，该病人起初有显著的腥臊气，后根据其他征象被诊断为病在肝。“出清液”，指不断出汗而言。肝伤则“唾血”。“四支清”，即四肢清冷，乃前面“出清液”的结果。肝失去藏血的功能，则发生大小便皆下血。该病叫作血枯，其原因是少年时大脱血致阴分大伤。例如，醉以入房，则伤肝，再加淫欲，那就伤阴更甚。若是女子，则月经量少甚至停经，妇女以血为主，肝病就会影响血。从肝病会出现唾血、大小便出血等出血证及月事衰少即可知道肝是藏血的，否则肝病就不会有出血征象。

“人卧血归于肝，肝受血而能视，足受血而能步，掌受血而能握，指受血而能摄。”血虽循卫气运行，但人卧时则归藏于肝，肝主血海之故。目受血能视、足得血养能步等，说明肝之血是供养给这几个部位的。

“肝悲哀动中则伤魂。”悲乃肺之志，悲哀乃肺气盛，肝由悲哀而伤。“中”，是指肝本身而言。“伤魂”，即伤肝之精气，则使人精神不清而狂妄、言行不正。“毛悴色夭”，乃肝高度失掉营养所致。“死于秋”，即金克木之故。

“有所堕坠，恶血在内而不去，卒然喜怒不节。”“堕坠”，即跌倒。“恶血”，即瘀血。跌倒，首先伤筋气，而肝主筋。“有所大怒”，指肝气旺，因怒为肝之志。

肝藏魂是建筑在肝藏血的基础上的，伤魂则出现情志病，伤肝则见出血的疾病。

3. 肝主惊恐真怒

“在志为怒，怒伤肝。”怒乃肝木不畅达、不柔和，怒则伤肝。

“东方青色，入通于肝，开窍于目，藏精于肝，其病发惊骇。”青乃肝之色，故达于肝而相通；目之所以能视，乃肝精之所供；肝藏魂，魂不安则惊骇，惊骇乃魂伤的病变。

“肝者，将军之官，谋虑出焉。”“官”，即司。肝气易旺、易亢盛，好比将军之性一般。肝属阴中之阳脏，阴易动。“谋虑”，代表生火之气，等于说蕴藏的生机。人的谋虑是无止境的，因而肝的生发之气也是无穷的。“谋虑”，亦代表肝情志之活动。

肝病者，善怒，善恐。善怒主肝气实，善恐主肝气虚。惊自外来，恐是内生，恐本属肾志，此乃水不生木，故肝病现母之征。恐的程度为如有人将捕之状。怒属肝阳旺，恐属肝阴虚。

“肝风之状，多汗恶风，善悲，色微苍，嗌干善怒，时憎女子，诊在目下，其色青。”心气强则喜，心阳弱则悲，乃木不生火，故现悲。“时憎女子”，言其平常一贯喜欢的东西现在不喜欢了，非一定指厌恶女子，此乃肝气不畅达之故，在临床上宜疏肝气。

“肝痹者，夜卧则惊”，乃魂不安，血不归肝之故。

“思想无穷，所愿不得”，过分谋虑，用肝太过而伤肝气甚。所谓“意淫于外”，即阳亢于外，亦朱丹溪的“阳常有余”之意。“入房太甚”，即色欲过度。“宗筋”，外生殖器部分，人身筋脉之气聚于宗筋。“弛纵”，即不能紧束的意思。“及为白淫”，白淫，即滑精。所谓“使内也”，是指入房太甚，肝阴受损而言。

“肝热病者，小便先黄，腹痛多卧身热，热争则狂言及惊，胁满痛，手足躁，不得安卧。”热邪与人正气相争，则现狂言及惊，乃伤肝魂所致。

“悲怒气逆则伤肝”，悲为肺之志，怒为肝之志，两者皆能伤肝。

悲、惊、恐、怒伤肝，皆由情志变化而伤肝之魂所引起。凡情志上的波动，属于肝者多。

4. 肝主掉眩牵掣

掉，即旋转站立不稳。眩，即头眩转甚。牵掣，即抽搐。

“在天为风”，肝之气在天为风。“在地为木”，木主柔和，肝之用亦主柔和。“其性为暄”，“暄”即温和，因而肝之性主温和。“其德为和”，即肝之作用主柔和。肝主筋，故其用为“动”，此乃肝的作用。若肝不柔和、不温和，就会出现掉眩等病。

“肝生筋，筋生心，肝主目。其在天为玄，在人为道，在地为化。化生五味，道生智，玄生神。神在天为风，在地为木，在体为筋，在脏为肝……在变动为握。”“生”，养也，即肝之气能养筋。“神在天为风”，“神”代表肝之精气，亦犹如自然界的风一样。“在变动为握”，若肝风过盛，则伤筋而成握。握者，即抽搐。

“徇蒙招尤”：“徇”，即头昏目眩；“蒙”，即头脑不清楚。目瞑即徇蒙。“尤”，即摇动。所谓“招尤”者，即周身摆动。“过在足少阳、厥阴，甚则入肝”，是说不在足少阳胆经及足厥阴肝经，此乃指经脉而言，若甚则入肝。“徇蒙招尤”充分表现了风的症状。所谓“徇蒙招尤”者，即前之掉眩也。

“春脉太过”，即肝气旺，使人善忘忽忽，乃魂不安于肝之故。“忽忽”，乃头脑不清楚之意。“眩冒而巅疾”者，乃足厥阴肝之经脉上行于巅，故现巅疾。为何现“徇蒙招尤”呢？乃风动之象也。

肝热太旺现口苦。“胨泄”，即胆汁过多的排泄，亦现口苦。

为何肝主徇蒙、牵掣等疾病？原因有三：①肝之经脉上行于头；②肝主风易动摇；③肝主筋膜。

5. 肝主外生殖器

“厥阴之厥”，肝属厥阴经，厥阴经脉发厥，乃肝气逆之故。足厥阴经脉行于少腹，故见“少腹肿痛”。“泾溲不利”，即小便不利，因厥阴经脉循阴股入毛中环阴器抵少腹。“好卧”，乃因肝之筋气不足也。筋伤而膝屈不伸，宗筋伤而阴缩。由此说明，肝主外生殖器，外生殖器为肝之经脉所过，外生殖器又属宗筋。

“肝足厥阴之脉，起于大指丛毛之际，上循足跗上廉，去内踝一寸，上踝八寸，交出太阴之后，上腘内廉，循股阴，入毛中，过阴器，抵小腹，挟胃，属肝，络胆，上贯膈，布胁肋，循喉咙之后，上入颃颡，连目系，上出额，与督脉会于巅；其支者，从目系下颊里，环唇内；其支者，复从肝别贯膈，上注肺。”厥阴肝之经脉，起于足大趾之大敦穴，上腘（膝）内廉。廉，指边，内廉即内边。

“是动则病腰痛不可俯仰，丈夫㿉疝，妇人少腹肿，甚则嗌干，面尘脱色。是肝所生病者，胸满，呕逆，飧泄，狐疝，遗溺，闭癃。”十二经脉所主脏腑皆有是动和所生之病，前者是由外感六淫所引起，后者是脏腑本身而发病。“是动则病腰痛”者，是厥阴经脉受六淫邪侵而现腰部疼痛，不能前后屈伸。“丈夫㿉疝”，㿉疝乃疝气之一，见睾丸肿大、麻痹不痛，因宗筋所主之故。“妇人少腹肿”，肝经主少腹之故。“狐疝”，时肿时消，有时晚间较甚于白天。此外，遗溺及小便不通，皆属外生殖器的疾病，在临床上皆从肝治。

“足厥阴之别，名曰蠡沟。”“别”，经别，即大络，十二经皆各有一经别。为何称为经别呢？阴经的经别由此而入阳经，阳经的经别由此而入阴经。人身十二经脉连任脉、督脉各自别出一络，加上脾之大络，共十五大络，也就是十五个经别。“蠡沟”是足厥阴肝经的经别名称。

“厥阴终者，中热嗌干，善溺，心烦，甚则舌卷，卵上缩而终矣。”足厥阴肝经之气衰竭，也就是阴伤，就会现嗌干，即咽干，是因为厥阴经之经脉入喉咙循颃颡。喜溺，即尿多。热高则舌卷，宗筋伤则卵缩。

（二）心

1. 心的部位在心胸

“二阴一阳发病”。厥阴为一阴，少阴为二阴，太阴为三阴；少阳为一阳，阳明为二阳，太阳为三阳。这里是指少阴、少阳发病，即手少阴心和足少阳胆。心发病，就见心胸处胀满，且苦气（叹息），《内经》称之为太息。正因心胸胀满，所以要做长而深的呼吸，此乃心阴郁结之故，经谓“心系急，暴太息”。

“心烦头痛，病在膈中，过在手巨阳、少阴。”心烦，为膈中之病。膈中，即心之部位。心阴布于外，故心烦。“过在手巨阳、少阴”者，是说前者的头痛属于太阳经之病，心烦属于手少阴心经之病。

“赤脉之至也，喘而坚，诊曰有积气在中，时害于食，名曰心痹，得之外疾，思虑而心虚，故邪从之。”“喘”，非气喘，乃形容脉急促。“坚”，指脉强硬。“喘而坚”，有似牢脉之象。“积气在中，时害于食”者，乃心气积于胸中而妨碍饮食，即不想进食。心阳痹着于里，故曰“心痹”。

“太过则令人身热而肤痛，为浸淫；其不及则令人烦心。”脉即心脉，“烦心”是代表心胸部位。

“心病者，胸中痛，胁支满，胁下痛，膺背肩胛间痛，两臂内痛，虚则胸腹大，胁下与腰相引而痛。”此处提出了心在胸中的具体部位。

“黄帝曰：人之太息者，何气使然？岐伯曰：忧思则心系急，心系急则气道约，约则不利，故太息以伸出之。补手少阴、心主、足少阳，留之也。”“太息”，解释见前文。“心系急则气道约”，“心系”即心的内在联系，心系紧急，则呼吸道收缩，空气出入有碍，所以要大大地呼吸一次，把积气吐出来。为何要这样呢？因胸中有气海在心包处，心系急，对胸中（气海）有影响，所以发出太息（叹气）。

心的部位在胸中的理由是心之经脉起于心中，属于心系。因而我们所言的部位，不能以现代解剖位置来衡量它。

2. 心主血脉

心主血脉，乃心的生理作用。

“南方生热，热生火，火生苦，苦生心，心生血，血生脾。其在天为热，在地为火，在体为脉，在气为息，在脏为心。”南方主热，热化苦，人体接受此苦味而营养心，把此阳热之气交于脾，则化赤而成血。

“心之合脉也，其荣色也。”“其荣色”与“其华在面”是一个意思。“多食咸则脉凝泣”，咸乃水味，过之则伤心阳，血就凝塞（泣），以致人的神色也随之变化。

“手少阴气绝，则脉不通；脉不通，则血不流；血不流，则髦色不泽，故其面黑如漆柴者，血先死。”此是因手少阴心之阳气受到阻绝。面黑，乃因心阳虚而水盛。“如漆柴者”，形容面黑且瘦。

从以上材料可以看出，心主血脉与肝藏血的作用是不相同的，全身的经脉和血液都以心为主持的器官，例如其华在面、面如漆色等，肝藏血只是言肝对血液的贮藏而已。

3. 心舍神明

《素问·灵兰秘典论》云：“心者，君主之官也，神明出焉。”“神明”，是代表灵机万变的意思。心主南方阳位，犹君主之位，心之阴阳充沛，故称“神明”。因为心的作用如此，所以心是主持各脏器的器官。

“心藏脉，脉舍神。”心是藏血脉的，脉又是神明的所在。

“心者，五脏六腑之大主也，精神之所舍也。”心是五脏六腑的主持者，因为人身最宝贵的精（血为精之帅）和神都在心。

4. 心主悲哀忧思

《素问·痿论》云：“悲哀太甚则胞络绝，胞络绝则阳气内动，发则心下崩，数溲血也。”心主神明，所以它主持情志的悲哀忧思等病变。心本主喜悦，若悲哀太甚，使心包络受到阻绝，则心的阳气不能通过包络输送出去反而内动，就出现一种心下崩的现象。又，心主血脉，心阳下崩，所以常常尿血。小便为小肠所主，心与小肠相表里，故血从小便出。

“心藏脉，脉舍神，心气虚则悲，实则笑不休。”心主神，心阳气虚就产生悲的情绪；心志为喜，若心阳旺盛太过就产生嬉笑不止的现象。

5. 心主火热

“阳中之阳，心也”，心属火，又居于上焦阳位，故曰心为阳中之阳。“南方赤色，入通于心”，自然界南方属火，主赤色，心亦属火，所以其通于心。“其类火”，心属于火类。“其臭焦”，焦为火之气，心属火，其气亦为焦。

“南方生热，热生火，火生苦，苦生心，心生血，血生脾，心主舌。其在天为热，在地为火，在体为脉，在脏为心，在色为赤。”这里的“生”字当作“养”字讲。

“心者，生之本，神之处也，其华在面，其充在血脉，为阳中之太阳，通于夏气。”此句前文已做解释。

夏脉“太过，则令人身热而肤痛，为浸淫”。心火太旺，就会使人发热、肌肤疼痛，甚至会由局部蔓延至其他部位而成为一种实火的浸淫证。

“心热者，色赤而络脉溢。”心主血，若心有热，则皮肤色赤，这是浅表的络脉有溢血的缘故。

“火热受邪，心病生焉。”火热受邪所伤，又心为火热之脏，火热既为邪伤，则心即生病。

“诸痛痒疮，皆属于心。”诸痛痒疮属于热性病，多为血分病，心主热主血，故这类疾病都属于心。

附：心主包络、膻中

“心主包络”是“心包络”之全称。

《灵枢·邪客》云：“故诸邪之在于心者，皆在于心之包络。包络者，心主之脉也。”凡属心之病变，都是指心包络之病变。心为君主之官，不易受邪，心包络是心之外围以保护心脏。

“心主手厥阴心包络之脉，起于胸中，出属心包络，下膈，历络三焦；其支者，循胸出胁，下腋三寸，上抵腋下，循臑内，行太阴、少阴之间，入肘中，下臂，行两筋之间，入掌中，循中指，出其端；其支者，别掌中，循小指次指，出其端。”心包络之经脉由心脏发源，出心络于包络至下出膈。若受外邪所起之病，则手心热、臂肘部痉挛拘急、腋部发肿，剧则胸及胁部胀满。这些症状是心包络经脉的疾病表现，因为这些部位都是心包络经络所经之处。若是伤了心神，那就出现心神不能自主而感怔忡的症状。“怛”与“憺”同，作怔忡解。“怛之大动”，即心感不安之状。若是心阳旺盛，就出现面赤、目黄、嬉笑不止等实证阳亢的症状。若心气内伤而生疾病，则出现烦心、心痛、掌心发热等虚象的症状。

上面是谈心包络的问题。关于膻中，《素问》云："膻中者，臣使之官，喜乐出焉。"膻中是供心包络使用的，心为君主之官，故称膻中为臣使之官。"喜乐出焉"，心主喜，膻中既为臣使，心志之喜亦由膻中出。这是说明心与膻中的关系及其作用。

"膻中者，为气之海，其输上在于柱骨之上下，前在于人迎。"膻中是人体宗气之母，膻中之经输通于督脉，在天柱穴左右，络于膀胱，前方在于人迎。这是说明膻中的主要作用及其经输的部位。

"气海有余者，气满胸中，悗息面赤；气海不足，则气少不足以言。"若气海有邪实，就出现气满胀，胸中烦闷喘息、面赤的症状。若气海阳气不足，则出现气短、言语无力的症状。

"膻中者，心主之宫城也。"膻中是保护心脏的，犹君主之宫城。

（三）脾

1. 脾为概括消化道言

"脾胃者，仓廪之官，五味出焉。"脾胃的功能是受纳饮食，故称仓廪之官。饮食的消化吸收等变化都出自脾胃。

"脾、胃、大肠、小肠、三焦、膀胱者，仓廪之本，营之居也，名曰器，能化糟粕，转味而入出者也。"脾司健运，胃主消化容纳，饮食入于胃，经脾运化，复经小肠消化吸收，提取精华，其糟粕传于大肠并排出体外。又，三焦主全身气化，能化水谷之气。膀胱主输布津液，亦赖三焦之气以化。人之饮食经这些脏器的共同作用后可营养全身各部，故以上脏器统称为仓廪之本。水谷所化的精微物质，供心火以化血，所以它们又是营血的来源（"营之居也"）。又因为它们都是受盛水谷的，所以又叫作器。它们的功能是吸收水谷的精气，辗转输送至各脏，又排出所余的糟粕，所以又是水谷出入的器官。这段是讲脾胃是整个消化道的概括作用。

"脾病者，身重，善肌肉痿，足不收，行善瘛，脚下痛；虚则腹满肠鸣，飧泄食不化。"若脾生病变，就出现身体沉重的症状，这是因为脾主水湿，脾失健运则水湿重，使人困倦而感身重。脾胃有热则食易消，故易饥饿。若脾阳虚弱，失于健运，则中焦之气不化，故腹满。肠管水多就出现肠鸣及泄泻完谷不化，即饮食物不能消化。

"岁木太过，风气流行，脾土受邪。民病飧泄食减，体重烦冤，肠鸣腹支满。"风主木，若岁气木运太旺，故风气流行，木旺则克土，脾属土，木旺则脾土受损，脾气既受损，则可出现泄泻完谷不化、饮食减少、身体沉重；湿盛化热，故感烦冤；水湿注入肠管，则肠鸣；中焦气不运，则腹部即感胀满。

《灵枢·本神》又云："脾气虚则四肢不用，五脏不安；实则腹胀，经溲不利。"脾主四肢，脾阳虚弱，则四肢不灵活。脾属土，位主中央，土载四行，脾气虚弱，则中央摇动，土不运化则五脏失依，故五脏均不安。若脾邪实，则中焦之气亦不能健运，故腹胀。邪实则脾气不化，水气不能通利，故小便不利。

《灵枢·经脉》云："脾足太阴之脉，起于大指之端，循指内侧白肉际，过核骨后，上内踝前廉，上踹内，循胫骨后，交出厥阴之前，上膝股内前廉，入腹，属脾，络胃，上膈，挟咽，连舌本，散舌下；其支者，复从胃别上膈，注心中。是动则病舌本强，食则呕，胃脘痛，腹胀，善噫，得后与气，则快然如衰，身体皆重。是主脾所生病者，舌本痛，体不能动摇，食不下，烦心，心下急痛，溏瘕泄，水闭。"脾足太阴之经脉，其络脉系于舌本，若外邪侵于足太阴经络，则病舌根强硬、食即呕吐、胃脘疼痛、腹胀、常嗳气，这是脾气不化的缘故。这些症状在大便和放屁之后就要减轻一些。若是脾气内伤，则见食不下；湿热郁里则感烦心，胃部也感拘急作痛，大便稀溏，且感觉有所积聚似的；水气不引，于是小便很不通畅，甚至茎中疼痛。

2. 脾主行散精液

《素问·经脉别论》云："饮入于胃，游溢精气，上输于脾；脾气散精，上归于肺。"凡人饮食入胃，经过胃的消化后，其精微物质分布出来，输送到脾，再通过脾之运化，又将更精细之营养上送于肺。

"脾与胃以膜相连耳，而能为之行其津液何也？岐伯曰：足太阴者三阴也，其脉贯胃属脾络嗌，故太阴为之行气于三阴。阳明者表也，五脏六腑之海也，亦为之行气于三阳。脏腑各因其经而受气于阳明，故为胃行其津液。"脾与胃的关系，是通过膜原（脏与脏之间都是通过膜来联系的）相联系的。二者都能布行津液，这是什么道理呢？因为足太阴脾是第三阴（一阴是厥阴，二阴是少阴，三阴是太阴），脾的经脉贯连于胃，脾之络绕于咽喉、食管，所以太阴能行气于手足之三阴经。又足阳明胃属脾之表，胃是五脏六腑之水谷之海，即胃可行气于手足之三阳经，五脏六腑均受它之气而遍行手足之阴阳，所以胃能行其气、布行其津液。

3. 脾的特性——恶湿

"中央生湿，湿生土，土生甘，甘生脾，脾生肉，肉生肺，脾主口。其在天为湿，在地为土，在体为肉，在脏为脾。"脾载四方，主中央，上下之阴阳相通，水发之寒热相交，均得脾阳之气所蒸化而生湿，有形之土化无形之湿，有形生于无形，故湿生土。又，湿可以润养脾土，亦湿生土之意。土之冲和之气主稼穑而生甘，甘淡之味又可养脾。脾与自然界的联系是在天为湿气、在地属土、在人为脾。

"五脏所恶……脾恶湿。"五脏各有所恶，脾属阴而主湿，其运化水谷赖脾阳之运行，若水湿过盛则土被水淹，失其运化之常，所以脾恶湿。

"诸湿肿满，皆属于脾。"脾主中央属土，人体津液赖脾土之健运以散布于周身。若脾土健运失常，则津液不能散布而水湿盛，水湿漫溢泛滥注入肌肉腠理之间，则外现浮肿，中焦之气不运化则内生胀满，所以"诸湿肿满"之成因均责于脾。

4. 脾主肌肉

《素问·金匮真言论》云："中央黄色，入通于脾，开窍于口，藏精于脾，故病在舌本，其味甘，其类土，其畜牛，其谷稷，其应四时，上为镇星，是以知病之在肉也。"中央属土，黄属土色，脾也属土，土气入通于脾。脾主运化水谷以养肌肉，脾之健运与否可影响肌肉之丰瘦，故知病在肌肉。

“甘生脾，脾生肉，肉生肺，脾主口。其在天为湿，在地为土，在体为肉，在脏为脾。”此文意义同上。

“其华在唇四白，其充在肌。”脾开窍于口而主肌肉，若脾气旺盛，则外表唇之四周就表现为华丽润泽，肌肉也就充实。

“脾之合肉也，其荣唇也。”此文意义同上。

“脾主身之肌肉。”此文意义同上。

《灵枢·经脉》云：“足太阴气绝，则脉不荣肌肉。唇舌者，肌肉之本也。脉不荣，则肌肉软；肌肉软，则舌萎人中满；人中满，则唇反；唇反者，肉先死。”若足太阴脾气阻绝，则脾之经脉就不能荣养肌肉。唇、舌是脾之本，脾之经脉既不能营养之，则肌肉松软无力，肌肉松软就见舌痿而人中满，人中满是肌肉萎缩致口唇反的缘故，唇既反，即表示脾气伤，则肌肉无以营养而死。

5. 脾主四肢

《素问·玉机真脏论》云：“脾脉太过，则令人四肢不举。”脾主四肢，脾脉太过即表示脾的功能失常，则出现四肢运动不灵。

“帝曰：脾病而四肢不用何也？岐伯曰：四肢皆禀气于胃，而不得至经，必因于脾，乃得禀也。今脾病不能为胃行其津液，四肢不得禀水谷气。”脾有了病变，四肢运动就不灵活了，为何？一般来说，四肢本禀气于胃，但必须通过脾的运化作用，因为胃不能直接授气于四肢。今脾有了病变，胃就不能布行其津液，四肢也就得不到水谷之精气而失于营养。

“脾忧愁而不解则伤意，意伤则悗乱，四支不举。”若过分忧愁就会损伤脾神，脾神受伤就产生闷乱的现象；脾不能散布津液达于四肢，则四肢无以营养而运动不灵。

“脾气虚，则四肢不用。”此文意义同上。

6. 脾统血，藏意

“脾、胃、大肠、小肠、三焦、膀胱者，仓廪之本，营之居也。”解释见前文。

“脾藏营，营舍意。”脾统血，故藏营；脾之神为意，营为脾神之所在。

“足太阴气绝，则脉不荣肌肉。”“脾忧愁而不解，则伤意，意伤则悗乱。”解释见前文。

“主裹血，温五脏，主藏意。”脾统血液以温养五脏，脾之神志主意。

（四）肺

1. 肺统括呼吸器官

《素问·阴阳应象大论》云：“在脏为肺，在色为白，在音为商，在声为哭，在变动为咳。”肺主气，肺气主肃降，肺发生不正常的活动时则肺气上逆，咳即肺气上逆的表现。

“咳嗽上气，厥在胸中，过在手阳明、太阴。”咳嗽气喘，是因胸中之肺气上逆。肺与大肠相表里，大肠之气上逆熏肺，则肺气上逆而发生咳嗽。

“秋脉如浮，何如而浮？岐伯曰：秋脉者肺也，西方金也，万物之所以收成也，故其气来，轻虚以浮，来急去散，故曰浮，反此者病。帝曰：何如而反？岐伯曰：其气来，毛而中央坚，两傍虚，此谓太过，病在外；其气来，毛而微，此谓不及，病在中。帝曰：秋脉太过与不及，其病皆何如？岐伯曰：太过则令人逆气而背痛，愠愠然；其不及则令人喘，呼吸少气而咳，上气见血，下闻病音。”肺主秋，秋脉是浮，则肺主脉浮。若肺之客邪太盛，浮脉坚实，则令人气逆而喘，并感觉背部郁积不舒，这是因为肺之系系于肩背。若肺脉浮而无力，即表示肺气虚弱，则令人气喘，呼吸无力而作咳嗽。咳则气上逆，有时血随气逆而上出，喉间可以有喘鸣等呼吸不畅的声音。

“肺病者，喘咳逆气，肩背痛，汗出，尻阴股膝髀腨胻足皆痛，虚则少气不能报息。”肺生病变则咳嗽；气上逆，肺系肩背，故肩背作疼痛；若肺气虚，则因呼吸无力而表现出呼吸困难欲脱。

“手太阴厥逆，虚满而咳，善呕沫。”肺气不降而上逆，气逆而上，故感满胀而咳；肺主布化津液，肺气既逆，则水津不能四布，故呕沫。

“肺病喘咳”。肺有病变，则发气喘、咳嗽。

“岁火太过，炎暑流行，肺金受邪。民病疟，少气咳喘。”岁气火过旺盛，则炎热盛行，肺属金，火旺则金衰，肺气受病，肺又主收降，炎暑内伏，外受寒凉，炎暑之邪欲外出，皮毛为外邪所束，内热外寒相争，则病疟。又肺受病则短气、咳喘并作。

《灵枢·邪气脏腑病形》云：“形寒冷饮则伤肺，以其两寒相感，则中外皆伤。故气逆而上行。”外伤于寒邪，内伤于冷饮，内外两寒相感，则内外俱受伤。肺外主皮毛、内主散津，今皮毛为寒邪所伤，内被冷饮所伤，则肺内外受病，肺主气而降，今肺病，故气不降而反向上行。

“肺气……实，则喘喝胸盈仰息。”若肺气过实，则失于肃降，就会出现呼吸气喘、气粗有声，胸部满胀，表现出呼吸困难欲求缓解之状。

“肺手太阴之脉，起于中焦，下络大肠，还循胃口，上膈属肺，从肺系横出腋下，下循臑内，行少阴、心主之前，下肘中，循臂内上骨下廉，入寸口，上鱼，循鱼际，出大指之端；其支者，从腕后直出次指内廉、出其端。是动则病肺胀满，膨膨而喘咳，缺盆中痛，甚则交两手而瞀，此为臂厥。是主肺所生病者，咳，上气喘渴，烦心，胸满。”手太阴肺经受外邪而发病，则肺气胀满，高度膨而作喘咳；若肺气内伤而发病，则咳嗽，气逆作喘，肺津受伤而作渴，津伤不润而感心烦，气逆作胀则胸部胀满。

“手太阴之别，名曰列缺，起于腕上分间，并太阴之经，直入掌中，散入于鱼际。其病实则手锐掌热，虚则欠故。”手太阴经之络穴，名列缺。列缺受病，则阳气不足，作呵欠。

2. 肺主皮毛

《素问·金匮真言论》云：“西方白色，入通于肺，开窍于鼻，藏精于肺，故病在背，其味辛，其类金，其畜马，其谷稻，其应四时，上为太白星，是以知病之在皮毛也。”解释见前文。

“肺者，气之本，魄之处也，其华在毛，其充在皮。”肺为人体气、水之本源，因肺主气而散布津液，且肺藏魄。肺主皮毛，肺气充沛，则皮毛光润。

“肺之合皮也，其荣毛也……多食苦，则皮槁而毛拔。”肺主气而统管皮毛，毛附皮，皮泽则毛荣。苦味属火，多食苦味则心受益而反胜肺，火能克金，心过旺盛则肺气受伤，肺气伤则皮枯槁而毛脱落。

“肺主身之皮毛。”此文意义同上。

“肺热者，色白而毛败。”肺热则伤津，津伤肺损则皮毛败坏。

《灵枢·本神》云：“肺喜乐无极则伤魄，魄伤则狂，狂者意不存人，皮革焦，毛悴色夭。”喜为心之志，心属火，肺属金，肺之精为魄，若心志过强则伤肺精，肺精伤则皮毛无以滋养，故皮枯毛悴。

“手太阴气绝，则皮毛焦。太阴者，行气温于皮毛者也。故气不荣，则皮毛焦；皮毛焦，则津液去皮节；津液去皮节者，则爪枯毛折。”此文意义同前。

3. 肺主气

《素问·六节脏象论》云：“肺者，气之本，魄之处也。”此文解释见前。

“诸气者皆属于肺。”肺主气，故诸气均属于肺。

“白，脉之至也，喘而浮，上虚下实，惊，有积气在胸中，喘而虚，名曰肺痹，寒热，得之醉而使内也。”肺脉见促急而浮；肺气虚于上，心火实于下，心火实盛则心神不安，故作惊悸；肺受火邪而失其治节，则肺气不化而停积于胸中，出现呼吸困难而作喘的症状，这是因为邪气闭郁于肺；肺病则皮不坚，故寒，内闭则热，故作寒热。

“诸气膹郁，皆属于肺。”诸气胀满郁结的症状都是肺气失于运化的表现。

“肺气虚，则使人梦见白物。”肺精气虚，能令人在睡梦中看到白色的东西。

《灵枢·五味》云：“黄帝曰：营卫之行奈何？伯高曰：谷始入于胃，其精微者，先出于胃之两焦，以溉五脏，别出两行，营卫之道。其大气之抟而不行者，积于胸中，命曰气海，出于肺，循喉咽，故呼则出，吸则入。天地之精气，其大数常出三入一，故谷不入，半日则气衰，一日则气少矣。”营卫在人体内是怎样运行不息的呢？饮食初入于胃，经过胃的初步消化后，其精微物质被输送到中焦的脾和上焦的肺，再经过脾、肺的提炼，水精四布于五脏，又分别出清轻的为营气、稠厚的为卫气。除分出营气和卫气外，还有宗气积聚于胸中气海，宗气由肺出上循咽喉。宗气在呼出吸入中与天地之精气互相交换，因此，天之精气与人体之水谷精气相互交换出入，都是通过肺。从大的原则来说，人体所有的三种气——营气、卫气、宗气，都是由水谷之气变化而来的，所以说“出三入一”。谷气是如此重要，所以若人半天不进食则气衰减，若一天不进食则气更少了。

（五）肾

1. 肾所主的部位为腰脊

“北风生于冬，病在肾，俞在腰股。”北方主寒，北风是冬天常见的风，但若阴寒太过，则肾受病（肾主冬）。腰为肾之府，肾的俞穴在腰股。

“肾病，少腹腰脊痛，胻酸。”肾主骨，腹亦为肾所主，腰为肾之府，肾有病变，邪客在少腹（小腹）、腰脊，故痛，胫足亦酸痛。

“腰者肾之府，转摇不能，肾将惫矣。”肾俞穴在第二腰椎棘突两旁，距脊中一寸五分，部位适在腰间，故腰为肾之府。腰居人身上下部之中，为机关中之大枢纽，若转侧摇动不能自如，这是肾将要败惫的象征。

“肾盛怒而不止则伤志，志伤则喜忘其前言，腰脊不可以俯仰屈伸，毛悴色夭。”怒为肝之志，志为肾之神，大怒之下则因肝旺侮其母（肾属水，肝属木，水能生木，肝为肾之子），而伤肾之神志，肾之神志受伤则记忆力不强，肾气强则记忆强的缘故。腰脊为肾所主，肾气即伤，则腰脊运动障碍而不能俯仰屈伸运动自如。毛发亦为肾养，肾伤故毛悴色枯。

“肾气盛，则梦腰脊两解不属。”若水邪气盛，则在梦中觉得腰脊上下好像已经分解不相关联了。

“肾小，则脏安难伤；肾大，则善病腰痛，不可以俯仰，易伤以邪。肾高，则苦背膂痛，不可以俯仰；肾下，则腰尻痛，不可以俯仰，为狐疝。肾坚，则不病腰背痛。”肾气正常（肾小），则脏气安定而不易受损伤；肾邪旺盛（肾大），则易病腰痛，俯仰运动困难，且易受外邪所伤；肾邪上逆（肾高），则背及背脊两旁（膂）疼痛，不能俛仰；肾邪下逆（肾下），则腰及尾骶部（尻）疼痛，不能俯仰，或病狐疝；肾气安定（肾坚），则不会发生腰背疼痛。

2. 肾主藏精

“北方黑色，入通于肾，开窍于二阴，藏精于肾。”冬主北方，曰行从黑道，故北方色黑。黑色为水，肾亦主水，其气感应而入通于肾以养肾精。肾主在下焦，主排泄，故开窍于前后二阴（大小便）。其神为志，肾藏志，故藏精于肾。

“肾者，主蛰，封藏之本，精之处也。”肾主冬，冬令阳气潜藏，蛰虫深伏于土穴不出，肾主冬藏，就像蛰虫伏于穴内，故肾主蛰而为封藏之本。肾主水，受五脏六腑之精而藏之，故肾为精之会聚的处所。

“肾者主水，受五脏六腑之精而藏之。”此文意义同上。

3. 肾主骨与髓

“北方黑色，入通于肾，开窍于二阴，藏精于肾，故病在溪，其味咸，其类水，其畜彘，其谷豆，其应四时，上为辰星，是以知病之在骨也。”此文意义见前。

“北方生寒，寒生水，水生咸，咸生肾，肾生骨髓，髓生肝，肾主耳。其在天为寒，在地为水，在体为骨，在脏为肾。”北方于时为冬，阳气潜藏，阴气外盛，故生寒，无形之寒气能生有形之水，咸为水之味，即水蒸土而生咸，咸味入肾而养肾。肾者先天之本，藏五脏之精，精生髓，髓养骨。周身之骨，背脊为主，肾系贯脊，故肾在体为骨。肾藏精，像水之闭藏，精生髓，髓能养骨，故养骨之脏是肾。

“肾之合骨也，其荣发也，其主脾也。是故多食咸，则脉凝泣而变色；多食苦，则皮槁而毛拔；多食辛，则筋急而爪枯；多食酸，则肉胝䐢而唇揭；多食甘，则骨痛而发落。”肾主骨而藏精，精生髓，髓养骨，全身之骨以背脊为主，而肾系贯脊，故肾气通于骨（“合”者，通也）。肾藏精，血为精所化，发乃血之余，故肾主发之润泽而司荣养。脾属土，肾属水，若土不能制水，则水泛溢而为病，土气太旺则水壅遏而为病，所以脾为肾之主。甘为养土之味，多食甘则土盛而胜水，脾过偏胜则肾偏衰，肾气伤，肾主骨、发，肾病则患骨痛、发落。

“脏真下于肾，肾藏骨髓之气也。”肾居下焦，为水脏，“真”即肾水中所藏之真阴，水脏所藏之真阴安于肾。肾受五脏六腑之精而藏之，精化髓，髓养骨，即肾藏骨髓之精气。

“肾者，主蛰，封藏之本，精之处也，其华在发，其充在骨。”此文意义见前。

4. 肾主发育

“女子七岁，肾气盛，齿更发长。二七而天癸至，任脉通，太冲脉盛，月事以时下，故有子。三七，肾气平均，故真牙生而长极。四七，筋骨坚，发长极，身体盛壮，五七，阳明脉衰，面始焦，发始堕。六七，三阳脉衰于上，面皆焦，发始白。七七，任脉虚，太冲脉衰少，天癸竭，地道不通，故形坏而无子也。丈夫八岁，肾气实，发长齿更。二八，肾气盛，天癸至，精气溢泻，阴阳和，故能有子。三八，肾气平均，筋骨劲强，故真牙生而长极。四八，筋骨隆盛，肌肉满壮。五八，肾气衰，发堕齿槁。六八，阳气衰竭于上，面焦，发鬓颁白。七八，肝气衰，筋不能动。八八，天癸竭，精少，肾脏衰，形体皆极，则齿发去。”

肾主水，受五脏六腑之精而藏之，故五脏盛，乃能泻。今五脏皆衰，筋骨懈堕，天癸尽矣，故发鬓白、身体重、行步不正，而无子耳。肾为先天之本，人在出生后初备生理功能而得以生存，到了七八岁时肾气巩固，机体趋于成熟。女子属阴，男子属阳，七为奇数，八为偶数，奇数属阳，偶数属阴，阴中必有阳。女子在七岁时肾气旺盛，发育成熟。肾主骨，齿为骨之余，肾为精血之府，而发为血之余，乳齿脱落而更换恒齿，新发生长，这就标示着肾气已盛，发育之期已开始。女子到了十四岁，先天之真阴已充足（天癸至），任脉已通（任脉是奇经八脉之一，属阴，起于胞中，循腹上行，主胎胞，主任养全身阴气，故有“任为阴脉之海”之称），太冲脉也盛了（太冲脉亦为奇经八脉之一，起于胞中，上行循脊背，行于任脉之两旁，为人体经脉之海，又称“血海”），这个时候女子就开始来月经，这象征着发育已成熟，也有生育的能力了。女子二十一岁时，则生生之气已趋向平均，不偏于阴阳，这时根齿（“真”音“巅”，即根齿，亦名智齿）已生，全部牙齿也已生长齐全，全身四肢百骸的整个发育已基本长定（长极）。二十八岁，正值精血充实之年，肾主骨而藏精，肝主筋而藏血，精血既足，故筋骨俱坚。又，发为血之余，故这时毛发也极发达；身体得精血之充分荣养，故身体强盛而健壮。三十五岁，气血渐衰（阳明之脉为多气多血之脉，阳明经脉之气荣于面部而循行于发，阳明脉衰，即象征气血衰减），面部就开始憔（“焦”同“憔”）悴，头发也开始脱落。四十二岁，太阳、阳明、少阳之脉衰减于面部（三阳之脉均行于头），这象征着气血更衰弱了，所以这时面部更为憔悴，头发也开始发白。四十九岁，任脉与太冲脉都已衰弱，气血衰少，天癸枯竭，月经也已停止（地道不通），形体已经衰老，很难再有生育能力了。

男子到八岁开始发育，八为偶数，属阴，男子属阳，阳中必有阴，故男子八岁开始发育。这时肾气充实，头发和恒齿均已长好。男子十六岁时，肾气已旺盛，先天精华之天癸已极充实，精气已经充满而且能排泄精液，这时就有生育的能力了。二十四岁，肾气发育很平均，不偏于阴阳，故筋骨坚强，根齿已生，整个发育已长定。三十二岁，正是气血方刚之时，全身发育已到极点，所以筋骨健壮、肌肉丰满。四十岁，肾气开始由盛而衰，这时头发开始脱落，牙齿也渐枯槁。四十八岁，三阳脉之阳气衰竭于上，颜面憔悴，头发斑白。五十六岁，因肾气衰，肝气随之不足（水生木），肝主筋，肝衰则筋弱，筋弱则全身运动不灵活，精气枯竭（天癸竭）则精少，肾衰弱则全身失养，故形体各部都表现出衰老的样子。六十四岁，血气衰极，齿松、发白而脱落。

以上说明肾主人身之发育。为什么肾主人身之发育呢？因为肾主水藏，肾气是人身先天之气，即人身先天之元阳藏于肾水之中，故说肾主水。它又承受后天五脏六腑之谷气精华而藏之，所以五脏盛则精气溢泻。假使五脏都衰，则筋骨懈惰，精气尽竭，头发白、身体笨重、行走不轻快，表示人身五官百骸与之俱衰，形成老态龙钟的样子，此时就不能再有生育的能力了。这说明人体整个生命的发育过程，都决定于肾气，所以肾是主发育的。

5. 肾主水

肾主水，是指水病而言。

《素问》云：“肺移寒于肾，为涌水，涌水者，按腹不坚，水气客于大肠，疾行则鸣濯濯，如囊裹浆，水之病也。”肺受寒邪侵袭，先是肺的阳气虚，肾为肺之子（金生水），故能移寒于肾。金为水母，肾为水脏，水液化精，全赖肺气之升降，今肺寒则正常之升降失职，肾寒则阳气不化，故水失节制，以致水无所阻，上溢于胃肠之外则为涌水。涌水的症状是腹虽胀满但按之不硬。若水潴留于大肠，水气在肠内急走，则濯濯肠鸣有声，好像中裹水浆一样，而发生水肿病。

“肾雍，脚下至少腹满，胫有大小，髀胻大跛，易偏枯。”肾主水，主排水，肾脉循内踝之后，上股，贯脊，络膀胱，则脚下、少腹均为肾脉经过之处。今水壅塞故满，水既壅滞则经脉不能流通，所以足胫或肿或消（胫有大小），自髀至胻（腿胫）因肿大而跛躄。若时间久了，易致肢体偏废（偏枯）。

“黄帝问曰：少阴何以主肾？肾何以主水？岐伯对曰：肾者至阴也，至阴者盛水也，肺者太阴也，少阴者冬脉也，故其本在肾，其末在肺，皆积水也。”少阴为什么主肾？肾又为什么主水？肾是至阴，为阴中之阴，肾居人身之下，肾能盛水，水又属阴，故曰少阴主水。又足少阴肾之脉，从肾上贯肝膈入肺中，肺者主全身气化、肃降，下通于肾。肾者，少阴，少阴主藏，冬亦主藏，故为脉。肾在下，水性就下，故水之本在肾，但肾之利水必须赖肺的气化而司正常生理的润化，也就是肾水必须借肺的阳气下降蒸化成为水气才能水精四布而行正常生理功能，否则若肾肺失职，则水邪泛滥成患，则上下都为积病，皆积水也。“其本在肾，其末在肺”也就是这个道理。

“帝曰：肾何以能聚水而生病？岐伯曰：肾者胃之关也，关闭不利，故聚水而从其类也。上下溢于皮肤，故为胕肿。胕肿者，聚水而生病也。”（《素问·水热穴论》）肾为什么会聚水而生肿病呢？肾为排水的器官，为水脏，肾又为胃之关。水谷首入胃，经胃的消化分解，由中焦达下焦而后入肾排出。假如肾排水作用不利，水就必蓄积于内，泛溢于全身，其病为水肿。所谓胕肿病，是水蓄积而产生的。

“帝曰：诸水皆生于肾乎？岐伯曰：肾者牝脏也，地气上者属于肾，而生水液也，故曰至阴。”（《素问·水热穴论》）是不是所有的水病都生于肾呢？肾为阴脏、水脏，水入腹必靠心和肺阳气之下降、脾气之蒸发作用。假如天阳不下降，地气不蒸发，水就归蓄于肾，而产生水液。所谓至阴，至者，复也，阴中有阳，阴尽而阴复。肾能排水，住居下焦，水无不向下，故肾为胃关。

6. 肾志主恐

志是指肾的精气，肾发生作用在于志。《素问·刺法论》曰："肾者，作强之官，伎巧出焉。"人之所以能有伎巧而聪敏，主要在肾志。肾是阴脏，阴中有阳，能复阳，就能发生伎巧作强的作用。肾志不强就生恐惧，越恐惧则越伤肾，思胜恐，思是脾之志，脾强思胜恐，言脾土能制肾水，两者是生克的关系。

"肾气虚，则使人梦见舟船溺人，得其时则梦伏水中，若有畏恐。"（《素问·方盛衰论》）假若肾气虚弱，人就会梦见舟船溺人，如在冬天得其水旺之时，人梦见如潜伏水中，如有畏惧恐怖之象。

"肾足少阴之脉，起于小指之下，邪走足心，出于然谷之下，循内踝之后，别入跟中，以上踹内，出腘内廉，上股内后廉，贯脊，属肾，络膀胱；其直者，从肾上贯肝膈，入肺中，循喉咙，挟舌本；其支者，从肺出络心，注胸中。是动则病，饥不欲食，面如漆柴，咳唾则有血，喝喝而喘，坐而欲起，目䀮䀮如无所见，心如悬若饥状。气不足则善恐，心惕惕如人将捕之。"（《灵枢·经脉》）肾经是少阴经脉，气不足就病现常恐、心中摇动惕惕如有人将要逮捕之象。

以上内容说明：肾志强，伎巧亦强，相反，肾志不强，就产生恐惧。肾主要有三方面的作用：一主藏精，二主藏水，三主发育。其病理方面为：一主水肿，二主恐惧。

附：命门

命门系出于《难经》，在中医几千年临床上都有应用，在人体为重要器官。《内经》本身虽未谈及此说法，但在《内经》中命门是指眼睛。

"脏各有一耳，肾独有两者，何也？然：肾两者，非皆肾也。其左者为肾，右者为命门。命门者，诸神精之所舍，原气之所系也，男子以藏精，女子以系胞。故知肾有一也。"（《难经·三十六难》）各脏只有一个，肾独有两个，是什么原因呢？肾有两个，左者叫肾，右者叫命门。命门，是主人体神精的处舍。神属阳，精属阴，人的神精藏于命门。人的元气亦出于命门。肾能藏精，全靠命门的阳气卫固。男子以藏精，女子以系胞，皆靠于命门。因此，肾有两个，一为命门，一为肾。

"五脏亦有六脏者，谓肾有两脏也。其左为肾，右为命门。"（《难经·三十九难》）命门者，谓精神之所舍也，男子以藏精，女子以系胞，其气与肾通，故言脏有六也。

五脏亦有六脏者，即加命门一脏。命门在中医史上有三个说法：①《内经》的命门指眼睛；②《难经》的命门指右肾；③道象的命门是指两肾之间。有些中医也这样说。命门的主要作用为主人体无形之火（真阳）。真阳是人体最宝贵的，人病严重了就脱阳，就是脱命门之真阳，故人面上两颧发赤，是真阳外越上亢。这是无形之火，万不能主用清凉药。元李东垣说"相火为元气之贼"，道理就是真阳不藏。明张景岳说"相火为阳之本"。虽然二人主张不一，但其中的道理如出一辙：五脏六腑都要依赖于命门的阳气，命门阳气要藏而不能外越。

二、六腑

（一）胆

1. 胆的部位在胸胁

“胆足少阳之脉，起于目锐眦，上抵头角，下耳后，循颈，行手少阳之前，至肩上，却交出手少阳之后，入缺盆；其支者，从耳后入耳中，出走耳前，至目锐眦后；其支者，别锐眦，下大迎，合于手少阳，抵于䪼，下加颊车，下颈，合缺盆，以下胸中，贯膈，络肝，属胆，循胁里，出气街，绕毛际，横入髀厌中；其直者，从缺盆下腋，循胸，过季胁，下合髀厌中，以下循髀阳，出膝外廉，下外辅骨之前，直下抵绝骨之端，下出外踝之前，循足跗上，入小指次指之间；其支者，别跗上，入大指之间，循大指歧骨内，出其端，还贯爪甲，出三毛。是动则病，口苦，善太息，心胁痛。”（《灵枢・经脉》）足少阳胆脉发生病变，就现心下两胁骨等处发痛。为什么呢？因为这是足少阳胆脉所通过的区域，特别是胸胁更为胆经的经脉所布。胆足少阳之脉，从胸部两胁肋经股髀外侧，至胫绝骨外踝骨前，所以胆经有病，则心胁痛、不能转侧，甚而见诸节皆痛。

“胆胀者，胁下痛胀。”（《灵枢・胀论》）足少阳胆脉循胸过季胁，故胆经病则胁下痛胀。胸胁部系属胆经，尤其是病右胸胁，因胆在肝之短叶间，这是说明胆的部位。

2. 胆主勇气、决断

“胆者，中正之官，决断出焉。”（《素问・灵兰秘典论》）胆志强，智力就强，能主果断、决断。胆为少阳，主升发之气。“中正之官”，胆是不过不及，属少阳半表半里，故体系为中正，即不偏于表也不偏于里的意思。

“凡十一脏取决于胆也。”（《素问・六节脏象论》）人身凡十一脏为什么都取决于胆呢？当然第一取胆本身主决断，第二胆为甲木。少阳甲木为一年之首，在于春，为一阳之气始升。十一脏相生之气，都是由胆开始发生，故十一脏都取决于胆。

“夫肝者，中之将也，取决于胆。”胆肝之作用有相互关系。肝为中将之官，为中正之将，故取决于胆，即胆为主将。胆主外肝主内，而肝属阴而胆属阳。

“勇士者……其胆满以傍……怯士者……其胆不满而纵。”（《灵枢・论勇》）胆有两种不同的性格，一为懦弱，一为胆壮勇敢。其所以勇敢者，就是胆满以傍。如发怒则胆木之气充满，气盛而胸痞满而胀。胆之气壮，就是“勇士”。但“怯士”胆小的人，做事寸尺难行，是什么道理呢？因胆不满而纵，“纵”是弛缓无力之气。凡人的壮与不壮，决定于胆气之强弱。

3. 胆主气逆、太息、口苦

“胆咳之状，咳呕胆汁。”（《素问・咳论》）胆火上逆发生咳状，咳甚则呕出胆汁。呕苦汁，说明胆有病变。

“口苦者……病名曰胆瘅……胆虚气上溢，而口为之苦。”（《素问・奇病论》）口苦是胆经热，“故名曰胆瘅”，即今之所谓肝支。假使胆气虚而气往上溢，发生口中有苦味。前者属实热，后者属虚热。

“胆病者，善太息，口苦，呕宿汁。”（《灵枢·邪气脏腑病形》）肝胆之气郁积不舒，则经常叹气，故为“善太息”。口苦是胆有热邪，邪积于胆。将胆内陈蓄的汁呕出，这种病象是较严重的。

“善呕，呕有苦，长太息，心中憺憺，恐人将捕之，邪在胆，逆在胃，胆液泄则口苦，胃气逆则呕苦。”（《灵枢·四时气》）呕本来是胃象病，假使经常发呕，且呕有苦味，并伴常叹长气，心中摇动怔忡不定，如有人将要将其逮捕之状，这是病邪在胆。气之逆在胃，胆气不逆则胃不呕。胆液溢泄则口苦，胃气逆就呕苦。总之，病在于胃而根于胆，故病在胆、逆在胃，合而为呕苦。

胆病的表现是善呕、太息、口苦，部位为胸胁。胆之功用为主决断、勇气，属阳，主生发之气。

（二）胃

1. 胃的部位在腹

“胃足阳明之脉，起于鼻交頞中，旁纳太阳之脉，下循鼻外，入上齿中，还出挟口环唇，下交承浆，却循颐后下廉，出大迎，循颊车，上耳前，过客主人，循发际，至额颅；其支者，从大迎前下人迎，循喉咙，入缺盆，下膈，属胃，络脾；其直者，从缺盆下乳内廉，下挟脐，入气街中；其支者，起于胃口，下循腹里，下至气街中而合，以下髀关，抵伏兔，下膝膑中，下循胫外廉，下足跗，入中指内间；其支者，下膝三寸而别，下入中指外间；其支者，别跗上，入大指间，出其端。是动则病，洒洒振寒，善呻，数欠，颜黑，病至则恶人与火，闻木声则惕然而惊，心欲动，独闭户塞牖而处。甚则欲上高而歌，弃衣而走，贲响腹胀，是为骭厥。是主血所生病者，狂疟，温淫汗出，鼽衄，口㖞，唇胗，颈肿，喉痹，大腹水肿。”（《灵枢·经脉》）要了解胃足阳明之脉所发生病变，必然要知道胃足阳明之脉所行的区域。胃足阳明之脉起于胃口，下循走至肠里，下至气街毛际。若胃有病，就发生腹胀，有贲响气鸣的声音，甚而大腹，有水肿象。

胃者为水谷之海，“水谷之海有余，则腹满”（《灵枢·海论》）。胃为水谷之海，如水谷有余则为实证，病腹满。胃病见腹满者多。

“胃中寒，则腹胀；肠中寒，则肠鸣飧泄；胃中寒，肠中热，则胀而且泄；胃中热，肠中寒，则疾饥，小腹痛胀。”（《灵枢·师传》）“胃中寒，则腹胀”，胃寒为虚证，是衰弱象。胃为阳土，主消化，胃中寒，阳土弱，胃的消化功能减弱，食物不能消化排泄，所以胃中寒现腹胀。“胃中寒，肠中热”，胃寒，消化功能减弱，而肠中蓄有实热，故病腹胀而泻痢，此为上寒下热。“胃中热，肠中寒”，胃有邪热则易饥饿，肠内有寒阻滞不通，故小腹胀痛，此为热在上而寒在下。

以上说明胃的部位在腹，胃的经脉行于腹，因而胃主腹。腹有大小之分，胃居大腹，肠居小腹，但胃有病而肠亦有影响。

2. 胃腔叫作胃脘

“食不下者，胃脘隔也。”（《素问·评热病论》）中医中胃肠病有风、劳、鼓、隔四证，是比较难治的病。食不下，是胃脘阻隔，胃上脘贲门津液枯竭，故病为隔。胃中脘本身津液枯少，不能纳食，食则呕吐。胃肠之津液枯竭，以致下脘幽门闭塞不通，不解大便，所谓阳之结为之隔。“隔”，阻隔之意。

“黄帝问曰：人病胃脘痈者，诊当何如？岐伯对曰：诊此者当候胃脉，其脉当沉细，沉细者气逆，逆者人迎甚盛，甚盛则热。人迎者胃脉也，逆而盛，则热聚于胃口而不行，故胃脘为痈也。”（《素问·病能论》）凡人病胃生痈，应当怎样诊断呢？诊候胃脉，在右手关部，其脉沉细，但痈是阳证、热证，脉象应盛火而今反沉细，脉沉细代表胃气衰弱，正因为这样胃气逆而甚。但诊左手人迎脉甚盛，甚盛是代表阳热之证，故胃内生痈。其人迎脉盛大，是热邪聚积于胃口不散之故。以上说明人迎脉盛大，代表胃中有热，邪气实；胃脉沉细，是胃气虚。

“胃病者，腹䐜胀，胃脘当心而痛。”（《灵枢·邪气脏腑病形》）患胃病者，见腹部内外肌肉皆发胀、胃脘当心而痛。胀痛是胃不畅通之故。当心是胃的部位。胃脘痛即胃痛。

“胃胀者，腹满，胃脘痛，鼻闻焦臭，妨于食。”（《灵枢·胀论》）胃病，中气就不通，中气不通必现胀满，甚现胃脘部持续痛，但嗅觉正常，思食而不能饮食。

“人之善饥而不嗜食者，何气使然？岐伯曰：精气并于脾，热气留于胃，胃热则消谷，谷消故善饥；胃气逆上，则胃脘寒，故不嗜食也。”（《灵枢·大惑论》）人患病后经常感觉饥饿而又不思饮食，是什么道理呢？胃中有热，热太过则消谷快，故病善饥是胃中有邪热所致。再有胃中寒而不思饮食，是胃的消化功能减弱，“故不嗜食也”。

胃脘即胃，分上、中、下三部，胃上口贲门为上脘，胃下口幽门为下脘，胃中部为中脘。

3. 胃主消化谷食

“食气入胃，散精于肝，淫气于筋。”（《素问·经脉别论》）胃主变化水谷，胃能变化水谷在于脾。《内经》云：“胃主消化，脾主运输。”假如脾失运输，胃就失于消化。饮食入胃后，经过胃的消化，分化的精气被输送至脾，其中一部分精微之气散于肝，肝主筋，再由肝将精微之气以滋养于各筋。饮食入胃后，经过胃的消化，精气之重浊部分被输送至心，心主血脉，再由心将此精气以滋养血脉。饮食入胃后，经蒸发其精气，一部分溢游精气不断分化津液，上输于脾。说明胃主消化，与脾主运输关系很大。

“胃者，水谷之海，六腑之大源也。五味入口，藏于胃，以养五脏气，气口亦太阴也。是以五脏六腑之气味，皆出于胃，变见于气口。”（《素问·五脏别论》）胃为水谷之海，为六腑之大源，是人身制造营养的重要器官。五味入口，藏于胃，通过胃的消化，之后吸取精气营养五脏，还要依靠气口足太阴脾的运输。凡五脏六腑所需营养，虽都来自胃，但其变化精气见于气口足太阴脾经。

“胃者，五脏六腑之海也，水谷皆入于胃，五脏六腑皆禀气于胃。五味各走其所喜，谷味酸，先走肝；谷味苦，先走心；谷味甘，先走脾；谷味辛，先走肺；谷味咸，先走肾。谷气津液已行，营卫大通，乃化糟粕，以次传下。”（《灵枢·五味》）胃为五脏六腑之海，人吃的食物都入于胃，经过胃的消化化为精气，然后五脏六腑皆禀受精气于胃。胃并将五味分别给予各其所喜脏。如谷是酸味，肝喜酸，将酸之精气输于肝；谷味苦，心喜苦，将苦之精气输于心；谷味甘，脾喜甘，将甘之精气输于脾；谷味辛，肺喜辛，将辛之精气输于肺；谷味咸，肾喜咸，将咸之精气输于肾。这样五谷之津液通行无阻，全身营卫大通，然后由胃分解其糟粕，送下入肠排出。此处说明胃的消化功能。

“谷始入于胃，其精微者，先出于胃之两焦，以溉五脏。”（《灵枢·五味》）凡五味入胃，经消化后吸取之精微气，先由上焦阳气温养，再由中焦脾蒸发和运输，然后灌溉于五脏。

“胃大一尺五寸，径五寸，长二尺六寸，横屈，受水谷三斗五升，其中之谷常留二斗，水一斗五升而满。上焦泄气，出其精微，慓悍滑疾，下焦下溉诸肠。”（《灵枢·平人绝谷》）胃的衡量，可能是周代和汉代的衡度，当然不能与现在的衡度相比。胃储藏的食物，还是靠上焦阳气消化，精微之气，使胃之五谷迅速滑利变化。取其津液，然后将糟粕剽悍之气送转入诸肠而排除。

胃的部位在腹，主运化谷食，为五脏六腑之海，所以胃为后天水谷之本。凡各脏腑都以有胃气则荣，无胃气常惫。脉象的变化，亦以深得胃气则昌，乏胃气则亡。胃是人体最不可忽视的一个器官。

（三）小肠

1. 小肠部位在少腹

“岁太阳在泉，寒淫所胜，则凝肃惨慄。民病少腹控睾，引腰脊，上冲心痛，血见，嗌痛颔肿。”（《素问·至真要大论》）假使今天太阳寒水司天，太阴湿土在泉，司天主上半岁，右泉主下半年。寒水之气太过，过分寒凝肃惨冷慄，则其人病小腹痛，牵引睾丸收缩。

“太阳之复，厥气上行，水凝雨冰，羽虫乃死；心胃生寒，胸膈不利，心痛否满，头痛善悲，时眩仆，食减，腰脽反痛，屈伸不便；地裂冰坚，阳光不治；少腹控睾，引腰脊，上冲心。”（《素问·至真要大论》）司天在泉，变化有胜有复，如上半年是太阴湿土，土旺克水，下半年为太阳寒水，土气当衰，寒水就反复乘（侮）水，寒水汜滥，则其人病少腹（小肠）痛，牵引睾丸收缩，甚而引腰脊上冲心发痛。

“小肠病者，小腹痛，腰脊控睾而痛。”（《灵枢·邪气脏腑病形》）凡人小腹疼痛、腰脊痛及牵掣睾丸而痛，是手太阳小肠为病。

“小肠胀者，少腹䐜胀，引腰而痛。”（《灵枢·胀论》）小肠病，腹内外肌肉皆胀痛，并引腰脊而痛。肾为水居下，小肠亦居下，肾与小肠有互相关系，故小肠病可引及腰及睾丸。

2. 小肠主受盛、出化物

“小肠者受盛之官，化物出焉。”（《素问·灵兰秘典论》）小肠为受盛之官。“受”，接也。“盛”，装也。“官”，司也。小肠的作用是承受胃内之物，转送糟粕于肠，“故为化物出焉”。

“小肠后附脊左环，回周叠积，其注于回肠者，外附于脐上。”（《灵枢·肠胃》）小肠前面在腹，后面循着附脊左环，循回重重叠积，其贯注于回肠处，外附于肚脐。

“小肠手太阳之脉……是主液所生病者。”（《灵枢·经脉》）小肠手太阳之脉有病变，小便必有病，津液必受病。水即津液，小肠司小便，如不应该利尿而过分利尿，就能损伤小肠之津液，津液伤而失元气，小肠失司不能排水于膀胱，甚而产生小便癃闭之病。

（四）大肠

1. 大肠主脐腹

“大肠病者，肠中切痛而鸣濯濯，冬日重感于寒则泄，当脐而痛，不能久立。”（《灵枢·邪气脏腑病形》）大肠有病，腹中必切切而痛，且腹内如流水濯濯有鸣音。大肠属阳明燥金，原属秋凉之气，到冬日再感受寒邪，则病寒泻。其病当脐而痛，痛得不能久站立，是腹中寒气不化之故。

“脐以上皮热，肠中热，则出黄如糜。”（《灵枢·师传》）大肠当脐，脐以上皮肤现热，是大肠里有热、大肠中有实热，故泻出黄如稀粥糨糊的热性便。“脐以下皮寒，肠中寒，则肠鸣飧泄。”（《灵枢·师传》）假使患病，脐以下皮肤寒，寒气不化，故肠鸣、飧泄、完全不化。

“大肠腑者……当脐右回叠积还反十二曲。”（《备急千金要方·大肠腑脉论》）大肠位当脐，而从右回叠积还反十二曲。

2. 大肠主传送糟粕

“大肠者，传道之官，变化出焉。”（《素问·灵兰秘典论》）凡人胃中水谷经消化后，其精微之气经吸收后输送全身，而其糟粕交送小肠，经小肠再变化转送大肠而排出体外。所以大肠为传道之官。“道”与“导”同。

“大肠有寒者，多鹜溏，有热者，便肠垢。”（《金匮要略·五脏风寒积聚病脉证并治》）大肠有寒病变，泄多鹜溏。大便糟粕不化兼有水分，属寒性便。再有大肠有热，大便带稠垢，是肠中有湿热。不论是寒性便还是热性便，主要是大肠失了传道的作用。

（五）三焦

1. 三焦在体内分为上中下三个部分

“上焦出于胃上口，并咽以上，贯膈，而布胸中，走腋，循太阴之分而行，还至阳明，上至舌，下足阳明，常与营俱行于阳二十五度，行于阴亦二十五度，一周也。故五十度而复大会于手太阴矣。”（《灵枢·营卫生会》）上焦之气出于胃上脘口贲门，并出喉咙而上，又分支贯膈而布胸中心肺部位，下循走腋，沿手太阴经分布范围而行，还至阳明经穴，从颈后舌下至足阳明经。上焦之气开始于中脘，与手太阴、足阳明经之穴随行，常与营俱行于阳分二十五度，行于阴分二十五度，此为一周（五十度），合会于阳明、太阴经。所以上焦主呼吸。

“中焦亦并胃中，出上焦之后，此所受气者，泌糟粕，蒸津液，化其精微，上注于肺脉，乃化而为血，以奉生身，莫贵于此，其独得行于经隧，命曰营气。”（《灵枢·营卫生会》）中焦亦并胃之本身，出于上焦之后下，此中焦所受气者，分泌糟粕，蒸发津液，运化其精微之气，上输送于肺，经肺气变化而为血，然后才奉养身体。中焦之气化莫贵于此，它引血独行于经隧，故谓之曰营气，即血海。所以中焦主血。

“下焦者，别回肠，注于膀胱，而渗入焉。故水谷者，常并居于胃中，成糟粕，而俱下于大肠，而成下焦，渗而俱下，济泌别汁，循下焦而渗入膀胱焉。”（《灵枢·营卫生会》）下焦始于胃下口，循回肠渗入膀胱。凡水谷，经胃中消化，其精华之气被人体吸收，所成糟粕俱下于大肠，经下焦分解，糟粕出大肠，清质水分渗入小肠、膀胱。所以下焦主排水。

“上焦如雾，中焦如沤，下焦如渎。”（《灵枢·营卫生会》）“上焦如雾”，即天之轻清之气；“中焦如沤”，“沤”即淖泽，久渍也，即分解津气营血之意。“下焦如渎”，是排泄水器的暗沟。所谓上焦如雾之气，无处不到，所以化气、主呼吸，中焦分解化津液、输糟粕，下焦传导糟粕、排水。

2. 三焦主气化

“阳受气于上焦，以温皮肤分肉之间，今寒气在外，则上焦不通，上焦不通，则寒气独留于外，故寒慄。”（《素问·调经论》）人身之阳气，是靠上焦阳气给予下焦，从下焦变化出来的。人受阳气，主卫外，温暖皮肤分肉之间。假使寒气在外，上焦阳气不通，寒气流连于外，皮肤不温，肌肉不仁，故病寒栗。如人有过分劳倦伤损，形体必见衰弱，中焦水谷就不消化，中焦水谷减少，输送精气给上焦更少。上焦就缺乏营养，则不输送给下焦，下脘不通。上焦不行，中焦停滞生热，热蓄熏蒸胸中，故现内热。上焦阳气不通，皮肤被阻碍而致密（收缩），腠理闭塞，汗不排泄，卫气不得泄越，故病现外热。不论是外寒还是内热，主要是因为三焦气化失了平衡作用。

“愿闻营卫之所行，皆何道从来？岐伯答曰：营出于中焦，卫出于下焦。”（《灵枢·营卫生会》）卫气、营气从所行，又皆从何道而来？营气出于中焦，中焦是胃化津液，出糟粕，水谷之精华变化为营气。卫气是由上焦之阳气下交于下焦而产生，故卫气出于下焦。

“何谓气？岐伯曰：上焦开发，宣五谷味，熏肤、充身、泽毛，若雾露之溉，是谓气。何谓津？岐伯曰：腠理发泄，汗出溱溱，是谓津。何谓液？岐伯曰：谷入气满，淖泽注于骨，骨属屈伸，泄泽，补益脑髓，皮肤润泽，是谓液。何谓血？岐伯曰：中焦受气取汁，变化而赤，是谓血。”（《灵枢·决气》）水谷运化仅靠胃还不够，还要依赖上焦心肺的阳气，故“上焦开发，宣五谷味”。上焦宣发出五谷的阳气，阳气可温暖皮肤、充满肌肉、润泽毫毛，所以说上焦的阳气若自然界轻清之雾露，贯注于全身，无处不至，故叫作气。中焦利用上焦阳气，化水谷、出糟粕，取汁变化而为赤，就成为血。

“余闻肠胃受谷，上焦出气，以温分肉，而养骨节，通腠理。中焦出气如露，上注溪谷，而渗孙脉，津液和调，变化而赤为血。血和则孙脉先满溢，乃注于络脉，皆盈，乃注于经脉。阴阳已张，因息乃行，行有经纪，周有道理，与天合同，不得休止。”（《灵枢·痈疽》）肠胃受纳水谷，经过清化吸取水谷之精气，供给上焦心肺，经上焦运化产生阳气，于是阳气温分肉、营养骨骼关节、通皮肤腠理。中焦化营血，所以中焦若自然界轻清、重浊之露，露比雾重而浊，清之浊者贯注于人身肌肉组织和上注于溪谷，渗入细小弱脉，全身津液得以和调，变化而成赤色为血液。血液充则孙脉满，乃溢流贯注于较大的络脉，络脉充满，其余的血再溢盈注于大血管经脉。

三焦营卫气血之所生，饮食谷气之营运，不仅关乎排水这一个问题，而且要主人生气化。

“三焦手少阳之脉……是主气所生病者。”少阳主人体生发之气，手少阳三焦主气化之功，故三焦经主气所生病。

“谓三焦也，有原气之别焉（气之所留止），主持诸气（诸阳气由三焦主持），有名而无形，其经属手少阳，此外腑也。”（《难经》）

“三焦者，水谷之道路，气之所终始也。”（《难经》）是言饮食变化，营动周行而为气化之所起止也。

“三焦行于诸阳（原穴行诸气），故置一俞，名曰原（三焦经多一个原穴，名阳池，手无名指直上腕侧陷中。经气之所过为‘原’）。所以腑有六者，亦与三焦共一气也（六腑之气靠三焦之气运行）。”

“三焦者，人之三元之气也。”三焦为中清之腑，总领五脏六腑、营卫经络，内外左右上下之气，故称三元之气。

“上焦受中焦气，未和，不能消谷（上焦受中焦变化水谷之精气，中焦利用上焦阳气消化水谷，上焦、中焦气和则能消化水谷，不和则不能消化水谷）……下焦竭，即遗溺失便，其气不和，不能自禁制（下焦气衰竭或气不和，就会出现大小便无统摄或是不受控制），不须治，久则愈。”（《金匮要略》）

“三焦胀者（其原因是三焦气不化），气满于皮肤，壳壳而不坚疼（气不化而胀满于皮肤，则胀硬，按之而不坚实痛）。”（《备急千金要方》）

三焦之所以能主气化，以其本为火府故也。火府，相火之府。三焦之所以主气化，根于相火，无形之火也。

“一阳之元气，必自下而升（一阳，即少阳，手少阳三焦相火，无形之火，是从下而生，从下而上），而三焦之普濩‘濩’，培养温养之义。‘三焦之普濩’，即熏肤、温肌、充身泽毛，营养全身，无所不到），乃各见其候。盖下焦之候如地土，化生之本也（土中有火能生万物，故谓生之本）……聚散操权，总由阳气（死生变化之权由此阳气操纵）……此下焦火候之谓也。中焦如灶釜者（中焦作用为如灶釜般煮熟水谷）。……胃中阳气，其热如釜……此中焦火候之谓也。上焦如太虚者，凡变化必著于神明（变化无穷谓之神明），而神明必根于阳气（自然界之所以变化无穷，由阳气之主动也）。盖此火生气，则无气不至……此上焦火候之谓也。此以三焦论火候，则各有所司，而何以皆归之命门？（三焦火候虽各有上中下之司，实与命门一气相通）不知水中之火，乃先天真一之气（无形之火，天真一阳之气），藏于坎（‘坎’字代表‘水’字、‘肾’字）中，此气自下而上，与后天胃气相接而化，此实生生之本也（生命之所以繁殖、延续，实赖先后天之阳气）。”（《景岳全书》）

上焦名曰三管反射，即胃管、气管、颃颡之窍，上通于脑，三管有病寻上焦。中焦曰霍乱。下焦曰走哺（拉肚子）。（《备急千金要方》）

临床医学上论三焦疾病的要属易水学派，如张洁古、李东垣、王海藏、罗谦甫，他们用药主理气燥湿扶阳等。从临床方面研究三焦气化疾病者，以孙思邈《备急千金要方》、罗谦甫《卫生宝鉴》尤值得参考。从理论方面研究三焦者，可参《素问》《灵枢》《难经》《中藏经》等。

（六）膀胱

1. 膀胱主少腹

“岁太阴在泉（足太阳膀胱经，岁气当太阳在泉，主下半年）……少腹痛肿，不得小便（寒水在泉，寒水之邪太多，膀胱气化不利，影响少腹，致肿痛、排不出小便）。”（《素问·至真要大论》）

“刺少腹，中（伤）膀胱，溺出，令人少腹满（因误刺伤膀胱，小便虽频数，少腹仍有胀满的感觉）。”（《素问·刺禁论》）

“膀胱病者，小（少）腹偏肿而痛，以手按之……取委中（腘中）央（委中是足太阳膀胱经主穴、大穴）。”（《灵枢·邪气脏腑病形》）

“膀胱胀者，少腹满而气癃（小便点滴不通，小便淋，曰‘癃’）。”（《灵枢·胀论》）

2. 膀胱主小便

“水泉不止者（小便频数），是膀胱不藏也（膀胱不能闭藏的缘故）。”（《素问·脉要精微论》）

“胞移热于膀胱，则癃、溺血（胞为膀胱之室，人身之血海，血海之热移于膀胱，则出现淋证或尿血）。”（《素问·气厥论》）

3. 膀胱主津液

“膀胱者，州都之官（‘都’，渚也。‘官’，司也。‘州都’，贮水的地方），精液藏焉（藏水，蒸化津液，津液是水之清，尿液是津液之浊），气化则能出矣（阳气蒸化水中轻清之气上升为津液，气机转化，则排出尿液），刺膀胱之源。”（《素问·刺法论》）

三、奇恒之腑

（一）脑

1. 脑属督脉，属肾

“督脉者，起于少腹以下骨中央，女子入系廷孔，其孔，溺孔之端也。其络循阴器合篡间，绕篡后，别绕臀，至少阴与巨阳中络者，合少阴上股内后廉，贯脊属肾，与太阳起于目内眦，上额交巅上，入络脑。”（《素问·骨空论》）督脉发源于前阴，分为两歧：一者循外阴部会于篡（篡位于前后阴之间），经会阴，后别络分行环绕臀部，上股内廉贯脊，属肾；二者由少腹而上，上额交巅，由百会深入络于脑，由头下项循脊而至后阴交合之处，会于篡。

“温疟者，得之冬中于风，寒气藏于骨髓之中，至春则阳气大发，邪气不能自出，因遇大暑，脑髓烁，肌肉消，腠理发泄，或有所用力，邪气与汗皆出，此病藏于肾。”（《素问·疟论》）温病，发热多、寒少，与瘅疟的单热不寒有区别。得温疟，热盛烧灼肾阴，阳燥阴伤，髓亦涸，阴液大量消耗，现肌肉消瘦，此病是热藏于肾。治温疟，仅退热是不行的，还要注意养阴，亦同此理。这段引用温病以说明脑和肾的关系。

2. 脑与精、液、髓的关系

“人始生（生命），先成精（分阴精、阳精，两神相搏合而形成精），精成而脑髓生（精为脑髓的基础物质）。”（《灵枢·经脉》）

“何谓液？岐伯曰：谷入气满，淖泽注于骨（水谷通过消化变得稠黏流动，内灌注于骨），骨属屈伸（骨得营养则屈伸自如），泄泽，补益脑髓。”（《灵枢·决气》）

“液脱者，骨属屈伸不利，色夭，脑髓消，胫酸，耳数鸣。”（《灵枢·决气》）津液损失，见骨屈伸不自如、面色不佳。若脑虚弱，则是严重缺乏营养。

“脑为髓之海（脑是髓之聚贮最多的地方，故曰髓海），其输上在于其盖（人身最高之髓属至阴，上输到头盖），下在风府（风府穴，是督脉经穴，内连舌本，为脑与髓分界处，风府之上头属脑，风府之下身属髓。治神经性疾病常用此穴，但错误的运针手法会致哑）。”（《灵枢·海论》）

“五谷之津液，和合而为膏者（水谷通过消化成为膏状物体，变化而为津液），内渗入于骨空，补益脑髓（津液分泌于骨髓，营养脑），而下流于阴股。”（《灵枢·五癃津液别》）

上述说明，精是脑的基本物质，液是供给髓的物质，髓又是供给脑的物质。这是说明精、液、髓与脑的关系。

3. 脑与头上各窍息息相通

“胆移热于脑，则辛頞鼻渊，鼻渊者，浊涕下不止也，传为衄衊瞑目。”（《素问·气厥论》）“辛”，辛辣之味。“頞”，指鼻根两旁。“辛頞”是患部难受之意。鼻渊，又称脑漏，流脓样的鼻涕。

“风气循风府而上，则为脑风。风入头系，则为目风、眼寒。”（《素问·风论》）风府，是脑之门户。目风，目眩流泪。眼寒，眼水汪汪如一层隔膜，视不清爽。风邪经过风府而进入于脑，则称脑风。

“人有病头痛以数岁不已，此安得之？名为何病？岐伯曰：当有所犯大寒（寒水邪气侵犯），内至骨髓（进入骨髓），髓者以脑为主，脑逆故令头痛（脑气逆，使人头痛，是一顽固性头痛），齿亦痛（顽固性头痛因脑的关系又连齿痛）。”（《素问·奇病论》）治疗顽固性头痛，陈士铎用《金匮要略》头风摩散加藁本有效。制头风摩散方法：将乌头切成片，加食盐煮，尽量煮至食盐透入，然后用乌头片擦头痛部位。陈士铎则加藁本如法制剂治头风痛。我们知道，乌头祛风除湿，辛窜走而不守，能深入骨髓祛风，因此这个方法对于脑风是有效的。

“刺头，中脑户，入脑立死。”（《素问·刺禁论》）脑户在头上，是经穴名称，用刺只可三分，如深刺可伤于脑户，会致人死，这个当注意。

“太阳之胜，凝凓且至，非时水冰，羽乃后化；痔疟发，寒厥入胃，则内生心痛，阴中乃疡，隐曲不利，互引阴股，筋肉拘苛，血脉凝泣，络满色变，或为血泄，皮肤否肿，腹满食减，热反上行（太阳本寒标热，寒水邪重，太阳病，反发热，是下寒上热、本寒标热的表现），头项囟顶脑户中痛，目如脱（太阳寒水之邪侵犯，头项痛、目如脱，因脑通目窍，故有眼如脱出的感觉）。”（《素问·至真要大论》）

“泣涕者脑也，脑者阴也（泣，泪水。涕，鼻涕。目、鼻窍通脑，泪水、鼻涕两种分泌物属阴，脑亦属阴），髓者骨之充也，故脑渗为涕（脑病寒热、风邪可渗透入各窍，使各窍分泌物增加）。”（《素问·解精微论》）

“足太阳有通项入于脑者，正属目本，名曰眼系（足太阳膀胱经通项入于脑，经穴玉枕是目之根本。眼系，系于玉枕），头目苦痛取之，在项中两筋间（玉枕穴位），入脑乃别（入脑乃分支，与别经脉会于阳跷脉、阴跷脉）。”（《灵枢·寒热病》）

“髓海不足（肾精虚竭），则脑转（头眩）耳鸣，胫酸眩冒（足胫酸软痛，眼花，头昏）。”（《灵枢·海论》）

“真头痛，头痛甚，脑尽痛（全痛），手足寒至节（四肢寒冷发厥），死不治（无法医治，是阴阳虚竭、脑精亦竭之故）。”（《灵枢·厥病》）

上述材料从三方面对脑进行了说明：①靠肾生；②靠精养；③眼耳口齿息息相通。

（二）髓

1. 髓属于肾，属于脑

“春刺夏分，脉乱气微（春天应刺肝经、胆经，反刺心经、小肠经，损伤心与小肠，心所主之脉伤，故脉乱气微），入淫骨髓（因误刺，心气受伤，寒水受气于夏，浸淫骨髓），病不能愈，令人不嗜食，又且少气。”（《素问·诊要经终论》）

“肾主身之骨髓……肾气热，则腰脊不举，骨枯而髓减，发为骨痿。”（《素问·痿论》）肾热不生水，阴伤而髓竭，故见痿废。

“静顺之纪，藏而勿害，治而善下，五化咸整，其气明，其性下，其用沃衍，其化凝坚，其类水，其政流演，其候凝肃，其令寒，其脏肾（肾主安静），肾其畏湿，其主二阴，其谷豆，其果栗，其实濡，其应冬，其虫鳞，其畜彘，其色黑，其养骨髓（营养骨髓）。”（《素问·五常政大论》）水之平气曰静顺。

“足少阴气绝（肾经经气阻绝）则骨枯。少阴者，冬（肾）脉也，伏行（主内行）而濡（养也）骨髓者也。”（《灵枢·经脉》）

2. 髓与骨的关系

“刺骨无伤髓，髓伤则销铄胻酸，体解（懈）㑊（倦怠的意思）然不去矣。”（《素问·刺要论》）

骨属于肾，骨之空隙用以养髓，肾养髓，髓又养骨。骨无髓则枯，骨枯髓竭，产生骨痿。这里从病理方面说明髓与骨的关系。

（三）骨

1. 骨属于肾气

“女子七岁……三七，肾气平均（均匀），故真（巅）牙生（最后的尽头牙已生）而长极（全部牙齿已发育齐全）……丈夫八岁，肾气实，发长齿更（男子八岁时肾气充实，头发长得很好，乳

齿已更换为长恒齿）……三八，肾气平均，筋骨劲强。”（《素问·上古天真论》）

“五劳所伤：久视伤血，久卧伤气，久坐伤肉，久立伤骨，久行伤筋。”（《素问·宣明五气》）

“水不胜火，则骨枯而髓虚（肾水虚阳亢，髓被火灼而虚），故足不任身，发为骨痿（髓虚骨枯，足不能胜任身，则行步艰难）。”（《素问·痿论》）

“颧骨者，骨之本也。颧大则骨大，颧小则骨小。”（《灵枢·五变》）颧骨代表全身骨气，颧骨之大小，则表现骨气之旺衰。

2. 骨为髓之府

“骨者髓之府（骨靠髓以营，髓亦靠骨以盛之），不能久立（站），行则振掉（走路歪歪倒倒），骨将惫矣（骨髓将败坏了）。”（《素问·脉要精微论》）

3. 骨之病变亦属少阳

“胆足少阳之脉……是主骨所生病者，头痛，颔痛，目锐眦痛，缺盆中肿痛……胸、胁、肋、髀、膝外至胫、绝骨、外髁前及诸节皆痛，小指、次指不用。”（《灵枢·经脉》）少阳主相火，相火根于肾之命门，故骨之病亦属少阳，少阳相火旺，见骨蒸潮热、两颧发赤，则必须清相火，可用柴胡、青蒿、鳖甲等药。

（四）脉

1. 脉属心

“心主身之血脉……心气热，则下脉厥而上，上则下脉虚，虚则生脉痿。”（《素问·痿论》）心为阳脏，火气上炎，水则润下，在下经脉逆而上行，上经脉血多，下经脉血虚少，下经脉虚则发生下肢瘫痪的脉痿证。

2. 脉为血府

“脉实血实，脉虚血虚，此其常也，反此者病。帝曰：如何而反？岐伯曰：气盛身寒，气虚身热，此谓反也。谷入多而气少，此谓反也。谷不入而气多，此谓反也。脉盛血少，此谓反也（脉搏大壮，症状提示血少，脉症不符，此逆证也）。脉小血多，此谓反也。脉少血多，此反也（脉气虚，却相反血多，此实证也）。气盛身寒，得之伤寒。气虚身热，得之伤暑。谷入多而气少者，得之有所脱血，湿居下也。谷入少而气多者，邪在胃及与肺也。脉小血多者（脉小，是脉少，即脉搏虚弱。血多，是邪气盛），饮中热也（热邪盛于内）。脉大血少者（邪气盛，正气虚），脉有风气。水浆不入，此之谓也。（邪气盛，血虚少）。”（《素问·刺志论》）

“何谓脉？岐伯曰：壅遏荣气（脉管在人体内起到范围限制的作用，血液一定要跟着脉管流行），令无所避（使血液流行于脉管内无所逃避），是谓脉。”（《灵枢·决气》）

经脉在人身，受血而起运行、濡养两个作用，脉运行血之清浊，气之多少。此气指营气，十二经气血的多少皆有定数，此明言脉是血管，针灸十二经脉说不是血管，笔者不同意。惟三阳经上行于头，三阴经不上行于头，这又与现代生理解剖不同，是古人体会格外一学说。

3. 脉象

长脉上鱼际入尺，迢迢不知，短脉厥厥动摇如豆状，长则气有余为强，短则气不足为弱。脉大为病进，十部盛则气上逆而高，尺部盛则腹间气胀满阻滞，气坠于下而胀。浑浑，乱动貌，革至，变乱而来像涌泉，主病进而色敝败，绵绵细而缕未绝之状，弦绝去而不返，胃气败死。

呼吸是息，交换呼吸之瞬息间曰定息。目以太息，即呼吸交换之瞬息间，如目而太息，人一呼吸四动以上，阳不归根而阳绝曰死。乍密乍疏乱如绞索，胃绝死。这说明正气伤的现象，反映在脉上亦不同。

脉以气为主（中气，水谷之气），无胃气，无中气、水谷之气则死。急虚的人，往往会患身中卒至之病。

“黄帝曰：经脉十二，而手太阴、足少阴、阳明独动不休，何也？岐伯曰：足阳明胃脉也。胃为五脏六腑之海，其清气上注于肺，肺气从太阴而行之，其行也，以息往来，故人一呼脉再动，一吸脉亦再动，呼吸不已，故动而不止。”（《灵枢·动输》）人体有十二经脉（手足三阴、三阳经），但在临床上仅仅有手太阴、足少阳、足阳明经这三条经脉在用于诊断，只看着手太阴太渊穴、足少阴太溪穴、足阳明冲阳穴在动，这是为什么？是天地人三脉，手太阴肺候上部，足阳明胃候中部，手少阴肾候下部，三部脉之所以动不休，是靠脾胃水谷生化之气来补偿。五脏六腑都依靠胃气供养，胃所消化的精微输送于脾，脾输送于肺，故清气上注于肺。胃为水谷之源，肺主气，下交于肾，肾之阴气上交于肺，故三部脉代表整个人体的需求。脉搏的运行，以我们的呼吸次数为标准，而测量脉之大小快慢长短（古人无仪器而以呼吸测量其动），人一呼脉动，一吸脉再动，脉之动以胃气为主、肺阳推动，故脉以气为主。此段说明推动脉之逆行，以人身正气为主，是上中下三焦之气，故临床上可诊断上中下三焦之脉。

4. 脉的功能

“食气入胃，散精于肝，淫气于筋。食气入胃，浊气归心，淫精于脉。脉气流经，经气归于肺，肺朝百脉，输精于皮毛。毛脉合精，行气于府。府精神明，留于四脏，气归于权衡。权衡以平，气口成寸，以决死生。”（《素问·经脉别论》）饮食入胃，经脾胃消化后，厚浊之精气归于心，并散布精气于脉。营血之气流于经脉中，十二经脉中都有营气，故营气随经脉流行全身。十二经脉之营卫气，每经循环都要通过肺，故肺朝百脉，又靠肺之气散布到每个皮毛边（“毛脉合精”，“毛”指肺，“脉”指心），肺之气、心之血配合而营人身之经脉，五脏六腑都充满营气、卫气，而维持其正常生理功能。心本主血脉，除心言外，其余四脏都靠血的供养。全身阴阳和平，正因其平，所以在手上气口边一寸的地方（肺气所主，故曰气口，言其功能也）而能看出人之死生（即能诊断疾病的变化，还不一定能定死生）。此段说明虽诊寸口处部位少，但它能代表全身。脉之作用循环于五脏六腑每个角落，故诊断它是在察人身血液之循环变化。

“荣者，水谷之精气也，和调于五脏，洒陈于六腑，乃能入于脉也，故循脉上下，贯五脏，络六腑也。”（《素问·痹论》）营血是水谷变化而来的，行于阳二十五度，即和调五脏，行于阴二十五度，即洒陈六腑。因它能在经脉内运行，所以能贯通五脏、缠绕六腑而行。此段说明了若没有脉管，血液就不能运行。

“谷入于胃，脉道以通，血气乃行。”胃为水谷之源，是供给人体一切营养的根本。脉管是血气运行的交通线，脉道通，血气才能运行，反之则不能运行。

“手少阴气绝，则脉不通……脉不通，则血不流；血不流，则色不泽，故其面黑如漆柴者，血先死。壬笃癸死，水胜火也。足太阴气绝则脉不荣肌肉。唇舌者，肌肉之本也。脉不荣，则肌肉软；肌肉软，则舌萎人中满；人中满，则唇反；唇反者，肉先死。”（《灵枢·经脉》）

“脉之盛衰者，所以候血气之虚实有余不足。”（《灵枢·逆顺》）心主脉，十二经脉交通，血液才行，看脉是看某经盛衰，而知血之有余无余。说明经脉的作用是，不仅护脉以行，而且反映血气盛衰的情况。

5. 脉与目窍的关系

“诸脉者，皆属于目。”全身十二经脉都属于目。眼胞属脾，黑睛属肝，瞳属肾，白精属肺，内眦、外眦都属心。在眼科五轮八廓中，眼胞脾为肉轮，目眦心为血轮，白精肺为气轮，黑睛肝为气轮，瞳肾为水轮，某轮所主，即某脏为病，亦某腑为病，故诸脉皆属于目。

“五劳所伤，久视伤血。”久视伤血，久卧伤气，久坐伤肉，久立伤骨，久行伤筋，是为五劳所伤。久视则劳于心而伤血，脉为血之府，故目与脉关系密切。

“故人卧血归于肝，肝受血而能视。”人在睡眠时血归于肝，肝主目，肝又藏血，肝血盛则目得血养而能视。

（五）女子胞

“黄帝问曰：人有重身，九月而喑，此为何也？岐伯对曰：胞之络脉绝也。帝曰：何以言之？岐伯曰：胞络者系于肾，少阴之脉贯肾系舌本，故不能言。”（《素问·奇病论》）

孕妇怀孕到九月，突然发生喑哑，为什么呢？是因为孕妇胞宫的络脉与肾发生了阻绝，胞络系于肾，上面系于舌根，肾之阳不通于舌，故说不出话来。此处说明女子胞与人身脏器关系主要在肾，进而可以知道胎若不安应如何处理。

“女子在于面王，为膀胱、子处之病，散为痛，抟为聚，方员左右，各如其色形。”（《灵枢·五色》）临床上可通过看女子面而视察其内之病变。其鼻准处（面王），为膀胱、胞宫之病从此处看，如其气色散乱，为痛证，如是气团聚而不散，主胞宫内有积聚。“方”，盛也，为气色盛。“员”，衰也。从面王部的气色看疾病的盛衰，或左或右，医生可以掌握。此是谈胞宫的外候。

“石瘕生于胞中，寒气客于子门，子门闭塞，气不得通，恶血当泻不泻，衃以留止，日以益大，状如怀子，月事不以时下。皆生于女子，可导而下。”（《灵枢·水胀》）女子有石瘕症（癥瘕皆积聚，有形可按为癥，或隐或现、时出时没为瘕）生于胞中，是由于寒邪之气留于子宫口（子门），使其与外界的关系阻绝，致应当排泄的血液不得排出，坏血（衃）留于胞宫内，致胞宫越来越大，状如有孕，月经也不来了。这种疾病皆生于女子，应该攻血破血疏导之，以使其血下。

“冲脉、任脉皆起于胞中，上循脊里，为经络之海。其浮而外者，循腹上行，会于咽喉，别而络唇口。血气盛则充肤热肉，血独盛者澹渗皮肤，生毫毛。今妇人之生，有余于气，不足于血，以其数脱血也，冲任之脉不荣口唇，故须不生焉。”（《灵枢·五音五味》）女子正因胞宫而有不同于男性的特殊生理。冲脉、任脉都起于胞宫，冲脉为十二经之血海，从前面斜行于背，还有浮行于外者，循腹侧右上行，交会于咽喉（任脉行于中，冲脉行于侧），又绕于唇口。如气血旺，则可充分地温暖皮肤肌肉，起到营养作用。如气不旺而血独盛，则过多的血液养皮肤而生毫毛。女子是以血为主，但有余于气而不足于血，因一年十二次月经的一再排血，冲任之脉不荣唇口，故不生须。说明古人认识到特殊器官对应体外有特殊的生理表现。

以上材料说明：①妇女之特殊生理现象；②胞宫主血；③女子因月经往往气盛血不足；④以面上看气色而知病之盛衰；⑤妇女往往害石瘕症。

四、脏腑间的关系

（一）脏与脏的关系

“心之合脉也，其荣色也，其主肾也。肺之合皮也，其荣毛也，其主心也。肝之合筋也，其荣爪也，其主肺也。脾之合肉也，其荣唇也，其主肝也。肾之合骨也，其荣发也，其主脾也。”（《素问·五脏生成》）五脏的关系主要是相主的关系。“主”，主持一脏，控制一脏。心之主是肾，肾要控制心，水克火；心为肺之主，火克金；肺为肝之主，金克木；肝为脾之主，木克土；脾为肾之主，土克水。相主的关系，即相克的关系。此亦证明五脏之间既要有相生，也要有相克，反之即为不正常。

“五脏受气于其所生，传之于其所胜，气舍于其所生，死于其所不胜。病之且死，必先传行，至其所不胜，病乃死。此言气之逆行也，故死。”（《素问·玉机真脏论》）“气”，指病变，病气、邪气。五脏发病，病气的转变为受其所生，传之于其所胜，如肝受气于心，肝之病可传心，木生火，心之病传脾，火生土，脾之病传肺，土生金，肺之病传肾，金生水，肾之病传肝，水生木。病变的发展，从其相生关系演变，所胜即相克，所生是次第相生。所传，是隔位相传，肝之病可传脾，即传其被克者。“舍”病变羁留于身处，若病变羁留下来，是子舍母位，是被生者羁留于其所生者，如肝是肾之子，肝病到羁留阶段，病变往往停在肾，肾之病在停留的阶段在肺，肺之病则停在脾，脾之病则停在心，心之病则停在肝。“死于其所不胜”，即死于其所克我者，如肝病死于肺，因金克木，肺病见心气盛，则肺病不易治，因火克金。正因为五脏有生克关系，故要摸清其规律，病之盛或到死，一定要传行到其所不胜的程度。这些都是说的五脏的病变。

“肝受气于心，传之于脾，气舍于肾，至肺而死。心受气于脾，传之于肺，气舍于肝，至肾而死。脾受气于肺，传之于肾，气舍于心，至肝而死。肺受气于肾，传之于肝，气舍于脾，至心而死。肾受气于肝，传之于心，气舍于肺，至脾而死。”（《素问·玉机真脏论》）此段举实例说明“受气于其所生”“传之于其所胜”“气舍于其所生”“死于其所不胜”四项原则，使我们更进一步知道何为所生所胜等。

“今风寒客于人，使人毫毛毕直，皮肤闭而为热，当是之时，可汗而发也；或痹不仁肿痛，当是之时，可汤熨及火灸刺而去之。弗治，病入舍于肺，名曰肺痹，发咳上气。弗治，肺即传而行之肝，病名曰肝痹，一名曰厥，胁痛出食，当是之时，可按若刺耳。弗治，肝传之脾，病名曰脾风，发瘅，腹中热，烦心出黄，当此之时，可按可药可浴。弗治，脾传之肾，病名曰疝瘕，少腹冤热而痛，出白，一名曰蛊，当此之时，可按可药。弗治，肾传之心，病筋脉相引而急，病名曰瘛，当此之时，可灸可药。弗治，满十日，法当死。肾因传之心，心即复反传而行之肺，发寒热，法当三岁死，此病之次也。”（《素问·玉机真脏论》）以上说明，五脏病相互之传变有深浅程度的不同，在疾病尚不严重时，要抓住治疗机会，不然疾病会由浅入深，从不严重到严重，从可治到不可治。刚感受风寒时，邪在人身之毫毛，因皮肤收缩，毫毛毕直，皮肤闭塞，热气不散，故发热。这时即可发汗，使闭塞之皮毛通畅，否则邪会深入内现肿痛，不仅气病，形体亦病，又现不仁，即知觉感多不正常，说明是邪深入一层了。在这时，还可用汤浴、热熨和火灸针刺而使病邪去。假使此时又不治，邪到了肺，就可能发生肺痹，因肺主皮毛，风寒湿邪入肺，现咳逆上气。假若又没有抓住此次治疗机会，肺即传而行之于肝，因金克木，传其所胜，风寒淫邪入肝，而名曰肝痹，肝气上逆而厥，因上逆而见胁痛、呕吐。当这时可用按摩法或针刺的方法（肝实刺期门，期门无补法）。若又没有抓住此次治疗机会，肝病影响脾，肝之邪气闭著于脾，脾湿而不流通，则发痹，脾之食不运，而腹中亦发热，热上熏心而心烦，湿热甚则面发黄。这时可用按法或用药或汤浴。如不治，脾病传给肾，就会患疝瘕，少腹如郁积很多热气不散而痛，出大汗（不是自然出汗，曰血汗），一名叫蛊。中腹、下腹肿胀的病都叫蛊，多半是肝脏病（三风蛊，风落山，肝气郁土不升称蛊），可按法治之。若还未治疗，则肾病传于心，水克火，热伤，筋脉相引而急现拘挛，名为瘛，此时往往是阴伤了，如水盛火衰，热甚则不用灸，或用药。如不治，满十日当死，因从肾到了心，已从皮毛传遍五脏，最后到心，故要死。但这不是绝对的，如肾病传到心，心阳足而能抵抗就反传而行之肺，从内而推向最外，是病浅轻了，再发寒热。此病之大要如此。说明病之有传有变，而不是丝丝入扣的。

“肾移寒于肝，痈肿少气。脾移寒于肝，痈肿筋挛。肝移寒于心，狂，隔中。心移寒于肺，肺消，肺消者饮一溲二，死不治。肺移寒于肾，为涌水，涌水者，按腹不坚，水气客于大肠，疾行则鸣濯濯，如囊裹浆，水之病也。脾移热于肝，则为惊衄。肝移热于心，则死。心移热于肺，传为膈消。肺移热于肾，传为柔痓。肾移热于脾，传为虚，肠澼死，不可治。”（《素问·气厥论》）

病之相传，变化多端，肾移寒于肝（应作“移寒于脾”），这是言反传。肾把寒邪传于克它的脾，肾主水，脾主湿，两相加寒则更重，寒邪重，血脉不流通，则现痈肿。人之元气为真阳化，寒湿重了，真阳亏而元气亦少。假若脾移寒于肝，仍是传其所胜者，脾统血，肝藏血，二者是藏血脏，寒邪甚，血脉不通而见痈肿，脾阳不化，肝气不舒，则筋脉痉挛。肝移寒于心，是传其所生，心为阳，主神明，寒邪使心阳逼迫而发狂；因神不守舍，寒气结胸，甚则现隔中，心在膈之上，但其脉要贯通横隔。隔中症，《灵枢》中说“食饮入而还出后沃沫”，因口涎为脾水谷运输之津液，心之阳不下交于脾，脾阳弱不能化津而吐出沃沫，完全是脾寒之证。心移寒于肺，即心把寒邪传给肺，是给其所不胜者，而害肺消症，见饮一溲二。过多的排泄使肺之津液耗散了，故死不治，言其很严重。脾移热于肝，是反传于肝，肝藏魂、藏血，而易发惊或流鼻血。肝移热于心，是传其我所生者，以母传子，两阳相亢，心之阳，相火之阳，都不归于内，孤阳绝阴都不易治，故曰死。心移热于肺，是传其我所胜者，火克金，肺为阳中之阴脏，肺之津液被灼干了，名曰膈消。膈上有热，为上消之一。肺移热于肾，是传其我所生者，热灼肾水，故为柔痉，此不同于无汗为刚痉、有汗为柔痉的痉，此之痉是肾水枯竭而腰立不起来，因骨髓受伤所致。肾移热于脾，是传其所不胜者，说明太阴湿土不能制水，反受湿气侵袭，脾阳弱而不能消化，致现肠澼下利，此时已到土绝水竭，故不可治。以上说明，不管所生、所不胜等，言其是多变化的，有常有变，但都据与脏之关系在演变。

（二）腑与腑的关系

“夫胃、大肠、小肠、三焦、膀胱，此五者天气之所生也，其气象天，故泻而不藏，此受五脏浊气，名曰传化之府，此不能久留，输泻者也。魄门亦为五脏使，水谷不得久藏。所谓五脏者，藏精气而不泻也，故满而不能实。”（《素问·五脏别论》）腑与腑，主要是传导关系。说明六腑是传化之府，主传而不留，此盈彼虚，此虚彼盈，实而不能满。

“胃大一尺五寸，径五寸，长二尺六寸，横屈，受水谷三斗五升，其中之谷常留二斗，水一斗五升。”（《灵枢·平人绝谷》）此段是言胃肠应装之物，但平常人并不是这样，而是此盈彼虚、此虚彼盈，故不能呆板地看它。

“胞移热于膀胱，则癃溺血。膀胱移热于小肠，隔肠不便，上为口糜。小肠移热于大肠，为虙瘕，为沉。大肠移热于胃，善食而瘦，谓之食亦。胃移热于胆，亦曰食亦。胆移热于脑，则辛頞鼻渊，鼻渊者，浊涕下不止也，传为衄衊瞑目，故得之气厥也。”（《素问·气厥论》）以它们发病的关系，说明了六腑的相传。胞是血胞，移热于膀胱，则溺血。膀胱移热于小肠，水克火，则会现大小便不正常，热气上行而口糜。如小肠移热于大肠，即火克金，为伏瘕，热伏于内而积于脏器深处，又生痔疮（沉）。如大肠热邪传于胃，土生金，为反传，胃热重，则善食而饥，人却越来越消瘦，说明是不正常的，谓之食亦，同“解㑊”，即食得多却没起到营养作用，见周身软弱、倦怠无力。胃移热于胆，是传其胜我者，也是食得多，亦曰食亦。胆经热上逆而犯脑，是反传，而现鼻侧酸痒、脑漏、浊涕不止，或传为两目则目发赤（衄衊）、目昏暗（瞑目）。病变上的相传亦是相生相克的关系，不过以表里配。

以上说明六腑的关系有二：一，传导关系；二，以五脏相生相克作为它们的相生相克。

（三）脏与腑的关系

上面讨论了神志、精气血都有虚有实，各虚各实都生于五脏，五脏各有所主。下面讨论脏与腑的关系。

“帝曰：夫子言虚实者有十，生于五脏，五脏五脉耳。夫十二经脉皆生其病，今夫子独言五脏。

夫十二经脉者，皆络三百六十五节，节有病必被经脉，经脉之病皆有虚实，何以合之？岐伯曰：五脏者，故得六腑与为表里，经络支节，各生虚实，其病所居，随而调之。”（《素问·调经论》）即言五脏各有虚实，故合而为十。虚实有十种，都生于五脏，五脏仅是五个经脉，但十二经脉都能发生病变，为什么独言五脏呢？这十二经脉遍布于全身三百六十五节，或上行下行或左或右。“节”，井荥输经合，神气出入之所，即是“穴”。节是内外贯通的地方，不是骨头。如节发生病变，一定会影响到它所属的经脉，因此说，经脉有病，都有虚实。十二经脉怎能只合于五脏呢？岐伯曰：五脏，当与六腑配合为表里，不是孤立存在的，凡是五脏所配合六腑的经络支节所发生的病变都有虚实，临床上根据其病邪所在之处，随以调治。也就是说，我们诊断出是腑的疾病，必须要注意到与脏的关系之病。

脏与腑是如何为表里呢？《素问》说，足太阳膀胱经与足少阴肾经为一表一里，为什么？膀胱经起于足小指外侧至阴穴，肾经起于足掌心涌泉穴，二经的井荥输经合穴都起于下焦。足少阳胆经与足厥阴肝经为表里，为什么？因为胆经起于足第四趾之端窍阴穴，肝经起于足大趾大敦穴，一脏一腑为表里。足阳明胃经与足太阴脾经为表里，为什么？因为胃经起于足上二指厉兑穴，脾经起于足大趾下内侧隐白穴，一脏一腑为表里。以上是足三阴三阳经络表里关系。手太阳小肠经与手少阴心经为表里，为什么？小肠经始于手小指外侧少泽穴，心经起于手小指内侧少冲穴，所以一脏一腑为表里。手少阳三焦经与手厥阴心包经为表里，为什么？三焦经起于手四指关冲穴，心包经起于手四指中冲穴。手阳明大肠经与手太阴肺经为表里，为什么？大肠经起于手二指商阳穴，肺经起于少商穴。这是经脉上的相互关系。以上手足三阴三阳经络起源相互关系是永远不变的。

肺合大肠，大肠者，传道之府，它们一表一里称为合。心合小肠，小肠者，受盛之府，接受胃交与它之物，将糟粕送与大肠。肝合胆，胆者中精之府，是中藏清汁，主藏而不泄。脾合胃，胃者，五谷之府，水谷入胃，通过消化，分别输送物质至脏腑。肾合膀胱，膀胱者，津液之府也，膀胱能排水，能蒸化津液。少阴是肾，肾上连肺，肾为真阳，乃肺下降之阳，水由气化，故曰阳降。然阳降必含阴气以降，肺之真阴，即脾、胃、肾上升之阴，肺得脾、胃、肾上升之阴而敷布，故曰肾上连肺。三焦为相火，是膀胱，能排水，主气化，是孤之府也。

脾咳不已，胃受之，正因为它们相互配合，故相互间会发生病变的影响。五脏六腑皆令人咳，不独肺也。如脾经咳嗽没有治好，首先会影响到胃，因脾胃一表一里，从脾传至胃，咳而呕甚、蛔虫呕出，是胃气受伤的关系。肝咳不已，则胆先受影响，胆咳之状为咳呕胆汁。肺咳不已，即影响大肠，大肠咳状为咳甚而遗屎。心咳不已，即影响小肠，小肠咳状为咳甚放屁，因小肠主气化，故咳而失气也。肾咳不已，则影响膀胱，膀胱咳状为咳而遗尿。久咳不已，则影响三焦，三焦咳甚，咳而腹满胀，这是三焦之气不化也；甚至不欲饮食，是因为中焦之气不化。这一脏一腑病变关系，总的来说，咳虽是肺经病，但主要与胃的关系紧密，胃为五脏之主，肺主气，肺之津液赖脾胃供给，再由肺供给他脏，故二者不仅在生理上有联系，在病变上也是互相影响的。反过来说，一般病虽关乎于肺，而实与胃有关系。据陈修园言，咳病重于肺，胃非轻。

五、脏腑与身体诸窍的关系

（一）脏腑与全身体表

“心之合脉也，其荣色也，其主肾也。肺之合皮也，其荣毛也，其主心也。肝之合筋也，其荣爪也，其主肺也。脾之合肉也，其荣唇也，其主肝也。肾之合骨也，其荣发也，其主脾也。是故多食咸，则脉凝泣而变色；多食苦，则皮槁而毛拔；多食辛，则筋急而爪枯；多食酸，则肉胝而唇揭；多食甘，则骨痛而发落。此五味之所伤也。”（《素问·五脏生成》）人之色荣与不荣，关系到心之好与不好，或皮肤、毛发色之好坏，这均可帮助我们进行临床诊断。如“多食咸”，即多食水性之物，脉之流通则受影响，而人之气色就不好了。“多食苦”，即多食火性食物，火能克金，则皮槁毛枯。“多食辛”，金克木，则筋急而爪枯。“多食酸”，性之味，木克土，则胝㿉而唇揭。“胝”，肉厚；“㿉”，枯燥；“唇揭”，唇裂口，冷至裂口即冰口。“多食甘”，多食土之味，土克水，则骨病而发落。这是通过外表气色象征来决断病变所在。

“赤色小理者，心小”：“赤色”为心之色，“小理”即皮肤细腻，细致。“粗理者，心大”：“粗理”，皮肤粗糙，心气旺燥之象。“无䯏骬者，心高”：心窝骨叫䯏骬，又叫蔽骨，“心高”为气亢之意，心脏正与不正及盛衰之象可观察䯏骬之骨。“䯏骬小短举者，心下”：“心下”，卑弱，意思是䯏骬骨小短而高举者为心气卑弱，䯏骬骨长者为心下坚满，䯏骬骨薄弱小者为心脆弱，䯏骬骨直下不长不短者为心气端正，䯏骬骨或偏左或偏右不正者为心之偏倾。

“白色小理者肺小，粗理者肺大，巨肩反膺陷喉者肺高。”“巨肩”，肩大；“膺”，胸部高处。“反膺”是内陷于里，这是肺气亢，不正常。“合腋张胁者，肺下”：“肺下”，是肺弱之意。两腋狭窄，胁成扁平形，这是肺气很弱了。如肩背丰茂，为肺气坚实，相反背薄则肺脆。胁部偏疏，言其肺部强弱不匀，故而见偏之象。

“青色小理者肝小，粗理者肝大，广胸反骹者肝高。”“广胸”，即胸不平。“反骹”，肋骨向外长，则说明是肝之亢。“合胁兔骹者肝下”，言下面两肋骨如兔子肋骨过分小了，说明是肝气弱。“胸肋好者”为肝坚满，“胁骨弱者”为肝脆弱。膺腹与发育情况相称为端正。胁骨偏举，偏左为左病，偏右为右病。

黄色小理者脾小，粗理者脾亢，唇裂口者脾高，唇下纵者脾松弛，唇坚大者脾坚满，唇大而不坚者脾脆弱，唇上下好者脾正常，唇偏举者，左偏为左病，右偏为右病。

黑色小理者肾小，粗理者肾大，高耳者肾亢，耳后陷者肾虚弱，耳坚者肾坚满，耳薄不坚实者为肾脆弱，耳好、前牙车不上不下不前不后为肾正常，耳偏高者，偏左为左病，偏右为右病。凡此诸病，按照规律来诊断则可，不遵照诊断规律治疗是不正确的。

以上是从人身体表高下、坚脆、肤色等来观察内脏病变。

肺应皮。皮厚者，大肠厚；皮薄者，大肠薄；皮正常者，大肠大而长；皮急者，大肠紧急而短；皮润滑者，大肠有津液；皮肉相称长得很结实者，大肠结。

心应脉。皮厚者，脉厚，脉厚者，小肠厚；皮薄者，脉薄，脉薄者，小肠薄；皮缓者，脉缓，脉缓者，小肠大而长；皮薄而脉冲小者，小肠小而短。诸阳经脉皆多纡屈者，小肠结。“纡屈”，不舒展筋脉鼓起来很多之意。

脾应肉。肉䐃坚大者胃气壮。“䐃”，肥壮。肉䐃么者胃气薄弱。“么”，细薄。肉䐃不称身者胃下。“不称身”，背大肌瘦。肉䐃无小裹累者胃急实。“小裹累”，肌肉丰茂结实意。

肝应爪。爪厚色黄者，胆厚；爪薄色红者，胆薄；爪坚色青者，胆急；爪濡色赤者，胆缓。“爪濡”，爪甲不坚。

肾应骨。密理厚皮者，三焦膀胱厚；粗理薄皮者，三焦膀胱薄。疏腠理者，三焦膀胱缓；皮急而无毫毛者，三焦膀胱急。毫毛美而粗者，三焦膀胱直；稀毫毛者，三焦膀胱结也。

（注：以上系根据王玉川教授讲解的笔记而记录整理，如某一段王老未讲，就没有记录。）

（二）脏腑与五官

鼻者，肺之官也。官者，管也。为什么五窍主五个官呢？通过各窍变化，可观察五脏之变化。鼻为肺之窍，肺有病，则鼻张喘息；肝病者，则眼角青；脾病者，则唇黄；心病者，则舌卷短、颧赤；肾病者，则颧与颜皆黑。

肺通气于鼻，肺气和则鼻能辨香臭。相反，五脏有病变，则七窍不通。

（三）脏腑与头面部位

五脏神色是不是都从明堂来看？明堂者，鼻也。五脏之色，遍现面部，非鼻能全管五脏之色。阙者，两眉之间也；庭者，两额角为颜也，最高最广称庭；藩者，两颊之外侧，是颊之外围；蔽者，两耳门前，是耳之门户。其间头上的大部位，欲长得方正方大，隔人十步之远，也可把他鼻额等看得很清楚。如看到这种五官正的人，则主长寿。

五官分辨如何？明堂鼻骨，欲骨高饱满，“汉高祖鼻如龙准”，鼻欲平直端正。为什么？因为人的五脏都反映在鼻，五脏次于明堂中央，六腑都反映在鼻的两侧，庭在阙之上，整个气色都要看天庭，阙庭是主人面首部分。下极在眼之间，在阙之下，王宫在于下极，如头面长得好，五脏皆长得好，则各脏之正色显露于外，病色未现，则明堂润泽清爽。

庭者，是首之所在最高最上。阙上者，主咽喉部位，两眉之间曰印堂，咽喉部位次于庭，咽喉有病看庭下。阙中者，肺也，肺低于咽喉，肺有病从阙中看。下极者，主心脏，心在肺之下，所以它反映在头面上也要低些。鼻根曰山根，心病看王宫。直下者，是肝，肝又在心之下，曰年寿，在下极之下，肝病看直下。肝左者，即肝之左右两侧都是胆部位，古人说胆生在肝短叶内。下者脾也，脾主中央，准头是中央，是肝之下，准头又曰明堂，脾有病看准头。方上者，看准头两方上，可看出胃部之病，脾与胃一表一里、一脏一腑。中央者，鼻至耳前之两中间，正在颧骨下面，是大肠部位。挟大肠者，依附着大肠地方，是肾之部位，肾在中央两侧，生在脊髓中央两侧。当肾者，脐也。后面肾，前面脐，是直对的，肾之部位即脐之部位，脐之部位即肾之部位。面王上方，主小肠部位，面王下方，主膀胱之处。

下面谈四肢下股。颧者，首之本。颧骨最高，肩也最高，因此肩部疾病反映在颧骨，颧骨之后方，肩之下臂，臂之下手也。目内背部可反映出膺乳部病，膺乳部在胸。挟之外面轮廓曰绳，而上主背。循牙车以下整个牙床是股部。中央者，两边口角（绳为中央），主膝病。膝以下胫也，胫以下足也。巨分是股里。口大湾曰巨屈，主膝膑，此五脏六腑肢节之部也。肢节在儿科上有帮助，一般内科上少用它。

唐以后张隐庵对面上望诊提出五大部位，虽没有像《灵枢》上记载得那么详细，因编成了歌诀而容易记忆。歌诀如下：

春夏秋冬长夏时，青黄赤白各随宜；左肝右肺形呈颊，心额肾颧鼻主脾；察位须知生者吉，省时若遇克堪悲；更于暗泽分新旧，隐隐微黄是愈期。

如暗淡者，病从内生；紫浊者，邪自外受；郁多憔悴，病久瘦黄；山根明亮，须知欲愈；环口黑黧，休医欲绝之肾。

如下图 121 为脏腑与头面对应；表 24 为五脏相关对应。

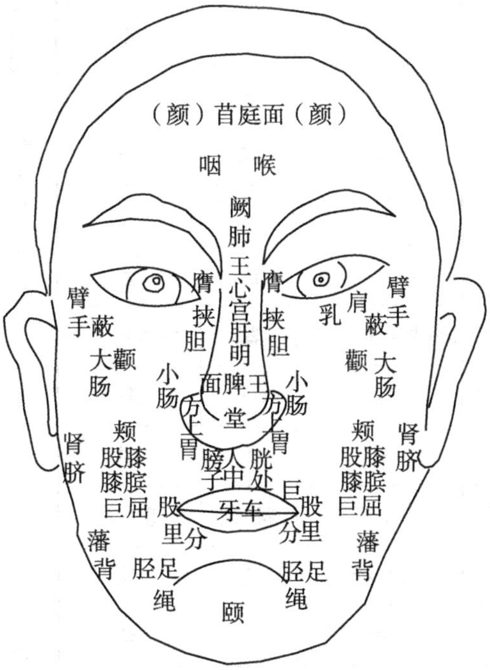

图 121 脏腑与头面对应

表 24　五脏相关对应

五脏	四时五行所属											声色气味情志							生变							
	五方	四时	五数	五行	五星	六气	五性[1]	五令[3]	五畜	五虫	五谷	声	音	色	气	味	志	情性	德[15]	用[16]	化	政[18]	变	眚	变动[26]	发病
肝	东	春	八	木	山戈星	风	暄（注和）	宣发	鸡	毛（虫）	麦	呼[6]	角[8]	青	臊	酸	怒	柔	和	动	荣	散	摧[20]拉	损落	握[27]	惊骇
心	南	夏	七	火	荧惑	热	暑	郁蒸	羊	羽（上升）	黍（小米）	笑	徵[9]	赤	焦	苦	喜	息	显	躁	茂	明	炎烁	燔焫	忧	心脏
脾	中央	长夏	五	土	镇星	湿	静兼	云雨	牛	倮[5]	稷（硬小米，黄色）	歌	宫[10]	黄	香	甘	思	充	濡	化[17]	盈	谧安	动[21]注	淫[24]溃	哕	舌本
肺	西	秋	九	金	太白	燥	凉	雾[4]露	马	介（甲）	稻	哭	商[11]	白	腥	辛	忧	成[13]	清	固	敛	劲[19]	肃[22]杀	苍[25]落	咳	背
背	北	冬	六	水	辰星	寒	凛[2]	闭塞	彘	鳞	豆（性水之谷）	呻[7]	羽[12]	黑	腐	咸	恐	坚[14]	寒	藏	肃	静	凝[23]冽	冰雹	慄	谿[28]谷

①五性：五行本性，兼多广之意。

②凛：更冷。

③五令：五节令。云雨：地气上蒸为云雨。

④雾露：秋凉之气。静：地主静。

⑤倮：体虫如蚯蚓。鳞：鱼类，毛虫曰竺殖，很多意。

⑥呼：风木之声如呼啸。

⑦呻：呻吟，单出曰声，复出曰音。

⑧角：音调而直，舌后缩。

⑨徵：音和而美，舌抵齿。

⑩宫：工音，大而缓，起码音，舌居中。

⑪商：音轻而劲，口大张，轻而有力量。

⑫羽：沉而深，唇上杵。

⑬成：熟。

⑭坚：寒冷过甚。

⑮德：四时五行旺气。

⑯用：施行。

⑰化：生生不息。

⑱政：有益与人。

⑲劲：坚劲。

⑳摧：折。拉：殒。

㉑动注：崩溃。

㉒肃杀：凋零。

㉓凝冽：水冻。

㉔淫溃：土湿之气太过。

㉕苍：老。落：摇。

㉖变动：非常变化。

㉗握：痉挛。

㉘谿谷：关节处。

脏象

变　摧拉：系春木摧毁拉拆。炎烁：夏火炎热烧灼。动注：长夏主土，土之变化为动注。肃杀：秋凉之气凋零为金之变化。凝冽：冬寒凛冽为水之变化。

眚　陨：春损。燔焫：夏热甚。淫溃：长夏土湿甚。苍落：秋气苍老衰落。冰雹：冬寒甚则凝。

第三章　精　气　神

人身生命及脏腑活动的正常动作依靠精气神这三种物质，精气神系人身最可宝贵的，因此，古人称之为“三宝”。

一、精

（一）精的来源

《灵枢·决气》云：“两神相搏，合而成形，常先身生，是谓精。”搏者，交也。阴阳运动相互交换变化，结合而成有形物质就叫作“合而成形”，即万物之形俱由阴阳变化而来。“常先身生，是谓精”，即先生人的物质叫作精，前代医家称它为元阴先天之水。因此，精是一切生命物质的繁衍而生生不息的基础。

《素问·经脉别论》云：“食气入胃，散精于肝，淫气于筋。食气入胃，浊气归心，淫精于脉。脉气流经，经气归于肺，肺朝百脉，输精于皮毛。毛脉合精，行气于府。府精神明，留于四脏，气归于权衡。权衡以平，气口成寸，以决死生。”这里所说的是后天之精。后天水谷之精不断补充先天之精，先天之精是生命来源，又赖后天水谷之精以蒙其生长。虽然它们的来源不同，但它们都是维持身体生命最主要的物质。

（二）精的功能

《素问·上古天真论》云：“丈夫二八，肾气盛，天癸至，精气溢泻。”此精为生殖之精，主发育、生育。

《素问·金匮真言论》云：“夫精者，身之本也。”这为人身之阴精，在人体有护卫作用，为下焦肾之元阴。肾主闭藏，故藏于精者。阴气充足，阳气亦充足，阴阳平衡则正气旺，则邪气不能侵犯，冬不受寒邪则春不病温。温病最善伤阴，阴即精，所以人对疾病的抵抗力与精的强弱关系很大。

《素问·评热病论》云：“人所以汗出者，皆生于谷，谷生于精，今邪气交争于骨肉而得汗者，是邪却而精胜也，精胜则当能食而不复热。复热者，邪气也，汗者精气也，今汗出而辄复热者，是邪胜也，不能食者，精无俾也，病而留者，其寿可立而倾也。”人之汗系生于水谷，水谷化精液，是由于先存在人体，先天之精气变化的，先天之精化后天之水谷，就是“谷生于精”。今人患病，正邪交争，发热而汗出是正气战胜邪气之象，乃邪却而精盛也。精盛即正气胜，则当能食而体温趋于正常，不复发热。若仍发热者，则外邪尚在，虽汗由精，但汗出仍发热，是邪气胜而正气负也。又不能食，则正气不胜于邪气，而精无济于事。这段言精气在正常和人体病变时的重要性。并可见汗出、能食者，是后天之精气能补益；如汗出、热不退又不能食，则后天之精不能成其补益之用，故曰“精无俾也”。

《灵枢·本神》云：“恐惧而不解则伤精，精伤则骨酸痿厥，精时自下。”恐惧为肾之精不足的象征，肾之志为恐。肾之元阴不足则不能养骨，肾主骨，骨无精以濡养则病骨酸痿厥之证。

二、血

（一）血的来源

“黄帝曰：愿闻中焦之所出。岐伯答曰：中焦亦并胃中，出上焦之后，此所受气者，泌糟粕，蒸津液，化其精微，上注于肺脉，乃化而为血，以奉生身，莫贵于此，故独得行于经隧，命曰营气。”（《灵枢·营卫生会》）血与气异名同类耳，都属于精的范畴，营、卫、精、气、神皆一体也。

血乃中焦水谷之气经过阴阳交换而变化成的，故取汁变化成赤而为血。

（二）血的功能

“血和则经脉流行，营复阴阳，筋骨劲强，关节清利矣。”（《灵枢·本脏》）血液在人体阴经与阳经中不断循环，周而复始如环无端，这就叫作“营复阴阳”。血行荣运无阻则能濡养筋骨，则筋骨劲强，关节清利运动自如，反之则病。

“五脏之道，皆出于经隧，以行血气，血气不和，百病乃变化而生，是故守经隧焉。”（《素问·调经论》）血之所以能养五脏，皆由于血经脉道以运行。隧道者，孔窍也，乃五脏各有孔窍以通血脉。如血不和则隧道不通，隧道不通则病。故经脉隧道要维持其正常通达，则血液畅行，百病不生，正是血液守其经隧以入脏出腑荣于四体也。

“血有余则怒，不足则恐。血气未并，五脏安定，孙络外溢，则络有留血。帝曰：补泻奈何？岐伯曰：血有余，则泻其盛经，出其血。不足，则补其虚经，内针其脉中，久留而视，脉大，疾出其针，无令血泄。帝曰：刺留血奈何？岐伯曰：视其血络，刺出其血，无令恶血得入于经，以成其疾。”（《素问·调经论》）血有实有虚，实为有余，虚为不足。怒为肝之志，乃血有余为肝阳亢逆之象。恐为肾之志，乃血不足，肾不能胜肝，肝气反侮其所生之母，为肝木乘肾水也。血气未并者，即血气不偏不胜之谓也，血不偏胜则五脏安。孙络水溢者，乃在外之小络脉被寒水之气侵袭而充溢，内之经脉血行被其阻留。这前半部分言内伤所致血气偏胜而发生病变，后半部分所说为外感所致血气偏胜之病变。

（三）血的辨认

“脉气盛而血虚者，刺之则脱气，脱气则仆。血气俱盛而阴气多者，其血滑，刺之则射；阳气蓄积，久留而不泻者，其血黑以浊，故不能射。新饮而液渗于络，而未合和于血也，故血出而汁别焉；其不新饮者，身中有水，久则为肿。阴气积于阳，其气因于络，故刺之血未出而气先行，故肿。阴阳之气，其新相得而未和合，因而泻之，则阴阳俱脱，表里相离，故脱色而苍苍然。刺之血出多，色不变而烦悗者，刺络而虚经，虚经之属于阴者，阴脱故烦悗。阴阳相得而合为痹者，此为内溢于经，外注于络。如是者，阴阳俱有余，虽多出血而弗能虚也。”（《灵枢·血络论》）对于气盛血虚的人，应先补其血，后调其气。如在用针时不审其气血的偏胜，就会发生问题，所以说刺之则气脱，气脱则昏倒而仆。气血俱盛而阴气更盛的人，其血多滑疾，滑疾指血行快，若刺之则血射出。如果阳气盛的人，刺之则血不射，出血为浊黑色，乃阳气郁积，故血色浊也。如刺时出血如清水者，为胃停有新饮之水尚未分解，渗于经络与血未有融合，故其血清而淡。如刺时血出如别汁者，是因体内先有积水，久则发生水肿病也。阴气过多积在表之络脉者，刺之血未出而气先行，故一刺则发肿。刺之脸上发苍白色的人，乃阴阳气新相得而未和合，表里之阴阳气分离，故脱色而面苍苍。刺之出血多而颜色不变，心烦闷者，是由于刺络而伤其经，虚其经血为阴脱，心无血养，故现心烦悗难过。刺之而成痹，一身强直不动摇者，乃阴阳两经之气盛，内充于经，外满于络，故出血虽多，而不致虚。这段说明阴阳血气虚实在针刺时的表现。

三、津

“何谓津？岐伯曰：腠理发泄，汗出溱溱，是谓津。”（《灵枢·决气》）人体内为津，外为汗，内之津液外脱则腠理开汗大泄。津不可伤，伤津则伤阴，因此在治疗时过于发汗则伤津，过利小便亦伤津。

“上焦出气，以温肌肉，充皮肤，为其津。”（《灵枢·五癃津液别》）津液之作用系三焦之气以温肌肉、充皮肤，津液对人体起一种温润作用。

四、液

（一）液的来源及功能

“何谓液？岐伯曰：谷入气满，淖泽注于骨，骨属屈伸，泄泽，补益脑髓，皮肤润泽，是谓液。”（《灵枢·决气》）液为一种淖泽之物质，较稠黏而浓津为阳，化气而润肌肉。液为阴，化精而注于骨、益于脑髓。故津温散于外，而液流行于内。

（二）五脏均有液，以肾为主

“心为汗，肺为涕，肝为泪，脾为涎，肾为唾。”（《素问·宣明五气》）此为广义之液。

“夫不得卧，卧则喘者，为水气之客也。”（《素问·逆调论》）此为水之气客于肾，肾主水。地气上升者，是肾之气上升也，即地下之阳上升于天之意。

（三）液的发病

“阴阳不和，则使液溢而下流于阴，髓液皆减而下，下过度则虚，虚故腰背痛而胫酸。阴阳气道不通，四海闭塞，三焦不泻，津液不化，水谷并行肠胃之中，别于回肠，留于下焦，不得渗膀胱，则下焦胀，水溢则为水胀。此津液五别之逆顺也。”（《灵枢·五癃津液别》）即足少阴肾经与足阳明胃经之气不和，阳不下降，阴不上升，肾之津不化为液以养骨髓，而变为邪水，水尽流下，髓则无由而生。又由于阴阳失其升降，则四海（脑海、气海、血海、水谷之海）亦因此而闭塞。三焦不泻者，乃三焦之阳气不运动，胃肠之水谷不泌别，水液留下焦不得气化以渗入膀胱，则为水溢水胀之痛，此乃阴阳不和致水邪盛于下焦。

五、气

（一）气的来源

“诸气者，皆属于肺。”（《素问·五脏生成》）即肺主气。

“膻中者，为气之海。”（《灵枢·海论》）膻中为气储留之所，故曰气海。

“请言气街，胸气有街，腹气有街，头气有街，胫气有街。故气在头者，止之于脑；气在胸者，止之膺与背腧；气在腹者，止之背腧与冲脉于脐左右之动脉者；气在胫者，止之于气街与承山、踝上以下。”（《灵枢·卫气》）人身有4个地方为气流行出入之所，均名为街。头之气街在脑，凡在上之气皆聚于脑，脑为上部之气的交会处，故曰头之气街。气在中则交会于胸之膺穴与背之俞穴，系阳明、少阴经交会之处。俞穴在人身背上，如肺俞、肝俞、脾俞等，乃太阳经脉所过之处，所以俞为背之气街。腹之气街在脐之左右，肓俞、天枢是之。胫之气街交会于气冲穴，聚于承山穴，为在下之气街，为太阳、阳明经之经穴，以阳主诸气之故。气的来源为水谷，储藏于腹中，交会于气街，主于肺。

（二）气的功能

“气独行五脏，不荣六腑，何也？岐伯答曰：气之不得无行也，如水之流，如日月之行不休，故阴脉荣其脏，阳脉荣其腑，如环之无端，莫知其纪，终而复始。其流溢之气，内溉脏腑，外濡腠理。”（《灵枢·脉度》）气在人身是无处不运行的，即“气之不得无行也”。人身脏腑、表里、上下，皆充满气，气的运行如日月之运行不休。阴经之气营于脏，阳经之气营于腑，濡养筋骨而温肌充肤、泽毛，则又可见气之运行不独五脏。

人之生命主要靠气，庄子说气聚则生、气散则死。

（三）气的分辨

《灵枢·阴阳清浊》谈及人气之清浊，气为水谷之精所化，其精微者为清气，清者注于五脏，脏者阴也，浊者注于六腑，腑者阳也。”但这个清浊非绝对的划分，而是清中有浊、浊中有清，如阳浊之气中分解出之清气则上升于咽，而清气中分解出之浊气又下降，如此愈分愈细，乃阴阳清浊相互为用，故曰阴阳相干，命曰乱气。乱者，总结的含义，如屈原《离骚》云经有乱曲，亦为综合义。

气之大别可分为清者上行、浊者下行，胃之清气上出于咽、口，肺之浊气下降于冲任，注于血海。诸阴皆清而太阴独受其浊，此阴阳清浊不能绝对分别。清气滑，浊气涩，为血之常。

“余闻气者，有真气，有正气，有邪气。”（《素问·刺节真邪》）先天之气与水谷之气并而充身者，谓之真气。四时调和之风气为四时之正气，四时不调之风则为邪气，即伤人之贼风虚邪。

上面材料说明，人身气分要分辨清浊，清气入脏入阴，浊气入腑入阳；人之真气的含义是先天之禀赋、后天之营养，可维持生活，抵抗疾病。

“黄帝问曰：天有八风，经有五风，何谓？岐伯对曰：……春胜长夏，长夏胜冬，冬胜夏，夏胜秋，秋胜春，所谓四时之胜也。”常听人说自然界有八种不同致病的风，而人身五脏亦有风，究竟是怎样呢？岐伯答曰：不能这样来看，人体的风与自然界的风是统一的，不能分割开来看，不同性质的八种风中于人身时当看其中于何经，不管是阴经还是阳经，即称为在经之风，如心感受为心风、肝感受为肝风。风的来源是四时之偏盛，换句话说，亦由五行相生相克而来的。如“春胜长夏”，春属木，长夏属土，为木克土；“长夏胜冬”，长夏属土，冬属水，为土克水；“冬胜夏”，冬属水，夏属火，为水克火；“夏胜秋”，夏属火，秋属金，为火克金；“秋胜春”，秋属金，春属木，为金克木。

“东风生于春，病在肝，俞在颈项；南风生于夏，病在心，俞在胸胁；西风生于秋，病在肺，俞在肩背；北风生于冬，病在肾，俞在腰股；中央为土，病在脾，俞在脊。故春气者病在头，夏气者病在脏，秋气者病在肩背，冬气者病在四肢。故春善病鼽衄，仲夏善病胸胁，长夏善病洞泄寒中，秋善病风疟，冬善病痹厥。故冬不按蹻，春不鼽衄，春不病颈项，仲夏不病胸胁，长夏不病洞泄寒中，秋不病风疟，冬不病痹厥、飧泄而汗出也。”上面是说五行生克之变化影响人体经脉而为病，此段言五脏之脏器受伤而为病。“东风生于春，病在肝，俞在颈项”，皆由肝本身之脏器受伤，不能适应本气而成病。颈在人体为阳，为肝经之经俞，故肝受病于春，必先病颈项。“南风生于夏，病在心，俞在胸胁”，南风属火，心主火，此时发病必病胸胁，都由心衰弱，不能适应本气所致。“西风生于秋，病在肺，俞在肩背”，由于肺气弱，故肩背之处先受影响，因肩背为肺所系。“北风生于冬，病在肾，俞在腰股”，肾气衰弱，不能胜任北风，首先必影响腰部，因腰为肾之部位。“中央为土，病在脾，俞在脊”，脊为脾主，故脾病先病脊。

正因上面的关系，故春月病在头，春风病在肝、在上头（包括颈项在内），都是肝气弱的原因。夏令病在脏，亦由心阳衰弱而致。秋气病在肩背，冬气病在四肢，也都由脏气衰弱所致。

"故春善病鼽衄"，春日病头，木气盛，故多病鼻道多血或流清涕。"仲夏善病胸胁"，夏日之气盛，故先病胸胁。"长夏善病洞泄寒中"，长夏属土，脾在中焦，由于中焦气弱，故病洞泄，中寒之前段为飧泄，日久则为洞泄。"秋善病风疟"，恶风、发热、汗出，是肺经之气不能收敛之故。"冬善病痹厥"，冬日肾阳衰弱，不能闭藏，故四肢发痹或厥逆。

由于这些关系，脏气受伤，才能受病。下面又举了保养好的人可避免的例子。"故冬不按跷"，"跷"即导引术等，"按"即按摩。冬天主闭藏，应阳藏于内，按跷要出汗，汗出多必伤阳，也就是无按守阳的意思。这主要是说冬日不可伤阳气，绝不是叫人不能按跷。真阳不动，亦无损真阴，故春天可避免患鼽衄病。冬日保养得好，肾阴旺则水能涵木，阳不亢盛，故春日亦不病颈项，这正是奉生之气好的原因。春天保养得好，夏天亦不病胸胁。夏天保养得好，心阳不衰，火能生土，故长夏之日不会病"洞泄寒中"。长夏能保养得好，"秋不病风疟"。秋天保养得好，金能生水，"故冬不病痹厥""飧泄而汗出也"，内不伤于飧泄，外不损于汗出，冬天把肾固守得好，来年就健康了。

"夫精者，身之本也。故藏于精者，春不病温。夏暑汗不出者，秋成风疟。此平人脉法也。"（《素问·金匮真言论》）上段是叫人保阳，此段是叫人保阴。精者，精气，就是人体的元阴和元阳。人之根本是非常宝贵的，平日除了要保护好元阳，还要保护好元阴，到了春天就不患温病了。夏天暑气盛，倘若汗不出，暑邪不得发泄，秋天必患风疟。古人在不同的情况下采用相应的方式调养经脉，很好地适应外界的变化，自然就少病了。

上段是从四时阴阳变化说明气候对人体脏腑的影响，即教人如何保养。下段是说明自然界春夏秋冬寒来暑往的关系，而脉搏亦随之改变的原因，即人如何持之方法。

《素问·脉要精微论》曰："万物之外，六合之内，天地之变，阴阳之应，彼春之暖，为夏之暑，彼秋之忿，为冬之怒，四变之动，脉与之上下，以春应中规，夏应中矩，秋应中衡，冬应中权。是故冬至四十五日，阳气微上，阴气微下；夏至四十五日，阴气微上，阳气微下。阴阳有时，与脉为期，期而相失，知脉所分，分之有期，故知死时。微妙在脉，不可不察，察之有纪，从阴阳始，始之有经，从五行生，生之有度，四时为宜，补泻勿失，与天地如一，得一之情，以知死生。是故声合五音，色合五行，脉合阴阳。是知阴盛则梦涉大水恐惧，阳盛则梦大火燔灼，阴阳俱盛则梦相杀毁伤；上盛则梦飞，下盛则梦堕；甚饱则梦予，甚饥则梦取；肝气盛则梦怒，肺气盛则梦哭；短虫多则梦聚众，长虫多则梦相击毁伤。是故持脉有道，虚静为保。春日浮，如鱼之游在波；夏日在肤，泛泛乎万物有余；秋日下肤，蛰虫将去；冬日在骨，蛰虫周密，君子居室。故曰：知内者按而纪之，知外者终而始之。此六者，持脉之大法。""万物之外"，即天地；"六合之内"，即上下四方。天地之变化是逐渐而来，由浅到深的，春天之暖和为夏天之暑打下基础，彼秋天之忿为冬天之寒而渐变，冬天之寒为春天之暖打下基础。所谓忿者（无形）、怒者（有形），言其由凉而寒，亦是逐渐变化的。由于四时的变化，脉亦随之而改变，故有四时不同的脉象。"以春应中规"，春天已温暖，脉为之圆润，富有生发之气，言脉象很柔和。"夏日中矩"，夏天天气炎热，故脉洪大而有力。"秋应中衡"，衡者，得其平也，秋日阳静阴生，故脉应得其平。"冬应中权"，"权"为砝码，言其下沉之意，冬天阳气下降，故脉亦随之下沉。"是故冬至四十五日，阳气微上，阴气微下"，十一月之中期名中气，月初、月末为节气，从冬至到小寒、大寒、立春，这四十五日是阳气逐渐上升、阴气逐渐下降，因冬至一阳生。“夏至四十五日，阴气微上，阳气微下”，从夏至起到小暑、大暑、立秋，这四十五日是阴气逐渐上升、阳气逐渐下降，因夏至一阴生。“阴阳有时，与脉为期”，言外界阴阳的变化必须与脉相合。“期而相失”，假如春日之脉见衡，则为金克木，则为不合。“知脉所分，分之有期，故时死时”，人的脉象与外界环境不相适应，如春见秋脉，则知病之所在，也知其所死之期。“微妙在脉，不可不察……四时为宜”，正因脉象有微妙的道理，所以要去研究它，不要以为太微妙了而不去研究它，首先必须要抓住纲领，从阴阳开始五行变化是有规律的，五行之相生相克是有数可数、有理可据的。总而言之，人身之脉象必以与阴阳四时相合为宜，反此则为病。究竟要怎样才为相合呢？如春天见浮脉，如鱼之在波状，同时要察其有无神气和胃气，有神气则生，无神气则死，鱼游在波是游于水平之下，是生动活泼的。“夏日在肤”，此时浮脉较春天明显，是万物之生气而有余，阳气畅壮之时，故脉洪大有力。“秋日下肤”，秋天是阳衰阴旺的时候，故脉较沉，如蛰虫入土而不太深。“冬日在骨”，冬主闭藏，故脉最沉，必重按始得。脉沉到什么程度呢？如蛰虫入土藏得很周密，又如人到冬天居于室内，这都是形容脉沉的。“故曰：知内者按而纪之，知外者终而始之。此六者，持脉之大法。”四时脉象虽然变化很大，但是是有规律的。只要知道了四时阴阳的变化规律，阳极则阴生，阴极则阳长（也就是说阴之始即阳之终，阳之终即阴之始），再结合人体脏腑的虚实，这就是纲领。我们能够掌握这些，诊脉就不困难了。

下面介绍地域气候与疾病治疗的关系。

“黄帝问曰：医之治病也，一病而治各不同，皆愈何也？岐伯对曰：地势使然也。故东方之域，天地之所始生也，鱼盐之地，海滨傍水，其民食鱼而嗜咸，皆安其处，美其食。鱼者使人热中，盐者胜血，故其民皆黑色疏理，其病皆为痈疡，其治宜砭石，故砭石者，亦从东方来。”（《灵枢·异法方宜论》）往往一种疾病可以选用不同的治疗方法，又都治好了，这是什么原因呢？这是地势使然。如东方地带，天地生发之气皆始于此，该地沿海傍水，因而人民群众喜食鱼、盐，且以食鱼为美，而鱼为温热之性，食鱼多，中焦就会生热，咸为水味，水能胜火，血属火，故其人皮肤呈黑色，正因血不好，所以该地居民肌肉脆弱、腠理不坚。总的说来，由于饮食的关系而造成热中，他们就易患痈疡，故治法多用砭石（即针灸前身），因砭石可放血（现在西南地区农村亦常用此法）。故砭石之法，是东方人民创造的。

“西方者，金玉之域，沙石之处，天地之所收引也，其民陵居而多风，水土刚强，其民不衣而褐荐，其民华食而脂肥，故邪不能伤其形体，其病生于内，其治宜毒药，故毒药者，亦从西方来。”（《灵枢·异法方宜论》）西方乃金玉之域、沙石之处，地土刚燥，天气主收敛，地气呈降势，当地居民多住于高山上。因山高多风，故水土有刚燥之性，正由于风大，所以当地居民穿的衣服很朴素，大都是粗毛织的或草编的。喜食味厚肥隆之品，如酥油、脂肪等。由于这样的生活习惯，其病多生于内脏，因此在治疗方面喜用毒药（古人偏寒、偏热之药性谓之毒）。故以毒药治病是西方人民创造的。

“北方者，天地所闭藏之域也，其地高陵居，风寒冰冽，其民乐野处而乳食，脏寒生满病，其治宜灸焫。故灸焫者，亦从北方来。”（《灵枢·异法方宜论》）北方主水，寒冷之气候长。从地理上来说，北方地势较高，地高气候寒，故多冰冻，当地居民流动性很大，且多食乳类食物。由于气候寒冷，乳食亦能阻碍消化，所以易患胀满，其治疗方法多用艾灸为宜。因而灸法是北方人民创造的。

“南方者，天地所长养，阳之所盛处也，其地下，水土弱，雾露之所聚也，其民嗜酸而食胕。故其民皆致理而赤色，其病挛痹，其治宜微针。故九针者，亦从南方来。”（《灵枢·异法方宜论》）南方属火，长阳之气所盛处，阳气盛而生热，故该地气候热。在地理上来说，南方地势较低，潮湿重，为雾露所聚之地，因而当地居民的生活上喜食酸味和发酵的食物，所以他们的皮腠通大，容易放散热，肌肤亦很红润。正因地气潮湿，故而易患挛痹证，其治疗多用针法。所以说针法是南方人民创造的。

“中央者，其地平以湿，天地所以生万物也众，其民食杂而不劳，故其病多痿厥寒热，其治宜导引按蹻。故导引按蹻者，亦从中央出也。”（《灵枢·异法方宜论》）中央地形平坦（黄河流域一带），万物生长得多，交通也很方便，食物品类既多且杂，该地居民的体质比较弱，故容易受外邪侵袭。因其生活复杂，自然环境多湿，所以易患痿厥病，治疗方法适宜于导引按摩。因此，导引按蹻是中央人民创造的。

上面材料说明，不同的地带、不同的气候、不同的生活习惯均可致疾病，因而治疗的方法也就不同，但效果是相同的。

“黄帝问于岐伯曰：夫四时之气，各不同形，百病之起，皆有所生，灸刺之道，何者为定？岐伯答曰：四时之气，各有所在，灸刺之道，得气穴为定。故春取经、血脉、分肉之间，甚者深刺之，间者浅刺之；夏取盛经孙络，取分间绝皮肤；秋取经俞，邪在府，取之合；冬取井荥，必深以留之。”（《灵枢·四时气》）自然界四时之气不同，病之所起亦不同，如用针刺的道理，应该如何来适应？四时之气各有其规律，而疾病亦与自然界之规律相关联，而用针之道，首先要明确气穴，就是说要取其经气所注之穴位。如春天的疾病在经脉，必取在经之络（荥）穴，此穴在血脉分肉之间，经气要由此流过，故在此穴用针可使邪不深入，而刺时亦有深浅，病重的宜深刺，病轻的宜浅刺。夏天阳在外，宜取盛经（阳经）孙络（在肌表外），取分间，宜浅刺，在皮肤就应将病邪阻止，以免深入。“秋取经俞”，秋天的时候，阳气衰了，阴气渐渐上升，故取阴经之穴，如果邪在腑，就必取阳经之合穴。“冬取井荥”，冬天是阴盛，故取阴经井穴，如果病邪传至阳经，要取阳经的荥穴。冬天用针，要多用留针，而且要深刺。总而言之，取井取荥、深刺浅刺，都要灵活运用。

从这段材料可以看到，春夏由内向外，是追邪外出，或刺荥或刺井、或深或浅，都要随着四时阴阳的变化，才能收到好的疗效。

“气实形实，气虚形虚，此其常也，反此者病。谷盛气盛，谷虚气虚，此其常也，反此者病。脉实血实，脉虚血虚，此其常也，反此者病。帝曰：如何而反？岐伯曰：气盛身寒，气虚身热，此谓反也。谷入多而气少，此谓反也。谷不入而气多，此谓反也。脉盛血少，此谓反也。脉小［守］

血多，此谓反也。气盛身寒，得之伤寒。气虚身热，得之伤暑。谷入多而气少者，得之有所脱血，湿居下也。谷入少而气多者，邪在胃及与肺也。脉小血多者，饮中热也。脉大血少者，脉有风气，水浆不入，此之谓也。夫实者，气入也；虚者，气出也；气实者，热也；气虚者，寒也。”（《素问·刺志论》）

这段文字是谈对气的认识。关于气的虚实问题，一般的说法，气实是指邪气实而言，气虚是指正气虚而言，而这里所谈的“气实”是指正气充实，因而形体充实，“气虚”是指正气虚弱而形体弱，这是正常现象。相反，气实形虚或形虚气实，“病”就复杂了，此“病”字与“常”字应对应看，并非疾病的“病”字。临床上要形气合一，如身体虚弱，气就虚弱，则病虽重易治，这是说形与气应相对而言，就是应该一致的道理。“谷盛气盛”，是食欲好而气壮，“谷虚气虚”，是食欲少而气弱，这是正常现象。相反，如中消虚善食而人瘦，是谷盛气虚，或食欲少而气盛，是邪气盛，这均是病态。寒伤形、热伤气是中医病理学说之一。“气虚身热”，是热太旺消耗人气。如暑天人易疲倦，是热邪耗散人气而致，就是热伤气；或感冒皮肤收缩、周身疼痛，寒邪凝结，就是寒伤形。身热而气虚者，是邪热盛而正气衰，此为反也，就是反常的病理现象。饮食多应气盛而反善食、瘦人、气少，亦是反常的病理现象。为什么？阳明胃热盛，是热耗气，阳明证能食，邪盛把水谷精液耗散，不营养而反瘦人，是烧灼津液，阴精衰竭，不能营养。又如水谷不入而气逆，见腹胀、喘满、咳嗽，是邪气多，而非正气多。气盛，身应不寒，因气为阳，能充肤泽毛，今反寒是邪盛正衰，所以感冒时寒客人体，先寒后热，由寒邪于人的形体之故。“气虚身热，得之伤暑。”（解释同前）“谷入多而气少者”，热伤阴津，血乃津之液，津伤而不变血。脱血者，伤阴也，邪热盛则阴伤，并非真脱血。血脱则夺气，故气少。湿邪在下焦，脾肾阴伤不足，不能化津而为湿，所食之谷不能化气，反因热郁而生湿。“谷入少而气多者”，病邪在肺胃，邪在胃则不食，在肺则气喘上气等。夫实者，是邪气之入人体而实；虚者，是正气伤消耗而气出。邪实者，是气虚生热，气虚者，是正虚则寒。

此段文字说明，在临床上要辨别虚实，实是邪气实，虚是正气虚。中医的十大剂型中“轻可去实”，就是说轻剂可去实邪。因此，在临床上要辨识三方面：①辨清浊；②辨真气、邪气；③辨虚实。

（四）气的主要病变

“帝曰：善。余知百病生于气也。怒则气上，喜则气缓，悲则气消，恐则气下，寒则气收，炅则气泄，惊则气乱，劳则气耗，思则气结，九气不同，何病之生？岐伯曰：怒则气逆，甚则呕血及飧泄，故气上矣。喜则气和志达，营卫通利，故气缓矣。悲则心系急，肺布叶举，而上焦不通，营卫不散，热气在中，故气消矣。恐则精却，却则上焦闭，闭则气还，还则下焦胀，故气不行矣。寒则腠理闭，气不行，故气收矣。炅则腠理开，营卫通，汗大泄，故气泄。惊则心无所倚，神无所归，虑无所定，故气乱矣。劳则喘息汗出，外内皆越，故气耗矣。思则心有所存，神有所归，正气留而不行，故气结矣。”（《素问·举痛论》）

百病皆生于气。怒属肝，怒是肝之志，肝在下焦，怎么会上？因肝主藏血，怒伤肝，肝木不柔和而上亢，肝为阴中之阳，阳盛伤阴，逆上则呕血。为什么会飧泄？因肝木克脾土，飧泄是脾土运化不良。故怒则气上，呕是气上逆，说明气上者气逆也，肝在下焦，逆是往上，不会往下。

心主喜，喜是心之志，肾藏志，心阳调和，心阳下降，肾阴上升于阳通于心，营气出于中焦，卫气出于下焦，气不燥不急、不卑不亢是好现象。

悲伤太过，悲则心系急，心系上连于肺，火克金，心气并于肺则悲。悲是肺之志，是心阳加之，则肺拘急扩张。肺在上，肺拘急就充满气体，气不下降，上焦不通于下，卫气不行，营血就不通，不能散布周身。“热气在中”，“中”指上焦，因气为阳，不通变为热，热伤气，故肺气消耗。

恐为肾之志，恐太过伤肾。“精却”是精虚。恐是由于肾精虚却。肾阴应上升，而肾阴虚就不能上升，腹中为气之海，上出于肺，以司呼吸，然其原出于肾，因肾为水脏，主藏精，为生气之根，故精却则上下通路阻塞，不能往复，天地交泰，阻止下焦，下焦不得阳蒸发则胀。这说明下焦阴气不上升，上焦之阳气不下降，上下焦就不通。

寒伤形，寒则人体腠理皮肤闭塞。腠理是三焦通会元真之处，元真之气不通于腠理而闭塞，那么是什么之气不行？是元真之气（胃气）不行于人身之表，故气收敛于内，不行于外。

炅是热邪，热邪太盛，则皮肤腠理舒张开放，腠理太开，卫营过分排泄，汗出于营，汗为心液，汗太过则伤营，营为阴，汗多不伤阴就亡阳，汗多亡阳，则四肢发厥。仲景桂枝汤指示的发汗原则为“漐：微似有汗者盖佳，不可令如水流离，病必不除”。“漐漐”，细雨蒙蒙状；“似”，嗣。汗火泄就热伤阳气，如暑天精神疲倦，是炅则气泄之故。

惊属肝，肝阳不能生火，心无依靠，肝是心之母，金太过则木动摇，惊则心无所凭倚，心藏神，神不藏于心，神就无归依，虑属土，肝动摇则脾亦动摇，心为君主之官，心阳气不能主持，故气乱无归依。

劳伤过度就喘息、汗出，为什么？肾气伤于下，而气喘于上。人的正常呼吸，上靠肺，下靠肾。如呼吸浅表、鼻煽、喘促，是肾阳绝于下；汗为心液，阳伤于内，故喘息自救。阳不收纳，内是肾阳上越，外是阳不卫于外，内外发散，而阴阳之气耗散。

脾主思，能思则心阳生而土强，是火生土，心火有余而留于脾，心阳强，神有所并，心阳亢，阳留于脾土，故气郁结不解。

这段文字说明，不管是内伤还是外感都要伤气，所以说百病皆生于气，或太过不及或者虚实，从而代表九种不同的机制病变。

“帝曰：善，气有余不足奈何？……不足则息利少气。”息利是呼吸，少气是短气，主肾阳弱。

“帝曰：善。余已闻虚实之形，不知其何以生。岐伯曰：气血以并，阴阳相倾，气乱于卫，血逆于经，血气离居，一实一虚。血并于阴，气并于阳，故为惊狂。血并于阳，气并于阴，乃为炅中。血并于上，气并于下，心烦惋善怒。血并于下，气并于上，乱而喜忘。帝曰：血并于阴，气并于阳，如是血气离居，何者为实？何者为虚？岐伯曰：血气者，喜温而恶寒，寒则泣不能流，温则消而去之，是故气之所并为血虚，血之所并为气虚。帝曰：人之所有者，血与气耳。今夫子乃言血并为虚，气并为虚，是无实乎？岐伯曰：有者为实，无者为虚，故气并则无血，血并则无气，今血与气相失，故为虚焉。”（《素问·调经论》）

虚实病变的不同病状，究竟怎样产生？气血调和，就无虚实，若有偏向就产生虚实。气血以偏，互相倾轧，阴阳就不调和，不偏于阴就偏于阳。气不安于气分本位，相反则影响血分。经为血之府，血不安于血分本位，就拨乱于气分，而发生病乱。血离其居则血虚而气实，气离其居则气虚而血实，故曰一虚一实。

血并于血（阴），是阴加于阴，阴盛血实，则为惊；气并于阳，阳盛气盛，气盛发狂。狂是阳证，惊是阴证（如癫是阴证，狂是阳证，痫则有阴证有阳证）。说明血分、气分本身偏胜，可发生不同病变。

血并于阳，阴虚生内热（虚热）；气并于阴，热气内盛而为热中，热中者里热也（实热）。说明阴阳内外相并，而总属炅中。“炅”，热也。

血并于上，是血气实而心烦闷，为什么？心在上，血并于上，是血液壅逆于上，故有心烦、郁结不舒现象。气并于下，气不在阳位而居阴位，肝在下，怒为肝之志。这是两个不同的病证，一并于上，一并于下。假使血不并于下，血蓄于下，则下实上虚，脑无血液营养，故上善忘。仲景用抵当汤去瘀血，这是指瘀血实证而言，虚证就不可用。气并于上，心就悗乱，因上焦心病就烦热悗乱。这说明气血上下交并应区分阴证、阳证。

血并于阴，气并于阳，不是血到气处所，就是气到血处所，何者为实？何者为虚？血气喜温和，此时气血就调和，寒冷，血气就不和（阴盛阳衰）。寒则血凝泣不能流，温则消散而流通，气之所并，盛阳消阴，热加于血，消灼阴分为血虚；血之所并，是盛阴阻阳，阳阻绝不流，气虚寒盛而阳弱。

人之所有者，血与气耳，今夫子说血并为虚，气并为虚，是无实吗？有的就为实，没有的就为虚，如血并于阴则阴寒盛，而血中之气亦无，气并于阳则阳热盛，而气分之血亦消。故纯阳无阴是阴虚，纯阴无阳是阳虚，要阴中有阳、阳中有阴为实，阳中无阴、阴中无阳就为虚。实是阴阳调，虚是阴阳不调，偏阴偏阳就相失，故为虚焉。

这段文字说明，人体气血贵在调和，血与气不能分离。

“清气在阴，浊气在阳，营气顺脉，卫气逆行，清浊相干，乱于胸中，是谓大悗。故气乱于心，则烦心密嘿，俯首静伏；乱于肺，则俯仰喘喝，接手以呼；乱于肠胃，则为霍乱；乱于臂胫，则为四厥；乱于头，则为厥逆，头重眩仆。”（《灵枢·五乱》）

清气宜升，应在阳，而反在阴，浊气应下降，应在阴，而反在阳，这是病态。营气属阴，营气是血之专精，应随从中气而行精隧之中；卫气是剽悍滑疾之气，而行分肉之间，应行阳分。今卫气逆行，该行阳经而反行阴经，清浊相干，清气应在阳而反在阴，浊气应在阴而反在阳，营卫干扰于胸中，故发烦悗。故气乱于心，则烦心密嘿、俯首静伏，即神明不守，烦乱至极，而想得一点安静环境。乱于肺，则喘喝（口大张以代偿呼吸），俯仰困难，接手呼吸（即不断用手压迫肋部以助呼吸），说明已严重呼吸困难。乱于肠胃，则为霍乱，霍而急骤，欲呕不呕、欲下不下，心烦悗乱

（并非一般所指真性霍乱）。胃肠气该升不升，该降不降，乱于四肢，则四肢发厥；乱于头，则为气上逆，头重昏眩欲仆。

这段说明，人身阴阳之气不能乱，乱在心肺、四肢、肠胃等，均有病变。

1. 宗气

“宗气留于海，其下者，注于气街，其上者，走于息道。故厥在于足，宗气不下。”（《灵枢·刺节真邪》）宗气灌注膻中、气海，其下行者，宗气注于气冲（足阳明胃经气冲穴），以协助消化，其上行者，走于息道，即呼吸之气道，而司呼吸。宗气不能下降，胃阳薄弱，脾主四肢，故厥逆于足。

“宗气上出于鼻而为臭。”宗气上走于息道、鼻道，而司嗅觉。说明宗气无处不到。

“胃之大络，名曰虚里，贯鬲络肺，出于左乳下，其动应衣，脉宗气也。盛喘数绝者，则病在中；结而横，有积矣；绝不至曰死。乳之下其动应衣，宗气泄也。”（《素问·平人气象论》）说明宗气强弱，可通过观察得知。胃之大络，名叫虚里，部位出于左乳下，其络贯膈而上络于肺，其脉搏动是宗气在动，共动应衣。人气喘得厉害，脉搏快速至数不清楚，是宗气发生了病变，是膻中病。脉搏现结，是胃之大络的横络而有积滞不通。倘胃之大络在左乳下不搏动，是胃之生气绝，曰死。如左乳之下胃之大络高度搏动而应衣，显然是宗气之阳快脱泄矣。

这段说明，宗气一是正常，一是反常。脉之动发源于宗气，左乳下的反应不同，则病变亦异。

2. 营气

（1）营气的生源。

“营气之道，内谷为宝。谷入于胃，乃传之肺，流溢于中，布散于外，精专者，行于经隧，常营无已，终而复始，是谓天地之纪。故气从太阴出，注手阳明，上行注足阳明，下行至跗上，注大指间，与太阴合；上行抵髀，从脾注心中；循手少阴，出腋下臂，注小指，合手太阳；上行乘腋，出䪼内，注目内眦，上巅，下项，合足太阳；循脊，下尻，下行注小指之端，循足心，注足少阴；上行注肾，从肾注心，外散于胸中；循心主脉，出腋下臂，出两筋之间，入掌中，出中指之端，还注小指次指之端，合手少阳；上行注膻中，散于三焦，从三焦注胆，出胁，注足少阳；下行至跗上，复从跗注大指间，合足厥阴，上行至肝，从肝上注肺，上循喉咙，入颃颡之窍，究于畜门。其支别者，上额循巅，下项中，循脊入骶，是督脉也；络阴器，上过毛中，入脐中，上循腹里，入缺盆，下注肺中，复出太阴。此营气之所行也。”（《《灵枢·营气》》）

营气之道，纳谷为宝，谷入于胃，流溢于中，传于脏腑，布散于四肢。其中营气精纯，行于经隧，循环无已，终而复始，是谓天地运行永无终止的规律。人身血在经脉中流行，恰如地之江河。故营气由宗气推动，从手太阴（肺）出注手阳明（大肠），因肺与大肠相为表里；上行注入足阳明（胃），与足太阴（脾）合，因脾与胃相为表里；循手少阴（心），合手太阳（小肠），因心与小肠相为表里；合足太阳（膀胱），注足少阴（肾），因膀胱与肾相为表里；循心主脉（心包），合手少阳（三焦），因心包与三焦相为表里；上行注于膻中，注入足少阳（胆），合足厥阴（肝），因肝与胆相为表里；注肺中，复出太阴。此营气一阴一阳、一表一里交合，为在人体所行秩序。总的说来，营气运行是始于肺经而终于肝经，当中交换是一阴一阳、一表一里之经。

（2）营气的主要病变。

“营之生病也，寒热少气，血上下行。”（《灵枢·寿夭刚柔》）营气发生病变，就发生寒热，是什么道理呢？营气有余，阳不胜阴，营气不足，阴不胜阳，阳虚则寒，阴虚则热，寒热则气就衰少，热盛耗气，阴盛阻阳，营血上迫而为吐血、衄血，营血下迫而为尿血、便血。这说明上下内外气血的多少，通过营血反应病之象征都可能发现。

“营气不从，逆于肉理，乃生痈肿。”（《素问·生气通天论》）营行经脉，贯充在外为络，在内为经，营气不正常流通，就会逆于肉理，在肌肉络脉中不流通，壅塞不行，就会发生痈肿。但痈肿之寒热，要据寒热盛衰而辨。

“疠者，有荣气热胕，其气不清，故使其鼻柱坏而色败，皮肤疡溃。”（《素问·风论》）疠是麻风病，营血有热邪太盛，将营血腐蚀，其气不清，而营为精专之气，则不仅血不纯，反变坏，故使其鼻柱腐蚀而色败、皮肤发生溃疡。这说明营气有病变，主要反映在血亦发生病变，所以治疠病要清营血。

3. 卫气

（1）卫气的生源。

“人受气于谷，谷入于胃，以传与肺，五脏六腑，皆以受气，其清者为营，浊者为卫，营在脉中，卫在脉外，营周不休，五十而复大会。阴阳相贯，如环无端。卫气行于阴二十五度，行于阳二十五度，分为昼夜，故气至阳而起，至阴而止。”（《灵枢·营卫生会》）卫气的运行方向与营气相反，营气从阴起，是始于肺经而终于肝经，卫气从阳起，是从膀胱经睛明穴始，到脾经而止。

“六腑者，所以受水谷而行化物者也。其气内干五脏，而外络肢节。其浮气之不循经者，为卫气。”（《灵枢·卫气》）营气与卫气之分别，卫气是剽悍滑疾之气，浮于经隧之外，不循于经。

“卫气者，出其悍气之慓疾，而先行于四末分肉皮肤之间，而不休者也。昼日行于阳，夜行于阴，常从足少阴之分间，行于五脏六腑，今厥气客于五脏六腑。”（《灵枢·邪客》）卫气之悍气，是行快而猛，先行于四末分肉皮肤之间，不管是行阴经还是行阳经，后一定要交会足少阴肾，行于五脏六腑。

“人有大谷十二分，小谿三百五十四名，少十二俞，此皆卫气之所留止。”（《素问·五脏生成》）“大谷”是人体的大关节，肘、肩、腕左右各三关节，踝、膝、豌左右各三关节，合共为十二节。小谿（经穴）三百五十四名（按王冰注当为三百五十三处），十二经之俞尚未包括在内，此皆卫气之所出入。

“卫者，水谷之悍气也，其气慓疾滑利，不能入于脉也，故循皮肤之中，分肉之间，熏于肓膜，散于胸腹。”（《素问·痹论》）卫气也是经脾胃消化水谷而化生的，其气剽疾滑利，所以只能行于脉外，不能入于脉中。其运行是循皮肤之中、分肉之间，熏于脏腑间募原（募原，是脏腑间交换出入之地），再散布于胸腹之中。

以上材料说明，卫气与营气不同，卫气不行于脉内而行于脉外，始于膀胱经而终于脾经，常从于足少阴肾，是剽悍滑疾之气，大关、小节均是其出入的地方。

（2）卫气的功能。

“卫气之在身也，常然并脉，循分肉，行有逆顺，阴阳相随，乃得天和，五脏更始，四时循序，五谷乃化。”（《灵枢·胀论》）卫气之在人身运行，经常并脉而行，行于分肉之间，有顺有逆，阴营阳卫，形影相随，乃得自然界天常调和。五脏更始者，谓营行于脏腑经脉外内、出入阴阳递更，终而复始。四时有序者，谓卫气日行于阳，夜行于阴，应四时寒暑之往来也。故五脏安定，阴阳和平，五谷乃化，营卫从此而生。

这段说明，营气、卫气不能分离，两者要形影不相离，才能得自然和气。

“卫气和则分肉解利，皮肤调柔，腠理致密矣。”（《灵枢·本脏》）卫气调和，人体肌肉则得以充实，皮肤得以温润，腠理得以肥润，因而腠理细致严密、通畅条达，自然能司开阖之责。

（3）卫气的病变。

“卫之生病也，气痛时来时去，怫忾贲响。”（《灵枢·寿夭刚柔》）卫气属阳，为水谷之悍气，本无定形。若发生病变，气痛时，则时来时去，怫（郁积）忾（胀满）贲响（乃气过分窜动）。总的来说，卫气病时出现痛，乃气郁积于内，故有胀满乃至气窜动的现象。

“今厥气客于五脏六腑，故目不瞑。”（《灵枢·邪客》）假使感受了病邪而入五脏六腑，说明卫气已有了病变。因卫气是剽悍滑利之气，昼行于阳，夜行于阴，以司开阖，当邪气客于内，而卫气不能入于阴，只行于阳分，阳气则盛，阳盛则阳跷陷，为什么呢？因阳跷脉从头行至足，阳气要到阴去，必须通过阳跷脉，而五脏六腑之病邪阻遏于内，使阳气不能入阴，则在内之阳气乃虚，在外之阳气太盛，在内之阴则不足，形成阳拨于外，阴虚于内，故现目不瞑（不眠）之症。

风气与太阳俱入行诸脉俞，故其肉不仁也。太阳为巨阳，乃十二经之首。为什么将太阳经提得这样高呢？因为各经腧穴都在太阳经，太阳主卫外，风气（外感）往往都是由太阳经而入于五脏六腑的。如太阳病治得不好，就很容易传到他经去。如风门即太阳经穴，最易感受风寒，风寒便与卫气相争，卫气通行之道路被阻滞，如果某处经脉受阻，邪气则郁于某处，某处之肌肉或为疮疡或现四肢麻痹。这都是卫气被邪所伤，凝而不行而致。所以气在人体总贵通利，否则就生病变。（《素问·风论》）

“阳盛生外热奈何？岐伯曰：上焦不通利，则皮肤致密，腠理闭塞，玄府不通，卫气不得泄越，故外热。”（《素问·调经论》）这也是阳气不通，则腠理致密，玄府阻滞，正因玄府不通，卫气不能泄越，故发热。此乃麻黄汤证，麻黄主要在通利上焦、宣发肺气，使阳气不致遏郁，而热则不发。

六、神

（一）神的生理

“阳气者，精则养神，柔则养筋。”（《素问·生气通天论》）关于神的解释有两个方面：一为广义的神，即神魂魄意志；一为狭义的神，即心藏神。阳气者，指人身之阳气，它是从水谷变化之精微而来的。阳气化精微能养神，阳气在身体蒸发所化之津液则养筋。所以说，阳气内化而养精，阳气外化而养神。神为阳气之精，精即神的物质基础。

“阴平阳秘，精神乃治。”（《素问·生气通天论》）神在生理上要靠阴阳调和，阴主于内，阴中含有阳，阴在内平静，而阳自然卫于外。阴为精，神为阳，阴要平，神才能固，阴阳互济，精神就很健康了。

“心者生之本，神之变也。”（《素问·六节脏象论》）心藏神，心主血，心为君主之官，神之所以能够变化，是由心藏而来的。

“味有所藏，以养五气，气和而生，津液相成，神乃自生。”（《素问·六节脏象论》）饮食水谷通过中焦变化以后，五脏味则藏于不同脏中，如酸味则入肝，苦味则入心。五味藏于五脏，即养其五脏之气，脏气得养，乃有生机，阴阳相合，津液相成，而神乃自生。

“阴气者，静则神藏，躁乃消亡。”（《素问·痹论》）阴气，即脏之气。五脏之气能够安静，而神方能藏于五脏。相反，若五脏之气躁乱不安，则神不能藏于五脏，乃至消亡。

（二）神的病变

“是故怵惕思虑者则伤神，神伤则恐惧，流淫而不止。因悲哀动中者，竭绝而失生。喜乐者，神惮散而不藏。愁忧者，气闭塞而不行。盛怒者，迷惑而不治。恐惧者，神荡惮而不收。心怵惕思虑则伤神，神伤则恐惧自失，破䐃脱肉，毛悴色夭，死于冬。”（《灵枢·本神》）

怵惕，即心气虚而现惊恐。不管是怵惕还是思虑太盛，都能伤神，神不安于脏则现恐惧，如果一直持续，就会发展到没有节制的地步。悲哀太过则伤心中之气，而现竭绝，竭者即衰竭，绝为没有，就是说由衰竭演变到很坏的地步。如不正常之喜对人体也是不好，暴喜伤阳，伤阳则伤脏之神，神气不藏于脏，则精神失常，或为风证或患精神疾病。忧愁太过，则五脏之气闭塞不通。过分盛怒，则心乱迷惑，不能自主。恐惧太过，则心神动摇，惊而不收。心阳被伤，火不能生土，故而肌肉消瘦，皮肤毛发亦现憔悴。假如到了冬天水旺之时，此病更危险，为什么？水克火也。

“今精坏神去，营卫不可复收。何者？嗜欲无穷，而忧患不止，精气弛坏，荣泣卫除，故神去之而病不愈也。”（《素问·汤液醪醴论》）阴精伤，神必伤，为什么呢？因神生于精，若神气衰弱，说明阳也受制，因此营卫气血失去统摄。这都是过分的嗜欲、无穷的消耗，或者忧患很重，长久的刺激，致精气败坏，正因如此，而营血凝涩，卫气亦不通，当然，神也就去了。此病还如何医治？

“是故阳因而上，卫外者也。因于寒，欲如运枢，起居如惊，神气乃浮。”（《素问·生气通天论》）卫气由下焦而上，阳气虽在上，而实生于下焦，卫气在上干什么呢？护卫肌表也。正因这样，如果感受了寒邪，阳气灵活敏捷，好像枢机之运转一般，马上就动起来抵抗寒邪。

“神有余不足何如？岐伯曰：神有余则笑不休，神不足则悲。血气未并，五脏安定，邪客于形，洒淅起于毫毛，未入于经络也，故命曰神之微。帝曰：补泻奈何？岐伯曰：神有余，则泻其小络之血，出血勿之深斥，无中其大经，神气乃平。”（《素问·调经论》）

肝怒呼声心为笑，脾为思念发的歌，肺金忧虑形为哭，肾主呻吟恐亦多。

心气虚则悲，心阳旺则笑，如果阴阳调和，互相安守，当然五脏亦安静，那就没有有余和不及的现象了。倘若我们感受了病邪，当邪气接触人体时马上就有恶寒的现象发生，是因为肌肤受了寒邪，则毛孔收缩。此时病邪在经络，这岂不是神的感觉灵敏而起作用吗？病因知道了，而究竟是该补还是该泻呢？如果真是神气有余，也可以用泻法，但只刺其小络，稍微放一点血就行了，不要深刺，免伤大的经脉，自然神气就平静了。如果神气不足，营气必实，应视其脉络虚的程度，然后用按摩方法来导引它，而用刺法时不能刺出血，以免泄其气，以达到脉络通畅为原则。

（三）神的摄养

1. 神

“调阴与阳，精气乃光，合形与气，使神内藏。”（《灵枢・根结》）神乃阴精、阳精结合而成，必须阴阳调和，精神才能焕发，形体与精神合一方好。是什么样的体格，必须有什么样的精神。若要精神充足，调和阴阳乃可。

“失神者死，得神者生。”（《灵枢・天年》）望闻问切俱不能脱离神气，神为脏之气，神足则气血足，神不足则气血衰。若一个病人有神气则生，无神气则死，为什么呢？神气败坏，则脏之真气绝矣。

“故圣人传精神，服天气，而通神明。”（《素问・生气通天论》）“传”作“专”字解。古人养生能专一保重其精神，因而他能驯服自然界之气。换句话说，古人能掌握和使用自然界阴阳的变化规律，所以就对外界变化应对自如，正风、邪风都不会影响他。

“故养神者，必知形之肥瘦，荣卫血气之盛衰。血气者，人之神，不可不谨养。”（《素问・八正神明论》）保养精神的人，必须知道形体的肥瘦。肥胖之人有形肥之神，形瘦之人有形瘦之神，营卫气血强则神旺，营卫气血弱则神衰。神气好与不好，即代表人之气血之盛衰，所以人的神气必须慎养。

2. 魂

“随神往来谓之魂。”（《灵枢・本神》）神为阳，魂为阳，魂不能离开神，神旺则魂强。因此，神与魂是不能分开的。

“肝藏血，血舍魂，肝气虚则恐，实则怒。”（《灵枢・本神》）魂乃物质基础，魂是随神而存在，随神而往来，随神而盛衰。肝为藏血之脏，肝为阴中之阳，故魂为肝所主。在临床上多有神不受舍之症，治疗上多用朱砂之类药品安之。

3. 魄

“并精而出入者，谓之魄。”（《灵枢・本神》）精为阴，魄也为阴，魄是肺之志，魄随精气而盛衰，肺之精气强则魄壮，肺之精气弱则魄不安。

“肺藏气……实则喘喝胸盈仰息。”（《灵枢・本神》）肺之精气足，则魄安于肺。如果肺受邪，则气机不利，而现喘息。其喘之状，为口大张、盈胸仰息，呼吸紧张急促。

“肺喜乐无极则伤魄……死于夏。”（《灵枢·本神》）喜乐为心之志，心阳旺而伤肺，故现喜乐，此乃火克金。既然肺金受伤，而魄必受影响，乃发狂、目不识人。正因肺阴伤，所以皮肤憔悴，毛发亦不荣。

“津液充郭，其魄独居。”（《素问·汤液醪醴论》）人体津液全靠肺气之散布而充实皮肤、泽润毛发，如雾露之溉。肺受伤，则失其运化之能，水分积于皮肤之下呈水肿现象。肺气受制，而魄与肺气不相呼引，遂乃独居，此即孤阴无阳之象。（内城为城，外城为郭。）

4. 意

“心有所忆谓之意。”（《灵枢·本神》）什么叫意？凡思想上的意念则为意。换句话说，一切情志所感动都为意。

“脾藏营……泾溲不利。”（《灵枢·本神》）脾为藏血之脏，脾强则意强，意为脾所主，营血为心所生，血能养意，故意与心有关。脾气虚必影响运化而发生病变，或为腹部胀满或为小便不通。

“脾忧愁不解则伤意……死于春。”（《灵枢·本神》）脾之意受伤则悗乱不已，四肢为脾所主，故有四肢不举之症出现。故要保护意的健康，则不能伤脾。

“精神不进，志意不治，故病不可愈。”（《素问·汤液醪醴论》）假如一个人精神不充沛，而意志亦必衰弱，因精神、意志皆出于五脏，所以精神不好，正说明脾虚，难化水谷，人体失了津液的来源。此病很不容易治疗。

“意恐惧气不足，腹中悒悒，刺足厥阴。”（《素问·刺疟》）脾之意不安则现恐惧，恐的来源就是气不足，这是肝木克脾土所致。正因这样，故腹中抑郁不舒，此时可刺足厥阴肝经以泄肝气，治肝则可以益脾。

5. 志

（1）志的生理。

“意之所存谓之志，因志而存变谓之思。”（《灵枢·本身》）什么叫志？意之所存谓之志。志——标志，志向。我们脑子里有了志，才能发生思。换句话说，志之变则为思，思为达到志的目的。

“肾藏精，精舍志，肾气虚则厥，实则胀，五脏不安。”（《灵枢·本神》）肾之精足，则志充沛。阳生于下焦，肾为阳气之发源，如果肾气虚，则肾阳不化气，故手足厥逆。如果肾气实，则为胀，因肾为胃之关，胃之水要靠肾排泄，肾不排水，则肾实（此“实”指邪气）而作胀。故五脏不安，为什么？因五脏之气皆始于水，如水生木、木生火。换句话说，肾与他脏乃一气之生，如先天有病，他脏必受影响，所以肾有病则五脏不安。

“肾藏志，而此成形。志意通，内连骨髓，而成身形五脏。”（《素问·调经论》）肾主志，肾之阳气通畅，则志强，而内之骨髓亦旺，因而全身五脏六腑的功能正常协调。

“夫水之精为志，火之精为神，水火相感，神志俱悲，是以目之水生也。故谚言曰：心悲名曰志悲。志与心精，共凑于目也。”（《素问·解精微论》）火之精为神，水之精为志，水者，肾也，伤心往往伤志，因它们是水与火的关系，所以有句俗话说心悲则伤志。心、肾旺，火、水之气乃足，故眼目好。

“志者骨之主也，是以水流而涕从之者，其行类也。”（《素问·解精微论》）肾主水，涕亦为水，水和涕为同类的物质，故涕与水都属于肾之主持。肾为志，这是狭义的，广义的志为各脏都有。换句话说，志是代表各脏之志，如肝志怒、心志喜，所以说我们不能把志看得太过呆板。

（2）志的作用。

“志意者，所以御精神，收魂魄，适寒温，和喜怒者也。”（《灵枢·本脏》）肾志充足，精神为我们使用，使我们能适应寒温的变化，亦能调节喜怒，使其不会太过，同时能使五脏相生，不致偏盛。肾为什么有这样大的作用呢？因水为物质之始，是物质初生的第一步。

（3）志的病变。

“肾盛怒而不止则伤志，志伤则喜忘其前言，腰脊不可以俯仰屈伸，毛悴色夭，死于季夏。”（《灵枢·本神》）怒为肝之志，肝为肾之子，子反乘母，木之志反加肾水，这正说明肾志被伤，则神气弱，因而健忘，腰为肾所主，故同时并见腰脊不能伸之症。

“志有余则腹胀飧泄，不足则厥。”（《素问·调经论》）肾气亢，而水必胜，也正说明脾土不能制约，故症见腹胀或完谷不化之泄泻。假如肾气不足，则为阳衰，故四肢又见厥冷。

“夫志悲者惋，惋则冲阴，冲阴则志去目，志去则神不守精，精神去目，涕泣出也。”（《素问·解精微论》）肾志受伤太过，肾阴不藏于内，势必乱动上冲于脑，肾既受伤，而水不能养木，志去，则神不守精，故目多流泪或涕泣并出。

（4）志的摄养。

“春三月，此谓发陈，天地俱生，万物以荣，夜卧早起，广步于庭，被发缓形，以使志生，生而勿杀，予而勿夺，赏而勿罚，此春气之应，养生之道也。逆之则伤肝，夏为寒变，奉长者少。夏三月，此谓蕃秀，天地气交，万物华实，夜卧早起，无厌于日，使志无怒，使华英成秀，使气得泄，若所爱在外，此夏气之应，养长之道也。逆之则伤心，秋为痎疟，奉收者少，冬至重病。秋三月，此谓容平，天气以急，地气以明，早卧早起，与鸡俱兴，使志安宁，以缓秋刑，收敛神气，使秋气平，无外其志，使肺气清，此秋气之应，养收之道也。逆之则伤肺，冬为飧泄，奉藏者少。冬三月，此谓闭藏，水冰地坼，无扰乎阳，早卧晚起，必待日光，使志若伏若匿。”（《素问·四气调神大论》）人在自然界生存，必须根据春夏秋冬四时的变化规律来适应寒温，应好好地保养志，就能预防疾病的发生。

第四章　经　　络

“经脉十二者，伏行分肉之间，深而不见；其常见者，足太阴过于外踝之上，无所隐故也。诸脉之浮而常见者，皆络脉也。”（《灵枢·经脉》）首先我们必须要了解什么是经、什么是络。经络是伏行的，深且不易被看见，只有足太阴脾经在外踝处因肌肉较薄而能被看见。在皮下看见的是脉络。那么怎样来观察络脉呢？如要察看络脉，在气口一诊就知道了，络脉不能通过大关节，但它能绕道行至关节，脉络很细小，无处不到，最终仍然会于皮肤，因此我们能看见的大半是络脉。

“经脉为里，支而横者为络，络之别者为孙。”（《灵枢·脉度》）经脉横行而分支者则为络脉，络脉再分支则为孙络。

一、经脉与血气

“痹在于骨则重，在于脉则血凝而不流。”（《素问·痹论》）风寒湿相合入于肌肉则成痹证，既然风寒相感成病，则脉管之血亦凝涩不能畅行。

“血泄者，脉急血无所行也。”（《素问·示从容论》）如果脉气太急，血在脉管中不能很好地通行，必迫血而外出。

“血脱者色白，夭然不泽，其脉空虚。”（《灵枢·决气》）血乃心所主，血气旺盛，则人肤色红润，今因脱血，故色白而现贫血现象。

“卒然多食饮，则肠满，起居不节，用力过度，则络脉伤，阳络伤则血外溢，血外溢则衄血，阴络伤则血内溢，血内溢则后血。肠胃之络伤则血溢于肠外，肠外有寒，汁沫与血相搏，则并合凝聚不得散，而积成矣。”（《灵枢·百病始生》）如果吃得太饱，又不休息而乱跳乱动，很容易诱发疾病。饱后用力太猛，则脉络必伤，若伤阳络则血外溢为衄血，若伤阴络则血内溢，若这时肠外有寒邪或者有水气，而血必与寒气、水气并合而凝，则积聚乃成。

“寒邪生于经络之中则血泣，血泣则脉不通。”（《灵枢·痈疽》）经脉是藏血的，如果被寒邪所伤，则血凝涩不通畅，血之不通，证明卫气不能到，故患痈疽。

二、经脉循环的路径

“脉行之逆顺，奈何？岐伯曰：手之三阴，从脏走手；手之三阳，从手走头；足之三阳，从头走足；足之三阴，从足走腹。”（《灵枢·逆顺肥瘦》）手之三阴，由脏走手，如手太阴肺经从中府到少商，手少阴心经从极泉到少冲，手厥阴心包经从天池到中冲。手之三阳，从手走头，如手太阳小肠经从少泽到听宫，手阳明大肠经从商阳到迎香，手少阳三焦经从关冲到丝竹空。足之三阳，从头走足，如足太阳膀胱经从睛明到至阴，足阳明胃经从承泣到厉兑，足少阳胆经从童子髎到窍阴。足之三阴，从足走腹，如足太阴脾经从隐白到大包，足少阴肾经从涌泉到俞府，足厥阴肝经从大敦到期门。

“营卫之道。其大气之抟而不行者，积于胸中，命曰气海，出于肺，循咽喉，故呼则出，吸则入。”这节前文已讲述过，这里所不同的是要知道各经是如何行注交合的。

“故气从太阴出注于手阳明，上行注足阳明，下行至跗上，注大指间，与太阴合。”营气从手太阴肺经出注于大指之少商，其支者注于次指之端以交于手阳明大肠经，上行于鼻交额中而注于足阳明胃经，下行至足跗上之冲阳，注于足大指间，与足太阴脾经合于隐白……这样递相贯注一个交一个，到足厥阴肝经以再注于肺经，这就是营气的流行，或逆或顺皆合于正常。“畜门”，“畜”，读臭，畜门是鼻的内窍。

三、十二经的气血多少

这里所说的气血多少不等于真正的气血多少，而是与针灸上运用手法有关系的，与阴阳性质上偏盛有关系的。

“夫人之常数”至“天之常数”段，三阳为人的常数，为后天的常数，三阴为天的常数，为先天的常数。“太阳常多血少气”，太阳为盛阳，其数为三（少阳曰一阳，阳明为二阳，太阳为三阳），为什么会多血少气呢？太阳阳盛，阳极则阴生，血为阴，所以多血；阳极则开始衰减，故为少气。血之所以多，由于阴之生；气之所以少，由于阳之衰。“少阳常少血多气”。少阳为初生之气，阳气方生，阴气未盛，所以少血；初生之阳，是向上发展，无可限量的，故多气。“阳明常多气多血”。阳明居于太阳、少阳两阳之间，既有太阳之多血，又有少阳之多气，兼而有之，故多气多血。又，阳明为水谷之海，气血之所从出，故多气多血。“少阴常少血多气”。少阴为一阴，气由少到多，少阴为生气之根源，阳从此生，故多气；阴气未盛，故少血。“厥阴常多血少气”。厥阴肝脉下合于冲任脉，冲任脉主血，肝亦藏血，阴气盛，故多血；厥阴经由阴而生微阳，为相火，为阴中之阳，故少气。“太阴常多气少血”。太阴为三阴，阴极阳生故多气，阴极当衰故少血。

这段总的是说，要知道三阴三阳的气血多少，在用针时根据其阴阳多寡而行补泻迎随之法，这有一定的临床实际意义。

四、三阴三阳开合枢

“是故三阳之离合也，太阳为开，阳明为阖，少阳为枢”段，总言三阴三阳的开合枢。什么是三阴三阳的开合枢呢？即手足三阴三阳的活动。“太阳为开”：太阳主表，主人身之外，其气主开向外，如有邪在表，要开表使邪外出，太阳主表而在外，故曰“太阳为开”。“阳明为阖”：合二阳为阳明，为阳之里，主里故为阖；与太阳相对看，阳明有表里内外的不同，故为阳之阖；再有就是阳明之道，纳谷为室，主纳故为阖。“少阳为枢”：“枢”是枢机，从性质上说，它的动摇性甚大，少阳为半表半里，它强病可出表走太阳，它弱病可以入里转阳明，这正是说明它的动摇性是很大的，并且少阳病禁汗下，而须和解，服柴胡汤后有的得汗而解、有的得下而解、有的不汗不下亦解，这正是说少阳像枢纽，它可外可内的。“太阴为开”：太阴为里之表，故亦主开。“厥阴为阖”：厥阴为阴之尽，故为阖。“少阴为枢”：少阴向外可出太阴，向内可入厥阴，故为枢。正因为少阴是枢，故其病在外可用麻黄附子细辛汤，在内可用承气汤类。

“太阳根于至阴，结于命门。命门者，目也。阳明根于厉兑，结于颡大。颡大者，钳耳也。少阳根于窍阴，结于窗笼。窗笼者，耳中也。太阳为开，阳明为阖，少阳为枢，故开折，则肉节渎而暴病起矣。故暴病者，取之太阳，视有余不足。渎者，皮肉宛膲而弱也。阖折，则气无所止息而痿疾起矣。故痿疾者，取之阳明，视有余不足。无所止息者，真气稽留，邪气居之也。枢折，即骨繇而不安于地。故骨繇者，取之少阳，视有余不足。骨繇者，节缓而不收也。所谓骨繇者，摇故也。

当穷其本也。”（《灵枢·根结》）

太阳主开，假使其气受到损折而不能开，就叫“开折”。“肉节渎而暴病起”：“渎”，扰乱也，是说肉节被扰乱而突然发病，如风寒外感之病发生，是病在皮毛，故当取之太阳。“皮肉宛膲而弱也”：“宛”，郁结也；“膲”，枯焦也；“弱”，发生病变也。“阖折，则气无所止息而痿疾起”：阳明之经多气多血，阖被损折，气急于上则气无所止息，血不荣于经脉故痿疾起。其由于真气稽留，该阖而不阖，故邪得以居留，故治痿多取阳明。“枢折，即骨繇而不安于地”：少阳之枢纽作用失，则发生骨繇，“繇”，摇也。少阳相火，肾亦为相火，故少阳亦主骨，少阳阖折故骨摇而不能安于地。“当穷其本”：总言病当穷其开阖枢之本。

“太阴根于隐白，结于太仓。少阴根于涌泉，结于廉泉。厥阴根于大敦，结于玉英，络于膻中。太阴为开，厥阴为阖，少阴为枢。故开折，则仓廪无所输膈洞。膈洞者，取之太阴，视有余不足。故开折者，气不足而生病也。阖折，即气绝而喜悲。悲者取之厥阴，视有余不足。枢折，则脉有所结而不通。不通者，取之少阴，视有余不足，有结者，皆取之不足。”“开折”，太阴之经气不起，脾不运化，脾之仓廪不能正常运输，开折于上为饮食不下为膈，开折于下为洞泻。太阴之病主要因为不足，故曰“开折者，气不足而生病也”。“阖折”，厥阴之气为之阻绝。“当喜悲”，悲为肺之志，金克木也。“枢折，则脉有所结而不通”，此言少阴之枢折，脉有所结而不通，心阳弱也，不通则取之少阴，但主要还是气不足，故曰“有结者，皆取之不足”。

第五章　病　　机

病机包含两个含义：一是人体发生疾病的机变，即疾病本身的变化；一是我们观察疾病变化的机要。

“夫百病之生也，皆生于风寒暑湿燥火，以之化之变也。经言盛者泻之，虚者补之，……工巧神圣，可得闻乎？岐伯曰：审察病机，无失气宜，此之谓也……”段，是说疾病的发生，皆与风、寒、暑、湿、燥、火六种因素有关，但疾病变化多端，风寒、风热、风暑、风湿等相杂不一，所谓“之化之变”的意义就在于此。“经曰”，是古医经所说之意。“盛者泻之，虚者补之”，是言病有余当泻、不足当补。“工巧神圣”，望而知之谓之神，闻而知之谓之圣，问而知之谓之工，切而知之谓之巧，这里把医生分为高低四等，望居其一，而切居其末。“审察病机”者，是讲病生于内，而机现于外，可审察而知之。本段将病机共分为十九条，是谈疾病的辨证原则，很是重要，金元四大家学派的理论俱未能出此范围。

（1）“诸风掉眩，皆属于肝”。凡属风的振掉动摇晕眩之证，皆属肝之病，又有风寒、风热、虚实的不同，当据临床见症来判断，看它是是动病还是所生病。内风、外风亦当分别。

（2）“诸寒收引，皆属于肾”。一切踡缩收引之病皆因寒而起，肾主寒，故寒为肾所主。如少阳病的恶寒、身踡卧皆为阳弱之现象，属于肾，但亦当视其内外阴阳来分辨。

（3）“诸气膹郁，皆属于肺”。凡气的膹满郁结而不舒，总为肺的病变，因肺主气、主治节，但有寒热、虚实、燥火所引起的不同，也当分辨。

（4）“诸湿肿满，皆属于脾”。脾主健运则能化水湿，若脾失健运则水停为患，为湿气肿满之证。脾之为病，亦当分虚实、阴阳盛衰，例如单腹胀，一般总由脾不健运或肺失治节引起，故治之不能随手便攻。

（5）“诸热瞀瘛，皆属于火”。由热而起之瞀瘛，神昏为瞀，掣动为瘛，瞤动亦为瘛，这皆属于少阴君火、少阳相火之病，但亦当区分虚火、实火、虚热、实热。如岁火不及，民病郁冒蒙昧，此为火之不足。如《伤寒论》之少阴病身瞤动，皆为少阴君火之不足。张景岳的左归饮、右归饮即分治水、火之不足。

（6）“诸痛痒疮，皆属于心”。有余则痛，不足则痒，疮为血行被阻，心主血，故诸痛痒疮皆属于心，所以治疮证中常有护心、内托、外消等法。

（7）“诸厥固泄，皆属于下”。肝肾俱在下，肾之真阳不生，肝之阳不长，则气逆而为厥。“固”为不通，“泄”为通太过。大肠热盛与津伤皆能为固，热能致泄，寒亦能致泄，厥亦分寒厥、热厥或阳阻不通如四逆散之厥，这是寒热、虚实所当辨。

（8）“诸痿喘呕，皆属于上”。喘、呕属上焦之病，肺之阳气不通于下以熏肤充身泽毛，筋膜失养则痿，气上逆则喘、呕，此亦当分虚实、寒热，寒呕用吴茱萸汤，热呕用泻心汤之类。

（9）“诸禁鼓慄，如丧神守，皆属于火”。禁，同“噤”。一般口噤、不食不语而鼓动战栗之证，皆属心火郁而不宣，心阳不通故不语，不通于表即鼓栗。“如丧神守”，言像丧失了神明之职守，而不清醒。这皆属于火，亦当分火之亢盛与衰减的情况，火盛固然多神识不清的，同时火衰神魂无主亦多神志不清的。《伤寒论》以其人本虚故振栗汗出而解，说明亦有属于火虚衰的。

（10）“诸痉项强，皆属于湿”。痉挛强直，是筋膜发生病变，寒湿痹阻经络之故。此亦当分湿阻与液亏，治有祛寒湿与通经络之法，如葛根汤输布津液者。

（11）“诸逆冲上，皆属于火”。如噫气、呃逆、上气等，皆属于心包之火上冲而不下降，此也当分虚实、寒热。

（12）“诸胀腹大，皆属于热”。诸胀腹大，当分上、中、下，肺热胀于上，脾热胀于中，肝热胀于下，但亦当分虚实。《伤寒论》腹满时减与腹满不减，一主温药和之，一主大承气汤可见。

（13）“诸躁狂越，皆属于火”。阳明证之谵语狂乱，少阴证之寻衣摸床、昏不知人，是火之盛衰而致，阴证、阳证所当分也。

（14）“诸暴强直，皆属于肝”。肝属木，主筋，强直为肝之病，肝为风也。当有虚实之分，实则肝阳旺，虚则肝阴虚，治法为实则泻之、虚则柔之，如中风病实者用小续命汤，虚者用地黄饮子。

“诸暴强直，皆属于风”。凡骤然现强直、筋不柔和，属于肝经有风（筋主木，肝属木），但分肝气虚或肝气实，实是肝阳旺，虚是津不足，肝阳旺则用泻法，虚则用柔润法。

（15）“诸病有声，鼓之如鼓，皆属于热”。“鼓之如鼓”，言叩之如鼓声响。凡胀病叩之有声，是属于气分病，气为阳，阳经气逆不通，造成“鼓之如鼓”，故属热。但胃中有寒，也出现这种情况。《灵枢》中“胃中寒则腹胀，肠中寒则腹鸣”是属于热不足，又如《素问》中“中气不足，肠为之苦鸣”，亦是肠中有声，却是气不足，故诸病有声，不尽是热，需视其有余或不足，是寒或是热。

（16）“诸病浮肿，疼酸惊骇，皆属于火”。凡周身疼酸、惊骇或浮肿，皆属于火。周身酸痛是热在经络，惊骇是热在阴分、在脏、在下焦。有火不足而现上逆病者。太阳司天为肿胀，太阳寒水司天是水甚火不足，肿胀分阴水、阳水，热证为阳水，寒证为阴水。陈修园说，水肿不分阴阳，便浑浊，热为殃，便清利，阴水伤，故水肿要分别寒热。又如《素问·至真要大论》说“委和之纪，其病惊骇”，“委和”就是火不足，故不论何种病都有虚有实。

（17）“诸转反戾，水液浑浊，皆属于热”。“转反”即转筋，“水液”即小便，凡筋脉拘挛、小便浑浊，都属于热。因热太甚而伤了津液，阴伤则筋脉拘挛，是燥病。凡小便清多属寒，小便浊多属热，清为水之本体，浊为水之变象，故小便浊属热。但上述病也有不属热的，如伤寒霍乱转筋而用理中汤者，是阳虚而现痉挛，又《伤寒论》少阴病阴虚出现小便浑浊，而必须养阴。故是真热假热、虚热实热需要分清。

（18）“诸病水液，澄澈清冷，皆属于寒”。一切水液（上下窍所出的皆为水液）病，如大便水分过多、呕吐水分多、水肿现清冷，都属于寒证，但有上中下之分，如寒在上，呕吐酸水，用吴茱萸汤，寒在中用理中汤、建中汤，寒在下用八味丸。“澄澈”，言水之清亮，与“浑浊”相对。水应化气，若水不化气仍为水，即寒证。

（19）“诸呕吐酸，暴注下迫，皆属于热”。火炎上，如邪热上犯在胸膈以上，食入即吐者，可用黄草汤。凡吐酸一般属热象，酸为木之味，火太旺则克金，而金不克木，肝火就旺。如左金丸，可用于左右胁痛、吐酸，方中黄连降火，吴茱萸为肝经专药，将黄连引到肝经清热而平肝。“暴注”相当于急性腹泻，量大、次数多。葛根芩连汤证为下迫里急后重。如现大便坠胀，已利空而仍欲解又不解者，用芍药汤不解，可用张洁古的大黄汤，但是热证方行，是寒证，用吴茱萸汤治之。如暴注下迫，单泻不吐，用理中汤加附子。

对于以上所谈病机十九条，疾病变化多端，其机转可用此纲领机制，但必须分别其是有热还是无热、是虚还是实，应从多方面来考虑，而不是呆板使用。

“故《大要》曰：谨守病机，各司其属，有者求之，无者求之，盛者责之，虚者责之，必先五胜，疏其血气，令其调达，而致和平。此之谓也。”此段是病机十九条的关键处。应如何看待病机十九条？应抓住其纲要。十九条病机，属五脏六腑、六淫七情的，首先要看其属于哪方面，掌握其所属后，还要分清其是有余之证还是不足之证，根据其所属而决定治法，邪气有余则责其太盛而用泻法，假使不足的虚证则责其虚而用补法。同时还要考虑到脏气能不能支持，不管病邪如何，要使五脏精气能够胜过邪气，而反疏其血气，令其调达，阴阳通畅无阻，达到和平。这是从原则上提示如何掌握病机判断方法。河间学派对病机十九条研究得多，但有所偏，只对正面研究而未考虑反面，以致走了弯路。

一、病因

治病必求其本，首先是病因。中医治病，首先着重病因，治病辨证即根据病因，古人诊病不是只看其表面，而是找寻疾病因子。

“黄帝曰：夫子言贼风邪气之伤人也，令人病焉，今有其不离屏蔽，不出室穴之中，卒然病者，非不离贼风邪气，其故何也？岐伯曰：此皆尝有所伤于湿气，藏于血脉之中，分肉之间，久留而不去。若有所堕坠，恶血在内而不去，卒然喜怒不节，饮食不适，寒温不时，腠理闭而不通。其开而遇风寒，则血气凝结，与故邪相袭，则为寒痹。其有热则汗出，汗出则受风，虽不遇贼风邪气，必有因加而发焉。”（《灵枢·贼风》）“夫子”，指岐伯。系说贼风邪气伤人才使人病，今有人病了，但他素来门户不出，也未离开屏蔽，并不是因为贼风邪气而生病，那么当作何解释？人不能断然与自然界分开，他曾经有过伤于湿邪，不过受得很轻，没有显著病变，也没有感觉到，湿邪仍是藏于血脉之中或身肉之间而没有消失。因病因存在，故没有发病并不等于没有病因，则遇到诱因即发病了。如活动时跌倒，则筋骨气血受到损伤，虽人体表面没有显现，并不等于没有受伤，内有出血而见不着，此是一因子；假使突然喜怒不节，精神上发生了变化，也是一因子；又或因饮食不节、过饱过饥等，也是一因子；或因气温时高时低，亦是一因子。前面的疾病因子，再加上种种诱因，使全身经脉因受到阻碍而不通。假使皮肤肌腠开畅而通风寒，骤然寒冷侵袭，经脉受阻，气血凝结，外显的因子与内不显的因子内外袭击，则得风寒痹证，肢体麻木不能动。此外还有发热而汗出，汗出者虽居家中亦可受风，虽然不是显然的受贼风邪气，但必定有病因而发生。言风是有病，即有病因存在，只是显著与不显著、自觉与不自觉而已，即提出疾病必有病因存在。

“黄帝曰：今夫子之所言者，皆病人之所自知也。其毋所遇邪气，又毋怵惕之之志，卒然而病者，其故何也？唯有因鬼神之事乎？”（《灵枢·贼风》）今夫子所谈到的，都是病人自己知道并可以防备的。但在临床上，内无喜怒不节等情志动摇的内因，外无风寒暑湿的外邪，突然就发病了，又是什么道理呢？这里面是不是有鬼神之事呢？

“岐伯曰：此亦有故，邪留而未发，因而志有所恶，及有所慕，血气内乱，两气相搏。其所从来者微，视之不见，听而不闻，故似鬼神。”这还是有原因的，因受邪轻，则邪气暗藏在体内没有发作，当遇情志不佳、对某些事有所厌恨或羡慕时，即影响气血运行导致内乱，此留而未发之邪气及慕之因子相结合。这种疾病是日积月累慢慢发作的，故看不见、听不着，而不知不觉病就深沉了，似乎是有鬼神所在。（在此也说明，岐伯是反对鬼神观念的。）

“黄帝问曰：余闻古之治病，惟其移精变气，可祝由而已。今世治病，毒药治其内，针石治其外，或愈或不愈，何也？”在临床上有不食药、不进针，而只通过念咒，病就好了的，是什么原因？

“岐伯对曰：往古人居禽兽之间，动作以避寒，阴居以避暑，内无眷慕之累，外无伸宦之形，此恬惔之世，邪不能深入也。故毒药不能治其内，针石不能治其外，故可移精祝由而已。”画符念咒者还是有些医药知识的，知道该病是如何来的，内因、外因等先有概念，故念咒就好了的，是他知该病是可好而咒，若病不会好，也就不念了。

上面材料说明，疾病主要是因子不同，只有显著与不显著、内在与外在、凶暴与不凶暴、自觉与不自觉的分别。病因的提出是很现实的。

“是故阳因而上，卫外者也。

“因于寒，欲如运枢，起居如惊，神气乃浮。因于暑，汗，烦则喘喝，静则多言，体若燔炭，汗出而散。因于湿，首如裹，湿热不攘，大筋緛短，小筋弛长，緛短为拘，弛长为痿。因于气，为肿，四维相代，阳气乃竭。

“阳气者，烦劳则张，精绝，辟积于夏，使人煎厥。目盲不可以视，耳闭不可以听，溃溃乎若坏都，汩汩乎不可止。

“阳气者，大怒则形气绝，而血菀于上，使人薄厥。有伤于筋，纵，其若不容。汗出偏沮，使人偏枯。汗出见湿，乃生痤疿。高梁之变，足生大丁，受如持虚。劳汗当风，寒薄为皶，郁乃痤。

“阳气者，精则养神，柔则养筋。开阖不得，寒气从之，乃生大偻。陷脉为瘘，留连肉腠。俞气化薄，传为善畏，及为惊骇。营气不从，逆于肉理，乃生痈肿。魄汗未尽，形弱而气烁，穴俞以闭，发为风疟。故风者，百病之始也，清静则肉腠闭拒，虽有大风苛毒，弗之能害，此因时之序也。

“故病久则传化，上下不并，良医弗为。故阳蓄积病死，而阳气当隔，隔者当泻，不亟正治，粗乃败之。

“故阳气者，一日而主外，平旦人气生，日中而阳气隆，日西而阳气已虚，气门乃闭。是故暮而收拒，无扰筋骨，无见雾露，反此三时，形乃困薄。

“岐伯曰：阴者，藏精而起亟也；阳者，卫外而为固也。阴不胜其阳，则脉流薄疾，并乃狂。阳不胜其阴，则五脏气争，九窍不通。是以圣人陈阴阳，筋脉和同，骨髓坚固，气血皆从。如是则内外调和，邪不能害，耳目聪明，气立如故。

“风客淫气，精乃亡，邪伤肝也。因而饱食，筋脉横解，肠澼为痔。因而大饮，则气逆。因而强力，肾气乃伤，高骨乃坏。

“凡阴阳之要，阳密乃固。两者不和，若春无秋，若冬无夏，因而和之，是谓圣度。故阳强不能密，阴气乃绝；阴平阳秘，精神乃治；阴阳离决，精气乃绝。

“因于露风，乃生寒热。”（《素问·生气通天论》）

“因于寒，欲如运枢，起居如惊，神气乃浮”句，前文已讲，此处从略。

在外因方面，因天热易出汗，皮毛开，又贪凉受暑，故暑证往往阴证多。伤暑邪后热甚，即现烦热，还现喘喝，喝为喘的声音，热甚即现，不烦躁时就会多胡说，体若燃烧之炭样灼热。以上都是外受暑邪而发生的症状。但汗一出，体温放散，热即消失了。

“因于湿”，湿亦六淫之一。感受湿气重了，则头重沉如裹（“湿如裹”为湿邪主要现象）。如湿在人身不解，湿化为热，湿热不除（“攘”作“除”解），影响筋膜，大筋点短无力，小筋松弛，由点短而又现拘挛，弛长进而痿废。以上都因外湿而来。

“因于气”，人身之气不通畅，血亦不行，便发肿，如水肿病因气不行，水亦不行，要行水即当先行气。水肿发生到严重程度时，左肿右代、上肿下代，四肢不能各尽其职，这是阳气衰竭，肿越重，阳气越衰，因阳气不能化水以行。在临床上，若气虚则补气，气滞则行气，总是与气分不开的，如“膀胱者，州都之官，津液藏焉，气化出矣”。在临床上，用葱利小便，因其辛散通气；又用葱白四逆，因阳弱而不行，加葱白以通阳气。一般来说，风邪好似轻松，但在人身太过（“淫”即“过”之意），风为阳邪，阳胜伤阴，阴精乃亡失。如太阳中风发热汗出，汗出多即伤阴，如桂枝汤之汗出，即使不伤阴，肝藏血，肝为下焦之脏属阴，风邪太过，其本脏即受伤。在这个基础上又没有注意饮食节制而饱食，阴伤，筋脉已现脆弱，而又伤食，脾土不运即生淫热，淫热横见于筋脉，筋脉懈而不能支持，淫热之邪留于肠里（“积”也，隐藏起之意），在肠之深处隐藏起来。阴已先伤，大肠不健康，又加淫热积于内，故生痔疮，如水分过多，水在人身行不走，气往上逆，即为水逆病（即中医所用五苓散化气行水）。如伤了阴的人，又房事太多，阴更伤而肾气乃伤，阴伤极。“高骨乃坏”，“高”，指人体津液而言，即肾之津液，因阴伤不足以养骨，津液、骨髓都变坏了。假使先伤肝阴，又伤肾阴，长时间没有恢复，身体虚弱如露（“露”，羸之意），经常发寒、发热，此是虚劳证发寒热，不是感冒之寒热。如经云“寸上脉沉而弱曰寒热”，是阴虚时寒时热，非外来之寒热。

此段主要提出病有内因、外因，还有人为的不内外因，也明显看出疾病之因子即这几方面，而没有无因之说。

（一）外因

1. 风

（1）风的常变。

凡是风的病，首先要认识风本身其常和变，柔、暄、和、荣、散、宣发、敷和、舒启为风的常态，陨、动、摧拉、振发、散落等为风的变态。变，即古人所谓邪气，不正之气，不正常即为致病之因子。

（2）风为百病之始。

“是故风者百病之长也。”夫人禀五常，风气生于人，风能生万物，亦能害万物，如水能浮舟亦能覆舟。风与人接触的机会最多，故许多病都由它而起，故风为百病之长。

“故风者百病之长也，至其变化乃为他病也，无常方，然致有风气也。”风之变化大而不一，可为风寒、风热、虚风、实风，寒、暑、燥、湿、火皆可因之而出。风代表气候，六淫以风为主，如五行之以土为主，不管伤于哪一淫，都要通过风才到人身。风之变化大，无常方，如桂枝汤加减变化很大，不管风之变化因寒、因湿、因燥、因火，都要通过风而来。

“风者，百病之始也。”寒、暑、燥、湿俱不离风，风载五淫，如土载四行，故风为百病之始。

“黄帝问曰：风之伤人也，或为寒热，或为热中，或为寒中，或为疠风，或为偏枯，或为风也，其病各异，其名不同，或内至五脏六腑，不知其解，愿闻其说。岐伯对曰：风气藏于皮肤之间，内不得通，外不得泄，风者善行而数变，腠理开则洒然寒，闭则热而闷，其寒也则衰食饮，其热也则消肌肉。”风之伤人，虽同样是风邪，在病变上却有热中、寒中、寒热、疠风、偏枯或为风等的不同，因症状不同而病名也不同，又有中腑、中脏（中腑问题不大，如中脏而现口眼㖞斜、神识不清则应慎重）。为什么风的变化如此复杂？才伤了风，风邪藏于皮肤腠理间，内之阳出不来，阳气本应卫外，而风闭于外阳即阻于内，正因阳气不出外，皮肤肌腠不得排泄，而现酸麻疼等。但风善行数变，可以多种多样变化，如内至五脏六腑，可变寒中、热中、疠风、偏枯等。当皮肤腠理毛孔开时作惊寒，当腠理闭皮肤毛孔收缩时即发热，此是风与正气斗争的表现。假使风中于内变为内寒（阳明病能食为中风，不能食为中寒），内之正气弱而饮食不得，若风变为热邪，热于内而伤阴，则肌肉消，当寒热能食则病轻，如不能食、肌肉消瘦就病重，不管病轻、病重，都是风为百病之长。

（3）风辨四时。

根据四时阴阳的变化，风邪为病亦各不相同。

“所谓得四时之胜者，春胜长夏，长夏胜冬，冬胜夏，夏胜秋，秋胜春，所谓四时之胜也。东风生于春，病在肝，俞在颈项；南风生于夏，病在心，俞在胸胁；西风生于秋，病在肺，俞在肩背；北风生于冬，病在肾，俞在腰股；中央为土，病在脾，俞在脊。”此段王玉川老师从略。

“以春甲乙伤于风者为肝风，以夏丙丁伤于风者为心风，以季夏戊己伤于邪者为脾风，以秋庚辛中于邪者为肺风，以冬壬癸中于邪者为肾风。”此段从略。

“黄帝问于少俞曰：余闻百疾之始期也，必生于风雨寒暑，循毫毛而入腠理，或复还，或留止，或为风肿汗出，或为消瘅，或为寒热，或为留痹，或为积聚。奇邪淫溢，不可胜数，愿闻其故。夫同时得病，或病此，或病彼，意者天之为人生风乎，何其异也？少俞曰：夫天之生风者，非以私百姓也，其行公平正直，犯者得之，避者得无殆，非求人而人自犯之。

“黄帝曰：一时遇风，同时得病，其病各异，愿闻其故。少俞曰：善乎哉问！请论以比匠人。匠人磨斧斤，砺刀削斲材木，木之阴阳，尚有坚脆，坚者不入，脆者皮弛，至其交节，而缺斤斧焉。夫一木之中，坚脆不同，坚者则刚，脆者易伤，况其材木之不同，皮之厚薄，汁之多少，而各异耶。夫木之蚤花先生叶者，遇春霜烈风，则花落而叶萎；久曝大旱，则脆木薄皮者，枝条汁少而叶萎；久阴淫雨，则薄皮多汁者，皮溃而漉；卒风暴起，则刚脆之木，枝折杌伤；秋霜疾风则刚脆之木根摇而叶落。凡此五者，各有所伤，况于人乎！

“黄帝曰：以人应木，奈何？少俞答曰：木之所伤也，皆伤其枝，枝之刚脆而坚，未成伤也。人之有常病也，亦因其骨节皮肤腠理之不坚固者，邪之所舍也，故常为病也。”

生活环境相同、年龄亦相仿、衣之厚薄亦相同，突然遇到烈风暴雨，而有的人病、有的人不病，为何会有不同的变化？其缘故怎样？一方面，春湿风、夏热风、秋凉风、冬寒风，四时风温、热、凉、寒不同，而四时之病不同，影响人亦不同。另一方面，如色黄、皮薄、肉脆弱的人，是脾气虚弱（黄色属脾土，脾主肌肉），春之风邪旺，木克土，不胜春之风，这种人因脾气虚弱而不能抵抗其邪，春天最易得感冒病。若色白、皮薄、弱肉之人，是肺气弱，而不胜夏之邪气，因火克金。若青色、皮薄、弱肉之人，是肝气弱，不胜秋之邪风，因金克木。若是赤色、皮薄、弱肉之人，赤为心色，心阳虚，冬属水，水克火，故仍胜不过冬之邪风。这说明四季之风，是否病，还要决定于内在因素，正气强即不病，正气弱即病，故疾病不单是看外因，还要看内因。

那么黑色的即不病吗？黑色，要看以怎样的姿态出现，如色黑、皮厚、肉坚之人，对四时虚风都能胜，因黑色属肾，皮厚肉坚代表肾强，一气相生，故四时之邪都能抵抗。若色黑而皮薄、肉不坚，黑色又不纯正，则气与形俱衰，到长夏而为虚风则病，因土克水。相反，若其皮厚、肉坚就不会病了，当然也有身体结实而生病的，必重感于寒（寒是广义的，指邪而言，如《伤寒论》也有热证、风证等，又如孟子与齐桓公谈话“吾退而寒之者至也”。寒即代表邪入）。内有情志之变化，外又感受邪气，故病。此段文字说明受四季不同风皆可发病，更强调内在因子，尽管已有外有因子，而内无弱点则不会得病，若内有缺点则招致疾病。言风为因子，还决定于人之身体情况。

（4）表证的风。

“故风者，百病之始也，清静则肉腠闭拒，虽有大风苛毒，弗之能害，此因时之序也。”风为百病之始，寒、暑、燥、湿、火皆因风而伤于人，若是安足（清静）则调节功能稳定、肌腠结实，就能抗拒风邪，使风邪不伤人体，虽有大风小疾，也不会使人患病。这个的关键在于人安不安定，正气能不能因四时之变化而变化，说明了感受风邪首先在表。

“故犯贼风虚邪者，阳受之；食饮不节，起居不时者，阴受之。阳受之则入六腑，阴受之则入五脏。入六腑则身热不时卧，上为喘呼；入五脏则䐜满闭塞，下为飧泄，久为肠澼。故喉主天气，咽主地气。故阳受风气，阴受湿气。故阴气从足上行至头，而下行循臂至指端；阳气从手上行至头，而下行至足。故曰阳病者上行极而下，阴病者下行极而上。故伤于风者，上先受之。”凡贼风虚邪侵犯人体，首先阳受之，侵犯体表，由体表而又入腑，入六腑则见发烧、倦怠、嗜睡，热上冲而现呼气急。肺主皮毛，肺气病伤于风即上先受，上为阳的部位，说明伤风首先要病表，即阳分、气分，故主要反映为阳的症状，如身热、喘呼等。

“风寒湿三气杂至，合而为痹也。其风气胜者为行痹，寒气胜者为痛痹，湿气胜者为著痹也。”风寒湿之气综合侵犯人体，在人体停滞而得痹证。《灵枢·周痹》云“风寒湿气客于外与肉之间，迫急而为沫”，言其互相合并，互不相让，侵袭人体则凝聚，出现痹证的现象，故痹证基本是肌肉之病。对风、寒、湿之气进行比较，风痹者风较甚，其所现无定也，时而上时而下，或左或右，此风气病，因风善行数变，故在人身无一定处。若寒气甚者为痛痹，肌肉发痛严重，寒则凝塞不通，不通则痛，如李东垣当归拈痛汤，即和气行血通之之意，故寒痹要用辛温药散其寒。若湿气特别盛的为著痹，“著”即停而不行，与风邪的特点恰相反，因湿为阴邪，重浊之邪，故痛在一处。这些邪气都在肌表，故风邪首先侵犯肌表。

“有病身热汗出烦满，烦满不为汗解，此为何病？岐伯曰：汗出而身热者，风也；汗出而烦满不解者，厥也，病名曰风厥。帝曰：愿卒闻之。岐伯曰：巨阳主气，故先受邪，少阴与其为表里也，得热则上从之，从之则厥也。帝曰：治之奈何？岐伯曰：表里刺之，饮之服汤。”

有病见发热汗出，心烦及心下胀满不舒，汗出而病不解，这是什么病？汗出、身热是风证，中风是恶寒发热、汗出，伤寒是发热无汗，麻黄汤、桂枝汤的区别则亦在此。今汗出且发热是伤风（非脑出血之中风）病，汗出而烦满不解，是阳邪厥逆于内，前为表，后为里，表里皆热故曰风厥。

太阳在外为阳，主人身之气卫于外，故风病先伤太阳，太阳之里是少阴，太阳与之为表里，若太阳风邪不断深入，通过太阳，致风热之邪侵犯少阴心经；心为阳脏，阳热之邪上逆，因外表之邪影响心，在下的少阴心受太阳的影响而上从之，致心之阳气上逆而厥。这是表里证，表里都有热，故风证不致病表，而可病里，阴阳俱病。若用针法可表里刺之，服药可服表里两解之药。

“风者，善行而数变，腠理开则洒然寒，闭则热而闷，其寒也则衰食饮，其热也则消肌肉，故使人怢慄而不能食，名曰寒热。”（《素问·风论》）前文已讲，从略。

“风从外入，令人振寒，汗出头痛，身重恶寒，治在风府，调其阴阳，不足则补，有余则泻，大风颈项痛，刺风府，风府在上椎。大风汗出，灸譩譆，譩譆在背下侠脊傍三寸所，厌之令病者呼譩譆，譩譆应手。从风憎风，刺眉头。”（《素问·骨空论》）风邪中人从皮毛而入，故伤太阳之表，伤风后令人振寒战栗，继而发热、汗出、头痛，且全身恶寒，这是太阳经病典型的病状。在治疗上，内服药宜桂枝汤；针灸宜刺风府穴，以调和营卫，邪气有余宜用泻法，体虚不足宜用补法。风府穴在头后颈入发际一寸，此穴宜针不宜灸，误用灸法，病严重为喑哑。

“黄帝曰：人之善病风厥漉汗者，何以候之？少俞答曰：肉不坚，腠理疏，则善病风。黄帝曰：何以候肉之不坚也？少俞答曰：腘肉不坚，而无分理。理者粗理，粗理而皮不致者，腠理疏。此言其浑然者。”（《灵枢·五变》）有一种人最容易患伤风寒厥，汗不断从皮肤渗出，这是何证候呢？该人营卫弱，表阳已虚，肌肉不坚固，肌肉空虚则腠理疏松，则使人容易得风病。这是阳气虚不能卫外之故，在临床上可用玉屏风散。

“邪气者，虚风之贼伤人也，其中人也深，不能自去。正风者，其中人也浅，合而自去，其气来柔弱，不能胜真气，故自去。”（《灵枢·刺节真邪》）邪气，就是所谓虚风，是不正常而非其时的风，伤人作病为虚风贼风的中风症。虚风伤人以后，使人现洒淅恶寒而身体摇动，风邪侵人先入皮肤，则腠理开而发热、汗出。这说明风邪中风寒、风温都是阳邪，所以初起即伤人的表阳，为恶寒发热、汗出等表证。如《伤寒论》的太阳中风病，治宜发表之法。

（5）肝病的风。

内动的风，不是外感来的风邪，而是肝本身病变，肝阳上亢，上急而生的风。其产生的主要原因是下焦阴气虚，阴不能养阳，故肝阳上亢。

“风容淫气，精乃亡，邪伤形也。”（《素问·生气通天论》）前文已讲，从略。

“风胜则动。”（《素问·阴阳应象大论》）肝木旺则生风，风胜则动，因风过胜而动肝木，肝主筋，故肝风动摇，其病现痉挛、抽搐症状，但又应究其虚实。

“肝恶风。”（《素问·宣明五气》）肝木生风，若风胜则肝木动，肝风动因肝阳亢，所以往往使人得肝风而恶风。唐王冰解释说“风则筋燥急”，就是说肝阳亢盛，大伤阴气，即伤津液，肝主筋，肝之筋缺乏津液润养，筋脉就枯燥，现痉挛拘急症状。此症治疗宜柔润熄风，也就是滋养津液。

“春取络脉分肉，何也？岐伯曰：春者木始治，肝气始生，肝气急，其风疾，经脉常深，其气少，不能深入，故取络脉分肉间。”（《素问·水热穴论》）春天针灸时要取分肉之间的络脉，其原因是什么呢？岐伯解释说：春天是肝木主治，且为阳气之始生，若春天发生病变，就病肝气急（肝郁）、风气疾（肝阳亢），肝风就动。但人体的经脉很深，春天的风邪尚轻，不能深入经脉，只伤中人浅层的络脉，所以春天受风邪，针灸时只取分肉之间的络脉。

“风伤肝，燥胜风。”（《素问·五运行大论》）风为肝木之气，风气胜就伤肝，肝阳亢盛多乘肺，今反而肺燥金之气来克肝木，所以为“燥胜风”。说明肝属木属风，风气胜即病肝，肺气盛即病风。此为本脏之气盛而病本脏。

（6）脾病的风。

“春伤于风，邪气留连，乃为洞泄。”（《素问·生气通天论》）春天为肝木主令，如果春天伤风邪，肝木之气不强，则这种风邪长期停留在人体不去，肝木风动来克制脾土，脾土被克制，脾弱见消化不良，病大量水分的洞泄。

“春伤于风，夏生飧泄。”（《素问·阴阳应象大论》）春天伤风邪，到了长夏则病飧泄，这是什么原因？春天伤风邪，肝木生发之气减弱，肝木生发之气弱则奉养夏天较少，夏天心之大化又不足，而奉养长夏之气更少。所以到了长夏，脾土极衰弱，失去了运输的能力，故病消化不良，发生飧泄。

“风胜则地动。”（《素问·五运行大论》）风胜则肝木之气太过，肝木风气太过就影响脾土，脾被肝木克制，脾就怯弱，发生动摇，此句是说脾土要发生病变。

“岁木太过，风气流行，脾土受邪。民病飧泄食减，体重，烦冤，肠鸣腹支满，上应岁星。”（《素问·气交变大论》）如逢木气太过之年，风气流行，肝木旺克制脾土，脾土受邪发生病变，其民多病消化弱而飧泄，脾不运输，饮食减少，因此营养缺乏、身体倦重、心中烦闷不舒，且肠鸣辘辘有声，腹亦现胀满病状。

“岁土不及，风乃大行，化气不令，草木茂荣，飘扬而甚，秀而不实，上应岁星，民病飧泄霍乱，体重腹痛，筋骨繇复，肌肉瞤酸，善怒，脏气举事，蛰虫早附，咸病寒中，上应岁星、镇星，其谷黅。”（《素问·气交变大论》）如逢岁土不及之年，风木就胜，风胜就大流行，木克土，肝强而脾弱。其民病多脾气不化，发生飧泄，或上吐下泻的霍乱病。严重吐泻，致脾胃之阳气大伤，津液枯竭，其人就现身体沉重、腹痛，四肢筋骨动摇痉挛抽搐，肌肉也掣动酸痛，爱发怒。这都是脾胃衰竭的象征。

“厥阴司天，风气下临，脾气上从，而土且隆，黄起水乃眚，土用革，体重肌肉萎，食减口爽，风行太虚，云物摇动，目转耳鸣。”（《素问·五常政大论》）假如今年上半年是己亥厥阴风木司天，风木之气就旺，风气下降，脾土受风木限制，脾被克则隆起而阻塞不通，土又克水，肾水受灾害，脾土就受变化，病现身体沉重、营养缺乏、肌肉萎缩、食量减少，口味亦不爽。人身之风如自然界之风动，万物都要动摇，所以人身发生风气动，就见目眩和耳鸣。

“木郁之发，太虚埃昏，云物以扰，大风乃至，屋发折木，木有变。故民病胃脘当心而痛，上支两胁，鬲咽不通，食饮不下，甚则耳鸣眩转，目不识人，善暴僵仆。”（《素问·六元正纪大论》）什么是木郁之发？假若今年金气太过，风木要受金的克制，则肝木郁积，待金旺之气已过，木郁反复暴发欺侮脾土，故多病胃脘当心而痛，痛时引及上至两胁胀满。肝气上逆，胸膈、咽喉阻塞不通，以致食物水饮不能咽下。

“岁厥阴在泉，风淫所胜，则地气不明，平野昧，草乃早秀。民病洒洒振寒，善伸数欠，心痛支满，两胁里急，饮食不下，鬲咽不通，食则呕，腹胀善噫，得后与气，则快然如衰，身体皆重。”（《素问·至真要大论》）假若岁逢壬申少阳相火司天，厥阴风木在泉，下半年风木主治，风木太过，风邪偏胜，脾土受害，其病多生洒洒然发冷、胸中满闷、时而欠伸不断。厥阴脉贯膈布胁肋，故发生心部痛、两胁拘急而满；木旺侮土，饮食不下，脾胃之气上逆，咽膈不通，食后仍呕出，腹胀不时噫气，若得解大便或气泄则感觉轻快，身体感觉沉重。

“厥阴司天，风淫所胜，则太虚埃昏，云物以扰，寒生春气，流水不冰。民病胃脘当心而痛，上支两胁，鬲咽不通，饮食不下，舌本强，食则呕，冷泄腹胀，溏泄瘕水闭，蛰虫不去，病本于脾，冲阳绝，死不治。”（《素问·至真要大论》）厥阴司天之年，风木之气太过，风气流行，故多病胃脘当心而痛，痛引及上两胁，咽膈不通，饮食不下，舌根强直，食入则呕，不能消化水谷而为冷泄腹胀，溏泄，以及气结成瘕、小便不通等症。阳气偏胜于外，“蜇虫不去”，风木胜脾土，所以风气主岁偏胜的时候，脾就容易产生上述症状。

（7）其他。

“帝曰：五脏风之形状不同者何？愿闻其诊及其病能。岐伯曰：肺风之状，多汗恶风，色皏然白，时咳短气，昼日则差，暮则甚，诊在眉上，其色白。心风之状，多汗恶风，焦绝，善怒吓，赤色，病甚则言不可快，诊在口，其色赤。肝风之状，多汗恶风，善悲，色微苍，嗌干善怒，时憎女子，诊在目下，其色青。脾风之状，多汗恶风，身体怠惰，四肢不欲动，色薄微黄，不嗜食，诊在鼻上，其色黄。肾风之状，多汗恶风，面痝然浮肿，脊痛不能正立，其色炲，隐曲不利，诊在颐上，其色黑。

“胃风之状，颈多汗恶风，食饮不下，鬲塞不通，腹善满，失衣则䐜胀，食寒则泄，诊形瘦而腹大。首风之状，头面多汗恶风，当先风一日则病甚，头痛不可以出内，至其风日则病少愈。漏风之状，或多汗，常不可单衣，食则汗出，甚则身汗，喘息恶风，衣常濡，口干善渴，不能劳事。泄风之状，多汗，汗出泄衣上，口中干，上渍其风，不能劳事，身体尽痛则寒。”

五脏风即心、肝、脾、肺、肾风的形状如何不同？又怎样分辨呢？现在愿欲知道如何诊察其病情及五脏各自形成的病态。关于肺风之状，风伤皮毛，腠理开，使人多汗；风迫于内，因而恶风；风伤肺特现面容浅白色；肺气伤则咳，所以时常咳嗽、短气。白天阳气盛，对肺阴将有帮助，则肺气顺，觉得其病减轻；晚上阴气盛，对肺阴无帮助，则肺气壅，就觉其病严重。

心风之状，见多汗、恶风；风气内迫于心，邪从热化，火热过胜，津液干枯，口唇极度干燥；心为阳，热灼伤阴，肝风发动则善怒，甚而吓骂人；阳热盛，全身发赤，如风热不断发展，则舌枯强直，言语謇涩不快。若观察其口腔，舌必现赤色。

肝风之状，见多汗、恶风；肝本怒而反为悲，是金克木，其人面带微苍色，肺脉循喉之旁后入颃颡，故风动而咽嗌干；怒为肝志，肝病则善怒；且肝气病则恶色而讨厌女子。诊其外候目下，肝病其色必青。

脾风之状，见多汗、恶风；脾主肌肉及四肢，脾病则使人四肢不想动，全身倦怠，面色现薄微黄，且不欲食。鼻居中央，面象为土，故脾病鼻色现黄。

肾风之状，见多汗、恶风；风邪伤肾，则水气上升，面部肿大；肾主骨，肾病则背脊不能正立，其面容现烟炲色，性功能有障碍，隐曲不利。诊肾病，在面两颧骨肌，察其色必黑。

胃风之状，见头颈部特别多汗、恶风。为什么胃风则颈部多汗呢？胃脉风府在颈部之故。病传胃，饮食不佳，胸膈阻塞不通，腹多胀满，若失衣外受寒而中热更甚，使腹更膜满痞胀；若食寒冷之物，则寒气伤胃，胃气更衰，不能消化水谷，因此泄下。胃主肌肉，胃病则形体消瘦，风热蓄聚于内，故腹胀大。

“首风之状，头面多汗恶风，当先风一日则病甚，头痛不可以出内，至其风日则病少愈。”《内经》里谈首风的有几处，言其皆由沐后所致。因古人发长，在沐发之时，因时间过久或所用之水冷却等而感受风寒，其症状是头痛、多汗、恶风。头为诸阳之会，三阳之经脉皆上于头，督脉（是阳脉）也上于头，故称头为诸阳之会。若上阳之气弱，致头皮肌腠不固密，则易感受风寒，故“多汗恶风”。“当先风一日则病甚”，古人解释为病前一天痛甚，这是不符合临床事实的，这里的“先”应作“始”字讲，即开始病风的第一天就痛甚，也就是说首风一来就很重，因其他疾病皆是由轻而重，但首风一起即重，可说是本病之一特点。其严重程度为不能出门。“至其风日则病少愈”，古人释为至其风发之日则少愈，这也是不够恰当的，“风日”，在《备急千金要方》中谈到“数见风日”，即多见风日，据此，这里的“风日”即指此意。所谓“至其风日则病少愈者”，即可以见风出门了，病就轻松了。若照古人形神太乙讲法是不符合疾病的发展规律的，与临床事实亦不符。

“漏风之状，或多汗，常不可单衣，食则汗出，甚则身汗，喘息恶风，衣常濡，口干善渴，不能劳事。”“漏风”乃酒后容易得之病，为何易患呢？人之卫气，本剽悍滑疾，但酒之运行更快，即“先卫气而行”。凡酒后之人，即全身红色或青色，这是酒行皮肤之反映，其皮肤有红、青不同色者，乃因其体质不同而殊。酒之湿热重，漏风之人汗多，多至不能穿单衣，喝点水也要出汗，这说明气分热重，热则腠理疏，故自汗出。除汗多外，还现喘息、恶风。“衣常濡”，即汗多之关系。汗出多而伤津，故现口干而渴。“不能劳事”，乃多汗之故。其汗多如漏之状，故曰“漏风”。《内经》治此病用泽泻散，有鹿衔草、泽泻、白术三味。以泽泻泄其湿热，白术及鹿衔草生津止汗。《太平圣惠方》称之“鹿衔汤”。中医治汗多之法，一求除其原因，一求生津，若仅用止汗之法，是收效不大的。

“泄风之状，多汗，汗出泄衣上，口中干，上渍，其风不能劳事，身体尽痛则寒。”风病多汗、恶风之状长期存在肌腠里，故为泄风，仍属卫气伤之故。其与漏风不同者，乃非因酒而起，其他症状则两者基本相同。不管环境冷热，汗多皆可把衣打湿。“上渍”，指皮肤随时是湿的，如水渍一样。“其风不能劳事”，即不能动作，乃因卫气太弱，不能卫外而为固。“身体尽痛则寒”，即身痛而现冷，乃汗久阳气所伤而造成的恶性循环。这身痛非因肌肉有寒，乃肌肉失其营养之故，宜扶其脾阳，用白术、黄芪等药。

以上基本上是属于脏腑之风，为里证，这种风所引起的病变，不是因阳气太虚，就是因阳气太甚。其取为风之名，乃有多汗、恶风的症状故也。

此部分可归纳为以下几方面。

（1）风有常风、变风。

（2）风虽比寒轻，但变化大。

（3）四时不同之风，可产生不同的病变。

（4）内风多属肝，并可考虑脾的问题。

（5）风的症状虽多，总离不掉一个“动”字，如自汗、恶风、抽搐等皆是动的现象。

（6）除六淫之风外，还要考虑内部之风。风病之命名，乃从其临床症状表现“动”的情况而归纳出的。

2. 寒

（1）寒的常变。

“北方生寒，寒生水，水生咸，咸生肾，肾生骨髓，髓生肝，肾主耳。其在天为寒，在地为水，在体为骨，在脏为肾。”前文已讲，从略。

坚、凛……为寒之常气；凝冽、冰雹……为寒之变气。

（2）寒生热病之因。

“人伤于寒而传为热，何也？岐伯曰：夫寒盛则生热也。”人感受了寒邪，结果却变为热证，是何道理？此乃寒盛生热，即物极必反之意，如五行到冬至寒极（阴盛）而生阳。这种热邪是由水生的，仲景对寒生之热用麻黄汤、桂枝汤等除寒，寒除则热解。太阳之本寒而标热即指此，故用桂枝汤。

“黄帝问曰：今夫热病者，皆伤寒之类也，或愈或死，其死皆以六七日之间，其愈皆以十日以上者，何也？”凡热病之由伤于寒而来的，非受热所起，正因伤于寒，故恶寒发热，这种热虽甚，但不会死人，因热在外之故。

“凡病伤寒而成温者，先夏至日者为病温，后夏至日者为病暑，暑当与汗皆出，勿止。”凡是因伤寒而成温热病的，若非感寒即病，而是潜伏在夏至以前（春季）发病的叫温病，因春主温，到夏至后而发病的叫暑病。这说明受病之元（伤寒）则一，由于各时的气候不同，发病也就异了。“暑当与汗皆出，勿止”，是说温病与暑病，出点汗并不要紧，勿用止汗药去止汗，这需要使邪由外而解。温暑之邪，如有表证，仍虽解表，不过不用辛温解表之法而是用辛凉之剂。这里的汗出勿止，仍是指邪由表而入，应取由表而出。

“冬伤于寒，春必温病。”即当时病者曰寒，不即病者曰温，乃伏气温病。伏的是什么？指寒邪。

以上乃“寒”字在临床上的第一个概念。

（3）寒病初期，多为表证。

“寒则腠理闭，气不行，故气收矣。”感冒为何恶寒？卫气不行而内敛，故恶寒。即寒则腠理闭，卫气不行于外，而收敛于内，故曰气收。

“气盛身寒，得之伤寒。”气盛，即气短而粗，乃因寒之故。为何因寒就气盛呢？乃腠理闭之故。外表伤于寒，而内里气就盛。

“寒盛则浮。”浮，指脉浮，因受寒在表之故。但这里的脉浮要区分浮紧、浮缓。

“今风寒客于人，使人毫毛毕直，皮肤闭而为热，当是之时，可汗而发也。”风寒寄居在人体皮毛之处，就会出现毫毛直立之状，当时可用发汗之法治疗。

寒病的主要症状是无汗，虽文内未直言，但从“寒则腠理闭”可以看出它是无汗的。寒属冬令，冬主闭藏，故寒在人身亦表现为闭藏，即无汗。

（4）寒主痛。

“寒气甚者为痛痹。”前文已讲，不赘述。

“痛者，寒气多也，有寒故痛也。”为何寒会致痛？乃寒则收缩，卫气闭塞不通所造成。

“病在少腹，腹痛不得大小便，病名曰疝，得之寒，刺少腹两股间，刺腰髁骨间，刺而多之，尽炅病已。”病在少腹，即痛在少腹，当痛到大小便不通，这就叫疝病。为何得此？乃寒引起，因疝病属寒的很多，而五疝之中未有属热的。疝病的治疗方法是刺少腹两股间。为何要刺此？因疝病属肝经及肾经之病，为何属这两条经呢？因肝之经脉环阴器抵少腹，肾之经脉卫股内后廉上脊，已绕外阴部，疝病属下焦，下焦即肝肾两经所主，故疝病属肝、肾病。这说明寒在肝、肾，那么究竟是在肝还是在肾呢？必须以脉症合参而定。“刺少腹”，即刺肓俞穴，“刺两股”，指刺阴包穴，前者属肾之经穴，后者属肝之经穴。“刺两踝”，指刺照海穴。所谓“刺而多之，尽炅病已”，指多运针和留针，针刺的地方感到有热感则病可止，若用药就须用热性药，如大乌头煎之类。

“岁火不及，寒乃大行，长政不用，物荣而下，凝惨而甚，则阳气不化，乃折荣美，上应辰星，民病胸中痛，胁支满，两胁痛，膺背肩胛间及两臂内痛，郁冒朦昧，心痛暴喑，胸腹大，胁下与腰背相引而痛，甚则屈不能伸，髋髀如别，上应荧惑、辰星，其谷丹。”岁气之火不及，故寒气生，出现胸中痛、支满等症。“暴喑”，即突然不能说话，如感冒而失音。“相引而痛”，即牵连性痛。

“愿闻人之五脏卒痛，何气使然？岐伯对曰：经脉流行不止，环周不休，寒气入经而稽迟，泣而不行，客于脉外则血少，客于脉中则气不通，故卒然而痛。”这是说明寒气为痛的缘由。人要知其痛之原因，必先了解人之经脉是环周不休的，其之所以痛，乃因寒气羁留，血液运行慢（迟），甚而塞而不行，寒在外，则血流少，即“稽留而迟”。

以下是提出痛证的复杂情况，需加以辨别。

“寒气客于脉外则脉寒，脉寒则缩蜷，缩蜷则脉绌急，绌急则外引小络，故卒然而痛，得炅则痛立止，因重中于寒，则痛久矣。”寒气客于经脉的外围则脉寒，这“寒”字有解释是“塞”字的，若不改亦讲得通，因经脉之血受寒之影响故曰脉寒。寒重则脉收缩而屈，蜷缩则脉细急（弯曲），经脉不通，外之小络同样受寒邪影响，当其收缩之时，故卒然而痛。其痛止之因又为何？即“得炅痛止”。所谓“得炅痛止”，乃人之阳气与寒邪相斗争，阳气战胜了寒邪，故痛止。这说明疼痛之发生与制止，是有其根源的，而不是偶然的。

“因重中于寒，则痛久也。”寒邪重，经脉内外皆受了寒邪，“中”，即伤。由于寒邪重，故长期疼痛不止，阳气战胜阴寒之故。此处是寒已在血分，可用当归生姜羊肉汤温血分之寒而止痛。

“寒气客于经脉之中，与炅气相薄则脉满，满则痛而不可按也，寒气稽留，炅气从上，则脉充大而血气乱，故痛甚不可按也。”寒气在经脉之中与人之阳气结合起来，而阳气战胜不了寒气，这样阳就不通，寒在脉内，两者互结而现满，故不可按。中医的拒按症，一般属于实证。若因寒热裹结不通而痛，可用厚朴三物汤通其气，若痛而大便闭可用大承气汤。

“寒气稽留，炅气从上，则脉充大而血气乱，故痛甚不可按也。”寒气长期停留在经脉内，人之阴也会上逆于上，这样脉就充大，营卫之气就紊乱了。即寒热相结，则脉充大，脉充大则血气乱。

“寒气客于肠胃之间，膜原之下，血不得散，小络急引，故痛，按之则血气散，故按之痛止。”“膜原”，即肠胃脏腑之间的联系物，寒邪就潜伏在此处，因膜原位置很隐僻，故易潜邪。膜原之间的血与气不散，小络拘急而收缩，故痛，按之则助其血气通利，故痛止。临床上可用四逆散、逍遥散等和解剂即可愈。若是少阴腹痛，可用四逆汤温之。

“寒气客于侠脊之脉，则深按之不能及，故按之无益也。”所谓“侠脊”，即伏冲之脉，冲脉发源于气街，从腹内行，由气街小腹前直到背面侠脊而行。若寒气客于冲脉之里，即使深按也按不着，所以在疼痛发作时虽不拒按，但按之也无济于事，即“按之无益”。这种疼痛，在临床治疗时宜用温养营气的方法才能止痛，这是冲脉主营气的缘故。前面两条一是拒按、一是喜按，这条则是按之无益，注意区别。

“寒气客于冲脉，冲脉起于关元，随腹直上，寒气客则脉不通，脉不通则气因之，故喘动应手矣。”这条是说明寒气客于冲脉是怎样引起疼痛的，在疼痛发作时有什么特征。冲脉根于气冲（穴名），挟脐而上，通过关元（穴名，在脐下三寸），随着腹部的任脉两边直上。若寒气客于冲脉，经脉就不通畅，经脉既不通畅，阳气亦因之而不通，气与血不通，肺的功能受到阻碍，在腹部体征方面就会表现出一种特征来，这时若用手去摸它，这个部分就跳动应手，像呼吸喘定，如水上涌似的。这是阳气与寒邪相搏动，阳气欲冲破客于经脉中的寒邪而出现的一种象征。对于这种疼痛，在临床治疗时经常应用大剂辛散温热的方法，如大建中汤之类的方剂，这个方子可治腹痛时“有头有足”，“有头有足”就是“喘动应手”的意思。这个方子是由蜀椒、干姜、人参等组成，蜀椒就是辛温散寒通气之药，故在临床上用以治疗寒痛是有一定的疗效的。又如仲景利尿也用椒目（即蜀椒不用子），也是取其通气的作用，气通则小便利。

“寒气客于背俞之脉则脉泣，脉泣则血虚，血虚则痛，其俞注于心，故相引而痛，按之则热气至，热气至则痛止矣。”“背俞之脉”，指足太阳膀胱之脉，五脏六腑的俞穴都行于背部，归属于膀胱经。寒气客于背部，则膀胱经就不通畅而脉泣，脉既泣则荣气就通不过，故血虚，血虚则不能温养经脉。又膀胱经行于背，五脏六腑之俞穴均在背（“俞”，即输也，脏腑运输其气血所至之穴名“俞”），“其俞注于心”的“心”字，即代表五脏六腑，亦即通于内的意思。各个脏腑的俞穴受寒邪，则又归属于各个脏腑，但各个脏腑也是相通的，能互相影响，所以“相引而痛”，胸痛也可引起背痛。这时若进行按摩，助阳气运行以使气通，阳气通即热气至，热气至即可冲散寒邪之气，则痛可止。明代陈飞霞的九痛止法中对寒痛的治法有两种：一是用生姜捣汁调少许麻使匀，涂于手足心上，用掌从内向外搓擦使之发热则止；二是将食盐炒热，布包，乘热从上而下揉擦。这两种方法都是取其温通阳气以止寒痛的道理。

"寒气客于厥阴之脉，厥阴之脉者，络阴器系于肝，寒气客于脉中，则血泣脉急，故胁肋与少腹相引痛矣。"肝脉下络于阴器，系于肝，若寒气客于肝脉之中，则血泣不通，则肝之经脉就发生拘急，于是凡肝之部位或其经脉所过之处如胁肋及少腹等都相引作痛。

"厥气客于阴股，寒气上及少腹，血泣在下相引，故腹痛引阴股。"足厥阴肝经之脉上循少腹下抵阴股，所以寒气客于肝经时，也会引起阴股痛。

"寒气客于小肠膜原之间，络血之中，血泣不得注于大经，血气稽留不得行，故宿昔而成积矣。"这是因疼痛而现积聚的情况。寒气客于小肠膜原之间的小络脉之中，使血泣而不得流通于大的经脉，血气凝滞久了（"宿昔"）就形成积聚。这种疼痛往往是拒按的，在治疗上可用《金匮》大黄附子汤，方中用附子、细辛散郁积之寒气，只用一味行积通瘀的大黄就可使积郁之寒散而痛止。

"寒气客于五脏，厥逆上泄，阴气竭，阳气未入，故卒然痛死不知人，气复反则生矣。"这是一种寒邪中脏的重症。寒邪客于五脏，则五脏的阴精被寒邪所逼迫而外泄，"泄"就是"脱泄"，于是阴气就衰竭，阴气既衰竭，那么阳无阴而不得入，同时又因寒盛而阳也不得入，因而形成孤阳阴竭的现象，就发生卒然痛死、不省人事的重症。这时若正气战胜邪气，五脏的真阴之气能够复返，那么人就可以苏醒过来。在治疗方面，按摩法中有一种动五经的方法可以用于急救。这个方法就是对手的手指关节按一定的部位进行捏按：拇指第一节属脾，食指第一节属肝，中指第一节属心，无名指第一节属肺，小指第一节属肾；食指、中指及无名指的中节属三焦；又顺着拇指到小指次序的第三节分别属于胃、大肠、小肠、心包络及膀胱。在应用时，实则泄之，即按捏左手，补虚就取右手；又按照性别男取左手、女取右手。如中暑邪而昏倒就按捏左手，以泄暑热之实邪。这一条因阴气竭阳不得入的虚证，可取右手以补之。

"寒气客于小肠，小肠不得成聚，故后泄腹痛矣。"寒气客于小肠，则影响小肠吸收水分的功能，于是小肠就不能把糟粕积聚起来，故而引起腹泻及腹部疼痛。

"寒气客于肠胃，厥逆上出，故痛而呕也。"若寒气客于胃肠，则肠气上逆，发生疼痛和呕吐的症状。

"热气留于小肠，肠中痛，瘅热焦渴则坚干不得出，故痛而闭不通矣。"上文几条都是寒邪所引起的痛证，只有这条是由热邪所引起的痛证。若热气羁留于小肠，也可引起疼痛。因热而伤津液，感觉干焦和口渴；又因津液被热灼干，大肠失去濡润，故大便秘结；热气闭结，引起疼痛和大便不通的症状。大便闭结也有因寒而起的，在临床治疗方面得用温通的办法，如大黄附子汤证就属于这一类；若因热闭，那就要用苦寒泻下的办法，如大小承气汤。又如阑尾炎，在中医诊断方面也要分寒热，属于热的用大黄牡丹汤，属于寒的则用薏苡败酱散，两者病机不同，治疗亦各异。

《内经》对病证的研究很细致，专门有几章研究这个痛证，中医对痛证有寒热、虚实的区分，这里所提出的只是主要的一部分。

（5）寒主肾病。

寒为水之气，肾主水，所以寒病往往反映于肾。

“帝曰：人有身寒，汤火不能热，厚衣不能温，然不冻栗，是为何病？岐伯曰：是人者，素肾气胜，以水为事，太阳气衰，肾脂枯不长，一水不能胜两火，肾者水也，而生于骨，肾不生则髓不能满，故寒甚至骨也。所以不能冻栗者，肝一阳也，心二阳也，肾孤脏也，一水不能胜二火，故不能冻栗，病名曰骨痹，是人当挛节也。”有一种寒病，用热水或火不能使之转热，衣服穿得再厚也不觉温暖，但是尽管身寒这么严重，可是并不发生战栗，这是什么原因呢？大凡有这样症状的人，他们的肾一向寒水之气旺盛，在他们身上一向是寒水主事。相反，太阳热气衰微不能化水，阴盛阳衰，则肾无生长之气，肾精就越来越少，肾中之精髓（脂）枯竭不长。原来肾中有真火的，现在因为水气过盛，形成孤阴之势，孤阴则不生。因肾阳衰竭之故，身有寒虽汤火不能使之热，厚衣亦不能使之温，为什么不发生寒战呢？是因为“一水不能胜二火”的关系。所谓“一水”，是指肾水，因精水生于肾，也就是天一生水；“二火”，水生木，肝木为一曰属乙木，少阳胆为甲木，又肝为阴中之阳脏，属相火，木能生火，心属火，心为阳中之阳，属君火，故“二火”就是指心之君火和肝胆相火而言。换句话说，“一水不能胜二火”是指肾水之阴气虽盛，但它还是不能战胜在上之君火和在下之相火。肾水之阴气过盛，肾中无阳，水就不能得阳气的蒸化而成精，于是肾就失去生精的功能，则骨也就无精髓来营养而空虚，寒气乘虚而深入骨髓，所以虽有汤火、厚衣均不能使其温热。这种病在临床上常用八味丸加腽纳脐之类的方法来温通肾阳。为什么不出现冻栗呢？因为肾阳固然衰竭，但尚有肝之阳与心之阳存在，因而可维持人体需求。总的来说，虚在肾阳，故寒在骨髓而不温热，不冻栗因有二火，一水不能胜二火，所以虽寒甚而不冻栗。这种病叫作骨痹，在治疗上应大扶肾阳，如大腽纳脐丸。这种病若发展下去，则不仅有身寒，还会有关节挛急。治疗这类疾病，不能单用大剂温热之药如附子、干姜之类，必须配合厚味如肉苁蓉、巴戟天等滋阴之药，使其水火既济、阴阳调和才能恢复正常。

“涸流之纪，是谓反阳，藏令不举，化气乃昌……其病癃闷，邪伤肾也。……流衍之纪，是谓封藏，寒司物化，天地严凝，藏政以布，长令不扬，其化凛，其气坚，其政谧，其令流注，其动漂泄沃涌，其德凝惨寒氛，其变冰雪霜雹，其谷豆稷，其畜彘牛，其果栗枣，其色黑丹黅，其味咸苦甘，其象冬，其经足少阴太阳，其脏肾心，其虫鳞倮，其物濡满，其病胀，上羽而长气不化也。政过则化气大举，而埃昏气交，大雨时降，邪伤肾也。”寒水之气早至，寒气太过，五运水气不及曰涸流。涸流之纪，就是说寒水不及之年，水属阴，阴气不及则阳气必有余，所以当寒水不及之年应寒而反热（即反阳）。……这两种年成均可患癃闭，是由于寒邪伤肾的关系，无论寒气不及或太过都可使肾受病。

“静顺之纪，藏而勿害，治而善下，五化咸整，其气明，其性下，其用沃衍，其化凝坚，其类水，其政流演，其候凝肃，其令寒，其脏肾，肾其畏湿，其主二阴，其谷豆，其果栗，其实濡，其应冬，其虫鳞，其畜彘，其色黑，其养骨髓，其病厥。”寒水平气主事之年，其在天为寒，在地为水，在四季冬主阳气潜藏，阴气盛，气候凝肃，故其令寒，在人身脏腑秉寒水之性味以养肾，故其脏为肾，但是水平能养肾，失其平则寒水为病，肾阳衰减则病厥冷，故其病厥。

“诸寒收引，皆属于肾。”前文已解释，此处从略。

（6）心病的寒。

“岁水太过，寒气流行，邪害心火。民病身热烦心躁悸，阴厥上下中寒，谵妄心痛，寒气早至，上应辰星。甚则腹大胫肿，喘咳，寝汗出憎风。”寒水太过之年，因水盛，故寒气流行，水盛则克火，故寒邪伤害心之君火，火被寒逼，则火性先发于外，故身热；水气上泛于心，则心阳不安，故现烦躁且感到悸动不安；寒水属阴邪，若阴邪不断上逆，其结果是上、中、下三焦皆寒，这是命门之火衰减所表现出的一种阴盛现象。水气迫火则心神不安，故谵妄；心包为寒邪所阻绝故心痛。神为阳，神是心所主，心阳衰故神昏、谵妄；阴寒水气既盛，肾阳衰减不能化水，则水气过盛，脾土无法以制过胜之水，故腹大、胫肿。水气上泛，肺阳不能下降故喘咳，肺阳不能卫外，睡时阳气更不旺则固外不固，故寝则汗出、恶风。这说明在内之阳脱则谵妄、心痛，在外之阳衰则汗出、恶风。

“太阳司天，寒气下临，心气上从，而火且明，丹起金乃眚，寒清时举，胜则水冰。火气高明，心热烦，嗌干善渴，鼽嚏，喜悲数欠。热气妄行，寒乃复，霜不时降，善忘，甚则心痛。”太阳寒水司天，则寒气下降，少阴心火之气受其影响，但心火为了抵制寒水，则寒越甚，火则越大，故“火且明”。火气高明则表现为心热郁烦，火盛伤津故嗌干善渴，肺为火炎，故鼽嚏而喜悲（悲为肺之志），肾气不宣故数欠。这些症状表现都是由太阳寒水之气所迫，少阴阳火之气内攻所致。若寒气大发作（“寒复”），寒战胜热，即水克火，则心阳不断受寒水之影响，如天寒则霜降，于是心阳受伤，心阳伤则神不安故善忘，若寒过盛而心包络脉不通则心痛。以上说明，初期是阳盛则病热，后期为寒盛阳衰而病寒证，亦即心脏衰弱的现症。所以寒气盛或衰的现象是代表心之强与弱。

“水郁之发，阳气乃辟，阴气暴举，大寒乃至，川泽严凝，寒氛结为霜雪，甚则黄黑昏翳，流行气交，乃为霜杀，水乃见祥。故民病寒客心痛，腰脽痛，大关节不利，屈伸不便，善厥逆，痞坚腹满。阳光不治，空积沉阴。”郁结之水气一旦暴发，则阴气暴盛，阳气就回避（同“辟”），于是大寒就降临而至。水既盛则心阳不足，心包为寒气阻绝故心痛。腰为肾之府，寒盛，肾阳亦弱故腰椎（同“脽”）也痛。肾主骨，肾阳弱不行于关节，故大关节不通利则屈伸不能自如。阳气不足则阴气必胜，故善厥逆而寒。寒水过盛，脾阳也会受影响，脾阳失于运化，故腹部痞硬、胀满。以上这些症状之所以出现，是由于阳气不振，上、中、下三焦的空间（空积）都为阴气所弥漫。总的说来，这都是由于心阳衰弱，而寒为心阳弱的反面。

“岁太阳在泉，寒淫所胜，则凝肃惨栗。民病少腹控睾，引腰脊，上冲心痛，血见，嗌痛颔肿。”下半年太阳寒水主事之年，寒气流行，寒盛就出现冰凝肃杀、惨凄战栗等现象。太阳寒水属膀胱之气，与肾相表里，膀胱居于少腹，肾主阴器，寒盛则阳气郁而不宣，故少腹痛，牵引（“控”）着睾丸也痛；因腰脊亦为肾之府，所以腰脊亦痛；水气凌心，心火为其所乘，故上冲心；寒盛于下，迫心阳上逆，心主血，血随心阳上逆，故呕血、吐血、衄血（“血见”）；水邪上侮，心火为所胜，心与小肠相表里，故嗌痛、颔肿。

“太阳司天，寒淫所胜，则寒气反至，水且冰，血变于中，发为痈疡，民病厥心痛，呕血、血泄、鼽衄，善悲，时眩仆。运火炎烈，雨暴乃雹，胸腹满，手热肘挛掖肿，心澹澹大动，胸胁胃脘不安，面赤目黄，善噫嗌干，甚则色炲，渴而欲饮，病本于心。”上半年太阳寒水司天，寒水太过，寒盛故水结为冰，血被寒凝皮肤之间，卫气结聚，故发为痈疡；寒邪侵心，故厥而心气痛，甚至呕血、血泄、鼽衄，善悲。阳在上不下降，故出现头昏眩欲仆，以及胸腹满、手热、肘挛、腋肿、心澹澹大动、胸胁胃脘不安、面赤目黄等一系列的症状，这都是心阳上逆而被寒水之气所迫的结果。水与火是互相克制的，寒水过盛，要注意心。

（7）肺病的寒。

五脏所恶，“肺恶寒”。

“岐伯曰：皮毛者，肺之合也，皮毛先受邪气，邪气以从其合也。其寒饮食入胃，从肺脉上至于肺则肺寒，肺寒则外内合邪因而客之，则为肺咳。”肺主皮毛，风寒之中人，皮毛必先受邪，而后传至于肺，故皮毛为肺之合。如寒饮入胃，则寒冷之气上循于肺，则肺受寒，肺寒与皮毛先受之寒气内外相合，则肺即发生病变，上逆为咳嗽，但寒久又要转化为热。可见肺咳之因一是外感风邪，一是内伤饮食。咳久肺虚要成肺痿，热灼肺金而转为肺痈。

重寒伤肺。本身已有寒，又感受了寒为重寒。肺为秋金之脏，宜清肃，肺是娇脏，主下降，要经常保持清静，偏寒、偏热都不适宜，否则会发生病变。金能生水，如肺本身受了寒冷之气，即不能生水，秋凉之寒与冬令之寒是一点之差，但在治疗上有很大区别。

（8）虚弱为内寒。

人觉得发冷，不是因为衣服穿得少，也不是因为体内存在很多寒气，究竟是什么原因？岐伯曰：是人体的阳气衰弱了，人之阳气不能荣行于全身经脉。阳气少，相反阴气必盛，故身寒如从水中出。这里寒是阳虚的寒，临床上阳虚用温药。

“积寒留舍，营卫不居，卷肉缩筋，肋肘不得伸，内为骨痹，外为不仁，命曰不足，大寒留于谿谷也。”寒邪在人体积久不散，影响到营卫之气，营卫之气不调，发生肌肉缺乏营养的缩筋状，肘肋不能维持正常活动，甚至成为骨痹，阳外虚则肌肉失知觉而麻木不仁，以上命曰阳虚不足之证。为什么？因为盛寒留着于肌肉关节之组织谿谷也。这不是外寒，实际上是阳气不足而引起的病变，所以这种寒要用温经药。

阴盛生内寒，为何？内寒盛则阳外衰。人之阳气不仅不下降，反而被寒所迫而上逆，寒气积于胸中，阳气不能通过而下降，则阳气不断外泄，阳外泄则阳气衰、温气去，而寒留滞，寒留滞则影响血液流通，故脉行不利。其脉盛大是阴气盛，涩脉是阳气衰，所以在治疗上法用温经回阳，使阳气温通，寒积乃散。

凡诊络脉，须观察人之在表之络脉，见青色则为寒而痛，见赤色为内有热。胃中有寒，手鱼际之络脉多青色，手鱼际是太阴脉所主。胃气不能独至，要通过太阴脉荣行才能输布至各个脏腑。这种寒也属于阳衰阴盛。

掌中寒者，腹中寒。脾主四肢，鱼际上白肉有青血脉者，也是阳衰，青黑色则阴盛，发赤色则阳盛，白色则阳弱。以上均是阳气虚弱的内寒证，是阳虚阴盛的结果。

总之，外伤寒邪之化热，多为六淫之邪。肺易受寒，首先是因肺为金脏，金为水之渐，其次是因肺主皮毛。寒之表证宜用表散法。发生病变为痛证：寒甚能影响血气流通，肾为水脏，肾气盛，故病疝痛之症。寒影响肺则生喘咳，影响心则心痛等。同时身寒还有虚弱之分，如阳气虚而产生的虚寒，在治疗上又有不同的处理。

3. 暑

（1）暑主伏邪，为疟疾之因。

如夏伤于暑，而夏不病，往往到了秋天则发为疟疾，为什么？夏伤于暑并不严重，热伤气，暑邪乘人之气虚在内潜伏起来；暑是热之气，秋是寒之气，到了秋天，秋凉之气要向内收，暑邪欲向外泄，暑邪欲外泄，遇到秋凉之气内收的阻挡，同时本身体弱也不能帮助暑邪之外泄，则两者斗争，故生疟疾。

“夏暑汗不出者，秋成风疟。”人体阳气弱了，阳虚不得汗，暑邪未经汗排泄于外，则伏于内，到了秋天，成为疟疾。痎疟是广义的，风疟是多寒恶风。

疟先寒而后热者，何也？岐伯曰：夏伤于大暑，其汗出过多，因而腠理开发，遇到夏天气候突然转凉，寒冷之气随之而侵入，藏于皮肤腠理之中，到了秋天，又伤于风，故变成先寒而后热。先伤于寒，后伤于风，寒为阴邪，风为阳邪，阳邪伤阳，阴邪伤阴，伤于暑汗出过多，必伤于气，气伤不能抵抗寒邪，又不能抵抗秋凉之风，所以先寒而后热，名曰寒疟。此病就是伤暑大汗出而恶冷所致。凡夏受暑过夏而发的叫作伏暑，霜降以前伏暑轻，霜降以后伏暑重。

（2）暑主热病。

“凡病伤寒而成温者，先夏至日者为病温，后夏至日者为病暑，暑当与汗皆出，勿止。”暑即热，热即暑，不过季节不同而已，暑能蒸地阴湿气上升，是由于热上蒸的关系。人之伤于寒，在夏至前发病的为温病，在夏至后发病的为暑病。暑欲外泄，随汗而解，这时出汗切勿止之。

岁火太过，如今年岁气火运太过，暑气流行，影响肺金。热欲伤气，故少气咳喘；肺朝百脉，阳络伤，血溢于上，见鼻衄等；肺与大肠相表里，则便血。少阳热盛，则嗌燥、耳聋；肩背是肺所主，故肩背热，身热、骨痛、浸淫，浸淫是蔓延性痈疮。以上一系列的病变都是热病。

复则炎暑流行。受克过后，炎暑即暴发流行，土湿之气反受火燥，万物因而焦枯，在人病变为寒热、痱疹痈痤。

少阳所至。少阳相火为三之气，其至为炎暑之化，然相火之下，水气承之，故终为蒸溽，蒸是热上蒸，溽是湿气熏蒸。为嚏呕，为疮疡，为惊躁瞀昧暴病，为喉痹，耳鸣呕涌，以上都是少阳相火上逆而发生的病变。为暴注瞤瘛暴死，“暴注”即急性腹泻，严重腹泻脱水可引起抽筋、卒然昏厥而死，这是少阳火邪下注的病变。

少阳之盛，炎暑至，呕逆躁烦、腹满痛、溏泄，传为赤沃。“赤沃”，赤痢。

暑证与热证在临床上有所不同。暑证的临床表现要看它是偏阳还是偏阴，即偏热还是偏湿，如偏热属阳，临床上多数为手太阴经肺病，如偏湿属阴，多为足太阴经脾病。阳暑宜清解暑热，阴暑宜益气渗湿。吴鞠通曰，阳暑宜清，阴暑宜湿。张洁古说，动而得为阳暑，静而得为阴暑。室外劳动的人得病多为阳暑，室内劳动的人得病多为阴暑。

4. 湿

（1）湿的常变。

前文已解释，此处从略。

（2）肺病的湿。

秋伤于湿。湿土主长夏，不应该主秋，但要知道湿土用事在于长夏之末，即初秋之时，如果肺伤于湿，形寒饮冷则伤肺，秋金之脏，伤于长夏之湿，则上逆为咳。肺主气，因人之营卫精气要靠肺气输布，如肺伤失于输布，人之阳气不能荣行到关节各部位，故发为痿厥。

秋伤于湿，冬生咳嗽。咳主气，嗽属湿重，有声无痰为咳，有痰有声为嗽。肺喜清肃，如浊湿之邪不居下而反上逆，便会影响肺的清肃作用，引起咳逆。

（3）脾胃病的湿。

如脾胃虚弱，则不能荣养各个脏腑；脾虚生湿，湿盛则消化不良而成濡泻；脾喜燥，燥是代表主运之意。

“土郁之发，岩谷震惊，雷殷气交，埃昏黄黑，化为白气，飘骤高深，击石飞空，洪水乃从，川流漫衍，田牧土驹。化气乃敷，善为时雨，始生始长，始化始成。故民病心腹胀，肠鸣而为数后，甚则心痛胁䐜，呕吐霍乱，饮发注下，胕肿身重。”土湿之气，先被郁结而后蒸发。甲己化土之年，腹胀是因脾不运化，肠鸣消化不良而大便次数多，甚则心痛胁䐜、呕吐霍乱；感受寒湿之气而成严重腹泻、浮肿、身重等症。以上一系列的病变都是脾胃阳气虚弱不能运化的结果。

“卑监之纪（土气不及之年），是谓减化，化气不令，生政独彰，长气整，雨乃愆，收气平，风寒并兴，草木荣美，秀而不实，成而秕也，其气散，其用静定，其动疡溃痈肿，其发濡滞，其脏脾，其果李栗，其实肉核，其谷豆麻，其味酸甘，其色苍黄，其畜牛犬，其虫倮毛，其主飘怒振发，其声宫角，其病留满痞塞，从木化也。少宫与少角同，上宫与正宫同，上角与正角同。其病飧泄（腹泻），邪伤脾也（水邪反乘脾土，土受侮，脾气伤则不运化不吸收而生腹泻）。”（《素问·五常政大论》）

湿胜则濡泄（湿邪太过，发慢性腹泻），甚则水闭胕肿（脾因水不运行而胕肿）。

“岁水不及（涸流之纪），湿乃大行（湿土气胜），长气反用，其化乃速，暑雨数至，上应镇星，民病腹满、身重，濡泄，寒疡流水，腰股痛发，腘腨股膝不便，烦冤，足痿清厥，脚下痛，甚则跗肿，脏气不政，肾气不衡，上应镇星、辰星，其谷秬。上临太阴（太阴湿土之气司天），则大寒数举，蛰虫早藏，地积坚冰，阳光不治，民病寒疾于下（湿邪下流，寒湿之疾发于下），甚则腹满浮肿。”（《素问·气交变大论》）

“备化之纪（土平气之年），气协天休，德流四政，五化齐修，其气平，其性顺，其用高下，其化丰满，其类土（土主事），其政安静，其候溽蒸，其令湿（土令主湿），其脏脾（在人身之湿土

是脾）……其病否（“否”，闷痞，脾土湿气盛，则痞满之症发）。”（《素问·五常政大论》）

太阴所至为湿生（太阴土气司令则湿乃生），终为注雨（地之湿气胜，发暴风雨）……为濡化（湿化也），为积饮痞隔（水湿之气积于中，则痞隔不通）……为稸（冈蓄）满……为中满（湿气阻滞中焦而痞满），霍乱吐下（湿气乱于中则上吐下泻），为重、胕肿（湿盛则身沉重、胕肿）。

“太阴之胜，火气内郁，疮疡于中，流散于外，病在胠胁，甚则心痛热格，头痛喉痹项强，独胜则湿气内郁，寒迫下焦（水湿流下之义，寒湿结于内而迫流下焦），痛留项（膀胱在下，湿迫下焦，膀胱水湿不化，则随足太阳膀胱经上项留顶而痛），互引眉间（眉间，阙，肺位），胃满（湿留中焦伤本腑则满）……少腹满（湿留下焦则少腹满），腰脽重强（足太阳膀胱经行背，下焦寒湿不化，随经行腰背，则现腰沉重而强不活动之征），内不便（湿气内郁，长期不利），善注泄（易病暴泻），足下温（湿郁化热则足下温），头重（湿气上充则头重如裹），足胫胕肿，饮发于中，胕肿于上（对于上述证候，所谓湿气无所不到，人体上部下部、阴经阳经都受湿气影响，则发生的病变是多种的）。……太阴之复（土先受克而后报复，土气用事），湿变乃举（湿气变化大大流行），体重中满，食饮不化（湿重阳遏，脾不促运，身沉重、中满饮食不化之症产生），阴气上厥，胸中不便（湿气上逆，胸中不利），饮发于中，咳喘有声（水湿之气留于中则发中满，上逆则乱咳喘有声）……头顶痛重（湿气至头，则头顶沉重疼痛），而掉瘈尤甚（湿化热，热化风，风化则头眩而掉瘈），呕而密默（密默，如耳不欲闻、眼不欲视。湿伤脾阳，身体倦怠，呕吐而精神十分衰败），唾吐清液（口吐清涎液）。”（《素问·至真要大论》）

诸湿肿满，皆属于脾（湿为土之气，土湿太甚，湿邪阻遏气抗，土不促运则现肿胀痞满）。

这段讲的脾胃之湿是内湿之一。湿气要分外湿（表湿）、内湿（里湿），外湿指六淫之湿，内湿指脾胃所生之湿。湿邪不仅分内外，还要分寒热虚实。假使湿化热，在临床上应用清（热）利（湿）法，如四苓散、大小分清饮都是利湿热的好方子。寒湿之气盛，用温散法，如五苓散（四苓加桂之温散）、平胃散、不换金正气散等。脾病为什么生湿？脾不促运，所以说湿重无有气不虚的，因此，寒湿虽属虚性，不但治湿且要用补，其原则为补不要滞。

湿热盛往往二便秘，用宣发法，如通关丸、滋肾丸可撰用。

（4）肾病的湿。

“岁土太过（湿气胜），雨湿流行（雨水湿气大大流行），肾水受邪（土克水），民病腹痛（水湿盛，火不化水，病腹痛），清厥意不乐（清厥，皮肤清冷；意，脾志，脾主喜悦，脾病湿，脾气不舒，故意不乐），体重烦冤（湿盛则身体沉重，湿化热，湿热郁结，心肾不交，胸中烦满难安）……岁水不及（肾气弱），湿乃大行（湿气大流行）……民病腹满身重，濡泄，寒疡流水（湿盛，津液从寒化，影响肠，则腹泻，腐烂肌肤发为寒疡。流水是形容湿邪之濡泄寒疡），腰股痛发（湿邪下流，股发痛），腘腨股膝不便（“不便”，即不利的意思），烦冤，足痿清厥（湿热郁结则烦冤，伤筋则足痿废，伤营卫，气不行则足清冷），脚下痛（湿滞气），甚则跗肿（湿气胜则足跗肿）。脏气不政（不正常），肾气不衡（湿气肿，肾阴阳不平衡）。”（《素问·气交变大论》）

“太阴司天，湿气下临（下降），肾气上从（肾从土克而为土用事），黑起（黑，肾色，肾气受影响而起变化）水变（湿气影响肾水变化）……胸中不利（湿阻滞胸中而胸闷不畅），阴痿气大衰而不起不用（肾阳大衰，化不了湿，阴痿不起），当其时反腰脽痛，动转不便也（腰为肾之府，湿伤肾，腰痛转侧不灵活），厥逆（四肢厥逆）。”（《素问·五常政大论》）

“太阴司天，湿淫所胜，则沉阴且布（沉，深也，厚也，在自然界中阴湿之气遍布空中，在人体则阴湿之气遍布周身），雨变枯槁（雨水过多，损伤植物而变枯槁，如人体水湿多，津液不生，则身体逐渐变枯槁），胕肿骨痛阴痹（湿多，往往皮肤浮肿、骨痛麻痹等），阴痹者按之不得（湿痹），腰脊头项痛，时眩（湿伤肾，肾脉通于督脉，肾与膀胱为表里，故腰脊头项痛；湿阻阳气不上达，故眩晕），大便难（肾司二便，温热所伤，阴窍不利，故大便难），阴气不用（肾阴之气不为正常所用），饥不欲食（湿气阻隔，故不欲食），咳唾则有血（湿化为热，热伤肾阴，肾阳不上，心阳不下，心阳无肾阴调济，阳亢则咳唾血），心如悬（心空悬不踏实，由于湿重，水不济火，火炎上之征），病本于肾。”（《素问·至真要大论》）

关于湿土之病，是要知土湿克制司水之肾。在临床上不管是寒湿还是湿热，用散利温清法，当考虑肾，若肾湿还是要用清利，但是要考虑肾主闭藏，太利则伤肾阴，收敛则湿留，要利湿不伤精。赵养葵于此有卓见，赵养葵一生治病皆偏治肾，用六味丸、八味丸加萆薢，也可采用滋肾丸、分清饮。

（5）膀胱病的湿。

“湿淫所胜，则埃昏岩谷，黄反见黑，至阴之交（积水湿之气不化），民病饮积心痛，耳聋（水犯君火则心痛，水犯相火则耳聋），浑浑焞焞（形容耳聋），嗌肿喉痹（湿邪化火，火上至咽喉），阴病血见（阴病见阳，湿化热，热伤迫血妄行，上则咳唾血，下则二便见血），少腹痛肿，不得小便（膀胱水不化，不得小便而少腹肿痛），病冲头痛（小便不利，湿逆冲头则作痛），目似脱（膀胱经系睛明，水湿重，则目胀如脱出），项似拔（项直如拔），腰似折（腰似折伤样胀痛），髀不可以回（髀股关节伸屈不自如），腘如结，腨如别（觉腓肠部不是自己的一样）。”（《素问·至真要大论》）

这段论湿之上逆和下流。湿下流于膀胱经，太阳本寒标热，阳气不蒸化则膀胱之水留，如要化膀胱水，五苓散方最为理想。

（6）皮肉筋脉以及四肢病的湿。

“地之湿气，感则害皮肉筋脉。”感土湿之阴邪，外界湿邪从外入内，所以由皮而肉，筋脉病变。

“有渐（‘渐’，读央，与‘渍’字一个意义，浸渍也）于湿（脾湿气胜，水气旺），以水为事（水湿营事），若（乃）有所留（湿停留在经脉），居处相湿（居处，爰居爰处，乃居乃处，居于内处于外，营居脉中，卫处脉外，营血卫气都感受湿利，曰‘居处相湿’），肌肉濡渍（全身肌肉都被湿邪浸渍），痹而不仁（肌肉麻痹），发为肉痿（肌肉痿废失用）。”（《素问·痿论》）

“岁土太过，雨湿流行，肾水受邪。民病腹痛，清厥意不乐，体重烦冤，上应镇星。甚则肌肉萎（肌肉寒湿发痿），足痿不收，行善瘈（足软弱，行战摇），脚下痛，饮发中满食减（寒湿之气郁结于中焦，则发生中满），四肢不举（运动不自如）。”（《素问·气交变大论》）

汗出见湿（汗出多而皮肤经常湿润），用生痤痱（痤，小疖子；痱，湿疹，小痱子）。

蹠（足掌）跛（足掌不能下地而跛行），寒湿之病也。

汗多而濡者（汗多，皮肤濡湿），此其逢湿甚也（遭受湿邪之甚）。

寒湿之中人也，皮肤不收（形容汗多，皮肤毛孔不收），肌肉坚紧（汗多营卫伤，肌肤失养而变粗糙）。

“岁火不及，寒乃大行，长政不用，物荣而下，凝惨而甚，则阳气不化，乃折荣美，上应辰星，民病胸中痛，胁支满，两胁痛，膺背肩胛间及两臂内痛，郁冒朦昧，心痛暴喑，胸腹大，胁下与腰背相引而痛，甚则屈不能伸，髋髀如别，上应荧惑、辰星，其谷丹。”（《素问·气交变大论》）复则埃（尘埃）郁，火气报复则湿热蒸，土气郁而为病，病腹痛暴挛，痿痹足不任身（足痿软不能担任身体）。

土乃润，水丰衍，寒客至，沉阴化，湿气变物（湿邪能腐物），水饮内稸（冈蓄），中满不食，皮瘴肉苛（人之病肉苛者，虽近衣絮犹尚苛也），皮肤肌肉寒冷麻痹，寒湿之气，持于气交（言经常持续于气交之中的湿气），民病寒湿发，肌肉萎，足痿不收。

“民病寒湿，腹满，身䐜（皮胀为䐜）愤，胕肿（浮肿），痞逆（痞满气逆），寒厥拘急（四肢寒厥，肌肉筋脉拘急）……民病腠理热（湿郁化热而腠理热），血暴溢（湿化热，热迫血妄行而暴溢），疟，心腹满（懑）热，胪胀（腹皮为胪，腹皮胀满，甚则足肿）。”（《素问·六元正纪大论》）

关于周身风湿的具体症状，《内经》中有几篇专论，但有一点如张洁古指出，湿病易治与否，及变好与坏，在于“壮者气行则愈，虚者则着而为痹”，指出治湿病的方向，并说明湿病注重气。湿为阴邪，皮肉筋脉病由于外来湿邪多，而卫气虚，不能卫外而为固。虽内湿也能产生，但还是由于阳虚，肺肾脾阳虚，均可得病。孙思邈治内证用八风汤，其方歌诀是“千金奇效八风汤，菊斛雄参附地黄；草乳薯冬辛远菟，秦艽薯断泽苇菖；牛苓杜柏茱乌味，蓉藓蛇防术与姜；风湿面呈青黑色，柔肝育肾义深长”。孙真人对脚气病、湿气痹证有相当研究，上方与张仲景侯氏黑散类似，以菊花为主药。湿气病的主要原因是气虚阳弱，骨痿、肌痿，都是阳虚阴伤之证。该方是在柔肝育肾的基础上，再加除湿祛风药。外治是用风毒八穴，其歌诀是“一风二伏三犊鼻，四膝五里六上廉，七下八绝次第灸”（①风市；②伏兔；③犊鼻；④膝眼；⑤足三里；⑥上廉；⑦下廉；⑧绝骨），则陈年风湿治能痊。其中风市、绝骨、膝眼三经穴属肝胆经，能平肝胆阳木阴木，其余经穴是胃经穴，胃为后天水谷之海，能扶阳明胃运输精液到各脏器。此八穴最快要两天才能灸完，每穴多可灸百壮，少50～100壮。如内服八风汤，外用风毒八穴，临床效果甚佳。

5. 燥

(1) 肺病的燥。

“岁金太过，燥气流行，肝木受邪。民病两胁下少腹痛，目赤痛眦疡，耳无所闻。肃杀而甚，则体重烦冤，胸痛引背，两胁满且痛引少腹，上应太白星。甚则喘咳逆气，肩背痛，尻阴股膝髀腨胻足皆病。”（《素问·气交变大论》）岁金气太过，秋金主燥，燥气大过则流行，甚则肺金病变为喘咳逆气，肺系于肩背，故肩背痛，尻阴股膝髀腨胻足皆病。这是肺金气伤，肺金之气不下降于肾。以上骨节发生病变，是因为骨为肾所主，肺燥金受伤不能下降，则肾阳不能化气。

“审平之纪，收而不争，杀而无犯，五化宣明，其气洁，其性刚，其用散落，其化坚敛，其类金，其政劲肃，其候清切，其令燥，其脏肺，肺其畏热，其主鼻，其谷稻，其果桃，其实壳，其应秋，其虫介，其畜鸡，其色白，其养皮毛，其病咳。”（《素问·五常政大论》）金气主事之年，但是金气平气，在天为燥，金之令也，其脏为肺，火能灼金，所以畏热；鼻是肺窍，所以其主鼻；肺主皮毛，故其养在皮毛。咳者，肺之病也。

“从革之纪，是谓折收，收气乃后，生气乃扬，长化合德，火政乃宣，庶类以蕃，其气扬，其用躁切，其动铿禁瞀厥，其发咳喘，其脏肺，其果李杏，其实壳络，其谷麻麦，其味苦辛，其色白丹，其畜鸡羊，其虫介羽，其主明曜炎烁，其声商徵，其病嚏咳鼽衄，从火化也。少商与少徵同，上商与正商同，上角与正角同，邪伤肺也。”（《素问·五常政大论》）金运不及之年，肺弱其变动则“铿禁”，是无声声哑。因“铿锵”是有声音，所以“铿禁”就是无声音的意义。肺为金脏，肺病则多患声音疾病。“瞀厥”，是阳虚于上，诸窍不利，人现昏蒙。肺气上逆则喘咳；其病嚏咳鼽衄，都由肺气受伤，肺金之气从火化，燥热邪气损伤肺而致。

“坚成之纪，是谓收引，天气洁，地气明，阳气随，阴治化，燥行其政，物以司成，收气繁布，化洽不终，其化成，其气削，其政肃，其令锐切，其动暴折疡疰，其德雾露萧飋，其变肃杀凋零，其谷稻黍，其畜鸡马，其果桃杏，其色白青丹，其味辛酸苦，其象秋，其经手太阴阳明，其脏肺肝，其虫介羽，其物壳络，其病喘喝胸凭仰息。上徵与正商同，其生齐，其病咳。政暴变则名木不荣，柔脆焦首，长气斯救，大火流，炎烁且至，蔓将槁，邪伤肺也。”（《素问·五常政大论》）金气太过，燥气主事，其病喘渴、胸凭仰息，呼吸短促不利，因受燥气伤肺。

“阳明所至为燥生，终为凉；太阳所至为寒生，中为温。德化之常也。”燥气在脏为太阴，燥气在六气属阳明（卯酉阳明属燥金），为什么？一年六气、地气厥阴风木之气，由春开始；一厥阴二少阴，由春木而君火，三少阳相火，太阴湿土长夏四之气，阳明五之气，太阳寒水六之气。为什么阳明主燥金？从秋分节到秋分后小雪前七天，是秋令主事，小雪后就是冬令主事。阳明燥金，主岁气，太阴肺金是脏气。所以阳明燥金是秋令到，为鼽（鼻塞）、喷嚏，是病的一般情况。

以上材料说明燥气影响肺金，燥为秋令，肺为秋脏，从秋天之后气候主清肃下降，人肺亦应之，所以燥气到首先影响肺。燥虽属秋令，但却不同于寒湿之气，相反从阳明之气（卯酉阳明属燥金），基本性属同火热之气，热伤气，燥伤肺，又肺恶燥，所以火热太过则金衰，因热甚则风动，风胜湿，火又克金，肺为阴脏，就损伤肺的金气。故燥证的表现是阳实阴虚（燥热太过，燥甚阴虚），如肺痿等。喻嘉言对燥证有深刻的认识，创造了清燥救肺汤。在用药上燥证不同于火热证，火证要用苦味药，燥证基本不用苦味药。喻嘉言治燥不用知母，因其清火有余，对后天津液不利，另天门冬虽能润肺，亦以苦降不用，燥证要用甘润之品，才为适宜。喻氏提出“治燥如治热，医之罪也”（《医门法律》）。虽喻氏之言有过火之处，但方法还是值得考虑的。

（2）肝胆病的燥。

“岁金太过，燥气流行，肝木受邪。民病两胁下少腹痛，目赤痛眦疡，耳无所闻。肃杀而甚，则体重烦冤，胸痛引背，两胁满且痛引少腹。”（《素问·气交变大论》）岁金太过之年，燥气太旺流行，金克木，肝木发生燥病，所以两胁下（肝部位）、少腹（肝在下焦）痛，目赤痛（肝开窍于目）。燥热太过，背生脓疡，耳无所闻（胆少阳经脉所主），燥肃杀之气太甚，肝气因过度损伤，以致失去了疏泄作用，则肝气上逆，郁而不舒；肝主筋，因肝木燥热，筋无所养，则体重烦冤、胸痛引背、两胁满且痛引少腹。说明肝胆之病，从燥气流行发生。

“岁木不及，燥乃大行，生气失应，草木晚荣，肃杀而甚，则刚木辟著，柔（守）萎苍干，上应太白星。民病中清，胠胁痛，少腹痛，肠鸣溏泄。”（《素问·气交变大论》）岁气肝木之气不及，燥气乃大流行，民病中气清冷、胠胁（肝胆部位）痛、少腹（肝经循行部位）痛，肝病影响脾胃，不克土，则肠鸣、溏泄。

“阳明司天，燥气下临，肝气上从，苍起木用而立，土乃眚，凄沧数至，木伐草萎，胁痛目赤，掉振鼓栗，筋痿不能久立。”（《素问·五常政大论》）阳明燥金司天，燥金之气下降，肝气先受克制，从金化而为金用，“苍起木用而立”，苍青木之色，木是肝本性，说明肝气变动，则胁（肝部位）痛目（肝窍）赤，掉振鼓栗（肝木动摇战栗），肝主筋无阴养而痿弱不能久立。

“金郁之发，天洁地明，风清气切，大凉乃举，草树浮烟，燥气以行，霿雾数起，杀气来至，草木苍干，金乃有声。故民病咳逆，心胁满引少腹，善暴痛，不可反侧，嗌干面尘色恶。”（《素问·六元正纪大论》）先燥金受郁，郁遏极而复发，燥金发作，气不下降而上逆，则病咳逆；金气有余，肺气不宣，金克木，肝阳不能上升，故心胁满，肝脉抵少腹，故又引少腹；肝气受伤，善暴痛，不可反侧；燥太过，火为所闭不得宣，煎耗津液，津液亏而不能上润喉咙，故嗌干；面尘，土也，色枯而白，谓之色恶。

“岁阳明在泉，燥淫所胜，则霿雾清暝。民病喜呕，呕有苦，善大息，心胁痛不能反侧，甚则嗌干面尘，身无膏泽，足外反热。”（《素问·至真要大论》）下半年阳明燥金主事，阳明为燥金，故燥气偏胜，因感受了过胜的燥气，故多病呕，这是因为胃属燥金，过胜则上逆而为呕，燥气侵及少阳，则呕出苦汁。少阳胆郁，则善太息而心胁痛不能转侧；燥胜则伤津，故咽嗌干燥，面及皮肤均干枯无滋润；足外是胆经从窍阴穴（足小指）循足外侧，胆经受燥气病变，故足外反热。

“阳明司天，燥淫所胜，大凉革候，则木乃晚荣，草乃晚生，名木敛，生菀于下，草焦上首，筋骨内变。民病左胠胁痛，寒清于中，感而疟，咳，腹中鸣，注泄鹜溏，心胁暴痛，不可反侧，嗌干面尘，腰痛，丈夫㿉疝，妇人少腹痛，目眛眦，疡疮痤痈，蛰虫来见，病本于肝。”（《素问·至真要大论》）阳明司天主治，则燥气偏胜，病左胁（肝部位）胀痛。金本清肃在肺为清寒之气，不断受燥气影响于中，清寒之气偏胜于中，若复感外寒则为疟。燥气盛于肺则为咳。肺与大肠相表里，肺邪盛则影响大肠而为肠鸣、溏泄。燥金影响上中下三焦，逆于中则心胁暴痛。燥盛则津少，故咽干面尘。肝病影响及肾则为腰痛。肝脉循阴股入毛中环阴器抵少腹，故肝病在男子则为㿉疝，在女子则为少腹痛。目视觉差，肝开窍于目，胆经穴一瞳子髎在目外眦，故眦疡。燥热伤肝血分，则疮痤痈，病本于肝。

“阳明之胜，清发于中，左胠胁痛，溏泄，内为嗌塞，外发㿉疝；大凉肃杀，华英改容，毛虫乃殃，胸中不便，嗌塞而咳。”（《素问・至真要大论》）阳明为燥金之气，胜则清肃之气发于中，金胜则肝木受损，故左胁痛，清气下陷，则为溏泄，喉无津液滋润而干燥，故内为嗌塞，伤肝经气故外为癫疝，因燥盛而肺失治荣，故胸中不利，嗌干咳嗽。

“阳明之复，清气大举，森木苍干，毛虫乃厉，病生胠胁，气归于左，善太息，甚则心痛痞满，腹胀而泄，呕苦咳哕，烦心，病在膈中，头痛，甚则入肝，惊骇筋挛。”（《素问・至真要大论》）阳明复则清肃之燥气盛，在此气候的影响下，容易产生胠胁不适、左胁气动的病证。燥盛则气郁，故胸部满闷、时时太息，甚则心痛。木影响中土，则痞满、腹胀而泄。肝胆之气上逆则呕苦。肺胃不和，清温相搏，肺病为咳，胃病为哕，皆病在膈中。足厥阴肝脉上头会于百会穴，肝受金克，故头痛，甚则入肝，伤肝魂则惊骇。肝主筋，伤肝阴，则筋拘挛。

“清气大来，燥之胜也，风木受邪，肝病生焉。”清气为阳明燥金之气，清气大来，乃燥气胜也。金能克木，燥胜则风木受其邪，在人，肝为风木之脏，风木既受金伤，肝病生焉。

对于上文肝胆病的燥，总的来说，燥病伤肺，是本脏受病，燥伤肝胆，是所克之脏受气。所以燥病不是影响肝就是影响肺。在临床上治疗肝燥，可先平肺燥，肺燥平，金就不能克木。肺燥可用喻嘉言清燥救肺汤，肝燥可用李东垣秦艽汤。

（3）肾病的燥。

“五脏所恶：心恶热，肺恶寒，肝恶风，脾恶湿，肾恶燥。”燥病主要伤津，津来源于水脏，燥属火，是风邪，所以燥太过伤肾。人一气相生，肾津足能生木生津，影响五脏，所以治消渴病要考虑肾的问题。又如对于小便多、大便硬的肾阴伤肠燥证，在治疗时不可攻下，可用脾约丸润燥。滋肾可用六味丸、琼脂膏，因原味药有生津作用。肾阳虚，可用琼脂膏内加鹿角胶。

小结：①燥属热邪，火热有湿，燥无湿，火可清降，燥不可清降，燥性质属风邪。②热可现湿热、风热，燥是伤阴伤津。③燥病常影响肺本脏，以及所克肝胆，一在上一在下。此二者治疗不同，治肝胆燥，可从肺着手，治肺燥不能治肝胆，只能积极治肺。④燥伤阴，容易伤肾。人五脏有五志，五志之火，各脏都有，五志之火动，首先伤肾阴。赵养葵对治五志之火有专门研究。

6. 火热

（1）火热病的一般机变。

“炅则腠理开，营卫通，汗大泄。”（《素问・举痛论》）炅为阳热盛，甚则皮肤汗出，腠理开，营卫通，气随之排泄。寒伤形，热伤气，所以暑天易觉疲倦，因人阳气随汗排泄，从而汗愈多，气愈伤。

“其热者，阳气多，阴气少，病气胜，阳遭阴，故为痹热。”（《素问・痹痛论》）上面是谈热的现象，这段是谈热的构成。如阳气太旺，而阴气不足，则阴就不能涵阳（正常应阴平阳秘），所以阳气多，病气胜，也就说明了热气胜，属于病热。邪气侵入人体以后，逢阳胜阴，所以就身热。“痺”，在病术上“痺”是“热”的形容词。这段说明阴阳不能偏胜，偏胜就会发生病变。

“夏者火始治，心气始长，脉瘦气弱，阳气留溢，热熏分腠，内至于经，故取盛经分腠，绝肤而病去者，邪居浅也。所谓盛经者，阳脉也。”（《素问・水热穴论》）夏天主五行之火，此时乃火治事，从人体来说，则心之阳气壮长，心主血脉，如果阳热太胜，要灼伤津液，所以脉瘦弱，热盛则伤气，则气也很弱。如心之阳热太盛，而腠理分肉要受到熏灼，如阳热之气向内发展，则伤在内的经脉。这都是阳气流溢造成的结果，所以对于夏天阳气胜的疾病，在治疗上多取阳经的分腠，将邪热阻绝在皮肤络脉处，不令它深入。为什么夏天要浅刺呢？因其夏天主阳气在外，阳经很浅，故只宜浅刺。

“壮火之气衰，少火之气壮。壮火食气，气食少火。壮火散气，少火生气。”（《素问·阴阳应象大论》）火如正常，则在人体上起到正常生理作用，如火不正常，则人体发生病变。壮火之气应该常衰，少火之气应该常壮，壮火是有余的相火，三焦能主气化是靠相火，因而相火在人体内是不可缺少的，但是相火却一点都不能有余。为什么称为壮呢？因君火主静，而相火主动，又称相火为忿欲之火。朱丹溪曾说“阳常有余，阴常不足”，所谓“阳常有余”则指相火而言，人的嗜欲乃相火所主，相火旺则人的欲念易动。因此，壮火之气应使其常衰，此“衰”亦针对“壮”而言，意思就是使它安静，而不是要使它衰弱。相反，少火之气要保持常旺，少火乃水中之真阳，肾阴之所以不断上升，膀胱之所以能够化气，都是元阳藏于内，这种阳气是不怕壮的。少火乃少阴一阳之气，只行于内，不行于外，天一之水能够发源无穷，乃此火所主，所以要使它保持充实。如果壮火之气不衰，就要消耗气，伤人的真阳，而少火是由先天、后天之气来不断供给、饲养的。由于这样的关系，可得到的结论是：壮火要食气，不能使它旺；少火是生气，就是要它壮。

（2）肝病的火热。

“肝热病者，小便先黄，腹痛，多卧，身热，热争则狂言及惊，胁满痛，手足躁，不得安卧。”（《素问·刺热》）假如肝受了火热之邪，小便必先黄，为什么呢？肝主少阳春生之气，肝主疏泄，肝之经脉循阴器抵小腹，所以肝受了热则小便先现黄色。腹部乃厥阴经脉所行之区，因肝受热故腹痛。热盛则伤气，所以体倦嗜卧或发热。如果肝之邪热不断发展，则伤肝之魂，故见狂言、惊惧。热盛容易生风，风淫末疾，故四肢不得安。“不得安卧”，亦因热伤肝阴。

“肝热病者，左颊先赤。”（《素问·刺热》）肝的生发之气旺于左，左颊为肝所主，肝是下焦一阳之气，所以肝经受了热邪左颊先赤。

“肝气热，则胆泄口苦筋膜干，筋膜干则筋急而挛，发为筋痿。”（《素问·痿论》）如果肝受了热，必然影响胆，胆受了热，则胆汁泄于外，故有口苦。肝既受热，必伤肝阴，筋膜失了营养呈枯燥之状，变成痿证。

“肝热者，色苍而爪枯。”（《素问·痿论》）肝主筋，其荣爪，肝被邪热所伤，而爪甲就失了营养，所以就干枯了。

（3）心病的火热。

“五脏所恶，心恶热。”（《素问·宣明五气》）心主火，心为阳脏，如果热气过了则伤血脉，故心恶热。

“心热病者，先不乐，数日乃热，热争则卒心痛，烦闷善呕，头痛，面赤无汗。”（《素问·刺热》）心本主喜，如果心热太过，首先则情绪不乐，数日后则现发热。热盛与正气相争而心包络为热邪阻绝，故现心痛、烦闷不安，甚至呕吐。同时由于热盛伤了津液，则面发赤色、汗亦不出，汗为心之液。总的来说，以上皆由热盛伤津液之故。

“心热病者，颜先赤。”（《素问·刺热》）心之候在颜，心主火，火性炎上，故心受热则颜面先赤。

“心气热，则下脉厥而上，上则下脉虚，虚则生脉痿，枢折挈，胫纵而不任地也。”（《素问·痿论》）假如心热盛了，则影响在下之经脉逆而上行，经脉之血既然随邪热之上升而逆行于上，则下面必虚，下面的经脉则呈痿废。“枢折挈”，言热盛了，脉随热而逆于上，少阴枢机的作用遭受损折，故挈而不能下，经脉弛纵而痿。

“心热者，色赤而络脉溢。”（《素问·痿论》）心主血，如果心受热，必然影响脉络，故皮肤络脉现赤色。

“火郁之发，太虚曛翳，大明不彰，炎火行，大暑至，山泽燔燎，材木流津，广厦腾烟，土浮霜卤，止水乃减，蔓草焦黄，风行惑言，湿化乃后。故民病少气，疮疡痈肿，胁腹胸背、面首四肢䐜愤胪胀，疡痱呕逆，瘛疭骨痛，节乃有动，注下温疟，腹中暴痛，血溢流注，精液乃少，目赤心热，甚则瞀闷懊憹，善暴死。刻终大温，汗濡玄府。”（《素问·六元正纪大论》）火被水克，若水衰时，郁久之火必发，此时炎热之气必然流行，热盛则伤气，一般易患少气。如果火热之气外越，则为疮疡痈肿。如果火热之气郁于内，则胁腹、胸背、面首、四肢等处发生病变：邪热上冲，则为呕逆；邪热伤筋骨，则为瘛疭、骨节酸痛；热注于下，则为腹泻；热入少阳，必患温疟；火热入中土，则腹中剧痛；久热伤血，血则乱动，同时津液减少，诸热上注于目，血被热伤，故目赤、心热，甚而烦躁不安，或为假死。“刻终大温”，比如木气、火气等在一年内都要管六十八天零八十七刻半，言其所主之刻已终，而气由未去。换句话说，由于热气太胜，一般人易患热痛。

“热气留于小肠，肠中痛，瘅热焦渴则坚干不得出，故痛而闭不通矣。”（《素问·举痛论》）此处提到小肠，因心与小肠为表里，心受热太盛必留于小肠，因而肠中作痛；热太盛亦为口渴；热盛伤液，故大便坚硬不得出，腹痛不通。

（4）脾病的火热。

“脾热病者，先头重颊痛，烦心颜青，欲呕身热，热争则腰痛不可用俯仰，腹满泄，两颔痛。”（《素问·刺热》）脾为湿土，脾病则首如裹、目如朦，故此处有头重之象。脾之火络注于胸中，所以脾病而现心烦。“颜青”，青为木色，热盛必影响风木，此乃风木克制脾土之征。热气上逆则为呕。如果邪热与正气相争而热气继续发展，则现腰痛不能俯仰，或为泄泻，或为两颔痛。

“脾热病者，鼻先赤。”（《素问·刺热》）脾之候在鼻，脾受热必先现鼻准，故鼻先赤。

“脾热者，色黄而肉蠕动。”（《素问·痿论》）脾属土，脾为五色之黄色，脾主肌肉，脾受火热之气而病，故肌肉蠕动。

（5）肺病的火热。

“肺热病者，汗出而寒。”（《素问·刺热》）肺主皮毛，肺受热在未发之先必洒然患风寒，继则发热；火热之气与正气相争则为咳嗽；因肺系于背，故胸膺背等处都发痛，或为呼吸不利，或为喘咳；气逆于上，则为头痛，有时又发热，又出汗，又作惊寒。

“肺热病者，右颊先赤。”（《素问·刺热》）肺之生气旺于右，故肺受火热之气而病，则右颊先赤。

“肺热叶焦，急薄著则生痿躄也。”（《素问·痿论》）肺之热太盛必伤阴津，因而肺叶焦枯，皮毛失了营养而致虚弱。假如火热之气不断增高，而肺之津液则愈伤，此时肺之阳气亦不能下降，故为痿躄。

“肺热者，色白而毛败。”（《素问·痿论》）肺热盛必然伤气，同时亦要伤津，故肤色惨白、毛发不荣。

“岁金不及，炎火乃行，生气乃用，长气专胜，庶物以茂，燥烁以行，上应荧惑星，民病肩背瞀重，鼽嚏血便注下，收气乃后。”（《素问·气交变大论》）火热之气盛必然克金，故岁金不及，肺系于肩背，因肺受热，故肩背亦不适，一般易患鼽嚏。如果火热之气下行，则为便血或为腹泻。“收气乃后”，就是说肺被火热之气所伤，失去了收的作用，故大便泄下。

“少阳司天，火气下临，肺气上从，白起金用，草木眚，火见燔焫，革金且耗，大暑以行，咳嚏鼽衄鼻窒，曰疡，寒热胕肿。”（《素问·五常政大论》）假如今年是少阳相火司天，火热之气必然下降，火盛则克金，因而肺金之气起而上从；若火愈燃愈大，草木不能生长，又火热太过，金则被其变革，金既受伤，或完全为火所化，或为炎暑盛而喷嚏、衄血俱见，口腔亦烂，时发寒热。正因热盛而伤气，气则不行，气不行则水不行，所以胕肿也发生了。

岁少阴在泉，热淫所胜，用热气太过也，太过则积于胸中，热灼肺金，肺气因之而不下降，则上逆为喘，肺主皮毛，故发寒热、皮肤痛等。此为少阴君火太过之所由来。

少阴司天，热淫所胜。佛热至，即郁热不散之义。“佛”字作“郁”字解。胸中为心肺之部位，郁热则心烦；嗌为肺之窍，肺阴伤则嗌干；肺之气化在右，故右胁痛。热伤阳络则血上溢为唾血，伤阴经则血内溢为泻血，津液不足则小便黄，气伤则浮肿，营为热伤则为疮疡。

少阳司天，乃相火主事之年。温气，即热气，金气不平，乃肺为相火所克而失其平衡。肺气上逆则往来寒热如疟、头痛，阴伤则溺赤。传而为水，即肺热传变为水病，则为浮肿。肺与大肠相表里，则为腹满而下泄等。

肺有热，则有很多表热证，因肺主皮毛故也。肺之病变是气上逆，热伤肺气故也，更容易发生皮肤、肌肉之病，如疮疡肿满，所主部并发痼为肺气滞也。

（6）肾病的火热。

“肾热病者，先腰痛骱酸，苦渴、数饮、身热，热争则项痛而强，骱寒且酸，足下热，不欲言，其逆则项痛，员员淡淡然。戊己甚，壬癸大汗，气逆则戊己死。刺足少阴、太阳。诸汗者，至其所胜日汗出也。”（《素问·刺热论》）腰为肾之府，肾病首先反应为腰痛，肾主骨则骱骨酸。若渴数饮者，而水不上升也。热争于上则项痛，热争于下则骱骨痛而足下热，热争于胸中则神疲而寡言。热甚则逆，更发头昏晕。“淡淡”为动摇貌，“员”反为视物觉旋转状。

肾热者，颐见赤。“颐”即下颚与两腮部位，属肾。

"肾气热，则腰脊不举，骨枯而髓减，发为骨痿。"(《素问·痿论》)

腰脊不举，乃腰不直，更不能俛仰也。肾为热伤不能养骨，则骨枯髓减而痿也。

肾热者，色黑而齿槁。齿乃骨之余，其黑者乃真脏之色见于小也。

少阳在泉，火淫所胜。相火太过则伤肾水，肾司二便故大便注泄、小便黄赤。因少阳三焦根于肾，所以相火旺而肾病也。

火热为病，要分其是发于阳还是发于阴，发于阳者邪自外来，发于阴者邪自内生，发于阳者为是动病，发于阴者为所生病。

从内生之火，名为志之火，又称五内之火，在临床上宜清宜降，因火性炎上，属里故也。外来之火，为风热，宜升宜散，属表故也。清降与升散法又绝对不同。

外因风热之火又有两面，有因风而生热，有热甚而生风。因风而生热者，往往是由于风寒外闭，火郁于中，例如"冬伤于寒，春必病温"。病属外感，属阳性之火，治宜以风寒为本、热为标，风去而热自消，寒去而热自散。因热而生风者，热炽而风亦甚，热极则伤阴，阴伤则火越于外，为阴不涵阳，属内伤阴分之火，治疗应以火为本、风为标。因其属虚劳之证，系阴虚阳亢内动之风，虽有潮热、自汗出，但只宜于清火，火灭而风自熄。所以不要把火热致病完全看为实证，其也有虚证，而且虚证还很多。风寒湿暑燥火称为六淫之气则可，尚不能完全属于外因，因其范围包括了内外因之故。

清五脏之火不可伤其神，因神乃火之神，所以用药不要偏于寒凉，在清火剂之宜配以生火药，如以苦泻之，以酸补之。

清六腑之火不可涤其津，张景岳说用硝磺之攻下如耨苗也。耨苗，即耘苗，耨苗乃益禾而去莠也。秀一去一，秀二去二，不可伤其禾也，因此喻诸用药不可清凉太过。

（二）七情

1. 喜

"喜怒伤气，寒暑伤形。喜为心之志，过喜则伤心阳。"(《素问·阴阳应象大论》)

"因而喜大虚则肾气乘矣。喜则心阳虚，乘即肾水乘，其心阳不足而凌之。"(《素问·玉机真脏论》)"乘"字作传变解。

"意则气缓。"(《素问·举痛论》)"气缓"有两个意义：一"缓"作"和"字解，属正常；二"缓"作"弱"字解，属病变。

"暴喜伤阳，厥气上行，满脉去形。"(《素问·疏五过论》)过喜则伤阳，而阳气则上逆。因心主脉，脉则充满厥逆之气，又心藏神，阳逆则神不藏，谓之"脉满去形"。

"肺喜乐无极则伤魄。"(《灵枢·本神》)喜乐为心之志，太过则伤肺气，魄为肺之神，肺伤则魄不藏。心阳过亢则狂，狂则不能自立，故意不存人。

"五精所并，精气并于心则喜。"(《素问·宣明五气》)五脏之气各有偏胜，相互而并。并者，加也。如阴精、阳气一并加于心，心则发生不正常之喜而神则伤矣。

“狂者多食。”（《灵枢·癫狂》）狂为阳证，阳亢则多食，热则消谷。神为热乱，不藏于心则意识模糊，故经常面部表情在笑，但不如常人之笑出有声，系冷笑状，乃热伤心阳也，治疗宜先补其虚，后泻其实，如取足太阴脾、足阳明胃者，补其脾胃之气以化谷养心也，治膀胱使其气化而津液上升以济火也，取手太阴肺、手太阳小肠、手阳明大肠者，泻其阳亢之热，由二便皮毛而解也。

2. 怒

“怒则气上逆。”（《素问·举痛论》）怒为肝之志，肝在下焦，与冲任二脉通，肝气盛而上逆，则动血，上则为呕血，下则为泄血。

“帝曰：有病怒狂者，此病安生？岐伯曰：生于阳也。帝曰：阳何以使人狂？岐伯曰：阳气者，因暴折而难决，故善怒也，病名曰阳厥。”（《素问·病能论》）有种因怒的情志变化而发狂的怒狂病，是怎么来的呢？气宜顺不宜郁逆，气畅通无阻才是正常生理状态。多暴折严重破坏气通顺的机势，气不畅通，一时难以疏散（决），故容易动怒，怒即又元气不顺，重阳狂、重阴癫。狂是阳分病，气有所逆厥，气郁不行而上行，故怒太甚而引起发狂。

“邪客于足少阴之络，令人卒心痛，暴胀，胸胁支满，无积者，刺然骨之前出血，如食顷而已，不已，左取右，右取左。”足少阴肾经有病邪，可影响喉部，影响消化功能。因足少阴肾经之脉贯肝膈入肺中，故见嗌痛和食不下，甚则善怒。足少阴之气逆而向上奔，怒为肝之志，肾是肝之母，肾病同样可作怒，在治疗上刺足下中央之脉即足少阴肾经的涌泉穴，使上奔的元气下降，各刺之痏（一针即一痏，痏，伤痕之意），共六刺，病即愈。病生于左刺右足，生于右刺左足，即交互刺，是针刺法二十七法之一，名缪刺。即阴阳互根的道理，人生左右阴阳是互相依靠的，生于左为阳而刺于右为阴，不刺生病的一侧而刺其未病的一侧，可影响已病的一侧。临床上常用以治疗慢性病，如中风、痹证等，中风之人突然假死，当刺涌泉穴则立有知觉。以上材料说明怒总由气上逆而生。

“夏刺筋骨，血气上逆，令人善怒。”

以上是说的一般医疗事故。夏天主疏泄，阳气外散，应刺浅在络脉，今不刺阳经而去刺筋骨，此应为冬天刺，这里是错误的刺法。筋属肝，肾主骨，肝肾气血上逆则善怒，说明怒是气由下而上造成的，下之阳气不断厥逆，为气往上逆之病。

（1）怒为肝病。

“在志为怒，怒伤肝。”前文已讲，从略。

“肝病者，两胁下痛引少腹，令人善怒。”前文已讲，此处从略。

“胆为怒。”怒为肝之志，肝属木，胆亦属木之气，与肝为怒同，均是木气正逆。

“所谓少气善怒者，阳气不治，阳气不治则阳气不得出，肝气当治而未得，故善怒，善怒者名曰煎厥。”（《素问·脉解》）“少气善怒”，一种说是气并于下，气郁而不得伸，故善怒，另一种说是少阴君火之气郁于下，故阳气不治。以上两种说法都说明怒是因气郁。“不治”，即不正常之意；“出”，发越意。气在人身宜通畅无阻，主疏散，肝之气主升发，应升而不郁，但气盛于下，疏散不及，故善怒。阳易散而郁于内，阳一暴发如火之煎烈，阳愈备则愈煎厥，故古人解释“气有余则为火”，气郁而不散则为煎厥。说明肝主疏散，主升发，治肝不宜敛。

“其志为怒，怒伤肝，悲胜怒。”肝之志为怒，大怒伤肝，悲为肺之志，悲胜怒，即金克木之意。

以上说明：①怒为气郁而成；②怒总是与下焦肝之气有关；③怒伤肾，肝肾同出下焦。

（2）怒伤肾。

“阳气者，烦劳则张，精绝，辟积于夏，使人煎厥。目盲不可以视，耳闭不可以听，溃溃乎若坏都，汩汩乎不可止。”人身阳气从下而上，出于下焦，如怒太过，阳气过分郁结，形于色，则怒因抑制不住而表现出来，怒太过而现阻绝，阳气平根于下，因阻绝而兴上逆，下不供应，上而高度充血，下而血少，则血郁于上，下脉上逆则下脉虚，气上逆而血随气郁于上，使人薄厥，即迫厥，与煎厥同。因过亢之阳所逼，赤气盛于上，上逆而下无，暴发时，即耳无所闻，且目无所视。“汩汩然若坏都”（汩汩，是言水流得猛；都，堵之意），形容煎厥来得快，且严重，人即时皆迷如大水之冲破堤样。有人认为是讲脑出血，主张用蒲黄散。薄厥既是病名，又是薄厥症，王冰注释说，怒则形气厥，即肾气厥，怒属阳，是阳气，上甚而下阻厥，肾气伤，阴与阳阻绝。

“肾盛怒而不止则伤志，志伤则喜忘其前言，腰脊不可以俯仰屈伸。”（《灵枢·本神》）说明怒动会伤肾，因怒是气之病，基本属阳病，阳极伤肾阴；怒为肝之志，肝为肾之子，肾为肝之母，故怒病影响肾。

（3）怒气之木属阴。

怒甚发狂，称为煎厥、薄厥，是阳证，但怒气之本属于阴，表是阳而根于阴。

“阳入之阴则静，阴出之阳则怒。”阳入之阴即表现为沉静，为动的反面，但并不是安静，是言其喜欢阴的一面、不喜欢阳的一面，是病的转化。如在阴经的病又转化出阳经，为阴出之阳则现动怒，即怒是阳经病，而由阴经出。肝肾都属下焦，为阴，是阴出之阳，说明其本身并不是阳经，其根于阴，在表现上为阳。

“多阴者，多怒，数怒者，易解，故曰颇有阴。”多阳者多喜，多阴者多怒。喜是心之志，心为阳，阳脏阴甚即多喜；阴脏阳甚者多怒，肝肾之气郁而不伸即多怒。多阳之人仍有再动怒的，易解，去多阳者之多怒比较要次一等，阴气不太胜。说明怒是阳证，而其根由阴经来，如多怒之人而阳甚，需疏肝清热，但又要考虑容易动肝火的人的阴气不足。怒是阴出于阳，不是阳出之阴，怒是下焦肝肾之病，是下焦气不纳，阴伤而阳不纳不疏泄而改。

综上所述：①怒为气逆，是肝之志；②怒则肝肾多受影响；③怒本于阴，阴不足者易动怒。

3. 忧

（1）肝病。

“五精所并：精气并于心则喜，并于肺则悲，并于肝则忧。”阳气亢则怒，肝郁而不得伸叫怒。“五精所并”，是五脏之精互相火并。并于肝，是肝气先虚，虚则伤精而发生病变。忧与怒是相对的，忧是肝气虚，是不足，是虚证，容易忧虑的是脏气弱的人；怒是肝阳亢，是阳不含阴而阳亢，此是阳不亢。

（2）心病。

“忧则心气乘之也。”忧本身属肺，肺气虚的人容易忧虑。若肺气弱，心之阳要加之于肺，又因火克金，故忧则心气乘之。

“忧思则心系急，心系急则气道约，约则不利，故太息以伸出之。”前文已讲，此处从略。

“忧思伤心。”忧思太过而心阳不得伸展。

（3）脾病。

“脾愁忧而不解则伤意，意伤则悗乱，四肢不举，毛悴色夭，死于春。”（《灵枢·本神》）忧属不足，愁忧即不愉快的心情，是因阳气不足，气机闭塞而不通畅。忧愁大而不解，往往伤脾伤意。意为脾之精气，意伤则闷乱，心主喜，脾主悦，主疏散，临床上往往用醒脾悦脾之药以求脾气舒畅。如脾发呆，即消化不佳、四肢不举，亦是脾伤而倦怠之意。

（4）肺病。

“在志为忧，忧伤肺。”肺之志不悦即忧，忧是肺之志，忧太过即伤肺。

“在脏为肺，在色为白，在音为商，在声为哭，在变动为咳，在窍为鼻，在味为辛，在志为忧。忧伤肺，喜胜忧。”前文已讲，此处从略。

（5）肝病。

“思想无穷，所愿不得，意淫于外，入房太甚，宗筋弛纵，发为筋痿，及为白淫。”（《素问·痿论》）“思想无穷”，妄想而不能如愿，阳有余相火易动，结果为佛郁证。假使无穷欲望淫于外（淫于外，即超过正常），欲火动而不能克制，色欲过多，结果为宗筋弛纵。肝主宗筋，外生殖器所在，因消耗过度而不能收缩。因阳有余而阴不足，相火愈动而阴愈伤，故入房太甚，宗筋怠纵而肝所主筋亦痿，以及出现白淫（包括遗精病）。思想无穷的人往往相火易动，则相火不安于内而起。

4. 思

（1）心病。

“思则心有所存，神有所归，正气留而不行，故气结矣。”（《素问·举痛论》）思则心有所存，神有所归，为正常的一面；正气留而不行，故气结矣，为相反的一面。神存于心，思想发动，首先影响心神，思太过即正气留而不行，正气被伤而不能正常运行，因心之阳伤，不能运行全身，在某些地方受到阻滞，故气结也。说明思时心神会有妨碍，故不能过度思虑。

“是故怵惕思虑者则伤神，神伤则恐惧，流淫而不止。因悲哀动中者，竭绝而失生。喜乐者，神惮散而不藏。愁忧者，气闭塞而不行。盛怒者，迷惑而不治。恐惧者，神荡惮而不收。心怵惕思虑则伤神，神伤则恐惧自失。破䐃脱肉，毛悴色夭，死于冬。”（《灵枢·本神》）过分思虑动摇则伤心之神，神伤则恐惧，因心阳自了，神伤而神不藏于内，长期发展下去则心神不自主，气血两伤，形体消瘦而肉脱。此言心神之动对人影响很大。

（2）脾病。

“中央生湿……在脏为脾。其性静兼，其德为濡，其用为化，其色为黄，其化为盈，其虫倮，其政为谧，其令云雨，其变动注，其眚淫溃，其味为甘，其志为思。思伤脾，怒胜思。”思为脾之本志，思太过则伤其本脏。怒胜思，即木克土，脾主健运，运化无穷，人之思想亦是运化无穷，但太过则伤。

5. 悲

（1）肺病。

“悲则肺气乘矣。”悲为肺本身所主，肺之志为悲，悲太胜则伤本脏。

“五精所并：精气并于心则喜，并于肺则悲，并于肝则忧，并于脾则畏，并于肾则恐，是谓五并，虚而相并者也。”五精所并是脏气虚而精并，肺气虚则并于肺，并于肺则悲。

（2）心病。

前文已讲，此处从略。

（3）肝病。

前文已讲，此处从略。

6. 恐

（1）肾病。

“在志为恐。恐伤肾，思胜恐。”恐为肾本身之志，肾主恐，恐伤其本脏，土克水，故思胜恐。“五精所并……并于肾则恐。”前文已讲，此处从略。

“恐则气下，寒则气收，炅则气泄，惊则气乱，劳则气耗，思则气结，九气不同，何病之生？岐伯曰：怒则气逆，甚则呕血及飧泄，故气上矣。喜则气和志达，营卫通利，故气缓矣。悲则心系急，肺布叶举，而上焦不通，营卫不散，热气在中，故气消矣。恐则精却，却则上焦闭，闭则气还，还则下焦胀，故气不行矣。”（《素问·举痛论》）前文已讲，此处从略。

“恐惧而不解则伤精，精伤则骨酸痿厥，精时自下。”恐为肾之志，长期恐惧则伤肾之精，肾不生精养骨，故现骨瘦甚至痿厥。肾主藏，精藏于肾，肾气伤而精不能藏，故精时自下。

“狂言及惊，胁满痛，手足躁，不得安卧。庚辛甚，甲乙大汗，气逆则庚辛死，刺足厥阴、少阳。其逆则头痛员员，脉引冲头也。心热病者，先不乐，数日乃热，热争则卒心痛，烦闷善呕，头痛面赤无汗。壬癸甚，丙丁大汗，气逆则壬癸死，刺手少阴、太阳。脾热病者，先头重颊痛，烦心颜青，欲呕身热，热争则腰痛不可用俯仰，腹满泄，两颔痛。甲乙甚，戊己大汗，气逆则甲乙死，刺足太阴、阳明。肺热病者，先淅然厥，起毫毛，恶风寒，舌上黄，身热。热争则喘咳，痛走胸膺背，不得大息，头痛不堪，汗出而寒。丙丁甚，庚辛大汗，气逆则丙丁死，刺手太阴、阳明。”（《素问·刺热》）狂言、惊、喜笑、好歌、妄行不休，都是些精神症状，往往是由于肾气大虚而生恐，治疗上取手阳明、手太阳、手太阴。取手太阳是泻手太阳小肠，即泻心火以清热，又手阳明大肠是后天水谷津液的来源，手太阴肺主呼气化气，纵手阳明大肠生津以养，即一面生津补肾，一面泻火热。

（2）肝病。

“有所堕恐，喘出于肝。”（《素问·经脉别论》）恐本肾之志，恐胜伤肾，能影响肝，所以堕仆受惊恐，易伤肝气，伤肝气则血不循经，就发生喘息。凡人深呼吸是从胸下至丹田，肝主纳气，若肝因恐伤病，肝阳气虚弱则不能深呼吸而发喘息。

“肝病者，两胁下痛引少腹，令人善怒，虚则目䀮䀮无所见。”（《素问·脏气法时论》）假使肝气内虚，肝开窍于目，肝血虚不能荣于目，故视力不明，视物无所见。足少阳胆经开窍于耳，肝胆之气虚，就病耳闭无所闻，甚而肝虚现恐，如有人将捕之状态，这主要是肝阳气虚之故。

“足厥阴之疟，令人腰痛，少腹满，小便不利如癃状，非癃也，数便，意恐惧气不足，腹中悒悒，刺足厥阴。”（《素问·刺疟》）患足厥阴肝之疟，肝气虚，其人欲经常恐惧，因肝之生阳之气不足，肝阳不足同时，还现腹中悒悒不调达的病状。

“所谓恐如人将捕之者，秋气万物未有毕去，阴气少，阳气入，阴阳相薄，故恐也。”（《素问·脉解》）为什么会有恐惧如有人将捕之样呢？秋主收，万物凋零，是因为秋初时阳气始下，尚未大衰，阴气初出，其气尚微，万物虽衰而未尽伤。且秋冬阳气逐渐衰退而阴气逐渐生长，初秋之际，阴气少阳气入，阴阳相持，在人若阴气少而阳邪侵入，阴阳相搏，故病恐惧如有人将捕之样。

（3）心病。

“夏刺肌肉，血气内却，令人善恐。”（《素问·四时刺逆从论》）夏天应针刺皮肤反而针刺肌肉，就损伤血气，血气内衰使人经常感到恐惧。

“恐惧者，神荡惮而不收。”（《灵枢·本神》）严重恐惧，阳气动荡不能收持，心中动摇不定，思虑恐惧伤神，神伤则恐惧自失。肾主恐，心主神，心肾虚，心肾不交，故恐自失。

（4）脾病。

“恐则脾气乘矣。”（《素问·玉机真脏论》）恐为肾之志，如果伤了肾，脾土乘势之。

恐是属于阳虚病变，肝阳不足、肾阳不足、心阳不足都能发生恐。总之，恐是属阳虚的范畴。

7. 惊

（1）肝病。

“二阳一阴发病，主惊骇背痛，善噫善欠，名曰风厥。”（《素问·阴阳别论》）“二阳”即阳明，“一阴”即厥阴。阳明、厥阴主阖，如果阳明、厥阴发生病变，阳明不主阳经之阖，厥阴不主阴经之阖，厥阴包络火不阖不内敛，阳明之火气不能内敛，则肝阳发病惊骇，阳明之筋夹脊，故背痛，阳明胃为风邪所伤，则经常噫气及呵欠。饱食而息为噫气，阳不足则打呵欠。因伤热邪而使肝胃发病，这种病叫风厥。

“肝脉惊，暴有所惊骇。”（《素问·大奇论》）若肝脉来突然躁急散乱，这是受到惊骇的缘故。

“所谓甚则厥，恶人与火，闻木音则惕然而惊者，阳气与阴气相薄，水火相恶，故惕然而惊也。”（《素问·脉解》）所谓阳气甚，其病发厥，阳胜则逆而发厥，阳胜喜安静，故病厌人恶火，甚而听到水的声音就惕然而惊恐。说明阳胜喜静恶躁，即是阴衰阳胜的症状。

（2）心病。

“惊而本精，汗出于心。”（《素问·经脉别论》）受了大的惊骇，惊胜就能奇精，精伤则汗出，汗出多则伤心，因汗为心之液。

“形数惊恐，经络不通，病生于不仁，治之以按摩醪药。”（《素问·血气形志》）“形数惊恐”，就是再发生惊恐（惊是自外来，恐是由内生）之意。心主络脉、主血，惊恐伤了心阳，则经络不通，故病全身麻痹不仁。临床上用以按摩醪药等法。

“肺疟者，令人心寒，寒甚热。”（《素问·刺疟论》）假使患了疟病，初期人觉心寒，因肺主皮毛，寒后就为发热，热发而间歇发怵，如有所见者，是精神恍惚之故。如耳有所闻、目有所见的情况，治疗宜刺手太阴肺经，并刺手阳明大肠经，泻阳明经之火，因肺与大肠相表里。

“惊则心无所倚，神无所归。”（《素问·举痛论》）前文已讲，此处从略。

“母有所大惊，气上而不下，精气并居，故令子发为癫疾也。”（《素问·奇病论》）在胎孕时，孕妇感触大惊骇，心之阳气上而不下，精与气相并，精为阴，气为阳，阴阳相搏，最容易影响胎儿，发生癫疾，所谓是先天的感受。

“肾风而不能食善惊，惊已心气痿者死。”（《素问·奇病论》）肾阳火动而生风，风邪伤胃，故不能食，且经常惊恐。阳动善惊，惊甚伤心气，心气衰，则病心气痿。该病难治，为什么呢？初心阳亢而后心阳衰，主死，说明心肾之阳衰，生机已绝。

“血并于阴，气并于阳。”（《素问·调经论》）前文已讲，此处从略。

“滑则病心风疝，涩则病积，时善惊。”（《素问·四时刺逆从论》）阳明的脉滑急有余，为阳邪有余。其病心风疝，疝属肝经，肝木之气动则伤阴，阴伤则血气不通，而现脉涩不畅，其病为气积血积，且时刻现发惊状。

“三阳者，至阳也，积并则为惊，病起疾风，至如礔砺，九窍皆塞，阳气滂溢，干嗌喉塞。”（《素问·著至教论》）“三阳”即太阳，为至阳。阳气亢甚，风热则动，风热并而病发为惊骇症状。

以上喜、怒、忧、思、悲、恐、惊为七种情志。七种情志有不同的变化，我们要知道某一种情志属于何脏，而发生病变时主要还在区分其虚和实。《内经》中的基本学说可分为两大部分，即致病的七情和六淫，也就是中医临床上所谓内在的、外因的，六淫是从外界而起，七情是人体内脏变化所在。

二、辨证

七情六淫的病理变化是多样的，中医学用辨证的方法来认识它。究竟如何来辨证呢？辨证主要是通过表里、寒热、虚实三个方面进行分析。张景岳说其为“六变”。六变实际上是代表疾病的性质，就是辨明其为哪种证候，然后进行治疗，但是中医诊断和治疗迥然不同，是对证候治疗而不是对症状治疗，这种辨证方法是通过临床的，在六变皆是属于阴阳的范围。李士材说八纲问题应值得思考，六变的统帅应于阴阳，阴阳而下产生六变，在症候的基础上认识二阴或二阳，或阴中之阴，或阳中之阳。这是用表里、寒热、虚实之方分析病候的道理，如《素问·至真要大论》所说“有者求之，无者求之，盛者责之，虚者责之也”就是辨证的法。

通过辨证认识症候的方法，古人不称辨证，而叫揆度，是从张仲景著《伤寒论》后才有“辨证”这一名词。古代哲学家墨子不是医生，但也是最讲揆度的，就是分析真理的辩证法。《内经》讲揆度，是当时的一般东西。“揆”即“度”，“度”相当于现代语释的计谋，“揆”是分析方法，“揆度”，即通过思维来认识它。揆度又即“忖度”。切，即切脉，也包括整个望闻问切四诊，即细分析为“切”。所谓切度，是细细分析归纳，为“地度之也”。什么叫揆？即谆切深透细致诊断，求其所以然，就是说详细诊切其人身经络脏腑气血的脉理、计谋辨其病在何处，同时还以外界四时春夏秋冬密切联系，来分析人身得病的关系。所谓揆度，就是古人辨证分析认症方法。

（一）表里

“治病之道，气内为宝，循求其理，求之不得，过在表里。守数据治，无失俞理，能行此术，终身不殆。”（《素问·疏五过论》）治病的道理，就是认识邪气表里。“气”指在外之气，“内”指人身之内气。要认识天地之气如何变化，而人身之气又如何变化，就必须要知道这个道理。若人与外界气候不相适应，这就要看其病过在表或在里，就是说是在外引起的疾病还是由内所引的疾病，求得原因，自然就知道疾病是由内所生还是由外所生，相反，不能得其表里，疾病便难于治疗。

“帝曰：何谓五有余，二不足？岐伯曰：所谓五有余者，五病之气有余也；二不足者，亦病气之不足也。今外得五有余，内得二不足，此其身不表不里，亦正死明矣。”（《素问·奇病论》）求表里关系，何谓五有余和二不足呢？所谓五有余病，是指身烧如炭、头膺如格（“格”，阻格如食饮不下）、人迎躁盛（指喉外人迎脉及两手寸口人迎）、喘息（气粗）、气逆。所谓二不足病，是指病淋数十溲、太阴脉微细如发。所谓五有余，即五种病的邪气属有余。二不足，即气不足之故。此有余、不足是指病之轻重而言。假若有病外得五有余的阳证，而内现二不足的阴证。人身之病既不行于表而又不行于里，说明真气即不独行于表又不内行于里，治表误里，治里失表，这种病就难治了。

“阴阳俱动，乍有形，乍无形，加以烦心，命曰阴胜其阳，此谓不表不里，其形不久。”（《灵枢·寿夭刚柔》）“阴阳俱动”，言阴经、阳经俱发生病变而两伤。“乍有形，乍无形”，有形代表伤于阳，无形代表伤于阴，两“乍”字是形容阴阳两伤状况，时像伤阴，时又像伤阳。“加以烦心”，说明伤于阴分尤重于阳，故“命曰阴胜于阳”。“此谓不表不里”，言这病在外之阳与在内之阴俱病，故谓之不表不里之病，这样的病，治之阴阳俱感困难，所以其人寿命不久。

“足阳明太阴为表里”，“表里”是指十二经之范畴。前文已讲，此处从略。

“三阳二阴为表里”，“三阳”指太阳，“二阴”指少阴，言太阳与少阴为表里。

“黄帝问曰：太阴阳明为表里，脾胃脉也，生病而异者何也？岐伯对曰：阴阳异位，更虚更实，更逆更从，或从内，或从外，所从不同，故病异名也。”（《素问·太阴阳明论》）“太阴阳明为表里”，此言太阴脾与阳明胃也。“阴阳异位，更虚更实”，言两者阴阳之性质不同，太阴为阴主乎内，阳明为阳主乎外，故曰“阴阳异位”；正由于阴阳异位而不同，如春夏为阳，阳盛则阴虚，秋冬为阴，阴盛则阳虚，互相更换，即所谓“更虚更实”。“更逆更从”，言春夏为阳，阳盛为从，阳不盛而阴盛为逆；秋冬为阴，阴盛为从，阴不盛而阳盛为逆。“或从内，或从外”，经曰阴在内为阳之守，阳在外为阴之使，所以或从内或从外，而太阴、阳明所从不同，故病名亦不同。

这段“表里”实质是指什么？如脏腑经络、阴阳，脏腑在内为阴，经络在外为阳，在内为里，在外为表。但十二经手足经脉代表脏与腑，亦可分阴阳。足经长，由足上头为阳，主表，属腑；手经短，包括在足经之内，故主里，属脏，但太阳在足经里又最长，故为表中之表，外来之邪都从太阳而阳明而少阳，以俱属表之故，所以外来之邪多从三阳入，有从三阴的，但很少，都因其人本虚，邪得以直中之。

在这里归纳以下几点。①所谓表里部位，基本上是指十二经脉。②性质问题。凡言表证，代表病邪浅未深入，另外还代表人身正气强，有抵抗病邪向外而出之趋势，如伤寒之脉浮、头项强痛而恶寒等。所以临床上病在外，唯一治法是解表，随人之机能向外而治之，亦即因势利导之法。里证代表病邪深入在里，病较重，另又代表正气弱，不能抵抗外邪，这又分两个方面，如阳明实证，代表病在内，正气与邪气俱盛于内，不能从外而解，应从里解；三阴代表里病之正气衰，这不是里证之机势不同的，治当温补。

（二）寒热

“寒极生热，热极生寒”，这是阴阳互相转化，物极必反之理，如春去夏来、夏去秋来、秋去冬来，都是两极转化。“寒气生浊，热气生清”，言阴寒之气产生脓浊之物，阳热之气产生轻清之气。“阴胜则阳病，阳胜则阴病”，言阳之病为阴之胜，阴之病为阳之胜。“阴胜则寒，阳胜则热”，言阴气胜了表现为寒证，阳气胜了表现为热证，这都是言其常。“重寒则热，重热则寒”，此寒极化热，热极化寒。临床上寒极似水之证，如阴盛于内外现假热，是阴盛极了，外现火热之证；又热极似水，是热盛于内外现假寒之证。

“夫寒者，阴气也，风者阳气也”，是言寒为阴气产生，风为阳气产生，若先伤于寒而后伤于风，所以先寒而后热，总言阴阳代表寒热。

“肉之大会为谷，肉之小会为溪，肉分之间，溪谷之会，以行荣卫，以会大气。邪溢气壅，脉热肉败，荣卫不行，必将为脓，内销骨髓，外破大腘，留于节凑，必将为败。积寒留舍，荣卫不居，卷肉缩筋，肋肘不得伸，内为骨痹，外为不仁，命曰不足，大寒留于溪谷也。”（《素问·气穴论》）“邪溢气壅，脉热肉败”，言热邪充溢，气因之被壅塞，血脉因热而致肌肉败坏。由脉热而伤营血，气壅而阻卫气，营卫因之不通，“必将为脓”，即上所谓“肉败”。热邪而致肉坏而成脓，内而销骨髓，外而破大腘，热邪留于节穴腠里之间而将为败坏等，以上皆为阳热之证。反之，若“积寒留舍”，言寒邪留存于内，营卫因寒阻而不调，不得居其所，则肉筋因寒而蜷缩，肋肘因寒而不得伸，影响于内为骨痹，外之肌肉失知觉而不仁，这总为阳衰不足之证，是由大寒之邪留于人身各部位所致。寒气留于人身任何角落，所谓“大寒留于溪谷也”。

“黄帝问曰：人身非常温也，非常热也，为之热而烦满者何也？岐伯对曰：阴气少而阳气胜，故热而烦满也。帝曰：人身非衣寒也，中非有寒气也，寒从中生者何？岐伯曰：是人多痹气也，阳气少，阴气多，故身寒如从水中出。”（《素问·逆调论》）前文已讲，此段说明寒热是从何而来，从何而去。这段是谈人身的内热、内寒。

“阳胜则为热，阴胜则为寒。……寒与热相搏”，言寒热两种邪气相搏击而留于人身，两者俱对人身有害。两种不同性质的邪气在人体发生病变亦不同，热则为烂肉为脓，寒则为肉疽。

“阳盛则外热”，此为实证，从外而来之邪为真热。“阴虚生内热”，此为虚证，从内而生之热为假热证。前者宜清凉，后者宜养阴。

“阴虚而阳盛，阳盛则热矣”，是言阳之盛由于阴之虚，而阳盛当然表现为热。“入则阳虚，阳虚则寒矣”，阳在外，主卫于外，今内入则外之阳虚，外之阳虚当然表现为寒。

“黄帝问曰：厥之寒热者何也？岐伯对曰：阳气衰于下，则为寒厥；阴气衰于下，则为热厥。”（《素问·厥论》）此文是言厥有寒有热，当如何分辨。“阳气衰于下，则为寒厥”，阳气生于下，卫气出下焦，假使阳气衰于下，是真正阳虚，阳气衰虚当然为寒证。“阴气衰于下，则为热厥”，此阻阳之证，非虚证，由阳之被阻不通于外，如《伤寒论》之四逆散证是。前为真寒，后为假寒。

“阴气不足则内热，阳气有余则外热”，亦阴虚生内热、阳盛生外热之意。

关于寒热归纳如下：寒热主要是辨虚实，真假尤其所当辨。

（三）虚实

“黄帝问曰：何谓虚实？岐伯对曰：邪气盛则实，精气夺则虚。帝曰：虚实何如？岐伯曰：气虚者肺虚也，气逆者足寒也，非其时则生，当其时则死。余脏皆如此。”（《素问·通评虚实论》）何谓虚实？“邪气盛则实，精气夺则虚”，说明了虚实的概念。所谓实，是指邪气实；所谓虚，是指正气虚；故虚当用补，实当用泻。邪气，包括六淫、七情。精气，指先天之气与后天之气，气血营卫俱在内。“气虚者肺虚也”，肺主气，故气虚为肺虚。“气逆者足寒也”，言气虚而反常，故四肢发厥。“非其时则生，当其时则死”，如阴虚而适阴盛之时为非其时，阳虚而正阳衰之时为当其时，非其时有帮助故生，当其时无有帮助故死。此在临床上有一定指导意义，阴虚喜得阴盛之帮助，阳虚喜得阳盛之帮助，故阴虚则补阴，阳虚则补阳。其余脏同法，可类推。

以上是从正气与邪气相对来说的。《素问》又说：“夫实者，气入也；虚者，气出也。”这条是从正气来说明虚实的。所谓“实”，就是气存在于人的体内而不散，就是气入。“入”就是在内的意思。换句话说，就是正气能够存在于人的体内不消散就是“实”。与此相反，所谓“虚”，就是正气耗散于外而不存于内，就是气出，也就是卫气不能卫于外而为固的意思。总的说来，正气也有虚实的分别。

“言实与虚者，寒温气多少也。”在应用针刺治疗时，应从人之阴阳两气的多寡来审查虚实，再决定刺法。大凡阳盛者为实，阳虚者为虚。所谓“寒温气多少”者，是说凡是阳气少且不寒的就是虚，阳气多而温暖的就是实。“气多”就是阳气不衰的意思。

“黄帝问曰：愿闻虚实之要。岐伯对曰：气实形实，气虚形虚，此其常也，反此者病。谷盛气盛，谷虚气虚，此其常也，反此者病。”这条是从人的形体与气来说明虚实的。大凡人形体的虚实应以气为主，而且形与气要相称。气实形实，气虚形虚，这是一般显而易见的合乎规律的常态。若形体很弱，但气却很盛，那么这就是复杂而超乎常态的变化，这其中就有虚中有实或实中有虚的复杂现象，所以叫作“反”。

“脉实血实，脉虚血虚，此其常也，反此者病。”这是从血与脉相对来说明虚实的，也就是通过脉气与血液的关系来说明虚实。在临床上，切脉基本上是为了审查脉之气，即人身之脉以脉气为主。大凡经脉之气壮，血液则壮，或者脉气衰则血衰。从根本来说，血为气所化，气为血之帅，这是显而易见的事。若与此相反，脉气盛但血却衰，或脉气衰但血却壮，这就是反常的现象。

“人之所有者，血与气耳。今夫子乃言血并为虚，气并为虚，是无实乎？岐伯曰：有者为实，无者为虚，故气并则无血，血并则无气，今血与气相失，故为虚焉。”（《素问·调经论》）所谓“有”“无”，就是代表“实”与“虚”以及虚实的部位而言。如充血向上行，则下虚上实，这时所谓“有”是指上部充血为实，所谓“无”即指下部血少为虚。所以说，“有”即为实，“无”即为虚。但在临床上，往往大实证里有大虚证，如中风，虽然上部充血，但是下部则为大虚，因此不能把它完全认为是实证，且有时还认为是虚证的。有许多疾病，有时是实在五脏则虚于六腑，有时是实于六腑而虚于五脏。这些错综复杂的道理，就是所说的有者求之，无者求之。由此我们联想到，刺针法里的缪刺法就是根据这个道理而产生的。所以说临床上辨别虚实，不是单纯地孤立地看问题，而是应该全面的考虑分析。

此外，还有一种虚实，是占岁露用的。所谓“岁露”，就是指气候而言。如《灵枢·岁露论》说：“得三虚者，其死暴疾也；得三实者，邪不能伤人也。黄帝曰：愿闻三虚。少师曰：乘年之衰，逢月之空，失时之和，因为贼风所伤，是谓三虚。故论不知三虚，工反为粗。帝曰：愿闻三实。少师曰：逢年之盛，遇月之满，得时之和，虽有贼风邪气，不能危之也。命曰三实。黄帝曰：善乎哉论！明乎哉道！请藏之金匮。”这里对岁露的辨识有虚有实。“岁”指一年来说的，“露”就是气。“岁露”就是岁气。广义的岁气，狭义的岁露，就是指立春而言。这条所说的岁露，是指广义而言。什么叫三虚？一年有二十四个节气，一般正常的现象是有其节就应有其气，若非其节却有其气，那就是所谓虚邪贼风。除年之外，尚有月和时。若年、月、时三者均逢虚时而得病，那么就会暴病而死。所谓三实，则是三者调和，邪气就不能伤害于人。黄帝先问三虚的道理。少师答复说：这年的岁气为阴年，又逢着司天在泉又为不及的时候，这是第一虚；月到下旬，又适为月虚的时候（月郭空，下旬的月亮不圆故曰月郭空，就是指一个月已到下旬，表示不足的现象），这是第二虚；春应温而不温，夏应热而不热，秋应凉而不凉，冬应寒而不寒，这是失时之和的表现，这是第三虚。人在三虚的时候而得病，就叫作三虚。所以在论病和治疗时，若不懂得这个虚的道理，医道就一定很肤浅了。什么叫作三实呢？“逢年之盛”，就是指平气（岁气无太过与不及为平气）之年月郭边不空而圆满，气候也正常。人处在这种时候，虽然有虚邪贼风，但对人体危害也不大，所以称作“三实”。这条是说明人的卫气与岁露的关系：在三虚之年而病，则为两虚相逢；三实之年不病，则两实相逢。所谓三虚，即六淫之气；三实，就是人身的六元之气。

虚实反应在临床上，主要还是气血阴阳的变化。如《素问》说：“血并于阴，气并于阳，如是血气离居，何者为实？何者为虚？岐伯曰：血气者，喜温而恶寒，寒则泣不能流，温则消而去之，是故气之所并为血虚，血之所并为气虚。”又说：“经言阳虚则外寒，阴虚则内热，阳盛则外热，阴盛则内寒，余已闻之矣，不知其所由然也。岐伯曰：阳受气于上焦，以温皮肤分肉之间，今寒气在外，则上焦不通，上焦不通，则寒气独留于外，故寒栗。帝曰：阴虚生内热奈何？岐伯曰：有所劳倦，形气衰少，谷气不盛，上焦不行，下脘不通。胃气热，热气熏胸中，故内热。帝曰：阳盛生外热奈何？岐伯曰：上焦不通利，则皮肤致密，腠理闭塞，玄府不通，卫气不得泄越，故外热。帝曰：阴盛生内寒奈何？岐伯曰：厥气上逆，寒气积于胸中而不泻，不泻则温气去，寒独留，则血凝泣，凝则脉不通，其脉盛大以涩，故中寒。”这两条前文已讲，此处从略。总的来说，虚实的变化固然较为复杂，但归根结底，不外乎由阴阳盛衰而来的。

“气实者热也，气虚者寒也。”这里所说的“热”与“寒”，不一定要机械地看成是“发热”或“恶寒”。所谓“热”就是指阳性的症状，所谓“寒”就是指阴性的症状。

以上所列举的资料，是说明什么是虚实，以及它的变化是怎样的。下面所列举的资料，是说明怎样来掌握虚实的。

“能存八动之变，五胜更立；能达虚实之数者，独出独入，呿吟至微，秋毫在目。”《素问·保命全形论》“八动”，就是四方四隅，也就是代表整个自然界阴阳寒热等的变化。“能存八动之变”，是说整个自然界阴阳寒热等变化的道理，都能够存在于内心之中，心中有数，就能充分地掌控它、识别它和分析它。“五胜”，就是五行相胜的道理，也就是春胜长夏、长夏胜冬等相克制生化的道理。“更立”，是五行五气互相变化以及所建立的关系。认识这些阴阳变化的道理，就能通达它们变化的规律（“数”，作规律解）。如此，人就能独特地立于天地之间，也就是说能自如地适应自然环境了。“呿吟”，是开闭的意思，指天地阴阳之开阖，也就是阴阳变化的意思。“呿吟至微，秋毫在目”，是说假若能够充分地掌握阴阳变化的道理、通晓虚实变化的规律，尽管它的变化很细微，我们仍可以如察秋毫之末般看得清清楚楚，能够充分地掌握它的一动一静。

“人有虚实，五虚勿近，五实勿远，至其当发，间不容瞚。”（《素问·宝命全形论》）这条说明，在应用针刺治疗时，要很慎重地辨别掌握。本来人体的变有虚有实，若是五脏虚弱（“五虚”）的人，就不要随便应用针刺治疗（“勿近”）；五脏之气均实的人，可应用针刺法，不要失掉机会（“勿远”）。所以在针刺前，应当了解病人的情况（“至”），之后再决定用与不用（“发”）。但是其中虚实的攸分（“间”，间隔、分别），决不容许有转瞬之间的差错（“瞚”，同“瞬”）。

以下又进一步来解释五虚五实的道理。“黄帝曰：余闻虚实以决死生，愿闻其情。岐伯曰：五实死，五虚死。帝曰：愿闻五实五虚。岐伯曰：脉盛，皮热，腹胀，前后不通，闷瞀，此谓五实。脉细，皮寒，气少，泄利前后，饮食不入，此谓五虚。帝曰：其时有生者何也？岐伯曰：浆粥入胃，泄注止，则虚者活；身汗得后利，则实者活。此其候也。”（《素问·玉机真脏论》）疾病的转归取决于虚实，但五实、五虚都可致死。如“脉盛”为实，这里所说的“盛”，是指邪气盛，心主脉，心之邪气盛，又心为君主之官，为人之主宰，故心之邪气盛则死；“皮热”，肺主皮毛，肺气伤则皮热不退；“腹胀”，脾主腹，腹胀表示脾气伤；“前后不通”，就是大小便闭塞不通，肾司二阴（即前后阴），二阴不通为肾气绝；“闷瞀”，气郁于内为闷，目之昏花为瞀，表示肝气衰微。以上五实的症状，正表示邪气实而正气衰，所以说五实亦死。若“脉细”，即表示心阳微弱；“皮寒”，表示肺气虚；“气少”，是肝气虚，肝在下焦，下焦之阳不上升故气少；“泄利前后”，是肾气虚；“饮食不入”是脾气虚。这些五虚之症，正说明五脏之气虚，故亦主死。所以五实、五虚都能致死，但是亦有不死的情况，这是什么缘故呢？必须有以下情况就可不死：若浆粥入胃，表示脾功能有转机；泄泻能止，表示肾气未绝。也就是说，疾病虽严重，但只要脾与肾功能有转机就有好转希望，因为脾为后天之本，肾为先天之本，两大根本若有转机，表示生气未绝，所以虽虚也能活。这是针对五虚证而说的。若患五实症，只要身汗与大便通畅，也可不死。因为汗出即表示邪气可从表出而身热退，同时也说明肺气与三焦元真之气能通畅，证明由不通而得到通，正说明病有转机，故病五实者亦可生。另一个好的现象就是大便通利，因大便既能通畅，就表示邪气可以从府而出。“身汗”与“得后利”都说明邪有出路而正气未衰，故虽患五实之证但亦可生。这一条是说明疾病的机转的辨识方法。

综合以上的论述，对虚实的认识可归纳为以下几点是。①所谓虚实，即有余与不足，虚即不足之证，实为有余之证，但虚实有表里、气血、脏腑、阴阳之分，它是包括多方面的。②外入之病多为有余，内生之病多为不足。这里所谓有余即指实，而实又是指邪气实而言。这种邪实之证在治疗时可用泻法。不足为虚，虚指正气虚而言，应用补法。因此，在临床上，一定要在审查疾病的虚实以后再确定治疗的原则和方法。③在临床上，实证的病变固然可虑，但正气虚之证尤其可虑，因此，在治疗时一定首先考虑人之元气的问题。若实证误补尚能挽救，若虚证误攻则难挽救，所以在诊断疾病时对虚实这个问题以及它们之间的关系必须慎重地详细地加以辨认。

（四）辨证小结

综合六变——表里、寒热、虚实是临床辨证及阴阳之基础，也是阴阳的主要内容。正因如此，六变不能舍阴阳而言。三阳为热，三阴为寒，三阳为实者多，三阴为虚者多。在阴阳、虚实、寒热之中，又有在表在里之分，甚至还有半表半里之分。如病在太阳为表，在少阴亦主表，但这两个表证的性质却决然不同，太阳为实，为热为阳，少阴为寒，为虚为阴。正因为太阳为热实之证，故见发热恶寒，少阴为无热恶寒。太阳为表热，表寒，可发汗；少阴为里寒，里虚，则不能发汗，而是要温经。所以少阴表证未解而用麻黄的同时，必须配用附子以温经。阳明是里证，太阴亦为里证，但阳明为热为实，太阴为寒为虚，这两个虽同为里证，而性质也不相同。因阳明之表现为胃家实（“家”代表系统而言），太阴表现为腹痛、自利。阳明之里证可用攻下法，太阴之里证不仅不可用攻下还要用温中，如理中汤、附子理中汤，阳明里证则用大承气汤等以攻下。少阳与厥阴同为半表半里，少阳为热为实，为寒热往来，厥阴为虚为寒，而是厥热进退（热甚于厥，则阳胜过阴则生，进退就是热与厥之消长，也就谁战胜谁的问题，亦即人之阳气与邪气做最后的斗争）。因此，少阳证可以用和解的方法进行治疗；厥阴证不仅不能清解，还要用回阳的方法如大剂姜附之类。综上所述，两纲（阴阳）与六变是中医在临床上用以辨证的武器，我们必须认真地掌握它，否则就难以进行准确的诊断及治疗。

王玉川医学全集

《素问》汇校

目　　录

卷第一 / 823

上古天真论篇第一 / 823

四气调神大论篇第二 / 825

生气通天论篇第三 / 826

金匮真言论篇第四 / 827

卷第二 / 829

阴阳应象大论篇第五 / 829

阴阳离合论篇第六 / 831

阴阳别论篇第七 / 832

卷第三 / 833

灵兰秘典论篇第八 / 833

六节脏象论篇第九 / 834

五脏生成篇第十 / 835

五脏别论篇第十一 / 836

卷第四 / 837

异法方宜论篇第十二 / 837

移精变气论篇第十三 / 837

汤液醪醴论篇第十四 / 838

玉版论要篇第十五 / 839

诊要经终论篇第十六 / 839

卷第五 / 841

脉要精微论篇第十七 / 841

平人气象论篇第十八 / 843

卷第六 / 844

玉机真脏论篇第十九 / 844

三部九候论篇第二十 / 847

卷第七 / 849

经脉别论篇第二十一 / 849

脏气法时论篇第二十二 / 850

宣明五气篇第二十三 / 852

血气形志篇第二十四 / 853

卷第八 / 854

宝命全形论篇第二十五 / 854

八正神明论篇第二十六 / 855

离合真邪论篇第二十七 / 856

通评虚实论篇第二十八 / 857

太阴阳明论篇第二十九 / 859

阳明脉解篇第三十 / 859

卷第九 / 860

热论篇第三十一 / 860

刺热篇第三十二 / 861

评热病论篇第三十三 / 863

逆调论篇第三十四 / 864

卷第十 / 865

疟论篇第三十五 / 865

刺疟篇第三十六 / 867

气厥论篇第三十七 / 869
咳论篇第三十八 / 869
卷第十一 / 870
举痛论篇第三十九 / 870
腹中论篇第四十 / 872
刺腰痛篇第四十一 / 873
卷第十二 / 875
风论篇第四十二 / 875
痹论篇第四十三 / 876
痿论篇第四十四 / 878
厥论篇第四十五 / 879
卷第十三 / 880
病能论篇第四十六 / 880
奇病论篇第四十七 / 881
大奇论篇第四十八 / 883
脉解篇第四十九 / 884
卷第十四 / 885
刺要论篇第五十 / 885
刺齐论篇第五十一 / 886
刺禁论篇第五十二 / 886
刺志论篇第五十三 / 887
针解篇第五十四 / 888
长刺节论篇第五十五 / 889
卷第十五 / 890
皮部论篇第五十六 / 890
经络论篇第五十七 / 891
气穴论篇第五十八 / 892
气府论篇第五十九 / 893
卷第十六 / 895
骨空论篇第六十 / 895
水热穴论篇第六十一 / 896
卷第十七 / 898
调经论篇第六十二 / 898
卷第十八 / 901
缪刺论篇第六十三 / 901
四时刺逆从论篇第六十四 / 903
标本病传论篇第六十五 / 904
卷第十九 / 905
天元纪大论篇第六十六 / 905
五运行大论篇第六十七 / 907
六微旨大论篇第六十八 / 909
卷第二十 / 911
气交变大论篇第六十九 / 911
五常政大论篇第七十 / 915
卷第二十一 / 921
六元正纪大论篇第七十一 / 921
刺法论篇第七十二（亡）/ 933
本病论篇第七十三（亡）/ 933
卷第二十二 / 933
至真要大论篇第七十四 / 933
卷第二十三 / 941
著至教论篇第七十五 / 941
示从容论篇第七十六 / 942
疏五过论篇第七十七 / 943
征四失论篇第七十八 / 944
卷第二十四 / 945
阴阳类论篇第七十九 / 945
方盛衰论篇第八十 / 946
解精微论篇第八十一 / 947
附：所引书简、全称对照表 / 949

卷第一

（新校正云：按，王氏不解所以名《素问》之义，及《素问》之名起于何代。按，《隋书·经籍志》，始有《素问》之名。《甲乙经·序》，晋皇甫谧之文，已云《素问》论病精辨。王叔和，西晋人，撰《脉经》，云出《素问》《针经》。汉张仲景撰《伤寒卒病论集》，云撰用《素问》。是则《素问》之名，著于《隋志》，上见于汉代也。自仲景以前，无文可见，莫得而知。据今世所存之书，则《素问》之名，起汉世也。所以名《素问》之义，全元起有说，云：素者，本也；问者，黄帝问岐伯也。方陈性情之源，五行之本，故曰《素问》。元起虽有此解，义未甚明。按，《乾凿度》云：夫有形者生于无形，故有太易，有太初，有太始，有太素。太易者，未见气也。太初者，气之始也。太始者，形之始也。太素者，质之始也。气形质具而痾瘵由是萌生，故黄帝问此太素，质之始也。《素问》之名，义或由此。）

上古天真论篇第一

（新校正云：按，全元起注本在第九卷，王氏重次篇第，移冠篇首。今注逐篇必具全元起本之卷第者，欲存《素问》旧第目，见今之篇次皆王氏之所移也。）

昔在黄帝，生而神灵，弱而能言，幼而徇齐，长而敦敏，成而登天①。乃问于天师曰：余闻上古之人，春秋皆度百岁，而动作不衰；今时之人，年半百而动作皆衰者，时世异耶？将人②失之耶？岐伯对曰：上古之人，其知道者，法于阴阳，和于术数，食饮有节，起居有常，不妄作劳③，故能形与神俱，而尽终其天年，度百岁乃去。今时之人不然也，以酒为浆，以妄为常，醉以入房，以欲竭其精，以耗散其真④，不知持满，不时御神⑤，务快其心，逆于生乐，起居无节，故半百而衰也。

夫上古圣人之教下也，皆谓之⑥虚邪贼风，避之有时，恬惔虚无，真气从之，精神内守，病安从来。是以志闲而少欲，心安而不惧，形劳而不倦，气从以顺，各从其欲，皆得所愿。故美其食，

---

① 吴素、马素，皆从王冰释，解为白日升天。惟俞录云："成而登天，谓登天位也。《易经·明夷传》曰：'初登于天，照四国也。'可说此经'登天'之义，故下文即云'乃问于天师'。'乃'者，承上之词，见黄帝既登为帝，乃发此问也。"俞录义胜，可从。

② 原作"人将"，据《千金》卷二十七第一改作"将人"，与下文"将天数然也"句文法同。

③ 林校云："全元起注本云：饮食有常节，起居有常度，不妄不作。"《太素》同。胡义云："'作'与'诈'同。"全元起本于韵为协，于义较长。玉川按，俞录云："经文本作'食饮有节，起居有度……'，上文云'法于阴阳，和于术数'，此'度'字本与'数'字为韵，今作'有常'，即失其韵矣，盖即因全氏注文'有常'字而误入正文遂夺去'度'字。"言之有理，可据改。

④ 耗，本作"秏"，林校云："《甲乙经》'秏'作'好'。"胡义云："好，读耆（嗜）好之好，好亦欲也。"义可从，惟查今本《甲乙》仍为"秏"。玉川按，于书云："'好''秏'一声之转，王冰本作'秏'，盖亦当读'秏'为好，而次注云'轻用曰秏'则失之矣。酒也、妄也、醉也、欲也、好也，五字皆读逗，文法亦一律。"

⑤ 林校云："别本'时'作'解'。"胡义云："'时'字是，'解'字非。'时'，善也。'不时御神'，谓不善御神也。《小雅·頍弁篇》：'尔殽既时。'《毛传》曰：'时，善也'。"胡义可从。

⑥ 林校云："全元起注本云：'上古圣人之教也，下皆为之。'《太素》《千金》同。"是"下也"二字互倒，"下"字连下句读。"谓"应作"为"。

任其服，乐其俗，高下不相慕，其民故曰朴①。是以嗜欲不能劳其目，淫邪不能惑其心，愚智贤不肖不惧于物，故合于道②。所以能年皆度百岁而动作不衰者，以其德全不危也。

帝曰：人年老而无子者，材力尽邪？将天数然也③？岐伯曰：女子七岁，肾气盛，齿更发长。二七而天癸至，任脉通，太冲④脉盛，月事以时下，故有子。三七，肾气平均，故真牙生而长极。四七，筋骨坚，发长极，身体盛壮。五七，阳明脉衰，面始焦，发始堕。六七，三阳脉衰于上，面皆焦，发始白。七七，任脉虚，太冲脉衰少，天癸竭，地道不通，故形坏而无子也。丈夫八岁，肾气实，发长齿更。二八，肾气盛，天癸至，精气溢泻，阴阳和，故能有子。三八，肾气平均，筋骨劲强，故真牙生而长极。四八，筋骨隆盛，肌肉满壮。五八，肾气衰，发堕齿槁。六八，阳气衰竭⑤于上，面焦，发鬓颁白。七八，肝气衰，筋不能动。八八，则齿发去，天癸竭，精少，肾脏衰，形体皆极⑥。肾者主水，受五脏六腑之精而藏之，故五脏盛，乃能泻。今五脏皆衰，筋骨解堕，天癸尽矣。故发鬓白，身体重，行步不正，而无子耳。帝曰：有其年已老而有子者何也？岐伯曰：此其天寿过度，气脉常通，而肾气有余也。此虽有子，男不过尽八八，女不过尽七七，而天地之精气皆竭矣。帝曰：夫道者年皆百数，能有子乎？岐伯曰：夫道者能却老而全形，身年虽寿，能生子也。

黄帝曰：余闻上古有真人者，提挈天地，把握阴阳，呼吸精气，独立守神，肌肉若一⑦，故能寿敝天地⑧，无有终时，此其道生。中古之时，有至人者，淳德全道，和于阴阳，调于四时，去世离俗，积精全神，游行天地之间，视听八远之外⑨，此盖益其寿命而强者也，亦归于真人。其次有圣人者，处天地之和，从八风之理，适嗜欲于世俗之间，无恚嗔之心，行不欲离于世⑩，举不欲观于俗，外不劳形于事，内无思想之患，以恬愉为务，以自得为功，形体不敝，精神不散，亦可以百数。其次有贤人者，法则天地，象似日月，辩列星辰，逆从阴阳，分别四时，将从上古合同于道，亦可使益寿而有极时。

---

① 林校云："别本云'曰'作'日'。"胡义云："'曰'字义不可通，别本作'日'是也。"但顾素云："曰，语助辞，别本误。"则"曰"字非不通，实义可两存。

② 林校云："全元起注本云：'合于道数。'"《千金》卷二十七第一同。

③ "将"字，胡义训"抑"，沈臆训"顺"。上文"将人失之耶"与此"将天数然也"，皆或问之辞。训"抑"为胜。

④ 林校云："全元起注本及《太素》作'伏冲'。"《甲乙》原注："一作'伏冲'，下'太冲'同。"俞录云："汉人书'太'字，或作'伏'。""后人不识'伏'字，加点作'伏'，逆成异字。"

⑤ 《甲乙》无"竭"字，可从。

⑥ 十二字原在"七八，肝气衰，筋不能动"句下，今据坚素"七八"注移"八八"下，查"天癸竭"句，女子在"七七"下，是丈夫应在"八八"下，才能对称。

⑦ 《太素·遗文》作"身肌宗一"。林校引全元起本同。

⑧ 沈臆云："'敝'字误，疑'敌'字也，且与下文'无有终时'义贯。"但陆义云："敝，王注尽也。《汉书·枚乘传》'敝无穷之乐'，注：'敝，尽也。'《灵枢·五十营篇》：'故五十营备，得尽天地之寿也。'"据陆懋修所引两书之义证之，则"敝"字非误，而王冰注亦允。

⑨ "远"原作"达"。马素、度校及宋刻本均作"远"。《淮南子·坠形训》云："九州之外，乃有八殡。"高诱注云："殡，犹远也。"是"远"字义优，故据以改正。

⑩ "离于世"下，原有"被服章"句，林校云："疑衍，此三字上下文不属。"甚是，周评删，从之。玉川按，"行不欲离于世""举不欲观于俗"是相对为文的，与下句"外不劳形于事，内无思想之患"为同一句法。

四气调神大论篇第二

（新校正云：按，全元起本在第九卷。）

春三月，此谓发陈，天地俱生，万物以荣，夜卧早起，广步于庭，被发缓形，以使志生，生而勿杀，予而勿夺，赏而勿罚，此春气之应，养生之道也。逆之则伤肝，夏为寒变①，奉长者少。夏三月，此谓蕃秀，天地气交，万物华实，夜卧早起，无厌于日，使志无怒，使华英成秀，使气得泄，若所爱在外，此夏气之应，养长之道也。逆之则伤心，秋为痎疟，奉收者少，冬至重病②。秋三月，此谓容平，天气以急，地气以明，早卧早起，与鸡俱兴，使志安宁，以缓秋刑，收敛神气，使秋气平，无外其志，使肺气清，此秋气之应，养收之道也。逆之则伤肺，冬为飧泄，奉藏者少。冬三月，此谓闭藏，水冰地坼，无扰乎阳，早卧晚起，必待日光，使志若伏若匿③，若有私意④，若已有得，去寒就温，无泄皮肤，使气亟夺，此冬气之应，养藏之道也。逆之则伤肾，春为痿厥，奉生者少。

天气清净⑤光明者也，藏德不止⑥，故不下也。天明⑦则日月不明，邪害空窍，阳气者闭塞，地气者冒明，云雾⑧不精，则上应白露⑨不下。交通不表，万物命故不施⑩，不施则名木多死。恶气不发⑪，风雨不节，白露不下，则菀槁不荣。贼风数至，暴雨数起，天地四时不相保，与⑫道相失，则未央绝灭。唯圣人从⑬之，故身无奇病⑭，万物不失，生气不竭。逆春气，则少阳不生，肝气内变。逆夏气，则太阳不长，心气内洞。逆秋气，则太阴不收，肺气焦满⑮。逆冬气，则少阴不藏，肾气独沉⑯。

夫四时阴阳者，万物之根本也，所以圣人春夏养阳，秋冬养阴，以从其根，故与万物沉浮于生长之门。逆其根，则伐其本，坏其真矣。故阴阳四时者，万物之终始也，死生之本也，逆之则灾害

---

① 《巢源·五脏五腑病》作“夏变为寒”。

② 简素云：“四字，据前后文例，恐是剩文。”沈臆云：“以上下文义排比，此四字疑注窜入正文。”

③ 简素云：“‘匿’得押韵。”胡义云：“熊本、《藏》本（即熊宗立本、《道藏》本）‘若匿’作‘若匪’。”“今详‘匪’字当作‘匿’。”

④ 胡义云：“当本作‘若私有意’，写者误倒也。”

⑤ 《太素》作“清静”。

⑥ 《太素》作“不上”。林校云：“别本‘止’作‘上’。”张义云：“‘上’作‘止’非。”

⑦ 《太素》作“上下”。玉川按，徐湘亭《内经考订》说：“‘天’字下当遗一‘不’字。言天气不清明，则日月失其光辉。”

⑧ 《太素》作“云露”。

⑨ 《太素》作“甘露”。

⑩ 周评断句作“则上应白露，不下交通，不表万物。命故不施”。玉川按，周评不可从。“万物命故不施”即“故万物命不施”之意。命，性也。施，施展其生长化育之性也。

⑪ 《太素》无“不”字。玉川按，徐湘亭谓此“不”字应读作丕。丕，大也。“发”字当作发作解。

⑫ 《太素》“与”作“乃”。

⑬ 《太素》“从”作“顺”。

⑭ 《太素》“病”作“疾”。胡义云：“‘奇’当作‘苛’，字形相似而误。”马素云：“本经有《奇病论》，‘奇’字是。”下文有“苛疾不起”句，是“苛疾”“奇病”本属互义。

⑮ 林校云：“全元起注本‘焦满’作‘进满’。《甲乙》《太素》作‘焦满’。”

⑯ 《甲乙》《太素》作“浊沉”。胡义云：“‘独’与‘浊’，古字通。”

生，从之则苛[①]疾不起，是谓得道。道者，圣人行之，愚者佩之。从阴阳则生，逆之则死；从之则治，逆之则乱。反顺为逆，是谓内格。是故圣人不治已病治未病，不治已乱治未乱，此之谓也。夫病已成而后药之，乱已成而后治之，譬犹渴而穿井，斗而铸锥[②]，不亦晚乎！

生气通天论篇第三

（新校正云：按，全元起注本在第四卷。）

黄帝曰：夫自古通天者，生[③]之本，本于阴阳。天地之间，六合之内，其气九州九窍[④]、五脏、十二节，皆通乎天气。其生五，其气三，数犯此者，则邪气伤人，此寿命之本也。苍天之气，清净则志意治，顺之则阳气固，虽有贼邪，弗能害也，此因时之序[⑤]。故圣人传精神，服天气，而通神明。失之则内闭九窍，外壅肌肉，卫气散解，此谓自伤，气之削也。阳气者若天与日，失其所则折寿而不彰，故天运当以日光明。是故阳因而上，卫外者也。因于寒[⑥]，欲如运枢[⑦]，起居如惊，神气乃浮。因于暑，汗[⑧]，烦则喘喝，静则多言，体若燔炭，汗出而散。因于湿，首如裹，湿热不攘[⑨]，大筋緛短，小筋弛长，緛短为拘，弛长为痿。因于气，为肿，四维相代，阳气乃竭。阳气者，烦劳则张[⑩]，精绝辟积[⑪]于夏使人煎厥。目盲不可以视，耳闭不可以听，溃溃乎若坏都，汩汩[⑫]乎不可止。阳气者，大怒则形气绝，而血菀于上，使人薄厥。有伤于筋，纵[⑬]，其若不容，汗出偏沮[⑭]，使人偏枯。汗出见湿，乃生痤疿。高粱之变，足生大丁[⑮]，受如持虚。劳汗当风，寒薄为皶，郁乃痤。阳气者，精则养神，柔则养筋。开阖不得，寒气从之，乃生大偻。陷脉为瘘，留连肉腠。俞气化薄，传为善畏，及为惊骇。营气不从，逆于肉理，乃生痈肿。魄汗[⑯]未尽，形弱而气烁，穴俞以闭，发为风疟。故风者，百病之始也，清静则肉腠闭拒，虽有大风苛毒，弗之能害，此因时之序

---

① 《太素》“苛”作“奇”。

② 《太素》作“铸兵”。马素、宋刻本均同。

③ 吴素及薛校断句皆以“生”字接上句，未妥。

④ 《周礼·天官疾医》郑康成注“九窍”云：“阳窍七，阴窍二。”俞录云：“‘九窍’二字实为衍文，九州即九窍也。”沈臆云：“汪东有《九州九窍考》可供参考。”州，即“脲”，正字为“尻”。《吕氏春秋·观表》高诱注云：“脲，后窍也。”

⑤ 周评无此五字。

⑥ 张义云：“‘因于寒’句误次，当在‘体若燔炭’之上。”此义颇长。

⑦ 林校云：“全元起本作‘连枢’。”

⑧ 周评云：“‘汗’下当有‘不出’二字。”玉川按，于书云：“‘汗’字盖衍。下文云‘汗出而散’则因于暑者正取于汗，何得云‘汗烦则喘喝’乎，盖即涉彼而衍也。”

⑨ 王冰释及薛校断句，皆以“首如裹湿”为句，不可从。

⑩ 俞录云：“‘张’字之上夺‘筋’字。筋张、精绝，两文相对。今夺‘筋’字，则义不明。”甚是。后文云“阳气者，精则养神，柔则养筋”，可互证。

⑪ 《太素》于“积”字断句，分作两句。玉川按，于书疑“辟积”上应有“而”字，云：“‘精绝而辟积于夏使人煎厥’与下文云‘气绝而血菀于上使人薄厥’同一句法，脱‘而’字则不成句矣。”

⑫ 《太素》作“滑滑”。

⑬ 《太素》“纵”字连上句读。

⑭ 林校云：“‘沮’全元起本作‘恒’。”

⑮ 林校云：“丁生之处不常于足。盖谓膏粱之变饶生大丁，非偏著足也。”于义较胜。俞录云：“‘足’疑‘是’字之误。”

⑯ 马素云：“肺经内主藏魄，外主皮肤，故所出之汗，亦可谓之魄汗也。”简素略谓：“《战国策》鲍彪注：‘白汗，不缘暑而汗也。’魄、白古通用。”其说可从。

也。故病久则传化，上下不并，良医弗为。故阳蓄积病死，而阳气当隔，隔者当泻，不亟正治，粗乃败之。故阳气者，一日而主外，平旦人气[①]生，日中而阳气隆，日西而阳气已虚，气门乃闭[②]。是故暮而收拒，无扰筋骨，无见雾露，反此三时，形乃困薄。

岐伯曰：阴者，藏精而起亟[③]也；阳者，卫外而为固也。阴不胜其阳，则脉流薄疾，并乃狂。阳不胜其阴，则五脏气争，九窍不通。是以圣人陈阴阳，筋脉和同，骨髓坚固，气血皆从。如是则内外调和，邪不能害，耳目聪明，气立如故。风客淫气，精乃亡，邪伤肝也。因而饱食，筋脉横解，肠澼为痔。因而大饮，则气逆。因而强力，肾气乃伤，高骨乃坏。凡阴阳之要，阳密乃固。两者不和，若春无秋，若冬无夏，因而和之，是谓圣度。故阳强不能密，阴气乃绝；阴平阳秘，精神乃治；阴阳离决，精气乃绝。因于露风，乃生寒热。是以春伤于风，邪气留连，乃为洞泄[④]。夏伤于暑，秋为痎疟。秋伤于湿，上逆而咳[⑤]，发为痿厥。冬伤于寒，春必温病。四时之气，更伤五脏。阴之所生，本在五味，阴之五宫[⑥]，伤在五味。是故味过于酸，肝气以津，脾气乃绝。味过于咸，大骨气劳，短肌，心气抑。味过于甘，心气喘满，色黑，肾气不衡。味过于苦，脾气不濡，胃气乃厚。味过于辛，筋脉沮弛，精神乃央。是故谨和五味，骨正筋柔，气血以流，腠理以密，如是则骨气以精，谨道如法，长有天命。

金匮真言论篇第四

（新校正云：按，全元起注本在第四卷。）

黄帝问曰：天有八风，经有五风，何谓？岐伯对曰：八风发邪，以为经风，触五脏，邪气发病。所谓得四时之胜者，春胜长夏，长夏胜冬，冬胜夏，夏胜秋，秋胜春，所谓四时之胜也。东风生于春，病在肝，俞在颈项；南风生于夏，病在心，俞在胸胁；西风生于秋，病在肺，俞在肩背；北风生于冬，病在肾，俞在腰股；中央为土，病在脾，俞在脊。故春气者病在头，夏气者病在脏，秋气者病在肩背，冬气者病在四肢。故春善病鼽衄，仲夏善病胸胁，长夏善病洞泄寒中，秋善病风疟，冬善病痹厥。故冬不按跷，春不鼽衄，春不病颈项，仲夏不病胸胁，长夏不病洞泄寒中，秋不病风疟，冬不病痹厥，飧泄，而汗出也[⑦]。夫精者，身之本也。故藏于精者，春不病温。夏暑汗不出者，秋成风疟[⑧]。此平人脉法也。

故曰：阴中有阴，阳中有阳。平旦至日中，天之阳，阳中之阳也；日中至黄昏，天之阳，阳中之阴也；合夜至鸡鸣，天之阴，阴中之阴也；鸡鸣至平旦，天之阴，阴中之阳也。故人亦应之。夫

---

① 马素云："人气即卫气。"一说"人"为"阳"字之误。

② 《太素》"闭"作"开"。下文曰"是故暮而收拒"，"是故"承"乃闭"而言，"开"字义相反，疑误。

③ 《太素》作"极起"。吴崐改为"为守"。

④ 林校云："按，《阴阳应象大论》曰：'春伤于风，夏生飧泄。'"

⑤ 林校云："按，《阴阳应象大论》曰：'秋伤于湿，冬生咳嗽。'"

⑥ 王冰释云："宫者，五神之舍也。"《太素》"宫"作"官"，并认为五官"谓眼、耳、鼻、口、舌等"。

⑦ 林校云："详'飧泄，而汗出也'六字据上文疑剩。"可从。

⑧ 林校云："详此下义与上文不相接。"甚是。

言人之阴阳，则外为阳，内为阴。言人身之阴阳，则背为阳，腹为阴。言人身之脏腑中阴阳，则脏者为阴，腑者为阳。肝、心、脾、肺、肾五脏皆为阴，胆、胃、大肠、小肠、膀胱、三焦六腑皆为阳。所以欲知阴中之阴、阳中之阳者何也？为冬病在阴，夏病在阳，春病在阴，秋病在阳，皆视其所在，为施针石也。故背为阳，阳中之阳，心也；背为阳，阳中之阴，肺也；腹为阴，阴中之阴，肾也；腹为阴，阴中之阳，肝也；腹为阴，阴中之至阴，脾也。此皆阴阳、表里、内外、雌雄相输应也，故以应天之阴阳也。

帝曰：五脏应四时，各有收受乎？岐伯曰：有。东方青色，入通于肝，开窍于目，藏精于肝，其病发惊骇[①]，其味酸，其类草木，其畜鸡，其谷麦，其应四时，上为岁星，是以春气在头[②]也，其音角，其数八，是以知病之在筋也[③]，其臭臊[④]。南方赤色，入通于心，开窍于耳，藏精于心，故病在五脏，其味苦，其类火，其畜羊[⑤]，其谷黍，其应四时，上为荧惑星，是以知病之在脉也，其音徵，其数七，其臭焦。中央黄色，入通于脾，开窍于口，藏精于脾，故病在舌本，其味甘，其类土，其畜牛，其谷稷，其应四时，上为镇星，是以知病之在肉也，其音宫，其数五，其臭香。西方白色，入通于肺，开窍于鼻，藏精于肺，故病在背，其味辛，其类金，其畜马[⑥]，其谷稻，其应四时，上为太白星，是以知病之在皮毛也，其音商，其数九，其臭腥。北方黑色，入通于肾，开窍于二阴，藏精于肾，故病在溪，其味咸，其类水，其畜彘，其谷豆，其应四时，上为辰星，是以知病之在骨也，其音羽，其数六，其臭腐。故善为脉[⑦]者，谨察五脏六腑，一逆一从，阴阳、表里、雌雄之纪，藏之心意，合心于精。非其人勿教，非其真勿授，是谓得道。

序：迺其（上音乃）　蒇（敕辇切）　糅（女救切，杂也）　滢（音莹）

上古天真论：徇（徐闰切，病也）　痹（必至切）　恬憺（上啼廉切，下音淡）　更齿（上古行切，下齿更同）　频（于葛切）　侠口（胡夹切，下同）　额颅（落胡切）　渗灌（上所禁切）　解憧（上上声）　寿敝（毗祭切）　眉睫（音接）　恚嗔（上于桂切）　愉（音俞）

四气调神大论：予而（上音与）　獭（他达切）　駕（音如，鹑也）　蕃秀（上音烦）　蝼蝈（上音楼，下古获切，蛙也）　蚯蚓（上音丘，下以志切）　鵙（古阒切，搏劳鸟也）　蜩（音条）　溽暑（上音辱）　痎（音皆，瘦疟也）　欲炽（尺志切）　坏户（上步回切）　始涸（胡各切）　豺（音柴）　亟夺（上去吏切）　鹖（苦割切）　荔挺（上力计切，下大顶切）　北乡（音向）　雊（古豆切，雉鸣）　为否（符鄙切，下不交否同）　燠热（上于六切）

生气通天论：分（上声）　暴卒（仓没切）　荒佚（音逸）　躁（则到切）　喝（呼葛切）　瘀（衣倨切）　裹攘（汝阳切）　緛（音软，缩也）　溃溃（古没切，烦闷不止也）　眦（在

① 林校云："详东方云'病发惊骇'，余方各阙者，按《五常政大论》'委和之纪，其病发惊骇'，疑此文为衍。"简素云："新校正疑为衍文，是。据下文例，当云'故病在头'。"

② 简素云："据文例，当云'知病之在筋'。"林校云："详东方言'春气在头'，不言故病在头，余方言故病在某，不言某气在某者，互文也。"

③ 简素云："推余方之例，此八字系错出，当在'上为岁星'之后。"

④ 林校云："详'臊'《月令》作'羶'。"

⑤ 林校云："按，《五常政大论》云：'其畜马。'"

⑥ 林校云："按，《五常政大论》云：'其畜鸡。'"

⑦ 吴素云："脉，犹言诊也。"

计切，又前计切） 奔并（下去声） 偏沮（子鱼切，润也） 痤（昨禾切） 痱（方味切） 佛（符弗切） 皶（织加切） 稸（许竹切） 瘈（尺制切） 焫（而劣切） 大偻（力主切） 瘘（力斗切，痈瘘） 疡（音阳，下并同） 俞（音庶） 否隔（符鄙切，塞也） 粗（千胡切） 淖（奴教切，下并同） 肠澼（普击切） 决惫（蒲拜切） 癃（音隆）

金匮真言论：鼽（音求） 按蹻（音脚） 燔灼（上音烦） 彘（直利切）

卷第二

阴阳应象大论篇第五

（新校正云：按，全元起本在第九卷。）

黄帝曰：阴阳者，天地之道也，万物之纲纪，变化之父母，生杀之本始，神明之府也，治病必求于本。故积阳为天，积阴为地。阴静阳躁，阳生阴长，阳杀阴藏①。阳化气，阴成形。寒极生热，热极生寒。寒气生浊，热气生清。清气在下，则生飧泄；浊气在上，则生䐜胀。此阴阳反作，病之逆从也。故清阳为天，浊阴为地；地气上为云，天气下为雨；雨出地气，云出天气。故清阳出上窍，浊阴出下窍；清阳发腠理，浊阴走五脏；清阳实四肢，浊阴归六腑。水为阴，火为阳，阳为气，阴为味。味归形，形归气，气归精，精归化；精食气，形食味，化生精，气生形。味伤形，气伤精，精化为气，气伤于味。阴味出下窍，阳气出上窍。味厚者为阴，薄为阴之阳。气厚者为阳，薄为阳之阴。味厚则泄，薄则通。气薄则发泄，厚则发热。壮火之气衰，少火之气壮。壮火食气，气食少火。壮火散气，少火生气。气味，辛甘发散为阳，酸苦涌泄为阴。阴胜则阳病，阳胜则阴病。阳胜则热，阴胜则寒②。重寒则热，重热则寒。寒伤形，热伤气。气伤痛，形伤肿。故先痛而后肿者，气伤形也；先肿而后痛者，形伤气也。风胜则动，热胜则肿，燥胜则干，寒胜则浮，湿胜则濡泻。天有四时五行，以生长收藏，以生寒、暑、燥、湿、风。人有五脏化五气，以生喜、怒、悲、忧、恐③。故喜怒伤气，寒暑伤形。暴怒伤阴，暴喜伤阳。厥气上行，满脉去形。喜怒不节，寒暑过度，生乃不固。故重阴必阳，重阳必阴。故曰：冬伤于寒，春必温病；春伤于风，夏生飧泄④；夏伤于暑，秋必痎疟；秋伤于湿，冬生咳嗽⑤。

帝曰：余闻上古圣人，论理人形，列别脏腑，端络经脉，会通六合，各从其经，气穴所发，各有处名，溪谷属骨，皆有所起，分部逆从，各有条理，四时阴阳，尽有经纪，外内之应，皆有表

---

① 林校云："此语又见《天元纪大论》，其说自异。"

② 《甲乙》作"阴病则热，阳病则寒"。文异义同。

③ 林校云："按，《天元纪大论》'悲'作'思'。又本篇下文，肝在志为怒，心在志为喜，脾在志为思，肺在志为忧，肾在志为恐。《玉机真脏论》作'悲'。诸论不同。皇甫士安《甲乙经·精神五脏篇》具有其说。盖言悲者，以悲能胜怒，取五志迭相胜而为言也。举思者，以思为脾之志也。各举一，则义俱不足，两见之，则互相成义也。"

④ 《素问·生气通天论》云："春伤于风，邪气留连，乃为洞泄。"

⑤ 《素问·生气通天论》云："秋伤于湿，上逆而咳，发为痿厥。"

里，其信然乎①？岐伯对曰：东方生风，风生木，木生酸，酸生肝，肝生筋，筋生心，肝主目。其在天为玄，在人为道，在地为化。化生五味，道生智，玄生神，神在天为风，在地为木，在体为筋，在脏为肝，在色为苍，在音为角，在声为呼，在变动为握②，在窍为目，在味为酸，在志为怒。怒伤肝，悲胜怒③；风伤筋，燥胜风；酸伤筋，辛胜酸。

南方生热，热生火，火生苦，苦生心，心生血，血④生脾，心主舌。其在天为热，在地为火，在体为脉，在脏为心，在色为赤，在音为徵，在声为笑，在变动为忧⑤，在窍为舌，在味为苦，在志为喜。喜伤心，恐胜喜；热伤气，寒胜热；苦伤气，咸胜苦。

中央生湿，湿生土，土生甘，甘生脾，脾生肉，肉生肺，脾主口。其在天为湿，在地为土，在体为肉，在脏为脾，在色为黄，在音为宫，在声为歌，在变动为哕，在窍为口，在味为甘，在志为思。思伤脾，怒胜思；湿伤肉，风胜湿；甘伤肉⑥，酸胜甘。

西方生燥，燥生金，金生辛，辛生肺，肺生皮毛，皮毛生肾，肺主鼻。其在天为燥，在地为金，在体为皮毛，在脏为肺，在色为白，在音为商，在声为哭，在变动为咳，在窍为鼻，在味为辛，在志为忧。忧伤肺，喜胜忧；热伤皮毛，寒胜热⑦；辛伤皮毛，苦胜辛。

北方生寒，寒生水，水生咸，咸生肾，肾生骨髓，髓生肝，肾主耳。其在天为寒，在地为水，在体为骨，在脏为肾，在色为黑，在音为羽，在声为呻，在变动为栗，在窍为耳，在味为咸，在志为恐。恐伤肾，思胜恐；寒伤血⑧，燥⑨胜寒；咸伤血，甘胜咸。

故曰：天地者，万物之上下也；阴阳者，血气之男女也；左右者，阴阳之道路也；水火者，阴阳之征兆⑩也；阴阳者，万物之能始⑪也。故曰：阴在内，阳之守也；阳在外，阴之使也。帝曰：法阴阳奈何？岐伯曰：阳胜则身热，腠理闭，喘粗为之俯仰，汗不出而热，齿干以烦冤，腹满死，能冬不能夏。阴胜则身寒汗出，身常清，数栗而寒，寒则厥，厥则腹满死，能夏不能冬。此阴阳更胜之变，病之形能也。帝曰：调此二者奈何？岐伯曰：能知七损八益，则二者可调，不知用此，则早衰之节也。年四十，而阴气自半也，起居衰矣。年五十，体重，耳目不聪明矣。年六十，阴痿，气大衰，九窍不利，下虚上实，涕泣俱出矣。故曰：知之则强，不知则老，故同出而名异耳。智者

---

① 林校云："详'帝曰'至'其信然乎'全元起本及《太素》在'上古圣人之教也'上。"玉川按，见《太素·遗文》。

② 《太素·遗文》原注云："握、忧、哕、咳、栗五者，改志而有名，曰变动也。"

③ 林校云："详五志云怒、喜、思、忧、恐，悲当云忧。今变忧为悲者，盖以恚忧而不解则伤意，悲哀而动中则伤魂，故不云忧也。"

④ 《太素·遗文》"血"作"脉"。

⑤ 《太素·遗文》原注云："心之忧，在心变动。肺之忧，在肺之志。是则肺主于秋，忧为正也。心主于夏，变而生忧也。"于书云："此'忧'字必'嚘'字之借，与志科之'忧'文同而实异也。""嚘，气逆也。"

⑥ 《素问·五运行大论》云："甘伤脾。"

⑦ 《太素·遗文》作"燥伤皮毛，热胜燥"。

⑧ 《太素·遗文》"血"作"骨"。

⑨ 《太素·遗文》"燥"作"湿"。

⑩ 江韵作"兆徵"，并注云："'徵'音止。"《素问·天元纪大论》同。

⑪ "天地者"至此，与《素问·天元纪大论》同，注颇异。彼无"阴阳者，血气之男女"一句，又以"金木者，生成之终始"代"阴阳者，万物之能始"。沈膻云："胡澍以'能始'二字义复难通，当作'终始'，始与'上下''男女''征兆'，皆两字并列。胡说非是。孙诒让以'能'为'胎'之借字，亦非。张志聪以《易·系辞上》'乾知大始……坤以简能'解之，其义较胜。'能始'亦两字并列。"

察同，愚者察异，愚者不足，智者有余，有余则耳目聪明，身体轻强，老者复壮，壮者益治。是以圣人为无为之事，乐恬憺之能，从欲快志于虚无之守，故寿命无穷，与天地终，此圣人之治身也。

天不足西北，故西北方阴也，而人右耳目不如左明也。地不满东南，故东南方阳也，而人左手足不如右强也。帝曰：何以然？岐伯曰：东方阳也，阳者其精并于上，并于上则上明而下虚，故使耳目聪明而手足不便也。西方阴也，阴者其精并于下，并于下则下盛而上虚，故其耳目不聪明而手足便也。故俱感于邪，其在上则右甚，在下则左甚，此天地阴阳所不能全也，故邪居之。故天有精，地有形，天有八纪，地有五里，故能为万物之父母。清阳上天，浊阴归地，是故天地之动静，神明为之纲纪，故能以生长收藏，终而复始。惟贤人上配天以养头，下象地以养足，中傍人事以养五脏。天气通于肺，地气通于嗌。风气通于肝，雷气通于心，谷气通于脾，雨气通于肾[①]。六经为川，肠胃为海，九窍为水注之气。以天地为之阴阳，阳之汗，以天地之雨名之；阳之气，以天地之疾风名之。暴气象雷，逆气象阳。故治不法天之纪，不用地之理[②]，则灾害至矣。

故邪风之至，疾如风雨[③]，故善治者治皮毛，其次治肌肤，其次治筋脉，其次治六腑，其次治五脏。治五脏者，半死半生也。故天之邪气，感则害人五脏；水谷之寒热，感则害于六腑；地之湿气，感则害皮肉筋脉。故善用针者，从阴引阳，从阳引阴，以右治左，以左治右，以我知彼，以表知里，以观过与不及之理，见微得过，用之不殆。善诊者，察色按脉，先别阴阳；审清浊，而知部分；视喘息，听音声，而知所苦；观权衡规矩，而知病所主。按尺寸，观浮沉滑涩，而知病所生以治[④]；无过以诊，则不失矣。故曰：病之始起也，可刺而已；其盛，可待衰而已。故因其轻而扬之，因其重而减之，因其衰而彰之。形不足者，温之以气；精不足者，补之以味。其高者，因而越之；其下者，引而竭之；中满者，泻之于内；其有邪者，渍形以为汗；其在皮者，汗而发之；其慓悍者，按而收之；其实者，散而泻之。审其阴阳，以别柔刚，阳病治阴，阴病治阳，定其血气，各守其乡，血实宜决之，气虚宜掣[⑤]引之。

阴阳离合论篇第六

（新校正云：按，全元起本在第三卷。）

黄帝问曰：余闻天为阳，地为阴，日为阳，月为阴，大小月三百六十日成一岁，人亦应之。今三阴三阳，不应阴阳，其故何也？岐伯对曰：阴阳者，数之可十，推之可百，数之可千，推之可万，万之大不可胜数，然其要一也。天覆地载，万物方生，未出地者，命曰阴处，名曰阴中之阴；则出地者，命曰阴中之阳。阳予之正，阴为之主。故生因春，长因夏，收因秋，藏因冬，失常则天

---

① 《千金》卷十一第四云："风气应于肝，雷气动于心，谷气感于脾，雨气润于肾。"

② 林校云："按上文'地有五里'，此文'理'字当作'里'。"

③ 于书云："既言'邪风'，又言'疾如风雨'，必不可通。据上下文诸言气不言风，且上文云'风气通于肝'，则风亦气之一，言风不如言气之赅矣。此'邪风'当作'邪气'，盖即涉'疾如风'之'风'字而误。气为风，故'邪气之至，疾如风雨'，句始有义。下文云'故天之邪气，感则害人五脏'，彼'邪气'正承此'邪气'而言，则此之当作'邪气'不当'邪风'明矣。"

④ 王冰释"以治"连上读。《甲乙》《太素》皆于"生"字断句，"以治"二字连下读，且《甲乙》"以治"下有"则"字。

⑤ 《甲乙》"掣"作"掣"。

地四塞。阴阳之变，其在人者，亦数之可数[①]。帝曰：愿闻三阴三阳之离合也。岐伯曰：圣人南面而立，前曰广明，后曰太冲，太冲之地，名曰少阴，少阴之上，名曰太阳，太阳根起于至阴，结于命门[②]，名曰阴中之阳。中身而上，名曰广明，广明之下，名曰太阴，太阴之前，名曰阳明，阳明根起于厉兑，名曰阴中之阳。厥阴之表，名曰少阳，少阳根起于窍阴，名曰阴中之少阳。是故三阳之离合也，太阳为开[③]，阳明为阖，少阳为枢。三经者，不得相失也，搏而勿浮，命曰一阳。帝曰：愿闻三阴。岐伯曰：外者为阳，内者为阴，然则中为阴，其冲在下，名曰太阴，太阴根起于隐白，名曰阴中之阴[④]。太阴之后，名曰少阴，少阴根起于涌泉，名曰阴中之少阴。少阴之前，名曰厥阴，厥阴根起于大敦，阴之绝阳，名曰阴之绝阴。是故三阴之离合也，太阴为开，厥阴为阖，少阴为枢。三经者，不得相失也，搏而勿沉，名曰一阴。阴阳䡅䡅[⑤]，积传为一周，气里形表而为相成也。

阴阳别论篇第七

（新校正云：按，全元起本在第四卷。）

黄帝问曰：人有四经十二从，何谓？岐伯对曰：四经应四时，十二从应十二月，十二月应十二脉。脉有阴阳，知阳者知阴，知阴者知阳。凡阳有五，五五二十五阳。所谓阴者，真脏也，见则为败，败必死也。所谓阳者，胃脘之阳也。别于阳者，知病处也；别于阴者，知死生之期。三阳在头，三阴在手，所谓一也。别于阳者，知病忌[⑥]时；别于阴者，知死生之期。谨熟阴阳，无与众谋。所谓阴阳者，去者为阴，至者为阳；静者为阴，动者为阳；迟者为阴，数者为阳。凡持真脏之脉者[⑦]，肝至悬绝急[⑧]，十八日死；心至悬绝，九日死；肺至悬绝，十二日死；肾至悬绝，七日死[⑨]；脾至悬绝，四日死。曰：二阳之病发心脾，有不得隐曲，女子不月；其传为风消，其传为息贲者，死不治。曰：三阳为病发寒热，下为痈肿，及为痿厥腨痟；其传为索泽，其传为颓疝。曰：一阳发病，少气善咳善泄；其传为心掣[⑩]，其传为隔。二阳一阴发病，主惊骇背痛，善噫善欠，名曰风厥。二阴一阳发病，善胀心满善气。三阳三阴发病，为偏枯痿易，四肢不举。鼓一阳曰钩，鼓一阴曰毛，鼓阳胜急曰弦，鼓阳至而绝曰石，阴阳相过曰溜。阴争于内，阳扰于外，魄汗未藏，四逆而

---

① 吴素云：“数，上如字；下，上声。”

② 太阳一经独言根结，其余各经言根不言结。《灵枢》《甲乙》诸经根结俱备。可参。

③ 林校云：“《九墟》‘开’作‘关’。”下“太阴”句同。今《灵枢》《甲乙》仍作“开”。《太素》作“关”。

④ 于书云：“‘名曰阴中之阴’六字，乃注语，即以‘名曰’释‘命曰’也，而‘阴处’二字艰奥，故傍下文‘阴中之阳’之意，而即以‘阴中之阴’释‘阴处’之义也。”

⑤ 林校云：“别本作‘冲冲’。”按，《太素》作“钟钟”。

⑥ 俞录云：“‘忌’当作‘起’，字之误也。上文云‘别于阳者，知病处也。别于阴者，知死生之期’，《玉机真脏论》作‘别于阳者，知病从来，别于阴者，知死生之期’……‘忌’与‘起’，隶体相似，因而致误。”

⑦ 原为“真脉之脏脉者”，王冰释云：“真脉之脏脉者，谓真脏脉也。”《太素》作“真脏之脉者”，今据《太素》改。

⑧ 《太素》无“急”字。玉川按，滑钞云：“悬绝，如悬绝之微而欲绝也。”张素云：“真脏孤悬而绝，无意气之阳和也。”滑注误，张素义犹未明。盖悬即无依无靠无所系属之义。绝即断绝之义。凡脉至但有脏形而无胃气之资助者，即为脉至悬绝，亦即所谓真脏脉也。

⑨ 《太素》“十八”作“九”，“十二”作“十”，“七”作“五”。

⑩ 《太素》“掣”作“瘛”。

起，起则熏肺，使人喘鸣。阴之所生，和本曰和[1]。是故刚与刚，阳气破散，阴气乃消亡。淖则刚柔不和，经气乃绝。死阴之属，不过三日而死；生阳之属，不过四日而死[2]。所谓生阳死阴者，肝之心谓之生阳，心之肺谓之死阴，肺之肾谓之重阴，肾之脾谓之辟阴，死不治。结阳者，肿四肢。结阴者，便血一升，再结二升，三结三升。阴阳结斜，多阴少阳曰石水，少腹肿。二阳结谓之消，三阳结谓之隔[3]，三阴结谓之水，一阴一阳结谓之喉痹。阴搏阳别谓之有子。阴阳虚肠辟[4]死。阳加于阴谓之汗。阴虚阳搏谓之崩。三阴俱搏，二十日夜半死。二阴俱搏，十三日夕时死。一阴俱搏，十日死。三阳俱搏且鼓，三日死。三阴三阳俱搏，心腹满，发尽不得隐曲，五日死。二阳俱搏，其病温，死不治，不过十日死[5]。

阴阳应象大论：䐜胀（上昌真切，肉胀起也）　渗泄（上所禁切）　翕赩（下许极切）　哕噫（上乙劣切，下乌界切）　能冬（上奴代切，下能夏、形能并同）　放效（上妃两切）　并于（上去声）　嗌（伊者切）　滑涩（下音色）　渍（即赐切）

阴阳离合论：予（犹与也）

阴阳别论：腨（音喘，腓肠也）　痟（音渊，疼也）　淖（音淘，水朝宗于海）

卷第三

灵兰秘典论篇第八

（新校正云：按，全元起本名《十二脏相使》，在第三卷。）

黄帝问曰：愿闻十二脏之相使，贵贱何如？岐伯对曰：悉乎哉问也，请遂言之。心者，君主之官也，神明出焉。肺者，相傅之官，治节出焉。肝者，将军之官，谋虑出焉。胆者，中正之官，决断出焉。膻中者，臣使之官，喜乐出焉。脾胃者，仓廪之官，五味出焉。大肠者，传道之官，变化出焉。小肠者，受盛之官，化物出焉。肾者，作强之官，伎巧出焉。三焦者，决渎之官，水道出焉。膀胱者，州都之官，津液藏焉，气化则能出矣。凡此十二官者，不得相失也。故主明则下安，以此养生则寿，殁世不殆，以为天下则大昌。主不明则十二官危，使道闭塞而不通，形乃大伤，以此养生则殃，以为天下者，其宗大危，戒之戒之！至道在微，变化无穷，孰知其原！窘乎哉，消者瞿瞿，孰知其要！闵闵之当，孰者为良！恍惚之数，生于毫氂，毫氂之数，起于度量，千之万之，可以益大，推之大之，其形乃制。黄帝曰：善哉，余闻精光之道，大圣之业，而宣明大道，非斋戒择吉日，不敢受也。黄帝乃择吉日良兆，而藏灵兰之室，以传保焉。

---

① 《太素》作“和本曰味”。
② 林校云：“按，别本作‘四日而生’，全元起注本作‘四日而已’，俱通。详上下文义，作‘死’者非。”
③ 林校云：“详此少二阴结。”
④ 林校云：“按，全元起本‘辟’作‘澼’。”薛校云：“王注训‘避’，吴注训‘僻’，义各有取，故两存之。”
⑤ 林校云：“详此阙一阳搏。”

六节脏象论篇第九

（新校正云：按，全元起注本在第三卷。）

黄帝问曰：余闻天以六六之节，以成一岁，人以九九制会，计人亦有三百六十五节以为天地，久矣。不知其所谓也？岐伯对曰：昭乎哉问也，请遂言之。夫六六之节、九九制会者，所以正天之度、气之数也。天度者，所以制日月之行也；气数者，所以纪化生之用也。天为阳，地为阴；日为阳，月为阴；行有分纪，周有道理，日行一度，月行十三度而有奇焉，故大小月三百六十五日而成岁，积气余而盈闰矣。立端于始，表正于中，推余于终，而天度毕矣。帝曰：余已闻天度矣，愿闻气数何以合之？岐伯曰：天以六六为节，地以九九制会，天有十日，日六竟而周甲，甲六复而终岁，三百六十日法也。夫自古通天者，生之本，本于阴阳，其气九州九窍，皆通乎天气。故其生五，其气三，三而成天，三而成地，三而成人，三而三之，合则为九，九分为九野，九野为九脏，故形脏四，神脏五①，合为九脏以应之也。帝曰：余已闻六六九九之会也，夫子言积气盈闰，愿闻何谓气？请夫子发蒙解惑焉。岐伯曰：此上帝所秘，先师传之也。帝曰：请遂闻之。岐伯曰：五日谓之候，三候谓之气，六气谓之时，四时谓之岁，而各从其主治焉。五运相袭，而皆治之，终期之日，周而复始，时立气布，如环无端，候亦同法。故曰：不知年之所加，气之盛衰，虚实之所起，不可以为工矣。帝曰：五运之始，如环无端，其太过不及何如？岐伯曰：五气更立，各有所胜，盛虚之变，此其常也。帝曰：平气何如？岐伯曰：无过者也。帝曰：太过不及奈何？岐伯曰：在经有也。帝曰：何谓所胜？岐伯曰：春胜长夏，长夏胜冬，冬胜夏，夏胜秋，秋胜春，所谓得五行时之胜，各以气命其脏。帝曰：何以知其胜？岐伯曰：求其至也，皆归始春，未至而至，此谓太过，则薄所不胜，而乘所胜也，命曰气淫。不分邪僻内生工不能禁。至而不至，此谓不及，则所胜妄行，而所生受病，所不胜薄之也，命曰气迫。所谓求其至者，气至之时也。谨候其时，气可与期，失时反候，五治不分，邪僻内生，工不能禁也。帝曰：有不袭乎？岐伯曰：苍天之气，不得无常也。气之不袭，是谓非常，非常则变矣。帝曰：非常而变奈何？岐伯曰：变至则病，所胜则微，所不胜则甚，因而重感于邪，则死矣。故非其时则微，当其时则甚也。帝曰：善。余闻气合而有形，因变以正名。天地之运，阴阳之化，其于万物，孰少孰多，可得闻乎？

岐伯曰：悉哉问也，天至广不可度，地至大不可量，大神灵问，请陈其方。草生五色，五色之变，不可胜视，草生五味，五味之美，不可胜极，嗜欲不同，各有所通。天食人以五气，地食人以五味。五气入鼻，藏于心肺，上使五色修明，音声能彰。五味入口，藏于肠胃，味有所藏，以养五气，气和而生，津液相成，神乃自生。帝曰：脏象何如？岐伯曰：心者，生之本，神之变也，其华在面，其充在血脉，为阳中之太阳，通于夏气。肺者，气之本，魄之处也，其华在毛，其充在皮，

① 王冰注云："形脏四者，一头角，二耳目，三口齿，四胸中也，形分为脏，故以名焉。神脏五者，一肝，二心，三脾，四肺，五肾也，神藏于内，故以名焉。所说神藏者，肝藏魂，心藏神，脾藏意，肺藏魄，肾藏志也。故此二别尔。"玉川按，王冰注形脏之说有误。详见《素问·三部九候论》补校。

为阳中之太阴，通于秋气。肾者，主蛰，封藏之本，精之处也，其华在发，其充在骨，为阴中之少阴，通于冬气。肝者，罢极之本，魂之居也，其华在爪，其充在筋，以生血气，其味酸，其色苍，此为阳中之少阳①，通于春气。脾、胃、大肠、小肠、三焦、膀胱者，仓廪之本，营之居也，名曰器，能化糟粕，转味而入出者也，其华在唇四白，其充在肌，其味甘，其色黄，此至阴之类，通于土气。凡十一脏，取决于胆也。故人迎一盛病在少阳，二盛病在太阳，三盛病在阳明，四盛以上为格阳。寸口一盛病在厥阴，二盛病在少阴，三盛病在太阴，四盛以上为关阴。人迎与寸口俱盛四倍以上为关格，关格之脉羸②，不能极于天地之精气，则死矣。

五脏生成篇第十

（新校正云：详全元起本在第九卷。按，此篇云“五脏生成篇”而不云“论”者，盖此篇直记五脏生成之事，而无问答论议之辞，故不云“论”。后不言论者，义皆仿此。）

心之合脉也，其荣色也，其主肾也。肺之合皮也，其荣毛也，其主心也。肝之合筋也，其荣爪也，其主肺也。脾之合肉也，其荣唇也，其主肝也。肾之合骨也，其荣发也，其主脾也。是故多食咸，则脉凝泣而变色；多食苦，则皮槁而毛拔；多食辛，则筋急而爪枯；多食酸，则肉胝䐢而唇揭；多食甘，则骨痛而发落。此五味之所伤也。故心欲苦，肺欲辛，肝欲酸，脾欲甘，肾欲咸，此五味之所合也。五脏之气③，故色见青如草兹④者死，黄如枳实者死，黑如炲者死，赤如衃血者死，白如枯骨者死，此五色之见死也。青如翠羽者生，赤如鸡冠者生，黄如蟹腹者生，白如豕膏者生，黑如乌羽者生，此五色之见生也。生于心，如以缟裹朱；生于肺，如以缟裹红；生于肝，如以缟裹绀；生于脾，如以缟裹栝楼实；生于肾，如以缟裹紫，此五脏所生之外荣也。色味当五脏：白当肺、辛，赤当心、苦，青当肝、酸，黄当脾、甘，黑当肾、咸。故白当皮，赤当脉，青当筋，黄当肉，黑当骨。

诸脉者皆属于目⑤，诸髓者皆属于脑，诸筋者皆属于节，诸血者皆属于心，诸气者皆属于肺，此四肢八溪之朝夕也。故人卧血归于肝，肝⑥受血而能视，足受血而能步，掌受血而能握，指受血而能摄。卧出而风吹之，血凝于肤者为痹，凝于脉者为泣，凝于足者为厥，此三者，血行而不得反其空，故为痹厥也。人有大谷十二分，小溪三百五十四名，少十二俞⑦，此皆卫气之所留止，邪气之所客也，针石缘而去之。诊病之始，五决为纪，欲知其始，先建其母。所谓五决者，五脉也。是以头痛巅疾，下虚上实，过在足少阴、巨阳，甚则入肾。徇蒙招尤，目冥耳聋，下实上虚，过在足

① 林校云：“按，全元起本并《甲乙经》《太素》作‘阴中之少阳’。”可从。
② 林校云：“详‘羸’当作‘盈’。脉盛四倍已上，非羸也，乃盛极也。”可从。
③ 林校云：“按，全元起本云：‘此五味之合五脏之气也，连上文。’《太素》同。”
④ 张素云：“兹，蓐席也。草兹者，死草之色，青而带白也。”简素云：“郭注：‘《公羊传》曰，属负兹。兹者，蓐席也。’《史记・仓公传》：‘望之杀然黄，察之如死青之兹。’俱可以确志聪之解耳。”
⑤ 《甲乙》云：“《九卷》曰：‘心藏脉，脉舍神。’神明通体，故云属目。”
⑥ 李东垣《脾胃论》“肝”作“目”。
⑦ 林校云：“按，别本及全元起本、《太素》‘俞’作‘关’。”

少阳、厥阴，甚则入肝。腹满䐜胀，支鬲胠胁，下厥上冒，过在足太阴、阳明。咳嗽上气，厥[①]在胸中，过在手阳明、太阴。心烦头痛，病在鬲中，过在手巨阳、少阴[②]。夫脉之小大、滑涩、浮沉，可以指别；五脏之象，可以类推；五脏相音[③]，可以意识，五色微诊，可以目察。能合脉色，可以万全。赤脉之至也，喘而坚，诊曰有积气在中，时害于食，名曰心痹，得之外疾，思虑而心虚，故邪从之。白脉之至也，喘而浮，上虚下实，惊，有积气在胸中，喘而虚，名曰肺痹，寒热，得之[④]醉而使内也。青脉之至也，长而左右弹，有积气在心下支胠，名曰肝痹，得之寒湿，与疝同法，腰痛、足清、头痛。黄脉之至也，大而虚，有积气在腹中，有厥气，名曰厥疝，女子同法，得之疾使四肢汗出当风。黑脉之至也，上坚而大，有积气在小腹与阴，名曰肾痹，得之沐浴清水而卧。凡相五色之奇脉[⑤]，面黄目青，面黄目赤，面黄目白，面黄目黑者，皆不死也。面青目赤，面赤目白，面青目黑，面黑目白，面赤目青，皆死也。

五脏别论篇第十一

（新校正云：按，全元起本在第五卷。）

黄帝问曰：余闻方士，或以脑髓为脏，或以肠胃为脏，或以为腑，敢问更相反，皆自谓是，不知其道，愿闻其说。岐伯对曰：脑、髓、骨、脉、胆、女子胞，此六者地气之所生也，皆藏于阴而象于地，故藏而不泻，名曰奇恒之腑。夫胃、大肠、小肠、三焦、膀胱，此五者天气之所生也，其气象天，故泻而不藏，此受五脏浊气，名曰传化之腑，此不能久留，输泻者也。魄门亦为五脏使，水谷不得久藏。所谓五脏者，藏精气[⑥]而不泻也，故满而不能实。六腑者，传化物而不藏，故实而不能满也。所以然者，水谷入口，则胃实而肠虚；食下，则肠实而胃虚。故曰实而不满，满而不实也。帝曰：气口何以独为五脏主？岐伯曰：胃者，水谷之海，六腑之大源也。五味入口，藏于胃以养五脏气，气口亦太阴也。是以五脏六腑之气味，皆出[⑦]于胃，变见于气口。故五气入鼻，藏于心肺，心肺有病，而鼻为之不利也。凡治病必察其下，适其脉，观其志意，与其病也[⑧]。拘于鬼神者，不可与言至德。恶于针石者，不可与言至巧。病许治者，病必不治，治之无功矣。

灵兰秘典论：膻（徒旱切）　廪（力稔切）　瘠（音籍）　瞿（音劬）

---

① 《甲乙》"厥"作"病"。

② 《甲乙》作"胸中痛，支满，腰脊相引而痛，过在手少阴、太阳"。

③ 于书云："'音'字疑本作'咅'，'咅''音'隶书止争一笔，故误'咅'为'音'。咅，实'倍'字之借也。'倍'之言背也。五脏相音，实谓五脏相背也。上文云'五脏之象，可以类推'，谓其常象也，至于五脏相背亦可以意识之，故又云'五脏相音，可以意识'……《脉要精微论》云：'五脏者，中之守也。'得守在生，失守在死。五脏相背，即失守之谓。《玉机真脏论》云：'病之且死，必先传行，至其所不胜，病乃死。'此言气之逆行也，故死。五脏相背，亦即逆行之理也。"

④ 于书云："'寒热'二字似当在'得之'之下，方与上下文例合。上文云'名曰心痹'，下文云'名曰肝痹''名曰肾痹'，'痹'下俱不更著字，则此'名曰肺痹'下不合著'寒热'二字，方为类也。又上文云'得之外疾'，下文云'得之寒湿'，则此云得之寒热，亦为类也，二字倒转为失例矣。"玉川按，于鬯注可参。

⑤ 《甲乙》无"之奇脉"三字。

⑥ 林校云："按，全元起本及《甲乙经》《太素》'精气'作'精神'。"玉川按，今《甲乙》仍作"精气"。

⑦ 林校云："按，全元起本'出'作'入'。"

⑧ 《太素》作"凡治病者，必察其上下，适其脉候，观其志意，与其病能"。文义较足、较顺。

六节脏象论：僦（即就切） 溲（所鸠切，小便也）

五脏生成论：胝胎（上丁尼切，下侧救切） 炲（音苔） 衃（芳杯切） 痛（音顽，又音君） 隧（音遂） 颃（胡浪切） 颡（苏朗切） 系（奚帝切） 颧（音权） 胠（去鱼切） 髃（音虞）

五脏别论：楯（音巡） 恶（音污）

卷第四

异法方宜论篇第十二

（新校正云：按，全元起本在第九卷。）

黄帝问曰：医之治病也，一病而治各不同，皆愈何也？岐伯对曰：地势使然也。故东方之域，天地之所始生也，鱼盐之地，海滨傍水，其民食鱼而嗜咸，皆安其处，美其食，鱼者使人热中，盐者胜血，故其民皆黑色疏理，其病皆为痈疡，其治宜砭石，故砭石者，亦从东方来。西方者，金玉之域，沙石之处，天地之所收引也，其民[1]陵居而多风，水土刚强，其民不衣而褐荐，其民华食而脂肥，故邪不能伤其形体，其病生于内，其治宜毒药，故毒药者，亦从西方来。北方者，天地所闭藏之域也，其地高陵居，风寒冰冽，其民乐野处而乳食，脏寒生满病，其治宜灸焫。故灸焫者，亦从北方来。南方者，天地所长养，阳之所盛处也，其地下，水土弱，雾露之所聚也，其民嗜酸而食胕[2]。故其民皆致理而赤色，其病挛痹，其治宜微针。故九针者，亦从南方来。中央者，其地平以湿，天地所以生万物也众，其民食杂而不劳，故其病多痿厥寒热，其治宜导引按跷，故导引按跷者，亦从中央出也。故圣人杂合以治，各得其所宜，故治所以异而病皆愈者，得病之情，知治之大体也。

移精变气论篇第十三

（新校正云：按，全元起本在第二卷。）

黄帝问曰：余闻古之治病，惟其移精变气，可祝由而已。今世治病，毒药治其内，针石治其外，或愈或不愈，何也？岐伯对曰：往古人居禽兽之间，动作以避寒，阴居以避暑，内无眷慕之累，外无伸宦[3]之形，此恬憺之世，邪不能深入也。故毒药不能治其内，针石不能治其外，故可移精祝由而已。当今之世不然，忧患缘其内，苦形伤其外，又失四时之从，逆寒暑之宜，贼风数至，虚邪朝夕，内至五脏骨髓，外伤空窍肌肤，所以小病必甚，大病必死，故祝由不能已也。帝曰：

---

① 于书云："此'其民'当本作'其地'。下文始云'其民不衣而褐荐'，盖即涉彼而误也。"

② 林校引全元起云："食鱼也。"《甲乙》"胕"作"腰"。

③ 林校云："全元起本'伸'作'臾'。"《太素》"伸"字作"申"。吴素云："伸宦，求进于官也。"玉川按，伸宦，即企攀达官显贵之意。张仲景自序"竞逐荣势，企踵权豪"，可移为注脚。

善。余欲临病人，观死生，决嫌疑，欲知其要，如日月光，可得闻乎？岐伯曰：色脉者，上帝之所贵也，先师之所传也。上古使僦贷季，理色脉而通神明，合之金木水火土四时八风六合，不离其常，变化相移，以观其妙，以知其要，欲知其要，则色脉是矣。色以应日，脉以应月，常求其要，则[1]其要也。夫色之变化，以应四时之脉，此上帝之所贵，以合于神明也，所以远死而近生。生道以长，命曰圣王。中古之治病，至而治之，汤液十日，以去八风五痹之病，十日不已，治以草苏草荄之枝，本末为助，标本已得，邪气乃服[2]。暮世之治病也则不然，治不本四时，不知日月，不审逆从，病形已成，乃欲微针治其外，汤液治其内，粗工凶凶，以为可攻，故病未已，新病复起。帝曰：愿闻要道。岐伯曰：治之要极，无失色脉，用之不惑，治之大则。逆从到[3]行，标本不得，亡神失国。去故就新，乃得真人。帝曰：余闻其要于夫子矣，夫子言不离色脉，此余之所知也。岐伯曰：治之极于一。帝曰：何谓一？岐伯曰：一者因得之。帝曰：奈何？岐伯曰：闭户塞牖，系之病者，数问其情，以从其意，得神者昌，失神者亡。帝曰：善。

汤液醪醴论篇第十四

（新校正云：按，全元起本在第五卷。）

黄帝问曰：为五谷汤液及醪醴奈何？岐伯对曰：必以稻米，炊之稻薪，稻米者完，稻薪者坚。帝曰：何以然？岐伯曰：此得天地之和，高下之宜，故能至完，伐取得时，故能至坚也。帝曰：上古圣人作汤液醪醴，为而不用何也？岐伯曰：自古圣人之作汤液醪醴者，以为备耳，夫上古作汤液，故为而弗服也。中古之世，道德稍衰，邪气时至，服之万全。帝曰：今之世不必已何也？岐伯曰：当今之世，必齐毒药[4]攻其中，镵石针艾治其外也。帝曰：形弊血尽而功不立者何？岐伯曰：神不使也。帝曰：何谓神不使？岐伯曰：针石，道也。精神不进，志意不治，故病不可愈[5]。今精坏神去，荣卫不可复收。何者？嗜欲无穷，而忧患不止，精气弛坏，荣泣卫除，故神去之而病不愈也。帝曰：夫病之始生也，极微极精，必先入结于皮肤。今良工皆称曰：病成名曰逆，则针石不能治，良药不能及也。今良工皆得其法，守其数，亲戚兄弟远近音声日闻于耳，五色日见于目，而病不愈者，亦何暇[6]不早乎？岐伯曰：病为本，工为标，标本不得，邪气不服，此之谓也。帝曰：其有不从毫毛而生，五脏阳[7]以竭也，津液充郭，其魄独居，精孤[8]于内，气耗于外，形不可与衣相

① 则，法则之义，与下文“治之大则”，义同。

② 林校云：“按，全元起本云：‘得其标本，邪气乃散矣。’”

③ 张义“到”字作“倒”。又顾素注“到”即“倒”字。

④ 孙诒略谓：“‘必’当为‘大’字，篆文二字形近，因而致误。按，《韩非子·喻老篇》：‘扁鹊曰：疾在腠理，汤熨之所及也。在肌肤，针石之所及也。在肠胃，大齐之所及也。’”本文“必齐”与“毒药”连用，似从孙诒让之说为妥。

⑤ 林校云：“按，全元起本云：‘精神进，志意定，故病可愈。’”义至明备，当据以改。《太素》作“精神越，志意散，故病不可愈”则另为一义。

⑥ 林校云：“按，别本‘暇’一作‘谓’。”顾素云：“‘谓’字是。”

⑦ 林校云：“按，全元起本及《太素》‘阳’作‘伤’，义亦通。”

⑧ 顾素云：“‘孤精’二字误倒，当依《圣济总录》乙转。”沈臆云：“‘孤精’二字倒，下文‘气耗于外’可证。”可从改。

保①，此四极急而动中，是气拒于内，而形施②于外，治之奈何？岐伯曰：平治于权衡，去宛陈莝③，微动四极，温衣，缪刺其处，以复其形。开鬼门，洁净府，精以时服，五阳已布，疏涤五脏，故精自生，形自盛，骨肉相保，巨气乃平。帝曰：善。

玉版论要篇第十五

（新校正云：按，全元起本在第二卷。）

黄帝问曰：余闻《揆度》《奇恒》④，所指不同，用之奈何？岐伯对曰：《揆度》者，度病之浅深也。《奇恒》者，言奇病也。请言道之至数，《五色》《脉变》⑤，《揆度》《奇恒》，道在于一。神转不回，回则不转，乃失其机，至数之要，迫近以微，著之玉版，命曰合《玉机》⑥。容⑦色见上下左右，各在其要。其色见浅者，汤液主治，十日已。其见深者，必齐⑧主治，二十一日已。其见大深者，醪酒主治，百日已。色夭面脱，不治，百日尽已。脉短气绝死，病温虚甚死。色见上下左右，各在其要。上为逆，下为从。女子右为逆，左为从；男子左为逆，右为从。易，重阳死，重阴死。阴阳反他⑨，治在权衡相夺，《奇恒》事也，《揆度》事也。搏脉痹躄，寒热之交。脉孤为消气，虚泄为夺血。孤为逆，虚为从。行《奇恒》之法，以太阴始。行所不胜曰逆，逆则死；行所胜曰从，从则活。八风四时之胜，终而复始，逆行一过，不复可数，论要毕矣。

诊要经终论篇第十六

（新校正云：按，全元起本在第二卷。）

黄帝问曰：诊要何如？岐伯对曰：正月二月，天气始方，地气始发，人气在肝。三月四月，天气正方，地气定发，人气在脾。五月六月，天气盛，地气高，人气在头。七月八月，阴气始杀，人气在肺。九月十月，阴气始冰，地气始闭，人气在心。十一月十二月，冰复⑩，地气合，人气在肾。

---

① 按，“衣”即“依”，“与依”“相保”成对文。或疑“衣”为“表”字之误。

② 林校云：“详‘施’字疑误。”顾素云：“‘施’即‘弛’之假借，不误。”甚是。玉川按，于书云：“‘施’当为改易之义。”“形施于外者谓形改易于外也，上文云‘形不可与衣相保’，则信乎其形改易矣。下文云‘以复其形’，既改易其形，故复还其形，‘复’与‘施’义正针对。”又云：“高世栻《直解》本改‘施’为‘弛’犹可通，要‘弛’亦改易之义。《尔雅·释语》云：‘弛，易也。’”

③ 《太素》“莝”作“茎”，以“陈”字断句，“茎”字连下读。

④ 顾素云：“《揆度》《奇恒》，古经名也。《方盛衰论》云：‘《奇恒》之势乃六十首。’又云：‘奇恒，谓异于常也。’疑《素问·奇病论》即《奇恒》书之仅存者。”

⑤ 薛校断句：“请言道之，至数五，色脉变。”按，“《五色》《脉变》”“《揆度》《奇恒》”，皆医经名，薛福辰之断句不可从。

⑥ 俞录曰：“‘合’字即‘命’字之误而衍者。《玉机真脏论》曰：‘著之玉版，藏之藏府，每旦读之，名曰《玉机》。’无‘合’字。”可从删。

⑦ 林校云：“按，全元起本‘容’作‘客’。”义较胜。

⑧ 孙诒认为“必”当为“火”，已详《素问·汤液醪醴论》校。

⑨ “他”当为“作”，“他”字不可训。查《素问·阴阳应象大论》有“阴阳反作”之语。《类经·论治》云：“‘阴阳反作’者，即《奇恒》事也；‘相衡相夺’者，即《揆度》事也。”

⑩ 孙诒云：“案，‘复’与‘腹’通。《礼记·月令》：‘季冬冰方盛，水泽腹坚。’郑注云：‘腹，厚也。’此云‘冰复’，亦谓冰合而厚。万历本作‘水伏’，误。”

故春刺散俞，及与分理，血出而止，甚者传气，间者环也[①]。夏刺络俞[②]，见血而止，尽气闭环，痛病必下。秋刺皮肤，循理，上下同法，神变而止。冬刺俞窍[③]于[④]分理，甚者直下，间者散下。春夏秋冬，各有所刺，法其所在。春刺夏分，脉乱气微，入淫骨髓，病不能愈，令人不嗜食，又且少气。春刺秋分，筋挛，逆气环为咳嗽，病不愈，令人时惊，又且哭。春刺冬分，邪气著藏，令人胀，病不愈，又且欲言语。夏刺春分，病不愈，令人解㥷。夏刺秋分，病不愈，令人心中欲[⑤]无言，惕惕如人将捕之。夏刺冬分，病不愈，令人少气，时欲怒。秋刺春分，病不已，令人惕然，欲有所为，起而忘之。秋刺夏分，病不已，令人益嗜卧，又且善梦。秋刺冬分，病不已，令人洒洒时寒。冬刺春分，病不已，令人欲卧不能眠，眠而有见。冬刺夏分，病不愈，气上，发为诸痹。冬刺秋分，病不已，令人善渴。凡刺胸腹者，必避五脏。中心者环死[⑥]，中脾者五日死[⑦]，中肾者七日死[⑧]，中肺者五日死[⑨]，中鬲者，皆为伤中，其病虽愈，不过一岁必死。刺避五脏者，知逆从也。所谓从者，鬲与脾肾之处，不知者反之。刺胸腹者，必以布憿著之，乃从单布上刺，刺之不愈复刺。刺针必肃，刺肿摇针，经刺勿摇，此刺之道也[⑩]。

帝曰：愿闻十二经脉之终奈何？岐伯曰：太阳之脉，其终也，戴眼反折瘛疭，其色白，绝汗乃出，出则死矣。少阳终者，耳聋，百节皆纵，目睘绝系[⑪]，绝系一日半死，其死也色先青白，乃死矣。阳明终者，口目动作，善惊妄言，色黄，其上下经盛，不仁，则终矣。少阴终者，面黑齿长而垢，腹胀闭，上下不通而终矣。太阴终者，腹胀闭不得息，善噫善呕，呕则逆，逆则面赤，不逆则上下不通，不通则面黑皮毛焦而终矣。厥阴终者，中热嗌干，善溺心烦，甚则舌卷卵[⑫]上缩而终矣。此十二经之所败也。

异法方宜论：跷（巨娇切）　砭（普廉切）　致（直利切）

移精变气论：荄（古哀切，草根也）　标（必尧切）

汤液醪醴论（音劳）：莝（音剉，斩也）　涤（音迪）　秽（音畏）

玉版论：度（徒各切）　躄（必益切）

诊要经终论：憿（古尧切）　疭（音纵）　睘（音琼）　睒（音闪）　跗（音夫）

---

① 《太素》“也”作“已”。

② 林校云：“按，《四时刺逆从论》云：‘夏气在孙络。’此络俞即孙络之俞也。又《水热穴论》云：‘夏取盛经分腠。’”

③ 林校云：“按，《四时刺逆从论》云：‘冬气在骨髓。’此俞窍即骨髓之俞窍也。又《水热穴论》云：‘冬取井荥。’”

④ 顾素云：“《甲乙经》‘于’上有‘及’字。”

⑤ 《甲乙》“欲”作“闷”。

⑥ 《素问·刺禁论》云：“刺中心，一日死，其动为噫。”《素问·四时刺逆从论》同。孙诒云：“‘环’与‘还’通。盖中心最速，还死者，顷刻即死也。”孙诒让之说甚是。

⑦ 《素问·刺禁论》云：“刺中脾，十日死，其动为吞。”《素问·四时刺逆从论》同。

⑧ 《素问·刺禁论》云：“刺中肾，六日死，其动为嚏。”《素问·四时刺逆从论》同，惟“嚏”下有“欠”字。

⑨ 《素问·刺禁论》云：“刺中肺，三日死，其动为咳。”《素问·四时刺逆从论》同。又此经阙中肝死日，《素问·刺禁论》云：“中肝五日死，其动为语。”《素问·四时刺逆从论》同。

⑩ 两大段全文，张义谓：“与《四时刺逆从论》语相出入，然彼文为得，盖所传异辞，不无错入也。”又云：“并见《四时刺逆从论》《刺禁》诸篇，皆可从删节。”

⑪ 吴素“睘”作“环”，注曰：“转旁视也。”高解作注云：“寰，旧本讹‘睘’，今改。目寰绝系，谓目之寰字与眼系相绝，不相维系也。”此说可参。

⑫ 宋刻本“卵”字作“囊”。

卷第五

脉要精微论篇第十七

（新校正云：按，全元起本在第六卷。）

黄帝问曰：诊法何如？岐伯对曰：诊法常以平旦，阴气未动，阳气未散，饮食未进，经脉未盛，络脉调匀，气血未乱，故乃可诊有过之脉。切脉动静而视精明，察五色，观五脏有余不足，六腑强弱，形之盛衰，以此参伍，决死生之分。夫脉者，血之府也，长则气治，短则气病，数则烦心，大则病进，上盛则气高①，下盛则气胀，代则气衰，细②则气少，涩则心痛，浑浑革至如涌泉，病进而色弊，绵绵其去如弦绝，死③。夫精明五色者，气之华也。赤欲如白④裹朱，不欲如赭；白欲如鹅羽⑤，不欲如盐⑥；青欲如苍璧之泽，不欲如蓝；黄欲如罗裹雄黄，不欲如黄土；黑欲如重漆色，不欲如地苍⑦。五色精微象见矣，其寿不久也。夫精明者，所以视万物，别白黑，审短长。以长为短，以白为黑，如是则精衰矣。五脏者，中之守⑧也。中盛脏满，气胜伤恐者⑨，声如从室中言，是中气之湿也；言而微，终日乃复言者，此夺气也；衣被不敛，言语善恶，不避亲疏者，此神明之乱也；仓廪不藏者，是门户不要也；水泉不止者，是膀胱不藏也。得守者生，失守者死。夫五脏者，身之强也。头者精明之府，头倾视深，精神将夺矣；背者胸中之府，背曲肩随，府将坏矣；腰者肾之府，转摇不能，肾将惫矣；膝者筋之府，屈伸不能，行则偻附⑩，筋将惫矣；骨者髓之府，不能久立，行则振掉，骨将惫矣。得强则生，失强则死。岐伯曰：反四时者，有余为精，不足为消。应太过，不足为精；应不足，有余为消。阴阳不相应，病名曰关格⑪。

帝曰：脉其四时动奈何？知病之所在奈何？知病之所变奈何？知病乍在内奈何？知病乍在外奈何？请问此五者，可得闻乎？岐伯曰：请言其与天运转大也。万物之外，六合之内，天地之变，阴阳之应，彼春之暖⑫，为夏之暑，彼秋之忿，为冬之怒，四变之动，脉与之上下，以春应中规，夏应中矩，秋应中衡，冬应中权。是故冬至四十五日，阳气微上，阴气微下；夏至四十五日，阴气微

---

① 林校云："按，全元起本'高'作'鬲'。"

② 林校云："按，《太素》'细'作'滑'。"今见《太素·遗文》。

③ 《脉经》作"浑浑革革，至如涌泉，病进而危，弊弊绰绰，其去如弦绝者死"。《甲乙》"危"作"色"，下"弊"字作"之"。俞录云："王本有夺误，当依《甲乙经》及《脉经》订正。惟'病进而色'，义不可通，'色'乃'绝'之坏字，言待其病进而绝也。'至如涌泉'者，一时未即死，病进而后绝，去如弦绝则即死矣。两者不同，故分别言之。"

④ 孙逐云："'白'与'帛'通。白色之帛也。"

⑤ 《甲乙》作"白璧之泽"。

⑥ 《甲乙》作"垩"。

⑦ 《甲乙》作"炭"。《脉经》同。

⑧ 《甲乙》作"府"。

⑨ 张义云："'气胜'五字衍文。"

⑩ 林校云："按，别本'附'一作'俯'。《太素》作'跗'。"

⑪ 张义云："此他经脱文，不可强解。"张笔云："此三十九字，疑在《玉机真脏论》'五脏受气'四字之前。"

⑫ 林校云："按，全元起注本'暖'作'缓'。"

上，阳气微下。阴阳有时，与脉为期，期而相失，知脉所分，分之有期，故知死时。微妙在脉，不可不察，察之有纪，从阴阳始，始之有经，从五行生，生之有度，四时为宜①，补泻勿失，与天地如一，得一之情，以知死生。是故声合五音，色合五行，脉合阴阳。是知阴盛则梦涉大水恐惧，阳盛则梦大火燔灼②，阴阳俱盛则梦相杀毁伤；上盛则梦飞，下盛则梦堕；甚饱则梦予，甚饥则梦取；肝气盛则梦怒，肺气盛则梦哭③；短虫多则梦聚众，长虫多则梦相击毁伤。是故持脉有道，虚静为保。春日浮，如鱼之游在波；夏日在肤，泛泛乎万物有余；秋日下肤，蛰虫将去；冬日在骨，蛰虫周密，君子居室。故曰：知内者按而纪之，知外者终而始之。此六者，持脉之大法。心脉搏坚而长，当病舌卷不能言；其耎而散者，当消环自已。肺脉搏坚而长，当病唾血；其耎而散者，当病灌汗，至令不复散发也。肝脉搏坚而长，色不青，当病坠若搏，因血在胁下，令人喘逆；其耎而散色泽者，当病溢饮，溢饮者渴暴多饮，而易入肌皮肠胃之外也。胃脉搏坚而长，其色赤，当病折髀；其耎而散者，当病食痹。脾脉搏坚而长，其色黄，当病少气；其耎而散色不泽者，当病足骭肿，若水状也。肾脉搏坚而长，其色黄而赤者，当病折腰；其耎而散者，当病少血，至令不复也。帝曰：诊得心脉而急，此为何病？病形何如？岐伯曰：病名心疝，少腹当有形也。帝曰：何以言之？岐伯曰：心为牡脏，小肠为之使，故曰少腹当有形也。帝曰：诊得胃脉，病形何如？岐伯曰：胃脉实则胀，虚则泄。帝曰：病成而变何谓？岐伯曰：风成为寒热，瘅成为消中，厥成为巅疾，久风为飧泄，脉风成为疠，病之变化，不可胜数。帝曰：诸痈肿筋挛骨痛，此皆安生？岐伯曰：此寒气之肿，八风之变也。帝曰：治之奈何？岐伯曰：此四时之病，以其胜治之愈也。

帝曰：有故病五脏发动，因伤脉色，各何以知其久暴至之病乎？岐伯曰：悉乎哉问也！征其脉小色不夺者，新病也；征其脉不夺其色夺者，此久病也；征其脉与五色俱夺者，此久病也；征其脉与五色俱不夺者，新病也。肝与肾脉并至，其色苍赤，当病毁伤不见血，已见血，湿若中水也。尺内两傍，则季胁也，尺外以候肾，尺里以候腹中④。附上，左外以候肝，内以候鬲；右外以候胃，内以候脾。上附上，右外以候肺，内以候胸中；左外以候心，内以候膻中。前以候前，后以候后。上竟上者，胸喉中事也；下竟下者，少腹腰股膝胫足中事也。粗大者，阴不足阳有余，为热中也。来疾去徐，上实下虚，为厥巅疾；来徐去疾，上虚下实，为恶风也。故中恶风者，阳气受也。有脉俱沉细数者，少阴厥也；沉细数散者，寒热也；浮而散者为眴仆。诸浮不躁者皆在阳，则为热；其有躁者在手。诸细而沉者皆在阴，则为骨痛；其有静者在足。数动一代者，病在阳之脉也，泄及便脓血。诸过者切之，涩者阳气有余也，滑者阴气有余也。阳气有余为身热无汗，阴气有余为多汗身寒，阴阳有余则无汗而寒。推而外之，内而不外，有心腹积也。推而内之，外而不内，身有热也。推而上之，上而不下，腰足清也。推而下之，下而不上，头项痛也。按之至骨，脉气少者，腰脊痛而身有痹也。

---

① 《太素》作“数”，于韵为叶。

② 《甲乙》作“焫”。

③ 《甲乙》“哭”下有“泣”字。林校云：“详‘是知阴盛则梦涉大水恐惧’至此，乃《灵枢》之文，误置于斯，仍少心脾肾气盛所梦，今具《甲乙经》中。”

④ “中”字应下属。

平人气象论篇第十八

（新校正云：按，全元起本在第一卷。）

黄帝问曰：平人何如？岐伯对曰：人一呼脉再动，一吸脉亦再动，呼吸定息脉五动，闰以太息，命曰平人。平人者，不病也。常以不病调病人，医不病，故为病人平息以调之为法。人一呼脉一动，一吸脉一动，曰少气。人一呼脉三动，一吸脉三动而躁，尺热曰病温，尺不热脉滑曰病风，脉涩曰痹。人一呼脉四动以上曰死，脉绝不至曰死，乍疏乍数曰死。平人之常气禀于胃，胃者平人之常气也，人无胃气曰逆，逆者死。春胃微弦曰平，弦多胃少曰肝病，但弦无胃曰死，胃而有毛曰秋病，毛甚曰今病。脏真散于肝，肝藏筋膜之气也。夏胃微钩曰平，钩多胃少曰心病，但钩无胃曰死，胃而有石曰冬病，石甚曰今病。脏真通于心，心藏血脉之气也。长夏胃微耎弱曰平，弱多胃少曰脾病，但代无胃曰死，耎弱有石曰冬病，弱甚曰今病。脏真濡于脾，脾藏肌肉之气也。秋胃微毛曰平，毛多胃少曰肺病，但毛无胃曰死，毛而有弦曰春病，弦甚曰今病。脏真高于肺，以行荣卫阴阳也。冬胃微石曰平，石多胃少曰肾病，但石无胃曰死，石而有钩曰夏病，钩甚曰今病。脏真下于肾，肾藏骨髓之气也。胃之大络，名曰虚里，贯鬲络肺，出于左乳下，其动应衣，脉宗气也。盛喘数绝①者，则病在中；结而横，有积矣②；绝不至曰死。乳之下其动应衣，宗气泄也。

欲知寸口太过与不及，寸口之脉中手短者，曰头痛。寸口脉中手长者，曰足胫痛。寸口脉中手促上击者，曰肩背痛。寸口脉沉而坚者，曰病在中。寸口脉浮而盛者，曰病在外。寸口脉沉而弱，曰寒热及疝瘕少腹痛。寸口脉沉而横，曰胁下有积③，腹中有横积痛。寸口脉沉而喘，曰寒热。脉盛滑坚者，曰病在外。脉小实而坚者，病在内。脉小弱以涩，谓之久病。脉滑浮而疾者，谓之新病。脉急者，曰疝瘕少腹痛。脉滑曰风。脉涩曰痹。缓而滑曰热中。盛而紧曰胀。脉从阴阳，病易已；脉逆阴阳，病难已。脉得四时之顺，曰病无他；脉反四时及不间脏，曰难已。臂多青脉，曰脱血。尺脉缓涩，谓之解㑊。安卧脉盛，谓之脱血。尺涩脉滑，谓之多汗。尺寒脉细，谓之后泄。脉尺粗常热者，谓之热中。肝见庚辛死，心见壬癸死，脾见甲乙死，肺见丙丁死，肾见戊己死，是谓真脏见皆死。颈脉动喘疾咳，曰水。目裹微肿如卧蚕起之状，曰水。溺黄赤安卧者，黄疸。已食如

---

① 玉川按，盛喘，谓搏动之甚，《素问·举痛论》云："脉不通则气因之，故喘动应手矣。"是则脉动亦可称喘。张素云"喘盛而乳下之脉数绝者"，非也。数，屡也；绝，断绝，即歇止也。数绝者，屡绝屡续也。张景岳注"数急而兼断者"，亦误。

② 玉川按，《难经·十八难》云："结者，脉来无常数，时一止，名曰结也。"王贶《全生指迷方》云："结脉之状，大小不定，往来不拘数至，时一止，言气结不流行，腹中癥瘕气块成形，或因大病后亡津液亡血，或惊恐神散而精不收，或梦漏亡精，又多虑而心气耗也。若无是因，则其人寿不过一二年。"张景岳云："但见中止者，总是结脉，多由血气渐衰，精力不继，所以断而复续，续而复断，常见久病者多有之，虚劳者多有之，或误用攻击消伐者亦有之。但缓而结者为阳虚，数而结者为阴虚，缓者犹可，数者更剧。此可以结之微甚，察元气之消长，最显最切者也。至如留滞郁结等病，本亦此脉之证应。然必其形强气实，举按有力，此多因郁滞者也。又有无病而一生脉结者，此其素禀之异常，无足怪也。"由此可知，结脉当分有力无力，有力为实，无力为虚。本篇上文云"盛喘数绝者"，是但言结脉之状，而不分有力无力，故云"病在中"。病在中者，亦有虚实之分，而经文不言。此云"结而横"，横，读光去声，乃盛气充满之意，谓脉盛有力，挺然指下，是为结脉属实，故云"有积矣"。吴素云："横，横络于指下也。"近是。丹波元简注"其动横及于右边"，张志聪注"虚里之横络有积滞"，皆非也。

③ 《类经》云："沉主在内，横主有积。"玉川按，沉伏之脉主腹胁有积，见《难经·十八难》。"横"与上文"结而横"之"横"同义，谓脉实有力也。《太素》《甲乙》"横"下并有"坚"字可证。《类经》云："横，急数也。"高解云："横，横逆也。"简素云："横，谓寸口脉位横斜于筋骨间。"皆非。

饥者，胃疸。面肿曰风。足胫肿曰水。目黄者曰黄疸。妇人手少阴[①]脉动甚者，妊子也。脉有逆从四时，未有脏形，春夏而脉瘦[②]，秋冬而脉浮大，命曰逆四时也。风热而脉静，泄而脱血脉实，病在中脉虚，病在外脉涩坚者，皆难治[③]，命曰反四时也[④]。人以水谷为本，故人绝水谷则死，脉无胃气亦死。所谓无胃气者，但得真脏脉，不得胃气也。所谓脉不得胃气者，肝不弦、肾不石也。太阳脉至，洪大以长；少阳脉至，乍数乍疏，乍短乍长；阳明脉至，浮大而短[⑤]。

夫平心脉来，累累如连珠，如循琅玕，曰心平，夏以胃气为本。病心脉来，喘喘连属，其中微曲，曰心病。死心脉来，前曲[⑥]后居，如操带钩，曰心死。平肺脉来，厌厌聂聂[⑦]，如落榆荚[⑧]，曰肺平，秋以胃气为本。病肺脉来，不上不下，如循鸡羽，曰肺病。死肺脉来，如物之浮，如风吹毛，曰肺死。平肝脉来，耎弱招招，如揭长竿末梢，曰肝平，春以胃气为本。病肝脉来，盈实而滑，如循长竿[⑨]，曰肝病。死肝脉来，急[⑩]益劲，如新张弓弦，曰肝死。平脾脉来，和柔相离，如鸡践地，曰脾平，长夏以胃气为本。病脾脉来，实而盈数，如鸡举足，曰脾病。死脾脉来，锐坚如乌之喙，如鸟之距，如屋之漏，如水之流，曰脾死。平肾脉来，喘喘累累如钩，按之而坚，曰肾平，冬以胃气为本。病肾脉来，如引葛，按之益坚，曰肾病。死肾脉来，发如夺索，辟辟如弹石，曰肾死。

脉要精微论：莠（音诱）　汩（古没切）　瘅（都赧切）　眴（音荀，又音舜）

平人气象论：痁（音山）　瘕（音贾）　㑊（音亦）　儜（女耕切）　喙（虚畏切）

卷第六

玉机真脏论篇第十九

（新校正云：按，全元起本在第六卷。）

黄帝问曰：春脉如弦，何如而弦？岐伯对曰：春脉者肝也，东方木也，万物之所以始生也，故

---

① 林校云：“按，全元起本作‘足少阴’。”顾素云：“《灵枢·论疾诊尺篇》亦作‘手少阴’，则全本不足信也。马注以为妊男子者，近是。”

② 《素问·玉机真脏论》“瘦”作“沉涩”。

③ 《素问·玉机真脏论》作“病热脉静，泄而脉大，脱血而脉实，病在中脉实坚，病在外脉不实坚者，皆难治”。《太素》作“风热而脉盛，泄而脱血，脉实者病在中，脉虚者病在外，脉涩坚，皆难治。”

④ 林校云：“此六字应古错简，当去。”张义云：“‘四时’二字衍，皆脉证相反，故曰难治。”

⑤ 林校云：“详无三阴脉，应古文阙也。按，《难经》云：‘太阴之至，紧大而长。少阴之至，紧细而微。厥阴之至，沉短以敦。’”

⑥ 《甲乙》“曲”作“钩”。

⑦ 吴素云：“翩翻之状，浮薄而流利也。”

⑧ 《甲乙》作“循榆叶”。

⑨ 于书云：“‘竿’字当是‘笄’字之坏文。”又云：“古人用笄有二种，一为固发之笄，一为固冠之笄。固发之笄短，固冠之笄长。长笄者，其指固冠之笄之意。”

⑩ 《脉经》《甲乙》“急”下有“而”字。

其气来，耎弱轻[①]虚而滑，端直以长，故曰弦，反此者病。帝曰：何如而反？岐伯曰：其气来实而强，此谓太过，病在外；其气来不实而微，此谓不及，病在中。帝曰：春脉太过与不及，其病皆何如？岐伯曰：太过则令人善怒[②]，忽忽眩冒而巅疾；其不及则令人胸痛引背，下则两胁胠满。帝曰：善。夏脉如钩，何如而钩？岐伯曰：夏脉者心也，南方火也，万物之所以盛长也，故其气来盛去衰，故曰钩，反此者病。帝曰：何如而反？岐伯曰：其气来盛去亦盛，此谓太过，病在外；其气来不盛去反盛，此谓不及，病在中。帝曰：夏脉太过与不及，其病皆何如？岐伯曰：太过则令人身热而肤痛，为浸淫；其不及则令人烦心，上见咳唾，下为气泄。帝曰：善。秋脉如浮，何如而浮？岐伯曰：秋脉者肺也，西方金也，万物之所以收成也，故其气来，轻虚以浮，来急去散，故曰浮，反此者病。帝曰：何如而反？岐伯曰：其气来，毛而中央坚，两傍虚[③]，此谓太过，病在外；其气来，毛而微，此谓不及，病在中。帝曰：秋脉太过与不及，其病皆何如？岐伯曰：太过则令人逆气而背痛，愠愠然；其不及则令人喘，呼吸少气而咳，上气见血，下闻病音[④]。帝曰：善。冬脉如营[⑤]，何如而营？岐伯曰：冬脉者肾也，北方水也，万物之所以合藏也，故其气来沉以搏，故曰营，反此者病。帝曰：何如而反？岐伯曰：其气来如弹石者，此谓太过，病在外；其去如数[⑥]者，此谓不及，病在中。帝曰：冬脉太过与不及，其病皆何如？岐伯曰：太过则令人解㑊，脊脉痛而少气不欲言；其不及则令人心悬如病饥，䏚中清，脊中痛，少腹满，小便变。帝曰：善。

帝曰：四时之序，逆从之变异也，然脾脉独何主？岐伯曰：脾脉者土也，孤脏以灌四傍者也。帝曰：然则脾善恶，可得见之乎？岐伯曰：善者不可得见，恶者可见。帝曰：恶者何如可见？岐伯曰：其来如水之流者，此谓太过，病在外；如鸟之喙[⑦]者，此谓不及，病在中。帝曰：夫子言脾为孤脏，中央土以灌四傍，其太过与不及，其病皆何如？岐伯曰：太过则令人四肢不举；其不及，则令人九窍不通，名曰重强。帝瞿然而起，再拜而稽首曰：善。吾得脉之大要，天下至数，《五色》《脉变》，《揆度》《奇恒》，道在于一，神转不回，回则不转，乃失其机，至数之要，迫近以微，著之玉版，藏之藏府，每旦读之，名曰《玉机》。

五脏受气于其所生[⑧]，传之于其所胜，气舍于其所生[⑨]，死于其所不胜。病之且死，必先传行至其所不胜，病乃死。此言气之逆行也，故死。肝受气于心，传之于脾，气舍于肾，至肺而死。心受气于脾，传之于肺，气舍于肝，至肾而死。脾受气于肺，传之于肾，气舍于心，至肝而死。肺受

① 林校云："《四时经》'轻'作'宽'。"

② "善怒"原为"善忘"，王冰释云："'忘'当为'怒'字。"《素问·气交变大论》有"木太过，忽忽善怒"语。故改。

③ 简素云："《医编》云：'虚，犹散也。'惟两傍散而中央不散，与上所谓去散者，异矣。"

④ 吴素"下"字改作"及"，并注云："病音，呻吟喘息之声也。"

⑤ 张素云："营，居也。言冬气之安居于内，如万物所以合藏也。"按，《说文解字》（小徐本）："营，帀居也。"段玉裁注："谓围绕而居也。"

⑥ 吴素云："如数，其实未数也，盖往来急疾，类于数耳。"简素云："盖数本属热，而此真阴亏损之脉，亦必紧数，然愈虚则愈数，原非阳强寒热之数，故云如数，则辨之义深矣。"玉川按，此非丹波元简语。

⑦ 林校云："按，《平人气象论》云：'如乌之喙。'又，别本'喙'作'啄'。"

⑧ "五脏受气于其所生"以下之言，当为岐伯语，但上无"岐伯曰"三字，而《素问·脉要精微论》"反四时者"以下三十九字，上无黄帝之问，是以张笔疑"岐伯曰：反时四者"一般在"五脏受气"之前。其说可参。

⑨ 俞录云："按，两言其所生，则无别矣，疑下句（指本句）衍'其'字。其所生者，其子也。所生者，其母也。《脏气法时论》云：'至其所生而愈，至其所不胜而甚，至于所生而持。'王注解'其所生'曰，谓至己所生也；解'所生'曰，谓至生己之气也。"俞樾之说甚是。

气于肾，传之于肝，气舍于脾，至心而死。肾受气于肝，传之于心，气舍于肺，至脾而死。此皆逆死也。一日一夜五分之，此所以占死生之早暮也①。黄帝曰②：五脏相通，移皆有次，五脏有病，则各传其所胜。不治，法三月若六月，若三日若六日，传五脏而当死，是顺传所胜之次③。故曰：别于阳者，知病从来；别于阴者，知死生之期④。言知至其所困而死⑤。是故风者百病之长也，今风寒客于人，使人毫毛毕直，皮肤闭而为热，当是之时，可汗而发也；或痹不仁肿痛，当是之时，可汤熨及火灸刺而去之。弗治，病入舍于肺，名曰肺痹，发咳上气。弗治，肺即传而行之肝，病名曰肝痹，一名曰厥，胁痛出食，当是之时，可按若刺耳。弗治，肝传之脾，病名曰脾风，发瘅，腹中热，烦心出黄，当此之时，可按可药可浴。弗治，脾传之肾，病名曰疝瘕，少腹冤热⑥而痛，出白，一名曰蛊，当此之时，可按可药。弗治，肾传之心，病筋脉相引而急，病名曰瘛，当此之时，可灸可药。弗治，满十日，法当死。肾因传之心，心即复反传而行之肺，发寒热，法当三岁死⑦，此病之次也。然其卒发者，不必治于传，或其传化有不以次，不以次入者，忧恐悲喜怒，令不得以其次，故令人有大病矣。因而喜大虚则肾气乘矣，怒则肝气乘矣，悲则肺气乘矣，恐则脾气乘矣，忧则心气乘矣，此其道也。故病有五，五五二十五变及其传化。传，乘之名也。

大骨枯槁，大肉陷下，胸中气满，喘息不便，其气动形，期六月死，真脏脉见，乃予之期日。大骨枯槁，大肉陷下，胸中气满，喘息不便，内痛引肩项，期一月死，真脏见，乃予之期日。大骨枯槁，大肉陷下，胸中气满，喘息不便，内痛引肩项，身热，脱肉破䐃，真脏见，十月⑧之内死。大骨枯槁，大肉陷下，肩髓⑨内消，动作益衰，真脏来见⑩，期一岁死，见其真脏，乃予之期日。大骨枯槁，大肉陷下，胸中气满，腹内痛，心中不便，肩项⑪身热，破䐃脱肉，目匡陷，真脏见，目不见人，立死，其见人者，至其所不胜之时则死。急虚身中卒至，五脏绝闭，脉道不通，气不往

---

① 林校云："按，《甲乙经》'生'作'者'字，云'占死者之早暮'。详此经文专言气之逆行也故死，即不言生之早暮，王氏改'者'作'生'，义不若《甲乙经》中《素问》本文。"

② "黄帝曰"三字，张义、周评均疑衍。

③ 林校云："详上文'是顺传所胜之次'七字乃是次前注，误在此经文之下，不惟无义，兼校之全元起本《素问》及《甲乙经》并无此七字，直去之，虑未达者致疑，今存于注。"是林校原本仅将此句存于注中，将之剔出正文。

④ 《素问·阴阳别论》云："别于阳者，知病处也；别于阴者，知死生之期。"又云："别于阳者，知病忌时；别于阴者，知死生之期。"与此义同。

⑤ 周评无此句。

⑥ 高解云："热极无伸也。"

⑦ 滑钞云："'三岁'当作'三日'，夫以肺病而来，各传所胜，至肾传心，法当十日死，及肾传之心，心复传肺，正所谓一脏不复受再伤者也，又可延至三岁乎？"玉川按，前言"法当十日死"者，言病之较急者也，此言"三岁死"者，病转属慢性也。下文云"然其卒发者不必治于传"，乃言病之最急者。盖病势急慢不同，死期亦异也。滑寿之说，未必是经文原意。又"一脏不再伤"见《难经·五十三难》，然《难经·五十三难》亦但言其必死，而未言其死之迟速也。

⑧ 滑钞、马素、张义、周评诸家均以为"月"乃"日"字之误。可从。

⑨ 张义云："疑当作'骨髓'。""骨"字义允。

⑩ 林校、张义、周评等均以为当作"未见"。可从。

⑪ 张义云："'腹内痛'九字疑衍文。"

来，譬于堕溺，不可为期。其脉绝不来，若人一息五六至①，其形肉不脱，真脏虽不见，犹死也②。真肝脉至，中外急，如循刀刃责责然，如按琴瑟弦，色青白不泽，毛折，乃死。真心脉至，坚而搏，如循薏苡子累累然，色赤黑不泽，毛折，乃死。真肺脉至，大而虚，如以毛羽中人肤，色白赤不泽，毛折，乃死。真肾脉至，搏而绝，如指弹石辟辟然，色黑黄不泽，毛折，乃死。真脾脉至，弱而乍数乍疏，色黄青不泽，毛折，乃死。诸真脏③脉见者，皆死不治也。黄帝曰：见真脏曰死，何也？岐伯曰：五脏者皆禀气于胃，胃者五脏之本也，脏气者，不能自致于手太阴，必因于胃气，乃至于手太阴也，故五脏各以其时，自为④而至于手太阴也。故邪气胜者，精气衰也，故病甚者，胃气不能与之俱至于手太阴，故真脏之气独见，独见者病胜脏也，故曰死。帝曰：善⑤。

黄帝曰：凡治病，察其形气色泽，脉之盛衰，病之新故，乃治之，无后其时。形气相得，谓之可治；色泽以浮，谓之易已；脉从四时，谓之可治；脉弱以滑，是有胃气，命曰易治，取之以时。形气相失，谓之难治；色夭不泽，谓之难已；脉实以坚，谓之益甚；脉逆四时，为不可治。必察四难，而明告之。所谓逆四时者，春得肺脉，夏得肾脉，秋得心脉，冬得脾脉，其至皆悬绝沉涩者，命曰逆四时。未有脏形，于春夏而脉沉涩⑥，秋冬而脉浮大，名曰逆四时也。病热脉静，泄而脉大，脱血而脉实，病在中脉实坚，病在外脉不实坚者⑦，皆难治。黄帝曰：余闻虚实以决死生，愿闻其情。岐伯曰：五实死，五虚死。帝曰：愿闻五实五虚。岐伯曰：脉盛，皮热，腹胀，前后不通，闷瞀，此谓五实。脉细，皮寒，气少，泄利前后，饮食不入，此谓五虚。帝曰：其时有生者何也？岐伯曰：浆粥入胃，泄注止，则虚者活；身汗得后利，则实者活。此其候也。

三部九候论篇第二十

（新校正云：按，全元起本在第一卷，篇名《决死生》。）

黄帝问曰：余闻《九针》于夫子，众多博大，不可胜数。余愿闻要道，以属子孙，传之后世，著之骨髓，藏之肝肺，歃血而受，不敢妄泄，令合天道，必有终始，上应天光星辰历纪，下副四时五行，贵贱更立⑧，冬阴夏阳，以人应之奈何？愿闻其方。岐伯对曰：妙乎哉问也！此天地之至数。

---

① 林校云："按，人一息，脉五六至，何得为死？必'息'字误。'息'当作'呼'，乃是。"张义同。惟萧校云："一息五六至，乃连上文'脉绝不来'而言……此即经所谓'不满十动而一代者，五脏无气，予之短期'。故真脏虽不见犹死。"仍以林校义长。

② 于书云："上'不'字疑因下'不'字而衍……或云'不'字当作'已'。《三部九候论》云：'形肉已脱，九候虽调，犹死。'九候虽调，即真脏虽不见，此文正可例。形肉已脱，即形肉脱，有'已'字无'已'字其义一也。"玉川按，于鬯之说似是而实非。盖此十三字与上文"其脉绝不来，若人一息五六至"是不可分割的。今认为此段文字实乃上文"急虚身中卒至，五脏闭绝，脉道不通，气不往来，譬于堕溺，不可为期"的解释，故此段很可能是后人之旁注误入正文者。

③ 林校云："按，杨上善云：'无余物和杂，故名真。'按，《太素》注云，古本有作'正脏'，当是秦始皇名正，故改为'真'耳。'真''正'义同也。"玉川按，此说不可信，盖古本、《灵枢》中用"正"字何其多，何不皆改为'真'耶？

④ 张义云："'为'当作'胃'。"

⑤ 林校云："详自'黄帝问'至此一段，全元起本在第四卷《太阴阳明表里篇》中，王冰移于此处。"

⑥ 《素问·平人气象论》云"春夏而脉瘦"，与此同义。

⑦ 林校云："按，《平人气象论》云：'病在中脉虚，病在外脉涩坚。'与此相反。此经误，彼论为得。"简素云："张、马、吴诸家从原文，为与《平人气象论》别一义。然考经文，不若新校正以为误之妥帖矣。"

⑧ 原作"贵贱更互"。钱素作"贵贱更立"。简素云："宋本'立'作'互'。"顾素云："吴刻'立'作'互'，依藏本改。《宝命全形论》有'五胜更立'句。"

帝曰[①]：愿闻天地之至数，合于人形血气，通决死生，为之奈何？岐伯曰：天地之至数，始于一，终于九焉。一者天，二者地，三者人，因而三之，三三者九，以应九野。故人有三部，部有三候，以决死生，以处百病，以调虚实，而除邪疾。帝曰：何谓三部？岐伯曰：有下部，有中部，有上部，部各有三候，三候者，有天有地有人也，必指而导之，乃以为真[②]。上部天，两额之动脉；上部地，两颊之动脉；上部人，耳前之动脉。中部天，手太阴也；中部地，手阳明[③]也；中部人，手少阴也。下部天，足厥阴也；下部地，足少阴也；下部人，足太阴也[④]。故下部之天以候肝，地以候肾，人以候脾胃之气。帝曰：中部之候奈何？岐伯曰：亦有天，亦有地，亦有人。天以候肺，地以候胸中之气，人以候心。帝曰：上部以何候之？岐伯曰：亦有天，亦有地，亦有人。天以候头角之气，地以候口齿之气，人以候耳目之气。三部者，各有天，各有地，各有人。三而成天，三而成地，三而成人。三而三之，合则为九，九分为九野，九野为九脏。故神脏五，形脏四，合为九脏[⑤]。五脏已败，其色必夭，夭必死矣。

帝曰：以候奈何？岐伯曰：必先度其形之肥瘦，以调其气之虚实，实则泻之，虚则补之。必先去其血脉而后调之，无问其病，以平为期。帝曰：决死生奈何？岐伯曰：形盛脉细，少气不足以息者危[⑥]。形瘦脉大，胸中多气者死。形气相得者生。参伍不调[⑦]者病。三部九候皆相失者死。上下左右之脉相应如参舂者病甚。上下左右相失不可数者死。中部之候虽独调，与众脏相失者死。中部之候相减者死[⑧]。目内陷者死。帝曰：何以知病之所在？岐伯曰：察九候，独小者病，独大者病，独疾者病，独迟者病，独热者病，独寒者病，独陷下者病。以左手足上，上去踝五寸按之，庶右手足当踝而弹之[⑨]，其应过五寸以上，蠕蠕然者不病；其应疾，中手浑浑然者病；中手徐徐然者病；其应上不能至五寸，弹之不应者死。是以脱肉身不去者死[⑩]。中部乍疏乍数者死。其脉代而钩者，病在络脉。九候之相应也，上下若一，不得相失。一候后则病，二候后则病甚，三候后则病危。所

---

① 自“帝曰”以上至“余闻《九针》于夫子”一百零一字，吴素以为冗文，删去。

② “真”当改为“质”。简素云：“‘真’当‘质’。王注有‘《礼》曰疑事无质，质，成也’之文，明是字之误。”吴素径改为“质”。

③ 沈臆云：“以《金匮真言论》肝、心、脾、肺、肾五脏皆为阴证之，此作‘手阳明’，当为手厥阴之误。”

④ 林校云：“详自‘上部天’至此一段旧在当篇之末，义不相接。此正论三部九候，宜处于斯。今依皇甫谧《甲乙经》编次例，自篇末移置此也。”张笔略谓岐伯答黄帝三部之问，以下并无缺文，此段原在篇末十八句，复衍无义，林既悟其非，而漫移于此，亦蛇足矣，宜删。

⑤ 张素云：“形脏者，胃与大肠、小肠、膀胱，藏有形之物也。”高解同。简素云：“按，‘形脏四’，诸家并仍王义，然头角、耳、目、口齿，不宜谓之脏。考《周礼·天官·疾医》云：‘参之以九脏之动。’郑注云：‘正脏五，又胃、膀胱、大肠、小肠。’志聪有所据，从之。”玉川按，当从张志聪之说。“上部天，两额之动脉”，足太阳膀胱经之曲差；“上部地，两颊之动脉”，足阳明胃经之大迎；“上部人，耳前之动脉”，手太阳小肠经之听宫；“中部天”，手太阴肺经之原穴太渊；“中部地”，手阳明大肠经之原穴合谷；“中部人”，手少阴心经之原穴神门；“下部天”，足厥阴肝经之原穴太冲；“下部地”，足少阴肾经之原穴太溪；“下部人”，足阳明胃经之原穴冲阳（以代脾）。故胃、大肠、小肠、膀胱为四形脏，合心、肝、脾、肺、肾为九脏。（又五脏六腑，此不及胆与三焦。盖胆为奇恒之腑，三焦为外腑故也。）故三部九候以称九脏。

⑥ 林校云：“按，全元起注本及《甲乙经》《脉经》‘危’作‘死’。”玉川按，今本《甲乙》仍作“危”。

⑦ 陆义云：“《易·系辞》‘参伍以变’，疏：‘参，三也；伍，五也。’盖谓或三或五，其数不调。”

⑧ 林校云：“详旧无‘中部之候相减者死’八字。按，全元起注本及《甲乙经》添之，且注有解减之说，而经阙其文，此脱在王注之后也。”

⑨ 林校云：“按，《甲乙经》及全元起注本并云：‘以左手足上去踝五寸而按之，右手当踝而弹之。’……今文少一‘而’字，多一‘庶’字，及‘足’字。”玉川按，今《甲乙》作“以左手于左足上去踝五寸而按之，以右手当而弹之”，较林校多“于左”及“以”字。

⑩ 《甲乙》无“是以”二字。张义云：“句未详，有误。”

谓后者，应不俱也。察其腑脏，以知死生之期，必先知经脉，然后知病脉，真脏脉见者胜死。足太阳气绝者，其足不可屈伸，死必戴眼①。帝曰：冬阴夏阳奈何？岐伯曰：九候之脉，皆沉细悬绝者为阴，主冬，故以夜半死。盛躁喘数者为阳，主夏，故以日中死。是故寒热病者，以平旦死。热中及热病者，以日中死。病风者，以日夕死②。病水者，以夜半死。其脉乍疏乍数乍迟乍疾者，日乘四季死。形肉已脱，九候虽调，犹死。七诊虽见，九候皆从者不死。所言不死者，风气之病及经月之病，似七诊之病而非也，故言不死。若有七诊之病，其脉候亦败者死矣，必发哕噫。必审问其所始病，与今之所方病，而后各切循其脉，视其经络浮沉，以上下逆从循之，其脉疾者不病，其脉迟者病，脉不往来者死，皮肤著者死。帝曰：其可治者奈何？岐伯曰：经病者治其经，孙络病者治其孙络血③，血病④身有痛者治其经络。其病者在奇邪，奇邪之脉则缪刺之。留瘦⑤不移，节而刺之。上实下虚，切而从之，索其结络脉，刺出其血，以见通之⑥。瞳子高⑦者太阳不足，戴眼⑧者太阳已绝，此决死生之要，不可不察也。手指及手外踝上五指留针⑨。

玉机真脏论：溉（古代切）　窳（音愈）　胭（渠殒切）　瞀（莫候切）

三部九候论：歃（所甲切，饮血也）　垌（古营切）　蠕（而匀切）

卷第七

经脉别论篇第二十一

（新校正云：按，全元起本在第四卷中。）

黄帝问曰：人之居处动静勇怯，脉亦为之变乎？岐伯对曰：凡人之惊恐恚劳动静，皆为变也。是以夜行则喘出于肾，淫气病肺。有所堕恐，喘出于肝，淫气害脾。有所惊恐，喘出于肺，淫气伤心。度水跌仆，喘出于肾与骨，当是之时，勇者气行则已，怯者则著而为病也。故曰：诊病之道，观人勇怯、骨肉皮肤，能知其情，以为诊法也。故饮食饱甚，汗出于胃。惊而夺精，汗出于心。持重远行，汗出于肾。疾走恐惧，汗出于肝。摇体劳苦，汗出于脾。故春秋冬夏，四时阴阳，生病起于过用，此为常也。食气入胃，散精于肝，淫气于筋。食气入胃，浊气归心，淫精于脉。脉气流

① “必先知经脉”至“死必戴眼”，周评以此三十三字于上下文义不续，删去。

② 王冰释云：“卯酉冲也。”则“日”字疑为“旦”字之误。玉川按，“卯酉冲”者，风为东方卯，日夕为西方酉，故曰“卯酉冲”。若改“日”为“旦”，则与“卯酉冲”无关系。

③ 《甲乙》无二“孙”字及“血”字。

④ 《甲乙》无“血病”二字。

⑤ 周评云：“‘瘦’乃‘瘈’字之讹也。”吴素作“留廋”，并云：“廋，匿也。”

⑥ 《甲乙》作“以通其气”。

⑦ 《类经·脉色》云：“瞳子高者，目上视也。”

⑧ 《类经》云：“戴眼者，上视之甚，定直不动也。”

⑨ “外踝上五指留针”以上至“瞳子高”一段三十七字，王冰释云：“错简也。”周评亦云：“挂一漏万，于上文不续。”

经，经气归于肺，肺朝百脉，输精于皮毛。毛脉合精，行气于府。府精神明，留于四脏[①]，气归于权衡。权衡以平，气口成寸，以决死生。饮入于胃，游溢精气，上输于脾。脾气散精，上归于肺，通调水道，下输膀胱。水精四布，五经并行，合于四时五脏，《阴阳[②]》《揆度》以为常也[③]。太阳脏[④]独至，厥喘虚气逆，是阴不足阳有余也，表里当俱泻，取之下俞。阳明脏独至，是阳气重并也，当泻阳补阴，取之下俞。少阳脏独至，是厥气也，跷前卒大，取之下俞，少阳独至者，一阳之过也。太阴脏搏者，用心省真，五脉气少，胃气不平，三阴也，宜治其下俞，补阳泻阴。一阳独啸，少阳厥也[⑤]，阳并于上，四脉争张，气归于肾，宜治其经络，泻阳补阴。一阴至，厥阴之治也，真虚痟心，厥气留薄，发为白汗，调食和药，治在下俞。帝曰：太阳脏何象？岐伯曰：象三阳而浮也。帝曰：少阳脏何象？岐伯曰：象一阳也，一阳脏者，滑而不实也。帝曰：阳明脏何象？岐伯曰：象大浮也[⑥]，太阴脏搏，言伏鼓也。二阴搏至，肾沉不浮也[⑦]。

脏气法时论篇第二十二

（新校正云：按，全元起本在第一卷，又于第六卷《脉要篇》末重出。）

黄帝问曰：合人形以法四时五行而治，何如而从？何如而逆？得失之意，愿闻其事。岐伯对曰：五行者，金木水火土也，更贵更贱，以知死生，以决成败，而定五脏之气，间甚之时，死生之期也。帝曰：愿卒闻之。岐伯曰：肝主春，足厥阴少阳主治，其日甲乙，肝苦急，急食甘以缓之。心主夏，手少阴太阳主治，其日丙丁，心苦缓，急食酸以收之。脾主长夏，足太阴阳明主治，其日戊己，脾苦湿，急食苦以燥之。肺主秋，手太阴阳明主治，其日庚辛，肺苦气上逆，急食苦以泄之。肾主冬，足少阴太阳主治，其日壬癸，肾苦燥，急食辛以润之，开腠理，致津液，通气也。病在肝，愈于夏，夏不愈，甚于秋，秋不死，持于冬，起于春，禁当风。肝病者，愈在丙丁，丙丁不愈，加于庚辛，庚辛不死，持于壬癸，起于甲乙。肝病者，平旦慧，下晡甚，夜半静。肝欲散，急食辛以散之，用辛补之，酸泻之[⑧]。病在心，愈在长夏，长夏不愈，甚于冬，冬不死，持于春，起于夏，禁温食[⑨]热衣。心病者，愈在戊己，戊己不愈，加于壬癸，壬癸不死，持于甲乙，起于丙丁。心病者，日中慧，夜半甚，平旦静。心欲耎，急食咸以耎之，用咸补之，甘泻之。病在脾，愈在秋，秋不愈，甚于春，春不死，持于夏，起于长夏，禁温食饱食、湿地濡衣。脾病者，愈在庚辛，

---

① 《内经知要》云：“‘留’当作‘源’。”高解云：“六腑之精，合心脏之神明，留于肺、肝、脾、肾四脏也。”

② 林校云：“按，一本云‘阴阳动静’。”

③ 吴素、薛校均以“五脏阴阳”为句。马素则以“合于四时五脏，《阴阳》《揆度》”为句。今从马素断句。

④ 高解云：“三阳主六腑，腑能藏物，亦谓之脏。”

⑤ 林校云：“详此上明三阳，此言三阴，今此再言少阳，而不及少阴者，疑此‘一阳’乃‘二阴’之误也。又按，全元起本，此为‘少阴厥’，显知此即‘二阴’也。”

⑥ 林校云：“按，《太素》及全元起本云：‘象心之太浮也。’”

⑦ 林校云：“详前脱二阴，此无一阴，阙文可知。”

⑧ 林校云：“按，全元起本云：‘用酸补之，辛泻之。’自为一义。”

⑨ 《类经·疾病》云：“温言非热，防滞也。”吴素、高解径改作“湿”，吴谓水果之类，高谓水湿之食。张义云：“疑当作‘冷食’，生冷最败脾也。”

庚辛不愈，加于甲乙，甲乙不死，持于丙丁，起于戊己。脾病者，日昳慧，日出甚，下晡静①。脾欲缓，急食甘以缓之，用苦泻之，甘补之。病在肺，愈在冬，冬不愈，甚于夏，夏不死，持于长夏，起于秋，禁寒饮食寒衣。肺病者，愈在壬癸，壬癸不愈，加于丙丁，丙丁不死，持于戊己，起于庚辛。肺病者，下晡慧，日中甚，夜半静。肺欲收，急食酸以收之，用酸补之，辛泻之。病在肾，愈在春，春不愈，甚于长夏，长夏不死，持于秋，起于冬，禁犯焠②烍热食、温炙衣。肾病者，愈在甲乙，甲乙不愈，甚于戊己，戊己不死，持于庚辛，起于壬癸。肾病者，夜半慧，四季甚，下晡静。肾欲坚，急食苦以坚之，用苦补之，咸泻之。夫邪气之客于身也，以胜相加，至其所生而愈，至其所不胜而甚，至于所生而持，自得其位而起。必先定五脏之脉，乃可言间甚之时、死生之期也。

肝病者，两胁下痛引少腹，令人善怒，虚则目䀮䀮无所见，耳无所闻，善恐如人将捕之，取其经，厥阴与少阳。气逆，则头痛，耳聋不聪，颊肿，取血者。心病者，胸中痛，胁支满，胁下痛，膺背肩胛间痛，两臂内痛，虚则胸腹大，胁下与腰相引而痛，取其经，少阴太阳，舌下血者③。其变病④，刺郄中血者。脾病者，身重，善肌肉痿，足不收，行善瘛⑤，脚下痛，虚则腹满⑥肠鸣，飧泄食不化，取其经，太阴阳明少阴血者⑦。肺病者，喘咳逆气，肩⑧背痛，汗出，尻阴股膝⑨髀腨胻足皆痛，虚则少气不能报息，耳聋嗌干，取其经，太阴足太阳之外厥阴内血者⑩。肾病者，腹大胫肿⑪，喘咳身重，寝汗出，憎风，虚则胸中痛，大腹小腹痛⑫，清厥，意不乐，取其经，少阴太阳血者。肝色青⑬，宜食甘，粳米牛肉枣葵皆甘。心色赤，宜食酸，小豆犬肉李韭皆酸⑭。肺色白，宜食苦，麦羊肉杏薤皆苦。脾色黄，宜食咸⑮，大豆豕肉栗藿皆咸。肾色黑，宜食辛，黄黍鸡肉桃葱皆辛。辛散，酸收，甘缓，苦坚，咸耎。毒药攻邪，五谷为养，五果为助，五畜为益，五菜为充，气味合而服之，以补精益气。此五者，有辛酸甘苦咸，各有所利，或散或收，或缓或急⑯，或坚或耎，四时五脏，病随五味所宜也。

---

① 简素云："按前后文例，当是云'日中静'。"

② 林校云："按，别本'焠'作'焠'。"

③ 《甲乙》无"舌下"二字。《类经·疾病》云："心主舌，故取舌下血，以泻其实。"

④ 吴素云："变病，如笑不休之类，凡心经实邪发病皆是。"《类经·疾病》云："变病，谓属少阴而证有异于前说者。"

⑤ 《素问·气交变大论》云："肌肉萎，足痿不收，行善瘈。"《甲乙》作"善饥，肌肉萎"。《千金》卷十五上第一作"善饥，足痿不收"。吴素、薛校均于"行"字为句。高解、周评于"收"字为句，"行"字下属。今从高、周断句。

⑥ 周评"满"作"痛"。

⑦ 沈臆云："按，此句有脱字。上文言'脾主长夏，足太阴阳明主治'，宜作'取其经，太阴阳明之外，少阴血者'。"

⑧ 《千金》卷十七第一"肩"下有"息"字。

⑨ 《脉经》《甲乙》"膝"下有"挛"字。

⑩ 沈臆云："上言'肺主秋，手太阴阳明主治'，宜作'取其经，太阴阳明之外，厥阴内血者'。"

⑪ 《脉经》《甲乙》"肿"下有"痛"字。

⑫ 《甲乙》二"腹"字均作"肠"。

⑬ 林校云："详'肝色青'至篇末，全元起本在第六卷，王氏移于此。"沈臆云："此五句与正文不类，且文俚，疑后人注下文'五谷为养'至'五菜为充'之语。"

⑭ 《甲乙》"小豆"二字作"麻"。林校谓《太素》亦作"麻"。今《太素》无"麻"字及"韭"字。《灵枢》"犬肉"下有"麻"字。

⑮ 林校云："肝、心、肺、肾食宜，皆与前文合，独脾食咸宜不用苦，故王氏特注其义。"

⑯ 《太素》无"或急"二字。简素云："前文无物性急者，疑是衍文。"当从《太素》删。

宣明五气篇第二十三

（新校正云：按，全元起本在第一卷。）

五味所入：酸入肝，辛入肺，苦入心，咸入肾，甘入脾①，是谓五入。

五气所病：心为噫，肺为咳，肝为语，脾为吞，肾为欠为嚏②，胃为气逆为哕为恐③，大肠小肠为泄，下焦溢为水，膀胱不利为癃，不约为遗溺，胆为怒④，是谓五病。

五精所并：精气并于心则喜，并于肺则悲，并于肝则忧，并于脾则畏⑤，并于肾则恐，是谓五并，虚而相并者也⑥。

五脏所恶：心恶热，肺恶寒，肝恶风，脾恶湿，肾恶燥，是谓五恶。

五脏化液：心为汗，肺为涕，肝为泪，脾为涎，肾为唾，是谓五液。

五味所禁：辛走气，气病无多食辛；咸走血⑦，血病无多食咸；苦走骨⑧，骨病无多食苦；甘走肉，肉病无多食甘；酸走筋，筋病无多食酸。是谓五禁，无令多食⑨。

五病所发：阴病发于骨，阳病发于血，阴病发于肉，阳病发于冬，阴病发于夏，是谓五发。

五邪所乱：邪入于阳则狂，邪入于阴则痹，搏阳则为巅疾，搏阴则为瘖⑩，阳入之阴则静，阴出之阳则怒⑪，是谓五乱。

五邪所见：春得秋脉，夏得冬脉，长夏得春脉，秋得夏脉，冬得长夏脉，名曰阴出之阳，病善怒不治⑫，是谓五邪，皆同命，死不治⑬。

五脏所藏：心藏神，肺藏魄，肝藏魂，脾藏意，肾藏志⑭，是谓五脏所藏。

五脏所主：心主脉，肺主皮，肝主筋，脾主肉，肾主骨，是谓五主。

五劳所伤：久视伤血，久卧伤气，久坐伤肉，久立伤骨，久行伤筋，是谓五劳所伤。

---

① 《灵枢·九针论》《太素·调食》皆多“淡入胃”一句。

② 《灵枢·九针论》《太素·脏腑气液》均无“为嚏”两字。

③ 《灵枢·九针论》《太素·脏腑气液》均无“为恐”两字。

④ 于书云：“此三十三字非《素问》原文，疑是古《素问》家注语而杂入正文者。”

⑤ 《甲乙》“畏”作“饥”。

⑥ 沈臆谓此句为注窜入正文者。

⑦ 《灵枢》“血”作“骨”。

⑧ 《灵枢》“骨”作“血”。

⑨ 《灵枢》《太素》此节之末，并有“口嗜而欲食之不可多也，必自裁也，命曰五裁”等句。沈臆谓“无令多食”句为注窜入正文者。

⑩ 《难经·二十难》云：“重阳者狂，重阴者癫。”《巢源·风病诸候下》云：“风癫者，由血气虚，邪入于阴经故也。”《脉经》云：“阴附阳则狂，阳附阴则癫。”《千金》卷十四第五云：“邪入于阳则为狂，邪入于阴则为血痹。邪入于阳，传则为癫痉；邪入于阴，传则为痛瘖。”诸说均可参。

⑪ 林校云：“按，全元起云：‘阳入阴则为静，出则为恐。’《千金方》云：‘阳入于阴病静，阴出于阳病怒。’”按，今《千金》此句“出”作“入”。

⑫ 林校云：“按，‘阴出之阳，病善怒’已见前条，此再言之，文义不伦，必古文错简也。”张义云：“‘名曰’十一字衍文。”

⑬ 《太素》《类经·疾病》并于“皆同”断句。《甲乙》无“命”字。

⑭ 《灵枢》云：“肾藏精志。”《难经·三十四难》同，又云：“脾藏意与智。”林校引杨上善云：“肾有二枚。左为肾，藏志；右为命门，藏精也。”

五脉应象：肝脉弦，心脉钩，脾脉代①，肺脉毛，肾脉石，是谓五脏之脉。

血气形志篇第二十四

（新校正云：按，全元起本，此篇并在前篇，王氏分出为别篇。）

夫人之常数，太阳常多血少气，少阳常少血多气，阳明常多气多血，少阴常少血多气，厥阴常多血少气，太阴常多气少血②，此天之常数。足太阳与少阴为表里，少阳与厥阴为表里，阳明与太阴为表里，是为足③阴阳也。手太阳与少阴为表里，少阳与心主为表里，阳明与太阴为表里，是为手之阴阳也。今知手足阴阳所苦，凡治病必先去其血，乃去其所苦，伺之所欲，然后泻有余，补不足。欲知背俞，先度其两乳间，中折之，更以他草度去半已，即以两隅相拄也，乃举以度其背，令其一隅居上，齐脊大椎，两隅在下，当其下隅者，肺之俞也。复下一度，心之俞也。复下一度，左角肝之俞也，右角脾之俞也。复下一度，肾之俞也④。是谓五脏之俞，灸刺之度也。形乐志苦，病生于脉，治之以灸刺。形乐志乐，病生于肉，治之以针石。形苦志乐，病生于筋，治之以熨引。形苦志苦，病生于咽嗌⑤，治之以百⑥药。形数惊恐，经络不通⑦，病生于不仁，治之以按摩醪药。是谓五形志也。刺阳明出血气，刺太阳出血恶气，刺少阳出气恶血，刺太阴出气恶血，刺少阴出气恶血，刺厥阴出血恶气也。

经脉别论：跌仆（音赴）　罢极（上音疲）　如沤（下音瓯）

---

① 《类经·疾病》云："代，更代也。脾脉和耎，分王四季，随时相代，古曰代，非中止之谓。"张义同。

② 以上经文与下文"刺阳明出血气"节，互见于《灵枢·九针论》《太素·知形志所宜》《甲乙·十二经水》《甲乙·阴阳二十五人形性血气不同》《甲乙·逆顺病本末方宜形志大论》互有出入，附列一表，仅供参考。

书名	《素问》	《灵枢》	《太素》	《甲乙》	《甲乙》	《甲乙》
篇名	《血气形志》	《九针论》	《知形志所宜》	《十二经水》	《阴阳二十五人形性血气不同》	《逆顺病本末方宜形志大论》
太阳	多血少气 出血恶气	多血少气 出血恶气	多血少气 出血恶气	多血气	多血少气	出血恶气
少阳	少血多气 出气恶血	多气少血 出气恶血	多气少血 出气恶血	少血气	多气少血	出气恶血
阳明	多气多血 出血气	多血多气 出血气	多血气 出血气	多血气	多血多气	出血气
少阴	少血多气 出气恶血	多气少血 出气恶血	少血多气 出气恶血	少血多气	多血少气	出血恶血
厥阴	多血少气 出血恶气	多血少气 出血恶气	多血少气 出血恶气	多血少气	多气少血	出血恶气
太阴	多气少血 出气恶血	多血少气 出血恶气	多血气 出血气	多血少气	多血少气	出气恶血

③ 《灵枢》"足"下有"之"字。周评同。

④ 《类经·经络》云："以此法折量，乃与前背篇及《甲乙经》《铜人》等书，皆不相合，其中未必无误。或古时亦有此别一家法也。"

⑤ 《灵枢》"嗌"作"喝"。《甲乙》同，并于"咽喝"下注云："一作'困竭'。"

⑥ 《灵枢》"百"作"甘"。

⑦ 马素云："形体劳苦，数受惊恐，则志不乐。"高解云："因惊致恐，志之苦也；经络不通，劳其经络，形之苦也。"

脏气法时论：慧（音惠）　焠（七内切）　炔（乌开切）　肮肮（音荒）　臑内（人朱切）
宣明五气篇：翕（音吸）　嚏（音帝）　窒（陡栗切）　凝泣（音涩）　瘖（读作音）
血气形志篇：相柱（知庚切）　鍖（音铍）

卷第八

宝命全形论篇第二十五

（新校正云：按，全元起本在第六卷，名《刺禁》。）

黄帝问曰：天覆地载，万物悉备，莫贵于人。人以天地之气生，四时之法成。君王众庶，尽欲全形，形之疾病，莫知其情，留淫日深，著于骨髓，心私虑①之。余欲针除其疾病，为之奈何？岐伯对曰：夫盐之味咸者，其气令器津泄；弦绝者，其音嘶败；木敷者，其叶发②；病深者，其声哕。人有此三者③，是谓坏府，毒药无治④，短⑤针无取，此皆绝皮伤肉，血气争黑⑥。帝曰：余念其痛⑦，心为之乱，惑反甚，其病不可更代⑧，百姓闻之，以为残贼，为之奈何？岐伯曰：夫人生于地，悬命于天，天地合气，命之曰人。人能应四时者，天地为之父母；知万物者，谓之天子。天有阴阳，人有十二节；天有寒暑，人有虚实。能经天地阴阳之化者，不失四时；知十二节之理者，圣智不能欺也；能存八动之变，五胜更立；能达虚实之数者，独出独入，呿吟至微，秋毫在目。帝曰：人生有形，不离阴阳，天地合气，别为九野，分为四时，月有小大，日有短长，万物并至，不可胜量，虚实呿吟，敢问其方？岐伯曰：木得金而伐，火得水而灭，土得木而达，金得火而缺，水得土而绝，万物尽然，不可胜竭。故针有悬布天下者五，黔首共余食⑨，莫知之也。一曰治神，二曰知养身⑩，三曰知毒药为真，四曰制砭石小大，五曰知腑脏血气之诊。五法俱立，各有所先。今末世之刺也，虚者实之，满者泄之，此皆众工所共知也。若夫法天则地，随应而动，和之者若响，随之者若影，道无鬼神，独来独往。帝曰：愿闻其道。岐伯曰：凡刺之真，必先治神，五脏已定，九候已备，后乃存针，众脉不见，众凶弗闻，外内相得，无以形先，可玩往来，乃施于人。人有虚实，五虚勿近，五实勿远，至其当发，间不容瞚⑪。手动若务，针耀而匀，静意视义，观适之变，

① 《太素·知针石》“虑”作“患”。
② 《太素》作“木陈者，其叶落发”。张义云：“‘发’当作‘落’。”
③ 张义云：“‘三’字疑衍。”
④ 《太素》“无治”作“毋婴治”。
⑤ 沈臆云：“‘短’为‘娇’字之误。娇，古通翘。”
⑥ 《太素》“黑”作“异”。
⑦ 《太素》“痛”作“病”。
⑧ 吴素、薛校、周评均为“余念其痛，心为之乱，惑反甚，其病不可更代”。今从之。
⑨ 林校云：“按，全元起本‘余食’作‘饱食’。注云：‘人愚不解阴阳，不知针之妙，饱食终日，莫能知甚妙益。’又《太素》作‘饮食’，杨上善注云：‘黔首共服用此道，然不能得其意。’”
⑩ 林校云：“按，《太素》‘身’作‘形’。”今《太素》作“二曰治养身”。
⑪ 林校云：“按，《甲乙经》‘瞚’作‘暄’，全元起本及《太素》作‘眴’。”

是谓冥冥，莫知其形，见其乌乌，见其稷稷，从见其飞，不知其谁，伏如横弩，起如发机。帝曰：何如而虚？何如而实？岐伯曰：刺实者须其虚，刺虚者须其实[①]，经气已至，慎守勿失，深浅在志，远近若一，如临深渊，手如握虎，神无营于众物。

八正神明论篇第二十六

（新校正云：按，全元起本在第二卷。又与《太素·知官能篇》大意同，文势小异。）

黄帝问曰：用针之服，必有法则焉，今何法何则？岐伯对曰：法天则地，合以天光。帝曰：愿卒闻之。岐伯曰：凡刺之法，必候日月星辰、四时八正之气，气定乃刺之。是故天温日明，则人血淖液而卫气浮，故血易泻，气易行；天寒日阴，则人血凝泣而卫气沉[②]。月始生，则血气始精，卫气始行；月郭满，则血气实，肌肉坚；月郭空，则肌肉减，经络虚，卫气去，形独居。是以因天时而调血气也。是以天寒无刺，天温无疑。月生无泻，月满无补，月郭空无治，是谓得时而调之。因天之序，盛虚之时，移光定位，正立而待之。故曰[③]月生而泻，是谓脏虚[④]；月满而补，血气扬[⑤]溢，络有留血，命曰重实；月郭空而治，是谓乱经。阴阳相错，真邪不别，沉以留止，外虚内乱，淫邪乃起。帝曰：星辰八正何候？岐伯曰：星辰者，所以制日月之行也。八正者，所以候八风之虚邪以时至者也。四时者，所以分春秋冬夏之气所在，以时调之也[⑥]。八正之虚邪，而避之勿犯也。以身之虚，而逢天之虚，两虚相感，其气至骨，入则伤五脏，工候救之，弗能伤也，故曰：天忌不可不知也。帝曰：善。其法星辰者，余闻之矣，愿闻法往古者。岐伯曰：法往古者，先知《针经》也。验于来今者，先知日之寒温，月之虚盛，以候气之浮沉，而调之于身，观其立有验也。观于冥冥者，言形气荣卫之不形于外，而工独知之，以日之寒温，月之虚盛，四时气之浮沉，参伍相合而调之，工常先见之，然而不形于外，故曰观于[⑦]冥冥焉。通于无穷者，可以传于后世也，是故[⑧]工之所以异也，然而不形见于外，故俱不能见也。视之无形，尝之无味，故谓冥冥，若神仿佛。虚邪者，八正之虚邪气也。正邪者，身形若用力汗出，腠理开，逢虚风，其中人也微，故莫知其情，莫见其形。上工救其萌牙，必先见三部九候之气，尽调不败而救之，故曰上工。下工救其已成，救其已败[⑨]。救其已成者，言不知三部九候之相失，因病而败之也。知其所在者，知诊三部九候之病脉处而治之，故曰守其门户焉，莫知其情而见邪形也。帝曰：余闻补泻，未得其意。岐伯曰：泻必用方，方者，以气方盛也，以月方满也，以日方温也，以身方定也，以息方吸而内针，乃复候其方吸

① 顾素云：“二句误倒，当依《针解》乙转。‘实’字与下文‘失’‘一’‘物’为韵。”按，须，待也。
② “而卫气沉”句下，吴素补“凝则难泻，沉则难行”八字。
③ “曰”原作“日”。俞录云：“上文‘月始生则气血始精，卫气始行’，又‘月生无泻’，并言月不言日，且日亦不当言生也。‘日’疑‘曰’字之误。”《太素》、吴素、《类经·针刺》、张素、高解并作“曰”，故改。
④ 林校云：“按，全元起本‘脏’作‘减’。‘脏’当作‘减’。”
⑤ 顾素云：“‘扬’字误。《移精变气论》注引作‘盈’。”
⑥ 张义、俞录皆以“之也”二字衍。按，《太素》亦有“之也”二字。
⑦ “于”原作“其”。顾素云：“下文‘其’作‘于’，《灵枢》亦作‘于’。”按，《太素》亦作“于”。故改。
⑧ 顾素云：“‘故’即‘固’字。”
⑨ 顾素云：“当依《灵枢》作‘因败其形’。”

而转针，乃复候其方呼而徐引针，故曰泻必用方①，其气乃②行焉。补必用员③，员者行也，行者移也，刺必中其荣，复以吸排针也。故员与方，非针也。故养神者，必知形之肥瘦，荣卫血气之盛衰。血气者，人之神，不可不谨养。帝曰：妙乎哉论也！合人形于阴阳四时，虚实之应，冥冥之期，其非夫子孰能通之。然夫子数言形与神，何谓形？何谓神？愿卒闻之。岐伯曰：请言形。形乎形，目冥冥，问其所病④，索之于经，慧然在前⑤，按之不得，不知其情，故曰形。帝曰：何谓神？岐伯曰：请言神。神乎神，耳不闻，目明心开而志先，慧然独悟，口弗能言，俱视独见，适若昏，昭然独明，若风吹云，故曰神。《三部九候》为之原，《九针》之论不必存也。

离合真邪论篇第二十七

（新校正云：按，全元起本在第一卷，名《经合》。第二卷重出，名《真邪论》。）

黄帝问曰：余闻《九针》九篇，夫子乃因而九之，九九八十一篇，余尽通其意矣。经言气之盛衰，左右倾移，以上调下，以左调右，有余不足，补泻于荥输，余知之矣。此皆荣卫之倾移，虚实之所生，非邪气从外入于经也。余愿闻邪气之在经也，其病人何如？取之奈何？岐伯对曰：夫圣人之起度数，必应于天地，故天有宿度，地有经水，人有经脉。天地温和，则经水安静；天寒地冻，则经水凝泣；天暑地热，则经水沸溢；卒风暴起，则经水波涌而陇⑥起。夫邪之入于脉也，寒则血凝泣，暑则气淖泽，虚邪因而入客，亦如经水之得风也，经之动脉，其至也亦时陇起，其行⑦于脉中循循然，其至寸口中手也，时大时小，大则邪至，小则平，其行无常处，在阴与阳，不可为度，从而察之，三部九候，卒然逢之，早遏其路。吸则内针，无令气忤，静以久留，无令邪布，吸则转针，以得气为故，候呼引针，呼尽乃去，大气皆出，故命曰泻。帝曰：不足者补之奈何？岐伯曰：必先扪而循之，切而散之，推而按之，弹而怒之，抓而下之，通而取之，外引其门，以闭其神，呼尽内针，静以久留，以气至为故⑧，如待所贵，不知日暮，其气以至，适而自护⑨，候吸引针，气不得出，各在其处，推阖其门，令神⑩气存，大气留止，故命曰补。帝曰：候气奈何？岐伯曰：夫邪去络入于经也，舍于血脉之中，其寒温未相得，如涌波之起也，时来时去，故不常在。故曰方其来也，必按而止之，止而取之，无逢其冲而泻之。真气者，经气也，经气太虚，故曰其来不可逢，此之谓也。故曰候邪不审，大气已过，泻之则真气脱，脱则不复，邪气复至，而病益蓄，故曰其往

---

① 《灵枢》“方”作“员”。

② “乃”原作“而”。顾素云：“‘而’字文理不顺，《灵枢》作‘乃’。”按，《太素》亦作“乃”。故改。

③ 《灵枢》“员”作“方”。

④ 《甲乙》“问”作“扪”，“病”作“痛”。

⑤ 俞录云：“‘慧然在前’，本作‘卒然在前’，据注云：……卒然逢之，不可为期准也。《离合真邪论》曰：‘卒然逢之，早遏其路。’此其义也。”

⑥ 马素、吴素、《类经·针刺》并云：“陇、隆同。”简素云：“陇、垄同。《刘向传》‘丘陇’、《项羽传》‘陇亩’俱可证。”

⑦ 《甲乙》无“其行”二字。

⑧ 吴素云：“故，常法也。”

⑨ 《甲乙》“以”作“已”，“而”作“已”。《太素》“而”作“人”。

⑩ 《甲乙》“神”作“真”。

不可追，此之谓也。不可挂以发者，待邪之至时而发针泻矣①，若先若后者，血气已尽，其病不可下，故曰知其可取如发机，不知其取②如扣椎，故曰知机道者不可挂以发，不知机③者扣之不发，此之谓也。帝曰：补泻奈何？岐伯曰：此攻邪也，疾出以去盛血，而复其真气，此邪新客，溶溶④未有定处也，推之则前，引之则止，逆而刺之，温血⑤也。刺出其血，其病立已。帝曰：善。然真邪以合，波陇不起，候之奈何？岐伯曰：审扪循三部九候之盛虚而调之，察其左右上下相失及相减者，审其病脏以期之。不知三部者，阴阳不别，天地不分。地以候地，天以候天，人以候人，调之中府，以定三部，故曰刺不知三部九候病脉之处，虽有大过且至，工不能禁也。诛罚无过，命曰大惑，反乱大经，真不可复，用实为虚，以邪为真，用针无义，反为气贼，夺人正气，以从为逆，荣卫散乱，真气已失，邪独内著，绝人长命，予人天⑥殃，不知三部九候，故不能久长。因⑦不知合之四时五行，因加相胜，释邪攻正，绝人长命。邪之新客来也，未有定处，推之则前，引之则止⑧，逢而泻之，其病立已⑨。

通评虚实论篇第二十八

（新校正云：按，全元起本在第四卷。）

黄帝问曰：何谓虚实？岐伯对曰：邪气盛则实，精气夺则虚。帝曰：虚实何如？岐伯曰：气虚者肺虚也，气逆者足寒也⑩，非其时则生，当其时则死。余脏皆如此。帝曰：何谓重实？岐伯曰：所谓重实者，言大热病，气热脉满，是谓重实。帝曰：经络俱实何如？何以治之？岐伯曰：经络皆实，是寸脉急而尺缓也，皆当治之，故曰⑪滑则从，涩则逆也。夫虚实者，皆从其物类始，故五脏骨肉滑利，可以长久也。帝曰：络气不足，经气有余，何如？岐伯曰：络气不足，经气有余者，脉口热而尺寒也，秋冬为逆，春夏为从，治主病者。帝曰：经虚络满何如？岐伯曰：经虚络满者，尺热满、脉口寒涩也，此春夏死、秋冬生也。帝曰：治此者奈何？岐伯曰：络满经虚，灸阴刺阳；经满络虚，刺阴灸阳。帝曰：何谓重虚？岐伯曰：脉气上虚尺虚⑫，是谓重虚。帝曰：何以治之？岐

---

① 俞录谓：“‘不可挂以发者’六字衍文，‘泻’乃‘焉’字之误。”沈臆云：“俞说迂，六字不衍。言布针时，不可差以毫厘也。‘泻’即上文‘泻于荥输’之‘泻’，作‘焉’，非其义。下文‘知机道者，不可挂以发’，重言以申明之，用‘故曰’二字，则非衍文可知。”沈祖绵之说是。

② 《太素》“取”上有“可”字。

③ 《太素》“机”下有“之”字。

④ 《太素》无“溶溶”二字。

⑤ 张义云：“‘温’，疑作‘蕴’，蓄血也。”

⑥ 《太素》“天”作“夭”。

⑦ 《甲乙》“因”作“固”。

⑧ 《甲乙》“止”作“上”。

⑨ “其病立已”以上至“邪之新客”，张义云：“二十六字衍文。”

⑩ 张义云：“‘者’‘也’二字衍。”

⑪ 吴素删“故曰”二字。简素云：“按，以下止‘可以长久也’三十一字，疑是错简。若移于下文‘滑则生，涩则死也’之下，则文理顺接焉。”

⑫ 当作“脉虚气虚尺虚”。《甲乙·六经受病发伤寒热病中》作“脉虚气虚尺虚”。吴素与《甲乙》同。

伯曰：所谓气虚者，言无常也。尺虚者，行步恇然[①]。脉虚者，不像阴也。如此者，滑则生，涩则死也。帝曰：寒气暴上，脉满而实何如？岐伯曰：实而滑则生，实而逆则死。帝曰：脉实满，手足寒，头热，何如？岐伯曰：春秋则生，冬夏则死。脉浮而涩，涩而身有热者死。帝曰：其形尽满何如？岐伯曰：其形尽满者，脉急大坚，尺涩[②]而不应也，如是者，故从则生，逆则死。帝曰：何谓从则生，逆则死？岐伯曰：所谓从者，手足温也。所谓逆者，手足寒也。帝曰：乳子[③]而病热，脉悬[④]小者何如？岐伯曰：手[⑤]足温则生，寒则死。帝曰：乳子中风热，喘鸣肩息者，脉何如？岐伯曰：喘鸣肩息者，脉实大也，缓则生，急则死。帝曰：肠澼便血何如？岐伯曰：身热则死，寒则生。帝曰：肠澼下白沫[⑥]何如？岐伯曰：脉沉则生，脉浮则死。帝曰：肠澼下脓血何如？岐伯曰：脉悬绝则死，滑大则生。帝曰：肠澼之属，身不热，脉不悬绝何如？岐伯曰：滑大者曰生，悬涩者曰死，以脏期之。帝曰：癫疾何如？岐伯曰：脉搏大滑，久自已；脉小坚急，死不治[⑦]。帝曰：癫疾之脉，虚实何如？岐伯曰：虚则可治，实则死，帝曰：消瘅虚实何如？岐伯曰：脉实大，病久可治；脉悬小坚，病久不可治[⑧]。帝曰：形度骨度脉度筋度，何以知其度也[⑨]？帝曰：春亟治经络，夏亟治经俞，秋亟治六腑，冬则闭塞。闭塞者，用药而少针石也。所谓少针石者，非痈疽之谓也，痈疽不得顷时回。痈不知所，按之不应手[⑩]，乍来乍已，刺手太阴傍三痏[⑪]与缨脉各二。掖痈大热，刺足少阳五，刺而热不止，刺手心主三，刺手太阴经络者大骨之会各三。暴痈筋緛，随分而痛，魄汗不尽，胞气不足，治在经俞。腹暴满，按之不下，取手太阳经络者，胃之募也[⑫]，少阴俞去脊椎三寸傍五，用员利针。霍乱，刺俞傍五，足阳明及上傍三。刺痫惊脉五，针手太阴各五，刺经太阳五，刺手少阴经络傍者一，足阳明一，上踝五寸刺三针。凡治消瘅仆击，偏枯痿厥，气满发逆，甘[⑬]肥贵人，则高梁之疾也。隔塞闭绝，上下不通，则暴忧之病也。暴厥而聋，偏塞闭不通，内气暴薄也。不从内外中风之病，故瘦[⑭]留著也。蹠跛，寒风湿之病也。黄帝曰[⑮]：黄疸暴痛，癫疾厥狂，久逆之所生也。五脏不平，六腑闭塞之所生也。头痛耳鸣，九窍不利，肠胃之所生也。

---

① “恇”原作“恇”，误，今改正。
② 《甲乙》《太素·遗文》“涩”作“满”。
③ 顾素云：“乳子，言虚后以乳哺子之时也。”
④ 顾素云：“《脉经》‘悬’作‘弦’。”
⑤ 《太素》无“手”字。
⑥ “沫”原作“沫”，依高解及周评改作“沫”。
⑦ 《巢源·风病诸候下》云：“其脉沉小而疾，不治。小牢急亦不治。”
⑧ 林校云：“按，《甲乙经》、《太素》、全元起本并云‘可治’。”按，今《甲乙》仍作“不可治”。《巢源·消渴病诸候》云：“脉故大者生，细小浮者死。又沉小者生，实牢大者死。”
⑨ 王冰释谓此节错简也。
⑩ 周评无“手”字。
⑪ 《太素·顺时》无“痏”字。
⑫ 《甲乙》云“取太阳经络血者则已”，无“胃之募也”等字。张义云：“经本无‘手’字，承王注而误。”
⑬ 顾素云：“诸本并脱‘甘’字，依《腹中论》注引此文补，与本注合。”
⑭ 周评云：“瘦，痹之讹也。”可从改。
⑮ 周评云：“三字衍。”

太阴阳明论篇第二十九

（新校正云：按，全元起本在第四卷。）

黄帝问曰：太阴阳明为表里，脾胃脉也，生病而异者何也？岐伯对曰：阴阳异位，更虚更实，更逆更从，或从内，或从外，所从不同，故病异名也。帝曰：愿闻其异状也。岐伯曰：阳者，天气也，主外；阴者，地气也，主内。故阳道实，阴道虚①。故犯贼风虚邪者，阳受之；食饮不节，起居不时者，阴受之。阳受之则入六腑，阴受之则入五脏。入六腑则身热不时卧，上为喘呼；入五脏则䐜满闭塞，下为飧泄，久为肠澼。故喉主天气，咽主地气。故阳受风气，阴受湿气。故阴气从足上行至头，而下行循臂至指端；阳气从手上行至头，而下行至足。故曰阳病者上行极而下，阴病者下行极而上。故伤于风者，上先受之；伤于湿者，下先受之。帝曰：脾病而四肢不用何也？岐伯曰：四肢皆禀气于胃，而不得至经②，必因于脾，乃得禀也。今脾病不能为胃行其津液，四肢不得禀水谷气，气日以衰，脉道不利，筋骨肌肉，皆无气以生，故不用焉。帝曰：脾不主时何也？岐伯曰：脾者土也，治中央，常以四时长③四脏，各十八日寄治，不得独主于时也。脾脏者常著胃土之精也④，土者生万物而法天地，故上下至头足，不得主时也。帝曰：脾与胃以膜相连⑤耳，而能为之行其津液何也？岐伯曰：足太阴者三阴也，其脉贯胃属脾络嗌，故太阴为之行气于三阴。阳明者表也，五脏六腑之海也，亦为之行气于三阳。脏腑各因其经而受气于阳明，故为胃行其津液。四肢不得禀水谷气⑥，日以益衰，阴道不利，筋骨肌肉无气以生，故不用焉。

阳明脉解篇⑦第三十

（新校正云：按，全元起本在第三卷。）

黄帝问曰：足阳明之脉病，恶人与火，闻木音则惕然而惊，钟鼓不为动，闻木音而惊何也？愿闻其故。岐伯对曰：阳明者胃脉也，胃者土也，故闻木音而惊者，土恶木也。帝曰：善。其恶火何也？岐伯曰：阳明主肉，其脉血气盛⑧，邪客之则热，热甚则恶火。帝曰：其恶人何也？岐伯曰：阳明厥则喘而惋，惋⑨则恶人。帝曰：或喘而死者，或喘而生者，何也？岐伯曰：厥逆连脏则死，连经则生。帝曰：善。病甚则弃衣而走，登高而歌，或至不食数日，逾垣上屋，所上之处，皆非其

---

① “阴道虚”下，吴素补“阴道实，阳道虚”二句。
② 《太素》作“径至”。简素云：“按，‘至经’从《太素》作‘径至’为胜。”
③ 马素云：“长、掌同，主也。”宽记云：“长，即长养之谓。”
④ 《太素》“者”作“有”，无“胃”字。
⑤ 《太素》作“以募相逆”。
⑥ 坚素云，此八字及以下二十字“与上文复，正是衍文”。
⑦ 篇名，高解有“论”字。坚素以为“篇”上脱“论”字，可从。
⑧ 林校云：“按，《甲乙经》‘脉’作‘肌’。”查今本《甲乙》“肌”在上句“肉”字上，“其”下无“肌”字，亦无“脉”字，与林校不合。《太素》“其脉血气盛”作“其血盛”。
⑨ “惋，惋”，《甲乙》作“闷，闷”，《太素》作“悗，悗”。

素所能也，病反能者何也？岐伯曰：四肢者诸阳之本也，阳①盛则四肢实，实则能登高也。帝曰：其弃衣而走者何也？岐伯曰：热盛于身，故弃衣欲走也。帝曰：其妄言骂詈、不避亲疏而歌者何也？岐伯曰：阳盛则使人妄言骂詈、不避亲疏而不欲食②，不欲食故妄走也③。

宝命全形论：嗄（所嫁切） 呿吟（上丘伽切） 黔（音钳） 弃蔑（音灭） 容瞋（音舜）

八正神明论：仿佛（上音仿，下音弗）

离合真邪论：辅（徐伦切） 蚊虻（武庚切） 扪（音门） 抓（侧交切） 溶（音容）

通评虚实论：恇（去王切） 痏（荣美切） 蹠（之石切）

太阴阳明论：闭塞（苏则切）

阳明脉解篇：惋（乌贯切） 逾（音于）

卷第九

热论篇第三十一

（新校正云：按，全元起本在第五卷。）

黄帝问曰：今④夫热病者，皆伤寒之类也，或愈或死，其死皆以六七日之间，其愈皆以十日以上者何也？不知其解，愿闻其故。岐伯对曰：巨阳者，诸阳之属也，其脉连于风府，故为诸阳主气也⑤。人之伤于寒也，则为病热，热虽甚不死；其两感于寒而病者，必不免于死。帝曰：愿闻其状。岐伯曰：伤寒一日，巨阳受之，故头项痛，腰脊强⑥。二日阳明受之，阳明主肉，其脉侠鼻络于目，故身热目疼而鼻干，不得卧也。三日少阳受之，少阳主胆⑦，其脉循胁络于耳，故胸胁痛而耳聋。三阳经络皆受其病，而未入于脏者⑧，故可汗而已。四日太阴受之，太阴脉布胃中络于嗌，故腹满而嗌干。五日少阴受之，少阴脉贯肾络于⑨肺，系舌本，故口燥舌干而渴。六日厥阴受之，厥阴脉循阴器而络于肝，故烦满而囊缩⑩。三阴三阳、五脏六腑皆受病，荣卫不行，五脏不通，则死矣。其不两感于寒者，七日巨阳病衰，头痛少愈；八日阳明病衰，身热少愈；九日少阳病衰，耳聋微

① 《甲乙》“阳”作“邪”。

② 《太素》无此十二字。

③ 吴素将此三句改作“而歌也”一句。《太素》“走”作“言”。

④ 《甲乙》无“今”字。

⑤ 滑钞将此二十一字移于“伤寒一日，巨阳受之”之下。简素云：“徐本同，文义顺承为顺。”《甲乙》“巨”作“太”，下同。

⑥ 林校云：“按，《甲乙经》及《太素》作‘头项与腰脊皆痛’。”查今本《甲乙》作“头项痛，腰脊强”。萧校作“头项腰脊皆痛”。与林校小异。

⑦ 林校云：“按，全元起本‘胆’作‘骨’。”《甲乙》《太素》并作“骨”。顾素云：“以上文‘阳明主肉’证之，‘骨’字是也，若此句作‘胆’，则上文当作‘胃’。”当改作“骨”。

⑧ 林校云：“全元起云，‘脏’作‘腑’。”《甲乙》《太素》均作“腑”。《千金·伤寒例》亦作“腑”。马素云：“此所谓脏者，非内脏也。以三阴属五脏，故以‘脏’字言。”

⑨ 《甲乙》《巢源·伤寒上》《太素》均无“于”字。

⑩ 简素云：“满、懑同。《说文》：懑，烦也。”“囊缩”下吴素补“三阴经络者皆受病，已入于腑，可下而已”十六字。

闻；十日太阴病衰，腹减如故，则思饮食；十一日少阴病衰，渴止不满[①]，舌干已而嚏；十二日厥阴病衰，囊纵，少腹微下，大气[②]皆去，病日已矣。帝曰：治之奈何？岐伯曰：治之各通其脏脉，病日衰已矣。其未满三日者，可汗而已[③]；其满三日者，可泄而已[④]。帝曰：热病已愈，时有所遗者何也？岐伯曰：诸遗者，热甚而强食之[⑤]，故有所遗也。若此者，皆病已衰而热有所藏，因其谷气相薄，两[⑥]热相合，故有所遗也。帝曰：善。治遗奈何？岐伯曰：视其虚实，调其逆从，可使必已矣。帝曰：病热当何禁之？岐伯曰：病热少愈，食肉则复，多食则遗，此其禁也。帝曰：其病两感于寒者，其脉应与其病形何如？岐伯曰：两感于寒者，病一日则巨阳与少阴俱病，则头痛口干而烦满[⑦]；二日则阳明与太阴俱病，则腹满身热，不欲食，谵言；三日则少阳与厥阴俱病，则耳聋囊缩而厥，水浆不入，不知人，六日死[⑧]。帝曰：五脏已伤，六腑不通，荣卫不行，如是之后，三日乃死，何也？岐伯曰：阳明者，十二经脉之长也，其血气盛，故不知人，三日其气乃尽，故死矣。凡病伤寒而成温者[⑨]，先夏至日者为病温，后夏至日者为病暑，暑当与汗皆出，勿止[⑩]。

刺热篇第三十二

（新校正云：按，全元起本在第五卷。）

肝热病者，小便先黄[⑪]，腹痛多卧，身热，热争则狂言及惊，胁满痛，手足躁，不得安卧，庚辛甚，甲乙大汗，气逆则庚辛死，刺足厥阴少阳。其逆则头痛员员[⑫]，脉引冲头也。心热病者，先不乐，数日乃热，热争则卒心痛，烦闷善呕，头痛面赤无汗，壬癸甚，丙丁大汗，气逆则壬癸死，刺手少阴太阳。脾热病者，先头重颊痛，烦心颜青[⑬]，欲呕身热，热争则腰痛不可用俯仰，腹满泄，两颔痛，甲乙甚，戊己大汗，气逆则甲乙死，刺足太阴阳明。肺热病者，先淅然[⑭]厥，起毫毛，恶

---

① 《甲乙》无“不满”二字。《千金·伤寒例》同。简素云：“按，上文不言腹满，此必衍文。”

② 王冰释云：“大气，谓大邪之气也。”沈臆云：“大，疑为‘戾’之脱写。戾，反也。《五常政大论》‘其縓戾拘缓’，如大气去，则人精气全竭，如何能活？与下句‘病日已矣’不符。”按，《灵枢·五色》云：“大气入于脏腑者，不病而卒死矣。”《素问·调经论》云：“必切而出，大气乃屈。”则王冰释为是，“大”字不误。

③ 张义云：“十七字衍文。”原为十九字，张义脱“其”“故”二字，故云“十七”。

④ 顾素云：“程郊倩云：‘汗、泄二字，俱是刺法，刺法有浅有深，故云可汗、可泄。《灵枢·热病篇》曰‘其可刺者，急取之，不汗出则泄’，是矣。”吴素“可泄而已”下补“若其寒邪传不以次，与夫专经不传，表里变易，则随证脉处治，吐下汗和，早暮异法”三十二字，并注云：“欲人通变云尔。”

⑤ 《甲乙》无“之”字。

⑥ 《太素》“两”作“而”。

⑦ 《伤寒论·伤寒例》云：“烦满而渴。”

⑧ 简素云：“滑云：‘六日’当作‘三日’。”

⑨ 林校云：“凡病伤寒已下，全元起本在《奇病论》中，王氏移于此。杨上善云：‘冬伤于寒甚者，夏至以后发为暑病。’”

⑩ 张义云：“‘暑当与汗皆出，勿止’八字有脱误。”《太素》作“病者当与汗皆出，勿止，所谓玄府者汗空”。《甲乙》亦有“所谓玄府者汗孔也”。

⑪ 简素云：“据下文四脏之例，‘先’字当在‘小便’上。”周评云：“玩‘先’字义，显系从里而发之热病矣。”

⑫ 《甲乙》作“员贡”。《太素》作“员员”。吴素云：“小痛貌。”马素云：“靡定也。”《类经》同。张素云：“周转也。”玉川按，员，古音云，物数也。本书“方员”之“员”，为“圆”之借字，此处“头痛员员”之“员”为“㶊”之借字。《说文解字》释“㶊”云：“头眩痛也。”

⑬ 《甲乙》《太素》均无“颜青”两字。

⑭ 《甲乙》作“悽悽然”。顾素云：“依释音则‘淅’字上当有‘洒’字。”

风寒，舌上黄，身热，热争则喘咳，痛走胸膺背，不得大息，头痛不堪，汗出而寒，丙丁甚，庚辛大汗，气逆则丙丁死，刺手太阴阳明，出血如大豆，立已①。肾热病者，先腰痛骱痠，苦渴数饮，身热，热争则项痛而强，骱寒且痠，足下热，不欲言，其逆则项痛员员淡淡然②，戊已甚，壬癸大汗，气逆则戊已死，刺足少阴太阳。诸汗者，至其所胜日，汗出也③。肝热病者左颊先赤，心热病者颜先赤，脾热病者鼻先赤，肺热病者右颊先赤，肾热病者颐先赤，病虽未发，见赤色者刺之，名曰治未病。热病从部所起者，至期而已；其刺之反者，三周而已；重逆则死。诸当汗者，至其所胜日，汗大出也。

诸治热病，以④饮之寒水乃刺之，必寒衣之，居止寒处，身寒而止⑤也。热病先胸胁痛，手足躁，刺足少阳，补足太阴⑥，病甚者为五十九刺。热病始手臂痛者，刺手阳明太阴而汗出止。热病始于头首者，刺项太阳而汗出止⑦。热病始于足胫者，刺足阳明而汗出止。热病先身重骨痛，耳聋好瞑，刺足少阴，病甚为五十九刺。热病先眩冒而热⑧，胸胁满，刺足少阴⑨少阳。太阳之脉，色荣颧，骨热病也⑩，荣未交⑪，曰今且得汗，待时而已。与厥阴脉争见者，死期不过三日，其热病⑫内连肾，少阳之脉色也⑬。少阳之脉，色荣颊前⑭，热病也，荣未交，曰今且得汗，待时而已。与少阴脉争见者⑮，死期不过三日⑯。热病气穴：三椎下间主胸中热，四椎下间主鬲⑰中热，五椎下间主肝热，六椎下间主脾热，七椎下间主肾热，荣在骶也⑱。项上三椎，陷者中也。颊下逆颧为大瘕⑲，下牙车为腹满，颧后为胁痛，颊上者鬲上也。

---

① 高解移七字于下文“肾热病者……刺足少阴太阳”之下。

② “淡淡然”三字《甲乙》无。

③ 高解云：“此衍文也。下文云：‘诸当汗者，至其所胜日，汗大出也。’误重于此。”张义以为衍文。按，高解衍此下文而存此，张义衍此而存下文。《甲乙》《太素》并不重出。于义当衍前文而存后者，但两见均在节末，有总结上文之意。吴素云：“重言之，所以叮咛之意也。”

④ 《甲乙》“以”作“先”。《太素》作“已”。

⑤ 《甲乙》有“病甚者，为五十九刺”句。

⑥ 林校云：“详足太阴，全元起本及《太素》作‘手太阴’。杨上善云：‘手太阴上属肺，从肺出腋下，故胸胁痛……手足躁，取之筋间，以第四针索筋于肝，不得索之于金，金，肺也。’以此决知作‘手太阴’者为是。”可从改。

⑦ 林校云：“按，此条《素问》本无。《太素》亦无。今按《甲乙经》添入。”查今《太素》有此条，在《寒热杂说》中。

⑧ 《太素》“眩”字断句，“冒而热”作“胃热”。

⑨ 张义云：“‘少阴’二字衍。”

⑩ 王冰释云：“荣，饰也。谓赤色见于颧骨如荣饰也。”林校云：“杨上善云：‘赤色荣颧者，骨热病也。’与王氏之注不同。”顾素云：“太阳者，肾之表也。肾主骨，故为骨热病，当依杨氏断句。”张笔云：“荣颧者，色之见于面部者也。言颧不必言骨，林引杨上善‘骨’字下属是。”

⑪ 《甲乙》《太素》作“荣未夭”。下文“交”亦作“夭”。王冰释云：“荣，一为‘营’字之误也。”吴素作“营”。

⑫ 《甲乙》无“其”字，“病”字下有“气”字。

⑬ 林校云：“旧无‘少阳之脉色也’六字，乃王氏所添。”

⑭ 林校云：“《甲乙经》《太素》‘前’字作‘筋’。”杨上善云：“足少阳部位在颊，赤色荣之，即知筋热病也。”顾素云：“‘筋’字是。少阳者肝之表也，肝主筋，故为筋热病。”当从改。

⑮ 张义云：“‘少阴’当作‘厥阴’。”林校云：“或者欲改‘少阴’作‘厥阴’。按，《甲乙经》《太素》作‘少阴’。杨上善云：‘少阳为木，少阴为水，少阳色见之时，有少阴争见者，是母胜子，故不死。’王作此注，亦非旧本。”玉川按，查新校正，“不”作“木”，又“亦非”当断句。“旧本”二字乃此下文“及《甲乙经》《太素》”云云连属，不当点断。此处可引至“木死”为止。以下八字可删。

⑯ 《甲乙》作“其死不过三日”。《太素》无“期不过三日”五字。玉川按，林校云：“旧本及《甲乙经》《太素》并无‘期不过三日’六字。此是王氏足成此文也。”与今《甲乙》异。

⑰ 《甲乙》“鬲”作“胃”。

⑱ 简素云：“此一句难通，诸注并不允。”《太素》无“骶也”二字。

⑲ 《太素》作“大瘦”。

评热病论篇第三十三

（新校正云：按，全元起本在第五卷。）

黄帝问曰：有病温者，汗出辄复热，而脉躁疾不为汗衰，狂言不能食，病名为何？岐伯对曰：病名阴阳交，交者死也。帝曰：愿闻其说。岐伯曰：人所以汗出者，皆生于谷，谷生于精，今邪气交争于骨肉而得汗者，是邪却而精胜也，精胜则当能食而不复热。复热者邪气也，汗者精气也，今汗出而辄复热者，是邪胜也，不能食者，精无俾也，病而留者①，其寿可立而倾也。且夫《热论》曰：汗出而脉尚躁盛者死。今脉不与汗相应，此不胜其病也，其死明矣。狂言者是失志，失志者死。今见三死，不见一生，虽愈必死也。帝曰：有病身热汗出烦满，烦满不为汗解，此为何病？岐伯曰：汗出而身热者风也，汗出而烦满不解者厥也，病名曰风厥。帝曰：愿卒闻之。岐伯曰：巨阳主气，故先受邪，少阴与其为表里也，得热则上从之，从之则厥也。帝曰：治之奈何？岐伯曰：表里刺之，饮之服②汤。帝曰：劳风③为病何如？岐伯曰：劳风法在肺下，其为病也，使人强上冥视④，唾⑤出若涕，恶风而振寒，此为劳风之病。帝曰：治之奈何？岐伯曰：以救俯仰。巨阳引精者⑥三日，中年者五日，不精者七日⑦，咳出青黄涕，其状如脓⑧，大如弹丸，从口中若鼻中出⑨，不出则伤肺，伤肺则死也。帝曰：有病肾风者，面胕痝然，壅⑩害于言，可刺不？岐伯曰：虚不当刺，不当刺而刺，后五日其气必至。帝曰：其至何如？岐伯曰：至必少气时热⑪，时热从胸背上至头，汗出手热，口干苦渴，小便黄，目下肿，腹中鸣，身重难以行，月事不来，烦而不能食，不能正偃，正偃则咳甚⑫，病名曰风水，论在《刺法》中。帝曰：愿闻其说。岐伯曰：邪之所凑，其气必虚。阴虚者阳必凑之，故少气时热而汗出也。小便黄者，少腹中有热也。不能正偃者，胃中不和也。正偃则咳甚，上迫肺也。诸有水气者，微肿先见于目下也。帝曰：何以言？岐伯曰：水者阴也，目下亦阴也，腹者至阴之所居，故水在腹者，必使目下肿也。真气上逆，故口苦舌干，卧不得正偃，正偃则咳出清水也。诸水病者，故不得卧，卧则惊，惊则咳甚也。腹中鸣者，病本于胃也。薄脾则烦不能食，食不下者，胃脘隔也。身重难以行者，胃脉在足也。月事不来者，胞脉闭也。胞

---

① 《脉经》作“汗而热留者”。《甲乙》“病”作“热”，“者”下无“其”字。

② 《太素》无“服”字。

③ 《太素》作“劳中”。

④ 《千金》卷八第一作“强上而目脱”。

⑤ 《太素》“唾”上有“晚”字。

⑥ 张义云：“句不可解，疑有误。”

⑦ 林校云：“按，《甲乙经》作‘三日中若五日’。《千金方》卷八第一作‘候之三日及五日中不精明者是也’。与此不同。”查今本《甲乙》惟“巨”作“太”，余与本篇同。

⑧ 《太素》“脓”上有“稠”字。

⑨ 《千金》卷八第一作“从口鼻中出，为善”，“善”下有“若”字属下句。

⑩ 吴素、薛校断句均作“面胕痝然壅”。但《类经》“壅”字属下句，张素、高解、周评均同。今从《类经》。马素“痝”作“庞”。

⑪ “时热”二字《太素》不复出。

⑫ “甚”原脱，据《甲乙》卷八第五补，与下文合。

脉者，属心而络于胞中，今气上迫肺，心气不得下通，故月事不来也[①]。帝曰：善[②]。

逆调论篇第三十四

（新校正云：按，全元起本在第四卷。）

黄帝问曰：人身非常温也，非常[③]热也，为之热[④]而烦满者何也？岐伯对曰：阴气少而阳气胜，故热而烦满也。帝曰：人身非衣寒也，中非[⑤]有寒气也，寒从中生者何？岐伯曰：是人多痹气也，阳气少，阴气多，故身寒如从水中出。帝曰：人有四肢热，逢风寒如炙如火[⑥]者何也？岐伯曰：是人者阴气虚，阳气盛，四肢者阳也，两阳相得而阴气虚少，少水不能灭盛火而阳独治，独治者不能生长也，独胜而止耳，逢风而如炙如火者，是人当肉烁也。帝曰：人有身寒，汤火不能热，厚衣不能温，然不冻栗，是为何病？岐伯曰：是人者，素肾气胜，以水为事，太阳气衰，肾脂枯不长，一水不能胜两火，肾者水也，而生于骨[⑦]，肾不生则髓不能满，故寒甚至骨也。所以不能[⑧]冻栗者，肝一阳也，心二阳也，肾孤脏也，一水不能胜二火[⑨]，故不能冻栗，病名曰骨痹，是人当挛节也。帝曰：人之肉苛者，虽近衣絮，犹尚苛也，是谓何疾？岐伯曰：荣气虚，卫气实也[⑩]。荣气虚则不仁，卫气虚则不用，荣卫俱虚则不仁且不用，肉如故也[⑪]，人身与志不相有，曰死[⑫]。帝曰：人有逆气不得卧而息有音者，有不得卧而息无音者，有起居如故而息有音者，有得卧行而喘者，有不得卧、不[⑬]能行而喘者，有不得卧、卧而喘者，皆何脏使然？愿闻其故。岐伯曰：不得卧而息有音者，是阳明之逆也，足三阳者下行，今逆而上行，故息有音也。阳明者胃脉也，胃者六腑之海，其气亦下行，阳明逆不得从其道，故不得卧也。《下经》曰：胃不和则卧不安。此之谓也[⑭]。夫起居如故而息有音者，此肺之络脉逆也，络脉不得随经上下，故留经而不行，络脉之病人也微，故起居如故

---

① “故月事不来也”下，王冰释认为上文未解“热从胸背上至头”等义，疑有脱简。

② “帝曰：善”三字，周评无。

③ 于书云：“‘常’本‘裳’字，《说文·巾部》云，常，下帬也，或体作裳。是常、裳一字，书传多以常为恒常之义，而下帬之义，乃习用裳，鲜作常，致王注于此误谓‘异于常候，故曰非常’，而不知下文云‘人身非衣寒也’，以彼衣寒例此常温常热，则其即裳温裳热明矣。裳犹衣也，《诗·斯干篇》郑笺云：‘裳昼曰衣也。’小戴《曲礼记》孔义云：‘衣，谓裳也。’裳、衣本可通称。裳温裳热犹衣温衣热也。此言裳，下文言衣，变文耳。”玉川按，于鬯之说是也。

④ 《甲乙》无“为之热”三字。

⑤ 宽记云：“‘中非’二字恐倒。”

⑥ 林校云：“按，全元起本无‘如火’二字。《太素》云：‘如炙于火。’”查今本《太素》“炙”下无“于”字。于书云：“‘寒’字当衍。下文云‘逢风而如炙如火者’，无‘寒’字，可证。……或依下文，谓‘寒’字即‘而’字之误亦未可知。”

⑦ 《甲乙》作“而主骨”。《太素》同，又“骨”下有“故”字，下属。

⑧ 张义以为“能”字衍。下同。

⑨ “一水不能胜二火”七字高解、张义并以为衍文。

⑩ 简素认为与下文“荣气虚”“卫气虚”不相冒，恐是衍文。

⑪ 《甲乙》作“肉加苛也”。《太素》“故”亦作“苛”。

⑫ 《甲乙》作“三十日死也”。

⑬ 滑钞疑为“卧”下衍“不”字。

⑭ 以下吴素补“有不得卧而息无音者，阳明实也，阳明主肌肉，热盛于肌肉，故不得卧，然以经气不逆，故息无音也”三十八字。

而息有音也①。夫不得卧、卧则喘者，是水气之客也，夫水者循津液而流也，肾者水脏，主津液，主卧与喘也②。帝曰：善。

热论：佛（音弗） 谵（之阎切，多言也）

刺热论：颔（胡感切） 洒淅（上先礼切，下先历切） 痠（音酸） 跟（音根） 骶（音氐）

评热病论：胕痝（下莫江切） 髆（音博）

逆调论：苛（胡歌切）

卷第十

疟论篇第三十五

（新校正云：按，全元起本在第五卷。）

黄帝问曰：夫痎疟皆生于风，其蓄作有时者③何也？岐伯对曰：疟之始发也，先起于毫毛，伸欠乃作，寒栗鼓颔，腰脊俱痛，寒去则内外皆热，头痛如破，渴欲冷饮。帝曰：何气使然？愿闻其道。岐伯曰：阴阳上下交争，虚实更作，阴阳相移也。阳并于阴，则阴实而阳虚，阳明虚则寒栗鼓颔也；巨阳虚则腰背头项痛④；三阳俱虚则阴气胜，阴气胜则骨寒而痛；寒生于内，故中外皆寒；阳盛则外热，阴虚则内热，外内皆热则喘而渴，故欲冷饮也。此皆得之夏伤于暑，热气盛，藏于皮肤之内、肠胃之外，此荣气之所舍也。此令人汗空疏⑤，腠理开，因得秋气，汗出遇风，及⑥得之以浴，水气⑦舍于皮肤之内，与卫气并居。卫气者，昼日行于阳，夜行于阴⑧，此气⑨得阳而外出，得阴而内薄，内外相薄⑩，是以日作。帝曰：其间日而作者何也？岐伯曰：其气之舍深，内薄于阴，阳气独发，阴邪内著，阴与阳争不得出，是以间日而作也。帝曰：善。其作日晏与其日早者，何气使然？岐伯曰：邪气客于风府，循膂而下，卫气一日一夜大⑪会于风府，其明日日下一节，故其作也晏。此先客于脊背也，每至于风府则腠理开，腠理开则邪气入，邪气入则病作，以此日作稍益晏

① “故起居如故而息有音也”下吴素补“有得卧行而喘者，此阴气虚也，阴气虚故得卧，行而劳其四肢，则虚阳上逆，肺苦气上逆，是以喘也。有不得卧，不能行而喘者，此肺与阳明病也，邪居于肺，肺布叶举，故不得卧，卧而喘也；阳明行于是，阳明虚则水谷之气居之，令足重而不能行，肺脉循胃口，胃中水谷之邪，循经上逆于肺，是为肺邪也，是不能行而喘也”一百二十二字。

② 王冰释以为上文未解，云：“有不得卧而息无音，有得卧行而喘，有不得卧、不能行而喘，此三义悉阙而未论，亦古之脱简也。”

③ 《甲乙》作“夫疟疾皆生于风，其以日作，以时发者”。《太素》“痎”作“瘖”。《灵枢》“蓄”作“稸”。

④ 滑钞云：“此下当有‘少阳虚’一节。”

⑤ 林校云：“按，全元起本作‘汗出空疏’。《甲乙经》《太素》并同。”高解则以为“空”“孔”通。义可两存。

⑥ 《太素》“及”作“乃”。

⑦ 张素“水气”两字连上句。高解同。

⑧ 《太素》无此四字。

⑨ 宽记云：“此篇曰‘此’，曰‘此气’，曰‘其气’，皆指疟言也。”

⑩ “内外相薄”四字，《太素》无。坚素云：“按，《病源》亦无此句，顾无者为胜。”

⑪ 《巢源》“大”字上有“常”字。

也。其出于风府，日下一节，二十五日下至骶骨，二十六日入于脊内，注于伏膂之脉①，其气上行，九日出于缺盆之中，其气日高，故作日益早也。其间日发者，由邪气②内薄于五脏，横连募原③也。其道远，其气深，其行迟，不能与卫气俱行，不得皆④出，故间日乃作也⑤。帝曰：夫子言卫气每至于风府，腠理乃发，发则邪气入，入则病作。今卫气日下一节，其气之发也不当风府，其日作者奈何？岐伯曰：此邪气客于头项，循膂⑥而下者也，故虚实不同，邪中异所，则不得当其风府也。故邪中于头项者，气至头项而病；中于背者，气至背而病；中于腰脊者，气至腰脊而病；中于手足者，气至手足而病。卫气之所在，与邪气相合，则病作。故风无常府⑦，卫气之所发⑧，必开其腠理，邪气之所合⑨，则其府也⑩。帝曰：善。夫风之与疟也⑪，相似⑫同类，而风独常在，疟得有时而休者何也？岐伯曰：风气留其处，故常在；疟气随经络沉以内薄⑬，故卫气应乃作。帝曰：疟先寒而后热者何也？岐伯曰：夏伤于大暑，其汗大出，腠理开发，因遇夏气凄沧之水寒⑭，藏于腠理皮肤之中，秋伤于风，则病成⑮矣。夫寒者阴气也，风者阳气也，先伤于寒而后伤于风，故先寒而后热也，病以时作，名曰寒疟。帝曰：先热而后寒者何也？岐伯曰：此先伤于风而后伤于寒，故先热而后寒也，亦以时作，名曰温疟。其但热而不寒者，阴气先绝，阳气独发，则少气烦冤，手足热而欲呕，名曰瘅疟。

帝曰：夫经言有余者泻之，不足者补之。今热为有余，寒为不足。夫疟者之寒，汤火不能温也，及其热，冰水不能寒也，此皆有余不足之类。当此之时，良工不能止，必须其自衰乃刺之，其故何也？愿闻其说。岐伯曰：经言无刺熇熇之热⑯，无刺浑浑之脉，无刺漉漉之汗，故为其病逆未可治也。夫疟之始发也，阳气并于阴，当是之时，阳虚而阴盛，外无气，故先寒栗也。阴气逆极，则复出之阳，阳与阴复并于外，则阴虚而阳实，故先热⑰而渴。夫疟气者，并于阳则阳胜，并于阴

---

① 林校云："按，全元起本'二十五日'作'二十一日'，'二十六日'作'二十二日'。《甲乙经》《太素》并同。'伏膂之脉'，《甲乙经》作'太冲之脉'，巢元方作'伏冲'。"《灵枢》"骶骨"作"尾底"。顾素云："太冲、伏膂，文异义同。"简素云："太冲、伏冲、伏膂，皆一脉耳。"

② "间日发者，由邪气"七字，《太素》无。

③ 林校云："按，全元起本'募'作'膜'。《太素》、巢元方并同。《举痛论》亦作'膜原'。"查今本《巢源》仍作"募"。

④ 《甲乙》"皆"作"偕"。

⑤ 《巢源》"乃"上有"蓄积"二字。高解将"其间日发者"至"故间日乃作也"四十四字，移置于上文"其气之舍深"句上。

⑥ 《类经》云："膂、吕同，脊骨曰吕。"

⑦ 林校云："按，全元起本及《甲乙经》《太素》自'此邪气客于头项'至下'则病作。故'八十八字，并无。"《外台·疟病门第一》有。简素疑此为古注文。宽记云："此八十八字，疑似王氏补文，盖帝以不当风府为问，而伯以风无常府答之，似文义顺承。"《灵枢》《巢源》作"风府无常"。

⑧ 《灵枢》《巢源》"发"均作"应"。简素云："按，下文云'卫气应乃作'，'发'当作'应'。"

⑨ 《灵枢》《巢源》"合"均作"舍"。吴素同。"舍"字是。

⑩ 《甲乙》作"则其病作"。《巢源》同。

⑪ 《甲乙》无"也"字。

⑫ 《灵枢》《巢源》"似"均作"与"。

⑬ 《甲乙》作"次以内传"。

⑭ 林校云："按，《甲乙经》《太素》'水寒'作'小寒迫之'。"查今本《甲乙》"小"仍作"水"。《太素》"寒"字重出。滑钞云："'水'一作'小'。"马素云："'水寒'当作'小寒'。"吴素径改作"小寒"。周评"水"字断句，"寒"字下属。

⑮ 《太素》"成"作"盛"。

⑯ 林校云："按，全元起本及《太素》'热'作'气'。"

⑰ 吴素"先"改作"后"。周评云："'先热'当作'复热'。"

则阴胜，阴胜则寒，阳胜则热。疟者，风寒之气不常也，病极则复。至①病之发也，如火之热，如风雨不可当也。故经言曰：方其盛时必②毁，因其衰也，事必大昌。此之谓也。夫疟之未发也，阴未并阳，阳未并阴，因而调之，真气得安，邪气乃亡，故工不能治其已发，为其气逆也。帝曰：善。攻之奈何？早晏何如？岐伯曰：疟之且发也，阴阳之且移也，必从四末始也，阳已伤，阴从之，故先其时坚束其处，令邪气不得入，阴气不得出，审候见之，在孙络盛坚而血者皆取之，此真往③而未得并者也。帝曰：疟不发，其应何如？岐伯曰：疟气④者，必更盛更虚，当气之所在也。病在阳，则热而脉躁；在阴，则寒而脉静；极则阴阳俱衰，卫气相离，故病得休；卫气集，则复病也。帝曰：时有间二日或至数日发，或渴或不渴，其故何也？岐伯曰：其间日者，邪气与卫气⑤客于六腑，而有时相失，不能相得，故休数日乃作也。疟者，阴阳更胜也，或甚或不甚，故或渴或不渴。帝曰：论言夏伤于暑，秋必病疟⑥，今疟不必应者何也？岐伯曰：此应四时者也。其病异形者，反四时也。其以秋病者寒甚，以冬病者寒不甚，以春病者恶风，以夏病者多汗。帝曰：夫病温疟与寒⑦疟而皆安舍，舍于何脏？岐伯曰：温疟者，得之冬中于风，寒气藏于骨髓之中，至春则阳气大发，邪气不能自出⑧，因遇大暑，脑髓烁，肌肉消，腠理发泄，或有所用力，邪气与汗皆出，此病藏于肾，其气先从内出之于外也。如是者，阴虚而阳盛，阳盛则热矣，衰则气复反入，入则阳虚，阳虚则寒矣，故先热而后寒，名曰温疟。帝曰：瘅疟何如？岐伯曰：瘅疟者，肺素有热气盛于身，厥逆上冲，中气实而不外泄，因有所用力，腠理开，风寒舍于皮肤之内、分肉之间而发，发则阳气盛，阳气盛而不衰则病矣。其气不及于阴⑨，故但热而不寒，气内藏于心，而外舍于分肉之间，令人消烁脱肉⑩，故命曰瘅疟。帝曰：善。

刺疟篇第三十六

（新校正云：按，全元起本在第六卷。）

足太阳之疟，令人腰痛头重，寒从背起，先寒后热，熇熇暍暍然，热止汗出，难已⑪，刺郄

---

① 林校云："按，《甲乙经》作'疟者风寒之暴气不常，病极则复至'。全元起本及《太素》作'疟风寒气也，不常病，极则复至'，'至'字连上句，与王氏之意异。"查今本《甲乙》"疟"上有"热"字，"风寒"下无"之暴"二字，与林校稍有出入。

② 《太素》"必"上有"勿敢"二字。简素云："当从《太素》之文。"

③ "真往"，《甲乙》作"其往"，《太素》作"直往而取"。简素云："《太素》作'直往'似是。"

④ 《甲乙》无"气"字。

⑤ 吴素将"与卫气"三字，移置于下文"而有时"三字之下，似是。张义云，客六腑句有错误。简素云："考上文，并无客六腑之说，疑是风府之讹。"

⑥ 《素问·生气通天论》《素问·阴阳应象大论》"病疟"均作"痎疟"。

⑦ 周评云："按，'寒'似当作'瘅'。"

⑧ 《甲乙》作"寒气不能出"。

⑨ 林校云："按，全元起本及《太素》作'不反之阴'，巢元方作'不及之阴'。"查今本《巢源》作"不及于阴"。高解作"不反于阴"。

⑩ 《太素》"烁"作"铄"。宽记云："消烁、销铄通用。"马素"脱"作"肌"。

⑪ 林校云："按，全元起本并《甲乙经》、《太素》、巢元方并作'先寒后热渴，渴止汗出'，与此文异。"查《巢源》云："先寒后热、渴，渴然后热止，汗出而难已。"此与《甲乙》《太素》《千金》文亦异。

中[①]出血。足少阳之疟，令人身体解㑊[②]，寒不甚，热不甚[③]，恶见人，见人心惕惕然，热多汗出甚，刺足少阳。足阳明之疟，令人先寒，洒淅洒淅，寒甚久乃热，热去汗出，喜见日月光、火气乃快然[④]，刺足阳明跗上。足太阴之疟，令人不乐，好大息，不嗜食，多寒热汗出，病至则善呕，呕已乃衰，即取之[⑤]。足少阴之疟，令人呕吐甚，多寒热[⑥]，热多寒少[⑦]，欲闭户牖而处，其病难已[⑧]。足厥阴之疟，令人腰痛少腹满，小便不利如癃状，非癃也，数便，意恐惧[⑨]，气不足，腹中悒悒，刺足厥阴。肺疟者，令人心寒，寒甚热，热间善惊，如有所见者[⑩]，刺手太阴阳明。心疟者，令人烦心甚，欲得清水，反寒多，不甚热[⑪]，刺手少阴。肝疟者，令人色苍苍然，太息[⑫]，其状若死者，刺足厥阴见血。脾疟者，令人寒，腹中痛，热则肠中鸣，鸣已汗出，刺足太阴。肾疟者，令人洒洒[⑬]然，腰脊痛宛转[⑭]，大便难，目眴眴然，手足寒，刺足太阳少阴。胃疟者，令人且[⑮]病也，善饥而不能食，食而支满腹大，刺足阳明太阴横脉出血。疟发身方热，刺跗上动脉，开其空，出其血，立寒。疟方欲寒，刺手阳明太阴、足阳明太阴。疟脉满大，急刺背俞，用中针，傍伍胠俞各一，适肥瘦出其血也。疟脉小实，急灸胫少阴，刺指[⑯]井。疟脉满大，急刺背俞，用五胠俞、背俞各一，适行至于血也[⑰]。疟脉缓大虚，便宜用药，不宜用针。凡治疟先发，如食顷乃可以治，过之则失时也[⑱]。诸疟而[⑲]脉不见，刺十指间出血，血去必已，先视身之赤如小豆者尽取之。十二疟者，其发各不同时，察其病形，以知其何脉之病也。先其发时如食顷而刺之，一刺则衰，二刺则知，三刺则已。不已，刺舌下两脉出血；不已，刺郄中盛经出血，又刺项以下侠脊者必已。舌下两脉者，廉泉也。刺疟者，必先问其病之所先发者，先刺之。先头痛及重者，先刺头上及两额两眉间出血。先项

---

① 林校云："详'刺郄中'，《甲乙经》作'腘中'，今王氏两注之，当以'腘中'为正。"简素云："'郄'与'隙'同。"

② 简素云，《巢源》作"解倦"。高解云："犹懈惰，枢转不力也。"

③ 张义云："'热不甚'三字衍文。"查《甲乙》无"热不甚"句，但《巢源》《太素》均有，据下文"热多汗出甚"句，似非衍。

④ 吴素、周评断句如下："令人先寒洒淅，洒淅寒甚，久乃热。""令人先寒"至"乃快然"，张义以为与少阴节错简。坚素云："琦说臆断，姑存之。以《灵枢·经脉篇》'胃足阳明之脉，是动则动'云云证之，则'热多寒少，欲闭户牖而处'二句，当在足阳明之疟久乃热句下，而足阳明之疟节内，'热去汗出，喜见日月光、火气乃快然'等句，当在足少阴之疟多寒热句下，其义始较允。"薛校断句："喜见日月光火，气乃快然。"

⑤ 《甲乙》"之"下有"足太阴"三字成一句，文义始足，可从补。

⑥ 《甲乙》作"多寒少热"。

⑦ 《甲乙》作"呕吐甚，多寒少热"。

⑧ 《甲乙》"已"下有"取太溪"句，简素云："依上文例，当有此三字。"可补。

⑨ 简素云："'数便'，《巢源》作'数小便'。"林校云："《甲乙经》'数便意'三字，作'数噫'二字。"查今本《甲乙》作"数便，意恐惧"，并注云："一作'噫恐惧'。"

⑩ 坚素云："《太素》'热'字不复。按，与《巢源》合。"《太素》"善"字作"喜"，断句为"寒甚热间，喜惊如有见者"。

⑪ 《太素》作"欲得清水及寒多，寒不甚热甚也"。《甲乙》作"欲得见清水，寒多不甚热"。

⑫ 《太素》"苍苍"作"仓仓"。《甲乙》无"太息"二字。

⑬ 《甲乙》作"悽悽"。

⑭ 简素云："宛，屈也。转，运也。此状大便难也。"

⑮ 《太素》"且"作"疽"。沈臆云："'且'为'徂''阻'之借，与《疟论》'疟之且发也'之'且'义异。"

⑯ "指"从手。亦可以统手足言也。此处为足指之意。

⑰ 林校云："详此条从'疟脉满大'至此注终，文注共五十五字，当从删削，经文与次前经文重复，王氏随而注之，别无义例，不若士安之精审，不复出也。"简素云："志、高以为申明前义，非也。今从新校正删二十二字。"查张义与周评均以为衍文，沈臆亦认为"定有一误"。可删。

⑱ 林校云："详从前'疟脉满大'至此，全元起本在第四卷中，王氏移续于此也。"

⑲ 《甲乙》作"如"。《诗经·小雅》"一垂带而厉"，郑笺云："而，亦如也。"义同。

背痛者，先刺之。先腰脊痛者，先刺郄中出血。先手臂痛者，先刺手少阴阳明[1]十指间。先足胫痠痛者，先刺足阳明十指间出血。风疟，疟发则汗出恶风，刺三阳经背俞之血者。䯒痠痛甚，按之不可，名曰胕髓病[2]，以镵针针绝骨出血，立已。身体小痛，刺至阴[3]。诸阴之井无出血，间日一刺。疟不渴，间日而作，刺足太阳[4]。渴而间日作，刺足少阳[5]。温疟汗不出，为五十九刺。

气厥论篇第三十七

（新校正云：按，全元起本在第九卷，与《厥论》相并。）

黄帝问曰：五脏六腑，寒热相移者何？岐伯曰：肾移寒于脾[6]，痈肿少气。脾移寒于肝，痈肿筋挛。肝移寒于心，狂隔中。心移寒于肺，肺消，肺消者饮一溲二，死不治。肺移寒于肾，为涌水，涌水者，按腹不坚，水气客于大肠，疾行则鸣濯濯如囊裹浆，水之病也[7]。脾移热于肝，则为惊衄。肝移热于心，则死。心移热于肺，传为鬲消。肺移热于肾，传为柔痓。肾移热于脾，传为虚，肠澼死，不可治[8]。胞移热于膀胱，则癃溺血。膀胱移热于小肠，鬲肠不便，上为口糜。小肠移热于大肠，为虙瘕，为沉。大肠移热于胃，善食而瘦入[9]，谓之食亦。胃移热于胆，亦曰食亦。胆移热于脑，则辛頞鼻渊，鼻渊[10]者，浊涕下不止也，传为衄衊[11]瞑目，故得之气厥也。

咳论篇第三十八

（新校正云：按，全元起本在第九卷。）

黄帝问曰：肺之令人咳何也？岐伯对曰：五脏六腑皆令人咳，非独肺也。帝曰：愿闻其状。岐伯曰：皮毛者肺之合也，皮毛先受邪气，邪气以从其合也。其寒饮食入胃，从肺脉上至于肺则肺

---

① 林校云："按，别本作'手阴阳'，全本亦作'手阴阳'。"又张义以为"少""明"二字疑衍。简素云："志云：'谓十指间之少冲、商阳也。'……据新校正作'手阴阳'似是。然下文云'足阳明十指间'，则志说为是。"

② 查周评断句为："按之不可名，曰胕髓病。"

③ 《甲乙》无"至阴"二字。是。简素云："当依《甲乙》删之。"

④ 林校云："按，《九卷》云'足阳明'。《太素》同。"当从改。

⑤ 林校云："按，《九卷》云'手少阳'。《太素》同。"查《灵枢·杂病》作"手阳明"，《太素》亦作"手阳明"，唯二本均少一"间"字，存参。

⑥ "脾"原作"肝"。林校云："按，全元起本云：'肾移寒于脾。'……《甲乙经》亦作'移寒于脾'。王因误本遂解为肝。"查《太素》亦作"脾"。故改。

⑦ 《甲乙》作"治主肺者"，并注云："《素问》作'水之病也'。"坚素云："《太素》作'如裹囊治肺者'。盖有讹脱。"查今本《太素》作"如裹壶，治主肺者"。

⑧ 《太素》断句为："传为虚，肠澼死，不可治。"周评断句为："传为虚肠澼，死不可治。"似以《太素》断句为优。张义以为"虚"字衍。

⑨ 林校云："按，《甲乙经》'入'作'又'。王氏注云：'善食而瘦入也。'殊为无义。不若《甲乙经》作'又'，读连下文。"查今本《甲乙》作"善食而溲，名曰食㑊"，与林校所说异。又顾素云："'善食而瘦人'，《圣济总录》'入'作'人'。"亦可存参。

⑩ 《太素》作"鼻洟"。坚素云："鼻洟之名，与证相协，然盖是避唐太祖讳而所改也。"洟，体偃切，音腆，浊也。

⑪ 《太素》作"䁾"。查萧校作"䁾"。

寒，肺寒则外内合邪因而客之，则为肺咳。五脏各以其时受病，非其时[①]各传以与之。人与天地相参，故五脏各以治时感于寒则受病[②]，微则为咳，甚者为泄为痛。乘秋则肺先受邪[③]，乘春则肝先受之，乘夏则心先受之，乘至阴则脾先受之，乘冬则肾先受之。帝曰：何以异之？岐伯曰：肺咳之状，咳而喘息有音[④]，甚则唾血。心咳之状，咳则心痛，喉中介介如梗状[⑤]，甚则咽肿喉痹。肝咳之状，咳则两胁下痛，甚则不可以转，转则两胠下满。脾咳之状，咳则右胁下痛[⑥]阴阴引肩背，甚则不可以动，动则咳剧。肾咳之状，咳则腰背相引而痛，甚则咳涎[⑦]。帝曰：六腑之咳奈何？安所受病？岐伯曰：五脏之久咳，乃移于六腑。脾咳不已，则胃受之，胃咳之状，咳而呕，呕甚则长虫出。肝咳不已，则胆受之，胆咳之状，咳呕胆汁[⑧]。肺咳不已，则大肠受之，大肠咳状，咳而遗失[⑨]。心咳不已，则小肠受之，小肠咳状，咳而失气，气与咳俱失[⑩]。肾咳不已，则膀胱受之，膀胱咳状，咳而遗溺。久咳不已，则三焦受之，三焦咳状，咳而腹满，不欲食饮，此皆聚于胃，关于肺，使人多涕唾而面浮肿气逆也。帝曰：治之奈何？岐伯曰：治脏者治其俞，治腑者治其合，浮肿者治其经。帝曰：善。

疟论：熇（火沃切）　漉（音鹿）　弭（绵婢切）

刺疟论：暍（音谒）　悒（于急切）　眴（音舜）

气厥论：痓（音炽）　麋（武悲切）　虙（音复）　衊（莫结切）

咳论：蚘（音回）

卷第十一

举痛[⑪]论篇第三十九

（新校正云：按，全元起本在第三卷，名《五脏举痛》。所以名举痛之义未详，按本篇乃黄帝问五脏卒痛之疾，疑举乃卒字之误也。）

---

① 张义云："'非其时'三字衍。"坚素云："按，此语当考。"

② 《太素》作"故脏各以治时，感于寒则受病"。张义断句同。吴素作"故五脏各以时治，时感于寒则受病"。薛校断句："故五脏各以治，时感于寒则受病"。诸断句均可存参。

③ 林校云："按，全元起本及《太素》无'乘秋则'三字。疑此文误多也。"简素云："然下文有'乘春''乘夏'等语，则全本、《太素》系有脱遗。"

④ 周评断句如下："咳而喘息有音。"

⑤ 《甲乙》作"喝喝"，并注云："《素问》作'介介'。"简素云："《巢源》作'哽'。查今本《巢源》作'梗者'。"

⑥ 顾素云："'咳则右胁下痛'，马本'胁'作'胠'，与王注合。"

⑦ 《太素》"涎"作"演"。坚素云："'演'，盖'羡'之讹。'羡'即'涎'字，即今之稠痰也。"

⑧ 《千金》卷十八第五作"咳则清苦汁出"。

⑨ 《甲乙》作"遗矢"。简素云："'失'当作'矢'。《廉颇传》曰：'坐顷三遗矢。'"查《太素》、吴素、张义均作"矢"。《巢源·咳嗽候》作"屎"。《千金》卷十八第五作"粪"。顾素云："'矢'字是。"

⑩ 《太素》作"咳而气，气与咳俱出"。

⑪ 吴素作"卒痛"。孙逺云："举者，辨议之言，此篇辨议诸痛，故以'举痛'为名。"

黄帝问曰：余闻善言天者，必有验于人；善言古者，必有合于今；善言人者，必有厌于己①。如此，则道不惑而要数极，所谓明也。今余问于夫子，令言而可知，视而可见，扪而可得，令验于己而发蒙解惑②，可得而闻乎？岐伯再拜稽首对曰：何道之问也？帝曰：愿闻人之五脏卒痛，何气使然？岐伯对曰：经脉流行不止，环周不休，寒气入经而稽迟，泣而不行，客于脉外则血少，客于脉中则气不通，故卒然而痛。帝曰：其痛或卒然而止者，或痛甚不休者，或痛甚不可按者，或按之而痛止者，或按之无益者，或喘动应手者，或心与背相引而痛者，或胁肋与少腹相引而痛者，或腹痛引阴股者，或痛宿昔③而成积者，或卒然痛死不知人有少间复生者，或痛而呕者，或腹痛而后泄者，或痛而闭不通者，凡此诸痛，各不同形，别之奈何？岐伯曰：寒气客于脉外则脉寒，脉寒则缩踡，缩踡则脉绌急，则外引小络④，故卒然而痛，得炅⑤则痛立止，因重中于寒，则痛久矣。寒气客于经脉⑥之中，与炅气相薄则脉满，满则痛而不可按也，寒气稽留，炅气从上，则脉充大⑦而血气乱，故痛甚不可按也。寒气客于肠胃之间，膜原之下，血⑧不得散，小络急引故痛，按之则血气散，故按之痛止。寒气客于侠脊之脉，则深按之不能及，故按之无益也。寒气客于冲脉，冲脉起于关元，随腹直上，寒气客则脉不通，脉不通则气因之，故喘动应手矣。寒气客于背俞之脉则脉泣⑨，脉泣则血虚，血虚则痛，其俞注于心，故相引而痛，按之则热气至，热气至则痛止矣⑩。寒气客于厥阴之脉，厥阴之脉者，络阴器系于肝，寒气客于脉中，则血泣脉急，故胁肋与少腹相引痛矣。厥气客于阴股，寒气上及少腹，血泣在下相引，故腹痛引阴股。寒气客于小肠膜原之间，络血之中，血泣不得注于大经，血气稽留不得行，故宿昔而成积矣。寒气客于五脏，厥逆上泄，阴气竭，阳气未入，故卒然痛死不知人，气复反则生矣。寒气客于肠胃，厥逆上出，故痛而呕也。寒气客于小肠，小肠不得成聚，故后泄腹痛矣。热气留于小肠，肠中痛，瘅热焦渴⑪则坚干不得出，故痛而闭不通矣。帝曰：所谓言而可知者也⑫，视而可见奈何？岐伯曰：五脏六腑固⑬尽有部，视其五色，黄赤为热，白为寒，青黑为痛，此所谓视而可见者也。帝曰：扪而可得，奈何？岐伯曰：视其主病之脉，坚而血及陷下者，皆可扪而得也。帝曰：善。余知百病生于气也，怒则气上，喜则气缓，悲则气消，恐则气下，寒则气收，炅则气泄，惊则气乱，劳则气耗，思则气结，九气不同，何病之生？岐伯曰：怒则气逆，甚则呕血及飧泄⑭，故气上矣。喜则气和志达，荣卫通利，故气缓矣。悲

---

① 顾素云：“‘厌’即‘餍’字，注误。”
② 顾素云：“藏本‘而’作‘如’，与王注合。查《太素》‘而’亦作‘如’。按，而、如二字古常通用。”
③ 顾素云：“‘昔’即‘夕’字。”
④ 《太素》“则外引小络”前“绌急”二字复出。张义、周评同。据上文义当加“绌急”二字。
⑤ 沈臆云：“《玉篇》‘炅，烟出貌’是也。炅与焠刺之一法，久已失传。”
⑥ 《太素》“脉”作“络”。
⑦ 坚素云：“《史载之方》引，删‘满则’以下（至‘上则’）十七字，盖以为重复也。”
⑧ 《太素》“血”作“而”。
⑨ 张义、周评均作“血脉涩”，下同。
⑩ 简素云：“滑云，以上十三字，不知何所指。简按，高本，此十三字，移于第四对‘故按之痛止’之下，文脉贯通，极是。”
⑪ 《太素》“渴”作“竭”。
⑫ 周评作“帝曰：善。此言可知者也”。
⑬ 简素云：“吴本改‘固’作‘面’，泥矣。”
⑭ 《甲乙》及《太素》“飧泄”作“食而起逆”。《太素》“呕”作“欧”。

则心系急，肺布叶举，而上焦不通①，荣卫不散，热气在中，故气消矣。恐则精却，却则上焦闭，闭则气还，还则下焦胀，故气不行矣②。寒则腠理闭，气不行③，故气收矣。炅则腠理开，荣卫通，汗大泄，故气泄。惊则心无所倚，神无所归，虑无所定，故气乱矣。劳则喘息④汗出，外内皆越，故气耗矣。思则心有所存，神有所归，正⑤气留而不行，故气结矣。

腹中论篇第四十

（新校正云：按，全元起本在第五卷。）

黄帝问曰：有病心腹满，旦食则不能暮食，此为何病？岐伯对曰：名为鼓胀⑥。帝曰：治之奈何？岐伯曰：治之以鸡矢⑦醴，一剂知，二剂已。帝曰：其时有复发者何也？岐伯曰：此饮食不节，故时有病⑧也。虽然其病且已，时故当病⑨，气聚于腹也⑩。帝曰：有病胸胁支满者，妨于食，病至则先闻腥臊臭，出清液，先唾血，四肢清，目眩，时时前后血，病名为何？何以得之？岐伯曰：病名血枯，此得之年少时，有所大脱血，若醉入房中，气竭肝伤，故月事衰少不来也。帝曰：治之奈何？复以何术？岐伯曰：以四乌鲗骨一藘茹⑪二物并合之，丸以雀卵，大如小豆，以五丸为后饭，饮以鲍鱼汁，利肠中⑫及伤肝也。帝曰：病有少腹盛，上下左右皆有根，此为何病？可治不？岐伯曰：病名曰伏梁⑬。帝曰：伏梁何因而得之？岐伯曰：裹大脓血，居肠胃之外，不可治，治之每切按之致死。帝曰：何以然？岐伯曰：此下则因阴，必下脓血，上则迫胃脘，生鬲，侠胃脘内痈⑭，此久病也，难治。居齐⑮上为逆，居齐下为从，勿动亟夺。论在《刺法》中⑯。帝曰：人有身体髀股⑰骺皆肿，环齐而痛，是为何病？岐伯曰：病名伏梁，此风根也。其气溢于大肠而著于肓，肓之原在齐下，故环齐而痛也。不可动之，动之为水溺涩之病⑱。帝曰：夫子数言热中消中，不可服高梁芳草石药，石药发瘨⑲，芳草发狂。夫热中消中者，皆富贵人也，今禁高梁⑳，是不合其心，禁

---

① 《甲乙》《太素》“上”均作“两”，林校云：“王注‘肺布叶举’，谓‘布盖之大叶’，疑非。”
② 林校云：“详‘气不行’当作‘气下行’也。”
③ 林校云：“按，《甲乙经》‘气不行’作‘营卫不行’。”
④ 《太素》“喘息”作“喝喝”。《甲乙》“息”作“且”。
⑤ 《甲乙》“归，正”二字作“止”字。
⑥ 林校云：“《太素》‘鼓’作‘谷’。”查今《太素》仍作“鼓”。
⑦ 《太素》无“矢”字。
⑧ 《太素》“病”作“痛”。
⑨ 《甲乙》作“当风”，《太素》作“当痛”。
⑩ 张义谓，“虽然”句至“腹也”句，有脱误或衍文。
⑪ 《甲乙》“鲗”作“贼”，“藘”作“蕳”。《太素》同。林校云：“详王注性味乃‘蕳茹’，当改‘藘’作‘蕳’。”
⑫ 林校云：“按，别本一作‘伤中’。”
⑬ 林校云：“详此‘伏梁’，与心积之伏梁大异。病有名同而实异者非一，如此之类是也。”
⑭ “生”，《太素》作“出”，张义作“至”。“侠”，《太素》作“使”，张义同。
⑮ 张义“齐”作“脐”，二字古通。
⑯ 张义云：“此节讹缺甚，不可读。”
⑰ 《甲乙》作“腰股”。《千金》卷十一第五作“腰股”。
⑱ 此段与《素问·奇病论》互见。
⑲ 《甲乙》“瘨”作“疽”。
⑳ 《甲乙》作“膏粱”。

芳草石药，是病不愈，愿闻其说①。岐伯曰：夫芳草之气美，石药之气悍，二者其气急疾坚劲，故非缓心和人，不可以服此二者。帝曰：不可以服此二者，何以然？岐伯曰：夫热气慓悍，药气亦然，二者相遇，恐内伤脾，脾者土也而恶木，服此药者，至甲乙日更论②。帝曰：善。有病膺③肿、颈痛、胸满腹胀，此为何病？何以得之？岐伯曰：名厥逆。帝曰：治之奈何？岐伯曰：灸之则瘖，石之则狂，须其气并，乃可治也。帝曰：何以然？岐伯曰：阳气重上，有余于上，灸之则阳气入阴，入则瘖；石之则阳气虚，虚则狂；须其气并而治之，可使全也。帝曰：善。何以知怀子之且生也？岐伯曰：身有病而无邪脉也。帝曰：病热而有所痛者何也？岐伯曰：病热者，阳脉也，以三阳之动④也，人迎一盛少阳，二盛太阳，三盛阳明⑤，入阴也⑥。夫阳入于阴，故病在头与腹，乃䐜胀而头痛也。帝曰：善。

刺腰痛篇第四十一

（新校正云：按，全元起本在第六卷。）

足太阳脉令人腰痛，引项脊尻⑦背如重状，刺其郄中。太阳正经出血，春无见血。少阳令人腰痛，如以针刺其皮中，循循然不可以俯仰，不可以顾⑧，刺少阳成骨之端出血，成骨⑨在膝外廉之骨独起者，夏无见血。阳明令人腰痛，不可以顾，顾如有见者，善悲，刺阳明于骱前⑩三痏，上下和之出血，秋无见血。足少阴令人腰痛，痛引脊内廉⑪，刺少阴于内踝上二痏，春无见血，出血太多，不可复也⑫。厥⑬阴之脉令人腰痛，腰中如张弓弩弦，刺厥阴之脉⑭，在腨踵鱼腹之外，循之累累然，乃刺之，其病令人善言默默然不慧⑮，刺之三痏。解脉令人腰痛，痛引肩，目䀮䀮然，时遗溲，刺解脉，在膝筋肉分间郄外廉之横脉出血，血变而止。解脉令人腰痛如引带⑯，常如折腰状，

---

① 周评无“愿闻其说”四字。
② 《甲乙》作“当愈甚”。
③ 《甲乙》“膺”作“痈”。《太素》同。
④ 《甲乙》“动”作“盛”。
⑤ 林校云：“《六节脏象论》云‘人迎一盛，病在少阳，二盛病在太阳，三盛病在阳明’，与此论同。”
⑥ “入阴也”三字，《甲乙》无。
⑦ 原文作“尻”。《甲乙》《太素》“尻”均作“尻”。查“尻”同“居”，此处应作“尻”，脊骨尽处也，故改正。下同。
⑧ 《甲乙》“顾”字上有“左右”二字。
⑨ 《甲乙》作“盛骨”，下同。
⑩ 《甲乙》作“胻前”。《太素》作“骭前”。简素云：“骱，《字书》：‘牛脊骨。’胻，《说文》：‘胫耑也。’《广雅》：‘胫也。’然本经骱、胻通用。”
⑪ 林校云：“按，全元起本‘脊内廉’作‘脊内痛’。《太素》亦同。此前少足太阴腰痛证，并刺足太阴法，应古文脱简也。”
⑫ 《甲乙》无“也”字。
⑬ 《太素》“厥”作“居”。
⑭ 林校云：“按，经云‘厥阴之脉令人腰痛’，次言‘刺厥阴之脉’，注言‘刺厥阴之络’，经注相违，疑经中‘脉’字乃‘络’字之误也。”
⑮ 林校云：“详‘善言’与‘默默’二病难相兼。全元起本无‘善’字，于义为允。”又简素云：“其病云云以下十五字，与前四经腰痛之例不同，恐是衍文。”
⑯ 《甲乙》作“如裂”。《太素》“引”作“别”。

善恐[1]，刺解脉，在郄中结络如黍米，刺之血射以黑，见赤血而已[2]。同阴之脉，令人腰痛，痛如小锤[3]居其中，怫然肿，刺同阴之脉，在外踝上绝骨之端，为三痏。阳维之脉令人腰痛，痛上怫然肿，刺阳维之脉，脉与太阳合腨下间，去地一尺所[4]。衡络[5]之脉令人腰痛，不可以俯仰，仰则恐仆，得之举重伤腰，衡络绝，恶血归之，刺之在郄阳、筋之间[6]，上郄数寸，衡居[7]为二痏出血。会阴之脉令人腰痛，痛上漯漯然[8]汗出，汗干令人欲饮，饮已欲走，刺直阳[9]之脉上三痏，在跷上郄下五寸[10]横居[11]，视其盛者出血，飞阳之脉令人腰痛，痛上拂拂[12]然，甚则悲以恐，刺飞阳之脉，在内踝上五寸[13]，少阴之前[14]，与阴维之会。昌阳之脉令人腰痛，痛引膺，目䀮䀮然，甚则反折，舌卷不能言，刺内筋为二痏，在内踝上大筋前、太阴[15]后，上踝二寸所。散脉令人腰痛而热，热甚生烦，腰下如有横木居其中，甚则遗溲，刺散脉[16]，在膝前骨肉分间，络外廉，束脉为三痏。肉里之脉令人腰痛，不可以咳，咳则筋缩急[17]，刺肉里之脉为二痏，在太阳之外，少阳绝骨之后[18]。腰痛侠脊而痛至头几几然[19]，目䀮䀮欲僵仆，刺足太阳郄中出血。腰痛[20]上寒，刺足太阳阳明；上[21]热，刺足厥阴；不可以俯仰，刺足少阳；中热而喘，刺足少阴，刺郄中出血。腰痛，上寒不可顾，刺足阳明；上热，刺足太阴；中热而喘，刺足少阴；大便难，刺足少阴；少腹满，刺足厥阴；如折

---

① 《甲乙》作"善怒"。《太素》作"喜怒"。

② 林校云："全元起云：'有两解脉，病源各异，恐误，未详。'"坚素云："《医学读书记》曰：'详本篇备举诸经腰痛乃独遗带脉，而重出解脉。按，带脉起于少腹之侧季胁之下，环身一周，如束带然，则此所谓腰痛如引带，常如折腰状者，自是带脉为病。云解脉者，传写之误也。'坚按，未是。"《医学读书记》所述，仍可参考。

③ 《太素》"锤"作"针"。

④ 王冰释云："腨下去地正同身寸之一尺，是则承光穴。"林校云："按，穴之所在，乃承山穴，非承光也。'山'字误为'光'。"

⑤ 《太素》作"冲绝"。

⑥ "筋之"二字当依《甲乙》乙转，简素云："作'之筋'为是。"林校云："详王氏云：'浮郄穴上侧，委阳穴也。'按，《甲乙经》委阳在浮郄穴下一寸，不得言上侧也。"

⑦ 薛校云："衡居，谓令病人平坐。"

⑧ 《甲乙》作"濈然"。

⑨ 张义云："'会阴'为讹。"林校云："上云'会阴之脉令人腰痛'，此云'刺直阳之脉'者，详此'直阳之脉'，即'会阴之脉'也，文变而事不殊。"又简素云："任脉与督脉相合之脉，盖直、值通用（见《史记·宁成传》），遇也，即两脉会遇之义。"

⑩ "五寸"，《甲乙》作"三所"，《太素》作"三寸所"。

⑪ 薛校云："横居，谓令病人横卧。"

⑫ 《太素》作"弗弗"，《甲乙》作"怫"。吴素、马素、张义均作"怫怫"。"怫"字是。

⑬ 《甲乙》《太素》"五寸"均作"二寸"。林校云："按，《甲乙经》足太阳之络，别走少阴者，名曰飞扬，在外踝上七寸。又云，筑宾，阴维之郄，在内踝上腨分中。复溜穴在内踝上二寸。今此经注都与《甲乙》不合者，疑经注中'五寸'字当作'二寸'，则《素问》与《甲乙》相应矣。"

⑭ 简素云："'之前'二字属衍文。"

⑮ 《甲乙》无"前太阴"三字。

⑯ 马素云："愚于此节'散脉'有疑，何王注便以为足太阴之地机？遍考他处，又无'散脉'之说，但按地机穴，亦治腰痛不可俯仰，故且从王注耳。"

⑰ 《太素》"缩"作"挛"。《甲乙》无"急"字。

⑱ 王冰释云："分肉主之，一经云'少阳绝骨之前'，传写误也。……分肉穴在足外踝直上绝骨之端如后同身寸之二分筋肉分间，阳维脉气所发。"

⑲ 当作"几几然"。"几几"，鸟飞状。"几"音"殳"。此"几几"与《伤寒论》之"几几"同义。又《灵枢·杂病》《太素》均作"沉沉"。

⑳ 《灵枢·杂病》"腰痛"下多一"痛"字。

㉑ 《灵枢·杂病》"上"字上多一"痛"字。《甲乙》同。

不可以俯仰，不可举，刺足太阳；引脊内廉，刺足少阴①。腰痛引少腹控胗，不可以仰②，刺腰尻交者，两髁胂上，以月生死为痏数，发针立已，左取右，右取左③。

举痛论：泣而（音涩） 绌急（上丁骨切）

腹中论：鲗（昨则切） 藘茹（上力居切，下音如） 脖胦（上蒲没切，下鸟郎切） 瘖（音阴）

刺腰痛论：厌（于艳切） 髁（苦瓦切） 髎（音辽） 腨踵（丑用切） 蠡沟（上卢启切，又落戈切） 嘿（音黑） 小锤（直垂切） 漯（他合切） 撷（虎结切） 眇（亡表切）

卷第十二

风论篇第四十二

（新校正云：按，全元起本在第九卷。）

黄帝问曰：风之伤人也，或为寒热，或为热中，或为寒中④，或为疠风，或为偏枯，或为风也⑤，其病各异，其名不同，或内至五脏六腑，不知其解，愿闻其说。岐伯对曰：风气藏于皮肤之间，内不得通，外不得泄⑥，风者善行而数变，腠理开则洒然寒，闭则热而闷，其寒也则衰食饮，其热也则消肌肉，故使人怢栗⑦而不能食，名曰寒热。风气与阳明入胃，循脉而上至目内眦，其人肥则风气不得外泄，则为热中而目黄；人瘦则外泄而寒，则为寒中而泣出。风气与太阳俱入，行诸脉俞，散于分肉之间⑧，与卫气相干，其道不利，故使肌肉愤䐜而有疡⑨，卫气有所凝而不行，故其肉有不仁也。疠者⑩，荣气热胕，其气不清，故使其鼻柱坏而色败，皮肤疡溃，风寒客于脉而不去，名曰疠风，或名曰寒热⑪。以春甲乙⑫伤于风者为肝风，以夏丙丁伤于风者为心风，以季夏戊己伤于邪者为脾风，以秋庚辛中于邪者为肺风，以冬壬癸中于邪者为肾风。风中五脏六腑之俞，亦为脏腑之风，各入其门户所中，则为偏风。风气循风府而上，则为脑风。风入系头，则为目风，眼

---

① 林校云：“按，全元起本及《甲乙经》并《太素》自‘腰痛上寒’至此并无，乃王氏所添也。今注云，从‘腰痛上寒’至‘并合朱书’十九字，非王冰之语，盖后人所加也。”简素云：“‘腰痛，上寒不可顾’，志云，此以下至‘引脊内廉，刺足少阴’系衍文，凡六十二字。”

② 林校云：“按，《甲乙经》作‘不可以俯仰’。”查今本《甲乙》无“俯”字，与林校所引不同。

③ 《甲乙》《太素》均无此二句，林校云：“详此‘腰痛引少腹’一节与《缪刺论》重。”

④ 吴素于“寒中”下补“或为疡，或为不仁”七字。

⑤ 《太素》作“或为贼风也”。《千金》卷八第一作“或为贼风”。滑钞云：“‘或’当作‘均’。”简素云：“按，下文有脑风、目风、漏风、内风、首风、肠风、泄风，恐‘为风’之间有脱字。”玉川按，于书云：“‘或’字当涉上文诸‘或为’字而讹，盖本作‘同’。故下文云‘其病各异，其名不同’，‘同’误为‘或’，则句不成义。”

⑥ “风气藏于皮肤之间”至“外不得泄”十六字，张义云：“此错简，当在‘风气与太阳俱入’节，‘其道不利’之下。”

⑦ 林校云：“详‘怢栗’全元起本作‘失味’。”《甲乙》作“解㑊”，并注云：“《素问》作‘怢栗’。”

⑧ “散于分肉之间”下，《甲乙》有“卫气悍邪时”五字，《太素》有“冲气淫邪”四字。

⑨ 《甲乙》作“膹胀而有疡”。《太素》作“贲䐜而有伤”。

⑩ “疠者”下原有“有”字。查《太素》无“有”字。滑钞云：“‘有’字衍。”张义同。今删。

⑪ “或名曰寒热”句，滑钞删，简素云：“此衍文。”

⑫ “以春甲乙”以下五十七字，吴素移于“则为泄风”之下，于文义更合。

寒。饮酒中风，则为漏风。入房汗出中风，则为内风。新沐中风，则为首风。久风入中，则为肠风飧泄[①]。外在腠理，则为泄风。故风者百病之长也，至其变化乃为他病也，无常方，然致有风气也[②]。帝曰：五脏风之形状不同者何？愿闻其诊及其病能。岐伯曰：肺风之状，多汗恶风，色皏然白，时咳短气，昼日则瘥，暮则甚，诊在眉上，其色白。心风之状，多汗恶风，焦绝善怒吓[③]，赤色，病甚则言不可快[④]，诊在口，其色赤。肝风之状，多汗恶风，善悲，色微苍，嗌干善怒，时憎女子，诊在目下，其色青。脾风之状，多汗恶风，身体怠憧，四肢不欲动，色薄微黄，不嗜食，诊在鼻上，其色黄。肾风之状，多汗恶风，面痝然浮肿，脊痛不能正立，其色炲，隐曲不利，诊在臘上[⑤]，其色黑。胃风之状，颈多汗恶风，食饮不下，鬲塞不通，腹善满，失衣则䐜胀，食寒则泄[⑥]，诊形瘦而腹大。首风之状，头面多汗恶风，当先风一日则病甚，头痛不可以出内，至其风日则病少愈。漏风之状，或多汗，常不可单衣，食则汗出，甚则身汗[⑦]，喘息恶风，衣常濡，口干善渴，不能劳事。泄风之状[⑧]，多汗，汗出泄衣上，口中干，上渍，其风[⑨]不能劳事，身体尽痛则寒[⑩]。帝曰：善。

痹论篇第四十三

（新校正云：按，全元起本在第八卷。）

黄帝问曰：痹[⑪]之[⑫]安生？岐伯对曰：风寒湿三气杂至，合而为痹也。其风气胜者为行痹，寒气胜者为痛痹，湿气胜者为著痹也。帝曰：其有五者何也？岐伯曰：以冬遇此者为骨痹，以春遇此者为筋痹，以夏遇此者为脉痹，以至阴[⑬]遇此者为肌痹，以秋遇此者为皮痹。帝曰：内舍五脏六腑，何气使然？岐伯曰：五脏皆有合，病久而不去者，内舍于其合也。故骨痹不已，复感于邪，内舍于肾。筋痹不已，复感于邪，内舍于肝。脉痹不已，复感于邪，内舍于心。肌痹不已，复感于邪，内舍于脾。皮痹不已，复感于邪，内舍于肺。所谓痹者，各以其时重感于风寒湿之气也[⑭]。凡痹之客

---

① 林校云："按，全元起云：'飧泄者，水谷不分为利。'"

② 张义云："'无常'九字衍。"林校云："按，全元起本及《甲乙经》'致'字作'故攻'。"查今本《甲乙》无"攻"字。《太素》"致"作"攻"。于书云："'有'字，吴崐本作'自'字，吴本诸所改易，注中皆出僭易字，此不注，则其所据本原作'自'字也，当从之。"

③ 《甲乙》无"吓"字。

④ 《太素》作"痛甚则不可快"。

⑤ 高解云："臘，旧本讹'肌'，今改。"臘，音机，《说文解字》："颊肉也。"高解所改甚是，从之。

⑥ 《千金》卷八第一"泄"字上有"洞"字。

⑦ 张义云："'身汗'二字衍。"

⑧ 林校云："按，孙思邈云：'新房事竟取风为内风，其状恶风、汗流沾衣裳。'疑此'泄风'乃内风也。按，本论前文先云漏风、内风、首风，次言入中为肠风，在外为泄风，今有泄风而无内风，孙思邈载内风乃此泄风之状，故疑此'泄'字，'内'之误也。"

⑨ 张义云："'其风'二字衍。"

⑩ 周评云："'汗出泄衣上''上渍，其风''则寒'三句，均疑有误字。"

⑪ 原本作"痺"，当作"痹"。故改。

⑫ 《甲乙》"之"作"将"。《太素》无"之"字。

⑬ 张义云："'至阴'当作'季夏'。"

⑭ 《甲乙》无"重"字。《太素》"风寒湿"作"寒温"。

五脏者，肺痹者，烦满喘而呕。心痹者，脉不通，烦则心[1]下鼓，暴上气而喘，嗌干善噫，厥气上则恐。肝痹者，夜卧则惊，多饮数小便，上为引如怀[2]。肾痹者，善胀，尻以代踵，脊以代头。脾痹者，四肢解墯，发咳呕[3]汁，上为大塞[4]。肠痹者，数饮而出不得[5]，中气喘争，时发飧泄。胞痹者，少腹膀胱按之内痛[6]，若沃以汤，涩于小便，上为清涕。阴气者，静则神藏，躁则消亡，饮食自倍，肠胃乃伤。淫气喘息，痹聚在肺；淫气忧思，痹聚在心；淫气遗溺，痹聚在肾；淫气乏竭，痹聚在肝；淫气肌绝，痹聚在脾[7]。诸痹不已，亦益内[8]也。其风气胜者，其人易已也。帝曰：痹，其时有死者，或疼久者，或易已者，其故何也？岐伯曰：其入脏者死，其留连筋骨间者疼久，其留皮肤间者易已。帝曰：其客于六腑者何也？岐伯曰：此亦其食饮居处，为其病本也[9]。六腑亦各有俞[10]，风寒湿气中其俞，而食饮应之，循俞而入，各舍其腑也。帝曰：以针治之奈何？岐伯曰：五脏有俞，六腑有合，循脉之分，各有所发，各随[11]其过，则病瘳也。帝曰：荣卫之气亦令人痹乎？岐伯曰：荣者，水谷之精气也，和调于五脏，洒陈于六腑，乃能入于脉也，故循脉上下，贯五脏，络六腑也。卫者，水谷之悍气也，其气慓疾滑利，不能入于脉也，故循皮肤之中，分肉之间，熏于肓[12]膜，散[13]于胸腹，逆其气则病，从其气则愈，不与风寒湿气合，故不为痹。帝曰：善。痹或痛，或不痛，或不仁，或寒，或热，或燥，或湿，其故何也？岐伯曰：痛者，寒气多也，有寒故痛也。其不痛不仁者，病久入深，荣卫之行涩，经络时疏，故不通[14]；皮肤不营，故为不仁。其寒者，阳气少，阴气多，与病相益，故寒也。其热者，阳气多，阴气少，病气胜，阳遭阴[15]，故为痹[16]热。其多汗而濡者，此其逢湿甚也，阳气少，阴气盛，两气相感，故汗出而濡也。帝曰：夫痹之为病，不痛何也？岐伯曰：痹在于骨则重，在于脉则血凝而不流，在于筋则屈不伸，在于肉则不仁，在于皮则寒，故具此五者，则不痛也。凡痹之类，逢寒则虫[17]，逢热[18]则纵。帝曰：善。

---

① 《太素》无“心”字。
② 《太素》作“演坏”。
③ 《太素》作“欧”。
④ 《太素》“塞”作“寒”。
⑤ 顾素云：“《圣济总录》‘出’字在‘不得’下，于文为顺。”
⑥ 林校云：“按，全元起本‘内痛’二字作‘两髀’。”
⑦ 林校云：“详从上‘凡痹之客五脏者’至此，全元起本在《阴阳别论》中，此王氏之所移也。”
⑧ 马素云：“或云‘亦益内’作‘入房’说亦通。”简素云：“马或说，属未安。《医通》‘益’作‘溢’。”
⑨ 《伤寒论·伤寒例》云：“物性刚柔，食居亦异。”
⑩ 林校云：“详六腑俞，并在本椎下两旁。”
⑪ 《甲乙》“随”作“治”。《太素》同。
⑫ 《太素》“肓”作“胃”。
⑬ 《甲乙》“散”作“聚”。
⑭ 林校云：“按，《甲乙经》‘不通’作‘不痛’。详《甲乙经》此条论‘不痛’与‘不仁’两事，后言‘不痛’是再明不痛之为重也。”于书云：“‘通’即读为痛，痛、通并谐甬声，故得假借。”
⑮ 《甲乙》“遭”作“乘”。吴素云：“旧作‘阳遭阴’，未当。今依《甲乙》改‘阳乘阴’，为近理。”衡其文义，“乘”字文长，可从。
⑯ 《甲乙》无“痹”字。
⑰ 《甲乙》《太素》“虫”字均作“急”。顾素云：“‘急’字是。”孙诒云：“虫，当为‘痋’之借字，《说文·疒部》云：‘痋，动病也。从疒，虫省声。’故古书‘痋’或作‘虫’。段玉裁《说文解字注》谓‘痋’即‘疼’字。”
⑱ 《太素》作“逢泾”。

痿论篇第四十四

（新校正云：按，全元起本在第四卷。）

黄帝问曰：五脏使人痿何也？岐伯对曰：肺主身之皮毛，心主身之血脉，肝主身之筋膜①，脾主身之肌肉，肾主身之骨髓，故肺热叶焦②，则皮毛虚③弱急薄著④，则生痿躄也。心气热，则下脉厥而上，上则下脉虚，虚则生脉痿，枢折挈，胫纵⑤而不任地也。肝气热，则胆⑥泄口苦筋膜干，筋膜干则筋急而挛，发为筋痿。脾气热，则胃干而渴，肌肉不仁，发为肉痿。肾气热，则腰脊不举，骨枯而髓减，发为骨痿。帝曰：何以得之？岐伯曰：肺者，脏之长也，为心之盖也，有所失亡，所求不得，则发肺鸣，鸣则肺热叶焦⑦。故曰：五脏因肺热叶焦，发为痿躄。此之谓也。悲哀太甚，则胞络⑧绝，胞络绝则阳气内动，发则心下崩，数溲血也。故《本病》曰：大经空虚，发为肌⑨痹，传为脉痿。思想无穷，所愿不得，意淫⑩于外，入房太甚，宗筋弛纵，发为筋痿，及为白淫。故《下经》曰：筋痿者，生于肝⑪，使内也。有渐于湿，以水为事，若有所留，居处伤⑫湿，肌肉濡渍⑬，痹而不仁，发为肉痿。故《下经》曰：肉痿者，得之湿地也。有所远行劳倦，逢大热而渴，渴则阳气内伐，内伐⑭则热舍⑮于肾，肾者水脏也，今水不胜火，则骨枯而髓虚⑯，故足不任身，发为骨痿。故《下经》曰：骨痿者，生于大热也。帝曰：何以别之？岐伯曰：肺热者色白而毛败，心热者色赤而络脉溢，肝热者色苍而爪枯，脾热者色黄而肉蠕动，肾热者色黑而齿槁。帝曰：如夫子言可矣，论言治痿者独取阳明何也？岐伯曰：阳明者，五脏六腑之海，主润宗筋，宗筋主束骨而利机关也。冲脉者，经脉之海也，主渗灌溪谷，与阳明合于宗筋，阴阳揔宗筋之会，会于气街⑰，而阳明为之长，皆属于带脉，而络于督脉。故阳明虚则宗筋纵，带脉不引，故足痿不用也。

---

① 林校云："按，全元起本云：'膜者，人皮下肉上筋膜也。'"

② 《太素》"肺"字下有"气"字。《甲乙》"焦"字下更有"焦"字。

③ 《太素》"虚"字作"肤"。周评在"虚"字断句。

④ 《甲乙》"著"字下更有"著"字。吴素、马素、张素均在"薄"字断句，"著"字连下读。

⑤ 《甲乙》"挈"作"瘈"，"纵"作"肿"，并注云："《素问》'瘈'作'挈'，'肿'作'纵'。"《太素》"纵"作"疭"。于书云："'挈'上疑脱'不'字。故王注云：'膝腕枢纽如折去而不相提挈。'是王本明作'不挈'。若止言'挈'，何云'不相提挈'乎，且'枢折挈'三字本不成义。"玉川按，于鬯之说可从。

⑥ 《甲乙》"胆"下有"热"字。

⑦ 吴素于"叶焦"下加"乃生痿躄"句，并谓："补之以足文义。"简素云："此据上文'著则生痿躄'之语，亦未为得。"

⑧ 林校云："按，杨上善云：'胞络者，心上胞络之脉也。'详经注中'胞'字俱当作'包'。全本'胞'又作'肌'也。"简素云："高本'胞'作'包'，云：'包，旧本讹胞，今改。'"

⑨ 《太素》卷二十五作"脉"，注同。

⑩ 度校云："古抄本，'淫'作'浮'。"

⑪ "于肝"二字，《太素》卷二十五无，疑衍。

⑫ "伤"原为"相"字，《甲乙》作"伤"，作"伤"义长。顾素云："'相'字误，当依《甲乙经》作'伤'。"故改。

⑬ 《甲乙》、滑钞"渍"均作"溃"。

⑭ 《太素》作"内代"，不复出。

⑮ 《太素》"舍"作"合"。

⑯ 《甲乙》"髓虚"作"髓空"。

⑰ 《甲乙》"街"作"冲"。

帝曰：治之奈何？岐伯曰：各补其荥而通其俞，调其虚实，和其逆顺，筋①脉骨肉。各以其时受月②，则病已矣。帝曰：善。

厥论篇第四十五

（新校正云：按，全元起本在第五卷。）

黄帝问曰：厥③之寒热者何也？岐伯对曰：阳气衰于下，则为寒厥；阴气衰于下，则为热厥。帝曰：热厥之为热也，必起于足下者何也？岐伯曰：阳气起于足④五指之表，阴脉者集于足下而聚于足心，故阳气胜则足下热也。帝曰：寒厥之为寒也，必从五指而上于膝者何也？岐伯曰：阴气起于五指⑤之里，集于膝下而聚于膝上，故阴气胜则从五指至膝上寒，其寒也，不从外，皆从内也。帝曰：寒厥何失而然也？岐伯曰：前阴者，宗筋之所聚⑥，太阴阳明之所合也。春夏则阳气多而阴气少，秋冬则阴气盛而阳气衰。此人者质壮，以秋冬夺于所用，下气上争，不能复，精气溢下，邪气因从之而上也，气因于中⑦，阳气衰，不能渗营其经络，阳气日损，阴气独在，故手足为之寒也。帝曰：热厥何如而然也？岐伯曰：酒入于胃，则络脉满而经脉虚，脾主为胃行其津液者也，阴气虚则阳气入，阳气入则胃不和，胃不和则精气竭，精气竭则不营其四肢也。此人必数醉若饱以入房，气聚于脾中不得散，酒气与谷气相薄，热盛于中，故热遍于身，内热而溺赤也。夫酒气盛而慓悍，肾气有衰⑧，阳气独胜⑨，故手足为之热也。帝曰：厥或令人腹满，或令人暴不知人，或至半日远至一日乃知人者何也？岐伯曰：阴气盛于上则下虚，下虚则腹胀满，阳气盛于上⑩则下气重上而邪气逆，逆则阳气乱，阳气乱则不知人⑪也。帝曰：善。愿闻六经脉之厥状病能⑫也。岐伯曰：巨阳之厥，则肿首头重，足不能行，发为眴仆。阳明之厥，则癫⑬疾欲走呼，腹满不得卧，面赤而热，妄见而妄言。少阳之厥，则暴聋颊肿而热，胁痛，胻不可以运。太阴之厥，则腹满䐜胀，后不利，

---

① 《太素》“筋”上多“则宗”二字。

② 《太素》“月”作“日”。吴素改“月”作“气”。

③ 简素云：“《尔雅》作‘瘚’。《说文》亦作‘瘚’，云：‘屰气也，从疒从屰从欠。’”

④ 林校云：“《甲乙经》‘阳气起于足’作‘走于足’，‘起’当作‘走’。”查今本《甲乙》仍作“起”。

⑤ “五指”上疑夺“足”字。

⑥ 《甲乙》“前”作“厥”，“宗”作“众”，并注云：“《素问》作‘前阴者，宗筋之所聚’也。”林校云：“全元起云：‘前阴者厥阴也。’与王注义异，亦自一说。”

⑦ 《甲乙》作“所中”，并注云：“《素问》‘所中’二字，作‘气因于中’。”《太素》作“气居于中”。吴素将此句移于上文“前阴者”句上。马素云：“‘因’，当作‘困’。”诸说不同。简素云：“汪昂云：‘寒从内发，即前不从外之意’。高解云：‘阴寒之邪气因于中，而阳气日衰。’”按上下文意，汪昂、高士宗之说可从。

⑧ “有”当改作“日”。马素、张素、滑钞均作“日”。度校云：“元椠本‘有’作‘日’。”查上文即言“阳气日损”，此句当为“肾气日衰”。吴素改作“自”字，则不如“有”字义长，因“有”“又”古通用故也。

⑨ 《甲乙》“胜”作“盛”。

⑩ 《甲乙》无“胀”字，“腹满”二字复出，并注云：“《素问》‘腹满’二字，作‘阳气盛于上’。”林校谓当从《甲乙》之说，滑钞从之。简素云：“按，帝问有二‘或’字，故举‘阴气盛于上’‘阳气盛于上’两端而答之，则新校正似是而却非。”二说简素义较长。

⑪ “则不知人”下，吴素补“逆之微者半日复，逆之甚者一日复，复则知人矣”十九字。

⑫ “能”同“态”。

⑬ 原刻“癫”作“瘨”。

不欲食，食则呕，不得卧。少阴之厥，则口干溺赤，腹满心痛。厥阴之厥，则少腹肿痛，腹胀泾[①]溲不利，好卧屈膝，阴缩肿，骱内热。盛则泻之，虚则补之，不盛不虚，以经取之。太阴厥逆[②]，骱急挛，心痛引腹，治主病者。少阴厥逆，虚满呕变，下泄清，治主病者。厥阴厥逆，挛[③]腰痛，虚满前闭谵言[④]，治主病者。三阴俱逆，不得前后，使人手足寒，三日死。太阳厥逆，僵仆呕血善衄[⑤]，治主病者。少阳厥逆，机关不利，机关不利者，腰不可以行，项不可以顾，发肠痈不可治[⑥]，惊者死。阳明厥逆，喘咳身热，善惊衄呕血。手太阴厥逆，虚满而咳，善呕沫，治主病者。手心主少阴厥逆，心痛引喉，身热，死不可治。手太阳厥逆，耳聋泣出，项不可以顾，腰不可以俯仰[⑦]，治主病者。手阳明少阳厥逆，发喉痹，嗌肿，痓[⑧]，治主病者。

风论：疠（音利） 溃（胡对切） 脑（奴皓切）

痹论：肓（音荒）

痿论：躄（必亦切） 髋（音宽） 尻（枯熬切） 揔（音总） 膑（音牝）

厥论：谵（音詹） 僵（居良切） 仆（音赴） 髦（音毛）

卷第十三

病能论篇第四十六

（新校正云：按，全元起本在第五卷。）

黄帝问曰：人病胃脘痈者，诊当何如？岐伯对曰：诊此者当候胃脉，其脉当沉细[⑨]，沉细者气逆，逆者[⑩]人迎甚盛，甚盛则热，人迎者胃脉也，逆而盛，则热聚于胃口而不行，故胃脘为痈也。帝曰：善。人有卧而有所不安者何也？岐伯曰：脏有所伤及，精有所之寄，则安[⑪]，故人不能悬[⑫]其病也。帝曰：人之不得偃卧者何也？岐伯曰：肺者脏之盖也，肺气盛则脉大，脉大则不得偃卧，论在《奇恒》《阴阳》中。帝曰：有病厥者，诊右脉沉而紧[⑬]，左脉浮而迟，不然，病主安在[⑭]？岐

① 《甲乙》“腹”作“膜”。《太素》“泾”作“膜”，无“腹胀”二字。
② 林校云：“详从‘太阴厥逆’至篇末，全元起本在第九卷，王氏移于此。”
③ 周评“挛”上有“急”字。
④ 林校云：“全元起云：‘谵言者，气虚独言也。’”
⑤ 原书作“衂”，“衂”为“衄”之俗字，径改。本作“衊”。
⑥ 张义云：“‘肠痈不可治’五字衍。”
⑦ 王冰释云：“‘腰不可以俯仰’，脉不相应，恐古错简文。”
⑧ 林校云：“按，全元起本‘痓’作‘痉’。”“痉”字是。
⑨ 《甲乙》“细”作“涩”。
⑩ 《甲乙》作“逆气者”。
⑪ 《太素》作“精有所乏，则倚不安”。吴素作“精有所倚，则卧不安”。马素、张素、高解均从“之”字断句。周评从“寄”字断句，诸家不同。简素云：“诸家顺文解释，义难通。”惟《甲乙》作“情有所倚，则卧不安”，于义甚合。
⑫ 《太素》“悬”上有“注”字。
⑬ 《甲乙》“紧”作“坚”。按，古本当是“坚”字。诸本因隋时避文帝讳，改为“紧”字，是以“紧”“坚”古常互用。
⑭ 《甲乙》“不然，病主安在”作“不知病生安在”。吴素、马素“然”均作“知”。可从改。

伯曰：冬诊之，右脉固当沉紧，此应四时，左脉浮而迟，此逆四时，在左当主病在肾，颇关在肺，当腰痛也。帝曰：何以言之？岐伯曰：少阴脉贯肾络肺，今得肺脉，肾为之病，故肾为腰痛之病也。帝曰：善。有病颈痈者，或石治之，或针灸治之，而皆已，其真①安在？岐伯曰：此同名异等者也。夫痈气之息②者，宜以针开除去之，夫气盛血聚者，宜石而泻之③，此所谓同病异治也。帝曰：有病怒狂④者，此病安生？岐伯曰：生于阳也。帝曰：阳何以使人狂？岐伯曰：阳气者，因暴折而难决，故善怒也，病名曰阳厥。帝曰：何以知之？岐伯曰：阳明者常动，巨阳少阳不动，不动而动大疾，此其候也⑤？帝曰：治之奈何？岐伯曰：夺⑥其食即已，夫食入于阴，长气于阳，故夺其食即已。使之服以生铁洛为饮⑦，夫生铁洛者，下气疾也。帝曰：善。有病身热解墯，汗出如浴，恶风少气，此为何病？岐伯曰：病名曰酒风。帝曰：治之奈何？岐伯曰：以泽泻、术各十分，麋衔⑧五分，合⑨以三指撮为后饭。所谓深之细者，其中手如针也，摩之切之，聚者坚也，愽⑩者大也。《上经》者，言气之通天也。《下经》者，言病之变化也。《金匮》者，决死生也。《揆度》者，切度之也。《奇恒》者，言奇病也。所谓奇者，使奇病不得以四时死也。恒者，得以四时死也。所谓揆者，方切求之也，言切求其脉理也。度者，得其病处，以四时度之也⑪。

奇病论篇第四十七

（新校正云：按，全元起本在第五卷。）

黄帝问曰：人有重身，九月而瘖，此为何也？岐伯对曰：胞之络脉绝也。帝曰：何以言之？岐伯曰：胞络者系于肾，少阴之脉，贯肾系舌本，故不能言。帝曰：治之奈何？岐伯曰：无治也，当十月复。《刺法》曰：无损不足，益有余，以成其疹⑫，然后调之⑬。所谓无损不足者⑭，身羸瘦，无用镵石也。无益其有余者，腹中有形而泄之，泄之则精出而病独擅中，故曰疹成也。帝曰：病胁

---

① “真”当从《甲乙》改作“治”。

② 王冰释云：“息，瘜也，死肉也。”吴素径改作“瘜”。

③ “宜石而泻之”句下，吴素补“肤顽内陷者，宜灸以引之”十字，并注云：“以上文有问，故僭补之。”

④ 《甲乙》作“狂怒”。《太素》作“喜怒”。

⑤ 林校云：“详王注以天牕为少阳之分位，天容为太阳之分位。按，《甲乙经》天牕乃太阳脉气所发，天容乃少阳脉气所发，二位交互。当以《甲乙经》为正也。”

⑥ 林校云：“按，《甲乙经》‘夺’作‘衰’。《太素》同。”查今本《甲乙》《太素》均作“夺”不作“衰”。

⑦ 《甲乙》作“使人服以生铁落为后饮”。陆义云：“洛、落古字相通。”

⑧ 《神农本草经》作“薇衔”。

⑨ “合”应为一字句。吴素：“合，修合也。”

⑩ “愽”当改作“博”。《正字通》谓“愽”为“博”字之讹。

⑪ 王冰释云：“凡言‘所谓’者，皆释未了义，今此‘所谓’，寻前后经文，悉不与此篇义相接，似今数句，少成文义者，终是别释经文，世本既阙第七二篇，应彼阙经错简文也。古文断裂，缪续于此。”吴素云：“此皆释经文未明了之义，然有见于经者，有不见于经者，皆残编也。”高解将“所谓深之细者”以下二十四字，列在第一段“故胃脘为痈也”句下，将“《上经》者”以下八十九字，列在第二段“论在《奇恒》《阴阳》中”句下。张义云：“王注以为阙经错简文，是也。义既无当，应从删削。”玉川按，既属阙经，自可存参。

⑫ 《甲乙》“疹”作“辜”。

⑬ 林校云：“按，《甲乙经》及《太素》无此四字。按，全元起注云：‘所谓不治者，其身九月而瘖，身重不得为治，须十月满生后，复如常也，然后调之。’则此四字，本全元起注文，误书于此，当删去之。”

⑭ “所谓无损不足者”以下四十三字，张义云：“此节盖他经脱文。”

下满气逆，二三岁不已，是为何病？岐伯曰：病名曰息积[①]，此不妨于食，不可灸刺，积为导[②]引服药，药不能独治也。帝曰：人有身体髀股胻[③]皆肿，环齐而痛，是为何病？岐伯曰：病名曰伏梁，此风根也。其气溢于大肠而著于肓，肓之原在齐下，故环齐而痛也[④]。不可动之，动之为水溺濇之病也。帝曰：人有尺脉数甚，筋急[⑤]而见，此为何病？岐伯曰：此所谓疹筋，是人腹必急，白色黑色见，则病甚。帝曰：人有病头痛以数岁不已，此安得之，名为何病？岐伯曰：当有所犯大寒，内至骨髓，髓者以脑为主，脑逆故令头痛，齿亦痛[⑥]，病名曰厥逆[⑦]。

帝曰：有病口甘者，病名为何？何以得之？岐伯曰：此五气[⑧]之溢也，名曰脾瘅。夫五味入口，藏于胃，脾为之行其精气，津液在脾，故令人口甘也，此肥美之所发[⑨]也，此人必数食甘美而多肥也，肥者令人内热，甘者令人中满，故其气上溢，转为消渴[⑩]。治之以兰[⑪]，除陈气也。帝曰：有病[⑫]口苦者病名为何？何以得之？岐伯曰：病名曰胆瘅。胆者中精之腑，夫肝者[⑬]，中之将也，取决于胆，咽为之使。此人者，数谋虑不决，故胆虚气上溢而口为之苦，治之以胆募俞，治[⑭]在《阴阳十二官相使》中。帝曰：有癃者[⑮]，一日数十溲，此不足也。身热如炭，颈膺如格，人迎躁盛，喘息气逆，此有余也。太阴脉微细如发者，此不足也。其病安在？名为何病？岐伯曰：病在太阴，其盛在胃，颇在肺，病名曰厥，死不治，此所谓得五有余、二不足也。帝曰：何谓五有余、二不足？岐伯曰：所谓五有余者，五病之气有余也；二[⑯]不足者，亦病气之不足也。今外得五有余，内得二不足，此其身不表不里，亦正死明矣。帝曰：人生而有病颠疾者，病名曰何？安所得之？岐伯曰：病名为胎病[⑰]，此得之在母腹中时，其母有所[⑱]大惊，气上而不下，精气并居，故令子发为颠

---

① 《甲乙》作“息贲”。

② 《太素》“积”作“精”，“为”下无“导”字。

③ 《太素》作“胕股胫”。

④ “其气溢于大肠”至“而痛也”二十二字，《甲乙》《太素》均无。

⑤ 王冰释云：“筋急，谓掌后尺中两筋急也。”

⑥ 王冰释云：“全注：‘人先生于脑，缘有脑则有骨髓，齿者骨之本也。’”

⑦ “病名曰厥逆”下原有“帝曰善”三字，高解云“三字衍”，从删。

⑧ 简素云：“按，万历本《医说》作‘土气’。”吴素云：“腥、焦、香、臊、腐也。”马素云：“五脏之气也。”高解云：“土气也。”张义云：“‘五’当作‘脾’。”张素云：“五气者，土气也，土位中央，在数为五，在味为甘，在臭为香，在脏为脾，在窍为口，多食甘美，则臭味留于脾中，脾气虚而证见于外窍也。”张素之说甚允。

⑨ 《太素》作“肥美之所致”。

⑩ 《甲乙》“渴”作“瘅”。

⑪ 王冰释云：“兰，谓兰草也。《神农》曰：‘兰草，味辛，热、平，利水道，辟不祥。’”林校云：“按《本草》，兰，平，不言热也。”

⑫ “有病”下原有“口苦，取阳陵泉”六字，林校云：“全元起本及《太素》无‘口苦，取阳陵泉’六字。详前后文义，疑此为误。”张义云：“六字衍文。”删之。

⑬ “夫肝者”句上原无“胆者中精之腑”六字。林校云：“按，《甲乙经》曰：‘胆者中精之腑，五脏取决于胆，咽为之使。’疑此文误。”查今本《甲乙》与林校所引文异，“胆者中精之腑”下注云：“《素问》无此句。”《灵枢·本输》云：“肝合胆，胆者中精之腑。”《素问·六节脏象论》云：“凡十一脏，取决于胆也。”此段以“口苦”“胆瘅”论病，故从《甲乙》增。

⑭ 吴素改“治”作“论”。

⑮ 原书作“瘽”，“瘽”同“癃”。简素云：“陈氏《三因方》云：‘淋，古谓之癃。’名称不同也。癃者，罢也。淋者，滴也。今名虽俗，于义为得。”此说非是。戴侗《六书考》曰：“淋、癃，实一声也。汉殇帝讳隆，故改‘癃’为‘淋’，改‘隆虑县’为‘林虑县’。盖《内经》《本草经》用‘癃’字作‘淋’，皆后人所改。”

⑯ 《甲乙》无“五”“二”两字，张义云：“两‘五’字，一‘二’字，俱衍。”

⑰ 沈臆云：“胎病即遗传病。”简素云：“今人呼为胎里疾者，即此。”玉川按，此乃张景岳注语，非丹波氏之说。

⑱ 《甲乙》“母”字下有“数”字，“有”字下无“所”字。

疾也。帝曰：有病痝[1]然如有水状，切其脉大紧，身无痛者，形不瘦，不能食，食少，名为何病？岐伯曰：病生[2]在肾，名为肾风。肾风而不能食，善惊，惊[3]已心气痿者死。帝曰：善。

大奇论篇第四十八

（新校正云：按，全元起本在第九卷。）

肝满、肾满、肺满皆实，即为肿。肺之雍[4]，喘而两胠满。肝雍，两胠满，卧则惊，不得小便。肾雍，脚下至少腹[5]满，胫有大小，髀骱大[6]跛，易偏枯。心脉满大，痫瘛筋挛。肝脉小急，痫瘛筋挛。肝脉骛暴[7]，有所惊骇，脉不至若瘖，不治自已。肾脉小急，肝脉小急，心脉小急，不鼓皆为瘕。肾肝并沉[8]为石水，并浮为风水，并虚为死，并小弦欲惊[9]。肾脉大急沉，肝脉大急沉，皆为疝。心脉搏[10]滑急为心疝，肺脉沉搏为肺疝。三阳急为瘕，三阴急为疝，二阴急为痫厥，二阳急为惊[11]。脾脉外鼓，沉为肠澼，久自已。肝脉小缓为肠澼，易治。肾脉小搏沉，为肠澼下血，血温[12]身热者死。心肝澼亦下血，二脏同病者可治[13]，其脉小沉濇为肠澼，其身热者死，热见[14]七日死。胃脉沉鼓濇，胃外鼓大，心脉小坚急，皆鬲[15]偏枯，男子发左，女子发右，不瘖舌转，可治，三十日起，其从者瘖，三岁起，年不满二十者，三岁死。脉至而搏，血衄身热者死，脉来悬钩浮为常脉[16]。脉至如喘，名曰暴厥[17]，暴厥者不知与人言。脉至如数，使人暴惊，三四日自已。脉至浮合，浮合如数[18]，一息十至以上，是经气予[19]不足也。微见九十日死。脉至如火薪[20]然，是心精之予夺也，草干而死。脉至如散叶[21]，是肝气予虚也，木叶落而死。脉至如省客，省客者脉塞而鼓，是肾气予不足也，悬去枣华而死。脉至如丸泥，是胃精予不足也，榆荚落而死。脉至如横格，是胆气予不足也，禾熟而死。脉至如弦缕，

---

① 简素云：“庞、痝同。《玉篇》：‘大也。’乃状浮起貌也。”

② 《甲乙》“生”作“主”，并注云：“《素问》作‘生’。”

③ 《甲乙》“惊”字不复，“惊”下有“不”字，并注云：“《素问》无‘不’字。”

④ 《甲乙》《太素》均作“痈”。吴素云：“雍、壅同。气滞而不流也。”张素、高解同。马素云：“此‘雍’断宜作‘壅’，盖言气之壅滞也。”周评云：“‘雍’作‘痈’，非。”陆义云：“‘雍’，亦作‘雝’。雍、痈古字通。”

⑤ 林校云：“《甲乙经》‘脚下’作‘胠下’，‘脚’当作‘胠’。不得言‘脚下至少腹’也。”《太素》、吴素作“胠”。

⑥ 《甲乙》作“髀胫”。顾素云：“《甲乙经》无‘大’字，王注亦无释，疑衍。”

⑦ 《甲乙》作“瞀暴”。《太素》作“惊暴”。诸家皆以“暴”字断句，王冰注但释“骛”字，疑“暴”字下属。

⑧ 林校云：“详‘肾肝并沉’至下‘并小弦欲惊’，全元起本在《厥论》中，王氏移于此。”

⑨ 张义云：“‘并小弦欲惊’句，疑有误。”

⑩ “搏”，《甲乙》《太素》均作“揣”。下同。

⑪ 林校云：“全元起本在《厥论》，王氏移于此。”高解将“二阴急为痫厥，二阳急为惊”移至“脉不至若瘖，不治自已”之下。简素以为高士宗所移非。

⑫ 《甲乙》“温”作“湿”。

⑬ 张义云：“十二字衍文。”

⑭ 《甲乙》“见”作“甚”。

⑮ 高解改“皆”为“背”。周评云：“‘鬲’当作‘为’。”周评是。

⑯ 《甲乙》“常脉”作“热”。《太素》作“鼓脉”，王冰释云：“以其为血衄者之常脉也。”

⑰ 《太素》“暴厥”作“气厥”，不复出。

⑱ 张义云：“四字衍文。”

⑲ 高解云：“‘予’即‘与’。”下同。

⑳ 《太素》“薪”作“新”。度校云：“古钞本‘薪’作‘新’，宜从改。”作“新”义长。

㉑ 《甲乙》“散叶”作“丛棘”。《太素》作“散采”。

是胞精予不足也，病善言，下霜而死；不言，可治。脉至如交漆[①]，交漆者左右傍至也，微见三十日死。脉至如涌泉，浮鼓肌中，太阳气予不足也，少气味[②]，韭英而死。脉至如颓土[③]之状，按之不得，是肌气予不足也，五色先见黑白，垒[④]发死。脉至如悬雍[⑤]，悬雍者浮揣切之益大，是十二俞之予不足也，水凝而死。脉至如偃刀，偃刀者浮之小急，按之坚大急，五脏菀熟[⑥]，寒热独并于肾也，如此其人不得坐，立春而死。脉至如丸，滑不直[⑦]手，不直手者按之不可得也，是大肠气予不足也，枣叶生而死。脉至如华[⑧]者，令人善恐，不欲坐卧，行立常听，是小肠气予不足也，季秋而死。

脉解篇第四十九

（新校正云：按，全元起本在第九卷。）

太阳所谓肿腰脽痛者，正月太阳寅，寅太阳也[⑨]，正月阳气出在上而阴气盛，阳未得自次也，故肿腰脽[⑩]痛也。所谓[⑪]病偏虚为跛者，正月阳气冻解地气而出也，偏虚者，冬寒颇有不足者，故偏虚为跛也。所谓强上引背者，阳气大上而争，故强上也。所谓耳鸣者，阳气万物[⑫]盛上而跃，故耳鸣也。所谓甚则狂颠疾者，阳尽在上而阴气从下，下虚上实，故狂颠疾也。所谓浮为聋者，皆在气也。所谓入中为瘖者，阳盛已衰，故为瘖也。内夺而厥，则为瘖俳[⑬]，此肾虚也，少阴不至者，厥也。少阳所谓心胁痛者，言少阳盛[⑭]也，盛者心之所表也，九月阳气尽而阴气盛，故心胁痛也。所谓不可反侧者，阴气藏物也，物藏则不动，故不可反侧也。所谓甚则跃者，九月万物尽衰，草木毕落而堕，则气去阳而之阴，气盛而阳之下长，故谓跃[⑮]。阳明所谓洒洒振寒者，阳明者午也，五月盛阳之阴也，阳盛而阴气加之，故洒洒振寒也。所谓胫肿而股不收者，是五月盛阳之阴也，阳者衰于五月，而一阴气上，与阳始争，故胫肿而股不收也。所谓上喘而为水者，阴气下而复上，上则邪客于脏腑间，故为水也。所谓胸痛少气者，水气在脏腑也，水者阴气也，阴气在中，故胸痛少气也。所谓甚则厥，恶人与火，闻木音则惕然而惊者，阳气与阴气相薄，水火相恶，故惕然而惊也。所谓欲独闭户牖而处者，阴阳相薄也，阳尽而阴盛，故欲独闭户牖而居。所谓病至则欲乘高而歌，

---

① 《甲乙》“漆”作“棘”。

② 张义云：“三字衍。”

③ 林校云：“《甲乙经》‘颓土’作‘委土’。”查今本《甲乙》仍作“颓土”。原刻误为“頽”，今改正。

④ 《甲乙》《太素》均作“白累”。沈膻云：“垒，‘藟’之误，今俗名白茅藤。”俞稿“白”字连上读，并云：“‘垒’即‘雷’。《说文》象回转形，雷散木王也。”《脉经》卷五第五校语云“一作‘藟’”，作“藟”义长。

⑤ 林校云：“全元起本‘悬雍’作‘悬离’。”

⑥ 《甲乙》作“寒热”。王冰释云：“菀，积也。熟，热也。”

⑦ 《甲乙》“直”作“著”。吴素、马素、张素均云：“‘直’同‘值’。”

⑧ 《甲乙》“华”作“春”。

⑨ 于书云：“上‘太阳’二字疑即涉下衍，‘正月寅，寅太阳也’，太阳正申释寅义，今有两太阳，则复叠无理矣。”

⑩ 王冰释云：“脽，谓臀肉也。”简素云：“脽，《说文》：‘尻也。’”

⑪ 原无“所谓”二字。高解云：“旧本‘所谓’二字，误传出也，下今改正。”按全篇文法。高士宗之说甚是，故将后“偏虚者”前之“所谓”二字移于此。

⑫ “万物”二字，张义、张笔以为衍文，删去。

⑬ 《太素》“俳”作“痱”。沈膻云：“当作‘痱’，《说文》：‘痱，风病也。’”顾素云：“此谓‘俳’，为‘痱’之假借也。”

⑭ 《太素》卷八“盛”作“戌”，次“盛”字同，盖涉下“阴气盛”而误，王冰注误，当作“戌”。

⑮ 张义云：“此有误衍，不可读。”

弃衣而走者，阴阳复争，而外并于阳，故使之弃衣而走也①。所谓客孙脉则头痛鼻鼽腹肿者，阳明并于上，上者则其孙络太阴也②，故头痛鼻鼽腹肿也。太阴所谓病胀者，太阴子也，十一月万物气皆藏于中，故曰病胀。所谓上走心为噫者，阴③盛而上走于阳明，阳明络属心，故曰上走心为噫也。所谓食则呕者，物盛满而上溢，故呕也。所谓得后与气则快然如衰者，十一月④阴气下衰，而阳气且出，故曰得后与气则快然如衰也。少阴所谓腰痛者，少阴者肾也，十月⑤万物阳气皆伤，故腰痛也。所谓呕咳上气喘者，阴气在下，阳气在上，诸阳气浮，无所依从，故呕咳上气喘也。所谓邑邑⑥不能久立，久坐起则目𥆨𥆨无所见者，万物阴阳不定未有主也，秋气始至，微霜始下，而方杀万物，阴阳内夺，故目𥆨𥆨所见也。所谓少气善怒者，阳气不治，阳气不治则阳气不得出，肝气当治而未得，故善怒，善怒者名曰煎厥。所谓恐如人将捕之者，秋气万物未有毕去⑦，阴气少，阳气入，阴阳相薄，故恐也。所谓恶闻食臭者，胃无气，故恶闻食臭也。所谓面黑如地色者，秋气内夺，故变于色也。所谓咳则有血者，阳脉伤也，阳气未⑧盛于上而脉满，满则咳，故血见于鼻也。厥阴所谓㿗疝、妇人少腹肿者，厥阴者辰也，三月阳中之阴，邪在中，故曰㿗疝、少腹肿也。所谓腰脊痛不可以俯仰者，三月一振荣华，万物一俯而不仰也。所谓㿗癃疝肤胀者，曰阴亦盛而脉胀不通，故曰㿗癃疝也。所谓甚则嗌干热中者，阴阳相薄而热，故嗌干也⑨。

病能论：解（音介）　憧（徒卧切）　撮（子括切）

奇病论：镵（锄衔切）　疹（丑刃切）　稸（音畜）

大奇论：焰（弋念切）　瞥（蒲灭切）　揣（初委切）

脉解论：脽（音谁）

卷第十四

刺要论篇第五十

（新校正云：按，全元起本在第六卷《刺齐》篇中。）

黄帝问曰：愿闻刺要。岐伯对曰：病有浮沉，刺有浅深，各至其理，无过其道。过之则内伤，

① 林校云："详'所谓甚则厥'至此，与前《阳明脉解论》相通。"

② 《太素》"络"作"脉"。张义云："上者句有缺误。"吴素改作"上者，其头之孙络，腹之太阴也"。

③ 《太素》"阴"下有"气"字。

④ 原作"十二月"，《太素》作"十一月"。度校云："元椠本'二'作'一'，周本同，宜从改。"查上文亦云"十一月"，故改。

⑤ 《太素》"十月"作"七月"。

⑥ "邑邑"，原刻作"色色"。林校云："详'色色'字疑误。"《太素》作"邑邑"。吴素、马素均从改。简素云："'邑邑'与'悒悒'通。《史记·商君传》云：'安能邑邑待数十百年。'《说文》：'悒，不安也。'"故改。

⑦ "秋气万物未有毕去"句，疑有夺衍。

⑧ 张义云："'未'字衍。""未"字于文义殊费解，当删。

⑨ 王冰释云："此一篇殊与前后（各篇）经文不相连接，别释经脉发病之源，与《灵枢经》流注略同，所指殊异。"林校云："详此篇所解，多《甲乙经》是动所生之病，虽复少有异处，大概则不殊矣。"

不及则生外壅，壅则邪从之。浅深不得，反为大贼，内动五脏，后生大病。故曰：病有在毫毛腠理者，有在皮肤者，有在肌肉者，有在脉者，有在筋者，有在骨者，有在髓者。是故刺毫毛腠理无伤皮，皮伤则内动肺，肺动则秋病温疟[①]，泝泝然[②]寒栗。刺皮无伤肉，肉伤则内动脾，脾动则七十二日四季之月，病腹胀、烦、不嗜食。刺肉无伤脉，脉伤则内动心，心动则夏病心痛。刺脉无伤筋，筋伤则内动肝，肝动则春病热而筋弛。刺筋无伤骨，骨伤则内动肾，肾动则冬病胀腰痛。刺骨无伤髓，髓伤则销铄胻酸[③]，体解㑊然不去矣。

刺齐论篇第五十一

（新校正云：按，全元起本在第六卷。）

黄帝问曰：愿闻刺浅深之分。岐伯对曰：刺骨者无伤筋[④]，刺筋者无伤肉，刺肉者无伤脉，刺脉者无伤皮，刺皮者无伤肉，刺肉者无伤筋，刺筋者无伤骨。帝曰：余未知其所谓，愿闻其解。岐伯曰：刺骨无伤筋者，针至筋而去，不及骨也。刺筋无伤肉者，至肉而去，不及筋也。刺肉无伤脉者，至脉而去，不及肉也。刺脉无伤皮者，至皮而去，不及脉也。所谓刺皮无伤肉者，病在皮中，针入皮中，无伤肉也。刺肉无伤筋者，过肉中筋也。刺筋无伤骨者，过筋中骨也。此之谓反也[⑤]。

刺禁论篇第五十二

（新校正云：按，全元起本在第六卷。）

黄帝问曰：愿闻禁数。岐伯对曰；脏有要害，不可不察，肝生于左，肺藏于右[⑥]，心部于表，肾治于里[⑦]，脾为之使，胃为之市。鬲肓之上，中有父母；七节之傍，中有小心[⑧]。从之有福，逆之有咎。刺中心，一日死，其动为噫。刺中肝，五日死，其动为语[⑨]。刺中肾，六日[⑩]死，其动为

---

① 《甲乙》“温疟”下有“热厥”二字。

② 《甲乙》作“淅淅然”。简素云：“‘泝泝然’于义难协。”张义云：“‘泝泝’应为‘洒洒’之讹。”张笔云：“‘泝’为‘淅’之坏文。”可从改。

③ 《甲乙》作“消泺胻酸”。

④ “刺骨者无伤筋”云云，张笔云：“上篇‘刺皮无伤肉’云云，诫其太过，已言之矣。此又云‘刺骨者无伤筋’，恐刺深者，误伤其浅者也。然文似有倒乱，当云：‘刺骨者无伤筋，刺筋者无伤脉，刺脉者无伤肉，刺肉者无伤皮。’下文当云：‘刺骨无伤筋者，针至骨而去，不及筋也。刺筋无伤脉者，至筋而去，不及脉也。刺脉无伤肉者，至脉而去，不及肉也。刺肉无伤皮者，至肉而去，不及皮也。’末节又解上节之意，亦有脱误，当云：‘所谓刺皮无伤肉者，病在皮中，针入皮中，无伤肉也。刺肉伤脉者，过肉中脉也，刺脉伤筋者，过脉中经也。刺筋伤骨者，过筋中骨也。刺骨伤髓者，过骨中髓也。’‘中脉’‘中筋’‘中骨’‘中髓’之‘中’，当读出声，与下篇‘刺中’之‘中’同。此与上篇本当为一篇，盖后人妄分。”

⑤ 林校云：“按，全元起云：‘刺如此者，是谓伤，此皆过，过必损其血气，是谓逆也，邪必因而人也。’”

⑥ 林校云：“按，杨上善云：‘肝为少阳，阳长之始，故曰生肺为少阴，阴藏之初故曰藏。’”

⑦ 林校云：“按，杨上善云：‘心为五脏部主，故得称部，肾间动气，内治五脏，故曰治。’”

⑧ 《甲乙》作“志心”，注云：“《素问》作‘小心’。”《太素》亦作“志心”，注云“脊有三七二十一节，肾在下七节之旁，肾神曰志，五脏之灵皆名为神，神之所以任物，得名为心，故志心者，肾之神也”，与林校小异。吴素云：“此言七节，下部之第七节也。其傍乃两肾所系，左为肾，右为命门，命门者相大也，相大代君行事，故曰小心。”

⑨ 林校云：“按，全元起本并《甲乙经》‘语’作‘欠’。”

⑩ 林校云：“按，全元起本及《甲乙经》‘六日’作‘三日’。”

嚏。刺中肺，三日死，其动为咳。刺中脾，十日[1]死，其动为吞。刺中胆[2]，一日半死，其动为呕。刺跗上中大脉，血出不止死。刺面中溜脉，不幸为盲。刺头中脑户，入脑立死。刺舌下中脉太过，血出不止为瘖。刺足下布络中脉，血不出为肿。刺郄中[3]大脉，令人仆脱色。刺气街中脉，血不出，为肿鼠仆[4]。刺脊间中髓，为伛。刺乳上，中乳房，为肿根蚀。刺缺盆中内陷，气泄，令人喘咳逆。刺手鱼腹内陷，为肿。无刺大醉，令人气乱[5]。无刺大怒，令人气逆。无刺大劳人，无刺新饱人，无刺大饥人，无刺大渴人，无刺大惊人[6]。刺阴股中大脉[7]，血出不止死。刺客主人[8]内陷中脉，为内[9]漏为聋。刺膝髌出液，为跛。刺臂太阴脉，出血多立死。刺足少阴脉，重虚出血，为舌难以言。刺膺中陷中肺[10]，为喘逆仰息。刺肘中内陷，气归之，为不屈伸。刺阴股下三寸内陷，令人遗溺。刺掖[11]下胁间内陷，令人咳。刺少腹中膀胱溺出，令人少腹满。刺腨肠内陷，为肿。刺匡上陷骨中脉，为漏为盲。刺关节中液出，不得屈伸。

刺志论[12]篇第五十三

（新校正云：按，全元起本在第六卷。）

黄帝问曰：愿闻虚实之要。岐伯对曰：气实形实，气虚形虚，此其常也，反此者病。谷盛气盛，谷虚气虚，此其常也，反此者病。脉实血实，脉虚血虚，此其常也，反此者病。帝曰：如何而反？岐伯曰：气虚身热[13]，此谓反也。谷入多而气少，此谓反也。谷不入而气多，此谓反也。脉盛血少，此谓反也。脉少[14]血多，此谓反也。气盛身寒，得之伤寒。气虚身热，得之伤暑。谷入多而

---

① 林校云："按，全元起本及《甲乙经》'十日'作'十五日'。刺中五脏与《诊要经终论》并《四时刺逆从论》相重。此叙五脏相次之法，以所生为次。《甲乙经》以心、肺、肝、脾、肾为次，是以所克为次。全元起本旧文，则错乱无次矣。"

② "刺中胆"云云下，林校云："按，《诊要经终论》'刺中胆'下又云：'刺中鬲者为伤中，其病虽愈，不过一岁而死。'"查《素问·诊要经终论》无刺中胆之说。林校引"刺中鬲"文，在"中肺"下。

③ 马素云："'郄中'之下，有一'中'字，去声。"

④ 《甲乙》"仆"作"鼣"，《千金》卷二十九第三作"鼷"，马素云："'仆'，当作'鼷'，刺气卫者，误中其脉，而血又不出，则血气并聚于中，故内结为肿，在鼠鼷之中也。"吴素云："刺之中脉，血不得出，则为肿如鼠仆焉。"陆义从吴素，解为病名。简素从马素，解为穴名。两说均可通，但以马莳之说较胜，因刺伤血脉而发肿，不必限于鼠鼷也。玉川按，据不必限于鼠鼷云云，则马莳之说当是吴崐说之误。

⑤ 林校云："按，《灵枢经》'气乱'当作'脉乱'。"

⑥ 林校云："详'无刺大醉'至此七条，与《灵枢经》相出入。《灵枢经》云：'新内无刺，已刺无内。大怒无刺，已刺无怒。大劳无刺，已刺无劳。大醉无刺，已刺无醉。大饱无刺，已刺无饱。大饥无刺，已刺无饥。大渴无刺，已刺无渴。大惊大恐，必定其气，乃刺之也。'"查今本《灵枢·终始》文与林校引文小异。

⑦ "刺阴股中大脉"云云，林校云："按，'刺阴股中大脉'条皇甫士安移在前'刺跗上中大脉'下相续，自后至篇末逐条与前条相间也。"

⑧ 林校云："详客主人穴，与《气穴论》注同。按，《甲乙经》及《气穴、府论》注云'手足少阳、足阳明三脉之会'，疑此脱足少阳一脉也。"

⑨ 《甲乙经》无"内"字。

⑩ 《甲乙》作"脉"字，并注云："《素问》作'膺中陷中肺'。"张义以"肺"字为"脉"字之讹。

⑪ 《甲乙》"掖"作"腋"。《说文解字》："掖，臂下也。与'腋'同。"

⑫ 吴素改篇名为"虚实要论"。

⑬ 《甲乙》作"气盛身寒，气虚身热"。张素、张义均谓脱简。吴素、马素、高解均补"身寒"句。详前后文义，当有此句，应补。

⑭ 顾素云："'少，当作'小'，下文不误。"

气少者，得之有所脱血，湿居下也。谷入少而气多者，邪在胃及与肺也。脉小血多者，饮中热也。脉大血少者，脉有风气，水浆不入，此之谓也①。夫实者，气入也。虚者，气出也。气实者，热也。气虚者，寒也。入实者，左手开针空也。入②虚者，左手闭针空也③。

针解篇第五十四

（新校正云：按，全元起本在第六卷。）

黄帝问曰：愿闻九针之解，虚实之道。岐伯对曰：刺虚则实之者，针下热也，气实乃热也。满而泄之者，针下寒也，气虚乃寒也。菀④陈则除之者，出恶血也。邪胜则虚之者，出针勿按。徐而疾则实者，徐出针而疾按之。疾而徐则虚者，疾出针而徐按之⑤。言实与虚者，寒温气多少也。若无若有者，疾不可知也。察后与先者，知病先后也。为虚与实者⑥，工勿失其法。若得若失者，离其法也⑦。虚实之要，九针最妙者，为其各有所宜也。补泻之时者，与气开阖相合也⑧。九针之名，各不同形⑨者，针穷其所当补泻也。刺实须其虚者，留针阴气隆至⑩，乃去针也。刺虚须其实者，阳气隆至，针下热乃去针也。经气已至，慎守勿失者，勿变更也。深浅在志者，知病之内外也。近远如一者，深浅其候等也。如临深渊者，不敢墯也。手如握虎者，欲其壮也。神无营于众物者，静志观病人，无左右视也⑪。义无邪下者，欲端以正也。必正其神者，欲瞻病人目，制其神，令气易行也。所谓三里者，下膝三寸也。所谓跗之⑫者，举膝分易见也。巨虚者，蹻足骱独陷者。下廉者，陷下者也⑬。帝曰：余闻九针，上应天地四时阴阳，愿闻其方，令可传于后世以为常也。岐伯曰：夫一天、二地、三人、四时、五音、六律、七星、八风、九野，身形亦应之，针各有所宜，故曰九

---

① 张义云：“‘此之谓’三字衍。”

② “入”当改作“出”。上文云“虚者气出也”，可证。

③ 王冰释云：“言用针之补泻也。右手持针，左手捻穴，故实者左手开针空以泻之，虚者左手闭针空以补之也。”马素所释义与此同。滑钞改作“右手开针空也”。吴素、张素、高解同。简素云：“滑、吴、张、志、高并作‘右手开针空’，非也，当仍王及马注。”

④ 《灵枢·九针十二原》《灵枢·小针解》“菀”均作“宛”。《太素》同。简素云：“张云：本经‘宛’‘菀’通用，通作‘郁’。”

⑤ 顾素云：“《灵枢·小针解》云：‘徐而疾则实者，言徐内而疾出也；疾而徐则虚者，言疾内而徐出也。’与此不同。以《灵枢·官能篇》证之，则《小针解》不误。”

⑥ 《甲乙》作“若存若亡，为虚为实者”。

⑦ 林校云：“详自篇首至此，与《太素·九针解篇》经同而解异，二经互相发明也。”

⑧ 林校云：“详自篇首至此，文出《灵枢经》，《素问》解之，互相发明也。《甲乙经》云‘补泻之时，以针为之’者，此脱此四字也。”

⑨ 林校云：“按，九针之形今具《甲乙经》。”

⑩ “阴气隆至”句下，吴素补“针下寒”三字。

⑪ 林校云：“详从‘刺实须其虚’至此又见《宝命全形论》，此又为之解，亦互相发明也。”

⑫ 林校云：“按，全元起本‘跗之’作‘低胻’。《太素》作‘付之’。按，《骨空论》‘跗之’疑作‘跗上’。”林校据《素问·骨空论》作“跗上”。马素、张素、高解并从其说。吴素云：“跗，拊误。”简素云：“按，马、张、吴虽改字不同，其意本于王义，今考唯云‘所谓跗之者，举膝分易见也’，而无‘按三里，则趺上之脉止’之说，则不可从，疑是‘跗’上脱‘低’字，‘之’上脱‘取’字。《灵·邪气脏腑病形篇》云‘三里者，低跗取之；巨虚者，举足取之’，而全本作‘低胻’可以证也。”

⑬ 自“所谓三里者”至此，《类经》谓：“言取穴之法，非本篇上下之义，意必他篇之文，脱误于此者。”张景岳之说可参。

针[1]。人皮应天，人肉应地，人脉应人，人筋应时，人声应音，人阴阳合气[2]应律，人齿面目应星[3]，人出入气应风，人九窍三百六十五络应野。故一针皮，二针肉，三针脉，四针筋，五针骨，六针调阴阳，七针益精，八针除风，九针通九窍，除三百六十五节气，此之谓各有所主也。人心意应八风，人气应天，人发齿耳目五声应五音六律，人阴阳脉血气应地，人肝目应之九[4]。九窍三百六十五[5]。人一以观动静天二以候五色七星应之以候发毋泽五音一以候宫商角徵羽六律有余不足应之二地一以候高下有余九野一节俞应之以候闭节三人变一分人候齿泄多血少十分角之变五分以候缓急六分不足三分寒关节第九分四时人寒温燥湿四时一应之以候相反一四方各作解[6]。

长刺节论篇第五十五

（新校正云：按，全元起本在第三卷。）

刺家不诊，听病者言，在头头疾痛，为藏针之[7]，刺至骨病已，止[8]无伤骨肉及皮，皮者道也。阴刺[9]，入一傍四处[10]。治寒热深专者，刺大[11]脏，迫脏刺背，背俞也，刺之迫脏，脏会，腹中寒热去而止[12]，与刺之要，发针而浅出血。治腐[13]肿者刺腐上，视痈小大深浅刺，刺大者多血，小者深之[14]，必端内针为故止。病在少腹有积，刺皮骺[15]以下，至少腹而止，刺侠脊两傍四椎间，刺两髂髎季胁肋间，导腹中气热下已。病在少腹，腹痛不得大小便，病名曰疝，得之寒，刺少腹两股间，刺腰髁骨间，刺而多[16]之，尽炅病已。病在筋，筋挛节痛，不可以行，名曰筋痹，刺筋上为故，刺分肉间，不可中骨也，病起筋炅[17]，病已止。病在肌肤，肌肤尽痛，名曰肌痹，伤于寒湿，刺大分

---

① 林校云："详此文与《灵枢经》相出入。"

② 林校云："按，别本'气'一作'度'。"

③ 王冰释云："人面应七星者，所谓面有七孔应之也。"林校云："详此注乃全元起之辞也。"

④ 周评云："以下文义不完。"

⑤ 林校云："全元起本无此七字。"

⑥ 王冰释云："此一百二十四字，蠹简烂文，义理残缺，莫可寻究，而上古书故且载之，以伫后之具本也。"张素云："一百二十四字中，又亡一字矣。卢良侯曰：'一百二十四字，连九窍三百六十五七字在内，然其间，尚有成句可意会者，惜乎蠹损之文，不模传也。'"

⑦ 林校云："全元起本云'为针之'，无'藏'字。"简素云："'藏'字，未详，吴依全本删之，似是。"张素云："藏，隐也。谓隐针而藏刺之也。"义究隐晦，删之为得。

⑧ 原作"上"。周评云："当是'止'字。"吴素、马素均改作"止"字，极是，从之。

⑨ "阴"当改为"阳"。《灵枢·官针》云："扬刺者，正内一，傍内四，而浮之，以治寒气之博大者也。"又云："十日阴刺，阴刺者，左右率刺之，以治寒厥。"《甲乙经》作"扬刺"，《太素》作"阳刺"。林校云："此'阴刺'疑是'阳刺也'。"张义亦云："此疑是阳刺也。"今本篇所云"阴治"乃"阳刺"之法，则"扬"误作"阴"，已无可疑，故改。"阳"通作"扬"。《礼记·玉藻》："盛气颠实扬休。"《尔雅·释名》："阳，扬也，气在外发扬也。"

⑩ 吴素从"四"字断句，"处"字下属。

⑪ 吴素"大"作"本"。

⑫ 周评断句："刺之迫脏，脏会腹中，寒热去而止。"

⑬ 林校云："按，全元起本及《甲乙经》'腐'作'痈'。"《太素》作"癕"。

⑭ 林校云："《甲乙经》云：'刺大者多而深之，必端内针，为故正也。'此文云'小者深之'，疑此误。"

⑮ 林校云："按，释音'皮骺'作'皮骺'，苦末反。是'骺'误作'骺'也。及遍寻篇韵中，无'骺'字，只有'骺'字。'骺'，骨端也。'皮骺'者，盖谓齐下横骨之端也。全元起本作'皮髓'。元起注云：'齐傍埵起也。'亦未为得。"

⑯ 周评云："'多'，疑是'灸'字。"

⑰ 《甲乙》"炅"作"热"。

小分，多发针而深之，以热为故，无伤筋骨，伤筋骨，痈发若变，诸分尽热，病已止。病在骨，骨重不可举，骨髓酸痛，寒气至，名曰骨痹，深者刺无伤脉肉为故，其道大分小分，骨热病已止。病在诸阳脉，且寒且热①，诸分且寒且热，名曰狂，刺之虚脉，视分尽热②，病已止。病初发③岁一发，不治月一发，不治月四五发，名曰癫病，刺诸分诸脉，其无寒者以针调之，病已止④。病风且寒且热，炅汗出，一日数过，先刺诸分理络脉；汗出且寒且热⑤，三日一刺，百日而已。病大风，骨节重，须眉堕，名曰大风，刺肌肉为故⑥，汗出百日，刺骨髓，汗出百日，凡二百日，须眉生而止针。

刺要论：泝（音素）　弛（施是切）　铄（诗若切）　眩（音县）

刺齐论：解（胡买切）

刺禁论：髌（音牝）

刺志论：脱（土活切）　捻（音涅）

针解论：锟（音低）

长刺节论：餂（光抹切）　篡（初患切）

卷第十五

皮部论篇第五十六

（新校正云：按，全元起本在第二卷。）

黄帝问曰：余闻皮有分部，脉有经纪，筋有结络，骨有度量，其所生病各异，别其分部，左右上下，阴阳所在，病之始终，愿闻其道。岐伯对曰：欲知皮部以经脉为纪者，诸经皆然。阳明之阳，名曰害蜚⑦，上下同法⑧，视其部中有浮络者，皆阳明之络也，其色多青则痛，多黑则痹，黄赤则热，多白则寒，五色皆见，则寒热也，络盛则入客于经，阳主外，阴主内⑨。少阳之阳，名曰枢持，上下同法，视其部中有浮络者，皆少阳之络也⑩，络盛则入客于经，故在阳者主内，在阴者

---

① 简素云：“‘且寒且热’四字疑衍。”

② 《太素》“分”下复有一“分”字。其断句为“刺之虚脉视分，分尽热”。

③ 张义云，“病初发”下应脱“不治”二字。

④ 《甲乙》作“刺诸分其脉尤寒者，以针补之”，无“病已止”句。原本“止”上无“已”字，惟据《太素》、吴素、张素、高解、周评诸本均有而补。

⑤ 张义云：“六字衍。”

⑥ 查本篇“为故”句，凡四见。《说文解字》云：“故，使为之也，作动词。”此篇当作名词，古以为、故并举，“为故”者，犹言传统之主要法则也。

⑦ 吴素云：“‘害’与‘阖’同。”简素略谓：“害、盍、阖，古通用。”《说文解字》曰：“阖，门扇也。”“蜚”音扉。“害蜚”即阖扉，门扇之谓。

⑧ “上下同法”之上，《甲乙》有“十二经”三字，以下五“上下同法”句均无。

⑨ 吴素移“阳主外，阴主内”二句于上文“以经脉为纪者”句下。

⑩ “皆少阳之络也”句下，吴素补“五色诊视如上”六字。

主出，以渗于内，诸经皆然①。太阳之阳，名曰关枢，上下同法，视其部中有浮络者，皆太阳之络也②，络盛则入客于经。少阴之阴，名曰枢儒③，上下同法，视其部中有浮络者，皆少阴之络也④，络盛则入客于经，其入经也，从阳部注于经，其出者，从阴内注于骨⑤。心主⑥之阴，名曰害肩，上下同法，视其部中有浮络者，皆心主之络也⑦，络盛则入客于经。太阴之阴，名曰关蛰⑧，上下同法，视其部中有浮络者，皆太阴之络也⑨，络盛则入客于经。凡十二经络脉者，皮之部也。是故百病之始生也，必先于皮毛，邪中之则腠理开，开则入客于络脉，留而不去，传入于经，留而不去，传入于腑，廪于肠胃。邪之始入于皮也，泝⑩然起毫毛，开腠理；其入于络也，则络脉盛，色变；其入客于经也，则感虚⑪乃陷下；其留于筋骨之间，寒多则筋挛骨痛，热多则筋弛骨消，肉烁䐃破，毛直而败。帝曰：夫子言皮之十二部，其生病皆何如？岐伯曰：皮者脉之部也，邪客于皮则腠理开，开则邪入客于络脉，络脉满则注于经脉，经脉满则入舍于腑脏也，故皮者有分部，不与而生大病也⑫。帝曰：善。

经络论⑬篇第五十七

（新校正云：按，全元起本在《皮部论》末，王氏分。）

黄帝问曰：夫络脉之见也，其五色各异，青、黄、赤、白、黑不同，其故何也？岐伯对曰：经有常色，而络无常⑭变也。帝曰：经之常色何如？岐伯曰：心赤，肺白，肝青，脾黄，肾黑，皆亦应其经脉之色也。帝曰：络之阴阳，亦应其经乎？岐伯曰：阴络之色应其经，阳络之色变无常，随四时而行也。寒多则凝泣，凝泣则青黑，热多则淖泽⑮，淖泽则黄赤，此皆常色，谓之无病⑯。五

---

① “故在阳者”至“皆然”十九字，吴素云：“与上文不相承僭法之。”张义云：“有讹误，不可解。”周评云：“遥接上条末句。”惟高解云：“皮络之邪过盛，则入客于经。络为阳主外，络盛客经，则阳气内入，故在阳者主内。经为阴主内，阳气内入，则阴气外出，故在阴者主出，出而复入，以渗于内。此阴阳经络，外内出入，不独手足少阳为然，而诸经皆然。”似理亦可通。“内”同“纳”，作动词解。

② “皆太阳之络也”句下，吴素补“五色诊视如上”六字。

③ 林校云：“按，《甲乙经》‘儒’作‘檽’。”查今本《甲乙》作“儒”。《太素》作“檽”。

④ “皆少阴之络也”句下，吴素补“五色诊视如阳明”七字。

⑤ 张义云：“义未详，亦有讹误。”

⑥ “心主”，张义云：“当作‘厥阴’。”

⑦ “皆心主之络也”句下，吴素补“五色诊视如阳明”七字。

⑧ 《太素》作“关枢”。林校云：“按，《甲乙经》‘蛰’作‘执’。”查今本《甲乙》作“蛰”。

⑨ “皆太阴之络也”句下，吴素补“五色诊视如阳明”七字。

⑩ “泝”当改为“淅”。《甲乙》作“淅”。吴素云：“‘泝’同‘淅’。”张笔云：“‘泝’为‘淅’之坏文。”

⑪ 《甲乙》“感”作“盛”，从“盛”字断句，“虚”字下属。

⑫ 《甲乙》“与”作“愈”。林校云：“全元起本作‘不与’。元起云：‘气不与经脉和调，则气伤于外，邪流于内，必生大病也。’”

⑬ 吴素作“经络色诊论”。

⑭ 吴素从“常”字断句。简素云：“‘常’下句为是。”今从之。

⑮ 《甲乙》“泽”作“潩”。简素云：“考‘潩’‘泽’同。《诗》：‘鹤鸣九皋。’《毛传》：‘皋，泽也。’《史记·天官书》：‘其色大圜黄潩。’”

⑯ “此皆常色，谓之无病”八字，吴素移于“随四时而行也”句下。马素亦谓：“当在‘随四时而行也’之下。”简素云：“张、高顺文注释，非是。”周评云：“吴鹤皋移此二句，置‘随四时而行也’下，于‘此皆’二字无着，但重读‘常’字，对上两‘多’字，便于上下皆顺矣。”

色具见者，谓之寒热①。帝曰：善。

气穴论篇第五十八

（新校正云：按，全元起本在第二卷。）

黄帝问曰：余闻气穴三百六十五以应一岁，未知其所，愿卒闻之。岐伯稽首再拜对②曰：窘乎哉问也！其非圣帝，孰能穷其道焉，因请溢意③尽言其处。帝捧手逡巡而却曰：夫子之开余道也，目未见其处，耳未闻其数，而目以明，耳以聪矣。岐伯曰：此所谓圣人易语，良马易御也。帝曰：余非圣人之易语也，世言真数开人意，今余所访问者真数，发蒙解惑，未足以论也。然余愿闻夫子溢志尽言其处，令解其意，请藏之金匮，不敢复出。岐伯再拜而起曰：臣请言之，背与心相控而痛，所治天突与十椎④及上纪⑤，上纪者胃脘也，下纪者关元也。背胸邪系阴阳左右，如此其病前后痛濇，胸胁痛而不得息，不得卧，上气短气偏⑥痛，脉满起斜出尻脉，络胸胁支心贯鬲，上肩加天突，斜下肩交十椎⑦下。脏俞五十穴，腑俞七十二穴，热俞五十九穴，水俞五十七穴。头上五行行五，五五二十五穴。中䏦两傍各五，凡十穴。大椎上两傍各一，凡二穴。目瞳子浮白二穴⑧。两髀厌分中二穴，犊鼻二穴，耳中多所闻二穴，眉本二穴，完骨二穴，项⑨中央一穴，枕骨二穴，上关二穴，大迎二穴，下关二穴，天柱二穴，巨虚上下廉四穴，曲牙二穴，天突一穴，天府二穴，天牖二穴，扶突二穴，天窗二穴，肩解二穴，关元一穴，委阳二穴，肩贞二穴，瘖门一穴，齐一穴，胸俞十二穴，背俞二穴，膺俞十二穴，分肉二穴，踝上横二⑩穴，阴阳跷四穴，水俞在诸分，热俞在气穴，寒热俞在两骸厌中二穴，大禁二十五，在天府下五寸。凡三百六十五穴，针之所由行也⑪。帝曰：余已知气穴之处，游针之居，愿闻孙络溪谷，亦有所应乎？岐伯曰：孙络三百六十五穴会，

---

① “谓之寒热”下吴素补“此皆变色，谓之有病”二句。

② “稽首再拜对”五字，吴素删。

③ “因请溢意”以下至“岐伯再拜而起曰”一百二十二字，吴素删。

④ 马素云：“‘十椎’之‘十’，当作‘大’。”《类经》云：“十椎，督脉之中枢也，此穴诸书不载，惟《气穴论》督脉气所发条下，王氏注曰：‘中枢，在第十椎节下间与此相合，可无疑也。’”

⑤ “上纪”下当依《太素·气穴》补“下纪”，以与下文合。

⑥ 林校云：“别本‘偏’一作‘满’。”

⑦ 林校云：“详自‘背与心相控而痛’至此，疑是《骨空论》文，简脱误于此。”吴素云：“计八十八字。按其文义，与上下不相流贯，今僭去之。”周评云：“文意不属，确是错简。”

⑧ 吴素改“目”作“值”。张义云：“‘二’当作‘四’。”简素云：“诸家并仍王注，为胆经二穴，果然，则‘二穴’上阙‘各’一字。”

⑨ “项”原作“顶”，据《太素·气穴》改，与《素问·气府论》“督脉气所发者二十八穴：项中央二”合。

⑩ 张义云：“‘二’当作‘四’。”

⑪ 林校云：“详自‘脏俞五十穴’至此，并重复，共得三百六十穴，通前天突、十椎、上纪、下纪，共三百六十五穴，除重复，实有三百一十三穴。”张素云：“自天突、十椎、上纪、下纪、关元至厌中二穴，共计三百六十四穴，然内多重复，想有脱简，故不全耳。”《类经》云：“自‘脏俞五十穴’至此，共计三百六十五穴，若连天突、十椎、胃脘、关元四穴，则总计三百六十九穴，内除天突、关元及头上二十五穴俱系重复外。实止三百四十二穴，盖去古既远，相传多失，必欲考其详数不能也。”张义云：“为数不足，古文残缺讹衍，存其大略而已。”吴素云：“自‘脏俞’至此，并重复共得四百零七穴，除重复约得三百五十八穴，盖世远经残，不可考也。”简素云：“以上诸说，纷纭不已今查之自脏俞至五里，凡三百五十七穴。”按，本段所载俞穴，注家颇有出入，阅者宜循注译考之，此为研究俞穴之重要文献。

亦以应一岁，以溢①奇邪，以通荣卫，荣卫稽留，卫散荣溢，气竭②血著，外为发热，内为少气，疾泻无怠，以通荣卫，见而泻之，无问所会。帝曰：善。愿闻溪谷之会也。岐伯曰：肉之大会为谷，肉之小会为溪，肉分之间，溪谷之会，以行荣卫，以会③大气。邪溢气壅，脉热肉败，荣卫不行，必将为脓，内销骨髓，外破大腘④，留于节凑⑤，必将为败。积寒留舍，荣卫不居，卷肉缩筋⑥，肋肘不得伸，内为骨痹，外为不仁，命曰不足，大寒留于溪谷也。溪谷三百六十五穴会，亦应一岁。其小痹淫溢，循脉往来，微针所及，与法相同。帝乃辟左右而起，再拜曰：今日发蒙解惑，藏之金匮，不敢复出。乃⑦藏之金兰之室，署曰气穴所在。岐伯曰：孙络之脉别经者，其血盛而当泻者，亦三百六十五脉，并注于络，传注十二络脉，非独十四络脉⑧也，内解泻于中者十脉。

气府论篇第五十九

（新校正云：按，全元起本在第二卷。）

足太阳脉气所发者七十八穴⑨：两眉头各一，入发至项⑩三寸半，傍五，相去三寸，其浮气在皮中者凡五行，行五，五五二十五，项中大筋两傍各一，风府两傍各一，侠脊⑪以下至尻尾二十一节十五间各一，五脏之俞各五，六腑之俞各六，委中以下至足小指傍各六俞。

足少阳脉气所发者六十二穴：两角上各二，直目上发际内各五，耳前角上各一，耳前角下⑫各一，锐发下各一，客主人各一，耳后陷中各一，下关各一，耳下牙车之后各一，缺盆各一，掖下三寸、胁下至胠八间各一，髀枢中傍各一，膝以下至足小指次指各六俞。

足阳明脉气所发者六十八穴：额颅发际傍各三，面鼽骨空各一，大迎之骨空各一，人迎各一，缺盆外骨空各一，膺中骨间各一，侠鸠尾之外，当乳下三寸，侠胃脘各五，侠齐广三寸各三⑬，下

---

① 《甲乙》“溢”作“洒”，《太素》作“洫”。

② 《太素》“荣卫”二字不复，“卫散荣溢，气竭”作“营洫气浊”。

③ 《甲乙》“会”作“舍”，并注云：“《素问》作‘会’。”

④ “腘”，当改为“䐃䐃”。《太素》作“䐃”。《类经》云：“误也。盖䐃可称大，腘不必称大也。”简素云：“马、志、高并随文为解，非也。”周评亦云：“‘腘’当是‘䐃’。”

⑤ 据《灵枢·九针论》“八风伤人，内舍于骨解腰脊节腠理之间，为深痹也”，“凑”当改为“腠”。《太素》亦作“腠”。周评云：“以‘腠’为顺，且彼处‘理’字，亦后人妄增也。”

⑥ 林校云：“按，全元起本作‘寒肉缩筋’。”

⑦ “辟左右而起”至“不敢复出。乃”二十三字，吴素删。

⑧ “十二”“十四”原文互倒，当改正。高解云：“‘四’，旧本讹‘二’。‘二’，旧本讹‘四’。”王冰释：“十四络者，谓十二经络兼任脉、督脉之络也。”就文法言，“十四”应在前，“十二”应在后，当从高士宗之说改。

⑨ 马素云：“下文考得九十一穴，多一十三穴，此与近世不同。近世左右共一百二十六穴。”《类经》云：“详考本经下文，共得九十三穴，内除督脉、少阳二经，其浮气相通于本经而重见者凡十五穴，则本经止七十八穴。近世经络相传，足太阳左右共一百二十六穴，即下文各经之数，亦多与今时者不同，盖本篇所载者，特举诸经脉气所发及别经所会而言，故曰‘气府’，至于俞穴之详，仍散见各篇，此犹未尽。”高解“七十八”作“七十六”，并云：“‘六’，旧本讹‘八’，今改。足太阳脉气所发之穴计七十六穴。”张义云：“今所传经穴图，足太阳凡百三十穴，与此不同。”

⑩ 林校以为“项”为“顶”字之误。吴素、高素均改“项”作“顶”。

⑪ “脊”原作“背”，据《太素》卷十一《气府》改，与王注合。

⑫ 林校云：“按，后手少阳中云‘角上’，此云‘角下’，必有一误。”

⑬ 林校云：“按，《甲乙经》天枢在齐傍各二寸，上曰‘滑肉门’，下曰‘外陵’，是三穴者，去齐各二寸也。今此经注云：‘广三寸。’《素问》《甲乙经》不同。然《甲乙经》分寸与诸书同，特此经为异也。”高解“三寸”作“二寸”，并云：“齐、脐通，下同。‘二寸’，旧本讹‘三寸’，今改。”

齐二寸[1]侠之各三，气街动脉各一，伏菟[2]上各一，三里以下至足中指各八俞，分之所在穴空。

手太阳脉气所发者三十六穴：目内眦各一，目外各一，鼽骨下各一，耳郭上各一，耳中各一，巨骨穴各一，曲掖上骨穴各一，柱骨上陷者各一，上天窗四寸各一，肩解各一，肩解下三寸各一，肘以下至手小指本各六俞。

手阳明脉气所发者二十二穴：鼻空外廉、项上各二，大迎骨空[3]各一，柱骨之会各一，髃骨之会各一，肘以下至手大指次指本各六俞。

手少阳脉气所发者三十二穴：鼽骨下[4]各一，眉后各一，角上[5]各一，下完骨后各一，项中足太阳之前[6]各一，侠扶突[7]各一，肩贞各一，肩贞下三寸分间各一，肘以下至手小指次指本各六俞。

督脉气所发者二十八穴[8]：项中央二，发际后中八，面中三，大椎以下至尻尾及傍十五穴，至骶下[9]凡二十一节，脊椎法也。

任脉之气所发者二十八穴[10]：喉中央二，膺中骨陷中各一，鸠尾下三寸，胃脘五寸，胃脘以下至横骨六寸半一[11]。腹脉法也。下阴别一，目下各一，下唇一，龂交一。

冲脉气所发者二十二穴：侠鸠尾外各半寸至齐寸一，侠齐下傍各五分至横骨寸一，腹脉法也。

足少阴舌下，厥阴毛中急脉各一，手少阴各一，阴阳跷各一，手足诸鱼际[12]脉气所发者，凡三百六十五穴也[13]。

皮部论：蜚（扶沸切） 䐃（渠殒切）

气穴论：蔽（必寐切） 擿（音摘） 臑（奴到切）

气府论：囟（音信） 譩譆（上音衣，下音喜） 颥颥（上如辄切，下汝车切） 毖（音秘） 頄（音仇）

---

① 高解作“三寸”，并云：“旧本讹‘二寸’，今改。”

② 陆义云：“菟，汤古切。《灵枢》作‘伏兔’。《甲乙经》，伏兔穴在膝上。‘菟’与‘兔’通。”

③ 林校云：“详大迎穴已见前足阳明经中，今又见于此，王氏不注所以当为颥颥穴两出之义。”张义云：“即足阳明穴重出。”

④ 张义云：“即手太阳颥颥二穴重出。”

⑤ 林校云：“按足少阳脉中言‘角下’，此云‘角上’，疑此误。”张义云：“即足少阳颔厌二穴重出。”

⑥ 张义云：“即足少阳风池二穴重出。”

⑦ 张义云：“即手太阳天窗二穴重出。”

⑧ 王冰释云：“今少一穴。”林校云：“按，会阳二穴，为二十九穴，乃剩一穴，非少也。‘少’当作‘剩’。”

⑨ 简素作“胝下”，并云：“‘胝下’，诸本作‘骶下’，熊音，丁计反。张云：‘骶，音底，尾骶也。’”

⑩ 王释云：“今少一穴。”

⑪ “六寸半一”，《太素》卷十一《气府》作“八寸一”。林校云：“详‘一’字疑误。”马素云：“言自中脘以下，有建里、下脘、水分、神阙、阴交、气海、石门、关元、中极、曲骨等穴。共计一十三寸，今曰‘六寸半一’者，疑‘一’当为‘二’，‘六寸半’者，二则为十三寸也。此乃腹部中行之脉法耳。”《类经》云：“《骨度篇》曰，髑骬以下至天枢长八寸，天枢以下至横骨长六寸半。正合此数。‘一’谓一寸当有一穴，此上下共十四寸半，故亦有十四穴。”张素云：“‘一’者，谓六寸半之零一分也。盖以量尽处取穴，而上下穴间，有一分之余也。此分度腹穴之法也。”吴素改作“鸠尾下三寸胃脘，四寸胃脘，八寸齐中，以下至横骨五寸，十四俞，腹脉法也”。盖旧经文当如此。张义云：“‘一’字上，脱‘各’字。”周评云：“此条字有脱，下三穴每相间一寸也。胃脘五穴，每相间一寸也。”简素云：“按，从鸠尾下三寸至于此，诸注未清晰，今姑从张义。”

⑫ 按，自“足少阴舌下”至“诸鱼际”，疑为古简之残存者，但亦为有关俞穴的重要文献。

⑬ 王冰释云：“经之所存者，多凡一十九穴，此所谓气府也。然散穴俞诸经脉部分皆有之，故经或不言，而《甲乙经》经脉流注多少不同者以此。”吴素云：“上文所指，凡三百九十八穴，除去重出四穴，实多二十九穴。”《类经》云：“总计前数，共三百八十六穴，除重复十二穴，仍多九穴，此则本篇之数。”张义云：“通共三百九十穴内，太阳经内重督脉五穴，重足少阳十六，手阳明内重大迎二穴，手少阳内重悬厘二穴、风池二穴、天窗二穴、颥颥二穴，共重二十五穴，除去所重，实三百六十五穴也。”高解谓：“共三百八十六穴，除所重二十一穴，乃三百六十五穴。”简素云：“按，志、高强合三百六十五穴之数，不可凭焉。”

卷第十六

骨空论篇第六十

（新校正云：按，全元起本在第二卷。自“灸寒热之法”以下，在第六卷《刺齐篇》末。）

黄帝问曰：余闻风者百病之始也，以针治之奈何？岐伯对曰：风从外入，令人振寒，汗出头痛，身重恶寒，治在风府，调其阴阳，不足则补，有余则泻，大风颈项痛，刺风府，风府在上椎。大风汗出，灸譩譆，譩譆在背下侠脊傍三寸所，厌①之令病者呼譩譆，譩譆应手。从风憎风，刺眉头。失枕在肩上横骨间，折使榆臂齐肘正②，灸脊中。眇络季胁引少腹而痛胀，刺譩譆。腰痛不可以转摇，急引阴卵③，刺八髎与痛上，八髎在腰尻分间。鼠瘘寒热，还④刺寒府，寒府在附膝外解营。取膝上外者使之拜，取足心者使之跪。任脉者，起于中极之下，以上毛际，循腹里上关元，至咽喉，上颐循面入目⑤。冲脉者，起于气街⑥，并少阴之经，侠齐上行，至胸中而散。任脉为病，男子内结七疝，女子带下瘕聚。冲脉为病，逆气里急。督脉为病，脊强反折。督脉者，起于少腹以下骨中央，女子入系廷⑦孔，其孔，溺孔之端也，其络循阴器合篡间⑧，绕篡后，别绕臀，至少阴与巨阳中络者，合少阴上股内后廉，贯脊属肾，与太阳起于目⑨内眦，上额交巅上，入络脑，还出别下项，循肩髆内，侠脊抵腰中，入循膂络肾；其男子循茎下至篡，与女子等；其少腹直上者，贯齐中央，上贯心，入喉，上颐环唇，上系两目之下中央。此生病，从少腹上冲心而痛，不得前后，为冲疝。其女子不孕，癃痔遗溺嗌干。督脉生病治督脉，治在骨上，甚者在齐下营。其上气有音者治其喉中央，在缺盆中者。其病上冲喉者治其渐，渐者上侠颐也。蹇膝伸不屈治其楗。坐而膝痛治其机。立而暑解⑩，治其骸关。膝痛，痛及拇指，治其腘。坐而膝痛如物隐者，治其关。膝痛不可屈伸，治其背内。连骭若折，治阳明中俞髎。若别，治巨阳少阴荥。淫泺胫痠，不能久立，治少阳

---

① “厌”同“擪”，大指按也。吴素云：“以手按其穴也。”

② 高解认为：“折”，一字句；“榆”当作“揄”。《太素》“榆”作“揄”。简素云：“‘榆’，宋本作‘揄’，诸本误作‘榆’者，本于熊本。”周评“肘”字断句。

③ “卵”原刻为“夘”，原刻误，故改。

④ 张义云：“‘还’字疑衍。”

⑤ 林校云：“按，《难经》《甲乙经》无‘上颐循面入目’六字。”查今本《甲乙》有此六字。

⑥ 《甲乙》作“气冲”。简素云：“针经穴中两存其名，‘冲’‘街’之义，俱且通也。”

⑦ “廷”同“庭”，对“宫”而言。

⑧ “篡”，《甲乙》作“纂”。王冰释云：“所谓间者，谓在前阴后阴之两间也。”简素云：“按，李时珍《八脉考·释音》：‘篡，初患切，阴下缝间也。’盖‘篡’当作‘纂’，《甲乙》为是。”

⑨ 简素云：“《楼氏纲目》云，自‘少阴上股内’至‘目’十五字，必有脱简，否则古注衍文。”

⑩ 王冰释云：“一经云‘起而引解’，言膝痛起立，痛引膝骨解之中也。‘暑’‘引’二字，其义则异；‘起’‘立’二字，其意颇同。”

之络[1]，在外[2]上五寸。辅骨上横骨下为楗，侠髋为机，膝解为骸关，侠膝之骨为连骸，骸下为辅，辅上为腘，腘上为关，头横骨为枕。

水俞五十七穴者，尻上五行，行五；伏菟上两行，行五；左右各一行，行五；踝上各一行，行六穴。髓空在脑后三分[3]，在颅际锐骨之下，一在断基下，一在项后中复骨下，一在脊骨上空在风府上。脊骨下空，在尻骨下空。数[4]髓空在面侠鼻，或骨空在口下当两肩。两髆骨空，在髆中之阳。臂骨空在臂阳，去踝四寸两骨空之间。股骨上空在股阳，出[5]上膝四寸。骭骨空在辅骨之上端。股际骨空在毛中动[6]下。尻骨空在髀骨之后，相去四寸。扁骨有渗理凑，无髓孔[7]，易髓无空[8]。

灸寒热之法，先灸[9]项大椎，以年为壮数，次灸橛骨，以年为壮数，视背俞陷者灸之，举臂肩上陷者灸之，两季胁之间灸之，外踝上绝骨之端[10]灸之，足小指次指间灸之，腨下陷脉灸之，外踝后灸之，缺盆骨上切之坚痛如筋者灸之，膺中陷骨间灸之，掌束骨下灸之，齐下关元三寸灸之，毛际动脉灸之，膝下三寸分间灸之，足阳明跗上动脉灸之[11]，巅上一灸之，犬所啮之处灸之三壮，即以犬伤病法灸之，凡当灸二十九处[12]。伤食[13]灸之，不已者，必视其经之过于阳者，数刺其俞而药之。

水热穴论篇第六十一

（新校正云：按，全元起本在第八卷。）

黄帝问曰：少阴何以主肾？肾何以主水？岐伯对曰：肾者至阴也，至阴者盛水也，肺者太阴[14]也，少阴者冬脉也，故其本在肾，其末在肺，皆积水也。帝曰：肾何以能聚水而生病？岐伯曰：肾者胃之关也[15]，关门[16]不利，故聚水而从其类也。上下溢于皮肤，故为胕肿。胕肿者，聚水而生病也[17]。帝曰：诸水皆生于肾乎？岐伯曰：肾者牝脏也，地气上者属于肾，而生水液也，故曰至阴。

---

① “络”原作“维”。林校云：“按，《甲乙经》外踝上五寸，乃足少阳之络，此云‘维’者字之误也。”又王冰释云：“外踝上四寸无穴，五寸是光明穴也，足少阳之络。”故改正。

② “外”下当依《太素》卷十一《骨空》补“踝”，以与《中诰》合。

③ 张义作“五分”，云：“即风府也。‘五分’本作‘三分’，误。”

④ 张义云：“‘数’字疑有误。”

⑤ 张义谓“出”为衍字。

⑥ “动”下当依《太素》卷十一《骨空》补“脉”。

⑦ 周评云：“‘孔’字亦当作‘空’，虽无深义，究不得一句之中字体忽异也。”

⑧ 张义云：“四字衍文。”顾素云：“依注则‘易髓’二字当乙转。”

⑨ 《太素》作“先取”。

⑩ 林校云：“按，《甲乙经》云：‘在外踝上四寸。’”

⑪ 林校云：“按，《甲乙经》及全元起本‘足阳明’下有‘灸之’二字，并跗上动脉是二穴，今王氏去‘灸之’二字，则见二穴，今于注中却存‘灸之’二字，以阙疑之。”查今本《甲乙》无“灸之”二字，惟《太素》则有。

⑫ 林校云：“详足阳明不别灸，则有二十八处，疑王氏去上文‘灸之’二字者非。”

⑬ 高解改“食”为“蚀”。查诸注皆为饮食伤之义，高解独改作“蚀”，云：“乃伤烂如蚀，阳气下陷，则当灸之。”

⑭ 《太素》作“肾者少阴”。

⑮ 《太素》“也”作“闭”。

⑯ 《太素》“门”作“闭”。度校云：“古钞本‘门’作‘闭’。与注合，为是。”当作“闭”。

⑰ “胕肿者，聚水而生病也”九字，《太素》无。

勇而劳甚[①]则肾汗出，肾汗出逢于风，内不得入于脏腑，外不得越于皮肤，客于玄府，行于皮里，传为胕肿，本之于肾，名曰风水。所谓玄[②]府者，汗空也。帝曰：水俞五十七处者，是何主也？岐伯曰：肾俞五十七穴，积阴之所聚也，水所从出入也。尻上五行行五者，此肾俞。故水病下为胕肿大腹，上为喘呼不得卧者，标本俱病，故肺为喘呼，肾为水肿，肺为逆不得卧，分为相输，俱受者[③]水气之所留也。伏菟上各二行行五者，此肾之街[④]也。三阴之所交结于脚也[⑤]。踝上各一行行六者，此肾脉之下行也，名曰太冲。凡五十七穴者，皆脏之阴络[⑥]，水之所客也。帝曰：春取络脉分肉何也？岐伯曰：春者木始治，肝气始生，肝气急，其风疾，经脉常深，其气少，不能深入，故取络脉分肉间。帝曰：夏取盛经分腠何也？岐伯曰：夏者火始治，心气始长，脉瘦气弱，阳气留[⑦]溢，热熏分腠[⑧]，内至于经，故取盛经分腠，绝肤而病去者，邪居浅也。所谓盛经者，阳脉也。帝曰：秋取经俞何也？岐伯曰：秋者金始治，肺将收杀，金将胜火，阳气在合，阴气初胜，湿气及体，阴气未盛，未能深入，故取俞以泻阴邪，取合以虚阳邪，阳气始衰，故取于合[⑨]。帝曰：冬取井荥[⑩]何也？岐伯曰：冬者水始治，肾方闭，阳气衰少，阴气坚盛，巨阳伏沉，阳脉乃去，故取井以下阴逆，取荥以实[⑪]阳气。故曰：冬取井荥，春不鼽衄[⑫]。此之谓也[⑬]。帝曰：夫子言治热病五十九俞，余论其意，未能领[⑭]别其处，愿闻其处，因闻其意。岐伯曰：头上五行行五者，以越诸阳之热逆也。大杼、膺俞、缺盆、背俞，此八者，以泻胸中之热也。气街[⑮]、三里、巨虚上下廉，此八者，以泻胃中之热也。云门、髃骨、委中、髓空，此八者，以泻四肢之热也。五脏俞傍五，此十者，以泻五脏之热也。凡此五十九穴者，皆热之左右也。帝曰：人伤于寒而传为热何也？岐伯曰：夫寒盛则生热也。

骨空论：髆（音博）　楗（音健）　啮（若结切）

水热穴论：閟（音秘）　菟（兔音）　溜（力救切）　鼷（音奚）　緻（驰二切）

---

① 王冰释云："勇而劳甚，谓力房也。"查《素问·经脉别论》云："持重远行，汗出于肾。"当参考。

② 《太素》"玄"作"六"。

③ 《太素》作"分之相输受者"。

④ 《太素》"街"作"冲"。

⑤ 高解改作"三阴交之所结于脚也"。

⑥ 《太素》作"皆藏阴之络也"。

⑦ 林校云："按，别本'留'一作'流'。"《太素》作"流"。

⑧ 《甲乙》作"血温于腠"。《太素》作"熏热分腠"。

⑨ "故取于合"句下，《甲乙》有"是谓始秋之治变也"句，林校亦引此文。

⑩ 原作"荣"，今改作"荥"，下同。

⑪ 林校云："按，全元起本'实'作'遣'。《甲乙经》《千金方》作'通'。"

⑫ "春不鼽衄"下，《甲乙》有"是谓末冬之治变也"句。

⑬ 林校云："按，此（指'此之谓也'以上一节经文）与《四时刺逆从论》及《诊要经终论》义颇不同，与《九卷》之义相通。"张义谓："此疑《四时刺逆从论》中脱文误次者。"

⑭ 《太素》无"领"字。

⑮ 《甲乙》"街"作"冲"。

卷第十七

调经论篇第六十二

（新校正云：按，全元起本在第一卷。）

黄帝问曰：余闻《刺法》言，有余泻之，不足补之，何谓有余？何谓不足？岐伯对曰：有余有五，不足亦有五，帝欲何问？帝曰：愿尽闻之。岐伯曰：神有①余有不足，气有余有不足，血有余有不足，形有余有不足，志有余有不足，凡此十者，其气不等也。帝曰：人有精气津液，四肢九窍，五脏十六部，三百六十五节，乃生百病，百病之生，皆有虚实。今夫子乃言有余有五，不足亦有五，何以生之乎？岐伯曰：皆生于五脏也。夫心藏神，肺藏气，肝藏血，脾藏肉，肾藏志，而此成形②。志意通，内连骨髓③，而成身形五脏④。五脏之道，皆出于经隧⑤，以行血气，血气不和，百病乃变化而生⑥，是故守经隧焉。帝曰：神有余不足何如？岐伯曰：神有余则笑不休，神不足则悲⑦。血气未并，五脏安定，邪客于形，洒淅⑧起于毫毛，未入于经络也，故命曰神之微。帝曰：补泻奈何？岐伯曰：神有余，则泻其小络之脉⑨，出血⑩勿之深斥，无中其大经，神气乃平。神不足者，视其虚络，按而致之，刺而利之，无出其血，无泄其气，以通其经，神气乃平。帝曰：刺微奈何？岐伯曰：按摩勿释，著针⑪勿斥，移气于不足⑫，神气乃得复。帝曰：善。气有⑬余不足奈何？岐伯曰：气有余则喘咳上气，不足则息利少气。血气未并，五脏安定，皮肤微病，命曰白气微泄。帝曰：补泻奈何？岐伯曰：气有余，则泻其经隧，无伤其经，无出其血，无泄其气。不足，则

---

① 《甲乙》“有”下多一“有”字。下文“气”“血”“形”“志”下并同。

② 张义云：“四字衍。”吴素改“此”字作“各”字。于书云：“‘此成’二字盖倒。‘此’者，此五脏也。‘成此形’，成五脏之形也，与下文身形别。”

③ “通”字下《甲乙》有“达”字为一句。吴素加“调”字为句。周评从“内”字断句。

④ 《甲乙》无“身”“五脏”三字。高解云：“‘五脏’二字衍文。”张义、马素同。

⑤ 《甲乙》“隧”作“渠”，下同。

⑥ 《太素》“生”字下有“于血气”三字。

⑦ 林校云：“详王注云：‘悲，一为忧，误也。’按，《甲乙经》及《太素》并全元起注本并作‘忧’，皇甫士安云：‘心虚则悲，悲则忧；心实则笑，笑则喜。夫心之与肺，脾之与心，互相成也。故喜发于心而成于肺，思发于脾而成于心，一过其节，则二脏俱伤。’杨上善云：‘脾之忧在心变动也，肺之忧在肺之志，是则肺主秋，忧为正也，心主于夏，变而生忧也。’”

⑧ 《太素》作“洫泝”，《甲乙经》作“悽厥”。张笔云：“‘悽厥’亦寒貌，与‘洒淅’文异义同，‘洫’与‘洒’形近而讹，‘泝’则‘淅’之坏文。”

⑨ “脉”原作“血”，从马素、钱素改，顾素云：“‘脉’字原误‘血’，依马本改。”王冰注亦云：“邪入小络故可泻其小络之脉，出其血。”

⑩ 吴素删“出血”二字。

⑪ 吴素云：“同‘着’。”马素亦然。张素云：“着针者，如以布懒着之，乃从单布上刺，谓当刺之极浅，而勿推内其针。”简素云：“此谓着针于病处，勿开拓而泄其气也。”

⑫ 林校云：“按，《甲乙经》及《太素》云‘移气于足’，无‘不’字。”杨上善云：“按摩使气至于踵也。”查萧校无“于”字，“神”字属上读。张义亦以为“不”字衍。

⑬ “有”字上原无“气”字。度校云：“元椠本‘有’上有‘气’字。”吴素同。今从补。

补其经隧，无出其气。帝曰：刺微奈何？岐伯曰：按摩勿释，出针视之，曰我将深之，适人必革[①]，精气自伏，邪气散乱，无所休息，气泄腠理，真气乃相得。帝曰：善。血有余不足奈何？岐伯曰：血有余则怒，不足则恐[②]。血气未并，五脏安定，孙络水[③]溢，则经有留血。帝曰：补泻奈何？岐伯曰：血有余，则泻其盛经，出其血。不足，则视其虚经，内针其脉中，久留而视[④]，脉大，疾[⑤]出其针，无令血泄。帝曰：刺留血奈何？岐伯曰：视其血络，刺出其血，无令恶血得入于经，以成其疾。帝曰：善。形有余不足奈何？岐伯曰：形有余则腹胀泾溲不利[⑥]，不足则四肢不用。血气未并，五脏安定，肌肉蠕[⑦]动，命曰微风。帝曰：补泻奈何？岐伯曰：形有余则泻其阳经，不足则补其阳络。帝曰：刺微奈何？岐伯曰：取分肉间，无中其经，无伤其络，卫气得复，邪气乃索。帝曰：善。志有余不足奈何？岐伯曰：志有余则腹胀飧泄，不足则厥。血气未并，五脏安定，骨节有动[⑧]。帝曰：补泻奈何？岐伯曰：志有余则泻然筋血者[⑨]，不足则补其复溜。帝曰：刺未并奈何？岐伯曰：即取之，无中其经，邪所[⑩]乃能立虚。

帝曰：善。余已闻虚实之形，不知其何以生。岐伯曰：气血以并，阴阳相倾，气乱于卫，血逆于经，血气离居，一实一虚。血并于阴，气并于阳，故为惊狂。血并于阳，气并于阴，乃为炅中。血并于上，气并于下，心烦惋善怒[⑪]。血并于下，气并于上，乱而喜忘[⑫]。帝曰：血并于阴，气并于阳，如是血气离居，何者为实[⑬]？何者为虚？岐伯曰：血气者，喜温而恶寒，寒则泣不能流，温则消而去之，是故气之所并为血虚，血之所并为气虚。帝曰：人之所有者，血与气耳。今夫子乃言血并为虚，气并为虚，是无实乎？岐伯曰：有者为实，无者为虚，故气并则无血，血并则无气，今血与气相失，故为虚焉。络之与孙脉俱输于经，血与气并，则为实焉。血之与气并走于上，则为大厥，厥则暴死，气复反则生，不反则死。帝曰：实者何道从来？虚者何道从去？虚实之要，愿闻其故。岐伯曰：夫阴与阳皆有俞会，阳注于阴，阴满之外，阴阳匀[⑭]平，以充其形，九候若一，命曰

---

① 王冰释云："适人必革者，谓其深而浅刺之也。"林校云："按，杨上善云：'革，改也。夫人闻乐至，则身心忻悦；闻痛及体，情必改异。忻悦则百体俱纵，改革则情志必拒，拒则邪气消伏。'"

② 林校云："按，全元起本'恐'作'悲'，《甲乙经》及《太素》并同。"简素云："今《甲乙》作'不足则慧'。"查今本《甲乙》仍作"悲"。

③ "水"当改作"外"。《甲乙》、《太素》、吴素均作"外"。顾素云："'水'字误，当依《甲乙》作'外'，注同。藏本正文作'水'，注文仍是'外'，是其迹之未尽泯者。"

④ 《甲乙》作"久留之血至"。《太素》作"久留血至"。

⑤ 高解从"疾"字断句，非。

⑥ 林校云："按，杨上善云：'泾，作经，妇人月经也。'"玉川按，今《太素》卷二十四《虚实补泻》作"形有余则腹胀溲不利"，无"泾"字，并注云："溲四肢不随也。有本经溲者，经即如人月经也。"萧延平云："按，本注四肢不隧，恐有脱误。"

⑦ 《太素》"蠕"作"濡"。林校云："按，全元起本及《甲乙经》'蠕'作'溢'。"查今本《甲乙》云："'蠕'一作'溢'。"

⑧ "骨节有动"下，吴素补"则骨节有微风"六字。

⑨ 林校云："按，《甲乙经》及《太素》云：'泻然筋血者，出其血。'杨上善云：'然筋，当是然谷下筋。'再详诸处引然谷者，多云然骨之前血者，疑少'骨之'二字，'前'字误作'筋'字。"

⑩ 《甲乙经》"邪所"作"以取其邪"。《太素》作"以邪"。王冰释云："不求穴俞而直取居邪之处，故云即取之。"简素云："不必从《甲乙》改字，王注义通。"

⑪ "惋"，《甲乙》作"闷"，《太素》作"悗"。"善怒"，《太素》作"喜怒"。

⑫ 《甲乙》注云："《素》作'善忘'。"

⑬ 高解作"如血气离居是何者为实"，并注云："旧本'如是'二字相连，今改。"

⑭ 《甲乙》"匀"作"紃"，"紃"音巡。

平人。夫邪之生也，或生于阴，或生于阳。其生于阳者，得之风雨寒暑[①]。其生于阴者，得之饮食居处，阴阳喜怒。帝曰：风雨之伤人奈何？岐伯曰：风雨之伤人也，先客于皮肤，传入于孙脉，孙脉满则传入于络脉，络脉满则输于大经脉，血气与邪并客于分腠之间，其脉坚大，故曰实。实者外坚充满，不可按之，按之则痛。帝曰：寒湿之伤人奈何？岐伯曰：寒湿之中人也，皮肤不收[②]，肌肉坚紧，荣血泣，卫气去，故曰虚。虚者聂辟[③]气不足[④]，按之则气足以温之，故快然而不痛。帝曰：善。阴之生实奈何？岐伯曰：喜怒不节则阴气上逆[⑤]，上逆则下虚，下虚则阳气走之，故曰实矣。帝曰：阴之生虚奈何？岐伯曰：喜则气下，悲则气消，消则脉虚空，因寒饮食，寒气熏满[⑥]，则血泣气去，故曰虚矣。帝曰：经言阳虚则外寒，阴虚则内热，阳盛则外热，阴盛则内寒，余已闻之矣，不知其所由然也。岐伯曰：阳受气于上焦，以温皮肤分肉之间，令[⑦]寒气在外则上焦不通，上焦不通则寒气独留于外，故寒栗。帝曰：阴虚生内热奈何？岐伯曰：有所劳倦，形气衰少，谷气不盛，上焦不行，下脘[⑧]不通。胃气热，热气熏胸中[⑨]，故内热。帝曰：阳盛生外热奈何？岐伯曰：上焦不通利，则皮肤致密，腠理闭塞，玄府[⑩]不通，卫气不得泄越，故外热。帝曰：阴盛生内寒奈何？岐伯曰：厥气上逆，寒气积于胸中而不泻，不泻则温气去，寒独留[⑪]，则血凝泣，凝则脉不通[⑫]，其脉盛大以濇，故中寒。帝曰：阴与阳并，血气以并，病形以成，刺之奈何？岐伯曰：刺此者取之经隧，取血于营，取气于卫，用形哉，因四时多少高下。帝曰：血气以并，病形以成，阴阳相倾，补泻奈何？岐伯曰：泻实者气盛乃内针，针与气俱内，以开其门如[⑬]利其户，针与气俱出，精气不伤，邪气乃下，外门不闭，以出其疾，摇大其道，如利其路，是谓大泻，必切而出，大气乃屈。帝曰：补虚奈何？岐伯曰：持针勿置，以定其意，候呼内针，气出针入，针空四塞，精无从去，方实而疾出针，气入针出，热不得还，闭塞其门，邪气布散，精气乃得存，动气候时[⑭]，近气不失，远气乃来，是谓追之。帝曰：夫子言虚实者有十，生于五脏，五脏五脉耳。夫十二经脉皆生其[⑮]病，今夫子独言五脏。夫十二经脉者，皆络三百六十五节，节有病必被经脉，经脉之病皆有虚实，何以合之？岐伯曰：五脏者，故[⑯]得六腑与为表里，经络支节，各生虚实，其病所居，随而调

---

① 据下文云云，当作“得之风雨寒湿”。

② 林校云：“按，全元起云：‘不收不仁也。’《甲乙经》及《太素》云‘皮肤收’，无‘不’字。”

③ 《太素》作“慑辟”。《甲乙》作“摄辟”。

④ “气不足”下，《甲乙》有“血涩”二字，《太素》有“血泣”。应补。

⑤ 林校云：“按，经云：‘喜怒不节，则阴气上逆。’疑剩‘喜’字。”简素云：“按，下文云‘喜则气下’，则此‘喜’字衍。新校正为是。《淮南·精神训》云：‘人大怒伤阴，大喜坠阳。’”

⑥ “熏满”，林校云：“《甲乙经》作‘动脏’。”查今本《甲乙》注云：“一作‘重满’。”

⑦ 度校云：“古抄本、元椠本‘令’作‘今’。”

⑧ 《甲乙》“脘”作“焦”。

⑨ 《甲乙》无“热气”二字。《太素》作“胃热熏中”。

⑩ 《甲乙》《太素》均无“玄府”二字。

⑪ 吴素“留”下复出“留”字。

⑫ 吴素“凝”下补“泣”字。《甲乙》“脉不通”作“腠理不通”。

⑬ “如”同“而”字，下文“如利其路”之“如”义亦同。张义认为“如利其路”至“火气乃屈”等句可节。

⑭ 林校云：“按，《甲乙经》作‘动无后时’。”《太素》同。查今本《甲乙》作“动后时”。

⑮ 《甲乙》“其”作“百”。《太素》同。

⑯ 简素云：“《通雅》云：‘故、固古通。’《周语》‘咨于故实’，《史·世家》作‘固实’。”

之。病在脉，调之血①；病在血，调之络；病在气，调之卫；病在肉，调之分肉；病在筋，调之筋；病在骨，调之骨。燔针劫刺其下及与急者②；病在骨，焠针药熨；病不知所痛，两跷为上；身形有痛，九候莫病，则缪刺之；痛在于左而右脉病者，巨刺之。必谨察其九候，针道备③矣。

调经论：隧（音遂）　飧（音孙）　燔（音烦）

卷第十八

缪刺论篇第六十三

（新校正云：按，全元起本在第二卷。）

黄帝问曰：余闻缪刺，未得其意，何谓缪刺？岐伯对曰：夫邪之客于形也，必先舍于皮毛，留而不去，入舍于孙脉④，留而不去，入舍于络脉，留而不去，入舍于经脉，内连五脏，散于肠胃，阴阳俱感，五脏乃伤，此邪之从皮毛而入，极于五脏之次也，如此则治其经焉。今邪客于皮毛，入舍于孙络，留而不去，闭塞不通，不得入于经，流溢于大络，而生奇病也。夫邪客大络者，左注右，右注左，上下左右与经相干，而布于四末，其气无常处，不入于经俞，命曰缪刺。帝曰：愿闻缪刺，以左取右，以右取左，奈何？其与巨刺何以别之？岐伯曰：邪客于经，左盛则右病，右盛则左病，亦有移易者⑤，左痛未已而右脉先病，如此者，必巨刺之，必中其经，非络脉也。故络病者，其痛与经脉缪处，故命曰缪刺。帝曰：愿闻缪刺奈何？取之何如？岐伯曰：邪客于足少阴之络，令人卒心痛暴胀，胸胁支⑥满，无积者，刺然骨⑦之前出血，如食顷而已，不已⑧，左取右，右取左，病新发者，取⑨五日已。邪客于手少阳⑩之络，令人喉痹舌卷，口干心烦，臂外廉痛，手不及头，刺手中指⑪次指爪甲上，去端如韭叶各一痏，壮者立已，老者有顷已，左取右，右取左，此新病数日已⑫。邪客于足厥阴之络，令人卒疝暴痛，刺足大指爪甲上，与肉交者各一痏，男子立已，女子有顷已，左取右，右取左。邪客于足太阳之络，令人头项肩痛，刺足小指爪甲上，与肉交者各一痏，立已，不已，刺外踝下⑬三痏，左取右，右取左，如食顷已。邪客于手阳明之络，令人气满胸

---

① 林校云：“按，全元起本及《甲乙经》云：‘病在血，调之脉。’”查今本《甲乙》作“病在脉，调之血”。
② 周评云：“句当在‘调之筋’下，谓陷下及拘急者。”
③ 《甲乙》“备”作“毕”。
④ 原作“络”。《甲乙》作“脉”。简素云：“据上文，当从《甲乙》。”
⑤ 《甲乙》作“亦有易且移者”。
⑥ 《甲乙》“支”作“反”。
⑦ 《甲乙》“骨”作“谷”。高解同，下仿此。
⑧ 《甲乙》《太素》均无“不已”二字。
⑨ 《甲乙》《太素》均无“取”字。
⑩ 《甲乙》“少阳”作“少阴”。
⑪ “中指”，《甲乙》注云：“当作‘小指’。”《太素》径作“小指”。
⑫ 《太素》作“数日者”三字。《道藏》本“此”作“比”。
⑬ 《甲乙》“下”作“上”。

中，喘息而支胠，胸中热，刺手大指次指爪甲上，去端如韭叶各一痏，左取右，右取左，如食顷已。邪客于臂掌之间，不可得屈，刺其踝[1]后，先以指按之痛，乃刺之，以月死生为数，月生一日一痏，二日二痏，十五日十五痏，十六日十四痏。邪客于足[2]阳跷之脉，令人目痛从内眦始，刺外踝之下半寸所各二痏，左刺右，右刺左，如行十里顷而已。人有所堕坠，恶血留内，腹中满胀，不得前后，先饮利药，此上伤厥阴之脉，下伤少阴之络，刺足内踝之下、然骨之前血脉出血[3]，刺足跗上动脉，不已，刺三毛上各一痏，见血立已，左刺右，右刺左。善悲惊不乐，刺如右方。邪客于手阳明之络，令人耳聋，时不闻音，刺手大指次指爪甲上，去端如韭叶各一痏，立闻，不已，刺中指[4]爪甲上与肉交者，立闻，其不时闻者，不可刺也。耳中生风者，亦刺之如此数，左刺右，右刺左。凡痹往来行无常处者，在分肉间痛而刺之，以月死生为数，用针者，随气盛衰，以为痏数[5]，针过其日数则脱气，不及日数则气不泻，左刺右，右刺左，病已止，不已，复刺之如法，月生一日一痏，二日二痏，渐多之，十五日十五痏，十六日十四痏，渐少之。邪客于足阳明之经[6]，令人鼽衄上齿寒，刺足中指次指[7]爪甲上，与肉交者各一痏，左刺右，右刺左。邪客于足少阳之络，令人胁痛不得息，咳而汗出，刺足小指次指[8]爪甲上，与肉交者各一痏，不得息立已，汗出立止[9]，咳者温衣饮食，一日已，左刺右，右刺左，病立已，不已，复刺如法。邪客于足少阴之络，令人嗌痛不可内食，无故善怒，气上走贲上，刺足下中央之脉[10]各三痏，凡六刺，立已，左刺右，右刺左[11]。嗌中肿，不能内唾，时不能出唾者，刺然骨之前，出血立已，左刺右，右刺左[12]。邪客于足太阴之络，令人腰痛，引少腹控䏚，不可以仰息，刺腰尻之解、两胂之上，是腰俞[13]，以月死生为痏数，发针立已，左刺右，右刺左。邪客于足太阳之络，令人拘挛背急，引胁而痛[14]，刺之从项始数脊椎侠脊，疾按之应手如[15]痛，刺之[16]傍三痏，立已。邪客于足少阳之络，令人留于枢中痛，髀不可举[17]，刺枢中以毫针，寒则久留针，以月死生为数，立已。治诸经刺之，所过者不病，则缪刺之。

---

① 林校云："按，全元起云：'是人手之本节踝也。'"
② 马素无"足"字。
③ 林校云："详'血脉出血'，'脉'字疑是'络'字。"
④ 吴素"中指"作"小指次指"。
⑤ "用针者"至"以为痏数"十一字，吴素改作细注。
⑥ 林校云："按，全元起本与《甲乙经》'阳明之经'作'阳明之络'。"《类经》、马素、吴素同。
⑦ 《甲乙》无"次指"二字。《太素》同，且"中指"上无"足"字。
⑧ 《甲乙》无"次指"二字。
⑨ 周评"止"作"已"。
⑩ 《甲乙》"脉"作"络"。
⑪ "凡六刺，立已"下"左刺右，右刺左"六字，高解以为衍文。
⑫ 《甲乙》第一个"唾"下无"时"字，"刺"上有"缪"字，其断句为："嗌中肿不能内唾，不能出唾者，缪刺然骨之前……"王冰释云："此二十九字，本错简在'邪客手足少阴太阴足阳明之络'前。今迁于此。"查正文仅二十八字，是又有一字缺损。
⑬ 林校云："三字……全元起本旧无。"
⑭ 林校云："按，全元起本及《甲乙》'引胁而痛'下，更云'内引心而痛'。"《太素》同。
⑮ 顾素云："《甲乙经》'如'作'而'，古字通。"《太素》同。
⑯ 《甲乙》"之"作"入"。
⑰ 《甲乙》作"髀不得气"。

耳聋，刺手阳明，不已，刺其通脉出耳前者[1]。齿龋，刺手阳明，不已，刺其脉入齿中，立已[2]。邪客于五脏之间，其病也，脉引而痛，时来时止，视其病[3]，缪刺之于手足爪甲上，视其脉，出其血，间日一刺，一刺不已，五刺已。缪传引[4]上齿，齿唇寒痛[5]，视其手背脉血者去之，足[6]阳明中指爪甲上一痏，手大指次指爪甲上各一痏，立已，左取右，右取左[7]。邪客于手足少阴太阴、足阳明之络，此五络皆会于耳中，上络左角，五络俱竭，令人身脉皆动，而形无知也，其状若尸，或曰尸厥，刺其足大指内侧爪甲上，去端如韭叶，后刺足心，后刺足中指爪甲上各一痏，后刺手大指内侧，去端如韭叶，后刺手心主[8]，少阴锐[9]骨之端各一痏，立已，不已，以竹管吹其两耳[10]，鬄[11]其左角之发方一寸[12]燔治[13]，饮以美酒一杯，不能饮者灌之，立已[14]。凡刺之数，先视其经脉，切而从[15]之，审其虚实而调之，不调者经刺之，有痛而经不病者缪刺之，因视其皮部有血络者尽取之，此缪刺之数也。

四时刺逆从论篇第六十四

（新校正云：按，“厥阴有余”至“筋急目痛”，全元起本在第六卷；“春气在经脉”至篇末，全元起本在第一卷。）

厥阴有余病阴痹，不足病生热痹，滑则病狐疝风，涩则病少腹积气。少阴有余病皮痹隐轸[16]，不足病肺痹，滑则病肺风疝，涩则病积溲血。太阴有余病肉痹寒中，不足病脾痹，滑则病脾风疝，涩则病积心腹时满。阳明有余病脉痹身时热，不足病心痹，滑则病心风疝，涩则病积时善惊。太阳有余病骨痹身重，不足病肾痹，滑则病肾风疝，涩则病积善时[17]巅疾。少阳有余病筋痹胁满，不足病肝痹，滑则病肝风疝，涩则病积时筋急目痛。是故春气在经脉，夏气在孙络，长夏气在肌肉，秋气在皮肤，冬气在骨髓中。帝曰：余愿闻其故。岐伯曰：春者，天气始开，地气始泄，冻解冰释，

---

① 《甲乙》“通”作“过”。高解将“耳聋”至此十六字，移置于上文“邪客于手阳明之络”一节“右刺左”句下。

② 《甲乙》“手阳明”下有“立已”二字。高解将“齿龋”至此十六字，移置于上文“邪客于足阳明之经”一节“右刺左”句下。

③ 《甲乙》“病”下有“脉”字。

④ 《太素》“引”作“刺”。

⑤ 《甲乙》无“痛”字。

⑥ 《甲乙》“足”上有“刺”字。

⑦ “左取右，右取左”以上至“缪传引上齿”，高解将此四十八字移置于上文“邪客于足阳明之经”一节“刺其脉入齿中，立已”句下，且前“一痏”上有“各”字。

⑧ 《甲乙》无“心主”二字。

⑨ 《甲乙》“锐”作“兑”。

⑩ 《甲乙》“管”作“筒”，“耳”下有“中”字。

⑪ 《甲乙》作“剔”，即今“剃”字。

⑫ 《肘后方》卷一第二作“二寸”。

⑬ 《金匮要略》作“烧末”。《肘后方》同。

⑭ 《金匮要略》“已”作“起”。

⑮ 《甲乙》“从”作“循”。

⑯ 《甲乙》“轸”作“疹”。马素亦云：“当作‘隐疹’。”

⑰ 周评“善时”作“时善”。

水行经通，故人气在脉。夏者，经满气溢，入孙络[①]受血，皮肤充实。长夏者，经络皆盛，内溢肌中。秋者，天气始收，腠理闭塞，皮肤引急。冬者盖藏，血气在中，内著骨髓，通于五脏。是故邪气者，常随四时之气血而入客也，至其变化不可为度，然必从其经气，辟除其邪，除其邪则乱气不生。帝曰：逆四时而生乱气奈何？岐伯曰：春刺络脉，血气外溢，令人少气；春刺肌肉，血气环逆，令人上气[②]；春刺筋骨，血气内著，令人腹胀。夏刺经脉，血气乃竭，令人解㑊；夏刺肌肉，血气内却，令人善恐；夏刺筋骨，血气上[③]逆，令人善怒[④]。秋刺经脉，血气上逆，令人善忘；秋刺络脉，气不外行[⑤]，令人卧不欲动[⑥]；秋刺筋骨，血气内散，令人寒栗。冬刺经脉，血气皆脱，令人目不明；冬刺络脉，内[⑦]气外泄，留为大痹；冬刺肌肉，阳气竭绝，令人善忘[⑧]。凡此四时刺者，大逆之病[⑨]，不可不从也，反之，则生乱气相淫病焉。故刺不知四时之经，病之所生，以从为逆，正气内乱，与精相薄，必审九候，正气不乱，精气不转[⑩]。帝曰：善。刺五脏[⑪]，中心一日死[⑫]，其动为噫。中肝五日死，其动为语[⑬]。中肺三[⑭]日死，其动为咳。中肾六[⑮]日死，其动为嚏欠[⑯]。中脾十[⑰]日死，其动为吞。刺伤人五脏必死，其动则依其脏之所变，候[⑱]知其死也。

标本病传论篇第六十五

（新校正云：按，全元起本在第二卷《皮部论篇》前。）

黄帝问曰：病有标本，刺有逆从奈何？岐伯对曰：凡刺之方，必别阴阳，前后相应，逆从得施，标本相移，故曰有其在标而求之于标，有其在本而求之于本，有其在本而求之于标，有其在标而求之于本。故治有取标而得者，有取本而得者，有逆取而得者；有从取而得者。故知逆与从，正行无问[⑲]，知标本者，万举万当，不知标本，是谓妄行。夫阴阳逆从标本之为道也，小而大，言一而知百病之害，少而多，浅而博，可以言一而知百也。以浅而知深，察近而知远，言标与本，易而

---

① 吴素“孙络”二字复出，各自为句。
② 林校云：“按，经阙‘春刺秋分’。”
③ 张素“上”作“下”。
④ 林校云：“按，经阙‘夏刺秋分’。”
⑤ 林校云：“按，别本作‘血气不行’。全元起本作‘气不卫外’。《太素》同。”
⑥ 林校云：“按，经阙‘秋刺长夏分’。”
⑦ 《素问·诊要经终论》林校引此文，“内”作“血”。
⑧ 林校云：“按，经阙‘冬刺秋分’。”《素问·诊要经终论》林校引此文，“忘”作“渴”。
⑨ 林校云：“按，全元起本作‘六经之病’。”
⑩ 简素云：“按，‘转’恐‘薄’之讹。”
⑪ “刺五脏”以下至篇末，张笔云：“与上‘帝曰：善’三字不相蒙，当有脱文。”
⑫ 《素问·诊要经终论》“一日死”作“环死”。
⑬ 林校云：“按，《甲乙经》‘语’作‘欠’。”查今本《甲乙》作“穴”，恐为“欠”字之误。
⑭ 《素问·诊要经终论》“三”作“五”。
⑮ 《素问·诊要经终论》“六”作“七”。《甲乙》作“三”。
⑯ 《甲乙》无“欠”字。
⑰ 《素问·诊要经络论》“十”作“五”。《甲乙》作“十五”。
⑱ 吴素、马素、高解均以“候”字属下读。《类经》以“候”字属上读，张素同。今从吴素、马素、高解断句。
⑲ 吴素改“问”作“间”。

勿及。治反为逆，治得为从。先病而后逆者治其本，先逆而后病者治其本，先寒而后生病者治其本，先病而后生寒者治其本，先热而后生病者治其本，先热而后生中满者治其标，先病而后泄者治其本①，先泄而后生他病者治其本，必且调之，乃治其他病，先病而后生②中满者治其标③，先中满而后烦心者治其本。人有客气有同④气。小大⑤不利治其标，小大利治其本。病发而有余，本而标之，先治其本，后治其标。病发而不足，标而本之，先治其标，后治其本。谨察间甚，以意调之，间者并行，甚者独行。先小大不利而后生病者治其本⑥。夫病传者，心病先心痛，一日而咳，三日胁支痛，五日闭塞不通，身痛体重，三日不已死，冬夜半，夏日中。肺病喘咳，三日而胁支满痛，一日身重体痛，五日而胀，十日不已死，冬日入⑦，夏日出。肝病头目眩、胁支满，三日体重身痛，五日而胀，三日腰脊少腹痛胫痠，三日不已死，冬日入，夏早食。脾病身痛体重，一日而胀，二日少腹腰脊痛胫痠，三日背胆筋痛小便闭，十日不已死，冬人定，夏晏食。肾病少腹腰脊痛，骺痠，三日背胆筋痛⑧，小便闭，三日腹胀⑨，三日两胁支痛⑩，三日不已死，冬大晨，夏晏晡。胃病胀满，五日少腹腰脊痛，骺痠，三日背胆筋痛小便闭，五日身体重，六日不已死，冬夜半后，夏日昳。膀胱病小便闭，五日少腹胀，腰脊痛，骺痠，一日腹胀，一日身体痛，二日不已死，冬鸡鸣，夏下晡。诸病以次⑪相传，如是者，皆有死期，不可刺。间一脏止，及至三四脏者，乃可刺也。

卷第十九

天元纪大论篇第六十六

黄帝问曰：天有五行，御五位，以生寒暑燥湿风；人有五脏，化五气，以生喜怒思⑫忧恐。论言五运相袭而皆治之，终期之日，周而复始，余已知之矣，愿闻其与三阴三阳之候奈何合之？鬼臾区稽首再拜对曰：昭乎哉问也。夫五运阴阳者，天地之道也，万物之纲纪，变化之父母，生杀之本始，神明之府⑬也，可不通乎！故物生谓之化，物极谓之变，阴阳不测谓之神，神用无方谓之圣。

---

① 简素云："'本'疑'标'字之误。"

② "生"原作"先"。薛校、宋刻本均改作"生"。可从，今改。

③ 滑钞云："此句当作'先病而后生热者，治其标'。"

④ 林校云："按，全元起本'同'作'固'。"

⑤ 《灵枢》"小大"作"大小便"。下同。

⑥ 《灵枢》"大"下有"便"字。吴素将此十三字移至上文"小大利治其本"下。

⑦ 《甲乙》"日入"作"日中"。

⑧ 《甲乙》作"三日之膀胱，背膂筋痛"。下同。马素云："'胆''膂'同。"

⑨ 《甲乙》作"三日而上之心，心胀"。

⑩ 《甲乙》作"三日之小肠，两胁支痛"。

⑪ "次"下原有"是"，据《灵枢·病传》及《甲乙》卷六第十删。顾校云："'是'字衍，当依《甲乙经》删。"度校云："古抄本无'是'字。"

⑫ 《素问·阴阳应象大论》"思"作"悲"。

⑬ 与《素问·阴阳应象大论》同。

夫变化之为用也，在天为玄，在人为道，在地为化，化生五味，道生智，玄生神[①]。神在天为风，在地为木，在天为热，在地为火，在天为湿，在地为土，在天为燥，在地为金，在天为寒，在地为水[②]，故在天为气，在地成形，形气相感而化生万物矣。然天地者，万物之上下也；左右者，阴阳之道路也；水火者，阴阳之征兆也；金木者，生成之终始也。气有多少，形有盛衰，上下相召而损益彰矣。帝曰：愿闻五运之主时也何如？鬼臾区曰：五气运行，各终期日，非独主时也。帝曰：请闻其所谓也。鬼臾区曰：臣积考《太始天元册》文曰：太虚寥廓，肇基化元，万物资始，五运终天，布气真灵，揔[③]统坤元，九星悬朗，七曜周旋，曰阴曰阳，曰柔曰刚，幽显既位，寒暑弛张，生生化化，品物咸章。臣斯十世，此之谓也。

帝曰：善。何谓气有多少，形有盛衰？鬼臾区曰：阴阳之气各有多少，故曰三阴三阳也。形有盛衰，谓五行之治，各有太过不及也。故其始也，有余而往，不足随之，不足而往，有余从之，知迎知随，气可与期。应天为天符，承岁为岁直，三合为治。帝曰：上下相召奈何？鬼臾区曰：寒暑燥湿风火，天之阴阳也，三阴三阳上奉之。木火土金水火[④]，地之阴阳也，生长化收藏下应之。天以阳生阴长，地以阳杀阴藏。天有阴阳，地亦有阴阳。木火土金水火，地之阴阳也，生长化收藏[⑤]。故阳中有阴，阴中有阳。所以欲知天地之阴阳者，应天之气，动而不息，故五岁而右迁，应地之气，静而守位，故六期而环会，动静相召，上下相临，阴阳相错，而变由生也。帝曰：上下周纪，其有数乎？鬼臾区曰：天以六为节，地以五为制。周天气者，六期为一备；终地纪者，五岁为一周。君火以明，相火以位[⑥]。五六相合而七百二十气，为一纪，凡三十岁；千四百四十气，凡六十岁，而为一周，不及太过，斯皆见矣。帝曰：夫子之言，上终天气，下毕地纪，可谓悉矣。余愿闻而藏之，上以治民，下以治身，使百姓昭著，上下和亲，德泽下流，子孙无忧，传之后世，无有终时，可得闻乎？鬼臾区曰：至数之机，迫迮以微，其来可见，其往可追，敬之者昌，慢之者亡，无道行私，必得夭殃，谨奉天道，请言真要。帝曰：善言始者，必会于终，善言近者，必知其远，是则至数极而道不惑，所谓明矣。愿夫子推而次之，令有条理，简而不匮，久而不绝，易用难忘，为之纲纪，至数之要，愿尽闻之。鬼臾区曰：昭乎哉问！明乎哉道！如鼓之应桴，响之应声也。臣闻之，甲己之岁，土运统之；乙庚之岁，金运统之；丙辛之岁，水运统之；丁壬之岁，木运统之；戊癸之岁，火运统之。帝曰：其于三阴三阳，合之奈何？鬼臾区曰：子午之岁，上见少阴；丑未之岁，上见太阴；寅申之岁，上见少阳；卯酉之岁，上见阳明；辰戌之岁，上见太阳；巳亥之岁，上见厥阴。少阴所谓标也，厥阴所谓终也。厥阴之上，风气主之；少阴之上，热气主之；太阴之上，湿气主之；少阳之上，相火主之；阳明之上，燥气主之；太阳之上，寒气主之。所谓本也，是谓六

① 周评无。
② 与《素问·阴阳应象大论》及《素问·五运行大论》文重，注颇异。
③ 吴素、周评、宋刻本均作“总”。
④ 吴素“水”下无“火”字。张义亦以为衍。
⑤ “木火土金水火”至此十六字，吴素、《类经》均无；张义、周评亦认为此三句为衍文。
⑥ 顾素云：“依注（王冰释）则‘明’当作‘名’。”林校《至真要大论》亦引作“名”。吴素将此八字改次于《素问·六微旨大论》“君火治之”句下。张义以为《素问·六微旨大论》脱简，误次于此。

元[1]。帝曰：光乎哉道！明乎哉论！请著之玉版，藏之金匮，署曰《天元纪》。

五运行大论篇第六十七

黄帝坐明堂，始正天纲，临观八极，考建五常，请天师而问之曰：论言天地之动静，神明为之纪，阴阳之升降[2]，寒暑彰其兆。余闻五运之数于夫子，夫子之所言，正五气之各主岁尔，首甲定运，余因论之。鬼臾区曰：土主甲己，金主乙庚，水主丙辛，木主丁壬，火主戊癸。子午之上，少阴主之；丑未之上，太阴主之；寅申之上，少阳主之；卯酉之上，阳明主之；辰戌之上，太阳主之；巳亥之上，厥阴主之。不合阴阳，其故何也？岐伯曰：是明道也，此天地之阴阳也。夫数之可数者，人中之阴阳也，然所合，数之可得者也。夫阴阳者，数之可十，推之可百，数之可千，推之可万。天地阴阳者，不以数推，以象之谓也[3]。帝曰：愿闻其所始也。岐伯曰：昭乎哉问也！臣览《太始天元册》文，丹天之气经于牛女戊分，䵟天之气经于心尾己分，苍天之气经于危室柳鬼，素天之气经于亢氐昴毕，玄天之气经于张翼娄胃。所谓戊己分者，奎壁角轸，则天地之门户也。夫候之所始，道之所生，不可不通也。帝曰：善。论言天地者，万物之上下；左右者，阴阳之道路。未知其所谓也。岐伯曰：所谓上下者，岁上下见阴阳之所在也。左右者，诸上见厥阴，左少阴，右太阳；见少阴，左太阴，右厥阴；见太阴，左少阳，右少阴；见少阳，左阳明，右太阴；见阳明，左太阳，右少阳；见太阳，左厥阴，右阳明。所谓面北而命其位，言其见也。帝曰：何谓下？岐伯曰：厥阴在上则少阳在下，左阳明，右太阴；少阴在上则阳明在下，左太阳，右少阳；太阴在上则太阳在下，左厥阴，右阳明；少阳在上则厥阴在下，左少阴，右太阳；阳明在上则少阴在下，左太阴，右厥阴；太阳在上则太阴在下，左少阳，右少阴。所谓面南而命其位，言其见也。上下相遘，寒暑相临，气相得则和，不相得则病。帝曰：气相得而病者何也？岐伯曰：以下临上，不当位也。帝曰：动静何如？岐伯曰：上者右行，下者左行，左右周天，余而复会也。帝曰：余闻鬼臾区曰：应地者静。今夫子乃言下者左行，不知其所谓也，愿闻何以生之乎？岐伯曰：天地动静，五行迁复，虽鬼臾区其上候而已，犹不能遍明。夫变化之用，天垂象，地成形，七曜纬虚，五行丽地。地者，所以载生成之形类也。虚者，所以列应天之精气也。形精之动，犹根本之与枝叶也，仰观其象，虽远可知也。帝曰：地之为下否乎？岐伯曰：地为人之下，太虚之中者[4]也。帝曰：冯乎[5]？岐伯曰：大气举之也。燥以干之，暑以蒸之，风以动之，湿以润之，寒以坚之，火以温之。故风寒在下，燥热在上，湿气在中，火游行其间，寒暑六入，故令虚而生化[6]也。故燥胜则地干，暑胜则地热，风胜则地动，湿胜则地泥，寒胜则地裂，火胜则地固矣。帝曰：天地之气，何以候之？岐伯

---

① 林校云："按，别本'六元'作'天元'也。"
② 《素问·气交变大论》"升降"作"往复"。
③ 吴素作"以象求之也"。
④ 吴素无"者"字。
⑤ 滑钞作"何谓太虚"。
⑥ 张义认为"虚而"二字衍。吴素、高解"生化"均作"化生"。

曰：天地之气，胜复之作，不形于诊也。《脉法》曰：天地之变，无以脉诊。此之谓也。帝曰：间气何如？岐伯曰：随气所在，期于左右。帝曰：期之奈何？岐伯曰：从其气则和，违其气则病，不当其位者病，迭移其位者病，失守其位者危①，尺寸反者死，阴阳交者死。先立其年，以知其气，左右应见，然后乃可以言死生之逆顺②。

帝曰：寒暑燥湿风火，在人合之奈何？其于万物何以生化③？岐伯曰：东方生风，风生木，木生酸，酸生肝，肝生筋，筋生心。其在天为玄，在人为道，在地为化。化生五味，道生智，玄生神，化生气。神在天为风，在地为木，在体为筋，在气为柔，在脏为肝。其性为暄，其德为和④，其用为动，其色为苍，其化为荣⑤，其虫毛，其政为散，其令宣发，其变摧拉⑥，其眚为陨⑦，其味为酸，其志为怒。怒伤肝，悲胜怒⑧；风伤肝⑨，燥胜风；酸伤筋，辛胜酸。

南方生热，热生火，火生苦，苦生心，心生血，血生脾。其在天为热，在地为火，在体为脉，在气为息，在脏为心。其性为暑，其德为显⑩，其用为躁，其色为赤，其化为茂⑪，其虫羽，其政为明⑫，其令郁蒸，其变炎烁⑬，其眚燔焫⑭，其味为苦，其志为喜。喜伤心，恐胜喜；热伤气，寒胜热；苦伤气，咸胜苦。

中央生湿，湿生土，土生甘，甘生脾，脾生肉，肉生肺。其在天为湿，在地为土，在体为肉，在气为充，在脏为脾。其性静兼，其德为濡⑮，其用为化，其色为黄，其化为盈⑯，其虫倮，其政为谧⑰，其令云雨，其变动注⑱，其眚淫溃⑲，其味为甘，其志为思。思伤脾，怒胜思；湿伤肉，风胜湿；甘伤脾⑳，酸胜甘。

西方生燥，燥生金，金生辛，辛生肺，肺生皮毛，皮毛生肾。其在天为燥，在地为金，在体为皮毛，在气为成，在脏为肺，其性为凉，其德为清㉑，其用为固，其色为白，其化为敛㉒，其虫介，

---

① 吴素“危”作“病”。
② 周评“顺”下有“也”字。
③ 高解“生化”作“化生”。
④ 《素问·气交变大论》云：“其德敷和。”
⑤ 《素问·气交变大论》云：“其化生荣。”
⑥ 《素问·气交变大论》云：“其变振发。”
⑦ 《素问·气交变大论》云：“其灾散落。”
⑧ 林校云：“详五志，‘悲’当作‘忧’，盖忧伤意，悲伤魂，故云‘悲胜怒’也。”
⑨ 《素问·阴阳应象大论》云：“风伤筋。”
⑩ 《素问·气交变大论》云：“其德彰显。”
⑪ 《素问·气交变大论》云：“其化蕃茂。”
⑫ 林校云：“按，《气交变大论》云：‘其政明曜。’又按，火之政明，水之气明，水火异而明同者，火之明明于外，水之明明于内，明虽同而实异也。”
⑬ 《素问·气交变大论》云：“其变销烁。”
⑭ 《素问·气交变大论》云：“其灾燔焫。”
⑮ 《素问·气交变大论》云：“其德溽蒸。”
⑯ 《素问·气交变大论》云：“其化丰备。”
⑰ 《素问·气交变大论》云：“其政安静。”
⑱ 《素问·气交变大论》云：“其变骤注。”
⑲ 《素问·气交变大论》云：“其灾霖溃。”
⑳ 《素问·阴阳应象大论》云：“甘伤肉。”
㉑ 《素问·气交变大论》云：“其德清洁。”
㉒ 《素问·气交变大论》云：“其化紧敛。”

其政为劲[1]，其令雾露，其变肃杀，其眚苍落，其味为辛，其志为忧。忧伤肺，喜胜忧；热伤皮毛，寒胜热[2]；辛伤皮毛，苦胜辛。

北方生寒，寒生水，水生咸，咸生肾，肾生骨髓，髓生肝。其在天为寒，在地为水，在体为骨，在气为坚，在脏为肾。其性为凛，其德为寒[3]，其用为脏[4]，其色为黑，其化为肃[5]，其虫鳞，其政为静[6]，其令闭塞[7]，其变凝冽[8]，其眚冰雹[9]，其味为咸，其志为恐。恐伤肾，思胜恐；寒伤血，燥胜寒；咸伤血，甘胜咸。五气更立，各有所先，非其位则邪，当其位则正。帝曰：病生之变[10]何如？岐伯曰：气相得则微，不相得则甚。帝曰：主岁何如？岐伯曰：气有余，则制己所胜而侮所不胜；其不及，则己所不胜侮而乘之，己所胜轻而侮之。侮反受邪，侮而受邪，寡于畏也。帝曰：善。

六微旨大论篇第六十八

黄帝问曰：呜呼远哉！天之道也，如迎浮云，若视深渊，视深渊尚可测，迎浮云莫知其极[11]。夫子数言谨奉天道，余闻而藏之，心私异之，不知其所谓也。愿夫子溢志尽言其事，令终不灭，久而不绝，天之道可得闻乎？岐伯稽首再拜对曰：明乎哉问天之道也！此因天之序，盛衰之时也。帝曰：愿闻天道六六之节盛衰何也？岐伯曰：上下有位，左右有纪。故少阳之右，阳明治之；阳明之右，太阳治之；太阳之右，厥阴治之；厥阴之右，少阴治之；少阴之右，太阴治之；太阴之右，少阳治之。此所谓气之标，盖南面而待[12]也。故曰：因天之序，盛衰之时，移光定位，正立而待之。此之谓也。少阳之上，火气治之，中见厥阴；阳明之上，燥气治之，中见太阴；太阳之上，寒气治之，中见少阴；厥阴之上，风气治之，中见少阳；少阴之上，热气治之，中见太阳；太阴之上，湿气治之，中见阳明[13]。所谓本也，本之下，中之见也，见之下，气之标也，本标不同，气应异象。帝曰：其有至而至，有至而不至，有至而太过，何也？岐伯曰：至而至者和；至而不至，来气不及也；未至而至，来气有余也。帝曰：至而不至，未至而至如何？岐伯曰：应则顺，否则逆，逆则变生，变[14]则病。帝曰：善。请言其应。岐伯曰：物生其应也，气脉其应也。

---

① 《素问·气交变大论》云："其政劲切。"

② 《太素·遗文》作"燥伤皮毛，热胜燥"。吴素同。

③ 《素问·气交变大论》云："其德凄沧。"

④ "脏"，原本阙，吴素、《类经》均作"脏"，高解作"操"。今从吴素、《类经》补。

⑤ 《素问·气交变大论》云："其化清谧。"

⑥ 《素问·气交变大论》云："其政凝肃。"

⑦ "闭塞"二字，原本阙。《类经》作"闭塞"，吴素作"霰雪"。高解作"严贞"。今从《类经》补。

⑧ 《素问·气交变大论》云："其变凛冽。"

⑨ 《素问·气交变大论》云："其灾冰雪霜雹。"

⑩ 周评作"病之生变"。

⑪ 林校云："详此文与《疏五过论》文重。"查《素问·疏五过论》原文作"呜呼远哉！闵闵乎若视深渊，若迎浮云，视深渊尚可测，迎浮云，莫知其际"，与本篇稍异。

⑫ 吴素、高解、周评"待"下均有"之"字。

⑬ 其下吴素僭补"诸上主治"四字。

⑭ 高解、周评"变"下均有"生"字。

帝曰：善。愿闻地理之应六节气位何如？岐伯曰：显明之右，君火之位也；君火之右，退行一步，相火治之；复行一步，土气治之；复行一步，金气治之；复行一步，水气治之；复行一步，木气治之；复行一步，君火治之①。相火之下，水气承之；水位之下，土气承之；土位之下，风气承之；风位之下，金气承之；金位之下，火气承之；君火之下，阴精承之。帝曰：何也？岐伯曰：亢则害，承乃制，制则生化②，外列盛衰，害则败乱，生化大病。帝曰：盛衰何如？岐伯曰：非其位则邪，当其位则正，邪则变甚，正则微。帝曰：何谓当位？岐伯曰：木运临卯，火运临午，土运临四季，金运临酉，水运临子，所谓岁会，气之平也。帝曰：非位何如？岐伯曰：岁不与会也。帝曰：土运之岁，上见太阴；火运之岁，上见少阳、少阴；金运之岁，上见阳明；木运之岁，上见厥阴；水运之岁，上见太阳，奈何？岐伯曰：天之与会也。故《天元册》曰天符③。天符岁会何如？岐伯曰：太一天符之会也。帝曰：其贵贱何如？岐伯曰：天符为执法，岁位为行令，太一天符为贵人。帝曰：邪之中也奈何？岐伯曰：中执法者，其病速而危；中行令者，其病徐而持；中贵人者，其病暴而死。帝曰：位之易也何如？岐伯曰：君位臣则顺，臣位君则逆。逆则其病近，其害速；顺则其病远，其害微。所谓二火也。帝曰：善。愿闻其步何如？岐伯曰：所谓步者，六十度而有奇，故二十四步积盈百刻而成日也。

帝曰：六气应五行之变何如？岐伯曰：位有终始，气有初中，上下不同，求之亦异也。帝曰：求之奈何？岐伯曰：天气始于甲，地气治于子，子甲相合，命曰岁立，谨候其时，气可与期。帝曰：愿闻其岁，六气始终，早晏何如？岐伯曰：明乎哉问也！甲子之岁④，初之气，天数始于水下一刻，终于八十七刻半；二之气，始于八十七刻六分，终于七十五刻；三之气，始于七十六刻，终于六十二刻半；四之气，始于六十二刻六分，终于五十刻；五之气，始于五十一刻，终于三十七刻半；六之气，始于三十七刻六分，终于二十五刻。所谓初六，天之数也。乙丑岁，初之气，天数始于二十六刻，终于一十二刻半；二之气，始于一十二刻六分，终于水下百刻；三之气，始于一刻，终于八十七刻半；四之气，始于八十七刻六分，终于七十五刻；五之气，始于七十六刻，终于六十二刻半；六之气，始于六十二刻六分，终于五十刻。所谓六二，天之数也。丙寅岁，初之气，天数始于五十一刻，终于三十七刻半；二之气，始于三十七刻六分，终于二十五刻；三之气，始于二十六刻，终于一十二刻半；四之气，始于一十二刻六分，终于水下百刻；五之气，始于一刻，终于八十七刻半；六之气，始于八十七刻六分，终于七十五刻。所谓六三，天之数也。丁卯岁，初之气，天数始于七十六刻，终于六十二刻半；二之气，始于六十二刻六分，终于五十刻；三之气，始于五十一刻，终于三十七刻半；四之气，始于三十七刻六分，终于二十五刻；五之气，始于二十六刻，

---

① 其下吴素有“君火以明，相火以位”八字，并注云：“二句在《天元纪大论》‘终地纪者，五岁为一周’之下，崐以其与上下文不相贯，故次于此。”

② 《类经》作“制生则化”，注云：“‘制生则化’当作‘制则生化’，传写之误也。”张素认为“制则生化”系今文所改，旧本原为“制生则化”，《吕仙堂类辨·亢则害承乃制制则生化》云：“化者即天地阴阳之造化，若太过不及则有灾眚之变，而不能化生万物，故曰‘制生则化’，谓有制而有生，则化矣。元人王安道谓改‘制则生化’为是，盖亦不明经义者也。”

③ 两“天符”之间，马素、高解均有“帝曰”二字。

④ 沈臆云：“姚际恒《古今伪书·考》谓‘此篇言甲子（原注：古不以甲子纪年），又言寅时，则为汉后人所作’云云。姚说非。此‘甲子之岁’，非甲子纪元，犹言岁当甲子。古干支纪日，《书·顾命》已四见，《春秋经》则不可胜数矣。日如此，岁、月、时，可类推。”

终于一十二刻半；六之气，始于一十二刻六分，终于水下百刻。所谓六四，天之数也。次戊辰岁，初之气，复始于一刻，常如是无已，周而复始。帝曰：愿闻其岁候何如？岐伯曰：悉乎哉问也！日行一周，天气始于一刻，日行再周，天气始于二十六刻，日行三周，天气始于五十一刻，日行四周，天气始于七十六刻，日行五周，天气复始于一刻，所谓一纪也。是故寅午戌岁气会同，卯未亥岁气会同，辰申子岁气会同，巳酉丑岁气会同，终而复始。帝曰：愿闻其用也。岐伯曰，言天者求之本，言地者求之位，言人者求之气交。帝曰：何谓气交？岐伯曰：上下之位，气交之中，人之居也。故曰：天枢之上，天气主之；天枢之下，地气主之；气交之分，人气从之，万物由之。此之谓也。帝曰：何谓初中？岐伯曰：初凡三十度而有奇，中气同法。帝曰：初中何也？岐伯曰：所以分天地也。帝曰：愿卒闻之。岐伯曰：初者地气也，中者天气也。帝曰：其升降何如？岐伯曰：气之升降，天地之更用也。帝曰：愿闻其用何如？岐伯曰：升已而降，降者谓天；降已而升，升者谓地。天气下降，气流于地；地气上升，气腾于天。故高下相召，升降相因，而变作矣。

帝曰：善。寒湿相遘，燥热相临，风火相值，其有闻乎[①]？岐伯曰：气有胜复，胜复之作，有德有化，有用有变，变则邪气居之。帝曰：何谓邪乎？岐伯曰：夫物之生从于化，物之极由乎变，变化之相薄，成败之所由也。故气有往复，用有迟速，四者之有，而化而变，风之来也。帝曰：迟速往复，风所由生，而化而变，故因盛衰之变耳。成败倚伏游乎中何也？岐伯曰：成败倚伏生乎动，动而不已，则变作矣。帝曰：有期乎？岐伯曰：不生不化，静之期也。帝曰：不生化乎？岐伯曰：出入废则神机化灭，升降息则气立孤危。故非出入，则无以生长壮老已；非升降，则无以生长化收藏。是以升降出入，无器不有。故器者生化之宇，器散则分之，生化息矣。故无不出入，无不升降。化有小大，期有近远，四者之有，而贵常守，反常则灾害至矣。故曰：无形无患。此之谓也。帝曰：善。有不生不化乎？岐伯曰：悉乎哉问也！与道合同，惟真人也。帝曰：善。

天元纪大论：镌（子泉切）

五运行大论：凭（扶冰切）　碍（音艾）　倮（音画）　眚（所景切）　䆐（音揔）　槧（慈滥切）　溽（音辱）　黅（音今）　铦（音括）　疢（音救）

六微旨大论：霪（音淫）　霔（音注）　涸（胡各切）　蚑（音祁）　埏（式连切）

卷第二十

气交变大论篇第六十九

（新校正云：详此论专明气交之变，乃五运太过不及，德化政令，灾变胜复，为病之事。）

黄帝问曰：五运更治，上应天期，阴阳往复，寒暑迎随，真邪相薄，内外分离，六经波荡，五气倾移，太过不及，专胜兼并，愿言其始，而有常名，可得闻乎？岐伯稽首再拜对曰：昭乎哉问

① 马素、钱素均作“其有间乎”。

也！是明道也。此上帝所贵，先师传之，臣虽不敏，往闻其旨。帝曰：余闻得其人不教，是谓失道，传非其人，慢泄天宝。余诚菲德，未足以受至道；然而众子哀其不终，愿夫子保于无穷，流于无极，余司其事，则而行之奈何？岐伯曰：请遂言之也。《上经》曰：夫道者，上知天文，下知地理，中知人事，可以长久[①]。此之谓也。帝曰：何谓也？岐伯曰：本气位也。位天者，天文也。位地者，地理也。通于人气之变化者，人事也。故太过者先天，不及者后天，所谓治化而人应之也。帝曰：五运之化，太过何如？岐伯曰：岁木太过，风气流行，脾土受邪。民病飧泄食减，体重烦冤，肠鸣腹支满，上应岁星。甚则忽忽善怒，眩冒巅疾。化气不政，生气独治，云物飞动，草木不宁，甚而摇落，反胁痛而吐甚，冲阳绝者死不治，上应太白星。

岁火太过，炎暑流行，金肺[②]受邪。民病疟，少气咳喘，血溢血泄注下，嗌燥耳聋，中热肩背热，上应荧惑星。甚则胸中痛，胁支满胁痛，膺背肩胛间痛，两臂内痛，身热骨[③]痛而为浸淫。收气不行，长气独明，雨水霜寒[④]，上应辰星。上临少阴少阳，火燔焫，冰泉涸[⑤]，物焦槁，病反谵妄狂越，咳喘息鸣，下甚[⑥]，血溢泄不已，太渊绝者死不治，上应荧惑星。

岁土太过，雨湿流行，肾水受邪。民病腹痛，清厥意不乐，体重烦冤，上应镇星。甚则肌[⑦]肉萎，足痿不收，行善瘈，脚下痛，饮发中满食减，四肢不举。变生得位，脏气伏，化气独治之，泉涌河衍，涸泽生鱼，风雨大至，土崩溃，鳞见于陆，病腹满溏泄肠鸣，反下甚而太溪绝者死不治，上应岁星。

岁金太过，燥气流行，肝木受邪。民病两胁下少腹痛，目赤痛眦疡，耳无所闻。肃杀而甚，则体重烦冤，胸痛引背，两胁满且痛引少腹，上应太白星。甚则喘咳逆气，肩背痛，尻阴股膝髀腨䯒足皆病[⑧]，上应荧惑星。收气峻，生气下，草木敛，苍干凋陨，病反暴痛，胠胁不可反侧，咳逆甚而血溢，太冲绝者死不治，上应太白星。

岁水太过，寒气流行，邪害心火。民病身热烦心躁悸，阴厥上下中寒，谵妄心痛，寒气早至，上应辰星。甚则腹大胫肿，喘咳，寝[⑨]汗出憎风[⑩]，大雨至，埃雾朦郁，上应镇星。上临太阳，则[⑪]雨冰雪，霜不时降，湿气变物，病反腹满肠鸣，溏泄食不化，渴而妄冒，神门绝者死不治，上应荧惑、辰星。

帝曰：善。其不及何如？岐伯曰：悉乎哉问也！岁木不及，燥乃大行，生气失应，草木晚荣，

---

① “上知天文”至“可以长久”四句，与《素问·著至教论》文重。

② 顾素云：“依前后文例，‘金’‘肺’二字应乙转。”可从。

③ 林校以为“骨”当作“肤”。周评同。

④ 王冰释云：“今详‘水’字当作‘冰’。”周评同。林校云：“按，《五常政大论》‘雨水霜寒’作‘雨冰霜雹’。”作“冰”为是。

⑤ 周评作“水泉涸”。可从。

⑥ 张义云：“‘下甚’二字衍文。”

⑦ 《甲乙》“肌”上有“善肌”二字。

⑧ 林校云：“按，《脏气法时论》云：‘肺病者，喘咳逆气，肩背痛，汗出，尻阴股膝髀腨䯒足皆痛。’”周评云：“‘病’当作‘痛’。”

⑨ 吴素、周评“寝”均作“寝”。

⑩ 林校云：“详太过五化，木言‘化气不政，生气独治’，火言‘收气不行，长气独明’，土言‘脏气伏，长气独治’，金言‘收气峻，生气下’，水当言‘脏气乃盛，长气失政’，今独亡者，阙文也。”

⑪ “则”原脱，据林校《五常政大论》注中引文补。

肃杀而甚，则刚木辟著，柔[1]萎苍干，上应太白星，民病中清，胠胁痛，少腹痛，肠鸣溏泄，凉雨时至，上应太白星[2]，其谷苍。上临阳明，生气失政，草木再荣，化气乃急，上应太白、镇星，其主苍早[3]。复则炎暑流火，湿性燥，柔脆草木焦槁，下体再生，华实齐化，病寒热疮疡、疿胗痈痤，上应荧惑、太白，其谷白坚。白露早降，收杀气行，寒雨害物，虫食甘黄，脾土受邪，赤气后化，心气晚治，上胜肺金，白气乃屈，其谷不成，咳而鼽，上应荧惑、太白星。

岁火不及，寒乃大行，长政不用，物荣而下，凝惨而甚，则阳气不化，乃折荣美，上应辰星，民病胸中痛，胁支满，两胁痛，膺背肩胛间及两臂内痛，郁冒朦昧，心痛暴瘖，胸腹大，胁下与腰背[4]相引而痛，甚则屈不能伸，髋髀如别，上应荧惑、辰星，其谷丹。复则埃郁，大雨且至，黑气乃辱，病骛溏腹满，食饮不下，寒中肠鸣，泄注腹痛，暴挛痿痹，足不任身，上应镇星、辰星，玄谷不成。

岁土不及，风乃大行，化气不令，草木茂荣，飘扬而甚，秀而不实，上应岁星，民病飧泄霍乱，体重腹痛，筋骨繇复[5]，肌肉瞤酸，善怒，脏气举事，蛰虫早附[6]，咸病寒中，上应岁星、镇星，其谷黅。复则收政严峻，名木苍凋，胸胁暴痛，下引少腹，善大息，虫食甘黄，气客于脾，黅谷乃减，民食少失味，苍谷乃损，上应太白[7]、岁星。上临厥阴，流水不冰，蛰虫来见，脏气不用，白乃不复，上应岁星，民乃康。

岁金不及，炎火乃行，生气乃用，长气专胜，庶物以茂，燥烁以行，上应荧惑星，民病肩背瞀重，鼽嚏，血便注下，收气乃后，上应太白星，其谷坚芒。复则寒雨暴至，乃零冰雹霜雪杀物，阴厥且格，阳反上行，头脑户痛，延及囟顶发热，上应辰星[8]，丹谷不成，民病口疮，甚则心痛。

岁水不及，湿乃大行，长气反用，其化乃速，暑雨数至，上应镇星，民病腹满身重，濡泄，寒疡流水，腰股痛发，腘腨股膝不便，烦冤，足痿清厥，脚下痛，甚则跗肿，脏气不政，肾气不衡，上应辰星[9]，其谷秬。上临太阴，则大寒数举，蛰虫早藏，地积坚冰，阳光不治，民病寒疾于下，甚则腹满浮肿，上应镇星[10]，其主黅谷。复则大风暴发，草偃木零，生长不鲜，面色时变，筋骨并辟，肉瞤瘛，目视䀮䀮，物疏璺，肌肉胗发，气并鬲中，痛于心腹，黄气乃损，其谷不登，上应岁星[11]。

帝曰：善。愿闻其时也。岐伯曰：悉[12]哉问也！木不及，春有鸣条律畅之化，则秋有雾露清凉

---

① 原作“悉”字。王冰释文内无“悉”字，仅云：“柔，耎也。”则“悉”字当为“柔”字之误。周评径改作“柔”字。今从之。

② 林校云：“当云：‘上应太白星、岁星。’”

③ 沈臆云：“‘早’为‘白’之讹，木受金制，土又为木所制。白，金色。苍，木色也。‘主’上脱‘谷’字。《五运行大论》‘其色苍白’，可旁证。”观前后文，“主”字实为“谷”字之讹，非脱。“早”应作“白”。当改作“其谷苍白”。

④ 顾素云：“《脏气法时论》无‘背’字。《脉经》有。”

⑤ 林校云：“按，《至真要大论》云‘筋骨繇并’，疑此‘复’字，‘并’字之误也。”

⑥ 薛校云：“‘附’当作‘伏’。”

⑦ 林校以为“太白”下脱“荧惑”二字。

⑧ 林校以为阙“荧惑”二字。《类经》同。

⑨ 林校以为“辰星”下脱“镇星”二字。

⑩ 林校以为阙“荧惑”二字。

⑪ 林校以为阙“镇星”二字。

⑫ 周评“悉”下有“乎”字。

之政，春有惨凄残贼之胜，则夏有炎暑燔烁之复，其眚东，其脏肝，其病内舍胠胁，外在关节。火不及，夏有炳明光显之化，则冬有严肃霜寒之政，夏有惨凄凝冽之胜，则不时有埃昏大雨之复，其眚南，其脏心，其病内舍膺胁，外在经络。土不及，四维有埃云润泽之化，则春有鸣条鼓拆之政，四维发振拉飘腾之变，则秋有肃杀霖霪之复，其眚四维，其脏脾，其病内舍心腹，外在肌肉四肢。金不及，夏[①]有光显郁蒸之令，则冬有严凝整肃之应，夏有炎烁燔燎之变，则秋有冰雹霜雪之复，其眚西，其脏肺，其病内舍膺胁肩背，外在皮毛。水不及[②]，四维有湍润埃云之化，则不时有和风生发之应，四维发埃昏骤注之变，则不时有飘荡振拉之复，其眚北，其脏肾，其病内舍腰脊骨髓，外在溪谷踹膝。夫五运之政，犹权衡也，高者抑之，下者举之，化者应之，变者复之，此生长化成[③]收藏之理，气之常也，失常则天地四塞矣。故曰：天地之动静，神明为之纪，阴阳之往复，寒暑彰其兆。此之谓也。

帝曰：夫子之言五气之变，四时之应，可谓悉矣。夫气之动乱，触遇而作，发无常会，卒然灾合，何以期之？岐伯曰：夫气之动变，固不常在，而德化政令灾变，不同其候也。帝曰：何谓也？岐伯曰：东方生风，风生木，其德敷和，其化生荣，其政舒启，其令风，其变振发，其灾散落。南方生热，热生火，其德彰显，其化蕃茂，其政明曜，其令热，其变销烁，其灾燔焫。中央生湿，湿生土，其德溽蒸，其化丰备，其政安静，其令湿，其变骤注，其灾霖溃。西方生燥，燥生金，其德清洁，其化紧敛，其政劲切，其令燥，其变肃杀，其灾苍陨。北方生寒，寒生水，其德凄沧，其化清谧，其政凝肃，其令寒，其变溧冽，其灾冰雪霜雹。是以察其动也，有德有化，有政有令，有变有灾，而物由之，而人应之也。帝曰：夫子之言岁候，其不及太过[④]，而上应五星。今夫德化政令，灾眚变易，非常而有也，卒然而动，其亦为之变乎。岐伯曰：承天而行之，故无妄动，无不应也。卒然而动者，气之交变也，其不应焉。故曰：应常不应卒。此之谓也。帝曰：其应奈何？岐伯曰：各从其气化也。帝曰：其行之徐疾逆顺何如？岐伯曰：以道留久，逆守而小，是谓省下。以道而去，去而速来，曲而过之，是谓省遗过也。久留而环，或离或附，是谓议灾与其德也。应近则小，应远则大[⑤]。芒而大，倍常之一，其化甚；大常之二，其眚即发[⑥]也。小常之一，其化减；小常之二，是谓临视，省下之过与其德也。德者福之，过者伐之。是以象之见也，高而远则小，下而近则大，故大则喜怒迩，小则祸福远。岁运太过，则运星北越，运气相得，则各行以道。故岁运太过，畏星失色而兼其母，不及则色兼其所不胜。肖者瞿瞿，莫知其妙，闵闵之当，孰者为良，妄行无征，示畏侯王。帝曰：其灾应何如？岐伯曰：亦各从其化也，故时至有盛衰，凌犯有逆顺，留守有

---

① 沈臆云“夏”当作“秋”。

② “木不及”以至“火不及”“土不及”“金不及”“水不及”，沈臆云：“此五句疑有错简，致文义不通，疑当作‘木，春有鸣紊（原作条）律畅（畅，正字暘）之化，则秋有雾露清凉之风；不及，春有惨凄残贼之胜，则夏有炎暑燔烁之复’。‘火不及’以下，文例与‘木不及’同，正之可也。”沈祖绵之说颇是。“鸣条”孙诒以为当作“鸣璺”。沈臆以为其是“鸣紊”之讹。

③ 沈臆疑“成”字衍。查《素问·天元纪大论》云“生长化收藏下应之”，则“成”字实为衍文，当删去。

④ 原作“不及其太过”。马素云：“‘其’字当在‘不及’上。”高解“不及”二字在“太过”下。吴素无“其”字。薛校云：“‘其’字衍。”今从马素。

⑤ 度校云：“古抄本，二‘应’字无。”

⑥ 原书无“发”字。顾素云：“注（王冰释）云：‘发，谓起也。即，至也。’依注则正文当有‘发’字在‘即’字下。”今从之。

多少，形见有善恶，宿属有胜负，征应有吉凶矣。帝曰：其善恶何谓也？岐伯曰：有喜有怒，有忧有丧，有泽有燥，此象之常也，必谨察之。帝曰：六者高下异乎？岐伯曰：象见高下，其应一也，故人亦应之。帝曰：善。其德化政令之动静损益皆何如？岐伯曰：夫德化政令灾变，不能相加也。胜复盛衰，不能相多也。往来小大，不能相过也。用之升降，不能相无也。各从其动而复之耳。帝曰：其病生何如？岐伯曰：德化者气之祥，政令者气之章，变易者复之纪，灾眚者伤之始，气相胜者和，不相胜者病，重感于邪则甚也。帝曰：善。所谓精光之论，大圣之业，宣明大道，通于无穷，究于无极也。余闻之，善言天者，必应于人，善言古者，必验于今，善言气者，必彰于物，善言应者，同天地之化，善言化言变者，通神明之理，非夫子孰能言至道欤！乃择良兆而藏之灵室，每旦读之，命曰“气交变”，非斋戒不敢发，慎传也。

五常政大论篇第七十

（新校正云：详此篇统论五运有平气、不及、太过之事，次言地理有四方、高下、阴阳之异，又言岁有不病而脏气不应为天气制之而气有所从之说，仍言六气五类相制胜而岁月有胎孕不育之理，而后明在泉六化五味有薄厚之异，而以治法终之。此篇之大概如此，而专名“五常政大论”者，举其所先者言也。）

黄帝问曰：太虚寥廓，五运回薄，衰盛不同，损益相从，愿闻平气何如而名？何如而纪也？岐伯对曰：昭乎哉问也！木曰敷和，火曰升明，土曰备化，金曰审平，水曰静顺。帝曰：其不及奈何？岐伯曰：木曰委和，火曰伏明，土曰卑监，金曰从革，水曰涸流。帝曰：太过何谓？岐伯曰：木曰发生，火曰赫曦，土曰敦阜，金曰坚成，水曰流衍。

帝曰：三气之纪[①]，愿闻其候。岐伯曰：悉乎哉问也！敷和之纪，木德周行，阳舒阴布，五化宣平，其气端，其性随，其用曲直，其化生荣，其类草木，其政发散，其候温和，其令风，其脏肝，肝其畏清，其主目，其谷麻[②]，其果李，其实核，其应春，其虫毛[③]，其畜犬[④]，其色苍，其养筋，其病里急支满，其味酸，其音角，其物中坚，其数八。

升明之纪，正阳而治，德施周普，五化均衡，其气高，其性速，其用燔灼，其化蕃茂，其类火，其政明曜，其候炎暑，其令热，其脏心，心其畏寒，其主舌，其谷麦[⑤]，其果杏，其实络，其应夏，其虫羽，其畜马[⑥]，其色赤，其养血，其病瞤瘛，其味苦，其音徵，其物脉，其数七。

备化之纪，气协天休，德流四政，五化齐修，其气平，其性顺，其用高下，其化丰满，其类土，其政安静，其候溽蒸，其令湿，其脏脾，脾其畏风，其主口，其谷稷[⑦]，其果枣，其实肉，其

① 林校云：“按，此论与《五运行大论》及《阴阳应象大论》《金匮真言论》相通。”
② 《素问·金匮真言论》云：“其谷麦。”沈臆云：“‘麻’当为‘麦’。”
③ 沈臆云：“‘毛’当为‘鳞’。”
④ 《素问·金匮真言论》云：“其畜鸡。”沈臆云：“‘犬’当为‘鸡’。”
⑤ 《素问·金匮真言论》云：“其谷黍。”沈臆云：“‘麦’当为‘黍’。”
⑥ 《素问·金匮真言论》云：“其畜羊。”沈臆云：“‘马’当为‘羊’。”
⑦ 《素问·脏气法时论》以粳米作甘味。

应长夏，其虫倮，其畜牛，其色黄，其养肉，其病否，其味甘，其音宫，其物肤①，其数五。

审平之纪，收而不争，杀而无犯，五化宣明，其气洁，其性刚，其用散落，其化坚敛，其类金，其政劲肃，其候清切，其令燥，其脏肺，肺其畏热，其主鼻，其谷稻②，其果桃，其实壳，其应秋，其虫介③，其畜鸡④，其色白，其养皮毛，其病咳，其味辛，其音商，其物外坚，其数九。

静顺之纪，藏而勿害，治而善下，五化咸整，其气明，其性下，其用沃衍，其化凝坚，其类水，其政流演⑤，其候凝肃，其令寒，其脏肾，肾其畏湿，其主二阴，其谷豆，其果栗，其实濡，其应冬，其虫鳞⑥，其畜彘，其色黑，其养骨髓，其病厥，其味咸，其音羽，其物濡，其数六。故生而勿杀，长而勿罚，化而勿制，收而勿害，藏而勿抑，是谓平气。

委和之纪，是谓胜生，生气不政，化气乃扬，长气自平，收令乃早，凉雨时降，风云并兴，草木晚荣，苍干凋落，物秀而实，肤肉内充，其气敛，其用聚，其动緛戾拘缓，其发惊骇，其脏肝，其果枣李⑦，其实核壳，其谷稷稻⑧，其味酸辛，其色白苍，其畜犬鸡⑨，其虫毛介⑩，其主雾露凄沧，其声角商，其病摇动注恐，从金化也，少角与判商同，上角与正角同，上商与正商同，其病肢废痈肿疮疡，其甘虫⑪，邪伤肝也，上宫与正宫同，萧飋肃杀则炎赫沸腾，眚于三，所谓复也，其主飞蠹蛆雉，乃为雷霆。

伏明之纪，是谓胜长，长气不宣，脏气反布，收气自政，化令乃衡，寒清数举，暑令乃薄，承化物生⑫，生而不长，成实而稚，遇化已老，阳气屈伏，蛰虫早藏，其气郁，其用暴，其动彰伏变易，其发痛，其脏心，其果栗桃⑬，其实络濡，其谷豆稻，其味苦咸，其色玄丹，其畜马彘⑭，其虫羽鳞⑮，其主冰雪霜寒，其声徵羽，其病昏惑悲忘，从水化也，少徵与少羽同，上商与正商同，邪伤心也，凝惨凛冽则暴雨霖霪，眚于九，其主骤注雷霆震惊，沉雰淫雨。

卑监之纪，是谓减化，化气不令，生政独彰，长气整，雨乃愆，收气平，风寒并兴，草木荣美，秀而不实，成而粃也⑯，其气散，其用静定，其动疡涌分⑰溃痈肿，其发濡滞，其脏脾，其果

---

① 沈臆云："'肤'当为'肉'。"王冰释云："物禀备化之气则多肌肉。"
②《素问·脏气法时论》以黄黍作辛味。沈臆云："'稻'当为'麻'。"
③ 沈臆云："'介'当作'毛'。"
④《素问·金匮真言论》云："其畜马。"沈臆云："'鸡'当作'犬'。"
⑤ 周评"演"作"衍"。
⑥ 沈臆云："'鳞'当作'介'。"
⑦ 林校云："'李'当作'桃'。"沈臆云："'枣李'当作'李桃'。"
⑧ 沈臆云："'稷稻'当作'麦麻'。"
⑨ 沈臆云："'犬鸡'当作'鸡犬'。"
⑩ 沈臆云："'毛介'当作'鳞毛'。"
⑪ 周评云："'甘'，疑即'疳'。"吴素以为"其甘虫"三字衍。
⑫ 张义云："四字衍。"
⑬ 沈臆云："'栗桃'当作'杏栗'。"
⑭ 沈臆云："'马彘'当作'羊彘'。"
⑮ 沈臆云："'羽鳞'当作'羽介'。"
⑯ 沈臆以为"粃"当作"秕"，"也"字疑"糠"字之误。
⑰ 张义以为"涌分"二字衍。

李栗，其实濡核，其谷豆麻①，其味酸甘，其色苍黄，其畜牛犬②，其虫倮毛③，其主飘怒振发，其声宫角，其病留满否塞，从木化也，少宫与少角同，上宫与正宫同，上角与正角同，其病飧泄，邪伤脾也，振拉飘扬则苍干散落，其眚四维，其主败折虎狼，清气乃用，生政乃辱。

从革之纪，是谓折收，收气乃后，生气④乃扬，长化合德，火政乃宣，庶类以蕃，其气扬，其用躁切，其动铿禁瞀厥，其发咳喘，其脏肺，其果李杏⑤，其实壳络，其谷麻麦，其味苦辛，其色白丹，其畜鸡羊⑥，其虫介羽⑦，其主明曜炎烁，其声商徵，其病嚏咳鼽衄，从火化也，少商与少徵同，上商与正商同，上角与正角同，邪伤肺也，炎光赫烈则冰雪霜雹，眚于七，其主鳞伏彘鼠，岁气早至，乃生大寒。

涸流之纪，是谓反阳⑧，脏令不举，化气乃昌，长气宣布，蛰虫不藏，土润水泉减，草木条茂，荣秀满盛，其气滞，其用渗泄，其动坚止，其发燥槁，其脏肾，其果枣杏⑨，其实濡肉，其谷黍⑩稷，其味甘咸，其色黅玄，其畜彘牛，其虫鳞倮⑪，其主埃郁昏翳，其声羽宫，其病痿厥坚下，从土化也，少羽与少宫同，上宫与正宫同，其病癃闷，邪伤肾也，埃昏骤雨则振拉摧拔，眚于一，其主毛显狐貉，变化不藏。故乘危而行，不速而至，暴虐无德，灾反及之，微者复微，甚者复甚，气之常也。

发生之纪，是谓启陈，土疏泄，苍气达，阳和布化，阴气乃随，生气淳化，万物以荣，其化生，其气美，其政散，其令条舒，其动掉眩巅疾，其德鸣靡启坼⑫，其变振拉摧拔，其谷麻稻⑬，其畜鸡犬⑭，其果李桃⑮，其色青黄白，其味酸甘辛，其象春，其经足厥阴少阳，其脏肝脾⑯，其虫毛介⑰，其物中坚外坚，其病怒，太角与上商⑱同，上徵则其气逆，其病吐利，不务其德则收气复，秋气劲切，甚则肃杀，清气大至，草木凋零，邪乃伤肝。

赫曦之纪，是谓蕃茂，阴气内化，阳气外荣，炎暑施化，物得以昌，其化长，其气高，其政

---

① 沈臆云：“‘豆麻’当作‘稷豆’。”
② 沈臆云：“‘牛犬’当作‘牛鸡’。”
③ 沈臆云：“‘倮毛’当作‘倮鳞’。”
④ 沈臆云：“‘生气’当作‘长气’。”
⑤ 沈臆云：“‘李杏’当作‘杏桃’。”
⑥ 沈臆云：“‘鸡羊’当作‘犬羊’。”
⑦ 沈臆云：“‘介羽’当作‘毛介’。”
⑧ 沈臆云：“‘反阳’当云‘反藏’。”
⑨ 沈臆云：“‘枣杏’当作‘枣栗’。”
⑩ 林校云：“今言‘黍’者，疑‘麦’字误为‘黍’也。”但顾素云：“此‘黍’字不误，林说失之。”似是。
⑪ 沈臆云：“‘鳞倮’当作‘介倮’。”
⑫ 《素问·六元正纪大论》云：“其化鸣紊启坼。”沈臆谓：“‘靡’者，为‘縻’之讹，后人少见‘縻’字，遂改为‘靡’。‘縻’‘紊’同。”
⑬ 沈臆云：“‘麻稻’当作‘麦麻稻’。”
⑭ 沈臆云：“‘鸡犬’当作‘鸡牛犬’。”
⑮ 沈臆云：“‘李桃’当作‘杏枣桃’。”
⑯ 沈臆云：“‘肝脾’当作‘肝脾肺’。”
⑰ 沈臆云：“‘毛介’当作‘鳞倮毛’。”
⑱ 周评“上商”作“少商”。

动，其令鸣显，其动炎灼妄扰，其德暄暑郁蒸，其变炎烈沸腾，其谷麦豆①，其畜羊彘②，其果杏栗③，其色赤白玄，其味苦辛咸，其象夏，其经手少阴太阳，手厥阴少阳，其脏心肺④，其虫羽鳞⑤，其物脉濡，其病笑疟、疮疡血流、狂妄目赤，上羽与正徵同，其收齐，其病痓，上徵而收气后也，暴烈其政，脏气乃复，时见凝惨，甚则雨水⑥霜雹切寒，邪伤心也。

敦阜之纪，是谓广化，厚德清静，顺长以盈，至阴内实，物化充成，烟埃朦郁，见于厚土，大雨时行，湿气乃用，燥政乃辟，其化圆，其气丰，其政静，其令周备，其动濡积并稸，其德柔润重淖，其变震惊飘骤崩溃，其谷稷麻⑦，其畜牛犬⑧，其果枣李，其色黅玄苍，其味甘咸酸，其象长夏，其经足太阴阳明，其脏脾肾⑨，其虫倮毛⑩，其物肌核，其病腹满、四肢不举，大风迅至，邪伤脾也。

坚成之纪，是谓收引，天气洁，地气明，阳气随，阴治化，燥行其政，物以司成，收气繁布，化洽不终，其化成⑪，其气削，其政肃，其令锐切，其动暴折疡疰，其德雾露萧飋，其变肃杀凋零，其谷稻黍⑫，其畜鸡马⑬，其果桃杏⑭，其色白青丹，其味辛酸苦，其象秋，其经手太阴阳明，其脏肺肝⑮，其虫介羽⑯，其物壳络，其病喘喝胸凭仰息，上徵与正商同，其生齐⑰，其病咳，政暴变则名木不荣，柔脆焦首，长气斯救，大火流，炎烁且至，蔓将槁⑱，邪伤肺也。

流衍之纪，是谓封藏，寒司物化，天地严凝，藏政以布，长令不扬，其化凛⑲，其气坚，其政谧，其令流注，其动漂泄沃涌，其德凝惨寒雰⑳，其变冰雪霜雹，其谷豆稷㉑，其畜彘牛㉒，其果栗枣㉓，其色黑丹黅，其味咸苦甘，其象冬，其经足少阴太阳，其脏肾心㉔，其虫鳞倮㉕，其物濡满，其病胀，上羽而长气不化也。政过则化气大举，而埃昏气交，大雨时降，邪伤肾也。故曰：不恒其

---

① 沈臆云：“‘麦豆’当作‘黍麻豆’。”
② 林校认为“羊”为“马”字之误。沈臆云：“‘羊彘’当作‘羊犬彘’。”
③ 沈臆云：“‘杏栗’当作‘杏桃栗’。”
④ 沈臆云：“‘心肺’当作‘心肺肾’。”
⑤ 沈臆云：“‘羽鳞’当作‘羽毛介’。”
⑥ 周评“水”作“冰”。
⑦ 沈臆云：“‘稷麻’当作‘稷麻麦’。”
⑧ 沈臆云：“‘牛犬’当作‘牛彘鸡’。”
⑨ 沈臆云：“‘脾肾’当作‘脾肾肝’。”
⑩ 沈臆云：“‘倮毛’当作‘倮介鳞’。”
⑪ 沈臆云：“‘成’当作‘收’。”
⑫ 沈臆云：“‘稻黍’当作‘麻麦豆’。”
⑬ 沈臆云：“‘鸡马’当作‘犬鸡羊’。”
⑭ 沈臆云：“‘桃杏’当作‘桃杏栗’。”
⑮ 沈臆云：“‘肺肝’当作‘肺肝肾’。”
⑯ 沈臆云：“‘介羽’当作‘毛鳞介’。”
⑰ 张义以为“其生齐”三字衍。
⑱ 张义以为“蔓将槁”三字应在上文“柔脆焦首”句下。
⑲ 沈臆云：“‘凛’当作‘藏’。”
⑳ 《素问·六元正纪大论》云：“其化凝惨凛冽。”
㉑ 沈臆云：“‘豆稷’当作‘豆麦稷’。”
㉒ 沈臆云：“‘彘牛’当作‘彘鸡牛’。”
㉓ 沈臆云：“‘栗枣’当作‘栗杏枣’。”
㉔ 沈臆云：“‘肾心’当作‘肾肝心’。”
㉕ 沈臆云：“‘鳞倮’当作‘介鳞倮’。”

德，则所胜来复，政恒其理，则所胜同化。此之谓也。

帝曰：天不足西北，左寒而右凉，地不满东南，右热而左温，其故何也？岐伯曰：阴阳之气，高下之理，太少之异也。东南方阳也，阳者其精降于下，故右热而左温。西北方阴也，阴者其精奉于上，故左寒而右凉。是以地有高下，气有温凉，高者气寒，下者气热，故适寒凉者胀，之[①]温热者疮，下之则胀已，汗之则疮已，此腠理开闭之常，太少之异耳。帝曰：其于寿夭何如？岐伯曰：阴精所奉其人寿，阳精所降其人夭。帝曰：善。其病也，治之奈何？岐伯曰：西北之气散而寒之，东南之气收而温之，所谓同病异治也。故曰：气寒气凉，治以寒凉，行水渍之。气温气热，治以温热，强其内守。必同其气，可使平也，假者反之。帝曰：善。一州之气，生化寿夭不同，其故何也？岐伯曰：高下之理，地势使然也。崇高则阴气治之，污下则阳气治之，阳胜者先天，阴胜者后天，此地理之常，生化之道也。帝曰：其有寿夭乎？岐伯曰：高者其气寿，下者其气夭，地之小大异也，小者小异，大者大异。故治病者，必明天道地理，阴阳更胜，气之先后，人之寿夭，生化之期，乃可以知人之形气矣。

帝曰：善。其岁有不病，而脏气不应不用者何也？岐伯曰：天气制之，气有所从也。帝曰：愿卒闻之。岐伯曰：少阳司天，火气下临，肺气上从，白起金用，草木眚，火见燔焫，革金且耗，大暑以行，咳嚏鼽衄鼻窒，曰疡[②]，寒热胕肿。风行于地，尘沙飞扬，心痛胃脘痛，厥逆鬲不通，其主暴速。阳明司天，燥气下临，肝气上从，苍起木用而立，土乃眚，凄沧数至，木伐草萎，胁痛目赤，掉振鼓栗，筋痿不能久立。暴热至，土乃暑，阳气郁发，小便变，寒热如疟，甚则心痛，火行于稿，流水不冰，蛰虫乃见。太阳司天，寒气下临，心气上从，而火且明，丹起[③]金乃眚，寒清时举，胜则水冰，火气高明，心热烦，嗌干善渴，鼽嚏，喜悲数欠，热气妄行，寒乃复，霜不时降，善忘，甚则心痛。土乃润，水丰衍，寒客至，沉阴化，湿气变物，水饮内稸，中满不食，皮痛肉苛，筋脉不利，甚则胕肿、身后痈[④]。厥阴司天，风气下临，脾气上从，而土且隆，黄起，水乃眚，土用革，体重肌肉萎，食减口爽，风行太虚，云物摇动，目转耳鸣。火纵其暴，地乃暑，大热消烁，赤沃下，蛰虫数见，流水不冰，其发机速。少阴司天，热气下临，肺气上从，白起金用，草木眚，喘呕寒热，嚏鼽衄鼻窒，大暑流行，甚则疮疡燔灼，金烁石流。地乃燥清，凄沧数至，胁痛善太息，肃杀行，草木变。太阴司天，湿气下临，肾气上从，黑起水变[⑤]，埃冒云雨，胸中不利，阴痿气大衰而不起不用[⑥]。当其时反腰脽痛，动转不便也，厥逆[⑦]。地乃藏阴，大寒且至，蛰虫早附，心下否痛，地裂冰坚，少腹痛，时害于食，乘金则止水增，味乃咸，行水减也。

帝曰：岁有胎孕不育，治之不全，何气使然？岐伯曰：六气五类，有相胜制也，同者盛之，异

---

① 薛校云："'之'字义同'适'。"

② 林校云："详注云，故曰生疮……今经只言'曰疡'，疑经脱一'疮'字。别本'曰'字作'口'。"

③ 林校云："详'火且明'三字当作'火用'二字。"查"而火且明"与下文"而土且隆"句法同，但与前二节句法异，疑为"丹起火用而明"之错简。

④ 林校云："详'身后痈'当作'身后难'。"

⑤ 林校云："详前后文，此少'火乃眚'三字。"周评同。

⑥ 林校云："详'不用'二字当作'水用'。"

⑦ 林校云："详'厥逆'二字，疑当连上文。"

者衰之，此天地之道，生化之常也。故厥阴司天，毛虫静，羽虫育，介虫不成；在泉[1]，毛虫育，倮虫耗，羽虫不育。少阴司天，羽虫静，介虫育，毛虫不成；在泉，羽虫育，介虫耗不育。太阴司天，倮虫静，鳞虫育，羽虫不成；在泉，倮虫育，鳞虫[2]不成。少阳司天，羽虫静，毛虫育，倮虫不成；在泉，羽虫育，介虫耗，毛虫不育。阳明司天，介虫静，羽虫育，介虫不成；在泉，介虫育，毛虫耗，羽虫不成。太阳司天，鳞虫静，倮虫育[3]；在泉，鳞虫耗，倮虫不育[4]。诸乘所不成之运，则甚也。故气主有所制，岁立有所生，地气制己胜，天气制胜己，天制色，地制形，五类衰盛，各随其气之所宜也。故有胎孕不育，治之不全，此气之常也，所谓中根也。根于外者亦五，故生化之别，有[5]五气五味五色五类五宜也。帝曰：何谓也？岐伯曰：根于中者，命曰神机，神去则机息。根于外者，命曰气立，气止则化绝[6]。故各有制，各有胜，各有生，各有成。故曰：不知年之所加，气之同异，不足以言生化[7]。此之谓也。

帝曰：气始而生化，气散而有形，气布而蕃育，气终而象变，其致一也。然而五味所资，生化有薄厚，成熟有少多，终始不同，其故何也？岐伯曰：地气制之也，非天不生、地不长也。帝曰：愿闻其道。岐伯曰：寒热燥湿，不同其化也。故少阳在泉，寒毒不生，其味辛，其治苦酸，其谷苍丹。阳明在泉，湿毒不生，其味酸，其气湿[8]，其治辛苦甘，其谷丹素。太阳在泉，热毒不生，其味苦，其治淡咸，其谷黅秬。厥阴在泉，清毒不生，其味甘，其治酸苦，其谷苍赤，其气专，其味正。少阴在泉，寒毒不生，其味辛，其治辛苦甘，其谷白丹。太阴在泉，燥毒不生，其味咸，其气热，其治甘咸，其谷黅秬。化淳则咸守，气专则辛化而俱治。故曰：补上下者从之，治上下者逆之，以所在寒热盛衰而调之。故曰：上取下取，内取外取，以求其过。能毒者以厚药，不胜毒者以薄药。此之谓也。气反者，病在上，取之下；病在下，取之上；病在中，傍取之。治热以寒，温而行之；治寒以热，凉而行之；治温以清，冷而行之；治清以温，热而行之。故消之削之，吐之下之，补之泻之，久新同法。帝曰：病在中而不实不坚，且聚且散，奈何？岐伯曰：悉乎哉问也！无积者求其脏，虚则补之，药以祛之，食以随之，行水渍之，和其中外，可使毕已。帝曰：有毒无毒，服有约乎？岐伯曰：病有久新，方有大小，有毒无毒，固宜常制矣。大毒治病，十去其六，常毒治病，十去其七，小毒治病，十去其八，无毒治病，十去其九，谷肉果菜，食养尽之，无使过之，伤其正也。不尽，行复如法，必先岁气，无伐天和，无盛盛，无虚虚，而遗人夭殃，无致邪，无失正，绝人长命。帝曰：其久病者，有气从不康，病去而瘠，奈何？岐伯曰：昭乎哉圣人之问也！化不可代，时不可违。夫经络以通，血气以从，复其不足，与众齐同，养之和之，静以待时，谨守其气，无使倾移，其形乃彰，生气以长，命曰圣王。故《大要》曰：无代化，无违时，必养必

---

① 沈臆云："'泉'本作'渊'，避唐讳改'泉'。"
② 林校云："详此少一'耗'字。"周评同。
③ 林校云："详此当云'鳞虫不成'。"
④ 林校云："详此当为'鳞虫育，羽虫耗，倮虫不育'。"
⑤ 周评云："'有'字上当加'各'字。"
⑥ 《素问·六微旨大论》云："出入废则神机化灭，升降息则气立孤危，故非出入则无以生长壮老已，非升降则无以生长化收藏。"两文可互参。
⑦ 《素问·六节脏象论》云："不知年之所加，气之盛衰，虚实之所起，不可以为工矣。"两文可互参。
⑧ 张文认为"其气湿"三字为衍文。

和，待其来复。此之谓也。帝曰：善。

气交变大论：槁（苦老切）　睑（音捡）　睫（音接）　蠹（音妒）　鹜（音木）　璺（音问）　谧（音蜜）

五常政大论：眴（如匀切）　凊[1]（妻径切）　飋（音瑟）　雰（音今[2]）　麑（音儿）　铿（音坑）　瞀（音冒）　拉（音蜡）　猯（他端切）　碛（妻力切）　鴷（音列）

卷第二十一

六元正纪大论篇第七十一

黄帝问曰：六化六变，胜复淫治，甘苦辛咸酸淡先后，余知之矣。夫五运之化，或从五气[3]，或逆天气，或从天气而逆地气，或从地气而逆天气，或相得，或不相得，余未能明其事。欲通天之纪，从地之理，和其运，调其化，使上下合德，无相夺伦，天地升降，不失其宜，五运宣行，勿乖其政，调之正[4]味，从逆奈何？岐伯稽首再拜对曰：昭乎哉问也，此天地之纲纪，变化之渊源，非圣帝孰能穷其至理欤！臣虽不敏，请陈其道，令终不灭，久而不易。帝曰：愿夫子推而次之，从其类序，分其部主，别其宗司，昭其气数，明其正化，可得闻乎？岐伯曰：先立其年，以明其气，金木水火土运行之数，寒暑燥湿风火临御之化，则天道可见，民气可调，阴阳卷舒，近而无惑，数之可数者，请遂言之。帝曰：太阳之政[5]奈何？岐伯曰：辰戌之纪也。

太阳　太角　太阴　壬辰　壬戌　其运风，其化鸣紊启拆[6]，其变振拉摧拔，其病眩掉目瞑。

太角（初正）　少徵　太宫　少商　太羽（终）

太阳　太徵　太阴　戊辰　戊戌同正徵。其运热，其化暄暑郁燠[7]，其变炎烈沸腾，其病热郁。

太徵　少宫　太商　少羽（终）　少角（初）

太阳　太宫　太阴　甲辰岁会（同天符）　甲戌岁会（同天符）　其运阴埃[8]，其化柔润重泽[9]，其变震惊飘骤，其病湿下重。

太宫　少商　太羽（终）　太角（初）　少徵

太阳　太商　太阴　庚辰　庚戌　其运凉，其化雾露萧飋，其变肃杀凋零，其病燥，背瞀[10]

---

① 经文“凊”作“清”。
② 注音误。王冰注音为“阴”。
③ 林校云：“详‘五气’疑作‘天气’，则与下文相协。”周评亦疑“天气”之误。
④ 沈臆云：“‘正’作‘五’。”
⑤ 度校云：“古抄本‘政’作‘正’，无‘之’字。”
⑥ 《素问·气交变大论》云：“春有鸣条律畅之化。”沈臆云：“‘鸣条’为‘鸣紊’之讹。”（参阅 P914 校注②）
⑦ 《素问·五常政大论》云：“其德暄暑郁蒸。”
⑧ 林校云：“‘埃’疑作‘雨’。”
⑨ 《素问·五常政大论》云：“其德柔润重淖。”
⑩ 沈臆云：“《说文》：‘瞀，低目谨视也。’于义不合。‘瞀’为‘鹜’之假。‘鹜’，乱驰也……则以‘鹜’为正字。”

胸满。

太商　少羽（终）　少角（初）　太徵　少宫

太阳　太羽　太阴　丙辰天符　丙戌天符　其运寒[①]，其化凝惨凓冽，其变冰雪霜雹，其病大寒留于溪谷。

太羽（终）　太角（初）　少徵　太宫　少商

凡此太阳司天之政，气化运行先天，天气肃，地气静，寒临太虚，阳气不令，水土合德，上应辰星、镇星。其谷玄黅。其政肃，其令徐。寒政大举，泽无阳焰，则火发待时。少阳[②]中治，时雨乃涯，止极雨散，还于太阴，云朝北极[③]，湿化乃布，泽流万物，寒敷于上，雷动于下，寒湿之气，持于气交。民病寒湿，发肌肉萎，足痿不收，濡泻血溢。初之气，地气迁，气乃大温，草乃早荣，民乃厉，温病乃作，身热头痛呕吐，肌腠疮疡。二之气，大凉反至，民乃惨，草乃遇寒，火气遂抑，民病气郁中满，寒乃始[④]。三之气，天政布，寒气行，雨乃降。民病寒，反热中，痈疽注下，心热瞀闷，不治者死。四之气，风湿交争，风化为雨，乃长乃化乃成[⑤]。民病大热少气，肌肉萎，足痿，注下赤白。五之气，阳复化，草乃长乃化乃成，民乃舒。终之气，地气正，湿令行，阴凝太虚，埃昏郊野，民乃惨凄，寒风以至，反者孕乃死。故岁宜苦以燥之温之[⑥]，必折其郁气，先资其化源，抑其运气，扶其不胜，无使暴过而生其疾，食岁谷以全其真，避虚邪以安其正。适气同异，多少制之，同寒湿者燥热化，异寒湿者燥湿化，故同者多之，异者少之，用寒远寒，用凉远凉，用温远温，用热远热，食宜同法。有假者反常，反是者病，所谓时也。

帝曰：善。阳明之政奈何？岐伯曰：卯酉之纪也。

阳明　少角　少阴　清热胜复同，同正商。丁卯岁会　丁酉　其运风清热。

少角（初正）　太徵　少宫　太商　少羽（终）

阳明　少徵　少阴　寒雨胜复同[⑦]，同正商。癸卯（同岁会）　癸酉（同岁会）　其运热寒雨。

少徵　太宫　少商　太羽（终）　太角（初）

阳明　少宫　少阴　风凉胜复同。己卯　己酉　其运雨风凉。

少宫　太商　少羽（终）　少角（初）　太徵

阳明　少商　少阴　热寒胜复同，同正商。乙卯天符　乙酉岁会，太一天符。其运凉热寒。

少商　太羽（终）　太角（初）　少徵　太宫

---

① 林校云：“此太阳司天运合太羽，当言其运寒肃。”

② 薛校云：“‘少阳’当是‘少阴’。”

③ 沈臆谓，此“云”字即“运”字，“北极”即《素问·至真要大论》所谓“北政”。

④ 张义认为“寒乃始”三字衍。

⑤ 张义认为“乃长乃化乃成”六字衍。

⑥ 林校云：“详‘故岁宜苦以燥之温之’九字，当在‘避虚邪以安其正’下，错简在此。”但周评云：“文义自顺，不必移置。”周学海之说是。

⑦ 顾素云：“此下当有‘同少宫’三字。”

阳明　少羽　少阴　雨风胜复同。辛卯少宫同①。辛酉　辛卯②　其运寒雨风。

少羽（终）　少角（初）　太徵　少宫③　太商

凡此阳明司天之政，气化运行后天，天气急，地气明，阳专其令，炎暑大行，物燥以坚，淳风乃治，风燥横运，流于气交，多阳少阴，云趋雨府，湿化乃敷。燥极而泽，其谷白丹，间谷命太者，其耗白甲品羽，金火合德，上应太白、荧惑。其政切，其令暴，蛰虫乃见，流水不冰，民病咳嗌塞，寒热发，暴振溧癃闷，清先而劲，毛虫乃死，热后而暴，介虫乃殃，其发躁，胜复之作，扰而大乱，清热之气，持于气交。初之气，地气迁，阴始凝，气始肃，水乃冰，寒雨化。其病中热胀，面目浮肿，善眠，鼽衄嚏欠呕，小便黄赤，甚则淋。二之气，阳乃布，民乃舒，物乃生荣。厉大至，民善暴死。三之气，天政布，凉乃行，燥热交合，燥极而泽，民病寒热。四之气，寒雨降，病暴仆，振栗谵妄，少气嗌干引饮，及为心痛、痈肿疮疡、疟寒之疾，骨痿血便。五之气，春令反行，草乃生荣，民气和。终之气，阳气布，候反温，蛰虫来见，流水不冰，民乃康平，其病温。故食岁谷以安其气，食间谷以去其邪，岁宜以咸以苦以辛，汗之清之散之，安其运气，无使受邪，折其郁气，资其化源。以寒热轻重少多其制，同热者多天化，同清者多地化，用凉远凉，用热远热，用寒远寒，用温远温，食宜同法。有假者反之，此其道也。反是者，乱天地之经，扰阴阳之纪也。

帝曰：善。少阳之政奈何？岐伯曰：寅申之纪也。

少阳　太角　厥阴　壬寅（同天符）　壬申（同天符）　其运风鼓，其化鸣紊启拆，其变振拉摧拔，其病掉眩支胁惊骇。

太角（初正）　少徵　太宫　少商　太羽（终）

少阳　太徵　厥阴　戊寅天符　戊申天符　其运暑，其化暄嚣郁燠，其变炎烈沸腾，其病上热郁，血溢④血泄心痛。

太徵　少宫　太商　少羽（终）　少角（初）

少阳　太宫　厥阴　甲寅　甲申　其运阴雨，其化柔润重泽，其变震惊飘骤，其病体重胕肿痞饮。

太宫　少商　太羽（终）　太角（初）　少徵

少阳　太商　厥阴　庚寅　庚申　同正商。其运凉，其化雾露清切，其变肃杀凋零，其病肩背胸中。

太商　少羽（终）　少角（初）　太徵　少宫

少阳　太羽　厥阴　丙寅　丙申　其运寒肃，其化凝惨溧冽，其变冰雪霜雹，其病寒浮肿。

太羽（终）　太角（初）　少徵　太宫　少商

凡此少阳司天之政，气化运行先天，天气正，地气扰，风乃暴举，木偃沙飞，炎火乃流，阴行

---

① 顾素以为“少宫同”三字衍。
② 顾素以为“辛卯”二字为衍文。周评无此二字。
③ 原作“太宫”。顾素云：“‘太’，当作‘少’。”薛校、周评均作“少宫”。今从改。
④ 周评无“血溢”二字。

阳化，雨乃时应，火木同德，上应荧惑、岁星。其谷丹苍，其政严，其令扰。故①风热参布，云物沸腾，太阴横流，寒乃时至，凉雨并起②。民病寒中③，外发疮疡，内为泄满。故圣人遇之，和而不争。往复之作，民病寒热疟泄，聋瞑呕吐，上怫肿色变。初之气，地气迁，风胜乃摇，寒乃去，候乃大温，草木早荣。寒来不杀，温病乃起，其病气怫于上，血溢目赤，咳逆头痛，血崩胁满，肤腠中疮。二之气，火反郁，白埃四起，云趋雨府④，风不胜湿，雨乃零，民乃康⑤。其病热郁于上，咳逆呕吐，疮发于中，胸嗌不利，头痛身热，昏愦脓疮。三之气，天政布，炎暑至，少阳临上，雨乃涯。民病热中，聋瞑血溢，脓疮咳呕，鼽衄，渴嚏欠，喉痹目赤，善暴死。四之气，凉乃至，炎暑间化，白露降，民气和平，其病满身重。五之气，阳乃去，寒乃来，雨乃降，气门乃闭，刚木早凋，民避寒邪，君子周密。终之气，地气正，风乃至，万物反生，霿雾以行。其病关闭不禁，心痛，阳气不藏而咳。抑其运气，赞所不胜，必折其郁气，先取化源，暴过不生，苛疾不起。故岁宜以咸以辛以酸⑥，渗之泄之，渍之发之，观气寒温以调其过，同风热者多寒化，异风热者少寒化，用热远热，用温远温，用寒远寒，用凉远凉，食宜同法，此其道也。有假者反之，反是者病之阶也。

帝曰：善。太阴之政奈何？岐伯曰：丑未之纪也。

太阴　少角　太阳　清热胜复同，同正宫。丁丑　丁未　其运风清热。

少角（初正）　太徵　少宫　太商　少羽（终）

太阴　少徵　太阳　寒雨胜复同。癸丑　癸未　其运热寒雨。

少徵　太宫　少商　太羽（终）　太角

太阴　少宫　太阳　风清胜复同，同正宫。己丑太一天符　己未太一天符　其运雨风清。

少宫　太商　少羽（终）　少角（初）　太徵

太阴　少商　太阳　热寒胜复同。乙丑　乙未　其运凉热寒。

少商　太羽（终）　太角（初）　少徵　太宫

太阴　少羽　太阳　雨风胜复同，同正宫。

辛丑（同岁会）　辛未（同岁会）　其运寒雨风。

少羽（终）　少角（初）　太徵　少宫　太商

凡此太阴司天之政，气化运行后天，阴专其政，阳气退辟，大风时起，天气下降，地气上腾，原野昏霿，白埃四起，云奔南极，寒雨数至，物成于差夏⑦。民病寒湿，腹满，身䐜愤，胕肿，痞逆，寒厥拘急。湿寒合德，黄黑埃昏，流行气交，上应镇星、辰星。其政肃，其令寂，其谷黅玄。故阴凝于上，寒积于下，寒水胜火，则为冰雹，阳光不治，杀气乃行。故有余宜高，不及宜下，有

---

① “其政严，其令扰。故”七字，张义以为衍。
② “太阴横流”至此十二字，张义以为系后人之文窜入。
③ 张义疑“寒中”作“热中”。
④ “云趋雨府”四字，沈臆以为系后人窜入，致与全篇义悖。
⑤ 张义以为“民乃康”三字衍。
⑥ 原作“故岁宜咸辛宜酸”，前后文义不类。周评作“故岁宜以咸以辛以酸”。今从周评。
⑦ 沈臆云：“‘差’，字书无，本或作‘著’。注：‘著夏，长夏之时。’”

余宜晚，不及宜早，土之利，气之化也，民气亦从之，间谷命其太也。初之气，地气迁，寒乃去，春气正，风乃来，生布[1]万物以荣，民气条舒，风湿相薄，雨乃后。民病血溢，筋络拘强，关节不利，身重筋痿。二之气，大火正，物承化，民乃和[2]，其病温厉大行，远近咸若，湿蒸相薄，雨乃时降。三之气，天政布，湿气降，地气腾，雨乃时降，寒乃随之。感于寒湿，则民病身重胕肿，胸腹满。四之气，畏火临，溽蒸化，地气腾，天气否隔，寒风晓暮，蒸热相薄，草木凝烟，湿化不流，则白露阴布，以成秋令。民病腠理热，血暴溢，疟，心腹满热胪胀，甚则胕肿。五之气，惨[3]令已行，寒露下，霜乃早降，草木黄落，寒气及体，君子周密，民病皮腠。终之气，寒大举，湿大化[4]，霜乃积，阴乃凝，水坚冰，阳光不治。感于寒，则病人关节禁固，腰脽痛，寒湿推于气交而为疾也[5]。必折其郁气，而取化源，益其岁气，无使邪胜，食岁谷以全其真，食间谷以保其精。故岁宜以苦燥之温之，甚者发之泄之。不发不泄，则湿气外溢，肉溃皮拆而水血交流。必赞其阳火，令御甚寒，从气异同，少多其判[6]也，同寒者以热化，同湿者以燥化，异者少之，同者多之，用凉远凉，用寒远寒，用温远温，用热远热，食宜同法。假者反之，此其道也，反是者病也。

帝曰：善。少阴之政奈何？岐伯曰：子午之纪也。

少阴　太角　阳明　壬子　壬午　其运风鼓，其化鸣紊启拆，其变振拉摧拔，其病支满。

太角（初正）　少徵　太宫　少商　太羽（终）

少阴　太徵　阳明　戊子　天符　戊午　太一天符　其运炎暑，其化暄曜郁燠，其变炎烈沸腾，其病上热血溢。

太徵　少宫　太商　少羽（终）　少角（初）

少阴　太宫　阳明　甲子　甲午　其运阴雨，其化柔润时雨[7]，其变震惊飘骤，其病中满身重。

太宫　少商　太羽（终）　太角（初）　少徵

少阴　太商　阳明　庚子（同天符）　庚午（同天符）　同正商　其运凉劲，其化雾露萧飔，其变肃杀凋零，其病下清。

太商　少羽（终）　少角（初）　太徵　少宫

少阴　太羽　阳明　丙子岁会　丙午　其运寒，其化凝惨凓冽，其变冰雪霜雹，其病寒下。

太羽（终）　太角（初）　少徵　太宫　少商

凡此少阴司天之政，气化运行先天，地气肃，天气明，寒交暑，热加燥，云驰雨府，湿化乃行，时雨乃降，金火合德，上应荧惑、太白。其政明，其令切，其谷丹白。水火寒热持于气交而为病始也，热病生于上，清病生于下，寒热凌犯而争于中，民病咳喘，血溢血泄鼽嚏，目赤眦疡，寒厥入胃，心痛腰痛，腹大嗌干肿上。初之气，地气迁，燥将去，寒乃始，蛰复藏，水乃冰，霜复

---

① 周评“生布”作“生政乃布”为句。
② 张义以为“民乃和”三字有误或衍。
③ 张义云：“‘惨’疑作‘燥’。”
④ 张义以为“湿大化”三字衍。
⑤ 张义、周评“推”均作“持”，张义并疑此十字为衍文。
⑥ 张义云：“‘判’疑作‘制’字之讹。”周评径作“制”。
⑦ 林校云：“按，《五常政大论》云‘柔润重淖’，又太宫三运雨作‘柔润重淖’，此‘时雨’二字疑误。”

降，风乃至①，阳气郁，民反周密，关节禁固，腰脽痛，炎暑将起，中外疮疡。二之气，阳气布，风乃行，春气以正，万物应荣，寒气时至，民乃和。其病淋，目瞑目赤，气郁于上而热。三之气，天政布，大火行，庶类蕃鲜，寒气时至。民病气厥心痛，寒热更作，咳喘目赤。四之气，溽暑至，大雨时行，寒热互至。民病寒热嗌干，黄瘅，鼽衄饮发。五之气，畏火临，暑反至，阳乃化，万物乃生乃长荣②，民乃康，其病温。终之气，燥令行，余火内格，肿于上，咳喘，甚则血溢。寒气数举，则霿雾翳，病生皮腠，内舍于胁，下连少腹而作寒中，地将易也③。必抑其运气，资其岁胜，折其郁发，先取化源，无使暴过而生其病也。食岁谷以全真气，食间谷以辟虚邪。岁宜咸以耎之，而调其上，甚则以苦发之；以酸收之，而安其下，甚则以苦泄之。适气同异而多少之，同天气者以寒清化，同地气者以温热化，用热远热，用凉远凉，用温远温，用寒远寒，食宜同法。有假则反，此其道也，反是者病作矣。

帝曰：善。厥阴之政奈何？岐伯曰：巳亥之纪也。

厥阴　少角　少阳　清热胜复同，同正角。丁巳天符　丁亥天符　其运风清热。

少角（初正）　太徵　少宫　太商　少羽（终）

厥阴　少徵　少阳　寒雨胜复同。癸巳（同岁会）　癸亥（同岁会）　其运热寒雨。

少徵　太宫　少商　太羽（终）　太角（初）

厥阴　少宫　少阳　风清胜复同，同正角。己巳　己亥　其运雨风清。

少宫　太商　少羽（终）　少角（初）　太徵

厥阴　少商　少阳　热寒胜复同，同正角。乙巳　乙亥　其运凉热寒。

少商　太羽（终）　太角（初）　少徵　太宫

厥阴　少羽　少阳　雨风胜复同。辛巳　辛亥　其运寒雨风。

少羽（终）　少角（初）　太徵　少宫　太商

凡此厥阴司天之政，气化运行后天，诸同正岁，气化运行同天，天气扰，地气正，风生高远，炎热从之，云趋雨府，湿化乃行，风火同德，上应岁星、荧惑。其政挠，其令速，其谷苍丹，间谷言太者，其耗文角品羽。风燥火热，胜复更作，蛰虫来见，流水不冰，热病行于下，风病行于上，风燥胜复形于中。初之气，寒始肃，杀气方至，民病寒于右之下④。二之气，寒不去，华雪水冰，杀气施化，霜乃降，名草上焦，寒雨数至，阳复化，民病热于中。三之气，天政布，风乃时举，民病泣出，鸣掉眩。四之气，溽暑湿热相薄，争于左之上⑤，民病黄瘅而为胕肿。五之气，燥湿更胜，沉阴乃布，寒气及体，风雨乃行。终之气，畏火司令，阳乃大化，蛰虫出见，流水不冰，地气大发，草乃生，人乃舒，其病温厉。必折其郁气，资其化源，赞其运气，无使邪胜。岁宜以辛调上，以咸调下，畏火之气，无妄犯之。用温远温，用热远热，用凉远凉，用寒远寒，食宜同法。有假反

① 林校云："此'风乃至'当作'风乃列'。"
② 周评"荣"字上亦有"乃"字。
③ 张义以为"地将易也"四字衍。
④ 张义以为"于右之下"四字衍。
⑤ 张义以为衍句。

常，此之道也，反是者病。

帝曰：善。夫子①言可谓悉矣，然何以明其应乎？岐伯曰：昭乎哉问也！夫六气者，行有次，止有位，故常以正月朔日平旦视之，睹其位而知其所在矣。运有余，其至先，运不及，其至后，此天之道，气之常也。运非有余非不足，是谓正岁，其至当其时也。帝曰：胜复之气，其常在也，灾眚时至，候也②奈何？岐伯曰：非气化者，是谓灾也。帝曰：天地之数，终始奈何？岐伯曰：悉乎哉问也！是明道也。数之始，起于上而终于下，岁半之前，天气主之，岁半之后，地气主之，上下交互，气交主之，岁纪毕矣。故曰：位明气月可知乎，所谓气也③。帝曰：余司其事，则而行之，不合其数何也？岐伯曰：气用有多少，化洽④有盛衰，衰盛多少，同其化也。帝曰：愿闻同化何如？岐伯曰：风温春化同，热曛昏火夏化同，胜与复同⑤，燥清烟露秋化同，云雨昏暝埃长夏化同，寒气霜雪冰冬化同，此天地五运六气之化，更用盛衰之常也。帝曰：五运行同天化者，命曰天符，余知之矣。愿闻同地化者何谓也？岐伯曰：太过而同天化者三，不及而同天化者亦三，太过而同地化者三，不及而同地化者亦三，此凡二十四岁也。帝曰：愿闻其所谓也。岐伯曰：甲辰甲戌太宫下加太阴，壬寅壬申太角下加厥阴，庚子庚午太商下加阳明，如是者三。癸巳癸亥少徵下加少阳，辛丑辛未少羽下加太阳，癸卯癸酉少徵下加少阴，如是者三。戊子戊午太徵上临少阴，戊寅戊申太徵上临少阳，丙辰丙戌太羽上临太阳，如是者三。丁巳丁亥少角上临厥阴，乙卯乙酉少商上临阳明，己丑己未少宫上临太阴，如是者三。除此二十四岁，则不加不临也。帝曰：加者何谓？岐伯曰：太过而加同天符，不及而加同岁会也。帝曰：临者何谓？岐伯曰：太过不及，皆曰天符，而变行有多少，病形有微甚，生死有早晏耳。帝曰：夫子言用寒远寒，用热远热，余未知其然也，愿闻何谓远？岐伯曰：热无犯热，寒无犯寒，从者和，逆者病，不可不敬畏而远之，所谓时兴⑥六位也。帝曰：温凉何如？岐伯曰：司气以热，用热无犯，司气以寒，用寒无犯，司气以凉，用凉无犯，司气以温，用温无犯，间气同其主无犯，异其主则小犯之，是谓四畏，必谨察之。帝曰：善。其犯者何如？岐伯曰：天气反时，则可依时⑦，及胜其主则可犯⑧，以平为期，而不可过，是谓邪气反胜者。故曰：无失天信，无逆气宜，无翼其胜，无赞其复，是谓至治。

帝曰：善。五运气行主岁之纪，其有常数乎？岐伯曰：臣请次之。

甲子　甲午岁

上少阴火　中太宫土运　下阳明金　热化二，雨化五，燥化四，所谓正⑨化日也。其化上咸寒，中苦热，下酸热，所谓药食宜也。

乙丑　乙未岁

---

① 《图录》本“夫子”下有“之”字。
② 周评“也”作“之”。
③ 张义疑“故曰”至此十三字有讹误。
④ 张义疑“洽”当作“治”。
⑤ 张义云：“此句当在‘冬化同’之下。”
⑥ 度校云：“古抄本‘兴’作‘与’。”
⑦ 原作“则”，度校云：“古抄本下‘则’字作‘时’。”周评同。今从改。
⑧ 周评“犯”下有“之”字。
⑨ 度校云：“古抄本‘正’上有‘所谓’二字。”

上太阴土　中少商金运　下太阳水　热化寒化胜复同，所谓邪气化日也。灾七宫。湿化五，清化四，寒化六，所谓正化日也。其化上苦热，中酸和，下甘热，所谓药食宜也。

丙寅　丙申岁

上少阳相火　中太羽水运　下厥阴木　火化二，寒化六，风化三，所谓正化日也。其化上咸寒，中咸温，下辛温，所谓药食宜也。

丁卯（岁会）　丁酉岁

上阳明金　中少角木运　下少阴火　清化热化胜复同，所谓邪气化日也。灾三宫。燥化九，风化三，热化七，所谓正化日也。其化上苦小温，中辛和，下咸寒，所谓药食宜也。

戊辰　戊戌岁

上太阳水　中太徵火运　下太阴土　寒化六，热化七，湿化五，所谓正化日也。其化上苦温，中甘和，下甘温，所谓药食宜也。

己巳　己亥岁

上厥阴木　中少宫土运　下少阳相火　风化清化胜复同，所谓邪①气化日也。灾五宫。风化三，湿化五，火化七，所谓正化日也。其化上辛凉，中甘和，下咸寒，所谓药食宜也。

庚午（同天符）　庚子岁（同天符）

上少阴火　中太商金运　下阳明金　热化七，清化九，燥化九，所谓正化日也。其化上咸寒，中辛温，下酸温，所谓药食宜也。

辛未（同岁会）　辛丑岁（同岁会）

上太阴土　中少羽水运　下太阳水　雨化风化胜复同，所谓邪气化日也。灾一宫。雨化五，寒化一，所谓正化日也。其化上苦热，中苦和，下苦热，所谓药食宜也。

壬申（同天符）　壬寅岁（同天符）

上少阳相火　中太角木运　下厥阴木　火化二，风化八，所谓正化日也。其化上咸寒，中酸和，下辛凉，所谓药食宜也。

癸酉（同岁会）　癸卯岁（同岁会）

上阳明金　中少徵火运　下少阴火　寒化雨化胜复同，所谓邪气化日也。灾九宫。燥化九，热化二，所谓正化日也。其化上苦小温，中咸温，下咸寒，所谓药食宜也。

甲戌（岁会、天符）　甲辰岁（岁会、天符）

上太阳水　中太宫土运　下太阴土，　寒化六，湿化五，正化日也。其化上苦热，中苦温，下苦温，药②食宜也。

乙亥　乙巳岁

上厥阴木　中少商金运　下少阳相火　热化寒化胜复同，邪气化日也。灾七宫。风化八，清化四，火化二，正化度也。其化上辛凉，中酸和，下咸寒，药食宜也。

---

① 度校云："古抄本'邪'上有'所谓'二字。"

② 度校云："古抄本引一本'药'上有'所谓'二字。"

丙子（岁会）　丙午岁

上少阴火　中太羽水运　下阳明金　热化二，寒化六，清化四①，正化度也。其化上咸寒，中咸热，下酸温，药食宜也。

丁丑　丁未岁

上太阴土　中少角木运　下太阳水　清化热化胜复同，邪气化度也。灾三宫。雨化五，风化三，寒化一，正化度也。其化上苦温，中辛温，下甘热，药食宜也。

戊寅②　戊申岁（天符）

上少阳相火　中太徵火运　下厥阴木　火化七，风化三，正化度也。其化上咸寒，中甘和，下辛凉，药食宜也。

己卯　己酉岁

上阳明金　中少宫土运　下少阴火　风化清化胜复同，邪气化度也。灾五宫。清化九，雨化五，热化七，正化度也。其化上苦小温，中甘和，下咸寒，药食宜也。

庚辰　庚戌岁

上太阳水　中太商金运　下太阴土　寒化一，清化九，雨化五，正化度也。其化上苦热，中辛温，下甘热，药食宜也。

辛巳　辛亥岁

上厥阴木　中少羽水运　下少阳相火　雨化风化胜复同，邪气化度也。灾一宫。风化三，寒化一，火化七，正化度也。其化上辛凉，中苦和，下咸寒，药食宜也。

壬午　壬子岁

上少阴火　中太角木运　下阳明金　热化二，风化八，清化四，正化度也。其化上咸寒，中酸凉，下酸温，药食宜也。

癸未　癸丑岁

上太阴土　中少徵火运　下太阳水　寒化雨化胜复同，邪气化度也。灾九宫。雨化五，火化二，寒化一，正化度也。其化上苦温，中咸温，下甘热，药食宜也。

甲申　甲寅岁

上少阳相火　中太宫土运　下厥阴木　火化二，雨化五，风化八，正化度也。其化上咸寒，中咸和，下辛凉，药食宜也。

乙酉（太一天符）　乙卯岁（天符）

上阳明金　中少商金运　下少阴火　热化寒化胜复同，邪气化度也。灾七宫。燥化四，清化四，热化二，正化度也。其化上苦小温，中苦和，下咸寒，药食宜也。

丙戌（天符）　丙辰岁（天符）

上太阳水　中太羽水运　下太阴土　寒化六，雨化五，正化度也。其化上苦热，中咸温，下甘

---

① 周评无“清化四”三字。

② 度校云：“古抄本此下有‘天符’二字注文。”周评同。

热，药食宜也。

丁亥（天符） 丁巳岁（天符）

上厥阴木 中少角木运 下少阳相火 清化热化胜复同，邪气化度也。灾三宫。风化三，火化七，正化度也。其化上辛凉，中辛和，下咸寒，药食宜也。

戊子（天符） 戊午岁（太一天符）

上少阴火 中太徵火运 下阳明金 热化七，清化九，正化度也。其化上咸寒，中甘寒，下酸温，药食宜也。

己丑（太一天符） 己未岁（太一天符）

上太阴土 中少宫土运 下太阳水 风化清化胜复同，邪气化度也。灾五宫。雨化五，寒化一，正化度也。其化上苦热，中甘和，下甘热，药食宜也。

庚寅 庚申岁

上少阳相火 中太商金运 下厥阴木 火化七，清化九，风化三，正化度也。其化上咸寒，中辛温，下辛凉，药食宜也。

辛卯 辛酉岁

上阳明金 中少羽水运 下少阴火 雨化风化胜复同，邪气化度也。灾一宫。清化九，寒化一，热化七，正化度也。其化上苦小温，中苦和，下咸寒，药食宜也。

壬辰 壬戌岁

上太阳水 中太角木运 下太阴土 寒化六，风化八，雨化五，正化度也。其化上苦温，中酸和，下甘温，药食宜也。

癸巳（同岁会） 癸亥[①]（同岁会）

上厥阴木 中少徵火运 下少阳相火 寒化雨化胜复同，邪气化度也。灾九宫。风化八，火化二，正化度也。其化上辛凉，中咸和，下咸寒，药食宜也。

凡此定期之纪，胜复正化，皆有常数，不可不察。故知其要者，一言而终，不知其要，流散无穷，此之谓也。

帝曰：善。五运之气，亦复岁[②]乎？岐伯曰：郁极乃发，待时而作也。帝曰：请问其所谓也？岐伯曰：五常之气，太过不及，其发异也。帝曰：愿卒闻之。岐伯曰：太过者暴，不及者徐，暴者为病甚，徐者为病持。帝曰：太过不及，其数何如？岐伯曰：太过者其数成，不及者其数生，土常以生也。帝曰：其发也何如？岐伯曰：土郁之发，岩谷震惊，雷殷气交，埃昏黄黑，化为白[③]气，飘骤高深，击石飞空，洪水乃从，川流漫衍，田牧土驹。化气乃敷，善为时雨，始生始长，始化始成。故民病心腹胀，肠鸣而为数后，甚则心痛胁䐜，呕吐霍乱，饮发注下，胕肿身重。云奔雨府，

① 周评其下有“岁”字。
② 周评云：“‘岁’字疑误。”
③ 张义以为“白”字或当作“雨”字。

霞拥朝阳[1]，山泽埃昏，其乃发也，以其四气。云横天山，浮游生灭，怫之先兆[2]。金郁之发，天洁地明，风清气切，大凉乃举，草树浮烟，燥气以行，霿雾数起，杀气来至，草木苍干，金乃有声。故民病咳逆，心胁满引少腹，善暴痛，不可反侧，嗌干面尘色恶。山泽焦枯，土凝霜卤，怫乃发也，其气五。夜零白露，林莽声悽，怫之兆也。水郁之发，阳气乃辟，阴气暴举，大寒乃至，川泽严凝，寒雰结为霜雪，甚则黄黑昏翳，流行气交，乃为霜杀，水乃见祥。故民病寒客心痛，腰脽痛，大关节不利，屈伸不便，善厥逆，痞坚腹满。阳光不治，空积沉阴，白埃昏暝，而乃发也，其气二火前后。太虚深玄，气犹麻散，微见而隐，色黑微黄，怫之先兆也。木郁之发，太虚埃昏，云物以扰，大风乃至，屋发折木，木有变。故民病胃脘当心而痛，上支两胁，鬲咽不通，食饮不下，甚则耳鸣眩转，目不识人，善暴僵仆。太虚苍埃，天山一色，或[3]气浊色，黄黑郁若，横云不起雨，而乃发也，其气无常。长川草偃，柔叶呈阴，松吟高山，虎啸岩岫，怫之先兆也。火郁之发，太虚肿[4]翳，大明不彰，炎火行，大暑至，山泽燔燎，材木流津，广厦腾烟，土浮霜卤，止水乃减，蔓草焦黄，风行惑言，湿化乃后。故民病少气，疮疡痈肿，胁腹胸背、面首四肢䐜愤胪胀，疡痱呕逆，瘛疭骨痛，节乃有动，注下温疟，腹中暴痛，血溢流注，精液乃少，目赤心热，甚则瞀闷懊侬，善暴死。刻终大温，汗濡玄府，其乃发也，其气四。动复则静，阳极反阴，湿令乃化乃成。华发水凝，山川冰雪，焰阳午泽，怫之先兆也。有怫之应而后报也，皆观其极而乃发也，木发无时，水随火也。谨候其时，病可与期，失时反岁，五气不行，生化收藏，政无恒也。帝曰：水发而雹雪，土发而飘骤，木发而毁折，金发而清明，火发而曛昧，何气使然？岐伯曰：气有多少，发有微甚，微者当其气，甚者兼其下，征其下气而见可知也。帝曰：善。五气之发，不当位者何也？岐伯曰：命其差。帝曰：差有数乎？岐伯曰：后[5]皆三十度而有奇也。帝曰：气至而先后者何？岐伯曰：运太过则其至先，运不及则其至后，此候之常也。帝曰：当时而至者何也？岐伯曰：非太过非不及，则至当时，非是者眚也。帝曰：善。气有非时而化者何也？岐伯曰：太过者当其时，不及者归其己胜也。帝曰：四时之气，至有早晏、高下、左右，其候何如？岐伯曰：行有逆顺，至有迟速，故太过者化先天，不及者化后天。帝曰：愿闻其行何谓也？岐伯曰：春气西行，夏气北行，秋气东行，冬气南行。故春气始于下，秋气始于上，夏气始于中，冬气始于标。春气始于左，秋气始于右，冬气始于后，夏气始于前。此四时正化之常。故至高之地，冬气常在，至下之地，春气常在，必谨察之。帝曰：善。

黄帝问曰：五运六气之应见，六化之正、六变之纪何如？岐伯对曰：夫六气正纪，有化有变，有胜有复，有用有病，不同其候，帝欲何乎？帝曰：愿尽闻之。岐伯曰：请遂言之。夫气之所至也，厥阴所至为和平，少阴所至为暄，太阴所至为埃溽，少阳所至为炎暑，阳明所至为清劲，太阳

---

① 沈臆认为："霞拥朝阳"为医家隐语；"云奔雨府"，与全篇文义悖，系后人之文窜入。

② 周评"兆"字下有"也"字。

③ 度校云："古抄本'或'下有'为'字。"

④ 据下文"火发而曛昧"及上文"热曛昏火夏化同"，当作"曛"。《素问·五运行大论》"南方生热"下王冰注作"昏"。林校云："'肿'字疑误。"

⑤ 周评云："'后'之上当有'先'字。"

所至为寒雰，时化之常也。厥阴所至为风府，为璺启；少阴所至为火[1]府，为舒荣；太阴所至为雨府，为员盈；少阳所至为热府，为行出；阳明所至为司杀府，为庚苍；太阳所至为寒府，为归藏。司化之常也。厥阴所至为生，为风摇；少阴所至为荣，为形见；太阴所至为化，为云雨；少阳所至为长，为蕃鲜；阳明所至为收，为雾露；太阳所至为藏，为周密。气化之常也。厥阴所至为风生，终为肃；少阴所至为热生，中为寒；太阴所至为湿生，终为注雨；少阳所至为火生，终为蒸溽；阳明所至为燥生，终为凉；太阳所至为寒生，中为温。德化之常也。厥阴所至为毛化，少阴所至为羽化[2]，太阴所至为倮化，少阳所至为羽化，阳明所至为介化，太阳所至为鳞化，德化之常也。厥阴所至为生化，少阴所至为荣化，太阴所至为濡化，少阳所至为茂化，阳明所至为坚化，太阳所至为藏化，布政之常也。厥阴所至为飘怒、太[3]凉，少阴所至为大暄、寒，太阴所至为雷霆骤注、烈风，少阳所至为飘风燔燎、霜凝，阳明所至为散落、温，太阳所至为寒雪冰雹、白埃，气变之常也。厥阴所至为挠动，为迎随；少阴所至为高明焰，为曛；太阴所至为沉阴，为白埃，为晦暝；少阳所至为光显，为彤云，为曛；阳明所至为烟埃，为霜，为劲切，为悽鸣；太阳所至为刚固，为坚芒，为立。令行之常也。厥阴所至为里急；少阴所至为疡胗身热；太阴所至为积饮否隔；少阳所至为嚏呕，为疮疡；阳明所至为浮虚；太阳所至为屈伸不利。病之常也。厥阴所至为支痛，少阴所至为惊惑、恶寒战栗、谵妄，太阴所至为稸满，少阳所至为惊躁、瞀味[4]、暴病[5]，阳明所至为鼽、尻阴股膝髀腨䯒足病[6]，太阳所至为腰痛，病之常也。厥阴所至为緛戾，少阴所至为悲妄、衄蔑，太阴所至为中满、霍乱吐下，少阳所至为喉痹、耳鸣、呕涌，阳明所至为皴[7]揭，太阳所至为寝汗、痉，病之常也。厥阴所至为胁痛呕泄，少阴所至为语笑，太阴所至为重、胕肿，少阳所至为暴注、瞤瘛、暴死，阳明所至为鼽嚏，太阳所至为流泄、禁止，病之常也。凡此十二变者，报德以德，报化以化，报政以政，报令以令，气高则高，气下则下，气后则后，气前则前，气中则中，气外则外，位之常也。故风胜则动，热胜则肿，燥胜则干，寒胜则浮，湿胜则濡泄，甚则水闭胕肿，随气所在，以言其变耳。帝曰：愿闻其用也。岐伯曰：夫六气之用，各归不胜而为化，故太阴雨化[8]，施于太阳；太阳寒化，施于少阴；少阴热化，施于阳明；阳明燥化，施于厥阴；厥阴风化，施于太阴。各命其所在以征之也。帝曰：自得其位何如？岐伯曰：自得其位，常化也。帝曰：愿闻所在也。岐伯曰：命其位而方月可知也。

帝曰：六位之气，盈虚何如？岐伯曰：太少异也，太者之至徐而常，少者暴而亡[9]。帝曰：天地之气，盈虚何如？岐伯曰：天气不足，地气随之，地气不足，天气从之，运居其中而常先也。恶

---

① 马素“火”上有“太”字。
② 张义云：“按，王注上云‘风生毛形，热生翮形’，则此‘羽化’，疑本作‘翮化’也。”
③ 周评“太”作“大”。
④ 薛校云：“‘味’当作‘昧’。”
⑤ 周评作“暴痛”。
⑥ 周评“病”作“痛”。
⑦ 度校云：“古抄本‘至’下有‘为胁痛’三字。”周评“皴”上有“为”字。
⑧ 张义以为“雨化”当作“湿化”。
⑨ 周评以为“太者”“少者”当互易。

所不胜，归所同和，随运归从而生其病也。故上胜则天气降而下，下胜则地气迁而上，多少而差其分①，微者小差，甚者大差，甚则位易气交易，则大变生而病作矣。《大要》曰：甚纪五分，微纪七分，其差可见。此之谓也。帝曰：善。论言热无犯热，寒无犯寒。余欲不远寒，不远热奈何？岐伯曰：悉乎哉问也！发表不远热，攻里不远寒。帝曰：不发不攻而犯寒犯热何如？岐伯曰：寒热内贼，其病益甚。帝曰：愿闻无病者何如？岐伯曰：无者生之，有者甚之。帝曰：生者何如？岐伯曰：不远热则热至，不远寒则寒至，寒至则坚否腹满，痛急下利之病生矣，热至则身热，吐下霍乱，痈疽疮疡，瞀郁注下，瞤瘛肿胀，呕鼽衄，头痛，骨节变，肉痛，血溢血泄，淋闷之病生矣。帝曰：治之奈何？岐伯曰：时必顺之，犯者治以胜也。黄帝问曰：妇人重身，毒之何如？岐伯曰：有故无殒，亦无殒也。帝曰：愿闻其故何谓也？岐伯曰：大积大聚，其可犯也，衰其太半而止，过者死。帝曰：善。郁之甚者治之奈何？岐伯曰：木郁达之，火郁发之，土郁夺之，金郁泄之，水郁折之，然调其气，过者折之，以其畏也，所谓泻之。帝曰：假者何如？岐伯曰：有假其气，则无禁也。所谓主气不足，客气胜也。帝曰：至哉圣人之道②！天地大化，运行之节，临御之纪，阴阳之政，寒暑之令，非夫子孰能通之！请藏之灵兰之室，署曰《六元正纪》，非斋戒不敢示，慎传也。

刺法论篇第七十二（亡）③

本病论篇第七十三（亡）③

六元正纪大论：憒（音会）　矇（音蒙）　侬（奴董切）　翮（胡革切）　痓（巨郢切）

卷第二十二

至真要大论篇第七十四

黄帝问曰：五气交合，盈虚更作，余知之矣。六气分治，司天地者，其至何如？岐伯再拜对曰：明乎哉问也！天地之大纪，人神之通应也。帝曰：愿闻上合昭昭，下合冥冥奈何？岐伯曰：此道之所主④，工之所疑也。帝曰：愿闻其道也。岐伯曰：厥阴司天，其化以风；少阴司天，其化以热；太阴司天，其化以湿；少阳司天，其化以火；阳明司天，其化以燥；太阳司天，其化以寒。以

① 度校云："古抄本'多'上有'胜'字。"周评则作"随气多少而差其分"。周评义较胜。

② 周评"道"作"法"。

③ 此二篇篇名原在本卷目录中，正文中无，因本书未列卷目录，故将其置于此。其下，林校云："新校正云，详此二篇，亡在王注之前。按，《病能论篇》末王冰注云世本既阙第七二篇，谓此二篇也。而今世有《素问亡篇》及《昭明隐旨论》，以谓此三篇，仍托名王冰为注，辞理鄙陋，无足取者。旧本此篇名在《六元正纪篇》后列之，为后人移于此。若以《尚书》亡篇之名皆在前篇之末，则旧本为得。"

④ 张素"主"作"生"。

所临脏位，命其病者也。帝曰：地化奈何？岐伯曰：司天同候，间气皆然。帝曰：间气何谓？岐伯曰：司左右者，是谓间气也。帝曰：何以异之？岐伯曰：主岁者纪岁，间气者纪步也。帝曰：善。岁主奈何？岐伯曰：厥阴司天为风化，在泉为酸化，司气为苍化，间气为动化。少阴司天为热化，在泉为苦化，不司气化，居气为灼化。太阴司天为湿化，在泉为甘化，司气为黅化，间气为柔化。少阳司天为火化，在泉为苦化，司气为丹化，间气为明化。阳明司天为燥化，在泉为辛化，司气为素化，间气为清化。太阳司天为寒化，在泉为咸化，司气为玄化，间气为脏化。故治病者，必明六化分治，五味五色所生，五脏所宜，乃可以言盈虚病生之绪也。帝曰：厥阴在泉而酸化先，余知之矣。风化之行也何如？岐伯曰：风行于地，所谓本也，余气同法。本乎天者，天之气也，本乎地者，地之气也，天地合气，六节分而万物化生矣。故曰：谨候气宜，无失病机。此之谓也。帝曰：其主病何如？岐伯曰：司岁备物，则无遗主矣。帝曰：先岁物何也？岐伯曰：天地之专精也。帝曰：司气者何如？岐伯曰：司气者主岁同，然有①余不足也。帝曰：非司岁物何谓也？岐伯曰：散也，故质同而异等也，气味有薄厚，性用有躁静，治保有多少，力化有浅深，此之谓也。帝曰：岁主脏害何谓？岐伯曰：以所不胜命之，则其要也。帝曰：治之奈何？岐伯曰：上淫于下，所胜平之；外淫于内，所胜治之。帝曰：善。平气何如？岐伯曰：谨察阴阳所在而调之，以平为期，正者正治，反者反治。帝曰：夫子言察阴阳所在而调之，论言人迎与寸口相应，若引绳小大齐等，命曰平，阴之所在寸口何如？岐伯曰：视岁南北，可知之矣。帝曰：愿卒闻之。岐伯曰：北政之岁，少阴在泉，则寸口不应；厥阴在泉，则右不应；太阴在泉，则左不应。南政之岁，少阴司天，则寸口不应；厥阴司天，则右不应；太阴司天，则左不应。诸不应者，反其诊则见矣。帝曰：尺候何如？岐伯曰：北政之岁，三阴在下，则寸不应；三阴在上，则尺不应。南政之岁，三阴在天，则寸不应；三阴在泉，则尺不应。左右同。故曰：知其要者，一言而终，不知其要，流散无穷。此之谓也。

帝曰：善。天地之气，内淫而病何如？岐伯曰：岁厥阴在泉，风淫所胜，则地气不明，平野昧，草乃早秀。民病洒洒振寒，善伸数欠，心痛支满，两胁里急，饮食不下，鬲咽不通，食则呕，腹胀善噫，得后与气，则快然如衰，身体皆重。岁少阴在泉，热淫所胜，则焰浮川泽，阴处反明。民病腹中常鸣，气上冲胸，喘不能久立，寒热皮肤痛，目瞑齿痛䪼肿，恶寒发热如疟，少腹中痛，腹大，蛰虫不藏。岁太阴在泉，草乃早荣②，湿淫所胜，则埃昏岩谷，黄反见黑，至阴之交。民病饮积，心痛，耳聋浑浑焞焞，嗌肿喉痹，阴病血见，少腹痛肿，不得小便，病冲头痛，目似脱，项似拔，腰似折，髀不可以回，腘如结，腨如别。岁少阳在泉，火淫所胜，则焰明郊野，寒热更至。民病注泄赤白，少腹痛，溺赤，甚则血便。少阴同候。岁阳明在泉，燥淫所胜，则霿雾清暝。民病喜呕，呕有苦，善大③息，心胁痛不能反侧，甚则嗌干面尘，身无膏泽，足外反热。岁太阳在泉，寒淫所胜，则凝肃惨栗。民病少腹控睾，引腰脊，上冲心痛，血见，嗌痛颔肿。帝曰：善。治之奈

① 周评云："'有'上当更有'有'字。"
② "岁太阴在泉"下"草乃草荣"四字，林校疑衍。周评同。
③ 周评"大"作"太"。

何？岐伯曰：诸气在泉，风淫于内，治以辛凉，佐以苦，以甘缓之，以辛散之。热淫于内，治以咸寒，佐以甘苦，以酸收之，以苦发之。湿淫于内，治以苦热，佐以酸淡，以苦燥之，以淡泄之。火淫于内，治以咸冷，佐以苦辛，以酸收之，以苦发之。燥淫于内，治以苦温，佐以甘[①]辛，以苦下之。寒淫于内，治以甘热，佐以苦辛，以咸泻之，以辛润之，以苦坚之。帝曰：善。天气之变何如？岐伯曰：厥阴司天，风淫所胜，则太虚埃昏，云物以扰，寒生春气，流水不冰。民病胃脘当心而痛，上支两胁，鬲咽不通，饮食不下，舌本强，食则呕，冷泄腹胀，溏泄瘕，水闭，蛰虫不去[②]，病本于脾。冲阳绝，死不治。少阴司天，热淫所胜，怫热至，火行其政。民病胸中烦热，嗌干，右胠满，皮肤痛，寒热咳喘，大雨且至[③]，唾血血泄，鼽衄嚏呕，溺色变，甚则疮疡胕肿，肩背臂臑及缺盆中痛，心痛肺䐜，腹大满，膨膨而喘咳，病本于肺。尺泽绝，死不治。太阴司天，湿淫所胜，则沉阴且布，雨变枯槁[④]，胕肿骨痛阴痹，阴痹者按之不得，腰脊头项痛，时眩，大便难，阴气不用，饥不欲食，咳唾则有血，心如悬，病本于肾。太溪绝，死不治。少阳司天，火淫所胜，则温气流行，金政不平。民病头痛，发热恶寒而疟，热上皮肤痛，色变黄赤，传而为水，身面胕肿，腹满仰息，泄注赤白，疮疡，咳唾血，烦心胸中热，甚则鼽衄，病本于肺。天府绝，死不治。阳明司天，燥淫所胜，则木乃晚荣，草乃晚生，筋骨内变，民病左胠胁痛，寒清于中，感而疟，大凉革候，咳，腹中鸣，注泄鹜溏，名木敛，生菀于下，草焦上首，心胁暴痛，不可反侧，嗌干面尘，腰痛，丈夫㿗疝，妇人少腹痛，目昧眦疡，疮痤痈，蛰虫来见，病本于肝[⑤]。太冲绝，死不治。太阳司天，寒淫所胜，则寒气反至，水且冰，血变于中，发为痈疡，民病厥心痛，呕血血泄，鼽衄，善悲，时眩仆。运火炎烈，雨暴乃雹，胸腹满，手热肘挛掖冲[⑥]，心澹澹大动，胸胁胃脘不安，面赤目黄，善噫嗌干，甚则色炲，渴而欲饮，病本于心。神门绝，死不治。所谓动气，知其脏也。帝曰：善。治之奈何？岐伯曰：司天之气，风淫所胜，平以辛凉，佐以苦甘，以甘缓之，以酸泻之。热淫所胜，平以咸寒，佐以苦甘，以酸收之。湿淫所胜，平以苦热，佐以酸辛[⑦]，以苦燥之，以淡泄之。湿上甚而热，治以苦温，佐以甘辛，以汗为故而止。火淫所胜，平以酸冷，佐以苦甘，以酸收之，以苦发之，以酸复之，热淫同。燥淫所胜，平以苦湿[⑧]，佐以酸辛，以苦下之。寒淫所胜，平以辛热，佐以甘苦，以咸泻之[⑨]。帝曰：善。邪气反胜，治之奈何？岐伯曰：风司于地，清反胜之，治以酸温，佐以苦甘，以辛平之。热司于地，寒反胜之，治以甘热，佐以苦辛，以咸平之。湿司于地，热反胜之，治以苦冷，佐以咸甘，以苦平之。火司于地，寒反胜之，治以甘热，佐以苦

---

① 林校云："'甘'疑当作'酸'"。

② 张义以为"蛰虫不去"四字衍。

③ 张义以为"大雨且至"四字衍。但《类经》将此四字移置于上文"火行其政"句下，似是。

④ 张义云："句有误。"

⑤ 张义以为"蛰虫来见"四字为衍文。

⑥ 周评"冲"作"肿"。

⑦ 林校云："'辛'疑当作'淡'。"

⑧ 林校云："按，上文'燥淫于内，治以苦温'，此云'苦湿'者，'湿'当为'温'。……又按，《六元正纪大论》亦作'苦小温'。"

⑨ 林校云："按，上文'寒淫于内，治以甘热，佐以苦辛'，此云'平以辛热，佐以甘苦'者，此文为误。"

辛，以咸平之。燥司于地，热反胜之，治以平[①]寒，佐以苦甘，以酸平之，以和为利[②]。寒司于地，热反胜之，治以咸冷，佐以甘辛，以苦平之。帝曰：其司天邪胜何如？岐伯曰：风化于天，清反胜之，治以酸温，佐以甘苦。热化于天，寒反胜之，治以甘温，佐以苦酸辛。湿化于天，热反胜之，治以苦寒，佐以苦酸。火化于天，寒反胜之，治以甘热，佐以苦辛。燥化于天，热反胜之，治以辛寒，佐以苦甘。寒化于天，热反胜之，治以咸冷，佐以苦辛。

帝曰：六气相胜奈何？岐伯曰：厥阴之胜，耳鸣头眩，愦愦欲吐，胃鬲如寒[③]，大风数举，倮虫不滋，胠胁气并，化而为热，小便黄赤，胃脘当心而痛，上支两胁，肠鸣飧泄，少腹痛，注下赤白，甚则呕吐，鬲咽不通。少阴之胜，心下热，善饥，齐下反动，气游三焦，炎暑至，木乃津，草乃萎，呕逆躁烦，腹满痛，溏泄，传为赤沃。太阴之胜，火气内郁，疮疡于中，流散于外，病在胠胁，甚则心痛热格，头痛喉痹项强，独胜则湿气内郁，寒迫下焦，痛留顶，互引眉间，胃满，雨数至，燥化乃见[④]，少腹满，腰脽重强，内不便，善注泄，足下温，头重，足胫胕肿，饮发于中，胕肿于上。少阳之胜，热客于胃，烦心心痛，目赤欲呕，呕酸善饥，耳痛溺赤，善惊[⑤]谵妄，暴热消烁，草萎水涸，介虫乃屈，少腹痛，下沃赤白。阳明之胜，清发于中，左胠胁痛，溏泄，内为嗌[⑥]塞，外发㿉疝，大凉肃杀，华英改容，毛虫乃殃，胸中不便，嗌塞而咳。太阳之胜，凝溧且至，非时水冰，羽乃后化，痔疟发，寒厥入胃，则内生心痛，阴中乃疡，隐曲不利，互引阴股，筋肉拘苛，血脉凝泣，络满色变，或为血泄，皮肤否肿，腹满食减，热反上行，头项囟顶脑户中痛，目如脱，寒入下焦，传为濡泻。帝曰：治之奈何？岐伯曰：厥阴之胜，治以甘清，佐以苦辛，以酸泻之。少阴之胜，治以辛寒，佐以苦咸，以甘泻之。太阴之胜，治以咸热，佐以辛甘，以苦泻之。少阳之胜，治以辛寒，佐以甘咸，以甘泻之。阳明之胜，治以酸温，佐以辛甘，以苦泄之。太阳之胜，治以甘[⑦]热，佐以辛酸，以咸泻之。帝曰：六气之复何如？岐伯曰：悉乎哉问也！厥阴之复，少腹坚满，里急暴痛，偃木飞沙，倮虫不荣，厥心痛，汗发呕吐，饮食不入，入而复出，筋骨掉眩清厥，甚则入脾，食痹而吐。冲阳绝，死不治。少阴之复，燠热内作，烦躁鼽嚏，少腹绞痛，火见燔焫，嗌燥，分注时止，气动于左，上行于右，咳，皮肤痛，暴瘖心痛，郁冒不知人，乃洒淅恶寒，振栗谵妄，寒已而热，渴而欲饮，少气骨痿，隔肠不便，外为浮肿哕噫，赤气后化，流水不冰，热气大行，介虫不复，病疿胗疮疡，痈疽痤痔，甚则入肺，咳而鼻渊。天府绝，死不治。太阴之复，湿变乃举，体重中满，食饮不化，阴气上厥，胸中不便，饮发于中，咳喘有声，大雨时行，鳞见于陆，头顶[⑧]痛重，而掉瘛尤甚，呕而密默，唾吐清液，甚则入肾，窍泻无度。太溪绝，死不治。少阳之复，大热将至，枯燥燔爇，介虫乃耗，惊瘛咳衄，心热烦躁，便数憎风，厥气上行，面

① 度校云："古抄本'平'作'辛'。"周评同。
② 周评"利"作"制"。
③ 周评云："'寒'，似当作'塞'。"
④ 林校云："此文于'雨数至'下，脱少'鳞见于陆'四字。"《类经》云："'燥'当作'湿'。"
⑤ "惊"字原为"䳄"，吴素、高解诸本均作"惊"。故改。
⑥ 周评云："'嗌'与'噎'同，与'咽'异，经文三字互用也。"
⑦ 林校云："疑'甘'字，'苦'之误也。"
⑧ 林校云："'顶'疑当作'项'。"

如浮埃，目乃瞤瘛，火气内发，上为口糜呕逆，血溢血泄，发而为疟，恶寒鼓栗，寒极反热，嗌络焦槁，渴引水浆，色变黄赤，少气脉萎，化而为水，传为胕肿，甚则入肺，咳而血泄。尺泽绝，死不治。阳明之复，清气大举，森木苍干，毛虫乃厉，病生胠胁，气归于左，善太息，甚则心痛否满，腹胀而泄，呕苦咳哕，烦心，病在鬲中，头痛，甚则入肝，惊骇筋挛。太冲绝，死不治。太阳之复，厥气上行，水凝雨冰，羽虫乃死，心胃生寒，胸鬲不利，心痛否满，头痛善悲，时眩仆，食减，腰脽反痛，屈伸不便，地裂冰坚，阳光不治，少腹控睾，引腰脊，上冲心，唾出清水，及为哕噫，甚则入心，善忘善悲。神门绝，死不治。帝曰：善。治之奈何？岐伯曰：厥阴之复，治以酸寒[①]，佐以甘辛，以酸泻之，以甘缓之。少阴之复，治以咸寒，佐以苦辛，以甘泻之，以酸收之，辛苦发之，以咸耎之。太阴之复，治以苦热，佐以酸辛，以苦泻之、燥之、泄之。少阳之复，治以咸冷，佐以苦辛，以咸耎之，以酸收之，辛苦发之。发不远热，无犯温凉，少阴同法。阳明之复，治以辛温，佐以苦甘，以苦泄之，以苦下之，以酸补之。太阳之复，治以咸热，佐以甘辛，以苦坚之。治诸胜复，寒者热之，热者寒之，温者清之，清者温之，散者收之，抑者散之，燥者润之，急者缓之，坚者耎之，脆者坚之，衰者补之，强者泻之，各安其气，必清必静，则病气衰去，归其所宗，此治之大体也。

帝曰：善。气之上下何谓也？岐伯曰：身半以上，其气三矣，天之分也，天气主之。身半以下，其气三矣，地之分也，地气主之。以名命气，以气命处，而言其病。半，所谓天枢也。故上胜而下俱病者，以地名之。下胜而上俱病者，以天名之。所谓胜至，报气屈伏而未发也。复至则不以天地异名，皆如复气为法也。帝曰：胜复之动，时有常乎？气有必乎？岐伯曰：时有常位，而气无必也。帝曰：愿闻其道也。岐伯曰：初气终三气，天气主之，胜之常也。四气尽终气，地气主之，复之常也。有胜则复，无胜则否。帝曰：善。复已而胜何如？岐伯曰：胜至则复，无常数也，衰乃止耳。复已而胜，不复则害，此伤生也。帝曰：复而反病何也？岐伯曰：居非其位，不相得也。大复其胜则主胜之，故反病也。所谓火燥热也。帝曰：治之何如？岐伯曰：夫气之胜也，微者随之，甚者制之。气之复也，和者平之，暴者夺之。皆随胜气，安其屈伏，无问其数，以平为期，此其道也。帝曰：善。客主之胜复奈何？岐伯曰：客主之气，胜而无复也。帝曰：其逆从何如？岐伯曰：主胜逆，客胜从，天之道也。帝曰：其生病何如？岐伯曰：厥阴司天，客胜则耳鸣掉眩，甚则咳；主胜则胸胁痛，舌难以言。少阴司天，客胜则鼽嚏颈项强，肩背瞀热，头痛少气，发热，耳聋目瞑，甚则胕肿血溢，疮疡咳喘；主胜则心热烦躁，甚则胁痛支满。太阴司天，客胜则首面胕肿，呼吸气喘；主胜则胸腹满，食已而瞀。少阳司天，客胜则丹胗外发，及为丹熛疮疡，呕逆喉痹，头痛嗌肿，耳聋血溢，内为瘛疭；主胜则胸满咳仰息，甚而有血，手热。阳明司天，清复内余，则咳衄嗌塞，心鬲中热，咳不止而白血出者死[②]。太阳司天，客胜则胸中不利，出清涕，感寒则咳；主胜则喉嗌中鸣。厥阴在泉，客胜则大关节不利，内为痉强拘瘛，外为不便；主胜则筋骨繇并[③]，腰腹

① 林校云："按，别本'治以酸寒'作'治以辛寒'也。"
② 吴崑云："此条无主客之论者，阙文也。"但林校云："详此不言客胜主胜者，以金居火位，无客胜之理，故不言也。"
③ 沈臆云："《气交变大论》作'筋骨繇复'。'繇'正字为'䌛'，'䌛'属'摇'字之假。"

时痛。少阴在泉，客胜则腰痛，尻股膝髀腨䯒足病，瞀热以酸，胕肿不能久立，溲便变；主胜则厥气上行，心痛发热，鬲中，众痹皆作，发于胠胁，魄汗不藏，四逆而起。太阴在泉，客胜则足痿下重，便溲不时，湿客下焦，发而濡泻，及为肿隐曲之疾；主胜则寒气逆满，食饮不下，甚则为疝。少阳在泉，客胜则腰腹痛而反恶寒，甚则下白溺白；主胜则热反上行而客于心，心痛发热，格中而呕。少阴同候。阳明在泉，客胜则清气动下，少腹坚满而数便泻；主胜则腰重腹痛，少腹生寒，下为鹜溏，则寒厥于肠，上冲胸中，甚则喘，不能久立。太阳在泉，寒复内余，则腰尻痛；屈伸不利，股胫足膝中痛①。帝曰：善。治之奈何？岐伯曰：高者抑之，下者举之，有余折②之，不足补之，佐以所利，和以所宜，必安其主客，适其寒温，同者逆之，异者从之。帝曰：治寒以热，治热以寒，气相得者逆之，不相得者从之，余以③知之矣。其于正味何如？岐伯曰：木位之主，其泻以酸，其补以辛。火位之主，其泻以甘④，其补以咸。土位之主，其泻以苦，其补以甘⑤。金位之主，其泻以辛，其补以酸。水位之主，其泻以咸，其补以苦。厥阴之客，以辛补之，以酸泻之，以甘缓之。少阴之客，以咸补之，以甘泻之，以咸⑥收之。太阴之客，以甘补之，以苦泻之，以甘缓之。少阳之客，以咸补之，以甘泻之，以咸耎之。阳明之客，以酸补之，以辛泻之，以苦泄之。太阳之客，以苦补之，以咸泻之，以苦坚之，以辛润之。开发腠理，致津液，通气也。帝曰：善。愿闻阴阳之三也何谓？岐伯曰：气有多少，异用也。帝曰：阳明何谓也？岐伯曰：两阳合明也。帝曰：厥阴何⑦也？岐伯曰：两阴交尽也。

帝曰：气有多少，病有盛衰，治有缓急，方有大小，愿闻其约奈何？岐伯曰：气有高下，病有远近，证有中外，治有轻重，适其至所为故也。《大要》曰：君一臣二，奇之制也；君二臣四，偶之制也；君二臣三，奇之制也；君二臣六，偶之制也。故曰：近者奇之，远者偶之，汗者不以奇，下者不以偶⑧，补上治上制以缓，补下治下制以急，急则气味厚，缓则气味薄，适其至所，此之谓也。病所远而中道气味之⑨者，食而过之，无越其制度也。是故平气之道，近而奇偶，制小其服也。远而奇偶，制大其服也。大则数少，小则数多。多则九之，少则二之。奇之不去则偶之，是谓重方。偶之不去，则反佐以取之，所谓寒热温凉，反从其病也。帝曰：善。病生于本，余知之矣。生于标者，治之奈何？岐伯曰：病反其本，得标之病；治反其本，得标之方。帝曰：善。六气之胜，何以候之？岐伯曰：乘其至⑩也，清气大来，燥之胜也，风木受邪，肝病生焉。热气大来，火之胜也，金燥受邪，肺病生焉。寒气大来，水之胜也，火热受邪，心病生焉。湿气大来，土之胜也，寒水受邪，肾病生焉。风气大来，木之胜也，土湿受邪，脾病生焉。所谓感邪而生病也。乘年之虚，

---

① 吴素云："此条无主客云者，亦阙文也。"林校云："详此不言客主胜者，盖太阳以水居水位，均不言也。"
② 沈臆以为"折"者为"泄"，或作"泻"。
③ 度校云："古抄本'以'作'已'。"
④ 沈臆以为"甘"宜作"苦"字。
⑤ 沈臆以为"苦"宜作"甘"，"甘"宜作"苦"。
⑥ 林校、张素均以为"咸"为"酸"之误。
⑦ 周评"何"下有"谓"字。
⑧ 张义疑"奇""偶"二字今本误倒。
⑨ "之"疑为"乏"。
⑩ 张义云："'至'当作'虚'。"

则邪甚也。失时之和，亦邪甚也。遇月之空，亦邪甚也。重感于邪，则病危矣。有胜之气，其必来复也[①]。帝曰：其脉至何如？岐伯曰：厥阴之至其脉弦，少阴之至其脉钩，太阴之至其脉沉，少阳之至大而浮，阳明之至短而濇，太阳之至大而长。至而和则平，至而甚则病，至而反者病，至而不至者病，未至而至者病，阴阳易者危。

帝曰：六气标本，所从不同奈何？岐伯曰：气有从本者，有从标本者，有不从标本者也。帝曰：愿卒闻之。岐伯曰：少阳太阴从本，少阴太阳从本从标，阳明厥阴不从标本从乎中也。故从本者化生于本，从标本者有标本之化，从中者以中气为化也。帝曰：脉从而病反者，其诊何如？岐伯曰：脉至而从，按之不鼓，诸阳皆然。帝曰：诸阴之反，其脉何如？岐伯曰：脉至而从，按之鼓甚而盛也。是故百病之起，有生于本者，有生于标者，有生于中气者，有取本而得者，有取标而得者，有取中气而得者，有取标本而得者，有逆取而得者，有从取而得者。逆，正顺也。若顺，逆也。故曰：知标与本，用之不殆，明知逆顺，正行无问。此之谓也。不知是者，不足以言诊，足以乱经。故《大要》曰：粗工嘻嘻，以为可知，言热未已，寒病复始，同气异形，迷诊乱经。此之谓也。夫标本之道，要而博，小而大，可以言一而知百病之害，言标与本，易而勿损，察本与标，气可令调，明知胜复，为万民式，天之道毕矣。帝曰：胜复之变，早晏何如？岐伯曰：夫所胜者，胜至已病，病已愠愠，而复已萌也。夫所复者，胜尽而起，得位而甚，胜有微甚，复有少多，胜和而和，胜虚而虚，天之常也。帝曰：胜复之作，动不当位，或后时而至，其故何也？岐伯曰：夫气之生，与其化[②]衰盛异也。寒暑温凉，盛衰之用，其在四维。故阳之动，始于温，盛于暑；阴之动，始于清，盛于寒。春夏秋冬，各差其分。故《大要》曰：彼春之暖，为夏之暑，彼秋之忿，为冬之怒。谨按四维，斥候皆归，其终可见，其始可知。此之谓也。帝曰：差有数乎？岐伯曰：又[③]凡三十度也。帝曰：其脉应皆何如？岐伯曰：差同正法，待时而去也。《脉要》曰：春不沉，夏不弦，冬不濇，秋不数，是谓四塞。沉甚曰病，弦甚曰病，濇甚曰病，数甚曰病，参见曰病，复见曰病，未去而去曰病，去而不去曰病，反者死。故曰：气之相守司也，如权衡之不得相失也。夫阴阳之气，清静则生化治，动则苛疾起，此之谓也。帝曰：幽明何如？岐伯曰：两阴交尽故曰幽，两阳合明故曰明，幽明之配，寒暑之异也。帝曰：分至何如？岐伯曰：气至之谓至，气分之谓分，至则气同，分则气异，所谓天地之正纪也。帝曰：夫子言春秋气始于前，冬夏气始于后，余已知之矣。然六气往复，主岁不常也，其补泻奈何？岐伯曰：上下所主，随其攸利，正其味，则其要也，左右同法。《大要》曰：少阳之主，先甘后咸；阳明之主，先辛后酸；太阳之主，先咸后苦；厥阴之主，先酸后辛；少阴之主，先甘后咸；太阴之主，先苦后甘。佐以所利，资以所生，是谓得气。

帝曰：善。夫百病之生也，皆生于风寒暑湿燥火，以之化之变也。经言盛者泻之，虚者补之，余锡以方士，而方士用之尚未能十全，余欲令要道必行，桴鼓相应，犹拔刺雪污[④]，工巧神圣，可得闻乎？岐伯曰：审察病机，无失气宜，此之谓也。帝曰：愿闻病机何如？岐伯曰：诸风掉眩，皆

① 张义云："二句应在上'乘其至也'之上。"
② "与其化"三字，《素问·六元正纪大论》王冰注作"化，与其"，文义似胜。
③ 周评云："'又'字无着，当是'差'字之讹也。"
④ 原本"污"作"汙"。吴素、高解、周评均作"污"。按，《灵枢·九针十二原》"犹雪污"可证，故改。

属于肝。诸寒收引，皆属于肾。诸气膹郁，皆属于肺。诸湿肿满，皆属于脾。诸热瞀瘛，皆属于火。诸痛痒疮，皆属于心。诸厥固泄，皆属于下。诸痿喘呕，皆属于上。诸禁鼓栗，如丧神守，皆属于火。诸痉项强，皆属于湿。诸逆冲上，皆属于火。诸胀腹大，皆属于热。诸躁狂越，皆属于火。诸暴强直，皆属于风。诸病有声，鼓之如鼓，皆属于热。诸病胕肿，疼酸惊骇，皆属于火。诸转反戾，水液浑浊，皆属于热。诸病水液，澄澈清冷，皆属于寒。诸呕吐酸，暴注下迫，皆属于热。故《大要》曰：谨守病机，各司其属，有者求之，无者求之，盛者责之，虚者责之，必先五胜，疏其血气，令其调达，而致和平。此之谓也。

帝曰：善。五味阴阳之用何如？岐伯曰：辛甘发散为阳，酸苦涌泄为阴，咸味涌泄为阴，淡味渗泄为阳。六者或收或散，或缓或急，或燥或润，或耎或坚，以所利而行之，调其气使其平也。帝曰：非调气而得者，治之奈何？有毒无毒，何先何后？愿闻其道。岐伯曰：有毒无毒，所治为主，适大小为制也。帝曰：请言其制。岐伯曰：君一臣二，制之小也；君一臣三佐五，制之中也；君一臣三佐九，制之大也。寒者热之，热者寒之，微者逆之，甚者从之，坚者削之，客者除之，劳者温之，结者散之，留者攻之，燥者濡之，急者缓之，散者收之，损者温之，逸者行之，惊者平之，上之下之，摩之浴之，薄之劫之，开之发之，适事为故。帝曰：何谓逆从？岐伯曰：逆者正治，从者反治，从少从多，观其事也。帝曰：反治何谓？岐伯曰：热因热用，寒因寒用①，塞因塞用，通因通用，必伏其所主，而先其所因，其始则同，其终则异，可使破积，可使溃坚，可使气和，可使必已。帝曰：善。气调而得者何如？岐伯曰：逆之从之，逆而从之，从而逆之，疏气令调，则其道也。帝曰：善。病之中外何如？岐伯曰：从内之外者，调其内；从外之内者，治其外；从内之外而盛于外者，先调其内而后治其外；从外之内而盛于内者，先治其外而后调其内；中外不相及，则治主病。帝曰：善。火热复，恶寒发热，有如疟状，或一日发，或间数日发，其故何也？岐伯曰：胜复之气，会遇之时，有多少也。阴气多而阳气少，则其发日远；阳气多而阴气少，则其发日近。此胜复相薄，盛衰之节，疟亦同法②。帝曰：论言治寒以热，治热以寒，而方士不能废绳墨而更其道也。有病热者寒之而热，有病寒者热之而寒，二者皆在，新病复起，奈何治③？岐伯曰：诸寒之而热者取之阴，热之而寒者取之阳，所谓求其属也。帝曰：善。服寒而反热，服热而反寒，其故何也？岐伯曰：治其王气，是以反也。帝曰：不治王而然者何也？岐伯曰：悉乎哉问也！不治，五味④属也。夫五味入胃，各归所喜，故⑤酸先入肝，苦先入心，甘先入脾，辛先入肺，咸先入肾，

---

① 原作“热因寒用，寒因热用”。热谓热药，寒谓寒饮，言治寒证，直注热药，真寒反拒真热药，宜寒之以注。然则同气相求，内寒得寒饮更无拒，谓之热因寒用，寒因热用亦得之。然较之下文塞因塞用，通因通用之法，则四因皆法假证之法，即从治也。故当作“热因热用，寒因寒用”，传写之讹也。按，《素问·五常政大论》云“治热以寒，温而行之，治寒以热，凉而行之”，已具热药寒服，寒药热饮之义。故此处宜改为“热因热用，寒因寒用”，以完整其四因从治之法。

② “火热复，恶寒发热”至“疟亦同法”，周评云：“按，自‘火热’至此，与上下文义不甚关切，亦恐错简。”

③ 周评“治”下有“之”字。

④ 度校云：“古抄本‘五味’作‘王气’。”

⑤ 原作“攻”。林校《宣明五气》注文引此文，“攻”作“故”。张义径改作“故”。“故”字是。林校《宣明五气》正文云：“五味所入，酸入肝，辛入肺，苦入心，咸入肾，甘入脾，是谓五入也。”并无“故”字。今顾尚之守山阁本，“攻”为“故”字，属下句。

久而增气，物化之常也。气增而久，夭[1]之由也。帝曰：善。方制君臣何谓也？岐伯曰：主病之谓君，佐君之谓臣，应臣之谓使，非上下三品之谓也。帝曰：三品何谓？岐伯曰：所以明善恶之殊贯也。帝曰：善。病之中外何如？岐伯曰：调气之方，必别阴阳，定其中外，各守其乡，内者内治，外者外治，微者调之，其次平之，盛者夺之，汗者[2]下之，寒热温凉，衰之以属，随其攸利，谨道如法，万举万全，气血正平，长有天命。帝曰：善。

至真要大论：熠（羊入切）　焞（土浑切）　膨（普盲切）　痤（殂禾切）　爇（如悦切）　熛（匹摇切）　脜（之力切）　脆（须醉切）

卷第二十三

著至教论篇第七十五

（新校正云：按，全元起本在《四时病类论篇》末。）

黄帝坐明堂，召雷公而问之曰：子知医之道乎？雷公对曰：诵而颇[3]能解，解而未能别，别而未能明，明而未能彰，足以治群僚，不足至[4]侯王。愿得受树天之度，四时阴阳合之[5]，别[6]星辰与日月光，以彰经术，后世益明，上通神农，著[7]至教疑[8]于二皇。帝曰：善。无失之，此皆阴阳表里上下雌雄相输应也，而[9]道上知天文，下知地理，中知人事，可以长久，以教众庶，亦不疑殆，医道论篇，可传后世，可以为宝。雷公曰：请受道，讽诵用解。帝曰：子不闻《阴阳传》乎？曰：不知。曰：夫三阳天[10]为业，上下无常，合而病至，偏害阴阳。雷公曰：三阳莫当，请闻其解。帝曰：三阳独至者，是三阳并至，并至如风雨，上为巅疾，下为漏病。外无期，内无正，不中经纪，诊无上下，以书别[11]。雷公曰：臣治疏愈，说意而已。帝曰：三阳者，至阳也，积并则为惊，病起疾风，至如礔砺，九窍皆塞，阳气滂溢，干嗌喉塞。并于阴，则上下无常，薄为肠澼。此谓三阳直心[12]，坐不得起，卧者便身全[13]，三阳之病。且以知天下[14]，何以别阴阳，应四时，合之五行。雷公

---

① 沈臆云：“‘夭’为‘反’之讹，上文三出‘反’字。”
② 周评“汗者”作“汗之”。
③ 顾素云：“‘颇’字误，当依《御览》七百二十一作‘未’。”
④ 顾素云：“‘至’字误，当依《御览》作‘治’。”
⑤ 吴素作“合之四时阴阳”。
⑥ 《太素·遗文》“别”作“列”。
⑦ 《太素·遗文》无“著”字。
⑧ 林校云：“按，全元起本及《太素》‘疑’作‘擬’。”沈臆云：“‘疑’即‘擬’字，古通用。”
⑨ 张义疑“而”字有误。
⑩ 《太素·遗文》“天”作“太”。
⑪ 周评“别”下有“之”字。
⑫ 吴素“直心”作“为病”。
⑬ 《甲乙》“卧者”二字上属，“便身全”作“身重”为句。
⑭ 张义疑有误。

曰[1]：阳言不别，阴言不理，请起受解，以为至道。帝曰：子若受传，不知合至道以惑师教，语子至道之要。病伤五脏，筋骨以消，子言不明不别，是世主学尽矣。肾[2]且绝，惋惋日暮[3]，从容不出，人事不殷。[4]

示从容论篇第七十六

（新校正云：按，全元起本在第八卷，名《从容别白黑》。）

黄帝燕坐，召雷公而问之曰：汝受术诵书者，若能览观杂学，及于比类，通合道理，为余言子所长，五脏六腑，胆胃大小肠脾胞膀胱，脑髓涕唾，哭泣悲哀，水所从行，此皆人之所生，治之过失[5]，子务明之，可以十全，即不能知，为世所怨。雷公曰：臣请诵《脉经·上下篇》甚众多矣，别异比类，犹未能以十全，又安足以明之。帝曰：子别试[6]通五脏之过，六腑之所不和，针石之败，毒药所宜，汤液滋味，具言其状，悉言以对，请问不知。雷公曰：肝虚肾虚脾虚，皆令人体重烦冤，当投毒药、刺灸、砭石、汤液，或已或不已，愿闻其解。帝曰：公何年之长而问之少，余真问以自谬也。吾问子窈冥，子言《上下篇》以对，何也？夫脾虚浮似肺，肾小浮似脾，肝急沉散似肾，此皆工之所时乱也，然从容得之。若夫三脏土木水参居，此童子之所知，问之何也？雷公曰：于此有人，头痛筋挛骨重，怯然少气，哕噫腹满，时惊不嗜卧，此何脏之发也？脉浮而弦，切之石坚，不知其解，复问所以三脏者，以知其比类也。帝曰：夫从容之谓也。夫年长则求之于腑，年少则求之于经，年壮则求之于脏。今子所言皆失，八风菀熟[7]，五脏消烁，传邪相受。夫浮而弦者，是肾不足也。沉而石者，是肾气内著也。怯然少气者，是水道不行，形气消索也。咳嗽烦冤者，是肾气之逆也。一人之气，病在一脏也。若言三脏俱行，不在法也。雷公曰：于此有人，四肢解墯，喘咳血泄，而愚诊之，以为伤肺，切脉浮大而紧，愚不敢治，粗工下砭石，病愈多出血，血止身轻，此何物也？帝曰：子所能治，知亦众多，与此病失矣[8]。譬以鸿飞，亦冲于天。夫圣人之治病，循法守度，援物比类，化之冥冥[9]，循上及下，何必守经[10]。今夫脉浮大虚者，是脾气之外绝，去[11]胃外归阳明也。夫二火不胜三水，是以脉乱而无常也[12]。四肢解墯，此脾精之不行也。喘咳者，是水[13]气并阳明也。血泄者，脉急血无所行也。若夫以为伤肺者，由失以狂也。不引《比类》，是知

---

① 林校云："按，自此至篇末，全元起本别为一篇，名《方盛衰》也。"
② 吴素疑"肾"上有阙文。
③ 《太素·遗文》"惋惋"作"死死"，分属上下两句。"日暮"下有"也"字。
④ 周评以为本篇文义不全，当有断简。
⑤ 张素"失"作"矣"。
⑥ 《太素·遗文》"别试"作"诚别而已"四字。
⑦ 吴素、高解"熟"作"热"。"热""熟"虽古通用，但以作"热"为宜。
⑧ 吴素、薛校断句为："子所能治知，亦众多与！此病失矣。"薛校云："谓子能治所知之病，亦众人之所称与！但于此病则失之矣。"可参。
⑨ 马素云："'化之冥冥'，其'化'字，恐当是'托'。"
⑩ "何必守经"以上至"子所能治"四十七字，张义以为衍文。
⑪ 张义以为"外绝，去"三字有误或衍。
⑫ 张义以为有误或衍。
⑬ 张义疑"水"字误。

不明也。夫伤肺者，脾气不守，胃气不清①，经气不为使，真脏坏决，经脉傍绝，五脏漏泄，不衄则呕，此二者不相类也。譬如天之无形，地之无理，白与黑相去远矣。是失②吾过矣，以子知之，故不告子，明引《比类》《从容》，是以名曰《诊经③》，是谓至道也。

疏五过论篇第七十七

（新校正云：按，全元起本在第八卷，名《论过失》。）

黄帝曰：呜呼远哉！闵闵乎若视深渊，若迎浮云，视深渊尚可测，迎浮云莫知其际④。圣人之术，为万民式，论裁志意，必有法则，循经守数，按循医事，为万民副，故事有五过四德⑤，汝知之乎？雷公避席再拜曰：臣年幼小，蒙愚以惑，不闻五过与四德，比类形名，虚引其经，心无所对。帝曰：凡未诊病者，必问尝贵后贱，虽不中邪，病从内生⑥，名曰脱营。尝富后贫，名曰失精，五气留连，病有所并。医工诊之，不在脏腑，不变躯形，诊之而疑，不知病名。身体日减，气虚无精，病深无气，洒洒然时惊，病深者，以其外耗于卫，内夺于荣。良工所失，不知病情，此亦⑦治之一过也。凡欲诊病者，必问饮食居处，暴乐暴苦，始乐后苦⑧，皆伤精气，精气竭绝，形体毁沮。暴怒伤阴，暴喜伤阳，厥气上行，满脉去形。愚医治之，不知补泻，不知病情，精华日脱，邪气乃并，此治之二过也。善为脉者，必以《比类》《奇恒》《从容》知之，为工而不知道，此诊之不足贵，此治之三过也。诊有三常，必问贵贱，封君败伤，及欲⑨侯王。故贵脱势，虽不中邪，精神内伤，身必败亡。始富后贫，虽不伤邪，皮焦筋屈，痿躄为挛。医不能严，不能动神，外为柔弱，乱至失常，病不能移，则医事不行，此治之四过也。凡诊者，必知终始，有⑩知余绪，切脉问名，当合男女。离绝菀结，忧恐喜怒，五脏空虚，血气离守，工不能知，何术之语。尝富⑪大伤，斩筋绝脉，身体复行，令泽不息。故伤败结，留薄归阳，脓积寒炅。粗工治之，亟刺阴阳，身体解散，四肢转筋⑫，死日有期，医不能明，不问所发，唯言死日，亦为粗工，此治之五过也。凡此五者，皆受术不通，人事不明也。故曰：圣人之治病也，必知天地阴阳，四时经纪，五脏六腑，雌雄表里，刺灸砭石、毒药所主，从容人事，以明经道，贵贱贫富，各异品理，问年少长，勇怯之理，审于分部，知病本始，八正九候，诊必副矣。治病之道，气内为宝⑬，循求其理，求之不得，过在表里。

---

① 张义以为上伤脾症中之文，误次于此。

② 吴素“是失”二字为句。

③ “经”原为“轻”。《太素·遗文》作“经”。顾素云：“‘经’字是。”虽沈朧以为“轻”即“经”字，仍以从《太素》改为宜。

④ 沈朧疑“际”为“极”字。林校云：“详此文与《六微旨大论》文重。”

⑤ 张义疑“德”为“失”之讹。

⑥ 张义疑应在“名曰失精”之下。

⑦ 简素云：“据下文例，‘亦’字衍。”吴素、周评均无“亦”字。删之为得。

⑧ 《太素·遗文》“后苦”作“始苦”。

⑨ 《太素·遗文》“欲”作“公”。

⑩ 顾素云：“‘有’即‘又’。”

⑪ 张义云：“‘富’字误。”周评“富”作“当”，可从。

⑫ 张义以为衍句。

⑬ 林校云：“按，全元起本及《太素》作‘气内为实’。”

守数据治，无失俞理，能行此术，终身不殆。不知俞理，五脏菀熟①，痈发六腑。诊病不审，是谓失常，谨守此治，与经相明，《上经》《下经》，《揆度》《阴阳》，《奇恒》《五中》，决以明堂，审于终始，可以横行。

征四失论篇第七十八

（新校正云：按，全元起本在第八卷，名《方论得失明著》。）

黄帝在明堂，雷公侍坐，黄帝曰：夫子所通书受事众多矣，试言得失之意，所以得之，所以失之。雷公对曰：循经受业，皆言十全，其时有过失者，请闻其事解也。帝曰：子年少智未及邪②？将言以杂③合耶？夫经脉十二，络脉三百六十五，此皆人之所明知，工之所循用也。所以不十全者，精神不专，志意不理，外内相失，故时疑殆。诊不知阴阳逆从之理，此治之一失矣。受师不卒，妄作杂④术，谬言为道，更名自功⑤，妄用砭石，后遗身咎，此治之二失也。不适贫富贵贱之居，坐⑥之薄厚，形之寒温，不适饮食之宜，不别人之勇怯，不知比类，足以自乱，不足以自明，此治之三失也。诊病不问其始，忧患饮食之失节，起居之过度，或伤于毒，不先言此，卒持寸口，何病能中，妄言作名，为粗所穷，此治之四失也。是以世人之语者，驰千里之外，不明尺寸之论，诊无人事。治数之道，从容之葆⑦，坐持⑧寸口，诊不中五脉，百病所起，始以自怨，遗师其咎。是故治不能循理，弃术于市，妄治时愈，愚心自得⑨。呜呼！窈窈冥冥，熟⑩知其道！道之大者，拟于天地，配于四海，汝不知道之谕，受以明为晦。

著至教论：恤（音戌）

示从容论：砭（方验切）

疏五过论：沮（七余反）　惮（音但）

征四失论：佚（音逸）　葆（音保）

① 吴素、马素、《类经》“熟”均作“热”。
② 张素“邪”作“耶”。
③ 孙诒：“‘杂’当作‘离’。”
④ 吴素、《类经》“杂”均作“离”。
⑤ 《太素》“功”作“巧”。
⑥ 张义疑“坐”为“生”之误。高解“坐”作“土”。简素云：“高本近是。”
⑦ 高解：“葆、保同。”张素：“葆、宝同。”均是。
⑧ 张义作“持其”。
⑨ 林校云：“按，全元起本，‘自’作‘巧’。《太素》作‘自功’。”
⑩ 吴素、高解改作“孰”。作“孰”是。

卷第二十四

阴阳类论篇第七十九

（新校正云：按，全元起本在第八卷。）

孟春始至，黄帝燕坐，临观八极，正八风之气，而问雷公曰：阴阳之类，经脉之道，五中所主，何脏最贵？雷公对曰：春甲乙青，中主肝，治七十二日，是脉之主时，臣以其脏最贵。帝曰：却念《上、下经》《阴阳》《从容》，子所言贵，最其下也。雷公致斋七日，旦复待坐①。帝曰：三阳为经，二阳为维，一阳为游部，此知五脏终始②。三阳③为表，二阴为里，一阴至绝作朔晦，却具合以正其理④。雷公曰：受业未能明。帝曰：所谓三阳者，太阳为经，三阳脉至手太阴，弦浮而不沉，决以度，察以心，合之阴阳之论。所谓二阳者，阳明也，至手太阴，弦而沉急不鼓，炅至以病皆死。一阳者，少阳也，至手太阴，上连人迎，弦急悬不绝，此少阳之病也，专阴则死。三阴者，六经之所主也，交于太阴，伏鼓不浮，上空志心⑤。二阴至肺，其气归膀胱，外连脾胃⑥。一阴独至，经绝，气浮不鼓，钩而滑⑦。此六脉者，乍阴乍阳，交属相并，缪通五脏，合于阴阳，先至为主，后至为客。雷公曰：臣悉尽意，受传经脉，颂得从容之道，以合《从容》，不知阴阳，不知雌雄。帝曰：三阳为父，二阳为卫，一阳为纪。三阴为母，二阴为雌，一阴为独使。二阳一阴，阳明主病，不胜一阴，脉耎⑧而动，九窍皆沉。三阳一阴，太阳⑨脉胜，一阴不能止，内乱五脏，外为惊骇。二阴二阳⑩，病在肺，少阴脉沉，胜肺伤脾，外伤四肢。二阴二阳皆交至，病在肾，骂詈妄行，巅疾为狂。二阴一阳，病出于肾，阴气客游于心，脘⑪下空窍，堤闭塞不通，四肢别离。一阴一阳代绝⑫，此阴气至心，上下无常，出入不知，喉咽干燥，病在土脾。二阳三阴，至阴皆在，阴不过阳，阳气不能止阴，阴阳并绝，浮为血瘕，沉为脓胕⑬。阴阳皆壮，下至阴阳，上合昭昭，

---

① 原作“旦复侍坐”。吴素作“致斋七旦，且复侍坐”。马素、张素、高解均作“致斋七日，旦复侍坐”。今从马素、张素、高解改。

② 张义以为应在下文“却具合以正其理”句下。

③ 《类经》云：“‘三阳’误也，当作‘三阴’。三阴，太阴也。”

④ 马素断句作“一阴至绝作，朔晦却具，合以正其理”。简素以为马素非。

⑤ 度校云：“古抄本‘空’作‘控’字。”吴素作“志上控心”。

⑥ 张义云：“二阴不言脉，阙文也。”

⑦ 《类经》断句作“经绝气浮，不鼓钩而滑”。张素、高解同。吴素改作“一阴独至，钩而滑，经绝气浮不鼓”，欠妥。

⑧ “脉”字原本无。度校云：“元椠本‘耎’上有‘脉’字。”《甲乙》“耎”上亦有“脉”字。今从改。

⑨ 高解“太阳”作“太阴”，恐误。

⑩ 林校云：“全元起本及《甲乙经》《太素》等并云‘二阴一阳’。”高解“二阳”作“三阳”。

⑪ 周评于“脘”字断句。

⑫ “一阴一阳代绝”句，高解移置于上“一阴为独使”下。

⑬ 吴素“浮”“沉”二字改置，并注云：“胕、腐同。”

下合冥冥，诊决死生之期，遂合岁首[①]。雷公曰：请问短期。黄帝不应。雷公复问[②]。黄帝曰：在经论中。雷公曰：请闻短期。黄帝曰：冬三月之病，病合于阳者，至春正月脉有死征，皆归出[③]春。冬三月之病，在理已尽，草与柳叶皆杀，春阴阳皆绝，期在孟春。春[④]三月之病，曰阳杀，阴阳皆绝，期在草干。夏三月之病，至阴不过十日，阴阳交，期在濂水。秋三月之病，三阳[⑤]俱起，不治自已。阴阳交合者，立不能坐，坐不能起。三阳独至，期在石水。二阴[⑥]独至，期在盛水。

方盛衰论篇第八十

（新校正云：按，全元起本在第八卷。）

雷公请问：气之多少，何者为逆？何者为从？黄帝答曰：阳从左，阴从右，老从上，少从下，是以春夏归阳为生，归秋冬为死[⑦]，反之，则归秋冬为生，是以气多少，逆皆为厥。问曰：有余者厥耶？答曰：一上不下，寒厥到膝，少者秋冬死，老者秋冬生。气上不下，头痛巅疾[⑧]，求阳不得，求阴不审，五部隔无征，若居旷野，若伏空室[⑨]，绵绵乎属不满日。是以少气[⑩]之厥，令人妄梦，其极至迷。三阳绝，三阴微[⑪]，是为少气。是以肺气虚则使人梦见白物，见人斩血藉藉，得其时则梦见兵战。肾气虚则使人梦见舟船溺人，得其时则梦伏水中，若有畏恐。肝气虚则梦见菌香[⑫]生草，得其时则梦伏树下不敢起。心气虚则梦救火阳物，得其时则梦燔灼。脾气虚则梦饮食不足，得其时则梦筑垣盖屋。此皆五脏气虚，阳气有余，阴气不足，合之五诊，调之阴阳，以在《经脉》。诊有十度，度人[⑬]脉度、脏度、肉度、筋度、俞度。阴阳气尽，人病自具。脉动无常，散阴颇阳，脉脱不具，诊无常行，诊必上下，度民君卿，受师不卒，使术不明，不察逆从，是为妄行，持雌失雄，弃阴附阳，不知并合，诊故不明，传之后世，反论自章。至阴虚，天气绝；至阳盛，地气不足。阴阳并交，至人之所行。阴阳并交者，阳气先至，阴气后至。是以圣人持诊之道，先后阴阳而持之，《奇恒》之势乃六十首，诊合微之事，追阴阳之变，章五中之情，其中之论，取虚实之要，定五度之事，知此乃足以诊。是以切阴不得阳，诊消亡，得阳不得阴，守学不湛[⑭]，知左不知右，知右不知左，知上不知下，知先不知后，故治不久。知丑知善，知病知不病，知高知下，知坐知起，知行知止，用之有纪，诊道乃具，万世不殆。起所有余，知所不足，度事上下，脉事因格。是以形弱气

---

① 《类经》“遂合”作“遂至”。简素云：“‘阴阳皆壮’以下六句与上下文不相冒，且旨趣暧昧难晓，疑似他篇错简。”

② 林校云：“按，全元起本自‘雷公’以下，别为一篇，名《四时病类》。”

③ 《甲乙》“出”作“于”。其细注引本文则作“始”。

④ 《太素·遗文》无“春”字。

⑤ 张义云：“详（王）注义，‘三阳’疑‘三阴’之讹。”

⑥ 林校云：“按，全元起本‘二阴’作‘三阴’。”

⑦ 沈臆云：“此句文有脱夺。”

⑧ 张素云：“此下当有‘少者春夏生，老者春夏死’句，或脱简耶。”

⑨ 林校云：“按，《太素》云：‘若伏空室，为阴阳之有。’此五字疑此脱漏。”查今本《太素》遗文，“有”字作“一”。

⑩ 吴素、马素、《类经》“少气”均作“少阴”。

⑪ 《太素·遗文》作“至阳绝阴”。

⑫ 《脉经》作“园苑”。

⑬ 张义以为“度人”二字衍。

⑭ “湛”，吴素作“知”，高解作“一谌”。

虚死；形气有余，脉气不足死；脉气有余，形气不足生。是以诊有大方，坐起有常，出入有行，以转神明，必清必净，上观下观，司八正邪，别五中部，按脉动静，循尺滑濇，寒温之意，视其大小，合之病能①，逆从以②，得，复知病名，诊可十全，不失人情，故诊之或视息视意，故不失条理，道甚明察，故能长久。不知此道，失经绝理，亡③言妄期，此谓失道。

解精微论篇第八十一

（新校正云：按，全元起本在第八卷，名《方论解》。）

黄帝在明堂，雷公请曰：臣授④业传之，行教⑤以经论，《从容》《形法》⑥，《阴阳》《刺灸》，《汤药》《所滋》⑦，行治有贤不肖，未必能十全。若先言悲哀喜怒，燥湿寒暑，阴阳妇女，请问其所以然者，卑贱富贵，人之形体所从，群下通使，临事以适道术，谨闻命矣。请问有毚愚仆漏⑧之问，不在经者，欲闻其状，帝曰：大矣。公请问：哭泣而泪不出者，若出而少涕，其故何也？帝曰：在经有也。复问：不知水所从生，涕所从出也。帝曰：若问此者，无益于治也，工之所知，道之所生也⑨。夫心者，五脏之专精也，目者其窍也，华色者其荣也，是以人有德⑩也，则气和于目，有亡，忧知于色。是以悲哀则泣下，泣下水所由生。水宗⑪者积水也，积水者至阴也，至阴者肾之精也。宗精之水所以不出者，是精持之也，辅之裹之，故水不行也。夫水之精为志，火之精为神，水火相感，神志俱悲，是以目之水生也。故谚言曰：心悲名⑫曰志悲。志与心精，共凑于目也。是以俱悲则神气传于心精，上不传于志而志独悲⑬，故泣出也。泣涕者脑也⑭，脑者阴⑮也，髓者骨之充也，故脑渗为涕。志者骨之主也，是以水流而涕从之者，其行⑯类也。夫涕之与泣者，譬如人之兄弟，急则俱死⑰，生则俱生⑱，其志以早悲，是以涕泣俱出而横行也。夫人涕泣俱出而相从者，所属之类也。雷公曰：大矣。请问人哭泣而泪不出者，若出而少，涕不从之何也？帝曰：夫泣不出

---

① “能”即“态”，与“意”为韵。
② “以”即“已”。
③ 吴素作“妄”。
④ 《太素》“授”作“受”。
⑤ 《太素》“行”作“以”，‘教’字下有‘皆’字下属。
⑥ 顾素疑“形法”即“形名”。
⑦ 《太素》作“汤液药滋”。张素“滋”作“资”。
⑧ 林校云：“按，全元起本‘仆’作‘朴’。”吴素同。顾素云：“‘漏’即‘陋’字。”
⑨ 张义“工之所知”之“知”作“生”，并以为“若问此者”至“道之所生也”十八字衍。吴素、马素、高解“道之所生也”之“生”均作“在”。
⑩ 《太素》“德”作“得”。
⑪ 《甲乙》作“众精”。
⑫ 《甲乙》“名”上有“又”字。
⑬ 吴素改作“神气上传于心精，下传于肾志，心志俱悲”。张义则以为此十六字衍。
⑭ 张义以为“泣”字衍。吴素改作“泣而出涕者，脑也”。
⑮ 林校云：“按，全元起本及《甲乙经》《太素》‘阴’作‘阳’。”
⑯ 《甲乙》无“行”字。
⑰ 吴素“死”作“化”。
⑱ 《太素》作“出则俱亡”。

者，哭不悲也。不泣者，神不慈也。神不慈则志不悲，阴阳相持，泣安能独来。夫志悲者惋，惋则冲阴[①]，冲阴则志去目，志去则神不守精，精神去目，涕泣出也。且子独不诵不念[②]夫经言乎，厥则目无所见。夫人厥则阳气并于上，阴气并于下。阳并于上，则火独光也；阴并于下则足寒，足寒则胀也。夫一水不胜五火，故目眦[③]盲。是以[④]冲风，泣下而不止。夫风之中目也，阳气内守于精，是火气燔目，故见风则泣下也。有以比之，夫火疾风生乃能雨，此之类也[⑤]。

阴阳类论：溓（音廉）

方盛衰论：菌（祛伦切）

解精微论：毚（土衔切）　凑（粗勾切）

---

① 高解断作"夫志悲者，惋惋则冲阴"。吴素以"惋则冲阴"为句，并注云："惋，凄惨意气也。冲阴，逆冲于脑也。"玉川按，吴注是，"惋惋"连读非。

② 张义以为"不念"二字衍。

③ 《甲乙》无"眦"字，吴素同。

④ 吴素"是以"下有"气并于目"四字为句。周评有"气"字而无"并于目"三字。

⑤ 《甲乙》无"火"字。《太素》作"天之疾风，乃能雨，此其类"。

附:所引书简、全称对照表（表25）

表25　所引书简、全称对照表

简称	全称
吴素	吴崐《黄帝内经素问吴注》
马素	马莳《黄帝内经素问注证发微》
俞录	俞樾《读书余录》
胡义	胡澍《黄帝内经素问校义》
于书	于鬯《香草续校书》
《千金》	孙思邈《备急千金要方》
《太素》	杨上善《黄帝内经太素》
《甲乙》	皇甫谧《针灸甲乙经》
林校	林亿等新校正《重广补注黄帝内经素问》
全元起本	全元起《素问训解》
顾素	顾观光《素问校勘记》
沈臆	沈祖绵《读素问臆断》
陆义	陆懋修《内经难字音义》
度校	（日）度会常珍《素问校讹》
周评	周学海《内经评文》
《巢源》	巢元方《诸病源候论》
简素	（日）丹波元简《素问识》
张义	张琦《素问释义》
薛校	薛福辰《黄帝内经素问》（薛福辰批点句读）
江韵	江有诰《素问韵读》
滑钞	滑寿《读素问钞》
孙迻	孙诒让《札迻·素问王冰注》
高解	高士宗《黄帝内经素问直解》

续表

简称	全称
张笔	张文虎《舒艺室随笔》
张素	张志聪《黄帝内经素问集注》
萧校	萧延平本《黄帝内经太素》
宽记	（日）喜多村直宽《素问札记》
王释	王冰《增广补注黄帝内经素问》
坚素	（日）丹波元坚《素问绍识》
俞稿	俞樾《春在堂诗文賸稿》
陆义	陆懋修《内经难字音义》
钱素	守山阁本《黄帝内经素问》
《图录》本	陈梦雷等《古今图书集成医部全录·黄帝素问》
《外台》	王焘《外台秘要》

王玉川医学全集

《内经》《类经》《太素》篇目对照索引

杨上善、张景岳皆为《黄帝内经》之重要注家，但二者所著之《黄帝内经太素》（以下简称《太素》）、《类经》均改变了《黄帝内经》原文顺序，重新进行了分类，故翻阅起来，颇感不便。因此，整理出此三书之过渡索引（表26、27），供大家使用。

本索引所据版本为：《素问》，人民卫生出版社1956年影印明代顾从德刊本；《灵枢》，人民卫生出版社1956年影印明代赵府居敬堂刊本；《太素》，人民卫生出版社1955年影印唐写卷子本；《类经》，人民卫生出版社1957年影印金阊童涌泉刊本。

表26 《素问》《类经》《太素》篇目对照索引

《素问》	起止	《类经》	《太素》
《上古天真论》	昔在黄帝……故半百而衰也	《摄生类·一》	卷二《摄生之二·寿限》
	夫上古圣人之教下也……以其德全不危也	《摄生类·二》	
	帝曰：人年老而无子者……身年虽寿，能生子也	《脏象类·十三》	
	黄帝曰：余闻上古有真人者……亦可使益寿而有极时	《摄生类·三》	
《四气调神大论》	春三月……春为痿厥，奉生者少	《摄生类·四》	卷二《摄生之二·顺养》
	天气，清净……万物不失，生气不竭	《摄生类·五》	
	逆春气，则少阳不生……是谓内格	《摄生类·六》	
	是故圣人不治已病治未病……不亦晚乎	《摄生类·七》	
《生气通天论》	黄帝曰：夫自古通天者……谨道如法，长有天命	《疾病类·五》	卷三《阴阳·调阴阳》
《金匮真言论》	黄帝问曰：天有八风……此平人脉法也	《疾病类·二十七》	卷三《阴阳·阴阳杂说》
	故曰：阴中有阴……故以应天之阴阳也	《阴阳类·五》	
	帝曰：五脏应四时，各有收受乎……是谓得道	《脏象类·四》	
《阴阳应象大论》	黄帝曰：阴阳者，天地之道也……冬生咳嗽	《阴阳类·一》 《论治类·一》	卷三《阴阳》卷首
	帝曰：余闻上古圣人……阳在外，阴之使也	《脏象类·五》	
	帝曰：法阴阳奈何……此圣人之治身也	《阴阳类·二》	
	天不足西北……故邪居之	《阴阳类·三》	
	故天有精……则灾害至矣	《阴阳类·四》	
	故邪风之至……气虚宜掣引之	《论治类·八》	

续表

《素问》	起止	《类经》	《太素》
《阴阳离合论》	黄帝问曰：余闻天为阳……而为相成也	《经络类·二十九》	卷五《人合·阴阳合》
《阴阳别论》	黄帝问曰：人有四经十二从……数者为阳	《脉色类·二十六》	卷三《阴阳·阴阳杂说》
	凡持真脏之脉者……脾至悬绝，四日死	《脉色类·二十八》	
	曰：二阳之病发心脾……谓之喉痹	《疾病类·六》	
	阴搏阳别，谓之有子……不过十日死	《脉色类·二十三》 《脉色类·二十九》	
《灵兰秘典论》	黄帝问曰：愿闻十二脏……以传保焉	《脏象类·一》	
《六节脏象论》	黄帝问曰：余闻天以六六之节……不可以为工矣	《运气类·一》	
	帝曰：五运之始……当其时则甚也	《运气类·二》	
	帝曰：善。余闻气合而有形……神乃自生	《气味类·一》	
	帝曰：脏象何如？……取决于胆也	《脏象类·二》	
	故人迎一盛病在少阳……不能极于天地之精气，则死矣	《脉色类·二十二》	卷十四《诊候之一·人迎脉口诊》
《五脏生成》	心之合脉也……此五味之合五脏之气	《脏象类·八》	卷十七《证候之一》卷首
	故色见青如草兹者死……黄当肉，黑当骨	《脉色类·三十七》	
	诸脉者皆属于目……针石缘而去之	《经络类·二十一》	
	诊病之始，五决为纪……过在手巨阳、少阴	《疾病类·十四》	卷十五《诊候之二·色脉诊》
	夫脉之小大、滑涩、浮沉……面赤目青，皆死也	《脉色类·三十四》	
《五脏别论》	黄帝问曰：余闻方士……满而不实也	《脏象类·二十三》	卷六《脏腑之一·脏腑气液》
	帝曰：气口何以独为五脏主……治之无功矣	《脏象类·十一》	卷十四《诊候之一·人迎脉口诊》
《异法方宜论》	黄帝问曰：医之治病也……知治之大体也	《论治类·九》	卷十九《设方·知方地》

续表

《素问》	起止	《类经》	《太素》
《移精变气论》	黄帝问曰：余闻古之治病……故祝由不能已也	《论治类·十六》	卷十九《设方·知祝由》
	帝曰：善。余欲临病人，观死生……失神者亡。帝曰：善	《论治类·十七》	卷十五《诊候之二·色脉诊》
《汤液醪醴论》	黄帝问曰：为五谷汤液……而病不愈也	《论治类·十五》	卷十九《设方·知古今》
	帝曰：夫病之始生也……巨气乃平。帝曰：善		卷十九《设方·知汤药》
《玉版论要》	黄帝问曰：余闻《揆度》《奇恒》……论要毕矣	《论治类·十四》	卷十五《诊候之二·色脉诊》
《诊要经终论》	黄帝问曰：诊要何如？……此刺之道也	《针刺类·十九》	
	帝曰：愿闻十二经脉之终……此十二经之所败也	《疾病类·九十七》	
《脉要精微论》	黄帝问曰：诊法何如？……决死生之分	《脉色类·一》	
	夫脉者，血之府也……其去如弦绝，死	《脉色类·二十一》	
	夫精明五色者，气之华也，赤欲如白裹朱……如是则精衰矣	《脉色类·三十》	
	五脏者，中之守也……失强则死	《疾病类·九十一》	
	岐伯曰：反四时者……病名曰关格	《脉色类·二十二》	
	帝曰：脉其四时动奈何……色合五行，脉合阴阳	《脉色类·九》	卷十四《诊候之一·四时脉诊》
	是知阴胜则梦涉大水恐惧……相击毁伤	《疾病类·八十五》	卷十五《诊候之二·五脏脉诊》
	是故持脉有道……持脉之大法	《脉色类·九》	
	心脉搏坚而长……胃脉实则胀，虚则泄	《脉色类·二十》	
	帝曰：病成而变何谓……不可胜数	《疾病类·七十七》	
	帝曰：诸痈肿筋挛骨痛……以其胜治之愈也	《疾病类·八十七》	
	帝曰：有故病五脏发动……湿若中水也	《脉色类·三十六》	
	尺内两傍，则季胁也……膝胫足中事也	《脉色类·二》	
	粗大者，阴不足……腰脊痛而身有痹也	《脉色类·二十一》	
《平人气象论》	黄帝问曰：平人何如？……乍疏乍数曰死	《脉色类·三》	
	平人之常气禀于胃……宗气泄也	《脉色类·十一》	
	欲知寸口太过与不及……盛而紧曰胀	《脉色类·十六》	卷十五《诊候之二·尺寸诊》
	脉从阴阳，病易已……及不间脏，曰难已	《脉色类·十二》	
	臂多青脉……谓之热中	《脉色类·十六》	

续表

《素问》	起止	《类经》	《太素》
《平人气象论》	肝见庚辛死……真脏见皆死	《脉色类·二十八》	卷十五《诊候之二·五脏脉诊》
	颈脉动，喘疾咳……目黄者，曰黄疸	《疾病类·五十九》	
	妇人手少阴脉动甚者，妊子也	《脉色类·二十三》	
	脉有逆从四时……肝不弦、肾不石也	《脉色类·十二》	
	太阳脉至……浮大而短	《脉色类·十四》	
	夫平心脉来……辟辟如弹石，曰肾死	《脉色类·十三》	
《玉机真脏论》	黄帝问曰：春脉如弦……名曰《玉机》	《脉色类·十》	卷十四《诊候之一·四时脉形》
	五脏受气于其所生……至其所困而死	《脏象类·二十四》	
	是故风者百病之长也……传，乘之名也	《疾病类·二十九》	
	大骨枯槁……病胜脏也，故曰死。帝曰：善	《脉色类·二十七》	卷十四《诊候之一·真脏脉形》 卷六《脏腑之一·脏腑气液》
	黄帝曰：凡治病，察其形气……脉不实坚者，皆难治	《脉色类·十二》	卷十四《诊候之一·四时脉形》
	黄帝曰：余闻虚实以决死生……此其候也	《疾病类·二十二》	
《三部九候论》	黄帝问曰：余闻《九针》于夫子……以平为期	《脉色类·五》	
	帝曰：决死生奈何……目内陷者死	《脉色类·二十五》	
	帝曰：何以知病之所在？……独陷下者病	《脉色类·六》	
	以左手足上，上去踝五寸……五指留针	《脉色类·二十五》	
《经脉别论》	黄帝问曰：人之居处动静……此为常也	《疾病类·五十三》	
	食气入胃，散精于肝……《揆度》以为常也	《脏象类·十二》	
	太阳脏独至……肾沉不浮也	《脉色类·十五》	
《脏气法时论》	黄帝问曰：合人形……乃可言间甚之时、死生之期也	《疾病类·二十四》	
	肝病者，两胁下痛……少阴太阳血者	《疾病类·十七》	
	肝色青，宜食甘……病随五味所宜也	《疾病类·二十四》	卷二《摄生之二·调食》

续表

《素问》	起止	《类经》	《太素》
《宣明五气》	五味所入……是谓五入	《疾病类·二十五》	卷二《摄生之二·调食》
	五气所病……是谓五液		卷六《脏腑之一·脏腑气液》
	五味所禁……无令多食		卷二《摄生之二·调食》
	五病所发……是谓五发		卷二十七《邪论·邪传》
	五邪所乱……是谓五乱		
	五邪所见……皆同命，死不治		卷十四《诊候之一·四时脉形》
	五脏所藏……是谓五脏所藏		
	五脏所主……是谓五主		卷六《脏腑之一·脏腑气液》
	五劳所伤……是谓五劳所伤		
	五脉应象……是谓五脏之脉		卷十五《诊候之二·五脏脉形》
《血气形志》	夫人之常数……然后泻有余，补不足	《经络类·二十》	卷十九《设方·知形志所宜》
	欲知背俞……灸刺之度也	《经络类·十一》	
	形乐志苦……是谓五形志也	《论治类·十》	卷十一《输穴·气穴》
	刺阳明出血气……刺厥阴出血恶气也	《经络类·二十》	卷十九《设方·知形志所宜》
《宝命全形论》	黄帝问曰：天覆地载……起如发机	《针刺类·九》	卷十九《设方·知针石》
	帝曰：何如而虚？……神无营于众物	《针刺类·七》	
《八正神明论》	黄帝问曰：用针之服……天忌不可不知也	《针刺类·十三》	卷二十四《补泻·天忌》
	帝曰：善。其法星辰者……不必存也		卷二十四《补泻·本神论》
《离合真邪论》	黄帝问曰：余闻《九针》九篇……故命曰补	《针刺类·十四》	卷二十四《补泻·真邪补泻》
	帝曰：候气奈何？……其病立已	《针刺类·十五》	
《通评虚实论》	黄帝问曰：何谓虚实？……手足寒也	《疾病类·十六》	
	帝曰：乳子而病热……缓则生，急则死	《疾病类·四十七》	
	帝曰：肠澼便血何如？……以脏期之	《疾病类·七十二》	
	帝曰：癫疾何如？……虚则可治，实则死	《疾病类·六十五》	
	帝曰：消瘅虚实何如？……病久不可治	《疾病类·六十》	
	帝曰：形度骨度……与缨脉各二	《针刺类·五十五》	卷三十《杂病·刺掖痈数》
	掖痈大热……大骨之会各三		
	暴痈筋緛……治在经俞	《针刺类·五十五》	卷三十《杂病·刺腹满数》
	腹暴满，按之不下……用员利针	《针刺类·四十七》	卷三十《杂病·刺腹满数》
	霍乱，刺俞傍五，足阳明及上傍三		
	刺痫惊脉五……上踝五寸刺三针	《针刺类·三十七》	卷三十《杂病·刺痫惊数》
	凡治消瘅……寒风湿之病也	《疾病类·七十八》	卷三十《杂病·病解》
	黄帝曰：黄疸暴痛……久逆之所生也		卷三十《杂病·久逆生病》
	五脏不平，六腑闭塞之所生也		卷三十《杂病·六腑生病》
	头痛耳鸣，九窍不利，肠胃之所生也		卷三十《杂病·肠胃生病》

续表

《素问》	起止	《类经》	《太素》
《太阴阳明论》	黄帝问曰：太阴阳明为表里……故不用焉	《疾病类·十三》	卷六《脏腑之一·脏腑气液》
	帝曰：脾不主时何也？……不得主时也	《脏象类·七》	
	帝曰：脾与胃以膜相连耳……故不用焉	《疾病类·十三》	
《阳明脉解》	黄帝问曰：足阳明之脉病……故妄走也	《疾病类·十二》	卷八《经脉之一·阳明脉解》
《热论》	黄帝问曰：今夫热病者……可泄而已	《疾病类·三十九》	卷二十五《伤寒·热病决》
	帝曰：热病已愈……此其禁也	《疾病类·四十二》	
	帝曰：其病两感于寒者……其气乃尽，故死矣	《疾病类·四十》	
	凡病伤寒而成温者……暑当与汗皆出，勿止	《疾病类·四十一》	卷三十《杂病·温暑病》
《刺热》	肝热病者……颊上者，鬲上也	《疾病类·四十四》	卷二十五《伤寒·五脏热病》
《评热病论》	黄帝问曰：有病温者……虽愈必死也	《疾病类·四十三》	卷二十五《伤寒·热病说》
	帝曰：有病身热……伤肺则死也	《疾病类·三十》	
	帝曰：有病肾风者……故月事不来也。帝曰：善	《疾病类·三十一》	卷二十九《气论·风水论》
《逆调论》	黄帝问曰：人身非常温也……热而烦满也	《疾病类·四十五》	卷三十《杂病·热烦》
	帝曰：人身非衣寒也……故身寒如从水中出		卷三十《杂病·身寒》
	帝曰：人有四肢热……当肉烁也		卷三十《杂病·肉烁》
	帝曰：人有身寒……人身与志不相有，曰死		卷二十八《风·痹论》
	帝曰：人有逆气不得卧……主卧与喘也。帝曰：善	《疾病类·八十二》	卷三十《杂病·卧息喘逆》
《疟论》	黄帝问曰：夫痎疟皆生于风……故卫气应乃作	《疾病类·四十八》	卷二十五《伤寒·疟解》
	帝曰：疟先寒而后热者……故命曰瘅疟。帝曰：善		卷二十五《伤寒·三疟》
《刺疟》	足太阳之疟……刺手阳明太阴、足阳明太阴	《疾病类·五十》	卷二十五《伤寒·十二疟》
	疟脉满大……过之则失时也		卷三十《杂病·刺疟节度》
	诸疟而脉不见……为五十九刺		卷二十五《伤寒·十二疟》
《气厥论》	黄帝问曰：五脏六腑，寒热相移……故得之气厥也	《疾病类·四十六》	卷二十六《寒热·寒热相移》

续表

《素问》	起止	《类经》	《太素》
《咳论》	黄帝问曰：肺之令人咳……浮肿者治其经。帝曰：善	《疾病类·五十二》	卷二十九《气论·咳论》
《举痛论》	黄帝问曰：余闻善言天者……皆可扪而得也。帝曰：善	《疾病类·六十六》	卷二十七《邪论·邪客》
	余知百病生于气也……故气结矣	《疾病类·二十六》	卷二《摄生之二·九气》
《腹中论》	黄帝问曰：有病心腹满……气聚于腹也	《疾病类·五十五》	卷二十九《气论·胀论》
	帝曰：有病胸胁支满者……及伤肝也	《疾病类·六十三》	卷三十《杂病·血枯》
	帝曰：病有少腹盛……动之为水溺涩之病	《疾病类·七十三》	卷三十《杂病·伏梁病》
	帝曰：夫子数言热中……至甲乙日更论	《疾病类·六十》	卷二十六《寒热·痈疽》
	帝曰：善。有病膺肿……可使全也	《疾病类·三十八》	
	帝曰：善。何以知怀子之且生也……无邪脉也	《疾病类·六十二》	
	帝曰：病热而有所痛者何也……乃䐜胀而头痛也。帝曰：善	《疾病类·四十五》	卷三十《杂病·热痛》
《刺腰痛》	足太阳脉……中热而喘，刺足少阴，刺郄中出血	《针刺类·四十九》	卷三十《杂病·腰痛》
	腰痛，上寒不可顾……左取右，右取左		
《风论》	黄帝问曰：风之伤人也……然致有风气也	《疾病类·二十八》	卷二十八《风·诸风数类》
	帝曰：五脏风之形状……身体尽痛则寒。帝曰：善		卷二十八《风·诸风状论》
《痹论》	黄帝问曰：痹之安生？……重感于风寒湿之气也	《疾病类·六十七》	卷二十八《风·痹论》
	凡痹之客五脏者……痹聚在脾		卷三《阴阳·阴阳杂说》
	诸痹不已……逢热则纵。帝曰：善		卷二十八《风·痹论》
《痿论》	黄帝问曰：五脏使人痿……则病已矣。帝曰：善	《疾病类·七十一》	卷二十五《伤寒·五脏痿》
《厥论》	黄帝问曰：厥之寒热者……阳气乱则不知人也	《疾病类·三十四》	卷二十六《寒热·寒热厥》
	帝曰：善。愿闻六经脉之厥状病能也……治主病者	《疾病类·三十五》	卷二十六《寒热·经脉厥》

续表

《素问》	起止	《类经》	《太素》
《病能论》	黄帝问曰：人病胃脘痈者……故胃脘为痈也。帝曰：善	《疾病类·八十八》	卷十四《诊候之一·人迎脉口诊》
	人有卧而有所不安者……论在《奇恒阴阳》中	《疾病类·八十二》	卷三十《杂病·卧息喘逆》
	帝曰：有病厥者……故肾为腰痛之病也。帝曰：善	《疾病类·三十七》	
	有病颈痈者……此所谓同病异治也	《疾病类·八十八》	卷十九《设方·知针石》
	帝曰：有病怒狂者……夫生铁洛者，下气疾也。帝曰：善	《疾病类·六十四》	卷三十《杂病·阳厥》
	有病身热解墯……合以三指撮为后饭	《疾病类·三十二》	卷三十《杂病·酒风》
	所谓深之细者……以四时度之也		卷三十《杂病·经解》
《奇病论》	黄帝问曰：人有重身……故曰疹成也	《疾病类·六十二》	卷三十《杂病·重身病》
	帝曰：病胁下满，气逆……药不能独治也	《疾病类·七十四》	卷三十《杂病·息积病》
	帝曰：人有身体髀股……动之为水溺涩之病也	《疾病类·七十三》	卷三十《杂病·伏梁病》
	帝曰：人有尺脉数甚……白色黑色见，则病甚	《疾病类·七十五》	卷三十《杂病·疹筋》
	帝曰：人有病头痛……病名曰厥逆。帝曰：善	《疾病类·三十六》	
	帝曰：有病口甘者……治在《阴阳十二官相使》中	《疾病类·六十一》	卷三十《杂病·脾瘅消渴》
			卷三十《杂病·胆瘅》
	帝曰：有癃者……亦正死明矣	《疾病类·三十六》	卷三十《杂病·厥死》
	帝曰：人生而有病颠疾……发为颠疾也	《疾病类·六十五》	卷三十《杂病·癫疾》
	帝曰：有病痝然如有水状……惊已心气痿者死。帝曰：善	《疾病类·三十一》	卷二十九《气论·风水论》
《大奇论》	肝满肾满……不鼓皆为瘕	《脉色类·二十四》	卷十五《诊候之二·五脏脉诊》
	肾肝并沉……并小弦欲惊		卷二十六《寒热·经脉厥》
	肾脉大急沉……肺脉沉搏为肺疝		卷十五《诊候之二·五脏脉诊》
	三阳急为瘕……二阳急为惊		卷二十六《寒热·寒热相移》
	脾脉外鼓，沉为肠澼……季秋而死		卷十五《诊候之二·五脏脉诊》
《脉解》	太阳所谓肿腰脽……故嗌干也	《疾病类·十一》	卷八《经脉之一·经脉病解》
《刺要论》	黄帝问曰：愿闻刺要……体解㑊然不去矣	《针刺类·六十三》	
《刺齐论》	黄帝问曰：愿闻刺浅深之分……此之谓反也	《针刺类·六十三》	

续表

《素问》	起止	《类经》	《太素》
《刺禁论》	黄帝问曰：愿闻禁数……逆之有咎	《针刺类·六十四》	卷十九《设方·知针石》
	刺中心，一日死……不得屈伸		
《刺志论》	黄帝问曰：愿闻虚实之要……左手闭针空也	《疾病类·二十一》	
《针解》	黄帝问曰：愿闻《九针》之解……陷下者也	《针刺类·七》	卷十九《设方·知针石》
	帝曰：余闻九针……四方各作解	《针刺类·三》	
《长刺节论》	刺家不诊……皮者道也	《针刺类·四十四》	卷二十三《九针之三·杂刺》
	阴刺，入一傍四处……发针而浅出血	《针刺类·四十一》	
	治腐肿者……必端内针为故止	《针刺类·五十四》	
	病在少腹有积……尽炅病已	《针刺类·四十七》	
	病在筋……骨热病已止	《针刺类·五十》	
	病在诸阳脉……以针调之，病已止	《针刺类·三十七》	
	病风且寒且热……须眉生而止针	《针刺类·三十六》	
《皮部论》	黄帝问曰：余闻皮有分部……而生大病也。帝曰：善	《经络类·三十一》	卷九《经脉之二·经脉皮部》
《经络论》	黄帝问曰：夫络脉之见也……谓之寒热。帝曰：善	《脉色类·三十五》	卷九《经脉之二·经脉皮部》
《气穴论》	黄帝问曰：余闻气穴……臣请言之	《经络类·七》	卷十一《输穴·气穴》
	背与心相控而痛……交十椎下	《针刺类·四十七》	
	脏俞五十穴……针之所由行也	《经络类·七》	
	帝曰：余已知气穴之处……内解泻于中者十脉	《经络类·八》	
《气府论》	足太阳脉气所发……凡三百六十五穴也	《经络类·九》	卷十一《输穴·气府》
《骨空论》	黄帝问曰：余闻风者……从风憎风，刺眉头	《针刺类·三十六》	卷十一《输穴·骨空》
	失枕……灸脊中	《针刺类·四十四》	
	胗络季胁……刺譩譆	《针刺类·五十三》	卷十一《输穴·骨空》
	腰痛……在腰尻分间	《针刺类·四十九》	
	鼠瘘……使之跪	《针刺类·五十四》	
	任脉者，起于中极之下……甚者在脐下营	《经络类·二十七》	
	其上气有音者……渐者上侠颐也	《针刺类·四十四》	
	蹇膝伸不屈……在外踝上五寸	《针刺类·五十一》	
	辅骨上横骨下……易髓无空	《经络类·十九》	
	灸寒热之法……数刺其俞而药之	《针刺类·四十二》	

《素问》	起止	《类经》	《太素》
《水热穴论》	黄帝问曰：少阴何以主肾？……水之所客也	《针刺类·三十八》	卷十一《输穴·气穴》
	帝曰：春取络脉分肉……春不鼽衄。此之谓也	《针刺类·十八》	卷十一《输穴·变输》
	帝曰：夫子言治热病五十九俞……夫寒盛则生热也	《针刺类·三十九》	卷十一《输穴·气穴》
《调经论》	黄帝问曰：余闻《刺法》言……邪所乃能立虚	《疾病类·十八》	卷二十四《补泻·虚实补泻》
	帝曰：善。余已闻虚实之形……故曰虚矣	《疾病类·十九》	卷二十四《补泻·虚实所生》
	帝曰：《经》言阳虚则外寒……针道备矣	《疾病类·二十》	
《缪刺论》	黄帝问曰：余闻缪刺……此缪刺之数也	《针刺类·三十》	卷二十三《九针之三·量缪刺》
《四时刺逆从论》	厥阴有余病阴痹……时筋急目痛	《疾病类·七十》	
	是故春气在经脉……候知其死也	《针刺类·十九》	
《标本病传论》	黄帝问曰：病有标本……是谓妄行	《标本类·四》	
	夫阴阳逆从……而后生病者治其本	《标本类·五》	
	夫病传者……乃可刺也	《疾病类·九十四》	
《天元纪大论》	黄帝问曰：天有五行，御五位……署曰《天元纪》	《运气类·三》	
《五运行大论》	黄帝坐明堂，始正天纲……火胜则地固矣	《运气类·四》	
	帝曰：天地之气，何以候之？……乃可以言死生之逆顺	《运气类·五》	
	帝曰：寒暑燥湿风火……寡于畏也。帝曰：善	《脏象类·六》	
《六微旨大论》	黄帝问曰：呜呼远哉！……生化大病	《运气类·六》	
	帝曰：盛衰何如？……所谓二火也	《运气类·七》	
	帝曰：善。愿闻其步何如？……终而复始	《运气类·八》	
	帝曰：愿闻其用也……与道合同，惟真人也。帝曰：善	《运气类·九》	
《气交变大论》	黄帝问曰：五运更治……而物由之，而人应之也	《运气类·十》	
	帝曰：夫子之言岁候……故人亦应之	《运气类·十一》	
	帝曰：善。其德化政令之动静……慎传也	《运气类·十二》	

续表

《素问》	起止	《类经》	《太素》
《五常政大论》	黄帝问曰：太虚寥廓……则所胜同化，此之谓也	《运气类·十三》	
	帝曰：天不足西北……可以知人之形气矣	《运气类·十六》	
	帝曰：善。其岁有不病……味乃咸，行水减也	《运气类·十四》	
	帝曰：岁有胎孕不育……不足以言生化。此之谓也	《运气类·十五》	
	帝曰：气始而生化……补之泻之，久新同法	《运气类·十四》	
	帝曰：病在中而不实不坚……和其中外，可使毕已	《论治类·六》	
	帝曰：在毒无毒，服有约乎？……无失正，绝人长命	《论治类·十一》	
	帝曰：其久病者……待其来复。此之谓也。帝曰：善	《论治类·十二》	
《六元正纪大论》	黄帝问曰：六化六变……有假反常，此之道也，反是者病	《运气类·十七》	
	帝曰：善。夫子之言可谓悉矣……是谓灾也	《运气类·十八》	
	帝曰：天地之数……更用盛衰之常也	《运气类·十九》	
	帝曰：五运行同天化者……生死有早晏耳	《运气类·七》	
	帝曰：夫子言用寒远寒……是谓至治	《运气类·二十》	
	帝曰：善。五运气行主岁之纪……流散无穷，此之谓也	《运气类·十七》	
	帝曰：善。五运之气，亦复岁乎？……后皆三十度而有奇也	《运气类·二十三》	
	帝曰：气至而先后者何？……必谨察之。帝曰：善	《运气类·十八》	
	黄帝问曰：五运六气之应见……命其位而方月可知也	《运气类·二十一》	
	帝曰：六位之气，盈虚何如？……其差可见。此之谓也	《运气类·二十二》	
	帝曰：善。《论》言热无犯热……犯者治以胜也	《运气类·二十》	
	黄帝问曰：妇人重身……衰其大半而止，过者死	《论治类·十三》	
	帝曰：善。郁之甚者……非斋戒不敢示，慎传也	《运气类·二十三》	

续表

《素问》	起止	《类经》	《太素》
《刺法论》亡			
《本病论》亡			
《至真要大论》	黄帝问曰：五气交合……正者正治，反者反治	《运气类·二十四》	
	帝曰：夫子言察阴阳……流散无穷。此之谓也	《运气类·五》	
	帝曰：善。天地之气……佐以甘苦，以咸泻之	《运气类·二十五》	
	帝曰：善。邪气反胜，治之奈何？……佐以苦辛	《运气类·二十六》	
	帝曰：六气相胜奈何？……佐以辛酸，以咸泻之	《运气类·二十七》	
	帝曰：六气之复何如？……此治之大体也	《运气类·二十八》	
	帝曰：善。气之上下何谓也？……以平为期，此其道也	《运气类·二十九》	
	帝曰：善。客主之胜复奈何？……致津液，通气也	《运气类·三十》	
	帝曰：善。愿闻阴阳之三也……两阴交尽也	《运气类·三十三》	
	帝曰：气有多少，病有盛衰……反从其病也	《论治类·三》	
	帝曰：善。病生于本……得标之方	《标本类·三》	
	帝曰：善。六气之胜，何以候之？……阴阳易者危	《运气类·三十一》	
	帝曰：六气标本，所从不同……按之鼓甚而盛也	《标本类·一》	
	是故百病之起，有生于本者……天之道毕矣	《标本类·二》	
	帝曰：胜复之变……其始可知，此之谓也	《运气类·三十二》	
	帝曰：差有数乎？……动则苛疾起，此之谓也	《运气类·三十二》	
	帝曰：幽明何如？……所谓天地之正纪也	《运气类·三十三》	

续表

《素问》	起止	《类经》	《太素》
《至真要大论》	帝曰：夫子言春秋气始于前……是谓得气	《运气类·三十四》	
	帝曰：善。夫百病之生也……而致和平。此之谓也	《疾病类·一》	
	帝曰：善。五味阴阳之用何如？……疏气令调，则其道也	《论治类·四》	
	帝曰：善。病之中外何如？……则治主病	《论治类·六》	
	帝曰：善。火热复，恶寒……疟亦同法	《疾病类·五十一》	
	帝曰：《论》言治寒以热……夭之由也	《论治类·七》	
	帝曰：善。方制君臣何谓也？……明善恶之殊贯也	《论治类·五》	
	帝曰：善。病之中外何如？……长有天命。帝曰：善	《论治类·六》	
《著至教论》	黄帝坐明堂，召雷公而问之曰……人事不殷	《疾病类·八》	
《示从容论》	黄帝燕坐，召雷公而问之曰……是谓至道也	《疾病类·九》	
《疏五过论》	黄帝曰：呜呼远哉！……审于终始，可以横行	《论治类·十八》	
《征四失论》	黄帝在明堂，雷公侍坐……受以明为晦	《论治类·十九》	
《阴阳类论》	孟春始至……遂合岁首	《疾病类·七》	
	雷公曰：请问短期……二阴独至，期在盛水	《疾病类·九十六》	
《方盛衰论》	雷公请问：气之多少……调之阴阳，以在《经脉》	《疾病类·八十四》	
	诊有十度，度人脉度……脉气有余形气不足生	《脉色类·七》	
	是以诊有大方……亡言妄期，此谓失道	《脉色类·八》	
《解精微论》	黄帝在明堂……乃能雨，此之类也	《疾病类·八十》	卷二十九《气论·水论》

表 27 《灵枢》《类经》《太素》篇目对照索引

《灵枢》	起止	《类经》	《太素》
《九针十二原》	黄帝问于岐伯曰……以意和之，针道毕矣	《针刺类·一》	
	凡用针者……切之独坚	《针刺类·七》	
	九针之名，各不同形……九针毕矣	《针刺类·二》	
	夫气之在脉也……针害毕矣	《针刺类·五十九》	
	刺之而气不至……刺之道毕矣	《针刺类·十六》	
	黄帝曰：愿闻五脏六腑所出之处……非皮肉筋骨也	《经络类·十四》	
	睹其色，察其目……致气则生为痈疡	《针刺类·六十》	
	五脏有六腑……五脏六腑之有疾者也	《经络类·十五》	
	胀取三阳，飧泄取三阴	《针刺类·四十七》	
	今夫五脏之有疾也……未得其术也	《针刺类·五十二》	
	刺诸热者……取之阳之陵泉也	《针刺类·五十三》	
《本输》	黄帝问于岐伯曰：凡刺之道……上合于手者也	《经络类·十六》	卷十一《输穴·本输》
	缺盆之中，任脉也……大筋之中发际	《经络类·十》	
	阴尺动脉在五里，五腧之禁也	《针刺类·六十一》	
	肺合大肠……是六腑之所与合者	《脏象类·三》	
	春取络脉……可令立快也	《针刺类·十八》	
《小针解》	所谓易陈者……追而济之者，补也	《针刺类·一》	
	所谓虚则实之者……恍然若有失也	《针刺类·七》	
	夫气之在脉也……夺阳者狂，正言也	《针刺类·五十九》	
	睹其色……络脉之渗灌诸节者也	《针刺类·十六》	
	所谓五脏之气……阴气有余，故躁	《针刺类·六十》	
	所以察其目者……则言声与平生异也	《针刺类·十六》	
《邪气脏腑病形》	黄帝问于岐伯曰：邪气之中人也……邪乃得往。黄帝曰：善哉	《疾病类·三》	卷二十七《邪论·邪中》
	黄帝问于岐伯曰：首面与身形也……不能胜之也	《脏象类·二十》	
	黄帝曰：邪之中人……莫知其情。黄帝曰：善哉	《疾病类·三》	
	黄帝问于岐伯曰：余闻之，见其色……下工十全六	《脉色类·十七》	卷十五《诊候之二·色脉尺诊》
	黄帝曰：请问脉之缓、急……而调以甘药也	《脉色类·十九》	卷十五《诊候之二·五脏脉诊》

续表

《灵枢》	起止	《类经》	《太素》
《邪气脏腑病形》	黄帝曰：余闻五脏六腑之气……以顺为逆也	《针刺类·二十四》	卷十一《输穴·腑病合输》
《根结》	岐伯曰：天地相感……盛络皆当取之	《经络类·三十》	卷十《经脉之三·经脉根结》
	一日一夜五十营……乍数乍疏也	《脉色类·四》	卷十四《诊候之一·人迎脉口诊》
	黄帝曰：《逆顺五体》者……而后取之也	《针刺类·五十六》	卷二十二《九针之二·刺法》
《寿夭刚柔》	黄帝问于少师曰：余闻人之生也……难易之应也	《针刺类·三十一》	
	黄帝问于伯高曰：余闻形有缓急……形胜气者危矣	《脏象类·十五》	
	黄帝曰：余闻刺有三变……此所谓内热也	《针刺类·三十二》	卷二十二《九针之二·三变刺》
《官针》	凡刺之要，官针最妙……取以四时	《针刺类·四》	卷二十二《九针之二·九针所主》
	凡刺有九……是谓治痈肿也	《针刺类·五》	
	脉之所居……独出其邪气耳	《针刺类·六》	
	所谓三刺……不可以为工也		卷二十二《九针之二·三刺》
	凡刺有五……此肾之应也		卷二十二《九针之二·五刺》
《本神》	黄帝问于岐伯曰：凡刺之法……谨而调之也	《脏象类·九》 《脏象类·十》	卷六《脏腑之一》卷首
《终始》	凡刺之道，毕于终始……则变异而为他病矣	《针刺类·二十八》	卷十四《诊候之一·人迎脉口诊》
	凡刺之道，气调而止……虚实不相倾，取之其经	《针刺类·十六》	
	凡刺之属，三刺至谷气……病必衰去矣		
	阴盛而阳虚……厥阴在中，少阴在下	《针刺类·八》	
	膺腧中膺……虚者取之上	《针刺类·五十一》	
	重舌，刺舌柱，以铍针也	《针刺类·四十四》	卷二十二《九针之二·三刺》
	手屈而不伸者……在筋守筋	《针刺类·五十一》	
	补须一方实，深取之……独出其邪气	《针刺类·八》	卷二十三《九针之三·三刺》
	刺诸痛者……先刺其病所从生者也	《针刺类·五十三》	
	春气在毛……以春夏之齐	《针刺类·十八》	
	病痛者，阴也……而后治其阴	《针刺类·五十三》	
	刺热厥者……一刺阳也	《针刺类·五十》	
	久病者，邪气入深……刺道毕矣	《针刺类·五十二》	

续表

《灵枢》	起止	《类经》	《太素》
《终始》	凡刺之法，必察其形气……是谓得气	《针刺类·六十二》	卷二十二《九针之二·三刺》
	凡刺之禁，新内勿刺……是谓失气也		
	太阳之脉，其终也……皮毛燋而终矣	《疾病类·九十七》	
《经脉》	雷公问于黄帝曰：禁脉之言……寸口反小于人迎也	《经络类·一》 《经络类·二》 《疾病类·十》	卷八《经脉之一》卷首
	手太阴气绝……夕占旦死	《疾病类·九十五》	
	经脉十二者……闷则急坐之也	《经络类·六》	卷九《经脉之二·经络别异》
	手太阴之别……络脉异所别也	《经络类·五》	卷九《经脉之二·十五络脉》
《经别》	黄帝问于岐伯曰：余闻人之合于天道也……此六合也	《经络类·三》	卷九《经脉之二·经脉正别》
《经水》	黄帝问于岐伯曰：经脉十二者……是谓因适而为之真也	《经络类·三十三》	卷五《人合·十二水》
《经筋》	足太阳之筋……治皆如右方也	《经络类·四》 《疾病类·六十九》	卷十三《身度·经筋》
《骨度》	黄帝问于伯高曰：《脉度》……细而沉者多气也	《经络类·十八》	卷十三《身度·骨度》
《五十营》	黄帝曰：余愿闻五十营……凡行八百一十丈也	《经络类·二十六》	卷十二《营卫气·营五十周》
《营气》	黄帝曰：营气之道……逆顺之常也	《经络类·二十四》	卷十二《营卫气》卷首
《脉度》	黄帝曰：愿闻脉度……此气之大经隧也	《经络类·十七》	卷十三《身度·脉度》
	经脉为里……虚者饮药以补之	《经络类·六》	
	五脏常内阅于上七窍也……不得尽期而死也	《经络类·二十二》	卷六《脏腑之一·脏腑气液》
	黄帝曰：跷脉安起安止……其不当数者为络也	《经络类·二十八》	卷十《经脉之三·阴阳跷脉》
《营卫生会》	黄帝问于岐伯曰：人焉受气……夜不瞑	《经络类·二十三》	卷十二《营卫气》卷首
	黄帝曰：愿闻营卫之所行……太会于手太阴矣		
	黄帝曰：人有热饮食……故命曰漏泄	《疾病类·五十四》	
	黄帝曰：愿闻中焦之所出……此之谓也	《经络类·二十三》	

续表

《灵枢》	起止	《类经》	《太素》
《四时气》	黄帝问于岐伯曰：夫四时之气……必深以留之	《针刺类·十八》	卷二十三《九针之三·杂刺》
	温疟汗不出，为五十九痏		
	风㽷肤胀……百三十五日	《针刺类·三十八》 《针刺类·四十七》 《针刺类·五十一》	
	著痹不去……卒取其三里骨为干	《针刺类·五十》	
	肠中不便，取三里……虚补之	《针刺类·四十七》	
	疠风者……无食他食	《针刺类·三十六》	
	腹中常鸣，气上冲胸……肿上及胃脘，取三里	《针刺类·四十七》	
	睹其色，察其……人迎候阳也	《针刺类·十六》	
《五邪》	邪在肺，则病皮肤痛……而调之其输也	《针刺类·二十五》	卷二十二《九针之二·五脏刺》
《寒热病》	皮寒热者……骨厥亦然	《针刺类·四十一》	卷二十六《寒热·寒热杂说》
	骨痹，举节不用……取三阴之经补之	《针刺类·五十》	
	身有所伤……脐下三寸关元也	《针刺类·五十三》	
	厥痹者……泻阳补阴经也	《针刺类·五十》	
	颈侧之动脉人迎……阴气盛则瞑目	《针刺类·四十四》	
	热厥，取足太阴……刺其来也	《针刺类·五十》	
	春取络脉……经输治骨髓、五脏	《针刺类·十八》	
	身有五部……则生为痈疽也	《针刺类·五十四》	
《癫狂》	目眦外决于面者……下为内眦	《针刺类·三十七》	卷三十《杂病·目痛》
	癫疾始生……疾发如狂者，死不治		卷三十《杂病·癫疾》
	狂始生……灸骨骶二十壮		卷三十《杂病·惊狂》
	风逆，暴四肢肿……骨清取井、经也	《针刺类·五十》	卷三十《杂病·风逆》
	厥逆为病也……甚取少阴、阳明动者之经也		卷三十《杂病·厥逆》
	少气，身漯漯也……去血络也		卷三十《杂病·少气》
《热病》	偏枯，身偏不用而痛……浮而取之	《针刺类·三十六》	卷二十五《伤寒·热病说》
	热病三日……风池二，天柱二	《针刺类·四十》	
	气满胸中喘息……气下乃止	《针刺类·四十七》	卷三十《杂病·气逆满》
	心疝暴痛……尽刺去其血络		卷二十六《寒热·厥心痛》
	喉痹舌卷……去端如韭叶	《针刺类·四十四》	卷三十《杂病·喉痹咽干》
	目中赤痛……取之阴跷		卷三十《杂病·目痛》

续表

《灵枢》	起止	《类经》	《太素》
《热病》	风痉身反折……中有寒，取三里	《针刺类·三十六》	卷三十《杂病·风痉》 《杂病·如蛊如妲病》
	癃，取之阴跷……尽见血也	《针刺类·五十三》	卷三十《杂病·癃泄》
《厥病》	厥头痛……后取足少阳、阳明	《针刺类·四十三》	卷二十六《寒热·厥头痛》
	厥心痛……形中上者	《针刺类·四十六》	卷二十六《寒热·厥心痛》
	耳聋无闻……后取足	《针刺类·四十四》	卷三十《杂病·耳聋》
	足髀不可举……大针不可刺	《针刺类·五十一》	卷三十《杂病·髀疾》
	病注下血，取曲泉	《针刺类·五十三》	卷三十《杂病·癃泄》
	风痹淫泺，病不可已者……不出三年，死也	《疾病类·九十三》	卷二十八《风·痹论》
《病本》	先病而后逆者……治其本也	《标本类·五》	
《杂病》	厥，挟脊而痛……取足太阴	《针刺类·五十》	卷二十六《寒热·厥头痛》
	嗌干……取足少阴	《针刺类·四十四》	
	膝中痛……刺膝无疑	《针刺类·五十一》	卷三十《杂病·膝痛》
	喉痹不能言……取手阳阴	《针刺类·四十四》	卷三十《杂病·喉痹嗌干》
	疟不渴……取手阳明	《针刺类·五十三》	卷三十《杂病·刺疟节度》
	齿痛，不恶清饮……取手阳明	《针刺类·四十四》	
	聋而不痛者……腘中血络	《针刺类·四十四》 《针刺类·四十九》 《针刺类·四十七》	卷三十《杂病·耳聋》 《杂病·衄血》
	喜怒而不欲食……刺足少阳	《针刺类·五十三》	卷三十《杂病·喜怒》
	颇痛……刺手太阳也	《针刺类·四十四》	卷三十《杂病·颔痛》
	小腹满大……取足太阴	《针刺类·四十七》	卷三十《杂病·刺腹痛数》
	心痛引腰脊……得之立已	《针刺类·四十六》	
	颇痛……与下胸动脉	《针刺类·四十四》	卷三十《杂病·气逆满》
	腹痛……已刺按之，立已	《针刺类·四十七》	卷三十《杂病·刺腹痛数》
	痿厥，为四末束悗……无休，病已止	《针刺类·五十》	卷三十《杂病·痿厥》
	哕，以草刺鼻……亦可已	《针刺类·五十三》	卷三十《杂病·疗哕》
《周痹》	黄帝问于岐伯曰：周痹之在身也……十二经脉阴阳之病也	《疾病类·六十八》	卷二十八《风·痹论》
《口问》	黄帝闲居……足外踝下留之	《疾病类·七十九》	卷二十七《邪论·十二邪》
《师传》	黄帝曰：余闻先师……乃不致邪僻也	《论治类·二》	卷二《摄生之二·顺养》
	黄帝曰：《本脏》以身形……脏安且良矣	《脏象类·二十九》	
《决气》	黄帝曰：余闻人有精气……然五谷与胃为大海也	《脏象类·二十五》	卷二《摄生之二·六气》

续表

《灵枢》	起止	《类经》	《太素》
《肠胃》	黄帝问于伯高曰：余愿闻六腑传谷者……三十二曲也	《脏象类·二十六》	卷十三《身度·肠度》
《平人绝谷》	黄帝曰：愿闻人之不食……皆尽故也	《脏象类·二十七》	卷十三《身度·肠度》
《海论》	黄帝问于岐伯曰：余闻刺法于夫子……逆者必败。黄帝曰：善	《经络类·三十二》	卷五《人合·四海合》
《五乱》	黄帝曰：经脉十二者……命曰治乱也	《针刺类·二十七》	卷十二《营卫气·营卫气行》
《胀论》	黄帝曰：脉之应于寸口……恶有不下者乎	《疾病类·五十六》	卷二十九《气论·胀论》
《五癃津液别》	黄帝问于岐伯曰：水谷入于口……五别之逆顺也	《疾病类·五十八》	卷二十九《气论·津液》
《五阅五使》	黄帝问于岐伯曰：余闻刺有五官五阅……各如其度也	《脉色类·三十一》	
《逆顺肥瘦》	黄帝问于岐伯曰：余闻针道于夫子……则经可通也	《针刺类·二十》	卷二十二《九针之二·刺法》
	黄帝曰：脉行之逆顺……孰能道之也		卷十《经脉之三·冲脉》
《血络论》	黄帝曰：愿闻其奇邪而不在经者……故坚焉	《针刺类·二十一》	卷二十三《九针之三·量络刺》
《阴阳清浊》	黄帝曰：余闻十二经脉……以数调之也	《脏象类·十九》	卷十二《营卫气·营卫气行》
《阴阳系日月》	黄帝曰：余闻天为阳……推之可万，此之谓也	《经络类·三十四》	卷五《人合·阴阳合》
《病传》	黄帝曰：余受九针于夫子……乃可刺也	《疾病类·九十四》	
《淫邪发梦》	黄帝曰：愿闻淫邪泮衍……至而补之，立已也	《疾病类·八十五》	
《顺气一日分为四时》	黄帝曰：夫百病之所始生者……逆者为粗。黄帝曰：善	《疾病类·二十三》	
	余闻刺有五变……是谓五变也	《针刺类·十七》	卷十一《输穴·变输》
《外揣》	黄帝曰：余闻《九针》……弗敢使泄也	《针刺类·十二》	卷十九《设方·知要道》
《五变》	黄帝问于少俞曰：余闻百疾之始期也……五变之纪也	《疾病类·七十六》	
《本脏》	黄帝问于岐伯曰：人之血气精神者……反复言语也	《脏象类·二十八》	卷六《脏腑之一·五脏命分》
	黄帝曰：愿闻六腑之应……则知所病矣		卷六《脏腑之一·脏腑应候》

续表

《灵枢》	起止	《类经》	《太素》
《禁服》	雷公问于黄帝曰：细子得受业……用力无劳也	《针刺类·二十九》	卷十四《诊候之一·人迎脉口诊》
《五色》	雷公问于黄帝曰：五色独决于明堂乎……是谓五官	《脉色类·三十二》	
	雷公曰：病之益甚……伤于食		卷十四《诊候之一·人迎脉口诊》
	雷公曰：以色言病之间甚……肾合骨也		
《论勇》	黄帝问于少俞曰：有人于此……名曰酒悖也	《脏象类·二十一》	
《背腧》	黄帝问于岐伯曰：愿闻五脏之腧……须其火灭也	《经络类·十一》	卷十一《输穴·气穴》
《卫气》	黄帝曰：五脏者……积不痛，难已也	《经络类·十二》	卷十《经脉之三·经脉标本》
《论痛》	黄帝问于少俞曰：筋骨之强弱……皆不胜毒也	《脏象类·二十二》	
《天年》	黄帝问于岐伯曰：愿闻人之始生……乃成为人	《脏象类·十四》	
	黄帝曰：人之寿夭……故中寿而尽也		卷二《摄生之二·寿限》
《逆顺》	黄帝问于伯高曰：余闻气有逆顺……此之谓也	《针刺类·五十七》	卷二十三《九针之三·量顺刺》
《五味》	黄帝曰：愿闻谷气……桃、葱皆辛	《气味类·二》	卷二《摄生之二·调食》
《水胀》	黄帝问于岐伯曰：水与肤胀……刺去其血络也	《疾病类·五十七》	卷二十九《气论·胀论》
《贼风》	黄帝曰：夫子言贼风……可祝而已也	《疾病类·三十三》	卷二十八《风·诸风杂论》
《卫气失常》	黄帝曰：卫气之留于腹中……故曰上工	《针刺类·二十六》	
	黄帝问于伯高曰：人之肥瘦……虽脂不能大者	《脏象类·十八》	
《玉版》	黄帝曰：余以小针为细物也……其孰小乎	《针刺类·六十一》	卷二十三《九针之三·痈疽逆顺刺》
	黄帝曰：病之生时……除此五者，为顺矣	《疾病类·八十九》	
	黄帝曰：诸病皆有逆顺……是谓逆治	《疾病类·九十二》	
	黄帝曰：夫子之言针甚骏……令民勿敢犯也	《针刺类·六十一》	
《五禁》	黄帝问于岐伯曰：余闻刺有五禁……是谓五逆也	《针刺类·五十八》	

续表

<table>
<tr><th>《灵枢》</th><th>起止</th><th>《类经》</th><th>《太素》</th></tr>
<tr><td>《动输》</td><td>黄帝曰：经脉十二……此之谓也</td><td>《经络类·十三》</td><td>卷九《经脉之二·脉行同异》</td></tr>
<tr><td>《五味论》</td><td>黄帝问于少俞曰：五味入于口也……故甘走肉</td><td>《气味类·三》</td><td>卷二《摄生之二·调食》</td></tr>
<tr><td>《阴阳二十五人》</td><td>黄帝曰：余闻阴阳之人……刺约毕也</td><td>《脏象类·三十一》</td><td></td></tr>
<tr><td rowspan="2">《五音五味》</td><td>右徵与少徵……大羽、少羽</td><td>《脏象类·三十二》</td><td></td></tr>
<tr><td>黄帝曰：妇人无须者……此天之常数也</td><td>《脏象类·十七》</td><td>卷十《经脉之三·任脉》</td></tr>
<tr><td>《百病始生》</td><td>黄帝问于岐伯曰：夫百病之始生也……是谓至治</td><td>《疾病类·二》</td><td>卷二十七《邪论·邪传》</td></tr>
<tr><td>《行针》</td><td>黄帝问于岐伯曰：余闻九针于夫子……其形气无过焉</td><td>《针刺类·二十二》</td><td>卷二十三《九针之三·量气刺》</td></tr>
<tr><td>《上膈》</td><td>黄帝曰：气为上膈者……化谷乃下矣</td><td>《针刺类·四十八》</td><td>卷二十六《寒热·虫痈》</td></tr>
<tr><td>《忧恚无言》</td><td>黄帝问于少师曰：人之卒然忧恚……其厌乃发也</td><td>《针刺类·四十五》</td><td></td></tr>
<tr><td>《寒热》</td><td>黄帝问于岐伯曰：寒热瘰疬……可治也</td><td>《疾病类·九十》</td><td>卷二十六《寒热·寒热瘰疬》</td></tr>
<tr><td rowspan="6">《邪客》</td><td>黄帝问于伯高曰：夫邪气之客人也……三饮而已也</td><td>《疾病类·八十三》</td><td>卷十二《营卫气·营卫气行》</td></tr>
<tr><td>黄帝问于伯高曰：愿闻人之肢节……以抱人形</td><td rowspan="2">《脏象类·十六》</td><td rowspan="2">卷五《人合》卷首</td></tr>
<tr><td>天有阴阳……此人与天地相应者也</td></tr>
<tr><td>黄帝问于岐伯曰：余愿闻持针之数……是谓因天之序</td><td rowspan="2">《针刺类·二十三》</td><td>卷九《经脉之二·脉行同异》</td></tr>
<tr><td>黄帝曰：持针纵舍奈何？……邪气得去</td><td rowspan="2">卷二十二《九针之二·刺法》</td></tr>
<tr><td>黄帝问于岐伯曰：人有八虚……故痀挛也</td><td>《疾病类·十五》</td></tr>
<tr><td>《通天》</td><td>黄帝问于少师曰：余尝闻人有阴阳……此阴阳和平之人也</td><td>《脏象类·三十》</td><td></td></tr>
<tr><td rowspan="2">《官能》</td><td>黄帝问于岐伯曰：余闻九针……无忘其神</td><td>《针刺类·十》</td><td rowspan="2">卷十九《设方·知官能》</td></tr>
<tr><td>雷公问于黄帝曰：《针论》曰……复生如故也</td><td>《针刺类·十一》</td></tr>
</table>

续表

《灵枢》	起止	《类经》	《太素》
《论疾诊尺》	黄帝问于岐伯曰：余欲无视色……悗有加，立死	《脉色类·十八》	卷十五《诊候之二·尺诊》
	目赤色者……病在胸中	《脉色类·三十三》	卷十七《证候之一》卷尾
	诊目痛……爪甲上黄，黄疸也		
	安卧，小便黄赤……病难已也		卷十四《诊候之一·人迎脉口诊》
	女子手少阴脉动甚者……泄易已		
	四时之变……是谓四时之序也		卷三十《杂病·四时之变》
《刺节真邪》	黄帝问于岐伯曰：余闻刺有五节……不敢妄出也	《针刺类·三十三》	卷二十二《九针之二·五节刺》
	黄帝曰：余闻刺有五邪……用毫针也	《针刺类·三十四》	卷二十二《九针之二·五邪刺》
	请言解论……此所谓推而散之者也	《针刺类·三十五》	
	黄帝曰：有一脉生数十病者……此皆邪气之所生也	《疾病类·四》	
	黄帝曰：余闻气者……而有常名也		卷二十九《气论》卷首
《卫气行》	黄帝问于岐伯曰：愿闻卫气……水下百刻而尽矣	《经络类·二十五》	
《九宫八风》	立夏……则为击仆偏枯矣	《运气类·三十五》	卷二十八《风·九宫八风》
《九针论》	黄帝曰：余闻九针……此九针大小长短法也	《针刺类·二》	
	黄帝曰：愿闻身形……是谓天忌日也	《经络类·三十五》	
	形乐志苦……是谓形	《论治类·十》	卷十九《设方·知形志所宜》
	五脏气……此五液所出也	《疾病类·二十五》	
	五劳：久视伤血……此五，久劳所病也		卷二《摄生之二·顺养》
	五走……命曰五裁		卷二《摄生之二·调食》
	五发……肾主骨	《疾病类·二十五》	
	阳明多血多气……是谓手之阴阳也	《经络类·二十》	卷十九《设方·知形志所宜》
《岁露论》	黄帝问于岐伯曰：《经》言夏日伤暑……卫气应乃作也。帝曰：善	《疾病类·四十九》	卷二十五《伤寒·疟解》
	黄帝问于少师曰：余闻四时八风……此一夫之论也	《运气类·三十六》	卷二十八《风·三虚三实》
	黄帝曰：愿闻岁之所以皆同病者……发腠理者也		卷二十八《风·八正风候》

续表

《灵枢》	起止	《类经》	《太素》
《大惑论》	黄帝问于岐伯曰：余尝上于清冷之台……故不嗜食也	《疾病类・八十一》	卷二十七《邪论・七邪》
	黄帝曰：病而不得卧者……定乃取之	《疾病类・八十三》	
《痈疽》	黄帝曰：余闻肠胃受谷……此其候也	《疾病类・八十六》	卷二十六《寒热・痈疽》

王玉川医学全集

《灵枢》辅导参考资料

目　录

《灵枢》辅导参考材料之一 / 981
第一节　提出问题 / 981
第二节　回答问题（一）/ 982
第三节　回答问题（二）/ 986
第四节　回答问题（三）/ 987
第五节　补充说明 / 990
《灵枢》辅导参考材料之二 / 992
第一节　论营卫之生成与运行 / 992
第二节　论三焦与营卫的关系 / 995
《灵枢》辅导参考材料之三 / 1000
第一节　口问之概念 / 1000
第二节　论欠 / 1001
第三节　论哕 / 1001
第四节　论唏 / 1002
第五节　论振寒 / 1003
第六节　论噫 / 1003
第七节　论嚏 / 1003
第八节　论亸 / 1004
第九节　论泣出不止 / 1004
第十节　论太息 / 1005
第十一节　论涎下 / 1005
第十二节　论耳鸣 / 1006
第十三节　论自啮舌 / 1006
第十四节　总结十二邪之病理 / 1007
第十五节　补叙治法 / 1008
《灵枢》辅导参考材料之四 / 1009
第一节　精气津液血脉之概念 / 1009
第二节　六气虚脱之证候特征 / 1010
第三节　六气之生源 / 1011
《灵枢》辅导参考材料之五 / 1012
第一节　论四海命名 / 1012
第二节　论四海之部位 / 1013
第三节　论四海虚实证候 / 1014
第四节　论调治四海之法 / 1015
《灵枢》辅导参考材料之六 / 1016
第一节　论胀病之脉象特征 / 1016
第二节　论胀病之概念及治法 / 1017
第三节　论五脏胀之证候 / 1019
第四节　论六腑胀之证候 / 1019
第五节　论治胀之原则 / 1020
第六节　论胀病之病机 / 1020
第七节　论治胀之针刺手法 / 1021
《灵枢》辅导参考材料之七 / 1023
第一节　问五液及水胀之所由生 / 1023
第二节　论津液之化源与定义 / 1024
第三节　论汗与溺 / 1024
第四节　论泣（泪）/ 1025
第五节　论唾 / 1026

第六节　论髓 / 1026
第七节　论水胀 / 1027
第八节　小结 / 1028
《灵枢》辅导参考材料之八 / 1029
第一节　总论 / 1029
第二节　论长寿的条件 / 1030
第三节　论头面部发育与长寿的关系 / 1031
第四节　论正气盛衰与生长衰亡过程的关系 / 1032
第五节　论夭寿早亡的原因 / 1034
《灵枢》辅导参考材料之九 / 1035
第一节　水肿之证候特点 / 1035
第二节　肤胀之证候特点 / 1036
第三节　鼓胀之证候特点 / 1037
第四节　肠蕈之证候特点 / 1038
第五节　石瘕之证候特点及治疗大法 / 1039
第六节　针刺治疗肤胀与鼓胀之原则 / 1040
《灵枢》辅导参考材料之十 / 1041
第一节　导论——总纲 / 1041
第二节　病机总论 / 1042
第三节　病传总论 / 1044
第四节　论各种积病的证候 / 1047
第五节　论形成积病的病因病机 / 1048
第六节　论内伤的病因病机 / 1050
第七节　结尾——论治则 / 1051
《灵枢》辅导参考材料之十一 / 1052
第一节　论惑 / 1052
第二节　论诸邪 / 1057

《灵枢》辅导参考材料之一

本神　第八

本，本原，根本。神，精神。所谓“本神”，有两个意思。一指精神的本原，即精神是从哪里产生的；一指精神状态是养生防病以至诊断治疗的根本性问题。本篇主要讨论这两个问题，所以称为“本神”。

《本神》是《灵枢》的第八篇。在原本上，“第八”二字之后，还有“法风”两个小字，此是后人的注文。钱熙祚守山阁校本注：“原刻第一篇注法天，第二篇注法地，第三篇注法人，第四篇注法时，第五篇注法音，第六篇注法律，第七篇注法星，第八篇注法风，第九篇注法野。盖取之于三卷《九针论》之文，殊不知彼本论针，而非论篇目也。甚为无理。”（按，《九针论》是《灵枢》第七十八篇。）

本篇可分为五节：第一节提出问题；第二至第四节分别回答问题；第五节补充说明。

全文亦见于《黄帝内经太素》（以下简称《太素》）卷第六、卷首；《类经》卷三《脏象类·九》，篇名亦为“本神”。

第一节　提出问题

【原文】

黄帝问于岐伯曰：凡刺之法，先必①本于神②。血、脉、营、气、精神，此五脏之所藏③也。至其淫泆④离脏则精失⑤、魂魄飞扬⑥、志意恍乱⑦、智虑去身⑧者，何因而然乎？天之罪与⑨？人之过乎？何谓德、气、生、精、神、魂、魄、心、意、志、思、智、虑？请问其故⑩。

【校注】

①先必：马莳、张志聪注本及《针灸甲乙经》（以下简称《甲乙经》）并作“必先”。

②本于神：以精神状态的好坏，作为预测疗效的根本依据。《素问·汤液醪醴论》云：“精神不进，志意不治，故病不可愈。”本篇下文亦云：“是故用针者，察观病人之态，以知精、神、魂、魄之存亡得失之意，五者以伤，针不可以治之也。”

③此五脏之所藏：即下文所说“肝藏血，血舍魂”，“脾藏营，营舍意”，“心藏脉，脉舍神”，“肺藏气，气舍魄”，“肾藏精，精舍志”。

④淫泆：淫，水溢横流；泆，水流奔放不收。此指血、脉、营、气、精神不能安藏而流失。

⑤精失：精是神、魂、魄、意、志的物质基础，故首言精失，后言魂魄飞扬。

⑥飞扬：飘荡，不安。

⑦恍乱：一本作“悗乱”。史崧本《灵枢》音释云：“悗，音闷。”下文有“意伤则悗乱”句，

但史崧本《灵枢》音释“悗乱”在“怵惕”之前，可见史崧本《灵枢》亦作“悗乱”，不作“恍乱”也。悗乱，即心烦意乱。

⑧去身：去，离去。身，形体。去身，即精神与形体分离。

⑨天之罪与：与，“欤”字，语气助词，表疑问。

⑩请问其故：问，《黄帝内经灵枢略》（以下简称《灵枢略》）作“闻”。

按 这一节，提出以下三个问题：①能否用刺法治疗，必须以精神状态为根据；②精神意识失常的原因是什么；③“德气”是产生精、神、魂、魄、意、志等的本原，怎么理解。

第二节　回答问题（一）

【原文】

岐伯答曰：天之在我者德也，地之在我者气[①]也。德流气薄[②]而生者也。故生之来谓之精[③]，两精相搏谓之神[④]，随神往来者谓之魂[⑤]，并精而出入者谓之魄[⑥]，所以任物者谓之心[⑦]，心有所忆谓之意[⑧]，意之所存谓之志[⑨]，因志而存变谓之思[⑩]，因思而远慕谓之虑[⑪]，因虑而处物谓之智[⑫]。

故智者之养生也，必顺四时而适寒暑，和喜怒而安居处，节阴阳而调刚柔[⑬]。如是，则僻邪[⑭]不至，长生久视[⑮]。

【校注】

①天之在我者德也，地之在我者气：德，在古代作“徝”，没有底心。《释名》云：“德，得也，得事宜也。”《说文解字》（以下简称《说文》）云：“徝，外得于人，内得于己也。”所以德之本义是得，引申之乃道德之德。所谓“外得于人，内得于己”，即与人与己都过得去，说的是人与人的关系，则此已经引申为道德之德了。本篇“德”之义，仍然是本义。古人以为“生物”为天地之大德。杨上善注：“谓之德者，天之道也。”德，就是自然的法则。故《庄子》云：“未形之分，物得之以生，谓之德也。”德与气，实际上指的是一个东西。《素问·宝命全形论》云“天地合气，命之曰人”，王冰注引《灵枢·本神》，并注：“然德者道之用，气者生之母也。”意思是说，从它的生物的作用来说叫作德，从它生物的本原来说叫作气。因此，“天之在我者德也，地之在我者气也”，是互文见义，不当拘泥。

②德流气薄：即天地合气之义，即天气下流，与地气相合也。《广雅·释言》云：“薄，附也。”

③生之来谓之精：与生俱来的称为精。精，是有生命的物质。《灵枢·经脉》云：“人始生，先成精，精成而脑髓生，骨为干，脉为营，筋为刚，肉为墙，皮肤坚而毛发长，谷入于胃，脉道以通，血气乃行。”人体就是由精构成的。《灵枢·决气》“两神相搏，合而成形，常先身生，是谓精”，说的也是这个意思。

④两精相搏谓之神：“两精”有二说，一指先天之精与后天之精，一指阴精与阳精。前者如张志聪注：“盖本于先天所生之精、后天水谷之精而生此神，故曰两精相搏谓之神。”后者如《类经》注：“两精者，阴阳之精也。搏，交结也。”这都说明，精是神的物质基础。先有精而后有神，精是

第一性的，神是第二性的。《灵枢·天年》说：“血气已和，荣卫已通，五脏已成，神气舍心，魂魄毕具，乃成为人。”这说明除了脏腑营卫气血之外，还必须有“神气舍心，魂魄毕具”——神经系统的完善发育，才能成为人。关于神的概念，张景岳在《类经》中说：“万物之神，随象而应。人身之神，惟心所主。故本经曰：心藏神。又曰：心者君主之官，神明出焉。此即吾身之元神也。外如魂魄志意五神五志之类，孰匪元神所化而统乎一心。是以心正则万神俱正，心邪则万神俱邪。”所谓“元神”，即现在所谓的高级神经活动，而“魂魄志意”即下级神经活动。元神具有高度的综合分析能力，只有在元神健全的情况下，下级神经活动才能正常进行。反之，一旦元神发生障碍，下级神经活动就必然会失调。

⑤随神往来者谓之魂：即魂是在神的支配下进行活动的。若魂离开了神的支配而单独活动，也就是离开了大脑皮质的支配而单独活动，便会成为无意识的思维和动作，如梦话、梦游及种种虚构幻觉。所以《类经》注：“盖神之为德，如光明爽朗、聪慧灵通之类皆是也。魂之为言，如梦寐恍惚、变幻游行之境皆是也。”杨上善亦云：“魂者，神之别灵也。”

⑥并精而出人者谓之魄：《类经》注：“精之与魄皆阴也。何谓魄并精而出入？盖精之为物，重浊有质，形体因之而成也。魄之为用，能动能作，痛痒由之而觉也。精生于气，故气聚则精盈。魄并于精，故形强则魄壮……如梦有作为而身不应者，乃魂魄之动静，动在魂而静生魄也。”这说明，魄在精神活动中是一种较为低级的、属于本能的、非条件反射性的感觉和动作，包括听、触、视觉，以及四肢之动作等。汪昂则认为“人之知觉属魂，人之运动属魄”。

⑦任物者谓之心：任，有根据不同情况采取不同措施的含义。如《周礼·地官·大司徒》“以任土事”，注：“任谓就地所生，因民所能。”其意思是当地人能办的事，就让当地人去办。物，事物。按照不同事物，做出不同处理，叫作心。这里的心，显然指的是大脑。

⑧心有所忆谓之意：《类经》注：“忆，思忆也。谓一念之生，心有所向，而未定者曰意。”如有某种思想萌芽，尚未做出肯定打算，叫作意。

⑨意之所存谓之志：存，定也。《类经》注：“谓意已决而卓有所立者曰志。”拿定了主意，下定了决心，叫作志。意志就是意识的能动性，是高等动物所特有的能力，是大脑分析综合活动的产物。

⑩因志而存变谓之思：《类经》注：“谓意志虽定，而复有反复计度者曰思。”思，即反复思考、计较、量度的意思。存，所存之志。变，改变、变更。杨上善注：“思亦神之用也，专存之志，变转异求，谓之思也。”

⑪因思而远慕谓之虑：《类经》注：“深思远慕，必生忧疑，故曰虑。”远慕，即预测后果。

⑫因虑而处物谓之智：智，聪明智慧。《类经》注：“疑虑既生，而处得其善者曰智。”这里关于意、志、思、虑、智一系列的定义，是完全正确的，是合乎思维活动的逻辑过程的。因为有了一定的志向，或者在实行某一计划的时候，必须反复思虑其是否合乎客观要求，并针对实际情况采取适当的步骤和方法，只有这样才能保证达到所要达成的目的。同时，这也告诉人们，一个人的聪明智慧不是天生就有的，而是在生活实践中，不断地进行思维活动的结果。

⑬节阴阳而调刚柔：阴阳所包甚广，这里乃承上文，总括四时、寒暑、喜怒、居处。刚柔，即阴阳之性。此句的意思是：调和阴阳，使之刚柔相济。《类经》注："惟节阴阳，调刚柔二句，其义最精，其用最博，凡饮食居处、病治脉药，皆有最切于此，而不可忽视者。"

⑭僻邪：指不正之气。《太素》作"邪僻"。

⑮长生久视：活得长久而不衰老。视，活也。《吕氏春秋·重己》"莫不欲长生久视"，高诱注："视，活也。"

按 这一节，针对上文，回答了两个问题：①从生命的本原谈到精神的产生与分类；②从思维活动的逻辑过程，说明聪明智慧并非天生，并指出了精神意志与养生防病的关系。

生命的本原是什么？这是人体学，也是医学理论首先碰到的一个命题，是医学领域里唯物论同唯心论斗争的一个焦点。

"什么是本原的，是精神还是自然界？""哲学家依照他们如何回答这个问题而分成两大阵营，凡是断定精神对自然界说来是本原的，从而归根到底以某种方式承认创世说的人（在哲学家那里，例如在黑格尔那里，创世说往往采取了比在基督教那里还要混乱而荒唐的形式）组成唯心主义阵营。凡是认为自然界是本原的，则属于唯物主义的各种学派。"（恩格斯，《费尔巴哈与德国古典哲学的终结》，中共中央马恩列斯著作编译局译本，1972年4月出版，第15页）

对于这个问题，《本神》的作者是怎样回答的呢？他说："天之在我者德也，地之在我者气也，德流气薄而生者也。"

这里一连用了三个"也"字，以十分肯定的语气回答了这个问题，指出生命的本原是天地之气，也就是自然界，就是物质。精神则是天地之气的产物。所以他又说："生之来谓之精，两精相搏谓之神。"先有精，而后有神。神是精的产物，精是神的物质基础。精是第一性的，神是第二性的。在这里我们看到了闪耀的唯物主义思想的光辉，它是祖国医学这个伟大宝库中的珍宝。它不但有力地打击了神权迷信思想，而且对祖国医学理论建设及健康发展有重要的作用。

古人在这里，不但指出了精神与自然界谁是本原的问题，还指明了精神与物质间的相互关系。例如，"凡刺之法，必先本于神"，讲精神的反作用，而这个反作用仍然是建立在精这个神的物质基础的作用之上的。这里包含着深刻的辩证法思想，是千百年临床实践的总结。

此外，还必须指出一点，从《灵枢·本神》的原文及历代注释可以看出，神、魂、魄、意、志等，并没有丝毫神秘主义的东西。然而在过去一段相当长的时间里，特别是在"文革"时期，它却被很多人看作迷信的东西，被排斥，我们的许多同志也不敢理直气壮地去讲它，而采取回避的办法，使得人们在教科书上、讲台上，再也看不到、听不到它了。事实上，我们在临床实践中，尤其在治疗各种精神病的时候，是离不开《灵枢·本神》的这些理论的。今天我们有必要从理论上弄清楚这个问题。

我们说《灵枢·本神》讲的神、魂、魄，与迷信的灵魂说是毫不相干的。后者是怎样产生的呢？恩格斯在《费尔巴哈与德国古典哲学的终结》里指出："在远古时代，人们还完全不知道自己身体的构造，并且受梦中景象的影响，于是就产生一种观念：他们的思维和感觉不是他们身体的活动，而是一种独特的寓于这个身体之中而在人死亡时就离开身体的灵魂的活动。从这个时候起，人们不得不思考这种灵魂对外部世界的关系。既然灵魂在人死时离开肉体而继续活着，那么就没有任何理由去设想它本身还会死亡了；这样就产生了灵魂不死的观念。这种观念，在那个发展阶段上，决不是一种安慰，而是一种不可抗拒的命运，并且往往是一种真正的不幸，例如，在希腊人那里就是这样。到处引起这种个人不死的无聊臆想的，并不是宗教上的安慰的需要，而是由普遍的局限性所产生的困境：不知道已经被认为存在的灵魂在肉体死后究竟怎么样了。”

虽然《灵枢·本神》运用了当时流传于民间的某些语言，如“魂魄飞扬”之类，来描写精神病态，但这并不能证明《灵枢·本神》承认“灵魂不死”。恰恰相反，《灵枢》在前文中已经明确地树立了魂魄之类精神的东西是由物质产生的这样一种观点。这个观点与“灵魂不死”的观念，无疑是不相容的。这是一方面。另一方面，《灵枢》对于做梦的原理也做出了唯物主义的说明。

如《灵枢·淫邪发梦》说：“正邪从外袭内，而未有定舍，反淫于脏，不得定处，与营卫俱行，而与魂魄飞扬，使人卧不得安而喜梦。”

这段经文是什么意思呢？张景岳解释说：“正邪者，非正风之谓。凡阴阳劳逸之感于外，声色嗜欲之动于内，但有感于身心者，皆谓之正邪，亦无非从外袭内者也。惟其变态恍惚，未有定舍，故内淫于脏，则营卫魂魄无所不乱，因令人随所感而为梦。”所谓“随所感而为梦”，就是说，做梦是因好坏刺激扰乱了营卫，使魂魄不得安宁所致。

既然灵魂不死的观念是古代人们受梦中景象的影响而臆想出来的，那么，《灵枢》从医学的角度对做梦的原理做出的唯物主义解释，岂不是就从根本上否定了“灵魂不死”这个虚构的观念？

由上所述可知，《灵枢》讲的神、魂、魄、意、志，不但不是唯心主义的，反而确确实实是唯物主义的，如果把它看作迷信的东西，那才是无知的误解。

关于“神”的分类、思维过程、聪明智慧是先天就有的还是后天才有的等问题，《灵枢·本神》都做出了合乎科学的唯物主义的说明。在此不再赘述。这里要着重指出的是精神意志与养生防病的关系问题。

《灵枢·本神》说：“故智者之养生也，必顺四时而适寒暑，和喜怒而安居处，节阴阳而调刚柔。如是，则僻邪不至，长生久视。”

这里“故智者……”的“故”字表明它是承接上文的。上文讲的是思维活动过程，这个过程的关键是意志。意志是人类特有的主观能动性，养生防病就是要发挥主观能动性才能达到的。例如《灵枢·本脏》云：“志意者，所以御精神，收魂魄，适寒温，和喜怒者也。”“志意和则精神专直，魂魄不散，悔怒不起，五脏不受邪矣；寒温和则六腑化谷，风痹不作，经脉通利，肢节得安矣。”

古人认定肉体受精神的支配，而精神活动是可以由意志加以自我控制的。这在气功疗法里是一个带有根本性的重要理论问题。例如，《素问·上古天真论》说的“呼吸精气”是调息，“独立守神”是调神，“肌肉若一”是调身，而调息、调神、调身都必须通过自我控制精神意志来支配，都必须通过发挥意志的主观能动性来达到。

第三节　回答问题（二）

【原文】

是故怵惕[①]思虑者则伤神，神伤则恐惧[②]，流淫而不止[③]。因悲哀动中[④]者，竭绝而失生[⑤]。喜乐者，神惮散而不藏[⑥]。愁忧者，气闭塞而不行[⑦]。盛怒者，迷惑而不治[⑧]。恐惧者，神荡惮而不收[⑨]。

【校注】

①怵惕：怵，恐也，惕，惊也。《素问·宣明五气》王冰注引《灵枢·本神》，并注："怵惕，惊惧也"。

②则伤神，神伤则恐惧：《太素》无此八字。此八字与下文重，疑是后人注文。

③流淫而不止：《太素》作"流溢而不固"。下文有"恐惧自失""精时自下"句，与此义同。"不固"较"不止"义胜，谓阴精流失而不能固摄也。《医宗必读》云："流淫，谓流出淫精也。思虑而兼之以怵惕，则神伤而心怯，心怯则恐惧而伤肾，肾伤则精不固。此心肾不交，故不能收摄也。"

④因悲哀动中：中，指内脏。动，动摇，亦损伤之意。《太素》无"因"字。

⑤竭绝而失生：《类经》注："悲则气消，悲哀太甚则胞络绝，故致失生。竭者，绝之渐。绝则尽绝无余矣。"《太素》则认为"竭"指泪液枯竭，"绝"指筋脉失养，并注："人之悲哀动中，伤于肝魂，肝魂泪竭，筋绝失生也。"按，《素问·举痛论》云"悲则心系急"，林亿《重广补注黄帝内经素问》（以下简称"林校"）引全元起注："悲则损于心，心系急则动于肺。"此张景岳注之所本也。《灵枢·口问》云："故悲哀愁忧则心动，心动则五脏六腑皆摇，摇则宗脉感（按，目者宗脉之所聚），宗脉感则液道开，液道开故泣涕出焉……泣不止则液竭，液竭则精不灌，精不灌则目无所见矣，故命曰夺精。"又本篇下文有"阴缩筋挛"句，此为杨注之所本。二说不同，余取杨注。王冰注《素问·疏五过论》"精气竭绝"句，亦引本文，可见王冰亦以为"竭绝"指阴液言也。

⑥神惮散而不藏：惮，音但。《类经》注："喜发于心，乐散在外，暴喜伤阳，故神气惮散而不藏。惮，惊惕也。"惮，《太素》作"掸"，无"神"字。王冰注《素问·疏五过论》引本文，亦无"神"字。按，"惮"字，《类经》以惊惕为解似可通，但古书"惮"字常用作形容词，既可用于形容欢乐，亦可用于形容盛怒。（前者如《文选·洞肖赋》："其奏欢娱则莫不惮漫衍凯。"后者如韩愈《上襄阳于相公书》："惮赫若雷霆。"）其在这里是形容喜乐无极。"惮散而不藏"，是说喜乐之极，出于意料之外者，可使神气因惊喜若狂而涣散不能改正。

⑦气闭塞而不行：《素问·举痛论》云："思则气结，思则心有所存，神有所归，正气留而不行，故气结矣。"《太素》无"气"字，杨上善注："愁忧气结伤于脾意，故闭藏不行也。"下文亦云："脾愁忧不解则伤意，意伤则悗乱。"可见这里所说的"气闭塞而不行"是指中焦之气机不能升降而言。

⑧盛怒者，迷惑而不治：《素问·疏五过论》王冰注引本文，“怒”作“忿”，义同。杨上善注：“盛怒气聚，伤于肾志，故迷惑失理也。”《类经》注：“怒则气逆，甚者必乱，故致昏迷惶惑而不治。不治，乱也。”按，下文云：“志伤则喜忘其前言。”语无伦次，即迷惑不治的具体症状。

⑨神荡惮而不收：《太素》无“神”字。《素问·疏五过论》王冰注引本文，亦无“神”字，且“不收”作“失守”。荡惮不收者，谓动荡恐惧，不能自主，惊慌失措。《类经》注：“恐惧则神志惊散，故荡惮而不收。”

按 这一节在上文养生恰当可以“长生久视”之后，进一步指出，不知调摄，情志过极，就会引起精神的种种病变。这也就是对于篇首提出的“何因而然乎？天之罪与，人之过乎？”的回答。

第四节　回答问题（三）

【原文】

心怵惕思虑则伤神[①]，神伤则恐惧自失[②]。破䐃脱肉[③]，毛悴色夭[④]，死于冬[⑤]。

脾愁忧而不解则伤意[⑥]，意伤则悗乱[⑦]，四肢不举[⑧]，毛悴色夭[⑨]，死于春。

肝悲哀动中则伤魂[⑩]，魂伤则狂忘不精[⑪]，不精则不正[⑫]，当人阴缩而挛筋[⑬]，两胁骨不举[⑭]，毛悴色夭[⑮]，死于秋。

肺喜乐无极则伤魄[⑯]，魄伤则狂，狂者意不存人[⑰]，皮革焦[⑱]，毛悴色夭[⑲]，死于夏。

肾盛怒而不止则伤志[⑳]，志伤则喜忘其前言[㉑]，腰脊不可以俛仰屈伸[㉒]，毛悴色夭[㉓]，死于季夏。

恐惧而不解则伤精[㉔]，精伤则骨酸痿厥[㉕]，精时自下[㉖]。是故五脏主藏精者也，不可伤[㉗]，伤则失守而阴虚，阴虚则无气，无气则死矣[㉘]。

是故用针者，察观病人之态，以知精、神、魂、魄之存亡得失之意，五者以伤，针不可以治之也[㉙]。

【校注】

①心怵惕思虑则伤神：《素问·宣明五气》王冰注引本文，无“心”字。神为心之所藏。怵惕，惊惧也。“怵惕思虑”是原因，“伤神”是结果。《太素》注：“心藏也。怵惕，肾来乘心也；思虑，则脾来乘心。二邪乘甚，故伤神也。”

②恐惧自失：恐惧，指伤神以后的表现。自失，失去自主能力，即惊慌失措。《类经》注：“心藏神，神伤则心怯，故恐惧自失。”

③破䐃脱肉：䐃，音菌，《类经》注：“䐃者，筋肉结聚之处。心虚则脾弱，故破䐃脱肉。”王冰注《素问·玉机真脏论》“脱肉破䐃”云：“䐃者，肉之标。脾主肉，故肉如脱尽，䐃如破败也。……䐃谓肘膝后肉之如块者。”

④毛悴色夭：悴，憔悴也。夭，枯槁无生气。《类经》注：“毛悴者，皮毛憔悴也，下文准此。色夭者，心之色赤，欲如白裹赤，不欲如赭也。”按，“赤欲如白裹朱”云云，见《素问·脉要精

微论》。

⑤死于冬：《类经》注："火衰畏水，故死于冬。"意谓心属火，心病虚证为火之不足，冬为水王的季节，水能克火，故至冬则死。这是以五行生克来解释的，以下脾、肝、肺、肾之死期仿此，不再解释。

⑥脾愁忧而不解则伤意：意藏于脾。愁忧，一本作"忧愁"。《类经》注："忧则脾气不舒。"《素问·宣明五气》王冰注引本文，《素问·五运行大论》林亿注引本文，并无"脾"字。按，本节以为愁忧伤脾，而《素问·阴阳应象大论》《素问·五运行大论》皆以为忧为肺志，《素问·阴阳应象大论》还有"心在变动为忧"之说，这怎么理解？杨上善有个注解可供参考："脾主愁忧。又云：精气并于肝则忧，即肝为忧也。……其义何也？答曰：脾为四脏之本，意主愁忧，故心在变动为忧，即意之忧也。或在肺志为忧，亦意之忧也。若在肾志为忧，亦是意之忧也。故愁忧所在，皆属脾也。"

⑦意伤则悗乱：悗，音义同"闷"。上文云："愁忧者气闭塞而不行。"脾气不舒，不得运行，故胸膈苦闷，心烦意乱。

⑧四肢不举：脾主四肢。不举，举动无力。《素问·太阴阳明论》云："四肢皆禀气于胃，而不得至经，必因于脾，乃得禀也。"

⑨色夭：《类经》注："脾色之夭者，黄欲如罗裹雄黄，不欲如黄土也。"

⑩肝悲哀动中则伤魂：《类经》注："肝藏魂，悲哀过甚则伤魂。"悲哀太过，动摇内脏，则可伤及肝魂。《素问·宣明五气》王冰注引本文，无"肝"字。《甲乙经》"肝"下有"气"字。

⑪魂伤则狂忘不精：忘，《甲乙经》《脉经》并作"妄"。精，精神爽健。《类经》注："魂伤则为狂为忘，而不精明。"《甲乙经》"不精"作"其精不守"。

⑫不精则不正：《类经》注："精明失则邪妄不正。"《太素》《脉经》"不"下并有"敢"字，连下文"当人"为句。《甲乙经》、《备急千金要方》（以下简称《千金》）均无"不精则不正"五字。《儒门事亲》引本文，无"不精则"三字，连上文作"不精不正"为句。按，诸本不同，疑"不精则不正"五字乃后人小注误入正文，当从《甲乙经》《千金》删之。

⑬当人阴缩而挛筋：《甲乙经》《千金》"当"作"令"。《太素》"缩"上无"阴"字，然杨上善注："肝足厥阴脉环阴器，故魂肝伤，宗筋缩也。肝又主诸筋，故挛也。"是则当有"阴"字。

⑭两胁骨不举：举，舒张也。胁骨不举则胸廓不能舒张。《灵枢·论勇》云："勇士者……其肝大以坚，其胆满以傍，怒则气盛而胸张，肝举而胆横……"《类经》注："其人当阴缩挛筋。两胁骨不举者，皆肝经之败也。"

⑮色夭：《类经》注："肝色之夭者，青欲如苍璧之泽，不欲如蓝也。"

⑯肺喜乐无极则伤魄：无极，不止，没有限度。肺藏魄，故伤魄。《类经》注："喜本心之志，而亦伤肺者，暴喜伤阳，火邪乘金也。"《甲乙经》"乐无极"作"乐极"。《素问·宣明五气》王冰注引本文，无"肺"字。

⑰魄伤则狂，狂者意不存人：《类经》注：“魄伤则神乱而为狂。意不存人者，旁若无人也。”《甲乙经》于“存”字断句，“人”上有“其”字属下句。按文意，“狂者意不存人”句，疑是后人注文。

⑱皮革焦：皮革，即皮肤。焦，憔悴枯槁也。《类经》注：“五脏之伤，无不毛悴，而此独云皮革焦者，以皮毛为肺之合，而更甚于他也。”

⑲色夭：《类经》注：“肺色之夭者，白欲如鹅羽，不欲如盐也。”

⑳肾盛怒而不止则伤志：《太素》注：“肝来乘肾，故不已伤志也”。《类经》注：“怒本肝之志，而亦伤肾者，肝肾为子母，其气相通也。”《素问·宣明五气》王冰注引本文，无“肾”字。

㉑志伤则喜忘其前言：《太素》《脉经》《千金》“喜”均作“善”。善，亦喜也。喜忘，即善忘、好忘、健忘也。上文云“意之所存谓之志”，志伤则意不能存，而思维不能相贯，出现做事有始无终、言谈不知首尾、前言不对后语的现象，即上文所谓“迷惑而不治”。

㉒腰脊不可以俛仰屈伸：《类经》注：“腰为肾之府也。”《千金》《脉经》“脊”下有“痛”字。《甲乙经》作“腰脊不可俛仰”，无“以”字及“屈伸”字。

㉓色夭：《类经》注：“肾色之夭者，黑欲如重漆色，不欲如地苍也。”地色苍黑，枯暗如尘。

㉔恐惧而不解则伤精：《类经》注：“此亦言心肾之受伤也，盖盛怒虽云伤肾，而恐惧则肾脏之本志，恐则气下而陷，故能伤精。”杨上善注：“恐惧起自命门，故不解伤精也。”

㉕精伤则骨酸痿厥：酸，酸痛。痿，软弱无力。厥，气逆肢冷。《类经》注：“肾主骨，故精伤则骨酸。痿者，阳之痿；厥者，阳之衰。”杨上善注：“精为骨髓之液，故精伤则骨酸疼及骨痿也。”

㉖精时自下：即滑精、遗精。《类经》注：“命门不守，则精时自下。”

㉗是故五脏主藏精者也，不可伤：《素问·上古天真论》王冰注引本文，作“是故五脏主藏精，藏精者不可伤”。

㉘伤则失守而阴虚，阴虚则无气，无气则死矣：《类经》注：“此总结上文而言五脏各有其精，伤之则阴虚，以五脏之精皆阴也。阴虚则无气，以精能化气也。气聚则生，气散则死。然则死生在气，而气本于精。故《阴阳应象大论》曰年四十而阴气自半者，正指此阴字为言也。”

㉙是故用针者，察观病人之态，以知精、神、魂、魄之存亡得失之意，五者以伤，针不可以治之也：《甲乙经》“察观”互倒。《太素》“态”作“能”，“五者以伤”作“五脏已伤”。《类经》注：“凡用针者，必察病者之形态，以酌其可刺不可刺也。设或五脏精神已损，必不可妄用针矣。故《五阅五使篇》曰：血气有余，肌肉坚致，故可苦以针。《邪气脏腑病形篇》曰：诸小者阴阳形气俱不足，勿取以针，而调以甘药也。《根结篇》曰：形气不足，病气不足，此阴阳气俱不足也，不可刺之。观此诸篇之训，可见针能治有余而不可治虚损明矣。凡用针者，当知所慎也。”

按 这一节是对于篇首第一个问题“凡刺之法，先必本于神”的详细而具体的回答。

第五节　补充说明

【原文】

肝藏血，血舍魂①，肝气虚则恐，实则怒②。

脾藏营，营舍意③，脾气虚则四肢不用，五脏不安④；实则腹胀⑤，经溲不利⑥。

心藏脉，脉舍神⑦，心气虚则悲，实则笑不休⑧。

肺藏气，气舍魄，肺气虚则鼻塞不利，少气⑨；实则喘喝，胸盈仰息⑩。

肾藏精，精舍志，肾气虚则厥⑪，实则胀⑫，五脏不安⑬。必审五脏之病形，以知其气之虚实，谨而调之也。

【校注】

①肝藏血，血舍魂：《素问·五脏生成》云："人卧则血归于肝。"舍，居、寓。血舍魂，魂舍于血。肝藏血，血舍魂，是说肝、血、魂三者之间有着相互影响的关系。肝血虚，或肝有实邪，血不归脏，均可影响于魂而引起神魂不安的症状，如失眠多梦之类。《医宗必读》载一病例云："一儒者，久困场屋，吐衄盈盆，尪羸骨立，梦斗争恐怖，迁劳即发，补心安神，投之漠如。一日读《素问》，乃知魂藏于肝，肝藏血。作文苦，衄血多，则魂失养，故交睫即魔，非峻补不可，而草木力薄，以酒溶鹿角胶，空腹饮之，五日而安卧，一月而神宁。鹿角峻补精血，血旺神自安也。"

②肝气虚则恐，实则怒：《素问·调经论》亦云："肝藏血，血有余则怒，不足则恐。"杨上善注："肾为水脏，主于恐惧；肝为木脏，主怒也。水以生木，故肝子虚者，肾母乘之，故肝虚恐也。"

③脾藏营，营舍意：脾、营、意三者有密切关系。若脾虚营血不足，可见记忆减退、不耐思考等意虚弱的症状。《类经》注："营出中焦，受气取汁变化而赤是谓血。故曰脾藏营。营舍意，即脾藏意也。"

④五脏不安：《类经》注："脾为五脏之原也。"脾为后天之本，脾气一虚，五脏六腑、四肢百骸皆失所养故也。

⑤实则腹胀：《类经》注："太阴脉入腹络胃，故脾实则腹胀。"《太素》无"腹"字。

⑥经溲不利：《甲乙经》《千金》及《素问·调经论》王冰注引本文，"经"并作"泾"。王冰注："泾，大便。溲，小便也。"惟《太素》与本文同作"经"。杨上善注："实则胀满及女子月经并大小便不利。"按，据杨上善之意，"溲"即大小便之总称。（今人亦有小溲、大溲之说。《史记·扁鹊仓公列传》有"前后溲"字。）"经"乃女子之月经。

⑦心藏脉，脉舍神：心、脉、神三者有密切关系。下肺、肾仿此。

⑧心气虚则悲，实则笑不休：《素问·调经论》"神有余则笑，不足则悲"与本文合。杨上善注："肝为木脏，主悲哀也；心为火脏，主于笑也。木以生火，故火子虚者，木母乘之，故心虚悲者也。"

⑨鼻塞不利，少气：《太素》作“息利少气”四字。《素问·调经论》云：“气有余则喘咳上气，不足则息利少气。”按，邪气盛则实，精气夺则虚。鼻塞不利，一般为有邪之症状，故当从《太素》及《素问·调经论》作“息利”为是。

⑩实则喘喝，胸盈仰息：《类经》注：“喘喝者，气促声粗也。胸盈，胀满也。仰息，仰面而喘也。”此皆为呼吸困难之症状。肺主气，司呼吸，故肺之虚实均表现于呼吸。

⑪肾气虚则厥：《千金》《脉经》“厥”下并有“逆”字。《素问·调经论》“志有余则腹胀飧泄，不足则厥”下王冰注引本文，并云：“厥，谓逆行上冲也。足少阴脉下行，令气不足，故随冲脉逆行而上冲也。”张志聪注：“肾为生气之源，故虚则手足厥冷。”按，厥在《内经》有热厥、寒厥、煎厥、薄厥等，后世更有痰厥、气厥、食厥、血厥、蛔厥等，但总以气逆为其病机。故“厥”字之义，当从王冰注。

⑫实则胀：《千金》《脉经》“胀”下并有“满”字。张志聪注：“肾者，胃之关也。故实则关门不利而为胀矣。”

⑬五脏不安：《千金》《脉经》并作“四肢正黑”，不知何意。

按 上一节的重点在于论述情志损伤的不同症状。这一节的重点在于论述五脏之气各有虚实的不同症状。

《灵枢》辅导参考材料之二

营卫生会 第十八

营指营气，卫指卫气，生是生成，会是会合。本篇主要讨论营气和卫气怎样生成、怎样运行、怎样相互会合的问题，所以称为“营卫生会”。

营卫同出一源，皆由水谷精气化生。营行脉中，具有营养作用。卫行脉外，具有捍卫之功。故营为阴，卫为阳。二者表里异途，惟于夜半之时，皆归于脏，称为“合阴”。此即本篇所讨论的主要内容。同时，由于营卫的生成分布与上、中、下三焦密切相关，文章最后又着重论述了三焦与营卫的关系。

全文可分为两节（第一节论营卫之生成与运行，第二节论三焦与营卫之关系。第一节又可分为三段，第二节可分为八段），凡十一段。自第四段以下，在《太素》卷十二之篇首。在《类经》中，除第六段在卷十六《疾病类·五十四》，篇名“热食汗出”外，其余十段均在卷八《经络类·二十三》，篇名“营卫三焦”。

第一节　论营卫之生成与运行

第一段

【原文】

黄帝问于岐伯曰：人焉受气①？阴阳焉会②？何气为营？何气为卫？营安从生？卫于焉会③？老壮不同气④，阴阳异位⑤，愿闻其会。

【校注】

①人焉受气：焉，怎样，哪里。受，接受。此句之意为：人体的气是从哪里接受来的。

②阴阳焉会：《类经》注：“会，合也。”此句之意为：阴气与阳气怎样会合。

③卫于焉会：《甲乙经》“于焉”作“安从”。此句之意为：卫气与营气在哪里会合。

④老壮不同气：老年人与壮年人的气不同。

⑤阴阳异位：张志聪注：“营卫各走其道，故曰阴阳异位。”

按　这一段是全文的总括，提出了一系列的问题：①营卫的生源是什么；②营卫的会合是怎样的；③营卫的区别是什么；④老年与壮年时期的营卫运行有何不同。

第二段

【原文】

岐伯答曰：人受气于谷，谷入于胃，以传与肺①，五脏六腑，皆以受气②，其清者为营，浊者为卫③，营在脉中，卫在脉外④，营周不休，五十而复大会⑤，阴阳相贯，如环无端⑥。卫气行于阴二十五度，行于阳二十五度，分为昼夜⑦，故气至阳而起，至阴而止⑧。故曰：日中而阳陇为重阳，夜半而阴陇为重阴⑨。故太阴主内，太阳主外，各行二十五度，分为昼夜⑩。夜半为阴陇，夜半后而为阴衰，平旦阴尽而阳受气矣⑪。日中为阳陇，日西而阳衰，日入阳尽而阴受气矣。夜半而大会，万民皆卧，命曰合阴⑫，平旦阴尽而阳受气，如是无已，与天地同纪⑬。

【校注】

①以传与肺：《甲乙经》作“气传与肺”。张志聪注本“与”作“于”。《类经》注：“人之生，由乎气。气者所受于天，与谷气并而充身者也。故谷食入胃，化而为气，是为谷气，亦曰胃气。此气出自中焦，传化于脾，上归于肺，积于胸中气海之间，乃为宗气。”按，宗气是营气与卫气及吸入之气三者结合汇聚于气海之气，见《灵枢·五味》。

②五脏六腑，皆以受气：五脏六腑都从这里得到气的供养。《类经》注：“宗气之行，以息往来，通达三焦，而五脏六腑皆以受气。是以胃为水谷血气之海，而人所受气者，亦唯谷而已。故谷不入，半日则气衰，一日则气少矣。”

③其清者为营，浊者为卫：其，指谷气。《类经》注：“谷气出于胃，而气有清浊之分。清者，水谷之精气也。浊者，水谷之悍气也。诸家以上下焦言清浊者，皆非。清者属阴，其性精专，故化生血脉而周行于经隧之中，是为营气。浊者属阳，其性慓疾滑利，故不循经络而直达肌表，充实于皮毛分肉之间，是为卫气。然营气卫气，无非资借于宗气，故宗气盛则营卫和，宗气衰则营卫弱矣。”

④营在脉中，卫在脉外：《甲乙经》“在”作“行”。《类经》注：“营，营运于中也。卫，护卫于外也。脉者，非气非血，其犹气血之橐籥也。营属阴而主里，卫属阳而主表。故营在脉中，卫在脉外。《卫气篇》曰：其浮气之不循经者为卫气，其精气之行于经者为营气。正此之谓。”

⑤营周不休，五十而复大会：《类经》注：“营气之行，周流不休，凡一昼一夜五十周于身而复为大会。”大会，营气与卫气在一昼夜间有数次小的会合，又有一次大的会合。

⑥阴阳相贯，如环无端：《类经》注：“其十二经脉之次，则一阴一阳，一表一里，迭行相贯，终而复始，故曰如环无端也。”

⑦卫气行于阴二十五度，行于阳二十五度，分为昼夜：度，次也。《类经》注：“卫气之行，夜则行阴分二十五度，昼则行阳分二十五度。凡一昼一夜亦五十周于身。”

⑧至阳而起，至阴而止：起，寤起。止，睡眠。《类经》注：“谓昼兴夜息。”按，这两句话是对“昼行于阳，夜行于阴”的补充说明。其意思是：卫气行于阳分时是人醒着的时候，行于阴分时

是人睡着的时候。

⑨故曰：日中而阳陇为重阳，夜半而阴陇为重阴：《甲乙经》无“曰”字。《类经》注：“此分昼夜之阴阳，以明营卫之行也。陇，盛也。《生气通天论》作‘隆’。昼为阳，日中为阳中之阳，故曰重阳。夜为阴，夜半为阴中之阴，故曰重阴。”

⑩故太阴主内，太阳主外，各行二十五度，分为昼夜：《类经》注：“太阴，手太阴也。太阳，足太阳也。内言营气，外言卫气。营气始于手太阴，而复会于太阴，故太阴主内。卫气始于足太阳，而复会于太阳，故太阳主外。营气周流十二经，昼夜各二十五度。卫气昼则行阳，夜则行阴，亦各二十五度。营卫各为五十度，以分昼夜也。”

⑪平旦阴尽而阳受气矣：阴，指阴分；阳，指阳分。

⑫夜半而大会，万民皆卧，命曰合阴：《类经》注：“大会，言营卫阴阳之会也。营卫之行，表里异度，故常不相值，惟于夜半子时，阴气已极，阳气将生，营气在阴，卫气亦在阴，故万民皆瞑而卧，命曰合阴。合阴者，营卫皆归于脏，而会于天一之中也。”

⑬与天地同纪：纪，记也，标志，规律。其意谓营卫之运行规律与天地昼夜的运行规律是一致的。

按 这一段说明营卫皆源于饮食水谷之气，清者为营，浊者为卫；二者皆由胃至肺，由肺布散全身。营行脉中，循十二经脉之次序运行。卫行脉外，昼行于三阳经，夜行于阴分。营卫日夜周流不休，运行五十周次之后，复大会于手太阴肺经。它们的运行跟人体的活动和休息密切相关，具有所谓“与天地同纪”的规律性的昼夜变化。

远在两千多年前就已经建立起来的，那种认为人体的营卫气血按照“日中为阳陇，日西而阳衰，日入阳尽而阴受气”的周期性规律昼夜循环不休的古老观念，与现代人们所说的生物钟颇多近似之处。现代生理学已经证明，依赖于时间的生理学过程是相当多的。体温、血糖、基础代谢、经络电等，都有着明显的昼夜性变化。机体对同样强度的外来刺激，也随着昼夜有规律地变化而出现不同的反应。由此可见，我们不应当仅把所谓“与天地同纪”的观念看成类比、模拟，而应当看到其中蕴藏的、值得我们重视的、迄今尚未被搞清楚的人体奥秘。毫无疑问，彻底搞清楚这个问题，对提高中医学理论水平、促进中西医结合、创造我国统一的新医药学派，是十分重要的。

第三段

【原文】

黄帝曰：老人之不夜瞑者，何气使然？少壮之人不昼瞑①者，何气使然？岐伯答曰：壮者之气血盛，其肌肉滑，气道通②，荣卫之行不失其常，故昼精而夜瞑③。老者之气血衰④，其肌肉枯，气道涩，五脏之气相搏⑤，其营气衰少而卫气内伐，故昼不精，夜不瞑⑥。

【校注】

①不昼瞑：《甲乙经》作“不夜寤”。

②其肌肉滑，气道通：《甲乙经》“通”作“利”。

③昼精而夜瞑：精，精神饱满。瞑，能睡。

④气血衰：《甲乙经》“衰”作“减”。

⑤五脏之气相搏：《甲乙经》“搏”作“薄”。

⑥夜不瞑：《甲乙经》作“而夜不得瞑”。

按 这一段从老年人与壮年人的生理特点方面，说明了营卫与睡眠的关系，认为营卫运行失其常度，就会改变睡眠的规律。由此推而广之，外感六淫、内伤七情等，凡足以扰乱营卫运行规律的一切因素，皆可使睡眠受到影响而引起失眠、嗜睡等症状。

第二节　论三焦与营卫的关系

第四段

【原文】

黄帝曰：愿闻营卫之所行①，皆何道从来？岐伯答曰：营出于中焦，卫出于下焦②。

【校注】

①所行：廖平《营卫运行考》云：“行，当作‘出’。”

②卫出于下焦：《太素》“下”作“上”。杨上善注：“卫出上焦者，出胃上口也。”《千金》卷二十第四、《外台秘要》（以下简称《外台》）卷六引《删繁》，并作“卫出上焦”。《类经》注：“卫气者，出其悍气之慓疾而先行于四末分肉皮肤之间，不入于脉，故于平旦阴尽，阳气出于目，循头项下行，始于足太阳膀胱经，而行于阳分；日西阳尽，则始于足少阴肾经，而行于阴分。其气自膀胱与肾，由下而出，故卫气出于下焦。”又注：“卫气属阳，乃出于下焦，下者必升，故其气自下而上，亦犹地气上为云也。营本属阴，乃自中焦而出于上焦，上者必降，故营气自上而下，亦犹天气降为雨也。”

按 “卫出于下焦”，按照《类经》注的说法，是有一定的道理的，然而本篇下文“上焦出于胃上口”以下一段文字，却说卫气之出处是上焦。“常与营俱行于阳二十度，行于阴二十五度”云云指卫气之运行，是显而易见的。因此，原文“下”字必“上”字之误，可据《太素》《千金》《外台》订正，而卫出下焦之说，实为后世学说之发展。

第五段

【原文】

黄帝曰：愿闻上焦之所出。岐伯答曰：上焦出于胃上口①，并咽以上，贯膈而布胸中，走腋，循太阴之分而行，还至阳明，上至舌②，下足阳明③，常与营俱行于阳二十五度，行于阴亦二十五度，一周也。故五十度而复大会于手太阴矣。

【校注】

①上焦出于胃上口：《巢氏诸病源候论》（以下简称《巢源》）卷十五《三焦病候》“上焦”下有“之气”二字。《太素》注：“咽胃之际，名胃上口，胃之上口出气，即循咽上布于胸中……”

②循太阴之分而行，还至阳明，上至舌：《甲乙经》“至”下有“手”字。《太素》“至”作“注”。杨上善注：“循肺脉手太阴，行至大指次指之端，注手阳明脉，循指上廉上至下齿中。气到于舌，故曰上至舌也。”

③下足阳明：《甲乙经》“下”下有“注”字。出上焦之卫气，由胸中至肺手太阴脉，经大肠手阳明脉，至胃足阳明脉。这一段路线与营气之循行路线除脉内脉外不同外，完全一致。之后，营气入于足太阴脉，而卫气则进入它自己的循行路线，以补充由手三阳经脉放散消耗之卫气。参看《灵枢·卫气行》，其说自明。

按 这一段讲的是卫气出于上焦之后的循行情况，而不少注家却以为“胃上口”“咽”“胸中”“腋”以至“手太阴脉”“手阳明脉”“舌下”等，“皆上焦之部分也”（《类经》注语）。显然，这是不符合《灵枢·营卫生会》原文本意的。

第六段

【原文】

黄帝曰：人有热，饮食下胃①，其气未定，汗则出，或出于面，或出于背，或出于身半，其不循卫气之道②而出，何也？岐伯曰：此外伤于风，内开腠理，毛蒸理泄，卫气走之，固不得循其道，此气慓悍滑疾③，见开而出，故不得从其道，故命曰漏泄④。

【校注】

①人有热，饮食下胃：《类经》“热”字不为句，注：“今有热饮食者，方入于胃，其气之留行未定，而汗辄外泄。”按，“热”字不应断句。盖既云“有热”，则汗出之原因已明，而下文责之“外伤于风”，则于义难通矣。杨上善注亦有“因热饮食，毛蒸理泄，腠理内开”等句，可见《太素》原文亦以“人有热饮食下胃”为一句。

②不循卫气之道：《太素》“卫”上有“营”字。

③慓悍滑疾：杨上善注：“慓，芳昭反，急也。悍，胡旦反，勇也。言卫气勇急，遂不循其道，即出其汗，谓之漏泄风也。”慓悍滑疾，即性急强悍，不受约束之意。

④漏泄：《千金》作“漏气”。

按 卫气“漏泄”这个问题，是紧接在“上焦之所出”之后提出来的，可见上文“卫出下焦”之“下焦”必是“上焦”之误，而上一段讲的上焦之气即卫气亦是肯定无疑的。这和下文紧接在“中焦之所出”之后提出“血之与气，异名同类”，可以证明营出中焦是一样的。

第七段

【原文】

黄帝曰：愿闻中焦之所出。岐伯答曰：中焦亦并胃中①，出上焦之后②，此所受气者③，泌糟粕，蒸津液④，化其精微⑤，上注于肺脉⑥，乃化而为血⑦，以奉生身⑧，莫贵于此，故独得行于经隧，命曰营气⑨。

【校注】

①亦并胃中：并，当作“出”。中，当从《太素》作“口”。此句意谓中焦之气亦出于胃上口。

②出上焦之后：后，指时间之先后言。《类经》注云“后，下也”，恐误。下文有“先谷”“后谷”之说，“先”“后”皆指时间。《灵枢·经脉》“卫气先行”之句，亦可为证。

③此所受气者：《类经》注：“受气者，受谷食之气也。”《太素》“所”下有“谓”字。杨上善注：“五谷之气也。”

④泌糟粕，蒸津液：《太素》“蒸”作“承”。杨上善注：“泌去糟粕，承津液之汁。”

⑤化其精微：《千金》《巢源》及李东垣《脾胃论》“化其精微”并作“化为精微”。按，“其”字在古书中，可作“为”字解，见《古书虚字集解》卷五。

⑥上注于肺脉：《甲乙经》“肺”下无“脉”字。肺脉，手太阴脉。

⑦乃化而为血：化，变化。《灵枢·决气》云：“中焦受气取汁，变化而赤，是谓血。”

⑧以奉生身：奉，供养。马莳注：“赖此营气而化，以奉养生活之身。”

⑨莫贵于此，故独得行于经隧，命曰营气：杨上善注：“人眼受血所以能视，手之受血所以能握，足之受血所以能步，身之所贵，莫先于血，故得行于十二经络之道，以营于身，故曰营气也。隧，道也。”

第八段

【原文】

黄帝曰：夫血之与气，异名同类，何谓也①？岐伯答曰：营卫者精气也，血者神气也②，故血之与气，异名同类焉。故夺血者无汗，夺汗者无血③，故人生有两死而无两生④。

【校注】

①何谓也：《太素》《甲乙经》并无“谓”字。

②营卫者精气也，血者神气也：张志聪注：“血者，中焦之精汁，奉心神而化赤，神气之所化也。血与营卫皆生于精，故异名同类焉。”《千金》作“卫气是精，血气是神”，《外台》作“卫是精气，血是神气”。廖平《营卫运行考》认为“营”字为衍文。《类经》注：“营卫之气虽分清浊，然皆水谷之精华，故曰营卫者精气也。血由化而赤，莫测其妙，故曰血者神气也。然血化于液，液

化于气，是血之与气，本为同类。”

③夺血者无汗，夺汗者无血：《太素》“无汗”“无血”作“毋汗”“毋血”。无、毋通。毋，禁止之词。毋汗、毋血，即不可发汗、不可放血也。夺，剥夺，《千金》作“脱”。《类经》注：“血之与汗，亦非两种。但血主营，为阴为里。汗属卫，为阳为表。一表一里，无可并攻。故夺血者无取其汗，夺汗者无取其血。”按，取血，古人有针刺放血的疗法，今已少见用之者。夺血无汗，可参考《伤寒论·辨可发汗病脉证并治》及《伤寒论·辨不可发汗病脉证并治》。

④有两死而无两生：意谓有气脱而死的，也有血脱而死的，却没有血气两脱而仍能维持生命的。“两”指“夺血”“夺汗”。《外台》“两死”作“一死”，“两生”作“再生”，并误。《类经》注：“若表里俱夺，则不脱于阴，必脱于阳。脱阳亦死，脱阴亦死，故曰人有两死。然而人之生也，阴阳之气皆不可无，未有孤阳能生者，亦未有孤阴能生者，故曰无两生也。”是“有两死”与“无两生”乃一个问题之两个方面，同义也。

1982年3月27日

第九段

【原文】

黄帝曰：愿闻下焦之所出。岐伯答曰：下焦者[①]，别回肠[②]，注于膀胱，而渗入焉。故水谷者，常并居于胃中，成糟粕而俱下于大肠，而成下焦，渗而俱下[③]，济泌别汁[④]，循下焦而渗入膀胱焉。

【校注】

①下焦者：《巢源》作“下焦之气”。《千金》《外台》“者”下并有“起胃下管”四字。

②别回肠：《甲乙经》“别”下有“于”字。《类经》注：“别回肠者，谓水谷并居于胃中，传化于小肠，当脐上一寸，水分穴处，糟粕由此别行回肠，从后而出。”杨上善注：“回肠，大肠也。下焦在脐下，当膀胱上口，主分别清浊而不内。”

③而成下焦，渗而俱下：此八字为衍文，当删。《素问·咳论》王冰注引本文，无此八字，于义为顺。《巢源》《千金》《外台》并无此八字。

④济泌别汁：陆九芝《内经难字音义》云：“济与挤通。”《甲乙经》“济泌”作“渗泄”。《类经》注：“济，泲同，犹酾滤也。泌，如狭流也。别汁，分别清浊也。”古人制清酒之法，叫作泲，即过滤也。

第十段

【原文】

黄帝曰：人饮酒，酒亦入胃，谷未熟而小便独先下，何也？岐伯答曰：酒者，熟谷之液也。其气悍以清[①]，故后谷而入[②]，先谷而液出[③]焉。

【校注】

①其气悍以清：清，《太素》《甲乙经》《千金》并作“滑”。作“滑”为是。

②故后谷而入：先吃饭，后饮酒。这是古人的习惯。今西北甘肃天水、兰州一带，尚存此古风。

③先谷而液出：即上文“谷未熟而小便独先下”之义。

按 酒，不可多饮，多饮则醉。酒醉的反应常因人们的体质差异而有所不同，如有的人面色红赤，有的人面色苍白，有的人出汗，有的人呕吐，有的人腹泻。唯酒后尿多者，不易醉倒。

第十一段

【原文】

黄帝曰：善。余闻上焦如雾①，中焦如沤②，下焦如渎③，此之谓也。

【校注】

①如雾：杨上善注：“上焦之气，如雾在天，雾含水气，谓如云（按，原注作‘雪’）雾也。”

②如沤：杨上善注：“沤，屋豆反，久渍也。”

③如渎：杨上善注：“下焦之气，溲液等，如沟渎流在地也。”

《灵枢》辅导参考材料之三

口问　第二十八

此篇全文凡一十五节：第一节是全文总括，主要讲口问的概念；第二至第十三节分别论述十二种病证的病理；第十四节对十二种病证的病理做了概括性的补充说明；第十五节补叙治疗方法。

《类经》列本文于卷十八《疾病类·七十九》，名“口问十二邪之刺”。本文在《太素》名“十二邪”，位于卷二十七。

第一节　口问之概念

【原文】

黄帝闲居[1]，辟左右[2]而问于岐伯曰：余已闻九针之经[3]，论阴阳逆顺[4]，六经已毕，愿得口问[5]。岐伯避席[6]再拜曰：善乎哉问也！此先师之所口传也。黄帝曰：愿闻口传。岐伯答曰：夫百病之始生也，皆生于风雨寒暑，阴阳喜怒[7]，饮食居处，大惊卒恐，则血气分离，阴阳破败[8]，经络厥绝[9]，脉道不通，阴阳相逆，卫气稽留，经脉虚空，血气不次，乃失其常。论不在经者，请道其方[10]。

【校注】

①闲居：在家无事之时。

②辟左右：马莳注：“辟通闢。”辟，摒除的意思。《太素》“辟”作“避”。杨上善注：“避，去也。”左右，指服侍他的人。

③经：经书。

④逆顺：逆者为病理，顺者为生理。

⑤口问：口传心受，不见于文字者，称为口问。以其口耳相传，故又称口传。

⑥避席：离开坐位。古时席地而坐，与尊长言，辄离席而起，以表敬意。

⑦阴阳喜怒：阴阳失调，喜怒无常。

⑧阴阳破败：《太素》“败”作“散”。败，败坏。散，分离。

⑨厥绝：《太素》作“决绝”。

⑩论不在经者，请道其方：杨上善注：“如上所说，论在经者，余已知之；有所生病不在经者，请言其法也。”

第二节 论 欠

【原文】

黄帝曰：人之欠[①]者，何气使然？岐伯答曰：卫气昼日行于阳，夜半则行于阴[②]，阴者主夜，夜者卧[③]；阳者主上，阴者主下。故阴气积于下，阳气未尽，阳引而上，阴引而下，阴阳相引，故数欠[④]。阳气尽，阴气盛，则目瞑；阴气尽而阳气盛，则寤矣。泻足少阴，补足太阳[⑤]。

【校注】

①欠：呵欠。

②夜半则行于阴：《太素》无"半"字。《甲乙经》作"夜行于阴"。"半"字为衍文。

③夜者卧：《太素》"卧"上有"主"字。《甲乙经》"者"作"主"。当从《太素》补"主"字。

④阴阳相引，故数欠：《类经》注："欠者，张口呵吸，或伸臂展腰，以阴阳相引而然也。夫阳主昼，阴主夜；阳主升，阴主降。凡人之寤寐，由于卫气。卫气者，昼行于阳，则动而为寤；夜行于阴，则静而为寐。故人于欲卧未卧之际，欠必先之者，正以阳气将入阴分，阴积于下，阳犹未静，故阳欲引而升，阴欲引而降，上下相引，而欠由生也。今人有神疲劳倦而为欠者，即阳不胜阴之候。"按，呵欠在疟疾恶寒之初常见，故《素问·疟论》有"疟之始发也，先起于毫毛，伸欠乃作……阴阳上下交争，虚实更作，阴阳相移"之说。

⑤泻足少阴，补足太阳：《甲乙经》"泻"上有"肾主欠故"四字。马莳注："彼不寐而多为欠者，以足少阴肾经有邪，故不能寐，宜泻其照海穴。阳跷虚故多欠，宜补足太阳膀胱之申脉穴也。"《类经》注："卫气之行于阳者，自足太阳始；行于阴者，自足少阴始。阴盛阳衰，所以为欠，故当泻足少阴之照海，阴跷所出也；补太阳之申脉，阳跷所出也。"张志聪注："当补足太阳以助阳引而上，泻足少阴以引阴气而下，少阴太阳标本相合，为阴阳之主宰。"杨上善注："泻于肾脉，足少阴实；补于膀胱脉，足太阳虚。今阴阳气和，故欠愈也。"以上四家注释各不相同。

按 下文第十五节专论治法。这里的补泻当是后人注文，可删。下仿此。

第三节 论 哕

【原文】

黄帝曰：人之哕[①]者，何气使然？岐伯曰：谷入于胃，胃气上注于肺。今有故寒气[②]与新谷气，俱还入于胃，新故相乱，真邪相攻，气并相逆[③]，复出于胃，故为哕。补手太阴，泻足少阴[④]。

【校注】

①哕：呃逆。

②故寒气：有两种理解，张志聪以为故寒气在肺中："如肺有故寒气而不能输布，寒气与新谷

气俱还入于胃……”马莳则以为故寒气在胃中：“今有寒气之故者在于胃中，而又有谷气之新者以入于胃……”《类经》注：“若中焦先有寒气，则新入之谷气凝聚而不行，气不行则新故真邪还留于胃……”两说皆有理，姑共存之。

③真邪相攻，气并相逆：马莳注：“真气即胃气，邪气即寒气。”《甲乙经》无“气并”二字。《太素》无“气”字。

④补手太阴，泻足少阴：《甲乙经》“补”上有“肺主哕故”四字，“少阴”作“太阴”。杨上善注：“以足少阴主寒，故须泻之；手太阴主气，故先补之。”《类经》注：“寒气自下而升，逆则为哕，故当补肺于上以壮其气，泻肾于下以引其寒，盖寒从水化，哕之标在胃，哕之本在肾也。”张志聪注：“夫肾者至阴也，至阴者盛水也。肺者太阴也，少阴者冬脉也。故其本在肾，其末在肺，皆积水也。（按，以上乃《素问·水热穴论》之文。）是在下之寒水，上通于天者也。故当补手太阴以助天之阳气，泻足少阴以下肺之寒邪。肺之寒者，乃肾水之寒气也。”

按 呃逆，在临床上有阴阳寒热虚实等不同证候，既可见于常人（如迎风口吸冷气之后，常有发生呃逆者，尤多见于小孩），又可见于病人。其一般都为气逆或痰滞所致，用《金匮》橘皮竹茹汤或丁香柿蒂散可治。若见于大病后期患者，以及老年人、虚人、产后妇人，则知疾病深重，所以《素问·宝命全形论》有“病深者，其声哕”之说。汗出不止，同时呃逆连声者，多危。本篇所论只是其中之一端耳。

治呃逆之法，亦有多种。如《灵枢·杂病》云：“哕，以草刺鼻，嚏，嚏而已。无息而疾迎引之，立已。大惊之，亦可已。”《证治汇补》云：“若夫虚寒呃逆，或用乳香、硫黄、艾叶各三钱，为末，好酒一钟，煎数沸，乘热使病患鼻嗅其气；甚者灸期门穴于乳下动处，男左女右三七壮；再不止者，灸脐下丹田二三十壮，间有活者。”

第四节　论　唏

【原文】

黄帝曰：人之唏[1]者，何气使然？岐伯曰：此阴气盛而阳气虚，阴气疾而阳气徐，阴气盛而阳气绝，故为唏。补足太阳，泻足少阴[2]。

【校注】

①唏：《类经》注：“唏，欷同，歔欷也。《释义》云：悲泣气咽而抽息也。一云泣余声，一云哀而不泣曰唏。悲忧之气，生于阴惨，故为阴盛阳衰之候。”杨上善注：“唏，火几反，笑也。”一哭一笑，迥然不同，不知何是何非，当待考。

②补足太阳，泻足少阴：据马莳及《类经》注，此处“足太阳”指阳跷脉所出之申脉穴，“足少阴”为阴跷脉所出之照海穴，此法与治“欠”之法同。

第五节 论 振 寒

【原文】

黄帝曰：人之振寒者，何气使然？岐伯曰：寒气客于皮肤，阴气盛，阳气虚，故为振寒寒栗，补诸阳①。

【校注】

①补诸阳：张志聪注："诸阳者，谓三阳也。"《类经》注："凡手足三阳之原合，及阳跷等穴，皆可酌而用之。"

按 《素问·热论》云："巨阳者，诸阳之属也，其脉连于风府，故为诸阳主气也。"本节既云"寒气客于皮肤"，则此诸阳，亦当以太阳为主，虽《灵枢·经脉》云手阳明"虚则寒栗不复"，足阳明"是动则病洒洒振寒"，然阳明主肌肉，不主皮肤也。

第六节 论 噫

【原文】

黄帝曰：人之噫①者，何气使然？岐伯曰：寒气客于胃，厥逆从下上散，复出于胃，故为噫。补足太阴、阳明，一曰补眉本②也。

【校注】

①噫：噫气，嗳气，《说文》云："饱食息也。"

②眉本：攒竹穴（在眉头内侧，属足太阳膀胱经）。

按 嗳气亦有虚实。本文所论乃虚证。若为实证，则多由饮食积滞所致，而嗳出之气必有腐臭味。

第七节 论 嚏

【原文】

黄帝曰：人之嚏者，何气使然？岐伯曰：阳气和利，满于心，出于鼻①，故为嚏。补足太阳荣、眉本。一曰眉上也②。

【校注】

①阳气和利，满于心，出于鼻：《类经》注："阳气和平顺利而满溢于心，必上达于肺，故出于鼻而为嚏。然人有感于风寒而为嚏者，以寒邪束于皮毛，则阳气无从泄越，故喷而上出，是嚏从阳气而发，益又可知。仲景曰：欲嚏不能，此人肚中寒。正谓其阳虚也。故人病阳虚等证者，久无嚏，而忽得之，则阳气渐回之佳兆也。"

②补足太阳荥、眉本。一曰眉上也：《类经》注："凡阳虚于下，则不能上达而为嚏，补足太阳之荥于眉本者，其名攒竹，一曰眉上，亦即此穴。"张志聪注："夫太阳之气主于肌表，一曰补眉上，以取太阳之气，使气行于外，则不满于心矣。"此二说相反。又杨上善注："阳虚而利，故补阳脉，太阳起于鼻上两箱，发于攒竹。太阳荥在通谷，足指外侧本节前陷中。"据此，则"荥"当作"荥"，句当作"补足太阳荥、眉本。一曰眉上也"。《甲乙经》无"一曰眉上也"五字。

第八节 论 亸

【原文】

黄帝曰：人之亸[1]者，何气使然？岐伯曰：胃不实则诸脉虚，诸脉虚则筋脉懈惰，筋脉懈惰则行阴用力[2]，气不能复，故为亸。因其所在[3]，补分肉间。

【校注】

①亸：《太素》作"掸"。杨上善注："四肢缓纵，故名为掸。……谓身体懈惰，牵引不收也。"《甲乙经》作"鞞"。马莳注："亸，音妥。释云：下垂貌。则是首身下垂，而不能举也。"《巢源·风亸曳候》云："风亸曳者，肢体弛缓不收摄也。人以胃气养于肌肉经络也。胃若衰损，其气不实，经脉虚则筋肉懈惰，故风邪搏于筋而使亸曳也。"

②则行阴用力：《太素》无"则"字。杨上善注："行阴，入房也。"行阴用力，即强力入房、房事过度。张志聪注："行阴用力，则阳明之气不能复养于筋脉，故为亸。"

③因其所在：意谓按照病气所在的部位。《太素》无此四字。

按 亸，据诸家注释，实属痿证之类。其病因证治，可参阅《素问·痿论》。

第九节 论泣出不止

【原文】

黄帝曰：人之哀而泣涕出者，何气使然？岐伯曰：心者，五脏六腑之主也；目者，宗脉[1]之所聚也，上液之道也；口鼻者，气之门户也。故悲哀愁忧则心动，心动则五脏六腑皆摇，摇则宗脉感[2]，宗脉感则液道开，液道开，故泣涕出焉。液者，所以灌精濡空窍[3]者也，故上液之道开则泣，泣不止则液竭；液竭则精不灌，精不灌则目无所见矣，故命曰夺精[4]。补天柱经侠颈[5]。

【校注】

①宗脉：即众脉。《类经》注引《灵枢·大惑论》云："凡五脏六腑之精气，皆上注于目而为之精，故目为宗脉所聚。"

②宗脉感：感，感动。《太素》"感"误作"盛"。

③灌精濡空窍：灌，渗灌，灌溉。精，精气，精微。濡，润泽，滋养。空，与"孔"同。《太素》"精"下有"而"字。杨上善注："五谷液以灌目，五谷之精润于七窍。"

④夺精：张志聪注："谓夺其外濡空窍之精也。"

⑤补天柱经侠颈：马莳注："当补足太阳膀胱经之天柱穴。此经乃挟于后之项颈者是也。"按，前名颈，后名项。"颈"当从《太素》改作"项"。张志聪注："膀胱者，州都之官，津液藏焉。……是脏腑膀胱之津交相资益者也。……补膀胱经之天柱于挟颈间，以资津液上灌，盖液随气行者也。"

第十节 论太息

【原文】

黄帝曰：人之太息者，何气使然？岐伯曰：忧思则心系急，心系急则气道约[①]，约则不利，故太息以伸出之[②]。补手少阴、心主、足少阳，留之也[③]。

【校注】

①心系急则气道约：杨上善注："心系连肺，其脉上迫肺系，肺系为喉，通气之道，既其被迫，故气道约，不得通也。"

②以伸出之：《太素》"伸"作"申"，无"之"字。伸，伸展。出，谓出其郁闷之气。

③补手少阴、心主、足少阳，留之也：手少阴，指手少阴心脉。手心主，即手厥阴心包络之脉。足少阳，即足少阳胆脉。留之，指留针的方法。《类经》注："助木火之脏，则阳气可舒，抑郁可解。故皆宜留针补之。"

第十一节 论涎下

【原文】

黄帝曰：人之涎下[①]者，何气使然？岐伯曰：饮食者，皆入于胃，胃中有热则虫动[②]，虫动则胃缓，胃缓则廉泉开[③]，故涎下。补足少阴[④]。

【校注】

①涎下：涎，口涎，俗称口水。《甲乙经》"涎"作"漾"，古字通。

②胃中有热则虫动：虫，寄生虫。《太素》"热"字重出。杨上善注："虫者，谷虫在于胃中也。"

③胃缓则廉泉开：马莳注："胃气之在上脘者，势缓而不下降，所以在上之廉泉开而涎下也。"杨上善注："廉泉，舌下孔，通涎道也。人神守，则其道不开。若为好味所感，神者失守，则其孔开涎出也。亦因胃热虫动，故廉泉开，涎因出也。"

④补足少阴：杨上善注："肾足少阴脉，上挟舌本，主于津涎。今虚，故涎下是也。"《类经》注："肾为胃关，而脉系于舌，故当补之，以壮水制火，则液有所主而涎自止也。"

按 认为涎吐多而自流不止的主要原因是“虫动”的观念，又见于《灵枢·五癃津液别》，这大概是古人在实践中获得的认识，并非无稽之谈。所以，后世各家著述也都有类似记载，如张仲景《金匮要略》云“蚘虫之为病，令人吐涎，心痛发作有时，毒药不止，甘草粉蜜汤主之”，亦认为吐涎与虫动有关。

第十二节 论耳鸣

【原文】

黄帝曰：人之耳中鸣者，何气使然？岐伯曰：耳者，宗脉之所聚①也，故胃中空则宗脉虚②，虚则下溜，脉有所竭③者，故耳鸣。补客主人④、手大指爪甲上与肉交者⑤也。

【校注】

①宗脉之所聚：杨上善注：“人耳有手足少阳、太阳及手阳明等五络脉皆入耳中，故曰宗脉所聚也。”

②胃中空则宗脉虚：《类经》注：“阳明为诸脉之海，故胃中空则宗脉虚。”

③虚则下溜，脉有所竭：《类经》注：“宗脉虚则阳气不升而不溜，下溜则上竭，轻则为鸣，甚则为聋矣。”《太素》于“下”字为句，“溜”字下属。杨上善注：“溜脉，入耳之脉溜行之者也。有竭不通，虚故耳鸣也。”按，“溜脉”，他无所见，疑误。唯《素问·刺禁论》云“刺面中溜脉，不幸为盲”，则溜脉乃血脉之入通于目者。杨上善注以为人耳之脉，疑误。

④客主人：客主人，又名上关，位于耳前骨上，开口则有空，属足少阳胆经，为手少阳三焦、足少阳胆、足阳明胃三经的会穴。

⑤手大指爪甲上与肉交者：为手太阴肺经的少商穴。杨上善注：“手大指爪甲上手太阴脉是手阳明之里，此阴阳皆虚，所以耳鸣，故并补之。”

按 耳鸣亦有虚有实，虚证之中又有属胃、属肾之分。此仅言其属胃虚者，即发生于空腹时之耳鸣。肾虚而耳鸣者，耳鸣不甚而无时间性，且与饮食无关。至于实证耳鸣，多见于恼怒之后，或伴有痰火上升之证候。虚实不同，治法亦异。

第十三节 论自啮舌

【原文】

黄帝曰：人之自齧①舌者，何气使然？岐伯曰：此厥逆走上，脉气辈至②也。少阴气至则齧舌，少阳气至则齧颊，阳明气至则齧唇矣。视主病者，则补之③。

【校注】

①齧：音臬，为今“啮”字的异体字，噬也，以齿断物也。《甲乙经》作“嚙”。

②脉气辈至：杨上善注：“辈，类也。”《甲乙经》“辈”作“皆”。《类经》注：“厥逆走上，

则血涌气腾，至生奇疾，所至之处，各有其部，如少阴之脉行舌本，少阳之脉循耳颊，阳明之脉环唇口，故或为肿胀，或为怪痒，各因其处，随而啮之，不独于舌也。”《证治汇补》云：“心脾之脉，恒通于舌，阳明之经，直入齿缝。故邪入心脾，则舌自挺，邪入阳明，则口自噤。一挺一噤，故令嚼舌，治宜清其风火，则病自愈。”是则啮舌亦有邪盛之实证，不可一概视为虚证。

③视主病者，则补之：杨上善注：“此辈诸脉以虚厥逆，故视其所病之脉补也。”

第十四节　总结十二邪之病理

【原文】

凡此十二邪①者，皆奇邪②之走空窍者也。故邪之所在，皆为不足。故上气不足，脑为之不满，耳为之苦鸣③，头为之苦倾④，目为之眩⑤。中气不足，溲便为之变⑥，肠为之苦鸣⑦。下气不足，则乃为痿厥心悗⑧。补足外踝下，留之⑨。

【校注】

①十二邪：《甲乙经》将《灵枢·大论》之“善忘”和“善饥”两条列于本节之上，故“十二邪”作“十四邪”。

②奇邪：《类经》注：“不同常疾，故曰奇邪。”张志聪注：“所谓奇邪者，外不因于风雨寒暑，内不因于阴阳喜怒、饮食居处，皆缘津液不足而空窍虚无，故邪之所在皆为之不足，盖因正气不足而生奇邪之证也。”按，张志聪注关于“奇邪”的解释，与第一节“岐伯”之言相符，与本节下文亦合，可从。

③苦鸣：《甲乙经》《太素》并作“善鸣”。

④苦倾：《甲乙经》《太素》并无“苦”字。杨上善注：“头不能正。”《类经》注：“倾者，沉重不能支也。”

⑤目为之眩：《甲乙经》《太素》“眩”并作“瞑”。杨上善注：“目暗也。”

⑥溲便为之变：《类经》注：“水由气化，故中气不足，则溲便变常，而或为黄赤，或为短涩。”杨上善注：“大小便皆变于常。”

⑦肠为之苦鸣：《太素》“苦”作“喜”。《类经》注：“中气不足，则浊气居之，故肠胃之苦鸣也。”

⑧痿厥心悗：《类经》注：“痿，足痿弱也。厥，四肢清冷也。悗，闷也。下气不足，则升降不交，故心气不舒而为悗闷。”《太素》“心”作“足”。杨上善注：“邪气至足，则足厥挛缓，其足又闷。”《甲乙经》“悗”作“闷”。

⑨补足外踝下，留之：《类经》注：“此昆仑穴也，为足太阳所行之经，凡于上、中、下气虚之病，皆可留针补之。”此七字，与下一节文重。可删。

第十五节 补叙治法

【原文】

黄帝曰：治之奈何？岐伯曰：肾主为欠，取足少阴[①]；肺主为哕[②]，取手太阴、足少阴；唏者，阴与阳绝[③]，故补足太阳，泻足少阴；振寒者，补诸阳；噫者，补足太阴、阳明；嚏者，补足太阳、眉本；亸，因其所在，补分肉间；泣出，补天柱经侠颈，侠颈者，头中分也[④]；太息，补手少阴、心主、足少阳，留之；涎下，补足少阴；耳鸣，补客主人、手大指爪甲上与肉交者；自齧舌，视主病者，则补之。目眩头倾[⑤]，补足外踝下，留之；痿厥心悗，刺足大指间上二寸[⑥]，留之，一曰足外踝下，留之。

【校注】

①取足少阴：据上文，此脱“足太阳”三字。

②肺主为哕：《类经》注：“上文言哕出于胃，此言哕主于肺，盖寒气上逆而为哕，气病于胃而主于肺也。”

③阴与阳绝：《类经》注：“阴与阳绝，则阳不附阴。补阳泻阴，则刚柔相济，乖者和矣。”《甲乙经》“与”作“盛”。据上文，作“盛”为是。

④侠颈者，头中分也：意谓所谓侠颈是指头部正中线两傍的地方。

⑤目眩头倾：《太素》作“目瞑项强”。

⑥刺足大指间上二寸：《类经》注：“大趾间上二寸，足厥阴之太冲也，或曰足太阴之太白也。”

按 这一节所叙各病证之治法，在上文各节中均已有。虽文字略有差异，但文义基本相同。《类经》注以为此节“复言治法者所以补上文之缺略也”，然古文简洁，不当如此烦琐重复。故上文各节之治法，必是后人之旁注，删之可也。

《灵枢》辅导参考材料之四

决气　第三十

气，正气，真气。决，分也，辨也。人身之正气，分为精、气、津、液、血、脉六个组成部分，称为六气。本篇讨论了六气的概念、六气虚脱的证候特点、六气的生源，所以篇名“决气”。

本篇在《太素》卷二，名“六气”。《类经》将本篇载于卷四《脏象类·二十五》，名为“精气津液血脉脱则为病”。

第一节　精气津液血脉之概念

【原文】

黄帝曰：余闻人有精、气、津、液、血、脉，余意以为一气①耳，今乃辨为六名②，余不知其所以然③。岐伯曰：两神相搏，合而成形，常先身生，是谓精④。何谓气？岐伯曰：上焦开发，宣五谷味，熏肤、充身、泽毛，若雾露之溉，是谓气⑤。何谓津？岐伯曰：腠理发泄，汗出溱溱，是谓津⑥。何谓液？岐伯曰：谷入气满，淖泽注于骨，骨属屈伸，泄泽，补益脑髓，皮肤润泽，是谓液⑦。何谓血？岐伯曰：中焦受气取汁⑧，变化而赤，是谓血。何谓脉？岐伯曰：壅遏营气，令无所避⑨，是谓脉。

【校注】

①一气：杨上善注：“一气者，真气也。”

②辨为六名：张志聪注本及《道藏》本“辨”并作“辩”。杨上善注：“真气在人，分一以为六别，故惑其义也。”

③所以然：《太素》无“然”字，下有“愿闻何谓精”五字。

④两神相搏……是谓精：《太素》“搏”作“薄”。杨上善注：“雄雌二灵之别，故曰两神。阴阳二神相得，故谓之薄。和为一质，故曰成形。”《类经》注：“搏，交也。精，天一之水也。凡阴阳合而万形成，无不先从精始，故曰常先身生是谓精。”

⑤熏肤……是谓气：熏，同“薰”，温煦也。《太素》“熏肤”下有“熏肉”二字。杨上善注：“上焦开发，宣扬五谷之味，薰于肤肉，充身泽毛，若雾露之溉万物，故谓之气，即卫气也。”《类经》注：“气者，人身之大气，名为宗气，亦名为真气。”

⑥汗出溱溱，是谓津：《类经》注：“津者，阳之液；汗者，津之泄也。腠理者，皮肤之隙。溱溱，滋泽貌。”《太素》“溱溱”作“腠理”。

⑦淖泽……泄泽……是谓液：泄，《太素》误作“光”。杨上善注：“淖，□卓反，濡润也。通而言之，小便、汗等皆称津液，今别骨节中汁为液，故余名津也。五谷之精膏注于诸骨节中，其汁

淖泽，因屈伸之动，流汁上补于脑，下补诸髓，旁益皮肤，令其润泽，称之为液。”《素问·调经论》王冰注引《针经》云：“液之渗于空窍，留而不行者为液也。”《类经》注：“津液本为同类，然亦有阴阳之分。盖津者，液之清者也。液者，津之浊者也。津为汗而走腠理，故属阳。液注骨而补脑髓，故属阴。”《存存斋医话稿》云：“人身中津液精血，皆属阴类。津液最轻清，血则较浓，精则更加厚矣。读《内经》：腠理开发，汗出溱溱是为津，谷入气满，淖泽注于骨，骨属屈伸，泄泽，补益脑髓，皮肤润泽，是谓液。则知津与液较，液亦略为浓厚矣。窃谓津者，虽属阴类，而犹未离乎阳气者也。何以言之?《内经》又云：上焦开发，宣五谷味，熏肤、充身、泽毛，若雾露之溉，是谓气。雾露所溉，万物皆润，岂非气中有津者乎。验之口中气呵水，愈足征气津之不相离矣。气若离乎津，则阳偏胜，即气有余，便是火是也。津若离乎气，则阴偏胜，即水精不四布，结为痰饮是也。……余治伤阴化燥证，清窍干涩……病患自觉火气从口鼻出，殆津离乎气，而气独上注欤。”

⑧受气取汁：《太素》作“受气于汁”。《甲乙经》无“气取”二字。

⑨壅遏营气，令无所避：《类经》注：“壅遏者，堤防之谓，犹道路之有封疆，江河之有涯岸，俾营气无所回避而必行其中者，是谓之脉。然则脉者，非气非血，而所以通乎气血者也。”《甲乙经》“壅”作“拥”。

第二节　六气虚脱之证候特征

【原文】

黄帝曰：六气者，有余不足，气之多少，脑髓之虚实，血脉之清浊，何以知之？岐伯曰：精脱者，耳聋①；气脱者，目不明②；津脱者，腠理开，汗大泄③；液脱者，骨属屈伸不利，色夭，脑髓消，胫酸，耳数鸣④；血脱者，色白，夭然不泽，其脉空虚⑤。此其候也。

【校注】

①精脱者，耳聋：《类经》注：“肾藏精，耳者肾之窍，故精脱则耳聋。”脱，夺也，失也。

②气脱者，目不明：杨上善注：“五脏精气为目，故气脱则目闇。”按，五脏精气为目，见《灵枢·大惑论》。

③津脱者，腠理开，汗大泄：《类经》注：“汗，阳津也。汗大泄者津必脱，故曰亡阳。”张志聪注：“津发于腠理，故津脱者，腠理开，汗大泄。”

④液脱者……耳数鸣：《类经》注：“液所以注骨益脑而泽皮肤者，液脱则骨髓无以充，故屈伸不利，而脑消胫酸，皮肤无以滋，故色枯而夭。液脱则阴虚，故耳鸣。”《灵枢·口问》云：“脉有所竭者，故耳鸣。”又云：“上气不足，脑为之不满，耳为之苦鸣。”

⑤血脱者，色白，夭然不泽，其脉空虚：《甲乙经》“其脉”上有“脉脱者”三字。丹波元简云：“本篇脱‘脉脱者’三字，当补。若不然，则六脱之候不备焉。”杨上善注：“脉中无血，故空虚。”按，《素问·解精微论》云：“夫脉者，血之府也”。《素问·五脏别论》认为脉为奇恒之腑之

一，而本篇则将其列为六气之一。可见本篇所谓“脉”，指脉气，不应作脉管解释。

按 六气异名同类，在生理上或病理上，常互相影响。因此，在临床上，六脱证很少单独出现。例如，《素问·生气通天论》所谓“阳气者，烦劳则张，精绝，辟积于夏，使人煎厥”，是精、气、津俱脱：“目盲不可以视”为气脱；“耳闭不可以听”是精脱；“溃溃乎若坏都，汩汩乎不可止”即大汗，为津脱也。

第三节　六气之生源

【原文】

黄帝曰：六气者，贵贱何如？岐伯曰：六气者，各有部主①也，其贵贱善恶②，可为常主，然五谷与胃为大海也③。

【校注】

①各有部主：《类经》注：“部主，谓各部所主也，如肾主精，肺主气，脾主津液，肝主血，心主脉也。”

②贵贱善恶：当令者为贵，失时者为贱，生理状态为善，病理状态为恶。

③可为常主，然五谷与胃为大海也：虽然六气的正常与否经常受它们所属的主管脏腑的制约，但饮食五谷与胃腑是它们的资生泉源。

按 脾胃为后天之本，所以精、气、津、液、血、脉六气虚损为病之预后往往取决于胃气之盛衰，所谓有胃则生，无胃则死。所以本篇论六气之区别与脱证，而以“五谷与胃为大海也”一句话作为总结。

《灵枢》辅导参考材料之五

海论　第三十三

脑为髓海，冲脉为血海，膻中为气海，胃为水谷之海，合称四海。本篇讨论四海的有关问题，所以名为“海论”。

全篇按内容性质可分为四节：第一节论四海之命名；第二节论四海之部位；第三节论四海之虚实证候；第四节论调治四海之方法。

本篇在《太素》卷五，名“四海合”；在《类经》卷九《经络类·三十二》，名“人之四海”。

第一节　论四海命名

【原文】

黄帝问于岐伯曰：余闻刺法于夫子，夫子之所言，不离于营卫血气①。夫十二经脉者，内属于腑脏，外络于肢节，夫子乃合之于四海乎②？岐伯答曰：人亦有四海、十二经水③。经水者，皆注于海④。海有东西南北，命曰四海。黄帝曰：以人应之奈何⑤？岐伯曰：人有髓海，有血海，有气海，有水谷之海，凡此四者，以应四海也⑥。

【校注】

①不离于营卫血气：杨上善注：“血谓十二脉中血也，气谓十二脉中当经气也。”不离于营卫血气，也就是不离于十二经脉。

②乎：《太素》“乎”上有“何”字。何乎，即怎么样，行不行。

③人亦有四海、十二经水：《甲乙经》“人”下无“亦”字。按，“人”字疑为“地”之误，不然下文“以人应之奈何”句，就会成为不可理解的重复。十二经水，指我国古代的十二条大的河流，详见《灵枢·经水》。

④经水者，皆注于海：《甲乙经》无“经水”二字，“者”字属上句。《太素》“经水”上有“十二”二字。杨上善注：“十二经水者，皆注东海，东海周环，遂为四海。十二经脉皆归胃海，水谷胃气环流，遂为气血髓骨之海，故以水谷之海比于东海也。”据此，“皆注于海”，在《太素》原本，可能作“皆注于东海”。

⑤以人应之奈何：意谓人身的四海怎样同大地的四海相比拟呢。应，类比、模拟的意思。《太素》“奈何”下有“岐伯曰：人亦有四海。黄帝曰：请闻人之四海”十七字。

⑥以应四海也：《太素》“以”上有“所”字。

第二节　论四海之部位

【原文】

黄帝曰：远乎哉，夫子之合人天地四海也，愿闻应之奈何？岐伯答曰：必先明知阴阳表里①荥输②所在，四海定矣。

黄帝曰：定之奈何？岐伯曰：胃者水谷之海③，其输上在气街④，下至三里⑤；冲脉者为十二经之海⑥，其输上在于大杼⑦，下出于巨虚之上下廉⑧；膻中者为气之海，其输上在于柱骨之上下⑨，前在于人迎⑩；脑为髓之海⑪，其输上在于其盖⑫，下在风府⑬。

【校注】

①阴阳表里：《类经》注："阴阳者，经脉之阴阳也。表里者，脏腑之内外也。"

②荥输：荥，《太素》作"营"，当作"营"。营者，营卫气血之简称。输者，输送、运输之意。

③胃者水谷之海：《太素》《甲乙经》"者"下并有"为"字。与下文"冲脉者为十二经之海""膻中者为气之海"等句法一律，当从补。《类经》注："言水谷盛贮于此，营卫由之而化生也。"

④气街：广义之气街，指胸腹头胫之气所聚、所行之道路，如《灵枢·卫气》云："请言气街，胸气有街，腹气有街，头气有街，胫气有街。"狭义之气街，指足阳明胃经之气冲穴。其穴位于小腹下方与股部上方交界处之鼠蹊部。这里的"气街"指的是后者。

⑤三里：足三里穴，位于膝下三寸。

⑥十二经之海：即上文所谓"血海"。《类经》注："血海者，言受纳诸经之灌注，精血于此而蓄藏也。"血海能调节十二经脉之气血，故又名十二经脉之海。

⑦大杼：穴名，属足太阳膀胱经，位于第一胸椎下傍开三寸。

⑧巨虚之上下廉：即足阳明胃经之上巨虚穴（膝下六寸）及下巨虚穴（膝下九寸）。《类经》注："冲脉起于胞中，其前行者，并足少阴之经，挟脐上行，至胸中而散；其后行者，上行背里，为经络之海；其上行者，出于颃颡；下行者，出于足。故其输上在于足太阳之大杼，下在于足阳明之巨虚上下廉。"

⑨柱骨之上下：柱骨，颈椎骨。上，指哑门穴。下，指大椎穴。

⑩人迎：足阳明胃经之人迎穴。杨上善注："膻，胸中也，音檀。食入胃已，其气分为三道，有气上行经隧，聚于胸中，名曰气海，为肺所主。手阳明是肺府，脉行于柱骨上下，入缺盆，支者上行至于鼻，为足阳明，循颈下人迎之前，皆是膻中气海之输也。"

⑪脑为髓之海：《甲乙经》"脑"下有"者"。杨上善注："胃流津液，渗入骨空，变而为髓，头中最多，故为海也，是肾所主。"

⑫盖：脑盖，头顶中央之百会穴。

⑬风府：穴名，属督脉，位于项后发际大筋间宛宛中。

第三节 论四海虚实证候

【原文】

黄帝曰：凡此四海者，何利何害？何生何败？岐伯曰：得顺者生，得逆者败，知调者利，不知调者害①。

黄帝曰：四海之逆顺奈何②？岐伯曰：气海有余者③，气满胸中，悗息面赤④；气海不足⑤，则气少不足以言⑥。血海有余，则常想其身大⑦，怫然⑧不知其所病；血海不足，亦常想其身小⑨，狭然⑩不知其所病。水谷之海有余，则腹满⑪；水谷之海不足，则饥不受谷食⑫。髓海有余，则轻劲多力，自过其度⑬；髓海不足，则脑转耳鸣⑭，胫酸眩冒⑮，目无所见，懈怠安卧⑯。

【校注】

①知调者利，不知调者害：姚士因注："人合天地四海升降出入，运行无息，故得顺而和者，则生利无穷，逆而不调，则败害至矣。"

②逆顺奈何：逆顺，重在"逆"字。意谓功能失常有些什么表现。

③气海有余者：《甲乙经》"者"作"则"，属下句。《类经》注："气有余者，邪气实也。气不足者，正气虚也。下仿此。"

④悗息面赤：《太素》"悗息"作"急息"。《甲乙经》"悗"下有"急"字。吴懋先注："膻中者，宗气之所居，上出于喉以司呼吸。故气海有余者，气满胸中，气息悗乱，气上逆故面赤。"

⑤气海不足：《甲乙经》无"气海"二字，且下文"血海不足""水谷之海不足""髓海不足"亦皆作"不足"二字。

⑥气少不足以言：《类经》注："声由气发，气不足则语言轻怯，不能出声。《脉要精微论》曰：言而微，终日乃复言者，此夺气也。"

⑦常想其身大：想，自己觉得。身大，发胖。

⑧怫然：怫，怫郁。怫然，重滞不舒的感觉。《甲乙经》"怫"下有"郁"字。

⑨身小：身体瘦小。

⑩狭然：狭，与"侠"通，轻也。狭然，轻飘飘的感觉。吴懋先注："冲脉起于胞中，上循背里，为经脉之海，其浮而外者，循腹右上行至胸中，而后散于皮肤之间。是冲脉之血，充贯于周身，故有余则觉其身大，不足则觉其身小。怫然、狭然，不知其为何病。"《类经》注："病在血者，徐而不显，故茫然不觉其所病。"

⑪腹满：《太素》"满"下有"胀"字。《甲乙经》"满"上有"胀"字。《类经》注："有余者，水谷留滞于中，故腹为胀满。"

⑫饥不受谷食：《类经》注："不足者，脾虚则不能运，胃虚则不能纳，故虽饥不受谷食。"

⑬轻劲多力，自过其度：《类经》注，"髓海有余"即"髓海充足"，"自过其度"即"自有过人之度而无病也"。丹波元简引《素问·上古天真论》文，以为"自过其度"即"天寿过其度"。

按，气海、血海、水谷之海有余，皆为邪盛之故，则髓海有余亦不例外。有余者，太过之名，非充足之谓。不足既为病态，太过亦非生理，有正气不足之虚证，就当有邪扰太过之实证。所谓“自过其度”之“其”字，指的是“髓海有余”之人，而非泛指一般人、其他人。因此，《类经》注及丹波元简之说，并不可从。

⑭脑转耳鸣：《类经》注：“若其不足，则在上者为脑转，以脑空而运，似旋转也。为耳鸣，以髓虚者精必衰，阴虚则耳鸣也。”

⑮胫酸眩冒：《太素》“胫”作“胻”，义同；“冒”作“瞀”，两眼昏花也。《类经》注：“为胫酸，髓空无力也；为眩冒，忽不知人。”

⑯懈怠安卧：《太素》“怠”作“殆”。杨上善注：“髓虚，四肢腰脊无力，故懈怠安卧也。”

第四节　论调治四海之法

【原文】

黄帝曰：余已闻逆顺，调之奈何？岐伯曰：审守其腧①，而调其虚实，无犯其害②，顺者得复，逆者必败。黄帝曰：善。

【校注】

①审守其腧：审，察也。守，遵照。其腧，四海之上下腧穴。

②无犯其害：《类经》注：“无犯其害，无盛盛，无虚虚也。”《太素》“无”作“毋”，不可也，为禁止之词。

按　这一节所论调治四海之法，除“无盛盛，无虚虚”乃一般治疗原则外，仅“审守其腧”一句，其所用穴位仅有气街、足三里、大杼、上巨虚、下巨虚、哑门、大椎、人迎、百会、风府穴，而针刺这些穴位能治疗全身多种病证，故似乎可称之为“四海针疗法”。

《灵枢》辅导参考材料之六

胀论　第三十五

胀病有五脏胀、六腑胀、脉胀、肤胀等区别。本篇按内容，可分为七节：第一节，论胀病的脉象特征；第二节，论胀病的概念及治法；第三节，论五脏胀的证候特征；第四节，论六腑胀的证候特征；第五节，论胀病的治疗原则；第六节，论胀病的发病机制；第七节，论治胀病的针刺手法。

本篇在《太素》卷二十九，亦名“胀论”；在《类经》卷十六《疾病类·五十六》，名“脏腑诸胀”，并附有“肿胀治法”。

第一节　论胀病之脉象特征

【原文】

黄帝曰：脉之应于寸口，如何[①]而胀？岐伯曰：其脉大坚以濇者，胀也[②]。黄帝曰：何以知脏腑之胀[③]也。岐伯曰：阴为脏，阳为腑[④]。

【校注】

①如何：《太素》作“何如”。

②其脉大坚以濇者，胀也：脉，《太素》《甲乙经》并作“至”。《甲乙经》“坚”下有“直”字。杨上善注：“脉之大者，多血少气。濇者，亦多血少气，微寒。脉口盛紧伤于饮食。以其脉至，诊有多血少气微寒，即是伤于饮食为胀也。”《类经》注：“脉大者，邪之盛也。脉坚者，邪之实也，濇因气血之虚而不能流利也。大都洪大之脉，阴气必衰，坚强之脉，胃气必损，故大坚以濇则病当为胀。”马莳注：“其脉大者，以邪气有余也。其脉坚者，以邪气不散也。其脉濇者，以气血涩滞也，故为胀。”

③何以知脏腑之胀：《太素》“脏腑”字互倒。《甲乙经》“脏”上有“其”字。

④阴为脏，阳为腑：《太素》《甲乙经》“阳”上并有“而”字。杨上善注：“诊得阴脉胀者，以为脏胀；诊得阳脉胀者，以为腑胀。”意谓阴脉大坚以涩者为脏胀，阳脉大坚以涩者为腑胀。马莳注：“脉大而坚者为阳脉，其胀在六腑，脉涩而坚者为阴脉，其胀在五脏也。”张志聪注与马莳注略同。事实上五脏胀亦可见大而坚之阳脉，六腑胀亦可见坚而涩之阴脉。所以，《类经》除了承袭马莳注外，还提出了与杨上善注相同的另一种说法：“一曰，脉病在阴，则胀在脏；脉病在阳，则胀在腑。亦通。”

第二节　论胀病之概念及治法

【原文】

黄帝曰：夫气之令人胀也，在于血脉之中耶？脏腑之内乎？岐伯曰：三一云二字者皆存焉，然非胀之舍也①。黄帝曰：愿闻胀之舍②。岐伯曰：夫胀者，皆在于脏腑之外，排脏腑而郭胸胁③，胀皮肤，故命曰胀。

黄帝曰：脏腑之在胸胁腹里之内也④，若匣匮之藏禁器也⑤，各有次舍⑥，异名而同处一域之中⑦，其气各异，愿闻其故⑧。黄帝曰：未解其意，再问⑨。岐伯曰：夫胸腹，脏腑之郭也⑩。膻中者，心主之宫城也⑪；胃者，太仓也；咽喉、小肠者，传送⑫也；胃之五窍者，闾里门户也⑬；廉泉、玉英者⑭，津液之道也。故五脏六腑者，各有畔界⑮，其病各有形状。营气循脉，卫气逆为脉胀⑯；卫气并脉循分为肤胀⑰。三里而泻⑱，近者一下，远者三下⑲，无问虚实，工在疾泻⑳。

【校注】

①三一云二字者皆存焉，然非胀之舍也：《太素》《甲乙经》"三"并作"二"，与本经夹注小字相符。杨上善注："血脉及五脏六腑各胀，故曰二者存焉，然非胀之所舍之处也。"

②胀之舍：《甲乙经》《太素》并无"之"字。

③排脏腑而郭胸胁：向内排挤脏腑，向外扩张胸胁。《甲乙经》"郭"作"廓"。廓、郭古通。廓，为名词，本义为城外。如下文"胸腹，脏腑之廓也"，即其义也。引申之，作动词用，则为扩张、扩大的意思。所以，杨上善注："气在其中，郭而排之，故命曰胀。"马莳、杨上善均认为"以胸胁为廓"者，非也。

④脏腑之在胸胁腹里之内也：《甲乙经》无"胸胁腹里之"五字。《太素》"里"作"裹"。

⑤若匣匮之藏禁器也：匮，即柜。匣、匮皆为藏物之器具，大者名匮，小者名匣。禁器，古代帝王使用之器物，不准百姓私自制造和使用，违者以造反论处。杨上善注："禁器比脏腑也，胸胁腹里比之匣匮也。"

⑥各有次舍：各有适当的处置。杨上善注："五脏六腑各有居处也。"

⑦同处一域之中：《太素》"域"作"城"。杨上善注："脏腑之名虽异，同在一郭之中。"

⑧其气各异，愿闻其故：张志聪注："五脏六腑，其气各异，今胀气皆在于脏腑之外，何以分别某脏某腑之胀乎？"

⑨黄帝曰：未解其意，再问：《甲乙经》《太素》并无此九字。按，此九字，上下文义不属，疑是古人注语误入正文，当删。

⑩夫胸腹，脏腑之郭也：《甲乙经》《太素》"腹"下并有"者"字，"郭"上并有"城"字。

⑪心主之宫城也：《类经》注："膻中，胸中也。肺覆于上，膈膜障于下，为清虚周密之宫，心主之所居也，故曰宫城。"《甲乙经》"宫城"作"中宫"。《太素》无"心"字，"宫城也"作"官也"。

⑫传送：《甲乙经》《太素》“送”并作“道”。杨上善注：“咽传水谷而入，小肠传之而出，喉传气之出入，故为传道也。”

⑬胃之五窍者，闾里门户也：闾里，是古代人们聚居处的组织单位。《周礼》云：“五家为比，五比为闾。”《说文》云：“闾，侣也，二十五家相群侣也。”承培元《说文引经证例》云：“周制二十家为里，里必有门，因谓之闾。”据此，闾即里，里即闾。闾与里是一个概念。五窍，指五个进出口。《类经》注：“胃之五窍为闾里门户者，非言胃在五窍，正以上自胃脘，下至小肠、大肠皆属于胃，故曰闾里门户。如咽门、贲门、幽门、阑门、魄门，皆胃气之所行也。故总属胃之五窍。”杨上善注：“咽、胃、大肠、小肠、膀胱等窍，皆属于胃，故是脏腑闾里门户也。”张志聪注则以“水谷入胃，其味有五，津液各走其道，酸先入肝，苦先入心，甘先入脾，辛先入肺，咸先入肾”等来证明“五窍”。

⑭廉泉、玉英者：《类经》注：“二穴俱属任脉，玉英即玉堂。”杨上善注：“廉泉乃是涎唾之道，玉英复为溲便之路，故名津液道也。”按，廉泉位于舌下，各家注释无异。但玉英位于何处，各家未有一致看法。

⑮畔界：即边界。按，本文论胀病，而必欲明“脏腑畔界”“胃之五窍”等者，其故安在？吴懋先云：“卫气逆于空郭中，则为鼓胀；著于募原而传送液道阻塞者，则为肠胃之胀；门户界畔不清者，则为五脏之胀。”

⑯营气循脉，卫气逆为脉胀：营气循行于脉中，受到卫气之阻逆，而流行不畅，就会导致脉胀。《太素》无“卫气逆”三字。

⑰卫气并脉循分为肤胀：卫气是依傍脉道循行于分肉之间的，所以卫气留滞于分肉间就会导致肤胀。《甲乙经》“脉”上有“血”字，“分”下有“肉”字。杨上善注：“卫气在于脉外，傍脉循分肉之间，聚气排于分肉为肿，称为肤胀。”

⑱三里而泻：泻，泻法。三里，足阳明胃经穴名。《甲乙经》“三里”上有“取”字，“泻”下有“之”字。杨上善注：“三里以为胀之要穴，故不问虚实，皆须泻之。”吴懋先注：“此皆胃腑之门户道路，故泻足之三里。”马莳注：“是以胃为脏腑之海，而三里为胃经之合，当泻其三里。”

⑲近者一下，远者三下：近为新病，远为久病。一下，即一次而胀消；三下，即三次而胀消。杨上善注：“其病日近者，可以针一泻；其日远者，可三泻之。下者，胀消也。”张志聪以为“远”“近”指病所言，注：“在于肤脉而近者一泻，在于城郭而远者三下。”

⑳无问虚实，工在疾泻：疾，迅速。吴懋先注：“若病久而成虚者，泻之反伤胃气，故曰工在疾泻。疾泻者，治其始蒙也。”

按 以上所论胀病之概念有三：①胀者皆在于脏腑之外，排脏腑而郭胸胁、胀皮肤，故名曰胀；②五脏六腑各有畔界，其病各有形状；③营卫气滞留即成胀病。

第三节　论五脏胀之证候

【原文】

黄帝曰：愿闻胀形①。岐伯曰：夫心胀者，烦心短气，卧不安②；肺胀者，虚满而喘咳③；肝胀者，胁下满而痛引小腹④；脾胀者，善哕，四肢烦悗⑤，体重不能胜衣，卧不安⑥；肾胀者，腹满引背央央然⑦，腰髀⑧痛。

【校注】

①形：病之形态，症状。

②心胀者，烦心短气，卧不安：烦心、短气、卧不安，是心胀不同于其他脏腑胀之特点，非谓心胀只有这三个症状。故杨上善注："气在脏腑之外，排脏腑，郭胸胁，胀皮肤，时烦心短气、卧不安者，以为心胀。知此，五脏六腑胀皆仿此，各从其脏腑所由胀状有异耳。"

③虚满而喘咳：气虚胸满而喘促咳嗽。《千金》"满而"字互倒；《脉经》与《千金》同，且"咳"下有"逆倚息，目如脱状，其脉浮"十字。

④小腹：《太素》《千金》并作"少腹"。

⑤善哕，四肢烦悗：《太素》作"喜哕，四肢急"。

⑥不能胜衣，卧不安：《太素》无"胜"字、"卧不安"字。

⑦央央然：《甲乙经》作"怏怏然"。《太素》作"怏然"。杨上善注："怏，不畅也。"《类经》注："央央然，困苦貌。"按，杨上善注为是。央央然，即隐隐然，不明显、不剧烈的意思。

⑧髀：胯关节。

第四节　论六腑胀之证候

【原文】

六腑胀①：胃胀者②，腹满，胃脘痛③，鼻闻焦臭④，妨于食⑤，大便难；大肠胀者，肠鸣而痛濯濯⑥，冬日重感于寒⑦，则飧泄⑧不化；小肠胀者，少腹䐜胀，引腰而痛；膀胱胀者，少腹满而气癃⑨；三焦胀者，气满于皮肤中，轻轻然⑩而不坚；胆胀者，胁下痛胀，口中苦，善太息⑪。

【校注】

①六腑胀：《甲乙经》无此三字。《太素》"胀"下有"者"字。

②胃胀者：《太素》无"者"字。

③胃脘痛：《太素》"脘"作"管"。

④鼻闻焦臭：杨上善注："香为脾臭，焦为心臭，今脾胃之病闻焦臭者，以其子病，思闻母气故也。"

⑤妨于食：妨，碍也。《灵枢·邪气脏腑病形》云："胃病者，腹䐜胀，胃脘当心而痛，上支

两胁，膈咽不通，饮食不下，取之三里也。”妨于食，即膈咽不通，食饮不下。

⑥濯濯：水声。

⑦冬日重感于寒：《千金》无“冬日重感于”五字。

⑧飧泄：《太素》作“泄食”。《千金》作“泄食”。

⑨气癃：《类经》注：“膀胱气闭，小水不通也。”

⑩轻轻然：《太素》作“壳壳然”。杨上善注：“今壳壳，似实而不坚也。”

⑪善太息：《太素》“善”作“好”。

第五节　论治胀之原则

【原文】

凡此诸胀者①，其道在一②，明知逆顺，针数不失③。泻虚补实，神去其室，致邪失正④，真不可定⑤，粗之所败，谓之夭命。补虚泻实，神归其室，久塞其空⑥，谓之良工。

【校注】

①诸胀者：《甲乙经》《太素》并无“者”字。

②其道在一：道，治疗原则。《类经》注：“胀有虚实，而当补当泻，其道惟一，无二歧也。”

③针数不失：数，术也。不失，运用得当。杨上善注：“补虚泻实得中，故不失也。”

④致邪失正：导致邪气深入，正气耗损。

⑤真不可定：杨上善注：“真伪莫定也。”

⑥久塞其空：杨上善注：“长闭腠理，不令邪入。”

第六节　论胀病之病机

【原文】

黄帝曰：胀者焉生？何因而有①？岐伯曰：卫气之在身也，常然并脉，循分肉②，行有逆顺③，阴阳相随，乃得天和④，五脏更始⑤，四时循序⑥，五谷乃化。然后⑦厥气在下，营卫留止，寒气逆上，真邪相攻，两气相搏⑧，乃合为胀⑨也。黄帝曰：善。何以解惑⑩？岐伯曰：合之于真，三合而得⑪。帝曰：善。

【校注】

①何因而有：《甲乙经》“有”下有“名”字。《太素》与《甲乙经》同。

②常然并脉，循分肉：《甲乙经》《太素》并无“然”字。《太素》“分”下无“肉”字。

③行有逆顺：杨上善注：“卫气并脉循于分肉，有逆有顺，从目循足三阳下为顺，从目循手三阳下为逆。”逆者，与十二经气血流注之方向相反。顺者，与十二经气血流注之方向相同。逆顺之行，均为卫气运行之生理状态。

④天和：即生理状态。

⑤更始：《太素》作“更治”。《甲乙经》作“皆治”。杨上善注：“五脏属于五行，故五脏更王。”张志聪注：“五脏更始者，谓营行于脏腑经脉，外内出入，阴阳递更，终而复始也。”

⑥四时循序：循，《太素》作“有”；《甲乙经》作“皆”。张志聪注：“四时有序者，谓卫气日行于阳，夜行于阴，应四时寒暑之往来也。”

⑦然后：《甲乙经》作“然而”。

⑧两气相搏：《太素》“搏”作“薄”。《甲乙经》与《太素》同。杨上善注：“寒气逆上，与正气相薄，交争愤起，谓之为胀。”

⑨乃合为胀：《甲乙经》“合”作“舍”。舍，停留的意思。合，即下文“合之于真，三合而得”之“合”。

⑩何以解惑：意思是怎么理解“乃合为胀”这句话。杨上善以为“解惑”即治愈。

⑪合之于真，三合而得：《类经》注：“不得其真，所以生惑。胀虽由于卫气，然有合于血脉之中者，在经络也；有合于脏者，在阴分也；有合于腑者，在阳分也。三合既明，得其真矣。”杨上善注：“行补泻时，近者一取，合于真气，即得病愈；远者三取，合于真气，称曰解惑之也。”丹波元简云，“三合而得”，即上文“三者皆存焉”之义。

第七节　论治胀之针刺手法

【原文】

黄帝问于岐伯曰：《胀论》言①：无问虚实，工在疾泻，近者一下，远者三下。今有其三而不下者，其过焉在？岐伯对曰：此言陷于肉盲②而中气穴③者也。不中气穴则气内闭④，针不陷盲则气不行⑤，上越中肉⑥则卫气相乱，阴阳相逐⑦。其于胀也，当泻不泻，气故不下，三而不下⑧，必更其道⑨，气下乃止，不下复始，可以万全，乌有殆者乎⑩？其于胀也，必审其胗⑪，当泻则泻，当补则补，如鼓应桴，恶有不下者乎？

【校注】

①黄帝问于岐伯曰：《胀论》言：《甲乙经》无此九字。《太素》无“于”字。顾观光《灵枢校勘记》云：“‘胀论’二字误，当作‘夫子’。”按，上文有“黄帝曰：善”句，此又云“黄帝问于岐伯曰：《胀论》言”，故知其本非一篇之文。

②陷于肉盲：陷，刺透。盲，当作“肓”，余同。杨上善注：“肉肓者，皮下肉上之膜也。”《类经》注：“凡腔腹肉理之间，上下空隙之处，皆谓之肓。”

③中气穴：中，刺中。气穴，指治胀之穴位。

④气内闭：杨上善注：“针其余处，不中胀之气穴，则胀不泄也。”

⑤针不陷盲则气不行：进针太浅，没有透过肓膜，那么胀气就不能外出而依然留滞于内。

⑥上越中肉：上越，即针不陷肓。中肉，即不中气穴。《太素》“上”作“不”。杨上善注：

“针入其皮，起而不下其肉。”《太素》经注并误。马莳以为其即“邪气上越所刺之肌肉间”；张志聪以为“上越”二字属上句，云“针不陷肓，则气不行而不能上越”。二者亦皆不可从。

⑦阴阳相逐：相逐，相互争逐。《甲乙经》“逐”作“逆”。《太素》作“逐”。杨上善注：“逐，并也。”

⑧三而不下：《甲乙经》无此四字。

⑨必更其道：必须更换针刺的穴位。杨上善注：“必须更取余穴，以行补泻。”

⑩乌有殆者乎：哪里会有不良的后果呢。《甲乙经》“乌”作“恶”，乌、恶古字通用。

⑪必审其胗：《类经》注：“‘胗’字未妥，必‘脉’字之误也。”《甲乙经》《太素》并作“诊”。周学海云：“胗即诊也，诊即证也，即指五脏六腑之胀形也。”

按 本文所论，病证以实证为主，治法以针刺为主，于虚实之辨及药治之法，均未涉及，盖亦一家之言。

《灵枢》辅导参考材料之七

五癃津液别　第三十六

周学海《内经评文》云："五癃，五津之癃也。气之逆行曰厥，津之逆行曰癃。津液别者，津与液之质有五种之不同也。"

吴懋先注："此章论水谷所生之津液，各走其道，别而为五。如五道癃闭，则为水胀。五别者，为汗，为溺，为唾，为泪，为髓。五癃者，液不渗于脑而下流，阴阳气道不通，四海闭塞，三焦不泻而津液不化，水谷通于下焦，不得渗于膀胱，则水溢而为水胀，因以名篇。上章论气胀之因，此章论水胀之因。得其因，则知所以治矣。"

全篇可分为八小节：第一节，提出问题；第二节，论津液之化源与定义；第三、四、五、六节，分论五液；第七节，论水胀；第八节，小结。

本文在《太素》卷二十九，名"津液"；在《类经》卷十六《疾病类·五十八》，亦名"五癃津液别"。

第一节　问五液及水胀之所由生

【原文】

黄帝问于岐伯①曰：水谷入于口，输于肠胃，其液别为五②，天寒衣薄则为溺与气③，天热④衣厚则为汗，悲哀气并则为泣，中热胃缓则为唾。邪气内逆，则气为之闭塞而不行，不行则为水胀，余知其然也⑤，不知其何由生，愿闻其道⑥。

【校注】

①问于岐伯：《甲乙经》无"于岐伯"三字。

②液别为五：液，津液也。别，分也。杨上善注："凡所言液者，通名为津，经称津者，不名为液。"经书里所说的液，包括津；所说的津，不包括液。《类经》注："五液者，阴精之总称也。"

③溺与气：成无己《注解伤寒论》引本文，"溺"下无"与气"二字。

④天热：下文"热"作"暑"。《甲乙经》并作"署"。

⑤余知其然也：《甲乙经》无此五字。

⑥愿闻其道：《甲乙经》无此四字。《太素》"道"作"说"。

第二节 论津液之化源与定义

【原文】

岐伯曰：水谷皆入于口，其味有五，各注其海①，津液各走其道②。故三焦出气③，以温肌肉，充皮肤，为其津④；其流而不行者，为液⑤。

【校注】

①各注其海：《甲乙经》“各”作“分”。海，有二说。一指四海。杨上善注：“五味走于五脏四海。肝、心二脏主血，故酸苦二味走于血海。脾主水谷之气，故甘味走于水谷海。肺主于气，故辛走于膻中气海。肾主脑髓，故咸走髓海也。”一指气海。马莳注：“水谷皆入于口，其味有五，各上注其气于气海之中，积为宗气。”

②津液各走其道：道，亦有二说。一指经脉。《类经》注：“五脏四海，各因经以受水谷之气味，故津液随化而各走其道。”一指目、腠理、廉泉、鼻、口。杨上善注：“目为泣道，腠理为汗道，廉泉为涎道，鼻为涕道，口为唾道也。”

③三焦出气：马莳注：“津液各走其道，故三焦者，上焦为宗气之所出，中焦为营气之所出，下焦为卫气之所出。共出其气，以温外之肌肉，充外之皮肤者为津；其在内之流而不行者为液。”《甲乙经》《太素》“三焦”并作“上焦”。杨上善注：“上焦出气，出胃上口，名曰卫气，温暖肌肉，润泽皮肤于腠理，故称为津也。”

④为其津：《甲乙经》《太素》并无“其”字。《甲乙经》“为”上有“者”字。

⑤其流而不行者，为液：《类经》注：“达于表者，阳之气也，故三焦出气以温肌肉，充皮肤，而为其津，津属阳也。营于里者，阴之气也，故周流于血脉之间，而不散行于外，注于脏腑，益于精髓，而为之液，液属阴也。”《甲乙经》《太素》“流”并作“留”。杨上善注：“水谷精汁，注骨属节中，留而不去，谓之为液。”

按 本节所论津液之化源与定义，同《灵枢·决气》所说，互有详略，当合而观之。

第三节 论汗与溺

【原文】

天暑衣厚则腠理开，故汗出；寒留于分肉之间，聚沫则为痛①。

天寒则腠理闭，气湿不行②，水下留于膀胱③，则为溺与气④。

【校注】

①寒留于分肉之间，聚沫则为痛：《类经》注：“或为寒邪所感则液凝，留于肌肉之间，故汁沫聚而为痛。”张志聪注：“沫者，津聚而为沫也。”《太素》“聚沫”字互倒。杨上善注：“津液聚沫，迫裂分肉，所以为痛。”

②气湿不行：《甲乙经》《太素》“湿”并作“濇”。当作“濇”。不行，不能行出体表。

③水下留于膀胱：留，《太素》作“溜”；《甲乙经》作“流”。按，留、溜、流，古字并通用。《类经》注：“腠理闭密则气不外泄，故气化为水。水必就下，故留于膀胱。”

④溺与气：马莳注：“为前溺与后气耳。”姚士因云：“膀胱为州都之官，津液藏焉，气化而出者为溺，藏于膀胱者化生太阳之气。”

按 本节论津液与汗、尿之关系。汗、尿皆为津液所化生。盈于此，必绌于彼，是故汗多则尿少，汗少则尿多。由此可知，发汗利尿不可太过，否则必致伤津，而津伤液亏者，又当慎用发汗利尿剂也。

第四节　论泣（泪）

【原文】

五脏六腑，心为之主①，耳为之听，目为之候②，肺为之相，肝为之将，脾为之卫③，肾为之主外④。故五脏六腑之津液，尽上渗于目，心悲气并，则心系急。心系急则肺举⑤，肺举则液上溢。夫心系与肺，不能常举⑥，乍上乍下，故咳而泣出⑦矣。

【校注】

①心为之主：主，主宰，支配者。心是五脏六腑的主宰，五脏六腑及其外属器官都要受心神的支配。《类经》注：“心总五脏六腑，为精神之主，故耳目肺肝脾肾，皆听命于心。是以耳之听，目之视，无不由乎心也。”

②耳为之听，目为之候：耳受心神的支配而司听觉，目受心神的支配而司视觉。候，候外、伺望之意。

③脾为之卫：脾主运化水谷精微以护养全身，故为心之近卫。卫，侍卫也。《灵枢·师传》云：“脾者主为卫，使之迎粮，视唇舌好恶，以知吉凶。”

④肾为之主外：《太素》“外”作“水”。张志聪注：“肾主外者，肾主藏津液，所以灌精濡空窍者也。”《灵枢·师传》云：“肾者主为外，使之远听，视耳好恶，以知其性。”

⑤心系急则肺举：《甲乙经》《太素》均无“心系”二字，“肺”下均有“叶”字。

⑥夫心系与肺，不能常举：《甲乙经》“与”作“急”。此句意谓心系紧急，而肺叶却不能经常张举，否则就不能吸气。《太素》“与”作“举”，不如《甲乙经》作“急”义胜。

⑦咳而泣出：《类经》注：“当其气举而上，则为咳为泣也。凡人之泣甚而继之以嗽者，正以气并于上而奔迫于肺耳。”《太素》“咳”作“呿”。杨上善注：“呿，音去。身中五官所管津液并渗于目，为泣。呿者，泣出之时引气张口也。”哭泣时一面流泪，一面张口短促呼吸，称为泣呿。这与实际情况相符，与上文“乍上乍下”之义亦合。可以改。《甲乙经》作“咳而涎”误也。

按 泣与津液之关系，又宜参阅《灵枢·口问》。

第五节 论 唾

【原文】

中热[1]则胃中消谷，消谷则虫上下作[2]，肠胃充郭[3]，故胃缓，胃缓则气逆[4]，故唾出[5]。

【校注】

①中热：指胃热。《灵枢·口问》云："胃中有热"。

②虫上下作：作，动也。《类经》注："胃热则消谷中空，虫行求食，故或上或下动作于肠胃之间。"

③肠胃充郭：郭，同"廓"，指腹腔充满。杨上善注："肠胃宽，充郭中。"《类经》注："充郭者，纵满之谓，肠郭则胃缓。"其是以"郭"作扩张解释的。

④故胃缓，胃缓则气逆：《太素》无二"胃"字。杨上善注："故肠胃缓而气上，所以唾也。"

⑤故唾出：唾出，即《灵枢·口问》所谓"涎下"。张志聪注："《口问篇》曰：胃缓则廉泉开，故涎下，补足少阴。盖任脉起于足少阴之阴中，而上出于廉泉。胃缓则少阴之气，不与阳明相合，反上逆于廉泉，则水液随之，故涎唾也。"《类经》注："按，《宣明五气篇》曰肾为唾，而此曰胃为唾，是胃之与肾皆主为唾。盖土郁之唾在胃，水泛之唾在肾也。"

按 这里所说的"唾"，即《灵枢·口问》所谓"涎"。一般说来，涎性黏稠，为脾胃所主；唾则清稀，为肾所主。故《素问·宣明五气》云："脾为涎，肾为唾。"学者须知《灵枢》《素问》皆非一时一地一人之作，其文多采方言，用字多不统一，因此，不可执着于个别字词，而必须系统全面地理解它。

第六节 论 髓

【原文】

五谷之津液和合而为膏者[1]，内渗入于骨空[2]，补益脑髓，而下流于阴股[3]。

阴阳不和，则使液溢而下流于阴[4]，髓液皆减而下[5]，下过度则虚[6]，虚故腰背痛[7]而胫酸[8]。

【校注】

①和合而为膏者：《类经》注："此津液之为精髓也。膏，脂膏也。"和合而为膏，谓阴阳之气调和，五源才能合而为脂膏也。膏，张志聪、马莳注本并作"高"。高、膏，古字通。《内经》"膏粱"都作"高梁"可证。张志聪以"上行所高者"为释，义不可通。

②骨空：空，与"孔"同，骨空，骨内外物质交换之孔道。《素问·骨空论》云："扁骨有渗理凑，无髓孔，易髓无空"。《类经》注："扁骨者，对圆骨而言。凡圆骨内皆有髓，有髓则有髓孔。若扁骨，则但有血脉渗灌之理凑，而内无髓……无髓亦无空矣。"高士宗注："易，交易也。"

③下流于阴股：阴，前阴也。股，大腿也，指股骨而言。此句谓下流于前阴，补益于精；下流

于股骨，补益于髓。《太素》无“股”字。

④阴阳不和，则使液溢而下流于阴：《太素》“则使”互倒，“使”字断句，“则”字下属。杨上善注：“若阴阳过度，不得以理和使，则精液溢下于阴。”张志聪注：“阴阳不和者，少阴与阳明之不和也。阴阳之气不和，则液与精不合，使液溢于骨外，而下流于阴矣。”马莳注：“惟阴阳各经之气不和，则液溢下而下流于阴器矣。”

⑤髓液皆减而下：张志聪注：“液溢于外，则髓液皆减而下，是不能为高矣。”

⑥下过度则虚：《类经》注：“精髓皆减，输泄过度，则真阴日虚，故为腰痛胫酸等病，此劳瘵之所由作也。”

⑦虚故腰背痛：《甲乙经》“故”作“则”，“背”作“脊”，《太素》“腰背”作“骨脊”。杨上善注：“以其分减髓液过多，故虚而腰痛。”

⑧胫酸：《甲乙经》《太素》并作“胻酸”。

按 脑、髓深藏于骨腔之中，赖骨孔与骨外进行物质交流。饮食五谷之津液和合为膏者，可内渗于骨空而补益脑髓，下流阴股而补益精髓，若饮食不进或因病而伤失大量精液，则脑髓亦必随之空虚，而见头昏、眩晕、耳鸣、胫酸、关节屈伸不利等髓海不足之症状。

第七节　论　水　胀

【原文】

阴阳气道不通，四海闭塞①，三焦不泻，津液不化②，水谷并行肠胃之中③，别于回肠④，留于下焦，不得渗膀胱，则下焦胀⑤，水溢则为水胀⑥。

【校注】

①阴阳气道不通，四海闭塞：杨上善注：“脏腑阴阳不得和通，则四海闭而不流。”张志聪注：“阴阳气道不通，则津液不得注于海，而四海闭塞矣。”

②三焦不泻，津液不化：张志聪注：“三焦之气不能通泻于肌腠，而津液不化矣。”杨上善注：“三焦壅而不泻，其气不得化为津液。”

③水谷并行肠胃之中：水谷在肠胃中是混在一起的。《甲乙经》“行”作“于”，《太素》《类经》与《甲乙经》同。

④别于回肠：津液从回肠别出而经下焦渗入膀胱。

⑤留于下焦，不得渗膀胱，则下焦胀：如果留于下焦，而不能渗入膀胱，则下焦发胀。张志聪注：“济泌之汁不得渗于膀胱，而下焦胀矣。”

⑥水溢则为水胀：杨上善注：“溢入于身，故为水胀也。”《类经》注：“此津液之为水胀也。三焦为决渎之官，膀胱为津液之府，气不化则水不行，所以三焦不能泻，膀胱不能渗，而肿胀之病所由作。故治此者，当以气化为主，试观水潦为灾，使非太阳照临，则阴凝终不能散，泥泞终不能干。能知此义，则知阴阳气化之道矣。”

第八节 小　结

【原文】

此津液五别之逆顺也[①]。

【校注】

①此津液五别之逆顺也：《太素》《甲乙经》“逆顺”并作“顺逆”。津液别为汗、溺、泣、唾、髓，为顺。津液之道癃闭不通而为水胀，则为逆。《类经》注：“阴阳和，则五液皆精而充实于内。阴阳不和，则五精皆液而流溢于外。此其所谓逆顺也。”

《灵枢》辅导参考材料之八

天年　第五十四

天，先天禀赋。年，年寿。本篇论先天禀赋与寿命长短的问题，故篇名“天年”。

全篇一问一答，共分五节：第一节总论人身禀赋与发育成人的过程；第二节论长寿的条件；第三节论头面部发育与长寿的关系；第四节论正气盛衰与生长衰亡过程的关系；第五节论夭寿早亡的原因。

本篇在《类经》卷三《脏象类·十四》，名“天年常度”；在《太素》卷二，名“寿限”，唯缺第一段，且第四、五两节叙次互倒。

第一节　总　论

【原文】

黄帝问于岐伯曰：愿闻人之始生，何气筑为基①，何立而为楯②，何失而死，何得而生？岐伯曰：以母为基，以父为楯，失神者死，得神者生也。

黄帝曰：何者为神③？岐伯曰：血气已和，荣卫已通，五脏已成，神气舍心，魂魄毕具，乃成为人④。

【校注】

①何气筑为基：筑，建筑，构造。基，基础。《说文》：“基，墙始也。”

②何立而为楯：倪冲之注：“楯，干盾之属，所以捍御四方。”丹波元简云：“楯，《说文》：阑槛也。王逸云：纵曰栏，横曰楯，今阶除木勾栏是也。”《类经》注：“基，址也。楯，材具也。”按，前二说与“基”字不相应，后一说似较胜，但楯即材具之说未见所据。经文“何气筑为基”是以筑墙为喻，因疑“楯”乃“桢”字之讹。桢者，筑墙所植之木也。《尚书·费誓》“峙乃桢榦”，《尚书孔传》云：“桢，当坪两端者也。榦，在垺两旁者也。”筑垺，古时多以土为之，故必立其桢榦而后乃可筑。立桢与筑基之义正好相贯。基为基础，桢为骨干。

③何者为神：可直译为什么叫作神，或神是什么，或论神的概念、神的含义。但从下文岐伯答语来看，其讲的是神的生成。因此，只能意译为神是怎样生成的，或据上文“得神者生”的意思，译为怎样叫作得神。

④神气舍心，魂魄毕具，乃成为人：神气舍藏于心，魂魄发育完备，而后才能成人。《类经》注：“神者，阴阳合德之灵也。二气合而生人，则血气荣卫五脏以次相成，神明从而见矣（按，血气营卫五脏是神明的物质基础）。惟是神之为义有二，分言之则阳神曰魂，阴神曰魄，以及意志思虑之类皆神也；合而言之则神藏于心，而凡情志之属，惟心所统，是为吾身之全神也。”（此注将神

之功能活动与神的物质结构混为一谈了。）朱永年注：“此言有生之初，得先天之精气，生此营卫气血，五脏神志，而后乃成人。”这说明神系统（包括魂魄）是人体胚胎生长发育过程中自然形成的，神（包括魂魄）系统发育完备，才能成为人。

第二节　论长寿的条件

【原文】

黄帝曰：人之寿夭①各不同，或夭寿②，或卒死，或病久，愿闻其道。岐伯曰：五脏坚固③，血脉和调④，肌肉解利⑤，皮肤致密⑥，营卫之行，不失其常⑦，呼吸微徐⑧，气以度行⑨，六腑化谷⑩，津液布扬⑪，各如其常⑫，故能长久。

【校注】

①寿夭：《太素》作“夭寿”。

②或夭寿：《太素》“寿”上有“或”字。

③五脏坚固：杨上善注：“五脏形坚而不虚，固而不变，得寿一也。”五脏坚固，不病虚损，是能够长寿的条件之一。

④血脉和调：《类经》注：“和调者不易乱。”《灵枢·平人绝谷》云：“血脉和利，精神乃居。”杨上善注：“血常和，脉常调，得寿二也。”这是长寿的第二个条件。

⑤肌肉解利：《灵枢·大惑论》云：“分肉不解，则（卫气）行迟。”《类经》注：“解利者，可无留滞。”杨上善注：“外肌内肉各有分利，得寿三。”这是长寿的第三个条件。

⑥皮肤致密：致，细致。密，固密。皮肤致密，则不易受外邪所伤。《类经》注：“致密者，可免中伤。”杨上善云：“谓皮腠闭密，肌肤致实，得寿四。”这是长寿的第四个条件。

⑦营卫之行，不失其常：常，正常规律。《类经》注：“营卫之行，不失其常者，经脉和也。”杨上善注：“谓营卫气一日一夜各循其道行五十周，营卫其身而无错失，得寿五。”这是长寿的第五个条件。

⑧呼吸微徐：微，轻微而不粗。徐，徐缓而不急促。杨上善注：“谓吐纳气，微微不粗，徐徐不疾，得寿六。”呼吸为肺之所司，肺为相傅之官而主治节。所以，呼吸与五脏六腑的功能活动密切相关，对精神活动亦有重大影响。这是气功疗法之所以注重吐纳调息的基本原因。呼吸微徐，可使脏气安静而精神内守；呼吸气粗急促，会使脏气躁动而耗散精气。诚如《素问·痹论》所说：“阴气（即脏气）者，静则神藏，躁则消亡。”所以“呼吸微徐”是长寿的第六个条件。

⑨气以度行：气，营气。营气的运行遵循一定的速度，太过、不及皆属病态。《灵枢·五十营》云：“故人一呼，脉再动，气行三寸；一吸，脉亦再动，气行三寸。呼吸定息，气行六寸……一万三千五百息，气行五十营于身，水下百刻，日行二十八宿，漏水皆尽，脉终矣……故五十营备，得尽天地之寿矣。”杨上善注：“呼吸定息，气行六寸，以循度数，日夜百刻，得寿七。”这是长寿的第七个条件。

⑩六腑化谷：六腑消化谷食的功能健旺，则后天荣养充足。杨上善注："胃受五谷，小肠盛受，大肠传导，胆为中精决断，三焦司决渎，膀胱主津液，共化五谷，以奉生身，得寿八。"这是长寿的第八个条件。

⑪津液布扬：津液吸收、输送、布散的道路通畅。杨上善注："所谓泣、汉、涎、涕、唾等，布扬诸窍，得寿九也。"这是长寿的第九个条件。

⑫各如其常：以上全身各种生理活动都能保持正常。杨上善注："上之九种营身之事，各各无失，守常不已，故得寿命长生久视也"。

按 这一节提出了四个问题：或夭、或寿、或卒死、或病久。只回答了长寿一个问题，对其余三个问题，引而不发，略而不论，学者举一反三可也。

第三节 论头面部发育与长寿的关系

【原文】

黄帝曰：人之寿百岁而死①，何以致之？岐伯曰：使道隧以长②，基墙高以方③，通调营卫④，三部三里起，骨高肉满⑤，百岁乃得终。

【校注】

①寿百岁而死：《太素》"死"下有"者"字。

②使道隧以长：隧，马莳注本、周学海注本、张志聪注本均作"队"。马莳注："队、隧同。……使道者，水沟也。"水沟，即人中。杨上善注："使道，谓是鼻空，使气之道，隧以长，出气不壅。"《类经》注："使道，指七窍而言，谓五脏所使之道路，如肺气通于鼻，肝气通于目，脾气通于口，心气通于舌，肾气通于耳，是即五官之道路也。隧，深邃貌。"张志聪注："使道者，血脉之道路，《本输》篇之所谓间使之道，盖心包络之主血脉也。队，行列也。长者，环转之无端也。此言血气充足，循序而流通也。"按，《灵枢·本输》云："心出于中冲……行于间使，间使之道，两筋之间，三寸之中也。"显然，这说的是手厥阴心包经脉气行至间使穴处的道路在两筋之间。这与本篇之"使道"是风马牛不相及的事，故将二者混为一谈是不对的。从下文"使道不长，空外以张，喘息暴疾"来看，当以杨上善注为允。使道隧以长，即鼻孔出气之道深而长。

③基墙高以方：诸说各异。马莳注："面之地部为基，耳为蔽为墙。"杨上善注："鼻之明堂，墙基高大方正。"《类经》注："基墙，指面部而言，骨骼为基，蕃蔽为墙。"张志聪注："土基高以方者，肌肉厚而充于四体也。"按，《灵枢·五阅五使》曰："明堂广大，蕃蔽见外，方壁高基，引垂居外，五色乃治，平博广大，寿中百岁"。《灵枢·五色》曰："明堂者鼻也，阙者眉间也，庭者颜也，蕃者颊侧也，蔽者耳门也，其间欲方大，去之十步，皆见于外，如是者，寿必中百岁。"本篇的"基墙高以方"即《灵枢·五阅五使》的"方壁高基"，"壁"即墙也。由此可见，杨上善和张景岳的注解基本相同，且与经文原意相符。"基墙高以方"，即鼻子周围整个面部的形状，丰满而广大。

④通调营卫：指面色红润，光泽有神。马莳注随文敷演。张志聪以为是承上文而做的推论，注："脉道流长，肌肉高厚，则营卫通调矣。"杨上善注则将其与下文"三部三里"连在一起，云："三部，谓三焦部也。三里，谓是膝下三里，胃脉者也。三焦三里皆得通调，为寿三。"《类经》注有"营卫部里"句，可见其意与杨上善注正同，即营卫之气，从它的发源地三焦，至下肢的三里穴，运行通畅而调和。这当然也是维持健康的重要保证，但与上下文义不相类属。下文有"薄脉少血"句，疑"通调营卫"之前必有脱文。

⑤三部三里起，骨高肉满：《太素》以"里"字断句，"起"字下属。杨上善注："起骨，谓是明堂之骨，明堂之骨高大肉满，则骨肉坚实。"张志聪注："三部者，形身之上中下。三里者，手足阳明之脉，皆起发而平等也。骨高者，少阴之气足也。肉满者，阳明之气盛也。"马莳注："面之三里，即三部也（原书注：俗云三亭），皆已耸起，其骨高，其肉满，所以百岁乃得终也。"按，三部即三里。根据《灵枢·五色》"五脏次于中央，六腑挟其两侧"之说，三部三里当指左、中、右三个部分。中部是"明堂"，即鼻，为五脏在面部的反应区。左、右两侧是六腑在面部的反应区。之所以既称三部，又名三里，是因为有多个脏或腑共处于同一个区域中，犹若人家共居之处名为里也。起，即高起、不平塌的意思，亦即上文所谓"高以方"也。

按 头面的形态是先天发育是否良好的标志。方面大耳，五官端正，说明发育良好。反之，颜面狭小，头部畸形，五官不正，往往是先天发育不良的结果。发育良好是健康长寿的一个重要条件。所以，《灵枢》多次提到这个问题，并且把它与"天年"联系在一起。这是古人经过长期观察之后获得的认识，是有着客观依据的合乎科学的结论。只有那些缺乏科学常识，而又受着唯心主义传统影响和偏见较深的人，才把它看作迷信的东西，甚至把它与"相面术"等同起来，而不加分析地一概予以否定。

第四节 论正气盛衰与生长衰亡过程的关系

【原文】

黄帝曰：其气之盛衰，以至其死，可得闻乎？岐伯曰：人生[①]十岁，五脏始定，血气已通，其气在下[②]，故好走[③]；二十岁，血气始盛，肌肉方长，故好趋；三十岁，五脏大定，肌肉坚固，血脉盛满，故好步[④]；四十岁，五脏六腑、十二经脉皆大盛以平定，腠理始疏[⑤]，荣华颓落[⑥]，发颇斑白[⑦]，平盛不摇，故好坐；五十岁，肝气始衰[⑧]，肝叶始薄，胆汁始灭[⑨]，目始不明；六十岁，心气始衰，苦忧悲[⑩]，血气懈惰，故好卧[⑪]；七十岁，脾气虚，皮肤枯[⑫]；八十岁，肺气衰，魄离[⑬]，故言善误[⑭]；九十岁，肾气焦[⑮]，四脏[⑯]经脉空虚；百岁[⑰]，五脏皆虚，神气皆去，形骸独居而终矣[⑱]。

【校注】

①人生：《甲乙经》"生"作"年"。

②其气在下：《类经》注："天地之气，阳主乎升，升则向生；阴主乎降，降则向死。故幼年之气在下者，亦自下而升也。"马莳注："其气在下，气盛于足之六经也。"

③走：走，跑的意思。《释名》云：“徐行曰步，疾行曰趋，疾趋曰走。”

④故好步：步，不急不慢地走路。《类经》注：“盛满则不轻捷，故好步矣。”

⑤腠理始疏：疏，《甲乙经》作“开”。

⑥荣华颓落：颓落，枯萎凋零。丹波元简云：“《甲乙经》‘颓’作‘刷’。”今本《甲乙经》作“剥”。《素问·阴阳应象大论》“年四十，而阴气自半也，起居衰矣”，王冰注引此文“颓”作“稍”。

⑦发颇斑白：发颇，《太素》作“发鬓”，《甲乙经》作“鬓发”。斑白，即黑白相间。发颇斑白，即头发花白。

⑧肝气始衰：张志聪注：“人之衰老，从上而下，自阳而阴，故肝始衰而心，心而脾，脾而肺，肺而肾。”朱永年云：“人之生长，先本于肾脏之精气，从水火而生木金土，先天之五行也。人之衰老，从肝木以及于火土金水，后天之五行也。”

⑨胆汁始灭：《甲乙经》《太素》“灭”并作“减”。

⑩苦忧悲：《甲乙经》“苦”作“善”。《太素》“苦”作“喜”。

⑪血气懈惰，故好卧：《甲乙经》“惰”作“墮”。惰、墮，古字通用。马莳注：“好卧者，卫气不精也。”

⑫皮肤枯：《甲乙经》作“皮肤始枯”，且下有“故四肢不举”五字。

⑬魄离：《太素》“魄”下重出“魄离”二字。《甲乙经》作“魂魄离散”。魄主管运动和感觉，魂主管思维（见《灵枢·本神》的注解）。魂魄离散，即思维与感觉失去正常的联系，所以，说话常常会发生错误（“言善误”）。

⑭善误：《太素》作“喜误”。

⑮肾气焦：《类经》注：“肾气焦者，真阴亏竭也。”

⑯四脏：《太素》作“脏枯”。《甲乙经》作“脏乃枯萎”。

⑰百岁：《甲乙经》“百”上有“至”字。

⑱形骸独居而终矣：居，留也，存也。《甲乙经》“终”作“尽”，两者义同，死亡也。此句谓只留下一个空虚的躯壳，这个人也就死亡了。

按 此节所论与《素问·上古天真论》所讲大同小异。所以，《类经》注：“此与前篇《上古天真论》女尽七七、男尽八八互相发明。彼以七八言者，言阴阳之限数。此以十言者，言人生之全数。然则人之气数，固有定期，而长短不齐者，有出于禀受，有因于人为。故惟智者不以人欲害其天真，以自然之道养自然之寿，而善终其天年。此圣智之所同也。今之人非惟不能守其所有，而且欲出尘逃数，解脱飞升，因人惑己，因己惑人，是焉知无则无极，有则有尽，而固窃窃然自以为觉，亦何异梦中占梦，其不觉也亦甚矣。”有生必有死，有盛必有衰。人身的生长壮老已是由自然规律决定的，不以人的意志为转移。那种妄图长生不老，或者出世成仙的人，实为梦中做梦、糊涂透顶的人。张景岳的这些话说明，《灵枢·天年》与《素问·上古天真论》的理论对古代的神权迷信观念来说是一个沉重的打击。

第五节 论夭寿早亡的原因

【原文】

黄帝曰：其不能终寿而死者，何如？岐伯曰：其五脏皆不坚[①]，使道不长，空外以张[②]，喘息暴疾[③]，又卑基墙[④]，薄脉少血[⑤]，其肉不石[⑥]，数中风寒[⑦]，血气虚，脉不通[⑧]，真邪相攻，乱而相引[⑨]，故中寿而尽也[⑩]。

【校注】

①五脏皆不坚：杨上善注："五脏皆虚，易受邪伤。"

②空外以张：谓鼻孔外露，杨上善注："鼻空又大。"《类经》注："九窍张露也。"

③喘息暴疾：杨上善注："泄气复多。"《类经》注："喘息者气促，暴疾者易伤。"丹波元简云："谓喘息之气，卒暴疾速也。"喘息，即呼吸。暴疾，即急促。

④又卑基墙：卑，低下。杨上善注："鼻之明堂，基墙卑下。"

⑤薄脉少血：谓脉小血少，面色枯萎无神。

⑥其肉不石：《太素》"石"作"实"。

⑦数中风寒：《太素》无"寒"字。

⑧血气虚，脉不通：《太素》无"虚脉"二字，作"血气不通"。杨上善注："多中外邪，血气壅塞。"

⑨真邪相攻，乱而相引：在真邪相互斗争中，使气血齐乱，不能驱邪外出，反而引邪深入。《类经》注："正本拒邪，正气不足，邪反随之而入，故曰相引。"

⑩故中寿而尽也：《太素》作"故中年而寿尽矣"。

按 张志聪注对本段文章的精神实质说得较为透彻，今录于后，以供参考。

张志聪注："此言人禀先天之气虚薄，而后天犹可资培，更能无犯贼风虚邪，亦可延年益寿。若禀气虚弱，而又不能调养，兼之数中风寒，以致中道夭而不能尽其天年矣。"

《灵枢》辅导参考材料之九

水胀　第五十七

水，水肿。胀，指胸腹胀满。本篇论水肿与肤胀、鼓胀、肠蕈、石瘕等具有腹部胀满症状的病证，以及其在病因、证候等方面的鉴别诊断，故篇名“水胀”。

全文有六节：第一节论水肿之证候特点；第二节论肤胀之证候特点；第三节论鼓胀之证候特点；第四节论肠蕈之证候特点；第五节论石瘕之证候特点及治疗大法；第六节补叙针刺治疗肤胀、鼓胀的原则。

全文见于《太素》卷二十九《气论·胀论》之后半篇；亦见于《类经》卷十六《疾病类·五十七》，名“水胀肤胀鼓胀肠覃石瘕石水”。

第一节　水肿之证候特点

【原文】

黄帝问于岐伯曰：水与肤胀、鼓胀、肠覃①、石瘕、石水②，何以别之③？岐伯答曰：水始起④也，目窠上微肿⑤，如新卧起之状⑥，其颈脉动⑦，时咳⑧，阴股间寒，足胫瘇⑨，腹乃大，其水已成矣。以手按其腹，随手而起，如裹水之状⑩，此其候也⑪。

【校注】

①肠覃：覃，即“蕈”字，菌也。《玉篇》：“蕈，地菌也。”《类经》注：“覃，音潭。”丹波元简云：“覃，慈在切，蕈同。”肠外生恶肉（息肉），如蕈状，故名肠蕈。

②石水：《甲乙经》《千金》《外台》“石瘕”下并无“石水”二字。本经下文亦缺“石水”的论述。马莳注：“本篇之所谓水，则即《阴阳别论》之所谓三阴结谓之水，与石水不同。”《类经》注：“考之《阴阳别论》曰：阴阳结邪，多阴少阳，曰石水，少腹肿。其义即此。”二说正好相反。《灵枢·邪气脏腑病形》云：“微大为石水，起脐已下，至小腹腄腄然，上至胃脘，死不治。”据此，《类经》注是，马莳注非也。

③何以别之：《太素》无“之”字。马莳注：“盖诸证病异而形相似，故宜有以别之耳。”

④水始起：《甲乙经》《千金》“水”下有“之”字。

⑤目窠上微肿：《太素》“窠”作“果”，“肿”作“痈”。马莳注：“目之下为窠。”按，“果”即“裹”字。

⑥如新卧起之状：《太素》“新卧”作“卧新”。马莳注：“大抵人之卧起者，其目窠上必肿也。”《类经》注：“目之下为目窠，微肿如新卧起之状者，形如卧蚕也。”余伯荣注：“此太阳膀胱之水，溢于皮肤而为水胀也。太阳之气运行于肤表，此水随气溢而为病也。太阳之脉

起于目内眦，上额交巅，循颈而下，目窠上微肿，水循经而溢于上也。”按，《素问·评热病论》云：“诸有水气者，微肿先见于目下也，帝曰：何以言。岐伯曰：水者阴也，目下亦阴也，腹者至阴之所居，故水在腹者必使目下肿也。”《素问·平人气象论》云：“目裹微肿如卧蚕起之状，曰水。”

⑦其颈脉动：《太素》无“其”字。《素问·平人气象论》“颈脉动喘疾，咳，曰水”，王冰注：“颈脉，谓耳下及结喉傍人迎脉是也。”《类经》注：“阳明之脉自人迎下循腹里，而水邪乘之，故为颈脉动。”丹波元简云：“不谓之人迎，而谓颈脉者，非诊之而始知其动之疾，以其望而知颈脉之疾也。”

⑧时咳：余伯荣注：“咳者，水邪上乘于肺也。”按，肾足少阴脉，从肾上贯肝膈，入肺中。肾气上逆，水乘于肺（即水寒射肺），故时咳。水寒射肺为咳喘病病机之一。

⑨足胫瘇：《太素》“胫瘇”作“胻痽”。痽，肿起也。《类经》注：“瘇、肿同。”余伯荣注：“阴股寒，足胫肿，太阳之气虚而水流于下也。腹大者，水泛而土虚也。”

⑩以手按其腹，随手而起，如裹水之状：《类经》注：“凡按水囊者，必随手而起，故病水者亦若是。”

⑪此其候也：这些就是水肿病的证候特征。杨上善注：“水病之状，候有六别：一者，目果微肿；二者，足阳明人迎之脉，眂见其动，不待按之；三者，胀气循足少阴脉上冲于肺，故时有咳；四者，阴下阴股间冷；五者，脚胻肿起；六者，腹如囊盛水状，按之不坚，去手即起。此之六种，水病候也。”

第二节　肤胀之证候特点

【原文】

黄帝曰：肤胀何以候之？岐伯曰：肤胀者，寒气客于皮肤之间①，鼜鼜然不坚②，腹大，身尽肿③，皮厚，按其腹，窅而不起④，腹色不变⑤，此其候也⑥。

【校注】

①寒气客于皮肤之间：余伯荣曰：“寒者，水之气也，此无形之气，客于皮肤而为虚胀也。”

②鼜鼜然不坚：鼜，音空。《太素》《甲乙经》“鼜鼜”作“壳壳”。《类经》注：“寒气客于皮肤之间者，阳气不行，病在气分，故有声若鼓，气本无形，故不坚。”王广庵《望诊遵经》云：“弹之而声空者是气，弹之而声实者是水。”声空不实，故曰“不坚”。丹波元简云：“壳，《玉篇》：物皮空也。鼜字亦从鼓从空，盖中空之义，诸注为鼓声，岂有不坚而有声之理乎！”

③腹大，身尽肿：《类经》注：“气无所不至，故腹大，身尽肿。若因于水，则有水处肿，无水处不肿，此为可辨。”

④皮厚，按其腹，窅而不起：《甲乙经》“皮”下有“肤”字。《类经》注：“然有水则皮泽而薄，无水则皮厚。寒气在肤腠之间，按散之则不能猝聚，故窅而不起。”窅，音夭，凹陷之意，杨

上善注：“窅，焉了反，深也。”

⑤腹色不变：《类经》注：“即皮厚故也。”此句意谓有水则腹色光泽而皮薄，无水故腹色不变。

⑥此其候也：杨上善注：“肤胀凡有五别。一者，寒气循于卫气，客于皮肤之间。二者，为肿不坚。三者，腹大身肿。四者，皮厚，按之不起。窅，乌了反，深也。五者，腹色不变。肤胀所由与候，有斯五别也。”

按 《内经》论肿胀之病，以按之起不起作为水与气之鉴别标准。其法证之临床，并不可靠。故《类经》注：“此上两条云：以手按其腹，随手而起者属水，窅而不起者属气。此固然也。然按气囊者，亦随手而起；又水在肌肉之中，按而散之，猝不能聚，如按糟囊者，亦窅而不起，故未可以起与不起为水气之的辨。但当察其皮厚色苍，或一身尽肿，或自上而下者，多属气；若皮薄色泽，或肿有分界，或自下而上者，多属水也。”

第三节 鼓胀之证候特点

【原文】

鼓胀何如？岐伯曰：腹胀，身皆大①，大与肤胀等也②，色苍黄，腹筋起③，此其候也④。

【校注】

①腹胀，身皆大：《甲乙经》“腹”上有“鼓胀者”三字，“腹胀，身皆大”作“腹身皆肿大”。《太素》“腹”下无“胀”字。《千金》《外台》“皆”并作“肿”。

②大与肤胀等也：《甲乙经》“大与”作“如”字。《类经》注：“腹胀身皆大，与上文肤胀者证同。”

③色苍黄，腹筋起：《甲乙经》“色”上有“其”字。《太素》《千金》《外台》“腹筋”并作“腹脉”。色苍黄，即皮肤呈现青黄色。苍，即青也。腹筋起，即腹壁络脉怒张。其病在肝脾二脏，故余伯荣注：“色苍黄，腹筋起者，土败而木气乘之也。”可见鼓胀与肤胀，是有着十分明显的差别的。《类经》所说“色苍黄者，亦皮厚腹色不变之义，但腹有筋起为稍异耳”，是非常错误的。

④此其候也：杨上善注：“次解鼓胀，凡有六别：所由及候，四种同于肤胀，五者腹色青黄，六者腹上脉络见出。鼓胀之候，有此六别也。”按，杨上善所说鼓胀“所由及候，四种同于肤胀”，是很不确切的。因为经文一没有讲鼓胀之“所由”，二没有提到按之起与不起，三没有讲是否“壳壳然不坚”，四没有讲皮肤的厚薄，只说“腹胀身皆大”是与肤胀相似的症状。经文之所以没有提及这四种症状，是因为这些症状在鼓胀，可能有，可能无，并非鼓胀的特有症状。李念莪注：“鼓肤、肤胀，大同小异，只以色苍黄、腹筋起为别耳。”这才是比较恰当的注解。

第四节　肠蕈之证候特点

【原文】

肠蕈何如？岐伯曰：寒气客于肠外①，与卫气相搏②，气不得③荣，因有所系④，癖而内着⑤，恶气乃起，瘜肉乃生⑥。其始生也，大如鸡卵⑦，稍以益大⑧，至其成，如怀子之状⑨，久者离岁⑩，按之则坚，推之则移⑪，月事以时下⑫，此其候也⑬。

【校注】

①寒气客于肠外：《甲乙经》《千金》“寒”上并有“肠覃者”三字。

②与卫气相搏：《太素》“搏”作“薄”。

③气不得：《甲乙经》《千金》“气”上并有“正”字。马莳注：“卫气不得营运。”

④因有所系：《太素》“有”作“其”。系，牵制、束缚之意。“因”，承上词，意指气血的循环运行受阻，所以寒邪与卫气被束缚而停留在局部。

⑤癖而内着：积聚在里面，附着于肠外。《太素》《甲乙经》《千金》“癖”并作“瘕”。瘕也是聚积的意思。张志聪注：“因有所系，癖而内着者，此无形之气，相抟于肠外空郭之中，而内著于有形之肓募也。”马莳注云，寒气与卫气“彼此相系，癖而内著于肠”。

⑥恶气乃起，瘜肉乃生：就引起了恶气的产生，促使息肉生长。《甲乙经》《太素》《千金》“瘜肉”并作“息肉”。《说文》：“瘜，寄肉也。”以其非好肉，故又称恶肉。生于鼻腔者，名鼻息肉；生于肠者名为肠蕈。蕈，相当于今所说之肿瘤。

⑦其始生也，大如鸡卵：它开始发生的时候，像鸡蛋那样大。《太素》无“生”字。《千金》无“其”“生”二字，“始也”连下读作“始也如鸡卵”，无“大”字。

⑧稍以益大：稍等几天，就越来越大。

⑨至其成，如怀子之状：等到病成的时候，腹部胀大得好像怀孕的样子。《太素》“成”下有“也”字。

⑩久者离岁：杨上善注：“离，历也。”马莳注：“久者，岁以度岁，非止一岁。”意思是说，病程长，发展缓慢的，经历数年之久，才达到“如怀子之状”的程度。《甲乙经》《千金》《外台》“岁”下并有“月”字。张志聪注本及周学海注本均作“离藏”。张志聪注：“久则离于脏腑之脂膜，如怀子之虚悬。”

⑪按之则坚，推之则移：坚，坚硬。移，移动。按之则坚，说明为实质性肿块，而非气胀。推之则移，说明它与腹壁没有粘连。

⑫月事以时下：马莳注：“附于肠外，而不在胞中，故月事以时而下。”《太素》无“下”字。《甲乙经》《千金》无“以”字。惟《外台》作“月事不以时下”，其义与本经及诸本正好相反。

⑬此其候也：这就是肠蕈的证候特点。杨上善注：“次解肠覃，水停聚也。肠覃凡有六别。一者，得之所由，谓寒客于肠外，与卫气合，瘕而为内（著）。二者，所生形之大小（小如鸡卵，大

如怀子之状)。三者，成病久近。离，历也。久者或可历于年岁。四者，按之坚硬。五者，推之可移。六者，月经时下。肠覃所由与状，有斯六种也。”按，杨上善注以为肠蕈为水停聚之病，而不及恶气、息肉，这是个不小的缺点。但杨上善条分缕析而又简洁扼要的带有总结性的注解，颇有利于学者掌握，较之他家注释胜出许多也。

第五节　石瘕之证候特点及治疗大法

【原文】

石瘕何如？岐伯曰：石瘕生于胞中①，寒气客于子门②，子门闭塞，气不得通，恶血当泻不泻③，衃以留止④，日以益大，状如怀子⑤，月事不以时下⑥。皆生于女子⑦，可导而下⑧。

【校注】

①石瘕生于胞中：《类经》注：“胞即子宫也。男女皆有之，在男谓之精室，在女谓之血海。”

②寒气客于子门：《类经》注：“子门即子宫之门也。”

③气不得通，恶血当泻不泻：《甲乙经》《太素》并无“得”字。马莳注：“寒气客于子门，子门闭塞，气不得通于外，恶血之在内者，当泻不泻。”

④衃以留止：《甲乙经》作“血衃乃止”。《类经》注：“衃，凝败之血也。(《说文》：‘衃，凝血也。’)子门闭塞则衃血留止，其坚如石，故曰石瘕。”罗天益《卫生宝鉴》云：“膀胱为津液之府，气化则能出焉。今寒客于子门，则气必塞而不通，血壅而不流，衃以留止，结硬如石，是名石瘕也。”按，罗天益所言之石瘕似乎即今之膀胱结石症，与本篇之石瘕不同。

⑤日以益大，状如怀子：马莳注：“名为衃血，留止于胞中，日以益大，其状亦如怀子。”此与肠蕈相似。

⑥月事不以时下：马莳注：“惟石瘕生于胞中，而不在肠外，故月事不以时下。”

⑦皆生于女子：杨上善注：“肠覃、石瘕二病，皆妇人病也。”马莳注亦云：“然肠覃、石瘕，皆生于女子。”按，“皆生于女子”指石瘕而言，谓石瘕是女子之病，杨上善注、马莳注并误。

⑧可导而下：马莳注：“治之者，可导而下之。按，肠覃由寒气客于肠外而始，石瘕由寒气客于子门而始，元时罗谦甫著《卫生宝鉴》有晞露丸、见晛丸等法，以治二病。”《类经》注：“月事不以时下，惟女子有之也，故可以导血之剂下之。”丹波元简云：“导，谓坐导药，其病在胞中，故用坐药以导下之。张注非。”杨上善注：“可以针刺导而下。”按，据下文（“肤胀、鼓胀可刺邪”）观之，本文原意当如杨上善注。可导而下，亦指刺法而言。

按 关于石瘕之证候鉴别，杨上善认为应掌握如下四条：“一者，瘕住所在（胞中）；二者，得之所由，谓寒气客子门之中，恶血凝聚不泻所致；三者，石瘕大小形（日以益大，状如怀子）；四者，月经不以时下。”

第六节　针刺治疗肤胀与鼓胀之原则

【原文】

黄帝曰：肤胀、鼓胀可刺邪？岐伯曰：先泻其胀之血络①，后调其经，刺去其血络②也。

【校注】

①先泻其胀之血络：马莳注："二胀皆有血络，须先泻之，后当分经以调之。"《类经》注："先泻其胀之血络，谓无论虚实，凡有血络之外见者，必先泻之，而后因虚实以调其经也。"《甲乙经》《太素》"泻"并作"刺"，"张"并作"腹"。"张"当作"腹"。

②刺去其血络：《甲乙经》《太素》"络"并作"脉"，"刺"上并有"亦"字。应有"亦"字。亦，犹上文"先"也，谓调其经脉之虚实，亦当先去其经之有血络之外见者也。故《类经》注："刺去其血络，即重明先泻之意。"

按　《素问·调经论》云："视其血络，刺出其血，无令恶血得入于经，以成其疾。"如果针刺经脉时，不先去其血络，使"恶血得入于经"，就会使病情恶化。因此，凡有血络者，必先刺而去之，然后调其经脉之虚实。这是《内经》规定的针刺疗法的一般原则，无论治疗何病皆当遵守。所以《类经》注："此云肤胀、鼓胀者，盖兼五证（即肤胀、鼓胀、肠蕈、石瘕、石水）而统言之，辞虽简而意则在也。"

《灵枢》辅导参考材料之十

百病始生　第六十六

百病，多种疾病。始生，开始发生。本文从病因、病机、病传、病位和证候等方面，着重讨论了多种病邪伤人的途径、发病，以至形成各种积聚的一系列病变过程，所以篇名“百病始生”。

全篇可分为七节：第一节为导论，提出“三部之气所伤异类”“至其淫泆不可胜数”，为全篇总纲；第二节为病机总论，提出“两虚相得乃客其形”，为一切外感病发病学的根本论点；第三节为病传总论，叙述外感虚邪由外入里，由浅入深，以至形成积聚的病邪传舍过程，及其证候表现；第四节论各种不同病位的积证的各不相同的症状；第五节论形成积聚的病因病机；第六节论内伤的病因病机；第七节论治疗原则。

本篇见《太素》卷二十七，名“邪传”；见《类经》卷十三《疾病类·二》，名“百病始生邪分三部”。

第一节　导论——总纲

【原文】

黄帝问于岐伯曰：夫百病之始生也，皆生于风雨寒暑，清湿喜怒。喜怒不节则伤脏①，风雨则伤上，清湿则伤下②。三部之气所伤异类，愿闻其会③，岐伯曰：三部之气各不同，或起于阴，或起于阳，请言其方④。喜怒不节则伤脏，脏伤则病起于阴⑤也，清湿袭虚则病起于下⑥，风雨袭虚则病起于上⑦，是谓三部⑧。至于其淫泆，不可胜数⑨。

【校注】

①喜怒不节则伤脏：杨上善注：“喜者阳也，怒者阴也。此病之起也”；“心主于喜，肝主于怒，二者起之过分则伤神，伤神即内伤五脏，即中内之部也”。

②风雨则伤上，清湿则伤下：清，阴冷。清湿，指环境阴冷潮湿。杨上善注：“湿从地起，雨从上下，其性虽同，生病有异。寒生于外，清发于内，性是一物，起有内外，所病亦有不同”；“风雨从头背而下，故为上部之气。清湿从尻脚而上，故为下部之气”。

③愿闻其会：杨上善注：“望请会通之也。”会，会合、相会、互相贯通的意思。

④请言其方：方，一般、大略的意思。《素问·六节脏象论》王冰注：“举大说凡，粗言纲纪，故曰请陈其方。”陈，犹言也。

⑤脏伤则病起于阴：杨上善注：“阴，谓内也。”张志聪注：“脏气不足者，则喜怒伤气而病起于阴。”马莳注：“伤脏则病起于阴经，而名之为内伤也。”据下文第六节病生于阴之论，马莳注以“阴”为“阴经”之说非是。

⑥病起于下：下，指身半以下。杨上善注："足阳并于阴，阴虚即清湿袭之，故曰病起于下也。"张志聪注："不足于下者，则清湿袭虚而病起于下。"马莳注："清湿袭虚则病起于下，盖足阳经感之则病起于阳，足阴经感之则病起于阴。"《类经》注："清湿袭虚，阴邪之在表也，故病起于下。"

⑦病起于上：上，指身半以上。杨上善注："人之面项，阴并于阳，气虚即风雨袭之，故曰病在于上也。"张志聪注："不足于上者，则风雨袭虚而病起于上。"马莳注："风雨袭虚则病起于上，此亦病起于阳，而名之为外感也。"《类经》注："风雨袭虚，阳邪之在表也，故起于上。"

⑧是谓三部：马莳注："是谓三部之气所伤异类。"《类经》注："受病之始，只此三部。"

⑨至于其淫泆，不可胜数：《甲乙经》《太素》并无"于"字。《太素》"泆"作"佚"。杨上善注："更随所因，变而生病，漫衍过多，不可量度也。"马莳注、张志聪注及《类经》注并云："至其浸淫流泆，则病有不可胜数者。"按，泆、佚、逸三字同音通用。淫泆，流走、漫衍的意思。不可胜数，不易全部弄清楚。

按 以上各家对"病起于上""病起于下"的注释，各有侧重。例如，马莳着眼于阴阳的区分，死死抓住上文"或起于阴或起于阳"之句，所以在"病起于下"中，又分出"起于阴"和"起于阳"两种情况。《类经》亦着眼于区分阴阳，但注意的并非"病起"之所在，而是邪气的阴阳性质。杨上善和张志聪则着眼于"袭虚"二字，抓住了本文关于发病问题的重要论点，因而其注文能比较全面地符合原文本意。唯杨上善注"阳并""阴并"之说，颇不易理解，须略加说明。所谓"足阳并于阴，阴虚则清湿袭之""人之面项，阴并于阳，气虚即风雨袭之"，意思是说：人身下部有阴又有阳，阴阳调和则病邪无由入侵，若下部阳并于阴则为下部阴虚，阴虚则清湿之邪就会入侵；人身上部亦有阴又有阳，若上部阴并于阳则为上部阳虚，阳虚则风雨之邪就会入侵为病。这里的"阴并于阳则阳虚""阳并于阴则阴虚"的说法，与《素问·调经论》所谓"气之所并为血虚""血之所并为气虚""气并则无血，血并则无气"的理论，完全一致。

本文"清湿袭虚则病起于下，风雨袭虚则病起于上"，与《素问·太阴阳明论》的"阳受风气，阴受湿气""故伤于风者，上先受之。伤于湿者，下先受之"的论述，也是相符的。可见这个理论在那个时代，已经得到多数医家的认可。为什么伤于湿者下先受之，又为什么伤于风者上先受之？因为，上为阳，下为阴，风为阳，湿为阴，"盖同气相合尔"。

第二节　病机总论

【原文】

黄帝曰：余固不能数[①]，故问先师[②]，愿卒闻其道。岐伯曰：风雨寒热不得虚，邪不能独伤人[③]。卒然逢疾风暴雨而不病者，盖无虚，故邪不能独伤人[④]。此必因虚邪之风，与其身形，两虚相得，乃客其形[⑤]。两实相逢，众人肉坚[⑥]。其中于虚邪也，因于天时，与其身形，参以虚实，大病乃成[⑦]。气有定舍，因处为名[⑧]，上下中外，分为三员[⑨]。

【校注】

①余固不能数：固，本然之词，确实如此的意思。不能数，搞不清楚。

②故问先师：《太素》作“故问于天师”。按，当作“天师”。天师，岐伯的官称。

③不得虚，邪不能独伤人：《甲乙经》《太素》均以“不得虚邪”为句。杨上善注：“虚邪，即风从虚乡来，故曰虚邪。风雨寒热，四时正气也。四时正气不得虚邪之气，亦不能伤人。”按，据下文“两虚相得，乃客其形”之义，当从《甲乙经》《太素》断句。

④盖无虚，故邪不能独伤人：无虚，指人身而言。马莳注：“又不得人之本虚，亦不能伤人。”《甲乙经》“故邪”互倒，“邪”字上属，全句作“盖无虚邪，故不能独伤人”。《太素》“盖”作“亦”，无“故”字，“邪”字属上句。杨上善注：“卒风暴雨，虽非正气，不得虚邪之气，亦不能伤人，独有虚邪之气，亦不能伤人。”按照下文“两虚相得，乃客其形”的论点，上一条讲邪之虚实，这一条讲人身的虚实。《甲乙经》《太素》的句读和杨上善注解，皆误。

⑤此必因虚邪之风，与其身形，两虚相得，乃客其形：《太素》无“此”字。《甲乙经》“相得”作“相搏”。马莳注：“此以天之虚、人身形之虚，两虚相得，所以诸邪得以客其形耳。”

⑥两实相逢，众人肉坚：杨上善注：“风雨寒暑、四时正气为实风也，众人肉坚为实形也。两实相逢，无邪客病也。”《类经》注：“从冲后来者为虚风，伤人者也。从所居之乡来者为实风，主生长养万物者也。……若天有实风，人有实气，两实相逢，而众人肉坚，邪不能入矣。”《甲乙经》“众”作“中”，“坚”作“间”。

⑦因于天时，与其身形，参以虚实，大病乃成：实，虚邪盛实。虚，身形虚弱。《甲乙经》“因于”作“因其”。《太素》“身形”作“躬身”。杨上善注：“故虚邪中人，必因天时虚风并身形虚，合以虚实也。参，合也。虚者，形虚也。实者，邪气盛实也。两者相合，故大病成也。”

⑧气有定舍，因处为名：气，邪气。舍，留止之处，即病邪所在的部位。名，病名。杨上善注：“邪气舍定之处，即因处以施病名。如邪舍形头，即为头眩等头病也。若舍于腹，即为腹痛泄利等病也。若舍于足，则为足悗不仁之病也。”

⑨上下中外，分为三员：《甲乙经》“员”作“真”。《太素》作“贞”，恐系形近致误。作“员”为是。马莳注：“犹言三部也。盖人身大体，自纵而言之，则以上中下为三部，自横而言之，则以在表、在里、半表半里为三部，故谓之上下中外之三员也。”《类经》注：“三员，如下文虚邪之中人，病因表也。积聚之已成，病因内也。情欲之伤脏，病在阴也。即内外三部之谓。”杨上善注：“上谓头面也，下谓尻足也，中谓腹。三部各有其外也。贞，正也。三部各有分别，故名三贞也。”张志聪注亦谓“风雨伤上”“清湿伤下”“喜怒伤中”，分为三员。丹波元简云：“据有一外字，张注（指张景岳注）为是。员，数也，故马注为部。”按，对“上下中外”四字，不应拘泥。所谓“上下中外”，即上下、内外，亦即整个人体也。三部即上、中（内）、下。以上诸注各有所失。马莳注前半是对的，后半则不合原文本意。杨上善注“上下中”，初无大误，但其所说“三部各有外也”就不太正确了。张志聪注对“外”字不做解释。《类经》以表、内、阴为三部，其实阴与内同，表与外同，只有内外两部，故丹波元简以为“为是”者，其实非也。

第三节　病传总论

【原文】

是故虚邪之中人也，始于皮肤，皮肤缓①则腠理开，开则邪从毛发入②，入则抵深，深则毛发立③，毛发立则淅然，故皮肤痛④。留而不去，则传舍于络脉⑤，在络之时，痛于肌肉⑥，其痛之时息，大经乃代⑦。留而不去，传舍于经⑧，在经之时，洒淅喜惊⑨。留而不去，传舍于输⑩，在输之时，六经不通四肢，则肢节痛⑪，腰脊乃强。留而不去，传舍于伏冲之脉⑫，在伏冲之时，体重身痛⑬。留而不去，传舍于肠胃⑭，在肠胃之时，贲响腹胀⑮，多寒则肠鸣飧泄，食不化⑯，多热则溏出麋⑰。留而不去，传舍于肠胃之外、募原之间⑱，留着于脉⑲，稽留而不去，息而成积⑳。或着孙脉，或着络脉㉑，或着经脉㉒，或着输脉㉓，或着于伏冲之脉，或着于膂筋㉔，或着于肠胃之募原，上连于缓筋㉕，邪气淫泆，不可胜论㉖。

【校注】

①皮肤缓：《类经》注："表虚则皮肤缓，故邪得乘之。"杨上善注："皮肤为邪所中，无力不能收，故缓也。"

②开则邪从毛发入：《太素》无"开则邪"三字。杨上善注："人毛发中虚，故邪从虚中入也。"

③入则抵深，深则毛发立：《甲乙经》"入"上有"毛发"二字，"抵深，深"作"稍深，稍深"。《太素》"抵"作"柢"，杨上善注："柢，久也。"按，抵深，到达深部，谓邪气深入也。立，竖立。毛发竖立，乃肌表急剧收缩之故。

④毛发立则淅然，故皮肤痛：《甲乙经》无"毛发立则"四字，"皮"上无"故"字。《太素》与《甲乙经》同。马莳注，毛发"立则皮肤淅然而寒，遂因之而为痛"。张志聪注："淅然者，洒淅动形也。皮肤痛者，邪留于皮肤也。"《类经》注："邪在表则毛发竖立，因而淅然。寒邪伤卫，则血气凝滞，故皮肤为痛。凡寒邪所袭之处，必多酸痛，察系何经，则在阴在阳，或深或浅，从可知矣。诊表证者，当先乎此也。"

⑤留而不去，则传舍于络脉：杨上善注："去，散邪也。孙络、大络皆称络脉也。"张志聪注："络脉者，浮见于皮肤之孙脉络脉。"《类经》注："邪在皮毛，当治于外，留而不去，其入渐深，则传舍于络脉。"

⑥在络之时，痛于肌肉：《太素》"络"下有"脉"字。《类经》注："络浅于经，故痛于肌肉之间。"马莳注："此其肌肉尽痛，则深于皮肤矣。"

⑦其痛之时息，大经乃代：《甲乙经》"其"下有"病时"二字，无"之"字。《太素》原文无"息"字，而杨上善注中有"息"字："十二经脉，行皆代息。以大经在肌肉中，令肌肉痛，故大经代息也。"马莳注："其痛之时，呼吸之际，大经之脉不能流通，而间有脉之代而中止不能自还者。"张志聪注："在络之时，痛于肌肉者，邪留于肌肉络脉之间，而不得入于经也。""大经乃代

者，谓邪止于肌肉络脉之间，不得入于经脉，而流于大经也。大经者，经隧也，经隧者五脏六腑之大络也。”《类经》注：“若肌肉之痛，时渐止息，是邪将去络而深，大经代受之矣。”丹波元简云：“盖大经即经脉对络，而谓之大经。”按，据《甲乙经》及《类经》注，所谓“其痛之时息，大经乃代”的意思是：肌肉的疼痛时作时止，表明邪气即将传入大经，受邪的部位由络脉变为大经。

⑧留而不去，传舍于经：邪气在络之时留而不散，就会传入于经脉。

⑨在经之时，洒淅喜惊：张志聪注：“传舍于经者，传舍于胃腑之经隧，足阳明之脉病，故惕然而喜惊也。”《类经》注：“络浮而浅，经隐而深，邪气自络入经，犹为在表，故洒淅恶寒，然经气连脏，故又喜惊也。”《太素》“洒淅喜惊”作“洫泝善惊”，杨上善注：“经脉连于五脏，五脏为邪气所动，故其善惊，惊即洫泝振寒也。泝音诉。”按，“惊即洫泝振寒”说明这里所谓的“惊”实际上并非真正的惊恐，而是指寒栗振寒时全身肌肉一齐猛烈收缩而颤动的发抖状态。其与《素问·生气通天论》“因于寒，欲如运枢，起居如惊”的“惊”是同一个意思。

⑩传舍于输：这里的“输”是什么？约之有三种解释。第一，输，就是《灵枢·九针十二原》所说的“五脏五输”“六腑六输”之“输”，也就是井、荥、输、经、合的总称。如杨上善注：“输，谓五脏二十五输，六腑三十六输。大经谓三阴三阳也。输在四肢，故四肢痛也。足太阳及督脉在腰脊，邪气循之，故急强也。”第二，输，即井、荥、输、经、合里的输穴。如马莳注：“传舍于输穴，如足太阳膀胱经在束骨之谓。”第三，输，指十五别络。十五别络在阴阳经脉表里之间起相互联系、输转气血的作用，所以也被称为输脉，简称为输。如张志聪注：“输者，转输血气之经脉，即脏腑之经隧也。脏腑之大络，左右上下，并经而出，布于四末，故邪留于输，则六经不通，四肢之肢节痛也。腰脊乃强者，脏腑之大络通于督脉之长强也。”按，井、荥、输、经、合等输穴，分布在四肢肘膝以下，本是大经的组成部分。邪在大经时，这些输穴所在的部位亦必同时受邪，不必等到再次内传，而且，如果仅仅正经及其所属的井、荥、输、经、合等输穴受邪，还不至于造成“六经不通”的局面，因为气血还可以通过与正经并行的十五别络而到达四肢末端。只有当正经和十五别络都受到邪气侵害时，才有可能发生六经不通的现象。因此，第三种解释是比较正确的。

⑪六经不通四肢，则肢节痛：《甲乙经》从“通”字断句。《太素》与《甲乙经》同。《甲乙经》“四肢，则肢节痛”作“四节即痛”。《太素》“四肢，则肢节痛”作“四肢节痛”。

⑫传舍于伏冲之脉：《甲乙经》“传舍”作“伏舍”。《太素》无“之脉”二字。张志聪注：“伏冲者，伏行腹内之冲脉。”《类经》注：“伏冲之脉，即冲脉之在脊者，以其最深，故曰伏冲。《岁露篇》曰：入脊内注于伏冲之脉。是也。”俞曲园《读书余录》云：“汉人书‘太’字，或作‘伏’……‘伏冲’即‘太冲’也。后人不识‘伏’字，加点为‘伏’，遂成异字。”

⑬体重身痛：杨上善注：“冲脉为经络之海，故邪居体重。”张志聪注：“冲脉者，起于胞中，挟脐上行至胸中，而散于皮肤，充肤热肉，濡养筋骨，邪留于内，则血气不能充溢于形身，故体重身痛也。”

⑭传舍于肠胃：《类经》注：“邪气自经入脏，则传舍于肠胃。”徐振公注：“邪伤气，则邪从经脉

而内干脏腑。盖三阴三阳之气，生于脏腑，从经脉而出于肤表，故邪亦从经脉而内干于脏腑也。”

⑮贲响腹胀：杨上善注：“贲响，虚起貌。”马莳注：“其声为贲响，且为腹胀。”向、响通。

⑯食不化：《甲乙经》无“食”字。《类经》注：“寒则澄澈清冷，水谷不分，故为肠鸣、飧泄、食不化。”

⑰溏出麋：《太素》“麋”作“糜”。麋、糜古字通。杨上善注：“糜，黄如糜也。”《类经》注：“热则浊垢下注，故为溏为糜，以糜秽如泥也。”马莳注：“溏者，秽之不坚而杂水者也，且所出者为糜，糜者谷之不化者也。”丹波元简云：“溏出麋，盖谓肠垢赤白滞下之属。张注（指《类经》注）似为麋鹿之屎，恐非也。马则云糜者谷之不化也，志同，则与上文飧泄何别，误尤甚。”

⑱肠胃之外、募原之间：杨上善注：“肠胃之府，外有募原，邪传肠胃之外，溢至募原之间也。”《类经》注：“肠胃之外、募原之间，谓皮里膜外也。”马莳注：“募原之间者，即皮里膜外也。”王冰注《素问·疟论》云：“募原，谓膈膜之原系。”又注《素问·举痛论》云：“膜，谓鬲间之膜。原，谓鬲肓之原。”《类经》注《素问·疟论》云：“膜，筋膜也。原，肓之原也”；“肓者，凡腔腹肉理之间，上下空隙之处，皆谓之肓”；“盖膜犹幕也，凡肉理脏腑之间，其成片联络薄筋，皆谓之膜，所以屏障血气者也”。

⑲留着于脉：杨上善注：“脉，谓经络及络脉也。”张志聪注：“募原间之脉络也。”

⑳稽留而不去，息而成积：《类经》注：“若邪气留着于中，则止息成积，如疟痞之属也。”《太素》无“留”字。杨上善注：“传入肠胃之间，长息成于积病。此句是总也。”以下言邪著成积，略言七处。

㉑或着孙脉，或着络脉：《甲乙经》《太素》“孙脉”并作“孙络”。《甲乙经》“络脉”作“脉络”。张志聪注：“孙脉、络脉者，募原中之小络。”

㉒或着经脉：张志聪注：“经脉者，胃腑之大经也。”

㉓或着输脉：张志聪注：“输脉者，脏腑之大络，转输水谷之血气者也。”杨上善注：“输脉者，足太阳脉，以管五脏六腑之输，故曰输脉。”

㉔或着于膂筋：杨上善注：“膂筋，谓肠后脊膂之筋也。”《类经》注：“膂、吕同，脊骨也。脊内之筋曰膂筋，故在肠胃之后。”

㉕缓筋：杨上善注：“缓筋，谓足阳明筋，以阳明之气主缓。”张志聪注：“缓筋者，循于腹内之筋也。”丹波元简云：“盖缓筋即宗筋也。王氏《痿论》注云：横骨上下、脐两傍竖筋，正宗筋也。此可以证下文云其着于缓筋也，似阳明之积，乃与《痿论》冲脉者，经络之海也，主渗灌溪谷，与阳明合于宗筋，相符。”

㉖邪气淫泆，不可胜论：《类经》注：“邪之所著，则留而为病，无处不到，故淫泆不可胜数。”

按 这一节论病邪由表入里，由浅入深，步步内传，最后至于“肠胃之外、募原之间”，导致各种各样的积病。其传舍之通路，即在正常情况下运行气血的经络系统。邪气在传舍过程中，停留之处不同，就会导致不同的证候。

第四节　论各种积病的证候

【原文】

黄帝曰：愿尽闻其所由然①。岐伯曰：其着孙络之脉而成积者，其积往来上下，臂手孙络之居也，浮而缓，不能句积而止之②，故往来移行肠胃之间，水凑渗注灌，濯濯有音③，有寒则䐜，䐜满雷引，故时切痛④。其着于阳明之经则挟脐而居⑤，饱食则益大，饥则益小⑥。其着于缓筋也，似阳明之积，饱食则痛，饥则安⑦。其着于肠胃之募原也，痛而外连于缓筋，饱食则安，饥则痛⑧。其着于伏冲之脉者，揣之应手而动，发手则热气下于两股，如汤沃之状⑨。其着于膂筋，在肠后者，饥则积见，饱则积不见，按之不得⑩。其着于输之脉者，闭塞不通，津液不下，孔窍干壅⑪。此邪气之从外入内，从上下也⑫。

【校注】

①愿尽闻其所由然：其，指上文所说的各种不同病位的积病。由，原因。然，指结果，即症状。马莳注："此承上文而详言积之在于各所者，其状有不同，而病有所由始也。"

②臂手孙络之居也，浮而缓，不能句积而止之：《太素》"句"作"勾"。杨上善注："居，着也。邪气着于臂手孙络，随络往来上下。其孙络浮缓，不能勾止积气。臂手之络行在肠间……"张志聪注："孙络者，肠胃募原间之小络……其臂手孙络之居于外也，浮而缓，不能拘束其积而止之，故往来移行于肠胃之间。"《类经》注："凡络脉之细小者，皆孙络也。句，拘也。邪着孙络成积者，其积能往来上下，盖积在大肠小肠之络，皆属手经，其络浮而浅，缓而不急，不能拘积而留止之，故移行于肠胃之间。"按，以上三家注，基本一致（积生于腹腔中手经的孙络，因为这些孙络是浮动而弛缓的，不能使积块固定，所以积块就能够上下移动）。惟徐振公、倪仲宣认为"臂手孙络之居也，浮而缓"是"诊尺肤"之法："浮而缓者，谓无力也。诊孙络之浮缓者，诊尺肤也。盖脉之急者尺之皮肤亦急，脉缓者尺之皮肤亦缓，胃腑所出之气血，从阳明之五里而出于尺肤，是以诊孙络之浮缓，则知其无力而不能拘积也。"其说不知有何根据，姑录之以供参考。又，《甲乙经》"臂手"作"擘手"，并注云"擘，音柏，破尽也"，且"句"作"拘"。句、拘、勾三字义同。

③故往来移行肠胃之间，水凑渗注灌，濯濯有音：《甲乙经》"间"作"外"，无"水"字。《太素》于"行"字断句，无"胃"字，"之间"作"间之"，"水"字上属。杨上善注："故邪随络脉往来，令肠间之水凑渗有声也。濯濯，水声也。"《类经》注："故移行于肠胃之间，若有水则凑渗注灌、濯濯有声。"按，杨上善以为水之流动作响，是积块移动造成的。《类经》则认为水是或有的，若没有水则积块移动也不会有水声。

④有寒则䐜，䐜满雷引，故时切痛：《甲乙经》"䐜䐜"作"腹䐜"。《太素》"䐜䐜"作"脉䐜"。杨上善注："邪循于络，在肠间时，有寒则孙络䐜满，引肠而作雷声，时有切痛。"按，引，牵引、收引。《素问·举痛论》："寒气客于肠胃之间、膜原之下，血不得散，小络急引故痛。"王冰注："络满则急，故牵引而痛生也。"此与杨上善注合。

⑤挟脐而居：《类经》注："足阳明经挟脐下行，故其为积则挟脐而居也。"《太素》"挟"作"侠"。

⑥饱食则益大，饥则益小：《类经》注："阳明属胃，受水谷之气，故饱则大，饥则小。"

⑦饱食则痛，饥则安：马莳注："似前阳明之积，饱食则痛，如益大之谓；饥则安，则如益小之谓也。"张志聪注："饱则胀，故痛；肌则止，故安也。"《类经》注："缓筋在肌肉之间……饱则肉壅，故痛；饥则气退，故安。"

⑧饱食则安，饥则痛：《类经》注："肠胃募原痛连缓筋，饱则内充外舒，故安；饥则反是，故痛。"张志聪注："饱则津液渗润于外，故安；饥则干燥，故痛也。"

⑨揣之应手而动，发手则热气下于两股，如汤沃之状：马莳注："以手揣摸其积应手而动，举手则热气下于两股间，如有以汤沃之之状也。"《类经》注冲脉曰："循阴股内廉，入腘中，故揣按于股，则应手而动；若起其手，则热气下行于两股间。此邪着伏冲之验也。沃，音屋。"张志聪注："如汤沃之状者，因积而成热也。"《太素》"揣之"作"揣揣"。杨上善注："揣，动也。以手按之，应手而动，发手则热气下于两股如汤沃，邪之盛也。"《素问·痹论》"若沃以汤"，王冰注："沃，犹灌也。"《素问·举痛论》云："寒气客于冲脉……则脉不通，脉不通则气因之，故喘动应手矣。"

⑩饥则积见，饱则积不见，按之不得：《类经》注："脊内之筋曰膂筋，故在肠胃之后。饥则肠空，故积可见，饱则肠满蔽之，故积不可见，按之亦不可得也。"

⑪津液不下，孔窍干壅：张志聪注本"壅"作"塞"，其云："输之脉者，转输津液之脉，脏腑之大络也。胃腑水谷之精，从胃之大络而注于脏腑之大络，从脏腑之大络而出于皮肤，故积着于输之脉，则脉道闭塞不通，津液不下，而皮毛之孔窍干塞也。"《甲乙经》"孔"作"空"，上有"而"字，无"壅"字。《太素》"孔"亦作"空"。杨上善注："输脉，足太阳脉也，以管诸输，络肾属膀胱，故邪着之，津液不通，大便干壅，不得下于大小便之窍也。"

⑫此邪气之从外入内，从上下也：这两句，是第三、四节的小结。《类经》注："此总结上文邪气之起于阳者，必自外而内，从上而下也。"

第五节　论形成积病的病因病机

【原文】

黄帝曰：积之始生，至其已成，奈何？岐伯曰：积之始生，得寒乃生，厥乃成积[①]也。黄帝曰：其成积奈何？岐伯曰：厥气生足悗[②]，悗生胫寒[③]，胫寒则血脉凝濇[④]，血脉凝濇则寒气上入于肠胃[⑤]，入于肠胃则䐜胀[⑥]，䐜胀则肠外之汁沫迫聚不得散[⑦]，日以成积。卒然多食饮则肠满[⑧]，起居不节、用力过度则络脉伤，阳络伤则血外溢，血外溢则衄血；阴络伤则血内溢，血内溢则后血[⑨]。肠胃之络伤，则血溢于肠外[⑩]，肠外有寒，汁沫与血相抟，则并合凝聚不得散而积成矣[⑪]。卒然外中于寒，若内伤于忧怒，则气上逆[⑫]，气上逆则六输不通，温气不行[⑬]，凝血蕴里而不散[⑭]，津液濇渗，着而不去，而积皆成矣[15]。

【校注】

①得寒乃生，厥乃成积：张志聪注："此承上启下之文。风雨者，在天之邪而伤上。清湿者，在地之邪而伤下。在天曰生，在地曰成，故积之始生，得寒而生，清湿之邪厥逆于下而成积也。"《甲乙经》"厥"下有"止"字。《太素》"厥"下有"上"字。杨上善注："邪得寒气，入舍于足，以为积始也，故曰得寒乃生也。寒厥邪气上行，入于肠胃，以成于积也。"据上下文义，张志聪注为胜。

②厥气生足悗：马莳注："足之六经气有厥逆，则足闷然不得清利。"《类经》注："厥气，逆气也。寒逆于下，故生足悗，谓肢节痛滞不便利也。……悗，美本切。"《甲乙经》"悗"作"溢"。

③悗生胫寒：《甲乙经》"悗"作"足溢"二字。杨上善注："外邪厥逆之气客之，则阳脉虚，故胫寒。"

④胫寒则血脉凝濇：凝濇，《甲乙经》作"凝泣"；《太素》作"涘泣"。杨上善注："胫脉皮薄，故血寒而涘泣。涘，凝也。"

⑤血脉凝濇则寒气上入于肠胃：《太素》无"血脉凝濇则"五字，"肠"上无"于"字。杨上善注："寒血循于络脉，上行入于肠胃。"《甲乙经》全句作"寒热上下入于肠胃"八字。

⑥入于肠胃则䐜胀：《类经》注："肠胃寒则阳气不化，故为䐜胀。"《素问·阴阳应象大论》云："寒气生浊……浊气在上，则生䐜胀。"王冰注："寒气在上则气不散，故䐜胀。"

⑦䐜胀则肠外之汁沫迫聚不得散：《甲乙经》无"䐜胀则肠"四字。《太素》"不"下无"得"字。杨上善注："寒血入于肠胃，则肠胃之内䐜胀，肠胃之外冷汁沫聚，不得消散，故渐成积也。此为生积所由之一。"《类经》注："此言寒气下逆之成积者也。"

⑧卒然多食饮则肠满：《类经》注："卒然多食饮，谓食不从缓，多而暴也。"《甲乙经》"多食饮"作"盛食多饮"，"肠"作"脉"。《太素》与《甲乙经》同。杨上善注："盛饮多食无节，遂令脉满。"

⑨阳络伤则血外溢，血外溢则衄血；阴络伤则血内溢，血内溢则后血："血外溢"下，《甲乙经》无"血外"二字；《太素》无"血"字。下"血内溢"同。杨上善注："若伤肠内阳络，则便衄血。若伤肠内阴络，遂则便血。"马莳注："如阳经之络脉受伤，则血当外溢而为衄；如阴经之络脉受伤，则血当内溢而去后有血。"张志聪注："阳络者，上行之络脉，伤则血外溢于上而为衄；阴络者，下行之络脉，伤则血内溢而为后血。"又云："按，《经脉》有手三阴三阳之大络，并经而上循于手；足三阴三阳之大络，并经而下循于足。主行血气，渗出于脉外以养形。是以阳络伤则上出于空窍而为衄血，阴络伤则内出于肠胃而为便血。"以上阴络阳络之注，三家各异，张志聪注似是。

⑩肠胃之络伤，则血溢于肠外：《甲乙经》"肠胃"作"外"。《太素》"胃"作"外"。

⑪肠外有寒，汁沫与血相抟，则并合凝聚不得散而成积矣：《甲乙经》"肠外"不重出。《太素》"抟"作"薄"，"凝"作"涘"。杨上善注："若伤肠外之络，则血与寒汁凝聚为积。此则生积所由二也。"《类经》注："此言食饮起居失节之成积者也……必纵肆口腹及举动不慎者多有之。"

⑫卒然外中于寒，若内伤于忧怒，则气上逆：《甲乙经》“怒”作“恐”。马莳注：“又或卒然外中于寒，或内伤于忧，有时而怒，则气上逆。”张志聪注：“或卒然外中于寒邪，若兼之内伤于忧怒，则气上逆。”杨上善注：“人之卒然外中于寒以入于内，内伤忧怒以应于外，内外相搏，厥气逆上。”

⑬六输不通，温气不行：马莳注：“六经之输脉不通，热气不行。”杨上善注：“阴气即盛，遂令六腑阳经六输皆不得通，卫气不行。”张志聪注：“气上逆则六输不通。输者，转输血气之脉。六者，手经之输，即阳络也。六输不通，则温肤热肉之气不行。”《甲乙经》“六”作“穴”。

⑭凝血蕴里而不散：《太素》“凝”作“涘”。杨上善注：“寒血凝泣，蕴裹不散，着而成积，所由三也。”《甲乙经》“蕴”作“缊”。

⑮津液濇渗，着而不去，而积皆成矣：马莳注：“津液凝濇，着而不去，而积之所由成也。”张志聪注：“津液濇于络中，渗于络外……凝血与津液留着，亦皆成积也。”《类经》对“津液濇渗”句，不做解释。《太素》“濇渗”作“泣澡”。杨上善对此亦无解释。按，《甲乙经》作“津液凝濇”，与马莳注相合。

第六节　论内伤的病因病机

【原文】

黄帝曰：其生于阴者①，奈何？岐伯曰：忧思伤心②；重寒伤肺③；忿怒伤肝④；醉以入房，汗出当风伤脾⑤；用力过度，若入房汗出浴，则伤肾⑥。此内外三部之所生病者也⑦。

【校注】

①其生于阴者：马莳注：“此言积之生于阴者，以五脏各有所伤也。前篇言积所生之处，皆非生之于五脏者也，故帝以生于阴经者为问。”杨上善注：“前言积成于阳，以下言积成于阴。”《类经》注：“此言情欲脏，病起于阴也。”

②忧思伤心：杨上善注：“忧思劳神，故伤心也。”

③重寒伤肺：马莳注：“即本经《邪气脏腑病形篇》云形寒寒饮是也。”杨上善注：“饮食外寒，形冷内寒，故曰重寒，肺以恶寒，故重寒伤肺。”《类经》注：“伤肺者，病在气。”

④忿怒伤肝：杨上善注：“肝主于怒，故多怒伤肝也。”《灵枢·邪气脏腑病形》云：“若有所大怒，气上而不下，积于胁下，则伤肝。”《类经》注：“伤肝者，病在血。”

⑤醉以入房，汗出当风伤脾：《甲乙经》“醉以”作“醉饱”。上《甲乙经》《太素》“伤脾”上并有“则”字。杨上善注：“因醉入房，汗出当风，则脾汗得风，故伤脾也。”马莳注：“方醉之时乃入于房，以致汗出，而复当于风，则风又从而入之，则伤脾。”《类经》注：“伤脾者，病在营卫。”

⑥用力过度，若入房汗出浴，则伤肾：《甲乙经》无“若”字。《甲乙经》《太素》“浴”下并有“水”字。马莳注：“用力过度，乃入于房，以致汗出而复往浴体，则伤肾。”杨上善注：“肾与

命门主于入房，故用力及入房汗出浴水，故伤于肾也。”《类经》注：“伤肾者，病在真阴。”又《类经》注《灵枢·邪气脏腑病形》云：“肾主精与骨，用力举重则伤骨，入房过度则伤精，汗出浴水则水邪犯其本脏。”

⑦此内外三部之所生病者也：张志聪注：“此外因于天之风雨、地之清湿，内因于五脏之情志，而成上中下三部之积也。按，五脏止曰生病，而不曰积，盖五脏之病积在气而非有形也，《难经》所谓在肝曰肥气，在肺曰息贲，在心曰伏梁，在脾曰痞气，在肾曰奔豚，此乃无形之气积，而非有形之血积也。”《类经》注：“总结上文也。”楼英《医学纲目》注：“此谓喜怒伤脏，病起于阴也。风雨袭阴之虚，则病起于上而生积。清湿袭阴之虚，则病起于下而成积。此内外三部皆受病，其积方成矣。”

按 篇首云：“喜怒不节则伤脏，脏伤则病起于阴也，清湿袭虚则病起于下，风雨袭虚则病起于上，是谓三部。至于其淫泆，不可胜数。”上文对后两者已分别做了论述，而对病起于阴者，除了在第五节论述积证形成原因时略有涉及外，还没有做专门的讨论。所以，这里就将之提出来加以全面论述。有的注家以为这里讲的“其生于阴”指“积之生于阴者”，其实本文论积，是为了说明邪气淫泆，变化多端。其主题思想并非专门讨论积证。

第七节　结尾——论治则

【原文】

黄帝曰：善。治之奈何？岐伯答曰：察其所痛，以知其应①，有余不足，当补则补，当泻则泻，毋逆天时②，是谓至治。

【校注】

①察其所痛，以知其应：杨上善注：“凡积之病，皆有痛也。故察其痛以候其积。”张志聪注：“如着于孙络之积，则外应于手臂之孙络；着于阳明之经积，则外应于阳明；着于肠胃募原之积，则外应于溪谷之穴会；着于伏冲之积，则外应于气冲大赫；……积于五脏，察其左右上下，则外应于五脏之经俞。”《类经》注：“察其所痛之处，则阴阳表里病应可知。”按，所谓“察其所痛，以知其应”，非专指积痛而言，如上文“始于皮肤……故皮肤痛”“在络之时，痛于肌肉，其痛之时息，大经乃代”“在输之时……则肢节痛，腰脊乃强”“在伏冲之时，体重身痛”等皆是也。

②毋逆天时：杨上善注：“既得其病，顺于四时，以行补泻，可得其妙也。”《类经》注：“毋逆天时，如春气在肝及月廓空满之类皆是也。”

《灵枢》辅导参考材料之十一

大惑论　第八十

惑，迷乱。大惑，惑之甚也。本文重点讨论了眼睛的构造以及视觉迷乱的病理，所以篇名“大惑论”。

全文分为两大节，凡十一段。

第一节论惑：第一段提出问题；第二段论目之构造；第三段论目眩之病理；第四段论视歧（复视）之病理；第五段从目之生理推论精神与惑之关系。

第二节论诸邪：第六段论善忘之病理；第七段论善饥不嗜食之病理；第八段论不得卧（失眠）之病理；第九段论目闭不能开之病理；第十段论多卧、少瞑、卒然多卧之病理；第十一段论诸邪治则。

本篇全文，《太素》在卷二十七，名“七邪”。七邪者，一为惑邪，二为喜忘邪，三为不嗜食邪，四为不得卧邪，五为不得视邪，六为多卧邪，七为卒然多卧邪。本篇全文，亦在《类经》卷十八《疾病类》中，其中第一至七段，在《疾病类·八十一》中，名“神乱则惑善忘饥不欲食”；第八至十一段，在《疾病类·八十三》中，名“不卧多卧”。

第一节　论　惑

第一段

【原文】

黄帝问于岐伯曰：余尝上于清冷之台①，中阶而顾，匍匐而前，则惑②。余私异之，窃内怪之③，独瞑独视，安心定气④，久而不解。独博独眩⑤，披发长跪，俯而视之⑥，后久之不已也⑦。卒然自上⑧，何气使然⑨？

【校译】

①余尝上于清冷之台：我曾经登上了很高的清冷台。《太素》“上”作“登”。杨上善注：“冷，有本为零也。”《甲乙经》“清冷”作“青霄”。《类经》注：“台之高者其气寒，故曰清冷之台。”按，据下文，“清冷之台”是黄帝东苑里的一个高台。台，亭台楼阁之台。

②中阶而顾，匍匐而前，则惑：爬到台阶的中途，回过头来向下看了一眼，再俯伏前进，就觉得天旋地转、视线迷惑了。双手着地俯伏前进，叫作“匍匐而前”。《类经》注：“凡人登高博望，目见非常之处，无不神魂惊荡而心生眩惑，故特借此以问其由然也。”

③余私异之，窃内怪之：我觉得很诧异，内心里感到十分奇怪。《太素》“怪”作“恠”。

④独瞑独视，安心定气：自己把眼睛闭上，不再看外面的景物，休息一下，把心气安定下来。独瞑独视，《甲乙经》作“独瞑视之”；《千金》作“或独瞑视”。瞑视，就是把眼睛闭上。《太素》“独瞑”作“狂瞑”。

⑤久而不解。独博独眩：想了很长时间，还是不理解，为什么自己会觉得眩晕。《太素》“独博独眩”作“独转独眩”。杨上善注：“转，有为传。眩，有为脆。量误也。”《周氏译文》云：“博义难通，当是转之讹也。”今从之。

⑥披发长跪，俯而视之：于是就披散了头发，跪在台阶上，低下头来向下观看。此处“披发”是摘掉帽子的意思（怕低头俯视时，掉到台下去），与《素问·四气调神论》“披发缓形”的“披发”（不戴帽子）同义，并非说有意把头发弄得乱七八糟，披头散发。长跪，跪而不拜。《甲乙经》“视”上有“复”字。杨上善注：“俯而视之，下直视也。”

⑦后久之不已也：经过很长时间之后，这种“惑”的现象还没有停止。《甲乙经》无“后”“之”二字。

⑧卒然自上：我离开了这个地方，这种现象就突然自己停止了。《太素》《甲乙经》《千金》“上”并作“止”。下文云“去之则复”，杨上善注：“去台则复于常。”此处“卒然自止”，即“去之则复”的意思。

⑨何气使然：什么气使我发生这种现象。

第二段

【原文】

岐伯对曰：五脏六腑之精气，皆上注于目，而为之精①。精之窠为眼②，骨之精为瞳子③，筋之精为黑眼④，血之精为络⑤，其窠气之精为白眼⑥，肌肉之精为约束⑦，裹撷筋骨血气之精，而与脉并为系⑧。上属于脑，后出于项中⑨。

【校译】

①五脏六腑之精气，皆上注于目，而为之精：五脏六腑的精气都上升灌注于目，而成为目之睛（眼球）。《千金》“精”作“睛”。杨上善注：“五脏六腑精液及脏腑之气清者，上升注目，以为目之精也。”

②精之窠为眼：睛的窠（眼眶）称为眼。《甲乙经》“窠”作“裹”，下有“者”字。《太素》《千金》“窠”并作“果”。杨上善注：“精之果，别称为眼。果，音颗。”《类经》注：“窠者，窝穴之谓。”

③骨之精为瞳子：骨的精气构成瞳子（瞳仁）。杨上善注：“肾精主骨，骨之精气为目之瞳子。”《类经》注：“骨之精主于肾，肾属水，其色玄，故瞳子内明而色正黑。”

④筋之精为黑眼：筋的精气构成黑眼。《甲乙经》“眼”作“睛”，杨上善注：“肝精主筋，筋气以为精之黑眼也。”《类经》注：“黑眼，黑珠也。筋之精主于肝，肝色青，故其色浅于瞳子。”

⑤血之精为络：血的精气构成眼睛的络。《甲乙经》“络”上有“其”字。杨上善注：“心精主血，血气以为眼睛赤络。”《类经》注：“血脉之精主于心，心色赤，故眦络之色皆赤。”马莳注：“血之精为络，所以络其窠也。”络，指两眦，在眼科称为“血轮”。

⑥其窠气之精为白眼：气的精气构成白眼。《甲乙经》无“其窠”二字，“白眼”作“白睛”。《太素》“窠”作“果”。杨上善注：“肺精主气，气之精为白眼。”《类经》注：“窠气者，言目窠之气也，气之精主于肺，肺属金，故为白眼。”按，“其窠”当属上句。

⑦肌肉之精为约束：肌肉的精气构成眼胞。《太素》“为”上有“则”字。《类经》注：“约束，眼胞也，能开能阖，为肌肉之精，主于脾也。”张志聪注：“约束者，目之上下纲。”

⑧裹撷筋骨血气之精，而与脉并为系：包裹、收罗筋骨血气的精气与脉合并成为目系。《太素》“裹撷”二字属上句。《甲乙经》“裹撷”作“裹契”。《千金》“裹撷”作“果契”。杨上善注：“四气之精并脉合为目系。”《类经》注：“脾属土，所以藏物，故裹撷筋骨血气四脏之精，而并为目系……以衣衽收物，谓之撷。”

⑨上属于脑，后出于项中：目系在上连属于脑，在后出于项中。《千金》“上”上有“系”字。

按 以上论眼睛之组织结构及其与五脏六腑的联系。

第三段

【原文】

故邪中于项，因逢其身之虚①，其入深，则随眼系以入于脑②。入于脑则脑转，脑转则引目系急③，目系急则目眩以转矣④。

【校译】

①故邪中于项，因逢其身之虚：因此，邪气中于项部，又遇到这个人身体虚弱。杨上善注：“后曰项，前曰颈。”《类经》注：“邪气中于风府、天柱之间。”《甲乙经》“项”作“头目”二字，无“因”字。《太素》无“之”字。

②其入深，则随眼系以入于脑：邪气乘虚而入，就沿着目系上入于脑。杨上善注：“以目系入脑，故邪循目系。”

③入于脑则脑转，脑转则引目系急：邪气入脑之后，就会导致脑转头昏，使目系收缩牵引而紧急。《太素》“入于脑”三字不复出，“目系”下无“急”字。《甲乙经》“入”下无“于脑”二字。《千金》二“转”字上并无“脑”字。

④目系急则目眩以转矣：目系紧急，则两目眩晕，看什么东西都有旋转的感觉。《千金》“急”上无“目系”二字。《太素》“急”字断句，“则”上重出“急”字。

按 这一段讲的是外邪引起的头晕目眩。

第四段

【原文】

邪其精[①]，其精所中不相比也则精散[②]，精散则视歧，视歧见两物[③]。

【校译】

①邪其精：如果邪气中伤于眼睛。《太素》作“邪中其精”；《甲乙经》作“邪中之精”；《千金》作“邪中于睛”。其意谓邪气不走向上入脑的道路，而从后项向前，中伤于眼睛。

②其精所中不相比也则精散：眼睛的精气为邪所伤而不能相互比和而分散。《太素》无“其精”二字。杨上善注：“五精合而为眼，邪中其精，则五精不得比和。”《甲乙经》《千金》“其”上有“则”字，“中”下有“者”字。《类经》注：“则两睛之所中于物者不相比类，而各异其见，是以视一为两也。”按，若依《类经》注，则当译为：他的眼睛所看到的是不相比和的、分散的物象。

③精散则视歧，视歧见两物：精气分散，视觉就不一致，所以会将一物看成两物。《太素》《甲乙经》《千金》“视歧见两物”并作“故见两物”。

按 这一节讲的是外感风邪从后项入侵，循目系伤及眼睛，而导致视歧（复视）的原理。

在这里，必须明确如下三个问题。

第一，精与睛，古字通用。因此，对本文的每一个“精”字，必须细细琢磨，弄清它指的是精气，还是眼睛。

第二，必须明确“视歧”与“脑转目眩”是两个不同的症状，不可混而为一，否则就不能正确理解原文本意。例如，《类经》注：“前邪字邪气也，后邪字与斜同。邪气中于风府、天柱之间，乘其虚则入脑连目，目系急则目眩睛斜，故左右之脉互有缓急，视歧失正，则两睛之所中于物者不相比类，而各异其见，是以视一为两也。”虽然《类经》对“其精所中”的解释有一定的参考价值，但是它把“视歧见两物”与“脑转目眩”混为一谈，因此又把斜视与视歧（复视）搞混了。其实经文根本没有谈到斜视。

第三，“视歧见两物”和“脑转目眩”两段同下文的关系是陪衬与主题的关系。正如周学海《内经评文》所说，“叙眩转之因于邪者”，“叙歧视之因于邪者，两层皆陪笔也”。搞不清这一点，同样不能对原文做出正确解释。例如，马莳所注“视物歧一为二，而为惑也”就是犯了这个错误。在这点上《类经》注是正确的，其云：“此承帝问而先发邪气之中人者如此，以明下文目见非常者，亦犹外邪之属耳。”

总之，以上第三段的“脑转目眩”和第四段的“视歧见两物”是在讲了眼睛的组织结构之后顺便提出的两个病例，用以说明有关视觉方面的异常感觉与眼睛的构造及其生理作用的改变有着密切的关系，而不是什么不可思议的奇怪现象。

第五段

【原文】

目者，五脏六腑之精也，营卫魂魄之所常营也，神气之所生也①。故神劳则魂魄散，志意乱②。是故瞳子黑眼法于阴，白眼赤脉法于阳也③。故阴阳合传而精明也④。目者，心使也。心者，神之舍也⑤，故神精乱而不转⑥。卒然见非常处⑦，精神魂魄，散不相得，故曰惑也⑧。

黄帝曰：余疑其然⑨。余每之东苑，未曾不惑，去之则复⑩，余唯独为东苑劳神乎？何其异也⑪？岐伯曰：不然也⑫。心有所喜，神有所恶，卒然相惑⑬，则精气乱⑭，视误，故惑⑮，神移乃复⑯。是故间者为迷，甚者为惑⑰。

【校译】

①目者，五脏六腑之精也，营卫魂魄之所常营也，神气之所生也：眼睛是五脏六腑之精气所构成的，是营卫魂魄经常荣养着的地方，是依靠神气来产生视觉作用的。

②故神劳则魂魄散，志意乱：所以，神劳过度就会使魂魄离散、志意紊乱。杨上善注："目之有也，凡因三物。一为五脏六腑精之所成，二为营卫魂魄血气所营，三为神明气之所生。是则以神为本，故神劳者，魂魄意志五神俱乱也。"

③是故瞳子黑眼法于阴，白眼赤脉法于阳也：根据这个道理，瞳人、黑睛可以比拟为阴，白睛、赤脉可以比拟为阳。《甲乙经》"眼"作"睛"。杨上善注："是以骨精瞳子、筋精黑眼，此二是肝肾之精，故法于阴也。果气白眼及血之赤脉，此二是心肺两精，故法于阳也。肺虽少阴，犹在阳中，故为阳也。"

④故阴阳合传而精明也：所以，眼睛是依靠这些阴阳精气相互结合而保持它精明的视觉的。《甲乙经》《千金》"合传"作"合揣"。揣，即"抟"字。杨上善注："此之阴阳四精和合，通传于气，故曰精明也。"《类经》注："阴阳即精神之本，故阴阳合传而成精明之用。"

⑤目者，心使也。心者，神之舍也：眼睛的视觉，受心的控制。心，是神所居住的地方。《太素》《甲乙经》《千金》"心使"并作"心之使"。《类经》注："精神虽统于心，而外用则在目，故目为心之使。心为神之舍，所以目见非常于外，则神魂眩惑于心也。"

⑥故神精乱而不转：所以神气分散，精神紊乱，就不能相互结合。《甲乙经》"转"作"揣"。《太素》"神"下有"分"字。杨上善注："故神劳分散，则五精乱，不相传。"按，史崧本《灵枢》音释有"神分（原书注：方文切）"。可见宋本原有"分"字。

⑦卒然见非常处：突然看到不平常的情景。《太素》《甲乙经》《千金》"处"上并有"之"字。杨上善注："卒见非常两物者也。"按，杨上善注误。

⑧精神魂魄，散不相得，故曰惑也：精神魂魄分散，不得相互协调结合在一起，所以就成为所谓的"惑"了。《甲乙经》"神"下有"气"字。《太素》无"也"字。杨上善注："以其精神乱，为惑也。"

⑨余疑其然：我怀疑这些道理。《甲乙经》《千金》“其”上有“何”字，“然”下有“也”字。

⑩余每之东苑，未曾不惑，去之则复：我每次到东苑，没有一次不发生迷惑眩晕的，离开了东苑就会恢复。《太素》“曾”作“尝”。杨上善注：“清冷之台在东苑，故每往登台则惑，去台则复于常。”《类经》注：“每之东苑，未曾不惑，谓虽不登高，其惑亦然，故疑异也。”

⑪余唯独为东苑劳神乎？何其异也：难道我只有到东苑去才会劳神吗？这岂不是很奇怪吗？《甲乙经》《太素》“唯”作“惟”。唯、惟同。

⑫不然也：不是这个意思。《甲乙经》无“也”字。

⑬心有所喜，神有所恶，卒然相惑：到东苑游览，本来心里很欢喜，但是当看到了一些精神上所厌恶的东西时，欢喜和厌恶就突然碰到一起。《太素》《千金》“惑”并作“感”。杨上善注：“斯二不可并行，并行相感，则神乱致惑。”《类经》注：“偶为游乐，心所喜也。忽逢奇异，神则恶之。夫神有所恶，则志有不随，喜恶相感于卒然，故精气为乱。”

⑭则精气乱：所以精气紊乱。《千金》无“气”字。

⑮视误，故惑：视觉错误，因此就会发生神迷眩惑。《千金》“惑”上有“神”字。

⑯神移乃复：当离开了这个地方，精神的注意力移向别处，就会恢复正常。《类经》注：“去之则神移，神移则复矣。”

⑰是故间者为迷，甚者为惑：因此，这种情况轻的称为迷，重的称为惑。马莳注本“间”作“闻”，注：“大凡人情，始有所闻，则迷而不寤，继则惑而不已矣。”并误。

按 这一段论视觉之生理、病理，说脏腑精气是神魂魄的物质基础，只有神魂魄相互协调统一，才能保证视觉的正常。

第二节　论　诸　邪

第六段

【原文】

黄帝曰：人之善忘者，何气使然①？岐伯曰：上气不足，下气有余，肠胃实而心肺虚②。虚则营卫留于下，久之不以时上③，故善忘也④。

【校译】

①人之善忘者，何气使然：有的人健忘，这是什么气造成的呢。《太素》“善”作“喜”。

②上气不足，下气有余，肠胃实而心肺虚：上部的气不足，下部的气有余，也就是肠胃充实而心肺虚弱。杨上善注：“心肺虚，上气不足也。肠胃实，下气有余也。”《类经》注：“下气有余，对上气不足而言，非谓下之真实也。”

③虚则营卫留于下，久之不以时上：心肺虚，则营卫停留在下部的时间相对延长，不能按时上

注于心肺。《甲乙经》《太素》“久”字断句，无“之”字。《类经》注：“心肺虚于上，营卫留于下，则神气不能相周，故为善忘，阳衰于上之兆也。”

④故善忘也：所以就成为健忘的病。杨上善注：“营卫行留于肠胃不上，心肺虚，故喜忘，复有上时，又得不忘也。”

第七段

【原文】

黄帝曰：人之善饥而不嗜食者，何气使然①？岐伯曰：精气并于脾，热气留于胃②，胃热则消谷，谷消故善饥③。胃气逆上，则胃脘寒，故不嗜食也④。

【校译】

①人之善饥而不嗜食者，何气使然：有的病人，容易饥饿而又不想吃饭，这是什么气造成的呢。《甲乙经》“饥”下无“而”字。

②精气并于脾，热气留于胃：胃中的阴精之气并于脾，阳热之气独留在胃。《甲乙经》“热”上有“则”字，无“气”字，杨上善注：“精气，阴气也。胃之阴气并在脾内，则胃中独热。”

③胃热则消谷，谷消故善饥：胃热盛则谷物容易消化，所以容易饥饿。《甲乙经》“谷消”作“消谷”。《太素》“善”作“喜”。

④胃气逆上，则胃脘寒，故不嗜食也：胃气逆上，则胃脘气机阻塞，所以不想吃东西。《甲乙经》“寒”作“塞”。丹波元简云：“岂有胃热而胃脘寒之理乎？当以《甲乙经》为正。盖胃热故善饥，胃脘塞故不嗜食。”《太素》“脘”作“管”，“寒”下重出“胃管寒”三字。

第八段

【原文】

黄帝曰：病而不得卧者，何气使然①？岐伯曰：卫气不得入于阴，常留于阳。留于阳则阳气满，阳气满则阳跷盛②，不得入于阴则阴气虚，故目不瞑矣③。

【校译】

①病而不得卧者，何气使然：因病而不能睡觉的，是什么气造成的呢。《太素》“卧”下有“出”字。

②卫气不得入于阴，常留于阳。留于阳则阳气满，阳气满则阳跷盛：卫气不能入于阴分，经常停留在阳分；停留在阳分，就会使阳经的卫气充满；阳经的卫气充满，就会使阳跷脉的脉气偏盛。《太素》“满则”上无“阳气”二字。《甲乙经》“满”作“盛”，“盛”作“满”，下同。

③不得入于阴则阴气虚，故目不瞑矣：卫气不能入于阴分，就会使阴跷脉的脉气虚弱，所以会使人不能闭目入睡。《甲乙经》“瞑”作“得眠”。《太素》“阴气”上无“则”字，“瞑”上亦有

"得"字。杨上善注："若卫行阳脉，不入脏阴，则阳脉盛，则阳跷盛而不和，阴跷虚也。二跷并至于目，故阳盛目不得瞑，所以不卧。"

按 《灵枢·寒热病》云："阴跷阳跷，阴阳相交，阳入阴，阴出阳，交于目锐眦。阳气盛则瞋目，阴气盛则瞑目。"目之开闭取决于阴阳两跷脉之盛衰，两跷脉的盛衰又取决于卫气的运行状况。有病之时，卫气之运行常受干扰，而失其常规，从而影响睡眠，或为阳盛而失眠，或为阴盛而多睡。以上讲的是失眠，而下文讲的是目闭不开和多睡。

第九段

【原文】

黄帝曰：病目而不得视者，何气使然①？岐伯曰：卫气留于阴，不得行于阳，留于阴则阴气盛，阴气盛则阴跷满②，不得入于阳则阳气虚，故目闭也③。

【校译】

①病目而不得视者，何气使然：因病而目闭不能看东西，是什么气造成的。《太素》"目而"作"而目"。《甲乙经》"病目"作"目闭"。

②卫气留于阴，不得行于阳，留于阴则阴气盛，阴气盛则阴跷满：卫气停留于阴分，不能运行于阳分；停留在阴分，就会使阴经的卫气充盛；阴经的卫气充盛，就会使阴跷脉满盛。《甲乙经》"留"作"行"，"行"作"入"。《太素》"盛则"上无"阴气"二字。

③不得入于阳则阳气虚，故目闭也：卫气不能进入阳分，就会使阳跷脉气空虚，所以会使人目闭不能开。《太素》无"则"字，"也"作"焉"。杨上善注："卫气留于五脏，则阴跷盛不和，惟阴无阳，所以目闭不得视也。以阳主开，阴主闭也。"

按 这一段论目闭不开，而下一段又论多卧，可见二者是有区别的。例如，临床上遇到的一种睁不开眼，但又不想睡觉的病人，现代医学称之为重症肌无力者，就是一个例子。若只说多卧，就不能包括这类病证，所以古人将目闭不开与多卧分别论述是十分必要的。

第十段

【原文】

黄帝曰：人之多卧者，何气使然①？岐伯曰：此人肠胃大而皮肤湿，而分肉不解焉②。肠胃大则卫气留久；皮肤湿则分肉不解，其行迟③。夫卫气者，昼日常行于阳，夜行于阴，故阳气尽则卧，阴气尽则寤④。故肠胃大，则卫气行留久；皮肤湿，分肉不解，则行迟⑤。留于阴也久，其气不清，则欲瞑，故多卧矣⑥。其肠胃小，皮肤滑以缓，分肉解利⑦，卫气之留于阳也久，故少瞑焉⑧。

黄帝曰：其非常经也，卒然多卧者，何气使然⑨？岐伯曰：邪气留于上焦，上焦闭而不通⑩，已食若饮汤，卫气留久于阴而不行，故卒然多卧焉⑪。

【校译】

①人之多卧者，何气使然：有特别喜欢睡觉的人，是什么气促使他这样的呢。

②此人肠胃大而皮肤湿，而分肉不解焉：这种人肠胃大、皮肤涩滞而分肉之间的气道不通畅。《太素》“湿”作“濇”。《甲乙经》作“涩”。涩、濇同。《说文》：“濇，不滑也。”下文云“皮肤滑”，与此相对，故当从《甲乙经》《太素》改正。《类经》注：“解，利也。”

③肠胃大则卫气留久；皮肤湿则分肉不解，其行迟：肠胃大，则卫气运行和停留的时间就比较长久；皮肤涩滞、分肉之间的气道不通畅，则卫气的运行就较迟缓。《甲乙经》“卫”误作“胃”，“留”上有“行”字，“其”作“则”。

④夫卫气者，昼日常行于阳，夜行于阴，故阳气尽则卧，阴气尽则寤：人身的卫气，白天经常运行在阳分，黑夜运行在阴分，所以阳气衰尽就要睡眠，阴气衰尽就会醒来。《甲乙经》“昼”下无“日”字，“夜”下有“常”字。

⑤故肠胃大，则卫气行留久；皮肤湿，分肉不解，则行迟：因此，肠胃大，则卫气在腹中运行、停留的时间就比较长久；皮肤涩滞、分肉之间的气道不通畅，则卫气运行的速度就会较缓慢。

⑥留于阴也久，其气不清，则欲瞑，故多卧矣：卫气留在阴分的时间长，运行于阳分的卫气不足，于是就只想闭眼睛，所以人就特别喜欢睡觉。《甲乙经》“清”作“精”，注：“一作‘清’。”《太素》亦作“精”。《类经》注：“肠胃大，则阴道迂远。肉理湿滞不利，则阳道舒迟。故卫气之留于阴分者久，行于阳分者少。阳气不精，所以多瞑卧也。今人有饱食之后即欲瞑者，正以水谷之悍气暴实于中，则卫气盛于阴分，而精阳之气有不能胜之耳。世俗但呼为脾倦，而不知其有由然也。”

⑦其肠胃小，皮肤滑以缓，分肉解利：与此相反，肠胃小，皮肤滑润而弛缓，分肉间的肠道畅通。

⑧卫气之留于阳也久，故少瞑焉：卫气停留在阳分的时间长，所以睡眠就少。《太素》《甲乙经》“少瞑”并作“少卧”，与上文“多卧”相对为文。

⑨其非常经也，卒然多卧者，何气使然：有的人并非经常多睡，而是突然发生多睡的现象，是什么气促使他这样的呢。《类经》注：“非常经者，言其变也。盖以明邪气之所致然者。”马莳云：“十二经为常经，而阴阳二跷为非常经……然有等猝然多卧者，必有出于二跷之外。”张志聪注：“非常经者，非日行于阳，夜行于阴之经常出入。”马莳、张志聪二注并误。

⑩邪气留于上焦，上焦闭而不通：邪气留滞在上焦，上焦是卫气所行之道路，邪在上焦，可使上焦闭塞，卫气不能通行。《甲乙经》“膲”作“焦”。

⑪已食若饮汤，卫气留久于阴而不行，故卒然多卧焉：吃完饭或喝完汤以后，饮食化生的卫气，被长时间的留在阴分而不能运行到阳分去，所以会发生突然只想睡觉的现象。《甲乙经》“留久”作“久留”。《太素》“留久”作“反留”。《类经》注：“邪气居于上焦，而加之食饮，则卫气留闭于中，不能外达阳分，故猝然多卧。然有因病而不能瞑者，盖以邪客于脏，则格拒卫气，不得内归阴分耳。”按，《类经》的这个注解很好，不但比较清楚地解释了“卒然多卧”，而且还联系上

文“病而不得卧者”，解释了为什么“卫气不得入于阴”，对于启发后学思路颇有帮助。

第十一段

【原文】

黄帝曰：善。治此诸邪奈何①？岐伯曰：先其脏腑②，诛其小过③，后调其气，盛者泻之，虚者补之④，必先明知其形志之苦乐，定乃取之⑤。

【校译】

①善。治此诸邪奈何：讲得好。用什么办法治疗这些邪气造成的疾病呢。

②先其脏腑：首先审察病者的脏腑。《甲乙经》“先”下有“视”字。《甲乙经》《太素》“脏腑”并作“腑脏”。杨上善注：“疗此七邪之法，先取五脏六腑诸募等脏腑之上诸穴。”张志聪注：“先其脏腑者，先调其五脏六腑之精气神志。”《类经》注：“先其脏腑者，欲辨阴阳之浅深也。”

③诛其小过：除掉微小的邪气。张志聪注：“诛其小过者，去其微邪也。”马莳注：“盖凡有病，皆可以称为过，而自善忘以下，非重大之疾，谓小过亦可。”《类经》注：“言此诸证，虽非重大之疾，亦不可不除之也。”

④后调其气，盛者泻之，虚者补之：然后再调理脏腑的气血，实的用泻法，虚的用补法。杨上善注：“然后调其脏腑五输六输而补泻之。”张志聪注：“后调其气者，调其营卫也。”

⑤必先明知其形志之苦乐，定乃取之：在调理气血之前，还必须明白病者的形体与精神情志的劳逸、苦乐，有了定见，再采取相应的治法。《太素》《甲乙经》“形志”并作“形气”。《甲乙经》“定”字属上句；《太素》以“定”一字为句。张志聪注：“必先明知其形志之苦乐，定其灸刺熨引甘药醪醴以取之。盖志者，精神魂魄志意也。形者，营卫血气之所营也。故志苦则伤神，形劳则伤精气矣。”《类经》注：“盖苦者忧劳，多伤心肺之阳，乐者纵肆，多伤脾肾之阴，必有定见，然后可以治之。”按，“形志之苦乐”与治疗之关系，可参看《灵枢·九针论》及《素问·血气形志》。